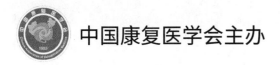
中国康复医学会主办

中国康复医学年鉴

ZHONG GUO KANG FU YI XUE NIAN JIAN

2023 卷

主编 方国恩 陈立典

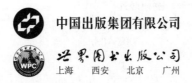

中国出版集团有限公司

世界图书出版公司
上海 西安 北京 广州

图书在版编目(CIP)数据

中国康复医学年鉴. 2023卷 / 方国恩，陈立典主编
. —上海：上海世界图书出版公司，2023.11
ISBN 978 - 7 - 5232 - 0816 - 8

Ⅰ. ①中… Ⅱ. ①方… ②陈… Ⅲ. ①康复医学—中
国—2023—年鉴 Ⅳ. ①R49 - 54

中国国家版本馆 CIP 数据核字(2023)第 174800 号

书　　名　中国康复医学年鉴. 2023卷
　　　　　Zhongguo Kangfu Yixue Nianjian 2023 Juan
主　　编　方国恩　陈立典
责任编辑　沈蔚颖　陈寅莹　芮晴舟　李　晶
装帧设计　袁　力
出 版 人　唐丽芳
出版发行　上海世界图书出版公司
地　　址　上海市广中路88号9 - 10楼
邮　　编　200083
网　　址　http://www.wpcsh.com
经　　销　新华书店
印　　刷　杭州锦鸿数码印刷有限公司
开　　本　889mm×1194mm　1/ 16
印　　张　69
字　　数　1 360 千字
版　　次　2023 年 11 月第 1 版　2023 年 11 月第 1 次印刷
书　　号　ISBN 978-7-5232-0816-8/ R · 695
定　　价　468.00 元

中国康复医学年鉴
2023 卷

《中国康复医学年鉴 2023 卷》领导小组

组　　长：陈立典　彭明强　牛恩喜

成　　员：冯　珍　许光旭　杜　青　李云波　何成奇　岳寿伟　单春雷　席家宁　唐　强　黄晓琳
　　　　　窦祖林　燕铁斌

《中国康复医学年鉴 2023 卷》编委会

顾　　问：于长隆　王　辰　王茂斌　邓开叔　付小兵　励建安　张英泽　胡大一　侯树勋

主　　编：方国恩　陈立典

副　主　编：牛恩喜　彭明强　李云波

执行副主编：李建军　王杰宁

编委会委员（以姓氏笔画为序）：

丁荣晶　王于领　王杰宁　牛恩喜　公维军　方国恩　叶祥明　冯　珍　冯晓东　毕　胜

杜　青　杜　昆　李云波　李秀云　李建军　吴绪波　吴　毅　何永正　宋元林　陈文华

陈立典　郑洁皎　郑鹏远　单春雷　赵红梅　钟铁军　姜志梅　敖丽娟　高社干　席家宁

陶　静　彭明强　喻洪流　靳令经

《中国康复医学年鉴 2023 卷》办公室

主　　任：钟铁军

副　主　任：杜　昆　王杰宁

《中国康复医学年鉴 2023 卷》编辑部

主　　任：吴绪波　白玉金

副　主　任：叶　颖　顾雪莲　周欢霞

办公室主任：顾雪莲

编　　辑（以姓氏笔画为序）：

丁余武　于欣妍　王　川　王宏林　刘甜甜　李小凯　杨　坤　何赛飞　张语嫣　张莉丽

陆　琰　赵忠志　胡义茜　段宏霞　徐海辰　黄梦翠　赖明慧　谭纪松　魏敏倩

《中国康复医学年鉴　2023卷》参加编写人员

（按姓氏笔画排序）

丁余武　丁妍怡　万芮含　马登伟　王　川　王子琪　王永慧　王怡圆　王祥龙　王雪强　王　琳

王璐怡　尤爱民　方龙君　方　茜　龙　晗　史啸龙　付　桢　包赟珺　冯红霞　毕海迪　吕冬梅

朱世琼　朱禾祥　刘凤至　刘左右　刘安南　刘昀曦　刘承梅　刘　垚　刘　娜　刘晓艺　刘甜甜

汤欣怡　孙加兴　沈雪彦　李冰雨　李　丽　李昕竹　李　欣　李柳燕　李晓玲　李钻芳　李海军

李硕果　李雪梅　李源莉　李　燕　邵秀芹　杨宁波　杨国辉　肖　波　肖　娜　吴　文　何友泽

余　子　余思颖　谷双昱　邹积华　汪文静　汪桂琴　宋宇婷　宋振旺　张永江　张宇玲　张　军

张军千　张丽华　张丽英　张丽莎　张彤彤　张　杰　张　昕　张珊珊　张晓燕　陈　冰　陈　坤

陈依依　陈　茜　陈健尔　陈　嵘　陈智鸿　范晨雨　罗华福　罗凯旋　罗胜利　郗淑燕　周　亮

周章盈　郑可男　郑彩娥　孟　欣　赵莉娟　胡少华　胡文婕　段林茹　段周瑛　贾瑞诺　徐红艳

徐雪平　徐　笛　徐曙天　高杰丽　高佳萌　高　荣　高　薇　诸逸方　黄国志　黄佩玲　龚　迪

崔鑫鑫　梁晓笑　梁菊萍　梁雅楠　彭金辉　董献文　程长峰　曾凡硕　谢　安　谢国省　疏小龙

雷　花　薛丽萍

《中国康复医学年鉴　2023卷》参加编写单位

中国康复医学会	陕西省康复医学会
河北省康复医学会	甘肃省康复医学会
山西省康复医学会	青海省康复医学会
吉林省康复医学会	山东省康复医学会
辽宁省康复医学会	福建省康复医学会
黑龙江省康复医学会	浙江省康复医学会

河南省康复医学会	北京康复医学会
湖北省康复医学会	上海市康复医学会
湖南省康复医学会	天津市康复医学会
江西省康复医学会	重庆市康复医学会
江苏省康复医学会	内蒙古自治区康复医学会
安徽省康复医学会	新疆维吾尔自治区康复医学会
广东省康复医学会	宁夏回族自治区康复医学会
海南省康复医学会	广西壮族自治区康复医学会
四川省康复医学会	西藏自治区康复医学会
贵州省康复医学会	上海中医药大学附属第七人民医院
云南省康复医学会	

前　言

欲知大道,必先为史。

在"健康中国"战略思想指引下,中国康复医学事业日益蓬勃发展。为顺应时代发展,中国康复医学会从 2023 年开始启动《中国康复医学年鉴》(以下简称《年鉴》)的编纂工作,旨在全面、系统、客观、准确地记录和反映中国康复医学年度理论研究、康复实践、科技创新、发展成果等重大进展和重要事件,为康复医学科技工作者提供丰富科学资料,为政府有关部门的政策制定提供决策依据,为康复医学历史发展提供传承与借鉴,为康复医学科学发展提供有力支撑。

《年鉴》作为"集万卷于一册、缩一年为一瞬"的史籍性文献,编纂工作遵循如下原则:一是坚持政治严肃性。《年鉴》全部内容要符合党和国家的路线、方针、政策精神,坚守意识形态阵地,遵守政治纪律。二是坚持真实科学性。采用资料内容翔实可靠,真正反映事物的真实,保证全部资料和数据准确无误,经得起历史的检验。三是坚持全面系统性。本《年鉴》是我国少见的反映中国康复医学建设与发展的史料性工具书,内容力求全面系统,同时应突出重点,特别是我国康复医学发展与建设成果以及政府政策应重点体现。四是坚持质量原则性。《年鉴》编纂工作坚持高标准、质量至上原则,坚持精品意识,一丝不苟,精益求精,确保辑录内容的权威性和实用性。

《年鉴》是汇集年度康复医学各类重要信息的大型资料性工具书,编纂工作力求全面、系统、客观、准确。《年鉴》(2023 卷)设上、下两篇,共 19 章,另有附录。上篇主要记载学术研究及成果,包括脑神经系统康复、骨骼肌肉系统康复、脏器康复、儿童康复、老年康复、疼痛康复、肿瘤康复、康复技术、中西医结合康复、康复护理、康养结合;下篇主要记载发展成果,包括康复教育、科技成果、康复设备、康复机构、年度人物、社会团体组织、政策法规和大事记。上篇学术进展部分共收集到学术论文 9 000 余篇,涵盖国内外相关期刊 850 余种。其中筛选出 30%～50% 的代表性论文纳入每部分专论系统论述,10%～20% 优秀论文以文选形式列出。全卷涵盖了 2022 年度全年康复医学领域的重要发展成果和相关重要信息。《年鉴》(2023 卷)作为首卷,个别章节对 2022 年度以前内容也做了呈现,以体现相关资料的全面性。

《年鉴》(2023 卷)是集中国康复医学会全体之力共同完成的。学会对年鉴工作高度重视,成立了领导小组和办公室加强对编纂工作的领导,各专委会和各省市康复医学会积极配合,编辑部挂靠单位上海中医药大学附属第七人民医院给予了大力支持，世界图书出版公司鼎力相助，编委会分篇主编和各位编写人员高度负责，认真组织编写，编辑部同仁尽职尽责、兢兢业业，完成了大量组稿、核校、编辑、审定等繁重任务。经大家共同努力，最终高质量完成了《年鉴》首卷编纂出版工作，在此一并表示真诚感谢！

由于《年鉴》涉及面广，信息量大，加之编纂时间较紧，资料收集渠道有限，难免会有部分疏漏和不足之处，我们将在未来编纂工作中补充和完善，敬请广大读者批评指正。

我们将继续努力，以高度使命感编纂好《中国康复医学年鉴》，书写好中国康复医学历史，为国家康复医学事业发展贡献力量。

（方国恩　陈立典）

《中国康复医学年鉴　2023 卷》主编

2023 年 8 月 1 日

总 目 录

目 录

上 篇

第十九章　大事记

附录

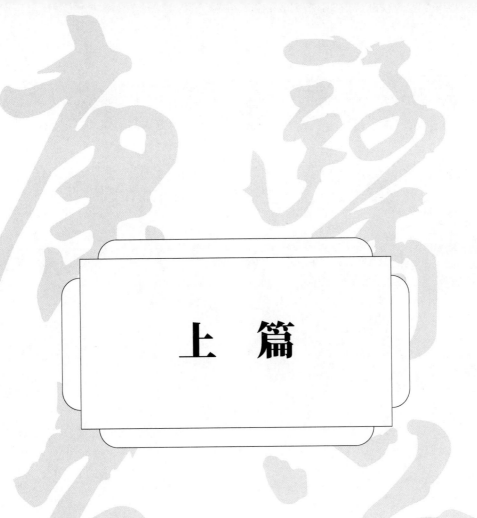

上　篇

ZHONG GUO
KANG FU YI XUE
NIAN JIAN

2023

第一章　脑、神经系统康复

2022 年度,在脑、神经系统康复领域共收集学术论文 1 092 篇,其中纳入专论 284 篇(占 26.0%)、收入文选 170 篇(占 15.6%)。从文献统计分析看,研究主要侧重于脑卒中、脑外伤、脊髓损伤、帕金森病、阿尔茨海默病和周围神经及其他神经损伤功能障碍康复,以及脑、神经损伤康复的机制和现代新技术、新方法的探索。但目前在脑、神经康复研究领域仍有很多瓶颈问题,例如脑卒中后偏瘫侧肢体肌张力增高后针刺改善功能障碍的机制、帕金森病及阿尔茨海默病的治疗等等。

【专　论】

一、脑卒中康复

脑卒中,又称"中风""脑血管意外"(CVA)。2022 年,脑卒中康复研究主要集中在促进脑卒中后不同功能障碍的恢复上,例如运动功能障碍、认知功能障碍、失语症、吞咽障碍和心肺功能下降等,研究运动训练、针灸治疗、物理因子治疗、机器人辅助训练、脑机接口技术、虚拟现实技术、远程康复以及智能制订个体化训练方案等多种康复治疗方法,并利用脑功能成像技术、脑电技术、机器学习、生物学技术评估治疗效果并探索作用机制。

(一)脑卒中康复的基础研究

1. 针刺治疗作用机制

针刺作为一种非药物治疗方法,在卒中后的康复中存在着很大的潜力。通过调节神经元活动、改善血流灌注、调控神经营养因子等机制,针刺可以促进运动功能的恢复和脑功能的康复。然而,针刺治疗仍然需要进一步的研究来验证其疗效和确定最佳的治疗方案,以便更好地应用于卒中康复的临床实践中。Mu JD 等[1]通过激光散斑成像、功能评估、H 反射记录、TTC 染色、免疫印迹、实时荧光定量 PCR(RT - qPCR)、酶联免疫吸附测定(ELISA)和免疫荧光分子分析等方法,研究了针刺对卒中后痉挛性肌张力升高的大鼠模型的影响。研究结果显示,针刺能够显著减轻脊髓过度反射、降低肌肉张力,并通过增加腰椎脊髓中 γ - 氨基丁酸(GABA)、钾氯协同转运蛋白 2(KCC2)和 GABA(Aγ2)的表达来增强运动功能。此外,KCC2 拮抗剂混合二元酸二异辛酯(DIOA)能够抑制针刺的治疗效果。研究得出结论,针刺可作为一种潜在治疗方法应用于卒中后肌痉挛,其机制可能涉及激活 KCC2 介导的脊髓 GABA(A)信号通路。

Yao LL 等[2]为探究电针治疗在卒中后促进恢复的机制,通过在小鼠模型中诱导单侧初级运动皮质(M1)的缺血性梗死,并对百会穴(GV20)和大椎穴(GV14)进行电针治疗。结果发现,在单侧 M1 梗死后,对侧 M1 和感觉皮质(S1)之间的血流灌注和神经元活动受到损害。电针治疗可以改善这些损害,且对侧 S1 的神经元活动对电针治疗的有效性至关重要。这项研究为理解电针治疗卒中恢复机制提供了新的见解。

Li SS 等[3]在大鼠卒中再灌注模型中,应用电针刺激足三里(ST36)和曲池(LI11)穴位。结果显示,电针显著增加了卒中再灌注模型大鼠缺血半暗区脑源性神经营养因子及其受体酪氨酸激酶 B(TrkB)、突触素-1、神经元后密集蛋白 95 和微管相关蛋白 2 的表达,并显著降低了髓鞘相关抑制因子

3

Nogo－A 和 NgR 的表达。酪氨酸激酶 B 抑制剂 ANA－12 削弱了电针的治疗效果。这些发现表明，电针可能通过调节脑源性神经营养因子/酪氨酸激酶 B 信号通路的活性改善卒中再灌注损伤后的神经功能。

李明哲等[4]建立了缺血性脑卒中（IS）即大脑中动脉闭塞（MCAO）大鼠模型，将大鼠分为假手术组、模型组和电针组，并比较观察电针干预对脑缺血大鼠脑功能康复的影响。研究结果显示，电针组的神经缺损评分（NDS）在一定时间段内显著高于假手术组，而模型组的评分更高。体重方面，电针组在一定时间后上升，而模型组在某些时点下降；血流量和红细胞浓度方面，电针组在一定时间后上升，而模型组下降；脑成像分析显示，电针组在特定脑区的形态学分析中显著高于假手术组。因此，早期电针干预可能通过建立侧支循环和增强神经元活动等方式影响脑缺血大鼠的脑功能，具有促进运动功能康复的潜力。

姚奇鹏等[5]通过观察神经调节蛋白1/表皮生长因子受体4（NRG1/ErbB4）信号通路，探讨电针干预对脑缺血再灌注损伤模型大鼠的神经保护作用。结果表明，电针刺激曲池和足三里穴位能够显著改善脑缺血再灌注损伤大鼠的神经功能缺损状态和脑神经元的超微结构，抑制神经细胞凋亡，起到神经保护作用。这种作用可能与 NRG1/ErbB4 信号通路的调节有关。

针刺治疗在卒中后的应用对于改善痉挛性肌张力、促进损伤恢复、调节神经功能以及促进脑功能康复具有潜力。这些研究结果为针刺治疗在卒中康复中的临床应用提供了理论支持，也为深入研究针刺治疗机制和优化治疗方案提供了新的见解。进一步的研究可以探索针刺治疗的更多细节，如针刺穴位的选择、治疗频率和持续时间等，以进一步优化针刺治疗的效果和应用范围。

2. 经颅磁刺激干预

经颅磁刺激（TMS）作为一种非侵入性神经调控技术，近年来在卒中后神经功能恢复和缺血性脑卒中治疗领域引起了广泛的关注。两项研究为我们揭示了 TMS 在这些疾病中的潜在治疗机制和效果。

Zong X 等[6]开展了一项关于连续性 θ 节律爆发刺激（cTBS）对卒中后神经发生促进作用的研究。他们探索了 cTBS 是否能在光栓塞卒中大鼠模型中促进神经发生并有助于功能恢复。研究结果表明，cTBS 治疗显著增加了光栓塞区域周围的神经前体细胞（NPCs）和新形成的不成熟神经元数量。此外，cTBS 通过调节脑源性神经营养因子（BDNF）和成纤维细胞生长因子 2（FGF2）的释放，保护了 NPC 和不成熟神经元，并抑制了过度的胶质生成。这项研究为我们深入了解 cTBS 在卒中后神经功能恢复中的作用机制提供了新的见解。

蒋玙姝等[7]观察重复经颅磁刺激（rTMS）对 IS 小鼠神经功能障碍、核苷酸寡聚化结构域（NOD）样受体热蛋白结构域相关蛋白 3（NLRP3）及炎性因子表达的影响。将 64 只 C57BL/6J 小鼠分为正常对照组、模型组、假刺激组和观察组，每组 16 只。研究结果表明，低频 rTMS 干预能够有效促进 IS 小鼠受损神经功能的恢复，抑制神经细胞焦亡，减小脑梗死体积，其治疗机制可能与下调神经元中 NLRP3 的表达、抑制白介素（IL）－1β 和 IL－18 等炎性因子的释放有关。

TMS 作为一种有前景的神经调控技术，对卒中后神经功能恢复和缺血性脑卒中的治疗具有潜在的益处。进一步的研究可以深入探索 TMS 的治疗机制和优化治疗方案，以进一步提高其临床应用价值。这些研究为我们认识和理解 TMS 在促进神经功能恢复中的作用机制提供了重要线索。未来的研究可以进一步探索 TMS 的最佳刺激参数、治疗时间和持续周期，以及对不同患者群体的个体化治疗方案的制订。通过进一步的研究和临床实践，我们可以更好地理解其治疗机制，优化治疗方案，并确保其安全有效地应用于患者。

3. 脑缺血保护和损伤机制

IS 是一种严重的神经系统疾病，对患者的生活质量和功能造成严重影响。近年来，针对卒中后神经康复的研究不断进行，旨在寻找新的治疗靶点和方法。Liu C 等[8]探索了肝配蛋白 A 受体 4（EphA4）在 IS 后白质再髓鞘化中的作用机制。研究结果表明，EphA4 通过 Ephexin - 1/RhoA/ROCK 信号通路调控再髓鞘化过程，而不影响寡突胶质细胞的凋亡。EphA4 促进了寡突胶质前体细胞的增殖，但减少了成熟寡突胶质细胞和髓鞘相关蛋白的表达水平。研究还发现，通过特定敲除 EphA4，可改善髓鞘相关蛋白的表达水平，并促进功能恢复。这些发现表明，EphA4 可能成为 IS 治疗的新的有效靶点。

Xu J 等[9]开发了一种稳定的化学定义的方法，通过 GANT61 部分抑制 Sonic hedgehog（Shh）信号通路，从 hiPSC 中诱导产生可移植和功能性的少突胶质细胞（OL）细胞。通过 Olig2 过表达顺序诱导，加速了 OL 细胞系的分化。Olig2 诱导的 NG2 - OPCs 具有较高的 OL 分化能力，并在体外表达典型的 OL 标记基因。在大鼠短暂性大脑中动脉阻塞模型中，Olig2 - OPCs 移植促进了神经功能恢复，减少了神经细胞死亡，促进了髓鞘再生并且改善了空间记忆下降。该研究为卒中康复提供了 hiPSC 源性 OL 前体细胞移植的可行性和潜力。

郭丹等[10]为探讨基质细胞衍生因子- 1α/趋化因子 CXC 受体 4（SDF - 1α/CXCR4）诱导内皮祖细胞（EPCs）在脑卒中神经康复中的作用，使用流式细胞仪和 ELISA 法分析了 EPCs 对氧糖剥夺（OGD）诱导的人脑微血管内皮细胞（HBMECs）凋亡和 SDF - 1α 水平的影响。分别采用 EPCs、经缺氧处理的内皮细胞条件培养液预处理的 EPCs（HBMECs - pEPCs）或 CXCR4 拮抗剂 AMD3100 对 MCAO 大鼠模型进行治疗。通过水迷宫试验评估大鼠的认知功能，并在第 7 周使用免疫荧光染色观察大脑皮质血管生成情况。结果显示，基质细胞衍生因子- 1α/趋化因子 CXC 受体 4 诱导的内皮祖细胞（HBMECs - pEPCs）通过 SDF - 1α/CXCR4 轴有效促进大鼠 MCAO 模型中神经血管重塑和认知功能的恢复。

Li Y 等[11]探索了 1,25 -二羟基维生素 D3 在脑缺血再灌注损伤中的作用机制。观察 1,25 -二羟基维生素 D3 对大鼠脑缺血再灌注损伤模型神经功能和梗死面积的影响，并研究其对线粒体功能的调控机制。结果显示，1,25 -二羟基维生素 D3 显著减小了梗死面积，改善了神经功能。结果表明，1,25 -二羟基维生素 D3 通过调节线粒体代谢、减少神经元凋亡和促进血管生长，具有神经保护作用。该信号通路可能是治疗 IS 的潜在治疗靶点。

以上研究提供了关于卒中康复的一些重要发现。EphA4、Shh 信号通路、SDF - 1α/CXCR4 和 1,25 -二羟基维生素 D3 在卒中康复中扮演着关键角色。这些研究为开发新的治疗策略和靶向药物提供了有益的线索，并为改善卒中患者的康复和生活质量提供了希望。进一步的研究和临床试验将有助于深入理解这些作用机制，并为卒中康复领域的发展做出贡献。

4. 运动训练干预

Wu R 等[12]发现，术后体育锻炼可以促进移植的神经前体细胞（hNPC）的神经发育、成熟和整合，表现为形成更多突触、接收来自宿主神经元的更多突触输入和更高的神经活动水平。NPC 移植结合体育锻炼在卒中大鼠中显示出结构和行为方面的显著改善。体育锻炼促进梗死区域周围血管生长和神经轨迹重组。NPC 移植和术后体育锻炼相结合创造了富含神经营养因子和生长因子的有利于神经细胞发育的微环境，并为活动依赖性可塑性提供了理想条件。该研究为卒中患者的治疗提供了潜在方法。

彭志锋等[13]使用 50 只雄性 SD 大鼠，随机分为 5 组，通过 MCAO 模型诱导大鼠的 I/R 损伤，对其中的几组进行早期跑步运动和内皮型一氧化氮合成酶(eNOS)抑制剂处理,并且评估大鼠的神经功能、脑梗死体积以及脑血管中磷酸化内皮型一氧化氮合酶(P-eNOS)和磷酸化腺苷酸活化蛋白激酶(P-AMPK)蛋白的表达水平。研究结果表明,早期跑步运动在缺血/再灌注损伤中具有潜在的保护作用,可能通过调节 eNOS 通路发挥其作用。

体育锻炼通过促进移植的神经前体细胞的神经发育和整合,以及增强梗死区域周围血管生长和神经轨迹重组,为卒中患者创造了有利于神经细胞发育的微环境。这些研究为卒中治疗提供了新的方向和可能性,为改善患者康复和恢复神经功能提供了有益的启示。然而,进一步的研究仍然需要进行,以验证这些方法的有效性和确定最佳的治疗策略。

5. 其他疗法作用机制探索

以下研究共同揭示了不同环境和细胞保护机制在脑损伤中的重要性。Zhou HY 等[14]在光栓塞卒中小鼠模型中,将小鼠分别放置在标准、丰富或孤立的环境中 4 周。与标准环境中养育的小鼠相比,丰富环境中养育的小鼠认知功能更好,海马 CA1 区的病理损伤显著减轻。此外,丰富环境中养育的小鼠中,肿瘤坏死因子受体相关因子-6(TRAF-6)、核因子 κB(NF-κB)p65、HL-6 和肿瘤坏死因子-α(TNF-α)的蛋白表达水平以及 TRAF-6 的 mRNA 表达水平明显降低,而 miR-146a-5p 的表达水平升高。与标准环境中养育的小鼠相比,孤立环境中养育的小鼠在这些指标上的变化与丰富环境中的小鼠相反。这些发现表明,不同的生活环境会影响卒中小鼠海马区的炎症反应和认知功能。丰富环境通过上调 miR-146a-5p 的表达和减少炎症反应来改善卒中后的认知功能。

Shu B 等[15]以自噬诱导剂海藻糖(Tre)作为药物预处理剂来处理骨髓间充质干细胞(BMSC),并评估了 Tre 预处理的 BMSC 对脑缺血的神经保护作用。体外实验显示,Tre 通过激活 AMPK 信号通路促进 BMSC 的自噬。Tre 预处理保护 BMSC 免受 H_2O_2 诱导的细胞活力降低和凋亡。此外,Tre 预处理增加了脑源性神经营养因子、血管内皮生长因子(VEGF)和肝细胞生长因子的分泌。体内实验显示,Tre 预处理可以进一步增强 BMSC 的存活,减小梗死面积,减轻细胞凋亡,减少血管减少,最终改善功能恢复。研究表明,在氧化应激条件下,Tre 可以增强 BMSC 的存活,提高 BMSC 治疗缺血/再灌注损伤的效果。

Ye Y 等[16]测试了通过 NADPH 氧化酶 2(NOX2)介导的活性氧(ROS)在急性脑损伤中的贡献以及在延迟期的功能恢复中的作用,使用 NOX2 抑制剂 Apocynin 研究了 NOX2 在卒中小鼠模型中的脑损伤和功能恢复中的作用。于再灌注后的第 3、7、10 和 14 天评估梗死面积、神经功能缺陷和行为。结果显示,NOX2 诱导的 ROS 产生是一把双刃剑,在急性期加剧脑损伤的同时促进功能恢复。这一效应似乎是通过抑制 NLRP3 炎症小体的活化并促进血管生成来实现的,并且是通过自噬的活化介导的。

(二)脑卒中康复的临床研究

1. 认知功能康复评价

卒中后认知障碍是一个备受关注的问题,许多研究致力于探索各种治疗方法对卒中患者认知功能的改善效果。沉浸式虚拟现实游戏、TMS、运动想象等多种方法被应用和探讨。Liu Z 等[17]开发了一款基于沉浸式虚拟现实的拼图游戏,探索其在卒中后老年认知功能障碍患者中的有效性、可行性和安全性。30 名轻度卒中后认知障碍患者随机分配到对照组和沉浸式虚拟现实组,对照组接受常规康复治疗,沉浸式虚拟现实组接受基于虚拟现实拼图游戏的治疗。治疗前后评估两组的认知功能,结果显示沉浸式虚拟现实组在数字符号替代测试方面改善明显优于对照组。研究表明,沉浸式虚拟现实拼图游戏是一种有前景的认知功能训练方法,特别是对执行功能和视觉-空间认知具有积极效果。

Ma ZZ 等[18]探索了卒中患者的运动想象能力与脑区激活之间的关系。使用功能磁共振成像技术，比较了 23 名卒中患者和 21 名对照者的大脑激活情况。结果发现，在运动执行任务中，对侧中央前回和中央后回的活动增加与运动功能改善相关。在运动想象任务中，对侧前扣带区的抑制与想象能力下降相关。这些结果支持了双相平衡恢复模型，有助于制订精确的干预策略。

此外，多种神经调控技术被应用于临床研究。Bi Y 等[19]为评估 rTMS 对卒中后认知障碍（PSCI）的治疗效果，通过将 36 名 PSCI 患者随机分为治疗组和对照组，分别进行低频 rTMS 和安慰剂刺激治疗，并进行 8 周的评估。结果显示，治疗组的 LOTCA 评分、P300 潜伏期和幅值均显著改善，且明显优于对照组。研究表明，rTMS 作为一种疗法，通过调节大脑皮质的神经电活动，改善了 PSCI 患者的认知功能。Wang Z 等[20]探索了经颅直流电刺激（tDCS）对卒中患者执行功能的影响，并利用静息态脑电图（EEG）辅助诊断和评估执行功能障碍。将 24 名患有执行功能障碍的卒中患者随机分为试验组和对照组，分别接受真刺激和假刺激。真刺激将阳极电刺激施加于左侧额叶顶外皮质，刺激强度为 2 mA，每天持续 20 min，连续 7 天。采用神经心理量表监测执行功能。结果显示，试验组在临床量表结果中表现优于对照组，特别是在符号数字模式测试、TMT - A、TMT - B 和数字延续测试方面有显著差异。tDCS 后，左侧中央区域的 θ 波频率明显高于刺激前。脑电波功率与心理测量得分的相关性分析显示，功率变化与符号数字模式测试得分呈正相关。作者认为，阳极 tDCS 可以增强卒中患者的执行功能，与受影响区域的 θ 波增强有关。Yang C 等[21]纳入 22 名轻至中度卒中患者进行 14 次 tDCS 治疗，与 14 名健康个体对照。结果显示，tDCS 治疗改善了卒中患者的认知功能，MMSE 和 MoCA 评分显著提高。fNIRS 结果显示卒中患者在多个皮质区域的激活水平较低，经 tDCS 治疗后

左侧颞叶皮质激活增加。脑半球间功能连接性低于健康个体，但在 tDCS 后得到增强。tDCS 在卒中认知康复中具有潜在的生物标志物作用。

单侧空间忽略症是脑卒中后常见的认知障碍之一。杨可钦等[22]选取 90 例脑卒中后单侧空间忽略患者，随机分为镜像组、振动组和结合组，每组 30 例。镜像组进行上肢和手部镜像训练，振动组进行全身振动训练，每次 30 min，结合组采用镜像疗法＋全身振动训练。研究表明，镜像疗法结合全身振动训练能更有效地改善脑卒中后单侧空间忽略患者的空间忽略程度、认知功能障碍，提高上肢运动功能和生活自理能力。

Yuan HW 等[23]比较了针刺、艾灸与认知训练联合疗法和单纯认知训练对卒中后轻度认知障碍患者的效果。结果显示，联合疗法可显著提高患者的认知功能、日常生活能力和生活质量，且在长期效果方面优于单纯认知训练。这表明针灸艾灸与认知训练的综合治疗是一种有效的卒中康复策略。

由此可见，沉浸式虚拟现实拼图游戏展示出在卒中后认知功能恢复方面的潜力，特别是在执行功能和视觉-空间认知方面；TMS 方法如 rTMS 和 tDCS 对卒中患者的认知功能有显著的改善作用，并且可能通过调节大脑皮质的神经电活动实现治疗效果。此外，运动想象能力的训练和脑区激活之间存在着密切的关系，为制订精确的干预策略提供了重要线索；综合治疗方法如针灸、艾灸与认知训练的联合疗法以及镜像疗法结合全身振动训练等展示了更好的康复效果，可综合改善患者的认知功能和生活质量。

2. 运动功能康复评价

脑卒中后运动功能障碍康复是一个复杂而关键的过程，涉及多种康复方法和技术。近年来，一些创新的方法得到了广泛研究和应用，包括脑机接口、康复机器人、针灸、虚拟现实技术、神经调控技术等。

（1）脑机接口技术的应用

脑机接口（BCI）是一种基于脑电图或其他脑电

生理信号的技术,它通过解读大脑活动并将其转化为外部指令,实现与外部设备的交互。在脑卒中后运动功能障碍康复中,脑机接口可以帮助患者通过思维控制康复设备进行运动训练,促进肢体功能的恢复。Xie P 等[24]设计了不同虚拟场景的康复训练策略,并比较分析了卒中患者在不同场景下的神经激活和运动想象识别率。结果显示,虚拟现实场景的神经激活和识别率最高,动态场景次之,静态场景最低。该研究为脑机接口虚拟康复策略提供了研究基础。

Zhao CG 等[25]对亚急性卒中患者进行了为期4周的脑机接口控制的机器人训练。将脑卒中的亚急性患者随机分为BCI组和对照组,进行为期4周的训练。主要结果指标为洛文斯顿作业治疗认知评估(LOCTA)和Fugl－Meyer下肢评估(FMA－LE)。次要结果指标包括Fugl－Meyer平衡评估(FMA－B)、功能步行类别(FAC)、改良Barthel指数(MBI)、血清脑源性神经营养因子(BDNF)水平和运动诱发电位(MEP)。结果显示,BCI组的BDNF水平显著升高,MEP潜伏期分别在对照组和BCI组下降了3.75%和4.71%。训练可显著提高认知和下肢运动功能,并增加脑源性神经营养因子分泌。

胡义茜等[26]纳入12例脑卒中慢性期患者。在常规康复训练的基础上,增加基于运动想象的脑机接口技术联合多模态感知反馈训练。研究表明,基于运动想象的脑机接口技术联合多模态感知反馈训练对脑卒中后严重偏瘫患者的上肢运动功能恢复具有临床可行性和有效性。

(2)针灸及其他传统疗法的应用

针刺、灸法、功法等传统中医技术常被用来改善脑卒中患者的功能障碍。

Zhang P 等[27]进行了一项病例对照研究,采用针灸结合康复训练对72名卒中老年患者进行了治疗。研究发现,治疗后研究组在认知功能、日常功能、肢体功能和神经恢复方面显著优于对照组;血

清神经功能指标和脑血流动力学指标的改善程度也显著更好,且治疗组的不良反应发生率较低。早期应用针灸结合康复训练对卒中老年患者具有显著疗效,可改善神经功能、认知功能和日常生活功能,且可减少不良反应的发生。

黄珊珊等[28]纳入了60例脑卒中后痉挛性偏瘫患者,分为观察组和对照组,以观察剪切波弹性成像(SWE)动态评估动留针法治疗脑卒中后痉挛性偏瘫患者上肢痉挛的效果。两组患者均接受基础治疗,包括改善代谢、循环等基础治疗措施,以及常规康复训练。观察组在此基础上还接受了动留针术治疗,针刺患侧上肢的肩前穴、青灵穴和尺泽穴。结果显示,SWE可以对动留针法治疗脑卒中后痉挛性偏瘫患者的上肢痉挛效果进行早期、动态评估,并且相较于常规的MAS评分更为敏感。这些结果表明SWE可能作为一种有价值的辅助评估手段。

罗开亮等[29]选取了48例脑卒中患者,将其分为对照组和观察组。对照组接受常规康复治疗,观察组在对照组治疗基础上进行易筋经训练。使用Berg平衡功能量表(BBS)评估平衡功能,采用足底压力分析系统评估睁眼和闭眼状态下的足底压力参数。结果显示,易筋经训练有助于提高脑卒中患者患侧肢体的负重能力和重心控制的稳定性,改善其平衡功能。

谢从坤等[30]为比较不同频率的电针结合康复训练对卒中后遗症肩关节半脱位患者的临床疗效,纳入了120例卒中后遗症肩关节半脱位患者,随机分为2 Hz组、10 Hz组、20 Hz组和30 Hz组。所有患者接受电针结合康复训练治疗。治疗中使用相同的腧穴,电针频率分别为断续波疏波2 Hz、10 Hz、20 Hz和30 Hz。结果显示,电针断续波10 Hz和20 Hz频率结合康复训练治疗卒中后遗症肩关节半脱位的效果优于电针断续波2 Hz和30 Hz频率。

陈勇等[31]为了研究分期针刺对缺血性脑卒中患者血清鸢尾素(irisin)水平以及神经功能缺损、平

衡能力、痉挛程度的影响，招募了60例缺血性脑卒中患者，随机分为分期针刺组和常规针刺组，并选取30名同时期进行体检的健康受试者作为对照组。两组缺血性脑卒中患者均接受口服阿司匹林治疗，分期针刺组采用分期针刺结合康复训练，而常规针刺组仅在软瘫期采用分期针刺结合康复训练。结果显示，缺血性脑卒中患者的神经功能损伤程度和平衡能力与血清irisin水平相关，且分期针刺可以提高缺血性脑卒中患者的血清irisin水平，改善其神经功能、平衡能力和痉挛程度。

（3）康复机器人研发

康复机器人是一种利用机械装置辅助运动训练的技术，它可以根据患者的运动能力和康复需求提供个性化的康复训练，通过精确的运动控制和反馈机制帮助患者进行运动恢复。康复机器人在脑卒中后运动功能障碍康复中发挥着重要的作用，可以增加运动的重复性和准确性，促进神经可塑性和肌肉力量的恢复。在所有康复机器人研究中，针对上肢功能康复的外骨骼机器人出现较多。

Nam C等[32]提出了一种新型肌电图驱动的外骨骼系统，用于卒中后自助上肢训练。系统集成了神经肌肉电刺激、软性气动肌肉和外骨骼技术，能够辅助肘关节、腕关节和手指进行有序运动。通过肌电图控制，系统设计轻巧、紧凑且低功耗。在慢性卒中患者上进行的评估显示，该系统能够提供足够的力矩支持关节伸展。通过20次训练后，患者的自主运动功能和肌肉痉挛显著改善，整个上肢肌肉协调也得到显著改善。研究结果表明，该系统能够有效支持卒中后的自助上肢康复训练。何逸康等[33]为探讨基于镜像疗法的手部外骨骼机器人在脑卒中偏瘫患者手康复中的临床疗效，选取了24例脑卒中偏瘫手功能障碍的患者，随机分为对照组和试验组。两组患者均接受常规药物治疗和常规手功能作业治疗，而试验组在对照组的基础上还接受了镜像疗法外骨骼机器人的训练。结果表明，镜像疗法结合外骨骼机器人训练可以有效改善脑卒

中偏瘫患者的手功能，有望成为一种重要的康复治疗手段。张广帅等[34]开发了一种基于手腕部粗大训练的康复机器人，旨在帮助脑卒中患者进行手腕部的康复训练，提高他们的日常生活质量。该康复机器人通过分析人体手腕部关节结构和关节夹角的生理特征，生成手腕部抓握运动轨迹，并构建了一种3个自由度的康复机器人结构，实现手部同时抓握、手掌俯仰和手腕旋转运动。结果表明，该康复机器人可以通过提供准确而可控的运动有助于恢复患者的手腕功能，改善肢体偏瘫对患者生活的影响。

谭荣斌等[35]设计了一种5个自由度的上肢外骨骼训练机器人，模拟肩、大臂、肘、小臂和手腕的运动。通过力传感器获取人机交互力，并量化运动意图进行反馈。利用D-H算法建立刚体树模型进行仿真与设计，并在Simulink中进行可视化验证。试验结果表明，机器人能够平稳带动患肢完成动作，并根据患者调整意图进行反馈，有效提高康复训练的参与感。李康等[36]针对脑外伤和卒中等导致手部运动功能缺失的患者，设计了一种气动软体驱动器。制作试制样机，并搭建了康复装置实验平台，进行康复装置的位姿和抓取试验。结果显示，该康复装置具有柔顺灵活的特点，并具有良好的适应性，可以辅助患者完成部分手部功能并进行康复训练，以实现日常物品的抓取。刘庆祥等[37]通过将镜像疗法与机器人技术结合，针对脑卒中患者上肢运动功能缺失进行康复训练，设计了一种体感交互式上肢镜像康复训练机器人系统，采集患者健肢的位姿信息，并利用人机镜像运动映射算法来控制机器人的运动轨迹。通过静气缸驱动关节和PD+速度前馈补偿的轨迹跟踪控制策略，实现了双侧肢协同运动的镜像康复训练。研究结果表明，该机器人系统在复合运动轨迹规划试验和镜像康复训练试验中展现出了可行性和有效性，为人体双侧肢协同运动的康复训练提供了设计思路和实现方法。

此外，也有下肢机器人的相关研究。张楠等[38]

为探究穿戴式外骨骼助行器对脑卒中患者步行能力的影响,共选取30例脑卒中患者,随机分为观察组和对照组。两组均接受临床药物治疗和常规康复训练,观察组在步行训练中使用Kickstart穿戴式外骨骼助行器,对照组进行常规步行训练测试内容包括计时"起立-行走"测试(TUG)、10 m步行测试(10MWT)、6 min步行测试(6MWT)和三维步态测试。结果显示,对照组的TUG和6MWT在干预前后也表现出极显著差异($P < 0.01$),而10MWT有显著差异($P < 0.05$),但步态参数指标无显著差异($P > 0.05$)。两组干预前后差值组间比较显示,TUG和6MWT存在显著差异($P < 0.05$),而10MWT和所有步态参数指标则无显著差异($P > 0.05$)。研究表明,4周的穿戴式外骨骼助行器步行训练对脑卒中患者的步行能力具有一定的积极影响。何秉泽等[39]为了解决现有恒定阻抗减重的骨盆支撑减重康复系统在康复训练过程中骨盆机构提供固定的运动轨迹和患者主动参与程度低等问题,提出了一种基于跟随人体重心高度(CoMH)的骨盆支撑减重康复系统。该系统利用惯性测量单元采集人体下肢运动信息,并通过人工神经网络对CoMH进行预测,实现对骨盆支架高度的跟踪控制。研究通过在偏瘫患者中进行康复训练试验,结果显示,相较于骨盆支架运动轨迹固定的传统减重康复训练,采用跟随CoMH的骨盆支撑减重康复训练能够显著提升患侧髋、膝关节的活动范围。该减重康复训练模式下的骨盆支架运动轨迹根据当前训练者的状态进行动态调整,从而实现对偏瘫患者健侧主动运动的引导和行走训练。这种动态调整减重支撑策略有助于提高行走康复训练的效果和效率。

(4)虚拟现实技术的应用

虚拟现实技术可以通过提供虚拟的丰富场景,使患者以沉浸式、半沉浸式或非沉浸式的方式进行感受和与情景互动,可以促进脑卒中患者的功能恢复。

Bian M等[40]证实了沉浸式虚拟现实康复干预可增强卒中患者的下肢运动功能。与传统疗法相比,该干预在短期和长期均具有相似的疗效。结果显示虚拟现实组的步行速度和平衡功能显著改善,评分结果明显高于基线,并在随访时维持改善。因此,非沉浸式虚拟现实康复可作为传统物理疗法的有价值补充,提高治疗效果。

此外,虚拟现实技术还可以用于治疗卒中后抑郁的患者。王利群等[41]为探讨虚拟现实技术结合小组模式训练对脑卒中后抑郁患者康复疗效的影响,纳入61例脑卒中后抑郁患者。患者被分为3组:常规康复治疗组、小组模式训练组和虚拟现实技术结合小组模式训练组。结果显示,虚拟现实技术结合小组模式训练的康复治疗方法在改善脑卒中后抑郁患者心理状态、平衡功能和日常生活活动能力方面优于传统的一对一康复模式和小组模式训练,具有更佳的康复疗效。

(5)神经调控技术的应用

神经调控技术也被称为非侵入性脑刺激技术,常见的有重复性经颅磁刺激(rTMS)、经颅直流电刺激(tDCS)和经颅交流电刺激(tACS)等。

王淑睿等[42]为观察小脑间歇性θ节律爆发刺激(iTBS)对脑卒中患者下肢运动功能的影响,纳入了42例脑卒中患者,随机分为对照组和观察组。两组均接受常规药物和康复治疗,并进行悬吊运动训练,包括躯干控制训练、分离运动强化训练和双下肢交替训练。观察组在悬吊运动训练前采用小脑iTBS模式进行rTMS,刺激参数为每丛3个脉冲,丛内频率为50 Hz,丛间频率为5 Hz,刺激持续2 s,间歇8 s,共计600个脉冲。研究结果表明,在脑卒中康复治疗中应用小脑iTBS可以作为一种有效的辅助治疗方法,有助于改善下肢运动功能和平衡能力,并可能通过改善运动诱发电位的潜伏期来促进康复。王璐等[43]选择脑卒中恢复期伴偏侧上肢运动功能障碍患者,通过DTI重建双侧皮质脊髓束,并分为CST完整性高和低两组。再根据rTMS

刺激频率细分为高频组、低频组和对照组。所有患者接受传统康复干预,高频组和低频组分别接受健侧 M1 区的 5 Hz 或 1 Hz rTMS 治疗。研究表明,对于 CST 完整性高的患者,低频 rTMS 刺激健侧 M1 区可能更有效;对于 CST 完整性低的患者,高频 rTMS 刺激健侧 M1 区可能更有效。

曹志刚等[44]选择 40 例脑卒中患者,随机分为单靶区刺激组和多靶区刺激组。结果显示,治疗后两组患者的 FMA‑UE、ARAT 和 MBI 评分以及 N20 潜伏期和波幅均有改善。多靶区刺激组的 FMA‑UE 和 ARAT 评分以及 N20 波幅明显优于单靶区刺激组。研究表明,多靶区刺激相比单靶区刺激对脑卒中患者的偏瘫侧上肢运动功能和患侧 N20 波幅的改善效果更好。Lu KY 等[45]为评估亚急性卒中患者在进行运动任务练习前施加低频 rTMS(LF‑rTMS)的长期效应,进行了一项随机对照试验。试验组接受 LF‑rTMS 刺激和运动任务练习,而对照组接受假刺激和相同的练习。结果显示,试验组表现出显著改善,包括皮质兴奋性、上肢功能和两侧差异;LF‑rTMS 刺激可减少两侧脑皮质的不对称性,并促进亚急性卒中患者的上肢功能恢复。

眭有昕等[46]将脑梗死患者随机分为试验组和对照组,每组最终纳入 20 例患者。两组患者均接受基础药物治疗和常规康复治疗,试验组在此基础上采用 tDCS 联合虚拟现实上肢康复机器人技术干预,对照组则采用 tDCS 伪刺激联合虚拟现实上肢康复机器人技术干预。研究结论表明,tDCS 联合虚拟现实上肢康复机器人技术可以提高亚急性期脑梗死患者的偏瘫上肢运动功能的改善程度,但在改善日常生活活动能力方面未显示出明显的优势。

（6）其他康复疗法的评价

此外还有一些采用较为少见的疗法,或是从其他角度开展对于卒中后运动功能障碍的研究。

王维等[47]为探讨多模态运动干预对脑卒中患者下肢肢体功能、心理状态和疲劳状态的影响,纳入了 98 例脑卒中患者,随机分为对照组和研究组。对照组接受常规康复治疗,研究组在常规康复治疗的基础上采用多模态运动干预。结果显示,多模态运动干预应用于脑卒中患者可以显著改善患者的下肢运动功能、心理状态和疲劳状态。Li JN 等[48]开展了一项随机双盲对照试验,纳入 60 名急性缺血性或出血性卒中患者。结果显示,经皮耳迷走神经刺激结合康复训练显著改善了患者的运动、感觉功能和情绪反应恢复,而与假刺激组相比无明显不良反应。这些发现表明,经皮耳迷走神经刺激结合康复训练对急性卒中患者的治疗是安全有效的。辛蔚等[49]选取 60 例老年脑卒中患者,随机分为呼吸肌训练组、悬吊技术组和联合训练组,进行 4 周康复治疗。治疗后,3 组患者的吸气肌力、呼气肌力、腹直肌张力、腹外斜肌张力、平衡功能和姿势控制功能均明显改善。结果显示,呼吸肌训练联合悬吊技术对老年脑卒中患者的肌力、平衡功能和姿势控制功能的改善效果显著,临床推荐该联合训练用于有平衡功能障碍的患者。

宋磊等[50]将 92 例脑卒中后偏瘫肩痛患者,随机分为对照组、肌内效贴组、神经松动组和联合治疗组。所有患者都接受常规康复干预,肌内效贴组在常规康复干预的基础上使用肩部肌内效贴治疗,神经松动组则进行肩周神经松动术治疗,联合治疗组同时采用肌内效贴和神经松动术治疗。结果显示,肌内效贴联合神经松动术治疗可显著改善卒中后偏瘫肩痛患者的肩关节疼痛和运动功能,并且对提高患者的 ADL 能力具有促进作用。Liu G 等[51]将机器学习技术应用于基线全脑体积和临床数据的组合,准确预测了卒中后个体的运动康复结果。通过结构 MRI 和上肢 Fugl‑Meyer 评估,56 名患有亚皮质梗死的患者被分为比例康复和差劲康复组。采用复杂的机器学习方案,结合基线全脑体积和临床数据进行预测,结果显示相比仅使用临床数据,加入全脑体积可以显著提高分类性能。研究结果表明,结合基线全脑体积和临床数据的机器学习技术对亚皮质梗死后的个性化康复规划具有重要价值。李素芬等[52]将80例老年脑卒中患者随机分为对照组和观察组,观察组接受反重力跑台训练,连续8周。观察组在平衡功能、步态方面显著优于对照组,包括降低平衡水平、提高平衡量表和评分,改善步态指标。反重力跑台训练对老年脑卒中患者的康复具有积极作用。

丰有燕等[53]为探讨可变优先级双任务训练相较于固定优先级双任务训练对老年脑卒中患者平衡功能的影响,选取40例老年脑卒中患者,随机分为对照组和治疗组。两组患者均接受常规康复训练,对照组额外进行固定优先级双任务训练,治疗组额外进行可变优先级双任务训练。结果显示可变优先级双任务训练相较于固定优先级双任务训练对老年脑卒中患者的平衡功能、双任务表现和预防跌倒能力更为有效。柴丽等[54]选取15例脑卒中患者进行为期4周的轨道减重步行训练。结果显示,治疗后患者在ICF脑卒中核心分类组合步态功能限定值、FMA - LE评分、BBS评分、6MWT距离、步速、步态对称性、髋膝关节最大活动角度方面均有显著改善。研究表明,轨道减重步行训练能够改善脑卒中患者的下肢运动功能和步态。田婧等[55]对40例脑卒中患者进行单侧和双侧上肢训练,采集fNIRS数据。结果显示单侧任务后,患侧功能活动增强,功能连接强度增强。双侧任务组无显著差异。因此单侧任务对患侧功能连接的增强效应高于双侧任务。Feng J 等[56]进行的多中心研究表明,第七颈椎神经交叉移植手术在肌痉挛性手臂瘫痪患者中展现长期安全有效的功能改善。在两年随访期间,手术组的上肢功能评分(UEFM)显著增加,无严重并发症或导致残疾后遗症。研究结果支持将该手术扩展至更广泛的半身不遂患者,为临床实践提供指导。

唐晓晓等[57]为探讨脑卒中早期采用伸肌治疗策略与屈肌治疗策略对偏瘫患者上肢功能恢复的影响,纳入48例患者,随机分为伸肌治疗组和屈肌治疗组。两组患者均接受常规康复治疗,但伸肌治疗组针对偏瘫上肢的伸肌群(肱三头肌、前臂伸肌群)进行电针、肌电生物反馈、手法快扣和运动想象等康复治疗,而屈肌治疗组则针对上肢的屈肌群(肱二头肌、前臂屈肌群)进行相同治疗。结果表明,这两种早期康复策略对于脑卒中患者的上肢肌力、功能和日常生活自理能力均具有明显的治疗效果。赵若男等[58]为评估中医综合康复方案在治疗卒中后关节活动障碍方面的临床疗效,纳入了1154例卒中后关节活动障碍患者。根据是否接受中医综合康复方案将患者分为治疗组和对照组。对照组接受西医基础治疗,治疗组在西医基础治疗的同时接受中医综合康复方案。中医综合康复方案根据患者的不同类型(阴偏盛/软瘫或阳偏盛/硬瘫)采用不同的治疗方法。结果显示,中医综合康复方案联合西医基础治疗在治疗卒中后关节活动障碍方面表现出显著的临床疗效。该方案可显著改善关节活动情况和疼痛情况,并且在改良Rankin量表评分方面的效果优于单纯的西医基础治疗。

3. 失语症康复评价

失语症是一种脑卒中后常见的后遗症,给患者的日常交流和生活带来了巨大的困扰。然而,随着医学和康复技术的不断发展,越来越多的研究聚焦于寻找有效的康复方法,帮助患者重建语言能力。近期的研究成果表明,联合应用运动诱发电刺激(m - NMES)和语言训练以及镜像神经元康复训练系统(MNST)中的不同训练模式,对失语症患者的康复效果具有显著影响。

Xie H 等[59]探究m - NMES与语言训练联合应用(m - NMES - LT)对失语症患者大脑振荡和连接的影响,以及对临床疗效的影响。21名失语症患者分为语言训练组和m - NMES - LT组,利用功能近红外光谱法测量血红蛋白浓度振荡。m - NMES - LT组显示出较高的大脑活动和功能连接性,并与临床评估结果呈显著正相关。研究表明,m - NMES结合语言训练对失语症患者具有改善疗效,可能通过促进大脑皮质激活和功能连接性的增强实现。周秋敏等[60]为探讨镜像神经元康复训练系统(MNST)中不同训练模式对脑卒中后失语症患者语言功能的影响,纳入了48例脑卒中后失语症患者,随机分为常规组、口型组、动作组和联合组。常规组接受常规治疗,口型组在常规治疗的基础上增加MNST口型观察-复述治疗。动作组增加MNST动作观察-复述治疗。联合组常规治疗的基础上进行MNST口型观察和动作观察治疗。结果显示镜像神经元康复训练系统中的口型模仿和动作观察训练模式均能提高脑卒中后失语症患者的语言功能。而将两种模式联合运用在改善患者的自发言语、听理解和失语商(AQ)方面效果更好。

这些研究结果表明,针对失语症患者的康复训练需要综合考虑多个因素。m-NMES与语言训练的联合应用以及MNST中的口型模仿和动作观察训练模式,都显示出显著的康复效果。通过促进大脑振荡、增强功能连接性和激活大脑皮质,这些方法为失语症患者重建语言能力提供了有力的支持。

4. 吞咽障碍康复评价

作为一种较为常见的脑卒中后遗症,吞咽障碍不仅会严重影响患者的生活质量,还可能引发各种并发症。因此,吞咽功能的康复治疗变得至关重要。近年来,各种吞咽康复治疗方法被提出并得到应用。辛贵乐等[61]将90例脑卒中后吞咽障碍患者随机分为浮针组、电针组和联合组,接受4周治疗后进行评估。联合组在吞咽功能、生存质量方面明显优于浮针组和电针组,包括吞咽功能评定量表、吞咽肌群表面肌电信号、吞咽时间等指标的改善。联合组的治疗有效率显著高于其他组。浮针结合电针治疗可有效降低吞咽肌群痉挛强度,缩短吞咽时间,改善脑卒中后吞咽功能,并提高患者生存质量,安全性较好。

丁勇等[62]为探究针刺配合中药冰刺激在缺血性脑卒中吞咽障碍患者中的治疗效果,选取92例缺血性脑卒中吞咽障碍患者,随机分为对照组和观察组。对照组患者接受包括吞咽康复训练、冰刺激和神经肌肉电刺激在内的常规治疗。在此基础上,观察组患者接受针刺配合中药冰刺激治疗。评估两组患者的临床疗效、吞咽功能、脑血流动力学、表面肌电图结果,并进行安全性评价。结果表明,针刺配合中药冰刺激治疗缺血性脑卒中吞咽障碍具有确切的疗效,可以改善患者的吞咽功能和脑血流动力学,并有助于重构吞咽反射。

蒋旎等[63]以运动性失语症老人作为研究对象,并引入人类活动辅助技术模型(HAAT)模型的基础理论和概念框架。探讨康复学HAAT模型在设计运动性失语症老人沟通辅具时的应用,并提出相应的设计策略和方法,以为该领域的沟通辅具设计提供理论指导和实践参考。结果显示,通过运用设计策略进行设计实践,研究团队成功开发了一款名为"心语"的老年沟通辅具APP。该辅具满足了运动性失语症老人的沟通需求,并获得了用户良好的体验反馈。

5. 心肺功能康复评价

除了上述功能障碍以外,脑卒中还会对心肺功能产生不可忽视的损害。卒中后的心肺功能康复成为关注的焦点,旨在帮助患者提高呼吸功能、肺功能以及日常生活能力的恢复。近年来,一些新的康复方法和治疗方案在该领域取得了积极的成果。Wei H等[64]发现Breathe-Link呼吸训练器对卒中患者的呼吸功能和日常生活能力有积极影响。60名卒中患者被随机分为对照组和实验组,实验组使用Breathe-Link训练器进行康复训练12周。研究结果显示,实验组在呼吸功能和日常生活能力方面的改善优于对照组。该研究表明Breathe-Link呼吸训练器可改善卒中患者的肺功能和日常生活能力,具有可接受的效果,值得临床应用。

Cao H等[65]发现,TMS与呼吸肌训练联合治疗能改善急性IS患者的肺功能障碍。肌骨骼超声和肺功能测试结果显示,治疗后膈肌厚度、活动度和肺功能均显著改善;联合治疗效果优于单独进行呼吸肌训练。这一研究为卒中后肺功能恢复提供了新的治疗方案。钱贞等[66]随机将64例卒中患者分为对照组和试验组。对照组接受常规康复训练，而试验组根据心肺功能运动试验（CPET）的客观定量评估结果制订个体化的运动处方，并进行有氧训练；比较康复训练前后的CPET主要评估指标、Borg Scale自感劳累分级（呼吸困难、腿部劳累）和睡眠质量。结果显示通过根据CPET制订的精准化运动处方，可以有效提高脑卒中患者的心肺适能、运动强度和运动耐力，改善患者的睡眠质量，并且降低运动疲劳感。这些研究为卒中后心肺功能康复提供了新的治疗方案和策略，为临床实践提供了重要的指导。

6. 早期干预与康复评估

卒中后的早期干预和康复评估是卒中患者康复过程中至关重要的环节。近期的研究成果提供了一些关于早期干预和康复评估的有益信息。杨晓龙等[67]为探讨在神经重症监护环境下对机械通气的重症卒中患者实施早期渐进性活动的安全性和有效性。研究回顾性连续纳入了2018年4月至2019年7月在首都医科大学宣武医院神经重症监护病房（NICU）收治的42例首次发病时间小于48 h的卒中患者，平均美国国立卫生研究院卒中量表（NIHSS）评分为（19±4）分。根据干预方式的不同，将这42例患者分为渐进性活动组和常规护理组，每组各21例。两组患者均接受常规临床治疗，包括生命体征和神经系统体征的监测和治疗，以及营养支持。常规护理组对患者进行吸痰、管路护理和翻身叩背活动；渐进性活动组根据多学科小组制订的策略，在常规临床治疗的基础上实施渐进性康复活动，包括身体功能训练、日常活动和环境干预等；渐进性活动和翻身叩背活动每周连续5天，每天1次，直至患者转出NICU。

除早期干预研究以外，以下几项研究对于各项康复相关的评估进行了探索。Li Y等[68]设计了一种基于可穿戴设备和机器学习算法的智能康复评

估系统，用于解决卒中患者临床评估存在的问题。通过与临床评估方法的比较，验证了系统的准确性和有效性。研究结果表明，系统与临床评估具有强大且显著的相关性，且节省了35.00%的评估时间。这为临床康复评估和远程康复提供了准确、客观、高效的解决方案，无需医生的直接参与。Guo L等[69]设计了一种基于可穿戴设备和机器学习算法的智能康复评估系统，并探究其在评估患者康复效果方面的有效性。通过与临床Fugl - Meyer评估得分进行一致性和时间比较，验证了智能系统的准确性和有效性。结果显示该系统与临床评估具有强大的相关性，并显著减少评估时间，为临床康复评估和远程康复提供准确、客观、有效的解决方案。Wang Z等[70]采用改进的k均值聚类算法对12名卒中患者和12名健康志愿者的64通道脑电图进行微状态模型分析，探索微状态分析在卒中患者中的可行性。发现卒中组与健康组在脑电图微状态特征上存在显著差异，并在卒中组内部获得了脑电图微状态特征与评估量表的显著相关性。这些结果为卒中后康复和运动障碍评估提供了一定的神经学证据和相关性，并表明静息状态脑电图的微状态分析是一种有前景的辅助临床和评估方法。这些研究的结果为卒中患者的康复评估提供了新的视角和工具，有助于更好地了解患者的康复进展和制订个性化的康复方案。

7. 其他康复疗法评价

吕倩等[71]对106例卒中后尿潴留患者进行观察，将其随机分为观察组和对照组。观察组在常规治疗的基础上，进行脐针治疗；对照组接受药物、导尿及膀胱功能康复训练治疗。比较两组患者治疗前后的膀胱残余尿量、自主排尿量和导尿次数，并评定临床疗效。结果显示，在常规治疗的基础上，脐针能够有效提高卒中后尿潴留患者的膀胱排空功能。

张远星等[72]为了解中青年出血性脑卒中患者功能锻炼依从性的现状、影响因素及其作用路径，

采用便利抽样法,选取了我国北、东、中部3所三级甲等医院的369名中青年出血性脑卒中患者作为研究对象。通过使用一般资料调查表、脑卒中健康信念量表、运动自我效能量表、锻炼计划量表以及脑卒中功能锻炼依从性量表进行调查。结果显示,运动自我效能和计划在患者健康信念与功能锻炼依从性之间起到中介作用。因此,医护人员应加强对中青年出血性脑卒中患者的健康教育,提高患者的内在驱动力,促使其形成运动计划,从而提高患者的功能锻炼依从性。

二、脑外伤康复

脑外伤(Traumaticbraininjury, TBI)是一种常见的神经系统损伤,其主要特征是头部遭受外力冲击或创伤后引起的脑功能障碍。主要临床表现包括意识障碍、运动障碍、感知和认知障碍、情绪异常以及其他神经系统相关的症状。脑外伤可发生在各个人群。在我国,随着人口日益老龄化,老年人脑外伤的增加构成了巨大的社会经济负担[73]。2022年脑外伤康复研究致力于深入了解脑外伤患者多种功能障碍的保护和损伤机制,研究各康复治疗方案的治疗效果并探索其作用机制,如高压氧、无创神经调控技术、针灸和丰富环境等,以提高患者的康复效果。

(一)脑外伤康复的基础研究

1. 神经系统的保护和损伤

与脑外伤神经功能障碍密切相关的因子有多种,这些因子可能在脑外伤神经系统的保护和损伤方面起到相应作用。Jia Y 等[74]探讨了右正中神经电刺激(RMNS)起效的可能机制,他们通过高通量全转录组测序研究了脑脊液(CSF)中 microRNA(miRNA)表达的变化,通过 Gene Ontology(GO)和通路分析对数据进行了处理,并构建了 miRNA-靶基因网络。结果发现38种不同表达的 miRNAs,其中34种上调、4种下调。GO 分析显示了这些差

异表达的 miRNAs 与神经元生长、修复和神经信号传递的关系。他们的结果表明,差异表达的 miRNAs 可能通过调节靶基因表达来减少神经元凋亡和增加多巴胺水平,从而参与唤醒治疗后的特定生物学过程。Qian Y 等[75]探讨了微小 RNA-31(MicroRNA-31)在创伤性脑损伤中的作用。他们发现 MicroRNA-31 的下调促进创伤性神经元损伤诱导的神经元细胞损伤,其过表达则相反。缺氧诱导因子-1A(HIF-1A)作为 MicroRNA-31 的下游 mRNA,其下调参与 MicroRNA-31 调节的神经元细胞损伤。创伤性神经元损伤或 HIF-1A 过度表达导致血管内皮生长因子 A 水平升高。HIF-1A 通过促进血管内皮生长因子 A(VEGF-A)的表达增强神经元细胞损伤。MicroRNA-31/HIF-1A/VEGF-A 调节神经元细胞中的 PI3K/AKT/mTOR 途径。他们的研究表明 MicroRNA-31 可通过调节 HIF-1A/VEGF-A 轴抑制神经元细胞凋亡。

康璐璐等[76]探讨了 miR-122-5p 对创伤性脑外伤后小胶质细胞凋亡、极化和炎症反应的影响,他们发现 miR-122-5p 在脑外伤星形胶质细胞分泌的外泌体及小胶质细胞中表达下调,miR-122-5p 抑制剂可以通过抑制脑外伤后 NLRP3 炎症小体通路的活化及 NF-κB 的磷酸化,促进小胶质细胞 M1 向 M2 表型转化,减少小胶质细胞凋亡,从而减轻脑外伤后小胶质细胞炎症损伤。赵李锋等[77]发现大鼠原代星形胶质细胞体外牵张损伤后 rno-miR-34b-5p 显著升高,生物信息学预测 rno-miR-34b-5p 靶向抑制 Notch1 及血小板衍生生长因子受体 A(PDGFRA)基因的表达,降低 PI3K-AKT 信号通路活性,可能使损伤星形胶质细胞向 A1 型转化,阻碍脑外伤后神经修复及再生。Wu M Y 等[78]检测了脑外伤 VEGF 和基质金属蛋白酶-9(MMP-9)之间可能的相互作用,他们发现与假手术组大鼠相比,脑外伤后 24 h 大鼠 VEGF 和 MMP-9 的 mRNA 和蛋白表达水平增加。在经过

bevacizumab治疗后,血脑屏障通透性和神经细胞凋亡显著降低。这项研究揭示了脑外伤相关的VEGF和MMP-9上调在脑外伤后血脑屏障破坏和神经损伤中的潜在作用。此外,SF1670[79]、PSD-95/nNOS/CAPON[80]、HET0016[81]和ABHD6抑制剂WWL70[82]等也有一定的神经保护作用。

2. 高压氧干预

脑外伤康复干预的机制主要有细胞因子和生长因子的作用、神经元再生与修复、神经可塑性(神经网络重塑)等。这些机制相互作用,共同推动脑损伤患者的康复进程。Chen YW[83]探讨了高压氧(HBO)治疗创伤性脑损伤后功能障碍的临床疗效及其改善机制,他们发现在治疗后第10天,HBO组的Stockholm CT评分显著低于对照组。HBO使脑电$(\delta+\theta)/(\alpha+\beta)$比值(DTABR)降低,且$\delta$带相对功率低于对照组,$\alpha$带相对功率高于对照组。治疗后20天,HBO组NSE、S100β和GFAP的表达低于对照组,而BDNF、NGF和VEGF的表达高于对照组。出院后6个月,HBO组的DRS评分显著低于对照组,FIM和GOSE评分显著高于对照组。结果表明SHBO可通过减少脑外伤所致血肿量,促进脑电图节律的恢复,调节血清NSE、S100β、GFAP、BDNF、NGF、VEGF的表达,改善脑外伤患者的意识、认知功能和预后。

熊继滨等[84]探讨了HBO治疗对颅脑创伤后急性期患者下丘脑-垂体-肾上腺(HPA)轴功能及预后的影响,他们发现研究组患者术后催乳素、促卵泡激素、促黄体生成激素、皮质醇、雌二醇及垂体总体激素水平与常规组比较,差异有统计学意义。研究组患者治疗有效率明显高于常规组;研究组患者GCS评分、ADL评分为显著高于常规组评分。结果表明HBO治疗能够有效改善颅脑创伤后急性期患者的HPA轴功能。

综上所述,HBO治疗可通过多种途径促进脑外伤患者的意识、认知功能的恢复,如减少脑外伤后血肿体积,促进脑电节律恢复以及调节血清神经

元特异性烯醇化酶、S100β、胶质纤维酸性蛋白、脑源性神经营养因子、血管内皮生长因子的表达等。

3. 无创神经调控干预

无创性神经调控技术在脑外伤相关功能障碍的康复中也表现出一定潜力。Huang L等[85]研究了低强度聚焦超声(LIFUS)对脑外伤的保护作用和潜在机制,他们发现LIFUS改善了组织损伤、神经功能缺损和脑水肿。LIFUS可增加脑外伤后食欲素-A(OX-A)和OXR1的表达,显著抑制NF-κB蛋白和核苷酸结合结构域样受体蛋白3(NLRP3)炎症小体的激活,减少脑外伤后促炎因子的释放;但是,SB334867可以逆转这种效果。该研究提示LIFUS可能通过OX-A/NF-κB/NLRP3途径促进下丘脑OX-A的释放并抑制脑外伤后的炎症反应,从而发挥神经保护作用。Du Q等[86]探讨了MNS对脑外伤后昏迷大鼠的保护作用及其机制,他们发现与假刺激组相比,MNS组的组织损伤和意识状态明显改善。在脑外伤诱导的昏迷大鼠中施用OX1R拮抗剂减弱了MNS的有益作用。此外,MNS还显著增强食欲素-A/OX1R的表达和Ras鸟嘌呤核苷酸释放因子1(RasGRF1)的激活。这些数据表明,在脑外伤诱导的昏迷大鼠中,MNS通过激活OX1R-RasGRF1通路发挥其促进觉醒的作用。

Jia Y等[74]探讨了右正中神经电刺激(RMNS)起效的可能机制,他们发现差异表达的miRNAs可能通过调节靶基因表达来减少神经元凋亡和增加多巴胺水平,从而参与唤醒治疗后的特定生物学过程。

4. 针刺治疗作用机制

传统康复对脑外伤相关功能障碍也有一定效果。Hung SY等[87]研究了电针针刺是否影响脑外伤后组蛋白脱乙酰酶的表达或影响其他生化/神经生物学事件。他们采用行为学测试、Western印迹和免疫组织化学分析的方法,评价电针LI4和LI11在体重下降冲击加速(WD)和受控皮质冲击(CCI)诱导的脑损伤模型中的细胞和分子效应。结果发

现 WD 和 CCI 均导致行为功能障碍,皮质 HDAC1 和 HDAC3 亚型水平升高,小胶质细胞和星形胶质细胞激活,脑源性神经营养因子及其下游介导物磷酸化 Akt 和磷酸化 GSK－3β 水平降低。电针的应用逆转了运动、感觉运动和学习/记忆障碍。电针还能恢复脑损伤小鼠大脑皮质中 HDAC1 和 HDAC3 的过度表达,并恢复 BDNF 相关信号的下调。这一结果有力地表明,针灸对脑外伤相关的不良行为和生化影响具有多方面的益处,其潜在机制可能是通过靶向 HDAC 过表达和 BDNF 相关的 Akt/GSK－3 信号异常而介导的。张容超等[88]探索了电针对颅脑损伤大鼠脑组织中介导细胞存活的磷脂酰肌醇激酶/蛋白激酶 B(PI3K/AKT)信号通路关键蛋白的影响,他们发现电针可促进颅脑损伤大鼠损伤脑组织中 PI3K、AKT 蛋白表达,从而发挥对颅脑损伤大鼠脑损伤的康复效应。

周征等[89]探讨了开窍通络针刺法联合治疗对颅脑损伤大骨瓣减压术后患者神经损伤因子、意识状况的影响,他们发现开窍通络针刺法联合治疗可改善颅脑损伤大骨瓣减压术后患者神经损伤和氧化应激情况,降低颅内压,增加脑灌注压,促进患者苏醒,改善患者意识状态。Cao LX 等[90]探索了针灸是否可以通过 toll 样受体 4(TLR4)/细胞内 toll-白细胞介素-1 受体(TIR)结构域衔接子诱导干扰素-β(TRIF)/髓样分化因子 88(MyD88)途径调节 TBI 大鼠模型中小胶质细胞的 M1 和 M2 表型极化,他们发现针刺减轻脑外伤大鼠神经炎症和促进神经修复的机制之一可能是通过抑制 TLR4/TRIF/MyD88 信号通路抑制 M1 表型极化和促进 M2 表型极化。此外,张容超等[91]研究了电针对颅脑损伤大鼠行为学及损伤脑组织细胞凋亡的影响。

5. 其他治疗靶点的研究

除了以上所述,脑外伤后神经功能障碍还有一些潜在的治疗靶点。Fu S Y 等[92]通过绿色仿生化学合成了胰岛素孵育的超小钯(Pd@Ins)簇合物。在脑外伤小鼠模型中,静脉注射 Pd@Ins 簇聚集在损伤的皮质,有效地抑制了过量的 ROS 产生,并显著挽救了运动功能、认知和空间记忆。他们发现,Pd@Ins 簇的积极治疗作用主要归因于它们清除 ROS 的能力,因为它们抑制了过度的神经炎症,减少了细胞凋亡,防止了神经元丢失。因此,Pd@Ins 簇有效清除 ROS 的能力,以及其结构简单、易合成、毒性低、代谢快等特点,可能有助于其临床转译用于脑外伤的治疗。Zhang LM 等[93]探讨了干扰素基因刺激因子(STING)-核苷酸结合寡聚化结构域样受体包含 NLRP3 信号在严重脑外伤啮齿动物模型中的作用,他们发现 STING 的药理学抑制部分通过抑制 NLRP3 信号导致神经炎症的显著改善,STING－NLRP3 信号是脑外伤相关神经功能障碍的潜在治疗靶点。

(二)脑外伤康复的临床研究

1. 康复评估与预后

脑外伤康复评估是治疗的基础。Harrington DL 等[94]通过将基于机器学习的支持向量机建模应用于扩散张量成像(DTI)数据集,以阐明区别于冲击相关的轻型创伤性脑损伤与健康对照(HC)的白质特征,从而构建用于未来验证的诊断模型。支持向量机模型显示,5 个特征量的放射状前冠/上冠的 FA、胼胝体和内囊前肢的 AD/RD 是鉴别冲击相关的轻型创伤性脑损伤与 HC 的最佳指标,准确率为 89%。这是第一次应用支持向量机在定义明确的区域中仅根据 DTI 指标识别轻型创伤性脑损伤的显著特征。Lei X 等[95]研究也发现,DTI 能更好地预测颅脑损伤患者的预后。Lin YL 等[96]发现 PET/CT 成像对硬膜外血肿引起克尔诺汉-沃尔特曼切迹现象具有诊断和预后价值。Chang F 等[97]本研究探讨了功能近红外光谱分析技术(fNIRS)是否可以利用 PFC 区的 Stroop 和 N-Back 任务来评估脑外伤后神经认知障碍患者执行功能的损害程度。他们发现 fNIRS 可以通过检测 HBO 水平来识别脑外伤后神经认知障碍患者的执行功能障碍,提示 fNIRS 可作为脑外伤后神经认知障碍的一种潜在的客观评估方法。张春菊等[98]构建了颅脑外伤术后继发认知功能障碍的风险模型。在脑外伤认知功能障碍方面,外周血 S100 钙结合蛋白、Hcy 及神经元特异性烯醇化酶水平与创伤性颅脑损伤患者颅内血肿吸收情况及认知功能具有相关性[99],血清 M－sec 蛋白的表达与认知功能也有相关性[100]。

Iverson GL 等[101]研究了老年轻度创伤性脑损伤(MTBI)的 4 种血液生物标志物,即胶质纤维酸性蛋白(GFAP)、泛素 c 末端水解酶 l1(UCH－L1)、神经丝光蛋白(NF－L)和总 tau 蛋白(t－tau 蛋白),他们发现使用 GFAP 可以检测老年人 MTBIs 的头部 CT 异常表现。Li GQ 等[102]调查了中重度颅脑损伤后慢性期血清炎性生物标志物与神经症状的关系,结果发现 TNF－α 是慢性头痛的保护性因素。IL－6 与睡眠障碍呈正相关,IL－5、IL－12p70 与神经功能障碍程度呈负相关。该研究为慢性炎症与颅脑损伤后神经症状之间的关系提供了初步证据,提示抗感染治疗可能成为脑外伤后神经功能康复的潜在靶点。在脑外伤的预后评估中,2022 年多个研究团队提出了不同的预后预测模型,这些模型对脑外伤患者的治疗方向具有指导意义。

Kang JW 等[103]建立并验证了诺模图和相应的基于网络的计算器来预测 DOC 延长患者的预后,他们基于的诺模图,开发了一个有效、简单、准确的基于 Web 的计算器模型,该模型可能有助于个性化医疗决策。Zhang C 等[104]我们建立了一种结合幅度综合脑电图(AEEG)和临床相关参数的新型诺模图模型,研究结果显示,使用 AEEG 参数的诺模图模型有可能预测严重脑外伤昏迷患者接受右侧正中神经电刺激治疗的预后。该模型可将患者分为预后组,并在内部验证中效果良好。在脑外伤的昏迷预后方面,还有多种指标具有预测价值,比如静息态脑功能磁共振成像相关指标[105]、P300[106-107]、神经元特异性烯醇化酶(NSE)[108]、血清膜联蛋白

A7(ANXA7)[109]等。

2. 康复治疗临床评价

康复干预方法的研究是脑外伤康复研究的重要方向之一。较常用的脑外伤康复干预方法有高压氧[110-111]、TMS[112-113]、tDS[114-115]、正中神经电刺激[116-117]、迷走神经电刺激[118]等。Chen YW 等[83]发现高压氧治疗可能通过减少颅脑损伤后血肿体积,促进脑电节律恢复,调节血清神经元特异性烯醇化酶、S100β、胶质纤维酸性蛋白、脑源性神经营养因子、神经生长因子、血管内皮生长因子的表达,改善意识、认知功能,改善预后。此外有多项研究证实高压氧对脑外伤相关功能障碍有效[119-122]。邹余婷等[123]探讨了颅脑损伤后持续性植物状态(PVS)患者高压氧治疗无效的影响因素,她们发现颅脑损伤后 PVS 患者高压氧治疗无效可能受高龄、重度颅脑损伤、高压氧介入时机、颅内血肿等因素影响。此外,李红建等[124]报告了 4 例大面积去骨瓣患者行高压氧治疗后出现颅内水肿加重的病例。

Zhang H 等[125]探讨了 rTMS 能否改善脑外伤患者的记忆和执行功能,他们报告了 rTMS 在改善记忆和执行功能方面的积极初步结果,以及接受 rTMS 的脑损伤患者大脑连接的有益变化。Yang Q 等[126]研究了三叉神经刺激(TNS)治疗外伤性脑损伤的疗效,结果发现 TNS 除了保护血脑屏障,降低脑水肿程度外,还能减轻动物行为学指标中的神经功能障碍。TNS 还能有效降低 TNF－α 和 IL－6 水平,下调 caspase－3 信号通路的裂解。一系列大脑区域可能受到 TNS 的调节,从而影响动物的神经功能。Du Q 等[86]发现与假刺激组相比,正中神经刺激组的组织损伤和意识状态明显改善。Liu SJ 等[127]将神经干细胞(NSCs)与嗅鞘细胞(OECs)一起移植到脑外伤攻击的小鼠中,或随后进行丙戊酸(VPA)治疗。OEC 移植和 VPA 治疗都促进了神经干细胞向神经元(包括内源性和外源性神经元)的分化,并显著减轻了脑外伤小鼠的神经功能缺陷。此外,单闻等[128]也研究了神经干细胞对脑外

伤功能障碍的作用。

Fleming J 等[129]的一项观察性研究发现,利用棋盘游戏活动中的经验反馈改善脑外伤后前瞻记忆功能的自我意识。Liang P 等[130]的一项初步研究发现基于虚拟现实的感觉刺激可改善儿童意识障碍。姚臻帅等[131]探讨了丰富康复训练对脑外伤患者认知功能和血清谷氨酸的影响,他们发现丰富康复训练能够促进脑外伤患者认知功能的恢复,其作用机制可能与丰富康复训练可有效降低脑外伤后异常升高的血清谷氨酸水平、减轻氧化应激与炎症反应有关。脑外伤不仅对身体健康产生影响,也常常对患者的精神健康产生影响[132]。一些研究关注了脑外伤后抑郁症状和焦虑症状的出现和应对方法[121-133]。随着人们对个体化医疗的需求不断提高,未来的脑外伤康复研究需要关注康复干预的个体化问题。

三、脊髓损伤康复

脊髓损伤(SCI)是一种极具破坏性的中枢神经系统疾病,根据损伤部位和损伤程度的不同,患者可出现运动、感觉、二便、呼吸等功能障碍。2022年关于脊髓损伤的研究,在基础方面,主要关注疾病的病理机制,寻找关键的治疗靶点;在临床方面,主要关注对脊髓损伤的特征性描述以及脊髓损伤后相关功能障碍的恢复,涉及技术包括近红外光谱成像、脑电、重复经颅磁刺激、脑机接口、针刺、下肢康复机器人等。

(一)脊髓损伤的基础研究

1. 炎症反应

炎症反应涉及多种细胞类型,在许多疾病的病理过程中扮演重要角色,包括脊髓损伤。Li H 等[134]发现脊髓损伤大鼠的脊髓星形胶质细胞中D-多巴胺互变异构酶(D-DT)的表达增多,通过NF-kappa B 信号驱动星型胶质细胞介导的炎症反应,应用 D-DT 的特异性抑制剂,可显著缓解脊

髓炎症反应,促进脊髓损伤大鼠运动功能的恢复。干细胞移植在脊髓损伤中已经显示出极大的治疗效果,但是脊髓损伤后恶劣的微环境抑制了移植后干细胞的存活。He WH 等[135]构建了一种由脱细胞的脊髓细胞外基质胶和 GelMA 水凝胶组成的三维复合支架,该支架可以减轻炎症反应,提高脊髓中植入干细胞的存活率,促进脊髓损伤区域轴突的再生。Li LM 等[136]的研究表明经缺氧预处理的人脐静脉内皮细胞外泌体可使间充质干细胞在短时间内出现明显的管状形成,在体内移植后,可使脊髓损伤大鼠的神经组织得到有效修复,该结果可能与间充质干细胞的促血管生成和抗炎能力有关。

2. 神经元凋亡和铁死亡

神经元凋亡是一种神经元程序性细胞死亡,常发生在脊髓损伤后 24 h 之内。在 Xia MJ 等[137]的研究中,过表达范可尼贫血 C 组互补组基因(FANCC)被证实能减少脊髓损伤小鼠脊髓神经元的凋亡,其机制与抑制小胶质细胞焦亡有关。Qin C 等[138]发现 rno-circRNA-013017 对脊髓损伤大鼠前角运动神经元凋亡以及下行轴突变性具有抑制作用,可以改善大鼠的运动功能。铁死亡是一种铁依赖性的、新型的细胞死亡方式。Chen YX 等[139]发现脊髓损伤大鼠体内出现铁超载和脂质过氧化物的积聚,诱导铁死亡,亚硒酸钠可抑制该过程,改善脊髓损伤大鼠的运动功能。

3. 胶质瘢痕形成

胶质瘢痕形成是一种反应性细胞机制,由星形胶质细胞促进。脊髓损伤后,星形胶质细胞增殖和胶质瘢痕形成是影响神经再生的主要因素。陈浩贤等[140]探讨了脂肪间充质干细胞(ADMSC)来源外泌体对脊髓损伤大鼠巨噬细胞极化及胶质瘢痕形成的影响,发现 ADMSC 来源外泌体可改变脊髓损伤大鼠巨噬细胞极化方向,并抑制胶质瘢痕形成。Zhao C 等[141]等发现神经营养因子 3(NT3)-壳聚糖对脊髓损伤有修复作用,但是该作用只有在胶质瘢痕清除后才能发生。

4. 血脊髓屏障

血脊髓屏障可以阻止外周循环中的物质进入脊髓,为脊髓组织提供特殊的微环境,因此,维持血脊髓屏障的完整性是非常重要的。胡伟等[142]发现骨髓间充质干细胞来源的外泌体可通过下调MMP-9减少紧密连接蛋白的降解,从而减轻血脊髓屏障的破坏,促进脊髓损伤大鼠运动功能的恢复。Jing YL等[143]的研究表明粪便微生物群移植(FMT)可以促进脊髓损伤小鼠的功能恢复,其机制可能与FMT治疗改善了血脊髓屏障的完整性有关。基底膜蛋白多糖是基底膜的重要组成部分,王东等[144]探讨了干细胞来源外泌体通过调控MMP-9表达减轻脊髓损伤的机制,发现干细胞来源外泌体可通过抑制MMP-9表达和活性降低紧密连接蛋白的降解,改善血脊髓屏障的破坏,从而加速恢复大鼠脊髓损伤后运动功能。

(二)脊髓损伤的临床研究

1. 康复评估与预后

朱晓龙等[145]观察弥散张量成像(DTI)联合血清IL-1β、磷酸化高分子量神经微丝蛋白(pNF-H)诊断脊髓损伤的价值,脊髓损伤患者的各向异性分数(FA)值降低,表观弥散系数(ADC)值及血清IL-1β、pNF-H水平升高,同时这种趋势和脊髓损伤的程度是相关的,因此,DTI联合血清IL-1β、pNF-H可帮助诊断脊髓损伤。王德正等[146]通过记录脊髓损伤患者静息状态下以及运动想象时的脑电信号,出脑电图的θ/α值可作为脊髓损伤后神经病理性疼痛的生物标记,且可作为评价疼痛严重程度的指标。孙志芳等[147]利用功能性近红外光谱成像技术探讨脊髓损伤患者脑激活及脑网络连接的变化,脊髓损伤后,静息态脑激活和脑网络功能连接存在异常,表现为部分脑区局部自发性神经元活动增强、大脑皮质之间及脑区内功能连接异常。

2. 康复治疗临床评价

汤艳等[148]探讨了脑机接口训练用于脊髓损伤患者下肢运动功能改善的效果,发现在常规康复训练基础上给予脑机接口训练有助于改善脊髓损伤患者下肢的运动和感觉功能,对提高平衡和步行功能有一定的促进作用。Chen X等[149]的工作证实基于脑机接口的脑控轮椅是安全的,具有临床应用价值。rTMS是一种新型的康复治疗技术,具有改善神经功能的作用。杨潇潇等[150]对脊髓损伤患者进行rTMS干预,发现rTMS可减轻不完全性脊髓损伤患者的神经病理性疼痛,提高大脑皮质的兴奋性,改善下肢的运动功能。蒋金金等[151]在骶神经根重复磁刺激治疗的基础上联用双侧初级运动皮质(M1区)重复磁刺激治疗,发现多靶点重复磁刺激能够显著改善脊髓损伤后尿潴留患者膀胱的感觉功能,减少残余尿量。另外,宋晨等[152]比较了不同频率功能性磁刺激(FMS)作用于骶3神经根对脊髓损伤后尿潴留患者排尿功能恢复的影响,发现5 Hz和20 Hz的FMS均可有效改善脊髓损伤后神经源性膀胱患者的排尿功能,但20 Hz的治疗效果优于5 Hz。良好的呼吸功能可以降低肺部并发症的发生率,改善脊髓损伤患者的活动能力,提高脊髓损伤患者的生活质量。

Zhang XY等[153]的研究表明,声乐呼吸训练能够增强脊髓损伤患者的呼吸功能。而Zhang Y等[154]介绍了一款仿生软外骨骼,可以通过增加脊髓损伤患者的呼气流量峰值帮助患者排出痰液。全身振动训练和下肢康复机器人是常用的康复治疗技术。李琳等[155]对脊髓损伤患者应用不同频率的全身振动治疗,发现该疗法可以有效改善脊髓损伤患者体位不耐受症状。夏晓昧等[156]的研究表明相比于存在时间间隔,序贯应用全身振动训练和下肢康复机器人能够更有效地降低脊髓损伤患者踝关节跖屈肌群地肌张力,提高平衡能力和步行能力。

针刺作为一种非药物治疗,在脊髓损伤患者中被广泛应用。李冰等[157]观察眼针对不完全性脊髓损伤患者的临床疗效,发现眼针联合运动治疗可明显提高脊髓损伤患者脊髓和大脑皮层的运动、感觉神经传导的兴奋性，可有效促进患者运动和感觉功能恢复，提高日常生活活动能力。

计算机技术的发展对于脊髓损伤患者的康复也具有重要意义。范秀琴等[158]开发了基于案例推理(CBR)-规则推理(RBR)的智能辅具适配系统，该系统可帮助脊髓损伤患者在线进行辅具适配，有望缓解康复辅具适配率低和康复人才全国性缺乏和区域性分配不均的问题。

四、帕金森病康复

帕金森病(PD)是一种常见于中老年人，以中脑黑质多巴胺神经元退变为主、多系统受累、缓慢进展的神经系统变性疾病。PD主要临床表现为运动迟缓、静止性震颤、肌肉僵硬及姿势步态障碍等运动症状，以及认知情绪障碍、睡眠障碍、二便异常、疼痛和疲劳等非运动症状。健康的饮食模式和积极的生活方式与PD患者的全因病死率较低有关[159]。2022年的PD研究致力于阐明患者运动与认知功能障碍特征及变化规律，开发异常姿势及步态的评估方法，研发针对不同功能障碍的运动训练、针灸、非侵入性神经调控技术、平衡步行训练等多种康复治疗方案，评估治疗效果并探索作用机制。

(一) PD康复的基础研究

1. 运动疗法的作用机制

规律运动可以减少PD黑质和纹状体多巴胺神经元受损，改善运动功能障碍，对PD具有良好的防治效果。Tong WF等[160]探讨运动改善PD模型小鼠运动症状的中枢机制，1-甲基-4-苯基-1,2,3,6-四氢吡啶(MPTP)模型小鼠接受了12周的跑步机训练，发现运动能够纠正PD模型小鼠黑质和纹状体区域的异常基因表达，增加纹状体区域多巴胺能纤维和突触功能。张康等[161]探讨跑台运动干预对PD模型小鼠黑质及其投射的海马CA1区、海马下托神经元计数及多巴胺转运体(DAT)、BDNF和

酪氨酸激酶受体B(TrkB)表达的影响，MPTP模型小鼠接受了7周的跑步机训练，发现运动可以改善MPTP导致的小鼠黑质海马CA1区和海马下托中DAT、BDNF和TrkB蛋白表达下调，增加黑质区域多巴胺能神经元数量。Zhang L等[162]和Zhao G等[163]探讨了运动改善PD模型小鼠行为功能障碍的可能机制，6-羟基多巴胺(6-OHDA)模型小鼠接受了4周的跑步机训练，发现运动可以调节突触可塑性，重塑皮质纹状体长时程增强，降低纹状体中等多棘神经元(MSNs)自发兴奋性突触后电流的频率和幅度，改善PD模型小鼠的运动能力。

陈平等[164]探讨运动通过上调代谢型谷氨酸受体2/3(mGluR2/3)表达对PD模型大鼠纹状体MSNs异常电活动的影响，将36只SD大鼠分为假手术组、PD安静组、PD运动组、PD运动+mGluR2/3拮抗剂组，PD运动组进行4周的跑步机训练，PD运动+mGluR2/3拮抗剂组每次运动前纹状体内注射mGluR2/3拮抗剂，发现运动干预可使PD模型大鼠纹状体MSNs兴奋性、局部场电位β频段节律性振荡的功率以及动作电位与局部场电位β频段节律性振荡的同步化程度均显著降低，纹状体微量注射GluR2/3拮抗剂可使运动的积极效应消失，说明mGluR2/3在PD模型大鼠纹状体MSNs运动依赖可塑性中发挥了重要作用。周丽娜等[165]探讨耐力训练对PD模型小鼠的保护作用以及通过AMPK/mTOR通路对自噬和外泌体途径的影响，鱼藤酮诱导的PD模型小鼠接受了4周的跑步机训练，发现运动能够降低磷酸化mTOR表达，增加黑质磷酸化AMPK、微管相关蛋白轻链3-Ⅱ的表达，降低黑质及血浆外泌体中α-突触核蛋白(α-syn)表达，增加黑质多巴胺能神经元数量，改善运动功能。运动能够促进神经营养因子表达、调节自噬，纠正异常基因表达，抑制神经元异常电活动，增加多巴胺能神经元数量，改善运动功能。

2. 针灸疗法的作用机制

针灸是治疗PD的有效补充手段，其机制受到

广泛关注。Oh JY 等[166]探讨了针刺治疗对 PD 动物模型中脑神经反应及其功能连接的影响,MPTP 亚急性模型小鼠接受了 12 天的 GB34 穴位的针刺治疗,发现针刺可以促进 PD 模型小鼠异常的大脑功能连接正常化,从而改善 PD 症状。吴海洋等[167]探究通督调神针刺治疗 PD 的机制,MPTP 模型小鼠接受了 6 周百会、风府、大椎、筋缩等穴位的针刺治疗,发现针刺能够增加脑黑质中自噬相关蛋白 PINK1、Parkin 蛋白及其 mRNA 的表达,提高黑质纹状体中多巴胺(DA)水平,改善 PD 模型小鼠运动症状。汪瑶等[168]、李亚楠等[169]和李含章等[170]探讨电针治疗 PD 的可能机制,鱼藤酮灌胃诱导的 PD 模型小鼠接受了 2 周的电针治疗,发现电针风府、太冲、足三里等穴能够调节 NF-κB/IL-6 表达水平,抑制肠道炎性反应,修护 PD 小鼠肠道屏障功能,上调胰高血糖样肽-1 受体/磷脂酰肌醇 3-激酶/蛋白激酶 B 蛋白通路的活性,增强酪氨酸羟化酶(TH)活性,从而改善 PD 小鼠的行为学表现。

马雪等[171]观察早期电针干预对 PD 小鼠离子钙接头蛋白-1,TH 以及 TNF-α 的影响,从神经炎性反应角度探讨电针治疗 PD 的作用机制,长期鱼藤酮皮下注射诱导的 PD 模型小鼠造模同时接受了 8 周的神庭、天枢、曲池、上巨虚等穴电针干预,发现早期电针干预延缓了鱼藤酮诱发 PD 小鼠运动障碍发生的时间,减轻了黑质多巴胺能神经元丢失,对 PD 的退行性改变发挥了良好的神经保护作用,其机制可能与针刺改善肠道炎性反应,抑制小胶质细胞活化,进而减轻神经炎性反应的发生有关。刘艳阳等[172]观察电针对 PD 大鼠多巴胺能神经元焦亡的影响,探讨其可能的分子机制,6-OHDA 诱导的 PD 模型大鼠接受 2 周太冲及风府穴电针治疗,发现电针对 PD 大鼠多巴胺能神经元损伤的改善作用可能与抑制核苷酸结合寡聚化结构域样受体蛋白 3(NLRP3)/半胱天冬氨酸蛋白酶-1(MALT-1)介导的神经元焦亡有关。郭婕等[173]探讨"嗅三针"改善 PD 痴呆模型小鼠记忆障碍的部

分作用机制,对 6-OHDA 模型小鼠进行了 2 周的嗅三针治疗,发现嗅三针可缓解 PD 痴呆模型小鼠学习记忆障碍,改善海马 CA1 区突触可塑性,其机制可能与减少海马 CA1 区补体经典激活途径的起始因子 C1q 及其下游补体 C3 表达,降低小胶质细胞吞噬能力有关。以电针为主的针灸治疗能够通过调节自噬、改善肠道屏障功能、抑制炎症减少多巴胺能神经元丢失,提高黑质纹状体 DA 水平,改善 PD 模型动物的运动症状,然而针灸对 PD 非运动功能的影响机制研究相对较少,还需进一步探索。

3. 非侵入性神经调控技术的应用

rTMS 已成为 PD 康复中重要的物理因子干预手段,然而其康复机制尚不明确。Kang X 等[174]探究 rTMS 治疗 PD 的潜在机制,并阐述高频(HF)与低频(LF)rTMS 在调节内源性大麻素(eCB)、抑制星形胶质细胞活化中的作用,通过比较 HF、LF 和假 rTMS 对 6-OHDA 大鼠模型多巴胺能神经元存活、运动功能改善和炎症因子下调的情况,发现 HF rTMS 能显著抑制 2 型大麻素受体(CB2R)、花生四烯酸乙醇胺(AEA)和 2-花生四烯酰基甘油(2-AG)的升高以及 GFAP 表达的增加,而 LF rTMS 没有该效果,从而说明高频重复 rTMS 可以通过调节 PD 模型的内源性大麻素系统来调节星形胶质细胞的激活。

(二) PD 康复的临床研究

1. 运动疗法作用评价

运动疗法在 PD 康复中已有广泛应用,多项研究探讨其对于 PD 患者运动症状和非运动症状的影响。Li G 等[175]招募 32 例早期 PD 患者进行一项为期 1 年的随机对照试验,发现长期从事太极拳训练可改善 PD 患者的运动功能,尤其是步态和平衡功能,潜在机制可能包括增强大脑网络功能,减少炎症,改善氨基酸代谢、能量代谢和神经递质代谢,减少多巴胺能神经元变性。Wang Z 等[176]探讨长期中低强度五禽戏运动对 PD 患者运动抑制的影

响,招募55例PD患者参与一项为期2年的前瞻性、单盲、随机对照试验,发现五禽戏运动可以提高PD患者的反应性抑制(接收到停止信号后立即停止动作的反应时间)。Dong S等[177]探讨八段锦对轻度至中度PD患者的运动和非运动症状的影响,招募31例受试参与一项为期8周的单中心、自身前后对照试验,发现八段锦运动对PD患者的非运动症状、平衡、步态和日常活动都有正面作用。席晓明等[178]研究腹部扭转运动对PD患者的影响,招募66例Hoehn-Yahr(H&Y)分级Ⅲ期以上的PD患者进行一项为期8周的随机对照试验,发现腹部扭转运动能改善患者抑郁、便秘、步行功能、平衡功能、动作迟缓及生活质量状态。由此可见,以太极拳、五禽戏、八段锦和腹部扭转试验为代表的运动疗法对于改善PD患者的运动症状和非运动症状有一定积极作用,可以作为干预手段纳入PD患者的治疗和家庭锻炼中。

2. 非侵入性神经调控技术的应用

rTMS以其无创性、易操作的特点,已成为神经康复领域的主流干预手段之一,广泛应用于PD康复中。Dai G等[179]探讨cTBS对PD患者听觉运动控制的影响,招募16例成年PD患者作为受试,发现作用于左辅助运动区(SMA)的cTBS可以减少异常的声音反应、P1和P2的电位振幅,增强N1电位振幅,从而证明PD患者的听觉运动控制异常可以通过作用于左侧SMA的cTBS来调节。Huang PL等[180]探究rTMS改善PD患者吞咽障碍的机制,招募38例有吞咽障碍的PD患者进行一项病例对照研究,在连续10天作用于受试者大脑皮层M1区并进行左右交替的高频rTMS刺激后,发现实验组PD患者海马旁回、尾状核和左侧丘脑的激活度有所增加,且患者报告的主观吞咽感觉有所改善,表明作用于运动皮层的rTMS能改善PD患者的吞咽障碍。Zhang X等[181]研究rTMS对PD患者白天过度嗜睡(EDS)症状的影响,招募25例有白天过度嗜睡症状的PD患者进行一项假刺激对照研究,

发现连续10天右背外侧前额叶皮层(DLPFC)1Hz rTMS可以有效改善PD患者的EDS症状,且每个疗程的效果至少可持续1个月。郑秀琴等[182]观察rTMS对PD患者症状的影响,招募108例PD患者随机分入rTMS组和对照组,持续4周治疗后发现,rTMS组患者运动症状和非运动症状的评估结果较治疗前和对照组同时间点均显著改善($P<$ 0.05),TNF、IL-6、IL-1β、MMP-3与统一帕金森病评分量表(UPDRS)总分均呈正相关($r=0.620$、0.446、0.552、0.529),说明高频rTMS治疗可改变细胞衰老相关表型,对PD患者的运动症状和非运动症状有较好的治疗效果。简言之,rTMS对于改善PD患者的听觉运动控制、吞咽障碍、白天过度嗜睡症状及其他的运动症状和非运动症状具有一定潜力。

3. 针灸疗法临床评价

作为一种传统的中医疗法,针灸在中国有广泛受众,已成为PD辅助治疗的重要方式之一。Fan JQ等[183]研究针灸治疗PD患者伴焦虑症的疗效,招募70例伴焦虑的PD患者参与一项为期8周的随机、双盲临床试验并进行46周的随访,治疗结束时,真针灸组与假针灸组之间汉密尔顿焦虑量表(HAM-A)评分相差0.22(95%CI:-0.63至1.07;$P=0.62$);随访后,真针灸组相较于假针灸组HAM-A评分显著降低7.03分(95%CI:6.18至7.88;$P<0.001$),表明针灸可以有效缓解PD患者的焦虑。洪珍梅等[184]比较焦氏头针联合虚拟现实(VR)技术康复训练与单纯VR技术康复训练治疗PD运动功能障碍的临床疗效,招募52例PD患者随机平均分入观察组和对照组,穴取运动区、平衡区、舞蹈震颤控制区,两组在每日1次、每周5次、共为期8周的治疗后,相对于对照组,观察组步距和步速更快、计时起立-行走测验(TUGT)时间更短、UPDRS-Ⅲ评分更低,说明焦氏头针联合虚拟现实技术康复训练可以改善PD患者步态参数,提高患者步行能力及运动功能。两项研究中的个别受试者出现了包

括但不限于晕针、头皮血肿等不良反应。

4. 音乐疗法的辅助疗效

音乐治疗由于其对一系列大脑区域的积极刺激作用,已被用于改善社交、认知、情感和运动功能的治疗。Li KP等[185]的一项前瞻性、评估者盲法、随机对照试验探讨了基于音乐的运动疗法(MMT)对PD患者冻结步态(FOG)的影响,招募的81例PD患者被随机分入基于音乐的运动治疗组、运动治疗组和对照组,并接受持续4周的治疗,他们发现MMT能明显改善PD患者的异常冻结步态特征,从而改善步态障碍和综合运动功能。宋达等[186]的一项单盲前瞻随机对照试验探讨了音乐治疗结合常规康复对PD患者认知功能及情绪的临床疗效,招募的46例PD患者被随机纳入接受音乐治疗加常规治疗的观察组和接受常规治疗的对照组,接受持续8周的治疗,发现音乐治疗可以调动患者的积极性,增强患者参与活动注意力、思维能力,改善情绪,提高生活质量。总之,在现有疗法的基础上增加音乐疗法将更有助于改善PD患者的综合运动功能、情绪和生活质量,音乐疗法以其无创、形式多样、实用的特点,也更易于被患者及家属接受。

5. 平衡步行训练的应用

姿势不稳是PD的主要特征之一,平衡和步行功能障碍致跌倒是PD死亡的重要原因,因此,改善姿势平衡、减少患者跌倒是PD康复的重中之重。王洁萍等[187]观察肢体协调训练对早期原发性PD患者肺功能的影响,招募60例原发性PD患者随机分入接受常规药物治疗的对照组和接受常规药物联合肢体协调训练治疗的治疗组,发现治疗后试验组第1秒用力呼出容积(FEV1)、用力肺活量(FVC)、呼气峰流速值(PEF)、肺活量(VC)、峰值摄氧量(VO_{2peak})、无氧阈(AT)、峰值功率(WR_{peak})、最大吸气压(MIP)、最大吸气压(MEP)均提高($t > 2.087, P < 0.05$),且均优于对照组($t > 2.079, P < 0.05$),说明肢体协调训练可改善早期原发性PD患者肺功能,提高有氧运动能力,增强呼吸肌肌力。

沈斌等[188]探究前庭康复训练结合步态训练对老年PD患者的影响,招募62例老年PD患者随机分入予以常规干预的对照组和在对照组基础上行前庭康复训练结合步态训练的治疗组,发现干预后治疗组BBS评分、Barthel指数(BI)评分显著改善且跌倒发生率显著低于对照组($P < 0.05$),说明前庭康复训练结合步态训练可减轻老年PD患者临床症状,改善平衡状态、生活自理能力和生活质量,降低跌倒风险。张颖等[189]通过步态分析观察美多芭联合平衡功能训练对PD患者平衡及步行能力的影响,招募38例PD患者随机分入美多芭联合平衡功能训练的观察组和给予常规美多芭制剂治疗的对照组,接受持续4周的治疗,发现干预后观察组BBS评分、步长和步频数据明显改善,说明美多芭联合平衡功能训练能明显提高PD患者的平衡功能和步行稳定性,有效降低患者跌倒风险。

丁文娟等[190]观察下肢康复机器人训练对PD患者平衡功能的影响,招募40例PD患者随机分为予以常规康复训练的对照组和常规康复训练加下肢康复机器人辅助步行训练的治疗组,发现具备节律性末端驱动装置的下肢康复机器人可以易化PD患者下肢的动作启动,持续性地使用机器人辅助训练能够显著提高PD患者的动静态平衡能力并增加患者步行时的自信心。由此可见,平衡、协调、步行训练对于患者有氧运动能力、动静态平衡能力、步行稳定性、步行自信心以及降低跌倒风险均有积极作用,然而,此类训练的远期干预效果尚不可知,仍有待观察。

6. 传感器检测的应用

传感器检测是量化PD运动症状严重程度的重要方法之一,以其高精准度的特征能实现对于运动症状的客观评估。Ma C等[191]结合卷积神经网络(CNN)这一深度特征提取网络,通过收集117名ET患者的笔迹数据,开发出用于电子笔迹序列学习的Transformer模型,用于评估特发性震颤(ET)和PD患者的震颤症状。Guo Y等[192]开发出基于惯性传感器及脑电图的可穿戴装置,通过长短期记忆网络代理测量模型等方法,用于冻结步态检测。传感器检测将有望帮助早期临床诊断并自动量化症状严重程度,同时为 PD 的长期监测提供新的解决途径。

7. 动作捕捉和计算机算法评估的应用

近年来,基于机器视觉进行动作捕捉和计算机算法的评估系统逐渐成为研究热点,与传感器相比,既避免了可穿戴设备的限制,也不会因放置部位的不同而导致数据偏差,是一种更为客观的评估方法。Hong R 等[193]提出基于 Kinect 深度摄像头的姿势异常(IPA)综合指数,共招募 70 例 PD 患者和 30 例年龄匹配的健康对照者(HC)参与测试,IPA 通过算法自动获得,结果发现 IPA 区分 PD 和 HC 的最佳临界值为 12.96、敏感度为 97.14%、特异度为 100.00%,调整后曲线下面积(AUC)为 0.998(0.993~1.000,$P<0.001$),说明基于 Kinect 深度摄像机的姿势评估可以反映出 PD 躯干姿势异常的整体严重程度,对于区分 PD 患者与健康对照者以及区分 PD 患者有无姿势异常均具有重要价值。Guo Z 等[194]提出了一种利用深度摄像机和时空三维手部姿势估计用于捕获和评估手部运动的计算机视觉模型,构建了由 48 名 PD 患者三维临床手指敲击测试视频构成的数据集,该模型在此数据集上进行测试,分类准确率达 81.2%,说明其可实现对 PD 患者三维手部运动的动作捕获及分析,运动评估准确率甚至超过了个别临床医生。

Guo R 等[195]提出了一种新颖的双流时空注意力图卷积网络(2s - ST - AGCN),用于 PD 步态运动障碍的视频评估,他们收集并建立了由 142 名 PD 患者的运动视频组成的独立测试数据库用以该模型测试,可接受的准确率(评估分数和参考分数之间的误差不超过一分)为 98.90%,说明该多尺度稀疏图卷积网络对于临床实践中 PD 步态运动障碍的评估具有潜在的帮助。李文丹等[196]通过手机拍摄 PD 伴 FOG 患者的步态视频,构建基于手机视频

的 PD 伴 FOG 患者的自动识别系统,该系统通过提取视频中关键点的位置信号、对信号预处理后提取特征数据来分别建立动作识别模型、直行 FOG 识别模型和转身 FOG 识别模型,最后组成端到端的 FOG 识别模型。结果显示动作识别模型的灵敏度为 83.27%、特异度为 91.38%、准确度为 89.28%;直行 FOG 识别模型的灵敏度为 57.69%、特异度为 88.12%;转身 FOG 识别模型的灵敏度为 61.54%、特异度为 98.72%;端到端的 FOG 识别模型的灵敏度和特异度分别为 85.71%、75.73%。因此,基于手机视频的 PD 患者冻结步态自动识别系统具有较高的灵敏度和特异度,可实现冻结步态的远程识别,便于对 PD 伴冻结步态患者的筛查和随访。综上,基于机器视觉进行动作捕捉和计算机算法的评估系统被用于 PD 患者躯干、手部姿势及冻结步态的评估,并呈现出较高的特异度、灵敏度和准确度,将有潜力成为辅助评估方法帮助提高诊断效率和客观性,或将助力基于远程和社区的 PD 患者的筛查及监测。

8. 步态特征指标评估的应用

步态障碍是 PD 最主要的运动症状之一,典型的步态障碍包括"冻结步态(FOG)"和"慌张步态",了解导致步态障碍的原因并及时检测步态障碍对于预防跌倒至关重要。Lv L 等[197]研究 PD 患者与 FOG 的相关因素,并评估中缝背核(DRN;羟色胺能系统的中心节点)在 FOG 病理生理学中的重要性,共收集 453 名 PD 患者的横断面调查数据,发现相较于不伴 FOG 的 PD 患者,伴 FOG 的 PD 患者发病时间较长、左旋多巴当量日剂量较高、运动症状更严重、生活质量较差、剂末现象更明显、姿势不稳/步态障碍比例较高、抑郁和睡眠功能受损更多,且 PD 患者冻结步态的严重程度与 H&Y 分期、UPRDS - III 评分、姿势不稳/步态障碍评分相关,同时,DRN 功能障碍可能在 PD 相关的非运动症状和 FOG 中起关键作用。干静等[198]纳入 276 例 PD 患者和 63 名性别、年龄匹配的健康对照,采用便携式

惯性测量单元系统记录步态时空变量,并将采集的11项步态时空变量归纳出4种步态域:步伐(步长、步速、跨步长)、节奏时相(步频、跨步时长、双支撑相时长)、步伐相关变异性/不对称性(步长变异系数、步长不对称性、步速变异系数)和节奏时相相关变异性/不对称性(摆动相时长变异系数及摆动相不对称性),发现PD患者在疾病进展过程中步态参数出现特征性演变,节奏时相相关变异性/不对称性可能是区分早期PD与健康人群的标志,步伐和步伐相关变异性/不对称性是评估PD疾病进展的重要步态指标。

张巧荣等[199]分析轻中度PD患者狭窄通道行走时的三维步态参数特征,发现与正常通道相比,患者在通过狭窄通道时的步频变快($P < 0.05$)、双支撑相延长($P < 0.05$)、跨步时间变短($P < 0.05$)、地面反作用力矢状轴第二峰值增大($P < 0.05$),说明轻中度PD患者在狭窄通道行走时步态时空学和动力学参数发生改变,步行稳定性及应对复杂环境的能力下降。张鑫源[200]探讨认知-运动双任务对PD患者步态自动性的影响,招募45例原发性PD患者分别在拟多巴胺药“关”期和“开”期执行认知单任务、运动单任务和认知-运动双任务,记录减数正确个数以及采用三维步态分析仪提取步速和步幅参数,计算双任务成本,发现PD患者在执行双任务时步速减慢、步幅缩短,存在较高的跌倒风险,拟多巴胺药可有效改善步态自动性,认知功能下降可能导致PD患者步态自动性下降。由此可见,认知功能下降是导致PD患者步态障碍的重要因素,而H&Y分期、UPRDS-Ⅲ评分、姿势不稳/步态障碍评分和在狭窄通道行走或执行双任务时的三维步态参数可以作为评估和检测PD患者步态障碍的有力工具。

9. 评价工具与方法的信效度验证

此外,2022年PD相关的临床研究还聚焦于构音障碍影响程度量表(DIP)的信效度验证,以及全身振动训练、动作观察疗法和下肢康复训练对PD患者的疗效。

谭茗丹等[201]探讨中文版DIP评定PD患者构音障碍社会心理学影响的信度和效度,招募43例PD患者和43例年龄匹配的健康对照,并对两组进行评估,发现中文版DIP克朗巴哈系数(Cronbach α)为0.732～0.942,在量表第四部分评分者内信度最高($r = 0.670, P < 0.001$),DIP总分与嗓音障碍指数(VHI)总分呈高度负相关($r = -0.821, P < 0.01$),与健康调查简表(SF-36)总分中度正相关($r = 0.684, P < 0.01$),且两组DIP第一至四部分和总分均有非常显著性差异($P < 0.01$),说明中文版构音障碍影响程度量表在PD患者中具有良好的信度和效度,可用于我国PD患者构音障碍的社会心理学影响评估。Chang CM等[202]通过调查下肢肌肉激活和加速传递性以了解PD患者不同条件下全身振动(WBV)训练的神经肌肉控制情况,招募16例PD患者和16例健康受试者,接受两次WBV训练,振动频率分别为3 Hz和20 Hz,发现在3 Hz条件下伸膝肌激活更明显,在20 Hz条件下小腿肌肉的激活率更高;与对照组相比,PD患者在接受WBV刺激后下肢肌肉的肌电图振幅普遍较高。因此全身振动训练可以改善PD患者的神经肌肉控制能力,且针对PD患者的WBV训练,建议在伸膝或屈膝位下使用频率为3 Hz的振动训练大腿肌肉,在屈膝位下使用频率为20 Hz的振动训练小腿肌肉。

郑娅等[203]研究动作观察疗法对PD患者肢体功能和日常生活活动能力的影响,该方法要求患者观看模特各个关节运动视频然后模仿。招募126例PD患者按数字表法纳入接受常规神经内科药物及康复治疗的对照组和在对照组治疗方案基础上增加动作观察疗法的研究组,在接受连续8周治疗后研究组Fugl-Meyer运动功能评定(FMA)评分、UPDRS-Ⅲ评分、UPDRS-Ⅱ评分和SAS评分与对照组治疗后比较差异均有统计学意义($P < 0.05$),说明动作观察疗法可显著改善PD患者的运动能力、日常生活活动能力和焦虑情绪。尹慧梅

等[204]探讨下肢康复训练对 PD 患者运动功能和步态的影响，招募 57 例原发性 PD 患者随机接受常规康复治疗和常规康复治疗加下肢康复训练，发现与常规康复组相比，4 周训练后下肢康复组患者 UPDRS-Ⅲ 评分减少（$F=7.769$，$P=0.034$）、步长增长（$F=6.342$，$P=0.044$）、步速增快（$F=4.815$，$P=0.049$）、步频增加（$F=8.519$，$P=0.018$），说明下肢康复训练可以有效改善 PD 患者运动功能和步态。

综上所述，2022 年 PD 康复相关研究在作用机制、特征评估、治疗方法等方面取得了不少进展。部分新型评估方法还需要进一步研究其临床应用价值，对 PD 患者运动与非运动症状的康复干预手段亦需要长期随访评估。

五、阿尔茨海默病康复

阿尔茨海默病（AD）是一种起病隐匿的进行性神经系统退行性疾病。以记忆障碍、失语、失用、失认、视空间技能损害、执行功能障碍以及人格和行为改变等全面性痴呆为特征。2022 年的 AD 研究致力于探索早期预测认知能力下降的方法，研发针对不同功能障碍的运动、针灸、非侵入性神经调控技术、多因素干预、早期康复训练等多种康复治疗方案，评估治疗效果并探索作用机制。

（一）AD 康复的基础研究

1. 运动疗法的作用机制

运动疗法改善 AD 患者认知功能的作用机制受到广泛关注。Xu L 等[205]探讨了跑步机运动提高认知能力的机制，将野生型和 APP/PS1 转基因小鼠分为久坐（WTC 和 ADC）和运动（WTE 和 ADE）组，WTE 和 ADE 小鼠进行 12 周的跑步机运动，发现运动通过激活 AD 小鼠海马中的 PI3K/Akt 信号通路，促进 E3 泛素连接酶清除 β 淀粉样蛋白（Aβ）和过度磷酸化的 Tau 蛋白，从而提高学习和记忆能力。Wang X 等[206]探讨长期跑步运动改善认知障碍的机制，小鼠 5 月龄开始用跑轮训练，9 月时进行

认知评估，发现运动可以通过激活 APP/PS1 转基因小鼠的溶酶体功能来减少 Aβ 的积累。Zhang L 等[207]探讨运动改善 AD 模型大鼠记忆障碍的机制，发现 4 周的跑步机运动增加了海马 HSP60、TREM2 蛋白水平，抑制了小胶质细胞活化和神经炎症，缓解 AD 模型大鼠的记忆障碍。Xu B 等[208]研究了长时间跑步对海马依赖性空间记忆的影响及其潜在机制，对 3xTg-AD 转基因小鼠和非转基因小鼠进行 5 个月的转轮跑步后进行空间记忆测试，发现长时间跑步可以减少淀粉样蛋白前体蛋白的表达加工和细胞外 Aβ 积累，防止突触接触丧失。

Zhang SS 等[209]探究了 APP/PS1 小鼠跑步运动期间脑葡萄糖代谢与小胶质细胞代谢活动之间的关系，将 APP/PS1 小鼠和野生型小鼠随机分为久坐组或跑步组，他们发现跑步运动维持髓系细胞触发受体 2 蛋白水平，同时促进 AD 小鼠脑葡萄糖代谢、小胶质细胞葡萄糖代谢和海马形态可塑性，改善 AD 小鼠认知功能。Yuan S 等[210]研究跑步机运动对 APP/PS1 转基因小鼠神经炎症的影响以及微生物-肠-脑轴机制的潜在参与，发现 12 周的跑步机运动可以有效调节肠道微生物和肠道屏障，缓解 AD 相关的神经炎症。张业廷等[211]探讨了有氧运动对阿尔茨海默病小鼠 Notch 信号通路甲基化的影响，将 40 只 APP/PS1 转基因小鼠随机分为对照组和运动组，运动组进行每周 5 天、每天 30 min、持续 5 个月的跑台运动干预，发现长期有氧运动后 AD 小鼠海马 Notch1 及 Hes1 的甲基化率显著增加，而其神经元素 2（Ngn2）的甲基化率则显著减少，从而降低海马 Notch1 及 Hes1 的表达，以及提高海马 Ngn2 的表达。此外，Liu Y 等[212]发现依赖于水通道蛋白的脑淋巴转运是运动预防 AD 发病的神经生物学基础。因此，运动能够增强溶酶体功能，调节肠道微生物和肠道屏障，促进 Aβ 清除，缓解 AD 相关的神经炎症，改善认知障碍。

2. 非侵入性神经调控技术的应用

电、磁、光等非侵入性神经调控技术能够改善

AD小鼠的认知功能,其机制得到了进一步研究。Wu L 等[213]探究了长期γ频率tACS改善AD小鼠记忆功能的机制,将20只APP/PS1小鼠分为4组,接受1~4周tACS,发现γ频率经颅交流电刺激长期治疗能够比短期治疗更有效地降低Aβ负荷,改善γ振荡。Luo YP 等[214]探讨了阳极经颅直流电刺激(AtDCS)减轻APP/PS1转基因小鼠在临床前阶段认知障碍的长期影响,在临床前阶段对26周大的AD小鼠模型进行了10次AtDCS治疗或假刺激,发现AtDCS降低了Aβ42和GFAP的水平,增加了海马组织中神经元标志物神经元细胞核(NeuN)的水平,表明AtDCS可以改善临床前阶段APP/PS1转基因小鼠的空间学习记忆能力和病理状态,改善持续至少6周。Duan M 等[215]探究tDCS对AD模型小鼠脑功能的影响,发现tDCS可以逆转AD小鼠大脑活动较慢的情况,其中,AtDCS增加了前额叶皮质α带(8~12 Hz)的自发脑电活动,而阴极tDCS增加了前额叶皮质α-β带(8~20 Hz)的任务态脑电活动。

Cao H 等[216]探讨了高频rTMS改善认知缺陷的机制,野生型和3xTg-AD转基因小鼠接受21天25 Hz rTMS治疗,他们发现rTMS可缓解神经炎症反应,增强突触可塑性,减少神经元损失和细胞凋亡,同时激活PI3K/Akt/GLT-1通路,改善AD模型小鼠认知功能,降低海马Aβ水平,改善氧化应激,改善糖代谢。Wu X 等[217]对APP/PS1转基因小鼠腋窝淋巴结进行1个月的光生物调节治疗(PBMT),发现PBMT促进CD4 T细胞中干扰素-γ和白细胞介素-10的表达,改善脑微环境条件,缓解AD模型小鼠认知障碍,发挥有益的神经发生调节作用。Li Q 等[218]探讨了远红外光改善AD认知功能障碍的机制,发现远红外光诱导小胶质细胞吞噬作用,促进Aβ清除,减轻了神经炎症,恢复了突触前蛋白突触素的表达,改善AD小鼠的学习和记忆障碍。Stepanov YV 等[219]探究了808 nm近红外光激活代谢过程相关的氧化应激和小胶质

细胞代谢的光生物调节作用,采用健康雄性小鼠海马小胶质细胞悬液进行研究,发现近红外光可减少促炎细胞因子产生、激活小胶质细胞吞噬作用,促进Aβ清除,阻止神经元死亡。Shen Q 等[220]探讨了非侵入性光闪烁诱导伽马振荡影响哪些信号通路参与减少淀粉样蛋白负荷,发现γ频率光闪烁能增强淀粉样前体蛋白运输到质膜。总之,非侵入性神经调控技术可能通过减少促炎细胞因子产生,激活小胶质细胞吞噬作用,促进Aβ清除,缓解神经炎症反应,改善氧化应激,增强突触可塑性,阻止神经元死亡,改善AD模型小鼠认知障碍。

3. 多因素干预的作用机制

运动疗法、电刺激、光刺激、声刺激、激光刺激、经颅磁刺激等物理疗法均被可以作为药物治疗的有效补充,以改善AD患者的症状,然而单因素干预的治疗效果有限,因此多因素组合对AD的影响及其分子机制开始受到关注。Liu S 等[221]探讨了多模式物理刺激对APP/PS1转基因小鼠的影响,使用可见光、具有γ节律的音乐和红外激光对APP/PS1小鼠进行了多模型物理刺激,发现多模式物理刺激也能够减少Aβ聚集,比单独激光刺激或光和音乐刺激更有效地缓解AD症状。Li WY 等[222]探究了多因素干预、自愿跑轮运动和非自愿跑步机结合声光刺激对AD模型小鼠神经发生和行为表型的影响,发现多因素干预可以诱导海马体和侧脑室中新生细胞和未成熟神经元的产生,促进新生细胞分化为海马中的神经元和星形胶质细胞,改善Aβ寡聚体诱导的AD模型小鼠的认知障碍以及焦虑和抑郁样行为,说明多因素干预能够作为AD抗Aβ寡聚体神经毒性的非侵入性治疗。

4. 针灸疗法的作用机制

针灸也能促进AD小鼠行为学与Aβ病理学改善。Zhang Y 等[223]评估了针灸对APP/PS1转基因小鼠血脑屏障功能障碍和肠道菌群的影响,发现针灸可以调节肠道菌群和血脑屏障功能障碍,降低脑内与血清脂多糖水平并降低血清TNF-α、IL-

1β表达水平。Li L等[224]对5只家族性突变小鼠进行电针百会穴(DU20)和神庭穴(DU24)各30 min，持续4周，发现电针通过激活AD模型小鼠基底前脑-海马胆碱能神经回路改善位置区分任务测试结果，这与电针治疗对胆碱能系统的调节及促进神经发生有关。王飞等[225]探讨了不同频率电针对AD模型大鼠干预及对NMDAR亚基基因表达的影响。张松江等[226]探讨了电针对AD模型幼鼠海马内源性神经干细胞增殖的影响，将40只APP/PS1转基因小鼠随机分为电针组和模型组，20只C57BL/6J小鼠作为正常对照组，电针组于百会、风府、肾俞穴行16周电针干预，发现电针可促进AD模型幼鼠海马内源性神经干细胞增殖，从而改善海马区神经元结构，其机制可能与促进BDNF的表达有关。洪苗苗等[227]探究了电针对SAMP8小鼠海马区补体及小胶质细胞吞噬能力的作用机制，13只SAMP8小鼠随机分为模型组与电针组，并以12只SAMR1小鼠作为对照组，电针组予百会、大椎、肾俞穴电针治疗，每次20 min，每天1次，每个疗程8天，共干预3个疗程，疗程之间间隔2天。发现电针能改善SAMP8小鼠学习记忆能力，其机制可能与抑制补体C1q依赖的小胶质细胞吞噬能力有关。电针能够改善AD模型小鼠的认知功能，这可能与促进神经营养因子的表达、抑制小胶质细胞吞噬能力、促进神经发生有关。

艾灸对AD模型鼠记忆能力和神经细胞丢失具有较好的改善作用，艾灸干预AD的机制也有许多研究。吕志迈等[228]探究了艾灸"得气"对AD模型大鼠脑海马Aβ受体介导转运和酶降解相关蛋白的影响，双侧脑室注射Aβ1-42建立AD模型大鼠于大椎穴行28天温和灸，根据"得气"出现与否及出现早晚分为艾灸得气组、艾灸迟发得气组和艾灸非得气组，发现艾灸得气较非得气能更好地促进Aβ转运和降解，从而降低脑内Aβ水平，改善AD模型大鼠认知功能。吴洋洋等[229]对APP/PS1转基因小鼠进行2周隔附子饼实按灸百会、风府、大椎，发

现艾灸可增强APP/PS1双转基因AD小鼠海马组织细胞自噬，减少脑组织Aβ异常聚集，其机制可能与mTOR/p70S6K信号通路有关。艾灸干预AD的机制是多靶点、多通道、多层级的，且最佳灸量尚不清楚，未来需要设计更为精准的实验方案细化研究。

(二)AD康复的临床研究

1. 运动联合认知训练的应用

包含运动和认知任务的运动认知训练是一种有前途的AD干预方法。焦峰等[230]探究了有氧运动联合认知刺激疗法对AD患者认知和生活质量的影响，选取轻-中度AD患者58例，随机分为对照组和实验组，给予实验组7周认知刺激和中等强度有氧训练，对照组仅完成日常活动，发现干预结束时及随访3个月，实验组MMSE、MoCA、阿尔茨海默病生活质量量表(QoL-AD)和生活质量综合评定问卷(GQOL-74)较干预前及对照组显著提高(均$P<0.05$)，由此得出结论，中等强度的有氧运动联合认知刺激疗法对AD患者的认知、精神行为症状和生存质量有改善作用。舞蹈是一种特殊类型的运动认知训练。Zhu Y等[231]调查了进行3个月有氧舞蹈对患有遗忘型轻度认知障碍(MCI)的老年人海马体积和认知的影响，招募了68名患有遗忘型MCI的老年人，随机分配到有氧舞蹈组或对照组，所有参与者在入组后接受每月一次的健康教育，发现有氧舞蹈训练可以增加老年MCI患者右侧海马体积和总海马体积，改善情景记忆。然而运动与认知训练的具体形式和顺序还需要更多研究来确定。

2. 非侵入性神经调控技术的应用

非侵入性神经调控技术如TMS、经颅电刺激、经颅光生物调节可用于AD患者认知、神经精神症状的康复干预。Yao Q等[232]探讨了小脑rTMS促进认知状态的机制，27名AD患者随机分配到rTMS-real组或rTMS-sham组，调查为期4周

双侧小脑 rTMS 治疗促进认知恢复和改变特定小脑-大脑功能连接方面的疗效,发现双侧小脑 5 Hz 的 rTMS 能够调节 AD 患者的小脑功能连接,改善患者认知功能。Wu X 等[233]探讨加速 iTBS 能否广泛改善 AD 的症状和认知,对 AD 患者的左侧 DLPFC 施用 iTBS 14 天,发现左背外侧前额叶皮层的加速 iTBS 改善 AD 患者的联想记忆等认知功能。Zhou D 等[234]探究了 40 Hz tACS 对 AD 患者认知功能的影响,对总共 50 名受试者进行了为期 6 周的 γtACS,发现颞叶 40 Hz 的 tACS 能够改善 AD 患者认知功能和外周血 Aβ40 与 Aβ42 的比率。

史昊楠等[235]探讨了 CES 对老年轻度认知功能障碍的效果,纳入 40 例老年轻度认知障碍患者,随机分为对照组和治疗组,两组均接受常规药物治疗,治疗组 8 周的 CES 治疗,发现 CES 对老年轻度认知功能障碍的干预有效。Hu Y 等[236]探讨了双侧角回同步 rTMS-tDCS 对中度 AD 患者神经精神症状的疗效和安全性,84 名 AD 患者随机接受 4 周的 rTMS-tDCS、单一 rTMS、单一 tDCS 或假刺激,发现重复经颅磁-经颅直流电联合刺激双侧角回可以有效改善 AD 相关的神经精神症状、认知功能和睡眠质量,并且具有相当的安全性。Qu X 等[237]探讨了 7 天重复经颅光生物调节(tPBM)是否能够恢复健康老年人的工作记忆并评估重复 tPBM 的持久疗效,招募 61 名健康老年人参与纵向研究,发现 7 天的重复经颅光生物调节更有效地改善了健康老年人的工作记忆,有益效果持续至少 3 周。rTMS、tDCS 是最广泛使用的非侵入性神经调控技术,对 AD 患者的认知功能具有良好的干预效果。新兴的非侵入性神经调控技术如经颅光生物调节,在认知改善方面显示出广阔的潜力,然而其最佳剂量还需要进一步探索。

3. 早期康复的效能评价

AD 起病较为隐匿且逐渐进展,导致社会功能减退,早期识别并治疗对认知功能的改善十分重要。唐银等[238]探讨低频振幅(ALFF)在 ADAD 临床前期即主观认知下降(SCD)患者中的变化及其与临床认知评估量表的相关性,招募了 27 例主观认知下降患者、25 例 MCI 患者和 26 例健康对照组,发现患者处于 AD 临床前期时 ALFF 值即有明显改变,并与临床认知评估量表存在一定的相关性,说明基于静息态功能磁共振的研究也有利于对 SCD 患者作出早期诊断,并为 AD 前康复提供依据。刘建英等[239]招募了 120 例老年痴呆患者,随机分入予以早期康复训练的对照组和在对照组基础上结合健康教育的观察组,12 周治疗后 MMSE 评分、MoCA 评分、躯体功能、心理健康、社会功能和物质生活评分、上肢和下肢运动功能评分、Barthel 指数均提高($P<0.05$),且均高于对照组($P<0.05$),这说明早期康复训练联合健康教育可改善老年痴呆患者认知功能、生活质量和肢体运动功能。AD 的早期诊断和康复干预,有可能改善患者的认知功能,延缓其疾病的进展。

4. 双任务行走测试的应用

双任务行走测试的步态分析有助于鉴别认知障碍人群。Ali N 等[240]评估了具有 MCI、SCD 和正常认知的老年人双重任务条件下的步态运动学参数,发现轻度认知障碍 MCI 患者在双任务故事回忆下的膝峰延伸角更大,该测量结果的敏感性足以区分 MCI 患者与正常认知的老年人群。Wang Z 等[241]通过 fNIRS 和步态分析设备探讨双任务步行下认知健康组和认知受损组之间步态和大脑协同功能连接的变化,使用 fNIRS 设备和步态分析设备收集 54 名老年人的数据,发现 MCI 患者更容易受到双任务行走的影响。双任务行走步态分析可能有助于 MCI 的早期诊断,需后续研究来证明这种辅助诊断方法的可行性,并形成规范。

5. 量表在 AD 康复中的应用

临床常用量表进行 AD 患者认知能力的评估及痴呆的筛查。魏霞霞等[242]比较简版社区痴呆筛查量表(CSI-D)和 MMSE 在中老年人痴呆筛查中的应用效果,并对两种量表测量结果的一致性进行分析,采用 2018 年中国健康与养老全国追踪调查(CHARLS)数据,选取简版 CSI - D、MMSE 条目评估结果及其他关键变量值完整的中老年人 2 668 例作为研究对象,分别采用简版 CSI - D 和 MMSE 对其进行痴呆筛查,通过简版 CSI - D 和 MMSE 得出的痴呆筛查结果有一定差异且一致性强度较弱,应用时要根据实际情况具体分析。张巾英等[243]编制降低痴呆风险的生活方式量表并检验其信效度,选取 506 例社区中老年人,使用修订版量表进行大样本测试,发现编制的降低痴呆风险的生活方式量表具有良好的信度和效度,适用于测评社区中老年人降低痴呆风险的生活方式。量表适用于大规模人群痴呆筛查工作。基层医务人员应熟知各量表的特点及适用范围,结合受试者的实际情况,对筛查结果具体分析。

6. 其他相关诊断与效应的评价

2022 年,AD 相关的临床研究还包括肌力下降规律与经颅超声测量的诊断价值,以及经皮耳迷走神经刺激、模拟社会生活照护的疗效。刘善雯等[244]探讨了轻中度 AD 患者肌肉力量与认知功能、内侧颞叶萎缩的相关性,选取 80 例 AD 患者和同期体检的 43 名对照者,收集一般资料、肌少症相关指标、神经心理学测试与 MRI 中内侧颞叶萎缩(MTA)评分,发现轻中度 AD 患者认知功能广泛性受损,肌肉量、肌肉力量、躯体功能均明显减退,相较肌肉量与躯体功能,肌力下降与广泛性认知功能减退和 MTA 程度增加显著相关。刘善雯等[245]还探讨了经颅超声测量(TCS)AD 患者第三脑室宽度(TVW)及其对 AD 的诊断价值,纳入 39 例 AD 患者及 41 名健康对照者,进行 TCS 检查、MTA 评分、神经心理学测试,发现 AD 组 TVW 增宽与即刻记忆、延迟记忆、注意力与计算力、视空间与执行功能等均呈负相关,且 TVW 与 MTA 评分呈明显正相关,由此可见,运用 TCS 测量 AD 患者 TVW,结合 MTA 评分、神经心理学测试,可为 AD 临床诊断提供较为可靠的客观依据。Wang L 等[246]探讨了

经皮耳迷走神经刺激对轻度认知障碍患者的疗效和安全性,这项涉及 55 至 75 岁 MCI 患者的随机对照试验发现经皮耳迷走神经刺激可有效提高 MoCA - B 总分,改善 MCI 患者的认知功能。杨娇娇等[247]观察模拟社会生活照护对养老机构老年痴呆患者激越行为的影响,选取 42 例老年痴呆患者进行模拟社会生活照护,持续干预 6 周,发现模拟社会生活照护能减少养老机构老年痴呆患者激越行为的发生、缓解其焦虑症状,且干预的积极效应随时间推移而下降。

综上所述,2022 年的 AD 康复研究在作用机制、评估、治疗方法等方面取得了进展。早期识别和治疗对 AD 的康复十分重要。此外,新兴非侵入性及低创伤性神经调控技术(如经皮耳迷走神经电刺激)对认知功能的影响广受关注,需要更多大样本、多中心研究证实其效果。

六、周围神经及其他神经系统疾病康复

研究主要集中在周围神经损伤,如周围性面瘫、臂丛神经损伤、腕管综合征等的康复治疗、康复护理。在周围神经及其他神经系统疾病康复治疗中,传统中医康复,如针灸等方法应用较多。规范、合理、及时的康复介入,有助于改善周围神经及其他神经疾病的康复率。

(一) 周围神经及其他神经系统疾病康复的基础研究

2022 年周围神经及其他神经系统疾病康复的基础研究相对较少,主要为坐骨神经损伤(SNI)、三叉神经痛(TN)及癫痫等疾病的病理生理、治疗机制研究等。

局部振动疗法有利于周围神经损伤后的恢复,但优化参数和有效机制尚不清楚。Yin L 等[248]研究了不同振幅的局部振动疗法对 SNI 大鼠神经功能恢复的影响。结果发现,局部振动疗法,特别是中等振幅的振动疗法,能够促进 SNI 大鼠神经功能

的恢复;这一结果与 Schwann 细胞的增殖以及 ERK1/2 和 Akt 信号通路的激活有关。

神经性疼痛与大脑功能和结构的异常以及认知缺陷有关。Zhang JF 等[249]研究眼镜蛇毒液诱发 TN 的大鼠神经系统的超微结构变化,以及电针和普瑞巴林(PGB)对 TN 的影响和机制时发现,TN 大鼠模型表现出持久的疼痛样行为、认知缺陷和系统性超微结构变化。电针和 PGB 都缓解了慢性疼痛综合征,但电针也抑制了慢性疼痛引起的认知功能障碍,并恢复了正常的细胞结构,而 PGB 没有类似的改善。在 TN 的大鼠中,marks、pak2 和 acat1 发生了变化,电针可以使这些分子恢复至基线,但 PGB 治疗没有表现出这种作用。因此,与 PGB 相比,电针在治疗与慢性疼痛相关的认知障碍方面可能具有显著优势。此外,marks、pak2 和 acat1 可能是电针的潜在治疗靶点。

颞叶癫痫(TLE)是一种复杂的神经系统疾病,其发生、发展机制及康复治疗方法被研究。Gao DS[250]在研究电针治疗颞叶癫痫的机制时发现,电针通过调节 AKT/mTOR 信号通路,促进癫痫发作期间海马神经元的自噬。在癫痫的治疗方面,Xu CL 等[251]评估了音乐与亚剂量药物相结合对癫痫发作的影响,结果表明,长期莫扎特 K.448 音乐治疗可以提高亚剂量药物的抗癫痫疗效,这可能是一种有前景的颞叶癫痫非侵入性辅助治疗。

(二)周围神经及其他神经系统疾病康复的临床研究

1. 周围性面瘫康复

周围性面瘫是常见的周围神经损伤疾病,其康复治疗方法多种多样,其中针灸疗法研究及应用广泛。周菊军[252]和黄美英[253]等均研究了针灸联合药物治疗周围性面瘫的疗效,发现针灸可提高周围性面瘫患者的治疗有效率,改善闭眼、鼓腮等症状,加快面神经功能康复,缓解抑郁、焦虑情绪,提高社会生活能力,比单纯中西药治疗具有明显的优势;

而且可以改善患者免疫功能,降低面神经麻痹程度,提高临床疗效。余利忠[254]、陈耿[255]、王悦[256]等研究了针灸联合穴位灸或穴位注射在周围性面瘫中的疗效,针刺结合穴位灸治疗面瘫疗效优于常规针刺治疗,能够有效减轻患者临床症状,有利于改善面神经功能及电生理情况;其中,针灸结合翳风穴穴位注射甲钴胺治疗面瘫患者的临床痊愈率和总有效率较高,后遗症发生率也较低。

Yang LS[257]、王迅[258]、姚雪青[259]和张宇[260]等进行了单独电针治疗或电针结合其他疗法治疗面瘫的研究,结果发现,面瘫急性期的针灸干预可以缩短恢复时间并改善症状;如果将电针、红外线与高压氧联合应用,或将电针与揿针联合应用,治疗面瘫患者的临床疗效确切,并能够有效改善神经功能,安全性高,前者还能够降低血浆中免疫球蛋白水平,提高面部温度。

Liu ZC 等[261]研究发现 rTMS 也是一种安全、有效、无创的治疗特发性面瘫的方法,能够显著加速面神经功能的恢复。给予每天 1 次,每周 5 次,连续 2 周的 rTMS 治疗后,90%的特发性面瘫患者的症状可有效改善。

2. 臂丛神经损伤康复

臂丛神经损伤(BPI)在小儿和新生儿的发病率较高。Cui ZZ 等[262]发现改良约束诱导运动疗法(mCIMT)对单侧臂丛损伤(uBPI)后遗症的婴儿上肢残余功能障碍的恢复可能有利。另外,肖丽等[263]发现神经肌肉电刺激联合作业疗法是治疗 BPI 患儿的有效方法,能改善患者肩关节活动功能,加快臂丛神经传导速度,减轻 BPI。王艳珍等[264]发现与常规治疗相比,针刺联合肌内注射鼠神经生长因子治疗婴幼儿 BPI,可提高患儿患肢功能,改善临床症状。

3. 腕管综合征康复

针灸、体外冲击波及有效的康复护理治疗腕管综合征(CTS)的有效性已经得到了研究和验证。Li JF 等[265]通过针灸结合电针治疗,发现两者联合可以提高 CTS 患者的生活质量和手指活动能力,减轻 CTS 患者的不适感并缩短症状持续时间。廖家权等[266]观察联合运用体外冲击波和局部类固醇注射治疗 CTS 的远期疗效,通过对患者进行 VAS 评定和波士顿腕管综合征评分量表症状及功能评定,并应用肌电图进行患侧正中神经诱发电位测定,发现体外冲击波联合局部类固醇注射治疗 CTS,不仅能在较短的时间内获得较好的症状及功能改善,与单独应用其中一种治疗方法比较也具有更好的远期疗效。李颖等[267]比较了常规治疗及康复护理(在常规治疗的基础上加用低频电刺激及神经松解训练)治疗 CTS 的效果,结果发现康复护理可有效改善 CTS 患者疼痛及腕关节功能,降低复发率。

4. 格林巴利综合征康复

何微微[268]在探究 rTMS 对格林巴利综合征(GBS)的疗效时,发现 rTMS 结合常规治疗能够增加 GBS 患者的治疗效果,提高肌力情况,改善四肢功能,加快神经传导速度,调节运动功能。针灸治疗也较多地应用于 GBS 的治疗和管理中。黄建福等[269]通过比较治疗前后对照组和观察组四肢肌力、神经功能(如运动神经传导速度、感觉神经传导速度)、中医证候积分、临床疗效、血清炎性因子(如 IL-10、IL-18)水平及安全性指标变化情况,来评估针刺疗法和药物治疗 GBS 的临床疗效,发现针刺辅助疗法能够明显提高西药、中药治疗的临床疗效,改善患者肌力、神经功能及临床症状,恢复患者血清炎症因子水平。Fu Z 等[270]发现针灸疗法对 GBS 所致的直立性低血压有较好疗效,可作为常规治疗效果不理想时的一种替代疗法。

5. 三叉神经痛康复

三叉神经疱疹后神经痛(PHN)通常难以治疗,脉冲射频(PRF)神经调节可以帮助预防带状疱疹后的 PHN。Wan CF 等[271]比较两种不同的 PRF 模式对三叉神经带状疱疹老年患者胃神经节调节的疗效和安全性。结果发现,脉冲射频(PRF)是治疗 PHN 的有效方法,其效果与 PRF 的模式相关,

单周期的高压、长期 PRF 比 3 个周期的标准 PRF 在预防老年人 PHN 方面似乎更有效。

6. 其他周围神经疾病康复

Pan YC 等[272]发现八段锦和瑜伽运动能显著改善多发性硬化(MS)患者的运动功能,且八段锦改善患者的功能具有较瑜伽运动更好的效果,更加适合 MS 患者。Li QY 等[273]发现康复运动还可以改善急性视神经脊髓炎(NMOSD)患者的神经系统功能、平衡功能和日常生活活动,几乎没有不良反应。

7. 其他神经系统疾病康复

其他的神经系统疾病,如脑胶质瘤、脑炎/脑膜炎、癫痫和面肌痉挛等的合理、及时的康复介入同样至关重要,并且受到研究者的关注和研究。

在脑胶质瘤方面:刘建荣[274]、张俊梅[275]和王晶晶[276]等研究了加速康复外科护理对脑胶质瘤患者并发症、应激、术后恢复及心理状态的影响,得出结论,加速康复外科护理可提升护理满意度,缓解脑胶质瘤患者焦虑、抑郁、疼痛症状,缩短引流管拔除时间和住院时间,减少术后并发症,减轻应激反应。

在脑炎/脑膜炎方面:结核性脑膜炎(TBM)的发病率较高,约半数的 TBM 可导致患者严重残疾或死亡。一旦患者发生肢体功能减退,将严重影响其生活质量,给家庭、社会带来沉重负担。研究表明早期康复锻炼是患者恢复机体神经、运动功能的重要手段。向希[277]评估了全程性康复管理在 TBM 患者中的应用效果,在对症治疗基础上,对照组患者采用常规护理模式,试验组患者采用全程性康复管理模式。结果为试验组患者的静脉血栓风险评估表、华西心晴指数问卷量表评估表评分均低于对照组,日常生活自理能力评分高于对照组。因此全程性康复管理模式在 TBM 患者中的应用效果优于常规护理模式,值得在 TBM 患者护理中进行推广。其他的康复治疗,如:通督调神针刺、康复护理训练也可以改善脑膜炎患者的症状和并发症。潘静洁等[278]应用中医症候积分、肢体功能(FMA)

评分、神经功能(NIHSS)评分、昏迷程度(GCS)评分和脑脊液压力及其神经生长因子、白细胞计数、蛋白定量、葡萄糖、氯化物等生化检测为观察指标，评估了通督调神针刺疗法在治疗 TBM 中的辅助治疗作用。最终得出结论，通督调神针刺疗法对 TBM 具有辅助治疗作用，通过改善脑脊液生化成分而促进神经系统功能恢复为其可能机制。滕高菁等[279]发现康复护理训练能更好地改善病毒性脑炎合并吞咽功能障碍后遗症患儿的吞咽功能，从而促进营养摄入，提高患儿的生活质量。

面肌痉挛、癫痫等方面：樊晶[280]、陈露[281]、陈俊康[282]等均进行了针刺治疗面肌痉挛的研究，针刺联合化风丹、针刺联合内颊车刺络放血及脐针可以有效治疗面肌痉挛或难治性非典型面肌痉挛。李萌等[283]研究基于引导式教育训练的综合康复护理在学龄期药物难治性癫痫患儿术后的应用效果时发现，综合康复护理有利于提高学龄期药物难治性癫痫病灶切除术后肢体运动障碍患儿运动功能和日常生活能力，促进患儿术后康复，提高患儿家长对护理工作满意度。

康复疗法应用广泛，除了应于上述列举的周围神经系统疾病外，还大量应用于其他神经系统疾病，如：自主神经功能失调、重症肌无力[284]等。康复疗法不仅可以改善患者的各种功能障碍，还能够预防各种并发症，改善患者的生活质量，减轻医疗负担。

（单春雷　靳令经）

参 考 文 献

[1] Mu JD, Ma LX, Zhang Z, et al. Acupuncture alleviates spinal hyperreflexia and motor dysfunction in post-ischemic stroke rats with spastic hypertonia via KCC2-mediated spinal GABA(A) activation[J]. Exp Neurol, 2022, 354: 114027.

[2] Yao LL, Yuan S, Wu ZN, et al. Contralateral S1 function is involved in electroacupuncture treatment-mediated recovery after focal unilateral M1 infarction [J]. Neural Regen Res, 2022, 17(6): 1310-1317.

[3] Li SS, Hua XY, Zheng MX, et al. Electroacupuncture treatment improves motor function and neurological outcomes after cerebral ischemia/reperfusion injury[J]. Neural Regen Res, 2022, 17(7): 1545-1555.

[4] 李明哲, 魏雷, 王鹤, 等. 电针曲池、足三里穴对 IS 大鼠脑功能的影响[J]. 中国康复医学杂志, 2022, 37(6): 721-727.

[5] 姚奇鹏, 廖敏. 电针干预对缺血再灌注模型大鼠的神经保护与神经调节蛋白1/表皮生长因子受体4信号通路的关系[J]. 中国组织工程研究, 2022, 26(23): 3664-3669.

[6] Zong X, Gu J, Zhou S, et al. Continuous theta-burst stimulation enhances and sustains neurogenesis following ischemic stroke[J]. Theranostics, 2022, 12(13): 5710-5726.

[7] 蒋玙姝, 李玮, 秦灵芝, 等. 重复经颅磁刺激对缺血性脑卒中小鼠神经功能障碍及 NLRP3 表达的影响[J]. 中华物理医学与康复杂志, 2022, 20(7): 577-582.

[8] Liu C, Han S, Zheng J, et al. EphA4 regulates white matter remyelination after ischemic stroke through Ephexin-1/RhoA/ROCK signaling pathway[J]. Glia, 2022, 70(10): 1971-1991.

[9] Xu J, Zhao J, Wang R, et al. Shh and Olig2 sequentially regulate oligodendrocyte differentiation from hiPSCs for the treatment of ischemic stroke[J]. Theranostics, 2022, 12(7): 3131-3149.

[10] 郭丹, 张娟, 王洪涛, 等. 基质细胞衍生因子-1α/趋化因子 CXC 受体4诱导内皮祖细胞血管新生促进脑卒中的神经康复机制[J]. 实用医学杂志, 2022, 38(19): 2407-2413.

[11] Li Y, Li X, Xu S, et al. 1, 25-D3 attenuates cerebral ischemia injury by regulating mitochondrial metabolism via the AMPK/AKT/GSK3β pathway[J]. Front Aging Neurosci, 2022, 14: 1015453.

[12] Wu R, Guo Y, Zhang L, et al. Physical exercise promotes integration of grafted cells and functional recovery in an acute stroke rat model[J]. Stem Cell Reports, 2022, 17(2): 276-288.

[13] 彭志锋, 马国英, 杨靖辉, 等. 大鼠缺血再灌注后早期运动干预通过诱导内皮型一氧化氮合酶活化发挥神经保护作用的机制研究[J]. 中国康复医学杂志, 2022, 37(10): 1301-1305.

[14] Zhou HY, Huai YP, Jin X, et al. An enriched

environment reduces hippocampal inflammatory response and improves cognitive function in a mouse model of stroke[J]. Neural Regen Res, 2022, 17(11): 2497 - 2503.

[15] Shu B, Wan J, Li X, et al. Preconditioning with Trehalose Protects the Bone Marrow-Derived Mesenchymal Stem Cells Under Oxidative Stress and Enhances the Stem Cell-Based Therapy for Cerebral Ischemic Stroke[J]. Cell Reprogram, 2022, 24(3): 118 - 131.

[16] Ye Y, Jian Z, Jin T, et al. NOX2-mediated reactive oxygen species are double-edged swords in focal cerebral ischemia in mice[J]. J Neuroinflammation, 2022, 19(1): 184.

[17] Liu Z, He Z, Yuan J, et al. Application of Immersive Virtual-Reality-Based Puzzle Games in Elderly Patients with Post-Stroke Cognitive Impairment: A Pilot Study[J]. Brain Sci, 2022, 13(1): 79.

[18] Ma ZZ, Wy JJ, Hua XY, et al. Brain Function and Upper Limb Deficit in Stroke With Motor Execution and Imagery: A Cross-Sectional Functional Magnetic Resonance Imaging Study[J]. Front Neurosci, 2022, 16: 806406.

[19] Bi Y, Gong Z, Chen W, et al. Cerebral activity manipulation of low-frequency repetitive transcranial magnetic stimulation in post-stroke patients with cognitive impairment[J]. Front Neurol, 2022, 13: 951209.

[20] Wang Z, Li J, Wang X, et al. Effect of transcranial direct-current stimulation on executive function and resting EEG after stroke: A pilot randomized controlled study[J]. J Clin Neurosci, 2022, 103: 141 - 147.

[21] Yang C, Zhang T, Huang K, et al. Increased both cortical activation and functional connectivity after transcranial direct current stimulation in patients with post-stroke: A functional near-infrared spectroscopy study[J]. Front Psychiatry, 2022, 13: 1046849.

[22] 杨可钦,张立,张春艳,等. 镜像疗法结合全身振动训练对脑卒中后单侧空间忽略的影响[J]. 康复学报,2022,32(1): 56 - 61.

[23] Yuan HW, Lliu YX, Zhang H, et al. Tongdu Xingshen acupuncture and moxibustion combined with cognitive training in treatment of post-stroke mild cognitive impairment: a randomized controlled trial[J]. Zhongguo Zhen Jiu, 2022, 42(8): 839 - 843.

[24] Xie P, Wang Z, Li Z, et al. Research on Rehabilitation Training Strategies Using Multimodal Virtual Scene Stimulation[J]. Front Aging Neurosci, 2022, 14: 892178.

[25] Zhao CG, Ju F, Sun W, et al. Effects of Training with a Brain-Computer Interface-Controlled Robot on Rehabilitation Outcome in Patients with Subacute Stroke: A Randomized Controlled Trial[J]. Neurol Ther, 2022, 11(2): 679 - 695.

[26] 胡义茜,高天昊,白玉龙,等. 脑机接口联合多模态感知反馈训练对脑卒中后上肢功能恢复的探索性研究[J]. 中国康复医学杂志,2022,37(11): 1457 - 1462.

[27] Zhang P, Jiang G, Wang Q, et al. Effects of Early Acupuncture Combined with Rehabilitation Training on Limb Function and Nerve Injury Rehabilitation in Elderly Patients with Stroke: Based on a Retrospective Cohort Study[J]. Biomed Res Int, 2022, 2022: 8557936.

[28] 黄珊珊,冉海涛,苟春雁. 剪切波弹性成像动态评估动留针法治疗脑卒中后痉挛性偏瘫患者上肢痉挛效果[J]. 中国医学影像技术,2022,38(10): 1540 - 1544.

[29] 罗开亮,金雪明,马书杰,等. 易筋经训练对脑卒中患者平衡功能及足底压力的影响[J]. 康复学报,2022,32(2): 117 - 123.

[30] 谢从坤,卢松. 不同频率电针结合康复训练治疗中风后遗症肩关节半脱位疗效临床观察[J]. 时珍国医国药,2022,33(8): 1942 - 1943.

[31] 陈勇,杜忠衡,陈海燕,等. 分期针刺对缺血性脑卒中患者血清 irisin 水平及神经功能康复的影响[J]. 中国针灸,2022,42(8): 857 - 862.

[32] Nam C, Rong W, Li W, et al. An Exoneuromusculos-keleton for Self-Help Upper Limb Rehabilitation After Stroke[J]. Soft Robot, 2022, 9(1): 14 - 35.

[33] 何逸康,宋爱国,赖健伟,等. 基于镜像疗法的手部外骨骼机器人在脑卒中偏瘫手康复中的应用[J]. 中国康复医学杂志,2022,37(12): 1616 - 1621.

[34] 张广帅,毛志贤,王春宝,等. 一种新型手腕部粗大训练康复机器人机构设计[J]. 机械设计与制造,2022(11): 268 - 274.

[35] 谭荣斌,鲁守银,徐伟杰,等. 基于人机交互的上肢外骨骼训练康复机器人路径规划[J]. 制造业自动化,2022,44(11): 58 - 63.

[36] 李康,毕学文,李隆飞,等. 基于气动软体驱动器的可穿戴手功能康复装置[J]. 机床与液压,2022,50(23): 30 - 34.

[37] 刘庆祥,郭冰菁,韩建海,等. 体感交互式上肢镜像康复训练机器人系统[J]. 工程设计学报,2022,29(2):143-152.

[38] 张楠,韦红曼,祁奇. 穿戴式外骨骼助行器改善脑卒中患者步行能力的随机对照研究[J]. 中国康复医学杂志,2022,37(12):1611-1615,1621.

[39] 何秉泽,石萍,李新伟,等. 一种跟随人体重心高度的骨盆支撑减重康复系统[J]. 生物医学工程学杂志,2022,39(1):175-184.

[40] Bian M, Shen Y, Huang Y, et al. A non-immersive virtual reality-based intervention to enhance lower-extremity motor function and gait in patients with subacute cerebral infarction: A pilot randomized controlled trial with 1-year follow-up[J]. Front Neurol, 2022, 13:985700.

[41] 王利群,尹苗苗,李雅晴,等. 虚拟现实技术结合小组模式训练对脑卒中后抑郁患者康复疗效研究[J]. 中国现代神经疾病杂志,2022,22(11):948-955.

[42] 王淑睿,李丽. 小脑间歇性θ短阵快速脉冲刺激对脑卒中患者下肢运动功能的影响[J]. 中国康复理论与实践,2022,28(10):1205-1210.

[43] 王璐,钟明华,高呈飞,等. 基于双峰平衡恢复模型探究重复经颅磁刺激治疗脑卒中患者上肢运动功能障碍[J]. 中华物理医学与康复杂志,2022,20(6):503-508.

[44] 曹志刚,冯海霞,李亚斌,等. 基于大脑半球之间多靶区间歇性θ爆发式磁刺激对脑卒中患者上肢功能的影响[J]. 中国康复理论与实践,2022,28(5):502-507.

[45] Luk KY, Ouyang HX, Pang MYC. Low-Frequency rTMS over Contralesional M1 Increases Ipsilesional Cortical Excitability and Motor Function with Decreased Interhemispheric Asymmetry in Subacute Stroke: A Randomized Controlled Study[J]. Neural Plast, 2022, 2022:3815357.

[46] 眭有昕,郭川,朱仕哲,等. 经颅直流电刺激联合虚拟现实康复机器人对脑梗死后上肢功能影响的临床研究[J]. 中国脑血管病杂志,2022,19(12):801-808.

[47] 王维,韩立影,胡凤娟,等. 多模态运动干预对脑卒中患者下肢肢体功能、心理状态和疲劳状态的影响[J]. 中国现代医学杂志,2022,32(21):86-91.

[48] Li JN, Xie CC, Li CQ, et al. Efficacy and safety of transcutaneous auricular vagus nerve stimulation combined with conventional rehabilitation training in acute stroke patients: a randomized controlled trial conducted for 1 year involving 60 patients[J]. Neural Regen Res, 2022, 17(8):1809-1813.

[49] 辛蔚,赵绿玉,喻勇,等. 呼吸肌训练联合悬吊技术对老年脑卒中患者腹部肌肉张力及平衡功能的影响[J]. 中国康复医学杂志,2022,37(3):316-323.

[50] 宋磊,杜仁仁,蔡珍珍,等. 肌内效贴联合神经松动术治疗卒中后偏瘫肩痛患者的疗效观察[J]. 中华物理医学与康复杂志,2022,20(6):527-529.

[51] Liu G, Wu J, Dang C, et al. Machine Learning for Predicting Motor Improvement After Acute Subcortical Infarction Using Baseline Whole Brain Volumes[J]. Neurorehabil Neural Repair, 2022, 36(1):38-48.

[52] 李素芬,欧海宁,邓国政,等. 反重力跑台训练对老年脑卒中患者平衡功能及步态的影响[J]. 中国老年学杂志,2022,42(2):325-327.

[53] 丰有燕,权宏磊,郑洁皎. 可变优先级认知-运动双任务训练对老年脑卒中患者平衡功能的影响[J]. 中国康复医学杂志,2022,37(6):754-759.

[54] 柴丽,王梅. 基于ICF脑卒中核心分类组合评价轨道减重步行训练对脑卒中患者下肢运动功能康复的效果[J]. 中国康复理论与实践,2022,28(6):653-658.

[55] 田婧,刘珏,何志杰,等. 基于功能性近红外光谱技术的脑卒中后上肢运动功能障碍患者单侧上肢训练和双侧上肢训练脑网络功能连接对比研究[J]. 中国康复理论与实践,2022,28(5):497-501.

[56] Feng J, Li T, Lv M, et al. Reconstruction of paralyzed arm function in patients with hemiplegia through contralateral seventh cervical nerve cross transfer: a multicenter study and real-world practice guidance[J]. E Clinical Medicine, 2022, 43:101258.

[57] 唐晓晓,洪永锋,毛晶,等. 早期不同康复策略对脑卒中患者偏瘫侧上肢功能恢复的影响[J]. 中国康复医学杂志,2022,37(6):779-783.

[58] 赵若男,宋瑞,何丽云,等. 中医综合康复方案治疗中风后关节活动障碍前瞻性队列研究[J]. 中医杂志,2022,63(21):2060-2605.

[59] Xie H, Jing J, Ma Y, et al. Effects of simultaneous use of m-NMES and language training on brain functional connectivity in stroke patients with aphasia: A randomized controlled clinical trial[J]. Front Aging Neurosci, 2022, 14:965486.

[60] 周秋敏,卢倩,陈文莉,等. 镜像神经元康复训练系统不同模式对脑卒中后失语症患者语言功能的影响[J]. 中华物理医学与康复杂志,2022,20(10):894-897.

[61] 辛贵乐,王璐,李季,等. 浮针结合电针疗法对中风后吞咽障碍患者吞咽功能及表面肌电的影响[J]. 中华中医

药学刊,2022,40(12):36-40.

[62] 丁勇,赵焰. 针刺配合中药冰刺激治疗脑卒中吞咽障碍的疗效观察[J]. 世界科学技术-中医药现代化,2022,24(7):2877-2882.

[63] 蒋旎,李然,刘春尧. 基于HAAT的运动性失语症老人沟通辅具设计研究[J]. 包装工程,2022,43(4):210-216.

[64] Wei H, Sheng Y, Peng T, et al. Effect of Pulmonary Function Training with a Respirator on Functional Recovery and Quality of Life of Patients with Stroke [J]. Contrast Media Mol Imaging, 2022, 2022:6005914.

[65] Cao H, Chen X, Ren X, et al. Repetitive transcranial magnetic stimulation combined with respiratory muscle training for pulmonary rehabilitation after ischemic stroke-A randomized, case-control study[J]. Front Aging Neurosci, 2022, 14:1006696.

[66] 钱贞,卢同波,何俊,等. 精准化运动处方对脑卒中患者心肺适能及睡眠质量的影响研究[J]. 中国全科医学,2022,25(20):2468-2474.

[67] 杨晓龙,曹磊,曲鑫,等. 重症监护环境下实施早期渐进性活动对卒中伴机械通气患者的影响[J]. 中国脑血管病杂志,2022,19(7):451-459,467.

[68] Li Y, Liu Z, Song Y, et al. M2 microglia-derived extracellular vesicles promote white matter repair and functional recovery via miR-23a-5p after cerebral ischemia in mice[J]. Theranostics, 2022, 12(7):3553-3573.

[69] Guo L, Zhang B, Wang J, et al. Wearable Intelligent Machine Learning Rehabilitation Assessment for Stroke Patients Compared with Clinician Assessment[J]. J Clin Med, 2022, 11(24):7476.

[70] Wang Z, Liu Z, Chen L, et al. Resting-state electroencephalogram microstate to evaluate post-stroke rehabilitation and associate with clinical scales[J]. Front Neurosci, 2022, 16:1032696.

[71] 吕倩,梁丰,朱根应,等. 脐针对卒中后尿潴留患者膀胱排空功能的影响[J]. 中国针灸,2022,42(12):1345-1348.

[72] 张远星,陈璐,季翠玲,等. 中青年出血性脑卒中患者功能锻炼依从性的影响因素及路径分析[J]. 护理学报,2022,29(20):6-10.

[73] Yang C, Lang LJ, He ZH, et al. Epidemiological Characteristics of Older Patients with Traumatic Brain Injury in China[J]. J Neurotrauma, 2022, 39(11-12):850-859.

[74] Jia Y, He Y F, Tian Y, et al. MicroRNA alteration in cerebrospinal fluid from comatose patients with traumatic brain injury after right median nerve stimulation[J]. Exp Brain Res, 2022, 240(9):2459-2470.

[75] Qian Y, Li X, Fan RF, et al. MicroRNA-31 inhibits traumatic brain injury-triggered neuronal cell apoptosis by regulating hypoxia-inducible factor-1A/vascular endothelial growth factor A axis[J]. Neuroreport, 2022, 33(1):1-12.

[76] 康璐璐,龙小兵,王静,等. miR-122-5p调节创伤性脑外伤后小胶质细胞极化减弱炎症反应[J]. 中华急诊医学杂志,2022,31(8):1077-1084.

[77] 赵李锋,王传方,王兆涛,等. 大鼠原代星形胶质细胞牵张损伤后差异表达microRNA的芯片筛选及生物信息学分析[J]. 临床神经外科杂志,2022,19(6):646-653.

[78] Wu MY, Gong YT, Jiang L, et al. VEGF regulates the blood-brain barrier through MMP-9 in a rat model of traumatic brain injury[J]. Exp Ther Med, 2022, 24(6):728.

[79] 张国,易伟. 人第10染色体缺失性磷酸酶张力蛋白同源基因抑制剂SF1670对大鼠创伤性脑损伤的神经保护作用[J]. 中华实验外科杂志,2022,39(6):1114-1116.

[80] 杨二万,田志成,张卓嫒,等. PSD-95/nNOS/CAPON复合体在重复轻型颅脑损伤致神经退行性变中的作用[J]. 空军军医大学学报,2022,43(8):957-962.

[81] 史英武,吴勋,屈延,等. HET0016通过抑制创伤性颅脑损伤后的过度自噬减轻脑损伤[J]. 空军军医大学学报,2022,43(4):415-418.

[82] 张昊卓子,武秀权,邹鹏,等. ABHD6抑制剂WWL70对小鼠高原颅脑损伤后神经功能的保护作用[J]. 空军军医大学学报,2022,43(4):405-409.

[83] Chen YW, Wang L, You WJ, et al. Hyperbaric oxygen therapy promotes consciousness, cognitive function, and prognosis recovery in patients following traumatic brain injury through various pathways[J]. Front Neurol, 2022, 13:929386.

[84] 熊继滨,邹龚. 高压氧治疗对颅脑创伤后急性期患者下丘脑-垂体-肾上腺轴功能及预后影响[J]. 创伤与急危重病医学,2022,10(5):348-350,355.

[85] Huang LH, Kang JW, Chen GF, et al. Low-intensity focused ultrasound attenuates early traumatic brain

injury by OX-A/NF-kappa B/NLRP3 signaling pathway [J]. Aging (Albany NY), 2022, 14 (18): 7455 - 7469.

[86] Du Q, Huang LH, Tang YL, et al. Median Nerve Stimulation Attenuates Traumatic Brain Injury-Induced Comatose State by Regulating the Orexin-A/RasGRF1 Signaling Pathway[J]. World Neurosurg, 2022, 168: e19 - e27.

[87] Hung SY, Chung HY, Luo ST, et al. Electroacupuncture improves TBI dysfunction by targeting HDAC overexpression and BDNF-associated Akt/GSK - 3β signaling[J]. Front Cell Neurosci, 2022, 16: 880267.

[88] 张容超,吴涛,刘奇,等. 电针对颅脑损伤大鼠脑组织中PI3K/AKT 通路关键蛋白的影响[J]. 陕西中医,2022,43(3): 279 - 282.

[89] 周征,田巍,李守汉,等. 开窍通络针刺法联合治疗对颅脑损伤大骨瓣减压术后患者神经损伤因子、意识状况的影响[J]. 解放军医药杂志,2022,34(10): 99 - 104.

[90] Cao LX, Lin SJ, Zhao SS, et al. Effects of acupuncture on microglial polarization and the TLR4/TRIF/MyD88 pathway in a rat model of traumatic brain injury[J]. Acupunct Med, 2022: 9645284221108214.

[91] 张容超,吴涛,杜旭,等. 电针对颅脑损伤大鼠行为学及损伤脑组织细胞凋亡的影响[J]. 针刺研究,2022,47(8): 678 - 683.

[92] Fu SY, Zhao S, Chen HL, et al. Insulin-incubated palladium clusters promote recovery after brain injury [J]. J Nanobiotechnology, 2022, 20(1): 299.

[93] Zhang LM, Xin Y, Wu ZY, et al. STING mediates neuroinflammatory response by activating NLRP3 - related pyroptosis in severe traumatic brain injury[J]. J Neurochem, 2022, 162(5): 444 - 462.

[94] Harrington DL, Hsu PY, Theilmann RJ, et al. Detection of Chronic Blast-Related Mild Traumatic Brain Injury with Diffusion Tensor Imaging and Support Vector Machines[J]. Diagnostics (Basel), 2022, 12 (4): 987.

[95] Lei XY, Qin D, Zhu GM. To Investigate the Effect of Magnetic Resonance Imaging (MRI) and Diffusion Tensor Imaging (DTI) in the Diagnosis of Mild Craniocerebral Injury [J]. Biomed Res Int, 2022, 2022: 8469939.

[96] Lin YL, Chou A, Lin XM, et al. A case of Kernohan-Woltman notch phenomenon caused by an epidural hematoma: the diagnostic and prognostic value of PET/ CT imaging[J]. BMC Neurol, 2022, 22(1): 419.

[97] Chang F, Li HZ, Li NN, et al. Functional near-infrared spectroscopy as a potential objective evaluation technique in neurocognitive disorders after traumatic brain injury[J]. Front Psychiatry, 2022, 13: 903756.

[98] 张春菊,邹璀琳,房金玲. 颅脑外伤术后继发认知功能障碍的风险模型构建[J]. 安徽医专学报,2022,21(6): 138 - 140.

[99] 张雅旋,郭瑞娟,张寅,等. 外周血 S100 钙结合蛋白、Hcy 及神经元特异性烯醇化酶水平与创伤性颅脑损伤患者颅内血肿吸收情况及认知功能的相关性分析[J]. 南京医科大学学报(自然科学版),2022,42(10): 1421 - 1425.

[100] 冯九庚,邹树峰,陈伟. 创伤性颅脑损伤患者血清 M-sec 蛋白的表达与认知功能障碍的相关性研究[J]. 江西医药,2022,57(6): 612 - 614.

[101] Iverson GL, Minkkinen M, Karr JE, et al. Examining four blood biomarkers for the detection of acute intracranial abnormalities following mild traumatic brain injury in older adults[J]. Front Neurol, 2022, 13: 960741.

[102] Li GQ, Liu H, He Y, et al. Neurological Symptoms and Their Associations With Inflammatory Biomarkers in the Chronic Phase Following Traumatic Brain Injuries[J]. Front Psychiatry, 2022, 13: 895852.

[103] Kang JW, Huang LH, Tang YL, et al. A dynamic model to predict long-term outcomes in patients with prolonged disorders of consciousness [J]. Aging (Albany NY), 2022, 14(2): 789 - 799.

[104] Zhang C, You WD, Xu XX, et al. Nomogram for Early Prediction of Outcome in Coma Patients with Severe Traumatic Brain Injury Receiving Right Median Nerve Electrical Stimulation Treatment[J]. J Clin Med, 2022, 11(24): 7529.

[105] 张晓钰,杨帆,温建忠,等. 静息态脑功能磁共振成像在急性轻型脑外伤中的应用[J]. 中国康复理论与实践,2022,28(9): 1084 - 1088.

[106] Li JC, Huang B, Wang F, et al. A Potential Prognosis Indicator Based on P300 Brain-Computer Interface for Patients with Disorder of Consciousness [J]. Brain Sci, 2022, 12(11): 1556.

[107] 钟俊,刘阳,徐剑峰,等. 事件相关电位 P300 在颅脑损伤患者认知功能障碍评定中的应用[J]. 四川精神卫生,2022,35(3): 241 - 244.

[108] Chen W, Wang G, Yao C, et al. The ratio of serum

neuron-specific enolase level to admission glasgow coma scale score is associated with diffuse axonal injury in patients with moderate to severe traumatic brain injury[J]. Front Neurol, 2022, 13: 887818.

[109] Zhao YY, Xu Y, Yang KC, et al. Prognostic significance of serum annexin A7 in severe traumatic brain injury: A prospective longitudinal cohort study [J]. Clin Chim Acta, 2022, 535: 46 - 52.

[110] 孙跃女. 高压氧联合亚低温治疗对重型颅脑损伤患儿临床疗效及垂体相关激素分泌的影响[J]. 中华航海医学与高气压医学杂志,2022,29(6):789-793.

[111] 童桂花,沈雪芬,常琳. 高压氧舱治疗颅脑外伤患者的分级护理[J]. 齐鲁护理杂志,2022,28(4):127-129.

[112] 陆文丽,汪慧娟. 重复经颅磁刺激对中青年颅脑外伤所致认知障碍伴失眠的应用[J]. 中华实验外科杂志,2022,39(11):2120.

[113] 赵德泉,郭永坤,王新军,等. 重复经颅磁刺激对慢性意识障碍患者的促醒治疗研究[J]. 国际神经病学神经外科学杂志,2022,49(2):54-60.

[114] 吕晓,陈汉波,丁丽娟,等. 经颅直流电刺激同步肢体功能性电刺激对脑外伤患者运动功能和平衡功能的影响[J]. 康复学报,2022,32(1):10-17.

[115] 余泽,蒋秋霞,董燕,等. 常规治疗辅以长时程经颅直流电刺激对创伤性脑损伤后微意识状态患者意识恢复的作用[J]. 中华创伤杂志,2022,38(5):401-406.

[116] 胡逸君,张伦忠,周虹,等. 麝香四黄汤联合正中神经电刺激促醒痰热血瘀型脑外伤后昏迷患者的临床观察[J]. 中医药学报,2022,50(11):73-77.

[117] 邓华江,张双,刘洛同,等. 正中神经电刺激对儿童重型颅脑损伤昏迷的促醒作用及其机制研究[J]. 中华神经外科杂志,2022,38(7):688-693.

[118] 董晓阳,陈利薇,王子雯,等. 迷走神经电刺激治疗对脑外伤意识障碍大鼠前额叶皮层 NLRP3 炎症小体表达变化的影响[J]. 中国康复医学杂志,2022,37(5):587-593.

[119] 马梦良,陈星,何便鸿,等. 高压氧联合益气活血化瘀法对脑外伤最小意识状态患者意识状态及日常生活能力的影响[J]. 现代中西医结合杂志,2022,31(14):1988-1991.

[120] 陈郁文,蒋滢梓,刘苏,等. 不同疗程高压氧治疗对重度创伤性脑损伤患者意识障碍和认知功能障碍的疗效分析[J]. 中国康复医学杂志,2022,37(10):1326-1331+1340.

[121] 温双双,王志娟,刘琳. 高压氧联合西酞普兰对创伤性颅脑损伤后抑郁患者的有效性研究[J]. 中华航海医学与高气压医学杂志,2022,29(3):300-303.

[122] 刘洁,王泳,高亚利,等. 高压氧联合氯硝西泮对老年重症颅脑损伤患者阵发性交感神经过度兴奋的疗效[J]. 中国老年学杂志,2022,42(21):5180-5182.

[123] 邹余婷,罗朝斤. 颅脑损伤后持续性植物状态患者高压氧治疗无效的影响因素[J]. 中国医药导报,2022,19(5):89-92.

[124] 李红建,李莉,刘晶声,等. 高压氧治疗颅脑损伤大面积去骨瓣患者颅内水肿加重4例[J]. 中华航海医学与高气压医学杂志,2022,29(1):134-135.

[125] Zhang H, Zhao Y, Qu Y, et al. The Effect of Repetitive Transcranial Magnetic Stimulation (rTMS) on Cognition in Patients With Traumatic Brain Injury: A Protocol for a Randomized Controlled Trial[J]. Front Neurol, 2022, 13: 832818.

[126] Yang Q, Zhang SB, Xu Z, et al. The Effectiveness of Trigeminal Nerve Stimulation on Traumatic Brain Injury[J]. Neuromodulation, 2022, 25(8): 1330 - 1337.

[127] Liu SJ, Tian HL, Niu YM, et al. Combined cell grafting and VPA administration facilitates neural repair through axonal regeneration and synaptogenesis in traumatic brain injury[J]. Acta Biochim Biophys Sin (Shanghai), 2022, 54(9): 1289 - 1300.

[128] 单闻,施炜. 集落刺激因子1在活化星形胶质细胞条件培养基诱导神经干细胞分化过程中的表达及功能[J]. 中国组织工程研究,2022,26(13):2069-2074.

[129] Fleming J, Ownsworth T, Doig E, et al. Improving self-awareness of prospective memory function after TBI using experiential feedback on a board game activity: An observational study[J]. Neuropsychol Rehabil, 2022, 32(8): 1989 - 2012.

[130] Liang P, Xu H, Li SA, et al. Virtual Reality-Based Sensory Stimulation for Pediatric Disorders of Consciousness: A Pilot Study[J]. Front Pediatr, 2022, 10: 879422.

[131] 姚臻帅,周洪雨,张熙斌,等. 丰富康复训练对脑外伤患者认知功能和血清谷氨酸的影响[J]. 实用临床医药杂志,2022,26(19):66-70.

[132] 王艳琳. 愉悦元素积极刺激联合阶段式康复护理对颅脑外伤患者术后心理状态、肢体运动及神经功能的影响[J]. 国际护理学杂志,2022,41(20):3719-3723.

[133] 苗慧涛,陈永汉,宋荣欣,等. Spautin-1通过抑制杏仁核区星形胶质细胞焦亡改善小鼠TBI后焦虑样行为[J]. 中华神经医学杂志,2022,21(6):553-562.

[134] Li H, He B, Zhang X, et al. D-dopachrome tautomerase drives astroglial inflammation via NF-κB signaling following spinal cord injury[J]. Cell biosci, 2022, 12(1): 128.

[135] He WH, Zhang XX, Li XZ, et al. A decellularized spinal cord extracellular matrix-gel/GelMA hydrogel three-dimensional composite scaffold promotes recovery from spinal cord injury via synergism with human menstrual blood-derived stem cells[J]. J Mater Chem B, 2022, 10(30): 5753-5764.

[136] Li LM, Mu JF, Zhang Y, et al. Stimulation by Exosomes from Hypoxia Preconditioned Human Umbilical Vein Endothelial Cells Facilitates Mesenchymal Stem Cells Angiogenic Function for Spinal Cord Repair[J]. ACS Nano, 2022, 16(7): 10811-10823.

[137] Xia M, Li X, Ye S, et al. FANCC deficiency mediates microglial pyroptosis and secondary neuronal apoptosis in spinal cord contusion[J]. Cell biosci, 2022, 12(1): 82.

[138] Qin C, Liu Y, Xu PP, et al. Inhibition by rno-circRNA-013017 of the apoptosis of motor neurons in anterior horn and descending axonal degeneration in rats after traumatic spinal cord injury[J]. Front Neurosci, 2022, 16: 1065897.

[139] Chen YX, Zuliyaer T, Liu B, et al. Sodium selenite promotes neurological function recovery after spinal cord injury by inhibiting ferroptosis[J]. Neural Regen Res, 2022, 17(12): 2702-2709.

[140] 陈浩贤, 严利军, 安永刚, 等. 脂肪间充质干细胞来源外泌体对脊髓损伤大鼠巨噬细胞极化及胶质瘢痕形成的影响[J]. 四川医学, 2022, 43(4): 333-338.

[141] Zhao C, Rao JS, Duan HM, et al. Chronic spinal cord injury repair by NT3-chitosan only occurs after clearance of the lesion scar[J]. Signal Transduct Target Ther, 2022, 7(1): 184.

[142] 胡伟, 谢兴奇, 屠冠军. 骨髓间充质干细胞来源外泌体改善脊髓损伤后血脊髓屏障的完整性[J]. 中国组织工程研究, 2022, 26(7): 992-998.

[143] Jing YL, Bai F, Wang LM, et al. Fecal Microbiota Transplantation Exerts Neuroprotective Effects in a Mouse Spinal Cord Injury Model by Modulating the Microenvironment at the Lesion Site[J]. Microbiol Spectr, 2022, 10(3): e0017722.

[144] 王东, 郜振武, 杨秋荟, 等. 干细胞来源外泌体通过调控 MMP-9 表达减轻脊髓损伤的机制分析[J]. 中国现代药物应用, 2022, 16(21): 179-182.

[145] 朱晓龙, 黄婧潇, 邹殿俊, 等. 弥散张量成像联合血清白细胞介素-1β、磷酸化高分子量神经微丝蛋白诊断脊髓损伤[J]. 中国介入影像与治疗学, 2022, 19(7): 415-420.

[146] 王德正, 王威, 徐舫舟, 等. 伴发神经病理性疼痛的脊髓损伤患者脑电生物标记分析[J]. 中国康复医学杂志, 2022, 37(11): 1463-1470.

[147] 孙志芳, 李星楼, 孙维震, 等. 基于功能性近红外光谱成像技术的脊髓损伤患者脑激活及脑网络改变研究[J]. 中国现代神经疾病杂志, 2022, 22(11): 956-964.

[148] 汤艳, 徐军, 洪永锋. 脑机接口训练用于脊髓损伤患者下肢运动功能改善的效果[J]. 实用医学杂志, 2022, 38(21): 2709-2714.

[149] Chen X, Yu Y, Tang JS, et al. Clinical Validation of BCI-Controlled Wheelchairs in Subjects With Severe Spinal Cord Injury[J]. IEEE Trans Neural Syst Rehabil Eng, 2022, 30: 579-589.

[150] 杨潇潇, 杨威. 重复经颅磁刺激在不完全性脊髓损伤患者康复中的应用价值[J]. 中国脊柱脊髓杂志, 2022, 32(4): 362-368.

[151] 蒋金金, 尹凯月, 宋娜, 等. 多靶点重复磁刺激对脊髓损伤后尿潴留患者的影响[J]. 中华物理医学与康复杂志, 2022, 44(5): 433-436.

[152] 宋晨, 李江, 韩超, 等. 不同频率功能性磁刺激对脊髓损伤后尿潴留患者排尿功能的影响[J]. 中华物理医学与康复杂志, 2022, 44(1): 57-61.

[153] Zhang XY, Yu WY, Teng WJ, et al. Effect of vocal respiratory training on respiratory function and respiratory neural plasticity in patients with cervical spinal cord injury: a randomized controlled trial[J]. Neural Regen Res, 2022, 17(5): 1065-1071.

[154] Zhang Y, Wang ZQ, Ge QG, et al. Soft Exoskeleton Mimics Human Cough for Assisting the Expectoration Capability of SCI Patients[J]. IEEE Trans Neural Syst Rehabil Eng, 2022, 30: 936-946.

[155] 李琳, 邓冰莹, 黄雄昂, 等. 全身振动治疗对脊髓损伤恢复期患者直立耐受性的生理效应影响[J]. 中国康复医学杂志, 2022, 37(3): 324-330.

[156] 夏晓眛, 蒋孝翠, 赵秦, 等. 序贯应用全身振动训练和下肢康复机器人训练对不完全性脊髓损伤患者下肢功能的影响[J]. 江苏医药, 2022, 48(8): 801-804.

[157] 李冰, 张朝霞, 冯晓东, 等. 眼针对不完全性脊髓损伤

患者体感诱发电位及运动诱发电位的影响[J]. 针刺研究, 2022,47(4): 329 - 335.

[158] 范秀琴, 喻洪流, 杨宇辉, 等. 基于案例推理-规则推理混合推理的脊髓损伤智能辅具适配系统[J]. 中国康复医学杂志, 2022,37(8): 1084 - 1088.

[159] Zhang X, Molsberry SA, Schwarzschild MA, et al. Association of Diet and Physical Activity With All-Cause Mortality Among Adults With Parkinson Disease[J]. JAMA Netw Open, 2022, 5(8): e2227738.

[160] Tong W, Zhang K, Yao H, et al. Transcriptional Profiling Reveals Brain Region-Specific Gene Networks Regulated in Exercise in a Mouse Model of Parkinson's Disease[J]. Front Aging Neurosci, 2022, 14: 891644.

[161] 张康, 张业廷, 付燕. 跑台运动对帕金森病模型小鼠不同脑区 DAT、BDNF 和 TrkB 表达的影响[J]. 中国运动医学杂志, 2022,41(9): 704 - 713.

[162] Zhang L, Cao C. Treadmill Exercise Improves Behavioral Dysfunction By Remodeling Corticostriatal Synaptic Plasticity In Pd Model Mice: 1994[J]. Med Sci Sports Exerc, 2022, 54(9S): 594.

[163] Zhao G, Zhang D, Qiao D, et al. Exercise improves behavioral dysfunction and inhibits the spontaneous excitatory postsynaptic current of D2 - medium spiny neurons[J]. Front Aging Neurosci, 2022, 14: 1001256.

[164] 陈平, 耿小飞, 刘晓莉, 等. 运动通过上调 mGluR2/3 表达抑制帕金森病模型大鼠纹状体中等多棘神经元异常电活动[J]. 中国运动医学杂志, 2022,41(7): 523 - 534.

[165] 周丽娜, 王洪新, 田红军, 等. 耐力训练对帕金森病模型小鼠黑质神经细胞自噬和血浆外泌体分泌的影响[J]. 中华行为医学与脑科学杂志, 2022,31(4): 306 - 313.

[166] Oh JY, Lee YS, Hwang TY, et al. Acupuncture Regulates Symptoms of Parkinson's Disease via Brain Neural Activity and Functional Connectivity in Mice[J]. Front Aging Neurosci, 2022, 14: 885396.

[167] 吴海洋, 刘秀秀, 王颖, 等. 通督调神针刺对帕金森病模型小鼠线粒体自噬水平和多巴胺含量的影响[J]. 时珍国医国药, 2022,33(6): 1496 - 1500.

[168] 汪瑶, 马骏, 王彦春, 等. 电针对帕金森病小鼠结肠核转录因子-κB/白细胞介素-6 信号通路的调控作用[J]. 针刺研究, 2022,47(5): 449 - 454.

[169] 李亚楠, 汪瑶, 张小蕾, 等. 电针治疗对帕金森小鼠肠道屏障功能的改善作用及其机制研究[J]. 时珍国医国药, 2022,33(5): 1252 - 1255.

[170] 李含章, 祁羚, 张小蕾, 等. 电针对帕金森病小鼠胰高血糖样肽-1 受体/磷脂酰肌醇 3-激酶/蛋白激酶 B 蛋白通路的调控作用[J]. 针刺研究, 2022,47(1): 27 - 32.

[171] 马雪, 王强, 王渊, 等. 早期电针干预对帕金森病小鼠离子钙接头蛋白-1 及肿瘤坏死因子-α 表达的影响[J]. 针刺研究, 2022,47(11): 993 - 998.

[172] 刘艳阳, 郭雅碧, 翟宏宇, 等. 电针调节 NLRP3/Caspase-1 通路对帕金森病大鼠多巴胺能神经元焦亡的影响[J]. 针刺研究, 2022,47(11): 983 - 992.

[173] 郭婕, 赵颖倩, 李华, 等. 电针对帕金森病痴呆小鼠海马突触可塑性和补体依赖性记忆障碍的影响[J]. 针刺研究, 2022,47(12): 1041 - 1047.

[174] Kang X, Zhang B, Du W, et al. High-Frequency Repetitive Transcranial Magnetic Stimulation Regulates Astrocyte Activation by Modulating the Endocannabinoid System in Parkinson's Disease[J]. Mol Neurobiol, 2022, 59(8): 5121 - 5134.

[175] Li G, Huang P, Cui SS, et al. Mechanisms of motor symptom improvement by long-term Tai Chi training in Parkinson's disease patients[J]. Transl Neurodegener, 2022, 11(1): 6.

[176] Wang Z, Pi Y, Tan X, et al. Effects of Wu Qin Xi exercise on reactive inhibition in Parkinson's disease: A randomized controlled clinical trial[J]. Front Aging Neurosci, 2022, 14: 961938.

[177] Dong S, Wang Y, Wei H, et al. Effects of Baduanjin Exercise on Rehabilitation of Patients With Mild to Moderate Parkinson's Disease[J]. Front Neurosci, 2022, 15: 827180.

[178] 席晓明, 毕鸿雁. 腹部扭转运动对帕金森病患者抑郁、便秘、运动症状和生活质量的效果[J]. 中国康复理论与实践, 2022,28(2): 220 - 226.

[179] Dai G, Wang M, Li Y, et al. Continuous theta burst stimulation over left supplementary motor area facilitates auditory-vocal integration in individuals with Parkinson's disease[J]. Front Aging Neurosci, 2022, 14: 948696.

[180] Huang PL, Wang SJ, Sun RF, et al. Increased activation of the caudate nucleus and parahippocampal gyrus in Parkinson's disease patients with dysphagia after repetitive transcranial magnetic stimulation: a case-control study[J]. Neural Regen Res, 2022, 17(5): 1051 - 1058.

[181] Zhang X，Zhuang S，Wu J，et al. Effects of repetitive transcranial magnetic stimulation over right dorsolateral prefrontal cortex on excessive daytime sleepiness in patients with Parkinson's disease［J］. Sleep Med，2022，100：133 - 138.

[182] 郑秀琴，于苏文，何益民，等. 高频重复经颅磁刺激对帕金森病患者临床症状及其细胞衰老相关因子的影响［J］. 中华物理医学与康复杂志，2022，44（5）：427 - 432.

[183] Fan JQ，Lu WJ，Tan WQ，et al. Effectiveness of Acupuncture for Anxiety Among Patients With Parkinson Disease：A Randomized Clinical Trial［J］. JAMA Netw Open，2022，5(9)：e2232133.

[184] 洪珍梅，邱纪方，张淑青，等. 焦氏头针联合虚拟现实技术康复训练治疗帕金森病运动功能障碍：随机对照试验［J］. 中国针灸，2022，42(7)：726 - 730.

[185] Li KP，Zhang ZQ，Zhou ZL，et al. Effect of music-based movement therapy on the freezing of gait in patients with Parkinson's disease：A randomized controlled trial［J］. Front Aging Neurosci，2022，14：924784.

[186] 宋达，贾澄杰，张一楠，等. 音乐治疗结合常规康复改善帕金森病患者认知功能及情绪的疗效观察［J］. 中国康复医学杂志，2022，37(3)：357 - 360，388.

[187] 王洁萍，彭娟，张斐雪，等. 肢体协调训练对早期原发性帕金森病患者肺功能的效果［J］. 中国康复理论与实践，2022，28(8)：966 - 971.

[188] 沈斌，祁祥，沈艳，等. 前庭康复训练结合步态训练对老年帕金森病患者 Webster 评分、BBS 评分及跌倒发生率的影响［J］. 中国老年学杂志，2022，42(3)：614 - 617.

[189] 张颖，钱辉，张亚军，等. 基于步态分析研究美多芭联合平衡功能训练对帕金森病患者平衡及步行能力的影响［J］. 中国老年学杂志，2022，42（14）：3478 - 3480.

[190] 丁文娟，梁成盼，苏敏. 下肢康复机器人对帕金森病患者平衡功能影响的研究［J］. 中国康复医学杂志，2022，37(4)：494 - 500.

[191] Ma C，Zhang P，Pan L，et al. A feature fusion sequence learning approach for quantitative analysis of tremor symptoms based on digital handwriting［J］. Expert Syst Appl，2022，203：117400.

[192] Guo Y，Huang D，Zhang W，et al. High-accuracy wearable detection of freezing of gait in Parkinson's disease based on pseudo-multimodal features［J］. Comput Biol Med，2022，146：105629.

[193] Hong R，Zhang T，Zhang Z，et al. A summary index derived from Kinect to evaluate postural abnormalities severity in Parkinson's Disease patients［J］. NPJ Parkinsons Dis，2022，8(1)：96.

[194] Guo Z，Zeng W，Yu T，et al. Vision-Based Finger Tapping Test in Patients With Parkinson's Disease via Spatial-Temporal 3D Hand Pose Estimation［J］. IEEE J Biomed Health Inform，2022，26(8)：3848 - 3859.

[195] Guo R，Shao X，Zhang C，et al. Multi-Scale Sparse Graph Convolutional Network For the Assessment of Parkinsonian Gait［J］. IEEE Trans Multimedia，2022，24：1583 - 1594.

[196] 李文丹，陈绣君，李蒙燕，等. 基于手机视频的帕金森病患者冻结步态的自动识别［J］. 中华神经医学杂志，2022，21(4)：348 - 353.

[197] Lv L，Zhang H，Tan X，et al. Associated factors and abnormal dorsal raphe nucleus connectivity patterns of freezing of gait in Parkinson's disease［J］. J Neurol，2022，269(12)：6452 - 6466.

[198] 干静，赵嘉豪，万赢，等. 步态特征改变在帕金森病进展过程中的临床价值研究［J］. 中华神经科杂志，2022，55(7)：706 - 714.

[199] 张巧荣，郗淑燕，方伯言，等. 轻中度帕金森病患者狭窄通道行走的步态特征研究［J］. 中国康复医学杂志，2022，37(7)：894 - 900.

[200] 张鑫源，卢杰威，王岳，等. 双任务范式下帕金森病患者步态自动性研究［J］. 中国现代神经疾病杂志，2022，22(10)：898 - 902.

[201] 谭茗丹，冯锭瑶，陈曦，等. 中文版构音障碍影响程度量表对帕金森病患者的信度和效度［J］. 中国康复理论与实践，2022，28(6)：696 - 703.

[202] Chang CM，Tsai CH，Lu MK，et al. The neuromuscular responses in patients with Parkinson's disease under different conditions during whole-body vibration training［J］. BMC Complement Med Ther，2022，22(1)：2.

[203] 郑娅，王兆婷，江国华. 动作观察疗法对帕金森病患者肢体功能和日常生活活动能力的影响［J］. 中华物理医学与康复杂志，2022，44(6)：524 - 526.

[204] 尹慧梅，全凤英. 下肢康复训练对帕金森病患者运动功能和步态疗效分析［J］. 中国现代神经疾病杂志，2022，22(6)：527 - 532.

[205] Xu L，Li M，Wei A，et al. Treadmill exercise promotes E3 ubiquitin ligase to remove amyloid β and

P-tau and improve cognitive ability in APP/PS1 transgenic mice[J]. J Neuroinflammation, 2022, 19(1): 243.

[206] Wang X, Zhu YT, Zhu Y, et al. Long-term running exercise alleviates cognitive dysfunction in APP/PSEN1 transgenic mice via enhancing brain lysosomal function[J]. Acta Pharmacol Sin, 2022, 43(4): 850 - 861.

[207] Zhang L, Liu Y, Wang X, et al. Treadmill exercise improve recognition memory by TREM2 pathway to inhibit hippocampal microglial activation and neuroinflammation in Alzheimer's disease model[J]. Physiol Behav, 2022, 251: 113820.

[208] Xu B, He Y, Liu L, et al. The Effects of Physical Running on Dendritic Spines and Amyloid-beta Pathology in 3xTg-AD Male Mice[J]. Aging Dis, 2022, 13(4): 1293 - 1310.

[209] Zhang SS, Zhu L, Peng Y, et al. Long-term running exercise improves cognitive function and promotes microglial glucose metabolism and morphological plasticity in the hippocampus of APP/PS1 mice[J]. J Neuroinflammation, 2022, 19(1): 34.

[210] Yuan S, Yang J, Jian Y, et al. Treadmill Exercise Modulates Intestinal Microbes and Suppresses LPS Displacement to Alleviate Neuroinflammation in the Brains of APP/PS1 Mice[J]. Nutrients. 2022, 14(19): 4134.

[211] 张业廷,付燕,李雪,等. 有氧运动对阿尔兹海默病小鼠Notch信号通路甲基化的影响[J]. 中国运动医学杂志,2022,41(10):773 - 782.

[212] Liu Y, Hu PP, Zhai S, et al. Aquaporin 4 deficiency eliminates the beneficial effects of voluntary exercise in a mouse model of Alzheimer's disease[J]. Neural Regen Res, 2022, 17(9): 2079 - 2088.

[213] Wu L, Cao T, Li S, et al. Long-term gamma transcranial alternating current stimulation improves the memory function of mice with Alzheimer's disease[J]. Front Aging Neurosci, 2022, 14: 980636.

[214] Luo Y P, Liu Z, Wang C, et al. Anodal transcranial direct current stimulation alleviates cognitive impairment in an APP/PS1 model of Alzheimer's disease in the preclinical stage[J]. Neural Regen Res, 2022, 17(10): 2278 - 2285.

[215] Duan M, Meng Z, Yuan D, et al. Anodal and cathodal transcranial direct current stimulations of prefrontal cortex in a rodent model of Alzheimer's disease[J]. Front Aging Neurosci, 2022, 14: 968451.

[216] Cao H, Zuo C, Gu Z, et al. High frequency repetitive transcranial magnetic stimulation alleviates cognitive deficits in 3xTg-AD mice by modulating the PI3K/Akt/GLT - 1 axis[J]. Redox Biol, 2022, 54: 102354.

[217] Wu X, Shen Q, Chang H, et al. Promoted CD4(+) T cell-derived IFN-γ/IL - 10 by photobiomodulation therapy modulates neurogenesis to ameliorate cognitive deficits in APP/PS1 and 3xTg-AD mice[J]. J Neuroinflammation, 2022, 19(1): 253.

[218] Li Q, Peng J, Luo Y, et al. Far infrared light irradiation enhances Aβ clearance via increased exocytotic microglial ATP and ameliorates cognitive deficit in Alzheimer's disease-like mice[J]. J Neuroinflammation, 2022, 19(1): 145.

[219] Stepanov YV, Golovynska I, Zhang R, et al. Near-infrared light reduces β-amyloid-stimulated microglial toxicity and enhances survival of neurons: mechanisms of light therapy for Alzheimer's disease[J]. Alzheimers Res Ther, 2022, 14(1): 84.

[220] Shen Q, Wu X, Zhang Z, et al. Gamma frequency light flicker regulates amyloid precursor protein trafficking for reducing β-amyloid load in Alzheimer's disease model[J]. Aging Cell, 2022, 21(3): e13573.

[221] Liu S, Li S, Xia Y, et al. Effects of multi-mode physical stimulation on APP/PS1 Alzheimer's disease model mice[J]. Heliyon, 2022, 8(12): e12366.

[222] Li WY, Gao JY, Lin SY, et al. Effects of Involuntary and Voluntary Exercise in Combination with Acousto-Optic Stimulation on Adult Neurogenesis in an Alzheimer's Mouse Model[J]. Mol Neurobiol, 2022, 59(5): 3254 - 3279.

[223] Zhang Y, Ding N, Hao X, et al. Manual acupuncture benignly regulates blood-brain barrier disruption and reduces lipopolysaccharide loading and systemic inflammation, possibly by adjusting the gut microbiota[J]. Front Aging Neurosci, 2022, 14: 1018371.

[224] Li L, Li J, Dai Y, et al. Electro-Acupuncture Improve the Early Pattern Separation in Alzheimer's Disease Mice via Basal Forebrain-Hippocampus Cholinergic Neural Circuit[J]. Front Aging Neurosci, 2022, 13: 770948.

[225] 王飞,高珊,汪伯毅,等. 不同频率电针对AD模型大

鼠干预及对 NMDAR 亚基基因表达的影响[J]. 中国
老年学杂志,2022,42(6):1452-1455.

[226] 张松江,高剑峰,孙宁宁,等. 电针对阿尔茨海默病模
型幼鼠海马内源性神经干细胞增殖的影响[J]. 中国
针灸,2022,42(2):167-172.

[227] 洪苗苗,赵恩聪,陈丽敏,等. 电针对 SAMP8 小鼠海
马区补体及小胶质细胞吞噬能力的作用机制[J]. 针
刺研究,2022,47(6):479-484.

[228] 吕志迈,黄丹丹,谢丁一,等. 艾灸"得气"对阿尔茨海
默病模型大鼠脑海马 Aβ 受体介导转运和酶降解相关
蛋白的影响[J]. 中国针灸,2022,42(8):899-906.

[229] 吴洋洋,宋小鸽,朱才丰,等. 基于 mTOR/p70S6K 信
号通路探讨艾灸对阿尔茨海默病小鼠自噬的影响
[J]. 中国针灸,2022,42(9):1011-1016.

[230] 焦峰,刘弘晟,曾志金,等. 有氧运动联合认知刺激疗
法对阿尔茨海默病患者认知和生活质量的影响[J].
中国老年学杂志,2022,42(1):87-90.

[231] Zhu Y, Gao Y, Guo C, et al. Effect of 3 - Month
Aerobic Dance on Hippocampal Volume and Cognition
in Elderly People With Amnestic Mild Cognitive
Impairment：A Randomized Controlled Trial［J］.
Front Aging Neurosci, 2022, 14：771413.

[232] Yao Q, Tang F, Wang Y, et al. Effect of cerebellum
stimulation on cognitive recovery in patients with
Alzheimer disease：A randomized clinical trial［J］.
Brain Stimul, 2022, 15(4)：910-920.

[233] Wu X, Ji G J, Geng Z, et al. Accelerated intermittent
theta-burst stimulation broadly ameliorates symptoms
and cognition in Alzheimer's disease：A randomized
controlled trial［J］. Brain Stimul, 2022, 15(1)：
35-45.

[234] Zhou D, Li A, Li X, et al. Effects of 40 Hz
transcranial alternating current stimulation (tACS) on
cognitive functions of patients with Alzheimer's
disease：a randomised, double-blind, sham-controlled
clinical trial［J］. J Neurol Neurosurg Psychiatry,
2022, 93(5)：568-570.

[235] 史昊楠,谢瑛,桂沛君,等. 经颅微电流刺激对老年轻
度认知功能障碍的效果[J]. 中国康复理论与实践,
2022,28(3):346-349.

[236] Hu Y, Jia Y, Sun Y, et al. Efficacy and safety of
simultaneous rTMS-tDCS over bilateral angular gyrus
on neuropsychiatric symptoms in patients with
moderate Alzheimer's disease：A prospective,
randomized, sham-controlled pilot study［J］. Brain
Stimul, 2022, 15(6)：1530-1537.

[237] Qu X, Li L, Zhou X, et al. Repeated transcranial
photobiomodulation improves working memory of
healthy older adults：behavioral outcomes of
poststimulation including a three-week follow-up［J］.
Neurophotonics, 2022, 9(3)：035005.

[238] 唐银,张玲,丁洪园,等. 基于前康复理念下的阿尔茨
海默病临床前期患者的脑自发活动探索性研究[J].
中国康复医学杂志,2022,37(4):458-464.

[239] 刘建英,于飖荔,何明鸣. 早期康复训练联合健康教育
对老年痴呆患者认知功能、生活质量和肢体功能的影
响[J]. 中国老年学杂志,2022,42(7):1703-1705.

[240] Ali N, Liu J, Tian H, et al. A novel dual-task
paradigm with story recall shows significant
differences in the gait kinematics in older adults with
cognitive impairment：A cross-sectional study［J］.
Front Aging Neurosci, 2022, 14：992873.

[241] Wang Z, Ren K, Li D, et al. Assessment of Brain
Function in Patients With Cognitive Impairment Based
on fNIRS and Gait Analysis［J］. Front Aging
Neurosci, 2022, 14：799732.

[242] 魏霞霞,郝志梅,陈玲,等. 简版 CSI-D 与 MMSE 在我
国中老年人痴呆筛查中的应用效果比较研究[J]. 中
国全科医学,2022,25(31):3866-3871.

[243] 张巾英,李华,刘晓,等. 降低痴呆风险的生活方式量
表编制及信效度检验[J]. 中国全科医学,2022,25
(13):1595-1602.

[244] 刘善雯,李萌,朱江涛,等. 轻中度阿尔茨海默病患者
肌肉力量与认知功能、内侧颞叶萎缩的相关性[J]. 中
华医学杂志,2022,102(35):2786-2792.

[245] 刘善雯,谢伟晔,张迎春,等. 经颅超声测量阿尔茨海
默病患者第三脑室宽度及其对阿尔茨海默病的诊断
价值[J]. 中华医学杂志,2022,102(13):948-953.

[246] Wang L, Zhang J, Guo C, et al. The efficacy and
safety of transcutaneous auricular vagus nerve
stimulation in patients with mild cognitive
impairment：A double blinded randomized clinical trial
［J］. Brain Stimul, 2022, 15(6)：1405-1414.

[247] 杨娇娇,彭丽丽,王三香,等. 模拟社会生活照护对养
老机构老年痴呆患者激越行为的影响[J]. 护理学报,
2022,29(17):75-78.

[248] Yin L, An Y, Chen X, et al. Local vibration therapy
promotes the recovery of nerve function in rats with
sciatic nerve injury［J］. J Integr Med, 2022, 20(3)：
265-273.

[249] Zhang JF，Williams JP，Shi WR，et al. Potential Molecular Mechanisms of Electroacupuncture With Spatial Learning and Memory Impairment Induced by Chronic Pain on a Rat Model[J]. Pain Physician，2022，25(2)：E271-E283.

[250] Gao D，Ma L，Xie Y，et al. Electroacupuncture Promotes Autophagy by Regulating the AKT/mTOR Signaling Pathway in Temporal Lobe Epilepsy[J]. Neurochem Res，2022，47(8)：2396-2404.

[251] Xu CL，Nao JZ，Shen YJ，et al. Long-term music adjuvant therapy enhances the efficacy of sub-dose antiepileptic drugs in temporal lobe epilepsy[J]. CNS Neurosci Ther，2022，28(2)：206-217.

[252] 周菊军. 针灸联合中西药治疗周围性面瘫的临床观察[J]. 中国中医药科技，2022，29(4)：700-701.

[253] 黄美英. 针灸联合药物治疗周围性面神经麻痹患者的效果[J]. 中外医学研究，2022，20(13)：119-123.

[254] 余利忠，渠海峰，李立盟，等. 针刺结合百笑灸治疗妊娠面瘫临床观察[J]. 实用中医药杂志，2022，38(10)：1750-1751.

[255] 陈耿. 针刺联合隔姜灸对周围性面神经麻痹患者面神经功能及电生理的影响[J]. 中医外治杂志，2022，31(3)：10-11.

[256] 王悦，房其军，王淑兰，等. 针药结合加穴位注射对周围性面瘫近远期的疗效观察[J]. 中国中医急症，2022，31(8)：1233-1236.

[257] Yang LS，Zhou DF，Zheng SZ，et al. Early intervention with acupuncture improves the outcome of patients with Bell's palsy：A propensity score-matching analysis[J]. Front Neurol，2022，13：943453.

[258] 王迅，刘森森. 调背振阳针刺治疗周围性面瘫的临床观察[J]. 中国中医急症，2022，31(8)：1226-1230.

[259] 姚雪青，潘良德，王林. 电针、红外线与高压氧联合治疗对面瘫患者神经功能、血浆免疫球蛋白和面部温度的影响[J]. 针灸临床杂志，2022，38(2)：21-25.

[260] 张宇，王慧新，吴倩扉，等. 电针结合揿针治疗周围性面神经麻痹 50 例[J]. 西部中医药，2022，35(2)：102-104.

[261] Liu Z，Xie D，Wen X，et al. Peripheral Repetitive Transcranial Magnetic Stimulation（rTMS）for Idiopathic Facial Nerve Palsy：A Prospective，Randomized Controlled Trial[J]. Neural Plast，2022，2022：7536783.

[262] Cui Z，Liu L，Chen X，et al. Single Blind Randomized Controlled Trial of Modified Constraint-Induced Movement Therapy in Infants With the Sequelas of Unilateral Brachial Plexus Injury[J]. Front Hum Neurosci，2022，16：900214.

[263] 肖丽，薛婷，彭园园. 神经肌肉电刺激联合作业疗法在小儿臂丛神经损伤康复治疗中的应用[J]. 中国医学创新，2022，19(26)：171-175.

[264] 王艳珍. 针刺联合肌内注射鼠神经生长因子治疗婴幼儿分娩性臂丛神经损伤的疗效观察[J]. 中西医结合心脑血管病杂志，2022，20(8)：1524-1527.

[265] Li J，Kou Y，Zhang S，et al. Effect of Acupotomy Combined with Electroacupuncture Therapy on Finger Mobility and Pain Relief in Patients with Carpal Tunnel Syndrome[J]. Comput Math Methods Med，2022，2022：2550875.

[266] 廖家权，吴波，唐昌敏，等. 体外冲击波联合局部类固醇注射治疗腕管综合征的远期疗效观察[J]. 中国康复，2022，37(12)：727-731.

[267] 李颖，赵新. 康复护理对腕管综合征患者疼痛及腕关节功能的改善效果研究[J]. 现代临床医学，2022，48(6)：435-437.

[268] 何微微，岳冬梅，胡芮. 结合重复经颅磁刺激对格林巴利综合征疗效观察[J]. 健康必读，2022(5)：163-166.

[269] 黄建福，刘建浩，王波. 针刺疗法辅助治疗格林-巴利综合征的临床研究[J]. 南京中医药大学学报，2022，38(8)：696-702.

[270] Fu Z，Huang H，Yu Q，et al. Fu's subcutaneous needling for orthostatic hypotension due to Guillain-Barré syndrome：A case report[J]. J Tradit Chin Med Sci，2022，9(4)：454-457.

[271] Wan C，Song T. Comparison of Two Different Pulsed Radiofrequency Modes for Prevention of Postherpetic Neuralgia in Elderly Patients With Acute/Subacute Trigeminal Herpes Zoster[J]. Neuromodulation，2022，25(8)：1364-1371.

[272] Pan Y，Huang Y，Zhang H，et al. The effects of Baduanjin and yoga exercise programs on physical and mental health in patients with Multiple Sclerosis：A randomized controlled trial[J]. Complement Ther Med，2022，70：102862.

[273] Li Q，Wang B，Cheng B，et al. Efficacy and safety of rehabilitation exercise in neuromyelitis optica spectrum disorder during the acute phase：A prospective cohort study[J]. Mult Scler Relat Disord，2022，61：

103726.

[274] 刘建荣,王岳娜,李小强,等. 围术期加速康复外科护理对脑胶质瘤患者并发症的影响[J]. 中国肿瘤临床与康复,2022,29(7):883-886.

[275] 张俊梅,金星,秦菲. 围手术期加速康复外科护理对脑胶质瘤患者应激反应、术后恢复进程及心理状态的影响[J]. 癌症进展,2022,20(4):427-431.

[276] 王晶晶,张晴. 加速康复外科干预在预防胶质瘤术后应激障碍中的应用[J]. 河北医药,2022,44(18):2831-2833.

[277] 向希. 全程性康复管理在结核性脑膜炎患者中的应用效果[J]. 中国实用神经疾病杂志,2022,25(12):1553-1557.

[278] 潘静洁,黄晋,刘堂营,等. 通督调神针刺辅助治疗结核性脑膜炎的疗效观察[J]. 实用医学杂志,2022,38(23):3002-3006.

[279] 滕高菁,刘文伟,滕金英,等. 基于口腔定位疗法的康复护理训练在病毒性脑炎合并吞咽功能障碍后遗症患儿中的应用效果[J]. 广西医学,2022,44(10):1187-1190.

[280] 樊晶,秦晓光,文新. 针刺联合化风丹治疗风痰阻络型面肌痉挛的疗效观察[J]. 中医药信息,2022,39(12):67-71.

[281] 陈露,马俊业,刘悦. 针刺联合内颊车刺络放血治疗原发性面肌痉挛32例[J]. 中国针灸,2022,42(9):1004-1005.

[282] 陈俊康,余泽霖,宣丽华. 脐针治疗难治性非典型面肌痉挛案[J]. 中国针灸,2022,42(9):1044,1072.

[283] 李萌,纪凡,徐翠萍,等. 基于引导式教育训练的综合康复护理在学龄期药物难治性癫痫患儿术后的应用[J]. 中国实用护理杂志,2022,38(12):888-893.

[284] 许会弟. 个体化康复护理在重症肌无力患者中的应用效果研究[J]. 空军航空医学,2022,39(6):361-363.

【文 选】

一、脑卒中康复

1. 胡义茜,高天昊,白玉龙,等. 脑机接口联合多模态感知反馈训练对脑卒中后上肢功能恢复的探索性研究. 中国康复医学杂志,2022,37(11):1457-1462.

胡义茜等探讨基于运动想象的脑机接口技术联合多模态感知反馈训练对脑卒中后严重偏瘫患者上肢运动功能恢复的临床可行性及有效性。研究纳入12名在院康复脑卒中慢性期患者,在常规康复训练基础上,增加基于运动想象的脑机接口联合多模态感知反馈训练。在干预前后评估患者的上肢运动功能及日常生活活动能力,包括简化Fugl-Meyer量表上肢部分(FMA-UE)、腕关节主动活动度、手臂动作调查测试(ARAT)和Barthel指数(BI)。同时测量每位患者干预前后双侧M1区的运动诱发电位(MEP),探讨脑机接口训练对脑重塑的影响。结果显示:所有患者均完成了治疗和评估,其中FMA-UE及ARAT评分较干预前显著改善($P<0.05$),FMA-UE从基线的(13.50±8.20)分提高到(15.92±9.28)分,ARAT评分从基线的(3.08±5.96)分提高到(4.75±7.52)分;所有患者在干预前均不能主动伸展腕关节,2例受试者有小范围的主动屈腕,而在干预后,4例患者出现了较为明显的患侧腕关节自主伸展,6例患者出现显著的腕关节主动屈曲;所有患者的BI评分均未显示出显著变化。在治疗过程中未观察到不良事件。结论认为,基于运动想象的脑机接口联合多模态感知反馈训练或能有效改善脑卒中严重偏瘫患者的上肢运动功能恢复。

2. 田婧,刘珏,何志杰,等. 基于功能性近红外光谱技术的脑卒中后上肢运动功能障碍患者单侧上肢训练和双侧上肢训练脑网络功能连接对比研究. 中国康复理论与实践,2022,28(5):497-501.

田婧等采用功能性近红外光谱(fNIRS)比较上肢运动功能障碍脑卒中患者单侧和双侧上肢运动时的脑网络功能连接差异。选择2021年4月至6月复旦大学附属华山医院康复医学科脑卒中后上肢运动功能障碍患者40例,分别行患侧单侧和双侧上肢运动,运动前后各采集fNIRS数据8 min,基于氧合血红蛋白,分析前额叶(PFC)、上肢与手功能区(H)以及初级躯体感觉区(S1)的功能活动和功能连接。结果显示:单侧任务后,患侧H区功能活动

较运动前增强($t=-3.135,P<0.05$),患侧 H 区与患侧 S1 区、患侧 H 区与健侧 S1 区、患侧 S1 区与健侧 S1 区间功能连接强度较任务前增强($|t|>3.218,P<0.05$)。双侧任务后,各区功能强度和各区间功能连接均无显著性差异($|t|<2.385,P>0.05$)。单侧任务对患侧 H 区功能连接的增强效应高于双侧任务($t=2.026,P<0.05$)。结论认为,相比双侧任务,脑卒中患者单侧上肢训练对强化相应功能脑区的即时效果更好,可对脑功能连接产生更明显的调控效应。

3. 王利群,尹苗苗,李雅晴,等. 虚拟现实技术结合小组模式训练对脑卒中后抑郁患者康复疗效研究. 中国现代神经疾病杂志,2022,22(11):948‐955.

王利群等评价虚拟现实技术结合小组模式训练对脑卒中后抑郁患者康复疗效的影响。选择 2017 年 6 月至 2019 年 9 月在天津大学环湖医院住院治疗的 61 例脑卒中后抑郁患者,分为常规康复治疗组(对照组,21 例)、小组模式训练组(小组模式组,20 例)和虚拟现实技术结合小组模式训练组(联合治疗组,20 例);于康复治疗前和治疗 6 周后行主观[Zung 氏抑郁自评量表(SDS)]和客观抑郁状态[汉密尔顿抑郁量表 17 项(HAMD‐17)],以及肢体运动功能[Fugl‐Meyer 评价量表(FMA)]、平衡功能[Berg 平衡量表(BBS)]和日常生活活动能力[改良 Barthel 指数(mBI)]评价。结果显示:与康复治疗前相比,3 组患者治疗 6 周后 SDS 评分($F=1\,456.816,P=0.000$)、HAMD‐17 评分($F=1\,583.392,P=0.000$)降低,FMA 评分($F=866.536,P=0.000$)、BBS 评分($F=1\,553.585,P=0.000$)、mBI 评分($F=2\,687.549,P=0.000$)增加。不同组别患者 SDS 评分($F=9.163,P=0.000$)、HAMD‐17 评分($F=6.490,P=0.003$)、BBS 评分($F=3.163,P=0.050$)和 mBI 评分($F=4.546,P=0.015$)比较差异具有统计学意义,其中,

联合治疗组 SDS 评分($t=-4.530,P=0.000;t=-6.211,P=0.000$)、HAMD‐17 评分($t=-3.308,P=0.002;t=-4.950,P=0.000$)低于小组模式组和对照组,BBS 评分($t=3.009,P=0.005;t=2.917,P=0.006$)、mBI 评分($t=3.405,P=0.002;t=4.462,P=0.000$)高于小组模式组和对照组。相关分析显示,抑郁状态评分改善指数与 mBI 改善指数呈正相关($r=0.592,P=0.000$)。结论认为,虚拟现实技术结合小组模式训练的康复治疗方法在改善脑卒中后抑郁患者心理、平衡功能和日常生活活动能力方面优于传统"一对一"的康复模式和小组模式训练,康复疗效更佳。

4. 蒋旎,李然,刘春尧. 基于 HAAT 的运动性失语症老人沟通辅具设计研究. 包装工程,2022,43(4):210‐216.

蒋旎等研究 HAAT 模型在设计中的应用,提出相应设计策略与方法,为运动性失语症老人沟通辅具设计提供理论指导和实践参考。本研究以运动性失语症老人为研究对象,引入康复学人类活动辅助技术模型(HAAT)的基础理论和概念框架,从设计学角度出发,对模型的 4 个核心要素进行范围收敛和定向表达,围绕"运动性失语症老人""沟通任务""使用情境"三要素与"沟通辅具"之间的相互关系,提出基于 HAAT 模型的沟通辅具设计策略。结果显示:运用设计策略进行设计实践,产出一款老年沟通辅具 APP——"心语",满足了运动性失语症老人的沟通需求,获得了良好的用户体验。研究表明,HAAT 模型应用于运动性失语症老人沟通辅具设计,具有较强的可操作性、有效性和适用性,为我国沟通辅具设计的研究发展提供了新的方向。

5. 何秉泽,石萍,李新伟,等. 一种跟随人体重心高度的骨盆支撑减重康复系统. 生物医学工程学杂志,2022,39(1):175‐184.

何秉泽等针对现有的恒定阻抗减重的骨盆支

撑减重康复系统在康复训练过程中骨盆机构提供固定的运动轨迹、患者主动参与康复训练程度低等问题,提出了一种跟随人体重心高度(CoMH)的骨盆支撑减重康复系统。该系统通过惯性测量单元采集人体下肢运动信息,经过人工神经网络对CoMH进行预测,实现骨盆支架高度的跟踪控制。通过偏瘫患者康复训练进行试验,结果表明:相比于骨盆支架运动轨迹固定的传统减重康复训练,跟随CoMH骨盆支撑减重康复训练使患者患侧髋、膝关节活动范围分别提升25.0%和31.4%,患侧摆动相与支撑相占比更接近健侧步态相位。研究认为,该减重康复训练模式的骨盆支架的运动轨迹取决于当前训练者的状态,可实现偏瘫患者健侧主动运动引导行走训练;动态调整减重支撑的策略更有助于提高行走康复训练效率。

6. 黄珊珊,冉海涛,苟春雁. 剪切波弹性成像动态评估动留针法治疗脑卒中后痉挛性偏瘫患者上肢痉挛效果. 中国医学影像技术,2022,38(10):1540-1544.

黄珊珊等观察剪切波弹性成像(SWE)动态评估动留针法治疗脑卒中后痉挛性偏瘫患者上肢痉挛效果的价值。纳入60例脑卒中后痉挛性偏瘫患者,分为观察组和对照组各30例,根据病情予以改善代谢、循环等基础治疗及常规康复训练,观察组同时以动留针术对患侧上肢肩前穴、青灵穴及尺泽穴进行治疗。分别于治疗前和治疗第7、14、21、28天对患侧上肢行SWE,测量痉挛肱肌和肱二头肌的杨氏模量平均值[E_(mean)],并以上肢改良Ashworth量表(MAS)进行评分。结果显示:治疗第7、14、21、28天,两组肱肌和肱二头肌 E_(mean)均较治疗前降低(P 均<0.01);治疗第21、28天,观察组肱肌和肱二头肌 E_(mean)均较对照组降低(P 均<0.01)。治疗第14、21、28天,观察组 MAS评分低于治疗前,对照组MAS评分于治疗第21、28天低于治疗前(P 均<0.01);治疗第21、28天,观

察组 MAS 评分低于对照组(P 均<0.05)。结论认为,SWE可早期、动态评估以动留针法治疗脑卒中后痉挛性偏瘫患者上肢痉挛的效果,且较常规MAS 评分更为敏感。

7. 眭有昕,郭川,朱仕哲,等. 经颅直流电刺激联合虚拟现实康复机器人对脑梗死后上肢功能影响的临床研究. 中国脑血管病杂志,2022,19(12):801-808.

眭有昕等探讨经颅直流电刺激(tDCS)联合虚拟现实上肢康复机器人技术对脑梗死后上肢运动功能恢复的作用。前瞻性连续纳入2021年6月至2022年6月在常州市德安医院康复中心的脑梗死住院患者44例,按区块随机法随机分为试验组和对照组。两组患者均接受基础药物治疗和常规康复治疗,在此基础上试验组采用 tDCS 联合虚拟现实上肢康复机器人技术同步干预,对照组则采用tDCS伪刺激联合虚拟现实上肢康复机器人技术同步干预。分别于治疗前和治疗3周后采用 Fugl-Meyer 上肢运动功能量表(FMA-UL)、手臂动作调查测试(ARAT)评定偏瘫侧上肢功能,并采用改良 Barthel 指数(MBI)评定日常生活活动能力(ADL)。结果显示:治疗前后两组 FMA-UL 评分比较,组别及时间交互效应差异具有统计学意义($F=22.24,P<0.01$),时间主效应差异具有统计学意义($P<0.01$),组别主效应差异无统计学意义($P>0.05$)。治疗3周后,两组 FMA-UL 评分均优于本组治疗前,且差异均具有统计学意义(均$P<0.01$)。治疗前后两组 ARAT 评分比较,组别及时间交互效应差异具有统计学意义($F=10.984,P<0.01$),时间主效应差异具有统计学意义($P<0.01$),组别主效应差异无统计学意义($P>0.05$)。治疗3周后,两组 ARAT 评分均优于本组治疗前,且差异均具有统计学意义(均$P<0.01$)。治疗前后两组 MBI 评分比较,组别及时间交互效应差异无统计学意义($F=0.56,P>0.05$),时间主效应差异

有统计学意义（$P<0.01$），组别主效应差异无统计学意义（$P>0.05$）。治疗 3 周后，两组 MBI 评分均优于本组治疗前，且差异均具有统计学意义（均 $P<0.01$）。两组治疗前后 FMA-UL、ARAT、MBI 评分差值比较，试验组治疗前后 FMA-UL、ARAT 评分的差值优于对照组。结论认为，tDCS 联合虚拟现实上肢康复机器人技术可提高亚急性期脑梗死患者的偏瘫上肢运动功能的改善程度，但在改善 ADL 方面未显现出明显的优势。

8. 何逸康，宋爱国，赖健伟，等. 基于镜像疗法的手部外骨骼机器人在脑卒中偏瘫手康复中的应用. 中国康复医学杂志，2022，37（12）：1616-1621.

何逸康等探讨基于镜像疗法的手部外骨骼机器人对脑卒中偏瘫患者手康复的临床疗效。选取 2020 年 9 月至 2021 年 3 月，24 例脑卒中偏瘫手功能障碍收住入院的患者，使用随机数字表法随机分为对照组和试验组，每组各 12 例。两组均接受常规药物和常规手功能作业治疗，试验组在对照组基础上进行镜像疗法外骨骼机器人的训练。常规手功能作业治疗 30 min/次，2 次/天，5 天/周，共训练 4 周；镜像疗法外骨骼机器人训练 30 min/次，1 次/天，5 天/周，共训练 4 周。治疗前后分别采用 Fugl-Meyer 评定量表（FMA）评分、Brunnstrom 分期、患侧腕伸肌、指伸肌表面肌电积分肌电值（iEMG）和均方根值（RMS）对患侧手功能进行评定。结果显示：治疗前，两组患者的 FMA 评分、Brunnstrom 分期、患侧腕伸肌、指伸肌 iEMG 和 RMS 比较，差异无显著性意义（$P>0.05$）。治疗后，两组患者的 FMA 评分、Brunnstrom 分期、患侧腕伸肌、指伸肌 iEMG 和 RMS 均较治疗前提高，差异有显著性意义（$P<0.05$）。且治疗 4 周后，试验组在 FMA 评分、Brunnstrom 分期、患侧腕伸肌、指伸肌 iEMG 和 RMS 方面均优于治疗组，差异有显著性意义（$P<0.05$）。结论认为，基于镜像疗法的手部外骨骼机器人对脑卒中偏瘫患者手功能的康复具有临床意义，值得在临床中推广使用。

9. 赵若男，宋瑞，何丽云，等. 中医综合康复方案治疗中风后关节活动障碍前瞻性队列研究. 中医杂志，2022，63（21）：2060-2605.

赵若男等评估中医综合康复方案在治疗中风后关节活动障碍方面的临床疗效。采用前瞻性队列研究，纳入 2017 年 1 月 1 日至 2020 年 12 月 1 日陕西省 5 所三级甲等医院 1 154 例中风后关节活动障碍患者，根据是否接受中医综合康复方案分为治疗组和对照组。对照组给予西医基础治疗，治疗组在西医基础治疗的同时给予中医综合康复方案：阴偏盛（软瘫）者口服马海胶囊（每次 0.3 g，每日 3 次），同时给予针刺患侧上肢肩三针、曲池、后溪、合谷、内关，针刺患侧下肢髀关、血海、阳陵泉、申脉、足三里、三阴交、太冲，均行补法，每次 30 min，每周 5 次；阳偏盛（硬瘫）者口服柔筋胶囊（每次 0.9 g，每日 3 次），同时针刺治疗，穴位同上，均行泻法，每次 30 min，每周 5 次。两组共治疗 3 个月。分别于治疗前，治疗第 1、3 个月，随访期第 6、12、18、24 个月共 7 个访视点采用 Fugl-Meyer 关节活动度量表、Fugl-Meyer 关节疼痛量表、改良 Rankin 量表进行评分。应用倾向性评分匹配控制两组队列的混杂因素，采用重复测量方差分析法，比较两组患者在 7 个访视点的治疗效果差异。结果显示：最终纳入分析患者 982 例，其中治疗组 686 例、对照组 296 例；经倾向性评分匹配，两组各有 292 例匹配成功。重复测量数据主体内效应检验结果显示，不同访视点之间 Fugl-Meyer 关节活动度量表评分、Fugl-Meyer 关节疼痛量表评分、改良 Rankin 量表评分差异均有统计学意义（$P<0.01$）。第 5、6、7 次访视时两组患者 Fugl-Meyer 关节活动度量表评分差异具有统计学意义（$P<0.05$）；第 1、2、3、4 次访视时两组患者 Fugl-Meyer 关节疼痛评分比较，治疗组得分显著低于对照组（$P<0.05$）。各访视点治疗组改良 Rankin 量表评分均显著高于对照组（$P<$

0.01）。结论认为，中医综合康复方案联合西医基础方案治疗中风后关节活动障碍，可显著改善关节活动情况和疼痛情况，效果优于单纯西医基础治疗。

10. 丁勇,赵焰.针刺配合中药冰刺激治疗脑卒中吞咽障碍的疗效观察.世界科学技术-中医药现代化,2022,24(7):2877-2882.

丁勇等探究针刺配合中药冰刺激在缺血性脑卒中吞咽障碍患者中的应用效果。选择缺血性脑卒中吞咽障碍患者 92 例，采用随机数字表法随机分为对照组和观察组各 46 例，对照组患者给予包括吞咽康复训练、冰刺激、神经肌肉电刺激的常规治疗，在此基础上，观察组患者加以针刺配合中药冰刺激治疗，疗程 4 周。评估两组患者临床疗效、吞咽功能、脑血流动力学、表面肌电图结果，并进行安全性评价。结果显示：观察组治疗总有效率为 89.13%，显著高于对照组的 71.74%（$P<0.05$）；治疗后，两组患者吞咽功能[洼田饮水试验评级、标准吞咽功能评定量表（SSA）评分]、脑血流动力学[左右两侧椎动脉和基底动脉的平均血流速度（Vm）、搏动指数（PI）]、表面肌电图（颏下肌群和舌骨下肌群的吞咽时限、最大波幅均明显改善）均较治疗前明显改善，且观察组治疗后的洼田饮水试验评级、SSA 评分、PI 水平、吞咽时限水平显著低于对照组（$P<0.05$），Vm、最大波幅水平显著高于对照组（$P<0.05$）；治疗期间，观察组吸入性肺炎发生率为 6.52%，显著低于对照组的 21.74%（$P<0.05$）。结论认为，针刺配合中药冰刺激治疗缺血性脑卒中吞咽障碍疗效确切，可改善患者吞咽功能、脑血流动力学，有助于重构吞咽反射，值得临床推广。

11. 辛贵乐,王璐,李季,等.浮针结合电针疗法对中风后吞咽障碍患者吞咽功能及表面肌电的影响.中华中医药学刊,2022,40(12):36-40.

辛贵乐等研究浮针结合电针疗法对脑卒中后吞咽障碍患者吞咽功能及表面肌电的影响。筛选收治的 90 例脑卒中后吞咽障碍患者纳入研究，随机分为浮针组、电针组与联合组，每组各 30 例。3 组均给予神经内科常规药物治疗及康复训练，在此基础上，浮针组给予浮针治疗、电针组给予电针治疗、联合组给予浮针结合电针治疗，均治疗 4 周后判定疗效。比较 3 组治疗前后的标准吞咽功能评定量表（SSA）、改良曼恩吞咽能力评估量表（MASA）和吞咽障碍特异性生存质量量表（SWAL - QOL）评分，比较空吞咽、吞咽 5 ml 温水时吞咽肌群的表面肌电信号平均振幅值（AEMG）、平均吞咽时间及治疗期间的安全性。结果显示：联合组的治疗有效率为 96.4%，显著高于浮针组的 75.0%（$\chi^2=5.250,P<0.05$）和电针组的 79.3%（$\chi^2=3.875,P<0.05$）。治疗后，联合组的 SSA 量表评分显著低于浮针组和电针组（$P<0.05$），MASA 和 SWAL - QOL 评量表分显著高于浮针组和电针组（$P<0.05$）。治疗后，联合组在空吞咽和吞咽 5 ml 温水时的 AEMG 值和平均吞咽时间均显著低于浮针组和电针组（$P<0.05$）。联合组误吸、吸入性肺炎等并发症发生率为 7.1%，显著低于浮针组的 28.6%（$\chi^2=4.383,P<0.05$）和电针组的 27.6%（$\chi^2=4.116,P<0.05$）；3 组的不良反应发生率分别为 14.3%、17.2%和 17.9%，组间比较差异均无统计学意义（$P>0.05$）。结论认为，浮针结合电针疗法治疗脑卒中后吞咽障碍疗效显著，能够明显降低患者在吞咽时吞咽肌群的痉挛强度，缩短吞咽时间，从而有效改善患者吞咽功能，提高患者生存质量，且安全性较佳。

12. 谢从坤,卢松.不同频率电针结合康复训练治疗中风后遗症肩关节半脱位疗效临床观察.时珍国医国药,2022,33(8):1942-1943.

谢从坤等比较不同频率电针结合康复训练治疗中风后遗症肩关节半脱位患者的临床疗效。将 120 例中风后遗症肩关节半脱位患者随机分为 2 Hz

组、10 Hz 组、20 Hz 组、30 Hz 组，每组 30 例。所有患者在维持内科基础疾病治疗前提下，均以电针结合康复训练为治疗方法；选用相同腧穴，规定所接电极属性：肩髃（＋）-肩前（－）、肩髎（＋）-臂臑（－）、臑俞（＋）-臑会（－）、肩贞（＋）-天宗（－）、肩井（＋）-巨骨（－）；电针频率分别选用断续波疏波 2 Hz、10 Hz、20 Hz、30 Hz，治疗时间 30 min/次，1 次/天，6 次/周。连续治疗 4 周。观察治疗前后患者肩关节的 Fugl - Meyer 评分、VAS 评分、Barthel 评分以及患侧肩峰与肱骨头间距（AHI），并比较 4 组疗效。结果显示：10 Hz 组总有效率为 96.7%、20 Hz 组总有效率为 93.3%，均优于 2 Hz 组的 70%、30 Hz 组的 66.7%（P 均＜0.05）；治疗后 4 组 Fugl - Meyer 评分、VAS 评分和 Barthel 评分均显著改善（P 均＜0.05），且 10 Hz 组、20 Hz 组优于其他两组（P 均＜0.01）。结论认为，电针断续波 10 Hz 及 20 Hz 频率结合康复训练治疗中风后遗症肩关节半脱位效果优于电针断续波 2 Hz 及 30 Hz 频率，该方法可有效改善中风后遗症肩关节半脱位临床症状，有利于肩关节功能恢复。

13. 陈勇，杜忠衡，陈海燕，等. 分期针刺对缺血性脑卒中患者血清 irisin 水平及神经功能康复的影响. 中国针灸，2022，42（8）：857 - 862.

陈勇等观察分期针刺对缺血性脑卒中患者血清鸢尾素（irisin）水平及神经功能缺损、平衡能力、痉挛程度的影响。将 60 例缺血性脑卒中患者随机分为分期针刺组和常规针刺组，每组各 30 例；另选取同时期体检的 30 名健康受试者作为正常组。两组缺血性脑卒中患者均口服阿司匹林肠溶片（每次 100 mg，每天 1 次，4 周后改为预防剂量 50 mg）治疗。分期针刺组采用分期针刺（按照软瘫期、痉挛期和恢复期、后遗症期分期取穴）结合康复训练，常规针刺组采用分期针刺组中软瘫期针刺结合康复训练，均每日 1 次，每周治疗 5 次，2 周为一疗程，连续治疗 4 个疗程。治疗前及治疗第 2、4、6、8 周，测

定 3 组血清 irisin 水平，比较两组患者美国国立卫生院卒中量表（NIHSS）、Fugl - Meyer 运动功能评定量表平衡功能（FM - B）、综合痉挛量表（CSS）评分，并对两组患者血清 irisin 水平与 NIHSS、FM - B 评分进行相关性分析。结果显示：治疗前两组患者血清 irisin 水平均低于正常组（P＜0.01）；与治疗前比较，两组患者治疗第 2、4、6、8 周血清 irisin 水平、FM - B 评分升高（P＜0.01），NIHSS 评分降低（P＜0.01）。治疗第 4、6、8 周，分期针刺组患者血清 irisin 水平、FM - B 评分高于常规针刺组（P＜0.01，P＜0.05），NIHSS 评分低于常规针刺组（P＜0.01）。治疗后两组患者 CSS 评分均呈先升高后降低的趋势，与治疗前比较，两组患者治疗第 2、4、6、8 周 CSS 评分均升高（P＜0.01）；治疗第 4、6、8 周，分期针刺组患者 CSS 评分低于常规针刺组（P＜0.01）。缺血性脑卒中患者血清 irisin 水平与 NIHSS 评分呈负相关（$r = -0.772$，$P = 0.000$），与 FM - B 评分呈正相关（$r = 0.675$，$P = 0.000$）。研究表明，缺血性脑卒中患者神经功能损伤程度、平衡能力均与血清 irisin 水平相关；分期针刺可提高缺血性脑卒中患者血清 irisin 水平，改善其神经功能、平衡能力和痉挛程度。

14. 罗开亮，金雪明，马书杰，等. 易筋经训练对脑卒中患者平衡功能及足底压力的影响. 康复学报，2022，32（2）：117 - 123.

罗开亮等观察易筋经训练对脑卒中患者睁眼、闭眼状态下静态平衡功能及足底压力变化的影响。选取 2021 年 1 月至 8 月在上海市第二康复医院治疗的脑卒中患者 48 例，采用随机数字表法分为对照组和观察组，每组各 24 例。对照组接受常规康复治疗，包括运动疗法、作业疗法、电疗及针刺治疗等，1 次/天，5 天/周，连续治疗 4 周；观察组在对照组基础上接受易筋经训练，30 min/次，1 次/天，5 天/周，连续治疗 4 周。分别在治疗前后采用 Berg 平衡功能量表（BBS）进行平衡功能评估；采用足底

压力分析系统进行睁眼与闭眼状态下足底压力参数的评估,通过分析系统处理得出患侧足底压力百分比值及包络椭圆参数(长轴长度、短轴长度与面积);记录治疗过程中2组跌倒、肌肉疼痛、血压与心率异常等不良反应发生的情况。结果显示:2组治疗前BBS评分、患侧足底压力百分比值、包络椭圆参数比较均无明显区别,差异无统计学意义($P>$0.05)。与治疗前比较,2组治疗后BBS评分均明显提高;观察组治疗后睁眼与闭眼状态下患侧足底压力百分比值均明显增加,包络椭圆参数值明显减小,差异均有统计学意义($P<$0.05)。与对照组比较,观察组治疗后BBS评分、睁眼与闭眼状态下患侧足底压力百分比值均明显提高,睁眼状态下包络椭圆参数值明显减小,差异具有统计学意义($P<$0.05)。2组均未出现不良事件。研究表明,易筋经训练有助于提高脑卒中患者患侧肢体的负重能力及重心控制的稳定性,改善其平衡功能,值得临床推广应用。

15. 吕倩,梁丰,朱根应,等. 脐针对卒中后尿潴留患者膀胱排空功能的影响. 中国针灸,2022,42(12):1345-1348.

吕倩等在常规治疗基础上,观察脐针对卒中后尿潴留患者膀胱排空功能的影响。将106例符合条件的卒中后尿潴留患者随机分为观察组(53例,脱落3例)和对照组(53例,脱落3例)。对照组患者予药物、导尿及膀胱功能康复训练治疗;在对照组治疗基础上,观察组行脐针治疗,每次30 min,隔日1次,共治疗4周。比较两组患者治疗前后膀胱残余尿量、自主排尿量、导尿次数,并评定临床疗效。结果显示:治疗后两组患者膀胱残余尿量及导尿次数均较治疗前减少($P<$0.01),自主排尿量较治疗前增加($P<$0.01);观察组膀胱残余尿量、导尿次数少于对照组($P<$0.05,$P<$0.01),自主排尿量多于对照组($P<$0.01)。观察组有效率为90.0%,高于对照组的72.0%($P<$0.05)。结论认为,在常规治疗基础上,脐针能有效提高卒中后尿潴留患者膀胱排空功能。

16. 李明哲,魏雷,王鹤,等. 电针曲池、足三里穴对IS大鼠脑功能的影响. 中国康复医学杂志,2022,37(6):721-727.

李明哲等研究电针曲池、足三里穴对MCAO模型大鼠脑功能的影响。将24只SPF级雄性SD大鼠随机分为假手术组(S组)、模型组(M组)和电针组(EA组),记录体质量、神经缺损评分(NDS)、脑血流及造模前(B)、造模后(1天)、造模后(10天)的静息态功能磁共振(rs-fMRI),对比观察电针干预对脑缺血大鼠脑功能康复的影响。结果显示:① NDS评分,M组、EA组2 h、1天、3天、5天、7天均显著高于S组($P<$0.05);M组1天、3天、5天、7天均显著高于EA组($P<$0.05)。② 体质量,S组、EA组3天、5天、7天与B、1天相比显著上升($P<$0.05);M组7天与1天相比显著上升($P<$0.05);M组与S组相比1天时显著下降($P<$0.05);M组与S组、EA组相比5天、7天时均显著下降($P<$0.05)。③ 血流量、红细胞浓度,S组、EA组2 h与B相比显著下降($P<$0.05);S组1天与2 h相比显著上升($P<$0.05);EA组3天与2 h相比显著上升($P<$0.05);M组1天、3天、5天、7天时与其S组、EA组相比均显著下降($P<$0.05)。④ 脑成像中,10天时EA组在健侧小脑、脑干的基于体素的形态学分析(VBM)显著高于S组($P<$0.05)。结论认为,电针早期干预对脑缺血大鼠的脑功能有影响,可能与建立有效的侧支循环及增强神经元活动有关,从而影响运动相关的脑区,具有促进运动功能康复的潜力。

17. 姚奇鹏,廖敏. 电针干预对缺血再灌注模型大鼠的神经保护与神经调节蛋白1/表皮生长因子受体4信号通路的关系. 中国组织工程研究,2022,26(23):3664-3669.

姚奇鹏等研究基于神经调节蛋白1(NRG1)/表

皮生长因子受体4(ErbB4)信号通路观察电针干预对脑缺血再灌注损伤模型大鼠的神经保护作用。取90只SPF级雄性Wistar大鼠,采用改良线栓法制备脑缺血再灌注损伤大鼠模型,并随机分为模型组、非穴位组和穴位组;另取30只大鼠只予以左侧颈部血管的分离作为假手术组。造模后3 h,非穴位组用电针刺激右侧肢体腋横纹下和尾骨尖下3 mm的非穴位处,穴位组用电针刺激曲池和足三里,共治疗7天;假手术组和模型组不予任何治疗,只进行与治疗组相同条件的抓取与固定。造模完成后,以神经功能缺损评分进行模型评价;治疗结束后评价各组大鼠的神经功能缺损评分;检测缺血侧局部脑血流量和血流速度;TTC染色观察并计算脑梗死体积;电镜观察神经元的超微结构;TUNEL染色观察神经细胞凋亡情况;Western blotting检测NRG1/ErbB4通路蛋白表达水平。结果显示:① 与假手术组相比,模型组和非穴位组大鼠的神经功能缺损评分、脑梗死体积、神经细胞凋亡率、NRG1、ErbB4蛋白表达水平明显升高,脑血流量、脑血流速度明显下降($P<0.05$),神经元超微结构异常,模型组与非穴位组间差异无显著性意义($P>0.05$);② 与模型组相比,穴位组大鼠的神经功能缺损评分、脑梗死体积、神经细胞凋亡率明显下降,脑血流量、脑血流速度、NRG1、ErbB4蛋白表达水平明显上升($P<0.05$),神经元超微结构明显改善。结论认为,电针刺激曲池、足三里穴位能够明显改善脑缺血再灌注损伤大鼠的神经功能缺损状态和脑神经元超微结构,抑制神经细胞凋亡,起到神经保护作用,其机制可能与NRG1/ErbB4信号通路的调控有关。

18. 曹志刚,冯海霞,李亚斌,等. 基于大脑半球之间多靶区间歇性θ爆发式磁刺激对脑卒中患者上肢功能的影响. 中国康复理论与实践,2022,28(5):502-507.

曹志刚等探讨脑卒中后多靶区大脑皮质间歇性θ爆发式磁刺激(iTBS)对偏瘫侧上肢功能恢复的影响。纳入2019年11月至2020年8月,甘肃省康复中心医院40例脑卒中患者,随机分为单靶区刺激组($n=20$)和多靶区刺激组($n=20$)。两组均进行临床常规药物治疗和日常康复锻炼。在此基础上,两组均辅以重复经颅磁刺激(iTBS模式)。单靶区刺激组仅刺激患侧脑部初级运动皮质(M1区);多靶区刺激组先刺激健侧大脑同侧小脑半球皮质,5 s后再刺激患侧大脑M1区。每天1次,每周治疗6天,共4周。治疗前和治疗4周后比较两组Fugl-Meyer评定量表-上肢部分(FMA-UE)、上肢动作研究量表(ARAT)、改良Barthel指数(MBI)评分以及上肢体感诱发电位N20(潜伏期、波幅)的变化。结果显示:所有患者均无不良反应发生;治疗后,两组FMA-UE、MBI和ARAT评分,N20潜伏期和波幅均改善($|t|>3.478,|Z|>2.243,P<0.05$),且多靶区刺激组FMA-UE和ARAT评分,N20波幅均明显优于单靶区刺激组($t>2.939,Z=-2.697,P<0.01$)。研究者认为多靶区刺激比单靶区刺激更能改善脑卒中患者偏瘫侧上肢运动功能和患侧N20波幅。

19. 周秋敏,卢倩,陈文莉,等. 镜像神经元康复训练系统不同模式对脑卒中后失语症患者语言功能的影响. 中华物理医学与康复杂志,2022,20(10):894-897.

周秋敏等探讨镜像神经元康复训练系统(MNST)不同训练模式对脑卒中后失语症患者语言功能的影响。将48例脑卒中后失语症患者按照随机数字表法分为常规组、口型组、动作组、联合组,每组各12例。常规组采用常规治疗,每次30 min,每日2次;口型组在每日1次常规治疗的基础上增加30 min的MNST口型观察-复述治疗;动作组在每日1次常规治疗的基础上增加30 min的MNST动作观察-复述治疗;联合组在每日1次常规治疗的基础上进行 30 min 的 MNST 口型观察和动作观察治疗。每周治疗 6 天,共 2 周。治疗前、治疗 2 周后(治疗后),采用西方失语成套测验(WAB)评定 4 组患者的语言功能,并计算转归率。结果显示:与组内治疗前比较,4 组患者治疗后 WAB 自发言语、听理解、复述、命名评分及失语商(AQ)均有所改善($P<0.05$)。组间比较,发现联合组治疗后的自发言语[(11.70±4.23)分]、听理解[(6.77±2.40)分]和 AQ[(62.40±17.20)分]均较其他组改善($P<0.05$),联合组治疗后复述[(7.99±2.20)分]较常规组[6.17±3.36 分]和动作组[(7.14±2.13)分]显著改善($P<0.05$),联合组治疗后命名[(4.76±2.05)分]较常规组[(2.87±1.47)分]和口型组[(3.14±2.19)分]显著改善($P<0.05$)。口型组、动作组的自发言语和 AQ 较常规组显著改善($P<0.05$)。联合组转归率最高(83.3%),常规组转归率最低(25.0%)。结论认为,MNST 的口型模仿和动作观察训练模式均能提高脑卒中后失语症患者的语言功能,两者联合运用在改善患者自发言语、听理解和 AQ 方面的效果更好。

20. 王淑睿,李丽. 小脑间歇性 θ 短阵快速脉冲刺激对脑卒中患者下肢运动功能的影响. 中国康复理论与实践,2022,28(10):1205-1210.

王淑睿等观察小脑间歇性 θ 短阵快速脉冲刺激(iTBS)对脑卒中患者下肢运动功能的影响。选取 2021 年 3 月至 12 月山东中医药大学第二附属医院康复中心脑卒中患者 42 例,按随机数字表法分为对照组和观察组,每组各 21 例。两组均进行常规药物和康复治疗,并行悬吊运动训练,包括躯干控制训练,分离运动强化训练,双下肢交替训练。观察组在悬吊运动训练前,采用小脑 iTBS 模式进行重复经颅磁刺激,每丛 3 个脉冲,丛内频率 50 Hz,丛间频率 5 Hz,刺激 2 s,间歇 8 s,共 600 个脉冲。分别于治疗前和治疗 4 周后采用 Fugl-Meyer 评定量表下肢部分(FMA-LE),Berg 平衡量表

(BBS)和改良 Barthel 指数(MBI)进行评估,并比较运动诱发电位(MEP)潜伏期。结果显示:所有患者均完成康复训练,依从性良好,无不良事件发生。治疗 4 周后,两组 FMA-LE,BBS,MBI 均较治疗前显著提高($|t|>10.053,P<0.001$),观察组 MEP 潜伏期显著下降($t=5.326,P<0.001$),且 FMA-LE、BBS、MEP 潜伏期均明显优于对照组($|t|>3.029,P<0.01$)。结论认为,小脑 iTBS 可以促进脑卒中患者下肢运动功能的恢复。

21. 王璐,钟明华,高呈飞,等. 基于双峰平衡恢复模型探究重复经颅磁刺激治疗脑卒中患者上肢运动功能障碍. 中华物理医学与康复杂志,2022,20(6):503-508.

王璐等观察皮质脊髓束完整性对重复经颅磁刺激(rTMS)治疗脑卒中患者上肢运动障碍的影响。选取在我院治疗的脑卒中恢复期伴偏侧上肢运动功能障碍患者作为研究对象,首先通过弥散张量成像技术(DTI)重建患者双侧皮质脊髓束(CST),分别选取 CST 完整性高(rFA>0.5)及 CST 完整性低(rFA≤0.5)患者各 30 例,采用随机数字表法将其进一步细分为高频组、低频组及对照组,每组各 10 例。所有患者均给予传统康复干预,在此基础上高频组、低频组患者分别给予健侧 M1 区 5 Hz 或 1 Hz rTMS 治疗。于干预前、干预 3 周后分别采用 Fugl-Meyer 运动功能量表上肢部分(FMA-UE)、Wolf 运动功能量表(WMFT)及改良 Barthel 指数(MBI)对各组患者进行疗效评价。结果显示:对 CST 完整性高各亚组患者比较后发现,治疗后高频组、低频组及对照组 FMA-UE、WMFT、MBI 评分均较治疗前明显改善($P<0.05$),并且低频组 FMA-UE、WMFT 及 MBI 评分[分别为(38.10±5.71)分、(43.20±5.32)分和(78.00±11.35)分]亦显著优于高频组及对照组水平($P<0.05$)。对 CST 完整性低各亚组患者比较后发现,治疗后高频组 FMA-UE、WMFT 及 MBI

评分[分别为(12.00±1.40)分、(15.10±1.99)分和(49.00±5.68)分]均优于治疗前及低频组、对照组水平($P<0.05$)。结论认为,对于 CST 完整性高的患者,低频 rTMS 刺激健侧半球 M1 区对改善脑卒中患者上肢运动功能可能更好;对于 CST 完整性低的患者,高频 rTMS 刺激健侧半球 M1 区对促进脑卒中患者上肢运动功能恢复可能更有效。

22. 蒋玙姝,李玮,秦灵芝,等. 重复经颅磁刺激对缺血性脑卒中小鼠神经功能障碍及 NLRP3 表达的影响. 中华物理医学与康复杂志,2022,20(7):577-582.

蒋玙姝等观察重复经颅磁刺激(rTMS)对缺血性脑卒中(IS)小鼠神经功能障碍、NOD 样受体热蛋白结构域相关蛋白 3(NLRP3)及炎性因子表达的影响。采用随机数字表法将 64 只 C57BL/6J 小鼠分为正常对照组、模型组、假刺激组及观察组,每组各 16 只。采用线栓法将模型组、假刺激组及观察组小鼠制成大脑中动脉闭塞(MCAO)模型。观察组小鼠于造模后 24 h 给予低频(1 Hz)rTMS 干预,每天治疗 1 次,连续治疗 7 天;假刺激组小鼠则同期给予假磁刺激干预;模型组及正常对照组小鼠均未给予特殊处理。于 rTMS 干预 7 天后分别对各组小鼠进行 Zea-Longa 评分,采用 TTC 染色法检测小鼠脑梗死面积,采用免疫荧光技术检测脑梗死灶周围区域 NLRP3 表达变化,采用 Western blot 技术检测脑组织中 NLRP3 蛋白表达水平,选用 ELISA 技术检测脑组织中 IL-1β 及 IL-18 表达情况。结果显示:与正常对照组比较,模型组及假刺激组神经功能缺损评分均显著升高($P<0.01$),脑皮质及海马区均出现大片脑梗死灶($P<0.01$),且该区域神经细胞中 NLRP3 蛋白表达明显增强($P<0.01$),IL-1β 及 IL-18 大量释放($P<0.01$);与模型组及假刺激组比较,观察组小鼠神经功能缺损评分明显降低($P<0.05$),脑皮质及海马

区脑梗死灶面积明显缩小($P<0.01$),且神经细胞中 NLRP3 表达明显减弱($P<0.05$),IL-1β 及 IL-18 水平也明显降低($P<0.05$)。结论认为,低频 rTMS 干预可有效促进 IS 小鼠受损神经功能恢复,抑制神经细胞焦亡,减小脑梗死体积,其治疗机制可能与下调神经元中 NLRP3 表达、抑制 IL-1β、IL-18 等炎性因子释放有关。

23. 杨可钦,张立,张春艳,等. 镜像疗法结合全身振动训练对脑卒中后单侧空间忽略的影响. 康复学报,2022,32(1):56-61.

杨可钦等探讨镜像疗法结合全身振动训练对脑卒中后单侧空间忽略患者的康复疗效。纳入 2019 年 10 月至 2020 年 12 月就诊于黑龙江中医药大学附属第二医院康复中心的脑卒中后单侧空间忽略患者 90 例,按照随机分组法分为镜像组、振动组和结合组,每组各 30 例。镜像组采用镜像疗法专用镜盒进行上肢和手部镜像训练,根据患者功能情况的差异,选择不同的动作任务,如修饰、进食、系扣子、翻书、持物训练等,总时间 30 min,1 次/天;振动组采用全身振动训练,应用德国 SVG 公司生产的 Wellengang 振动治疗仪,振动频率 30 Hz,振动幅度 3 mm,总时间 30 min,1 次/天;结合组采用镜像疗法(20 min)+全身振动训练(10 min)的方式。均每周干预 6 天,持续 8 周。3 组分别于治疗前后采用凯瑟琳-波哥量表(CBS)测评患者存在空间忽略的严重程度;采用简易智能精神状态量表(MMSE)测评患者认知功能障碍;采用简化的 Fugl-Meyer 评定量表(FMA)测评患者的上肢运动功能;采用 Barthel 指数量表(BI 指数)测评患者的生活自理能力。结果显示:治疗前 3 组 CBS 评分、MMSE 评分、FMA 评分、BI 评分比较,差异均无统计学意义($P>0.05$);治疗 8 周后,3 组的 CBS 评分均较治疗前明显降低,MMSE 评分、FMA 评分、BI 评分均较治疗前明显升高,但结合组优于镜像组和全身振动组,差异均有统计学意义($P<$

0.05）。因此认为,镜像疗法结合全身振动训练能更有效地改善脑卒中后单侧空间忽略患者的空间忽略程度、认知功能障碍,提高上肢运动功能和生活自理能力。

24. 杨晓龙,曹磊,曲鑫,等. 重症监护环境下实施早期渐进性活动对卒中伴机械通气患者的影响. 中国脑血管病杂志,2022,19(7)：451－459,467.

杨晓龙等探讨在神经重症监护环境下对机械通气的重症卒中患者实施早期渐进性活动的安全性及有效性。回顾性连续纳入 2018 年 4 月至 2019 年 7 月首都医科大学宣武医院神经重症监护病房(NICU)收治符合条件的卒中患者 42 例。根据干预方式的不同,将 42 例患者分为渐进性活动组和常规护理组,每组各 21 例。记录两组患者的总活动次数(渐进性活动组每进行 1 次渐进性活动或常规护理组每进行 1 次翻身扣背活动则记录为 1 次活动次数),收集患者的基线资料(性别、年龄、病史及卒中类型、卒中部位、NIHSS 评分)、有效性评价指标(机械通气时间、谵妄发生率及 NICU 住院时长)及安全性评价指标(不良事件及潜在不良事件发生率)。结果显示：两组患者各项基线资料差异均无统计学意义(均 $P > 0.05$)。安全性指标中,渐进性活动组潜在不良事件发生率(3.52%)明显高于常规护理组(0.65%),差异有统计学意义($\chi^2 = 0.021$,$P = 0.021$)。有效性指标中,渐进性活动组患者的机械通气时间、NICU 住院时长及谵妄发生率均低于常规护理组,组间差异有统计学意义(均 $P < 0.05$)。结论认为,NICU 环境下,在多学科小组协作下实施多维度的早期渐进性活动,能够缩短重症卒中患者的机械通气时间,减少 NICU 住院时长并降低谵妄发生率,虽本次试验未出现不良事件,但早期活动可能导致更多潜在不良事件的发生,在活动实施过程中应更多关注潜在不良事件,以确保活动实施的安全性。

25. 辛蔚,赵绿玉,喻勇,等. 呼吸肌训练联合悬吊技术对老年脑卒中患者腹部肌肉张力及平衡功能的影响. 中国康复医学杂志,2022,37(3)：316－323.

辛蔚等探讨呼吸肌训练联合悬吊技术对老年脑卒中患者腹部肌肉张力和平衡功能的治疗效果。选取符合入选条件的老年脑卒中患者 60 例,随机分为呼吸肌训练组、悬吊技术组和联合训练组,每组各 20 例。3 组患者均接受常规康复治疗,呼吸肌训练组在常规康复治疗的基础上采用呼吸肌抗阻训练,悬吊技术组在常规康复治疗的基础上采用悬吊技术,联合组在常规康复治疗的基础上配合呼吸肌训练和悬吊技术。所有患者均于治疗前和治疗 4 周后分别采用最大吸气压力(MIP)、最大呼气压(MEP)、腹直肌张力和腹外斜肌张力、Berg 平衡量表(BBS)以及脑卒中患者姿势评定量表(PASS)进行疗效评定。结果显示：经过 4 周治疗后,3 组患者的 MIP、MEP、腹直肌张力和腹外斜肌张力、BBS 评分、PASS 评分均较治疗前有明显增加($P < 0.001$);组间比较,联合训练组的 MIP 和 MEP、腹直肌张力、PASS 评分、BBS 评分均明显高于呼吸肌训练组和悬吊技术组($P < 0.05$)。腹外斜肌张力 3 组间差异无显著性意义($P < 0.05$)。结论认为,呼吸肌训练联合悬吊技术对老年脑卒中患者的吸气肌和呼气肌肌力、腹直肌张力、腹外斜肌张力、平衡功能、姿势控制功能改善效果显著,并且较单独使用呼吸肌训练或悬吊技术更有利于老年脑卒中患者的吸气肌和呼气肌肌力、腹直肌张力、平衡功能、姿势控制功能的恢复;临床中推荐对有平衡功能障碍的老年脑卒中患者进行联合悬吊技术的呼吸肌训练。

26. 钱贞,卢同波,何俊,等. 精准化运动处方对脑卒中患者心肺适能及睡眠质量的影响研究. 中国全科医学,2022,25(20)：2468－2474.

钱贞等观察精准化运动处方对脑卒中患者心肺适能及睡眠质量的影响。选取 2020 年 4 月至

2021年8月在常州市德安医院康复科住院的脑卒中患者64例为研究对象。按照随机数字表法将患者分为对照组、试验组，每组各32例。患者进入康复训练前均进行心肺运动试验（CPET）以及匹兹堡睡眠质量指数（PSQI）评估，之后对照组进行常规康复训练，试验组在常规康复训练的基础上，根据CPET客观定量评估的结果制订精准化运动处方，患者进行12周有氧训练。比较康复训练前后CPET主要评估指标、Borg Scale自感劳累分级（呼吸困难、腿部劳累）及睡眠质量。结果显示：试验组患者康复训练12周后峰值摄氧量（VO_2 peak）、峰值摄氧量占预计值百分比（VO_2 peak％pred）、峰值代谢当量（MET peak）、峰值心率（HR peak）、峰值负荷（负荷peak）、无氧阈（AT）高于对照组，Borg Scale自感劳累分级（呼吸困难）、Borg Scale自感劳累分级（腿部劳累）低于对照组（$P < 0.05$）。康复训练12周后试验组患者VO_2 peak、VO_2 peak％pred、MET peak、HR peak、负荷peak、AT高于组内康复训练前，Borg Scale自感劳累分级（呼吸困难）、Borg Scale自感劳累分级（腿部劳累）低于组内康复训练前（$P < 0.05$）。试验组患者康复训练12周后主观睡眠质量、睡眠潜伏期、睡眠持续性、睡眠紊乱、使用睡眠药物、白天功能紊乱评分及PSQI总分均低于对照组（$P < 0.05$）。康复训练12周后试验组患者主观睡眠质量、睡眠潜伏期、睡眠持续性、习惯性睡眠效率、睡眠紊乱、使用睡眠药物、白天功能紊乱评分及PSQI总分均低于组内康复训练前（$P < 0.05$）。研究认为，通过CPET制订的精准化运动处方，能有效提高脑卒中患者的心肺适能、运动强度、运动耐力，改善患者的睡眠质量，并且降低运动疲劳感。

27. 唐晓晓，洪永锋，毛晶，等. 早期不同康复策略对脑卒中患者偏瘫侧上肢功能恢复的影响. 中国康复医学杂志，2022，37（6）：779－783.

唐晓晓等探讨脑卒中早期采取伸肌治疗策略与屈肌治疗策略对患者偏瘫上肢功能恢复的影响。选取符合入组标准的患者48例，随机分为伸肌治疗组和屈肌治疗组，两组均接受除上肢以外部位的常规康复治疗，伸肌治疗组对偏瘫上肢伸肌群（肱三头肌、前臂伸肌群）行电针、肌电生物反馈、手法快扣、运动想象等康复治疗；屈肌治疗组针对上肢屈肌群（肱二头肌、前臂屈肌群）行相同治疗。3周为1疗程，共进行4个疗程康复治疗。分别于治疗前、每疗程结束时进行肱二、肱三头肌的均方根值（RMS）、协同收缩率（CR）、Fugl－Meyer上肢功能（FMA－UE）、改良Barthel指数（MBI）评估。结果显示：每个疗程结束后两组患者肱二、三头肌的RMS值、FMA－UE及MBI评分均显著好转（$P < 0.01$），且组间无明显差异（$P > 0.05$）；第4个疗程结束后伸肌治疗组的伸肘时CR值小于屈肌治疗组（$P < 0.05$）。结论认为，两种早期康复策略对脑卒中患者的上肢肌力、功能及生活自理能力均有明显的治疗效果，但早期采用伸肌治疗策略能更有效地减轻上肢伸肘时的痉挛程度。

28. 丰有燕，权宏磊，郑洁皎. 可变优先级认知-运动双任务训练对老年脑卒中患者平衡功能的影响. 中国康复医学杂志，2022，37（6）：754－759.

丰有燕等探讨可变优先级双任务训练较固定优先级双任务训练对老年脑卒中患者平衡功能的影响。纳入40例老年脑卒中患者随机分为对照组和治疗组，每组各20例。两组均进行常规康复训练，对照组加用固定优先级双任务训练，治疗组加用可变优先级双任务训练，共4周。治疗前后应用Berg平衡量表（BBS），姿势稳定性平衡测试，稳定极限测试，计时起立-行走测试（TUGT），双任务计时起立-行走测试（DTUGT），双任务成本（DTE），跌倒风险测试（FRT）评定两组平衡功能，双任务表现和预防跌倒能力。结果显示：治疗前两组各项评估指标组间比较，差异均无显著性意义（$P > 0.05$）。治疗后两组BBS，姿势稳定性平衡测试，稳定极限测试中的整体、向左、向右、向前左、向前右指标

TUGT、DTUGT、DTE、FRT得分均较治疗前有明显改善（$P<0.05$），且治疗组稳定极限测试中的向前指标较治疗前比较显著提高（$P<0.05$）；治疗组BBS、姿势稳定性平衡测试、稳定极限测试中的整体、向前指标DTUGT、DTE、FRT得分改善程度均优于对照组（$P<0.05$）。研究认为，可变优先级双任务训练较固定优先级双任务训练更有助于改善老年脑卒中患者平衡功能，双任务表现和预防跌倒能力。

29. 王维，韩立影，胡凤娟，等. 多模态运动干预对脑卒中患者下肢肢体功能、心理状态和疲劳状态的影响. 中国现代医学杂志，2022，32(21)：86-91.

王维等探讨多模态运动干预对脑卒中患者下肢肢体功能、心理状态和疲劳状态的影响。选择2020年3月至2022年3月苏州大学附属第一医院康复科收治的98例脑卒中患者，按随机数表法分为对照组和研究组，每组各49例。对照组采用常规康复治疗，研究组在常规康复治疗的基础上采用多模态运动干预。采用简易精神状态检查量表（MMSE）评估认知功能，采用Fugl-Meyer评定量表（FMA）评估肢体功能，采用日常生活能力评定量表-巴氏指数（BI）评定表评估日常生活能力；采用状态-特质焦虑问卷（STAI）评估心理状态，采用一般自我效能感量表（GSES）评估自我效能；采用足印法进行步态分析；采用多维度疲乏量表（MFI-20）评估两组患者疲劳程度。比较两组认知功能、肢体功能、日常生活能力、心理状态和自我效能、步态参数、疲劳程度。结果显示：两组干预后MMSE、FMA、BI、GSES评分均比干预前高，步速、步频均比干预前快，步幅较干预前大，状态焦虑量表（S-AI）、特质焦虑量表（T-AI）、精神疲乏、活动减少、身体疲乏、活动下降、总体疲乏评分均比干预前低（$P<0.05$）；研究组干预后MMSE、FMA、BI、GSES评分均比对照组高，步速、步频均比对照组快，步幅较对照组大，S-AI、T-AI、精神疲乏、活动减少、身体疲乏、活动下降、总体疲乏评分均比对照

组低（$P<0.05$）。结论认为，多模态运动干预应用于脑卒中患者的效果明显，不仅可有效缓解不良情绪和疲劳状态，提高自我效能，还可改善患者下肢运动功能，提高行走能力和日常生活能力。

30. 张远星，陈璐，季翠玲，等. 中青年出血性脑卒中患者功能锻炼依从性的影响因素及路径分析. 护理学报，2022，29(20)：6-10.

张远星等研究中青年出血性脑卒中患者功能锻炼依从性现状，影响因素及其作用路径，以期为医护人员做好中青年出血性脑卒中的运动康复管理提供理论依据。选取2021年7月至2022年5月，采用便利抽样法选取我国北、东、中部3所三级甲等医院神经外科369名中青年出血性脑卒中患者为研究对象。应用一般资料调查表、脑卒中健康信念量表、运动自我效能量表、锻炼计划量表及脑卒中功能锻炼依从性量表进行调查。结果显示：369例患者功能锻炼依从性总分为（43.18 ± 9.57）分，患者功能锻炼依从性与健康信念、运动自我效能、计划分别呈显著正相关（$r=0.529,0.717,0.686$；P均<0.01）；健康信念对运动自我效能、计划和功能锻炼依从性均有直接正向预测作用（$\beta=0.393,0.371,0.155$；P均<0.01）；运动自我效能和计划在健康信念与功能锻炼依从性间呈部分中介作用（$\beta=0.375$，$P<0.01$），中介效应占总效应值的70.75％。结论认为，运动自我效能、计划在患者健康信念和功能锻炼依从性间起中介作用，医护人员应加强对中青年出血性脑卒中患者的健康教育，提升内在驱动力，促使其形成运动计划，进而提高患者的功能锻炼依从性。

31. 彭志锋，马国英，杨靖辉，等. 大鼠缺血再灌注后早期运动干预通过诱导内皮型一氧化氮合酶活化发挥神经保护作用的机制研究. 中国康复医学杂志，2022，37(10)：1301-1305.

彭志锋等探讨早期跑步运动是否通过激活内

皮型一氧化氮合酶(eNOS)在大鼠缺血/再灌注(I/R)损伤中发挥保护作用。取 50 只雄性 SD 大鼠随机分为 5 组：Sham 组、I/R 组、运动＋I/R 组、eNOS 抑制剂(L－NIO)＋I/R 组和运动＋L－NIO＋I/R 组，$n＝10$。I/R 大鼠行大脑中动脉阻塞(MCAO)60 min，再灌 2 天后，运动＋I/R 组和运动＋L－NIO＋I/R 组大鼠在跑步机上连续跑 5 天，每次 30 min。再灌 7 天后，评估各组大鼠神经功能、脑梗死体积，以及梗死周围区和脑血管磷酸化 eNOS(P－eNOS)和磷酸化腺苷酸活化蛋白激酶(P－AMPK)蛋白表达。结果显示：运动＋I/R 组神经行为学评分及脑梗死体积明显低于 I/R 组、L－NIO＋I/R 组和运动＋L－NIO＋I/R 组(P 均＜0.05)；与 I/R 组、L－NIO＋I/R 组和运动＋L－NIO＋I/R 组相比，运动＋I/R 组梗死周围区和脑血管 P－eNOS 和 P－AMPK 蛋白水平较高(P 均＜0.05)。结论认为，早期跑步运动可能通过激活 eNOS 减轻 I/R 大鼠神经血管损伤，改善功能预后。

32. Ma ZZ, Wy JJ, Hua XY, et al. Brain Function and Upper Limb Deficit in Stroke With Motor Execution and Imagery: A Cross-Sectional Functional Magnetic Resonance Imaging Study. Front Neurosci, 2022, 16: 806406.

Motor imagery training might be helpful in stroke rehabilitation. This study explored if a specific modulation of movement-related regions is related to motor imagery (MI) ability. Methods: Twenty-three patients with subcortical stroke and 21 age-matched controls were recruited. They were subjectively screened using the Kinesthetic and Visual Imagery Questionnaire (KVIQ). They then underwent functional magnetic resonance imaging (fMRI) while performing three repetitions of different motor tasks (motor execution and MI). Two separate runs were acquired [motor execution tasks (ME and rest) and motor imagery (MI and rest)] in a block design. For the different tasks, analyses of cerebral activation and the correlation of motor/imagery task-related activity and KVIQ scores were performed. Results: During unaffected hand (UH) active grasp movement, we observed decreased activations in the contralateral precentral gyrus (PreCG), contralateral postcentral gyrus (PoCG) [$P < 0.05$, family wise error (FWE) corrected] and a positive correlation with the ability of FMA-UE (PreCG: $r＝0.46$, $P＝0.028$; PoCG: $r＝0.44$, $P＝0.040$). During active grasp of the affected hand (AH), decreased activation in the contralateral PoCG was observed ($P < 0.05$, FWE corrected). MI of the UH induced significant activations of the contralateral superior frontal gyrus, opercular region of the inferior frontal gyrus, and ipsilateral ACC and deactivation in the ipsilateral supplementary motor area ($P < 0.05$, AlphaSim correction). Ipsilateral anterior cingulate cortex (ACC) activity negatively correlated with MI ability ($r＝-0.49$, $P＝0.022$). Moreover, we found significant activation of the contralesional middle frontal gyrus (MFG) during MI of the AH. Conclusion: Our results proved the dominant effects of MI dysfunction that exist in stroke during the processing of motor execution. In the motor execution task, the enhancement of the contralateral PreCG and PoCG contributed to reversing the motor dysfunction, while in the MI task, inhibition of the contralateral ACC can increase the impaired KVIQ ability. The bimodal balance recovery model can explain our results well. Recognizing neural mechanisms is critical to helping us formulate precise strategies when intervening with electrical or magnetic stimulation.

33. Wang Z, Liu Z, Chen L, et al. Resting-state electroencephalogram microstate to evaluate post-stroke rehabilitation and associate with clinical scales. Front Neurosci, 2022, 16: 1032696.

Stroke is usually accompanied by a range of complications, like post-stroke motor disorders. So far, its evaluation of motor function is developed on clinical scales, such as Fugl-Meyer Assessment (FMA), Instrumental Activities of Daily Living (IADL), etc. These scale results from behavior and kinematic assessment are inevitably influenced by subjective factors, like the experience of patients and doctors, lacking neurological correlations and evidence. Methods: This paper applied a microstate model based on modified k-means clustering to analyze 64-channel electroencephalogram (EEG) from 12 stroke patients and 12 healthy volunteers, respectively, to explore the feasibility of applying microstate analysis to stroke patients. We aimed at finding some possible differences between stroke and healthy individuals in resting-state EEG microstate features. We further explored the correlations between EEG microstate features and scales within the stroke group. Results and Conclusion: By statistical analysis, we obtained significant differences in EEG microstate features between the stroke and healthy groups and significant correlations between microstate features and scales within the stroke group. These results might provide some neurological evidence and correlations in the perspective of EEG microstate analysis for post-stroke rehabilitation and

evaluation of motor disorders. Our work suggests that microstate analysis of resting-state EEG is a promising method to assist clinical and assessment applications.

34. Xie H, Jing J, Ma Y, et al. Effects of simultaneous use of m-NMES and language training on brain functional connectivity in stroke patients with aphasia: A randomized controlled clinical trial. Front Aging Neurosci, 2022, 14: 965486.

The m-NMES had been demonstrated to redistribute brain resources and induce plastic changes in the stroke patients. However, the physiological mechanism and clinical efficacy of m-NMES combination with existing clinical rehabilitation programs remains unclear in patients with aphasia after stroke. This study aimed to investigate the effects of simultaneous use of m-NMES and language training (m-NMES-LT) with on cerebral oscillations and brain connection, as well as the effect on clinical efficacy. Methods: Total 21 right-handed adult patients with aphasia were randomly assigned to language training (LT) group and m-NMES-LT group, and tissue concentration of oxyhemoglobin and deoxyhemoglobin oscillations were measured by functional near-infrared spectroscopy in resting and treatment state during three consecutive weeks. Five characteristic frequency signals (I, $0.6-2$ Hz; II, $0.145-0.6$ Hz; III, $0.052-0.145$ Hz; IV, $0.021-0.052$ Hz; and V, $0.0095-0.021$ Hz) were identified using the wavelet method. The wavelet amplitude (WA) and wavelet phase coherence (WPCO) were calculated to describe the frequency-specific cortical activities. Results: The m-NMES-LT induced significantly higher WA values in contralesional PFC in intervals Ⅰ，Ⅱ，and Ⅴ，and ipsilesional MC in intervals Ⅰ-Ⅴ than the resting state. The WPCO values between ipsilesional PFC-MC in interval Ⅲ-Ⅳ，and between bilateral MC in interval Ⅲ-Ⅳ were significantly higher than resting state. In addition，there was a significant positive correlation between WPCO and Western Aphasia Battery in m-NMES-LT group. Conclusion：The language training combined with neuromuscular electrical stimulation on median nerve could improve and achieve higher clinical efficacy for aphasia. This is attributed to the m-NMES-LT could enhance cortical activation and brain functional connectivity in patients with aphasia，which was derived from myogenic，neurogenic，and endothelial cell metabolic activities.

35. Yang C, Zhang T, Huang K, et al. Increased both cortical activation and functional connectivity after transcranial direct current stimulation in patients with post-stroke：A functional near-infrared spectroscopy study. Front Psychiatry, 2022，13：1046849.

Previous studies have shown that cognitive impairment is common after stroke. Transcranial direct current stimulation（tDCS）is a promising tool for rehabilitating cognitive impairment. This study aimed to investigate the effects of tDCS on the rehabilitation of cognitive impairment in patients with stroke. Methods：Twenty-two mild-moderate post-stroke patients with cognitive impairments were treated with 14 tDCS sessions. A total of 14 healthy individuals were included in the control group. Cognitive function was assessed using the Mini-Mental State Examination

（MMSE）and the Montreal Cognitive Assessment（MoCA）. Cortical activation was assessed using functional near-infrared spectroscopy（fNIRS）during the verbal fluency task（VFT）. Results：The cognitive function of patients with stroke，as assessed by the MMSE and MoCA scores，was lower than that of healthy individuals but improved after tDCS. The cortical activation of patients with stroke was lower than that of healthy individuals in the left superior temporal cortex（lSTC），right superior temporal cortex（rSTC），right dorsolateral prefrontal cortex（rDLPFC），right ventrolateral prefrontal cortex（rVLPFC），and left ventrolateral prefrontal cortex（lVLPFC）cortical regions. Cortical activation increased in the lSTC cortex after tDCS. The functional connectivity（FC）between the cerebral hemispheres of patients with stroke was lower than that of healthy individuals but increased after tDCS. Conclusion：The cognitive and brain functions of patients with mild-to-moderate stroke were damaged but recovered to a degree after tDCS. Increased cortical activation and increased FC between the bilateral cerebral hemispheres measured by fNIRS are promising biomarkers to assess the effectiveness of tDCS in stroke.

36. Wang Z, Li J, Wang X, et al. Effect of transcranial direct-current stimulation on executive function and resting EEG after stroke：A pilot randomized controlled study. J Clin Neurosci, 2022，103：141-147.

The effects of transcranial direct current stimulation（tDCS）on post-stroke executive impairment（PSEI）remain controversial. Resting state electroencephalogram（EEG）can assist in the diagnosis and assessment of executive dysfunction. Objective: We aimed to use EEG to explore the effect of tDCS on executive function among stroke patients. Methods: Twenty-four patients with PSEI were randomly divided into experimental and control groups, which received real and sham stimulation, respectively. Anodal electrical stimulation was applied to the left dorsolateral prefrontal lobe (F3). The stimulation intensity was 2 mA for 20 min once daily for 7 days. Executive function was monitored using neuropsychological scales. Results: The experimental group outperformed the control group in clinical scale results, with significant differences in the following scores: symbol digital modalities test, TMT-A, TMT-B, and digital span test. In the left central zone, theta band power was significantly higher after anodal electrical stimulation than before. Analysis of the correlation between EEG power and psychometric scores revealed that the power change was positively correlated with the scores on the symbol digital modality test ($r = 0.435, P < 0.05$). Conclusion: Anodal tDCS can enhance executive function in patients with PSEI, and tDCS-related improvements are related to the enhancement of theta power in the affected region.

37. Bian M, Shen Y, Huang Y, et al. A non-immersive virtual reality-based intervention to enhance lower-extremity motor function and gait in patients with subacute cerebral infarction: A pilot randomized controlled trial with 1-year follow-up. Front Neurol, 2022, 13: 985700.

This study was conducted to evaluate whether a non-immersive virtual reality (VR)-based intervention can enhance lower extremity movement in patients with cerebral infarction and whether it has greater short-term and long-term effectiveness than conventional therapies (CTs). Materials and Methods: This was a single-blinded, randomized clinical controlled trial. Forty-four patients with subacute cerebral infarction were randomly allocated to the VR or CT group. All intervention sessions were delivered in the inpatient unit for 3 weeks. Outcomes were measured before (baseline) and after the interventions and at 3-month, 6-month and 1-year follow-ups. The outcomes included clinical assessments of movement and balance function using the Fugl-Meyer Assessment of Lower Extremity (FMA-LE) and Berg Balance Scale (BBS), and gait parameters in the sagittal plane. Results: In the VR group, the walking speed after intervention, at 3-month, 6-month, and 1-year follow-ups were significantly greater than baseline ($P = 0.01, < 0.001, 0.007$, and < 0.001, respectively). Compared with baseline, BBS scores after intervention, at 3-month, 6-month, and 1-year follow-ups were significantly greater in both the VR group ($P = 0.006, 0.002, < 0.001$, and < 0.001, respectively) and CT group ($P = 0.001, 0.002, 0.001$, and < 0.001, respectively), while FMA-LE scores after intervention, at 3-month, 6-month, and 1-year follow-ups were significant increased in the VR group ($P = 0.03, < 0.001, 0.003$, and < 0.001, respectively), and at 3-month, 6-month, and 1-year follow-ups in the CT group ($P = 0.02, 0.004$ and < 0.001, respectively). In the VR group, the maximum knee joint angle in the sagittal plane enhanced significantly at 6-month follow-up from that at baseline（$P = 0.04$）. Conclusion：The effectiveness of the non-immersive VR-based intervention in our study was observed after the intervention and at the follow-ups，but it was not significantly different from that of CTs. In sum，our results suggest that non-immersive VR-based interventions may thus be a valuable addition to conventional physical therapies to enhance treatment efficacy.

38. Zhao CG, Ju F, Sun W, et al. Effects of Training with a Brain-Computer Interface-Controlled Robot on Rehabilitation Outcome in Patients with Subacute Stroke: A Randomized Controlled Trial. Neurol Ther, 2022, 11(2): 679 - 695.

Stroke is always associated with a difficult functional recovery process. A brain-computer interface（BCI）is a technology which provides a direct connection between the human brain and external devices. The primary aim of this study was to determine whether training with a BCI-controlled robot can improve functions in patients with subacute stroke. Methods：Subacute stroke patients aged 32 - 68 years with a course of 2 weeks to 3 months were randomly assigned to the BCI group or to the sham group for a 4-week course. The primary outcome measures were Loewenstein Occupational Therapy Cognitive Assessment（LOCTA）and Fugl-Meyer Assessment for Lower Extremity（FMA-LE）. Secondary outcome measures included Fugl-Meyer Assessment for Balance（FMA-B），Functional Ambulation Category（FAC），Modified Barthel Index（MBI），serum brain-derived neurotrophic factor（BDNF）levels and motor-evoked potential

（MEP）. Results：A total of 28 patients completed the study. Both groups showed a significant increase in mean LOCTA（sham：$P < 0.001$，Cohen's $d = -2.972$；BCI：$P < 0.001$，Cohen's $d = -4.266$）and FMA-LE（sham：$P < 0.001$，Cohen's $d = -3.178$；BCI：$P < 0.001$，Cohen's $d = -3.063$）scores. The LOCTA scores in the BCI group were 14.89% higher than in the sham group（$P = 0.049$，Cohen's $d = -0.580$）. There were no significant differences between the two groups in terms of FMA-B（$P = 0.363$，Cohen's $d = -0.252$），FAC（$P = 0.363$），or MBI（$P = 0.493$，Cohen's $d = -0.188$）scores. The serum levels of BDNF were significantly higher within the BCI group（$P < 0.001$，Cohen's $d = -1.167$），and the MEP latency decreased by 3.75% and 4.71% in the sham and BCI groups，respectively. Conclusion：Training with a BCI-controlled robot combined with traditional physiotherapy promotes cognitive function recovery，and enhances motor functions of the lower extremity in patients with subacute stroke. These patients also showed increased secretion of BDNF.

39. Liu Z, He Z, Yuan J, et al. Application of Immersive Virtual-Reality-Based Puzzle Games in Elderly Patients with Post-Stroke Cognitive Impairment: A Pilot Study. Brain Sci, 2022, 13(1): 79.

The society is aging in China，and the cognitive level of elderly post-stroke patients gradually declines. Face-to-face cognitive functional training is no longer sufficient. Immersive virtual reality（IVR）is a promising rehabilitation training device. In this study，we developed an IVR-based puzzle game to explore its effectiveness, feasibility, and safety in elderly stroke patients with cognitive dysfunction. Methods: A total of 30 patients with mild post-stroke cognitive impairment after stroke were randomly assigned to a control or IVR group. Patients in both groups received routine rehabilitation therapy. Patients in the control group received traditional cognitive training, and those in the IVR group received IVR-based puzzle game therapy. Before and after treatment, Montreal cognitive assessment (MOCA), trail-making test-A (TMT-A), digit symbol substitution test (DSST), digital span test (DST), verbal fluency test (VFT), and modified Barthel index (MBI) were evaluated in both groups. In addition, the IVR group was administered a self-report questionnaire to obtain feedback on user experience. Results: There was no significant difference in the baseline data between the two groups. After six weeks of treatment, the cognitive assessment scores were improved in both groups. Moreover, the IVR group showed more improvements than the control group in the DSST ($Z=2.203$, $P=0.028<0.05$, $\eta^2=0.16$); MOCA ($T=1.186$, $P=0.246>0.05$, $d=0.44$), TMT-A ($T=1.791$, $P=0.084>0.05$, $d=0.65$), MBI ($T=0.783$, $P=0.44>0.05$, $d=0.28$), FDST ($Z=0.78$, $P=0.435>0.05$, $\eta^2=0.02$), BDST ($Z=0.347$, $P=0.728>0.05$, $\eta^2=0.004$), and VFT($Z=1.087$, $P=0.277>0.05$, $\eta^2=0.039$) did not significantly improve. The significant difference in DSST represents an improvement in executive function and visual-spatial cognitive characteristics. The other assessment scores did not show such features. Therefore, we did not observe significant

differences through this measure. According to the results of the self-report questionnaire, most of the patients were satisfied with the equipment stability and training content. Several individuals reported mild adverse reactions. Conclusions: This pilot study suggests that IVR-based puzzle games are a promising approach to improve post-stroke cognitive function, especially executive cognitive function, and visual-spatial attention in older adults.

40. Liew SL, Lo BP, Donnelly MR, et al. A large, curated, open-source stroke neuroimaging dataset to improve lesion segmentation algorithms. Sci Data, 2022, 9(1): 1–12.

Accurate lesion segmentation is critical in stroke rehabilitation research for the quantification of lesion burden and accurate image processing. Current automated lesion segmentation methods for T1-weighted (T1w) MRIs, commonly used in stroke research, lack accuracy and reliability. Manual segmentation remains the gold standard, but it is time-consuming, subjective, and requires neuroanatomical expertise. We previously released an open-source dataset of stroke T1w MRIs and manually-segmented lesion masks (ATLAS v1.2, $n=304$) to encourage the development of better algorithms. However, many methods developed with ATLAS v1.2 report low accuracy, are not publicly accessible or are improperly validated, limiting their utility to the field. Here we present ATLAS v2.0 ($n=1\,271$), a larger dataset of T1w MRIs and manually segmented lesion masks that includes training ($n=655$), test (hidden masks, $n=300$), and generalizability (hidden MRIs and masks, $n=316$) datasets. Algorithm development using this larger sample should lead to more robust solutions; the hidden datasets allow for unbiased performance evaluation via segmentation challenges. We anticipate that ATLAS v2.0 will lead to improved algorithms, facilitating large-scale stroke research.

41. Guo L, Zhang B, Wang J, et al. Wearable Intelligent Machine Learning Rehabilitation Assessment for Stroke Patients Compared with Clinician Assessment. J Clin Med, 2022, 11(24): 7467.

In order to solve the shortcomings of the current clinical scale assessment for stroke patients, such as excessive time consumption, strong subjectivity, and coarse grading, this study designed an intelligent rehabilitation assessment system based on wearable devices and a machine learning algorithm and explored the effectiveness of the system in assessing patients' rehabilitation outcomes. The accuracy and effectiveness of the intelligent rehabilitation assessment system were verified by comparing the consistency and time between the designed intelligent rehabilitation assessment system scores and the clinical Fugl-Meyer assessment (FMA) scores. A total of 120 stroke patients from two hospitals participated as volunteers in the trial study, and statistical analyses of the two assessment methods were performed. The results showed that the R2 of the total score regression analysis for both methods was 0.966 7, 95%CI 0.92 - 0.98, $P<0.001$, and the mean of the deviation was 0.30, 95%CI 0.57 - 1.17. The percentages of deviations/relative deviations falling within the mean ± 1.96 SD of deviations/relative deviations were 92.50% and 95.83%, respectively. The mean time for system assessment was 35.00% less than that for clinician assessment, $P<0.05$. Therefore, wearable intelligent machine learning rehabilitation assessment has a strong and significant correlation with clinician assessment, and the time spent is significantly reduced, which provides an accurate, objective, and effective solution for clinical rehabilitation assessment and remote rehabilitation without the presence of physicians.

42. Xie P, Wang Z, Li Z, et al. Research on Rehabilitation Training Strategies Using Multimodal Virtual Scene Stimulation. Front Aging Neurosci, 2022, 14: 892178.

It is difficult for stroke patients with flaccid paralysis to receive passive rehabilitation training. Therefore, virtual rehabilitation technology that integrates the motor imagery brain-computer interface and virtual reality technology has been applied to the field of stroke rehabilitation and has evolved into a physical rehabilitation training method. This virtual rehabilitation technology can enhance the initiative and adaptability of patient rehabilitation. To maximize the deep activation of the subjects motor nerves and accelerate the remodeling mechanism of motor nerve function, this study designed a brain-computer interface rehabilitation training strategy using different virtual scenes, including static scenes, dynamic scenes, and VR scenes. Including static scenes, dynamic scenes, and VR scenes. We compared and analyzed the degree of neural activation and the recognition rate of motor imagery in stroke patients after motor imagery training using stimulation of different virtual scenes, The results show that under the three scenarios, The order of degree of neural activation and the recognition rate of motor imagery from high to low is: VR scenes, dynamic scenes, static scenes. This paper provided the research basis for a virtual rehabilitation strategy that could integrate the motor imagery brain-computer interface and virtual reality technology.

43. Liu G, Wu J, Dang C, et al. Machine Learning for Predicting Motor Improvement After Acute Subcortical Infarction Using Baseline Whole Brain Volumes. Neurorehabil Neural Repair, 2022, 36(1): 38 - 48.

Neuroimaging biomarkers are valuable predictors of motor improvement after stroke, but there is a gap between published evidence and clinical usage. Objective: In this work, we aimed to investigate whether machine learning techniques, when applied to a combination of baseline whole brain volumes and clinical data, can accurately predict individual motor outcome after stroke. Methods: Upper extremity Fugl-Meyer Assessments (FMA-UE) were conducted 1 week and 12 weeks, and structural MRI was performed 1 week, after onset in 56 patients with subcortical infarction. Proportional recovery model residuals were employed to assign patients to proportional and poor recovery groups (34 vs. 22). A sophisticated machine learning scheme, consisting of conditional infomax feature extraction, synthetic minority over-sampling technique for nominal and continuous, and bagging classification, was employed to predict motor outcomes, with the input features being a combination of baseline whole brain volumes and clinical data (FMA-UE scores). Results: The proposed machine learning

scheme yielded an overall balanced accuracy of 87.71% in predicting proportional vs poor recovery outcomes, a sensitivity of 93.77% in correctly identifying poor recovery outcomes, and a ROC AUC of 89.74%. Compared with only using clinical data, adding whole brain volumes can significantly improve the classification performance, especially in terms of the overall balanced accuracy (from 80.88% to 87.71%) and the sensitivity (from 92.23% to 93.77%). Conclusions: Experimental results suggest that a combination of baseline whole brain volumes and clinical data, when equipped with appropriate machine learning techniques, may provide valuable information for personalized rehabilitation planning after subcortical infarction.

44. Wei H, Sheng Y, Peng T, et al. Effect of Pulmonary Function Training with a Respirator on Functional Recovery and Quality of Life of Patients with Stroke. Contrast Media Mol Imaging, 2022, 2022: 6005914.

A stroke is a sudden onset cerebral blood circulation disorder. It occurs in patients with cerebrovascular disease due to various predisposing factors causing stenosis, occlusion, or rupture of intracerebral arteries, which, in turn, causes acute cerebral blood circulation disturbance and clinically manifests as symptoms and signs of excessive or permanent cerebral dysfunction. It can cause serious harm to patients' physical and mental health. This study aimed to evaluate the effect of Breathe-Link breathing trainers on lung function and the ability to perform activities of daily living in patients with stroke. Sixty patients with stroke were randomly divided into two groups. One group was set as the control group and received routine breathing training. The experimental group received a Breathe-Link trainer based on regular training，with rehabilitation training for 12 weeks as the time node. Respiratory muscle strength，respiratory velocity，respiratory capacity，forced vital capacity（FVC），forced expiratory volume in the first second（FEV1），and rate in the first second（FEV1/FVC）were used to evaluate the respiratory function of patients，and the Barthel index was used to evaluate the ability to perform activities of daily living. Improvements in respiratory function and daily living ability were compared between the two groups. After 12 weeks of training，respiratory muscle strength，respiratory velocity，respiratory volume，FVC，FEV1，FEV1/FVC，and Barthel index of patients in the two groups improved compared with those before training（$P<0.05$），and the improvement in the treatment group was better than that in the control group（$P<0.05$）. Breathe-Link breathing trainers can improve lung function and the ability to perform activities of daily living in patients with stroke，and its effect is acceptable. It can be recommended for clinical use.

45. Zhang P, Jiang G, Wang Q, et al. Effects of Early Acupuncture Combined with Rehabilitation Training on Limb Function and Nerve Injury Rehabilitation in Elderly Patients with Stroke：Based on a Retrospective Cohort Study. Biomed Res Int, 2022, 2022（1）：8557936.

A case-control study was conducted to explore the effect of acupuncture combined with rehabilitation training on limb function and nerve injury rehabilitation in elderly patients with stroke. Methods：A total of 72 elderly patients with stroke treated from March 2019 to June 2021 in our hospital were enrolled as the object of study. The clinical data were collected and divided into two groups according to their different treatment methods. The patients cured with routine treatment combined with rehabilitation training were taken as the control group and the patients cured with acupuncture combined with rehabilitation training as the study group. The clinical efficacy was recorded，and the cognition and activities of daily living were evaluated by Terrell Cognitive Assessment scale，limb motor function score，and activities of daily living scale. The National Institutes of Health Stroke Scale（NIHSS）and Glasgow Coma Scale（GCS）were employed to compare the neurological function before and after treatment. Glasgow Outcome Scale（GOS）and Disability Rating Scale（DRS）were adopted to evaluate the functional prognosis. The simplified Fugl-Meyer assessment of motor recovery score was employed to evaluate the limb function of the patients. The Wolf Motor Function Test（WMFT）score was adopted to evaluate the functional rehabilitation effect of the patients. Enzyme-linked immunosorbent assay（ELISA）was adopted to determine the serum neurological function indexes such as nerve growth factor，Smur100B protein，and glial fibrillary acidic protein. The cerebral blood flow（CBF），peak time，average transit time，and cerebral blood volume were measured by CT perfusion imaging，and the incidence of side effects during treatment was recorded. Results：Regarding the recovery of cognitive function and daily function after treatment，after treatment，the MoCA and ADL scores were increased, and the comparison indicated that the MoCA and ADL scores of the study group were remarkably higher compared to the control group ($P<0.05$). With regard to the FMA-UE scores after treatment, the Fugl-Meyer scores were gradually increased, and the Fugl-Meyer scores in the study group were remarkably higher compared to the control group ($P<0.05$) in the next two months. After 2 weeks, 4 weeks, 6 weeks, and 6 weeks of treatment, the WMFT scores gradually increased, and the WMFT score of the study group was remarkably higher compared to the control group. After treatment, the levels of nerve growth factor and S-100B protein were decreased, and the level of glial fibrillary acidic protein was increased. Comparison between the two groups, it indicated the improvement degree of each neurological function index in the study group was remarkably better ($P<0.05$). With regard to cerebral hemodynamic indexes after treatment, 1 week after treatment, the CBF and average transit time of the observation group were remarkably higher compared to the control group, and the levels of cerebral blood volume and peak time were remarkably lower compared to the control group ($P<0.05$). After 4 weeks of treatment, the cerebral hemodynamic indexes of the observation group did not change remarkably, and they were all lower than 1 week after the treatment. In the terms of side effects, 1 case of limb dysfunction, 1 case of swallowing dysfunction, 1 case of electrolyte disturbance, and none of infection in the study group, the incidence of adverse reactions was 8.33%. In the control group, there were 3 cases of limb dysfunction, 2 cases of swallowing

dysfunction, 2 cases of electrolyte disturbance, and 3 cases of infection, and the incidence of adverse reactions was 27.78%. Compared between groups, the incidence of adverse reactions in the study group was lower ($P<0.05$). Conclusion: Early use of acupuncture combined with rehabilitation training has a remarkable therapeutic effect on elderly stroke patients. It can remarkably promote the recovery of the patient's condition, remarkably enhance their neurological function, cognitive function, motor function, and daily life function, and effectively strengthen the patient's prognosis score. It has important clinical application value to reduce the incidence of adverse reactions.

46. Hu S, Wu G, Wu B, et al. Rehabilitative training paired with peripheral stimulation promotes motor recovery after ischemic cerebral stroke. Exp Neurol, 2022, 349: 113960.

Spontaneous recovery of ischemic stroke is very limited and often results in the loss of motor and sensory function. Till now, rehabilitative training is the most widely accepted therapy to improve long-term outcome. However, its effectiveness is often suboptimal, largely due to a sharp decline of neuroplasticity in adults. In this study, we hypothesized that a combination of proprioceptive stimulation and rehabilitative training will promote neuroplasticity and functional recovery post injury. To test this hypothesis, we first established a photothrombotic stroke model that lesions the hindlimb sensorimotor cortex. Next, we demonstrated that injecting Cre-dependent AAV-retro viruses into the dorsal column of PV-Cre mice achieves specific and efficient targeting of proprioceptors. With chemogenetics，this method enables chronic activation of proprioceptors. We then assessed effects of combinatorial treatment on motor and sensory functional recovery. Our results showed that pairing proprioceptive stimulation with rehabilitative training significantly promoted skilled motor，but not tactile sensory functional recovery. This further led to significant improvement when compared to rehabilitation training or proprioceptor stimulation alone. Mechanistically，combinatorial treatment promoted cortical layer V neuronal mTOR activity and sprouting of corticospinal axon into the area where proprioceptive afferents terminate in the denervated side of the spinal cord. Serving as a proof of principle，our study thus provided novel insights into the application of combining proprioceptive stimulation and rehabilitative training to improve functional recovery of ischemic stroke and other traumatic brain or spinal cord injuries.

47. Luk KY, Ouyang HX, Pang MYC. Low-Frequency rTMS over Contralesional M1 Increases Ipsilesional Cortical Excitability and Motor Function with Decreased Interhemispheric Asymmetry in Subacute Stroke：A Randomized Controlled Study. Neural Plast, 2022, 2022：3815357.

To determine the long-term effects of low-frequency repetitive transcranial magnetic stimulation（LF-rTMS）over the contralesional M1 preceding motor task practice on the interhemispheric asymmetry of the cortical excitability and the functional recovery in subacute stroke patients with mild to moderate arm paresis. Methods：Twenty-four subacute stroke patients

were randomly allocated to either the experimental or control group. The experimental group underwent rTMS over the contralesional M1 （1 Hz），immediately followed by 30 minutes of motor task practice （10 sessions within 2 weeks）. The controls received sham rTMS and the same task practice. Following the 2-week intervention period，the task practice was continued twice weekly for another 10 weeks in both groups. Outcomes were evaluated at baseline （T0），at the end of the 2-week stimulation period （T1），and at 12-week follow-up （T2）. Results：The MEP （paretic hand）and interhemispheric asymmetry， Fugl-Meyer motor assessment，Action Research Arm Test，and box and block test scores improved more in the experimental group than controls at T1 （$P<0.05$）. The beneficial effects were largely maintained at T2. Conclusion：LF-rTMS over the contralesional M1 preceding motor task practice was effective in enhancing the ipsilesional cortical excitability and upper limb function with reducing interhemispheric asymmetry in subacute stroke patients with mild to moderate arm paresis. Significance. Adding LF-rTMS prior to motor task practice may reduce interhemispheric asymmetry of cortical excitabilities and promote upper limb function recovery in subacute stroke with mild to moderate arm paresis.

48. Bi Y, Gong Z, Chen W, et al. Cerebral activity manipulation of low-frequency repetitive transcranial magnetic stimulation in post-stroke patients with cognitive impairment. Front Neurol, 2022, 13：951209.

The aim of this study was to evaluate the therapeutic effect of low-frequency repetitive transcranial magnetic stimulation（rTMS）on post-stroke cognitive impairment（PSCI）. Methods：Thirty-six PSCI patients were randomly divided into treatment and control groups of equal size. Both groups were pre-treated with conventional cognitive rehabilitation training. Subsequently, the treatment group was exposed to 1 Hz low-frequency repetitive transcranial magnetic stimulations for 8 weeks, with 5 days per week. Meanwhile, the control group was treated with placebo stimulations. Patients were evaluated via the LOTCA scale assessments and changes in P300 latencies and amplitudes before and after 8 weeks of treatment. Results：Before treatment, there were no significant differences between the two groups in LOTCA scores, P300 latencies, and amplitudes（$P>0.05$）. After treatment, LOTCA scores for both groups improved（$P<0.05$）, and those of the treatment group were higher than those of the control（$P<0.05$）. For both groups, P300 latencies were not only shortened but also had greater amplitudes（$P<0.05$）, and those for the treatment group were significantly shorter and larger than those of the control（$P<0.05$）. Conclusion：As a therapy, rTMS improved cognitive function in PSCI patients, possibly via regulation of neural electrical activity of the cerebral cortex.

49. Li Y, Liu Z, Song Y, et al. M2 microglia-derived extracellular vesicles promote white matter repair and functional recovery via miR-23a-5p after cerebral ischemia in mice. Theranostics, 2022, 12（7）：3553 − 3573.

White matter repair is critical for the cognitive and neurological functional recovery after ischemic stroke. M2 microglia are well-documented to enhance remyelination and their extracellular vesicles（EVs）mediate cellular function after brain injury. However, whether M2 microglia-derived EVs could promote white matter repair after cerebral ischemia and its underlying mechanism are largely unknown. Methods：EVs were isolated from IL-4 treated microglia（M2-EVs）and untreated microglia（M0-EVs）. Adult ICR mice subjected to 90-minute transient middle cerebral artery occlusion received intravenous EVs treatment for seven consecutive days. Brain atrophy volume, neurobehavioral tests were examined within 28 days following ischemia. Immunohistochemistry, myelin transmission electron microscope and compound action potential measurement were performed to assess white matter structural remodeling, functional repair and oligodendrogenesis. The effects of M2-EVs on oligodendrocyte precursor cells（OPCs）were also examined in vitro. EVs' miRNA sequencing, specific miR-23a-5p knockdown in M2-EVs and luciferase reporter assay were used to explore the underlying mechanism. Results：M2-EVs reduced brain atrophy volume, promoted functional recovery, oligodendrogenesis and white matter repair in vivo, increased OPC proliferation, survival and differentiation in vitro. miR-23a-5p was enriched in M2-EVs and could promote OPC proliferation, survival and maturation, while knocking down miR-23a-5p in M2-EVs reversed the beneficial effects of M2-EVs both in vitro and in vivo. Luciferase reporter assay showed that miR-23a-5p directly targeted Olig3. Conclusion：Our results demonstrated that M2 microglia could communicate to OPCs through M2-EVs and promote white matter repair via miR-23a-5p possibly by directly targeting Olig3 after ischemic stroke, suggesting M2-EVs is a novel and promising therapeutic strategy for white matter repair in stroke and demyelinating disease.

50. Liu C, Han S, Zheng J, et al. EphA4 regulates white matter remyelination after ischemic stroke through Ephexin-1/RhoA/ROCK signaling pathway. Glia, 2022, 70(10): 1971 - 1991.

Ischemic stroke, which accounts for nearly 80% of all strokes, leads to white matter injury and neurobehavioral dysfunction, but relevant therapies to inhibit demyelination or promote remyelination after white matter injury are still unavailable. In this study, the middle cerebral artery occlusion/reperfusion (MCAO/R) in vivo and oxygen-glucose deprivation/reoxygenation (OGD/R) in vitro were used to establish the ischemic models. We found that Eph receptor A4 (EphA4) had no effect on the apoptosis of oligodendrocytes using TUNEL staining. In contrast, EphA4 promoted proliferation of oligodendrocyte precursor cells (OPCs), but reduced the numbers of mature oligodendrocytes and the levels of myelin-associated proteins (MAG, MOG, and MBP) in the process of remyelination in ischemic models in vivo and in vitro as determined using PDGFRα-EphA4-shRNA and LV-EphA4 treatments. Notably, conditional knockout of EphA4 in OPCs (EphA4fl/fl + AAV-PDGFRα-Cre) improved the levels of myelin-associated proteins and functional recovery following ischemic stroke. In addition, regulation of remyelination by EphA4 was mediated by the Ephexin-1/RhoA/ROCK signaling pathway.

Therefore, EphA4 did not affect oligodendrocyte (OL) apoptosis but regulated white matter remyelination after ischemic stroke through the Ephexin-1/RhoA/ROCK signaling pathway. EphA4 may provide a novel and effective therapeutic target in clinical practice of ischemic stroke.

（史啸龙　汪文静　李源莉　徐曙天）

二、脑外伤康复

1. 杨二万，田志成，张卓媛，等．PSD - 95/nNOS/CAPON 复合体在重复轻型颅脑损伤致神经退行性变中的作用．空军军医大学学报,2022,43(8)：957 - 962.

杨二万等探讨了突触后致密蛋白 - 95（PSD - 95）/神经元一氧化氮合酶(nNOS)/羧基端 PDZ 结构域结合配体(CAPON)复合体在重复轻型颅脑损伤(rmTBI)致神经退行性变中的作用机制。他们将 50 只雄性 C57 小鼠随机分为对照组、rmTBI 组、rmTBI＋生理盐水组、rmTBI＋抑制剂 ZL006 组、rmTBI＋抑制剂 ZLc002 组,每组各 10 只。对小鼠进行重复打击,打击完成后常规饲养 1 个月,模拟 rmTBI 损伤,rmTBI＋生理盐水组、rmTBI＋抑制剂 ZL006 组、rmTBI＋抑制剂 ZLc002 组分别在打击前 15 min 腹腔注射生理盐水、抑制剂 ZL006、抑制剂 ZLc002。结果显示,与对照组相比,rmTBI 组小鼠出现了认知障碍和神经退行性变,并促进 PSD - 95/nNOS/CAPON 复合体形成。使用 ZL006 和 ZLc002 可分别阻断 PSD - 95 与 nNOS、nNOS 与 PSD - 95 的相互作用,可在不改变 PSD - 95/nNOS/CAPON 复合体组成分子蛋白表达的情况下抑制 PSD - 95/nNOS/CAPON 复合体形成,并且改善 rmTBI 后的认知功能障碍。由此得出结论,rmTBI 促进 PSD - 95/nNOS/CAPON 复合体形成是 rmTBI 后神经退行性变的重要分子病理机制,阻断其相互作用可以改善 rmTBI 导致的认知功能障碍,是治疗 rmTBI 后神经退行性变的潜在靶点。

2. 苗慧涛,陈永汉,宋荣欣,等. Spautin - 1 通过抑制杏仁核区星形胶质细胞焦亡改善小鼠 TBI 后焦虑样行为. 中华神经医学杂志,2022,21(6): 553 - 562.

苗慧涛等探讨了自噬抑制剂 Spautin - 1 对小鼠创伤性颅脑损伤(TBI)后焦虑样行为的影响及其机制。他们将 36 只 C57BL/6 小鼠采用随机数字表法分为假手术组、TBI 组、TBI + 自噬抑制剂 Spautin - 1 组,每组 12 只。后 2 组小鼠采用改良的 Feeney 自由落体硬膜外撞击法建立 TBI 模型。造模后 10 min,TBI + 自噬抑制剂 Spautin - 1 组小鼠侧脑室注射 2 μl Spautin - 1 溶液(10 mmol/L),另外 2 组注射等量溶剂。造模后第 1、7、14 天采用神经系统症状评分(NSS)评估小鼠的运动、感觉和反射功能。造模后第 15、16 天分别采用旷场实验、高架十字迷宫实验评估小鼠的焦虑样行为。造模后第 16 天采用尼氏染色检测小鼠杏仁核区尼氏小体的数量,免疫荧光染色检测小鼠杏仁核区神经元特异性核蛋白(NeuN)阳性细胞数、IL - 18 及 IL - 1β 阳性星形胶质细胞数,Western blotting 实验检测小鼠杏仁核区自噬、焦亡相关蛋白的表达。结果发现:① 造模后第 1、7 天,与假手术组比较,TBI 组、TBI + 自噬抑制剂 Spautin - 1 组小鼠的 NSS 评分增加,差异均有统计学意义($P<0.05$)。② 造模后第 15、16 天,与假手术组比较,TBI 组、TBI + 自噬抑制剂 Spautin - 1 组小鼠旷场实验的跨格次数、中央区停留时间百分比下降,高架十字迷宫实验的进入开放臂次数(OE)百分比、开放臂停留时间(OT)百分比下降;与 TBI 组比较,TBI + 自噬抑制剂 Spautin - 1 组小鼠的跨格次数、中央区停留时间百分比、OE 百分比、OT 百分比升高,差异均有统计学意义($P<0.05$)。③ 与假手术组比较,TBI 组、TBI + 自噬抑制剂 Spautin - 1 组小鼠杏仁核区尼氏小体、NeuN 阳性细胞数减少;与 TBI 组比较,TBI + 自噬抑制剂 Spautin - 1 组小鼠杏仁核区尼氏小体、NeuN 阳性细胞数增加,差异均有统计学意义

($P<0.05$)。④ 与假手术组比较,TBI 组、TBI + 自噬抑制剂 Spautin - 1 组小鼠杏仁核区 IL - 1β、IL - 18 阳性星形胶质细胞百分比增加;与 TBI 组比较,TBI + 自噬抑制剂 Spautin - 1 组小鼠杏仁核区 IL - 1β、IL - 18 阳性星形胶质细胞百分比减少,差异均有统计学意义($P<0.05$)。⑤ 与假手术组比较,TBI 组、TBI + 自噬抑制剂 Spautin - 1 组小鼠杏仁核区 NOD 样受体家族蛋白 3(NLRP3)、活化半胱氨酸天冬氨酸蛋白酶- 1(Caspase - 1)、成孔蛋白 D - N 末端片段(GSDMD - N)、泛素特异性肽酶(USP)13 及 B 淋巴细胞瘤- 2 相互作用蛋白(Beclin1)的表达上调,微管相关蛋白 1 轻链 3(LC3)Ⅱ/LC3Ⅰ值升高;与 TBI 组比较,TBI + 自噬抑制剂 Spautin - 1 组小鼠杏仁核区 NLRP3、活化 Caspase - 1、GSDMD - N、USP13、Beclin1 蛋白的表达下调,LC3Ⅱ/LC3Ⅰ值降低,差异均有统计学意义($P<0.05$)。结论认为,自噬抑制剂 Spautin - 1 能够改善小鼠 TBI 后的焦虑样行为,其机制可能与抑制小鼠杏仁核区星形胶质细胞的自噬依赖性焦亡相关。

3. 张容超,吴涛,杜旭,等. 电针对颅脑损伤大鼠行为学及损伤脑组织细胞凋亡的影响. 针刺研究,2022,47(8): 678 - 683.

张容超等观察了电针对颅脑损伤(TBI)大鼠行为学、损伤脑组织病理形态及细胞凋亡的影响。他们将 SD 大鼠随机分为空白组 10 只及假手术组、模型组、电针组各 30 只,后 3 组进一步分为 3 天、7 天、14 天 3 个亚组,每组 10 只。采用改良 Feeney 自由落体撞击法复制 TBI 大鼠模型。电针组电针内关、曲池、足三里等穴,每次 15 min,1 次/天,共 14 天。治疗第 3、7、14 天,分别评价大鼠的行为学功能(平衡、行走、神经功能和右侧肢体回缩力),HE 染色法观察大鼠损伤脑组织病理形态变化,TUNEL 法检测大鼠损伤脑组织细胞凋亡情况。结果发现:与空白组比较,各时点假手术组大鼠平衡、行走、神经功能评分和右侧肢体回缩力差异均无统

计学意义（$P>0.05$）。模型组大鼠各时点平衡功能、行走功能评分高于假手术组（$P<0.01$，$P<0.05$），神经功能评分、右侧肢体回缩力低于假手术组（$P<0.01$）；治疗 3 天，电针组大鼠神经功能评分、右侧肢体回缩力高于模型组（$P<0.05$）；治疗 7、14 天，电针组平衡功能、行走功能评分低于模型组（$P<0.05$，$P<0.01$），神经功能评分、右侧肢体回缩力高于模型组（$P<0.05$，$P<0.01$）。治疗第 3 天，模型组大鼠受损脑组织渗出液较多，间质水肿，出血较重，出现核固缩和核裂解；治疗第 7 天，模型组大鼠脑损伤区炎性反应、水肿较前减轻；治疗第 14 天，模型组大鼠脑损伤区核固缩现象仍较为明显。电针组大鼠治疗 3 天脑损伤区炎性反应、水肿明显，可见核固缩现象，与模型组间差异不明显；治疗 7、14 天，电针组大鼠损伤脑组织恢复好于模型组。治疗第 3、7、14 天各时间点，模型组脑损伤区细胞凋亡高于假手术组（$P<0.01$）；治疗 7、14 天，电针组脑损伤区细胞凋亡低于模型组（$P<0.01$，$P<0.05$）。结论认为，电针可改善 TBI 大鼠的行为学功能，可能与减轻损伤脑组织细胞凋亡，促进颅脑损伤的康复有关。

4. 张国, 易伟. 人第 10 染色体缺失性磷酸酶张力蛋白同源基因抑制剂 SF1670 对大鼠创伤性脑损伤的神经保护作用. 中华实验外科杂志, 2022, 39 (6): 1114 - 1116.

张国等探究了人第 10 染色体缺失性磷酸酶张力蛋白同源基因（PTEN）抑制剂 SF1670 对大鼠创伤性脑损伤（TBI）的神经保护作用及其机制。他们采用 Feeney's 自由落体硬膜外打击法制作大鼠创伤性脑损伤模型，随机分为假手术组（Sham）、创伤性脑损伤＋溶剂组（TBI＋Vehicle）、创伤性脑损伤＋SF1670 组（TBI＋SF1670）。药物实验组在术前 2 h 通过侧脑室注射 SF1670（$10\ \mu mol/L$，$2\ \mu l$），在术后确定时间取脑组织样本。采用免疫荧光法、蛋白免疫印迹法、脑含水量测定、Fluoro - Jade C 染

色法和动物行为学测试来评价 SF1670 对大鼠创伤性脑外伤的神经保护作用。单因素方差分析进行组间比较。结果发现通过单因素方差分析可以发现相较于 TBI＋Vehicle 处理组（91.41 ± 1.20）%，TBI＋SF1670 组（82.90 ± 0.96）% 可以明显降低大脑含水量（$n=6$，$F=300.896$，$P<0.05$）。TBI＋Vehicle 处理下 p - Akt/t - Akt 最低（0.28 ± 0.05），TBI＋SF1670 组（0.73 ± 0.06）可以明显提高 p - Akt/t - Akt（$n=6$，$F=236.121$，$P<0.05$）。TBI＋Vehicle 处理下 FJC 染色神经元数目最高［（309.18 ± 17.20）个］，TBI＋SF1670 组［（199.63 ± 16.11）个］可以明显降低 FJC 染色神经元数目（$n=6$，$F=612.806$，$P<0.05$）。挂线测试第 14 天，TBI＋SF1670 组［（4.50 ± 0.47）分］与 TBI＋Vehicle 组［（3.40 ± 0.46）分］比较，$SE=0.394$，$P<0.05$；与 TBI＋IV＋SF1670 组［（3.18 ± 0.52）分］比较，$SE=0.762$，$P<0.05$。脚缺陷测试第 14 天，TBI＋SF1670 组（0.10 ± 0.04）与 TBI＋Vehicle 组（0.21 ± 0.04）比较，$SE=0.077$，$P<0.05$；与 TBI＋IV＋SF1670 组（0.24 ± 0.04）比较，$SE=0.082$，$P<0.05$。圆柱体试验第 14 天，TBI＋SF1670 组（0.09 ± 0.04）与 TBI＋Vehicle 组（0.25 ± 0.04）比较，$SE=0.085$，$P<0.05$；与 TBI＋IV＋SF1670 组（0.27 ± 0.04）比较，$SE=0.091$，$P<0.05$。结论认为，PTEN 抑制剂 SF1670 可通过上调磷酸化的 Akt，抑制损伤后神经元死亡，对大鼠创伤性脑损伤发挥神经保护作用。

5. 单闻, 施炜. 集落刺激因子 1 在活化星形胶质细胞条件培养基诱导神经干细胞分化过程中的表达及功能. 中国组织工程研究, 2022, 26 (13): 2069 - 2074.

单闻等探讨了反应性星形胶质细胞对神经干细胞向神经元分化的影响。体外培养 SD 大鼠星形胶质细胞，分为对照组和脂多糖（LPS）刺激组，干预 3 天后，采用 PCR、ELISA、Western blot 检测星形

胶质细胞中集落刺激因子-1(CSF-1)的表达；体外培养 SD 大鼠原代神经干细胞，在成神经元诱导培养基中加入星形胶质细胞条件培养基共培养3天，通过免疫荧光和流式细胞术检测β微管蛋白Ⅲ、胶质纤维酸性蛋白的表达；体外培养原代神经干细胞，在成神经元诱导培养基中加入 CSF-1，重组蛋白干预3天，应用流式细胞技术和免疫荧光检测 CSF-1 对神经干细胞向神经元分化的作用。结果显示：① LPS 刺激后的星形胶质细胞及条件培养基中 CSF-1 表达极低；② LPS 刺激的星形胶质细胞条件培养基与神经干细胞共培养后，抑制了神经干细胞向神经元分化；③ 神经干细胞加入 CSF-1 重组蛋白干预后，促进了神经干细胞向神经元分化。结果表明，LPS 刺激后星形胶质细胞中 CSF-1 分泌水平下调，抑制神经干细胞向神经元分化，而 CSF-1 过表达可促进神经干细胞向神经元分化，对大鼠脑损伤具有修复作用。

6. 董晓阳,陈利薇,王子雯,等. 迷走神经电刺激治疗对脑外伤意识障碍大鼠前额叶皮层 NLRP3 炎症小体表达变化的影响. 中国康复医学杂志,2022,37(5)：587-593.

董晓阳等研究了前额叶皮层 NOD 样受体热蛋白结构域相关蛋白3(NLRP3)炎症小体在迷走神经电刺激(VNS)对脑外伤(TBI)意识障碍大鼠的促醒作用及相关机制。他们将30只 SD 大鼠随机分为3组：TBI组、TBI+VNS组、TBI+VNS+NLRP3组，建立 TBI 意识障碍大鼠模型，应用 VNS 刺激 TBI 意识障碍大鼠，通过意识状态行为学量表评估意识状态水平改变情况，并用 Western-Blot、免疫组织化学技术、QPCR 技术分别检测各组大鼠前额叶皮层 NLRP3、ASC、Caspase-1、Bax、Bcl-2、IL-1β、IL-18 的表达变化。结果显示：TBI 意识障碍大鼠给予 VNS 刺激后意识状态水平得到改善，且前额叶皮层组织中 NLRP3、ASC、Caspase-1、Bax、IL-1β、IL-18 的表达明显低于 TBI 组，Bcl-2 高于 TBI

组；而给予 NLRP3 激动剂后大鼠意识状态水平下降，同时伴随前额叶皮层组织中 ASC、Caspase-1、Bax、TNF-α 的表达升高，Bcl-2 表达降低。结论认为，VNS 改善 TBI 大鼠意识水平的作用机制之一可能是通过抑制前额叶皮层 NLRP3 炎症小体的表达，最终降低神经细胞炎症反应和抗凋亡反应达到神经保护作用。

7. 张春菊,邹璀琳,房金玲. 颅脑外伤术后继发认知功能障碍的风险模型构建. 安徽医专学报,2022,21(6)：138-140.

张春菊等探讨了颅脑外伤术后继发认知功能障碍的危险因素，并构建风险模型。他们选取了医院救治的186例颅脑损伤患者为研究对象，统计术后认知功能障碍发生情况，单因素、多因素分析颅脑外伤术后继发认知功能障碍的影响因素，构建风险模型并进行评价。调查结果显示：186例颅脑损伤患者术后第10天经 MMSE 评分检测发现，认知功能障碍发生率为 14.52%(27/186)；年龄、文化程度、损伤类型、损伤程度、蛛网膜下腔出血、受伤部位是颅脑损伤术后继发认知功能障碍的影响因素($P<0.05$)；建立 Logistic 回归方程模型：logit(P)=-30.589+年龄×1.142-文化程度×0.942+损伤类型×1.155+损伤程度×1.264+蛛网膜下腔出血×1.103+受伤部位为颞叶×1.053,拟合效果较好。结论认为，年龄增加、开放性损伤、重度损伤、蛛网膜下腔出血、受伤部位为颞叶等因素均会增加颅脑损伤术后继发认知功能障碍发生风险，而文化程度为保护因素，临床应及早识别以上因素，加强预防，以降低认知功能障碍发生率。

8. 张晓钰,杨帆,温建忠,等. 静息态脑功能磁共振成像在急性轻型脑外伤中的应用. 中国康复理论与实践,2022,28(9)：1084-1088.

张晓钰等分析了静息态脑功能磁共振成像在

急性轻型脑外伤临床中的应用效果。选取了北京博爱医院 2019 年 5 月至 2021 年 5 月收治的急性轻型脑外伤患者 47 例为观察组,同期行常规体检的健康人 50 例为对照组。采用静息态脑功能磁共振成像采集低频震荡幅度(ALFF),简易精神状态检查(MMSE)、蒙特利尔认知评定(MoCA)、Rivermead 行为记忆功能测试(RBMT)进行评定。结果发现:与对照组相比,观察组 MMSE、MocA、RBMT 评分均显著降低($t > 18.138, P < 0.001$);观察组 ALFF 降低的脑区包括小脑后叶、小脑扁桃体、下半月小叶、右侧颞上回、右侧颞中回、右侧顶叶和右侧中央后回等,ALFF 升高的脑区包括边缘叶、扣带回、楔前叶、左侧小脑、右侧颞上回、右侧颞中回、右侧额上回、右侧额中回和右侧额下回等。结论认为,急性轻型脑外伤患者存在多个脑区异常改变,可能与认知障碍有关。

9. 张雅旋,郭瑞娟,张寅,等. 外周血 S100 钙结合蛋白、Hcy 及神经元特异性烯醇化酶水平与创伤性颅脑损伤患者颅内血肿吸收情况及认知功能的相关性分析. 南京医科大学学报(自然科学版),2022,42(10):1421 - 1425.

张雅旋等探究了外周血 S100 钙结合蛋白、同型半胱氨酸(Hcy)及神经元特异性烯醇化酶(NSE)水平与创伤性颅脑损伤患者颅内血肿吸收情况及认知功能的相关性。选取了 2018 年 1 月至 2020 年 12 月于南京医科大学附属逸夫医院收治的 74 例创伤性颅脑损伤患者为观察组,同期于本院体检的 75 例健康人为对照组。比较两组外周血 S100 钙结合蛋白、Hcy 及 NSE 水平;根据血肿吸收情况和是否发生认知功能障碍,将观察组分为吸收良好组、吸收不良组或有认知功能障碍组、无认知功能障碍组,分别比较各组间 S100 钙结合蛋白、Hcy 及 NSE 水平,分析观察组血肿吸收情况、认知功能与外周血 S100 钙结合蛋白、Hcy 及 NSE 水平的相关性。结果发现:观察组 S100

钙结合蛋白、Hcy 及 NSE 水平明显高于对照组;吸收良好组血清中 S100 钙结合蛋白、Hcy 及 NSE 水平明显低于吸收不良组;血清内 S100 钙结合蛋白、Hcy 及 NSE 水平互为正相关,且均与血肿吸收水平呈负相关,即血肿吸收越好,血清内指标越低;有认知功能障碍组血清中 S100 钙结合蛋白、Hcy 及 NSE 水平明显高于无认知功能障碍组;认知功能障碍和血清内 S100 钙结合蛋白、Hcy 及 NSE 水平均呈正相关,差异均有统计学意义($P < 0.05$)。结论认为,创伤性颅脑损伤患者血肿吸收情况和认知功能与外周血中 S100 钙结合蛋白、Hcy 及 NSE 水平具有明显的相关性,有助于该病的临床诊治。

10. 冯九庚,邹树峰,陈伟. 创伤性颅脑损伤患者血清 M - sec 蛋白的表达与认知功能障碍的相关性研究. 江西医药,2022,57(6):612 - 614.

冯九庚等探讨了创伤性颅脑损伤(TBI)患者在伤后第 1、3、5、7 及 14 天血清 TNF - α、M - sec 的动态变化及其与认知功能障碍的相关性. 他们采用回顾性病例对照研究分析 2017 年 6 至 2019 年 6 月收治的 268 例 TBI 患者的临床资料,分别于伤后第 1、3、5、7、14 天检测患者血清 TNF - α、M - sec 蛋白含量;伤后 6 个月采用 MoCA 评估有无认知功能障碍,并比较各时间点血清 M - sec 含量与 MoCA 评分的相关性。选取 100 例同期健康的体检者作为对照组。结果显示:根据 MoCA 评分,TBI 后 6 个月存在认知功能障碍的 108 例,主要表现为视空间与执行、注意力和计算力、语言能力、抽象能力及延迟记忆等方面障碍($P < 0.05$)。无认知功能障碍组患者 TNF - α、M - sec 在伤后较对照组应激性升高,并在伤后第 14 天之前维持在较高水平($P < 0.05$),而有认知功能障碍组患者血清 TNF - α、M - sec 在伤后第 1、3 天较正常对照组降低($P < 0.05$),并与无功能障碍组差异明显($P < 0.05$);有认知功能障碍组血清 TNF - α、M - sec 在伤后第

5天回升,与无认知功能障碍组无明显差异($P>$0.05)。两实验组均在伤后第14天时与正常组无明显差异($P>$0.05),同时有认知功能障碍组患者伤后第1、3天血清M-sec含量与MoCA评分正相关($P<$0.05)。结论提示,TBI后血清M-sec在急性期内(1~3天)含量的动态变化与认知功能障碍密切相关,并能够预测TBI患者的认知功能预后。

11. 钟俊,刘阳,徐剑峰,等. 事件相关电位P300在颅脑损伤患者认知功能障碍评定中的应用. 四川精神卫生,2022,35(3):241-244.

钟俊等探讨了事件相关电位P300在颅脑损伤患者认知功能障碍评定中的应用价值。选取2021年1月至9月在绵阳市第三人民医院神经外科保守治疗并符合诊断标准的颅脑损伤患者36例作为研究组,同期在医院其他患者家属和护工中招募健康对照组共36名。采用Oddball范式对受试者进行事件相关电位P300检测,采用蒙特利尔认知评估量表(MoCA)和简易精神状态评价量表(MMSE)评定受试者的认知功能。比较两组P300的潜伏期、波幅以及MoCA和MMSE评分,比较P300潜伏期、MoCA和MMSE对颅脑损伤患者认知功能障碍的检出率。结果发现:研究组MoCA和MMSE评分均低于对照组[(18.08±4.29)分 vs.(27.36±1.20)分,(22.53±3.54)分 vs.(28.11±1.09)分,$t=-12.510、-9.041,P$ 均<0.05];研究组P300潜伏期高于对照组[(406.08±26.95)ms vs.(367.08±22.50)ms,$t=6.665,P<0.05$],波幅低于对照组[(7.76±0.90)μV vs.(9.87±0.99)μV,$t=-9.459,P<0.05$]。在研究组中,P300潜伏期阳性检出率和MoCA对认知功能障碍的检出率均高于MMSE对认知功能障碍的检出率($\chi^2=$5.675、7.604,P 均<0.05)。结论认为,事件相关电位P300或许可作为评估颅脑损伤患者认知功能障碍的客观临床指标。

12. Huang L, Kang J, Chen G, et al. Low-intensity focused ultrasound attenuates early traumatic brain injury by OX-A/NF-κB/NLRP3 signaling pathway. Aging (Albany NY), 2022, 14 (18): 7455-7469.

Traumatic brain injury (TBI) is a serious hazard to human health and is characterized by high rates of disability and mortality. It is necessary to explore new effective treatment methods to reduce the impact of TBI on individuals and society. As an emerging neuromodulation technique, ultrasound is used to treat some neurological diseases, but the neuroprotective mechanism of low-intensity focused ultrasound (LIFUS) in TBI remains unclear. We aimed to investigate the protective effects and potential mechanisms of LIFUS in TBI. Methods: A rat model of TBI was established using the free-fall method. After establishing the TBI model, the hypothalamus region was covered with LIFUS radiation, and an orexin receptor 1 (OXR1) antagonist (SB334867) was injected intraperitoneally. Neurobehavioral examination, Nissl staining, hematoxylin and eosin staining of the brain tissue, and brain water content, were performed 3 days later. Western blotting, quantitative real-time polymerase chain reaction, immunofluorescence staining, and immunohistochemical staining, were used to evaluate the neuroprotective mechanisms of LIFUS. Results: LIFUS improved tissue damage, neurological deficits, and brain edema. LIFUS can increase the expression of orexin-A (OX-A) and OXR1, significantly inhibit the activation of nuclear factor-κB(NF-κB) protein and nucleotide-binding domain-like receptor protein 3 (NLRP3) inflammasome after TBI, and reduce the release of pro-inflammatory factors after TBI; however, SB334867 can reverse this effect. Conclusions: This study suggests that LIFUS may play a neuroprotective role by promoting the release of OX-A from the hypothalamus and inhibiting the inflammatory response after TBI through the OX-A/NF-κB/NLRP3 pathway.

13. Yang C, Lang L, He Z, et al. Epidemiological Characteristics of Older Patients with Traumatic Brain Injury in China. J Neurotrauma, 2022, 39(11-12): 850-859.

Increasing traumatic brain injury (TBI) among older adults constitutes a substantial socioeconomic burden, in step with the growing aging global population. Here, we aimed to investigate the profile of geriatric TBI in the CENTER-TBI China registry, a prospective observational study conducted in 56 centers of 22 provinces across China. Patients admitted to the hospital with a clinical diagnosis of TBI were enrolled in the study. Data on demographic characteristics, injury, clinical features, treatments, and survival at discharge were collected and assessed. The primary end point was survival state at discharge. We analyzed a total of 2 415 patients aged $\geqslant$65 years, accounting for 18.34% of the overall population. The median age was 72 years (interquartile range [IQR]: 68-78), and 1 588 (65.76%) were men. Incidental falls (n= 1 044, 43.23%) were the leading cause of TBI, followed by road traffic injuries (n = 1 034, 42.82%). Roads and homes were the main sites of injury. The median Glasgow Coma Scale (GCS) score was 13 (IQR: 9-15); 1 397 (57.85%) patients had mild TBI (GCS 13-15), while 530 (21.95%) and 488 (20.21%) presented with moderate (GCS 9-12) and severe TBI (sTBI; GCS 3-8), respectively. A total of 546 (22.61%) patients underwent intracranial surgery. The overall in-hospital mortality rate was 8.24% (n= 199), and most survivors were transferred home. This study revealed that the demographic patterns and injury mechanisms are changing among elderly patients with TBI in China. More attention should be given to the high incidence of geriatric TBI to improve prevention and management strategies.

14. Chang F, Li H, Li N, et al. Functional near-infrared spectroscopy as a potential objective evaluation technique in neurocognitive disorders after traumatic brain injury. Front Psychiatry, 2022, 13: 903756.

Most patients with neurocognitive disorders after traumatic brain injury (TBI) show executive dysfunction, in which the pre-frontal cortex (PFC) plays an important role. However, less objective evaluation technique could be used to assess the executive dysfunction in these patients. Functional near-infrared spectroscopy (fNIRS), which is a non-invasive technique, has been widely used in the study of psychiatric disorders, cognitive dysfunction, etc. The present study aimed to explore whether fNIRS could be a technique to assess the damage degree of executive function in patients with neurocognitive disorders after TBI by using the Stroop and N-back tasks in PFC areas. We enrolled 37 patients with neurocognitive disorders after TBI and 60 healthy controls. A 22-channel fNIRS device was used to record HbO during Stroop, 1-back and 2-back tasks. The results showed that patients made significantly more errors and had longer response times than healthy controls. There were statistically significant differences in HbO level variation in bilateral frontopolar, bilateral inferior frontal gyrus and left middle temporal gyrus during Stroop color word consistency tasks and in left frontopolar during Stroop color word inconsistency tasks. During 2-back tasks, there were also statistically significant differences in HbO level variation in bilateral frontopolar, bilateral inferior frontal gyrus, bilateral dorsolateral pre-frontal cortex. According to brain activation maps, the patients exhibited lower but more widespread activation during the 2-back and Stroop color word consistency tasks. The fNIRS could identify executive dysfunction in patients with neurocognitive disorders after TBI by detecting HbO levels, which suggested that fNIRS could be a potential objective evaluation technique in neurocognitive disorders after TBI.

15. Chen Y, Wang L, You W, et al. Hyperbaric oxygen therapy promotes consciousness, cognitive function, and prognosis recovery in patients following traumatic brain injury through various pathways. Front Neurol, 2022, 13: 929386.

The aim of this study was to investigate the clinical curative effect of hyperbaric oxygen (HBO) treatment and its mechanism in improving dysfunction following traumatic brain injury (TBI). Methods: Patients were enrolled into control and HBO groups. Glasgow coma scale (GCS) and coma recovery scale-revised (CRS-R) scores were used to measure consciousness; the Rancho Los Amigos scale-revised (RLAS-R) score was used to assess cognitive impairment; the Stockholm computed tomography (CT) score, quantitative electroencephalography (QEEG), and biomarkers, including neuron-specific enolase (NSE), S100 calcium-binding protein beta (S100β), glial fibrillary acidic protein (GFAP), brain-derived neurotrophic factor (BDNF), nerve growth factor (NGF), and vascular endothelial growth factor (VEGF), were used to assess TBI severity. The patients were followed up 6 months after discharge and assessed with the Glasgow outcome scale-extended (GOSE), functional independence measure (FIM), and the disability rating scale (DRS). Results: The CRS-R scores were higher in the HBO group than the control group at 10 days after treatment. The RLAS-R scores were higher in the HBO group than the control group at 10 and 20 days after treatment. The Stockholm CT scores were significantly lower in the HBO group than the control group at 10 days after treatment. HBO depressed the $(\delta+\theta)/(\alpha+\beta)$ ratio (DTABR) of EEG, with lower δ band relative power and higher α band relative power than those in the control group. At 20 days after treatment, the expression of NSE, S100β, and GFAP in the HBO group was lower than that in controls, whereas the expression of BDNF, NGF, and VEGF in the HBO group was higher than that in controls. Six months after discharge, the HBO group had lower DRS scores and higher FIM and GOSE scores than the control group significantly. Conclusions: HBO may be an effective treatment for patients with TBI to improve consciousness, cognitive function and prognosis through decreasing TBI-induced hematoma volumes, promoting the recovery of EEG rhythm, and modulating the expression of serum NSE, S100β, GFAP, BDNF, NGF, and VEGF.

16. Liang P, Xu H, Li S, et al. Virtual Reality-Based Sensory Stimulation for Pediatric Disorders of Consciousness：A Pilot Study. Front Pediatr, 2022, 10：879422.

The purpose of this study was to determine whether virtual reality-based sensory stimulation has the ability to improve the level of consciousness in pediatric disorders of consciousness compared with general rehabilitation. Methods：Thirty subjects were divided into a virtual reality (VR) group ($n=15$) and a control group ($n=15$). Subjects in the VR group received both general rehabilitation and exposure to VR videos；the control group received only general rehabilitation. The Glasgow Coma Scale(GCS)，Coma Recovery Scale-Revised (CRS-R)，and amplitude-integrated electroencephalogram(EEG) (aEEG) were used to measure the clinical behavioral response and neuroelectrophysiology before and after the treatment. The Glasgow Outcome Scale Extended Pediatric Revised (GOS-E Peds) was used to measure the social and personal functional ability after 3 months. Results：After 2 weeks of treatment，the CRS-R and GCS improved in both groups. However, the VR group had better results than the control group in the CRS-R ($P=0.003$) and GCS ($P=0.045$). There were no significant differences on aEEG in the two groups after treatment. According to the GOS-E Peds，the improvement of social and personal functional ability had no significant differences in the two groups. Additionally，there were no obvious adverse reactions in the two group during the treatment. Conclusions：This pilot study indicates potential benefit from the addition of VR to standard rehabilitation in pediatric disorders of consciousness. To further explore the efficacy of VR，a large-sample randomized controlled trial is warranted.

17. Yang Q, Zhang S, Xu Z, et al. The Effectiveness of Trigeminal Nerve Stimulation on Traumatic Brain Injury. Neuromodulation, 2022, 25 (8)：1330－1337.

Trigeminal nerve stimulation (TNS) is a promising strategy in treating diseases of the nervous system. In this study，the effects of TNS on traumatic brain injury (TBI) were investigated in a mouse model. Materials and methods：TBI was induced using a weight-drop device，and TNS treatment was delivered in the first hour after the TBI. Twenty-four hours later，the mice's behavior，brain edema，and expression of inflammatory factors were tested. Functional magnetic resonance imaging also was used to explore the possible effects of TNS on brain activity. Results：TNS alleviates TBI-induced neurological dysfunction in animal behavior tests，besides protecting the blood-brain barrier and reducing the level of brain edema. TNS also effectively reduces the level of tumor necrosis factor-α and interleukin 6 and downregulates the cleaved caspase-3 signaling pathway. A series of brain areas was found to be possibly regulated by TNS，thus affecting the neural functions of animals. Conclusion：This study elucidates the role of TNS as an effective treatment for TBI by inhibiting the occurrence of a secondary brain injury.

18. Li J, Huang B, Wang F, et al. A Potential Prognosis Indicator Based on P300 Brain-Computer Interface for Patients with Disorder of Consciousness. Brain Sci, 2022, 12(11)：1556.

For patients with disorders of consciousness, such as unresponsive wakefulness syndrome

（UWS） patients and minimally conscious state （MCS） patients， their long treatment cycle and high cost commonly put a heavy burden on the patient's family and society. Therefore， it is vital to accurately diagnose and predict consciousness recovery for such patients. In this paper， we explored the role of the P300 signal based on an audiovisual BCI in the classification and prognosis prediction of patients with disorders of consciousness. This experiment included 18 patients： 10 UWS patients and 8 MCS— patients. At the three-month follow-up， we defined patients with an improved prognosis （from UWS to MCS—， from UWS to MCS+， or from MCS— to MCS+） as "improved patients" and those who stayed in UWS/MCS as "not improved patients". First， we compared and analyzed different types of patients， and the results showed that the P300 detection accuracy rate of "improved" patients was significantly higher than that of "not improved" patients. Furthermore， the P300 detection accuracy of traumatic brain injury （TBI） patients was significantly higher than that of non-traumatic brain injury （NTBI， including acquired brain injury and cerebrovascular disease） patients. We also found that there was a positive linear correlation between P300 detection accuracy and CRS-R score， and patients with higher P300 detection accuracy were likely to achieve higher CRS-R scores. In addition， we found that the patients with higher P300 detection accuracies tend to have better prognosis in this audiovisual BCI. These findings indicate that the detection accuracy of P300 is significantly correlated with the level of consciousness， etiology， and prognosis of patients. P300 can be used to represent the preservation level of consciousness in clinical neurophysiology and predict the possibility of recovery in patients with disorders of consciousness.

19. Fu S, Zhao S, Chen H, et al. Insulin-incubated palladium clusters promote recovery after brain injury. J Nanobiotechnology, 2022, 20（1）: 299.

Traumatic brain injury （TBI） is a cause of disability and death worldwide， but there are currently no specific treatments for this condition. Release of excess reactive oxygen species （ROS） in the injured brain leads to a series of pathological changes； thus， eliminating ROS could be a potential therapeutic strategy. Herein， we synthesized insulin-incubated ultrasmall palladium （Pd @ insulin） clusters via green biomimetic chemistry. The Pd@insulin clusters， which were 3.2 nm in diameter， exhibited marked multiple ROS-scavenging ability testified by the theoretical calculation. Pd@insulin could be rapidly excreted via kidney-urine metabolism and induce negligible adverse effects after a long-time treatment in vivo. In a TBI mouse model， intravenously injected Pd@insulin clusters aggregated in the injured cortex， effectively suppressed excessive ROS production， and significantly rescued motor function， cognition and spatial memory. We found that the positive therapeutic effects of the Pd@insulin clusters were mainly attributed to their ROS-scavenging ability， as they inhibited excessive neuroinflammation， reduced cell apoptosis， and prevented neuronal loss. Therefore， the ability of Pd@insulin clusters to effectively eliminate ROS， as well as their simple structure， easy synthesis， low toxicity， and rapid metabolism may facilitate their clinical translation for TBI treatment.

20. Hung SY, Chung HY, Luo ST, et al. Electroacupuncture improves TBI dysfunction by targeting HDAC overexpression and BDNF-associated Akt/GSK-3β signaling. Front Cell Neurosci, 2022, 16：880267.

Acupuncture or electroacupuncture（EA）appears to be a potential treatment in acute clinical traumatic brain injury（TBI）；however，it remains uncertain whether acupuncture affects post-TBI histone deacetylase（HDAC）expression or impacts other biochemical/neurobiological events. Materials and methods：We used behavioral testing，Western blot，and immunohistochemistry analysis to evaluate the cellular and molecular effects of EA at LI4 and LI11 in both weight drop-impact acceleration（WD）- and controlled cortical impact（CCI）-induced TBI models. Results：Both WD- and CCI-induced TBI caused behavioral dysfunction，increased cortical levels of HDAC1 and HDAC3 isoforms，activated microglia and astrocytes，and decreased cortical levels of BDNF as well as its downstream mediators phosphorylated-Akt and phosphorylated-GSK-3β. Application of EA reversed motor，sensorimotor，and learning/memory deficits. EA also restored overexpression of HDAC1 and HDAC3，and recovered downregulation of BDNF-associated signaling in the cortex of TBI mice. Conclusion：The results strongly suggest that acupuncture has multiple benefits against TBI-associated adverse behavioral and biochemical effects and that the underlying mechanisms are likely mediated by targeting HDAC overexpression and aberrant BDNF-associated Akt/GSK-3 signaling.

21. Chen W, Wang G, Yao C, et al. The ratio of serum neuron-specific enolase level to admission glasgow coma scale score is associated with diffuse axonal injury in patients with moderate to severe traumatic brain injury. Front Neurol, 2022, 13：887818.

Moderate to severe traumatic brain injury（TBI）is frequently accompanied by diffuse axonal injury（DAI）. Considering the low sensitivity of computed tomography（CT）examination for microbleeds and axonal damage，identification of DAI is difficult using conventional diagnostic methods in the acute phase. Neuron-specific enolase（NSE）has been demonstrated to be increased in serum following various types of TBI and is already clinically/commercially available. We conjecture that serum NSE level to admission GCS score ratio（NGR）may be a useful indicator for the early diagnosis of DAI. Methods：This study included 115 patients with moderate-to-severe TBI who underwent NSE measurements within 6 h after injury and brain magnetic resonance imaging（MRI）within 30 days. The positive and negative DAI groups were divided according to MRI findings. Results：Among the 115 patients，49（42.6%）were classified into the DAI group and 66（57.4%）patients into the non-DAI group by clinical MRI. The NGR of patients without DAI was found to be significantly lower than those of patients with DAI（$P < 0.0001$）. NGR presented the largest Pearson r value（$r = 0.755$，95% CI 0.664 - 0.824，$P < 0.0001$）and high diagnostic accuracy for DAI［area under the curve（AUC）= 0.9493；sensitivity，90.91%；and specificity, 85.71%]. Patients with TBI presenting with higher NGR were more likely to suffer an unfavorable neurological outcome [6-month extended Glasgow Outcome Scale (GOSE) 1 – 4]. Conclusions: The NGR on admission could serve as an independent predictor of DAI with moderate-to-severe TBI.

22. Kang J, Huang L, Tang Y, et al. A dynamic model to predict long-term outcomes in patients with prolonged disorders of consciousness. Aging (Albany NY), 2022, 14(2): 789 – 799.

It is important to predict the prognosis of patients with prolonged disorders of consciousness (DOC). This study established and validated a nomogram and corresponding web-based calculator to predict outcomes for patients with prolonged DOC. Methods: All data were obtained from the First Affiliated Hospital of Nanchang University and the Shangrao Hospital of Traditional Chinese Medicine. Predictive variables were identified by univariate and multiple logistic regression analyses. Receiver operating characteristic curves, calibration curves, and a decision curve analysis (DCA) were utilized to assess the predictive accuracy, discriminative ability, and clinical utility of the model, respectively. Results: Independent prognostic factors, such as age, Glasgow coma scale score, state of consciousness, and brainstem auditory-evoked potential grade were integrated into a nomogram. The model demonstrated good discrimination in the training and validation cohorts, with area-under-the-curve values of 0.815 (95% CI 0.748 – 0.882) and 0.805 (95% CI 0.727 – 0.883), respectively. The calibration plots and DCA demonstrated good model performance

and clear clinical benefits in both cohorts. Conclusions: Based on our nomogram, we developed an effective, simple, and accurate model of a web-based calculator that may help individualize healthcare decision-making. Further research is warranted to optimize the system and update the predictors.

23. Zhang C, You WD, Xu XX, et al. Nomogram for Early Prediction of Outcome in Coma Patients with Severe Traumatic Brain Injury Receiving Right Median Nerve Electrical Stimulation Treatment. J Clin Med, 2022, 11(24): 7529.

Accurate outcome prediction can serve to approach, quantify and categorize severe traumatic brain injury (TBI) coma patients for right median electrical stimulation (RMNS) treatment, which can support rehabilitation plans. As a proof of concept for individual risk prediction, we created a novel nomogram model combining amplitude-integrated electroencephalography (AEEG) and clinically relevant parameters. Methods: This study retrospective collected and analyzed a total of 228 coma patients after severe TBI in two medical centers. According to the extended Glasgow Outcome Scale (GOSE), patients were divided into a good outcome (GOSE 3 – 8) or a poor outcome (GOSE 1 – 2) group. Their clinical and biochemical indicators, together with EEG features, were explored retrospectively. The risk factors connected to the outcome of coma patients receiving RMNS treatment were identified using Cox proportional hazards regression. The discriminative capability and calibration of the model to forecast outcome were assessed by C statistics, calibration plots, and Kaplan-Meier curves on a personalized nomogram forecasting model. Results: The study included 228 patients who received RMNS treatment for long-term coma after a severe TBI. The median age was 40 years, and 57.8% (132 of 228) of the patients were male. 67.0% (77 of 115) of coma patients in the high-risk group experienced a poor outcome after one year and the comparative data merely was 30.1% (34 of 113) in low-risk group patients. The following variables were integrated into the forecasting of outcome using the backward stepwise selection of Akaike information criterion: age, Glasgow Coma Scale (GCS) at admission, EEG reactivity [normal, absence, or the stimulus-induced rhythmic, periodic, or ictal discharges (SIRPIDs)], and AEEG background pattern (A mode, B mode, or C mode). The C statistics revealed that the nomograms' discriminative potential and calibration demonstrated good predictive ability (0.71). Conclusion: Our findings show that the nomogram model using AEEG parameters has the potential to predict outcomes in severe TBI coma patients receiving RMNS treatment. The model could classify patients into prognostic groups and worked well in internal validation.

24. Zhang LM, Xin Y, Wu ZY, et al. STING mediates neuroinflammatory response by activating NLRP3-related pyroptosis in severe traumatic brain injury. J Neurochem, 2022, 162(5): 444-462.

Long-term neurological deficits after severe traumatic brain injury (TBI), including cognitive dysfunction and emotional impairments, can significantly impair rehabilitation. Glial activation induced by inflammatory response is involved in the neurological deficits post-TBI. This study aimed to investigate the role of the stimulator of interferon genes (STING)-nucleotide-binding oligomerization domain-like receptor pyrin domain-containing-3 (NLRP3) signaling in a rodent model of severe TBI. Severe TBI models were established using weight-drop plus blood loss reinfusion model. Selective STING agonist ADU-S100 or antagonist C-176 was given as a single dose after modeling. Further, NLRP3 inhibitor MCC950 or activator nigericin, or caspase-1 inhibitor VX765, was given as an intracerebroventricular injection 30 min before modeling. After that, a novel object recognition test, open field test, force swimming test, western blot, and immunofluorescence assays were used to assess behavioral and pathological changes in severe TBI. Administration of C-176 alleviated TBI-induced cognitive dysfunction and emotional impairments, neuronal loss, and inflammatory activation of glia cells. However, the administration of STING agonist ADU-S100 exacerbated TBI-induced behavioral and pathological changes. In addition, STING activation exacerbated pyroptosis-associated neuroinflammation via promoting glial activation, as evidenced by increased cleaved caspase-1 and GSDMD N-terminal expression. In contrast, the administration of C-176 showed anti-pyroptotic effects. The neuroprotective effects of C-176 were partially reversed by the NLRP3 activator, nigericin. Collectively, glial STING is responsible for neuroinflammation post-TBI. However, pharmacologic inhibition of STING led to a remarkable improvement of neuroinflammation partly through suppressing NLRP3 signaling. The STING-NLRP3 signaling is a potential therapeutic target in TBI-induced neurological dysfunction.

25. Lei X, Qin D, Zhu G. To Investigate the Effect of Magnetic Resonance Imaging (MRI) and Diffusion Tensor Imaging (DTI) in the Diagnosis of Mild Craniocerebral Injury. Biomed Res Int, 2022, 2022: 8469939.

In order to assess the value of magnetic resonance imaging (MRI) and diffusion tensor imaging (DTI) in microscopic brain scans. Diffusion tensor imaging (DTI) and magnetic resonance spectroscopy (MRI) changes over time in patients with traumatic brain injury (TBI) show a relationship between recovery from coma and overall Glasgow prognostic parameters. The value of DTI combined with MRI in evaluating TBI has been investigated. 10 patients with TBI received 10 evaluations of magnetic resonance imaging, DTI and MRI scans. Thalamic plate nucleus, reticular nucleus, and retinal developmental activity were measured in normal controls and TBI coma (2 – 3 weeks) and mild (> 4 weeks) patients. Anisotropy, mean diffusion coefficient, axial diffusion coefficient, and radial diffusion coefficient were measured using MRI together with acetylaspartic acid, choline, creatinine, and lactic acid. Independent control t-tests were conducted between controls and TBI patients, and 1-test paired between moderate and severe injuries, and regression and correlation were evaluated. Evaluated for all measures and treatments. DTI and MRI scores in TBI patients differed from normal controls. DTI and MRI can predict the prognosis of TBI patients better. The limitations of the thalamus-retinal activation system are gradually restored. axial diffusion coefficient and radial diffusion coefficient can be used to evaluate the reliability of comatose patients with TBI. DTI and MRI scans of the patient's brain can predict recovery and guide treatment in TBI coma patients.

26. Li G, Liu H, He Y, et al. Neurological Symptoms and Their Associations With Inflammatory Biomarkers in the Chronic Phase Following Traumatic Brain Injuries. Front Psychiatry, 2022, 13: 895852.

The underlying biological mechanisms for neurological symptoms following a traumatic brain injury (TBI) remain poorly understood. This study investigated the associations between serum inflammatory biomarkers and neurological symptoms in the chronic phase following moderate to severe TBI. Methods: The serum interleukin [IL]-1β, IL-4, IL-5, IL-6, IL-7, IL-8, IL-10, IL-12p70, and the tumor necrosis factor [TNF]-α in 72 TBI patients 6 months to 2 years post injury were measured. Neurological symptoms including depression, chronic headache, sleep disturbance, irritability, anxiety, and global neurological disability was assessed. The associations between the biomarkers and the neurological symptoms were assessed using correlation and regression analysis. Results: It was found that the most common post-injury symptom was sleep disturbance (84.7%), followed by chronic headaches (59.7%), irritability (55.6%), and depression (54.2%). TNF-α was a protective factor for chronic headache (OR=0.473, 95%CI 0.235 – 0.952). IL-6 was positively associated with sleep disturbance ($r = 0.274$, $P = 0.021$), while IL-5 and IL-12p70 were negatively associated with the degree of global neurological disability ($r=-0.325$，$P=0.006$；$r=-0.319$，$P=0.007$). Conclusion：This study provides preliminary evidence for the association between chronic inflammation with neurological symptoms following a TBI，which suggests that anti-inflammatory could be a potential target for post-TBI neurological rehabilitation. Further research with larger sample sizes and more related biomarkers are still needed，however，to elucidate the inflammatory mechanisms for this association.

（吴 文 王祥龙）

三、脊髓损伤康复

1. 王德正，王威，徐舫舟，等. 伴发神经病理性疼痛的脊髓损伤患者脑电生物标记分析. 中国康复医学杂志，2022，37（11）：1463-1470.

王德正等定量评价伴有神经病理性疼痛的脊髓损伤（SCI）患者在静息和执行运动想象任务时脑电信号的特征，识别脑电生物标记。选取 2020 年 6 月至 2021 年 12 月在山东大学齐鲁医院住院治疗的 SCI 患者，采用利兹神经病理性症状和体征评分（LANSS）评定患者的疼痛程度，分为有疼痛的 PWP（the patients with pain）组，无疼痛的 PNP（the patients without pain）组，健康人作为 AB 对照组（均 $n=9$）。记录受试者静息态左手、右手和双脚运动想象任务态脑电信号。通过改进的 S 变换，分别计算出 θ（4～8 Hz）、α（8～12 Hz）与 β（13～30 Hz）频带的功率谱密度（PSD）和 θ/α 值。比较 3 组患者脑电信号特征，计算与 LANSS 评分的相关性。在睁眼静息状态下，PWP 组多个信道的 θ/α 值明显高于 PNP 组与 AB 组（均 $P<0.05$）。运动想象时，PNP 组多个信道的 α 和 β 频带 PSD 值明显高于 PWP 组和 AB 组（均 $P<0.05$）；在静息状态下及运动想象时，疼痛患者多个信道 α、θ 频带 PSD 值和 θ/α 值与疼痛评分有相关性（均 $P<0.05$）。因

此，脑电图的 θ/α 值可作为 SCI 后神经病理性疼痛的生物标记，且可作为疼痛严重程度的评价指标。

2. 孙志芳，李星楼，孙维震，等. 基于功能性近红外光谱成像技术的脊髓损伤患者脑激活及脑网络改变研究. 中国现代神经疾病杂志，2022，22（11）：956-964.

孙志芳等探讨脊髓损伤患者脑激活及脑网络连接的变化。纳入 2021 年 1 月至 10 月山东大学齐鲁医院收治的 20 例脊髓损伤患者，包括单纯下肢受累 8 例（截瘫组）、四肢均受累 12 例（四肢瘫组），并同期纳入基线资料与脊髓损伤组相匹配的 10 例健康对照者。采用功能性近红外光谱成像（fNIRS）技术收集受试者静息态双侧前额皮质（LPFC/RPFC）、运动皮质（LMC/RMC）和枕叶（LOL/ROL）大脑氧合血红蛋白（HbO_2）数据，广义线性模型计算静息态 $HbO_2\beta$ 值以评估不同检测通道覆盖大脑皮质的激活程度，Pearson 相关分析和偏相关分析计算不同检测通道 $HbO_2\beta$ 值之间的相关性［偏相关系数（r）定义为功能连接强度］，并以此评估脑网络功能连接。结果显示：① 脑激活程度。与对照组相比，四肢瘫组静息态通道2（$t=-2.482$，$P=0.020$）、通道8（$t=-3.315$，$P=0.003$）和通道 16（$t=-2.738$，$P=0.011$）相应脑皮质 $HbO_2\beta$ 值增加，通道 25 相应脑皮质 $HbO_2\beta$ 值减少（$t=2.104$，$P=0.045$），而截瘫组通道 8 相应脑皮质 $HbO_2\beta$ 值增加（$t=-2.475$，$P=0.020$）；与四肢瘫组相比，截瘫组通道 17（$t=2.552$，$P=0.017$）和通道 25（$t=2.342$，$P=0.027$）相应脑皮质 $HbO_2\beta$ 值增加。不同脑区比较，四肢瘫组左侧前额皮质 $HbO_2\beta$ 值增加且显著高于对照组（$t=2.652$，$P=0.013$）。② 不同通道与脑区之间的功能连接数量。不同组别与运动皮质相关的通道对占比依次为截瘫组占 94.12%（32/34）、四肢瘫组占 82.76%（24/29），对照组仅占 74.36%（29/39）。③ 脑区内功能连接强度。与对照组相比，截瘫组（$t=4.572$，

$P=0.000$)和四肢瘫组($t=4.822$,$P=0.000$)右侧运动区功能连接强度减弱。因此结论认为,脊髓损伤后静息态脑激活和脑网络功能连接存在异常,表现为部分脑区局部自发性神经元活动增强、大脑皮质之间及脑区内功能连接异常。

3. 蒋金金,尹凯月,宋娜,等. 多靶点重复磁刺激对脊髓损伤后尿潴留患者的影响. 中华物理医学与康复杂志,2022,44(5):433-436.

蒋金金等观察初级运动皮质和骶神经根多靶点重复磁刺激对脊髓损伤后尿潴留的影响。选取脊髓损伤后尿潴留患者40例,采用随机数字表法将其分为试验组和对照组,每组各20例。两组患者均进行常规治疗和骶神经根重复磁刺激治疗,试验组在此基础上增加双侧初级运动皮质(M1区)重复磁刺激治疗。治疗前、治疗8周后(治疗后),对两组患者的膀胱容量压力指标、残余尿量和生活质量评分进行评定。结果显示,治疗后,两组患者最大膀胱压力、初始尿意时膀胱容量、残余尿量及生活质量评分均较组内治疗前显著改善($P<0.05$)。试验组治疗后初始尿意时膀胱容量[(182.5±42.3)ml]、残余尿量[(179.0±85.4)ml]及生活质量评分[(3.0±1.1)分]较对照组改善优异,差异有统计学意义($P<0.05$)。两组患者治疗后最大膀胱压力比较,差异无统计学意义($P>0.05$)。因此,初级运动皮质和骶神经根多靶点重复磁刺激能够显著改善脊髓损伤后尿潴留患者膀胱的感觉功能,减少残余尿量,提高生活质量。

4. 夏晓昧,蒋孝翠,赵秦,等. 序贯应用全身振动训练和下肢康复机器人训练对不完全性脊髓损伤患者下肢功能的影响. 江苏医药,2022,48(8):801-804.

夏晓昧等探讨序贯应用全身振动训练(WBVT)和下肢康复机器人训练对不完全性脊髓损伤(ISCI)患者下肢功能的影响。将32例ISCI患者随机分为试验组和对照组,每组各16例。两组患者进行相同康复训练项目。试验组患者在进行WBVT后序贯进行下肢康复机器人训练,两种训练项目之间无时间间隔;对照组进行WBVT和下肢康复机器人训练存在时间间隔。比较两组治疗前和治疗8周后评估卒中患者运动功能评估量表(MAS)评分、Berg平衡量表(BBS)评分及脊髓损伤步行指数(WISCI)Ⅱ评分。结果显示,治疗前,两组MAS评分、BBS评分和WISCIⅡ评分无统计学差异($P>0.05$);与治疗前相比,治疗后试验组和对照组患者MAS评分降低($P<0.01$),BBS评分和WISCIⅡ评分升高($P<0.01$),且试验组改善更明显($P<0.01$或$P<0.05$)。因此,序贯应用WBVT和下肢康复机器人训练能够更有效地降低ISCI患者踝关节跖屈肌群肌张力,提高平衡能力和步行能力。

5. 汤艳,徐军,洪永锋. 脑机接口训练用于脊髓损伤患者下肢运动功能改善的效果. 实用医学杂志,2022,38(21):2709-2714.

汤艳等探讨脑机接口训练用于脊髓损伤患者下肢运动功能改善的效果。选取安徽医科大学第二附属医院康复医学科进行治疗的脊髓损伤患者60例,分为对照组30例和研究组30例。两组均接受常规康复训练,研究组在常规康复训练的基础上接受脑机接口训练。采用改良Barthel指数(MBI)评估两组患者的日常生活活动能力(ADL),采用功能性步行量表(FAC)评估步行功能,并行静息态功能磁共振成像(rs-fMRI),相关性分析采用Pearson检验。结果显示:干预2、4周后两组BBS评分、ASIA运动和感觉评分、MBI评分均优于干预前,其中干预4周后变化更明显($P<0.05$);干预2、4周后两组股四头肌和腘绳肌MMT、FAC 3级及以上患者均增加,其中干预4周后增加更多($P<0.05$);干预2、4周后研究组各指标变化更明显($P<0.05$)。干预4周后研究组患者左侧中央前回

背侧(BA4L)/右侧前颞横回(BA41R)、左侧顶叶前梨状皮质(BA5L)/右侧额叶下脚后区(BA48R)间的 FC 值均明显高于干预前($P<0.05$)，且与 BBS 评分、ASIA 运动和感觉评分、MBI 评分均呈正相关($P<0.05$)。因此，在常规康复训练基础上给予脑机接口训练有助于改善脊髓损伤患者的下肢运动、感觉功能和生存质量，对提高平衡和步行功能有一定促进作用。

6. 李冰，张朝霞，冯晓东，等. 眼针对不完全性脊髓损伤患者体感诱发电位及运动诱发电位的影响. 针刺研究，2022，47(4)：329－335.

李冰等观察眼针对不完全性脊髓损伤(SCI)患者体感诱发电位(SEP)、运动诱发电位(MEP)的影响，评价其临床疗效。根据随机数字表法将 90 例不完全性 SCI 患者随机分为运动治疗组、眼针组、联合治疗组，每组各 30 例。运动治疗组给予常规运动治疗和作业治疗，30 min/次；眼针组取双侧上焦区、下焦区、肝区和肾区进行眼针治疗，20 min/次；联合治疗组给予运动治疗组和眼针治疗组相同的治疗方法。3 组治疗均为 1 次/天，7 天为 1 个疗程，共治疗 4 个疗程。按照美国脊髓损伤协会分级标准评定各组患者脊髓损伤分级、临床疗效及运动功能、感觉功能，用改良的 Barthel 指数(MBI)评分评价其日常生活活动能力，用 ViKing Quest 型肌电诱发电位仪测定其 SEP 和 MEP 潜伏期。结果显示：运动治疗组总有效率为 56.7%(17/30)，眼针组总有效率为 66.7%(20/30)，联合治疗组总有效率为 90.0%(27/30)，联合治疗组总有效率高于运动治疗组和眼针组($P<0.05$)。与本组治疗前比较，治疗后 3 组患者的运动功能、轻触觉和针刺觉评分均升高($P<0.05$)，运动治疗组和联合治疗组 MBI 评分升高($P<0.05$)，3 组患者 SEP 的 N11、N20、N23、P38 和 MEP 的皮质手区、C7 棘突旁(Csp)、皮质腿区、腰(L)4～L5 棘突旁(Lsp)潜伏期均缩短($P<0.05$)。治疗后与运动治疗组比较，眼针组运动功能评分升高($P<0.05$)，MBI 评分降低($P<0.05$)，MEP 的皮质手区、Csp、皮质腿区、Lsp 潜伏期均缩短($P<0.05$)。治疗后与运动治疗组、眼针组比较，联合治疗组运动功能、轻触觉、针刺觉及 MBI 评分均升高($P<0.05$)，SEP 的 N11、N20、N23、P38 及 MEP 的皮质手区、Csp、皮质腿区、Lsp 潜伏期均缩短($P<0.05$)。因此，眼针联合运动治疗可明显提高不完全性 SCI 患者脊髓和大脑皮层运动和感觉神经传导的兴奋性，可有效促进患者运动和感觉功能恢复，提高日常生活活动能力。

7. 宋晨，李江，韩超，等. 不同频率功能性磁刺激对脊髓损伤后尿潴留患者排尿功能的影响. 中华物理医学与康复杂志，2022，44(1)：57－61.

宋晨等观察不同频率功能性磁刺激(FMS)作用于骶 3(S3)神经根对脊髓损伤后尿潴留患者排尿功能恢复的影响。纳入 45 例脊髓损伤后神经源性膀胱的患者，根据患者选择治疗方法的不同，按随机数字表法分为 5 Hz 组(采用 5 Hz 频率 FMS 治疗)、20 Hz 组(采用 20 Hz 频率 FMS 治疗)和假刺激组(采用与 5 Hz 组同参数同部位的假刺激治疗)，每组 15 例，最终 5 Hz 组中有 1 例因患者原因退出，共 44 例完成本研究。3 组患者均在常规膀胱功能干预的基础上给予不同频率下刺激 S3 神经根的 FMS 治疗，其中 5 Hz 组给予频率 5 Hz FMS 治疗，20 Hz 组给予频率 20 Hz FMS 治疗，假刺激组给予与 5 Hz 组相同参数、相同部位的刺激，加用假刺激拍，3 组刺激部位均为 S3 神经根区，每日治疗均为 20 min，每周 5 干预 5 天，共治疗 4 周。分别于治疗前和治疗 4 周后(治疗后)，分别给予患者膀胱压力容量评定、肌电图检查，并详细记录治疗期间的排尿日记。结果显示：治疗后，5 Hz 组和 20 Hz 组患者的膀胱容量、膀胱压力、残余尿量、日均导尿次数、日均排尿次数、平均单次排尿量、H 反射潜伏期和波幅、F 波潜伏期和引出率均较组内治疗前均有明显改善($P<0.05$),假刺激组治疗前后差异无统计学意义($P>0.05$)。治疗后,5 Hz组和20 Hz组的膀胱容量、膀胱压力、残余尿量、日均导尿次数、日均排尿次数、平均单次排尿量、H反射潜伏期和波幅、F波潜伏期和引出率分别与假刺激组相比,组间差异有统计学意义($P<0.05$);治疗后,20 Hz组患者的残余尿量、日均排尿次数、平均单次排尿量、H反射潜伏期和波幅分别与5 Hz组比较,组间差异亦有统计学意义($P<0.05$)。因此,得出结论,5 Hz和20 Hz的FMS作用于S3神经根均可有效改善脊髓损伤后神经源性膀胱患者的排尿功能,且20 Hz组的治疗效果明显优于5 Hz组。

8. Zhao C, Rao JS, Duan HM, et al. Chronic spinal cord injury repair by NT3-chitosan only occurs after clearance of the lesion scar. Signal Transduct Target Ther, 2022, 7(1): 184.

Spinal cord injury(SCI) is a severe damage usually leading to limb dysesthesia, motor dysfunction, and other physiological disability. We have previously shown that NT3-chitosan could trigger an acute SCI repairment in rats and non-human primates. Due to the negative effect of inhibitory molecules in glial scar on axonal regeneration, however, the role of NT3-chitosan in the treatment of chronic SCI remains unclear. Compared with the fresh wound of acute SCI, how to handle the lesion core and glial scars is a major issue related to chronic-SCI repair. Here we report, in a chronic complete SCI rat model, establishment of magnetic resonance-diffusion tensor imaging (MR-DTI) methods to monitor spatial and temporal changes of the lesion area, which matched well with anatomical analyses. Clearance of the lesion core via suction of cystic tissues and trimming of solid scar tissues before

introducing NT3-chitosan using either a rigid tubular scaffold or a soft gel form led to robust neural regeneration, which interconnected the severed ascending and descending axons and accompanied with electrophysiological and motor functional recovery. In contrast, cystic tissue extraction without scar trimming followed by NT3-chitosan injection, resulted in little, if any regeneration. Taken together, after lesion core clearance, NT3-chitosan can be used to enable chronic-SCI repair and MR-DTI-based mapping of lesion area and monitoring of ongoing regeneration can potentially be implemented in clinical studies for subacute/chronic-SCI repair.

9. Li LM, Mu JF, Zhang Y, et al. Stimulation by Exosomes from Hypoxia Preconditioned Human Umbilical Vein Endothelial Cells Facilitates Mesenchymal Stem Cells Angiogenic Function for Spinal Cord Repair. ACS Nano, 2022, 16(7): 10811-10823.

Revascularization treatment is a critical measure for tissue engineering therapies like spinal cord repair. As multipotent stem cells, mesenchymal stem cells (MSCs) have proven to regulate the lesion microenvironment through feedback to the microenvironment signals. The angiogenic capacities of MSCs have been reported to be facilitated by vein endothelial cells in the niche. As emerging evidence demonstrated the roles of exosomes in cell-cell and cell-microenvironment communications, to cope with the ischemia complication for treatment of traumatic spinal cord injury, the study extracts the microenvironment factors to stimulate angiogenic MSCs through using exosomes (EX) derived from hypoxic preconditioned (HPC) human umbilical vein endothelial cells (HUVEC). The HPC treatment with a hypoxia time segment of only 15 min efficiently enhanced the function of EX in facilitating MSCs angiogenesis activity. MSCs stimulated by HPC-EX showed significant tube formation within 2 h, and the in vivo transplantation of the stimulated MSCs elicited effective nerve tissue repair after rat spinal cord transection, which could be attributed to the pro-angiogenic and anti-inflammatory impacts of the MSCs. Through the simulation of MSCs using HPC-tailored HUVEC exosomes, the results proposed an efficient angiogenic nerve tissue repair strategy for spinal cord injury treatment and could provide inspiration for therapies based on stem cells and exosomes.

10. Chen YX, Zuliyaer T, Liu B, et al. Sodium selenite promotes neurological function recovery after spinal cord injury by inhibiting ferroptosis. Neural Regen Res, 2022, 17 (12): 2702 - 2709.

Ferroptosis is a recently discovered form of iron-dependent cell death, which occurs during the pathological process of various central nervous system diseases or injuries, including secondary spinal cord injury. Selenium has been shown to promote neurological function recovery after cerebral hemorrhage by inhibiting ferroptosis. However, whether selenium can promote neurological function recovery after spinal cord injury as well as the underlying mechanism remain poorly understood. In this study, we injected sodium selenite ($3\,\mu L$, $2.5\,\mu M$) into the injury site of a rat model of T10 vertebral contusion injury 10 minutes after spinal cord injury modeling. We found that sodium selenite treatment greatly decreased iron concentration and levels of the lipid peroxidation products malondialdehyde and 4-hydroxynonenal. Furthermore, sodium selenite increased the protein and mRNA expression of specificity protein 1 and glutathione peroxidase 4, promoted the survival of neurons and oligodendrocytes, inhibited the proliferation of astrocytes, and promoted the recovery of locomotive function of rats with spinal cord injury. These findings suggest that sodium selenite can improve the locomotive function of rats with spinal cord injury possibly through the inhibition of ferroptosis via the specificity protein 1/glutathione peroxidase 4 pathway.

11. He WH, Zhang XX, Li XZ, et al. A decellularized spinal cord extracellular matrix-gel/ GelMA hydrogel three-dimensional composite scaffold promotes recovery from spinal cord injury via synergism with human menstrual blood-derived stem cells. J Mater Chem B, 2022, 10(30): 5753 - 5764.

Spinal cord injury (SCI), as a serious disabling disease, is still haunted by lacking of effective treatments. We previously found that transplantation of menstrual blood-derived mesenchymal stem cells (MenSCs) promoted axon regeneration in rats with SCI, while the abominable microenvironment after the SCI inhibited the survival of stem cells after transplantation. Biomaterials can support the activity of stem cells and accelerate the functional reconstruction of the injured spinal cord. In this study, we constructed a novel composite scaffold consisting of the decellularized spinal cord extracellular matrix-gel (DSCG) and the GelMA hydrogel, which harbored high water retention, wettability, degradability and soft mechanical property. In vitro, the DSCG/GelMA composite scaffold provided a dual bionic microenvironment with optimized bioactive components and favorable microstructures for the adhesion, proliferation and differentiation of MenSCs. After that, we prepared MenSC-encapsulated DSCG/GelMA composite scaffolds to bridge the 2 mm gap in rats with completely transected SCI. The in vivo esults showed that the combined use of the DSCG/GelMA composite scaffold with MenSCs improved the motor function, reduced the inflammatory response, promoted neuronal differentiation, and inhibited the proliferation of reactive astrocytes after spinal cord injury. Altogether, our study provided a promising novel therapeutic option of using bioactive materials synergistic with stem cells for the treatment of SCI.

12. Li H, He BQ, Zhang XY, et al. D-dopachrome tautomerase drives astroglial inflammation via NF-kappa B signaling following spinal cord injury. Cell Biosci, 2022, 12(1): 128.

Reactive astrocytes are increasingly recognized as crucial regulators of innate immunity in degenerative or damaged central nervous system (CNS). Many proinflammatory mediators have been shown to drive inflammatory cascades of astrocytes through activation of NF-κB, thereby affecting the functional outcome of the insulted CNS. D-dopachrome tautomerase(D-DT), a newly described cytokine and a close homolog of proinflammatory macrophage migration inhibitory factor(MIF), has been revealed to share receptor and overlapping functional spectrum with MIF, but little is known about its roles in the neuropathological progression of the CNS and relevant regulatory mechanisms. In this study, D-DT protein levels were significantly elevated within neurons and astrocytes following SCI. Analysis of transcriptome profile revealed that D-DT was able to activate multiple signal pathways of astrocytes, which converged to NF-κB, a hub regulator governing proinflammatory response. Rat D-DT recombinant protein was efficient in inducing the production of inflammatory cytokines from astrocytes through interaction with CD74 receptor. Activation of mitogen-activated protein kinases (MAPKs) and NF-κB was observed to be essential for the transduction of D-DT signaling. Administration of D-DT specific inhibitor at lesion sites of the cord resulted in significant attenuation of NF-κB activation and reduction of the inflammatory cytokines following SCI, and accordingly improved the recovery of locomotor functions. Collectively, D-DT is a novel proinflammatory mediator of astrocytes following SCI. Insights of its cell-specific expression and relevant proinflammatory mechanisms will provide clues for the control of CNS inflammation.

13. Jing YL, Bai F, Wang LM, et al. Fecal Microbiota Transplantation Exerts Neuroprotective Effects in a Mouse Spinal Cord Injury Model by Modulating the Microenvironment at the Lesion Site. Microbiol Spectr, 2022, 10(3): e0017722.

The primary traumatic event that causes spinal cord injury (SCI) is followed by a progressive secondary injury featured by vascular disruption and ischemia，inflammatory responses and the release of cytotoxic debris，which collectively add to the hostile microenvironment of the lesioned cord and inhibit tissue regeneration and functional recovery. In a previous study，we reported that fecal microbiota transplantation （FMT） promotes functional recovery in a contusion SCI mouse model；yet whether and how FMT treatment may impact the microenvironment at the injury site are not well known. In the current study，we examined individual niche components and investigated the effects of FMT on microcirculation，inflammation and trophic factor secretion in the spinal cord of SCI mice. FMT treatment significantly improved spinal cord tissue sparing，vascular perfusion and pericyte coverage and blood-spinal cord-barrier （BSCB） integrity，suppressed the activation of microglia and astrocytes，and enhanced the secretion of neurotrophic factors. Suppression of inflammation and upregulation of trophic factors，jointly，may rebalance the niche homeostasis at the injury site and render it favorable for reparative and regenerative processes，eventually leading to functional recovery. Furthermore，microbiota metabolic profiling revealed that amino acids including beta-alanine constituted a major part of the differentially detected metabolites between the groups. Supplementation of beta-alanine in SCI mice reduced BSCB permeability and increased the number of surviving neurons，suggesting that beta-alanine may be one of the mediators of FMT that participates in the modulation and rebalancing of the microenvironment at the injured spinal cord.

14. Xia MJ, Li XY, Ye SH, et al. FANCC deficiency mediates microglial pyroptosis and secondary neuronal apoptosis in spinal cord contusion. Cell Biosci, 2022, 12(1): 82.

Traumatic spinal cord injury （SCI）-induced neuroinflammation results in secondary neurological destruction and functional disorder. Previous findings showed that microglial pyroptosis plays a crucial role in neuroinflammation. Thus，it is necessary to conduct a comprehensive investigation of the mechanisms associated with post-SCI microglial pyroptosis. The Fanconi Anemia Group C complementation group gene （FANCC） has been previously reported to have an anti-inflammation effect；however，whether it can regulate microglial pyroptosis remains unknown. Therefore，we probed the mechanism associated with FANCC-mediated microglial pyroptosis and neuroinflammation in vitro and in vivo in SCI mice. Microglial pyroptosis was assessed by western blotting （WB） and immunofluorescence （IF），whereas microglial-induced neuroinflammation was evaluated by WB，Enzyme-linked immunosorbent assays and IF. Besides，flow cytometry，TdT-mediated dUTP Nick-End Labeling staining and WB were employed to examine the level of neuronal apoptosis. Morphological changes in neurons were assessed by hematoxylin-eosin and Luxol Fast Blue staining. Finally，locomotor function rehabilitation was analyzed using the Basso Mouse Scale and Louisville Swim Scale. Overexpression of FANCC suppressed microglial pyroptosis via inhibiting p38/NLRP3 expression，which in turn reduced neuronal apoptosis. By contrast，knockdown of FANCC increased the degree of neuronal apoptosis by aggravating microglial pyroptosis. Besides， increased glial scar formation, severe myelin sheath destruction and poor axon outgrowth were observed in the mice transfected with short hairpin RNA of FANCC post SCI, which caused reduced locomotor function recovery. Taken together, a previously unknown role of FANCC was identified in SCI, where its deficiency led to microglia pyroptosis, neuronal apoptosis and neurological damage. Mechanistically, FANCC mediated microglia pyroptosis and the inflammatory response via regulating the p38/NLRP3 pathway.

15. Zhang XY, Yu WY, Teng WJ, et al. Effect of vocal respiratory training on respiratory function and respiratory neural plasticity in patients with cervical spinal cord injury: a randomized controlled trial. Neural Regen Res, 2022, 17(5): 1065-1071.

In previous studies, researchers have used singing to treat respiratory function in patients with spinal cord injury. However, few studies have examined the way in which vocal training affects respiratory neural plasticity in patients with spinal cord injury. Vocal respiratory training (VRT) is a type of vocal muscle-related treatment that is often a component of music therapy (MT) and focuses on strengthening respiratory muscles and improving lung function. In this randomized controlled study, we analyzed the therapeutic effects of VRT on respiratory dysfunction at 3 months after cervical spinal cord injury. Of an initial group of 37 patients, 26 completed the music therapy intervention, which comprised five 30-minute sessions per week for 12 weeks. The intervention group ($n=13$) received VRT training delivered by professional certified music therapists. The control group ($n=13$) received respiratory physical therapy delivered by professional physical therapists. Compared with the control group, we observed a substantial increase in respiratory function in the intervention group after the 12-week intervention. Further, the nerve fiber bundles in the respiratory center in the medulla exhibited a trend towards increased diversification, with an increased number, path length, thickness, and density of nerve fiber bundles. These findings provide strong evidence for the effect of music therapeutic VRT on neural plasticity.

（吴 文 方 茜）

四、帕金森病康复

1. 洪珍梅,邱纪方,张淑青,等. 焦氏头针联合虚拟现实技术康复训练治疗帕金森病运动功能障碍:随机对照试验. 中国针灸,2022,42(7): 726-730.

洪珍梅等比较焦氏头针联合虚拟现实(VR)技术康复训练与单纯 VR 技术康复训练治疗帕金森病运动功能障碍的临床疗效。将 52 例帕金森病患者随机分为观察组和对照组,各 26 例。两组均予常规基础治疗,对照组予 VR 技术康复训练;观察组在对照组的基础上予焦氏头针治疗,穴取运动区、平衡区、舞蹈震颤控制区,两组均每日治疗 1 次,每周 5 次,共治疗 8 周。分别于治疗前及治疗 4、8 周后比较两组患者步态参数(步距、步宽、步速、步频)、"起立-行走"计时测试(TUGT)时间和统一帕金森病评分量表第三部分(UPDRS-Ⅲ)评分,并评定临床疗效。结果显示:治疗 4 周后,除对照组步宽外,两组患者各项步态参数均较治疗前改善、TUGT 时间均较治疗前缩短、UPDRS-Ⅲ评分均较治疗前降低($P<0.01$,$P<0.05$),且观察组步距优于对照组、UPDRS-Ⅲ评分低于对照组($P<0.05$);治疗 8

周后，两组患者各项步态参数均较治疗前改善、TUGT 时间均较治疗前缩短、UPDRS－Ⅲ评分均较治疗前降低（$P<0.01$），且观察组步距和步速优于对照组、TUGT 时间短于对照组、UPDRS－Ⅲ评分低于对照组（$P<0.05$，$P<0.01$）。观察组总有效率为 92.3%（24/26），高于对照组的 69.2%（18/26，$P<0.05$）。结论认为，焦氏头针联合 VR 技术康复训练可以改善帕金森病患者步态参数，提高患者步行能力及运动功能，临床疗效优于单纯 VR 技术康复训练。

2. 王洁萍，彭娟，张斐雪，等. 肢体协调训练对早期原发性帕金森病患者肺功能的效果. 中国康复理论与实践，2022，28（8）：966－971.

王洁萍等观察肢体协调训练对早期原发性帕金森病患者肺功能的效果。纳入 2021 年 2 月至 2022 年 2 月西南医科大学附属医院收治的原发性帕金森病患者 60 例，根据治疗方案分为对照组和试验组，各 30 例。分别接受常规药物治疗和常规药物联合肢体协调训练治疗，共 12 周。治疗前后，采用肺功能仪测量患者第 1 秒用力呼气容积（FEV1）、用力肺活量（FVC）、最大呼气流量（PEF）和肺活量（VC），采用心肺运动试验（CPET）测量峰值摄氧量（VO_2 peak）、无氧阈（AT）、峰值功率（WR peak），采用呼吸驱动仪测量最大吸气压（MIP）和最大呼气压（MEP）。结果显示：治疗后，试验组 FEV1、FVC、PEF、VC、VO_2 peak、AT、WR peak、MIP、MEP 均提高（$t>2.087$，$P<0.05$），且均优于对照组（$t>2.079$，$P<0.05$）。因此认为，肢体协调训练可改善早期原发性帕金森病患者肺功能，提高有氧运动能力，增强呼吸肌肌力。

3. 谭茗丹，冯锭瑶，陈曦，等. 中文版构音障碍影响程度量表对帕金森病患者的信度和效度. 中国康复理论与实践，2022，28（6）：696－703.

谭茗丹等探讨中文版构音障碍影响程度量表（DIP）评定帕金森病患者构音障碍社会心理学影响的信度和效度。纳入 2021 年 5 月至 2022 年 3 月中山大学附属第一医院康复医学科帕金森病患者 43 例，并招募年龄匹配的健康对照 43 例。将 DIP 量表进行翻译和调适，并对两组进行评估。计算内部一致性和评分者内信度，每一条目与其所在分量表的相关性，DIP 与嗓音障碍指数（VHI）、健康调查简表（SF－36）评分的相关性；比较帕金森病患者和对照组 DIP 评分。结果显示：中文版 DIP Cronbach α 系数为 0.732～0.942；在量表第四部分评分者内信度最高（$r=0.670$，$P<0.001$）。前四部分相关系数总体为 0.315～0.871（除第三部分第 1、6、11 题和第四部分第 11 题外），均有相关性（$P<0.05$）。DIP 总分与 VHI 总分呈高度负相关（$r=-0.821$，$P<0.01$），与 SF－36 总分中度正相关（$r=0.684$，$P<0.01$）；两组 DIP 第一至四部分和总分均有非常显著性差异（$P<0.01$）。结论认为，中文版 DIP 在帕金森病患者检验中具有良好的信度和效度，可用于评估我国帕金森病患者构音障碍的社会心理学影响。

4. 席晓明，毕鸿雁. 腹部扭转运动对帕金森病患者抑郁、便秘、运动症状和生活质量的效果. 中国康复理论与实践，2022，28（2）：220－226.

席晓明等观察腹部扭转运动对帕金森病患者抑郁、便秘、运动症状和生活质量的影响。选择 2021 年 3 月至 10 月山东中医药大学附属医院住院的帕金森病患者 66 例，随机分为对照组和试验组，各 33 例。对照组给予常规康复训练和药物治疗，试验组在对照组基础上给予腹部扭转运动治疗，共 8 周。两组治疗前后比较汉密尔顿抑郁量表（HAMD）评分、慢性便秘严重度量表（CSS）评分、计时"起立-行走"测试（TUGT）时间、Berg 平衡量表（BBS）评分、30 s 内压力中心运动轨迹长和运动椭圆面积、39 项帕金森病测量问卷（PDQ－39）评分。结果显示，治疗前，两组 HAMD 评分、CSS 评分、TUGT 时间、BBS 评分、平衡仪压力中心运动轨迹长和椭圆面积、PDQ-39 评分均无显著性差异（$P>0.05$），治疗后均显著改善（$t>9.674$，$P<0.001$），且试验组均明显优于对照组（$t>3.120$，$P<0.01$）。结论认为，腹部扭转运动训练可以有效改善帕金森病患者抑郁、便秘、运动症状和生活质量。

5. 郑秀琴，于苏文，何益民，等. 高频重复经颅磁刺激对帕金森病患者临床症状及其细胞衰老相关因子的影响. 中华物理医学与康复杂志，2022，44（5）：427-432.

郑秀琴等观察高频重复经颅磁刺激（rTMS）对帕金森病患者临床症状的影响，明确 rTMS 的抗细胞衰老作用，并探讨该作用与其改善帕金森病患者临床症状的关系。选择符合标准的帕金森病患者108 例，按随机数字表法分为 rTMS 组和对照组，每组患者 54 例，另选取在门诊体检的健康受试者 54 例作为正常组。rTMS 组和对照组患者均维持抗帕金森病药物治疗，rTMS 组在此基础上增加 rTMS 治疗，rTMS 治疗每日 1 次，每周治疗 5 次，连续治疗 4 周，对照组则接受假 rTMS 治疗，正常组不作任何处理。于治疗前、治疗 4 周后和治疗结束 1 个月后分别对 2 组患者进行帕金森病评定量表（UPDRS）评分、计时运动试验和 10 m 折返运动试验等临床运动症状评估，以及汉密尔顿抑郁量表（HAMD）、汉密尔顿焦虑量表（HAMA）和简易精神状况量表（MMSE）非运动症状评估；于上述时间点采集 2 组患者和正常组的晨空腹静脉血，进行实验室检测，包括血清肿瘤坏死因子（TNF）、白细胞介素-6（IL-6）、白细胞介素-1β（IL-1β）和基质金属蛋白酶-3（MMP-3）。结果显示：治疗 4 周后和治疗结束 1 个月后，rTMS 组患者的 UPDRS Ⅰ、UPDRS Ⅱ、UPDRS Ⅲ 评分、UPDRS 总分、计时运动试验和 10 m 折返运动试验与组内治疗前和对照组同时间点比较，差异均有统计学意义（$P<0.05$）。

治疗 4 周后和治疗结束 1 个月后，rTMS 组患者的 HAMA 评分、HAMD 评分、MMSE 评分、P300 潜伏期和波幅组间比较，与组内治疗前和对照组同时间点比较，差异均有统计学意义（$P<0.05$）。治疗 4 周后，rTMS 组的 MMP-3 水平显著低于对照组同时间点，差异有统计学意义（$P<0.05$）；治疗结束 1 个月后，rTMS 组的 TNF、IL-6、IL-1β 和 MMP-3 水平与组内治疗前和对照组同时间点比较，差异均有统计学意义（$P<0.05$）。相关性分析结果显示，TNF、IL-6、IL-1β、MMP-3 与 UPDRS 总分均呈正相关（$r=0.620$、0.446、0.552、0.529）。结论认为，高频 rTMS 治疗可改变细胞衰老相关表型，进而对帕金森病患者的运动症状和非运动症状有较好的治疗效果。

6. 张巧荣，郗淑燕，方伯言，等. 轻中度帕金森病患者狭窄通道行走的步态特征研究. 中国康复医学杂志，2022，37（7）：894-900.

张巧荣等分析轻中度帕金森病患者狭窄通道行走时的三维步态参数特征。选取 36 例 H-Y 分期 1～3 期的轻中度帕金森病患者，36 例健康受试者作为对照，分别测量在正常通道和狭窄通道通行时的三维步态参数。对两种路径通行时患者和健康受试者的时空参数、运动学参数及力学参数进行分析。结果显示：轻中度帕金森病患者在正常通道和狭窄通道两种不同路径下通行时，运动学参数均没有显著差异（$P>0.05$），时空参数中步长、步速、摆动相、单支撑相无显著差异（$P>0.05$）；而与正常通道相比，患者在通过狭窄通道时的步频变快（$P<0.05$），双支撑相延长（$P<0.05$），跨步时间变短（$P<0.05$）。力学参数表现为狭窄通道行走时的地面反作用力矢状轴第二峰值较正常行走增大（$P<0.05$），其他方向地面反作用力无显著差异。而健康人群各个参数均无显著差异（$P>0.05$）。结论认为，轻中度帕金森病患者在狭窄通道行走时步态时空学和动力学参数发生改变，步行稳定性及应对复杂环境的能力下降。

7. 丁文娟,梁成盼,苏敏. 下肢康复机器人对帕金森病患者平衡功能影响的研究. 中国康复医学杂志,2022,37(4):494-500.

丁文娟等观察下肢康复机器人训练对帕金森病患者平衡功能的影响。选择2018年至2019年期间无锡市同仁康复医院住院的帕金森病患者40例,随机分为对照组和下肢康复机器人(G-EO)治疗组,各20例。两组患者接受规范的临床药物治疗及常规的康复训练包括放松训练、关节活动度训练、功能性转移训练共30min;在此基础上,对照组给予治疗师辅助下的步行训练,G-EO组给予G-EO System下肢机器人辅助的步行训练,均为每天1次,每次30min,每周5天,共治疗8周。于治疗前、治疗4周及8周时分别采用帕金森病评定量表运动部分(UPDRS-Ⅲ)、Berg平衡量表(BBS)、活动平衡信心量表(ABC)、起立行走试验(TUGT)及Tecnobody平衡评估系统对患者进行评估。Tecnobody平衡评估系统测试的指标包括患者平均轨迹误差(ATE)值及睁眼、闭眼下的运动轨迹长度、运动面积。结果显示:① 治疗前两组患者UPDRS-Ⅲ、BBS、ABC、TUGT评分及Tecnobody平衡评估系统测试的结果无显著差异($P>0.05$)。② 治疗4周后,两组患者UPDRS-Ⅲ评分均较前降低($P<0.05$),G-EO组BBS、ABC评分均较前提高($P<0.05$),且此3项评分均优于对照组($P<0.05$);Tecnobody平衡评估系统测试的结果显示对照组第4周闭眼测试时的运动轨迹长度和ATE较治疗前无显著性差异($P>0.05$),两组其余几项的评分均较治疗前下降,且G-EO组评分优于对照组($P<0.05$)。③ 治疗8周后,两组患者的UPDRS-Ⅲ评分均进一步降低,且G-EO组评分低于4周后($P<0.05$),对照组与4周后比较无显著差异。两组的BBS、ABC评分及Tecnobody平衡评估系统测试的指标均较前进一步改善,且均优

于第4周($P<0.05$),TUGT评分较治疗前均降低($P<0.05$),此5项评分在G-EO组的结果均优于对照组($P<0.05$)。结论认为,具备节律性末端驱动装置的本研究所用下肢康复机器人可以易化帕金森病患者下肢的动作启动。持续性地使用机器人辅助训练能够显著提高帕金森病患者的动静态平衡能力,并且增加患者步行时的自信心。

8. 宋达,贾澄杰,张一楠,等. 音乐治疗结合常规康复改善帕金森病患者认知功能及情绪的疗效观察. 中国康复医学杂志,2022,37(3):357-360,388.

宋达等观察音乐治疗结合常规康复对帕金森病患者认知功能及情绪的临床疗效。选择46例帕金森病患者,随机分为观察组和对照组,各23例。对照组进行常规康复治疗,观察组在常规治疗基础上给予音乐治疗。治疗前和治疗8周后分别采用蒙特利尔认知评测量表(MoCA)评估患者的认知功能,汉密尔顿焦虑量表(HAMA)、汉密尔顿抑郁量表(HAMD)评估患者的情绪,帕金森病生活质量量表(PDQ-39)评估患者的生活质量。结果显示:两组患者治疗后MoCA总分、HAMA、HAMD以及PDQ-39总分较治疗前均有改善($P<0.05$),观察组改善程度优于对照组($P<0.05$);对照组MoCA分项中的抽象评分和PDQ-39分项中的屈辱感评分较治疗前无显著差异($P>0.05$);MoCA分项中的命名、语言及抽象评分和PDQ-39分项中的运动、社会支持、交流及身体不适评分两组间治疗后无显著性差异($P>0.05$)。结论认为,音乐治疗结合常规康复可以更好地改善帕金森病患者的情绪和生活质量。

9. 郑娅,王兆婷,江国华. 动作观察疗法对帕金森病患者肢体功能和日常生活活动能力的影响. 中华物理医学与康复杂志,2022,44(6):524-526.

郑娅等观察动作观察疗法对帕金森病患者肢

体功能和日常生活活动能力的影响。选取符合标准的帕金森病患者126例,按数字表法将其分为对照组和研究组,每组63例。对照组患者给予常规神经内科药物治疗和常规康复治疗,常规康复训练每日治疗1次,每次合计3 h,每周治疗6天,连续治疗8周。研究组患者在对照组治疗方案的基础上增加动作观察疗法,该疗法的具体步骤分为15 min观看运动视频和15 min的模仿训练,每日1次,每次30 min,每周治疗6天,连续治疗8周。于治疗前和治疗8周后(治疗后)采用FMA运动功能量表(FMA)、帕金森病综合评分量表的第三部分(UPDRS-Ⅲ)、帕金森病综合评分量表第二部分(UPDRS-Ⅱ)和焦虑自评量表(SAS)分别评估2组患者的肢体运动功能、总体运动功能、日常生活活动能力和焦虑程度。结果显示:治疗后,2组患者的FMA评分、UPDRS-Ⅲ评分和UPDRS-Ⅱ评分与组内治疗前比较,差异均有统计学意义($P<0.05$),且研究组的SDS评分为(40.2 ± 4.5)分,与组内治疗前比较,差异亦有统计学意义($P<0.05$)。治疗后,研究组的FMA评分、UPDRS-Ⅲ评分、UPDRS-Ⅱ评分和SAS评分与对照组治疗后比较,差异均有统计学意义($P<0.05$)。结论认为,动作观察疗法可显著改善帕金森病患者的运动能力、日常生活活动能力和焦虑情绪。

10. 周丽娜,王洪新,田红军,等. 耐力训练对帕金森病模型小鼠黑质神经细胞自噬和血浆外泌体分泌的影响. 中华行为医学与脑科学杂志,2022,31(4):306-313.

周丽娜等探讨耐力训练对帕金森病模型小鼠的保护作用以及通过AMPK/mTOR通路对自噬和外泌体途径的影响。选取10周龄雄性C57BL/6小鼠32只,随机分为安静组、运动组、帕金森病安静组(PD安静组)及帕金森病运动组(PD运动组),每组8只。运动组及PD运动组进行为期4周跑台耐力训练。训练结束后,PD安静组和PD运动组小

鼠给予鱼藤酮($30\ mg\cdot kg^{-1}\cdot d^{-1}$)灌胃制备PD小鼠模型,1次/天,连续56天;安静组和运动组小鼠给予等体积0.5%羧甲基纤维素盐溶液灌胃。灌胃结束后,运动组及PD运动组小鼠继续进行为期4周跑台耐力训练。训练结束后测定各组小鼠的行为学指标,免疫组化测定各组小鼠黑质致密部酪氨酸羟化酶(TH)含量,Western blot测定各组血浆外泌体中α-突触核蛋白(α-syn)和外泌体表面标记蛋白CD9、CD63的表达及黑质微管相关蛋白轻链3-Ⅱ(LC3-Ⅱ)、α-syn、腺嘌呤核糖核苷酸依赖的蛋白激酶(AMPK)、磷酸化AMPK(p-AMPK)、雷帕霉素的哺乳动物靶点(mTOR)、磷酸化mTOR(p-mTOR)的表达。应用SPSS 20.0软件进行统计分析,多组间比较采用单因素方差分析,进一步两两比较采用LSD法。结果显示:① 4组小鼠转棒仪上停留时间差异有统计学意义($F=2\,618.20$,$P<0.01$)。PD安静组小鼠转棒仪上停留时间(110.34 ± 8.20)s低于安静组(186.20 ± 6.83)s,$P<0.01$;PD运动组小鼠转棒仪上停留时间(160.56 ± 8.30)s高于PD安静组,$P<0.01$。② 4组小鼠血浆外泌体标记蛋白CD9、CD63的表达差异无统计学意义($F=1.57,1.26$,均$P>0.05$)。③ 4组小鼠血浆外泌体中α-syn的表达差异有统计学意义($F=1\,303.99,P<0.01$)。PD安静组血浆外泌体中α-syn的表达(180.57 ± 8.20)高于安静组(100.00 ± 0.00),$P<0.01$;PD运动组血浆外泌体中α-syn的表达(150.23 ± 7.30)低于PD安静组,$P<0.01$。④ 4组小鼠黑质TH阳性神经元数量差异有统计学意义($F=447.09,P<0.01$)。PD安静组小鼠黑质TH阳性神经元数量(48.23 ± 6.30)少于安静组(100.00 ± 0.00),$P<0.01$;PD运动组黑质TH阳性神经元数量(68.62 ± 8.20)高于PD安静组,$P<0.01$。⑤ Western blot结果显示,4组小鼠黑质α-syn、p-mTOR、p-AMPK、LC3-Ⅱ的表达差异有统计学意义($F=753.62,361.48,261.95,248.07$,均

$P<0.01$)。与安静组(100.00 ± 0.00)相比，PD安静组黑质α-syn的表达增加（184.16 ± 15.31，$P<0.01$），黑质p-mTOR的表达升高（156.77 ± 3.99，$P<0.01$），p-AMPK的表达降低（70.65 ± 8.43，$P<0.01$），黑质LC3-Ⅱ的表达降低（72.25 ± 7.86，$P<0.01$）；与PD安静组相比，PD运动组黑质α-syn的表达降低（158.23 ± 9.30，$P<0.01$），黑质p-mTOR的表达降低（123.61 ± 16.86，$P<0.01$），p-AMPK的表达升高（96.35 ± 9.45，$P<0.01$），黑质LC3-Ⅱ的表达升高（108.89 ± 10.67，$P<0.01$）。研究认为，耐力训练通过AMPK/mTOR信号通路调节PD小鼠黑质神经细胞自噬和血浆外泌体的表达，保护小鼠中脑多巴胺能神经元，改善运动功能。

11. 沈斌，祁祥，沈艳，等. 前庭康复训练结合步态训练对老年帕金森病患者Webster评分、BBS评分及跌倒发生率的影响. 中国老年学杂志，2022，42(3)：614-617.

沈斌等探究前庭康复训练结合步态训练对老年帕金森病患者帕金森病症状评分量表（Webster）评分、Berg平衡量表（BBS）评分及跌倒发生率的影响。选取62例老年帕金森病患者以随机数字表法分成两组（各31例），对照组仅行常规干预，研究组在对照组基础上行前庭康复训练结合步态训练。统计Webster评分、BBS评分、计时起立-步行测验（TUGT）、巴氏量表（BI）评分与39项帕金森病调查表（PDQ-39）评分，对比跌倒发生率。结果显示：干预后两组各维度Webster评分、TUGT、PDQ-39评分均显著低于干预前（$P<0.05$），且干预后研究组各维度Webster评分、TUGT、PDQ-39评分均显著低于对照组（$P<0.05$）；干预后两组BBS评分、BI评分均显著高于干预前（$P<0.05$），且干预后研究组BBS评分、BI评分显著高于对照组（$P<0.05$）；研究组跌倒发生率显著低于对照组（$P<0.05$）。结论认为，前庭康复训练结合步态训练，可减

轻老年帕金森病患者临床症状，平衡状态良好，生活自理能力恢复，生活质量改善，且能降低跌倒风险。

12. 张颖，钱辉，张亚军，等. 基于步态分析研究美多芭联合平衡功能训练对帕金森病患者平衡及步行能力的影响. 中国老年学杂志，2022，42(14)：3478-3480.

张颖等通过步态分析观察美多芭联合平衡功能训练对帕金森病患者平衡及步行能力的影响。将38例帕金森病患者随机分成观察组20例和对照组18例，据病情所有患者给予常规美多芭制剂治疗；观察组在此基础上给予平衡功能训练，共干预4周。两组均定期复诊评估，采集步态时空参数和Berg平衡量表（BBS），常规心理咨询、帕金森病健康宣教。结果显示：观察组BBS评分、步长和步频干预前后比较差异有统计学意义（$P<0.05$）；对照组BBS评分、步长和步频前后比较差异无统计学意义（$P>0.05$）；干预后观察组BBS评分、步长和步频数据明显优于对照组（$P<0.05$）。结论认为，美多芭联合平衡功能训练能明显提高帕金森病患者的平衡功能和步行的稳定性，有效降低患者跌倒风险。

13. 陈平，耿小飞，刘晓莉，等. 运动通过上调mGluR2/3表达抑制帕金森病模型大鼠纹状体中等多棘神经元异常电活动. 中国运动医学杂志，2022，41(7)：523-534.

陈平等探讨运动通过上调代谢型谷氨酸受体2/3（mGluR2/3）表达对帕金森病（PD）模型大鼠纹状体中等多棘神经元（MSNs）异常电活动的影响。选取清洁级SD大鼠随机分为假手术安静组（Control组，$n=9$）和6-羟基多巴胺（6-OHDA）造模组（6-OHDA组，$n=40$）。6-OHDA造模组采用神经毒素6-OHDA注射于大鼠右脑内侧前脑束（MFB），建立偏侧损毁PD模型大鼠，假手术组于相同部位给予同等剂量的生理盐水作为对照组。

采用阿扑吗啡（APO）诱导旋转行为测试评价 PD 模型的可靠性。经鉴定符合 PD 模型的大鼠随机分为 6 - OHDA 安静组（PD 组，$n=9$）、6 - OHDA ＋ 运动组（PD＋Ex 组，$n=9$）和 6 - OHDA ＋ 运动＋mGluR2/3 拮抗剂组（PD＋Ex＋APICA 组，$n=9$）。运动组于手术后 1 周开始进行跑台训练干预（11 m/min，30 min/天，5 天/周，共 4 周）。运动＋mGluR2/3 拮抗剂组每次运动前，采用微量注射泵将 m GluR2/3 拮抗剂 APICA 注射到纹状体内，注射体积为 1 μl。采用免疫组织化学染色技术检测黑质酪氨酸羟化酶（TH）免疫阳性细胞数量和纹状体 TH 免疫阳性纤维终末含量。采用免疫印迹技术检测纹状体 m GluR2/3 的表达水平。采用多通道电生理记录系统对各组大鼠清醒静止状态下纹状体神经元电活动进行记录。结果显示：APO 诱导的旋转行为测试和 TH 免疫组织化学检测表明，PD 大鼠模型可靠，成模率为 67.5%。免疫印迹技术检测显示，与 Control 组相比，PD 组纹状体 mGluR2/3 表达水平显著下调（$P<0.01$）；与 PD 组相比，PD＋Ex 组纹状体 mGluR2/3 表达水平显著上调（$P<0.05$）。电生理分析表明，与 Control 组相比，PD、PD＋Ex 和 PD＋Ex＋APICA 组纹状体 MSNs 平均放电频率均显著增加（$P<0.01$）；与 PD 组相比，PD＋Ex 组纹状体 MSNs 平均放电频率显著降低（$P<0.05$）；与 PD＋Ex 组相比，PD＋Ex＋APICA 组纹状体 MSNs 平均放电频率显著增加（$P<0.01$）。与 Control 组相比，PD 组纹状体神经元局部场电位（LFPs）在 β 频段（10～30 Hz）节律性振荡功率出现异常增加（$P<0.01$），PD＋Ex 组纹状体神经元 LFPs 在 β 频段（10～30 Hz）节律性振荡功率较 PD 组显著降低（$P<0.05$），PD＋Ex＋APICA 组纹状体神经元 LFPs 在 β 频段（10～30 Hz）节律性振荡功率较 PD＋Ex 组异常增加（$P<0.01$）。与 Control 组相比，PD 组动作电位（spike）在 β 频段（10～30 Hz）诱发的 LFP 波形平均（STWA）值显著升高（$P<0.01$）；与 PD 组相比，

PD＋Ex 组 STWA 值显著降低（$P<0.05$）；与 PD＋Ex 组相比，PD＋Ex＋APICA 组 STWA 值显著升高（$P<0.01$）。结论认为，PD 模型大鼠纹状体 MSNs 兴奋性显著增加，LFP β 频段节律性振荡的功率显著增加，spike 与 LFP β 频段节律性振荡的同步化程度显著增加；运动干预可使 PD 模型大鼠纹状体 MSNs 兴奋性、LFP β 频段节律性振荡的功率以及 spike 与 LFP β 频段节律性振荡的同步化程度均显著降低；纹状体微量注射 GluR2/3 拮抗剂可使运动的积极效应消失，进一步证实 mGluR2/3 在 PD 模型大鼠纹状体 MSNs 运动依赖可塑性中发挥了重要作用，并将成为 PD 治疗药物研发的新的靶向分子。

14. 张康，张业廷，付燕. 跑台运动对帕金森病模型小鼠不同脑区 DAT、BDNF 和 TrkB 表达的影响. 中国运动医学杂志，2022，41（9）：704 - 713.

张康等探讨跑台运动干预对帕金森病（PD）模型小鼠黑质及其投射的海马 CA1 区、海马下托神经元计数及多巴胺转运体（DAT）、脑源性神经营养因子（BDNF）和酪氨酸激酶受体 B（TrkB）表达的影响。选取 24 只 8 周龄雌性 C57BL/6 小鼠随机分为生理盐水对照组（SC 组）、PD 模型组（PD 组）、生理盐水＋有氧运动组（SE 组）、PD＋有氧运动组（PDE 组），每组 6 只。其中，PD 和 PDE 组小鼠按照 30 mg/kg 剂量每隔 3.5 天腹腔注射 1-甲基-4-苯基-1,2,3,6-四氢吡啶（MPTP）溶液 1 次，SC 和 SE 组注射同等剂量生理盐水，共 5 周；SE 组和 PDE 组进行 7 周跑台运动干预，12 m/min，60 min/天，5 天/周。干预结束后 48 h 取材并采用尼氏染色法观察黑质、海马 CA1 区和海马下托神经元计数等，采用免疫荧光技术观察 DAT、BDNF 和 TrkB 在黑质、海马 CA1 区和海马下托中的表达情况。结果显示：① 双因素方差分析表明，跑台运动和 MPTP 注射对小鼠黑质神经元计数、DAT、BDNF 和 TrkB 表达，海马 CA1 区神经元计数、DAT、

TrkB 表达,以及海马下托神经元计数、DAT、TrkB 表达均无交互作用($P>0.05$);对海马 CA1 区和海马下托 BDNF 表达具有交互作用($P<0.05$)。② 与 SC 组相比,PD 组小鼠黑质神经元数量显著减少;与 PD 组相比,PDE 组小鼠黑质神经元数量显著增加($P<0.01$)。③ 与 SC 组相比,PD 组黑质和海马下托 DAT 蛋白表达均显著降低;PDE 组比 PD 组小鼠黑质 DAT 表达显著升高($P<0.01$);④ 与 PD 组相比,PDE 组小鼠黑质和海马 CA1 区 BDNF 均显著升高($P<0.01$),海马下托 BDNF 和 TrkB 表达存在上升的趋势,但不显著。结论认为,跑台运动可以改善 MPTP 染毒导致的小鼠黑质海马 CA1 区和海马下托中 DAT、BDNF 和 TrkB 蛋白表达下调,提示可能是运动改善 PD 症状的原因之一。

15. 汪瑶,马骏,王彦春,等.电针对帕金森病小鼠结肠核转录因子-κB/白细胞介素-6 信号通路的调控作用.针刺研究,2022,47(5):449-454.

汪瑶等观察电针风府、太冲、足三里穴对帕金森病(PD)小鼠脑黑质酪氨酸羟化酶(TH)、结肠核转录因子-κB(NF-κB)、白细胞介素-6(IL-6)、紧密连接蛋白-1(ZO-1)的影响,探讨电针治疗 PD 的可能机制。将 C57BL/6 小鼠随机分为对照组、模型组、电针组,每组 10 只。采用鱼藤酮连续灌胃 4 周复制 PD 模型。电针组电针风府、太冲、足三里穴,30 min/次,1 次/天,连续治疗 2 周。观察各组小鼠治疗前后的行为学改变并评分;旷场实验检测小鼠自主运动总路程;免疫组织化学法检测小鼠中脑黑质 TH 表达量;HE 染色法观察结肠组织结构变化;实时荧光定量 PCR 法检测结肠 NF-κB、IL-6、ZO-1 mRNA 的表达水平;蛋白免疫印迹法检测结肠 NF-κB 蛋白表达水平;ELISA 法检测结肠 IL-6 含量。结果显示:与对照组比较,治疗前模型组、电针组以及治疗后模型组小鼠行为学评分升高($P<0.01$);与模型组比较,治疗后电针组行为学

评分降低($P<0.01$)。与对照组比较,模型组小鼠结肠组织杯状细胞、隐窝减少,肌层变薄;与模型组比较,电针组小鼠结肠组织表面绒毛较完整,杯状细胞、隐窝增加,肌层增厚。与对照组比较,模型组旷场实验自主运动总路程、中脑黑质 TH 表达、结肠 ZO-1 mRNA 表达水平均显著降低($P<0.01$),结肠 NF-κB、IL-6 蛋白和 mRNA 表达水平及 p-NF-κB/NF-κB 比值均显著升高($P<0.01$);与模型组比较,电针组旷场实验自主运动总路程、中脑黑质 TH 表达、结肠 ZO-1 mRNA 表达水平均显著升高($P<0.01$),结肠 NF-κB、IL-6 蛋白和 mRNA 表达水平及 p-NF-κB/NF-κB 比值均显著降低($P<0.01,P<0.05$)。结论认为,电针风府、太冲、足三里穴能够调节 NF-κB/IL-6 表达水平,抑制肠道炎性反应,修护 PD 小鼠肠道屏障功能,增强 TH 活性,从而改善 PD 小鼠的行为学表现。

16. 马雪,王强,王渊,等.早期电针干预对帕金森病小鼠离子钙接头蛋白-1 及肿瘤坏死因子-α 表达的影响.针刺研究,2022,47(11):993-998.

马雪等观察早期电针干预对帕金森病(PD)小鼠离子钙接头蛋白-1(Iba-1)、酪氨酸羟化酶(TH)以及肿瘤坏死因子-α(TNF-α)的影响,从神经炎性反应角度探讨电针治疗 PD 的作用机制。将 9 周龄雄性 C57BL/6J 小鼠随机分为空白组、模型组、电针组,每组 8 只。采用长期低剂量皮下注射鱼藤酮制备 PD 小鼠模型。电针组造模同时予神庭、天枢、曲池、上巨虚穴电针干预,15 min/次,1 次/天,连续 8 周。采用转棒实验、步长实验评估小鼠运动障碍程度;Western blot 法和免疫组织化学法检测小鼠中脑黑质区 Iba-1、TH 蛋白表达水平;Western blot 法和免疫荧光染色法检测小鼠结肠组织 TNF-α 蛋白表达水平。结果显示:与空白组比较,模型组造模 4、6、8 周掉落潜伏期缩短($P<0.01$),造模 5、7 周后肢步长减小($P<0.01$);与模

型组比较,电针组造模6、8周掉落潜伏期延长($P<0.01$),造模5、7周后肢步长增大($P<0.01$)。与空白组比较,模型组中脑黑质区 Iba-1、结肠组织中 TNF-α 蛋白表达水平升高($P<0.01$),中脑黑质区 TH 蛋白表达水平降低($P<0.01$);与模型组比较,电针组中脑黑质区 Iba-1、结肠组织中 TNF-α 蛋白表达水平降低($P<0.01$,$P<0.05$),中脑黑质区 TH 蛋白表达水平升高($P<0.05$,$P<0.01$)。结论认为,早期电针干预延缓了鱼藤酮诱发 PD 小鼠运动障碍发生的时间,减轻了黑质多巴胺能神经元丢失,对 PD 的退行性改变发挥了良好的神经保护作用,其机制可能与针刺改善肠道炎性反应,抑制小胶质细胞活化,进而减轻神经炎性反应的发生有关。

17. 刘艳阳,郭雅碧,翟宏宇,等. 电针调节 NLRP3/Caspase-1 通路对帕金森病大鼠多巴胺能神经元焦亡的影响. 针刺研究,2022,47(11):983-992.

刘艳阳等观察电针对帕金森病(PD)大鼠多巴胺能神经元焦亡的影响,探讨其可能的分子机制。将 SD 大鼠随机分为假手术组、模型组、电针组、MCC950组、电针＋MCC950组,每组12只。采用6-羟基多巴胺两点注射法制备 PD 大鼠模型。MCC950组大鼠按 10 mg/kg 腹腔注射 MCC950,1次/天;电针组予电针太冲、风府穴,每次 30 min,1次/天;电针＋MCC950组在电针组基础上按 10 mg/kg 给予腹腔注射 MCC950,1次/天。以上干预均连续2周。干预后,采用诱导旋转实验、转棒实验和旷场实验观察大鼠行为学改变;免疫组织化学法检测中脑黑质多巴胺能神经元标志物酪氨酸羟化酶(TH)、α-突触核蛋白(α-Syn)的阳性表达;HE 染色法观察大鼠中脑黑质纹状体多巴胺能神经元损伤程度;免疫荧光双染法检测脑组织核苷酸结合寡聚化结构域样受体蛋白3(NLRP3)、半胱天冬氨酸蛋白酶1(Caspase-1)和离子钙接头蛋

白1(Iba-1)的免疫阳性共表达;ELISA 法检测脑组织中白细胞介素(IL)-1β、IL-18 的含量;Western blot 法检测中脑黑质纹状体 NLRP3、剪切的半胱天冬氨酸蛋白酶-1(Cleaved Caspase-1)、凋亡相关斑点样蛋白(ASC)的蛋白表达水平。结果显示:与假手术组比较,模型组大鼠的旋转圈数、中央区域停留时间、中脑黑质 α-Syn 阳性表达均增加($P<0.05$);掉落潜伏期、直立次数、运动总距离、中脑黑质 TH 阳性表达均减少($P<0.05$);脑组织 NLRP3、Caspase-1 阳性表达,IL-1β、IL-18 含量,以及黑质纹状体中 NLRP3、ASC、Cleaved Caspase-1 蛋白表达水平均升高($P<0.05$)。与模型组比较,电针组、MCC950组和电针＋MCC950组大鼠的上述指标均发生逆转($P<0.05$)。与 MCC950组和电针组比较,电针＋MCC950组的旋转圈数、中央区域停留时间减少($P<0.05$),掉落潜伏期、直立次数和运动总距离增加($P<0.05$);中脑黑质 TH 阳性表达增加($P<0.05$),α-Syn 阳性表达减少($P<0.05$);脑组织 NLRP3、Caspase-1 阳性表达,IL-1β、IL-18 含量,以及黑质纹状体中 NLRP3、ASC、Cleaved Caspase-1 蛋白表达水平均降低($P<0.05$)。模型组大鼠神经元排列紊乱,数量减少,胞质肿胀,部分空泡样变性;MCC950组、电针组和电针＋MCC950组大鼠神经元排列紊乱程度和胞质肿胀程度较模型组有不同程度的减轻,空泡样变性减少,且电针＋MCC950组神经元损伤改善程度优于 MCC950组和电针组。结论认为,电针对 PD 大鼠多巴胺能神经元损伤的改善作用可能与抑制 NLRP3/Caspase-1 介导的神经元焦亡有关。

18. 李含章,祁羚,张小蕾,等. 电针对帕金森病小鼠胰高血糖样肽-1 受体/磷脂酰肌醇3-激酶/蛋白激酶 B 蛋白通路的调控作用. 针刺研究,2022,47(1):27-32.

李含章等观察胰高血糖样肽-1 受体(GLP-

1R)/磷脂酰肌醇 3-激酶(PI3K)/蛋白激酶 B(Akt)蛋白通路在电针治疗帕金森病(PD)小鼠中的作用,探讨电针治疗 PD 的中脑黑质相关机制。选取 48 只 SPF 级 C57BL/6 雄性小鼠随机分为正常组、模型组、电针组、抑制剂组,每组 12 只。采用鱼藤酮连续灌胃 4 周制备 PD 小鼠模型。电针组予电针风府、太冲、足三里穴,30 min/次,1 次/天,连续干预 2 周。抑制剂组予二肽基肽酶 4 抑制剂利格列汀(10 mg·kg^{-1}·d^{-1})连续灌胃 2 周。观察各组小鼠行为学评分变化,用酶联免疫吸附测定法检测血清和黑质中酪氨酸羟化酶(TH)水平,用 Western blot 法检测小鼠中脑黑质中 GLP-1R,磷酸化(p)-PI3K、p-Akt 蛋白表达水平。结果显示:与正常组比较,模型组小鼠行为学评分显著升高($P<0.01$),血清和黑质中 TH 水平均显著降低($P<0.01$),黑质中 GLP-1R、p-PI3K、p-Akt 蛋白表达水平均显著降低($P<0.01$)。治疗后与模型组比较,电针组和抑制剂组小鼠行为学评分均显著下降($P<0.01$),血清和黑质中 TH 水平均显著升高($P<0.01$),黑质中 GLP-1R、p-PI3K、p-Akt 蛋白表达水平均显著升高($P<0.01$)。与抑制剂组比较,电针组血清和黑质中 TH 水平降低($P<0.01$,$P<0.05$)。结论认为,电针风府、太冲、足三里穴可能通过上调 GLP-1R/PI3K/Akt 蛋白通路的活性,提高血清和黑质中的 TH 水平,从而改善鱼藤酮诱导的 PD 小鼠行为学表现。

19. 郭婕,赵颖倩,李华,等. 电针对帕金森病痴呆小鼠海马突触可塑性和补体依赖性记忆障碍的影响. 针刺研究,2022,47(12):1041-1047.

郭婕等观察电针干预对帕金森病痴呆(PDD)模型小鼠海马 CA1 区突触素(SYN)、突触后密度蛋白 95(PSD-95)、离子钙结合接头分子 1(Iba-1)$^+$CD68$^+$小胶质细胞数及补体(C)相关蛋白表达的影响,探讨"嗅三针"改善 PDD 记忆障碍的部分作用机制。将雄性 C57BL/6 小鼠随机分为空白组、

假手术组、模型组和电针组,每组 10 只。采用单侧内侧前脑束注射 6-羟多巴胺建立 PDD 小鼠模型。电针组予嗅三针电针干预,每日 1 次,每次 20 min,连续 14 天。采用 Morris 水迷宫及新物体识别实验评估各组小鼠学习记忆能力;Western blot 法检测海马 CA1 区 SYN、PSD-95 蛋白的表达量;免疫荧光法标记海马 CA1 区 Iba-1$^+$CD68$^+$小胶质细胞及 C1q 阳性细胞并计算阳性细胞率;ELISA 法检测海马 CA1 区 C3 蛋白含量。结果显示:与空白组比较,假手术组各指标差异均无统计学意义($P>0.05$)。与假手术组比较,模型组小鼠逃避潜伏期延长($P<0.01$),穿越原平台次数、新物体识别认知指数(NORI)降低($P<0.01$);与模型组比较,电针组小鼠逃避潜伏期缩短($P<0.01$),穿越原平台次数、NORI 升高($P<0.05$)。与假手术组比较,模型组小鼠海马 CA1 区 SYN、PSD-95 蛋白表达量显著降低($P<0.01$),Iba-1$^+$CD68$^+$小胶质细胞率、C1q 阳性细胞率及 C3 蛋白含量显著升高($P<0.01$);与模型组比较,电针组小鼠海马 CA1 区 SYN、PSD-95 蛋白表达量升高($P<0.01$,$P<0.05$),Iba-1$^+$CD68$^+$小胶质细胞率、C1q 阳性细胞率及 C3 蛋白含量显著降低($P<0.01$)。结论认为,嗅三针可缓解 PDD 模型小鼠学习记忆障碍,改善海马 CA1 区突触可塑性,其机制可能与减少海马 CA1 区 C1q、C3 表达,降低小胶质细胞吞噬能力有关。

20. 吴海洋,刘秀秀,王颖,等. 通督调神针刺对帕金森病模型小鼠线粒体自噬水平和多巴胺含量的影响. 时珍国医国药,2022,33(6):1496-1500.

吴海洋等探究通督调神针刺治疗帕金森病的机制。选取 48 只 C57BL/6 雄性小鼠,采用电脑随机数字法分为空白组、西药组、模型组、针刺组,各 12 只。除空白组,其余 3 组腹腔注射 1-甲基-4-苯基-1,2,3,6-四氢吡啶(MPTP)复制帕金森病模

型。针刺组予通督调神,选穴百会、风府、大椎、筋缩;西药组灌胃多巴丝肼(美多芭)。分别在造模前、造模后和治疗后对各组小鼠进行自主活动计数、爬杆实验等行为学检测;6周后处死小鼠取脑组织使用 Western blot 检测中脑黑质中 PINK1、Parkin 蛋白表达量;实时荧光定量法(RT-PCR)检测各组大鼠中脑黑质中 PINK1 mRNA、Parkin mRNA 相对表达量;HE 染色观察中脑黑质组织形态学变化;免疫组化法检测中脑黑质 TH 的表达;ELISA 法检测纹状体中多巴胺(DA)水平。结果显示:模型组小鼠造模后自主活动计数显著低于空白组($P<0.01$),爬杆实验评分显著高于空白组($P<0.01$);针刺组和西药组小鼠自主活动计数较模型组显著降低,爬杆试验评分较模型组显著升高($P<0.01$);模型组中脑黑质中 PINK1、Parkin、PINK1 mRNA、Parkin mRNA 表达量均显著低于空白组($P<0.01$)。针刺组、西药组中脑黑质中 PINK1、Parkin、PINK1 mRNA、Parkin mRNA 表达量均高于模型组($P<0.05$),西药组中脑黑质中 PINK1、Parkin、PINK1 mRNA、Parkin mRNA 表达量与针刺组比较差异无统计学意义($P>0.05$)。与空白组相比,模型组中脑黑质多巴胺能神经元细胞形态不规则,体积增大,细胞间隙增宽,细胞核核仁不明显,神经纤维排列散乱,结构疏松。针刺组、西药组与模型组相比中脑黑质多巴胺能神经元细胞的形态较为规则,体积较正常,核仁较明显,神经纤维排列较整齐,结构较紧密。与空白组相比,模型组 TH 免疫反应阳性神经元数目明显减少($P<0.05$),排列散乱,神经元胞体轮廓及突起不清晰。针刺组、西药组与模型组相比 TH 改善明显,TH 阳性神经元数目增多($P<0.05$)。模型组纹状体中 DA 水平显著低于空白组($P<0.01$),针刺组和西药组纹状体中 DA 水平高于模型组($P<0.05$),西药组和针刺组纹状体中 DA 水平差异无统计学意义($P>0.05$)。结论认为,通督调神针刺可改善帕金森病模型小鼠运动症状,提高黑质纹状体中 DA 水平,这

可能与线粒体自噬水平提高相关。

21. Fan JQ, Lu WJ, Tan WQ, et al. Effectiveness of Acupuncture for Anxiety Among Patients With Parkinson Disease: A Randomized Clinical Trial. JAMA Netw Open, 2022, 5(9): e2232133.

One of the ordinary manifestations of Parkinson disease (PD) is anxiety, which remains untreated. Anxiety is closely associated with the accelerated progression of PD. Efficacy of acupuncture for anxiety has been reported. However, to date, there are no data on acupuncture's effectiveness on anxiety for patients with PD. Objective: To investigate the effect of acupuncture vs sham acupuncture for treating anxiety in patients with PD. Design, Setting, and Participants: This is randomized, double-blinded, clinical trial enrolled patients between June 20, 2021, and February 26, 2022. Final follow-up was April 15, 2022. Patients with Parkinson disease and anxiety were allocated randomly (1:1) to receive acupuncture or sham acupuncture for 8 weeks. Acupuncture operators, outcome measures evaluators, and statistical analysts were blinded to the grouping of patients. Patients were blinded to their own grouping during the study. This study took place in the Parkinson clinic of a hospital in China. Interventions: Real acupuncture or sham acupuncture for 8 weeks. Main Outcomes and Measures: Primary outcome was Hamilton Anxiety Scale (HAM-A) score. Secondary outcomes were scores on the Unified Parkinson Disease Rating Scale (UPDRS), 39-item Parkinson Disease Questionnaire (PDQ-39), and serum levels of the adrenocorticotropic hormone

(ACTH) and cortisol (CORT). Results: Seventy eligible patients were enrolled, including 34 women (48.5%) and 36 men (51.4%). Sixty-four patients (91%) completed the intervention and the 8-week follow-up, including 30 women (46.9%) and 34 men (53.1%) with a mean (SD) age of 61.84 (8.47) years. At the end of treatment, the variation of HAM-A score was 0.22 (95%CI 0.63 - 1.07, $P=0.62$) between the real acupuncture and sham acupuncture groups. At the end of follow-up, the real acupuncture group had a significant 7.03-point greater (95% CI 6.18 - 7.88, $P < 0.001$) reduction in HAM-A score compared with the sham acupuncture group. Four mild adverse reactions occurred during the study. Conclusions and Relevance: This study found acupuncture to be an effective treatment for anxiety in patients with PD. These findings suggest that acupuncture may enhance the wellbeing of patients who have Parkinson disease and anxiety.

22. Li G, Huang P, Cui SS, et al. Mechanisms of motor symptom improvement by long-term Tai Chi training in Parkinson's disease patients. Transl Neurodegener, 2022,11(1): 6.

Tai Chi has been shown to improve motor symptoms in Parkinson's disease (PD), but its long-term effects and the related mechanisms remain to be elucidated. In this study, we investigated the effects of long-term Tai Chi training on motor symptoms in PD and the underlying mechanisms. Methods: Ninety-five early-stage PD patients were enrolled and randomly divided into Tai Chi ($n=32$), brisk walking ($n=31$) and no-exercise ($n=32$) groups. At baseline, 6 months and 12 months during one-year intervention, all participants underwent motor symptom evaluation by Berg balance scale (BBS), Unified PD rating-scale (UPDRS), Timed Up and Go test (TUG) and 3D gait analysis, functional magnetic resonance imaging (fMRI), plasma cytokine and metabolomics analysis, and blood Huntingtin interaction protein 2 (HIP2) mRNA level analysis. Longitudinal self-changes were calculated using repeated measures ANOVA. GEE (generalized estimating equations) was used to assess factors associated with the longitudinal data of rating scales. Switch rates were used for fMRI analysis. False discovery rate correction was used for multiple correction. Results: Participants in the Tai Chi group had better performance in BBS, UPDRS, TUG and step width. Besides, Tai Chi was advantageous over brisk walking in improving BBS and step width. The improved BBS was correlated with enhanced visual network function and downregulation of interleukin-1β. The improvements in UPDRS were associated with enhanced default mode network function, decreased L-malic acid and 3-phosphoglyceric acid, and increased adenosine and HIP2 mRNA levels. In addition, arginine biosynthesis, urea cycle, tricarboxylic acid cycle and beta oxidation of very-long-chain fatty acids were also improved by Tai Chi training. Conclusions: Long-term Tai Chi training improves motor function, especially gait and balance, in PD. The underlying mechanisms may include enhanced brain network function, reduced inflammation, improved amino acid metabolism, energy metabolism and neurotransmitter metabolism, and decreased vulnerability to dopaminergic degeneration.

23. Hong R, Zhang T, Zhang Z, et al. A summary index derived from Kinect to evaluate postural abnormalities severity in Parkinson's Disease patients. NPJ Parkinsons Dis, 2022, 8(1): 96.

Postural abnormalities are common disabling motor complications affecting patients with Parkinson's disease (PD). We proposed a summary index for postural abnormalities (IPA) based on Kinect depth camera and explored the clinical value of this indicator. Seventy individuals with PD and thirty age-matched healthy controls (HCs) were enrolled. All participants were tested using a Kinect-based system with IPA automatically obtained by algorithms. Significant correlations were detected between IPA and the Movement Disorder Society-Sponsored Revision of the Unified Parkinson's Disease Rating Scale (MDS-UPDRS) total score ($rs = 0.369$, $P = 0.002$), MDS-UPDRS-III total score ($rs = 0.431$, $P < 0.001$), MDS-UPDRS-III 3.13 score ($rs = 0.573$, $P < 0.001$), MDS-UPDRS-III-bradykinesia score ($rs = 0.311$, $P = 0.010$), the 39-item Parkinson's Disease Questionnaire (PDQ-39) ($rs = 0.272$, $P = 0.0027$) and the Berg Balance Scale (BBS) score ($rs = -0.350$, $P = 0.006$). The optimal cut-off value of IPA for distinguishing PD from HCs was 12.96 with a sensitivity of 97.14%, specificity of 100.00%, area under the curve (AUC) of 0.999 ($0.997 - 1.002$, $P < 0.001$), and adjusted AUC of 0.998 ($0.993 - 1.000$, $P < 0.001$). The optimal cut-off value of IPA for distinguishing between PD with and without postural abnormalities was 20.14 with a sensitivity, specificity, AUC and adjusted AUC of 77.78%, 73.53%, 0.817 ($0.720 - 0.914$, $P < 0.001$), and 0.783 ($0.631 - 0.900$, $P < 0.001$), respectively. IPA was significantly correlated to the clinical manifestations of PD patients, and could reflect the global severity of postural abnormalities in PD with important value in distinguishing PD from HCs and distinguishing PD with postural abnormalities from those without.

24. Ma C, Zhang P, Pan L, et al. A feature fusion sequence learning approach for quantitative analysis of tremor symptoms based on digital handwriting. Expert Syst Appl, 2022, 203: 117400.

Essential tremor and Parkinson's disease are common movement disorders, and early diagnosis and evaluation are critical to managing these diseases. Currently, laboratory tests are the only way to diagnose and assess tremor symptoms. Analysis of a patient's fine motor control, especially handwriting, is a powerful tool for disease assessment. However, traditional visual assessment methods by neurologists typically lead to biased diagnostic results due to some subjective factors. Therefore, it is necessary to automatically identify and quantify the captured motion events with the help of artificial intelligence in combination with the various dynamic attributes encapsulated in the digital ink features, such as pen pressure, stroke speed, handwriting variability, etc. In this paper, a novel Transformer deep-learning model is developed for sequence learning of electronic handwriting to effectively evaluate its potential in aiding the diagnosis of tremor symptoms. The one-dimensional convolution with an ingenious fusion attention mechanism is applied to the original pen sensor signal sequences and derived features are used as the embedding layer of the Transformer encoder part, and the global dynamic features are fused before the decision layer. Our proposed system performs excellent on private datasets and outperforms state-of-the-art methods on the PaHaW dataset.

25. Guo Z, Zeng W, Yu T, et al. Vision-Based Finger Tapping Test in Patients With Parkinson's Disease via Spatial-Temporal 3D Hand Pose Estimation. IEEE J Biomed Health Inform, 2022, 26(8): 3848 - 3859.

Finger tapping test is crucial for diagnosing Parkinson's Disease (PD), but manual visual evaluations can result in score discrepancy due to clinicians' subjectivity. Moreover, applying wearable sensors requires making physical contact and may hinder PD patient's raw movement patterns. Accordingly, a novel computer-vision approach is proposed using depth camera and spatial-temporal 3D hand pose estimation to capture and evaluate PD patients' 3D hand movement. Within this approach, a temporal encoding module is leveraged to extend A2J's deep learning framework to counter the pose jittering problem, and a pose refinement process is utilized to alleviate dependency on massive data. Additionally, the first vision-based 3D PD hand dataset of 112 hand samples from 48 PD patients and 11 control subjects is constructed, fully annotated by qualified physicians under clinical settings. Testing on this real-world data, this new model achieves 81.2% classification accuracy, even surpassing that of individual clinicians in comparison, fully demonstrating this proposition's effectiveness.

26. Guo Y, Huang D, Zhang W, et al. High-accuracy wearable detection of freezing of gait in Parkinson's disease based on pseudo-multimodal features. Comput Biol Med, 2022, 146: 105629.

Freezing of gait (FoG) is a serious symptom of Parkinson's disease and prompt detection of FoG is crucial for fall prevention. Although multimodal data combining electroencephalography (EEG) benefit accurate FoG detection, the preparation, acquisition, and analysis of EEG signals are time-consuming and costly, which impedes the application of multimodal information in FoG detection. This work proposes a wearable FoG detection method that merges multimodal information from acceleration and EEG while avoiding the acquisition of real EEG data. Methods: A proxy measurement (PM) model based on long-short-term-memory (LSTM) network was proposed to measure EEG features from accelerations, and pseudo-multimodal features, i.e., pseudo-EEG and acceleration, could be extracted using a highly wearable inertial sensor for FoG detection. Results: Based on a self-collected FoG dataset, the performance of different feature combinations were compared in terms of subject-dependent and cross-subject settings. In both settings, pseudo-multimodal features achieved the most promising performance, with a geometric mean of $(91.0 \pm 5.0)\%$ in subject-dependent setting and $(91.0 \pm 3.5)\%$ in cross-subject setting. Conclusion: Our study suggests that wearable FoG detection can be enhanced through leveraging cross-modal information fusion. The new method provides a promising path for multimodal information fusion and the long-term monitoring of FoG in living environments.

27. Zhang L, Cao C. Treadmill Exercise Improves Behavioral Dysfunction By Remodeling Corticostriatal Synaptic Plasticity In Pd Model Mice: 1994. Med Sci Sports Exerc, 2022, 54 (9S): 594.

To explore the possible mechanism of exercise to improve the behavioral dysfunction in PD model mice. Methods: The male C57BL/6 mice ($n=40$) were divided by sham group ($n=10$), sham-exercise treated group (Sham-EX, $n=10$), 6-OHDA group (PD, $n=10$) and 6-OHDA-exercise treated group (PD-EX, $n=10$). For exercise treatment, the mice were put on the treadmill to run for 10 m/min, 40 min/d, and 5 times/week for 4 weeks. Behavior tasks was checked by Open field test. Field Excitatory Postsynaptic Potentials (fEPSP) recording was used to induce corticostriatal synaptic Long-term depression (LTD). All data were expressed as mean $\pm$ SEM. $P < 0.05$ was considered statistically significant. Student's t-test was used to determine the statistical significance between means. Results: Open field test showed that average speed in zone faster in PD-EX (3.13 ± 0.12, $P < 0.01$), Sham (4.35 ± 0.19, $P < 0.01$), Sham-EX (4.76 ± 0.28, $P < 0.01$) than in PD mice (1.87 ± 0.08, $P < 0.01$). Compared with PD group (3.87 ± 0.08, $P < 0.01$), the percentage of fast moving time increased in PD-EX (8.67 ± 0.52, $P < 0.01$), Sham (8.13 ± 0.63, $P < 0.01$), Sham-EX (7.67 ± 0.41, $P < 0.01$). The fEPSP recording results showed that LTD could be induced in Sham [(77.41 ± 1.32)%, $P < 0.01$], Sham-EX [(68.1 ± 2.06)%, $P < 0.01$] and PD-EX [(78.82 ± 1.44)%, $P < 0.01$], but could not be induced in PD [(104.4 ± 4.14)%, $P < 0.01$]. Conclusions: Exercise can modulate synaptic plasticity and

remodeling the corticostriatal LTD, ultimately improving the behavioral dysfunction in PD model mice.

28. Li KP, Zhang ZQ, Zhou ZL, et al. Effect of music-based movement therapy on the freezing of gait in patients with Parkinson's disease: A randomized controlled trial. Front Aging Neurosci, 2022, 14: 924784.

Progression of freezing of gait (FOG), a common pathological gait in Parkinson's disease (PD), has been shown to be an important risk factor for falls, loss of independent living ability, and reduced quality of life. However, previous evidence indicated poor efficacy of medicine and surgery in treating FOG in patients with PD. Music-based movement therapy (MMT), which entails listening to music while exercising, has been proposed as a treatment to improve patients' motor function, emotions, and physiological activity. In recent years, MMT has been widely used to treat movement disorders in neurological diseases with promising results. Results from our earlier pilot study revealed that MMT could relieve FOG and improve the quality of life for patients with PD. Objective: To explore the effect of MMT on FOG in patients with PD. Materials and methods: This was a prospective, evaluator-blinded, randomized controlled study. A total of 81 participants were randomly divided into music-based movement therapy group (MMT, $n=27$), exercise therapy group (ET, $n=27$), and control group ($n=27$). Participants in the MMT group were treated with MMT five times (1 h at a time) every week for 4 weeks. Subjects in the ET group were intervened in the same way as the MMT group, but without music. Routine rehabilitation treatment was performed on participants in all groups. The primary outcome was the change of FOG in patients with PD. Secondary evaluation indicators included FOG-Questionnaire (FOG-Q) and the comprehensive motor function. Results: After 4 weeks of intervention, the double support time, the cadence, the max flexion of knee in stance, the max hip extension, the flexion moment of knee in stance, the comprehensive motor function (UPDRS Part Ⅲ gait-related items total score, arising from chair, freezing of gait, postural stability, posture, MDS-UPDRS Part Ⅱ gait-related items total score, getting out of bed/a car/deep chair, walking and balance, freezing), and the FOG-Q in the MMT group were lower than that in the control group and ET group ($P < 0.05$). The gait velocity, the max ankle dorsiflexion in stance, ankle range of motion (ROM) during push-off, ankle ROM over gait cycle, the knee ROM over gait cycle, and the max extensor moment in stance (ankle, knee) in the MMT group were higher than that in the control group and ET group ($P < 0.05$). However, no significant difference was reported between the control group and ET group ($P > 0.05$). The stride length and hip ROM over gait cycle in the MMT group were higher than that in the control group ($P < 0.05$), and the max knee extension in stance in the MMT group was lower than that in the control group ($P < 0.05$). Nevertheless, there was no significant difference between the ET group and MMT group ($P > 0.05$) or control group ($P > 0.05$). Conclusion: MMT improved gait disorders in PD patients with FOG, thereby improving their comprehensive motor function.

29. Dai G, Wang M, Li Y, et al. Continuous theta burst stimulation over left supplementary motor area facilitates auditory-vocal integration in individuals with Parkinson's disease. Front Aging Neurosci, 2022, 14: 948696.

Accumulating evidence suggests that impairment in auditory-vocal integration characterized by abnormally enhanced vocal compensations for auditory feedback perturbations contributes to hypokinetic dysarthria in Parkinson's disease (PD). However, treatment of this abnormality remains a challenge. The present study examined whether abnormalities in auditory-motor integration for vocal pitch regulation in PD can be modulated by neuronavigated continuous theta burst stimulation (c-TBS) over the left supplementary motor area (SMA). After receiving active or sham c-TBS over left SMA, 16 individuals with PD vocalized vowel sounds while hearing their own voice unexpectedly pitch-shifted two semitones upward or downward. A group of pairwise-matched healthy participants was recruited as controls. Their vocal responses and event-related potentials (ERPs) were measured and compared across the conditions. The results showed that applying c-TBS over left SMA led to smaller vocal responses paralleled by smaller P1 and P2 responses and larger N1 responses in individuals with PD. Major neural generators of reduced P2 responses were located in the right inferior and medial frontal gyrus, pre- and post-central gyrus, and insula. Moreover, suppressed vocal compensations were predicted by reduced P2 amplitudes and enhanced N1 amplitudes. Notably, abnormally enhanced vocal and P2 responses in individuals with PD were normalized by c-TBS over left SMA when compared to healthy controls. Our results provide the first causal evidence that abnormalities in auditory-motor control of vocal pitch production in PD can be modulated by c-TBS over left SMA, suggesting that it may be a promising non-invasive treatment for speech motor disorders in PD.

30. Tong W, Zhang K, Yao H, et al. Transcriptional Profiling Reveals Brain Region-Specific Gene Networks Regulated in Exercise in a Mouse Model of Parkinson's Disease. Front Aging Neurosci, 2022,14:891644.

Exercise plays an essential role in improving motor symptoms in Parkinson's disease (PD), but the underlying mechanism in the central nervous system remains unclear. Methods: Motor ability was observed after 12-week treadmill exercise on a 1-methyl-4-phenyl-1,2,3,6-tetrahydropyridine (MPTP)-induced mouse model of PD. RNA-sequencing on four brain regions [cerebellum, cortex, substantia nigra (SN), and striatum] from control animals, MPTP-induced PD, and MPTP-induced PD model treated with exercise for 12 weeks were performed. Transcriptional networks on the four regions were further identified by an integrative network biology approach. Results: The 12-week treadmill exercise significantly improved the motor ability of an MPTP-induced mouse model of PD. RNA-seq analysis showed SN and striatum were remarkably different among individual region's response to exercise in the PD model. Especially, synaptic regulation pathways about axon guidance, synapse assembly, neurogenesis, synaptogenesis, transmitter transport-related pathway, and synaptic regulation genes, including

Neurod2, Rtn4rl2, and Cd5, were upregulated in SN and striatum. Lastly, immunofluorescence staining revealed that exercise rescued the loss of TH+ synapses in the striatal region in PD mice, which validates the key role of synaptic regulation pathways in exercise-induced protective effects in vivo. Conclusion: SN and striatum are important brain regions in which critical transcriptional changes, such as in synaptic regulation pathways, occur after the exercise intervention on the PD model.

（刘昀曦 李冰雨）

五、阿尔茨海默病康复

1. 吕志迈，黄丹丹，谢丁一，等. 艾灸"得气"对阿尔茨海默病模型大鼠脑海马 Aβ 受体介导转运和酶降解相关蛋白的影响. 中国针灸，2022,42(8):899-906.

吕志迈等观察艾灸"得气"对阿尔茨海默病（AD）模型大鼠的疗效及脑内 β 淀粉样蛋白（Aβ）转运和降解相关酶蛋白表达的影响，探讨其改善认知功能的分子机制。将 60 只 SPF 级 SD 雄性大鼠随机分为空白组(8 只)、假手术组(8 只)和造模组(44 只)，造模组采用双侧脑室注射 Aβ1-42 建立 AD 模型。38 只造模成功的大鼠随机取 8 只作为模型组，剩余大鼠于大椎穴行温和灸，每天 1 次，每次 40 min，共 28 天。根据"得气"出现与否及出现早晚分为艾灸得气组(12 只)、艾灸迟发得气组(10 只)和艾灸非得气组(8 只)。干预后各组大鼠行 Morris 水迷宫试验检测认知功能；HE 染色观察大鼠脑组织形态；Western blot 法检测大鼠海马 Aβ 及其低密度脂蛋白受体相关蛋白(LRP)1、高级糖化终产物受体(RAGE)、载脂蛋白 E(Apo E)等受体介导转运相关蛋白，并检测中性内肽酶(NEP)、胰岛素降解酶(IDE)、内皮素转换酶-1(ECE-1)、血管紧张素转换酶 2(ACE2)降解相关酶的蛋白表达。结果显示：与假手术组比较，模型组逃避潜伏期延长（$P<0.01$），平台穿越次数、平台象限与总时间之比减少（$P<0.01$）；脑组织损伤较重；海马 Aβ、RAGE 蛋白表达升高（$P<0.01$），海马 LRP1、Apo E、NEP、IDE、ECE-1、ACE2 蛋白表达降低（$P<0.01$）。与模型组比较，艾灸得气组逃避潜伏期缩短（$P<0.05$，$P<0.01$），艾灸迟发得气组和艾灸非得气组第 2～5 天逃避潜伏期缩短（$P<0.05$，$P<0.01$），艾灸得气组和艾灸迟发得气组平台穿越次数、平台象限与总时间之比增加（$P<0.01$，$P<0.05$）；各艾灸组脑损伤均减轻，其中艾灸得气组损伤程度最轻，艾灸迟发得气组次之，艾灸非得气组稍有改善；各艾灸组 Aβ、RAGE 蛋白表达均降低（$P<0.01$，$P<0.05$），LRP1、IDE 蛋白表达升高（$P<0.01$，$P<0.05$），艾灸得气组和艾灸迟发得气组 Apo E 蛋白表达升高（$P<0.01$，$P<0.05$），艾灸得气组 NEP 表达增加（$P<0.05$），艾灸得气组、艾灸迟发得气组 ECE-1 和 ACE2 蛋白表达增加（$P<0.05$）。与艾灸迟发得气组、艾灸非得气组比较，艾灸得气组第 3～5 天逃避潜伏期缩短（$P<0.05$），平台穿越次数、平台象限与总时间之比增加（$P<0.05$，$P<0.01$）；与艾灸非得气组比较，艾灸得气组 Aβ 降低（$P<0.05$），LRP1 和 Apo E 蛋白表达升高（$P<0.05$）；艾灸得气组 NEP 表达高于艾灸迟发得气组、艾灸非得气组（$P<0.05$）。结论认为，艾灸"得气"较"非得气"能更好地促进 Aβ 转运和降解，从而降低脑内 Aβ 水平，改善 AD 模型大鼠认知功能。

2. 吴洋洋，宋小鸽，朱才丰，等. 基于 mTOR/p70S6K 信号通路探讨艾灸对阿尔茨海默病小鼠自噬的影响. 中国针灸，2022，42(9)：1011-1016.

吴洋洋等探讨艾灸对淀粉样前体蛋白/早老素 1(APP/PS1)双转基因阿尔茨海默病(AD)小鼠自噬和 β-淀粉样蛋白 1-42(Aβ1-42)蛋白表达的影响。将 56 只 6 月龄 APP/PS1 双转基因 AD 小鼠适应性饲养 2 个月后，随机分为模型组、艾灸组、雷帕霉素组、抑制剂组，每组 14 只；14 只同月龄 C57BL/6J 小鼠作为正常组。艾灸组小鼠予隔附子饼实按灸百会、风府、大椎穴 20 min，雷帕霉素组小鼠予腹腔注射雷帕霉素（2 mg/kg），抑制剂组小鼠在艾灸组基础上注射 1.5 mg/kg3-甲基腺嘌呤（3-MA），均每日 1 次，连续 2 周。HE 染色法观察各组小鼠海马组织形态，透射电镜观察各组小鼠海马组织细胞超微结构，免疫组化法检测各组小鼠额叶皮质和海马组织 Aβ1-42 蛋白表达，Western blot 法检测各组小鼠海马组织雷帕霉素靶蛋白(mTOR)、磷酸化 mTOR(p-mTOR)、P70 核糖体蛋白 S6 激酶(p70S6K)和磷酸化 p70S6K(p-p70S6K)蛋白表达。结果显示：与正常组比较，模型组小鼠神经元细胞数量减少，细胞坏死且变形，自噬泡和溶酶体减少。与模型组比较，艾灸组和雷帕霉素组小鼠神经元细胞数量增多，细胞坏死减少，自噬泡和溶酶体增多。与正常组比较，模型组小鼠 Aβ1-42、mTOR、p-mTOR、p70S6K、p-p70S6K 蛋白表达增多（$P<0.05$）；与模型组比较，艾灸组、雷帕霉素组和抑制剂组小鼠 Aβ1-42、mTOR、p-mTOR、p70S6K、p-p70S6K 蛋白表达减少（$P<0.05$）；与抑制剂组比较，艾灸组、雷帕霉素组小鼠 Aβ1-42、mTOR、p-mTOR、p70S6K、p-p70S6K 蛋白表达减少（$P<0.05$）；与雷帕霉素组比较，艾灸组小鼠 mTOR、p-mTOR、p70S6K、p-p70S6K 蛋白表达减少（$P<0.05$）。结论认为，艾灸可增强 APP/PS1 双转基因 AD 小鼠海马组织细胞自噬，减少脑组织 Aβ 异常聚集，其机制可能与抑制 m TOR/p70S6K 信号通路有关。

3. 魏霞霞，郝志梅，陈玲，等. 简版 CSI-D 与 MMSE 在我国中老年人痴呆筛查中的应用效果比较研究. 中国全科医学，2022，25(31)：3866-3871.

魏霞霞等比较简版社区痴呆筛查量表(CSI-D)和简易精神状况检查量表(MMSE)在中老年人

痴呆筛查中的应用效果,并对两种量表测量结果的一致性进行分析。于2021年11月,采用2018年中国健康与养老全国追踪调查(CHARLS)数据,选取简版CSI－D、MMSE条目评估结果及其他关键变量(性别、年龄、居住地、受教育程度和婚姻状态)值完整的中老年人2 668例作为研究对象。分别采用简版CSI－D和MMSE对其进行痴呆筛查,采用Pearson相关分析中老年人简版CSI－D得分与其MMSE得分的相关性,计算简版CSI－D和MMSE在全体及不同特征中老年人中的筛查结果一致率,并使用Kappa检验分析两种量表测量结果的一致性。结果显示,2 668例中老年人简版CSI－D平均得分为(5.84±2.26)分,MMSE平均得分为(24.93±3.24)分。Pearson相关分析结果显示,中老年人简版CSI－D得分与其MMSE得分呈线性正相关($r=0.394,P<0.001$)。在简版CSI－D和MMSE下,中老年人痴呆筛查阳性率分别为27.36%(730/2 668)和22.11%(590/2 668),两者比较,差异有统计学意义($\chi^2=40.167,P<0.001$)。两种量表在全体中老年人中的筛查结果一致率为20.22%(222/1 098),在不同特征中老年人中的筛查结果一致率为12.50%～30.43%。Kappa检验结果显示:两种量表评估结果间一致性Kappa值为0.121($P<0.001$),一致性强度为微弱。研究认为,对于基层居民,通过简版CSI－D和MMSE得出的痴呆筛查结果有一定差异且一致性强度较弱,应用时要根据实际情况具体分析;今后,也需结合痴呆诊断的"金标准",对两种量表的筛查准确性进行深入的比较与探讨。

4. 张巾英,李华,刘晓,等. 降低痴呆风险的生活方式量表编制及信效度检验. 中国全科医学,2022,25(13): 1595－1602.

张巾英等编制降低痴呆风险的生活方式量表并检验其信效度,为评估我国社区居民的生活方式是否有利于降低痴呆风险提供科学工具。基于健康促进相关理论回顾和文献分析构建量表的条目池,通过专家函询、研究小组讨论等方式形成初始版量表。于2021年1月采用方便抽样法选取30例社区中老年人,使用初始版量表进行预调查,根据调查结果修订条目后形成修订版量表。于2021年1月至10月,采用方便抽样法选取506例社区中老年人,使用修订版量表进行大样本测试。通过对全部506例样本进行项目分析并筛选条目后,将总样本随机分组为样本1($n=253$)和样本2($n=253$),分别进行探索性因子分析和验证性因子分析,最后再次使用总样本进行内部一致性和重测信度检验,最终形成正式版量表。结果显示:正式版降低痴呆风险的生活方式量表包括32个条目,通过探索性因子分析提取8个公因子(健康责任、健脑运动、健脑饮食、脑力活动、控烟行为、人际关系、压力管理、精神成长),累积方差贡献率为60.189%,验证性因子分析显示,$\chi^2/df=1.657$,渐进残差均方和平方根(RMSEA)=0.051,拟合优度指数(GFI)=0.852,调整拟合优度指数(AGFI)=0.819,规范拟合指数(NFI)=0.743,非规准适配指数(TLI)=0.858,增值适配指数(IFI)=0.880,比较拟合指数(CFI)=0.876。总量表的平均内容效度指数为0.943,Cronbach's α系数为0.862,奇偶折半信度为0.909,重测信度为0.864。研究认为,本研究编制的降低痴呆风险的生活方式量表具有良好的信度和效度,适用于测评社区中老年人降低痴呆风险的生活方式。

5. 史昊楠,谢瑛,桂沛君,等. 经颅微电流刺激对老年轻度认知功能障碍的效果. 中国康复理论与实践,2022,28(3): 346－349.

史昊楠等探讨经颅微电流刺激(CES)对老年轻度认知功能障碍患者认知功能的疗效。选择2018年至2019年在本院住院的老年轻度认知障碍患者40例,随机分为对照组($n=20$)和治疗组($n=20$)。两组均接受常规药物治疗(无促认知药物);治疗组增加 CES 治疗,共 8 周。治疗前,治疗后 4 周、8 周,由两人采用改良 Barthel 指数(MBI)和蒙特利尔认知评估量表(MoCA)进行单盲评定。对照组于 8 周后予免费 CES 治疗。结果显示,MoCA 评分时间主效应显著($F=5.603,P=0.007$),组间主效应不显著($F=2.160,P=0.150$),交互效应显著($F=9.160,P<0.001$),治疗组高于对照组。MBI 时间主效应($F=0.322,P=0.726$)、组间主效应($F=0.009,P=0.925$)和交互效应($F=0.322,P=0.726$)均不显著。CES 干预过程中未见不良反应。研究认为,CES 对老年轻度认知功能障碍的干预可能有效。

6. 唐银,张玲,丁洪园,等.基于前康复理念下的阿尔茨海默病临床前期患者的脑自发活动探索性研究.中国康复医学杂志,2022,37(4):458-464.

唐银等探讨低频振幅(ALFF)在阿尔茨海默病(AD)临床前期即主观认知下降(SCD)患者中的变化及其与临床认知评估量表的相关性,从功能影像角度帮助识别存在进展到 AD 风险的患者,为开展前康复延缓其认知的衰退提供依据。纳入 27 例主观认知下降患者,25 例轻度认知障碍患者(MCI),26 例健康对照组(HC),各组间性别、年龄以及受教育年限相匹配。所有受试者均行静息态功能磁振成像扫描,采用 ALFF 分析方法,比较静息状态下 3 组间 ALFF 值存在差异的脑区;利用 Pearson 相关分析对存在显著差异脑区的 ALFF 值与临床认知评估量表进行相关性分析。结果显示:与 HC 组相比,MCI 组与 SCD 组 ALFF 值在右侧缘上回以及左侧楔前叶明显减低,SCD 组 ALFF 值在右侧辅助运动区显著减低,SCD 组与 MCI 组差异不明显($P<0.001,P<0.05$)。所有被试简易智能状态检查量表评分与左侧楔前叶($r=0.231,P=0.042$)及右侧辅助运动区($r=0.263,P=0.02$)呈正相关。所有被试蒙特利尔认知评估量表评分与右侧缘上回($r=0.365,P=0.001$)、左侧楔前叶($r=0.370,P=0.001$)及右侧辅助运动区($r=0.264,P=0.02$)呈正相关。连线测试 A 评分($r=-0.327,P=0.004$)及连线测试 B 评分($r=-0.375,P=0.001$)分别与左侧楔前叶呈负相关;波士顿命名与左侧楔前叶($r=0.364,P=0.001$)呈正相关;符号数字模式测试与左侧楔前叶($r=0.382,P=0.001$)呈正相关。结论认为,患者处于 AD 临床前期时 ALFF 值即有明显改变,并与临床认知评估量表存在一定的相关性,基于静息态功能磁共振的研究有利于对 SCD 患者作出早期诊断,并为 AD 前康复提供依据。

7. 刘建英,于鹬荔,何明鸣.早期康复训练联合健康教育对老年痴呆患者认知功能、生活质量和肢体功能的影响.中国老年学杂志,2022,42(7):1703-1705.

刘建英等探讨早期康复训练联合健康教育对老年痴呆患者认知功能、生活质量和肢体功能的影响。选择老年痴呆患者 120 例,依据随机数字表法分为观察组与对照组各 60 例。对照组采取早期康复训练,观察组在早期康复训练基础上结合健康教育。两组疗程 12 周。以简易精神状态评估(MMSE)量表和蒙特尔认知评估(MoCA)量表评价两组治疗前与治疗 12 周认知功能,并检测生活质量、肢体功能、日常生活能力变化。结果显示:两组治疗 12 周老年痴呆患者 MMSE 评分和 MoCA 评分显著高于治疗前($P<0.05$),且观察组显著高于对照组($P<0.05$);两组治疗 12 周老年痴呆患者躯体功能、心理健康、社会功能和物质生活评分显著高于治疗前($P<0.05$),且观察组显著高于对照组($P<0.05$)。两组治疗 12 周上肢和下肢运动功能评分显著高于治疗前($P<0.05$),且观察组显著高于对照组($P<0.05$);两组治疗 12 周 Barthel 指数(BI)评分显著高于治疗前($P<0.05$),观察组显著高于对照组($P<0.05$)。结论认为,早期康复训练

联合健康教育可改善老年痴呆患者认知功能、生活质量和肢体运动功能。

8. 焦峰,刘弘晟,曾志金,等.有氧运动联合认知刺激疗法对阿尔茨海默病患者认知和生活质量的影响.中国老年学杂志,2022,42(1):87-90.

焦峰等探讨中等强度有氧运动联合认知刺激疗法对阿尔茨海默病患者认知功能、精神行为症状和生存质量的影响。选取轻-中度阿尔茨海默病患者58例,随机分为对照组和实验组,每组29例。给予实验组7周认知刺激和中等强度有氧训练,每周各2次,每次30 min。对照组仅完成日常活动,不给予运动和认知刺激。使用表简易精神状态评价量表(MMSE)、阿尔茨海默病认知功能评估量表(ADAS-cog)和蒙特利尔认知评估量表(MOCA)等认知评定量,神经精神科量表(NPI)、老年抑郁量表(GDS)等神经精神量表,以及阿尔茨海默病日常生活能力量表(ADCS-ADL)、阿尔茨海默病生活质量量表(QoL-AD)、生活质量综合评定问卷(GQOL-74)等生存质量量表,在干预前、干预结束时及干预结束后3个月评定患者的认知、精神状态及生存质量。结果显示:干预结束时及随访3个月,实验组MMSE、MOCA、QoL-AD和GQOL-74较干预前及对照组显著提高(均$P<0.05$)。ADAS-cog在干预结束时和随访3个月后均显著低于干预前,但与对照组差异无统计学意义($P>0.05$);在干预结束时,NPI和GDS与干预前及对照组相比无统计学意义,但随访3个月显著低于干预前及对照组(均$P<0.05$)。结论认为,中等强度的有氧运动联合认知刺激疗法对阿尔茨海默病患者的认知、精神行为症状和生存质量有改善作用。

9. 王飞,高珊,汪伯毅,等.不同频率电针对AD模型大鼠干预及对NMDAR亚基基因表达的影响.中国老年学杂志,2022,42(6):1452-1455.

王飞等研究不同频率电针对阿尔茨海默病

(AD)模型大鼠的干预效果及对N-甲基-D-天冬氨酸受体(NMDAR)亚基基因表达的影响。选取Wistar雄性大鼠40只,建立AD模型,随机分为模型组、2 Hz组、50 Hz组、假手术组,各10只。观察大鼠行为学指标、海马区突触数目、组织学,采用Western印迹检测突触素(SYN)、突触后致密蛋白(PSD)-95、β淀粉样前体蛋白(APP)、β-淀粉样蛋白(Aβ)1~40、Aβ25~35蛋白表达,采用荧光定量检测NR1、NR2A、NR2B基因表达。结果显示:与模型组相比,其余3组平均逃避潜伏期、首次跨越平台时间均显著减少,跨越平台次数、海马区突触数目均显著增加($P<0.05$);50 Hz组平均逃避潜伏期、首次跨越平台时间均显著低于2 Hz组,跨越平台次数、海马区突触数目均显著高于2 Hz组($P<0.05$)。与模型组相比,假手术组、2 Hz组、50 Hz组SYN、PSD-95、NR1、NR2A、NR2B基因表达均显著增加,APP、Aβ1~40、Aβ25~35蛋白均显著降低($P<0.05$);50 Hz组SYN、PSD-95、NR1、NR2A、NR2B基因表达均显著高于2 Hz组,APP、Aβ1~40、Aβ25~35蛋白均显著低于2 Hz组($P<0.05$)。结论认为,高频率电针对AD模型大鼠干预效果显著,能提高NMDAR亚基基因表达,降低APP、Aβ1~40、Aβ25~35蛋白,起到抗AD作用。

10. 张业廷,付燕,李雪,等.有氧运动对阿尔兹海默病小鼠Notch信号通路甲基化的影响.中国运动医学杂志,2022,41(10):773-782.

张业廷等观察有氧运动后阿尔茨海默病(AD)小鼠大脑Notch信号通路相关因子表达及甲基化水平的变化,探究有氧运动如何影响AD小鼠Notch信号通路。将3月龄APP/PS1双转基因AD小鼠随机分为对照组(ADC组)、运动组(ADE组),每组20只。对照组不进行运动,运动组进行每周5天、每天30 min、持续5个月的跑台运动干预。干预5个月后取小鼠脑组织,采用Real-time

PCR、免疫荧光及 Western Blot 技术分别检测海马组织 Notch1、Hes1 及神经元素 2（Neurogenin2，Ngn2）蛋白和 mRNA 的表达，采用甲基化特异性 PCR 检测海马组织 Notch1、Hes1、Ngn2 的甲基化水平。结果显示：与 ADC 组相比，ADE 组小鼠大脑海马组织 Notch1、Hes1 蛋白和 mRNA 表达显著降低（$P<0.01$），海马 DG 区 Notch1 阳性细胞数量、Hes1 阳性细胞数量显著降低（$P<0.01$），Hes1 免疫阳性产物荧光强度显著降低（$P<0.05$）；而 ADE 组小鼠海马 Ngn2 蛋白和 mRNA 表达显著升高（$P<0.05$），海马 DG 区 Ngn2 阳性细胞数量显著升高（$P<0.01$），Ngn2 免疫阳性产物荧光强度显著升高（$P<0.05$）。通过甲基化特异性 PCR 检测发现，与 ADC 组相比，ADE 组小鼠海马 Notch1 及 Hes1 的甲基化率显著增加，Ngn2 的甲基化率则显著减少（$P<0.01$）。结论认为，长期有氧运动后 AD 小鼠海马 Notch1 及 Hes1 的甲基化率显著增加，而其 Ngn2 的甲基化率则显著减少，而这可能是长期有氧运动可以显著下调 AD 小鼠海马 Notch1、Hes1 的表达，以及显著上调 Ngn2 表达的原因之一。

11. 刘善雯，李萌，朱江涛，等. 轻中度阿尔茨海默病患者肌肉力量与认知功能、内侧颞叶萎缩的相关性. 中华医学杂志，2022，102（35）：2786－2792.

刘善雯等分析轻中度阿尔茨海默病（AD）患者肌肉力量与认知功能、内侧颞叶萎缩（MTA）间的相关性。选取 2021 年 1 月至 12 月在苏州大学附属第二医院神经内科记忆障碍门诊确诊的 80 例 AD 患者（轻度 41 例、中度 39 例）和同期体检中心体检的 43 名对照者（NC），收集一般资料、肌少症相关指标、神经心理学测试与 MTA 评分。肌少症相关指标中四肢骨骼肌量指数（ASMI）评估肌肉量，握力与 5 次起坐时间评估肌肉力量，6 m 步速评估躯体功能。认知功能量表为简易精神状态量表（MMSE）、蒙特利尔认知评估量表（MoCA）、记忆与执行功能筛查量表（MES）、数字符号转换测验（DSST）、数字广度测试（DST）、词语流畅性试验（VFT），DST 包括顺序（FDST）和倒序（BDST）。受试者均行 3.0 T 颅脑冠状位三维梯度回波序列磁共振检查，MTA 量表评估内侧颞叶萎缩程度。分析 3 组肌少症相关指标、认知评分、MTA 评分间的差异，并且两两之间进行偏相关分析。结果显示：中度 AD 组病程长于轻度 AD 组 [34.0(25.0,43.5) 个月比 24.0(11.0,34.0) 个月，$P<0.001$]。3 组肌少症相关指标及 MTA 评分比较，组间差异均有统计学意义（均 $P<0.001$），如 5 次起坐时间 [(13.6±1.8)s 比 (11.5±1.7)s 比 (10.3±1.9)s，$P<0.001$]，MTA 评分 [2.0(2.0,3.0) 分比 1.0(1.0,2.0) 分比 0(0,0) 分，$P<0.001$]。神经心理学测试中，轻、中度 AD 组 MMSE、MoCA、MES、VFT 得分均低于 NC 组，且中度 AD 组低于轻度 AD 组（均 $P<0.001$）。AD 组肌少症相关指标中，尤其是肌肉力量，与多个认知功能领域和 MTA 评分相关。握力与 MMSE、MoCA、MES、FDST（$r=0.387、0.418、0.522、0.484$，均 $P<0.001$）、DSST（$r=0.327，P=0.006$）、VFT 得分（$r=0.354，P=0.003$）呈正相关，与 MTA 评分（$r=-0.631，P<0.001$）呈负相关；5 次起坐时间与 MMSE、MoCA、MES、DSST、FDST、VFT（$r=-0.583、-0.587、-0.814、-0.591、-0.552、-0.485$，均 $P<0.001$）、BDST（$r=-0.355，P=0.003$）得分呈负相关，与 MTA 评分（$r=0.836，P<0.001$）呈正相关；ASMI 与 MMSE、MoCA、MES、DSST、FDST 得分（$r=0.257、0.238、0.428、0.282、0.364$，均 $P<0.05$）呈正相关，与 MTA 评分（$r=-0.377，P=0.001$）呈负相关；6 m 步速与 MMSE、MoCA、MES、DSST、FDST（$r=0.419、0.486、0.699、0.559、0.500$，均 $P<0.001$）、BDST 和 VFT 得分（$r=0.384、0.377$，均 $P=0.001$）呈正相关，与 MTA 评分（$r=-0.803，P<0.001$）呈负相关。结

论认为,轻中度 AD 患者认知功能广泛性受损,肌肉量、肌肉力量、躯体功能均明显减退。相较肌肉量与躯体功能,肌肉力量下降与广泛性认知功能减退和 MTA 程度增加显著相关。

12. 刘善雯,谢伟晔,张迎春,等. 经颅超声测量阿尔茨海默病患者第三脑室宽度及其对阿尔茨海默病的诊断价值. 中华医学杂志,2022,102(13):948-953.

刘善雯等通过分析比较阿尔茨海默病(AD)患者与健康对照者经颅超声(TCS)测量第三脑室宽度(TVW)图像特点及其与头颅磁共振颞叶内侧萎缩(MTA)视觉评分、神经心理学特征的相关性,探讨 TCS 技术在 AD 临床诊断应用中的价值。纳入 2021 年 1 月至 7 月在苏州大学附属第二医院神经内科记忆障碍门诊确诊的 39 例 AD 患者及 41 名健康对照者,进行 TCS 检查、MTA 评分、神经心理学测试,分析比较两组 TVW 差异及其与 MTA 评分、神经心理学特征之间的相关性。结果显示:与健康对照组相比,AD 组 TVW 更宽[0.76(0.66,0.87) cm 比 0.50(0.44,0.56) cm,$P<0.001$]。神经心理学测试中,AD 患者多个认知功能领域受损,如延迟记忆[0(0,0)分比 4.0(4.0,5.0)分,$P<0.001$]、命名[2.0(1.0,3.0)分比 3.0(2.0,3.0)分,$P<0.001$]、执行功能[2.0(2.0,3.0)分比 3.0(2.5,3.0)分,$P<0.001$]、语言[0.0(0.0,2.0)分比 3.0(2.0,3.0)分,$P<0.001$]等方面与健康对照者比较,差异均有统计学意义。AD 组 TVW 增宽与即刻记忆($r=-0.339,P=0.035$)、延迟记忆($r=-0.523,P<0.001$)、注意力与计算力($r=-0.409,P=0.045$)、视空间与执行功能($r=-0.333,P=0.039$)等均呈负相关,且 TVW 与 MTA 评分($r=0.552,P<0.001$)呈明显正相关。结论认为,运用 TCS 测量 AD 患者 TVW,并结合 MTA 评分、神经心理学测试,可为 AD 临床诊断提供较为可靠的客观依据。

13. 洪苗苗,赵恩聪,陈丽敏,等. 电针对 SAMP8 小鼠海马区补体及小胶质细胞吞噬能力的作用机制. 针刺研究,2022,47(6):479-484.

洪苗苗等观察电针对 SAMP8 小鼠海马区离子钙结合衔接分子 1(Iba-1)、补体 C1q、分化簇 68(CD68)表达水平的影响,探讨电针治疗阿尔茨海默病的作用机制。将 SAMP8 小鼠随机分为模型组与电针组,每组 12 只,并以 12 只同月龄 SAMR1 小鼠作为对照组。电针组予百会、大椎、肾俞穴电针治疗,20 min/次,1 次/天,8 天为 1 个疗程,共干预 3 个疗程,疗程之间间隔 2 天。采用 Morris 水迷宫实验观察小鼠学习记忆能力,免疫组织化学法检测海马 CA1 区 Iba-1、CD68 蛋白阳性表达水平,Western blot 法和实时荧光定量 PCR 法检测海马组织 Iba-1、C1q、CD68 蛋白和 mRNA 的表达水平。结果显示:与对照组比较,模型组平均逃避潜伏期延长($P<0.01$),原平台象限停留时间缩短、跨越原平台的次数减少($P<0.01$);与模型组比较,电针组平均逃避潜伏期缩短($P<0.05,P<0.01$),原平台象限停留时间延长、跨越原平台次数增加($P<0.01$)。与对照组比较,模型组海马 CA1 区 Iba-1、CD68 蛋白阳性表达及海马组织 Iba-1、C1q、CD68 蛋白和 mRNA 表达水平升高($P<0.01,P<0.05$);与模型组比较,电针组海马 CA1 区 Iba-1、CD68 蛋白阳性表达及海马组织 Iba-1 蛋白及 C1q、CD68 蛋白和 mRNA 表达水平降低($P<0.01,P<0.05$)。结论认为,电针能改善 SAMP8 小鼠学习记忆能力,其机制可能与抑制补体 C1q 依赖的小胶质细胞吞噬能力有关。

14. 杨娇娇,彭丽丽,王三香,等. 模拟社会生活照护对养老机构老年痴呆患者激越行为的影响. 护理学报,2022,29(17):75-78.

杨娇娇等观察模拟社会生活照护对老年痴呆患者激越行为与焦虑症状的影响。选取 42 例老年痴呆患者进行模拟社会生活照护。持续干预 6 周,采用 Cohen－Mansfield 激越行为量表、焦虑自评量表评估患者干预前、干预第 2 周、干预第 6 周和干预结束后第 2 周时的激越行为与焦虑症状。结果显示：干预前、干预第 2 周、第 6 周和干预结束后第 2 周，患者激越行为量表评分分别为 86.45 ± 8.92、77.52 ± 8.19、67.69 ± 4.21、79.57 ± 5.76，患者焦虑量表评分分别为 57.79 ± 4.04、43.60 ± 2.26、37.95 ± 2.12、47.79 ± 2.46；干预措施和干预时长 2 个因素对患者激越行为和焦虑症状的交互效应显著，差异具有统计学意义（$P<0.05$）。结论认为，模拟社会生活照护能减少养老机构老年痴呆患者激越行为的发生、缓解其焦虑症状，且干预的积极效应随时间推移而下降。

15. Zhang L, Liu Y, Wang X, et al. Treadmill exercise improve recognition memory by TREM2 pathway to inhibit hippocampal microglial activation and neuroinflammation in Alzheimer's disease model. Physiol Behav, 2022, 251: 113820.

Alzheimer's disease-related cognition impairment is correlated with increased neuroinflammation. Studies show that physical exercises improve cognitive function and regulate neuroinflammation. However, no sufficient studies have been performed to directly observe the mechanism of exercise-related effects on microglia and neuroinflammation, in association with memory function under Alzheimer's disease. This study aims to explore the relationship of TREM2, microglia activation and neuroinflammation in the development of Alzheimer's disease, followed by investigating why physical exercises improve cognition in the Alzheimer's disease model by means of the adeno-associated virus (AAV) injection. We found that: 1) Recognition memory impairment in Aβ-induced Alzheimer's disease model was associated with the reduction in TREM2 which induced microglial activation and neuroinflammation; 2) Exercise activated the TREM2 pathway, which was necessary for inhibiting microglial activation and neuroinflammation, leading to improved recognition memory in the Alzheimer's disease model. Together, the improvement of AD-associated recognition memory by exercises is associated with up-regulation of the TREM2 pathway which promotes the phenotypic conversion of microglia and decreases the level of neuroinflammation.

16. Li Q, Peng J, Luo Y, et al. Far infrared light irradiation enhances Aβ clearance via increased exocytotic microglial ATP and ameliorates cognitive deficit in Alzheimer's disease-like mice. J Neuroinflammation, 2022, 19(1): 145.

Exposure to sunlight may decrease the risk of developing Alzheimer's disease (AD), and visible and near infrared light have been proposed as a possible therapeutic strategy for AD. Here, we investigated the effects of the visible, near infrared and far infrared (FIR) light on the cognitive ability of AD mice, and found that FIR light also showed potential in the improvement of cognitive dysfunction in AD. However, the related mechanism remains to be elucidated. Methods: Morris water maze was used to evaluate the cognitive ability of APPswe/PSEN1dE9 double-transgenic AD mice after light treatment. Western blot was carried out to detect the expression of protein involved in synaptic function and amyloid-β (Aβ) production. The protein amount of interleukin (IL)-1β, IL-6, Aβ1-40 and Aβ1-42 were determined using enzyme-linked immunosorbent assay. The mRNA level of receptors was performed using real-time quantitative polymerase chain reaction. Immunostaining was performed to characterize the Aβ burden and microglial Aβ phagocytosis in the brain of AD mice. The Aβ phagocytosis of primary cultured microglia and BV2 were assessed by flow cytometry. The energy metabolism changes were evaluated using related assay kits，including adenosine triphosphate （ATP），lactate content，mitochondrial respiratory chain complex enzymatic activity and oxidized/reduced nicotinamide adenine dinucleotide assay kits. Results：Our results showed that FIR light reduced Aβ burden，a hallmark of AD neuropathology，alleviated neuroinflammation，restored the expression of the presynaptic protein synaptophysin，and ameliorated learning and memory impairment in the AD mice. FIR light enhanced mitochondrial oxidative phosphorylation pathway to increase ATP production. This increased intracellular ATP promoted the extracellular ATP release from microglia stimulated by Aβ，leading to the enhanced Aβ phagocytosis through phosphoinositide 3-kinase/mammalian target of rapamycin pathways for Aβ clearance. Conclusions：Our findings have uncovered a previously unappreciated function of FIR light in inducing microglial phagocytosis to clean Aβ，which may be the mechanisms for FIR light to improve cognitive dysfunction in AD mice. These results suggest that FIR light treatment is a potential therapeutic strategy for AD.

17. Hu Y, Jia Y, Sun Y, et al. Efficacy and safety of simultaneous rTMS-tDCS over bilateral angular gyrus on neuropsychiatric symptoms in patients with moderate Alzheimer's disease：A prospective, randomized, sham-controlled pilot study. Brain Stimul, 2022,15(6)：1530－1537.

Treating neuropsychiatric symptoms （NPS） in Alzheimer's disease （AD） remains highly challenging. Noninvasive brain stimulation using repetitive transcranial magnetic stimulation （rTMS） or transcranial direct current stimulation （tDCS） is of considerable interest in this context. Objective：To investigate the efficacy and safety of a novel technique involving simultaneous application of rTMS and tDCS （rTMS-tDCS） over bilateral angular gyrus （AG，P5/P6 electrode site） for AD-related NPS. Methods：Eighty-four AD patients were randomized to receive rTMS-tDCS, single-rTMS, single-tDCS, or sham stimulation for 4 weeks，with evaluation at week-4 （W4, immediately after treatment） and week-12 （W12, follow-up period） after initial examination. Primary outcome comprising Neuropsychiatric Inventory （NPI） score and secondary outcomes comprising mini-mental state examination （MMSE），AD assessment scale-cognitive subscale （ADAS-cog），and Pittsburgh sleep quality index （PSQI） scores were collected and analyzed by a two-factor （time and treatment），mixed-design ANOVA. Results：rTMS-tDCS produced greater improvement in NPI scores than single-tDCS and sham at W4 and W12 （both $P < 0.017$） and trended better than single-rTMS （W4：$P = 0.058$, W12：$P = 0.034$）. rTMS-tDCS improved MMSE scores compared with single-tDCS at W4 （$P = 0.011$） and sham at W4 and W12 （both $P < 0.017$）. rTMS-tDCS also significantly improved PSQI compared with single-rTMS and sham （both $P < 0.017$）. Interestingly，rTMS-tDCS-induced NPI/PSQI improvement was significantly associated with MMSE/ADAS-cog improvement. tDCS- and/or rTMS-related adverse events appeared slightly and briefly. Conclusions：rTMS-tDCS application to bilateral AG can effectively improve AD-related NPS, cognitive function, and sleep quality with considerable safety.

18. Wang L, Zhang J, Guo C, et al. The efficacy and safety of transcutaneous auricular vagus nerve stimulation in patients with mild cognitive impairment: A double blinded randomized clinical trial. Brain Stimul, 2022, 15(6): 1405 - 1414.

There are 9.9 million new cases of dementia in the world every year. Short-term conversion rate from mild cognitive impairment (MCI) to dementia is between 20% and 40%, but long-term in 5 - 10 years ranges from 60% to 100%. It is particularly important to prevent or prolong the development of MCI into dementia. Both auriculotherapy and vagus nerve stimulation are effective on improving cognitive functions. However, there is no double blinded randomized clinical trial to support the effectiveness of transcutaneous electrical stimulation of auricular acupoints in patients with MCI. Methods: This randomized controlled trial involved patients with MCI, aged from 55 to 75 years old. Patients were randomly allocated to transcutaneous auricular vagus nerve stimulation (taVNS) group or sham taVNS group. In the taVNS group, two auricular acupoints were stimulated, including heart (concha, CO15) and kidney (CO10), which are in the distribution of vagus nerve. While in the sham taVNS group, two other auricular acupoints were stimulated, including elbow (scaphoid fossa, SF3) and shoulder (SF4, 5), which are out of the distribution of vagus nerve. The primary outcome was the Montreal cognitive assessment-basic, MOCA-B. The secondary outcomes included auditory verbal learning test-HuaShan version (AVLT-H), shape trails test A&B (STT-A&B), animal fluence test (AFT), Boston naming test (BNT), Pittsburgh sleep quality index (PSQI), rapid eye movement sleep behavior disorder screening questionnaire (RBDSQ), Epworth sleepiness scale (ESS) and functional activities questionnaire (FAQ). These outcome measures were taken at baseline, 24 weeks later. Results: After 24 weeks of intervention, the data of 52 patients were intended for analysis. After intervention, there was significant difference in the overall scores of MoCA-B between taVNS group and sham taVNS group ($P = 0.033 < 0.05$). In taVNS group, compared with before intervention, the overall scores of MOCA-B increased significantly after intervention ($P < 0.001$). As for N5 and N7, the two sub-indicators of AVLT-H, in taVNS group, compared with before intervention, both N5 and N7 increased significantly after intervention (both $P < 0.001$). As for STTB, in taVNS group, compared with before intervention, STTB was significantly reduced after intervention ($P = 0.016$). For BNT, in taVNS group, compared with before intervention, BNT increased significantly after intervention ($P < 0.001$). In taVNS group, compared with before intervention, PSQI, RBDSQ, ESS and FAQ decreased significantly after intervention ($P = 0.002$, 0.025, < 0.001, 0.006 respectively). 1 patient with a history of tympanic membrane perforation in taVNS group was reported with mild adverse reactions which disappeared a week after termination of taVNS. The intervention of taVNS is effective on increasing the overall scores of MoCA-B, N5 and

N7. Conclusion：The clinical trial demonstrated that taVNS can improve cognitive performance in patients with MCI. This inexpensive, effective and innovative method can be recommended as a therapy for more patients with MCI in the prevention or prolonging of its development into dementia, but it is still required to be further investigated.

19. Yao Q, Tang F, Wang Y, et al. Effect of cerebellum stimulation on cognitive recovery in patients with Alzheimer disease：A randomized clinical trial. Brain Stimul, 2022, 15 (4)：910 - 920.

Evidence indicates that the cerebellum is involved in cognitive processing. However, the specific mechanisms through which the cerebellum repetitive transcranial magnetic stimulation (rTMS) contributes to the cognitive state are unclear. Methods：In the current randomized, double-blind, sham-controlled trial, 27 patients with Alzheimer's disease (AD) were randomly allotted to one of the two groups：rTMS-real or rTMS-sham. We investigated the efficacy of a four-week treatment of bilateral cerebellum rTMS to promote cognitive recovery and alter specific cerebello-cerebral functional connectivity. Results：The cerebellum rTMS significantly improves multi-domain cognitive functions, directly associated with the observed intrinsic functional connectivity between the cerebellum nodes and the dorsolateral prefrontal cortex (DLPFC), medial frontal cortex, and the cingulate cortex in the real rTMS group. In contrast, the sham stimulation showed no significant impact on the clinical improvements and

the cerebello-cerebral connectivity. Conclusion：Our results depict that 5 Hz rTMS of the bilateral cerebellum is a promising, non-invasive treatment of cognitive dysfunction in AD patients. This cognitive improvement is accompanied by brain connectivity modulation and is consistent with the pathophysiological brain disconnection model in AD patients.

20. Wang X, Zhu YT, Zhu Y, et al. Long-term running exercise alleviates cognitive dysfunction in APP/PSEN1 transgenic mice via enhancing brain lysosomal function. Acta Pharmacol Sin, 2022, 43 (4)：850 - 861.

Amyloid-β peptide (Aβ) aggregation is the hallmark of Alzheimer's disease (AD). The imbalance between the production and clearance of Aβ results in the accumulation and aggregation of Aβ in the brain. Thus far, few drugs are available for AD treatment, but exercise has been recognized for its cognition-enhancing properties in AD patients. The underlying mechanisms remain unclear. Our recent study showed that long-term running exercise could activate the lysosomal function in the brains of mice. In this study, we investigated whether exercise could reduce Aβ accumulation by activating lysosomal function in APP/PSEN1 transgenic mice. Started at the age of 5 months, the mice were trained with a running wheel at the speed of 18 r/min, 40 min/d, 6 d/week for 5 months, and were killed at the end of the 10th month, then brain tissue was collected for biochemical analyses. The cognitive ability was assessed in the 9th month. We showed that long-term exercise significantly mitigated cognitive dysfunction in AD mice, accompanied by the enhanced lysosomal function and the clearance of Aβ in the brain. Exercise significantly promoted the nuclear translocation of transcription factor EB (TFEB), and increased the interaction between nuclear TFEB with AMPK-mediated acetyl-CoA synthetase 2, thus enhancing transcription of the genes associated with the biogenesis of lysosomes. Exercise also raised the levels of mature cathepsin D and cathepsin L, suggesting that more Aβ peptides could be degraded in the activated lysosomes. This study demonstrates that exercise may improve the cognitive dysfunction of AD by enhancing lysosomal function.

21. Zhang Y, Ding N, Hao X, et al. Manual acupuncture benignly regulates blood-brain barrier disruption and reduces lipopolysaccharide loading and systemic inflammation, possibly by adjusting the gut microbiota. Front Aging Neurosci, 2022, 14: 1018371.

Blood-brain barrier(BBB) disruption and gut microbiota dysbiosis play crucial roles in Alzheimer's disease (AD). Lipopolysaccharide (LPS) stimulation triggered by gut microbial dysbiosis is an important factor in BBB disruption and systemic inflammation, but the mechanism of acupuncture regulation of BBB disruption via the gut microbiota in AD is not clear. Objective: The current study evaluated the effect of manual acupuncture(MA) on BBB dysfunction in APP/PS1 mice and examined the mechanism of gut microbiota by acupuncture in AD. Methods: Acupoints were applied to Baihui(GV20), Yintang (GV29), and Zusanli(ST36) in the MA group. Mice in the manual acupuncture plus antibiotics (MAa) group received antibiotics and acupuncture, while mice in the probiotics(P) group received probiotics. Alterations in spatial learning and memory, the gut microbiota, tightly connected structure and permeability of BBB, and the expression of LPS and inflammatory factors in each group were assessed. Results: Compared to the normal (N) group, cognitive ability was significantly impaired, the gut microbiota composition was markedly altered, the BBB was significantly disrupted, and the expression of LPS in serum and brain, serum TNF-α, and IL-1β were significantly increased in the AD group ($P <$ 0.01). These changes were inhibited in the MA and P groups ($P < 0.01$ or $P < 0.05$), and antibiotics reversed the benign regulatory effects of MA ($P<0.01$ or $P<0.05$). Conclusion: Manual acupuncture benignly modulated the gut microbiota and BBB dysfunction, reduced LPS, TNF-α, and IL-1β. These effects were comparable to probiotics. The decrease in LPS load and systemic inflammation may play important roles in the regulation of BBB dysfunction by acupuncture, and the gut microbiota may be a potential target for the benign regulation of BBB disruption by acupuncture.

22. Ali N, Liu J, Tian H, et al. A novel dual-task paradigm with story recall shows significant differences in the gait kinematics in older adults with cognitive impairment: A cross-sectional study. Front Aging Neurosci, 2022, 14: 992873.

Cognitive and motor dysfunctions in older people become more evident while dual-tasking. Several dual-task paradigms have been used to identify older individuals at the risk of developing Alzheimer's disease and dementia. This study evaluated gait kinematic parameters for dual-task

（DT）conditions in older adults with mild cognitive impairment（MCI），subjective cognitive decline（SCD），and normal cognition（NC）. Method：This is a cross-sectional, clinical-based study carried out at the Zhongshan Rehabilitation Branch of First Affiliated Hospital of Nanjing Medical University, China. Participants：We recruited 83 community-dwelling participants and sorted them into MCI（$n=24$），SCD（$n=33$），and NC（$n=26$）groups based on neuropsychological tests. Their mean age was 72.0（5.55）years，and male-female ratio was 42/41（$P=0.112$）. Each participant performed one single-task walk and four DT walks：DT calculation with subtracting serial sevens；DT naming animals；DT story recall；and DT words recall. Outcome and measures：Kinematic gait parameters of speed，knee peak extension angle，and dual-task cost （DTC）were obtained using the Vicon Nexus motion capture system and calculated by Visual 3D software. A mixed-effect linear regression model was used to analyze the data. Results：The difference in gait speed under DT story recall and DT calculation was -0.099 m/s and -0.119 m/s（$P=0.04$，$P=0.013$）between MCI and SCD，respectively. Knee peak extension angle under DT story recall，words recall，and single task was bigger in the MCI group compared to the NC group，respectively（$P=0.001$，$P=0.001$，$P=0.004$）. DTC was higher in the DT story recall test than all other DT conditions（$P<0.001$）. Conclusion：Kinematic gait parameters of knee peak extension angle for the DT story recall were found to be sensitive enough to discriminate MCI individuals from NC group. DTC under DT story recall was higher than the other DT conditions.

23. Wu L, Cao T, Li S, et, al. Long-term gamma transcranial alternating current stimulation improves the memory function of mice with Alzheimer's disease. Front Aging Neurosci, 2022, 14：980636.

The main manifestation of Alzheimer's disease（AD）in patients and animal models is impaired memory function，characterized by amyloid-beta（Aβ）deposition and impairment of gamma oscillations that play an important role in perception and cognitive function. The therapeutic effect of gamma band stimulation in AD mouse models has been reported recently. Transcranial alternating current stimulation （tACS）is an emerging non-invasive intervention method，but at present，researchers have not completely understood the intervention effect of tACS. Thus，the intervention mechanism of tACS has not been fully elucidated，and the course of treatment in clinical selection also lacks theoretical support. Based on this issue，we investigated the effect of gamma frequency（40 Hz）tACS at different durations in a mouse model of AD. Materials and methods：We placed stimulating electrodes on the skull surface of APP/PS1 and wild-type control mice（$n=30$ and $n=5$，respectively）. Among them，20 APP/PS1 mice were divided into 4 groups to receive 20 min 40 Hz tACS every day for $1-4$ weeks. The other 10 APP/ PS1 mice were equally divided into two groups to receive sham treatment and no treatment. No intervention was performed in the wild-type control mice. The short-term memory function of the mice was examined by the Y maze. Aβ levels and microglia in the hippocampus were measured by immunofluorescence. Spontaneous electroencephalogram gamma power was calculated by the average period method，and brain connectivity was examined by cross-frequency coupling. Results: We found that the long-term treatment groups (21 and 28 days) had decreased hippocampal Aβ levels, increased electroencephalogram spontaneous gamma power, and ultimately improved short-term memory function. The treatment effect of the short-term treatment group (7 days) was not significant. Moreover, the treatment effect of the 14-day treatment group was weaker than that of the 21-day treatment group. Conclusion: These results suggest that long-term gamma-frequency tACS is more effective in treating AD by reducing Aβ load and improving gamma oscillation than short-term gamma-frequency tACS.

24. Li L, Li J, Dai Y, et al. Electro-Acupuncture Improve the Early Pattern Separation in Alzheimer's Disease Mice via Basal Forebrain-Hippocampus Cholinergic Neural Circuit. Front Aging Neurosci, 2022, 13: 770948.

To explore the effect of electro-acupuncture (EA) treatment on pattern separation and investigate the neural circuit mechanism involved in five familial mutations (5 × FAD) mice. Methods: Five familial mutations mice were treated with EA at Baihui (DU20) and Shenting (DU24) acupoints for 30 min each, lasting for 4 weeks. Cognitive-behavioral tests were performed to evaluate the effects of EA treatment on cognitive functions. 1H-MRS, Nissl staining, immunohistochemistry, and immunofluorescence were performed to examine the cholinergic system alteration. Thioflavin S staining and 6E10 immunofluorescence were performed to detect the amyloid-β (Aβ). Furthermore, hM4Di designer receptors exclusively activated by designer drugs

(DREADDs) virus and long-term clozapine-N-oxide injection were used to inhibit the medial septal and vertical limb of the diagonal band and dentate gyrus (MS/VDB-DG) cholinergic neural circuit. Cognitive-behavioral tests and immunofluorescence were performed to investigate the cholinergic neural circuit mechanism of EA treatment improving cognition in 5 × FAD mice. Results: Electro-acupuncture treatment significantly improved spatial recognition memory and pattern separation impairment, regulated cholinergic system via reduction neuron loss, upregulation of choline/creatine, choline acetyltransferase, vesicular acetylcholine transporter, and downregulation of enzyme acetylcholinesterase in 5 × FAD mice. Aβ deposition was reduced after EA treatment. Subsequently, the monosynaptic hM4Di DREADDs virus tracing and inhibiting strategy showed that EA treatment activates the MS/VDB-DG cholinergic neural circuit to improve the early pattern separation. In addition, EA treatment activates this circuit to upregulating M1 receptors positive cells and promoting hippocampal neurogenesis in the dentate gyrus (DG). Conclusion: Electro-acupuncture could improve the early pattern separation impairment by activating the MS/VDB-DG cholinergic neural circuit in 5 × FAD mice, which was related to the regulation of the cholinergic system and the promotion of neurogenesis by EA treatment.

25. Wang Z, Ren K, Li D, et al. Assessment of Brain Function in Patients With Cognitive Impairment Based on fNIRS and Gait Analysis. Front Aging Neurosci, 2022, 14: 799732.

Early detection of mild cognitive impairment is crucial in the prevention of Alzheimer's disease

(AD). This study aims to explore the changes in gait and brain co-functional connectivity between cognitively healthy and cognitively impaired groups under dual-task walking through the functional near-infrared spectroscopy(fNIRS) and gait analysis devices. Method: This study used fNIRS device and gait analysis devices to collect the data of 54 older adults. According to the Mini-mental State Examination (MMSE) and the Montreal Cognitive Assessment(MoCA) scales, the older adults were cognitively healthy(control group) and cognitively impaired (experimental group), of which 38 were in the control group and 16 were in the experimental group. The experiment was divided into a total of three sets of task experiments: a walking-only experiment, a dual-task walking-easy (DTW-easy) experiment, and a dual-task walking-difficult (DTW-difficult) experiment. Main result: For the cognitively impaired and cognitively healthy populations, there were no significant differences in overall functional connectivity, region of interest (ROI) connection strength, and gait performance during single-task walking between the two groups. Whereas the performances of DTW differed significantly from the single-task walking in terms of between-group variability of functional connectivity strength change values, and ROI connection strength change values in relation to the dual-task cost of gait. Finally, the cognitively impaired group was significantly more affected by DTW-difficult tasks than the cognitively healthy group. Conclusion: This study provides a new approach to assist in the diagnosis of people with cognitive impairment and provides a new research pathway for the identification of cognitive impairment.

26. Duan M, Meng Z, Yuan D, et al. Anodal and cathodal transcranial direct current stimulations of prefrontal cortex in a rodent model of Alzheimer's disease. Front Aging Neurosci, 2022,14: 968451.

Alzheimer's disease(AD) is a leading cause of dementia in the elderly, with no effective treatment currently available. Transcranial direct current stimulation(tDCS), a non-drug and non-invasive therapy, has been testified efficient in cognitive enhancement. This study aims to examine the effects of tDCS on brain function in a mouse model of AD. The amyloid precursor protein (APP) and presenilin 1 (PS1) transgenic mice(7 – 8 months old) were subjected to 20-min anodal and cathodal tDCS (atDCS and ctDCS; $300\,\mu A$, $3.12\,mA/cm^2$) for continuous five days. tDCS was applied on the left frontal skull of the animals, targeting on their prefrontal cortex (PFC). Behavioral performances were assessed by open-field, Y-maze, Barnes maze and T-maze paradigms; and their PFC electroencephalogram (EEG) activities were recorded under spontaneous state and during Y-maze performance. Behaviorally, atDCS and ctDCS improved spatial learning and/or memory in AD mice without affecting their general locomotion and anxiety-like behaviors, but the effects depended on the testing paradigms. Interestingly, the memory improvements were accompanied by decreased PFC EEG delta (2 – 4 Hz) and increased EEG gamma (20 – 100 Hz) activities when the animals needed memory retrieval during task performance. The decreased EEG delta activities could also be observed in animals under spontaneous state. Specifically, atDCS increased PFC EEG activity in the alpha band(8 – 12 Hz) for spontaneous state, whereas ctDCS increased that in alpha-beta band(8 – 20 Hz) for task-related state. In addition, some EEG changes after ctDCS could be found in other cortical regions except PFC. These data indicate that tDCS can reverse the situation of slower brain activity in AD mice, which may further lead to cognitive improvement. Our work highlights the potential clinical use of tDCS to restore neural network activity and improve cognition in AD.

27. Zhu Y, Gao Y, Guo C, et al. Effect of 3-Month Aerobic Dance on Hippocampal Volume and Cognition in Elderly People With Amnestic Mild Cognitive Impairment: A Randomized Controlled Trial. Front Aging Neurosci, 2022,14: 771413.

As an intermediate state between normal aging and dementia, mild cognitive impairment (MCI), especially amnestic MCI(aMCI), is a key stage in the prevention and intervention of Alzheimer's disease(AD). Whether dancing could increase the hippocampal volume of seniors with aMCI remains debatable. The aim of this study was to investigate the influence of aerobic dance on hippocampal volume and cognition after 3 months of aerobic dance in older adults with aMCI. In this randomized controlled trial, 68 elderly people with aMCI were randomized to either the aerobic dance group or the control group using a 1 : 1 allocation ratio. Ultimately, 62 of 68 participants completed this study, and the MRI data of 54 participants were included. A specially designed aerobic dance routine was performed by the dance group three times per week for 3 months, and all participants received monthly healthcare education after inclusion. MRI with a 3.0T MRI scanner and cognitive assessments were performed before and after intervention. High-resolution three-dimensional (3D) T1-weighted anatomical images were acquired for the analysis of hippocampal volume. A total of 35 participants (mean age: 71.51 ± 6.62 years) were randomized into the aerobic dance group and 33 participants (mean age: 69.82 ± 7.74 years) into the control group. A multiple linear regression model was used to detect the association between intervention and the difference of hippocampal volumes as well as the change of cognitive scores at baseline and after 3 months. The intervention group showed greater right hippocampal volume (β [95% CI]: 0.379 [0.117, 0.488], $P = 0.002$) and total hippocampal volume (β [95%CI]: 0.344 [0.082, 0.446], $P = 0.005$) compared to the control group. No significant association of age or gender was found with unilateral or global hippocampal volume. There was a correlation between episodic memory and intervention, as the intervention group showed a higher Wechsler Memory Scale-Revised Logical Memory (WMS-RLM) score (β [95%CI]: 0.326 [1.005, 6.773], $P = 0.009$). Furthermore, an increase in age may cause a decrease in the Mini-Mental State Examination (MMSE) score (β [95% CI]: -0.366 [-0.151, -0.034], $P = 0.002$). In conclusion, 3 months of aerobic dance could increase the right and total hippocampal volumes and improve episodic memory in elderly persons with aMCI.

28. Qu X, Li L, Zhou X, et al. Repeated transcranial photobiomodulation improves working memory of healthy older adults: behavioral outcomes of poststimulation including a three-week follow-up. Neurophotonics, 2022,9(3): 035005.

Decline in cognitive ability is a significant

issue associated with healthy aging. Transcranial photobiomodulation(tPBM) is an emerging non-invasive neuromodulation technique and has shown promise to overcome this challenge. This study aimed to investigate the effects of seven-day repeated tPBM, compared to those of single tPBM and baseline, on improving N-back working memory in healthy older adults and to evaluate the persistent efficacy of repeated tPBM. Approach: In a sham-controlled and within-subject design, 61 healthy older adults were recruited to participate in a longitudinal study involving an experimental baseline, seven days of tPBM treatment(12 min daily, 1 064-nm laser, 250 mW/cm^2) in the left dorsolateral prefrontal cortex and three weeks of follow-ups. Behavioral performance in the N-back ($N=1,2,3$) was recorded poststimulation during the baseline, the first and seventh days of the tPBM session, and the three weekly follow-ups. A control group with 25 participants was included in this study to rule out the practice and placebo effects. The accuracy rate and response time were used in the statistical analysis. Results: Repeated and single tPBM significantly improved accuracy rate in 1- and 3-back tasks and decreased response time in 3-back compared to the baseline. Moreover, the repeated tPBM resulted in a significantly higher improvement in accuracy rate than the single tPBM. These improvements in accuracy rate and response time lasted at least three weeks following repeated tPBM. In contrast, the control group showed no significant improvement in behavioral performance. Conclusions: This study demonstrated that seven-day repeated tPBM improved the working memory of healthy older adults more efficiently, with the beneficial

effect lasting at least three weeks. These findings provide fundamental evidence that repeated tPBM may be a potential intervention for older individuals with memory decline.

29. Liu S, Li S, Xia Y, et al. Effects of multi-mode physical stimulation on APP/PS1 Alzheimer's disease model mice. Heliyon, 2022,8(12): e12366.

Some researchers and clinics have reported that non-drug treatments for Alzheimer disease (AD) such as electrical stimulation, light stimulation, music stimulation, laser stimulation, and transcranial magnetic stimulation may have beneficial treatment effects. Following these findings, in this study, we performed multimodel physical stimulation on APP/PS1 mice using visible light, music with a γ rhythm, and an infrared laser. And the effects of physical stimulation on APP/PS1 mice were evaluated by behavioral analysis, the content of amyloid(Aβ40 and Aβ42), and NISSL staining of hippocampal tissue slices. The results of subsequent behavioral and tissue analyses showed that the multi-model physical stimulations could relieve APP/PS1 mice's dementia symptoms, such as the behavior ability, the content of Aβ40 and Aβ42 in the hippocampal tissue suspension, and Nissl staining for hippocampal tissue analyses.

(包赟珺 刘昀曦)

六、周围神经及其他神经系统疾病康复

1. 黄建福,刘建浩,王波. 针刺疗法辅助治疗格林-巴利综合征的临床研究. 南京中医药大学学报,2022,38(8): 696－702.

黄建福等观察了针刺疗法辅助治疗格林巴利综合征(GBS)的临床疗效。以三亚市中医院 2019

年 2 月至 2021 年 10 月收治的 169 例 GBS 患者为研究对象,随机数字表法分为对照组(83 例)和观察组(86 例),其中西药对照组 50 例、西药观察组 50 例、中药对照组 33 例、中药观察组 36 例。对照组给予常规西药或中药治疗,观察组在对照组治疗基础上另给予针刺辅助治疗,疗程 4 周。比较治疗前后对照组和观察组四肢肌力、神经功能[运动神经传导速度(MCV)、感觉神经传导速度(SCV)]、中医证候积分、临床疗效、血清炎性因子 IL-10、IL-18 水平及安全性指标变化情况。结果显示,治疗后,西药、中药观察组四肢肌力明显升高($P<0.05$,$P<0.01$),且优于对照组($P<0.05$);西药、中药观察组正中神经、胫神经 MCV、SCV 明显升高($P<0.05$),优于对照组($P<0.05$);西药、中药观察组中医证候评分明显低于治疗前,并低于对照组($P<0.05$);西药、中药观察组治疗总体有效率明显高于对照组($P<0.05$);西药、中药观察组 IL-10 水平明显升高($P<0.01$),并高于对照组($P<0.05$),IL-18 明显降低($P<0.01$),并低于对照组($P<0.05$);各组均无明显并发症。研究认为,针刺辅助疗法能够明显提高西药、中药治疗的临床疗效,改善患者肌力、神经功能及临床症状,恢复患者血清炎症因子水平。

2. 王艳珍. 针刺联合肌内注射鼠神经生长因子治疗婴幼儿分娩性臂丛神经损伤的疗效观察. 中西医结合心脑血管病杂志,2022,20(8):1524-1527.

王艳珍观察了针刺联合肌内注射鼠神经生长因子治疗婴幼儿分娩性臂丛神经损伤的临床疗效。选取 2019 年 4 月至 2021 年 4 月就诊于山西省儿童医院康复科诊断为分娩性臂丛神经损伤的婴幼儿 75 例,采用随机数字表法分为对照组和观察组。对照组给予推拿和运动及作业疗法治疗等常规康复措施,观察组在对照组基础上联合极泉、肩髃、肩髎、肩贞、臂臑、臑会、曲池、手三里、阳池、外关、列缺、合谷、患侧夹脊穴等穴位进行针灸治疗,同时配合肌内注射鼠神经生长因子。连续治疗 6 个月后,比较两组临床症状评分和神经肌电图变化。结果发现治疗后,两组全干型、上干型和下干型临床症状评分较治疗前降低,且观察组低于对照组,差异有统计学意义($P<0.05$ 或 $P<0.01$)。观察组临床总有效率高于对照组,差异有统计学意义(92.1% 与 78.4%,$P<0.05$)。观察组神经肌电图改善总有效率高于对照组,差异有统计学意义(89.5% 与 70.3%,$P<0.05$)。研究认为,与常规治疗相比,针刺联合肌内注射鼠神经生长因子治疗分娩性婴幼儿臂丛神经损伤,可提高患儿患肢功能,改善临床症状。

3. 王迅,刘森森. 调背振阳针刺治疗周围性面瘫的临床观察. 中国中医急症,2022,31(8):1226-1230.

王迅等观察了调背振阳针刺治疗周围性面瘫的临床疗效。将 60 例周围性面瘫患者随机分为治疗组与对照组各 30 例,对照组常规针刺印堂、攒竹、阳白、颧髎、四白、地仓、颊车、合谷(健侧)、太阳、足三里(双侧)、水沟、迎香、翳风、鱼腰、丝竹空,治疗组在对照组基础上予以调背振阳针刺(通过"审、循、按"在背部寻找异常部位或阳性反应点予以针刺,得气后即出针)。两组除周日休息 1 次,余均每天治疗 1 次,疗程 15 天。主要对两组患者治疗前后的 H-B 分级量表、杨氏分级量表、面神经肌电图予以对比分析,以评价临床疗效。结果显示:两组治疗后 H-B 分级、杨氏分级、面神经肌电图均较治疗前显著改善($P<0.01$),治疗组在改善面神经功能、面神经麻痹程度方面均优于对照组($P<0.01$),而在面神经肌电图上治疗组在改善潜伏期延长时限方面也优胜对照组($P<0.05$),在改善波幅降低程度方面亦显著优于对照组($P<0.01$)。治疗组总有效率为 100.00%,明显高于对照组的 73.33%($P<0.05$)。研究认

为,调背振阳针刺有助于周围性面瘫康复,能有效改善面瘫症状、恢复受损的面神经功能,提高临床疗效。

4. 王悦,房其军,王淑兰,等. 针药结合加穴位注射对周围性面瘫近远期的疗效观察. 中国中医急症,2022,31(8):1233－1236.

王悦等观察针药结合及穴位注射治疗周围性面瘫的近期临床疗效及对后遗症发生率的影响。将 60 例急性期周围性面瘫患者,随机分为观察组与对照组各 30 例。两组均口服牵正散加减,对照组在此基础上进行针刺治疗,观察组进行针灸加翳风穴穴位注射甲钴胺注射液的治疗。两组患者分别于入组当天及每天治疗前由专人进行神经功能评分、分级,观察治疗的起效时间,分别于治疗 1、2个疗程后进行疗效统计,并于结束治疗后半年进行随访,统计患者后遗症发生情况。结果显示:① 观察组的治疗起效时间早于对照组($P<0.05$)。② 两组的治疗起效时间与治疗 1 疗程和 2 疗程后患者的神经功能评分均呈负相关($P<0.05$),与 H－B 分级评分成正相关($P<0.05$)。③ 两组临床疗效比较,治疗 1 疗程后观察组的痊愈率和总有效率均高于对照组($P<0.05$);治疗 2 疗程后,观察组的痊愈率明显高于对照组($P<0.05$)。④ 针灸治疗后半年随访发现,观察组患者后遗症发生率低于对照组($P<0.05$)。研究认为,面瘫急性期进行针灸治疗疗效肯定,治疗时起效所需时间越短,取得的临床痊愈率和总有效率更高,后遗症发生率也越低,其中以针药结合配合翳风穴穴位注射甲钴胺注射液的疗效更佳。

5. 姚雪青,潘良德,王林. 电针、红外线与高压氧联合治疗对面瘫患者神经功能、血浆免疫球蛋白和面部温度的影响. 针灸临床杂志,2022,38(2):21－25.

姚雪青等探究电针、红外线与高压氧联合治疗面瘫的效果。采用随机字母表法将我院收治的 88例面瘫患者分为观察组与对照组,对照组患者采用电针联合红外线治疗,观察组患者采用电针、红外线与高压氧联合治疗,对比两组患者临床疗效、神经功能、血浆中免疫球蛋白和面部温度。结果显示:观察组治疗后中医症候积分显著高于对照组($P<0.05$);观察组治疗后 FDI 评分显著高于对照组($P<0.05$);观察组总有效率显著高于对照组($P<0.05$);观察组治疗后 IgA、IgG 和 IgM 均显著低于对照组($P<0.05$);观察组治疗后迎香穴、巨髎穴、阳白穴温度均显著高于对照组($P<0.05$);两组患者均无明显不良反应。研究认为,电针、红外线与高压氧联合治疗面瘫患者临床疗效确切,并能够有效改善神经功能,降低血浆中免疫球蛋白水平,提高面部温度,且安全性高。

6. 滕高菁,刘文伟,滕金英,等. 基于口腔定位疗法的康复护理训练在病毒性脑炎合并吞咽功能障碍后遗症患儿中的应用效果. 广西医学,2022,44(10):1187－1190.

滕高菁等探讨基于口腔定位疗法(OPT)的康复护理训练对病毒性脑炎合并吞咽功能障碍后遗症患儿的吞咽功能及生活质量的影响。将 60 例病毒性脑炎合并吞咽功能障碍后遗症患儿随机分为观察组与对照组各 30 例。两组患儿均接受专业吞咽障碍康复治疗及常规吞咽功能障碍康复护理,在此基础上观察组患儿接受基于 OPT 的康复护理训练。比较两组患儿干预前和干预 21 天后标准吞咽功能评价(SSA)量表评分和儿童生活质量普适性核心量表(PedsQLTM 4.0)评分。结果显示:干预后,两组患儿的 SSA 量表评分和 PedsQLTM 4.0评分均优于干预前,且观察组的评分优于对照组(均 $P<0.05$)。因此认为,基于 OPT 的康复护理训练能更好地改善病毒性脑炎合并吞咽功能障碍后遗症患儿的吞咽功能,从而促进营养摄入,提高患儿的生活质量。

7. 向希. 全程性康复管理在结核性脑膜炎患者中的应用效果. 中国实用神经疾病杂志, 2022, 25 (12): 1553 - 1557.

向希探讨了全程性康复管理在结核性脑膜炎患者中的应用效果。选取 2018 年 4 月至 2022 年 3 月在四川大学华西医院结核病房住院的结核性脑膜炎患者 82 例, 随机分为对照组与试验组, 各 41 例。在对症治疗基础上, 对照组患者采用常规护理模式, 试验组患者采用全程性康复管理模式。比较 2 组患者住院时间、住院费用、干预 1 个月后日常生活自理能力量表(ADL)、华西心晴指数问卷量表(HEI)、静脉血栓风险评估表(Caprini)评分。结果显示: 试验组患者住院时间、住院总费用、干预 1 个月后的 HEI、Caprini 评估表评分均低于对照组, 且 DVT 风险等级低于对照组, 差异有统计学意义($P<0.05$); 试验组患者干预 1 个月后 ADL 评分高于对照组($P<0.05$)。因此研究认为, 全程性康复管理模式在结核性脑膜炎患者中的应用效果优于常规护理模式, 值得在结核性脑膜炎患者护理中进行推广。

8. 张俊梅, 金星, 秦菲. 围手术期加速康复外科护理对脑胶质瘤患者应激反应、术后恢复进程及心理状态的影响. 癌症进展, 2022, 20(4): 427 - 431.

张俊梅等探讨了围手术期加速康复外科(ERAS)护理对脑胶质瘤患者应激反应、术后恢复进程及心理状态的影响。实验中, 采用随机数字表法将 92 例接受手术治疗的脑胶质瘤患者分为观察组和对照组, 每组 46 例。对照组患者围手术期采用常规外科护理, 观察组患者围手术期采用 ERAS 护理, 两组患者均干预至出院。比较术前、插管时、术毕两组患者的收缩压(SBP)和心率, 比较术前、术后 1 天、术后 3 天两组患者的皮质醇(Cor)、白细胞介素-6(IL-6)水平; 比较两组患者的术中指标及术后恢复情况; 比较干预前后两组患者的焦虑自评量表(SAS)评分和抑郁自评量表(SDS)评分。结果显示: 插管时和术毕, 两组患者的 SBP、心率均高于

本组术前, 且观察组患者的 SBP、心率均低于同时间点对照组, 差异均有统计学意义($P<0.05$)。术后 1 天和术后 3 天, 两组患者的 Cor、IL-6 水平均高于本组术前, 且观察组患者的 Cor、IL-6 水平均低于同时间点对照组, 差异均有统计学意义($P<0.05$)。观察组患者的手术时间、麻醉时间、术后恢复进食时间、首次下床活动时间、尿管拔除时间及术后住院时间均明显短于对照组, 术中出血量明显少于对照组, 差异均有统计学意义($P<0.01$)。干预后, 两组患者的 SAS、SDS 评分均低于本组干预前, 且观察组患者的 SAS、SDS 评分均低于对照组, 差异均有统计学意义($P<0.05$)。结论认为, 围手术期 ERAS 护理可有效减轻脑胶质瘤患者的应激反应, 加快患者术后恢复并改善其负性情绪。

9. 刘建荣, 王岳娜, 李小强, 等. 围术期加速康复外科护理对脑胶质瘤患者并发症的影响. 中国肿瘤临床与康复, 2022, 29(7): 883 - 886.

刘建荣等探讨了围术期加速康复外科(ERAS)护理对脑胶质瘤患者并发症发生率的影响。方法选取 2018 年 10 月至 2020 年 10 月间西安医学院附属第二医院收治的 80 例脑胶质瘤患者, 采用随机数表法分为研究组和对照组, 每组 40 例。研究组患者采用围术期 ERAS 护理干预, 对照组患者采用常规康复护理干预, 比较两组患者的护理满意度、并发症发生情况、焦虑抑郁情绪、疼痛评分、引流管拔除时间和住院时间。结果显示: 研究组患者护理满意度为 97.5%, 对照组为 77.5%, 差异有统计学意义($P<0.05$)。研究组患者并发症发生率为 5.0%, 对照组为 20.0%, 差异有统计学意义($P<0.05$)。护理前, 两组患者焦虑、抑郁、疼痛评分比较, 差异无统计学意义($P>0.05$); 护理后, 两组患者焦虑、抑郁、疼痛评分比较, 差异均有统计学意义(均 $P<0.05$)。研究组患者引流管拔除时间和住院时间均短于对照组, 差异均有统计学意义(均 $P<0.05$)。结论认为, 脑胶质瘤患者采用围术期

ERAS护理干预,可提升护理满意度,缓解焦虑、抑郁、疼痛症状,缩短引流管拔除时间和住院时间,减少术后并发症,建议临床借鉴。

10. 许会弟. 个体化康复护理在重症肌无力患者中的应用效果研究. 空军航空医学, 2022, 39(6): 361‑363.

许会弟等在重症肌无力患者疾病恢复进程中,观察并研究个体化康复护理模式的应用效果,探讨该策略与常规护理模式的差异。选择南京医科大学附属南京医院自2017年1月至2021年12月收治的52例重症肌无力患者纳入研究,并随机分为对照组和研究组,各26例。对照组执行常规护理,研究组在常规护理基础上执行个体化康复护理。随后进一步采用5个量表评估患者的病情恢复、运动能力、生活质量以及心理状态。结果显示:接受个体化康复护理后各量表的得分较常规护理及干预前明显降低,差异具有统计学意义($P<0.05$)。因此研究认为,个体化康复护理可以改善重症肌无力患者的预后及肌力状态,有利于提高患者生活质量,缓解焦虑、抑郁心理状态,值得在临床中进一步应用。

11. 李萌, 纪凡, 徐翠萍, 等. 基于引导式教育训练的综合康复护理在学龄期药物难治性癫痫患儿术后的应用. 中国实用护理杂志, 2022, 38(12): 888‑893.

李萌等研究了基于引导式教育训练的综合康复护理在学龄期药物难治性癫痫患儿术后的应用效果。选取学龄期药物难治性癫痫病灶切除术后出现肢体运动障碍的患儿50例,分为对照组和观察组,每组25例。对照组进行癫痫术后常规护理与功能康复锻炼指导,观察组术后进行基于引导式教育训练的综合康复护理。评估2组患儿术后3天及出院当日运动功能、日常生活能力,以及2组患儿家长对护理工作的满意度。结果显示:观察组术后3天与出院当日运动功能评分、日常生活能力评分变化以及患儿家长对护理工作满意度变化,与对照组相比有统计学差异。因此研究认为,基于引导式教育训练的综合康复护理有利于提高学龄期药物难治性癫痫病灶切除术后肢体运动障碍患儿运动功能和日常生活能力,促进患儿术后康复,提高患儿家长对护理工作满意度。

12. 廖家权, 吴波, 唐昌敏, 等. 体外冲击波联合局部类固醇注射治疗腕管综合征的远期疗效观察. 中国康复, 2022, 37(12): 727‑731.

廖家权等研究了体外冲击波和局部类固醇注射联合治疗腕管综合征的远期疗效。将腕管综合征患者随机分为联合组、冲击波组和注射组,每组20例。所有患者均接受常规康复治疗,冲击波组和注射组在常规康复治疗的基础上分别接受体外冲击波治疗和类固醇药物的局部注射,联合组患者接受体外冲击波和局部类固醇注射联合治疗。3组患者均接受治疗4周。分别于治疗前、治疗后4周、治疗后8周进行VAS评定和波士顿腕管综合征评分量表(BCTQ)症状及功能评定,应用肌电图测定患侧正中神经诱发电位。结果显示:治疗4周后,3组患者VAS评分、BCTQ症状及功能评分均较治疗前明显降低,CMAP、SCV及SNAP均较治疗前明显升高;联合组VAS评分、BCTQ功能评分低于其他2组,SNAP明显高于其他2组,CMAP指标明显高于冲击波组。治疗8周后,联合组VAS评分、BCTQ症状及功能评分较治疗前明显降低,CMAP、SCV结果较治疗前明显升高;冲击波组VAS评分、BCTQ症状评分、DML较治疗前明显降低;注射组VAS评分、DML较治疗前明显减低,SNAP较治疗前明显升高,此外注射组VAS评分、BCTQ功能评分较治疗4周后有明显回升,SCV、SNAP较治疗4周后有明显下降;联合组CMAP、SCV、SNAP明显高于其他2组,VAS评分、BCTQ症状评分和功能评分明显低于注射组。结论认为,联合使用冲击波治疗和局部注射不仅能在较短的时间内获得较好的症状及功能改善,与单独应用其中一种治疗方法比较也拥有更好的远期疗效。

13. 潘静洁,黄晋,刘堂营,等. 通督调神针刺辅助治疗结核性脑膜炎的疗效观察. 实用医学杂志,2022,38(23):3002－3006.

潘静洁等研究了通督调神针刺疗法在治疗结核性脑膜炎(TBM)中的辅助治疗作用。观察组为50例TBM系统治疗联合通督调神针刺结核性脑膜炎患者,对照组为50例单纯抗结核药物治疗结核性脑膜炎患者,应用中医症候积分、肢体功能FMA评分、神经功能NIHSS评分、昏迷程度GCS评分和脑脊液压力及其神经生长因子(NGF)、白细胞计数(WBC)、蛋白定量(PRO)、葡萄糖(GLU)、氯化物(Cl^-)等生化检测为观察指标,以治愈、显效、有效和无效程度分级考察治疗效果。结果显示:观察组和对照组患者治疗的治愈、显效、有效和无效率分别为22%、36%、32%、10%和10%、20%、56%、14%,总有效率分别为90%、86%,两组间差异有统计学意义;两组治疗前后以及治疗后观察组与对照组之间差异有统计学意义;治疗前对照组脑脊液细胞计数显著高于观察组,治疗后二者间差异无统计学意义;治疗前两组间脑脊液压力、NGF、蛋白质、葡萄糖和氯化物均差异无统计学意义,治疗后观察组的NGF、氯化物则显著高于对照组;两组患者治疗前后6项脑脊液指标差异均有统计学意义。结论认为,通督调神针刺疗法对结核性脑膜炎具有辅助治疗作用,通过改善脑脊液生化成分促进神经系统功能恢复为其可能机制。

14. Liu Z, Xie D, Wen X, et al. Peripheral Repetitive Transcranial Magnetic Stimulation (rTMS) for Idiopathic Facial Nerve Palsy: A Prospective, Randomized Controlled Trial. Neural Plast, 2022,2022:7536783.

The purpose of this study was to evaluate the clinical efficacy of peripheral repetitive transcranial magnetic stimulation(rTMS) in the treatment of idiopathic facial paralysis, to explore an ideal treatment scheme for idiopathic facial paralysis, and to provide evidence for clinical rehabilitation. Methods: 65 patients with idiopathic facial nerve palsy with the first onset were recruited and randomly divided into rTMS group and control group. Both groups received conventional treatment, rTMS group received additional repetitive transcranial magnetic stimulation to the affected side once a day, 5 times a week for 2 weeks. House-Brackmann(HB) grading scale, Sunnybrook facial grading system(SFGS), and modified Portmann scale(MPS) were used to assess facial nerve function before and after treatment, and the time for patients to return to normal facial nerve function and adverse reaction(AR) was also the main observation index. Results: After a 2-week intervention, HB, SFGS, and MPS increased in both groups($P<0.01$); the improvement of HB, SFGS, and MPS in rTMS group was significantly higher than that in control group($P<0.01$). The effective improvement rate of the TMS group after 2 weeks was 90.0%, and that of the control group was 53.3%, and the difference was statistically significant($P<0.01$). Conclusions: Repetitive transcranial magnetic stimulation is a safe and effective noninvasive method for the treatment of idiopathic facial paralysis, which can significantly accelerate the recovery of facial nerve function and provide a new treatment idea for further improving the prognosis of patients with idiopathic facial paralysis.

15. Zhang JF, Williams JP, Shi WR, et al. Potential Molecular Mechanisms of Electroacupuncture With Spatial Learning and Memory Impairment Induced by Chronic Pain on a Rat Model. Pain Physician. 2022,25(2): E271 – E283.

We aimed to investigate the systemic ultrastructural changes of the peripheral nervous system(PNS) and central nervous system(CNS) in rats with trigeminal neuralgia (TN) induced by cobra venom, as well as the effects and mechanisms of electroacupuncture (EA) and pregabalin(PGB) on TN. Methods: Male Sprague-Dawley rats were randomly divided into 4 groups ($n = 12$/group): cobra venom(CV), PGB, EA, and sham-operated(SHAM). The development of pain-related behaviors and spatial learning and memory abilities were measured using video recordings and Morris water maze tests, respectively. The ultrastructural changes of the PNS and CNS were examined using transmission electron microscopy. We also screened the differentially expressed genes and proteins in the prefrontal cortex and hippocampus using ribonucleic acid sequencing and isobaric tag for relative and absolute quantitation techniques, respectively. Data for the behavioral tests and molecular biology were analyzed with a one-way analysis of variance. Results: The rats in the CV group exhibited long-lasting pain-like behaviors, cognitive deficits, and systemic ultrastructural changes. Both EA and PGB alleviated the chronic pain syndrome, but EA also inhibited the chronic pain-induced cognitive dysfunction and restored normal cellular structures, while PGB was associated with no improvements. Transcriptomic and proteomic analyses revealed marcks, pak2 and

acat1 were altered in rats with TN but were adjusted back to baseline by EA but not by PGB. Conclusions: EA treatment may offer significant advantages when compared to PGB for the treatment of cognitive impairment associated with chronic pain. Moreover, marcks, pak2 and acat1 may be the potential therapeutic targets of EA.

16. Pan Y, Huang Y, Zhang H, et al. The effects of Baduanjin and yoga exercise programs on physical and mental health in patients with Multiple Sclerosis: A randomized controlled trial. Complement Ther Med. 2022,70: 102862.

To discuss whether Baduanjin and yoga exercise interventions improve motor function, posture control, and relieving fatigue and depression in MS patients. And to explore whether practicing Baduanjin benefits MS patients more than yoga. Methods: A prospective, randomized, controlled, three-arm trial comparing BDJ ($n = 30$), yoga ($n = 30$) and control group ($n = 20$). Eligible participants were randomized to a 24-week Baduanjin or yoga intervention, or a usual activity control group. Balance, posture control and trunk movement were measured with the Berg Balance Scale(BBS) and Trunk Impairment Scale(TIS). Fatigue was measured using the Fatigue Severity Scale(FSS) and depressive symptoms via the Zung Self-Rating Depression Scale(SDS). Results: For BBS and TIS, there were significant changes pre- to post- exercise in two exercise groups ($P < 0.05$), with greater increases in the Baduanjin exercise group(BDJ group). For the FSS, there were significant changes pre- to post- exercise in both the BDJ($P = 0.0292$) and yoga groups ($P = 0.0150$). For the SDS, the pre- and post-exercise difference of the BDJ group was larger than the yoga group($P < 0.0001$). On the other hand, we could not find any changes of the BBS, TIS, FSS, and SDS scores in the control group($P > 0.05$). Conclusion: The results suggest that practicing Baduanjin was more effective than yoga and that it is suitable for the MS patients.

17. Cui Z, Liu L, Chen X, et al. Single Blind Randomized Controlled Trial of Modified Constraint-Induced Movement Therapy in Infants With the Sequelas of Unilateral Brachial Plexus Injury. Front Hum Neurosci, 2022, 16: 900214.

To explore the effect of modified constraint-induced movement therapy (mCIMT) on upper limbs residual dysfunction for infancy with the sequelas of unilateral brachial plexus injury (uBPI). Methods: Single blind randomized controlled trial of mCIMT vs. standard care. An enrolling 31 infants with a uBPI exhibiting residual dysfunction of the affected upper limb for over 6 months was conducted. And functional outcomes pertaining to the affected upper limb were assessed via AMS, GRES, RHS, and MSS at 0, 3, and 6 months after treatment. Results: No differences were found in baseline (acquisition phase) AMS, MSS, GRES, or RHS between the control and mCIMT groups [$F(1, 14) = 0.062$, $P = 0.086$; $F(1, 14) = 0.483$, $P = 0.499$; $F(1, 14) = 0.272$, $P = 0.610$; $Z = -0.336$, $P = 7.373$]. At the 3- and 6-month follow-up time points, AMS, MSS, and GRES scores were significantly improved over baseline in both groups [mCIMT: $F(2, 30) = 183.750, 128.614, 110.085$, $P < 0.05$; Control: $F(2, 28) = 204.007, 75.246, 51.070$, $P < 0.05$]. No significant differences were found between two

treatment groups at the 3-month follow-up time point [$F(1, 14) = 0.565$, $P = 0.465$; $F(1, 14) = 0.228$, $P = 0.641$; $F(1, 14) = 0.713$, $P = 0.413$; $Z = -0.666$, $P = 0.505$]. However, at the 6-month follow-up time point, AMS and MSS scores were significantly improved in the mCIMT group relative to the control group [$F(1, 14) = 8.077$, $P = 0.013$; $F(1, 14) = 18.692$, $P = 0.001$]. Conclusion: mCIMT may benefit the rehabilitation of residual upper limb dysfunction associated with a uBPI in infants.

18. Yin L, An Y, Chen X, et al. Local vibration therapy promotes the recovery of nerve function in rats with sciatic nerve injury. J Integr Med, 2022, 20(3): 265 - 273.

It has been reported that local vibration therapy can benefit recovery after peripheral nerve injury, but the optimized parameters and effective mechanism were unclear. In the present study, we investigated the effect of local vibration therapy of different amplitudes on the recovery of nerve function in rats with sciatic nerve injury (SNI). Methods: Adult male Sprague-Dawley rats were subjected to SNI and then randomly divided into 5 groups: sham group, SNI group, SNI + A-1 mm group, SNI + A-2 mm group, and SNI + A-4 mm group (A refers to the amplitude; $n = 10$ per group). Starting on the 7th day after model initiation, local vibration therapy was given for 21 consecutive days with a frequency of 10 Hz and an amplitude of 1, 2 or 4 mm for 5 min. The sciatic function index (SFI) was assessed before surgery and on the 7th, 14th, 21st and 28th days after surgery. Tissues were harvested on the 28th day after surgery for morphological, immunofluorescence and Western blot analysis. Results: Compared with the SNI group, on the 28th day after surgery, the SFIs of the treatment groups were increased; the difference in the SNI + A-2 mm group was the most obvious (95%CI 5.86~27.09, $P<0.001$), and the cross-sectional areas of myocytes in all of the treatment groups were improved. The G-ratios in the SNI + A-1 mm group and SNI + A-2 mm group were reduced significantly (95% CI $-0.12 \sim -0.02$, $P = 0.007$; 95% CI $-0.15 \sim -0.06$, $P<0.001$). In addition, the expressions of S100 and nerve growth factor proteins in the treatment groups were increased; the phosphorylation expressions of ERK1/2 protein in the SNI + A-2 mm group and SNI + A-4 mm group were upregulated (95%CI 0.03~0.96, $P=0.038$; 95% CI 0.01~0.94, $P=0.047$), and the phosphorylation expression of Akt in the SNI + A-1 mm group was upregulated (95%CI 0.11~2.07, $P=0.031$). Conclusion: Local vibration therapy, especially with medium amplitude, was able to promote the recovery of nerve function in rats with SNI; this result was linked to the proliferation of Schwann cells and the activation of the ERK1/2 and Akt signaling pathways.

19. Wan C, Song T. Comparison of Two Different Pulsed Radiofrequency Modes for Prevention of Postherpetic Neuralgia in Elderly Patients With Acute/Subacute Trigeminal Herpes Zoster. Neuromodulation, 2022, 25 (8): 1364 – 1371.

Trigeminal postherpetic neuralgia (PHN) is often refractory to treatment. Pulsed radiofrequency (PRF) neuromodulation can help in preventing PHN after herpes zoster. This study aimed to compare the efficacy and safety of two different PRF modes on gasserian ganglion neuromodulation in elderly patients with acute/subacute trigeminal herpes zoster. Methods: A total of 120 elderly patients with acute or subacute (within past three months) trigeminal herpes zoster were randomized to receive either a single cycle of high-voltage, long-duration PRF (HL-PRF group; $n = 60$) or three cycles of standard PRF (S-PRF group; $n = 60$). Patients were followed up for six months after treatment. Visual analog scale (VAS) pain score, 36-Item Short Form Health Survey (SF-36) score, and pregabalin at baseline and at different time points during follow-up were recorded. Results: VAS and SF-36 scores declined significantly from baseline levels in both groups ($P<0.001$). The scores were significantly lower in the HL-PRF group than in the S-PRF group at some time points ($P<0.05$). The mean dose of pregabalin was significantly lower in the HL-PRF group than in the S-PRF group on days 3, 14, and 28 after treatment ($P<0.05$). No serious adverse events occurred in either group. Conclusion: HL-PRF neuromodulation of the gasserian ganglion appears to be more effective than S-PRF for preventing PHN in the elderly.

20. Li Q, Wang B, Cheng B, et al. Efficacy and safety of rehabilitation exercise in neuromyelitis optica spectrum disorder during the acute phase: A prospective cohort study. Mult Scler Relat Disord, 2022, 61: 103726.

To explore the efficacy and safety of rehabilitation exercise in patients with NMOSD during acute phase. Methods: This is a prospective cohort study of 36 patients (rehabilitation exercise group, RG) and

37 patients (control group, CG) in whom acute attack of NMOSD involved the spinal cord with EDSS $\geqslant$ 4.5 were included. EDSS, American Spinal Injury Association Impairment Scale (AIS) grade, total motor score (TMS), light touch score (LTS), pin prick score (PPS), Berg balance scale (BBS), and Barthel index (BI) were used as outcome measures. Result: During hospitalization, EDSS scores of both groups decreased significantly ($P<0.05$). After treatment, the decline in EDSS was more significant in RG than in CG ($P < 0.05$). The change reaching minimal clinically important difference (MCID) was observed in 90% (9/10) of patients in RG and in 27.78% (5/18) of patients in CG in the subgroup with EDSS 4.5 - 6.0 (MCID, 1.0), which was statistically significant between the groups ($P<0.05$). In the subgroup with EDSS 6.5 - 10.0 (MCID, 0.5), the proportion of patients with the change that reached MCID was significantly different between CG and RG ($P<0.05$). BBS, TMS, and BI score significantly improved after treatment ($P < 0.001$). The improvement ranges of BBS, TMS, and BI scores were more significant in RG than CG ($P<0.05$). AIS grade improvement in RG was significantly higher than in CG. There were no significant changes in LTS and PPS after treatment in either of the groups. In RG, two mild adverse events were recorded. Conclusion: Rehabilitation exercise may improve nervous system function, balance function, and activities of daily living in patients with acute NMOSD, with few adverse reactions.

（王永慧）

第二章　骨骼、肌肉系统康复

2022 年度,在骨骼、肌肉系统康复领域共收集学术论文 1 327 篇,其中纳入专论 272 篇(占 20.50%)、收入文选 110 篇(占 8.29%)。从文献统计分析看,研究主要聚焦于脊柱和骨盆损伤康复、上下肢损伤康复、手外伤康复、运动损伤康复、截肢康复、关节置换康复、骨性关节炎康复、颈椎病康复、腰椎病康复、急慢性运动疾病康复等方面。

【专　论】

一、脊柱和骨盆损伤康复

(一) 寰枢关节半脱位康复

目前寰枢关节半脱位的文献主要集中于传统中医疗法联合牵引治疗及高强度激光治疗等研究,如"三步三位三法"手法治疗、针刺治疗等临床治疗效果明显,对其今后的诊疗工作具有指导作用。

张伦广等[1-2]发现葛根祛风解痉汤联合"三步三位三法"手法治疗儿童寰枢关节半脱位型抽动症具有较好疗效,同时也发现柔筋正骨理论指导下三步三位三法手法优于常规仰卧位颈椎牵引、肌肉放松手法治疗儿童寰枢关节半脱位,值得推广运用。刘汉山等[3]发现仰卧位复位手法配合针刺治疗可以恢复寰枢椎的正常解剖结构,消除寰枢椎半脱位导致的局部软组织紧张、炎症刺激及椎动脉扭曲痉挛,有效治疗寰枢椎半脱位所致急性眩晕,值得临床进一步研究。樊犇等[4]发现侧卧位定点扳法和斜扳法对于寰枢关节半脱位均具有疗效。在相同的治疗时间内,侧卧位定点扳法较斜扳法治疗寰枢关节半脱位疗效更佳。朱永涛等[5]研究颈椎生理曲度改变与寰枢关节失稳的相关性分析,发现颈椎

曲度变直和反弓是寰枢关节失稳的原因,颈椎曲度越小,寰枢关节失稳越严重。孟佳珩等[6]发现定点旋提手法配合"三期"辨证牵引法治疗寰枢关节紊乱综合征可明显改善临床症状,恢复寰枢关节生理结构,迅速缓解椎动脉和交感神经刺激和压迫。张馨心等[7]发现"平乐七珠展筋散"配合牵复三步法治疗寰枢关节错缝可明显减轻机体炎性反应状态和颈椎疼痛感,改善颈椎旋转受限、椎动脉血流动力学指标和颈部肌肉紧张等情况,临床疗效显著。Cai G 等[8]发现牵引治疗可持续显著缓解寰枢椎关节脱位所致的颈源性眩晕症状,包括头晕、颈肩疼痛、头痛、日常生活和工作活动不便、心理社会适应受损,同时提高生活质量。且该疗效超过了传统疗法,表明牵引疗法在治疗这些患者方面可能更具临床实用性。Yeung CY 等[9]证实颈部吊带牵引可以实现寰枢椎旋转固定患者的正常的解剖结构,使颈椎排列得以恢复。Tuan SH 等[10]发现高强度激光治疗可有效地缓解急性寰枢椎旋转半脱位患者的疼痛。

(二) 脊柱损伤康复

目前关于脊柱损伤的文献主要集中于神经源性膀胱(NB)、神经源性肠、膀胱过度活跃症等基础及临床研究。如通过艾灸不同穴位(如关元、神阙、命门等)可促进乙酰胆碱(Ach)释放或下调膀胱组织内质网应激通路促进 NB 的恢复,同时大部分研究也表明电针、功能性磁刺激、穴位按摩等治疗手段在临床治疗过程同样具有较好效果,值得应用推广。

1. 脊柱损伤康复疗法的基础研究

李冰等[11]发现艾灸"关元""神阙"穴可有效改

善骶髓损伤后逼尿肌无反射型 NB 大鼠膀胱功能,其作用机制可能是通过促进膀胱组织 Ach 释放并上调毒蕈碱型胆碱受体 2(M2)表达,进而促进三磷酸腺苷(ATP)释放、增加嘌呤能 P2X3 受体表达,以促进逼尿肌收缩。魏炜等[12]发现艾灸相对穴"命门""神阙"可改善骶上脊髓损伤(SCI)后 NB 大鼠的排尿功能,减轻尿潴留,其机制可能与下调膀胱组织内质网应激通路中葡萄糖调节蛋白 78(GRP78)、激活转录因子 4(ATF4)、半胱氨酸天冬氨酸特异性蛋白酶 12(Caspase - 12)的表达,从而减轻膀胱组织细胞凋亡有关。

罗静等[13]发现于大鼠 L2 - 3 节段采用改良的 Hassan Shaker 法完全横断 SD 大鼠骶段脊髓,成功复制完全性骶髓损伤大鼠 NB 模型,且模型质量稳定可靠。吴采荣等[14]发现脊柱骨折伴 SCI 患者的血清肿瘤坏死因子- α(TNF - α)和神经突起因子(Neuritin)水平与神经功能损伤程度存在正相关性,TNF - α 和 Neuritin 联合检测能够对脊柱骨折伴 SCI 患者预后进行预测。Wang L 等[15]发现艾灸可能通过抑制 M2/ATP/P2X3 通路来治疗 SCI 大鼠模型中的 NB 过度活动症。Tang D 等[16]发现跑台训练可通过抑制大鼠 SCI 后 HMGB1/TLR4/NF - κB 信号通路减轻肺组织炎症,促进运动和呼吸功能恢复。

2. 脊柱损伤康复疗法的临床研究

朱嘉民等[17]发现电针深刺八髎穴治疗 SCI 后 NB,能够有效改善患者的临床症状,提高膀胱的功能,从而提高患者的生活质量,疗效显著。朱康祥等[18]发现常规康复训练与电针联合温针灸治疗 SCI 后 NB 尿潴留疗效较好,可帮助患者建立规律性排尿习惯,促进膀胱反射的恢复,有利于改善膀胱功能。黄姣姣等[19]发现重复经颅磁刺激(rTMS)结合间歇导尿可以改善 SCI 后 NB 患儿尿动力学及排尿功能,促使其正常排尿,临床效果显著。吴世凤等[20]发现针刺推拿结合中频电刺激可进一步促进 SCI 后 NB 患者膀胱功能恢复,提高疗效。何件根等[21]发现针灸治疗联合康复训练用于 SCI 后 NB

治疗具有显著的疗效,可有效改善患者膀胱功能,减轻其症状,有利于提升睡眠质量和生活质量。张昱等[22]发现通腑茯苓饮联合电针能改善 SCI 后 NB 大鼠膀胱功能,其作用机制可能与 NGF - TrkA 信号通路有关。孙伟娟等[23]发现热敏灸法治疗 SCI 后 NB 患者安全有效,可在临床应用推广。林品嫦等[24]发现与 5 Hz 重复功能性磁刺激治疗比较,采用 15 Hz 重复功能性磁刺激联合间歇导尿治疗 SCI 后 NB 效果更佳,可有效解决患者排尿障碍问题,改善下肢运动诱发电位与尿动力,提高生活质量,疗效确切。郭培等[25]发现对比功能锻炼治疗,任脉灸联合功能锻炼治疗能更有效调节 SCI 后 NB 膀胱功能,改善排尿功能。曾子妹等[26]发现经皮穴位电刺激、中医汤剂结合康复训练在改善 NB 患者尿动力学、膀胱功能方面的效果显著,值得推广。汪艳等[27]发现气交灸联合穴位贴敷可缩短骨质疏松性椎体压缩性骨折腹胀便秘患者腹胀便秘症状改善时间,提高其生存质量。杨永青等[28]发现在胸腰椎压缩性骨折术后采用穴位按摩联合四子散热奄包外敷可有效改善患者便秘症状,降低胃肠道功能紊乱发生率,促进胃肠道功能恢复。曾芳芳等[29]发现将电针、艾灸联合个体化康复护理应用于老年 SCI 神经源性尿失禁效果较好,可显著改善患者的膀胱功能和提高生活质量,减轻患者的抑郁、焦虑,安全性好。曹振文等[30]发现 SCI 后 NB 患者行肾气丸汤剂联合盆底肌电刺激治疗能有效促进症状缓解及消失,改善漏尿、残余尿等排尿状况,促进正常排尿功能及膀胱功能的恢复,有良好的临床疗效,值得推广应用。陈志等[31]发现骶神经根功能性磁刺激治疗 SCI 相关 NB 过度活动症能够有效提升其膀胱功能康复效果,操作简单、安全,具有较高的临床运用价值。顾梦霞等[32]发现膀胱功能训练联合丁苯酞用于 SCI 伴 NB 患者中的效果较确切,能促进膀胱功能的恢复,尽早恢复自主排尿,改善排尿和尿动力学情况。张晓鸽等[33]发现不同频率高频磁刺激治疗 SCI 后 NB 患者的疗效有差异,15 Hz 频率的磁刺激有助于改善排尿功能,增加膀胱最大容量,改善尿流动力学。吴莉莎等[34]发现脊柱骨折术后患者应用器械辅助功能锻炼的康复护理效果显著,不仅可提升康复效果,减轻疼痛及肿胀程度,还可降低并发症发生风险。曾敏等[35]发现胸腰段脊柱骨折患者实施悬吊训练与心理干预,可消除患者焦虑、抑郁情绪,提高患者静态平衡能力与步行功能,改善患者生存质量,值得推广。黄兰香等[36]发现给予胸腰椎压缩性骨折患者核心稳定训练联合多元化健康教育能有效改善患者的腰椎功能,促进患者术后的康复,同时能显著预防术后并发症的发生。孙晓培等[37]发现 S1、S3 部位功能性磁刺激及常规康复治疗 SCI 高反应性膀胱功能障碍均有临床治疗效果,S3 组功能性磁刺激治疗效果优于 S1组,且治疗方案安全。

二、上肢损伤康复

(一)肩部骨折与脱位康复

肩部骨折与脱位的研究主要集中于临床研究,如重视在肩关节术后早期的康复治疗、中药方剂对肩关节骨折术后的康复效果研究等。也有部分研究者将康复分阶段进行,取得了较好的临床疗效。

张浩洁等[38]通过对肱骨外科颈骨折手术患者实施疼痛管理联合阶段性康复训练干预,可显著提升患者肩关节功能,增加主动屈伸活动度,缓解疼痛程度,改善其生活质量。董福悦[39]发现在肩关节功能康复训练基础上接受中医骨折 3 期治疗,发现中医骨折 3 期治疗可明显改善上肢涡流浴治疗肘关节术后功能障碍肱骨近端骨折的疼痛、关节活动度、日常生活能力等指标、可明显改善术后肩关节功能,临床效果确切,能够帮助加快患者肩关节功能恢复速度。高炳俊等[40]发现握拳训练,屈肘关节训练,肩关节活动训练等系统性康复训练对肩关节的疼痛、功能、关节活动角度、肌力等均有显著改善。程建斌等[41]研究了偏瘫患者肩关节半脱位的康复训练,其采用常规康复训练结合电脑中频电治

疗,发现两组的 Fugl - Meyer 运动功能评分法(FMA)评分高于治疗前,VAS 评分低于治疗前,且研究组显著优于对照组($P<0.05$);两组的关节活动度均较前改善,且研究组大于对照组($P<0.05$);两组的 IL - 6、TNF - α 水平低于治疗前,且研究组显著低于对照组($P<0.05$)。研究组的肩关节半脱位(GHS)程度分级中度占比显著低于对照组,GHS复位率高于对照组($P<0.05$)。因此中频电疗结合康复训练可有效减轻关节疼痛,改善肩关节活动度和上肢运动功能,减轻机体炎症反应。谢从坤等[42]研究了不同频率的电针对脑卒中后肩关节半脱位的疗效,分别选用断续波疏波 2 Hz、10 Hz、20 Hz、30 Hz;治疗时间 30 min/次,1 次/天,6 天/周,连续治疗 4 周。发现 10 Hz 组总有效率为 96.7%,20 Hz 组总有效率为 93.3%,均优于 2 Hz 组的70%、30 Hz 组的 66.7%($P<0.05$);治疗后 4 组Fugl - Meyer 评分、VAS 评分和 Barthel 评分均显著改善(均 $P<0.05$),且 10 Hz 组、20 Hz 组优于其他两组(均 $P<0.01$)。因此,电针断续波 10 Hz 及20 Hz 频率对可有效改善肩关节半脱位。丁小方等[43]探讨了不同的康复方案对于高龄人群肱骨近端骨折术后的疗效,其发现肱骨近端骨折行PHILOS 钢板内固定的患者,分别采用制动及活动进行康复训练,术后 3 个月、12 个月时活动组与制动组 Constant 评分改善量差异有统计学意义($P<0.001$),制动组改善更明显。但住院时间住院时长制动组(12.0±5.6)天比活动组(7.3±1.3)天的住院时间更长,具有显著性差异。因此,60 岁以上的肱骨近端骨折患者应选择一种更保守的术后康复方案,术后早期不宜进行肩关节活动度锻炼,不但可以保证关节活动度不受影响,还能有效改善患者术后的 Constant 评分。

(二)肘部骨折与脱位康复

肘部骨折与脱位的康复治疗研究主要涉及不同运动处方对康复效果的影响,如动静结合理论在

肱骨髁骨折的应用,屈肘摆动训练、关节连续性被动运动(CPM)、牵伸训练等不同运动处方对肘部骨折术后康复效果观察;也有研究将康复融合于游戏中,获得不错康复治疗效果;而传统康复治疗中的中药制剂在肘部骨折术后的应用也不在少数。

刘娟等[44]将持续被动运动结合渐进性牵伸技术应用于肘关节附近骨折患者,发现该技术可明显改善患者 Mayo 肘关节功能评分、ADL 量表评分等。韩萌萌等[45]研究发现采用游戏式功能锻炼可明显提高依从性,提高患儿肘关节功能,并且可明显缩短康复时间。卢春夏等[46]利用针刀结合上肢涡流浴治疗肘关节术后功能障碍,发现相对于常规康复治疗,其可明显改善肘关节比较2组治疗前后 Mayo 肘关节功能评分、Barthel 指数评分、手的实用性评价评分。李宗林[47]采用"三期量变"康复治疗方案应用于肱骨髁间骨折,其将康复训练分为早期、中期、晚期三阶段,发现相较于传统康复治疗组,其三期量变组在 Mayo 肘关节功能评分、肘关节屈伸旋转方面及优良率均有显著的优势($P <$ 0.05)。"三期量变"康复方案明显优于传统早期无痛康复方案,具有良好临床应用疗效。汪涛等[48]将伤科熏洗方应用于桡骨头骨折术后,每次浸泡 30 min,2次/天。发现患者骨折均达到临床愈合,且肘关节疼痛评分及肘关节功能评分均较前好转,优良率达到93.5%。

(三) 前臂骨折及创伤康复

前臂骨折及创伤研究涉及 CPM、夹板、外固定等不同训练器械在前臂骨折术后康复的应用,而有数位临床研究者尝试建立标准化、阶梯化或渐进性康复康复治疗方案。当然,中药方剂仍然是研究的热点方向。

尹晓婷等[49]研究了老年 Colles 骨折后复杂区域性疼痛综合征 I 型(CRPS I)患者康复方法,其康复方案为常规康复训练基础上联合手 CPM 进行康复治疗,发现手 CPM 组可减轻患者疼痛及患手水

肿和疼痛,增加手指关节活动范围,提高手功能。常德海等[50]采用康复指导及按时间进行的阶段康复训练,发现采用此种综合康复训练较常规康复治疗,患儿的腕关节活动度,Gartland - Werley 评分、FLACC 评分低于对照组,GQOL - 74 评分高于对照组。王朝君等[51]采用渐进性康复训练,发现采用渐进性康复训练组干预后,患者日常活动、稳定性、运动等评分升高,疼痛评分下降,且观察组肘关节功能各项功能评分改善较对照组明显改善。王雅茵等[52]将渐进性康复治疗方案制订成标准化康复方案,发现老年女性桡骨远端骨折患者采用标准化治疗方案后,其患者术后 12 周的活动度、力量及 PRWE 得分相对于术后 6 周均得到显著提升。相对于健侧,患侧术后 12 周时关节活动范围(ROM)的恢复均在 80% 以上,握力恢复 58.7%,指力与捏力恢复分别为 78.9% 和 77.8%,渐进性康复治疗方案可显著改善腕关节功能。覃伟等[53]发现在西药加骨伤中药方基础上,加用平乐郭氏正骨理筋法进行桡骨远端骨折患者术后康复治疗,患者的总有效率明显高于单独组,并发症总发生率明显低于单独组,两组数据有统计学意义($P <$0.05)。治疗后,两组患者肿胀、神疲乏力、肢体萎软中医证候积分较治疗前呈现显著下降趋势,且上述指标均低于单独组,碱性磷酸酶(ALP)、血清骨保护素(OPG)、骨钙素(BGP)较治疗前呈现增高趋势。正骨理筋法配合骨伤中药方在桡骨远端骨折患者术后具有理想的康复效果,骨微循环可明显改善,症状可快速缓解,减少并发症。

三、下肢损伤康复
(一) 髋部骨折与脱位康复

加速康复理念在髋关节的康复治疗中得到显著重视,护理工作者在该方向做了大量工作,发现在髋部骨折术后康复训练中贯彻加速康复理念的康复方案,可明显改善髋关节术后康复时间、髋关节活动度、减轻疼痛等,获得不错康复效果。而针

对不同患者的个性化康复治疗方案,也得到重视。

胡玉丽[54]采用个性化康复治疗方案进行股骨颈骨折患者术后康复训练,发现其较对照组可明显 Harris 髋关节功能量表评分、Barthel 指数评分均高于对照组,能够有效缓解疼痛,改善关节功能及生命质量,并可降低并发症发生率。赵园[55]发现吸气肌训练有助于髋关节置换术后患者关节功能及肺功能恢复。岳慧玉等[56]发现股骨转子间骨折患者进行下肢康复训练,患者髋关节功能及日常生活能力均高于对照组,术后常规康复训练,康复效果显著。万姗姗[57]的研究发现,对行 THR 治疗的老年股骨颈骨折患者,围术期实施阶段性健康教育和早期康复训练,能充分调动患者自身潜能和康复积极性,有效改善髋关节功能对行 THR 治疗的老年股骨颈骨折患者,围术期实施阶段性健康教育和早期康复训练,能充分调动患者自身潜能和康复积极性,有效改善髋关节功能和生活质量,并有利于降低并发症发生风险。肖美慧等[58]的研究发现在髋关节置换术后常规康复治疗中增加奥塔戈运动(OEP),可明显改善出院时及出院后 12 周的 FTSST 和 10MWT,对照组 HHS 评分、Barthel 指数、SF-36 评分均低于干预组(均 $P < 0.05$)。能够有效促进老年股骨颈骨折髋关节置换术患者肢体功能和髋关节功能恢复,提高日常活动能力和生活质量。

(二)膝部骨折与脱位康复

由于膝关节 3 个关节面的特殊性,膝关节附近骨折常涉及膝关节关节面。因此,胫骨平台骨折及髌骨骨折术后康复研究涉及较多。护理工作者在多元化康复模式护理在胫骨平台骨折术后康复的应用做出了大量的工作,并获得不错康复效果。分级康复理念在膝部骨折也得到部分临床工作者的重视。CPM、水中步行训练、反重力跑台等康复器械也有涉及,而在康复中十分重要的本体感觉训练在该方向得到了研究者足够的重视,在膝关节稳定

性的训练中效果显著,也有传统康复领域与现在康复的结合得到较多研究者的重视。

李志岩等[59]在髌骨骨折术后常规康复治疗基础上增加持续 3 个月的本体感觉训练,发现患者观察组的膝关节主动活动度、Lysholm 膝关节功能评分、Berg 平衡量表评分均优于对照组,可明显改善患者膝关节功能。张晓航[60]应用物理疗法联合运动康复治疗进行髌骨骨折术后康复。研究组患者治疗有效率为 94.59%,显著高于对照组($P = 0.012$);研究组患者疼痛评分为(1.52 ± 0.23)分,显著低于对照组($P < 0.001$);研究组患者 HSS 膝关节评分为(90.45 ± 3.47)分,显著高于对照组($P < 0.001$)。因此,物理疗法联合运动疗法可明显改善膝关节功能。曾远等[61]研究发现在髌骨骨折术后康复中,采用热疗(中药浸渍)、康复治疗、冷疗等热冷交替康复治疗方案,膝关节功能恢复优良率高于单纯热疗组。治疗后膝关节 VAS 评分低于对照组($P < 0.05$),治疗后 ROM 与 ADL 评分观察组高于对照组($P < 0.05$),因此,中药冷热交替疗法联合康复治疗可以有效改善髌骨骨折术后膝关节功能,缓解膝关节疼痛,提高患者生活能力。李卫国等[62]利用反重力跑台系统进行股骨髁部骨折切开复位内固定术后康复治疗中,发现相较于传统康复治疗,随访时间 6～18 个月后,观察组骨折愈合时间、恢复完全负重行走时间明显短于对照组,差异有统计学意义($P < 0.05$)。观察组治疗 20 周后步态评分优于对照组,差异有统计学意义($P < 0.05$)。观察组末次随访时膝关节 HSS 评分中功能、肌力、稳定度评分高于对照组,差异有统计学意义($P < 0.05$),股骨髁部骨折切开复位内固定术后早期康复治疗时采用反重力跑台系统训练可促进骨折愈合,患者可更早完全负重行走,而且步态恢复良好,最终获得更好的膝关节功能、肌力、稳定性。

(三)胫腓骨骨折康复

胫腓骨骨干骨折较少涉及膝关节或踝关节。

因此,该部分的研究较少。

沈文斌等[63]发现使用研究组实施膝关节持续被动活动康复仪治疗胫骨骨折术后患者,CPM组膝关节功能评分高于对照组($P<0.05$),疼痛程度评分低于对照组($P<0.05$)。研究组屈伸弧度、膝关节屈曲度高于对照组($P<0.05$)。研究组干预总有效性高于对照组($P<0.05$)。使用CPM可明显改善膝关节功能。林嘉润等[64]利用负重压力监测智能鞋系统应用于胫骨干骨折交锁髓内钉内固定术后康复训练中,发现相较于常规康复治疗组,观察组术后1个月、3个月静息状态下疼痛VAS评分低于对照组,骨折临床愈合时间明显短于对照组。

(四)踝部骨折与脱位康复

踝部骨折复杂,易遗留疼痛、肿胀、关节活动受限等并发症。国内研究者做了大量工作,从重视术后早期康复训练到快速康复理念,从运动疗法到物理疗法,从中药熏洗、针灸到推拿。而不同康复元素的结合应用,起到了相辅相成,互相巩固的效果,如运动疗法结合踝足康复训练器,中药熏洗结合运动疗法,针灸、推拿、运动疗法三联结合等。考虑踝部周围骨折特殊性,更多的研究有待国内临床工作者更进一步发掘及努力。

刘辉等[65]将放松训练结合平衡功能训练应用于踝关节骨折患者,夜间放松训练10～15 min,坐位起立平衡训练,立位平衡训练及步行训练等,发现相对于对照组其疼痛评分、Tinetti平衡与步态量表、Berg平衡量表、美国足踝外科协会踝-后足功能评分以及生活质量综合评定问卷各维度评分均高于对照组,可显著减轻踝关节骨折患者的疼痛程度,加速踝关节功能恢复,改善其步行能力与平衡功能。王虎[66]对踝关节急性扭伤采用24 h封闭治疗结合48 h、72 h、96 h的系统康复训练,发现患者疼痛、功能和活动度均得到良好改善,达到正常的运动水平。康瑾婕[67]研究了在康复功能锻炼上采用益气活血汤配合治疗踝关节骨折术后患者,发现

结果,研究组治疗后的BGP、踝关节活动度、Barid、AOFAS、SF-36评分均高于对照组,其对应的D-二聚体(D-D)、纤维蛋白原(FIB)指标均低于对照组,差异有统计学意义($P<0.05$)。此治疗方案可显著改善患者骨骼、凝血相关指标及其踝关节活动度,在促进其踝关节功能恢复同时可显著提升其生活质量。陈建辉等[68]将针灸结合关节松动术及本体感觉训练,相较于单纯针灸治疗,两组患者治疗后Kofoed踝关节功能评分均较治疗前改善,且观察组改善程度大于对照组,观察组半年内症状复发率明显低于对照组,能改善陈旧性踝关节扭伤疼痛,降低关节反复扭伤的发生率,提高神经肌肉控制能力,改善踝关节活动度和灵活性。庹绍彬等[69]踝关节骨折术后用续骨活血汤加减结合康复训练,观察其康复效果,治疗后血清炎症指标(IL-6、PCT、CRP)、VAS评分、周径差、功能活动评分均有改善,且较对照组有显著性差异,骨折术后疼痛和肿胀效果较好,可促进骨折术后早期康复。戴莉佳等[70]在Pilon骨折的康复中,在常规护理基础上实施足踝锻炼器配合康复锻炼。干预4周后,两组患者Mazur评分及踝关节背伸角度、跖屈角度、内翻角度、外翻角度均高于干预前,且观察组高于对照组,差异有统计学意义($P<0.05$);足踝锻炼器配合康复锻炼可有效减轻Pilon骨折患者术后骨折部位疼痛症状,增加踝关节主动活动范围,减少并发症,提高踝关节功能,改善患者生活质量。刘小曼等[71]发现踝关节骨折患者采用放松训练联合个性化功能锻炼后,相较于传统康复治疗的下床时间、住院时间、负重时间、骨折愈合时间均短于对照组,VAS评分均低于对照组,关节功能优良率高于对照组,并发症总发生率低于对照组,其加快患者术后康复,有利于改善踝-后足功能。刘健等[72]等采用踝关节CPM,弹力带,踝关节主动锻炼及抗阻训练等组合操锻炼进行踝关节骨折术后康复,发现观察组术后3个月、6个月锻炼依从性显著高于对照组,术后1周、出院前踝关节周径显著小于对照组,术后3

个月、6个月踝关节背伸、内翻、外翻、跖屈活动度显著大于对照组（$P<0.05$，$P<0.01$），因此，可有效改善踝关节功能。

四、手外伤康复

（一）手外伤肌腱损伤及术后康复

手部肌腱是肌肉传递肌肉力量，完成手功能作业的重要组成部分。肌腱受损后明显影响患者作业能力，通过外辅助器或基础研究为肌腱康复提供良好的基础。

Wang J 等[73]发现活动手指需要通过关键肌收缩连接肌腱产生张力而发生位移。与使用超声技术客观评估的改良 Kleinent 方法相比，改良 Duran 方案在运动时产生的位移更少。Lu G 等[74]比较早期康复介入使用动态矫形器治疗指伸肌断裂患者的临床疗效，发现早期使用动态矫形器可以显著改善受伤手指的运动功能和运动幅度，增加手指伸肌的弹性和伸展度，促进肌肉力量的恢复，可见早期使用动态矫形器治疗是指伸肌断裂后肌腱挛缩的有效矫正方法并具有重要的临床应用价值。李清等[75]针对腕关节损伤或功能性退化患者，提出一种可穿戴式腕关节康复机器人带动手腕做康复运动时，腕关节周围肌肉的活动度和收缩情况符合康复医学的相关规律，不会对肌肉造成二次伤害，满足受损腕关节的康复需求。临床上改进缝合方法及早期康复活动对肌腱粘连的防治具有关键作用，其原理与力学载荷对细胞行为的影响相关；在机制研究方面，沙攀等[76]发现肌腱粘连的发生主要与转化生长因子-β（TGF-β）、碱性成纤维细胞生长因子（bFGF）、血管内皮生长因子（VEGF）等细胞因子有关，另外 TGF-β/Smad 信号转导通路也较为重要。

（二）手骨折及脱位康复

手骨骨折或者脱位借助临床影像学成像后处理功能可得到精准的诊断，并且通过机器人训练可

缩短康复病程，同时为早期康复提供一定帮助。

张宏光等[77]认为多层螺旋CT与MRI成像技术均具有强大的后处理功能，可为腕关节扭伤提供准确、直观、全面的影像学信息，但是两种方式单独使用均存在一定的局限性，联合检测可以明显减少误诊、漏诊情况的发生。滕佩宏等[78]构建腕关节三角纤维软骨复合体的MRI影像组学模型，评价其对腕关节三角纤维软骨复合体损伤的诊断效能，提高腕关节三角纤维软骨复合体损伤的检出率。马凯威等[79]提出了一种基于三维软体驱动器的新型手部康复装置，该软体驱动器的最大弯曲角度、指尖力和相对误差分别为230°、1.08 N 和 25.04%，从而可达到模仿常见手势，抓取日常生活用品，满足基本手功能的康复训练。钟明伟等[80]通过对人体手部生理特性分析，确定了握拳、伸掌等手日常动作过程中手指的运动规律，提出了一种居家渐进式手指康复机器人，并通过样机验证了患者被动康复训练过程中的运动平稳性。丛明等[81]设计了一种带有双向弯曲模块和伸长模块、可实现多个自由度独立或耦合运动的软体机器人，利用传感器实现了对弯曲特性的跟踪。可以完成抓握训练、手势训练等，满足患者不同康复阶段的训练要求，对患者日常的手部康复训练运动起到辅助作用。卢景新等[82]对用于手功能康复机器人的弯扭复合的超声驱动器的振子进行模态分析、谐响应分析和瞬态分析仿真，得出在设计尺寸下的驱动器可以满足手功能康复机器人的要求。这是超声驱动器在康复机器人领域的应用探索，利用超声驱动器体积小、质量小、构造简单、定位准确、大功率密度、响应时间短等亮点，改善手功能机器人在驱动装置上的性能。

（三）手部神经损伤康复

手部神经损伤的诊断和治疗尤为重要，采用MRI检查神经损伤可以有效提高诊断准确率，并通过药物和本体感觉神经肌肉促进疗法（PNF）可以

提升治疗效果。

康佳敏等[83]等研究发现增强 MRI 神经成像能显著抑制神经伴行血管的信号并提升腕掌部正中神经、尺神经及分支的图像质量,提高其对腕掌部正中神经、尺神经及分支损伤的诊断价值。Fader L 等[84]认为肱骨骨折引起的桡神经损伤可造成严重的永久性残疾,通过人工引导的协同、多平面运动、溢流和神经可塑性,PNF 治疗方法可以优化神经肌肉恢复,从而验证了临床治疗策略的效果。王伟等[85]探讨坚骨胶囊对肘关节退变性骨关节炎伴尺神经卡压综合征患者术后康复的影响,提升了肘关节退变性骨关节炎伴尺神经卡压综合征患者的肘关节功能及缓解了尺神经卡压。

五、运动损伤康复

(一) 肌肉损伤康复

1. 肌肉康复评估技术研究

在肌肉损伤康复的过程中,正确、有效的全方位评估肌肉功能对于康复治疗是必不可少的,不仅能实时动态监测康复效果,还能正确制订并动态调整其康复治疗方案。

黄兆欣等[86]探究 Y 平衡测试时下肢肌肉肌电特征和姿势稳定性,以及两者间的关系。Y 平衡测试是从星型偏移平衡测试中简化出一种有效的下肢动态平衡测试方法。其研究发现:Y 平衡测试 3 个方向中,支撑腿股直肌、胫前肌和腓肠肌激活较为显著,不同肌电信号特征有所不同;姿势稳定性后外侧时最优;不同方向下,关节伸肌或屈肌对保持动态姿势稳定性的重要性不同。谢鸿儒等[87]综述了表面肌电分析在特发性脊柱侧凸椎旁肌病变研究中的应用进展,包括侧凸静态功能评估(椎旁肌功能监测、平衡机制研究)、侧凸动态功能监测(姿态扰动研究、步态分析)、临床应用(侧凸进展性预测、非手术治疗效果评估、术后肌肉功能评估)。表面肌电能够监测肌肉功能,评估肌肉激活、萎缩及疲劳状态,可以与其他检查手段联合以测定脊柱

侧凸椎旁肌病变程度,是目前研究特发性脊柱侧凸疾病的一种有效方法。李清等[88]探索混联式腕关节康复机构的运动学仿真及康复效果评估。用 Solid Works 进行三维建模,导入 Adams 中进行正逆运动学仿真,在整个仿真过程中,曲线光滑,没有突变点,说明该腕关节康复机器人稳定性好,安全性强。利用 AnyBody 提取康复训练时腕关节处肌肉相关力学的变化参数,并对康复效果进行评估,结果表明该机器人带动手腕做康复运动时,腕关节周围肌肉的活动度和收缩情况符合康复医学的相关规律,不会对肌肉造成二次伤害,满足受损腕关节的康复需求。

2. 肌肉康复治疗技术改进

(1) 肌力训练研究

针对不同受伤部位的肌肉,通过渐进性活动与运动、主动与被动、协同与抑制等不同形式的训练,使受损部位的主动肌、协同肌和拮抗肌达到平衡状态。

任妍静等[89]研究等速训练对舞者膝关节损伤后肌力和功能康复的影响,发现等速肌力训练能有效提高舞者膝关节周围肌肉力量,且训练效果优于传统肌力康复训练,说明等速肌力训练具有维持舞者膝关节稳定性、促进膝关节功能恢复的作用。殷欣慰等[90]通过开展被动、辅助、主动 3 个阶段的渐进性活动与运动进阶训练,发现与常规运动康复训练方案相比,渐进性活动与运动进阶训练方案更能促进重症患者的膈肌功能、四肢运动功能的提升。鹿钦雪等[91]总结了髋关节周围肌力训练、神经肌肉训练、核心肌肌力训练、中医传统康复疗法和物理因子治疗、关节内注射皮质类固醇和透明质酸钠等技术治疗髋关节撞击综合征的最新成果,发现髋关节撞击综合征患者髋关节周围肌力训练可有效减轻髋关节疼痛,增加关节活动度,提高关节稳定性;神经肌肉训练可增加髋关节局部肌肉肌力,改善髋关节本体感觉,提高深层肌肉协同作用;核心肌肌力训练可稳定腰椎和骨盆,减少腰椎骨盆代偿性动

作,增强髋关节周围肌肌力训练效果;髋关节镜术前、术后康复训练可减轻髋关节镜术后疼痛,改善患者功能,提高髋关节镜治疗效果;中医传统康复疗法和物理因子治疗可有效消除关节炎症和肿胀,缓解关节疼痛;关节内注射皮质类固醇和透明质酸钠在短期内可有效减轻髋关节撞击综合征髋部疼痛,改善髋关节功能。郑沛等[92]针对足外翻肌群激活练习后对拮抗肌产生的交互抑制效应进一步研究发现,足外翻激活干预即刻可降低肌肉张力及硬度,增强肌肉弹性,对改善运动疲劳、提升运动表现具有促进作用;通过交互抑制效应可降低疼痛分值,改善踝背屈活动度,对缓解疼痛症状、降低损伤风险具有潜在意义。

（2）血流限制技术的应用

通过各种方式限制血流,达到减缓肌肉的代谢,不仅可强化肌肉本身代谢能力,还可以通过训练,提升神经系统传导通路对运动单位的招募速度,从而促进其康复。

王子牛等[93]综述了基于血流限制的运动锻炼在失重生理防护中（航天）的应用进展。包括基于血流限制的多种运动锻炼方式（包括基于血流限制的抗阻锻炼、基于血流限制的有氧耐力锻炼、基于血流限制的康复锻炼）、血流限制实施时需关注的问题（加压带、压力、加压模式、运动强度）、基于血流限制的失重生理效应防护（地面模拟失重环境、空间飞行环境）。血流限制结合较低强度的运动锻炼即可使肌肉力量、有氧耐力和心血管功能得到有效改善。血流限制结合低强度运动锻炼或许可作为现有运动锻炼失重生理效应防护的辅助和有效补充。陈科奕等[94]探讨加压训练（BFR）在运动康复领域的研究思路和趋势,分析研究动态和热点。BFR作为一种新型训练方法,能刺激肌肉增长、改善肌肉功能,等同于高强度的肌肉提升效果。发现:① BFR近10年来应用于康复领域的相关研究呈上升趋势,主要以美国和日本的发表成果较多且影响力较大,中国在该领域的影响力还有待提高;

② BFR在该领域应用于老年人群和膝骨关节疾病较多,膝骨关节炎（KOA）疾病一直是该领域的热点,近两年来有新方向的研究应用,包括干预绝经期后妇女和慢性腰背痛人群;③ BFR在康复领域的未来研究方向可针对更多不同人群和疾病的运动康复,也可探究应用于不同人群和疾病训练方案的使用安全性等。李成等[95]研究电阻抗成像技术评估吸气加呼气神经肌肉电刺激治疗对肺移植术后患者肺通气、氧合指数、Borg指数的影响。两组患者均按照肺移植术后药物治疗、肺康复治疗。发现:吸气加呼气神经肌肉电刺激治疗提高肺通气,改善氧合指数、Borg指数评分。杨宁等[96]探讨下肢血流限制训练维持或增强ICU患者肌肉力量和质量的有效性。发现ICU患者进行40%肢体闭塞压和60%肢体闭塞压的下肢血流限制训练可以延缓肌肉萎缩,其中60%肢体闭塞压相比40%肢体闭塞压作用更显著。同时他们就血流限制训练在患者肌肉锻炼中的应用研究现状进行综述[97],探讨血流限制训练对肌肉质量和力量的促进作用。血流限制训练可操作性强,不良反应少,可单独使用,结合低强度抗阻运动效果更好。临床工作中科学辅助患者进行血流限制训练可提高患者肌肉质量和力量,加速康复进程。总之,血流限制训练是安全有效的康复手段。

（3）电刺激疗法的应用

肌肉电刺激不仅能放松肌肉、缓解疼痛,还可以通过各种方式促进肌肉纤维组织的愈合。通过电极输入的电流调节皮肤温度和改善血液循环,可以减轻炎症并帮助修复软组织损伤。此外,还可以对接受治疗者的情绪状态产生积极影响,在康复期间改善接受治疗者的情绪。

陈进等[98]探讨深层肌肉刺激疗法对慢性非特异性腰痛患者腰肌表面肌电变化、步态时空与动力学参数特征的影响。对照组予以传统腰椎节段稳定性训练,观察组在传统腰椎节段稳定性训练基础上,给予深层肌肉刺激疗法。发现深层肌肉刺激疗法有助于减轻慢性非特异性腰痛患者的疼痛,恢复腰椎功能并改善步态。陈晶晶等[99]探究神经肌肉电刺激(NMES)联合吞咽康复训练对老年神经性吞咽障碍患者吞咽功能及神经营养因子的影响。发现 NMES 联合吞咽康复训练可进一步改善老年神经性吞咽障碍患者的吞咽功能,促进脑源性神经营养因子(BDNF)、脑组织胰岛素样生长因子-1(IGF-1)、神经生长因子(NGF)的表达。白伟民等[100]探讨 NMES 联合踏车训练在脓毒症机械通气患者中的临床效果。NMES 通过表面电极将低功率电脉冲传导至皮肤及肌肉,诱发指定肌群被动收缩,促进骨骼肌生长,增强肌力和耐力;踏车训练,能帮助患者增加肌肉耐力,保持膈肌形态,有效减少患者机械通气时间。发现 NMES 联合踏车训练增加了脓毒症机械通气患者的肌肉力量,同时减少了肌肉萎缩,可以作为一种预防策略。王璐等[101]探讨神经肌肉控制训练对粘连性肩关节囊炎患者的治疗效果,发现神经肌肉控制训练能有效改善粘连性肩关节囊炎患者的肩关节功能。杨云等[102]观察神经肌肉训练对髋关节撞击综合征的临床疗效。两组接受常规康复训练,观察组增加神经肌肉训练。发现神经肌肉训练可有效缓解髋关节撞击综合征患者的疼痛,增加髋关节肌力和协调能力,提高髋关节稳定性和功能。裴少保等[103]探讨生物反馈疗法联合功能康复训练对老年 SCI 患者脊柱功能、神经功能和生活质量的影响。对照组采取功能康复训练,观察组在功能康复训练基础上结合生物反馈疗法。发现生物反馈疗法联合功能康复训练可改善老年 SCI 患者脊柱功能、神经功能和生活质量。华永萍等[104]探讨腹部运动贴布结合电刺激对产后发生腹直肌分离的治疗效果。发现运动贴布结合电刺激能有效改善产后腹直肌分离,减轻产妇腰背疼痛,促进产妇的形体恢复,提高产妇的生活质量,值得在临床上推广。目前由于本研究的样本量少、观察时间比较短,故还需进一步探索和研究此方法的长期疗效。

（4）本体感觉功能训练

本体感觉神经肌肉易化训练、本体感觉训练联合电刺激生物反馈治疗对不同区域的肌肉训练均有一定的作用。

陈俊吉等[105]探讨本体感觉神经肌肉易化训练对运动性肩袖损伤功能恢复的作用。运动性肩袖损伤大学生按性别分层,发现本体感觉神经肌肉易化康复训练可减轻运动性肩袖损伤的疼痛感,提高关节主动关节活动度、肌力及加州大学肩关节评分系统肩关节评分;本体感觉神经肌肉易化训练对运动性肩袖损伤功能改善作用要优于弹力带抗阻加被动关节活动度训练。刘姣姣等[106]旨在观察本体感觉训练联合盆底电刺激生物反馈治疗产后盆底功能障碍性疾病的效果,为产后盆底功能障碍性疾病的治疗提供参考。结论是本体感觉训练联合盆底电刺激生物反馈能显著提高产后盆底功能障碍性疾病的康复效果,促进盆底功能的恢复,具有重要的临床应用价值。

（5）外辅助康复技术应用

人工智能辅助或者模拟人体肌肉功能的外辅助器训练,通过对不同负载状态下肌肉力量的变化,关节转矩达到最大值和最小值所需的时间等研究,为患者运动模式提供良好监测。

王砚麟等[107]介绍了仿生肌肉绳索驱动下肢康复机器人,其中仿生肌肉绳索中的弹性元件被简化为"弹簧-阻尼"系统,分析仿生肌肉绳索驱动下肢康复机器人的力学特性,对刚性运动支链的运动形式给出 2 种规划策略。结合定义的安全性能因子和速度影响函数,给出仿生肌肉绳索驱动下肢康复机器人的使用安全性评价方法。何福洋[108]探索了浅谈水在体育训练与康复中的应用,水中训练可以降低青少年在训练中的损伤风险,利用水中训练来发展运动神经对肌肉的支配能力,让青少年得到身体的协调发展。水中运动疗法具有很多独有的特点,可以加快肿胀部位和损伤部位的血液流动,通过对温度的控制来控制血液的循环,促进受伤部位康复,在进行水中运动治疗时,要根据受伤的严重程度来进行针对性的治疗,利用水的浮力和温度来减轻受伤部位的疼痛感,提高受伤部位的生理机能的恢复。水的压力可以起到对受伤部位按摩的作用,促进血液的循环,促进肌肉力量的恢复。王祯祯等[109]针对目前下肢康复机器人结构仿生性及驱动柔顺性不足的问题,提出一种柔性下肢康复机器人本体结构,设计了可适应于不同体型患者的可调悬吊减重结构,基于三元素模型的仿肌肉驱动装置,建立了仿肌肉驱动装置模型。分析结果显示,该柔性下肢康复机器人本体结构相比同类机器人结构具有更好的安全性、仿生性及柔顺性,对柔性下肢康复机器人的设计具有一定的参考意义。马晓君等[110]设计了一款气动肌肉驱动的下肢外骨骼康复机器人,探究外骨骼机器人运动状态和各关节运动机理之间的关系。通过对不同负载状态下外骨骼机器人仿真结果进行比较,可以看出,尽管仿真过程中关节转矩的大小有所变化,但是转矩达到最大值和最小值所需的时间是不变的,为后续控制系统的设计和驱动器的选型奠定了基础。下肢外骨骼在运行过程中,单侧下肢的足底与地面接触瞬间会产生较大的冲击,使关节的转矩在一瞬间出现波动,设计控制系统时需要额外注意。

(二)韧带损伤康复

1. 韧带损伤的诊断

韧带的解剖特点包括体积小、位置较深、活动性小。临床上韧带损伤的诊断需要通过各种辅助检查明确,为康复治疗提供帮助。

刘云午等[111]探讨高频超声诊断踝关节外侧副韧带损伤及采用沙床康复训练的临床价值。试验发现高频超声诊断踝关节外侧副韧带损伤与MRI诊断及手术术中所见结果差异不大,高频超声作为术前诊断踝关节外侧副韧带损伤病情及判断踝关节功能恢复具有一定的临床价值。李燕等[112]研究MRI诊断中青年运动性半月板损伤程度及判断患

者术后康复效果的价值中发现:MRI诊断中青年运动性半月板损伤具有较高的诊断学价值,同时可以对患者术后康复效果进行评价。黄锡豪等[113]探讨基于膝关节多发韧带损伤脱位华西分期分型诊治体系开展个体化精准治疗的临床效果。基于36例(36膝)膝关节脱位多发韧带损伤患者分期分型评估结果,选择关节镜下、开放或关节镜联合开放手术修复重建韧带,骨折解剖复位固定;术后采取循序渐“激”康复原则进行锻炼。研究对象手术相关并发症发生,患肢肌力均恢复,骨折均愈合,修复及重建的韧带连续性及张力好,关节对位对线好。认为华西分期分型诊治体系能指导治疗方案的制订,并获得较好疗效。

2. 韧带损伤的康复治疗

韧带损伤极大的限制人类的运动,通过传统治疗、现代可视化下治疗、不同手术方式的选择均可为患者康复提供帮助。

胡坤然等[114]研究电针穴位刺激联合手部动力支具牵引在掌指关节侧副韧带损伤患者带线锚钉术后康复中的应用效果。发现掌指关节侧副韧带损伤患者带线锚钉术后康复过程中采用电针穴位刺激联合手部动力支具牵引对减轻掌指疼痛,改善掌指关节活动度,提高手的灵巧度及日常生活能力上优于常规康复训练,安全性较高。尹帅等[115]发现关节镜下自体四股腘绳肌腱保留下止点残端重建术是治疗前交叉韧带损伤的理想手术方案,术后实施分时段、个体化专业运动疗法康复,能够促进膝关节功能和本体感觉恢复,有助于患者尽早康复和重返运动。廖欣宇等[116]探讨关节镜下前交叉韧带保残单束解剖重建术后膝关节本体感觉功能的恢复情况。通过对比发现保残单束解剖重建前交叉韧带有利于患者早期本体感觉功能及膝关节稳定性恢复。汪杰等[117]通过对比常规康复训练加用危机模拟应激跑台训练发现使用危机模拟应激跑台训练系统能有效地改善前交叉韧带损伤重建术后患者患侧膝关节的本体感觉,降低跌倒风险。温

雅婷等[118]通过对比下肢智能负重机器人康复训练（干预组）、常规康复训练（对照组）对前交叉韧带重建患者的效果，发现与常规康复训练相比，智能负重机器人应用于前交叉韧带重建术患者康复训练，能有效改善患者膝关节功能，减轻训练疼痛，有助于提高其日常生活活动能力。白杨等[119]通过对比滞动针针刺激痛点组、普通针刺组、康复功能锻炼组治疗前后的疼痛视觉模拟评分、肩关节健侧和患侧盂肱关节腋下囊厚度、喙肱韧带厚度、肩关节患侧及健侧肩前部、肩侧部、肩后部的温度，观察滞动针针刺肌筋膜激痛点治疗粘连性肩关节囊炎的效应及可能机制。发现滞动针针刺肌筋膜激痛点治疗粘连性肩关节囊炎可明显改善患者肩关节疼痛并提高疗效，其可能是通过改善肩关节局部软组织形态和循环状态发挥治疗作。

（三）肌腱损伤康复

1. 肌腱损伤评估技术研究

肌骨超声不仅对肌腱损伤的状态评估具有一定的价值，在治疗上也能给予一定的实时动态监测，及时调整并强化训练。

Hou R[120]提出了一种在显微镜B超辅助下对运动员手腕损伤进行护理和康复功能训练的方法，发现超声诊断肩袖修复结合功能锻炼可促进患者肩关节功能的良好恢复。蒲大容等[121]通过采用高频超声对因手腕部肌腱断裂修复术后仍有不同程度患指活动障碍患者的损伤部位进行检查，分析其活动受限的原因，并结合患者意愿采取相应康复治疗或手术。发现高频超声能明确手腕部肌腱断裂修复术后患指功能障碍的原因，指导进一步康复或手术治疗。胡敏霞等[122]通过对跟腱损伤术后患者行高频超声和剪切波弹性成像检查，发现高频超声和剪切波速度可以确定跟腱损伤的类型和程度，有助于跟腱损伤的诊断和康复预测。他们还通过将肌骨超声联合剪切波弹性成像用于单侧跟腱完全断裂修复术后临床监测[123]，发现肌骨超声联合剪

切波弹性成像可以动态监测跟腱断裂修复术后患者不同恢复时期的声像图变化，并指导患者康复训练，为预后提供理论基础。徐兆等[124]将肌肉表面肌电信号识别与动作捕捉技术引入到疲劳状态监测过程中，提出了一种融合改进的肌电疲劳阈值算法与生物力学分析的疲劳分析方法，在上肢运动过程中能够有效预防过度训练引起的二次损伤，对于疲劳监护具有重要意义。王婧鲆等[125]发现在髌腱末端病恢复进程中，髌腱弹性是逐渐增大的；实时剪切波弹性成像技术可以用于评价髌腱末端病的治疗效果，髌腱杨氏模量与低回声区面积间的关系与杨氏模量大小有关。陈思等[126]通过观察胸腰段SCI患者康复初期的肩部超声表现，分析肩关节异常超声表现的危险因素，发现肱二头肌长头肌腱腱鞘周围积液、三角肌下滑囊增厚和冈上肌腱异常是胸腰段SCI患者康复初期最常见的三种肩部超声异常表现。年龄偏大、病程较长的患者易发生超声异常表现。

2. 现代康复治疗评价

肌腱损伤后现代康复治疗是肌腱功能恢复的基石，通过术后良好的护理、血小板血浆注射和特殊算法等手段进行康复锻炼。

张栢毓等[127]发现针对慢性跟腱病患者的随机、安慰剂对照试验调查肌腱内注射富血小板血浆，发现治疗6个月后并未减少肌腱功能障碍或疼痛。尹帅等[128]通过关节镜下应用自体四股腘绳肌腱前交叉韧带重建术治疗前交叉韧带损伤，发现关节镜下自体四股自体四股腘绳肌腱保留下止点残端重建术是治疗前交叉韧带损伤的理想手术方案，术后实施分时段、个体化专业运动疗法康复，能够促进膝关节功能和本体感觉恢复，有助于患者尽早康复和重返运动。王扬威等[129]在分析手指关节、肌腱运动机理的基础上，设计形状记忆合金丝驱动的手指功能康复装置，发现仿生外骨骼能够辅助手指完成日常抓握动作；模糊神经网络比例积分微分算法相比于传统比例积分微分算法控制，有效缩短了仿生外骨骼的响应时间。凡梨花等[130]通过对比

观察于肌腱缝合线周围组织涂抹富血小板血浆、喷洒生理盐水对肌腱粘连的预防效果,发现自体富血小板血浆对老年手肌腱修复术后患者肌腱粘连有一定预防作用,可促进患者手功能的恢复。

3. 传统康复疗法应用

传统疗法中八段锦训练、弧刃针等治疗对肌腱损伤存在一定疗效,结合现代康复治疗,效果更佳。

赵田芋等[131]通过对比冲击波治疗、冲击波治疗联合对髌腱末端病的临床疗效,发现八段锦训练可以缓解髌腱末端病患者的疼痛,增加患者下肢平衡稳定性以及肌肉的柔韧性,提升下肢发力与缓冲能力,减少患者步行过程中的异常膝伸展,缩短整个康复周期。孟颖博等[132]通过对比、曲安奈德对拇指指屈肌腱狭窄性腱鞘炎的治疗效果,发现弧刃针组一次性治愈率为97.2%,曲安奈德组一次性治愈率为61.1%,且弧刃针组在中长期镇痛、改善关节活动度方面优于曲安奈德组。杨砥等[133]通过对比观察常规治疗、舒筋活络汤结合温针灸治疗对肩袖损伤肩关节功能及炎症因子水平的影响,发现舒筋活络汤联合温针灸治疗肩袖损伤疗效显著,同时有效下调血清IL-6、TNF-α、CRP水平,改善患者肩关节功能,安全可靠,值得临床参考。

(四) 关节软骨损伤康复

1. 关节软骨损伤康复基础研究

基础研究为临床探究治疗的根本,可以为疾病的诊断提供新的方法、技术、思路。为临床治疗奠定基石。

汪宗保等[134]对比发现不同频率的振动训练对早期KOA关节软骨可表现出不同程度的修复效应,低频振动训练软骨修复优于高频振动。可能通过下调关节软骨JNK/NF-κB表达,提高SOX9活性来调控胶原合成。周修五等[135]对比了超声引导下膝关节注射治疗结合膝关节内缓慢注射20%葡萄糖,超声引导下膝关节注射治疗结合膝关节内缓慢注射玻璃酸钠注射液对KOA的治疗效果,发现

高渗葡萄糖具有安全、经济、无特殊禁忌等优点,能够有效增加适用人群,降低医疗花费,提高治疗效果,且具有改善关节微环境的潜在作用。黄小华等[136]通过对比采用关节镜下滑膜清理术配合透明质酸(HA)治疗、关节镜下滑膜清理术配合PRP治疗在治疗KOA的临床疗效,发现在PRP治疗KOA前先采用关节镜下滑膜清理术,能有效缓解患者的疼痛,并改善膝关节功能,抑制炎症反应。葛海雅等[137]通过对比空白组、模型组、化湿定痛汤组及Mek抑制剂组治疗后膝关节直径变化、影像学变化、关节软骨及滑膜病理改变以及各类蛋白和mRNA的表达情况,发现化湿定痛汤可能通过调节大鼠膝关节滑膜中Ras/Raf/Mek/Erk信号通路改善炎症损伤。涂鹏程等[138]通过对比空白组(平面培养)、威灵仙组(平面培养＋威灵仙提取物)、微重力组(微重力培养)、微重力-威灵仙组(微重力培养＋威灵仙提取物)治疗后的各组软骨细胞形态学变化、细胞增殖活性、软骨细胞凋亡率、蛋白表达、细胞内葡萄糖、ATP、乳酸含量,发现模拟微重力培养环境与威灵仙提取物均能够促进软骨细胞能量代谢,保持增殖活性以及软骨细胞表型维持,而二者联合应用可以发挥协同作用。

2. 关节软骨损伤康复临床研究

(1) 关节软骨损伤的诊断

临床辅助手段较多,包括检验、放射、药剂、心电图、脑电图、B超等,配合临床科室进行诊断、治疗。确保安全的同时可与临床科室共同进步。

邰研等[139]探究多层螺旋CT定量技术评估体操运动员桡骨远端骨折康复效果中的价值及多层螺旋CT定量参数与骨代谢的相关性。试验发现多层螺旋CT定量参数与体操运动员桡骨远端骨折患者骨代谢水平密切相关,且在评估康复效果中具有良好价值。钟珊等[140]探讨应用直接前方入路与后外侧入路行初次全髋关节置换术进行早期康复介入的康复疗效。结果显示直接前方入路和后外侧入路全髋关节置换术治疗髋关节终末期疾患均有

肯定且良好的疗效,前方入路在疼痛、步行能力和功能方面优于后外侧入路,但也要兼顾躯体活动能力和心理健康因素等,在评估术后疗效时建议采用多种量表综合评价。周国鹏等[141]认为柔性电容式拉伸传感器,可用于测量关节弯曲和肌肉拉伸等体动作,具有低功耗,线性度高等优点,作为新一代可穿戴传感器在运动检测、医疗康复领域具有广泛应用前景,并提出了一种基于无机硅胶和导电织物的分段式结构柔性电容式应变传感器。其分段式结构设计与角度传感模型适用于医疗康复训练和机器人操控等创新应用。张红倩等[142]研究衰弱状态和步行速度对老年人步行时下肢关节运动学特征的影响。招募59名60岁及以上老年人,采用运动捕捉惯性传感器采集3组老年人慢速、习惯速度、快速行走时的运动学数据,应用双因素重复测量方差分析比较不同衰弱状态和步速下老年人行走时的下肢关节运动学特征差异。研究认为随着衰弱程度的进展,老年人下肢关节矢状面角度持续降低,主要集中于膝、踝关节。在行走时两个关节间同步性增强,自由度降低,但在提高步行速度时,衰弱状态基本不影响老年人的步行策略。研究结果有助于对衰弱老年人群进行筛查及康复指导。

(2)关节软骨损伤的功能评估

关节软骨损伤后,关节周围肢体运动轨迹会受到一定影响,人工智能运动轨迹上的捕捉信息应用到人体运动功能评估上,或是通过人机接口技术实现多模生物和环境信息的感知和计算,肌肉骨骼辅助器评估可为临床治疗提供精准、直观的测量数据,能实时动态观测患者病情变化,康复效果,为临床治疗提供一定辅助手段。

芦凤林等[143]针对踝关节损伤患者的康复训练需求,提出了一种基于2-RURU/RR并联机构的新型人体踝关节康复训练机器人。该踝关节康复机器人的转动中心可调,并且具有无耦合的运动学特性;经过优化后机构的优质传递工作空间占比提高。运动学仿真和物理样机研究结果表明,康复机

器人的运动范围完全能够满足人体踝关节的康复训练要求,该研究可以为此并联式踝关节康复机器人的研发提供理论参考。苏鹏等[144]基于力矩平衡原理对坐立运动的膝关节动力学进行分析,结合光学动作捕捉和六维支撑力测试所得数据,计算求得膝关节力矩曲线。为了验证实验数据和动力学分析的准确性,建立人体模型,根据实验数据拟合角度和角速度多项式方程,进行坐立运动的膝关节动力学仿真。结果显示,计算数据和仿真数据在范围和变化趋势方面一致。综合膝关节力矩变化规律,揭示了膝关节力矩与地面反作用力的关系;坐立运动的膝关节动力学研究结果有益于坐立康复辅具的优化设计及力反馈控制,并可为膝关节康复训练提供理论指导。黄金安等[145]提出一种足部相对于固定小腿在做背伸与跖屈运动时位姿矩阵的识别方法。首先,根据人体小腿穴位分布以及足部肌肉组织的特点,分别确定小腿和足部标识点粘贴的位置;其次,根据足部标识点采集得到的数据,利用空间曲线曲率中心的方法确定胫距关节轴线的位置和方向。依据曲率圆心图像分布特点,利用箱形图原理过滤掉波动较小区间内曲率圆心坐标数据中的异常值,通过与足部内外踝尖为特征连成的轴线作对比,表示出两种轴线的差异。最后,基于胫距关节轴线位姿,建立人体足部坐标系相对于小腿坐标系的数学模型,得出踝部运动位姿的识别方法。该方法可为设计踝关节康复机器人和分析人体踝部真实运动提供客观评价指标。

(3)关节软骨损伤的治疗与康复

传统康复中电针、射频针刀、温针,与现代康复医学结合是必然趋势。

谢从坤等[146]比较不同频率电针结合康复训练治疗卒中后遗症肩关节半脱位患者的临床疗效。发现电针断续波10 Hz及20 Hz频率结合康复训练治疗卒中后遗症肩关节半脱位效果优于电针断续波2 Hz及30 Hz频率,该方法可有效改善卒中后遗症肩关节半脱位临床症状,有利于肩关节功能恢

复。曾晓霞等[147]发现温针灸联合康复训练可进一步缓解袖损伤患者肩关节疼痛,提高肩关节活动度,促进肌力恢复,改善肩关节功能。杨柳等[148]通过对比常规护理与常规护理的基础上增加盐熨法对全膝关节置换术后患者膝关节功能康复的效果,发现对膝关节置换术后患者在常规护理模式下增加盐熨法,有利于患肢减痛消肿,促进膝关节功能恢复。

赵文君等[149]对比对照组(口服塞来昔布)和针灸组(针刺肩髃、肩髎、肩前穴)对肩周炎的治疗效果,发现轻中度疼痛的肩周炎患者采用针灸治疗的疗效更佳,而重度疼痛的肩周炎患者采用非甾体消炎药(NSAIDs)的疗效更佳。白杨等[150]通过对比滞动针针刺激痛点组、普通针刺组、康复功能锻炼组治疗前后的疼痛视觉模拟评分、肩关节健侧和患侧盂肱关节腋下囊厚度、喙肱韧带厚度、肩关节患侧及健侧肩前部、肩侧部、肩后部的温度,观察滞动针针刺肌筋膜激痛点治疗粘连性肩关节囊炎的效应及可能机制。发现滞动针针刺肌筋膜激痛点治疗粘连性肩关节囊炎可明显改善患者肩关节疼痛并提高疗效,其可能是通过改善肩关节局部软组织形态和循环状态发挥治疗作用。郁玲等[151]探讨分期训练与视频辅助康复训练对老年股骨粗隆骨折患者术后关节功能的应用效果。试验发现对老年股骨粗隆骨折患者进行分期训练与视频辅助康复训练,能明显改善术后关节功能,缩短患者恢复时间,增强患者生活能力,降低术后并发症并提升护理满意度。袁博等[152]研究基于平衡障碍康复机器人多场景康复模式对全髋关节置换后老年人下肢功能的影响。在同一训练时间下,对于全髋关节置换后老年患者,平衡障碍康复机器人多场景康复训练模式下的下肢功能康复优于减重步行康复训练模式,但呈现康复初期恢复快、后期恢复慢的趋势特点。王小逸等[153]认为对于KOA,功率自行车运动是一种安全有效的低强度有氧运动训练。在缓解KOA患者的膝关节疼痛、僵硬,改善膝关节功能及下肢步行能力方面发挥了积极作用,患者表现出

较高的依从性和较少的不良事件。然而,功率自行车运动治疗KOA的作用机制、运动方案及临床指南还有待进一步研究。功率自行车运动作用机制的研究与基于高质量的随机对照临床试验,对探索功率自行车运动治疗KOA的运动强度、频率及时间可能是未来的重要方向。高维广等[154]探讨佩戴踝关节软式支具对慢性踝关节不稳患者动、静态平衡功能及步行模式下患侧下肢生物力学的即时疗效。实验结果认为,佩戴软式支具后可以即刻显著改善踝关节不稳患者动、静态平衡功能,优化步行模式下患侧足底动力学分布,增强胫前肌、腓肠肌外侧头激活程度,从而改善运动控制能力。蔡立柏等[155]探讨下肢康复机器人用于全膝关节置换术后患者康复训练的效果。观察膝关节活动度、膝关节功能评分及日常活动能力评分。发现下肢康复机器人用于全膝关节置换术后患者康复训练,可促进膝关节功能恢复,提高康复效果。不同的病因损伤采用不同的运动方式及训练方式具有不同的出效果,作为临床最直接的康复训练。运动功能在关节软骨损伤康复中起至关重要的作用。席蕊等[156]探讨8周肩胛肌群康复训练对肩峰下撞击综合征患者肩关节功能及肩峰下间隙的影响,为探索生物力学因素与肩峰下间隙之间的关系提供新的证据。试验结果显示肩胛肌群康复训练改善了肩峰下撞击综合征(SIS)患者的疼痛和肩关节功能,其潜在机制涉及肩外展过程中肩峰下间隙的增大。刘健等[157]为促进Pilon骨折术后患者踝关节功能恢复。实验中对照组术后实施常规锻炼,观察组术后实施循序渐进的踝关节组合操锻炼。发现对Ⅱ型、Ⅲ型Pilon骨折术后患者实施踝关节组合操可有效促进踝关节功能恢复。任妍静等[158]主要探讨等速训练对舞者膝关节损伤后肌力和功能康复的影响。通过随机对照实验研究得出结论,等速肌力康复训练能够有效提高舞者膝关节周围肌肉力量,且训练效果优于传统肌力康复训练,具有维持舞者膝关节稳定性、促进膝关节功能恢复的作用。刘哲等[159]探

索全髋关节置换术后早期强化家庭康复训练的可行性和临床疗效。通过试验得出早期强化家庭康复计划对髋关节置换术后患者在改善疼痛和功能能力、减少并发症等方面具有显著疗效。早期强化家庭康复训练能提高患者的依从性，具有积极作用。范晓波等[160]评价上肢康复操在维持性血液透析患者中的应用效果。通过对某三级甲等医院血液净化中心行维持性血液透析治疗的患者进行试验研究，发现上肢康复操训练有助于改善维持性血液透析患者的上肢功能及维护动静脉内瘘。王璐等[161]探讨神经肌肉控制训练对粘连性肩关节囊炎患者的治疗效果。针对首次发病的原发性粘连性肩关节囊炎患者进行研究，认为神经肌肉控制训练能有效改善粘连性肩关节囊炎患者的肩关节功能。李冉等[162]研究骨科康复一体化模式下全膝关节置换术（TKA）患者在术后6个月内的疼痛、关节僵硬、关节活动度、肌力等运动功能的效果。试验表明 TKA 后3个月内的功能整体呈改善趋势，术后6个月时，功能仍维持在术后3个月水平。其中屈曲畸形评分在术后1个月有下降趋势，经及时加强康复指导后可再次改善，在术后康复中须给予特别关注。王宇章等[163]探讨骨科康复一体化模式下髋臼骨折围术期康复临床路径的有效性和安全性。试验发现与传统髋臼骨折治疗相比，基于骨科康复一体化模式下的髋臼骨折围手术期康复临床路径在改善髋臼骨折患者功能、提高日常活动能力方面安全有效。王亚平等[164]探讨快速康复外科理念在肩袖损伤围术期的应用和初期效果。采用快速康复外科理念围术期诊疗措施，实验结果表示快速康复外科理念在肩袖损伤围术期的应用能够减轻患者疼痛，减少并发症，提高患者满意度。

六、截肢康复

（一）上肢截肢康复

1. 上肢截肢的假肢设计研究

假肢的材质、接受腔的力学性能、残端接触面积的改良可促进患者佩戴的舒适度，假肢的运动设计及零件装置改良可以让患者更好的控制它。

刘腾达等[165]研究根据多步态下假肢接受腔的力学分析结果，将纤维方向和接受腔厚度等参数和接受腔受力状态进行关联，提出了接受腔 Z 向强化打印策略。结果表明，与传统 3D 打印工艺相比，Z 向强化制造策略可显著提升接受腔的力学性能，所制备的假肢接受腔可满足穿戴疲劳要求。张志强等[166]探讨了 4D 打印技术的概念、材料及制造方法，比较了未来 4D 打印矫形器与现有 3D 打印矫形器的功能特征和优势，分析了 4D 打印技术在几种矫形器上的应用潜力，并阐明了发展 4D 打印智能矫形器存在的主要障碍及应对措施。陈文斌等[167]基于 3-RRR 非对称球面并联机的假肢肩关节机构优化设计，具有紧凑的空间布局和良好的结构刚度等特点，三自由度球面并联机构在肩、腕等多自由度关节的设计方面具有潜在的优势，但现有球面机构设计方法未结合人体肩关节工作空间呈非对称形貌、灵巧运动能力呈非对称分布的特点开展针对性的设计。翟建华等[168]设计了一种能实现内收外展功能的假肢手指。利用腱传动原理实现手指的屈曲伸展运动；四指的内收外展运动采用连杆机构实现。通过对上述两种机构的运动学分析得出理论结果，再将仿真结果与理论结果对比，并对理论曲线与仿真曲线进行分析，最后通过搭建样机进行实验验证。结果表明屈曲伸展运动符合人手的真实运动情况，内收外展运动的转角范围 $0° \sim 20.53°$，与人手真实的运动范围相似。

2. 上肢截肢康复评估和康复治疗

截肢后可通过影像学技术及手法测量对肢体功能进行精准评估。有部分患者会有残端麻痛、幻肢痛、影响外观、功能障碍、肌肉萎缩、心理障碍等后遗症，应及时采取相应措施进行干预、治疗，以提高截肢患者生活质量。

Tan J 等[169]发现 MRI 和 X 线检查前的心理干预有助于调整接受断肢再植的患者的心理状态，从而提高患者检查依从性、完成率和图像质量。秦昌宇等[170]认为假肢的评估宏观上可分为安装前的评估和安装后的评估。前者对残肢外形、关节活动度、残肢皮肤状态、肌力、残肢痛/患肢痛等作评估。其目的是为了选择合适的假肢佩戴，而后者则是对假肢佩戴者的功能性评估。研究目的是尽可能地检索所有符合条件的上肢假肢评估的方法，对评估方法从不同层面分类分析，最后总结目前假肢评估存在的问题。陈佳佳等[171]探讨耳穴贴压结合镜像疗法改善恶性骨肿瘤截肢患者幻肢痛和睡眠质量的效果，发现耳穴贴压配合镜像疗法能够改善截肢患者的疼痛感受并提高睡眠质量，且同样适用于老年人。栾会芹等[172]调查研究国内市售假肢接受腔内衬套的细胞毒性及力学性能现状。发现因材料和生产工艺等原因6种样品的细胞毒性和力学性能有较大差异。刘生敏等[173]探讨接纳与承诺疗法在截肢术后患者中的应用效果，发现接纳与承诺疗法可提高截肢术后患者的心理灵活性及伤残接受度，降低其病耻感。李纪桅等[174]针对肢体残障患者的假肢控制问题，搭建了一种基于表面肌电信号（sEMG）的智能假肢手臂系统，实现手臂残障程度较高患者的手-肘协调控制。对手臂整体运动实现了较为准确的意图识别，同时也完成了稳定的肘部屈伸以及手部抓取，做到了手-肘的一体化协调控制。王凤怡等[175]探讨重复经颅磁刺激对截肢患者幻肢痛的影响，并与镜像疗法进行比较，发现对重复经颅磁刺激截肢患者幻肢痛有改善作用，但其改善作用与镜像疗法相当。

（二）下肢截肢康复

1. 下肢截肢假肢设计研究

假肢的设计改良可提高患者佩戴的舒适度，并延长使用寿命，假肢的运动轨迹监测及协调性可以让患者更好地控制它。

汤磊等[176]为满足假肢接受腔个性化、快速、低成本的制造需求，提出利用材料挤出成型技术制备

大腿假肢接受腔的方法与策略。接受腔的形性协同制造策略，实现了3D打印接受腔的临床实验。结果表明，与传统方法制备的接受腔相比，本研究制备的3D打印接受腔具有更好的使用功能和穿戴舒适度。袁丽等[177]为了提高小腿假肢穿戴者的步态协调与对称性，降低长期穿戴假肢造成的腰背痛、KOA等并发症，设计了一套小腿假肢-触觉振动反馈系统，以达到对小腿假肢穿戴者的步态进行自动识别，并根据设定的参数提供振动反馈，从而帮助提高小腿截肢者的平衡功能与行走能力，以及适应各种变化的外在环境。发现该小腿假肢-触觉振动反馈系统可帮助提高小腿假肢穿戴者的步态对称性和平衡功能，提高假肢使用的安全性，降低跌倒风险，增加患者对假肢的接受度和依从性，具有实用性和可行性。强彦等[178]提出一种应用在下肢膝关节的孔隙结合式磁流变液阻尼器，孔隙结合式磁流变液阻尼器响应快、模拟出的步态拟人性强、结构轻巧、易更换、使用寿命长且价格低廉，可满足截肢患者对假肢的性能及外观要求。

2. 下肢截肢康复评估和治疗

步态识别、向量计算等技术可为假肢运动提供良好的运动数据。神经损毁术、远程微信指导等改善幻肢痛，提高患者生存质量已然成为重要目标。

刘磊等[179]为了提高假肢穿戴者步态识别准确率，提出了一种高阶过零分析技术分析表面肌电信号的假肢步态识别方法。研究表明，所提方法与相关向量机（RVM）及粒子群算法优化相关向量机（PSO-RVM）等方法相比，对于平地行走、上楼、下楼、上坡和下坡5种步态的识别准确率均高于RVM和PSO-RVM等方法。盛敏等[180]将几何特征与物理特征融合，采用支持向量机对13种日常行为进行分类。实验结果表明，对5类稳态模式：平地行走、上楼、下楼、上坡和下坡的识别率达到96.9%，对8类转换模式的识别率达到97.1%，对13种模式的识别率达到94.3%。仅用健侧两个传感器数据，通过特征融合构成25维的混合特征，实

现了快速降维，降低了算法复杂度。

李晨等[181]研究超声引导下残端神经瘤毁损治疗截肢后神经病理性疼痛患者的短期与长期疗效。发现对截肢后疼痛的患者，可以用超声技术寻找是否有残端神经瘤；射频消融和无水乙醇注射毁损痛性神经瘤能有效缓解截肢患者的残端疼痛和幻肢痛，且操作简单、安全、无辐射，适合临床应用。顾蕊等[182]分析儿童下肢截肢及其康复的流行病学特点与临床特征，阐述儿童截肢的原因及截肢后并发症的情况。发现交通事故是儿童创伤性截肢的主要原因，其临床特征是不良残端发生率高，主要原因是软组织异常，大部分病例需要通过残端修整术改善不良残端而达到装配假肢恢复行走的目的。先天性胫骨假关节是儿童疾病性截肢的主要原因，往往经历长期的保肢治疗后仍不能避免截肢的结局。肖艳英等[183]观察微信指导下的居家镜像治疗应用于下肢截肢后幻肢痛的临床效果。发现通过微信指导进行居家镜像治疗下肢截肢后幻肢痛，可以减轻疼痛、提高睡眠质量、改善焦虑情绪，与诊室治疗效果相似，而且患者消耗时间与经济花费更低，更加有利于保持幻肢痛患者进行康复的持续性。赵敬等[184]探讨髋离断截肢者穿戴假肢的步态特征，并分析其与正常步态产生差异的原因，辅助临床的诊断评估。发现髋离断截肢者与正常人的步态具有明显差异，其步行能力弱，步态对称性差，身体重心缺乏连贯性。研究结果为新型髋假肢的机械结构和控制系统设计提供实验依据与理论分析。刘绍文等[185]探究静息状态下，下肢截肢患者脑电信号在多频段上脑功能连接的变化。发现下肢截肢患者脑电 α、β 频段功能连接减弱，导致多个脑区功能重塑，包括相关肢体投射脑区、额叶、颞叶、枕叶等。单新颖等[186]探索下肢截肢后大脑可塑性变化机制，揭示下肢截肢后运动表象相关电极的能量变化，发现下肢截肢患者表象运动任务时有脑电功率改变，可能与幻肢痛和大脑可塑性相关。魏君如等[187]人发现截肢后主动脉血压升高，肾下腹主动脉时均壁面切应力降低，且左右侧壁振荡剪切指数呈不对称分布；截肢侧髂动脉时均壁面切应力降低且振荡剪切指数增大；同时随截肢水平提高，上述变化更加显著，增加了截肢者患动脉粥样硬化与腹主动脉瘤的风险。初步揭示了下肢截肢对心血管疾病的影响规律，为截肢后康复训练设计与心血管疾病治疗方案优化提供理论指导。

七、关节置换康复

人工关节置换术目前在治疗患者关节功能退化等方面已取得巨大成功，但是术后康复措施不当会导致患者持续出现假体松动、感染、不稳定等并发症，严重危害患者的功能恢复及生活质量。因此，了解关节置换术后康复训练对预防术后并发症具有重大意义。本年度文献主要集中在制订术后早期康复方案、家庭训练及站立平衡训练等方面。

（一）髋关节置换

刘哲等[188]研究发现，早期强化家庭康复计划对髋关节置换术后患者在改善疼痛和功能、减少并发症等方面具有显著疗效。早期强化家庭康复训练能提高患者的依从性，具有积极作用。包良笑等[189]研究发现阶梯式模拟居家康复训练能帮助髋关节置换术后患者有效掌握康复及日常生活能力训练的方法，促进关节功能恢复，提高日常生活能力及生活质量。叶赛赛等[190]研究发现行走与站立平衡训练方案能提高全髋关节置换术患者术后平衡能力与髋关节功能。

（二）膝关节置换

曾宪中等[191]研究发现针刺联合燔灸可明显改善初次全膝关节置换术后早期的瘢痕增生状态，缓解全膝关节置换术后疼痛，安全性较好。李倩倩等[192]研究发现在全膝关节置换术后应用快速康复理念结合冰敷疗法安全可行，可有效减少术后并发症，促进患者术后恢复，提高患者术后关节活动能力和生活质量,提高患者及其家属满意度。张琦等[193]研究发现运动学对线技术可促进患者术后膝关节运动快速恢复,减少机构康复需求,节约医疗成本。唐承杰等[194]研究发现七味三七口服液联合持续被动运动仪治疗全膝关节置换术术后,可明显促进全膝关节置换术术后膝关节功能的康复,并且对下肢深静脉血栓形成的预防具有积极的意义。

八、骨性关节炎康复

(一)骨性关节炎康复的传统医学研究

传统医学认为,针、灸都是改善骨关节炎预后的有效方案。韦宗勇等[195]探讨瑶医神火灸联合玻璃酸钠注射治疗老年 KOA 的临床疗效,发现采用瑶医神火灸联合玻璃酸钠治疗老年 KOA 疗效显著,可减轻炎症反应,改善患者膝关节功能,为中西结合防治 KOA 提供新思路。高源洁等[196]观察火针点刺对 KOA 患者膝关节症状及生理、心理健康等方面的影响,发现火针点刺与毫针治疗 KOA 均安全有效,其中火针点刺在改善患者膝关节功能、缓解膝关节疼痛、提高生活质量方面作用优于毫针。Wang Y 等[197]探讨艾灸器配合超短波对 KOA 患者疼痛和氧化应激的影响。研究发现,艾灸结合超短波能有效改善老年 KOA 患者的膝关节疼痛、膝关节功能、炎症反应、氧化应激反应和生活质量,治疗效果良好。田天宁等[198]发现,CO_2 激光灸通过调节血清 TNF-α、IL-6 等血清炎性因子从而改善 KOA 患者身体功能、身体疼痛、身体功能对角色的限制、关节疼痛、关节僵硬,日常活动难度,远期疗效略低于温针灸。王桂娜等[199]穴位指针疗法能减轻患者的疼痛程度,改善患者关节活动度,提高患者膝关节功能。

近年来,针刀的发展比较迅速,成为改善骨关节功能的治疗手段。韦晔等[200]研究发现,针刀结合细银质针治疗 KOA 可显著改善关节肿胀疼痛,减少滑膜厚度。黄慈辉等[201]发现调和阴阳针刀法治疗 KOA 患者疗效确切,能明显缓解患者疼痛症状,改善患者膝关节功能,提高患者生活质量。陈

宇等[204]发现,穴位贴敷联合小针刀治疗老年膝关节骨性关节炎患者疗效较好,可明显改善患者膝关节功能及骨代谢炎症因子、血液流变学指标。胡国强等[203]发现,肌骨超声引导下针刀治疗 KOA 的效果优于常规针刀,可进一步改善患者膝关节功能,还可减轻膝关节疼痛程度,并提高生活质量,避免损伤健康肌肉肌腱组织。王超等[206]发现"矫筋正骨法"针刀可以显著减轻 KOA 患者的疼痛症状,并且可以使患者的关节功能、活动度以及步频同步得到改善,体现了 KOA 治疗中"筋骨并重、标本兼治"的思想。刘娜等[205]研究发现,股内收肌群小针刀配合体外冲击波同时处理膝关节内外侧肌肉,可改善膝关节的动力性不平衡,有效缓解 KOA 疼痛,改善功能障碍,提高生活质量,且优于单纯使用冲击波进行股外侧肌肉治疗,值得在临床中推广应用。

推拿也可以改善骨关节炎的疼痛,促进功能恢复。马红炜等[206]发现,四步九法推拿相较于膝关节注射玻璃酸钠配合口服氨基葡萄糖胶囊在减轻膝关节疼痛程度、修复膝关节功能方面疗效更显著。此外,陈恩飞等[207]探讨腰椎脊柱推拿辅助治疗膝骨性关节的临床效果,发现腰椎脊柱推拿联合超短波理疗可以缓解 KOA 的疼痛,促进膝关节功能恢复,是一种有效的治疗手段。

此外,传统功法可以通过全身运动的方式,改善骨关节炎患者的下肢肌力,促进恢复。宋九龙等[208]的研究发现,改良太极运动作为康复训练手段,对提高老年女性 KOA 患者的下肢肌力和心肺耐力有益。姜赞英等[209]发现八段锦联合个性化中医健康管理方案能够促进 KOA 患者膝关节功能康复,改善生活质量,提升护理满意度。

(二)骨性关节炎康复的现代医学研究

物理治疗是康复医学常用的治疗手段,可以改善骨关节的功能障碍。樊志娇等[210]探讨不同强度的电疗对 KOA 患者功能恢复的影响,发现干扰电的电流作用深度较大,而且"内生"低频调制中频电

兼有低、中频的优点，从而能够达到以中频电流通过皮肤高电阻、在人体深部获得低、中频的电流效应。唐凤娟等[211]发现老年KOA患者采用肌电生物反馈配合抗阻训练可有效减轻疼痛程度，增强抗疲劳能力，改善膝关节功能，值得临床推广。Jia L等[212]通过比较聚焦低强度脉冲超声和脉冲短波透热治疗疼痛性膝关节骨性关节炎的疗效和安全性，发现二者都是安全的模式，在短期内减轻膝关节骨性关节炎患者的疼痛、改善功能障碍和健康状况方面，前者更有效。樊志娇等[210]发现，干扰电的电流作用深度较大，而且"内生"低频调制中频电兼有低、中频的优点，从而能够达到以中频电流通过皮肤高电阻、在人体深部获得低、中频的电流效应。谭华等[213]观察到膝关节镜术后给予微波联合被动运动能明显缓解患者疼痛和改善膝关节功能，促进膝关节镜术后恢复。王广等[214]发现，低强度脉冲超声联合本体感觉训练可有效改善膝关节骨性关节炎患者的疼痛和关节功能，可以作为临床治疗的一种选择方式。

康复训练可以通过增加关节活动度、改善疼痛、矫正步态等机制，减轻骨关节炎的功能障碍。高李等[215]研究发现Ilizarov技术联合康复训练治疗中老年KOA，能缓解患者疼痛症状，提高膝关节活动度，改善膝关节稳定性，优化下肢负重位力学轴线，促进膝关节功能恢复。温呈洪等[216]研究发现术前预康复联合关节镜辅助下关节清理术对骨关节炎患者术后早期美国西安大略和麦克马斯特大学（WOMAC）骨关节炎指数评分、KOOS评分、SF-12评分均明显改善，效果优于单纯关节镜辅助下关节清理术治疗患者。郎海伟等[217]发现肌肉能量技术联合步态矫正训练能更好地缓解老年KOA患者关节疼痛，促进膝关节功能康复，改善日常生活能力，可于临床推广。许倩等[218]发现，在常规训练方案的基础上，联合等速肌力康复能够促进骨关节炎患者TKA术后关节活动度、疼痛的改善，有助于下肢肌力的提高与膝关节功能的恢复。苏时豪

等[219]研究发现，全膝关节置换术经运动学对线与机械力学指导均能够改善患者术后膝关节功能与步态情况，但运动学对线对患者生物力学指标改善效果更加理想。

计算机辅助下的康复训练是近年来的发展方向。Lin PL等[220]提出了一种计算机辅助反馈赛艇运动系统，并研究了其对改善轻度膝关节骨性关节炎老年人肌肉力量、健康状况和膝关节功能的影响。研究发现，与对照组相比，计算机辅助赛艇运动组患有膝关节骨性关节炎的老年人在接受为期12周的计算机辅助赛艇锻炼计划后，比接受传统锻炼方法的老年人表现出更好的肌肉力量、健康状况和功能体能改善。李瑾等[221]发现，虚拟情景游戏训练可在常规干预基础上进一步提高全膝关节置换术术后患者的平衡功能，缓解其焦虑、抑郁情绪。

除了康复技术，疾病管理方式的进步也可以促进疗效。马骏等[222]发现，社区综合治疗及管理能够改善KOA患者的关节功能，提高患者平衡能力与行走能力，进而提升其生活质量，值得推广应用。陈泓伯等[223]评价基于跨理论模型的运动干预对社区老年膝关节炎患者运动依从性的长期效果，发现跨理论模型的运动干预能够长期改善老年膝关节炎患者的运动依从性，优化运动自我效能和决策均衡，降低膝关节疼痛症状。闫丽欣等[224]观察加速康复护理措施对KOA患者全膝关节置换术后关节功能及日常生活活动能力的影响，发现应用加速康复护理措施可有效缓解KOA患者全膝关节置换术后的疼痛，改善肢体功能和生活自理能力。潘卫宇等[225]发现创新型Teach-back工具包的应用可提高膝关节置换手术术后患者功能锻炼依从性，促进术后功能恢复。

（三）骨性关节炎康复的基础医学研究

本年度的基础医学研究，主要聚焦在运动、艾灸等治疗手段改善骨关节炎的机制研究上。

金平平等[226]探讨耐力运动对关节炎大鼠氧化

应激、软骨炎性表达及 CHRNA7 信号表达的影响，发现中强度耐力运动可抑制 TNF-α、IL-1 炎性水平，改善疼痛水平及氧化应激反应，对关节起到保护作用，其机制可能与调控 α7nAChR/STAT3 蛋白表达有关。张艳玲等[227]发现温针灸可能通过抑制 JAK2、STAT 3 及 MMP-9 蛋白表达，调控 JAK2/STAT 3 信号通路，降低促炎因子分泌，减轻软骨损伤，发挥治疗作用。刘泉宏等[228]发现，"短刺法"可通过调节 KOA 患者 miR-140、miR-30 水平，修复受累关节软骨，起到缓解 KOA 患者关节疼痛、僵硬等症状从而改善肢体功能及生活质量，且疗效显著。

九、颈椎病康复

颈椎病是由颈椎退行性病变产生的临床综合征，表现为颈背僵硬、疼痛、上肢放射性疼痛等症状，现约 90% 患者可经过非手术治疗使症状获得痊愈或缓解。目前对颈椎病康复的临床研究主要集中于常规技术如针灸、推拿的创新，以及新技术如超声引导下射频消融、星状神经节阻滞等的应用。

阴涛等[229]研究发现悬吊运动疗法结合推拿治疗可促进神经根型颈椎病患者神经传导功能修复。杨金旺等[230]研究发现改良强制性运动疗法联合神经松动术可有效改善神经根型颈椎病患者的疼痛症状和功能水平。杜国君等[231]研究发现体外冲击波结合康复疗法在老年神经根型颈椎病患者中应用效果较好，可改善患者疼痛，提高生活质量，具有一定的应用价值。王文慧等[232]研究发现对神经根型颈椎病患者采取非手术脊柱减压系统与美式整脊手法的疗效相当，但美式整脊手法在改善患者椎间孔面积、疼痛程度及颈椎功能障碍方面优于非手术脊柱减压系统牵引。任明兴等[233]研究傍针刺法结合穴位推拿治疗气滞血瘀型神经根型颈椎病，可有效改善患者炎症反应，缓解疼痛，提高生活能力，具有较高的应用价值。徐彦龙等[234]研究矩阵针法和常规针刺治疗神经根型颈椎病伴项韧带钙化在降低 NDI 评分、缩小项韧带钙化灶体积方面均有作用，但矩阵针法较常规针刺临床疗效具有明显优势。郭伟等[235]研究发现与单纯浮针治疗比较，浮针结合悬吊运动疗法治疗颈型颈椎病，不仅可减轻临床症状，而且加强颈椎稳定性，症状不易反复。代水莹[236]研究发现电脑中频电疗仪联合八段锦锻炼能够减轻神经根型颈椎病患者疼痛症状，扩大颈椎活动范围，从而改善颈椎功能。党亚军等[237]研究发现射频热凝靶点消融术联合颈椎操康复功能锻炼治疗颈椎病的效果显著，可改善患者的症状和疼痛情况，具有良好的应用价值。王淼等[238]等研究发现 IQ 脉动治疗仪联合刮痧疗法治疗椎动脉型颈椎病患者具有协同作用，能进一步缓解患者颈部疼痛、眩晕，改善颈椎活动功能，该联合疗法值得临床推广和应用。刘艳伟等[239]研究发现星状神经节阻滞联合度洛西汀口服在改善交感神经型颈椎病患者疼痛、生活质量及心慌、头晕等方面优于单纯星状神经节阻滞治疗，且无明显不良反应，值得临床推广应用。朱博涵等[240]研究发现脑电仿生电刺激联合康复治疗可缓解椎动脉型颈椎病患者的临床症状，改善功能，明显提高双侧椎动脉、基底动脉的血流速度和临床疗效。

十、腰椎病康复

针对腰椎病康复的研究主要集中在腰部疼痛症状和腰椎活动功能改善干预手段的探索，包括运动处方、呼吸训练、药物干预、体外冲击波、经颅电刺激治疗等多种方法。

尉迎丽等[241]研究发现，运动处方分类细化法可显著改善非特异性下腰痛患者核心区肌群功能状态、腰椎-骨盆节律律动、动静态平衡、核心稳定性、关节灵活性等情况，降低疼痛程度及复发率。丁晓晶等[242]研究发现，等速肌力训练联合悬吊运动疗法有助于缓解 LDH 患者腰腿疼痛症状，提高其功能，增加患侧下肢肌力恢复。卢晓燕等[243]研究发现，理疗基础上联合有氧运动康复训练可显著减少慢性腰痛患者的疼痛和功能障碍。庄鑫等[244]

研究发现,麦肯基力学疗法联合肌内效贴可改善慢性非特异性腰背痛患者的腰部疼痛和腰椎活动范围,加快腰部稳定肌的快速反应速度,且在一定时间内维持效果。陈永进等[245]研究发现,在药物干预基础上辅以呼吸功能训练能够短期内改善老年骨质疏松症伴腰背痛患者疼痛、腰椎功能及肺功能,但对腰椎骨密度值影响甚微。徐睿华等[246]研究发现,呼吸训练联合筋膜手法治疗可减轻腰痛患者的疼痛程度,改善其腰部功能、肺功能和生活质量。张芳等[247]研究发现,核心稳定性训练可显著缓解腰椎间盘突出症患者的腰痛症状,改善其腰部功能、步态和日常生活活动能力。陈增等[248]研究发现,水中太极对腰痛患者有明显的临床疗效,辅以ICF康复组合可评估患者的功能状况,指导康复治疗和进行疗效评价。李占标等[249]研究发现,体外冲击波治疗能显著减轻侧入路经皮内镜下腰椎间盘摘除术后患者腰痛症状,改善腰椎功能,提高生活质量。赵殿钊等[250]研究发现,经颅电刺激联合核心肌锻炼能有效缓解非特异性腰痛患者的疼痛症状,改善功能障碍及姿势控制能力。

十一、急慢性运动疾病康复

(一)急慢性运动疾病康复的基础医学研究

急慢性运动系统疾病的基础研究主要集中于MPS,谭同才等[266]发现体外冲击波治疗肌筋膜疼痛大鼠后,显著降低血清和局部组织五羟色胺(5-HT)、去甲肾上腺素(NE)含量,从而提高大鼠的热痛阈时间,具有缓解疼痛的康复效果。王列等[267]发现电针激痛点可能通过电针抑制脊髓背角胶质纤维酸性蛋白(GFAP)和小胶质细胞补体受体-3(CR3)的单克隆抗体(OX-42)表达,从而有效抑制慢性MPS大鼠激痛点处自发电活动频率,其激动点的灭活效应可能与调节中枢敏化反应相关。

(二)急慢性运动疾病康复的临床研究

运动系统急慢性损伤是指运动或活动过程中,

肢体运动过度或运动不当造成人体组织或器官出现疼痛和功能活动障碍等损伤,好发于肩部、肘部以及手、足腕等部位。依据运动系统组成可分为肌肉、肌腱、韧带、滑囊等软组织损伤,软骨损伤、骨慢性损伤以及周围神经卡压伤等。急慢性运动系统疾患的康复研究重点主要集中于对疼痛和损伤部位功能活动的评价及治疗两方面。2022年度临床研究主要聚焦于肩关节周围炎、肱骨外上髁炎和肌筋膜疼痛综合征疾病,对疼痛局部穴位、激痛点或肌筋膜疼痛触发点单独或联合应用针刺、推拿、体外冲击波疗法或关节松动术等康复治疗技术改善疼痛和损伤部位功能活动度。

1. 肩关节周围炎临床评价

肩周炎临床表现为肩部疼痛,疼痛在活动时加剧,部分患者入夜尤甚,严重者可出现肩关节活动受限。肩关节周围炎临床干预措施主要包括物理因子如低、中频脉冲电刺激,激活肌肉正常功能模式、加强神经肌肉控制的运动康复手法或姿势解密技术,传统中医康复疗法包括针刺、电针、推拿、针刀等疗法,以及上述干预措施的联合应用。如潘静等[251]观察低频电治疗仪治疗肩周炎患者的疗效及安全性,对照组应用冲击波治疗仪治疗,观察组应用低频电治疗仪治疗。结果显示,低频电治疗可有效提升治疗有效率,改善临床症状,提高生活质量,降低不良反应发生率。葛长甲等[252]观察姿势解密技术治疗粘连期肩周炎的临床疗效,观察组患者给予姿势解密技术治疗,对照组患者给予传统推拿手法。结果显示,治疗4次及治疗后1个月观察组疼痛视觉模拟评分(VAS)改善明显,肩关节功能评分(CMS)、胸小肌、冈上肌、三角肌三块肌肉压痛阈较对照组有提高,各时间点观察组肩关节活动度(ROM)较对照组有提高,提示应用姿势解密技术能有效改善粘连期肩周炎症状,使肩胛骨更好地恢复到中立位。倪寿晨等[253]在"腕四针"结合悬垂钟摆运动治疗原发性冻结肩的临床疗效的研究中,予治疗组采用针刺腕部4穴,对照组采用常规局部取穴。结果显示,腕四针结合悬垂钟摆运动治疗原发性冻结肩优于常规局部取穴疗法。王祖杰等[254]观察密集温针联合动态关节松动术治疗肩周炎的临床疗效,对照组取肩髃、肩髎、肩贞、肩前、阿是穴,予温针灸治疗;治疗组在肩部痛性筋结处行密集温针灸治疗。结果显示,密集温针联合动态关节松动术在改善 VAS 评分、肩关节 CMS 评分及肩活动度方面均优于常规穴位温针结合动态关节松动术。陈得胜等[255]探究电针和 TDP 配合冲击波治疗肩周炎的临床效果,对照组给予标准化肩周炎治疗方案,并给予冲击波治疗;观察组在对照组治疗基础上联合电针和 TDP 治疗。结果显示,电针和 TDP 配合冲击波可有效改善肩关节疼痛、压痛及活动受限等相关症状,促进肩关节功能恢复。

2. 肱骨外上髁炎临床评价

肱骨外上髁炎是临床上比较常见一种自限性疾病,主要是由于前臂伸肌总腱附着点反复劳损出现的慢性无菌性的炎症,临床干预措施主要包括物理因子疗法如体外冲击波;增进或保护肘部肌肉骨骼、促进运动功能的肌肉贴扎技术、肌肉能量技术;运动疗法如动态关节松动术、拮抗运动;传统中医康复疗法包括针刺、温针灸、推拿、针刀等疗法,以及上述干预措施的联合应用。姚娟[256]探讨冲击波(ESW)联合肌内效贴(KT)治疗肱骨外上髁炎的效果。对照组采用 ESW 治疗,研究组于对照组基础上采用 KT 治疗。结果显示,采用 ESTW 联合 KT 治疗可减轻疼痛,促进肌腱结构重塑,改善关节功能,提升神经肌肉控制能力。张少林[257]应用针刀闭合松解联合肌肉能量技术治疗肱骨外上髁炎临床疗效,对照组单独采用针刀闭合松解治疗,研究组采用针刀闭合松解联合肌肉能量技术联合治疗。结果提示,相较于单独使用针刀疗法,与肌肉能量技术联合治疗肱骨外上髁炎效果更佳。肖释等[258]观察动态关节松动术配合中药熏药治疗肱骨外上髁炎临床疗效,对照组使用中药熏药治疗,治疗组在对照组基础上加用动态关节松动术。结果显示,

治疗后 VAS、无痛握力(PFG)、Mayo 肘关节功能评分(MEPS)治疗组优于对照组,总有效率治疗组高于对照组,表明中药熏药配合动态关节松动术治疗肱骨外上髁炎效果更好。郭林清等[259]观察揿针疗法针刺局部压痛点治疗肱骨外上髁炎的临床疗效,分别给予毫针针刺及揿针治疗。结果提示,揿针针刺局部压痛点治疗肱骨外上髁炎疗效显著,可明显减轻肘关节疼痛,改善肘关节功能运动,疗效优于毫针针刺法。陈坦等[260]使用经穴推拿联合围刺法治疗肱骨外上髁炎,与口服萘丁美酮胶囊作为对照,均可降低患者 VAS 和提高肘关节功能 MEPS 评分和肩关节放松状态下伸肘保持中立时引起疼痛的握力 PFG,其中经穴推拿联合围刺法对降低 VAS 评分和提高无痛 PFG 力量具有更显著效果。

3. 肌筋膜疼痛综合征临床评价

肌筋膜疼痛综合征(MPS)是一类疼痛性疾病,主要表现为在骨骼肌纤维中可触及的紧张性索条上高度局限和易激惹的点,刺激这些“扳机点”可加重或诱发疼痛,疼痛可位于刺激局部或在远离刺激的部位出现,同时伴有自主神经功能紊乱和情绪反应。对于 MPS 的治疗主要集中于对于激痛点进行干预治疗,干预措施包括物理刺激,如超声波疗法、体外冲击波疗法、电刺激生物反馈等;传统中医康复疗法包括针刺、艾灸、推拿等疗法;或以上治疗手段联合应用治疗。研究内容涉及评估干预后的即刻和远期镇痛效果。如陈兴利等[261]探究一次腹部肌筋膜触发点针刺治疗和一次牵伸运动练习对原发性痛经女性在经期时的即刻镇痛效果。结果提示,经期时,肌筋膜触发点针刺治疗可以立即降低机体的疼痛敏感性和疼痛强度,以及缓解痛经相关症状,而即刻的牵伸运动可能提高机体的疼痛敏感性。李娜等[262]评价超声波治疗腰 MPS 的疗效观察,对照组采用常规治疗,观察组在常规治疗基础上采用超声波治疗。结果提示,超声波治疗能显著降低 MPS 疼痛症状以及功能障碍程度,提高腰椎活动度,可能与其下调致痛物质水平、提升局部疼

痛阈值有关。蔡秀玉等[263]探讨悬吊运动疗法联合体外冲击波对腰 MPS 的影响,结果显示治疗组在治疗 2 周和治疗 5 周后,联合疗法对 VAS、腰椎 Oswestry 功能障碍指数(ODI)、腰椎关节前屈和后伸活动度、抑郁自评量表(SDS)评分的改善优于单纯体外冲击波治疗,提示悬吊运动疗法联合体外冲击波可减轻腰 MPS 疼痛,改善腰椎活动度,提高腰椎功能、缓解抑郁。吴易澄等[264]探讨雷火灸配合电针治疗腰背肌筋膜炎的疗效及对患者腰背肌力的影响。对照组患者予电针治疗,观察组患者在对照组基础上加用雷火灸治疗,结果提示,雷火灸配合电针治疗腰背肌筋膜炎,可有效改善患者临床症状,减轻患者疼痛程度,增强患者腰背肌力,临床疗效显著且安全。赵洪升等[265]探讨针灸推拿对颈肩 MPS 患者疼痛缓解及颈椎功能的影响,结果提示针灸推拿能够有效改善颈肩 MPS 征患者压痛、颈椎关节活动度(CROM)、颈椎功能障碍指数量表(NDI)评分,提高生活质量。

十二、其他骨骼、肌肉系统疾病康复

肌骨康复领域特殊问题的康复主要包含关节挛缩、复杂性局部疼痛综合征、骨化性肌炎和骨不连等方面。文献研究主要集中在关节挛缩和复杂性区域疼痛综合征经干预后关节活动范围的变化等方面。

苗田雨等[268]探讨中药松弛膏联合跑台运动康复干预方案对关节挛缩大鼠关节纤维化中 ROM、IL-6、IL-17 和 TGF-β1 表达的影响。结果显示,中药松弛膏联合跑台运动康复干预能协同改善关节挛缩大鼠的关节活动度,减轻炎症因子释放,减少与纤维化有关的 TGF-β1 的分泌,从而改善关节挛缩大鼠关节纤维化的程度。Wang F 等[269]研究了放散式体外冲击波疗法(rESWT)对延长膝关节挛缩的兔子模型中肌源性挛缩和肌肉萎缩的基本生物效应和机制。得出结论,rESWT 有可能减少长期固定后的肌源性收缩和肌肉萎缩。这是一种可能的机制,即通过 rESWT 改变骨骼肌中的低氧环境可能会抑制 NF-κB/HIF-1α 信号通路的激活。

在临床研究方面,O'Driscoll SW 等[270]发现在接受关节镜下肘关节挛缩松解术术后的患者中使用持续被动运动(CPM)进行康复治疗比使用物理治疗(PT)进行康复治疗能获得更大的运动范围恢复。张厚强等[271]发现血友病膝关节挛缩患儿康复治疗后膝关节血友病关节健康评分(HJHS)改善的最小临床重要差异(MCID)为 4.31。当膝关节 HJHS 改善的 MCID 高于 4.31 时,改善有临床意义。王静等[272]发现不同强度电针结合肌内贴扎技术治疗均可改善中风后复杂性区域疼痛综合征(CRPS)患者的上肢运动功能,减轻疼痛和手部肿胀程度,提高肩关节活动度,改善日常生活能力,且安全性较高;低电流强度刺激电针结合肌内贴扎技术治疗整体疗效更佳,可作为治疗该病的最优电针强度选择。

(吴 毅 冯 珍)

参 考 文 献

[1] 张伦广,郑志刚,潘三元,等. 葛根祛风解痉汤联合"三步三位三法"手法治疗寰枢关节半脱位型儿童抽动症 19 例[J]. 中医研究,2022,35(8):26-30.

[2] 张伦广,郑志刚,潘三元,等. 三步三位三法治疗儿童寰枢关节半脱位的临床研究[J]. 中医药学报,2022,50(7):85-88.

[3] 刘汉山,焦光娟,丁鹏. 复位手法配合针刺治疗寰枢椎半脱位所致急性眩晕疗效观察[J]. 中国中医急症,2022,31(4):673-676.

[4] 樊犇,卢颖,仇圣玥. 侧卧位定点扳法治疗寰枢关节半脱位的临床研究[J]. 按摩与康复医学,2022,13(10):1-4.

[5] 朱永涛,吕立江,张潮,等. 颈椎生理曲度改变与寰枢关节失稳的相关性分析[J]. 中国骨伤,2022,35(2):132-135.

[6] 孟佳珩,姜益常,杨雪,等. 定点旋提手法配合"三期"辨证牵引法治疗寰枢关节紊乱综合征疗效观察[J]. 现代中西医结合杂志,2022,31(4):497-500.

[7] 张馨心,毛晓艳,赵烨,等. 平乐七珠展筋散配合牵复三步法治疗寰枢关节错缝对椎动脉血流动力学及血清炎

症因子水平的影响[J]. 中医药信息,2022,39(9):63-67.

[8] Cai G, Zhu D, Chen J, et al. Effects of traction therapy on atlantoaxial joint dislocation-induced cervical vertigo [J]. Braz J Med Biol Res, 2022, 55: e11777.

[9] Yeung CY, Feng CK. Halter Traction for the Treatment of Atlantoaxial Rotatory Fixation[J]. J Bone Joint Surg Am, 2022, 104(3): 229-238.

[10] Tuan SH, Sun SF, Huang WY, et al. Effect of high intensity laser therapy in the treatment of acute atlantoaxial rotatory subluxation: A case report[J]. J Back Musculoskelet Rehabil, 2022, 35(5): 963-969.

[11] 李冰,王永福,任亚锋,等. 艾灸对骶髓损伤后逼尿肌无反射型神经源性膀胱大鼠膀胱组织 M2、P2X3 受体的影响[J]. 中国针灸,2022,42(3):291-297.

[12] 魏炜,杨志新,王天雨,等. 艾灸"相对穴"对大鼠脊髓损伤后神经源性膀胱及内质网应激途径的影响[J]. 中国针灸,2022,42(4):413-418.

[13] 罗静,邓石峰,余雨荷,等. 完全性骶髓损伤后大鼠神经源性膀胱模型的制备与观察[J]. 中国康复,2022,37(7):387-391.

[14] 吴采荣,许遵营,苏瑞龙. 脊柱骨折伴脊髓损伤患者TNF-α、Neuritin 与神经功能的关系及其对预后的预测价值[J]. 中外医学研究,2022,20(35):76-80.

[15] Wang L, Fu YB, Liu Y, et al. Moxibustion attenuates neurogenic detrusor overactivity in spinal cord injury rats by inhibiting M2/ATP/P2X3 pathway[J]. Brain Res, 2022, 1788: 147926.

[16] Tang D, Wang X, Chen Y, et al. Treadmill training improves respiratory function in rats after spinal cord injury by inhibiting the HMGB1/TLR-4/NF-κB signaling pathway[J]. Neurosci Lett, 2022, 782: 136686.

[17] 朱嘉民,孙忠人,崔杨,等. 电针深刺八髎穴治疗脊髓损伤后神经源性膀胱的临床观察[J]. 广州中医药大学学报,2022,39(2):328-333.

[18] 朱康祥,金盛,邵文飞,等. 常规康复训练与电针联合温针灸治疗脊髓损伤后神经源性膀胱尿潴留临床研究[J]. 新中医,2022,54(1):164-167.

[19] 黄姣姣,尚清,张会春,等. 重复经颅磁刺激结合间歇导尿对脊髓损伤后神经源性膀胱患儿的尿动力学及排尿功能的影响[J]. 临床与病理杂志,2022,42(4):834-840.

[20] 吴世凤,冯志兰,石贤科. 针灸推拿结合中频电刺激对脊髓损伤后神经源性膀胱尿潴留疗效观察[J]. 四川中医,2022,40(1):183-186.

[21] 何件根,宋倩,武亮,等. 针灸治疗联合康复训练治疗脊髓损伤神经源性膀胱的临床疗效[J]. 中国老年保健医学,2022,20(2):35-38.

[22] 张昱,孔繁林,吴磊. 通腑茯苓饮联合电针治疗大鼠骶上脊髓损伤后神经源性膀胱的作用机制研究[J]. 中国现代医学杂志,2022,32(18):25-31.

[23] 孙伟娟,刘承梅,王磊,等. 基于"穴位敏化"热敏灸治疗脊髓损伤后神经源性膀胱的临床随机对照研究[J]. 时珍国医国药,2022,33(11):2688-2690.

[24] 林品嫦,莫光英,周柳红,等. 不同频率重复功能性磁刺激联合间歇导尿在脊髓损伤后神经源性膀胱患者治疗中的效果研究[J]. 现代医学与健康研究电子杂志,2022,6(4):135-138.

[25] 郭培,陈文雅,张微微,等. 任脉灸联合功能锻炼治疗骶上脊髓损伤后神经源性膀胱的临床观察[J]. 卒中与神经疾病,2022,29(1):63-66.

[26] 曾子妹,郭振兴. 经皮穴位电刺激、八正散加减汤剂结合康复训练对卒中后神经源性膀胱患者尿动力学的影响[J]. 按摩与康复医学,2022,13(6):30-32.

[27] 汪艳,熊丽娟. 气交灸联合穴位贴敷在骨质疏松性椎体压缩性骨折腹胀便秘中的应用效果[J]. 中国当代医药,2022,29(10):164-166,186.

[28] 杨永青. 穴位按摩联合四子散热奄包外敷对胸腰椎压缩性骨折术后便秘症状及胃肠道功能恢复的影响[J]. 中国民间疗法,2022,30(11):35-38.

[29] 曾芳芳,杨润成. 电针、艾灸联合个体化康复护理改善老年脊髓损伤神经源性尿失禁临床研究[J]. 新中医,2022,54(12):219-224.

[30] 曹振文,吴俊哲,刘永皑,等. 肾气丸汤剂联合盆底肌电刺激对脊髓损伤后神经源性膀胱患者的治疗效果[J]. 中国医药科学,2022,12(11):14-17,30.

[31] 陈志,张超宇. 骶神经根功能性磁刺激对脊髓损伤相关神经源性膀胱过度活动症的疗效分析[J]. 颈腰痛杂志,2022,43(1):98-100.

[32] 顾梦霞,郑彬彬,王丹. 膀胱功能训练联合丁苯酞在脊髓损伤伴神经源性膀胱患者中的应用[J]. 中国现代医生,2022,60(15):59-61,65.

[33] 张晓鸽,蔡西国,辛玉甫. 不同频率高频磁刺激治疗脊髓损伤后神经源性膀胱的临床疗效观察[J]. 中国医学工程,2022,30(11):84-87.

[34] 吴莉莎. 器械辅助功能锻炼在脊柱骨折术后患者康复护理中的应用效果[J]. 医疗装备,2022,35(10):142-144.

[35] 曾敏,肖文婷,王丽平,等. 心理干预与悬吊训练对胸腰

段脊柱骨折患者步行功能和静态平衡能力的影响[J].河北医药,2022,44(3):381-384.

[36]黄兰香.核心稳定训练联合多元化健康教育在老年胸腰椎压缩性骨折术后康复中的应用[J].实用中西医结合临床,2022,22(12):114-117.

[37]孙晓培,鲍勇,张洁,等.不同部位的功能性磁刺激对于脊髓损伤所致高反应性膀胱临床疗效研究[J].现代仪器与医疗,2022,28(6):48-52.

[38]张浩洁,张少坤.疼痛管理联合阶段性康复训练对肱骨外科颈骨折患者术后肩关节功能的影响[J].深圳中西医结合杂志,2022,32(11):131-134.

[39]董福悦.中医骨折三期治疗对肱骨近端骨折术后的临床疗效观察[J].中国实用医药,2022,17(8):191-193.

[40]高炳俊,成欣,蒋波逸,等.早期系统康复锻炼结合运动针法对老年肱骨近端骨折术后患者关节功能及并发症的影响[J].反射疗法与康复医学,2022,3(2):28-30,34.

[41]程建斌,蔡丽.中频电疗结合康复训练治疗脑卒中偏瘫肩关节半脱位的临床效果[J].临床医学研究与实践,2022,7(30):32-36.

[42]谢从坤,卢松.不同频率电针结合康复训练治疗中风后遗症肩关节半脱位疗效临床观察[J].时珍国医国药,2022,33(8):1942-1943.

[43]丁小方,杨黎黎,周海涛,等.基于"悬臂-杠杆重建-不稳定"理论的老年肱骨近端粉碎骨折术后康复策略探讨[J].中华肩肘外科电子杂志,2022,10(3):232-238.

[44]刘娟,任虹,张硕,等.CPM配合SPS康复干预对尺骨鹰嘴骨折术后患者康复效果及关节功能、活动度、患者满意度的影响[J].重庆医学,2022,51(1):113-118.

[45]韩萌萌,田亚明,肖兰.游戏式功能锻炼对Gartland Ⅲ型肱骨髁上骨折患儿心理行为特征及肘关节功能恢复的影响[J].全科护理,2022,20(25):3524-3527.

[46]卢春夏,董奎,黄东挺,等.针刀联合上肢涡流浴治疗肘关节术后功能障碍30例[J].湖南中医杂志,2022,38(6):68-70.

[47]李宗林,张俊忠.三期量变康复方案在肱骨髁间骨折后康复中的应用[J].实用骨科杂志,2022,28(3):198-202.

[48]汪涛,李浩.伤科熏洗方配合早期康复训练对桡骨头骨折术后肘关节功能的影响[J].中国中医骨伤科杂志,2022,30(12):54-57.

[49]尹晓婷,尹立全,许卓,等.手部CPM联合常规康复对老年Colles骨折后复杂区域性疼痛综合征Ⅰ型患者手

[50]常德海,杜广哲,郭二鹏,等.综合康复联合手术治疗对小儿桡骨颈骨折临床疗效、骨折愈合及腕关节功能的影响[J].川北医学院学报,2022,37(10):1321-1324.

[51]王朝君,王文洁.渐进式关节功能康复训练在桡骨远端骨折患者术后康复中的效果评价[J].数理医药学杂志,2022,35(12):1843-1845.

[52]王雅囡,张靖媛,牟芷惠,等.标准化康复方案对老年女性桡骨远端骨折术后的疗效评估[J].医学研究生学报,2022,35(6):630-634.

[53]覃伟,雷华平.平乐.郭氏正骨理筋法配合中药在桡骨远端骨折患者术后康复中的应用[J].时珍国医国药,2022,33(7):1676-1678.

[54]胡玉丽.个性化阶梯康复训练在股骨颈骨折患者术后康复中的应用效果[J].医疗装备,2022,35(3):172-175.

[55]赵园.吸气肌训练对老年股骨颈骨折髋关节置换术后患者功能恢复的影响[J].医疗装备,2022,35(10):169-171.

[56]岳慧玉,袁军丽,刘念.下肢康复训练对股骨转子间骨折内固定术后患者术后生活质量的影响[J].临床研究,2022,30(1):92-95.

[57]万姗姗.老年股骨颈骨折全髋关节置换术患者围术期阶段性健康教育联合早期康复训练效果分析[J].河南外科学杂志,2022,28(6):157-159.

[58]肖美慧,王琴,刘悦,等.奥塔戈运动对老年股骨颈骨折髋关节置换术患者肢体功能恢复的效果[J].中南大学学报(医学版),2022,47(9):1244-1252.

[59]李志岩,王国海,刘晓臣.本体感觉强化训练对髌骨骨折术后患者膝关节功能康复效果的影响[J].反射疗法与康复医学,2022,3(8):66-68.

[60]张晓航.物理疗法联合运动康复治疗在髌骨骨折后功能障碍中的应用效果[J].国际援助,2022(31):153-155.

[61]曾远,郭柱能,何锦安.髌骨骨折术后应用中药冷热交替疗法联合康复治疗对关节功能的影响[J].实用中医药杂志,2022,38(5):836-837.

[62]李卫国,杨文江,孙秀琛,等.反重力跑台系统在股骨髁部骨折切开复位内固定术后康复中的应用效果观察[J].中国骨与关节损伤杂志,2022,37(12):1302-1304.

[63]沈文斌,张友,文明.膝关节持续被动活动康复仪在胫骨骨折患者康复中的应用效果[J].现代仪器与医疗,2022,28(5):65-68.

[64]林嘉润,邱耀宇,王海,等.负重压力监测智能鞋系统在

AO-B型胫骨干骨折髓内钉内固定术后康复中应用的效果观察[J]. 中国骨与关节损伤杂志,2022,37(2): 144-147.

[65] 刘辉,王志斌,张宏刚,等. 放松训练联合平衡功能强化训练对踝关节骨折患者步行能力及平衡功能的影响[J]. 反射疗法与康复医学,2022,3(21): 73-76.

[66] 王虎. 封闭注射联合功能性训练对赛间急性踝关节扭伤的康复效果[J]. 当代体育科技,2022,12(21): 16-19,24.

[67] 康瑾婕. 益气活血汤联合康复功能锻炼对踝关节骨折患者术后恢复的影响[J]. 中国医药科学,2022,12(10): 72-75.

[68] 陈建辉,曾云斌,黄漫为. 针灸联合关节松动术和本体感觉训练治疗陈旧性踝关节扭伤临床观察[J]. 现代医药卫生,2022,38(6): 1013-1015.

[69] 庹绍彬,左世国,侯智颖,等. 踝关节骨折术后应用续骨活血汤结合康复训练对早期康复的影响[J]. 实用中医药杂志,2022,38(11): 1856-1858.

[70] 戴莉佳,周欢欢. 足踝锻炼器配合康复锻炼对Pilon骨折患者术后踝关节功能的影响[J]. 黑龙江医学,2022,46(11): 1374-1376.

[71] 刘小曼,李文舒,祁洪近,等. 放松训练联合个性化功能锻炼对改善踝关节骨折者术后疼痛、踝-后足功能及降低并发症发生率的作用研究[J]. 足踝外科电子杂志,2022,9(3): 65-69.

[72] 刘健,戈恬矣,唐艳,等. Pilon骨折患者术后行踝关节组合操锻炼效果观察[J]. 护理学杂志,2022,37(11): 78-80.

[73] Wang J, Qian L, Liu Z, et al. Ultrasonographic assessment in vivo of the excursion and tension of flexor digitorum profundus tendon on different rehabilitation protocols after tendon repair[J]. J Hand Ther, 2022, 35(4): 516-522.

[74] Lu G, Sun X, Cao J, et al. An Analysis of the Clinical Efficacy of Early Dynamic Orthosis after Finger Extensor Digitorum Rupture[J]. Int J Clin Pract, 2022, 2022: 1267747.

[75] 李清,赵立婷,刘荣帅,等. 混联式腕关节康复机构的运动学仿真及康复效果评估[J]. 机械科学与技术,2022,41(12): 1839-1843.

[76] 沙攀,赵雪雯,朱浩天,等. 肌腱粘连的机制及干预研究进展[J]. 上海交通大学学报(医学版),2022,42(8): 1116-1121.

[77] 张宏光,秦绪沛,王康妮. MSCT结合MRI对成人腕关节扭伤的影像分析[J]. 影像科学与光化学,2022,40

(6): 1323-1327.

[78] 滕佩宏,张卜天,杨慧敏,等. 基于MRI影像组学模型识别三角纤维软骨复合体损伤[J]. 磁共振成像,2022,13(9): 58-62.

[79] 马凯威,高爽,蒋振江,等. 基于三维软体驱动器的手部康复装置研究[J]. 机械工程学报,2022,58(23): 88-97.

[80] 钟明伟,冯永飞,陈哲铭,等. 渐进式手指康复机器人结构设计及控制系统设计[J]. 机械设计,2022,39(10): 27-33.

[81] 丛明,毕聪,王明昊,等. 面向手功能康复训练的软体机器人设计[J]. 中国机械工程,2022,33(8): 883-889.

[82] 卢景新,郭凯,刘畅,等. 用于手康复机器人的弯扭复合超声驱动器振子仿真分析[J]. 实验室研究与探索,2022,41(9): 129-134.

[83] 康佳敏,吴文骏,郑传胜,等. 增强磁共振神经成像显示正常腕掌部正中神经、尺神经及分支的价值[J]. 临床放射学杂志,2022,41(9): 1631-1635.

[84] Fader L, Nyland J, Li H, et al. Radial nerve palsy following humeral shaft fracture: a theoretical PNF rehabilitation approach for tendon and nerve transfers[J]. Physiother Theory Pract, 2022, 38(13): 2284-2294.

[85] 王伟,李世英,郭晓平,等. 坚骨胶囊对肘关节退变性骨关节炎伴尺神经卡压综合征患者术后康复的影响[J]. 中华中医药学刊,2022,40(9): 200-203.

[86] 黄兆欣,李磊,钟嘉敏,等. 18~22岁女性Y平衡测试的下肢表面肌电和姿势稳定性特征[J]. 中国康复理论与实践,2022,28(7): 848-854.

[87] 谢鸿儒,孟琳,张泽佩,等. 表面肌电分析在特发性脊柱侧凸椎旁肌病变研究中的应用进展[J]. 中国脊柱脊髓杂志,2022,32(9): 843-847,864.

[88] 李清,赵立婷,刘荣帅,等. 混联式腕关节康复机构的运动学仿真及康复效果评估[J]. 机械科学与技术,2022,41(12): 1839-1843.

[89] 任妍静. 等速训练对舞者膝关节损伤后肌力与功能康复的影响[J]. 北京舞蹈学院学报,2022,158(6): 157-164.

[90] 殷欣慰,戴勇,黄怀,等. 渐进性活动与运动进阶训练对重症患者功能康复的影响:前瞻性随机对照研究[J]. 陆军军医大学学报,2022,44(19): 1988-1995.

[91] 鹿钦雪,徐宁,杨英兰,等. 髋关节撞击综合征:神经-肌肉、周围肌及核心肌的肌力训练[J]. 中国组织工程研究,2022,26(5): 786-791.

[92] 郑沛,邢新阳,霍洪峰. 足外翻肌群激活练习:对拮抗

肌弹性、张力及硬度的交互抑制效应[J]. 中国组织工程研究,2022,26(8):1149-1153.

[93] 王子牛,李小涛,刘书娟,等. 基于血流限制的运动锻炼在失重生理防护中的应用进展[J]. 载人航天,2022,28(3):419-426.

[94] 陈科奕,王定宣,赵四可,等. 加压训练在康复领域的研究热点及10年文献资料的可视化分析[J]. 中国组织工程研究,2022,26(15):2406-2411.

[95] 李成,赵艺璞,况红艳,等. 吸气加呼气神经肌肉电刺激治疗对肺移植术后患者康复效果的影响[J]. 中国康复医学杂志,2022,37(8):1107-1110.

[96] 杨宁,唐晟,马燕兰,等. 血流限制训练在ICU患者中的应用效果观察[J]. 解放军医学院学报,2022,43(5):540-546.

[97] 杨宁,唐晟,马燕兰. 血流限制训练在患者肌肉锻炼中的应用进展[J]. 中国康复医学杂志,2022,37(4):540-545.

[98] 陈进,李加斌,顾铭星,等. 深层肌肉刺激慢性非特异性腰痛患者腰肌表面肌电变化与步态时空及动力学的参数变化[J]. 中国组织工程研究,2022,26(18):2894-2899.

[99] 陈晶晶,黄燕,欧贻斌,等. 神经肌肉电刺激联合吞咽康复训练对老年神经性吞咽障碍患者吞咽功能及神经营养因子的影响[J]. 中国老年学杂志,2022,42(20):5029-5032.

[100] 白伟民,秦历杰,安爽. 神经肌肉电神经刺激联合踏车训练在脓毒症机械通气患者中的临床效果[J]. 中国康复医学杂志,2022,37(6):816-818.

[101] 王璐,于歌,陈亚平. 神经肌肉控制训练治疗粘连性肩关节囊炎的效果[J]. 中国康复理论与实践,2022,28(5):616-620.

[102] 杨云,张鸿悦,章耀华,等. 神经肌肉训练对髋关节撞击综合征的疗效[J]. 中国康复理论与实践,2022,28(7):759-763.

[103] 裴少保,尹宗生,张之栋,等. 生物反馈疗法联合功能康复训练对老年脊髓损伤患者脊柱功能、神经功能和生活质量的影响[J]. 中国老年学杂志,2022,42(7):1694-1696.

[104] 华永萍,朱红梅,胡永林,等. 运动贴扎结合电刺激治疗产后腹直肌分离的效果观察[J]. 中国康复医学杂志,2022,37(2):253-255.

[105] 陈俊吉,高田糈,刘晓龙,等. 本体感觉神经肌肉易化训练对运动性肩袖损伤功能恢复的影响[J]. 医用生物力学,2022,37(1):174-179.

[106] 刘姣姣,严文广,唐源,等. 本体感觉训练联合盆底电刺激生物反馈对产后盆底功能障碍性疾病的治疗效果[J]. 中南大学学报(医学版),2022,47(9):1253-1259.

[107] 王砚麟,王克义,王奎成,等. 仿肌肉绳索驱动下肢康复机器人系统使用安全性评价[J]. 浙江大学学报(工学版),2022,56(1):168-177.

[108] 何福洋. 浅谈水在体育训练与康复中的应用[J]. 给水排水,2022,58(5):191.

[109] 王祯祯,杨岩,任佳佳,等. 柔性下肢康复机器人本体设计与分析[J]. 机械设计,2022,39(12):58-66.

[110] 马晓君,刘玉阳,贾秋生,等. 下肢外骨骼康复机器人动力学仿真与分析[J]. 机械传动,2022,46(12):106-111,118.

[111] 刘云午,郭启明,何颖慧,等. 高频超声诊断踝关节外侧副韧带损伤及评估沙床康复训练效果[J]. 影像科学与光化学,2022,40(3):665-669.

[112] 李燕,赵海龙,李伟,等. MRI对运动性半月板损伤的诊断及术后康复效果的评估[J]. 影像科学与光化学,2022,40(3):675-679.

[113] 黄锡豪,李韬,赵廷威,等. 基于华西分期分型诊治体系治疗膝关节多发韧带损伤脱位的疗效研究[J]. 中国修复重建外科杂志,2022,36(1):1-9.

[114] 胡坤然,闫立强,邵新中,等. 电针穴位刺激联合手部动力支具牵引在掌指关节侧副韧带损伤患者带线锚钉术后康复中的应用[J]. 山东医药,2022,62(11):70-73.

[115] 尹帅,刘媛媛,庞胤,等. 关节镜下自体四股腘绳肌腱前交叉韧带重建术后疗效及影响因素[J]. 中国临床解剖学杂志,2022,40(5):592-598.

[116] 廖欣宇,何璐,李彦林,等. 前交叉韧带保残单束解剖重建有利于本体感觉功能的恢复[J]. 中国组织工程研究,2022,26(17):2631-2635.

[117] 汪杰,苏建康,张玉婷,等. 危机模拟应激跑台训练系统影响膝关节前交叉韧带断裂重建术后患膝本体感觉的研究[J]. 中国康复医学杂志,2022,37(4):534-536.

[118] 温雅婷,潘咏薇,徐云,等. 智能负重机器人在前交叉韧带重建患者康复训练的应用[J]. 护理学杂志,2022,37(24):75-78.

[119] 白杨,宏亚丽,王薇,等. 滞动针针刺肌筋膜激痛点对粘连性肩关节囊炎患者局部软组织结构和温度的影响[J]. 中医杂志,2022,63(13):1256-1264.

[120] Hou R. Postoperative Nursing and Functional Rehabilitation of Ultrasound Diagnosis of Lower Rotator Cuff Injury[J]. Scanning, 2022, 2022:8319082.

[121] 蒲大容,王冬,张勇. 超声评估手腕部肌腱断裂修复术后患指功能的价值[J]. 临床超声医学杂志,2022,24(2)：123-126.

[122] 胡敏霞,温德惠,王立坤,等. 高频超声与剪切波弹性成像在跟腱损伤术后评估中的应用研究[J]. 实用医学杂志,2022,38(8)：1017-1021.

[123] 胡敏霞,温德惠,王立坤,等. 肌骨超声联合弹性成像在跟腱断裂术后的应用[J]. 中国医学影像学杂志,2022,30(11)：1154-1158.

[124] 徐兆,吕健,潘伟杰,等. 基于表面肌电信号和动作捕捉的上肢运动疲劳分析[J]. 生物医学工程学杂志,2022,39(1)：92-102.

[125] 王婧鼾,刘卉,宋琳,等. 剪切波弹性成像技术用于评价排球运动员髌腱弹性恢复情况的研究[J]. 中国康复医学杂志,2022,37(7)：912-917,923.

[126] 陈思,李鹏,安恒远,等. 胸腰段脊髓损伤患者康复初期肩部超声异常表现及危险因素分析[J]. 中国脊柱脊髓杂志,2022,32(4)：356-361.

[127] 张栢毓,王宁华,Kearney R. 富血小板血浆治疗慢性跟腱病[J]. 中国康复,2022,37(1)：41.

[128] 尹帅,刘媛媛,庞胤,等. 关节镜下自体四股腘绳肌腱前交叉韧带重建术后疗效及影响因素[J]. 中国临床解剖学杂志,2022,40(5)：592-598.

[129] 王扬威,吕佩伦,郑舒方,等. 形状记忆合金驱动手指功能康复外骨骼设计[J]. 浙江大学学报(工学版),2022,56(12)：2340-2348.

[130] 凡梨花,凌坤. 自体富血小板血浆对老年手肌腱修复术后患者肌腱粘连的预防效果[J]. 中国老年学杂志,2022,42(22)：5523-5526.

[131] 赵田芋,晋松,张迪,等. 八段锦训练治疗髌腱末端病的随机对照：改善疼痛、肌肉柔韧性及下肢平衡稳定性[J]. 中国组织工程研究,2022,26(11)：1662-1668.

[132] 孟颖博,王学昌,张董喆,等. 弧刃针45°腱鞘切开松解术治疗拇指指屈肌腱狭窄性腱鞘炎[J]. 中国疼痛医学杂志,2022,28(6)：467-470.

[133] 杨砥,陈顺玲,孙权,等. 舒筋活络汤结合针灸对肩袖损伤肩关节功能及炎症因子水平的影响[J]. 中华中医药学刊,2022,40(10)：202-205.

[134] 汪宗保,王连,柳奇奇,等. 不同频率的振动训练对大鼠早期膝骨关节炎关节软骨的修复作用及其 JNK/NF-κB、SOX9 机制[J]. 中国应用生理学杂志,2022,38(1)：41-46.

[135] 周修五,黄伸,陈攻,等. 超声引导下 20% 葡萄糖髌上囊注射治疗膝骨关节炎临床研究[J]. 中国疼痛医学杂志,2022,28(10)：787-790.

[136] 黄小华,钟亮,金会铭. 富血小板血浆治疗膝骨关节炎患者的临床研究[J]. 中国临床药理学杂志,2022,38(12)：1316-1319,1324.

[137] 葛海雅,李楠,张燕,等. 基于 Ras/Raf/Mek/Erk 信号通路探讨化湿定痛汤减轻膝骨关节炎大鼠滑膜炎症的机制[J]. 中华中医药杂志,2022,37(8)：4428-4432.

[138] 涂鹏程,马勇,郭杨,等. 模拟微重力环境下威灵仙维持兔膝关节软骨细胞表型的效应与机制[J]. 中国现代应用药学,2022,39(1)：12-19.

[139] 郜研,陈晓磊. MSCT 定量技术在体操运动员桡骨远端骨折康复效果中的评估价值及与骨代谢的相关性[J]. 影像科学与光化学,2022,40(6)：1519-1523.

[140] 钟珊,吕明,裴倩,等. 直接前方入路与后外侧入路初次全髋关节置换的康复疗效比较[J]. 中国康复医学杂志,2022,37(9)：1174-1179.

[141] 周国鹏,赵冉,刘腾子,等. 基于导电织物的关节弯曲角度测量传感器[J]. 传感技术学报,2022,35(4)：440-446.

[142] 张红倩,王巍,代新年,等. 衰弱状态和步行速度对老年人下肢关节运动学特征的影响[J]. 医用生物力学,2022,37(5)：832-838.

[143] 芦风林,张彦斌,王科明,等. 并联式踝关节康复机器人的运动学分析及其优化[J]. 机电工程,2022,39(9)：1303-1311.

[144] 苏鹏,王思锴,张力,等. 人体坐立运动的膝关节动力学研究[J]. 生物医学工程学杂志,2022,39(5)：982-990.

[145] 黄金安,刘承磊,贾维涵,等. 采用运动捕捉系统建立踝部运动模型[J]. 机械设计与研究,2022,38(5)：60-67.

[146] 谢从坤,卢松. 不同频率电针结合康复训练治疗中风后遗症肩关节半脱位疗效临床观察[J]. 时珍国医国药,2022,33(8)：1942-1943.

[147] 曾晓霞,林荣,杨芳洁,等. 温针灸治疗肩袖损伤的效果[J]. 中国康复理论与实践,2022,28(5)：609-615.

[148] 杨柳,李振芳,薛辉,等. 盐熨法促进全膝关节置换患者术后功能康复[J]. 护理学杂志,2022,37(11)：39-42.

[149] 赵文君,周黎. 针灸治疗与消炎镇痛药物对不同疼痛程度肩周炎的疗效比较[J]. 科技导报,2022,40(23)：37-42.

[150] 白杨,宏亚丽,王薇,等. 滞动针针刺肌筋膜激痛点对粘连性肩关节囊炎患者局部软组织结构和温度的影

响[J]. 中医杂志,2022,63(13):1256-1264.

[151] 郁玲,丁维维,张丹丹. 分期训练与视频辅助康复训练对老年股骨粗隆骨折患者术后关节功能的影响[J]. 中国老年学杂志,2022,42(21):5255-5258.

[152] 袁博,李开南,贾子善. 不同模式平衡障碍康复机器人训练老年全髋关节置换后的效果比较[J]. 中国组织工程研究,2022,26(36):5826-5830.

[153] 王小逸,谢苏杭,何成奇. 功率自行车运动治疗膝骨关节炎的临床研究进展[J]. 中国康复医学杂志,2022,37(9):1262-1267.

[154] 高维广,刘淑惠,马玉宝,等. 软式支具对慢性踝关节不稳患者的即时疗效[J]. 中国康复理论与实践,2022,28(7):783-788.

[155] 蔡立柏,刘延锦,刘阳阳,等. 下肢康复机器人的应用对全膝关节置换患者康复的影响[J]. 护理学杂志,2022,37(5):5-9.

[156] 席蕊,周敬滨,高奉,等. 肩胛肌群康复训练对肩峰下撞击综合征患者肩关节功能和肩峰下间隙的影响[J]. 体育科学,2022,42(10):71-76,97.

[157] 刘健,戈恬矣,唐艳,等. Pilon 骨折患者术后行踝关节组合操锻炼效果观察[J]. 护理学杂志,2022,37(11):78-80.

[158] 任妍静. 等速训练对舞者膝关节损伤后肌力与功能康复的影响[J]. 北京舞蹈学院学报,2022(6):157-164.

[159] 刘哲,李燕,杨洋,等. 全髋关节置换术后早期强化家庭康复训练的功能结局分析[J]. 中国康复医学杂志,2022,37(7):924-928.

[160] 范晓波,姜艳萍,张晓燕,等. 上肢康复操在维持性血液透析患者中的应用研究[J]. 中华护理杂志,2022,57(21):2572-2578.

[161] 王璐,于歌,陈亚平. 神经肌肉控制训练治疗粘连性肩关节囊炎的效果[J]. 中国康复理论与实践,2022,28(5):616-620.

[162] 李冉,杜巨豹,曹光磊,等. 骨科康复一体化模式对全膝关节置换术患者运动功能的效果[J]. 中国康复理论与实践,2022,28(2):144-149.

[163] 王宇章,刘晓华,陶莉,等. 骨科康复一体化模式下髋臼骨折围手术期康复临床路径:一项前瞻性随机对照研究[J]. 中国康复理论与实践,2022,28(7):745-752.

[164] 王亚平,杨晓萍. 关节镜下肩袖损伤修复快速康复的初期结果[J]. 中国矫形外科杂志,2022,30(4):379-381.

[165] 刘腾达,汤磊,孙畅宁,等. 3D打印连续纤维复合假肢接受腔 Z 向强化制造策略[J]. 机械工程学报,2022,58(7):267-275.

[166] 张志强,杨荣,宋亮,等. 4D打印在常见矫形器技术领域的应用前景初探[J]. 中国康复医学杂志,2022,37(7):985-989.

[167] 陈文斌,张宇霖,付豪,等. 基于 3-RRR 非对称球面并联机构的假肢肩关节机构优化设计[J]. 中国科学:技术科学,2022,52(9):1434-1446.

[168] 翟建华,徐启明,汪逸超. 一种具有内收外展功能的假肢手手指结构设计与分析[J]. 机械设计与研究,2022,38(6):53-56,62.

[169] Tan J, Wang F, Zhang F, et al. Psychological status of patients with amputation injury and effects of psychological interventions based on magnetic resonance imaging and X-ray characteristics[J]. Riv Psichiatr, 2022, 57(1): 33-39.

[170] 秦昌宇,梁文渊,毕胜. 成人上肢假肢评价方案[J]. 中国康复医学杂志,2022,37(8):1131-1136.

[171] 陈佳佳,贾艳. 耳穴贴压结合镜像疗法对恶性骨肿瘤截肢病人幻肢痛、睡眠质量的效果观察[J]. 实用老年医学,2022,36(12):1304-1307.

[172] 栾会芹,毕经芳,吴赛男,等. 假肢接受腔内衬套的细胞毒性及力学性能检测[J]. 中国康复理论与实践,2022,28(4):479-483.

[173] 刘生敏,马月珍,王超,等. 接纳与承诺疗法在截肢术后患者中的应用[J]. 齐鲁护理杂志,2022,28(10):24-27.

[174] 李纪桅,张弼,姚杰,等. 面向智能假肢手臂的生机接口系统与类神经协同控制[J]. 机器人,2022,44(5):546-563.

[175] 王凤怡,王朴,王煜,等. 重复经颅磁刺激对比镜像疗法治疗截肢后幻肢痛的随机对照研究[J]. 四川大学学报(医学版),2022,53(3):474-480.

[176] 汤磊,刘腾达,单存清,等. 3D打印个性化大腿假肢接受腔形性协同制造策略[J]. 机械工程学报,2022,58(1):172-178.

[177] 袁丽,胥泽华,林恒,等. 小腿假肢-触觉振动反馈系统的设计[J]. 中国康复医学杂志,2022,37(6):793-797.

[178] 强彦,柴铭壑,陈奕泽,等. 用于四连杆下假肢的孔隙结合式磁流变液阻尼器设计[J]. 液压与气动,2022,46(5):94-102.

[179] 刘磊,杨鹏,刘作军,等. 采用蝙蝠算法进化相关向量机的假肢步态识别[J]. 振动. 测试与诊断,2022,42(4):771-776,829.

[180] 盛敏,夏安琦,王可林,等. 基于几何与物理特征融合

的智能下肢假肢运动意图识别[J]. 控制与决策，2022,37(4)：953－961.

[181] 李晨,浦少锋,吴军珍,等. 超声引导下残端神经瘤毁损治疗截肢后疼痛回顾性分析[J]. 中国疼痛医学杂志,2022,28(1)：36－43.

[182] 顾蕊,田罡,黄秋晨,等. 儿童下肢截肢及其功能康复的流行病学与临床特征[J]. 中国康复理论与实践,2022,28(7)：753－758.

[183] 肖艳英,秦秀男,常业恬,等. 基于微信指导下的居家镜像治疗应用于下肢截肢后幻肢痛的疗效观察[J]. 中国康复医学杂志,2022,37(4)：476－481,493.

[184] 赵敬,李新伟,何秉泽,等. 基于运动学参数和足底压力测量的髋离断截肢者步态分析[J]. 医用生物力学,2022,37(1)：79－84.

[185] 刘绍文,魏聪惠,单新颖,等. 下肢截肢患者的脑功能连接[J]. 中国康复理论与实践,2022,28(1)：90－94.

[186] 单新颖,俞梦孙. 下肢截肢患者运动表象的脑电功率谱改变[J]. 中国康复理论与实践,2022,28(11)：1360－1364.

[187] 魏君如,李忠友,刁珺杰,等. 下肢截肢水平对主动脉血流动力学影响的数值研究[J]. 生物医学工程学杂志,2022,39(1)：67－74.

[188] 刘哲,李燕,杨洋,等. 全髋关节置换术后早期强化家庭康复训练的功能结局分析[J]. 中国康复医学杂志,2022,37(7)：924－928.

[189] 包良笑,李婧,张洋,等. 阶梯式模拟居家康复训练在髋关节置换术后患者中的应用效果[J]. 中国护理管理,2022,22(1)：142－146.

[190] 叶赛赛,陈可英,周黎辉. 行走与站立平衡训练方案对全髋关节置换术患者术后早期康复的影响[J]. 军事护理,2022,39(10)：25－28.

[191] 曾宪中,赵金龙,魏锦强,等. 针刺联合燎灸治疗初次全膝关节置换术后瘢痕增生临床研究[J]. 中国中医药信息杂志,2022,29(9)：117－121.

[192] 李倩倩,郝艳艳,陈岩. 快速康复理念结合冰敷疗法在老年膝关节置换术后应用效果[J]. 中国老年学杂志,2022,42(16)：4101－4104.

[193] 张琦,梁媛,张冉,等. 运动学对线技术对全膝关节置换术后关节活动度的效果[J]. 中国康复理论与实践,2022,28(7)：764－769.

[194] 唐承杰,刘晶晶,李峰. 七味三七口服液联合持续被动运动仪对全膝置换术后膝关节功能及血液流变学的影响[J]. 中国老年学杂志,2022,42(3)：601－604.

[195] 韦宗勇,肖展宏,零佩东. 瑶医神火灸联合玻璃酸钠注射治疗老年性膝骨关节炎的效果观察[J]. 微创医学,2022,17(3)：300－303,307.

[196] 高源洁,孙敬青,侯学思,等. 火针点刺治疗膝关节骨关节炎：随机对照试验[J]. 针刺研究,2022,47(10)：902－906,913.

[197] Wang Y, Yan T, Mu X, et al. Effects of Moxibustion Combined with Ultrashort Wave on Pain and Oxidative Stress in Elderly Patients with Knee Osteoarthritis [J]. Comput Math Methods Med. 2022, 2022：3921021.

[198] 田天宁,卢明,雷鸣,等. CO_2 激光灸与温针灸治疗轻中度膝骨关节炎的临床对比研究[J]. 同济大学学报（医学版）,2022,43(5)：646－650,657.

[199] 王桂娜,谢静,胡薇,等. 穴位指针疗法对膝骨关节炎患者疼痛及关节活动的影响[J]. 福建医药杂志,2022,44(1)：71－73.

[200] 韦晔,葛恒清,李开平. 针刀结合细银质针治疗膝骨关节炎的临床效果[J]. 中国医药导报,2022,19(27)：141－144.

[201] 黄慈辉,李明慧,韦佳,等. 调和阴阳针刀法治疗膝骨关节炎的临床研究[J]. 广州中医药大学学报,2022,39(9)：2076－2083.

[202] 陈宇,邓小磊,王有雪. 穴位贴敷联合小针刀治疗膝关节骨性关节炎疗效及对患者骨代谢炎症因子的影响[J]. 陕西中医,2022,43(3)：363－366.

[203] 胡国强,李德龙,刘际石. 肌骨超声引导下针刀与常规针刀治疗膝骨关节炎的效果比较[J]. 中国医药导报,2022,19(27)：145－148,165.

[204] 王超,李迎春,朱俊琛,等. "矫筋正骨法"针刀治疗膝骨关节炎临床疗效观察[J]. 安徽中医药大学学报,2022,41(5)：80－84.

[205] 刘娜,孙银娣,姜小凡,等. 股内收肌群激痛点小针刀治疗膝骨关节炎的临床效果[J]. 中国医药导报,2022,19(27)：132－136.

[206] 马红炜,魏文元,顾常庆,等. 四步九法推拿治疗膝骨性关节炎的临床疗效观察[J]. 中医外治杂志,2022,31(2)：91－93.

[207] 陈恩飞,李观庆. 腰椎脊柱推拿辅助治疗对膝骨性关节炎患者疼痛及膝关节功能的影响[J]. 按摩与康复医学,2022,13(13)：18－20.

[208] 宋九龙,李雪萍,程凯,等. 改良太极运动对老年女性膝 OA 患者下肢肌力与心肺耐力的影响[J]. 中国康复,2022,37(3)：153－156.

[209] 姜赞英,范惠霞,徐俊涛. 八段锦联合个性化中医健康管理方案对膝骨关节炎患者功能康复及生活质量的影响[J]. 中国乡村医药,2022,29(18)：3－4.

[210] 樊志娇,马玉宝,郜淑燕. 不同强度的电疗对膝骨性关

节炎患者功能恢复的影响[J]．中国老年保健医学，2022,20(4)：66-69.

[211] 唐凤娟,王娇．肌电生物反馈配合抗阻训练对老年膝骨关节炎患者康复的影响[J]．中国医药导报,2022,19(21)：103-106.

[212] Jia L, Li D, Wei X, et al. Efficacy and safety of focused low-intensity pulsed ultrasound versus pulsed shortwave diathermy on knee osteoarthritis: a randomized comparative trial[J]. Sci Rep, 2022, 12 (1): 12792.

[213] 谭华,孙超．微波联合CPM对膝关节镜术后关节功能恢复的影响[J]．医学理论与实践,2022,35(5)：879-880.

[214] 王广,王传敏,马利中．低强度脉冲超声联合本体感觉训练治疗膝骨关节炎疗效观察[J]．医学理论与实践,2022,35(1)：161-163.

[215] 高李,高峰,刘飞,等．Ilizarov技术联合康复训练治疗中老年膝骨关节炎临床观察[J]．河北中医,2022,44(12)：2028-2031,2041.

[216] 温呈洪,杨扬,华强,等．术前短期预康复对关节镜辅助下关节清理术治疗膝关节骨性关节炎的影响：一项前瞻性随机对照试验[J]．重庆医学,2022,51(24)：4241-4245.

[217] 郎海伟,付解辉,张泽升,等．肌肉能量技术联合步态矫正训练对老年膝骨关节炎患者的影响[J]．中外医学研究,2022,20(33)：158-161.

[218] 许倩,高学军,赵颜红,等．等速肌力康复对骨关节炎全膝关节置换术患者术后下肢肌力及康复的影响[J]．东南国防医药,2022,24(2)：147-151.

[219] 苏时豪．运动学对线与机械力学对线指导全膝关节置换对关节功能、疼痛及步态的影响[J]．中外医学研究,2022,20(28)：40-43.

[220] Lin PL, Yu LF, Kuo SF, et al. Effects of computer-aided rowing exercise systems on improving muscle strength and function in older adults with mild knee osteoarthritis: a randomized controlled clinical trial [J]. BMC Geriatr, 2022, 22(1): 809.

[221] 李瑾,宋佳凝,郄淑燕．虚拟情景游戏训练改善膝骨关节炎患者全膝关节置换术后平衡功能及焦虑抑郁的效果[J]．中国临床医学,2022,29(1)：74-78.

[222] 马骏,刘阳．社区综合治疗及管理在膝骨关节炎患者中的应用效果[J]．中国社区医师,2022,38(24)：162-164.

[223] 陈泓伯,胡永华,王韵璘,等．基于跨理论模型的运动干预对社区老年膝关节炎患者的影响研究[J]．中华

护理杂志,2022,57(12)：1413-1420.

[224] 闫丽欣,张平,刘晓磊,等．加速康复外科理念在膝骨关节炎患者全膝关节置换术后康复护理中的应用[J]．中国医刊,2022,57(5)：575-577.

[225] 潘卫宇,张俊娟,李伟玲,等．创新型Teach-back工具包改善全膝关节置换术病人功能锻炼依从性及康复效果的研究[J]．护理研究,2022,36(23)：4243-4247.

[226] 金平平,朱海心,邵宇飞,等．耐力运动对关节炎大鼠氧化应激与软骨炎性表达及CHRNA7信号的影响[J]．西部医学,2022,34(8)：1109-1114.

[227] 张艳玲,刘君伟,李春,等．基于JAK2/STAT3信号通路探讨温针灸改善膝关节骨关节炎兔软骨损伤的机制[J]．针刺研究,2022,47(12)：1088-1094.

[228] 刘泉宏,李维科,苏茜,等．"短刺法"对膝骨关节炎患者miR-140、miR-30水平表达的影响及影像学观察[J]．针灸临床杂志,2022,38(10)：26-30.

[229] 阴涛,郑遵成,高强．悬吊运动疗法结合推拿改善神经根型颈椎病上肢神经传导的效果[J]．中国康复理论与实践,2022,28(1)：95-99.

[230] 杨金旺,范为强,孙武东．改良强制性运动疗法联合神经松动术治疗神经根型颈椎病的疗效观察[J]．颈腰痛杂志,2022,43(6)：903-905.

[231] 杜国君,吉洁,李志凤,等．体外冲击波结合康复治疗对老年神经根型颈椎病的临床观察[J]．老年医学与保健,2022,28(3)：539-543.

[232] 王文慧,张晓颖,张影．非手术脊柱减压系统牵引与美式整脊手法治疗神经根型颈椎病的疗效观察[J]．颈腰痛杂志,2022,43(6)：901-903.

[233] 任明兴,邵俊,李博,等．傍针刺法结合穴位推拿治疗气滞血瘀型神经根型颈椎病的疗效观察[J]．颈腰痛杂志,2022,43(5)：745-747.

[234] 徐彦龙,张洪涛,徐秀梅,等．矩阵针法治疗神经根型颈椎病伴项韧带钙化的临床疗效观察[J]．针刺研究,2022,47(6)：544-548.

[235] 郭伟,刘佩军,郭雅碧,等．浮针结合悬吊运动疗法治疗颈型颈椎病[J]．神经损伤与功能重建,2022,17(7)：429-431.

[236] 代水莹．电脑中频电疗仪联合八段锦锻炼对神经根型颈椎病患者疼痛及功能康复的影响[J]．华夏医学,2022,35(1)：117-120.

[237] 党亚军,马斌．射频热凝靶点消融术联合颈椎操康复功能锻炼治疗颈椎病的临床效果[J]．临床医学研究与实践,2022,7(32)：72-75.

[238] 王淼,相洁．IQ脉动治疗仪联合刮痧疗法治疗椎动脉型颈椎病的临床疗效观察[J]．美中国际创伤杂志,

2022,21(2)：49-51.

[239] 刘艳伟,孟爱霞,于瑞杰,等. 星状神经节阻滞联合度洛西汀治疗交感神经型颈椎病的临床观察[J]. 中国疼痛医学杂志,2022,28(11)：834-838.

[240] 朱博涵,宋娟,高晓平. 脑电仿生电刺激联合康复治疗对椎动脉型颈椎病的疗效分析[J]. 世界最新医学信息文摘,2022,22(31)：33-37.

[241] 尉迎丽,程远东. 运动处方分类细化法在非特异性下腰痛中的临床应用研究[J]. 颈腰痛杂志,2022,43(2)：208-211.

[242] 丁晓晶,陈金,王勇军,等. 等速肌力训练联合悬吊运动疗法对腰椎间盘突出症患者下肢肌力的影响[J]. 临床医药实践,2022,31(5)：330-335.

[243] 卢晓燕,曹斌,闫旭岭. 有氧运动康复训练对慢性腰痛患者临床症状、功能障碍的影响及作用机制探讨[J]. 颈腰痛杂志,2022,43(3)：362-365.

[244] 庄鑫,张丽霞,吴丽丽,等. 麦肯基力学疗法联合肌内效贴对慢性非特异性腰背痛患者腰部稳定肌前馈控制的影响[J]. 中华物理医学与康复杂志,2022,44(9)：815-817.

[245] 陈永进,熊键,王国军,等. 呼吸训练治疗老年骨质疏松症患者腰背痛的疗效观察[J]. 中华物理医学与康复杂志,2022,44(7)：624-627.

[246] 徐睿华,马艳,刘金明,等. 呼吸训练联合筋膜手法治疗慢性非特异性下背痛的疗效观察[J]. 中华物理医学与康复杂志,2022,44(5)：418-421.

[247] 张芳,龚剑秋,司马振铨,等. 核心稳定性训练对腰椎间盘突出症的疗效[J]. 中华物理医学与康复杂志,2022,44(12)：1108-1111.

[248] 陈增,龙登毅,王建强,等. 国际功能、残疾和健康分类康复组合(ICF-RS)用于老年非特异性下腰痛患者水中太极效果评价的研究[J]. 中国康复医学杂志,2022,37(10)：1341-1346.

[249] 李占标,吕运良,马飒飒,等. 体外冲击波治疗经皮内镜下腰椎间盘摘除术后患者腰部疼痛的疗效观察[J]. 中华物理医学与康复杂志,2022,44(3)：254-256.

[250] 赵殿钊,张鸿悦,刘晓磊,等. 经颅电刺激联合核心肌锻炼治疗非特异性腰痛[J]. 中国矫形外科杂志,2022,30(15)：1366-1371.

[251] 潘静,丘波. 低频电治疗仪治疗肩周炎患者的疗效及安全性研究[J]. 现代诊断与治疗,2022,33(24)：3704-3706.

[252] 葛长甲,王强,魏玲,等. 姿势解密技术治疗粘连期肩周炎疗效观察[J]. 中国康复,2022,37(2)：85-89.

[253] 倪寿晨,张磊,乐轶,等. 腕四针结合悬垂钟摆运动治疗原发性冻结肩的随机单盲对照研究[J]. 中国中医骨伤科杂志,2022,30(8)：27-31.

[254] 王祖杰,张凯丹,郑彩云,等. 密集温针联合动态关节松动术治疗肩关节周围炎的临床研究[J]. 光明中医,2022,37(14)：2585-2588.

[255] 陈得胜,林芳毅. 电针和TDP配合冲击波治疗肩周炎临床疗效观察[J]. 中医临床研究,2022,14(24)：69-71.

[256] 姚娟. 冲击波联合肌内效贴治疗肱骨外上髁炎的临床疗效研究[J]. 反射疗法与康复医学,2022,3(1)：71-73.

[257] 张少林. 针刀闭合松解联合肌肉能量技术治疗肱骨外上髁炎30例临床观察[J]. 新疆中医药,2022,40(3)：31-33.

[258] 肖释,吴志敏,李金勇,等. 动态关节松动术配合中药熏药治疗肱骨外上髁炎临床观察[J]. 实用中医药杂志,2022,38(7)：1089-1091.

[259] 郭林清,仲景. 揿针针刺局部压痛点治疗肱骨外上髁炎的疗效观察[J]. 天津中医药,2022,39(11)：1419-1422.

[260] 陈坦,高扬. 经穴推拿联合围刺法治疗肱骨外上髁炎的临床观察[J]. 湖北中医杂志,2022,44(9)：37-39.

[261] 陈兴利,乔亚芬,孙明雨,等. 肌筋膜触发点针刺和牵伸运动对原发性痛经的即刻镇痛效果比较[J]. 中国康复医学杂志,2022,37(9)：1198-1207,1218.

[262] 李娜,李浩波,易望龙. 超声波治疗腰肌筋膜疼痛综合征的疗效观察[J]. 颈腰痛杂志,2022,43(4)：610-611.

[263] 蔡秀玉,李君,王雪娇. 悬吊运动疗法联合体外冲击波对腰肌筋膜疼痛综合征康复的影响[J]. 颈腰痛杂志,2022,43(6)：926-927.

[264] 吴易澄,刘佳,董津含. 雷火灸配合电针治疗腰背肌筋膜炎的临床疗效[J]. 保健医学研究与实践,2022,19(9)：47-50,75.

[265] 赵洪升,邵长丽. 针灸推拿对颈肩肌筋膜疼痛综合征患者疼痛缓解及颈椎功能的影响[J]. 世界中西医结合杂志,2022,17(8)：1601-1604.

[266] 谭同才,余艳梅,方春意,等. 体外冲击波对肌筋膜疼痛综合征大鼠疼痛及五羟色胺和去甲肾上腺素的影响研究[J]. 护理与康复,2022,21(4)：6-9.

[267] 王列,马帅,马铁明,等. 电针激痛点对慢性肌筋膜疼痛综合征大鼠脊髓背角胶质细胞的影响[J]. 中西医结合研究,2022,14(3)：169-173,177.

[268] 苗田雨,帕丽达·买买提,努尔比亚·克其克,等. 中药松弛膏联合运动康复对关节挛缩大鼠关节纤维化

ROM 及炎症反应的研究[J]. 中国比较医学杂志,2022,32(12):1-8.

[269] Wang F, Li W, Zhou Y, et al. Radial extracorporeal shock wave reduces myogenic contracture and muscle atrophy via inhibiting NF-κB/HIF - 1α signaling pathway in rabbit[J]. Connect Tissue Res, 2022, 63 (3): 298-307.

[270] O'Driscoll SW, Lievano JR, Morrey ME, et al. Prospective Randomized Trial of Continuous Passive Motion Versus Physical Therapy After Arthroscopic Release of Elbow Contracture[J]. J Bone Joint Surg Am, 2022, 104(5): 430-440.

[271] 张厚强,刘淑芬,史明楠,等. 血友病儿童膝关节挛缩康复治疗效果的最小临床重要差异[J]. 中华物理医学与康复杂志,2022,44(12):1095-1099.

[272] 王静,王瑞平,谷玉静,等. 电针结合肌内贴扎技术对中风后复杂性区域疼痛综合征的疗效[J]. 慢性病学杂志,2022,23(3):429-432,435.

【文　选】

一、脊柱和骨盆损伤康复

1. 孟佳珩,姜益常,杨雪,等.定点旋提手法配合"三期"辨证牵引法治疗寰枢关节紊乱综合征疗效观察. 现代中西医结合杂志,2022,31(4):497-500.

孟佳珩等观察定点旋提手法配合"三期"辨证牵引法治疗寰枢关节紊乱综合征的临床疗效。选择 2019 年 6 月至 2021 年 6 月黑龙江中医药大学附属第一医院收治的 50 例寰枢关节紊乱综合征患者为研究对象,将其随机分为观察组和对照组,各 25 例。观察组采用定点旋提手法配合"三期"辨证牵引法进行治疗,对照组采用传统推拿手法配合"三期"辨证牵引法进行治疗,2 组均治疗 2 周。比较 2 组改良 MacNab 疗效,观察 2 组治疗后眩晕障碍量表(DHI)评分、影像学指标及椎-基底动脉血流动力学指标改善情况。结果显示:治疗 2 周后观察组总有效率为 92%,对照组总有效率为 80%,观察组总有效率明显高于对照组,差异有统计学意义($P <$ 0.05)。治疗后 2 组眩晕评分、两侧寰齿间距(ADI 值)、双侧寰齿侧间隙差值(VBLADS 值)均明显低于治疗前(P 均$<$0.05),且观察组眩晕评分、ADI 值、VBLADS 值均明显低于对照组(P 均$<$0.05)。治疗后 2 组左侧椎动脉(LVA)、右侧椎动脉(RVA)以及基底动脉(BA)收缩期峰值平均血流速度均明显快于治疗前(P 均$<$0.05),且观察组 LVA、RVA、BA 收缩期峰值平均血流速度均明显快于对照组(P 均$<$0.05)。结论认为,定点旋提手法配合"三期"辨证牵引法治疗寰枢关节紊乱综合征可明显改善临床症状,恢复寰枢关节生理结构,迅速缓解椎动脉和交感神经刺激和压迫。

2. 张晓鸽,蔡西国,辛玉甫.不同频率高频磁刺激治疗脊髓损伤后神经源性膀胱的临床疗效观察. 中国医学工程,2022,30(11):84-87.

张晓鸽等探讨不同频率高频磁刺激治疗脊髓损伤后神经源性膀胱的临床疗效。选取 2021 年 1 月至 2022 年 1 月河南科技大学第一附属医院收治的 90 例脊髓损伤后神经源性膀胱患者作为研究对象,所有患者均行常规治疗联合高频磁刺激治疗。根据高频磁刺激治疗的频率不同将纳入对象分为低频组和高频组,各 45 例。采用磁刺激仪对 S3 神经根进行磁刺激治疗,低频组采用 5 Hz、高频组采用 15 Hz,每日治疗 2 次,连续治疗 6 天休息 1 天,7 天为 1 疗程,两组均治疗 8 个疗程。对比两组患者距首次排尿时间、距建立反射性排尿时间、平均残余尿量以及距残余尿量$<$100 ml 时间等排尿功能指标,对比两组患者神经源性膀胱症状评分(NBSS),对比两组患者膀胱初始尿意容量、最大膀胱容量以及残余尿量等尿流动力学指标。结果显示:治疗后高频组距首次排尿时间、建立反射性排尿时间、平均残余尿量和距残余尿量$<$100 ml 时间均明显低于低频组($P <$0.05),治疗后高频组 NBSS 评分明显低于低频组($P <$0.05),治疗后高频组膀胱初始尿意容量、最大膀胱容量均明显高于低频组($P <$0.05),高频组残余尿量明显低于低频

组,差异有统计学意义($P<0.05$)。结论认为,不同频率高频磁刺激治疗脊髓损伤后神经源性膀胱患者的疗效有差异,15 Hz 频率的磁刺激有助于改善排尿功能,增加膀胱最大容量,改善尿流动力学。

3. 黄姣姣,尚清,张会春,等. 重复经颅磁刺激结合间歇导尿对脊髓损伤后神经源性膀胱患儿的尿动力学及排尿功能的影响. 临床与病理杂志,2022,42(4):834-840.

黄姣姣等分析重复经颅磁刺激(rTMS)结合间歇导尿对脊髓损伤后神经源性膀胱患儿的尿动力学及排尿功能的影响。将 2019 年 1 月至 2021 年郑州大学附属儿童医院收治的 60 例脊髓损伤后神经源性膀胱患儿作为研究对象,根据入院先后顺序编号,采用随机数字表法分为对照组与观察组,各 30 例。均予以间歇导尿,观察组在此基础上进行 rTMS 治疗,对比两组患儿临床疗效、尿动力学、排尿功能及排尿症状评分。结果显示:观察组临床有效率高于对照组($P<0.05$);治疗后,两组膀胱初感觉、最大膀胱容量、残余尿量及膀胱内压力均改善($P<0.05$),且观察组改善程度大于对照组($P<0.05$);治疗后,两组日均单次排尿量均升高($P<0.05$),日均排尿次数、日均尿失禁次数均降低($P<0.05$),且观察组日均单次排尿量高于对照组($P<0.05$),日均排尿次数、日均尿失禁次数均低于对照组($P<0.05$);治疗后,两组核心下尿路症状评分(CLSS)、泌尿症状困扰评分量表(USDS)评分均降低(均 $P<0.05$),且观察组 CLSS、USDS 评分均低于对照组($P<0.05$)。结论认为,rTMS 结合间歇导尿可以改善脊髓损伤后神经源性膀胱患儿尿动力学及排尿功能,促使其正常排尿,临床效果显著。

4. 曾敏,肖文婷,王丽平,等. 心理干预与悬吊训练对胸腰段脊柱骨折患者步行功能和静态平衡能力的影响. 河北医药,2022,44(3):381-384.

曾敏等观察胸腰段脊柱骨折患者接受心理护理加悬吊训练,对患者静态平衡能力与步行功能的影响。选取 2019 年 5 月至 2020 年 5 月收治的胸腰段脊柱骨折患者 74 例,根据入院时间分为两组,各 37 例。观察组接受心理护理与悬吊训练,对照组仅接受常规训练。比较 2 组静态平衡能力与步行功能。结果显示:治疗后,观察组单位时间轨迹长 Romberg 率与轨迹长 Romberg 率与治疗前比较,差异有统计学意义($P<0.05$);治疗后,观察组 X 轴移动中心偏差-闭眼、各指标 Romberg 率均优于对照组,差异有统计学意义($P<0.05$)。治疗后,2 组患者步行能力 Holden 分级、6MWT 明显升高,10MWT 时间下降,与治疗前比较差异均有统计学意义($P<0.05$),且观察组 Holden 分级、6MWT 高于对照组,6MWT 低于对照组,差异有统计学意义($P<0.05$);治疗后,2 组各维度评分均明显升高,与治疗前比较差异有统计学意义($P<0.05$),且观察组社会、心理、躯体、角色等评分均高于对照组($P<0.05$)。结论认为,胸腰段脊柱骨折患者实施悬吊训练与心理干预,可消除患者焦虑、抑郁情绪,提高患者静态平衡能力与步行功能,改善患者生存质量,值得推广。

5. Yeung CY, Feng CK. Halter Traction for the Treatment of Atlantoaxial Rotatory Fixation. J Bone Joint Surg Am, 2022, 104(3): 229-238.

Atlantoaxial rotatory fixation (AARF) comprises a spectrum of abnormal rotational relationships between C1 (atlas) and C2 (axis). We aimed to evaluate the efficacy and long-term clinical outcomes of halter traction in treating patients diagnosed with primary AARF. Methods: We included patients < 18 years of age who presented with new-onset painful torticollis, neck pain, and sternocleidomastoid muscle spasm, had an AARF diagnosis confirmed by use of 3-dimensional dynamic computed tomography, received in-hospital cervical halter traction under our treatment protocol, and were followed for ≥ 12 months. Radiographic and long-term clinical outcomes were analyzed. Results: A total of 43 patients (31 male and 12 female; average age of 7.9 years) satisfied the inclusion criteria. There were 5 acute, 6 subacute, and 32 chronic cases. The mean duration of initial symptoms prior to treatment was 12.1 weeks. Thirty-seven (86.0%) of the patients experienced previous minor trauma, and 6 (14.0%) had a recent history of upper-respiratory infection (Grisel syndrome). The mean duration of in-hospital traction was 17.6 days. The mean follow-up period was 8.5 years. Forty-two (97.7%) of the patients achieved normal cervical alignment after treatment. One patient (2.3%) had recurrence and received a second course of halter traction, with cervical alignment restored without any surgical intervention. No neurological deficits were noted during or after the treatment. No major complications were observed. Conclusion: Normal anatomy and restoration of cervical alignment can be achieved by cervical halter traction in most cases of AARF.

6. Wang L, Fu YB, Liu Y, et al. Moxibustion attenuates neurogenic detrusor overactivity in spinal cord injury rats by inhibiting M2/ATP/P2X3 pathway. Brain Res, 2022, 1788: 147926.

Activation of muscarinic receptors located in bladder sensory pathways is generally considered to be the primary contributor for driving the pathogenesis of neurogenic detrusor overactivity following spinal cord injury. The present study is undertaken to examine whether moxibustion improves neurogenic detrusor overactivity via modulating the abnormal muscarinic receptor pathway. Materials and Methods: Female Sprague-Dawley rats were subjected to spinal cord injury with T9-10 spinal cord transection. Fourteen days later, animals were received moxibustion treatment for one week. Urodynamic parameters and pelvic afferents discharge were measured. Adenosine triphosphate (ATP) content in the voided cystometry fluid was determined. Expressions of M2, M3, and P2X3 receptors in the bladder mucosa were evaluated. Results: Moxibustion treatment prevented the development of detrusor overactivity in spinal cord injury rats, with an increase in the intercontraction interval and micturition pressure threshold and a decrease in afferent activity during filling. The expression of M2 was markedly suppressed by moxibustion, accompanied by a reduction in the levels of ATP and P2X3. M2 receptor antagonist methoctramine hemihydrate had similar effects to moxibustion on bladder function and afferent activity, while the M2-preferential agonist oxotremorine methiodide abolished the beneficial effects of moxibustion. Conclusion: Moxibustion is a potential candidate for treating neurogenic bladder overactivity in a rat model of spinal cord injury, possibly through inhibiting the M2/ATP/P2X3 pathway.

（谢 安）

二、上肢损伤康复

1. 丁小方,杨黎黎,周海涛,等. 基于"悬臂-杠杆重建-不稳定"理论的老年肱骨近端粉碎骨折术后康复策略探讨. 中华肩肘外科电子杂志,2022,10(3): 232-238.

丁小方等探究不同的康复方案对于高龄人群肱骨近端骨折术后的疗效,选择最适宜高龄患者的术后康复理念及方法。回顾性对照研究北京市隆福医院骨科从 2019 年 1 月至 2021 年 6 月因 Neer 分型三、四部分的肱骨近端骨折行 PHILOS 钢板内固定的患者,将符合入组标准的 60 岁以上的肱骨近端骨折患者分为两组:活动组和制动组。分别于术前、术后 3 个月和术后 12 个月采用 Constant - Murley 评分量表、上肢功能评定量表(DASH)、疼痛视觉模拟评分(VAS)、生命质量 SF - 12 量表评估患者术后肩关节功能及生活质量,测量术后 12 个月时 X 线肱骨颈干角,与术后结果对比,比较这两种康复方法的优劣性。结果显示:入组患者 31 例,其中 24 例为合并骨质疏松的高龄患者,其中活动组为 15 例、制动组为 16 例。术后 3 个月时、12 个月时活动组与制动组 Constant 评分改善量差异有统计学意义($P<0.001$),制动组改善更明显。住院时长差异有统计学意义($P = 0.016$),制动组(12.0 ± 5.6)d 比活动组(7.3 ± 1.3)d 的住院时间更长。而 DASH 评分、VAS 评分、SF - 12 评分在两组间未能体现出明显差异。制动组 12 个月时颈干角变化值(2.8 ± 0.9)°较活动组(3.9 ± 1.1)°更少。结论认为,对于 60 岁以上的肱骨近端骨折患者应选择一种更保守的术后康复方案,术后早期不宜进行肩关节活动度锻炼,不但可以保证关节活动度不受影响,还能有效改善患者术后的 Constant 评分。

2. 刘娟,任虹,张硕,等. CPM 配合 SPS 康复干预对尺骨鹰嘴骨折术后患者康复效果及关节功能、活动度、患者满意度的影响. 重庆医学, 2022, 51(1):113 - 118.

刘娟等探讨持续被动活动(CPM)配合静态渐进性牵伸技术(SPS)康复干预对尺骨鹰嘴骨折术后患者康复效果及关节功能、活动度、患者满意度的影响。其选取了 2018 年 4 月至 2020 年 4 月收治的尺骨鹰嘴骨折术后患者 144 例进行前瞻性研究,采用随机数字表法分为 A 组、B 组和联合组,每组 48 例。3 组均采取常规康复训练;在此基础上,A 组给予 CPM 康复干预,B 组给予 SPS 康复干预,联合组给予 CPM 和 SPS 康复干预。连续干预 3 个月。观察 3 组患者并发症、满意度、康复效果等,对比 3 组患者干预前,干预 1、3 个月 Mayo 肘关节功能评分、上肢功能障碍评估法(DASH)、视觉模拟评分法(VAS)、关节活动度、日常生活活动能力(ADL)量表评分等。结果显示:联合组患者干预 3 个月后 Mayo 肘关节功能评分、ADL 量表评分均明显高于 A 组和 B 组,DASH、VAS 评分均明显低于 A 组和 B 组,关节旋转、屈伸度明显大于 A 组和 B 组,优良率、满意度均明显高于 A 组和 B 组,差异均有统计学意义($P<0.05$);A 组和 B 组患者 Mayo 肘关节功能评分、DASH、VAS 评分及关节旋转、屈伸度、优良率及患者满意度比较,差异均无统计学意义($P>0.05$);3 组患者并发症发生率比较,差异无统计学意义($P>0.05$)。结论认为,CPM 配合 SPS 康复干预可促进尺骨鹰嘴骨折术后患者功能恢复,增强其日常生活活动能力,提高康复效果及患者满意。

3. 王朝君,王文洁. 渐进式关节功能康复训练在桡骨远端骨折患者术后康复中的效果评价. 数理医药学杂志,2022,35(12):1843 - 1845.

王朝君等探讨渐进式关节功能康复训练对桡骨远端骨折术后患者肘关节功能及腕关节功能的影响。采用抽签的方式,将 2019 年 9 月至 2021 年 9 月期间收治的 96 例桡骨远端骨折行外固定支架治疗患者分为两组,对照组给予常规围术期管理,观察组增加渐进式关节功能康复训练,干预 6 个月后对比两组疗效。结果显示:两组干预后日常活动、运动、稳定性等评分较干预前均有所提升,观察组较对照组提升更明显,疼痛评分较干预前均有所下降,且观察组降低幅度高于对照组($P<0.05$);观察组 Dienst 功能评分优良率明显高于对照组($P<0.05$);干预后,两组日常生活质量评分较干预前呈现显著上升趋势,且观察组日常生活质量评分明显

高于对照组（$P<0.05$）；两组在干预过程中均未出现严重的并发症，仅观察组出现一例轻微感染（$P>0.05$）。结论认为，渐进式关节功能康复训练与应用于桡骨远端骨折患者术后康复中，可以更有效促进肘关节、腕关节的功能恢复，提高桡骨骨折患者的生活质量，且没有严重并发症，值得临床推广应用。

4. 李宗林，张俊忠. 三期量变康复方案在肱骨髁间骨折术后康复中的应用. 实用骨科杂志，2022，28（3）：198‒202.

李宗林等探讨"三期量变"康复方案在肱骨髁间骨折术后康复中应用的疗效。回顾性分析2015年1月至2020年1月山东中医药大学附属医院收治的60例肱骨髁间骨折患者的临床治疗效果，根据术后康复方法的不同分为两组。采用国际内固定研究学会（AO/ASIF）传统早期无痛康复方法进行术后康复的患者为AO组，共30例，其中男12例、女18例，年龄21～80岁，平均（55.30±17.69）岁；C1型12例，C2型10例，C3型8例。采用"三期量变"康复方案进行术后康复的患者为三期量变组，共30例，其中男14例、女16例，年龄22～80岁，平均（51.50±19.64）岁；C1型11例，C2型10例，C3型9例。比较两组患者术后1年后的Mayo肘关节功能评分、前臂旋转角度等。结果显示：三期量变组在Mayo肘关节功能评分、肘关节屈伸旋转方面均显著优于AO组（$P<0.05$）；两组患者在稳定性方面差异无统计学意义（$P>0.05$）；三期量变组优良率显著高于AO组（$P<0.05$）。结论认为，"三期量变"康复方案明显优于AO传统早期无痛康复方案，具有良好临床应用疗效。

5. 王雅囡，张靖媛，牟芷惠，等. 标准化康复方案对老年女性桡骨远端骨折术后的疗效评估. 医学研究生学报，2022，35（6）：630‒634.

王雅囡等针对老年女性桡骨远端骨折（DRF）设计了一套具有适应性和实用性的标准化康复方案，并对其进行功能疗效评估。纳入骨科进行手术治疗的老年女性DRF患者，并严格按照所设计的标准化康复方案进行功能锻炼。术前、术后即刻及术后第6周、第12周拍摄双侧腕关节正位和侧位X线片，通过相关参数测量进行影像学评估。术后第6周和第12周进行活动度和力量测量，并利用PRWE量表进行功能评估。通过统计学分析，对比术后6周与12周、健侧腕部与患侧腕部的功能恢复效果。结果显示：患者术后12周的活动度、力量及PRWE得分相对于术后6周均得到显著提升（$P<0.01$）。相对于健侧，患侧术后12周时ROM的恢复均在80%以上，握力恢复58.7%，指力与捏力恢复分别为78.9%和77.8%。结论认为，其设计的标准化康复方案可以有效改善老年女性DRF患者的术后功能、力量和活动度，为临床中DRF的术后康复锻炼提供一定的参考与帮助。

6. 张浩洁，张少坤. 疼痛管理联合阶段性康复训练对肱骨外科颈骨折患者术后肩关节功能的影响. 深圳中西医结合杂志，2022，32（11）：131‒134.

张浩洁等将疼痛管理联合阶段性康复训练应用于肱骨外科颈骨折患者护理中，探讨对患者术后肩关节功能的影响。选取郑州大学第一附属医院2018年6月至2020年6月期间收治的108例肱骨外科颈骨折患者作为研究对象，采取档案抽签法将其分为观察组和对照组，各54例。对照组患者采用常规护理，观察组患者在此基础上实施疼痛管理联合阶段性康复训练干预，观察并比较两组患者干预后的肩关节功能、主动屈曲度、疼痛程度及生活质量的变化。结果显示：干预后观察组患者肩关节功能评分显著高于对照组，差异具有统计学意义（$P<0.05$）；干预后观察组患者主动屈伸活动度高于对照组、视觉模拟评分法（VAS）评分低于对照组，差异具有统计学意义（$P<0.05$）；干预后观察组患者生活质量综合评定问卷（GQOLI‒74）评分高

于对照组,差异具有统计学意义($P<0.05$)。结论认为,通过对肱骨外科颈骨折手术患者实施疼痛管理联合阶段性康复训练干预,可显著提升患者肩关节功能,增加其主动屈伸活动度,缓解其疼痛程度,改善其生活质量。

7. 高炳俊,成欣,蒋波逸,等.早期系统康复锻炼结合运动针法对老年肱骨近端骨折术后患者关节功能及并发症的影响.反射疗法与康复医学,2022,3(2):28-30,34.

高炳俊等探讨针对老年肱骨近端骨折(HPF)术后患者应用早期系统康复锻炼结合运动针法的效果。选择 2019 年 4 月至 2021 年 4 月收治的 86 例老年 HPF 术后患者为研究对象,按随机数字表法将患者分为两组,各 43 例。对照组实施常规康复训练,观察组在对照组基础上采用早期系统康复锻炼结合运动针法,两组均持续干预至术后 12 周。对比两组关节功能、并发症及生活质量。结果显示:术后 12 周,观察组美国加州大学肩关节评分量表中的疼痛、功能、前屈角度、前屈肌力及患者满意度评分均高于对照组,组间差异有统计学意义($P<0.05$);观察组并发症发生率低于对照组,差异有统计学意义($P<0.05$)。术后 12 周,观察组的健康调查量表评分高于对照组,差异有统计学意义($P<0.05$)。结论认为,老年 HPF 术后患者应用早期系统康复锻炼结合运动针法的康复效果显著,能够有效促进其关节功能恢复,降低并发症发生率,提升生活质量。

8. 韩萌萌,田亚明,肖兰.游戏式功能锻炼对 Gartland Ⅲ 型肱骨髁上骨折患儿心理行为特征及肘关节功能恢复的影响.全科护理,2022,20(25):3524-3527.

韩萌萌等探讨游戏式功能锻炼在 Gartland Ⅲ 型儿童肱骨髁上骨折患儿术后分阶段康复中的应用效果及对患儿心理行为特征及肘关节功能恢复的影响。选取 2018 年 1 月至 2021 年 1 月就诊的 Gartland Ⅲ 型儿童肱骨髁上骨折患儿 80 例为研究对象,采用随机数字表法分为对照组与观察组,各 40 例。对照组给予分阶段康复护理,观察组在对照组基础上给予游戏式功能锻炼,比较两组患儿康复效果、肘关节功能、肘关节活动度、心理行为特征及并发症情况。结果显示:观察组患儿肘关节康复所需时间较对照组短,功能锻炼依从性评分较对照组高($P<0.05$);干预后观察组患儿 Mayo 肘关节功能各维度评分及总分均较对照组高($P<0.05$);干预后观察组患儿肘关节屈曲、旋转角度均较对照组大($P<0.05$);干预后观察组患儿艾式儿童行为量表(CBCL)评分较对照组低($P<0.05$);观察组患儿并发症发生率(7.50%)较对照组(25.00%)低($P<0.05$)。结论认为,游戏式功能锻炼应用于 Gartland Ⅲ 型儿童肱骨髁上骨折患儿术后分阶段康复中,可明显提高患儿肘关节活动度,改善患儿心理行为特征及肘关节功能,康复效果明显且并发症少。

9. 尹晓婷,尹立全,许卓,等.手部 CPM 联合常规康复对老年 Colles 骨折后复杂区域性疼痛综合征 Ⅰ 型患者手功能的影响.中国康复,2022,37(9):537-541.

尹晓婷等探讨手部 CPM 联合常规康复对老年 Colles 骨折后复杂区域性疼痛综合征 Ⅰ 型(CRPS Ⅰ)患者手功能的影响。选取老年 Colles 骨折后 CRPS Ⅰ 患者 30 例,采用随机数字表法分为常规组和 CPM 组,各 15 例。2 组均进行常规康复治疗,CPM 组加用 CPM 治疗。分别于治疗前、治疗 4 周后、治疗 8 周后对比 2 组患者患手掌指关节处围度、手指总主动关节活动度(TAM)、Carroll 上肢功能评分(UEFT)、中文版简版 McGill 疼痛问卷-2(SF-MPQ-2)评分。结果显示:治疗 4 周和 8 周后,2 组患者组内对比患手掌指关节处围度、SF-MPQ-2 评分均较上一次评估下降(均 $P<0.05$),

TAM、UEFT 评分均较上一次评估提高(均 $P<$ 0.05);2组患者组间对比,治疗4周后CPM组对比常规组掌指关节处围度显著下降、TAM 和 UEFT 评分显著提高(均 $P<0.05$),SF-MPQ-2 评分比较差异无统计学意义。治疗8周后CPM组较常规组掌指关节处围度、SF-MPQ-2 评分下降、TAM、UEFT 评分提高(均 $P<0.05$)。结论认为,手部CPM能够减轻老年 Colles 骨折后 CRPS I 患者患手水肿和疼痛,增加手指关节活动范围,提高手功能。

(谢　安)

三、下肢损伤康复

1. 肖美慧,王琴,刘偿,等. 奥塔戈运动对老年股骨颈骨折髋关节置换术患者肢体功能恢复的效果. 中南大学学报(医学版),2022,47(9):1244-1252.

肖美慧等研究奥塔戈运动(OEP)对老年股骨颈骨折髋关节置换术患者肢体功能康复的效果。其将老年股骨颈骨折髋关节置换术患者作为研究对象,随机分为对照组(39例)和干预组(38例)。对照组给予常规康复训练,干预组在常规康复训练的基础上实施OEP。在干预前、出院时、出院后12周采用计时起立行走测试时间(TGUT)、5次坐立测试时间(F-TSST)、10m步行测试时间(10MWT)、髋关节功能量表(HHS)、日常活动能力量表的Barthel指数、中文版简易健康调查表(SF-36)进行评价。结果显示:干预前,2组TGUT、FTSST、10MWT、HHS评分、Barthel指数、SF-36评分差异均无统计学意义(均 $P>0.05$);出院时,两组TGUT差异无统计学意义($P>0.05$),但对照组FTSST和10MWT均长于干预组(均 $P<0.05$),对照组HHS评分、Barthel指数、SF-36评分均低于干预组(均 $P<0.05$);出院后12周,干预组TGUT、FTSST、10MWT、HHS评分、Barthel指数、SF-36评分均优于对照组(均 $P<0.05$)。结论认为,OEP能够有效促进老年股骨颈骨折髋关节置换术患者肢体功能和髋关节功能恢复,提高日常活动能力和生活质量,适合在临床推广使用。

2. 赵园. 吸气肌训练对老年股骨颈骨折髋关节置换术后患者功能恢复的影响. 医疗装备,2022,35(10):169-171.

赵园探讨吸气肌训练对老年股骨颈骨折髋关节置换术后患者功能恢复的影响。选取2019年8月至2020年8月于九江市中医院接受髋关节置换术的50例老年股骨颈骨折患者作为研究对象,根据术后训练方法的不同将其分为对照组和观察组,每组25例。对照组术后采用常规训练,观察组术后采用吸气肌训练,比较两组的肺功能及髋关节功能。结果显示:干预后,观察组肺功能及髋关节功能均优于对照组,差异有统计学意义($P<0.05$)。研究认为,吸气肌训练有助于促进老年股骨颈骨折髋关节置换术后患者肺功能及髋关节功能的恢复。

3. 胡玉丽. 个性化阶梯康复训练在股骨颈骨折患者术后康复中的应用效果. 医疗装备,2022,35(3):172-175.

胡玉丽等探讨个性化阶梯康复训练在股骨颈骨折患者术后康复中应用效果。选取2018年1月至2020年1月收治的股骨颈骨折患者79例,采用随机数字表法分为对照组(39例)和观察组(40例)。对照组采用常规康复训练,观察组采用个性化阶梯康复训练,比较两组术后第1、5、10天的视觉模拟评分法(VAS)评分和术后3天、12周的Harris髋关节功能量表评分、Barthel指数评分,以及并发症发生率。结果显示:术后1天,两组VAS评分比较,差异无统计学意义($P>0.05$);术后5、10天,观察组VAS评分均低于对照组,差异有统计学意义($P<0.05$)。术后3天,两组Harris髋关节功能量表评分、Barthel指数评分比较,差异无统计学意义($P>0.05$);术后12周,观察组Harris髋关节功能量表评分、Barthel指数评分均高于对照组,差异有统计学意义（$P<0.05$）。观察组并发症发生率低于对照组，差异有统计学意义（$P<0.05$）。结论认为，个性化阶梯康复训练应用于股骨颈骨折患者的术后康复中，能够有效缓解疼痛，改善关节功能及生命质量，并可降低并发症发生率。

4. 岳慧玉，袁军丽，刘念．下肢康复训练对股骨转子间骨折内固定术患者术后生活质量的影响．临床研究，2022，30（1）：92-95．

探究下肢康复训练对股骨转子间骨折内固定术患者术后生活质量的影响。纳入 2019 年 1 月至 2021 年 1 月收治的股骨转子间骨折患者 92 例，均行内固定术治疗，根据随机数字表法分为 2 组，各 46 例。常规组予常规术后康复训练，试验组予下肢康复训练。比较两组并发症发生率、术前（入院 24 h 内）、术后（术后 3 个月、6 个月）髋关节功能、生活质量的差异。结果显示：住院期间并发症比较，试验组坠积性肺炎、骨折愈合延迟、切口感染、下肢深静脉血栓总发生率为 4.35%，低于常规组 17.39%，有统计学差异（$P<0.05$）；髋关节功能比较，术前试验组髋关节功能（Harris）评分与常规组比较无统计学差异（$P>0.05$），术后 3 个月、6 个月试验组 Harris 评分均高于术前，且高于同时期的常规组（$P<0.05$）；生活质量比较，术前，试验组 Barthel 指数（BI）评分与常规组比较无统计学差异（$P>0.05$），术后 3 个月、6 个月，试验组 BI 评分均高于术前，且高于同时期的常规组（$P<0.05$）。结论认为，下肢康复训练可减少患者住院期间并发症的发生，并改善其术后髋关节功能及生活质量，应用于股骨转子间骨折内固定术后效果显著。

5. 曾远，郭柱能，何锦安．髌骨骨折术后应用中药冷热交替疗法联合康复治疗对关节功能的影响．实用中医药杂志，2022，38（5）：836-837．

曾远等观察对髌骨骨折术后应用中药冷热交替疗法联合康复治疗的效果。将 60 例髌骨骨折手术患者随机分成观察组与对照组，各 30 例，观察组用热疗（中药浸渍）、康复治疗、冷疗，对照组用热疗（中药浸渍）、康复治疗。结果显示：观察组膝关节功能恢复优良率高于对照组（$P<0.05$）；治疗后两组膝关节疼痛（VAS）评分观察组低于对照组（$P<0.05$），关节活动度（ROM）与日常生活能力（ADL）评分观察组高于对照组（$P<0.05$）。结论认为，中药冷热交替疗法联合康复治疗可以有效改善髌骨骨折术后膝关节功能，缓解膝关节疼痛，提高患者生活能力。

6. 万姗姗．老年股骨颈骨折全髋关节置换术患者围术期阶段性健康教育联合早期康复训练效果分析．河南外科学杂志，2022，28（6）：157-159．

万姗姗探讨老年股骨颈骨折全髋关节置换术（THR）患者围术期阶段性健康教育联合早期康复训练的效果。其回顾性分析郑州市骨科医院 2019 年 4 月至 2021 年 10 月行 THR 的 63 例老年股骨颈骨折患者的临床资料，按围术期护理方法分为 2 组。对照组 30 例实施常规护理和康复训练，观察组 33 例在对照组基础上实施阶段性健康教育联合早期康复训练。术后随访 6 个月，比较 2 组患者干预前和末次随访时的髋关节功能 Harris 评分、Barthel 指数、美国康复自我效能感量表（SER）评分。统计随访期间并发症发生率。结果显示：干预前 2 组患者的 Harris 评分、Barthel 指数和 SER 评分差异均无统计学意义（$P>0.05$）。末次随访时 2 组患者的上述指标均较干预前明显改善，且观察组的改善效果均优于对照组，差异均有统计学意义（$P<0.05$）；随访期间观察组的并发症发生率低于对照组，差异有统计学意义（$P<0.05$）。结论认为，对行 THR 治疗的老年股骨颈骨折患者，围术期实施阶段性健康教育和早期康复训练，能充分调动患者自身潜能和康复积极性，有效改善髋关节功能和生活质量，并有利于降低并发症发生风险。

7. 李志岩,王国海,刘晓臣.本体感觉强化训练对髌骨骨折术后患者膝关节功能康复效果的影响.反射疗法与康复医学,2022,3(8):66-68.

李志岩等探讨本体感觉强化训练在髌骨骨折术后患者中的应用效果。选取2019年10月至2021年8月行微创手术治疗的88例髌骨骨折患者,按随机数字表法分为两组,每组44例。对照组进行常规康复训练,观察组在对照组基础上进行本体感觉强化训练,均持续3个月。对比两组的膝关节功能、平衡能力及并发症发生率。结果显示:干预前,两组的膝关节功能及平衡功能比较,组间差异无统计学意义($P>0.05$);干预后,观察组的膝关节主动活动度为(113.04 ± 7.24)°、Lysholm膝关节功能评分为(87.21 ± 5.02)分、Berg平衡量表评分为(43.11 ± 2.28)分,均优于对照组的(101.55 ± 8.36)°、(78.17 ± 6.33)分、(36.70 ± 3.46)分,组间差异有统计学意义($P<0.05$)。观察组的并发症发生率为4.55%,低于对照组的18.18%,差异有统计学意义($P<0.05$)。结论认为,本体感觉强化训练能改善髌骨骨折术后患者的膝关节功能,增大关节活动度,促使膝关节平衡功能恢复,并减少并发症的发生。

8. 陈建辉,曾云斌,黄漫为.针灸联合关节松动术和本体感觉训练治疗陈旧性踝关节扭伤临床观察.现代医药卫生,2022,38(6):1013-1015.

陈建辉等观察针灸联合关节松动术和本体感觉训练治疗陈旧性踝关节扭伤的临床疗效。回顾性分析2018年9月至2020年9月收治的陈旧性踝关节扭伤患者60例,根据患者接受的治疗方式不同将患者分为观察组和对照组,各30例。对照组采用针灸疗法,观察组在针灸疗法基础上增加关节松动术和本体感觉训练,比较两组患者治疗后Kofoed踝关节功能评分及治疗后半年复发率的差异。结果显示:两组患者治疗后Kofoed踝关节功能评分均较治疗前改善,且观察组改善程度大于对照组,差异均有统计学意义($P<0.05$);观察组半年内症状复发率明显低于对照组,差异有统计学意义($P<0.05$)。结论认为,针灸疗法联合关节松动术和本体感觉训练治疗陈旧性踝关节扭伤的疗效比目前常用的单纯针灸疗法治疗效果好,值得临床推广。

9. 李卫国,杨文江,孙秀琛,等.反重力跑台系统在股骨髁部骨折切开复位内固定术后康复中的应用效果观察.中国骨与关节损伤杂志,2022,37(12):1302-1304.

李卫国等观察反重力跑台系统在股骨髁部骨折切开复位内固定术后康复治疗中应用的效果。观察组采用常规康复联合反重力跑台系统训练,对照组术后采用常规康复治疗。比较两组骨折愈合时间、恢复完全负重行走时间、步态恢复情况、末次随访时膝关节功能。结果显示:54例均获得随访,随访时间6~18个月,中位时间12个月。观察组骨折愈合时间(14.22 ± 1.76)周,恢复完全负重行走时间为(14.31 ± 3.11)周;对照组骨折愈合时间为(16.02 ± 2.36)周,恢复完全负重行走时间为(16.72 ± 3.59)周。观察组骨折愈合时间、恢复完全负重行走时间明显短于对照组,差异有统计学意义($P<0.05$);观察组治疗20周后步态评分为(10.22 ± 1.51)分,优于对照组的(8.02 ± 1.77)分,差异有统计学意义($P<0.05$);观察组末次随访时膝关节HSS评分中功能、肌力、稳定度评分高于对照组,差异有统计学意义($P<0.05$),而两组疼痛、活动度、屈膝畸形评分差异无统计学意义($P>0.05$)。结论认为,股骨髁部骨折切开复位内固定术后早期康复治疗时采用反重力跑台系统训练可促进骨折愈合,患者可更早完全负重行走,而且步态恢复良好,最终获得更好的膝关节功能、肌力、稳定性。

10. 刘健,戈恬矣,唐艳,等.Pilon骨折患者术后行踝关节组合操锻炼效果观察.护理学杂志,2022,37(11):78-80.

刘健等研究了Pilon骨折术后患者踝关节功能

康复训练。其对照组术后实施常规锻炼；观察组术后实施循序渐进的踝关节组合操锻炼，主要包括踝部 CPM 仪的主动运动、高弹力带锻炼、主动功能锻炼、抗阻力锻炼。结果显示：观察组术后 3 个月、6 个月锻炼依从性显著高于对照组。术后 1 周、出院前，踝关节周径显著小于对照组；术后 3 个月、6 个月，踝关节背伸、内翻、外翻、跖屈活动度显著大于对照组（$P<0.05$，$P<0.01$）。结论认为，对 Ⅱ 型、Ⅲ 型 Pilon 骨折术后患者实施踝关节组合操可有效促进踝关节功能恢复。

（谢 安）

四、手外伤康复

1. 凡梨花，凌坤. 自体富血小板血浆对老年手肌腱修复术后患者肌腱粘连的预防效果. 中国老年学杂志，2022，42（22）：5523 - 5526.

凡梨花等研究探讨自体富血小板血浆对老年手肌腱修复术后患者肌腱粘连的预防效果。纳入手外伤老年患者 132 例，按照简单随机抽样法分为对照组及观察组各 66 例。观察组涂抹富血小板血浆于肌腱缝合线周围组织，对照组在肌腱缝合线周围组织均匀喷洒生理盐水，比较两组握力和手指捏力、手指各关节主动活动度（ROM）和总主动活动度（TAM）、血清细胞因子水平、手指精细运动及肌腱粘连程度。结果显示：治疗后 2 个月两组握力及手指捏力、ROM、TAM、血清胰岛素样生长因子（IGF）- 1、转化生长因子（TGF）- β1、TGF - β3、血小板源性生长因子（PDGD）- BB 水平高于治疗前，普渡手精细运动评定（PPT）及明尼苏达手灵巧度测试（MMDT）均高于治疗后 2 周；观察组 ROM、TAM、血清 IGF - 1、TTGF - β3、（PDGD）- BB 水平、PT 及 MMDT 均高于对照组，血清 TGF - β1 水平、肌腱粘连程度均低于对照组，差异均有统计学意义（$P<0.05$）。结论认为，自体富血小板血浆对老年手肌腱修复术后患者肌腱粘连有一定预防作用，可促进患者手功能的恢复。

2. 沙攀，赵雪雯，朱浩天，等. 肌腱粘连的机制及干预研究进展. 上海交通大学学报（医学版），2022，42（8）：1116 - 1121.

沙攀等评述肌腱粘连的机制及干预研究进展。肌腱粘连是肌腱损伤修复术后常见的并发症，其治疗棘手，是当前临床上亟待攻克的难题之一。近年来，随着医学科学的不断更新与发展，肌腱愈合机制研究不断深入，为术后肌腱粘连的防治与功能恢复提供了理论依据。防治肌腱粘连的关键在于抑制外源性愈合和炎症反应以及促进内源性愈合。肌腱粘连的发生主要与转化生长因子 - β（TGF - β）、碱性成纤维细胞生长因子（bFGF）、血管内皮生长因子（VEGF）等细胞因子有关，另外 TGF - β/Smad 信号转导通路也较为重要。临床上改进缝合方法及早期康复活动对肌腱粘连的防治具有关键作用，其原理与力学载荷对细胞行为的影响相关；材料联合药物是当前防治肌腱粘连的研究热点，现有的防粘连膜主要发挥物理屏障作用，负载药物后通过抑制炎症反应、调控细胞增殖代谢、抗氧化应激、抑制 TGF - β 等途径可以实现高效抑制粘连。该文就近年来肌腱粘连的机制以及防治手段中手术、康复、材料、药物等方面的研究进展作一综述，以期促进基础研究的转化应用，为临床防治肌腱粘连提供参考。

3. 李清，赵立婷，刘荣帅，等. 混联式腕关节康复机构的运动学仿真及康复效果评估. 机械科学与技术，2022，41（12）：1839 - 1843.

李清等针对腕关节损伤或功能性退化患者，基于（2 - RPS/UPU）&R 混联机构提出一种可穿戴式腕关节康复机器人。用 SolidWorks 进行三维建模，导入 Adams 中进行正逆运动学仿真，在整个仿真过程中，曲线光滑，没有突变点，说明该腕关节康复机器人稳定性好，安全性强。利用 AnyBody 提取康复训练时腕关节处肌肉相关力学的变化参数，并对康复效果进行评估，结果表明，该机器人带动手腕做康复运动时，腕关节周围肌肉的活动度和收缩情况符合康复医学的相关规律,不会对肌肉造成二次伤害,满足受损腕关节的康复需求。

4. Wang J, Qian L, Liu Z, et al. Ultrasonographic assessment in vivo of the excursion and tension of flexor digitorum profundus tendon on different rehabilitation protocols after tendon repair. J Hand Ther, 2022, 35(4): 516 – 522.

In management of patients with flexion tendon injuries, passive, control active and active motion protocols were proposed after repair to minimize tendon adhesion. The purpose of this study was to compare the excursion distance and the tension of Flexor Digitorum Profundus (FDP) during simulated active and passive motion using ultrasonography techniques using normal subjects. Methods: Ultrasonographic assessment of FDP tendon of the middle finger was performed at the wrist level on 20 healthy college students using 3 types of treatment protocols: modified Kleinert protocol, modified Duran protocol, and active finger flexion protocol. The excursion distance was measured following the musculotendinous junction of FDP using the B mode ultrasound system. The elasticity of FDP tendon was measured using the shear wave elastography technique. The excursion distance and the elasticity value were compared among 3 protocols using one-way ANOVA analysis. Results: Twelve male and 8 female students with mean age of 22.6 ± 1.8 years were invited to join the study. The excursion distance of FDP was 21.82 ± 3.77 mm using the active finger flexion protocol, 8.59 ± 2.59 mm using the modified Duran protocol, and 12.26 ± 2.71 mm using the modified Kleinert protocol. The elasticity was significantly

higher in extension position when compared to passive flexion positions, but found lower than active flexion position. Conclusion: The active finger protocol was found to require strongest tension of the tendon and with longest excursion. There was similar tension generated using both passive motion protocols. The modified Duran protocol appeared to create less excursion upon movements than the modified Kleinert approach using the objective ultrasonic evaluation. It is suggested that if the surgical repair was strong and without any complications, the active flexion protocol might work best to regain tension excursion. However, if there are complex problems involved, then the Kleinert approach or Duran approach would be chosen.

5. Lu G, Sun X, Cao J, et al. An Analysis of the Clinical Efficacy of Early Dynamic Orthosis after Finger Extensor Digitorum Rupture. Int J Clin Pract, 2022, 2022: 1267747.

The main objective is to compare the clinical efficacy of the early use of dynamic orthosis in patients with a finger extensor digitorum rupture. Methods: A total of 50 patients with hand and foot trauma who received surgical treatment in our hospital from March 2017 to February 2021 were selected, and two patients were excluded from the study. The patients were randomly divided into two groups. The control group (group A) was treated with plaster fixation and routine rehabilitation, and the study group (group B) underwent dynamic low-temperature thermoplastic plate fixation and routine rehabilitation. Total active motion (TAM) and total passive motion (TPM) of the injured finger before treatment, one month after treatment，two months after treatment，and after corrective treatment were compared. Results：After treatment following a finger extensor digitorum rupture，the TAM and TPM of the injured fingers increased significantly in both groups. The TAM and TPM in group B were significantly better than those in group A after one and two months of treatment（$P <$ 0.05）. After two months of treatment，the rates of improvement in TAM and TPM in group B were significantly higher than those in group A. Conclusion：The early use of dynamic orthosis can significantly improve the motor function and motion amplitude of the injured finger，increase the elasticity and extension of the finger extensor digitorum，and promote the recovery of muscle strength. It is an effective corrective method for tendon contracture after finger extensor digitorum rupture and has great value in clinical application.

6. Fader L, Nyland J, Li H, et al. Radial nerve palsy following humeral shaft fracture：a theoretical PNF rehabilitation approach for tendon and nerve transfers. Physiother Theory Pract, 2022, 38(13)：2284 - 2294.

Surgical management often relies on either tendon or nerve transfer. Regardless of which procedure is selected, physical therapists are challenged to restore functional outcomes without jeopardizing repair healing. Through synergistic, multi planar upper extremity movement patterns, neuromuscular irradiation, or overflow, and neuroplasticity, proprioceptive neuromuscular facilitation (PNF) may improve strength, range of motion and tone. Methods：After reviewing the literature, a five phase PNF-based treatment approach is proposed with timing differences based on the selected procedure. Results：Phase I (2 or 4 weeks pre-surgery for tendon or nerve transfer, respectively) consists of comprehensive patient education；Phase II (4 - 6 or 1 - 2 weeks post-surgery for tendon or nerve transfer, respectively) explores variable duration peripheral and central nervous system motor learning during isometric activation to enhance central neuroplasticity；Phase III (7 - 12 or 3 - 20 weeks post-surgery for tendon or nerve transfer, respectively) incorporates low-intensity motor control including contralateral isotonic upper extremity loading to maximize overflow and neuroplastic effects；Phase IV (13 - 26 or 21 - 52 weeks post-surgery for tendon or nerve transfer, respectively) adds high-intensity strength and motor control using ipsilateral isotonic upper extremity loading to maximize overflow and neuroplastic effects. Phase V (27 - 52 or 53 - 78 weeks post-surgery for tendon or nerve transfer, respectively) progresses to more activity of daily living, vocational, or sport-specific training with higher intensity strength and motor control tasks. Conclusions：Through manually guided synergistic, multi planar movement, overflow, and neuroplasticity, a PNF treatment approach may optimize neuromuscular recovery. Validation strategies to confirm clinical treatment efficacy are discussed.

（毕海迪）

五、运动损伤康复

1. 李燕,赵海龙,李伟,等. MRI 对运动性半月板损伤的诊断及术后康复效果的评估. 影像科学与光化学,2022,40(3)：675 - 679.

李燕等研究磁共振成像（MRI）诊断中青年运

动性半月板损伤程度及判断患者术后康复效果的价值。选取98例运动性半月板损伤患者进行回顾性研究,患者术前均接受了高频超声和MRI检查,所有患者均接受关节镜手术修复治疗。结果显示:MRI诊断膝关节半月板损伤的灵敏度为90.00%、特异度为88.16%。MRI诊断膝关节韧带损伤的灵敏度为76.79%、特异度为97.02%;术后3个月、6个月患者的膝关节半月板MRI损伤分级较手术前均显著降低,差异具有统计学意义($P<0.05$);术后6个月患者的膝关节功能分级与MRI半月板恢复分级呈正相关($r=0.850,P<0.001$)。结论认为,MRI诊断中青年运动性半月板损伤具有较高的诊断学价值,同时可以对患者术后康复效果进行评价。

2. 尹帅,刘媛媛,庞胤,等. 关节镜下自体四股腘绳肌腱前交叉韧带重建术后疗效及影响因素. 中国临床解剖学杂志,2022,40(5): 592 - 598.

尹帅等通过关节镜下应用自体四股腘绳肌腱(ST/G)前交叉韧带(ACL)重建术治疗ACL损伤,探讨采用不同手术方式和不同康复训练方式术后的疗效对比及其影响因素。回顾性分析自2017年1月至2018年3月期间收治的ACL损伤患者共80例(80膝),按照手术方式及康复训练方式不同分为4组,每组20例(20膝),包括保残专业康复组、保残常规康复组、非保残专业康复组、非保残常规康复组。比较末次随访时4组膝关节功能评分、稳定性试验和本体感觉测量结果。术后患者随访时间均为12个月。结果显示:4组术后末次随访时Lysholm和IKDC评分均较术前明显增高($P<0.001$),且4组间有显著性差异($P<0.001$)。术后4组患侧与健侧位置觉差异对比均有统计学意义($P<0.001$)。基于Lysholm、IKDC评分中末次随访与术前的差值增量、患侧与健侧位置觉差异为因变量,以手术方式和康复训练方式为自变量行双因素方差分析,两自变量对膝关

节功能评分和本体感觉恢复影响具有显著性($P<0.001$),并且保残组两评分增量显著高于非保残组($P<0.001$),专业康复组两评分增量显著高于常规康复组($P<0.001$),而保残组位置觉差异显著低于非保残组($P<0.001$),专业康复组位置觉差异显著低于常规康复组($P<0.001$)。结论认为,关节镜下自体四股ST/G保留下止点残端重建术是治疗ACL损伤的理想手术方案,术后实施分时段、个体化专业运动疗法康复,能够促进膝关节功能和本体感觉恢复,有助于患者尽早康复和重返运动。

3. 孟颖博,王学昌,张董喆,等. 弧刃针45°腱鞘切开松解术治疗拇指指屈肌腱狭窄性腱鞘炎. 中国疼痛医学杂志,2022,28(6): 467 - 470.

孟颖博等总结了应用弧刃针治疗拇指指屈肌腱狭窄性腱鞘炎的临床疗效。选取2018年5月至2020年12月河南省中医院疼痛科门诊收治确诊为拇指指屈肌腱狭窄性腱鞘炎患者72例,采用随机数字表法将患者分为弧刃针组与曲安奈德组,各36例。弧刃针组于拇指指甲平齐方向,以弧刃针行腱鞘松解术;曲安奈德组于触诊硬结处注射消炎镇痛液(药物成分为:2%盐酸利多卡因1 ml、曲安奈德注射液5 mg,生理盐水稀释)。两组患者均行1次治疗。结果显示:两组均为单侧发病,在年龄、性别、病程等方面差异无统计学意义。在拇指屈伸功能分级方面,弧刃针组总有效率97.2%,曲安奈德组61.1%,弧刃针组明显高于曲安奈德组($P<0.001$)。治疗后1周、2周时弧刃针组疼痛数字评分法(NRS)评分高于曲安奈德组,但治疗后4周及24周随访时,弧刃针组NRS评分低于曲安奈德组($P<0.001$);治疗后各时间点弧刃针组关节活动度(ROM)明显优于治疗前($P<0.05$),曲安奈德组改善不明显,且治疗后1周、2周、4周及随访24周各时间点弧刃针组ROM明显优于曲安奈德组($P<0.001$)。研究提示,弧刃针治疗拇指指屈肌腱狭窄

性腱鞘炎,具有方法简单、操作简便、损伤小、微痛、安全、疗效确切等优点,值得在临床上进一步推广应用。

4. 杨宁,唐晟,马燕兰,等. 血流限制训练在 ICU 患者中的应用效果观察. 解放军医学院学报,2022,43(5):540‒546.

杨宁等探讨下肢血流限制训练维持或增强 ICU 患者肌肉力量和质量的有效性。选取 2021 年 1 月至 2022 年 1 月北京市某三甲医院重症医学科收治的患者 45 例,按计算机随机法将患者分为 60%肢体闭塞压(LOP)组、40%LOP 组和对照组,每组 15 例。3 组患者均接受 ICU 常规治疗护理,对照组单纯下肢活动,实验组捆绑血流限制袖带活动下肢。干预前后记录患者的医学研究理事会评分(MRC‒Score),干预前、干预第 3 天、干预第 5 天、干预第 7 天、干预后对患者的股直肌横截面积(RF‒CSA)、股直肌肌肉厚度(RF‒MT)、腓肠肌内侧头横截面积(MG‒CSA)、腓肠肌内侧头肌肉厚度(MG‒MT)进行测量并记录。结果显示:3 组患者年龄、性别等基线资料差异无统计学意义($P>0.05$)。3 组患者干预前后的 MRC‒Score 差异无统计学意义($P>0.05$),60%LOP 组干预后 MRC‒Score 较干预前显著增加($P<0.05$);对照组 RF‒CSA、MG‒CSA、MG‒MT 在干预中各时间点与干预前相比均减少($P<0.05$),60%LOP 组各时间点肌肉参数无明显变化($P>0.05$),40%LOP 组 MG‒CSA、MG‒MT 部分时间点与干预前相比减少($P<0.05$)。3 组 MG‒CSA 差值均增加,实验组 MG‒CSA 差值小于对照组($P<0.05$),60%LOP 较 40%LOP 组更小;对照组 MG‒MT 干预前后差值大于 60%LOP 组($P<0.05$),与 40%LOP 组相比差异无统计学意义($P>0.05$)。结论认为,ICU 患者进行 40%LOP 和 60%LOP 的下肢 BFRT 可以延缓肌肉萎缩,其中 60%LOP 相比 40%LOP 作用更显著。

5. 陈进,李加斌,顾铭星,等. 深层肌肉刺激慢性非特异性腰痛患者腰肌表面肌电变化与步态时空及动力学的参数变化. 中国组织工程研究,2022,26(18):2894‒2899.

陈进等探讨深层肌肉刺激疗法对慢性非特异性腰痛患者腰肌表面肌电变化、步态时空与动力学参数特征的影响。选取 2019 年 2 月至 2020 年 6 月在盐城市第一人民医院就诊的 102 例慢性非特异性腰痛患者作为研究对象,采用随机单盲对照试验设计,按随机数字表法分为 2 组,各 51 例。对照组予以传统腰椎节段稳定性训练,观察组在传统腰椎节段稳定性训练基础上给予深层肌肉刺激疗法。统计两组临床疗效、治疗前及治疗 1、6 个月时疼痛程度、腰椎功能、腰肌表面肌电变化、步态时空与动力学参数特征、生活质量及不良反应。结果显示:观察组总有效率 96%,高于对照组的 82%,差异有显著性意义($P<0.05$)。观察组治疗 1、6 个月后目测类比评分均低于对照组($P<0.05$),多裂肌、回旋肌前屈 60°、外展 90°、后伸 45°时最大肌电值明显高于对照组($P<0.05$),步长对称指数、足偏角对称指数、站立相对指数、初始双支撑垂直地面反作用力、单支撑相垂直地面反作用力、终末双支撑垂直地面反作用力均低于对照组($P<0.05$),Oswestry 功能障碍指数低于对照组($P<0.05$),SF‒36 评分高于对照组($P<0.05$);观察组和对照组不良反应发生率分别为 3.9%(2/51)、5.9%(3/51),差异无显著性意义($P>0.05$)。结果表明,深层肌肉刺激疗法有助于减轻慢性非特异性腰痛患者的疼痛,恢复腰椎功能并改善步态。

6. 王璐,于歌,陈亚平. 神经肌肉控制训练治疗粘连性肩关节囊炎的效果. 中国康复理论与实践,2022,28(5):616‒620.

王璐等探讨神经肌肉控制训练对粘连性肩关节囊炎患者的治疗效果。选择 2021 年 2 月至 8 月北京同仁医院康复科门诊首次发病的原发性粘连

性肩关节囊炎患者34例,随机分为对照组和观察组,各17例。两组均接受常规康复,观察组在此基础上进行神经肌肉控制训练,每天1次,每周5天,共6周。训练前后,采用日本骨科协会(JOA)肩关节评分进行评定。结果显示:治疗后,两组JOA各项评分及总分均提高($|t|>14.835$,$|Z|>2.070$,$P<0.05$),观察组JOA的疼痛、ADL、ROM及总分均高于对照组($Z=-2.191$,$t>2.060$,$P<0.05$)。结论认为,神经肌肉控制训练能有效改善粘连性肩关节囊炎患者的肩关节功能。

7. 杨云,张鸿悦,章耀华,等.神经肌肉训练对髋关节撞击综合征的疗效.中国康复理论与实践,2022,28(7):759-763.

杨云等观察神经肌肉训练对髋关节撞击综合征的临床疗效。选择2017年1月至2021年11月,首都医科大学附属北京康复医院就诊的髋关节撞击综合征患者27例,随机分为对照组(13例)和观察组(14例)。两组接受常规康复训练,观察组增加神经肌肉训练。治疗前后,采用疼痛视觉模拟量表(VAS)、髋关节屈伸峰力矩(PT)、Y平衡测试(YBT)和简化国际髋关节评分(iHOT-12)进行评定。结果显示:治疗后,观察组VAS评分、髋关节屈伸PT、YBT评分和iHOT-12评分明显改善($|t|>3.628$,$P<0.01$),对照组VAS和髋关节屈伸PT明显改善($|t|>3.409$,$P<0.01$);观察组VAS评分、髋关节屈伸PT、YBT评分和iHOT-12评分均优于对照组($|t|>2.067$,$P<0.05$)。结论认为,神经肌肉训练可有效缓解髋关节撞击综合征患者的疼痛,增加髋关节肌力和协调能力,提高髋关节稳定性和功能。

8. 高维广,刘淑惠,马玉宝,等.软式支具对慢性踝关节不稳患者的即时疗效.中国康复理论与实践,2022,28(7):783-788.

高维广等探讨佩戴踝关节软式支具对慢性踝关节不稳(CAI)患者动、静态平衡功能及步行模式下患侧下肢生物力学的即时疗效。选择2021年1月至8月首都医科大学附属北京康复医院肌骨康复中心门诊CAI患者40例,采用平板式足底压力测试系统、Y平衡测试于患者佩戴支具前后进行评定,表面肌电图同步采集步行模式下患侧足底动力学指标和下肢主要肌群表面肌电信号。结果显示:佩戴支具后,睁、闭眼模式下压力中心椭圆面积和移动速度均明显减小($|t|>2.876$,$P<0.01$);Y平衡测试各方向评分均显著增大($|t|>21.212$,$P<0.001$);步行模式下患侧中足区和前足内侧区峰值压力和冲量增大($|t|>2.057$,$P<0.05$),足跟外侧区、前足外侧区、足趾区峰值压力和冲量减少($|t|>2.464$,$P<0.05$);患侧下肢胫前肌、腓肠肌外侧头振幅均方根增大($|t|>2.159$,$P<0.05$)。结论认为,佩戴软式支具后可以即刻显著改善CAI患者动、静态平衡功能,优化步行模式下患侧足底动力学分布,增强胫前肌、腓肠肌外侧头激活程度,从而改善运动控制能力。

9. 席蕊,周敬滨,高奉,等.肩胛肌群康复训练对肩峰下撞击综合征患者肩关节功能和肩峰下间隙的影响.体育科学,2022,42(10):71-76,97.

席蕊等探讨8周肩胛肌群康复训练对肩峰下撞击综合征患者(SIS)肩关节功能及肩峰下间隙的影响,为探索生物力学因素与肩峰下间隙之间的关系提供新的证据。以48名SIS患者为研究对象,随机分为运动组和对照组,各24例。运动组实施为期8周(每周3次)的肩胛肌群康复训练和2次健康教育课,对照组进行2次健康教育课。干预前后对两组受试者的疼痛情况、肩关节功能情况和肩峰下间隙等进行评估,包括视觉模拟评分法(VAS)、肩关节疼痛和障碍指数(SPADI)、肩关节活动度和肩峰肱骨距离(AHD)等指标。结果显示:运动组脱落2例,对照组脱落1例。与干预前相比,8周干预后,运动组的VAS评分和SPADI评分显著降低

（$P<0.05$），肩关节屈曲活动度、外展活动度、斜方肌中束肌力、斜方肌下束肌力和胸小肌长度指数以及肩外展 60°时的 AHD 显著增加（$P<0.05$）；对照组肩外展活动度显著增加（$P<0.05$），其他指标无显著性变化（$P>0.05$）。干预后，运动组斜方肌中、下束肌力和胸小肌长度指数以及肩外展 60°时的 AHD 均显著大于对照组（$P<0.05$）。干预前后运动组 SPADI 评分变化量和肩外展 60°位的 AHD 变化量之间存在显著正相关（$r=0.497$，$P=0.019$）。结论认为：肩胛肌群康复训练改善了 SIS 患者的疼痛和肩关节功能，其潜在机制涉及肩外展过程中肩峰下间隙的增大。

10. 袁博,李开南,贾子善. 不同模式平衡障碍康复机器人训练老年全髋关节置换后的效果比较. 中国组织工程研究,2022,26(36)：5826-5830.

袁博等研究基于平衡障碍康复机器人多场景康复模式对全髋关节置换后老年人下肢功能的影响。招募中国人民解放军总医院及成都大学附属医院骨科病区,2021 年 1 月至 6 月收治的 60 岁以上股骨颈骨折行全髋关节置换后患者 60 例为研究对象,利用随机数字表法分为研究组和对照组,各30 例。对照组进行传统物理治疗联合平衡障碍康复机器人减重步行模式训练,研究组进行传统物理治疗联合平衡障碍康复机器人多场景康复训练模式训练。训练 16 周后,采集受试者髋关节峰力矩值数据及步态应激模式下的髋关节活动度；训练 8、12、16 周后,评估患者肢体功能 Berg 平衡量表评分与 Fugl-Meyer 评分。结果显示：① 训练过程中两组各脱落 1 例,其余 58 例在训练过程中未发生意外损伤,顺利完成训练治疗；② 训练 16 周后,研究组患者步态应激模式下的髋关节活动度小于对照组（$P<0.05$）,髋关节峰值力矩大于对照组（$P<0.05$）；③ 随着训练时间的延长,两组患者的肢体功能 Berg 平衡量表评分与 Fugl-Meyer 评分升高；相同训练时间下,研究组患者的肢体功能 Berg 平衡量表评分与 Fugl-Meyer 评分均高于对照组（$P<0.05$）。结果表明,在同一训练时间下,对于全髋关节置换后老年患者,平衡障碍康复机器人多场景康复训练模式下的下肢功能康复优于减重步行康复训练模式,但呈现康复初期恢复快、后期恢复慢的趋势特点。

11. 杨砥,陈顺玲,孙权,等. 舒筋活络汤结合针灸对肩袖损伤肩关节功能及炎症因子水平的影响. 中华中医药学刊,2022,40(10)：202-205.

杨砥等观察舒筋活络汤结合温针灸对肩袖损伤患者肩关节功能及血清 C 反应蛋白（CRP）,白细胞介素-6（IL-6）及肿瘤坏死因子（TNF-α）含量的影响。将纳入观察的 112 例肩袖损伤患者以数字法随机分为观察组与对照组,每组 56 例。对照组给予常规治疗,观察组采用舒筋活络汤结合温针灸治疗。比较两组患者治疗前后肩关节功能评分、症状、体征分级量化积分的变化,记录治疗前后血清 CRP,IL-6 及 TNF-α 水平的变化。结果显示：治疗后,观察组总有效率为 94.64%（53/56）好于对照组（78.57%,44/56）（$\chi^2=6.235$,$P=0.013$）。治疗后,观察组患者 ASES 评分、UCLA 评分及 Constant-Murely 评分分别为（14.21±0.95）分、（33.81±1.08）分、（85.79±3.63）分,对照组分别为（12.61±1.13）分、（28.17±1.54）分、（80.22±2.17）分,观察组各项得分均高于对照组（$t=-8.110$,-22.439,-9.856,均 $P<0.01$）；治疗后,观察组患者治疗前后症状、体征总积分为（13.31±2.28）分、（3.57±0.83）分,对照组为（13.18±2.35）分、（6.08±1.25）分,两组患者治疗后症状、体征总积分均下降,且观察组症状、体征总积分明显低于对照组（$t=-8.110$,-22.439,-9.856,均 $P<0.01$）。治疗后,观察组患者血清 IL-6、TNF-α、CRP 水平分别为（11.52±3.07）分、（17.38±3.32）分、（18.76±2.82）分,对照组分别为（18.90±4.14）分、（22.09±4.05）分、

（13.12±2.45）分，观察组各因子水平均低于对照组（$t=19.961$、30.040、12.518，均 $P<0.01$）。结论认为，舒筋活络汤联合温针灸治疗肩袖损伤疗效显著，同时有效下调血清 IL-6、TNF-α、CRP 水平，改善患者肩关节功能，安全可靠，值得临床参考。

12. 汪宗保，王连，柳奇奇，等. 不同频率的振动训练对大鼠早期膝骨关节炎关节软骨的修复作用及其 JNK/NF-κB、SOX9 机制. 中国应用生理学杂志，2022，38（1）：41-46.

汪宗保等探讨不同频率的振动训练对大鼠早期膝骨关节炎（KOA）关节软骨的修复作用及其 JNK/NF-κB、SOX9 的机制。选择成年雄性 SD 大鼠 48 只，随机分为 6 组（$n=8$），即：模型对照组（MC 组），高频振动 1 组［GP_(1)组，频率 60 Hz］，高频振动 2 组［GP_(2)组，频率 40 Hz］、中频振动组（ZP 组，频率 20 Hz）和低频振动组（DP 组，频率 10 Hz），正常对照组（NC 组）。除正常组外，各组大鼠经第 1、4、7 日双后腿膝关节腔注射 2% 木瓜蛋白酶溶液和 L-半胱氨酸混合液 6 周后建立早期 KOA 模型。振动组大鼠双膝进行 4 周，每天 40 min，振幅 2～5 mm，每周振动 5 天的训练。4 周后，检测双膝关节股骨外侧髁关节软骨 HE 染色、番红 O 染色和 Mankin 评分形态学观察，股骨内侧髁关节软骨 RT-qPCR 检测 JNK、NF-κBp65、SOX9mRNA，Western blot 检测 JNK、NF-κBp65、SOX9 蛋白表达。结果显示：与 NC 比较，其余各组 Mankin 评分均显著增高（$P<0.01$）；与 MC 相比，各振动组 Mankin 评分均显著降低（$P<0.05$），其 JNK、NF-κBp65mRNA 和蛋白质表达显著降低（$P<0.01$），SOX9mRNA 和蛋白质表达显著升高（$P<0.01$）；与高频组相比，低频组的 Mankin 评分、JNK 及 NF-κBp65 mRNA 和蛋白质表达均显著降低（$P<0.05$，$P<0.01$），而 SOX9 mRNA 和蛋白质表达则显著升高（$P<0.05$，$P<0.01$）。结论认为，不同频率的振动训练对早期

KOA 关节软骨可表现出不同程度的修复效应，低频振动训练软骨修复优于高频振动。其作用机制可能与通过下调关节软骨 JNK/NF-κB 表达，提高 SOX9 活性来调控胶原合成有关。

13. 周修五，黄伸，陈攻，等. 超声引导下 20% 葡萄糖髌上囊注射治疗膝骨关节炎临床研究. 中国疼痛医学杂志，2022，28（10）：787-790.

周修五等探讨在超声引导下的 20% 葡萄糖注射液在膝骨关节炎（KOA）患者中减轻疼痛、改善膝关节功能的有效性。研究选取 2021 年 2 月至 2021 年 8 月就诊于南京医科大学附属江宁医院康复医学科，符合纳入标准的 KOA 患者 60 例，随机分为 A 组和 B 组，每组 30 例，所有入组患者均签署知情同意书。采用 GELOGIQE 彩色多普勒超声诊断仪，所用探头主要为高频线阵探头。患者取仰卧位，轻度屈髋屈膝，选取由外向内平面内进针法，穿刺区消毒铺巾；超声扫及髌上股四头肌肌腱短轴，显示髌上囊。在超声引导下，确认位置无误且回抽无血后，缓慢推注预先配制好的治疗药物。A 组膝关节内缓慢注射 20% 葡萄糖 10 ml，由 50% 葡萄糖注射液 2.5 ml 和 10% 葡萄糖注射液 7.5 ml 配制。B 组膝关节内缓慢注射玻璃酸钠注射液 2.5 ml。两组患者均采用同样的方法分别在第 2、3 周进行第 2 次和第 3 次注射治疗。疗程结束后，分别于 1 个月、3 个月、6 个月复查膝关节 X 线片，同时完善 VAS 评分、膝关节炎指数评分（WOMAC）。结果显示：两组患者在治疗结束后 6 个月，VAS 评分、WOMAC 评分均较入组时下降，且治疗前后的评分差异均有显著性意义（$P<0.05$）。研究认为，20% 葡萄糖与玻璃酸钠关节内注射均能够缓解疼痛、抑制炎症过程，但相较于其他常用的关节腔内注射药物，如玻璃酸钠、糖皮质激素、富集血小板血浆、医用三氧等，高渗葡萄糖具有安全、经济、无特殊禁忌等优点，能够有效增加适用人群，降低医疗花费，提高治疗效果，且具有改善关节微环境的潜在作用。

未来需要进一步大样本量、长期研究来观察高渗葡萄糖治疗 KOA 的远期治疗效果。

14. 黄小华,钟亮,金会铭.富血小板血浆治疗膝骨关节炎患者的临床研究.中国临床药理学杂志,2022,38(12):1316-1319,1324.

黄小华等观察使用富血小板血浆(PRP)治疗膝骨关节炎(KOA)的临床疗效。选择 80 例 KOA 患者作为研究对象,按照治疗方法的不同采用随机数字表法将患者分为对照组和试验组,各 40 例。对照组采用关节镜下滑膜清理术配合透明质酸(HA)治疗,试验组采用关节镜下滑膜清理术配合 PRP 治疗。分析 2 组患者治疗后的临床疗效;评估 2 组患者治疗前后的视觉模拟疼痛评分(VAS),西安大略和麦克马斯特大学骨关节炎指数(WOMAC),膝关节活动度;检测 2 组患者治疗前后的 IL-6、TNF-α 水平。结果显示:治疗后,试验组和对照组的总有效率分别为 92.50% 和 75.00%,差异有统计学意义($P<0.05$)。试验组和对照组的 VAS 评分分别为 (3.68 ± 0.58) 和 (4.49 ± 0.77) 分,WOMAC 评分分别为 (38.02 ± 6.87) 和 (43.89 ± 5.32) 分,膝关节活动度分别为 (83.89 ± 8.82) 和 (78.82 ± 6.80) 度;2 组的血清 IL-6 水平分别为 (41.60 ± 16.12) 和 (50.09 ± 12.87) ng/L,血清 TNF-α 水平分别 (22.88 ± 4.55) 和 (26.88 ± 4.15)ng/L,上述指标对照组与试验组比较差异均有统计学意义(均 $P<0.05$)。结论在 PRP 治疗 KOA 前先采用关节镜下滑膜清理术,能有效缓解患者的疼痛,并改善膝关节功能,抑制炎症反应。

15. 葛海雅,李楠,张燕,等.基于 Ras/Raf/Mek/Erk 信号通路探讨化湿定痛汤减轻膝骨关节炎大鼠滑膜炎症的机制.中华中医药杂志,2022,37(8):4428-4432.

葛海雅等探讨化湿定痛汤对膝骨关节炎(KOA)大鼠滑膜炎症的可能作用机制。采用膝关节腔注射 II 型胶原酶建立 KOA 模型,将 38 只大鼠随机分为空白组、模型组、化湿定痛汤组及 Mek 抑制剂组。空白组和模型组给予 0.9%氯化钠溶液灌胃,化湿定痛汤组给予化湿定痛汤 4.68 mg/(kg·d)灌胃,Mek 抑制剂组给予腹腔注射 PD980591 mg/(kg·d),连续 28 天。观察大鼠膝关节直径变化,MRI 观察大鼠膝关节影像学变化,HE 染色观察大鼠关节软骨及滑膜病理改变,Western blot 检测大鼠滑膜中 Ras、Raf、p-Mek、p-Erk 蛋白表达,RT-qPCR 检测大鼠滑膜中 Ras、Raf、Mek、Erk 的 mRNA 表达。结果显示:与空白组比较,模型组大鼠膝关节核磁共振评分(MOAKS)显著升高($P<0.01$);与模型组比较,化湿定痛汤组及 Mek 抑制剂组大鼠第 35 天膝关节直径显著减小($P<0.01$,$P<0.05$),滑膜组织炎症浸润减轻,Ras、Mek、ErkmRNA 和 Ras、Raf、p-Mek、p-Erk 蛋白表达显著降低($P<0.01$,$P<0.05$)。结论认为,化湿定痛汤可能通过调节大鼠膝关节滑膜中 Ras/Raf/Mek/Erk 信号通路改善炎症损伤。

16. 胡坤然,闫立强,邵新中,等.电针穴位刺激联合手部动力支具牵引在掌指关节侧副韧带损伤患者带线锚钉术后康复中的应用.山东医药,2022,62(11):70-73.

胡坤然等研究电针穴位刺激联合手部动力支具牵引在掌指关节侧副韧带损伤患者带线锚钉术后康复中的应用效果。选取掌指关节侧副韧带损伤带线锚钉术后患者 102 例,随机分为观察组和对照组,每组 51 例。对照组给予常规康复训练,观察组在此基础上采取电针穴位刺激联合手部动力支具牵引,干预 8 周。以上肢功能评价表(DASH)、明尼苏达手灵巧度测试(MMDT)中的翻转时间(TT)及放置时间(PT)评价两组干预前后掌指功能,采用视觉模拟评分(VAS)评价疼痛程度;采用普渡手精细运动(PPT)评定法从双手、组装、患手 3 个维度评价手精细运动、掌指关节主动及被动活动度,采用日常生活活动能力量表(ADL)评估日常生活能力;比较两组干预后掌指关节运动功能优良率、不良反应发生率。结果显示:与干预前比较,两组干预后DASH、MMDT-TT、MMDT-PT、VAS均降低,双手、组装、患手精细运动均改善,掌指关节主动、被动活动度及 ADL 评分均升高,且观察组变化更明显(P 均<0.05)。观察组干预后掌指关节运动功能优良率为 88.24%(45/51),对照组为 70.59%(36/51),两组比较 P<0.05;观察组干预后不良反应发生率为 9.80%(5/51),对照组为 19.60%(10/51),两组比较 P>0.05。结论认为,掌指关节侧副韧带损伤患者带线锚钉术后康复过程中采用电针穴位刺激联合手部动力支具牵引有助于减轻掌指疼痛,改善掌指关节活动度,提高手的灵巧度及日常生活能力,安全性较高。

17. 刘云午,郭启明,何颖慧,等. 高频超声诊断踝关节外侧副韧带损伤及评估沙床康复训练效果. 影像科学与光化学,2022,40(3):665-669.

刘云午等探讨高频超声诊断踝关节外侧副韧带损伤及采用沙床康复训练的临床价值。选取 120 例踝关节外侧副韧带损伤患者作为研究对象,其中 78 例患者采用保守康复治疗联合沙床康复训练(保守组),42 例患者采用手术联合沙床康复训练治疗(手术组)。结果显示:高频超声诊断保守组患者距腓前韧带损伤程度与 MRI 诊断损伤程度差异无统计学意义(P>0.05);保守组有 34 例患者出现跟腓前韧带损伤,高频超声诊断跟腓前韧带损伤程度与 MRI 诊断损伤程度差异无统计学意义(P>0.05)高频超声诊断手术组患者距腓前韧带、跟腓前韧带损伤程度与手术中所见结果差异无统计学意义(P>0.05)高频超声评价痊愈组患者的踝关节功能显著优于有效组(P<0.05)。研究认为,高频超声诊断踝关节外侧副韧带损伤与 MRI 诊断及手术术中所见结果差异不大,高频超声作为术前诊断踝关

节外侧副韧带损伤病情及判断踝关节功能恢复具有一定的临床价值。

18. 温雅婷,潘咏薇,徐云,等. 智能负重机器人在前交叉韧带重建患者康复训练的应用. 护理学杂志,2022,37(24):75-78.

温雅婷等探讨下肢智能负重机器人用于前交叉韧带重建患者康复训练的效果。选取行前交叉韧带重建的 96 例患者作为研究对象,按照入院时间顺序分为对照组和干预组,各 48 例。对照组实施常规康复训练,干预组实施下肢智能负复机器人康复训练,比较两组的干预效果。结果显示:干预后,干预组膝关节活动度、膝关节功能评分显著优于对照组,疼痛评分显著低于对照组,日常生活活动能力评分显著高于对照组(均 P<0.05)。结论认为,智能负重机器人应用于前交叉韧带重建术患者康复训练,能有效改善患者膝关节功能,减轻训练疼痛,有助于提高其日常生活活动能力。

19. 赵田芋,晋松,张迪,等. 八段锦训练治疗髌腱末端病的随机对照:改善疼痛、肌肉柔韧性及下肢平衡稳定性. 中国组织工程研究,2022,26(11):1662-1668.

赵田芋等研究发现髌腱末端病的现有治疗方法有待进一步完善,为探索针对髌腱末端病的普适性运动训练方案对于优化髌腱末端病的临床治疗,对八段锦训练联合冲击波治疗对髌腱末端病的临床疗效进行了评价。将髌腱末端病患者随机分为 2 组,进行为期 4 周的临床干预。对照组采用冲击波治疗,试验组在对照组基础上联合八段锦训练。以目测类比评分、闭目单足站立时长、改良托马斯试验膝屈曲角度、垂直纵跳状态、三维步态等为观察指标,在干预前后对受试者的疼痛程度、肌肉柔韧性和运动功能等进行评估,并对受试者的疼痛情况进行为期 1 个月的随访观察,通过对比两组差异来评估八段锦训练对髌腱末端病的临床疗效。结果

显示：① 随访 1 个月，试验组髌腱末端病患者的目测类比评分显著低于对照组（$t=-2.744$，$P<0.05$）；② 干预 4 周后，试验组改良托马斯试验时的膝关节屈曲角度显著大于对照组（$t=2.738$，$P<0.05$）；③ 干预 4 周后，试验组患者闭目单足站立时间明显长于对照组（$z=-4.544$，$P<0.05$）；④ 干预 4 周后，试验组患者落地时的髋关节屈曲角度（$t=2.584$，$P<0.05$）、膝关节屈曲角度（$t'=2.053$，$P<0.05$）均显著大于对照组；⑤ 干预 4 周后，试验组患者步行过程中的膝伸展角度小于对照组（$t=-3.081$，$P<0.05$）。结果表明，八段锦训练可以缓解髌腱末端病患者的疼痛，增加患者下肢平衡稳定性以及肌肉的柔韧性，提升下肢发力与缓冲能力，减少患者步行过程中的异常膝伸展，缩短整个康复周期。

20. 蒲大容，王冬，张勇. 超声评估手腕部肌腱断裂修复术后患指功能的价值. 临床超声医学杂志，2022，24（2）：123‑126.

蒲大容等探讨高频超声在手腕部肌腱断裂修复术后患指功能评估中的价值。选取因手腕部肌腱断裂修复术后仍有不同程度患指活动障碍患者 52 例（包括手指屈肌腱障碍 45 根、伸肌腱障碍 38 根），应用高频超声对损伤部位进行检查，根据肌腱超声表现将肌腱修复术后两断端连接分为腱性连接、瘢痕连接和再离断；分析其活动受限的原因，根据超声评估结果并结合患者意愿采取相应康复治疗或手术，于治疗后行手指总主动活动度（TAM）系统评估患指功能疗效。结果显示：腱性连接 9 根，其中 8 根 TAM 评估良，1 根 TAM 评估可；瘢痕连接 65 根，其中 TAM 评估良 2 根，可 28 根，差 35 根；再离断 9 根，TAM 评估均为差。8 根单纯腱性连接肌腱由于患指功能得到大部分恢复未采取进一步治疗措施；1 根腱性连接肌腱因合并骨折采取包括磁疗在内的综合康复治疗，治疗 3 个月后患指疼痛明显减轻，TAM 评估良。63 根瘢痕连接并粘连肌腱首先采取康复治疗，治疗后 3 根单纯与软组织粘连和 11 根合并指骨粘连肌腱主动活动无明显改善但被动运动接近正常，进一步行粘连松解术。治疗后复查 TAM，评估优 1 根、良 27 根、可 25 根、差 10 根。2 根瘢痕连接但 TAM 评估良的肌腱未行进一步治疗，9 根再离断肌腱行二次手术修复后，即在超声指导下采取综合康复治疗，复查 TAM 评估优 1 根、良 5 根、可 1 根、差 2 根。结论认为，高频超声能明确手腕部肌腱断裂修复术后患指功能障碍的原因，指导进一步康复或手术治疗。

（毕海迪）

六、截肢康复

1. 王凤怡，王朴，王煜，等. 重复经颅磁刺激对比镜像疗法治疗截肢后幻肢痛的随机对照研究. 四川大学学报（医学版），2022，53（3）：474‑480.

王凤怡等人探讨重复经颅磁刺激（rTMS）对截肢患者幻肢痛的影响，并与镜像疗法（MT）进行比较。采用随机对照试验设计，评估者盲，受试者和治疗师非盲。通过计算机生成随机数字表，将受试者随机分配到 rTMS 组或 MT 组。于 2018 年 6 月至 2020 年 12 月期间，从四川大学华西医院康复医学中心的 45 例截肢患者中筛查出符合研究标准的 30 例纳入研究。4 例中途退出，最终 26 例完成规定治疗和评估（rTMS 组 12 例，MT 组 14 例）。rTMS 组在常规康复治疗的基础上，还接受为期 2 周的重复经颅磁刺激（1 Hz，15 min，5 天/周），MT 组在常规康复治疗的基础上，还接受为期 2 周的镜像疗法（肢体相应动作，15 min，5 天/周）。结局指标为基础疼痛视觉模拟评分（VAS）和神经病理性疼痛四问（DN‑4）。在治疗前（t_0）、治疗结束后即刻（t_1）、治疗结束后 3 个月（t_2）对受试者进行疼痛评估。结果显示：26 例患者平均年龄（39.73 ± 12.64）岁，男性 15 例、女性 11 例；纳入的截肢患者对幻肢痛特征描述中，总体发生率最高的依次是麻刺感、刀割感、麻木感、放电感和灼烧感，两组间幻肢痛特征发生率差异无统计学意义（$P>0.05$），两组基线可比。VAS和DN-4在t_0差异无统计学意义（$P>0.05$）；两组患者t_1、t_2的VAS和DN-4较t_0降低，差异均有统计学意义（P均<0.01）。rTMS组患者t_2的VAS和DN-4与t_1相当，差异均无统计学意义（$P>0.05$）；MT组患者t_2的VAS和DN-4低于t_1，差异均有统计学意义（$P<0.05$）。两组间治疗前后各时点VAS和DN-4疼痛差值差异均无统计学意义（$P>0.05$）。26例完成试验的患者在研究过程中未见头晕、头痛等异常。结论认为，rTMS对截肢患者幻肢痛有改善作用，但其改善作用与镜像疗法相当。

2. 肖艳英，秦秀男，常业恬，等. 基于微信指导下的居家镜像治疗应用于下肢截肢后幻肢痛的疗效观察. 中国康复医学杂志，2022，37（4）：476-481，493.

肖艳英等观察微信指导下的居家镜像治疗应用于下肢截肢后幻肢痛的临床效果。将符合纳入标准的下肢截肢后幻肢痛患者50例，随机分为观察组与对照组，各25例。对照组于治疗室进行镜像治疗，观察组在临床医师微信指导下进行居家镜像治疗训练。两组于治疗前、治疗4周后分别采用简化McGill疼痛问卷（SF-MPQ）评估患者疼痛程度，包含疼痛分级指数（PRI）、视觉模拟疼痛评分（VAS）及现时疼痛强度（PPI）3个内容；采用匹兹堡睡眠质量指数量表（PSQI）评估患者睡眠质量；汉密尔顿焦虑量表（HAMA）评估焦虑情况；于治疗结束后比较两组治疗日均消耗时间与日均花费金钱。结果显示：与治疗前比较，观察组与对照组在治疗后PRI、VAS、PPI、PSQI与HAMA得分均有所降低，差异有显著性意义（$P<0.05$）；但是两组之间比较差异无显著性意义（$P>0.05$）；治疗后观察组日均消耗时间与日均花费金钱较对照组明显减少，差异有显著性意义（$P<0.05$）。结论认为，通过微信指导进行居家镜像治疗下肢截肢后幻肢痛，可以减

轻疼痛，提高睡眠质量，改善焦虑情绪，与诊室治疗效果相似。而且患者消耗时间与经济花费更低，更加有利于保持幻肢痛患者进行康复的持续性。

3. 李晨，浦少锋，吴军珍，等. 超声引导下残端神经瘤毁损治疗截肢后疼痛回顾性分析. 中国疼痛医学杂志，2022，28（1）：36-43.

李晨等回顾性研究了超声引导下残端神经瘤毁损治疗截肢后神经病理性疼痛患者的短期与长期疗效。共纳入2016年6月至2019年10月在上海市第六人民医院疼痛科就诊的截肢后残肢痛和/或幻肢痛患者共53例，其中36例患者最终纳入分析。治疗前记录患者的年龄、性别、截肢位置、病程、残肢痛的疼痛数字评分法（NRS）评分、是否伴有幻肢痛。在末次治疗后随访至12个月，记录末次治疗后2周、6月和12月后残肢痛的NRS评分、残肢爆发痛发作次数、幻肢痛的变化，并观察治疗的并发症。结果显示：共36例患者，治疗后残肢痛NRS评分和幻肢痛均较治疗前缓解，爆发痛的发作次数降低；在术后2周时有效率86.1%，术后6月和12月时有效率均为77.8%。所有患者均无并发症发生。结论认为，对截肢后疼痛的患者，可以用超声技术寻找是否有残端神经瘤；射频消融和无水乙醇注射毁损痛性神经瘤能有效缓解截肢患者的残端疼痛和幻肢痛（随访12个月），且操作简单、安全、无辐射，适合临床应用。

（毕海迪）

七、关节置换康复

1. 刘哲，李燕，杨洋，等. 全髋关节置换术后早期强化家庭康复训练的功能结局分析. 中国康复医学杂志，2022，37（7）：924-928.

刘哲等探索全髋关节置换术后早期强化家庭康复训练的可行性和临床疗效。将117例拟行髋关节置换术的患者随机分为对照组（57例）和训练组（60例）。对照组给予常规康复训练，训练组在此

基础上给予家庭强化康复训练。2组患者于干预前、干预后的第1、2、3个月采用Harris评分来评价患者的髋关节功能，并记录两组患者的术后并发症与依从性。结果显示：干预后第1、2、3个月训练组Harris评分均高于对照组，差异有显著性（$P<0.05$）；干预后3个月2组患者的并发症比较，对照组的总并发症数（包括疼痛、脱位、下肢深静脉血栓、关节僵硬）发生率为26.3%，而训练组仅为8.3%；在患者依从性上，训练组高于对照组，差异有显著性意义（$P<0.05$）。结论认为，早期强化家庭康复计划对髋关节置换术后患者在改善疼痛和功能、减少并发症等方面具有显著疗效；早期强化家庭康复训练能提高患者的依从性，具有积极作用。

2. 包良笑，李婧，张洋，等. 阶梯式模拟居家康复训练在髋关节置换术后患者中的应用效果. 中国护理管理，2022，22（1）：142－146.

包良笑等探索阶梯式模拟居家康复训练在髋关节置换术（THA）患者中的应用效果。采用便利抽样法选择广州市某三级甲等医院首次行单侧全髋关节置换术患者共210例为研究对象，其中2019年4月至11月入组的105例患者设为对照组，采用常规护理及康复锻炼方法；2019年12月至2020年9月入组的105例患者设为观察组，在常规护理及康复锻炼基础上增加阶梯式模拟居家康复训练。随访并比较患者入院时、出院前、出院后1个月两组患者的髋关节功能评分量表（Harris）、日常生活能力评定量表（Barthel指数）、生活质量调查表（SF－36）的评分。结果显示：对照组患者入院时的Harris评分（$P=0.108$）、Barthel指数（$P=0.055$）及SF－36评分（$P=0.161$）和观察组比较，差异无统计学意义（$P>0.05$）。出院前及出院后1个月两个时间段，观察组患者的Harris评分、Barthel指数、SF－36评分均高于对照组（$P<0.001$）。结论认为，阶梯式模拟居家康复训练能帮助患者有效掌握康复及日常生活能力训练的方法，促进关节功能恢

复，提高日常生活能力及生活质量。

3. 李倩倩，郝艳艳，陈岩. 快速康复理念结合冰敷疗法在老年膝关节置换术后应用效果. 中国老年学杂志，2022，42（16）：4101－4104.

李倩倩等探讨快速康复理念结合冰敷疗法在老年膝关节置换术后中的应用效果。选取134例行全膝关节置换术的老年患者，按住院号分为观察组（68例）和对照组（66例），对照组采用冰敷护理疗法，观察组采用快速康复理念结合冰敷护理疗法。比较两组术后直腿抬高时间、下床活动时间、住院时间、不同时间段疼痛情况、并发症发生情况、生活质量和膝关节功能评分及患者及家属对护理的满意度。结果显示：干预后，观察组直腿抬高及下床活动时间显著少于对照组（$P<0.05$）；术后回病房、术后6h、24h、48h疼痛评分显著低于对照组（$P<0.05$）；观察组并发症发生率显著低于对照组，护理满意度显著高于对照组（$P<0.05$）；干预前，两组生活质量及膝关节功能评分无统计学差异（$P>0.05$），干预后，两组均升高，且观察组高于对照组，差异有统计学意义（$P<0.05$）。结论认为，在全膝关节置换术后应用快速康复理念结合冰敷疗法安全可行，可有效减少术后并发症，促进患者术后恢复，提高患者术后关节活动能力和生活质量，提高患者及其家属满意度。

4. 张琦，梁媛，张冉，等. 运动学对线技术对全膝关节置换术后关节活动度的效果. 中国康复理论与实践，2022，28（7）：764－769.

张琦等探讨运动学对线技术对全膝关节置换患者术后膝关节功能康复的影响。选取2020年6月到2021年10月北京朝阳医院初次行全膝关节置换术的患者200例，随机分为传统机械对线组（MA组）和运动学对线组（KA组），各100例。术后均行常规康复。记录患者术前和术后3个月膝关节学会评分（KSS），术前、术后3天和术后3个月的疼痛

视觉模拟评分(VAS),首次下地时间,首次主动直腿抬高30°时间,术前、术后1天、2天、3天、1个月和3个月时患侧膝关节主动屈曲角度,以及出院转归情况。结果显示:最终MA组96例、KA组98例完成随访。KA组术后膝关节主动屈曲角度大于MA组(F组别=8.816,$P=0.017$);KA组术后需要进行机构康复的比例小于MA组($\chi^2=6.542$,$P=0.011$)。结论认为,KA可促进患者术后膝关节运动快速恢复,减少机构康复需求,节约医疗成本。

5. 唐承杰,刘晶晶,李峰.七味三七口服液联合持续被动运动仪对全膝置换术后膝关节功能及血液流变学的影响. 中国老年学杂志,2022,42(3):601-604.

唐承杰等探讨七味三七口服液联合持续被动运动仪治疗对全膝置换术后膝关节功能及血液流变学的影响。选取全膝关节置换术术后93例患者随机分为观察组(46例)和对照组(47例),对照组在术后常规治疗的基础上给予膝关节持续被动运动仪锻炼,治疗组在对照组的基础上给予七味三七口服液治疗。两组治疗前后评价膝关节肿胀程度、血液流变学、凝血功能,治疗前及治疗后1周、2周评价膝关节功能。结果显示:与治疗前比较,两组治疗后膝关节上下10cm处周长均显著减小,血液流变学、凝血功能及凝血功能均显著改善($P<0.05$);与对照组比较,观察组治疗后膝关节上下10cm处周长及肿胀程度减小、血液流变学、凝血功能及凝血功能改善更明显($P<0.05$)。与治疗前比较,两组治疗后1周、2周膝关节功能评分均显著升高($P<0.05$);与对照组比较,治疗后1周、2周观察膝关节功能评分升高更明显($P<0.05$);与治疗后1周比较,治疗后2周两组膝关节功能评分均显著升高($P<0.05$)。结论认为,七味三七口服液联合持续被动运动仪治疗全膝关节置换术术后,可减轻膝关节肿胀程度、改善膝关节功能及血液流变学、凝血功能,促进了全膝关节置换术术后膝关节

功能的康复,并且对下肢深静脉血栓形成的预防具有积极的意义。

(王怡圆)

八、骨性关节炎康复

1. 高李,高峰,刘飞,等. Ilizarov技术联合康复训练治疗中老年膝骨关节炎临床观察. 河北中医,2022,44(12):2028-2031,2041.

高李等研究Ilizarov技术联合康复训练治疗中老年膝骨关节炎(KOA)的临床疗效。将37例中老年KOA患者予Ilizarov技术联合康复训练治疗。分别于术前及术后3、6、12个月比较患者美国膝关节外科学会膝关节功能评分(KSS)、膝关节活动度(ROM)、美国特种外科医院膝关节功能评分(HSS)、疼痛视觉模拟评分(VAS)及下肢负重位力学轴线指标髋-膝-踝角(HKA)和胫股角(FTA)。结果显示:37例患者术后3、6、12个月疼痛、缺陷扣分评分均较术前下降($P<0.05$),稳定性、活动度评分及总评分均较术前升高($P<0.05$),且术后3、6、12个月两两比较差异均有统计学意义($P<0.05$)。37例患者术后3、6、12个月ROM、HSS均较术前升高($P<0.05$),疼痛VAS较术前下降($P<0.05$),且术后3、6、12个月两两比较差异均有统计学意义($P<0.05$)。37例患者术后3、6、12个月HKA较术前升高($P<0.05$),FTA较术前降低($P<0.05$),且术后3、6、12个月两两比较差异均有统计学意义($P<0.05$)。结论认为:Ilizarov技术联合康复训练治疗中老年KOA能缓解患者疼痛症状,提高膝关节活动度,改善膝关节稳定性,优化下肢负重位力学轴线,促进膝关节功能恢复。

2. 温呈洪,杨扬,华强,等. 术前短期预康复对关节镜辅助下关节清理术治疗膝关节骨性关节炎的影响:一项前瞻性随机对照试验. 重庆医学,2022,51(24):4241-4245.

温呈洪等探讨术前预康复联合关节镜辅助下

关节清理术(AD)治疗膝关节骨性关节炎的临床疗效。研究选取2019年1月至2020年12月成都体育学院附属体育医院收治的行AD治疗的膝关节骨关节炎患者80例作为研究对象,采用随机数字表法分为研究组和对照组,每组40例。对照组行单纯AD治疗,研究组给予术前预康复联合AD治疗。术后12周采用加拿大西安大略和麦克玛斯特大学骨关节炎指数(WOMAC)、膝关节损伤和骨关节炎评分(KOOS)、健康调查12条简表(SF-12)评分对两组患者进行评价。结果显示:研究组患者术后12周WOMAC、KOOS、SF-12评分均明显优于对照组,差异均有统计学意义($P<0.05$)。研究结论认为,术前预康复联合AD对骨关节炎患者术后早期WOMAC、KOOS、SF-12评分均明显改善,效果优于单纯AD治疗患者。

3. 樊志娇,马玉宝,郗淑燕.不同强度的电疗对膝骨性关节炎患者功能恢复的影响.中国老年保健医学,2022,20(4):66-69.

樊志娇等探讨不同强度的电疗对膝骨关节炎(KOA)患者功能恢复的影响。研究小组选取所在医院门诊就诊的KOA患者127例,随机分为3组,采用等幅中频电疗法(A组)、干扰电疗法(B组)与调制中频电疗法(C组)3种不同频率的中频电疗法电磁波对膝骨性关节炎患者进行治疗,20 min/次,1次/天,5天/周,共治疗4周。3组其他康复项目均相同。选用VAS疼痛评分、time up and go测试与平衡能力变化对康复治疗效果进行评估。结果显示:3组治疗后的效果与治疗前对比均有显著改善;组间进行比较,B组的治疗效果要优于A组与C组,A组与C组之间的治疗效果没有明显差异。结论认为,干扰电的电流作用深度较大,而且"内生"低频调制中电兼有低、中频的优点,从而能够达到以中频电流通过皮肤高电阻、在人体深部获得低、中频的电流效应。

4. 唐凤娟,王娇.肌电生物反馈配合抗阻训练对老年膝骨关节炎患者康复的影响.中国医药导报,2022,19(21):103-106.

唐凤娟等开展对老年膝骨关节炎(KOA)患者采用肌电生物反馈配合抗阻训练的疗效评价。研究选取2019年7月至2021年1月四川大学华西医院收治的100例老年KOA患者作为研究对象,采用随机数字表法将其分为观察组与对照组,各50例。对照组采用常规康复治疗和抗阻训练,观察组采用常规康复治疗和肌电生物反馈配合抗阻训练,两组均连续干预21天。评估两组干预前后的视觉模拟评分法(VAS)、西安大略和麦克马斯特大学(WOMAC)骨关节炎指数量表、Lysholm膝关节评分及等速肌力参数[峰力矩(PT),总做功量(TW),疲劳指数(WF)]。统计两组干预期间不良事件发生情况。结果显示:干预后,两组Lysholm膝关节评分均高于干预前,且观察组高于对照组($P<0.05$)。干预后,两组VAS、WOMAC骨关节炎指数量表评分均低于干预前,且观察组低于对照组($P<0.05$);干预后,两组伸膝PT、TW、WF均高于干预前,且观察组高于对照组($P<0.05$)。两组干预期间不良事件总发生率比较,差异无统计学意义($P>0.05$)。结论认为,老年KOA患者采用肌电生物反馈配合抗阻训练可有效减轻疼痛程度,增强抗疲劳能力,改善膝关节功能,值得临床推广。

5. 高源洁,孙敬青,侯学思,等.火针点刺治疗膝关节骨关节炎:随机对照试验.针刺研究,2022,47(10):902-906,913.

高源洁等开展研究,旨在观察火针点刺对膝关节骨关节炎(KOA)患者膝关节症状及生理、心理健康等方面的影响。研究者将66例KOA患者随机分为火针组和毫针组,每组33例。两组均进行基础健康管理,取穴为双侧梁丘、血海、犊鼻、内膝眼、阳陵泉、足三里及阿是穴,火针组接受火针点刺治疗,毫针组采用普通毫针治疗,每周治疗2次,连续治疗6周。治疗前、后比较两组患者西安大略和麦克马斯特大学骨关节炎指数（WOMAC）评分、中医症状评分、疼痛视觉模拟量尺（VAS）评分、膝关节疼痛地图个数、生活质量量表SF-12评分，记录不良反应发生情况。结果显示，与治疗前比较，火针组与毫针组治疗后WOMAC疼痛、僵硬、关节功能和总分均降低（$P<0.05$），中医症状评分、VAS评分、膝关节疼痛受累区域个数均降低（$P<0.05$），SF-12量表中总体健康、生理功能、生理职能、活力、情感职能、生理健康状况、心理健康状况评分均升高（$P<0.05$），火针组躯体疼痛、心理健康、社会功能评分升高（$P<0.05$）；治疗后，与毫针组比较，火针组WOMAC关节功能评分和总分、VAS评分降低（$P<0.05$），SF-12量表中总体健康评分升高（$P<0.05$）。两组均未出现不良反应。结论认为，火针点刺与毫针治疗KOA均安全有效，其中火针点刺在改善患者膝关节功能、缓解膝关节疼痛、提高生活质量方面作用优于毫针。

6. 韦晔,葛恒清,李开平.针刀结合细银质针治疗膝骨关节炎的临床效果.中国医药导报,2022,19(27)：141-144.

韦晔等开展研究，观察针刀结合细银质针治疗膝骨关节炎的临床效果。选取2020年1月至12月于江苏省中西医结合医院门诊就诊并确诊为KOA的40例患者为研究对象，采用随机数字表法将其分为观察组和对照组，各20例。观察组采用针刀结合细银质针治疗，对照组单纯采用针刀治疗。每周1次，两组疗程均为4周。观察两组治疗前后奎森功能演算指数、视觉模拟评分法（VAS）评分，膝围周径及膝关节滑膜厚度。结果显示：治疗后，两组奎森功能演算指数、VAS评分均较治疗前降低，且观察组低于对照组，差异有统计学意义（$P<0.05$）。治疗后，两组膝围、滑膜厚度均较治疗前降低，且观察组低于对照组，差异有统计学意义（$P<0.05$）。观察组临床疗效优于对照组，差异有统计

学意义（$P<0.05$）。结论认为，针刀结合细银质针治疗KOA可显著改善关节肿胀疼痛，减少滑膜厚度。

7. 胡国强,李德龙,刘际石.肌骨超声引导下针刀与常规针刀治疗膝骨关节炎的效果比较.中国医药导报,2022,19(27)：145-148,165.

胡国强等开展研究，比较肌骨超声引导下针刀与常规针刀治疗膝骨关节炎（KOA）的效果。选取2019年3月至2021年10月就诊于石家庄市中医院康复科100例KOA患者为研究对象，根据随机数字表法将其分为对照组与研究组，各50例。对照组行常规针刀治疗，研究组行肌骨超声引导下针刀治疗。比较两组治疗前后西安大略和麦克马斯特大学骨关节炎指数（WOMAC）评分、视觉模拟评分法（VAS）评分、生活质量评分与治疗后临床疗效。结果显示，治疗后，两组WOMAC评分较治疗前均降低，且研究组低于对照组，差异有统计学意义（$P<0.05$）。治疗后，两组VAS评分较治疗前均降低，且研究组低于对照组，差异有统计学意义（$P<0.05$）；治疗后，两组生活质量评分较治疗前均升高，且研究组高于对照组，差异有统计学意义（$P<0.05$）。研究组疗效优于对照组，差异有统计学意义（$P<0.05$）。结论认为，肌骨超声引导下针刀治疗KOA的效果优于常规针刀，可进一步改善患者膝关节功能，还可减轻膝关节疼痛程度，并提高生活质量，避免损伤健康肌肉肌腱组织。

8. 宋九龙,李雪萍,程凯,等.改良太极运动对老年女性膝OA患者下肢肌力与心肺耐力的影响.中国康复,2022,37(3)：153-156.

宋九龙等探讨为期12周的改良太极运动对老年女性膝骨关节炎患者下肢肌力及心肺耐力的影响。将40例老年女性KOA患者采用数字随机法分为太极组和对照组，各20例。太极组予改良太极运动训练（60 min），每周3次；对照组予健康宣教

(45 min)及指导自我肌力训练(15 min)，每周1次。均进行为期12周的干预。在治疗前后进行表面肌电(sEMG)、心血管功能、肺功能检查和6 min步行实验(6MWT)测试。结果显示，治疗12周后，与治疗前相比对照组各项指标均无明显改变，太极组治疗后患者股内侧肌、股直肌、股外侧肌、股二头肌RMS、MF值较治疗前有明显升高($P<0.05$)，HR、SBP、DBP、HR×SBP有显著下降($P<0.05$)，FVC、FEV1、FEV1/FVC%、MVV较前显著升高($P<0.05$)，6MWT行走距离显著升高($P<0.05$)，Borg评分则无明显变化。与对照组相比，太极组治疗后除Borg评分无明显变化外，其他指标均较对照组差异均有统计学意义($P<0.05$)。结论认为，改良太极运动作为康复训练手段，对提高老年女性KOA患者的下肢肌力和心肺耐力有益。

9. 苏时豪. 运动学对线与机械力学对线指导全膝关节置换对关节功能、疼痛及步态的影响. 中外医学研究, 2022, 20(28): 40-43.

苏时豪等探究运动学对线与机械力学对线指导全膝关节置换对膝关节功能、疼痛及步态的影响。于2018年1月至2021年3月收治的内翻性膝关节骨关节炎患者70例，按治疗差异分为两组，每组35例，其中对照组采用机械力学对线指导手术，研究组采用运动学对线指导手术，观察两组手术前后美国特种外科医院(HSS)膝关节评分、疼痛评分、步速、步频、步幅、步态。结果显示：术前、术后1年两组HSS膝关节评分及疼痛评分比较，差异无统计学意义($P>0.05$)；术前、术后1年两组站立相及摆动相屈伸角度比较，差异无统计学意义($P>0.05$)；术前两组站立相及摆动相内外翻角度比较，差异无统计学意义($P>0.05$)，术后1年，研究组站立相内外翻角度大于对照组($P<0.05$)，但两组摆动相内外翻角度比较，差异无统计学意义($P>0.05$)；术前两组步速、步频、步幅比较，差异无统计学意义($P>0.05$)；术后1年，研究组步速、步幅均

高于对照组，差异有统计学意义($P<0.05$)。术前两组膝关节生物力学指标比较，差异无统计学意义($P>0.05$)；术后1年，两组膝关节生物力学各指标均大于术前，且研究组大于对照组，差异有统计学意义($P<0.05$)。结论显示，全膝关节置换术经运动学对线与机械力学指导均能够改善患者术后膝关节功能与步态情况，但运动学对线对患者生物力学指标改善效果更加理想。

10. 李瑾, 宋佳凝, 郄淑燕. 虚拟情景游戏训练改善膝骨关节炎患者全膝关节置换术后平衡功能及焦虑抑郁的效果. 中国临床医学, 2022, 29(1): 74-78.

李瑾等探讨虚拟情景游戏训练对膝骨关节炎患者全膝关节置换术后平衡功能及焦虑、抑郁的影响。选择88例KOA全膝关节置换术后患者，随机分为研究组和对照组，各44例。对照组采用常规康复治疗，研究组在对照组基础上进行虚拟情景游戏训练。两组均在治疗前、治疗2周及治疗2个月后，采用膝关节协会评分(KSS)评价膝关节功能，采用Berg平衡量表(BBS)评定患者总体平衡功能，采用Biodex平衡测试系统测量静态跌倒风险指数(SFI)、动态跌倒风险指数(DFI)及姿势稳定极限性(LOS)；采用焦虑自评量表(SAS)、抑郁自评量表(SDS)对患者焦虑、抑郁进行评定。结果显示，两组患者训练后KSS评分均明显高于训练前，且训练2个月效果优于2周($P<0.05$)；训练后同一时间点，研究组患者KSS评分均优于对照组($P<0.05$)。两组患者训练后平衡功能各项评分均优于训练前，且研究组优于对照组($P<0.05$)；两组患者训练后SAS、SDS评分均低于训练前，且训练2个月效果优于2周。训练后同一时间点，研究组患者SAS、SDS评分均低于对照组($P<0.05$)。结论认为，虚拟情景游戏训练可在常规干预基础上进一步提高全膝关节置换术术后患者的平衡功能，缓解其焦虑、抑郁情绪。

11. 马骏,刘阳.社区综合治疗及管理在膝骨关节炎患者中的应用效果.中国社区医师,2022,38(24):162－164.

马骏等探讨社区综合治疗及管理在骨关节炎患者中的应用效果及对康复的影响。选取2018年3月至2020年3月于社区医院收治的90例KOA患者作为研究对象,将其分为两组,各45例。对照组实施常规对症治疗,观察组在对照组基础上实施综合治疗及管理。比较两组治疗后美国特种外科医院(HSS)评分、Berg平衡量表(BBS)评分、6 min步行距离(6MWD)、健康调查简表(SF－36)评分及不良事件发生率。结果发现:治疗后,观察组疼痛、功能、肌力、稳定性、屈曲畸形、活动度评分均高于对照组,差异有统计学意义($P<0.05$);治疗前,两组BBS评分、6MWD比较,差异无统计学意义($P>0.05$);治疗后,观察组BBS评分高于对照组,6MWD长于对照组,差异有统计学意义($P<0.05$);观察组生理功能、生理职能、情感职能、精神健康、精力、社会功能、一般健康状况、躯体疼痛评分均高于对照组,差异有统计学意义($P<0.05$)。研究期间,两组均未出现与研究相关的不良事件。结论认为,社区综合治疗及管理能够改善KOA患者的关节功能,提高患者平衡能力与行走能力,进而提升其生活质量,值得推广应用。

12. 闫丽欣,张平,刘晓磊,等.加速康复外科理念在膝骨关节炎患者全膝关节置换术后康复护理中的应用.中国医刊,2022,57(5):575－577.

闫丽欣等观察加速康复护理措施对膝骨关节炎患者全膝关节置换术后关节功能及日常生活活动能力的影响。选取2017年2月至2020年7月首都医科大学附属北京康复医院康复中心收治的接受全膝关节置换的重度KOA患者65例,采用随机数字表法分为观察组(33例)和对照组(32例)。观察组采用加速康复护理模式,实施术前宣教、术前预康复和术后康复锻炼,并进行疼痛管理、营养支持和心理疏导;对照组采用常规骨科护理。术前及术后24 h、3天、7天、14天采用疼痛视觉模拟量表(VAS)评分评估两组患者的疼痛情况;术前及术后14天、1个月、3个月采用美国特种外科医院(HSS)膝关节评分评价患者膝关节功能,并采用改良Barthel指数评估患者日常生活活动能力。结果发现:术后24 h、3天和7天时观察组的VAS评分明显低于对照组,差异有显著性($P<0.05$);术后14天时两组的VAS评分比较差异无显著性($P>0.05$)。术前及术后14天时两组HSS评分及Barthel指数比较差异无显著性($P>0.05$),而术后1个月、3个月时观察组的HSS评分及Barthel指数均明显高于对照组,差异有显著性($P<0.05$)。结论认为,应用加速康复护理措施可有效缓解KOA患者全膝关节置换术后的疼痛,改善肢体功能和生活自理能力。

13. 刘泉宏,李维科,苏茜,等."短刺法"对膝骨关节炎患者miR－140、miR－30水平表达的影响及影像学观察.针灸临床杂志,2022,38(10):26－30.

刘泉宏研究"短刺法"对膝骨关节炎(KOA)患者miR－140、miR－30水平表达的影响及膝关节MRI观察结果。选取68例KOA患者,根据治疗手段不同分为治疗组和对照组,各34例。治疗组选内外膝眼、阴陵泉、足三里、梁丘穴,使用短刺法(斜刺进针,深至骨部,直达病所),各穴进针后上下提插捻转1 min,每次留针20 min,1次/天,连续6天为1个疗程,疗程间休息1天,共治疗4个疗程。对照组口服塞来昔布胶囊(辉瑞制药有限公司,0.2 g/粒),1粒/次,1次/天,7天为1个疗程,共治疗4个疗程。检测两组患者治疗前、治疗后1天和治疗后14天miR－140、miR－30水平,评定骨关节炎指数(WOMAC)、KOA严重指数(ISOA)和简明健康状况指数(SF－36),评估MRI影像学检查及临床总有效率。结果发现:与治疗前比较,两组患者治疗后1天、14天miR－140水平上升、miR－30

水平降低和 WOMAC 评分降低,ISOA、SF－36 评分升高,差异具有统计学意义($P<0.05$);与对照组治疗后 1 天、14 天相比,治疗组 miR－140 水平上升、miR－30 水平降低和 WOMAC 评分降低,ISOA、SF－36 评分升高($P<0.05$);治疗组治疗后 14 天总有效率高于对照组,差异具有统计学意义($P<0.05$);治疗组治疗后膝关节 MRI 显示关节软骨得到显著改善。结论认为,"短刺法"可通过调节 KOA 患者 miR－140、miR－30 水平,修复受累关节软骨,起到缓解 KOA 患者关节疼痛、僵硬等症状从而改善肢体功能及生活质量,且疗效显著。

14. Lin PL, Yu LF, Kuo SF, et al. Effects of computer-aided rowing exercise systems on improving muscle strength and function in older adults with mild knee osteoarthritis: a randomized controlled clinical trial. BMC Geriatr, 2022, 22 (1): 809.

Osteoarthritis (OA) is common in aged adults and can result in muscle weakness and function limitations in lower limbs. Knee OA affects the quality of life in the elderly. Technology-supported feedback to achieve lower impact on knee joints and individualized exercise could benefit elderly patients with knee OA. Herein, a computer-aided feedback rowing exercise system is proposed, and its effects on improving muscle strength, health conditions, and knee functions of older adults with mild knee OA were investigated. Methods: Thirty-eight older adults with mild knee OA and satisfying the American College of Rheumatology (ACR) clinical criteria participated in this randomized controlled clinical trial. Each subject was randomly assigned to a computer-aided rowing exercise (CRE) group ($n=$ 20) or a control group (CON) ($n=18$) that received regular resistance exercise programs two times per week for 12 weeks. Outcome measurements, including the Western Ontario and MacMaster Universities (WOMAC), muscle strength and functional fitness of the lower limbs, were evaluated before and after the intervention. Results: Participants' functional fitness in the CRE group exhibited significantly higher adjusted mean post-tests scores, including the WOMAC ($P=0.006$), hip abductors strength (kg) (MD＝ 2.36 [1.28, 3.44], $P=5.67\times10^{-5}$), hip adductors strength (MD＝3.04 [1.38, 4.69], $P=0.001$), hip flexors strength (MD＝4.01 [2.24, 5.78], $P=6.46\times10^{-5}$), hip extensors strength (MD＝2.88 [1.64, 4.12], $P=4.43\times 10^{-5}$), knee flexors strength (MD＝2.03 [0.66, 3.41], $P=0.005$), knee extensors strength (MD＝1.80 [0.65, 2.94], $P=0.003$), and functional-reach (cm) (MD＝3.74 [0.68, 6.80], $P=0.018$), with large effect sizes ($\eta^2=0.17-0.42$), than those in the CON group after the intervention. Conclusion: Older adults with knee OA in the CRE group exhibited superior muscle strength, health conditions, and functional fitness improvements after the 12-week computer-aided rowing exercise program than those receiving the conventional exercise approach.

15. Jia L, Li D, Wei X, et al. Efficacy and safety of focused low-intensity pulsed ultrasound versus pulsed shortwave diathermy on knee osteoarthritis: a randomized comparative trial. Sci Rep, 2022, 12(1): 12792.

The aim of this study was to compare the efficacy and safety of focused low-intensity pulsed ultrasound (FLIPUS) with pulsed shortwave diathermy (PSWD) in subjects with painful knee osteoarthritis (OA). In a prospective randomized trial, 114 knee OA patients were randomly allocated to receive FLIPUS or PSWD therapy. The primary outcome was the change from baseline in the Western Ontario and McMaster Universities Osteoarthritis Index (WOMAC) total scores. Secondary outcomes included the numerical rating scale (NRS) for pain assessment, time up and go (TUG) test, active joint range of motion (ROM) test, and Global Rating of Change (GRC) scale. Data were collected at baseline, 12 days, 12 weeks and 24 weeks. Patients receiving FLIPUS therapy experienced significantly greater improvements in the WOMAC total scores than patients receiving PSWD therapy at 12 days (mean difference $-10.50, 95\%CI -13.54 \sim -7.45, P = 0.000$). The results of the NRS, TUG test, ROM test and GRC scale showed that participants treated with FLIPUS reported less pain and better physical function and health status than those treated with PSWD at 12 days ($P = 0.011, P = 0.005, P = 0.025, P = 0.011$, respectively). Furthermore, patients in the FLIPUS group showed significant improvements in the WOMAC total scores and NRS scores at 12 weeks (mean difference $-7.57, 95\%CI -10.87 \sim -4.26, P = 0.000$ and $-1.79, 95\% CI -2.11 \sim -1.47$, respectively) and 24 weeks (mean difference $-6.96, 95\% CI -10.22 \sim -3.71, P = 0.000$ and $-1.37, 95\%CI -1.64 \sim -0.96, P = 0.000$, respectively) of follow-up. There were no adverse events during or after the interventions in either group. This study concluded that both FLIPUS and pulsed SWD are safe modalities, and FLIPUS was more effective than PSWD in alleviating pain

and in improving dysfunction and health status among subjects with knee OA in the short term.

16. Wang Y, Yan T, Mu X, et al. Effects of Moxibustion Combined with Ultrashort Wave on Pain and Oxidative Stress in Elderly Patients with Knee Osteoarthritis. Comput Math Methods Med, 2022, 2022: 3921021.

To explore the effect of moxibustion instrument combined with ultrashort wave on pain and oxidative stress in elderly patients with knee osteoarthritis (KOA). Methods: 84 elderly patients with knee osteoarthritis treated in our hospital from May 2020 to June 2021 were randomly divided into observation group ($n = 42$) and control group ($n = 42$). The observation group was treated with moxibustion instrument combined with ultrashort wave, while the control group was treated with moxibustion instrument. The clinical efficacy of the two groups was compared, and the pain of the two groups was evaluated by visual analogue scale (VAS). Lysholm knee joint score scale and osteoarthritis index (WOMAC) scale of Western Ontario and McMaster University were used to evaluate the knee joint function of the two groups, and the levels of interleukin-1β (IL-1β), tumor necrosis factor α (TNF-α), serum superoxide dismutase (SOD), serum malondialdehyde (MDA), serum miR-155, and NLRP3 were detected in the two groups, and the comprehensive quality of life assessment questionnaire-74 was used, and the adverse reactions were compared between the two groups. Results: The total effective rate of observation group (90.48%) was higher than that of control group (69.05%) ($P < 0.05$). After treatment, VAS, Lysholm knee joint, WOMAC, quality of life scores, IL-1β, TNF-α, SOD, MDA, miR-155, and NLRP3 in the observation group were better than those in the control group, and the differences were statistically significant ($P < 0.05$). There were no obvious adverse reactions in both groups. Conclusion: Moxibustion instrument combined with ultrashort wave can effectively improve knee joint pain, knee joint function, inflammatory reaction, oxidative stress reaction, and quality of life in elderly KOA patients, and the therapeutic effect is good.

（范晨雨）

九、颈椎病康复

1. 阴涛,郑遵成,高强. 悬吊运动疗法结合推拿改善神经根型颈椎病上肢神经传导的效果. 中国康复理论与实践,2022,28(1):95-99.

阴涛等研究悬吊运动疗法(SET)结合推拿对神经根型颈椎病的疗效。将2015年8月至2016年12月泰安市中心医院72例神经根型颈椎病患者随机分为对照组和试验组,各36例。分别采用颈椎牵引和SET结合推拿进行治疗,共4周。治疗前后检测正中神经和尺神经F波传导速度、上肢体感诱发电位(SEP)峰潜伏期、上肢电流感觉阈值(CPT),观察治疗显效率。结果显示:治疗后,试验组显效率83.33%,高于对照组的58.33%($Z=2.093$,$P<0.05$)。治疗后两组正中神经和尺神经F波传导速度显著加快($t>12.059$,$P<0.001$),试验组明显快于对照组($t>3.266$,$P<0.01$);两组的臂丛电位(N9)和颈髓电位(N13)的SEP峰潜伏期显著缩短($t>7.061$,$P<0.001$),试验组显著少于对照组($t>8.033$,$P<0.001$);两组CPT分级均显著降低($t>8.895$,$P<0.001$),且试验组低于对照组($t=8.913$,$P<0.001$)。结论显示,SET结合推拿治疗可促进神经根型颈椎病患者神经传导功能修复。

2. 杨金旺,范友强,孙武东. 改良强制性运动疗法联合神经松动术治疗神经根型颈椎病的疗效观察. 颈腰痛杂志,2022,43(6):903-905.

杨金旺等研究改良强制性运动疗法联合神经松动术治疗神经根型颈椎病的临床疗效。将东南大学附属中大医院康复医学科2017年9月至2019年9月收治的64例神经根型颈椎病患者随机分为对照组及观察组,各32例。两组患者均给予常规康复治疗(磁热疗法、干扰电治疗及牵引)和神经松动术治疗,观察组在此基础上辅以改良强制性运动疗法。于治疗前和治疗4周后,采用VAS评分、颈椎功能障碍指数(NDI)及表面肌电图(sEMG)分别对两组进行疗效评定。结果显示:治疗4周后,两组患者VAS、NDI评分及颈部肌肉MF值均有明显改善($P<0.05$),且观察组的改善程度显著优于对照组($P<0.05$)。治疗结束半年后,观察组的复发率显著低于对照组($P<0.05$)。结论认为,采用改良强制性运动疗法联合神经松动术可有效改善神经根型颈椎病患者的疼痛症状和功能水平。

3. 杜国君,吉洁,李志凤,等. 体外冲击波结合康复治疗对老年神经根型颈椎病的临床观察. 老年医学与保健,2022,28(3):539-543.

杜国君等研究体外冲击波结合康复治疗老年神经根型颈椎病(CSR)的临床疗效。选择2021年1月至2021年12月在复旦大学附属闵行医院康复医学科门诊治疗的CSR患者40例,按照随机数字表法分为观察组和对照组,每组20例。对照组采用关节松动术和颈椎牵引治疗;观察组在对照组治疗基础上,联合体外冲击波治疗,1个疗程10次,2组共治疗2个疗程。治疗前、末次治疗后即刻及末次治疗后4周,采用VAS量表和颈椎病临床评价量表(CASCS),对患者进行临床症状改善评定和疗效评定。结果显示:观察组末次治疗后及末次治疗后4周VAS评分分别较对照组减低($P<0.05$),观察组末次治疗后及末次治疗后4周的CASCS评分

分别较对照组增高（P＜0.05）；观察组愈显率及总有效率（90.0%、95.0%）高于对照组（55.0%、65.0%）。结论认为，体外冲击波结合康复疗法在老年神经根型颈椎病患者中应用效果较好，可改善患者疼痛，提高生活质量，具有一定的应用价值。

4. 王文慧，张晓颖，张影. 非手术脊柱减压系统牵引与美式整脊手法治疗神经根型颈椎病的疗效观察. 颈腰痛杂志，2022，43（6）：901－903.

王文慧等研究非手术脊柱减压系统（SDS）牵引与美式整脊手法治疗神经根型颈椎病（CSR）的疗效。回顾性分析首都医科大学附属北京康复医院康复诊疗中心 2020 年 2 月至 2021 年 2 月收治的 92 例 CSR 患者，依据治疗方式分为两组：A 组 49 例，采取美式整脊技术治疗；B 组 43 例，采取 SDS 牵引治疗。对比两组患者的临床疗效。结果显示：① A 组患者总有效率 95.92%，高于 B 组的 86.05%，但差异无统计学意义（P＞0.05）；② 治疗后，两组患者椎间孔面积均有所上升，且 A 组显著高于 B 组（P＜0.05）；③ 治疗后，两组患者 VAS、NDI 评分均显著下降，且 A 组显著低于 B 组（P＜0.05）。结论显示，对 CSR 患者采取 SDS 与美式整脊手法的疗效相当，但美式整脊手法在改善患者椎间孔面积、疼痛程度及颈椎功能障碍方面优于 SDS 牵引。

5. 任明兴，邵俊，李博，等. 傍针刺法结合穴位推拿治疗气滞血瘀型神经根型颈椎病的疗效观察. 颈腰痛杂志，2022，43（5）：745－747.

任明兴等研究傍针刺法结合穴位推拿治疗气滞血瘀型神经根型颈椎病（CSR）的疗效。将 2018 年 5 月至 2020 年 1 月收治的 107 例气滞血瘀型 CSR 患者随机分为试验组（55 例）和对照组（52 例）。对照组采用临床常规治疗，试验组在对照组治疗的基础上进行傍针刺法结合穴位推拿治疗，比较两组疗效差异。结果显示：治疗 2 周后，两组患者颈项强痛、肢体麻木、颈部活动不利、眩晕积分均较治疗前显著降低，且试验组显著低于同时期对照组（P＜0.05）；两组患者 MPQ 中各量表评分及总分均较治疗前显著降低，且试验组明显低于同时期对照组（P＜0.05）；两组患者田中靖久颈椎病症状量表 20 分法中各维度评分及总分均较治疗前显著升高，且试验组显著高于同时期对照组（P＜0.05）。结论认为，傍针刺法结合穴位推拿治疗气滞血瘀型 CSR，可有效改善患者炎症反应，缓解疼痛，提高生活能力，具有较高的应用价值。

6. 徐彦龙，张洪涛，徐秀梅，等. 矩阵针法治疗神经根型颈椎病伴项韧带钙化的临床疗效观察. 针刺研究，2022，47（6）：544－548.

徐彦龙等观察矩阵针法对神经根型颈椎病伴项韧带钙化患者的颈椎功能障碍、临床疗效及项韧带钙化灶大小的影响。将 120 例神经根型颈椎病伴项韧带钙化的患者随机分为矩阵针法组和常规针刺组，每组 60 例。矩阵针法组取穴为阿是穴、天柱（双侧）、风池（双侧）、大杼（双侧）、肩中俞（双侧）及患侧肩井、天宗、曲池、手三里、外关、合谷；常规针刺组取穴为颈 3～颈 7 夹脊穴及患侧肩井、天宗、曲池、手三里、外关、合谷、阿是穴。两组均每次治疗 30 min，每周治疗 6 天休息 1 天，连续治疗 4 周。每周比较两组颈椎功能障碍指数量表（NDI）评分变化、临床疗效及项韧带钙化灶体积。结果显示：与本组治疗前比较，两组治疗 4 周后 NDI 评分降低、项韧带钙化灶体积缩小（P＜0.05）。与常规针刺组比较，矩阵针法组治疗 1 周、2 周、3 周、4 周 NDI 评分降低、项韧带钙化灶体积缩小（P＜0.05）；治疗 2 周、3 周、4 周愈显率明显提高（P＜0.05）。结论认为，矩阵针法和常规针刺治疗神经根型颈椎病伴项韧带钙化在降低 NDI 评分、缩小项韧带钙化灶体积方面均有作用，但矩阵针法较常规针刺临床疗效具有明显优势。

7. 代水莹. 电脑中频电疗仪联合八段锦锻炼对神经根型颈椎病患者疼痛及功能康复的影响. 华夏医学,2022,35(1):117-120.

代水莹探讨电脑中频电疗仪联合八段锦锻炼对神经根型颈椎病患者疼痛与功能康复的影响。选取 86 例神经根型颈椎病患者,按照随机数字表法分为两组,各 43 例。对照组给予常规护理,观察组在常规护理基础上增加电脑中频电疗仪联合八段锦锻炼,对比两组疼痛与颈椎功能。结果显示:观察组干预 4 周后疼痛评估指数(PRI)、视觉模拟评分(VAS)、现时疼痛强度评分(PPI)、颈椎功能残障指数表(NDI)评分低于对照组,椎前屈活动度大于对照组,有统计学差异($P<0.05$)。结论认为,电脑中频电疗仪联合八段锦锻炼能够减轻神经根型颈椎病患者疼痛症状,扩大颈椎活动范围,从而改善颈椎功能。

8. 党亚军,马斌. 射频热凝靶点消融术联合颈椎操康复功能锻炼治疗颈椎病的临床效果. 临床医学研究与实践,2022,7(32):72-75.

党亚军等观察射频热凝靶点消融术联合颈椎操康复功能锻炼治疗颈椎病的临床效果及对患者疼痛、细胞因子水平的影响。选择 2019 年 2 月至 2020 年 6 月接受治疗的 80 例颈椎病患者为研究对象,根据随机数字表法将其分为对照组和观察组,各 40 例。对照组给予射频热凝靶点消融术治疗,观察组在对照组基础上给予颈椎操康复功能锻炼治疗。比较两组的临床症状积分、细胞因子水平、疼痛程度、睡眠质量、复发情况。结果显示:治疗后,两组的眩晕、颈肩痛、头痛评分及总分均升高,且观察组高于对照组,差异具有统计学意义($P<0.05$)。治疗后,两组的 P 物质(SP)、IL-6 水平均降低,且观察组低于对照组,差异具有统计学意义($P<0.05$)。治疗后,两组的视觉模拟评分法(VAS)评分均降低,且观察组低于对照组,差异具有统计学意义($P<0.05$)。治疗后,两组的匹兹堡睡眠质量指数(PSQI)各项目评分及总分均降低,且观察组低于对照组,差异具有统计学意义($P<0.05$)。观察组半年后的复发率为 5.00%,低于对照组的 22.50%,差异具有统计学意义($P<0.05$)。结论认为,射频热凝靶点消融术联合颈椎操康复功能锻炼治疗颈椎病的效果显著,可改善患者的症状和疼痛情况,具有良好的应用价值。

9. 刘艳伟,孟爱霞,于瑞杰,等. 星状神经节阻滞联合度洛西汀治疗交感神经型颈椎病的临床观察. 中国疼痛医学杂志,2022,28(11):834-838.

刘艳伟等研究星状神经节阻滞联合度洛西汀治疗交感神经型颈椎病患者的临床疗效,为交感神经型颈椎病的治疗提供新的理论依据。将 90 例临床诊断为交感神经型颈椎病的患者按随机数字表法分为治疗组、对照组和安慰剂组,每组 30 例。治疗组采用星状神经节阻滞联合度洛西汀治疗,对照组单纯采用星状神经节阻滞治疗,安慰剂组采用星状神经节阻滞＋口服淀粉片治疗,8 周为 1 个疗程。评价治疗前、8 周治疗结束时及治疗结束后 4 周各组患者视觉模拟评分法(VAS)评分、生活质量健康生活简表(SF-36)评分、焦虑自评量表(SAS)和抑郁自评量表(SDS)评分及匹兹堡睡眠指数(PSQI)评分变化情况。结果显示:经 8 周治疗后,3 组患者疼痛 VAS 评分及 SF-36 评分、SAS 和 SDS 评分及睡眠质量 PSQI 评分均较治疗前明显改善,且治疗组优于对照组和安慰剂组($P<0.05$)。结论:星状神经节阻滞联合度洛西汀口服在改善交感神经型颈椎病患者疼痛、生活质量及心慌、头晕等方面优于单纯星状神经节阻滞治疗,且无明显不良反应,值得临床推广应用。

10. 朱博涵,宋娟,高晓平. 脑电仿生电刺激联合康复治疗对椎动脉型颈椎病的疗效分析. 世界最新医学信息文摘,2022,22(31):33-37.

朱博涵等探讨脑电仿生电刺激联合康复治疗对椎动脉型颈椎病的疗效。将入选的 50 例椎动脉型颈椎病患者随机分成实验组和对照组,实验组患者予以常规康复治疗及脑电仿生电刺激治疗;对照组只予以常规康复治疗。比较两组患者症状与功能改善情况,双侧椎动脉、基底动脉 PSV 变化及总体有效率。结果:两组患者治疗后症状与功能的评分均高于治疗前,差异有统计学意义($P<0.05$);治疗后实验组改善指数高于对照组($P<0.01$)。治疗后两组患者 PSV 均较治疗前明显增快($P<0.01$),实验组 PSV 较对照组增加明显,差异有统计学意义($P<0.05$)。实验组治疗有效率高于对照组($P<0.05$)。结论:脑电仿生电刺激联合康复治疗可缓解椎动脉型颈椎病患者的临床症状,改善功能,明显提高双侧椎动脉、基底动脉的血流速度和临床疗效。

(刘凤至)

十、腰椎病康复

1. 尉迎丽,程远东.运动处方分类细化法在非特异性下腰痛中的临床应用研究.颈腰痛杂志,2022,43(2):208-211.

尉迎丽等研究运动处方分类细化法在非特异性下腰痛患者中的临床应用效果。选取 2019 年 1 月至 2020 年 1 月在四川省骨科医院治疗的 60 例患者为研究对象,采用单盲法随机分为对照组和观察组,各 30 例。对照组使用一般运动处方干预,观察组运用运动处方分类细化法进行干预。结果显示:干预后两组屈伸肌 AP、PT、PT/BW 均显著升高,且观察组以上指标均明显高于对照组($P<0.05$);干预后两组静态下 VAS 评分、引导下 VAS 评分均显著降低,QOL 评分显著升高,且观察组干预后 VAS 评分、引导下 VAS 评分显著低对照组,QOL 评分显著高于对照组($P<0.05$);干预后观察组动静态平衡指标、腰椎活动度改善情况均明显优于对照组($P<0.05$);对患者进行随访 6 个月,观察组末次随访时的 VAS 评分和复发率均显著低于对照组($P<0.05$)。结论认为,运动处方分类细化法在 NLBP 患者中应用较佳,可显著改善患者核心区肌

群功能状态、腰椎-骨盆节律律动、动静态平衡、核心稳定性、关节灵活性等情况,降低疼痛程度,提高生活质量,降低复发率,值得推广应用。

2. 丁晓晶,陈金,王勇军,等.等速肌力训练联合悬吊运动疗法对腰椎间盘突出症患者下肢肌力的影响.临床医药实践,2022,31(5):330-335.

丁晓晶等研究等速肌力训练联合悬吊运动疗法对腰椎间盘突出症(LDH)患者下肢肌力的影响。选取腰椎间盘突出症患者 30 例,随机分为对照组和观察组。对照组给予常规康复治疗加悬吊运动疗法,观察组在对照组基础上增加患侧下肢等速肌力训练(膝关节)。两组均治疗 4 周,每天 1 次,每周治疗 5 天。比较治疗前后日本矫形外科协会下腰痛(JOA)评分、Oswestry 腰椎功能障碍指数量表(ODI)和目测类比评分法(VAS)评分,并观察双下肢屈伸肌最大峰力矩值(PT)、屈伸肌相对峰力矩[PT/体质量(BW)]和屈伸肌峰力矩比值(F/E)等指标。结果显示:所有患者治疗后 JOA、ODI 和 VAS 评分均较治疗前有明显改善,差异有统计学意义($P<0.05$)。两组患者治疗前患侧下肢膝关节屈 PT、伸 PT、屈 PT/BW、伸 PT/BW 均较健侧明显下降;治疗后两组上述指标均有明显提高,差异有统计学意义($P<0.05$),但对照组患侧肌力仍明显低于健侧,差异有统计学意义($P<0.05$),而观察组患侧下肢屈 PT、屈 PT/BW 与健侧比较差异无统计学意义($P>0.05$);与对照组相比,观察组患侧屈 PT、屈 PT/BW、伸 PT/BW 改善更明显,差异有统计学意义($P<0.05$)。结论认为,等速肌力训练联合悬吊运动疗法不仅能明显缓解 LDH 患者腰腿疼痛症状,提高其功能,更能明显增加患侧下肢肌力恢复。

3. 卢晓燕,曹斌,闫旭岭.有氧运动康复训练对慢性腰痛患者临床症状、功能障碍的影响及作用机制探讨.颈腰痛杂志,2022,43(3):362-365.

卢晓燕等研究有氧运动康复训练(AET)对慢

性腰痛患者临床症状、功能障碍的影响及作用机制。选择 2019 年 7 月至 2020 年 12 月在就诊的 74 例慢性腰痛患者作为研究对象,采用随机数字表法分为对照组和观察组,各 37 例。对照组给予常规理疗,观察组在对照组的基础上给予 AET。观察两组患者给予纳洛酮前后的椎旁软组织痛阈以及干预前后 VAS 评分、ODI 指数、体脂百分比、最大摄氧量(VO_2 Max)、背伸肌耐力和坐姿伸展测试情况。结果显示:干预后两组患者 VAS 评分和 ODI 指数均显著低于干预前($P<0.05$),且观察组干预后 VAS 评分和 ODI 指数均显著低于对照组($P<0.05$)。干预后,两组患者纳洛酮给药前、给药后的痛阈均较干预前显著升高($P<0.05$),对照组给药后痛阈与给药前无显著差异($P>0.05$),观察组给药后痛阈显著降低($P<0.05$);观察组干预后给药前、给药后痛阈均高于对照组($P<0.05$)。干预后,观察组患者体脂百分比显著低于对照组($P<0.05$),VO_2Max、背伸肌耐力、坐姿伸展测试值显著高于对照组($P<0.05$)。结论认为,在理疗基础上联合 AET 可显著减少慢性腰痛患者的疼痛和功能障碍,其疼痛抑制作用可能部分与内源性阿片相关,其详细机制尚需要进一步研究探讨。

4. 庄鑫,张丽霞,吴丽丽,等. 麦肯基力学疗法联合肌内效贴对慢性非特异性腰背痛患者腰部稳定肌前馈控制的影响. 中华物理医学与康复杂志,2022,44(9):815‐817.

庄鑫等研究麦肯基力学疗法联合肌内效贴对慢性非特异性腰背痛(CNLBP)患者腰部稳定肌前馈控制的影响。将 CNLBP 患者 56 例按照随机数字表法分为贴扎组 28 例和对照组 28 例。2 组患者均采用麦肯基力学疗法治疗 40 min,贴扎组在此基础上增加肌内效贴贴扎治疗,佩戴 12 h。治疗前、治疗结束后即刻和治疗结束 6 h 后评估或检测 2 组患者的疼痛程度、腰椎屈曲活动范围、肱二

头肌与多裂肌快速反应时间差值和多裂肌 sEMG 信号强度。结果显示:治疗结束后即刻和治疗结束 6 h 后,2 组患者的 VAS 评分、腰椎屈曲活动范围和肱二头肌与多裂肌的快速反应时间差与组内治疗前比较,差异均有统计学意义($P<0.05$)。治疗结束 6 h 后,贴扎组患者肱二头肌与多裂肌快速反应时间差值为(54.68 ± 4.15)ms,与对照组同时间点比较,差异有统计学意义($P<0.05$)。结论认为,麦肯基力学疗法联合肌内效贴可改善 CNLBP 患者的腰部疼痛和腰椎活动范围,并加快腰部稳定肌的快速反应速度,且在一定时间内维持效果。

5. 陈永进,熊键,王国军,等. 呼吸训练治疗老年骨质疏松症患者腰背痛的疗效观察. 中华物理医学与康复杂志,2022,44(7):624‐627.

陈永进等对呼吸训练治疗老年骨质疏松症患者腰背痛的疗效进行了研究。采用随机数字表法将 60 例老年骨质疏松症伴腰背痛患者分为观察组及对照组,每组 30 例。2 组患者均给予健康宣教及药物治疗(包括口服碳酸钙、骨化三醇软胶囊及使用鲑降钙素喷鼻剂等),观察组在此基础上辅以呼吸训练(包括呼吸模式纠正训练和呼吸抗阻训练)。于治疗前、治疗 12 周后分别采用视觉模拟评分法(VAS)、Oswestry 功能障碍指数(ODI)、肺功能仪对 2 组患者疼痛程度、腰椎功能及肺功能进行评定,同时检测 2 组患者 L1‐4 腰椎骨密度值(BMD)。结果显示:治疗后 2 组患者疼痛 VAS 评分、ODI 评分、肺活量(VC)、用力肺活量(FVC)、1 秒用力呼气量(FEV1)、最大通气量(MVV)、最大吸气压(MIP)、最大呼气压(MEP)及腰椎 BMD 均较治疗前明显改善($P<0.05$);并且观察组治疗后其疼痛 VAS 评分、ODI 评分、VC、FVC、FEV1、MVV、MIP 及 MEP 亦显著优于对照组水平($P<0.05$),而治疗后 BMD 组间差异仍无统计学意义($P>0.05$)。结论认为,在药物干预基础上辅以

呼吸功能训练,能在短期内改善老年骨质疏松症伴腰背痛患者疼痛、腰椎功能及肺功能,但对患者腰椎BMD影响甚微,该联合疗法值得临床推广、应用。

6. 徐睿华,马艳,刘金明,等. 呼吸训练联合筋膜手法治疗慢性非特异性下背痛的疗效观察. 中华物理医学与康复杂志,2022,44(5):418-421.

徐睿华等研究了呼吸训练联合筋膜手法治疗慢性非特异性腰背痛(CNLBP)的临床疗效。采用随机数字表法将CNLBP患者80例分为观察组和对照组,每组40例。2组患者均给予常规康复治疗,观察组在此基础上增加呼吸功能训练联合筋膜手法治疗。于治疗前、治疗3周后(治疗后)和治疗3个月后(随访时)采用视觉模拟评分(VAS)、改良的日本骨科协会(JOA)腰痛评分和健康调查简表(SF-36)评估2组患者的疼痛程度、腰部功能和生活质量,并于治疗前和治疗后采用便携式肺功能仪采集2组患者的肺功能指标。结果显示:治疗后和随访时,2组患者的VAS评分、改良的JOA腰痛评分和SF-36评分与组内治疗前比较,差异均有统计学意义($P<0.05$),且观察组治疗后和随访时的VAS评分、改良的JOA腰痛评分和SF-36评分均显著优于对照组同时间点,差异均有统计学意义($P<0.05$);治疗后,观察组患者的FVC、FEV1和PEF分别为(4.21 ± 0.49)L、(3.81 ± 0.45)L/S和(6.44 ± 0.69)L/S,与组内治疗前和对照组治疗后比较,差异均有统计学意义($P<0.05$)。结论认为,呼吸训练联合筋膜手法治疗CNLBP,可减轻患者的疼痛程度,改善其腰部功能、肺功能和生活质量。

7. 张芳,龚剑秋,司马振奋,等. 核心稳定性训练对腰椎间盘突出症的疗效. 中华物理医学与康复杂志,2022,44(12):1108-1111.

张芳等对核心稳定性训练治疗腰椎间盘突出症患者的疗效和对三维步态时间、时空参数的影响进行了研究。选取符合入选和排除标准的腰椎间盘突出症患者61例,按随机数字表法分为实验组(31例)和对照组(30例)。2组患者均接受常规物理治疗,实验组在此基础上增加核心稳定性训练,对照组则增加倒走训练,每天1次,每周治疗5天,连续治疗8周。于治疗前、治疗4周和8周后采用目测类比法(VAS)、日本骨科协会(JOA)下背痛评定量表和Oswestry功能障碍指数(ODI)分别评估2组患者的疼痛程度、腰部功能和日常生活活动能力,并同时采用三维步态系统对2组患者进行步态分析。结果显示:治疗4周和8周后,2组患者的VAS评分、JOA评分和ODI与组内治疗前比较,差异均有统计学意义($P<0.05$),且实验组治疗8周后,其VAS评分、JOA评分和ODI与组内治疗4周后和对照组治疗8周后比较,差异均有统计学意义($P<0.05$)。治疗4周后,实验组的步速、步频、跨步长与组内治疗前比较,差异均有统计学意义($P<0.05$);实验组治疗8周后的步速、步频、跨步长与组内治疗4周后和对照组治疗8周后比较,差异均有统计学意义($P<0.05$)。实验组的支撑相时间、支撑相百分比、摆动相时间和摆动相百分比与组内治疗4周后和对照组治疗8周后比较,差异均有统计学意义($P<0.05$)。结论认为,应用核心稳定性训练治疗腰椎间盘突出症,可显著缓解患者的腰痛症状,改善其腰部功能、步态和日常生活活动能力。

8. 陈增,龙登毅,王建强,等. 国际功能、残疾和健康分类康复组合(ICF-RS)用于老年非特异性下腰痛患者水中太极效果评价的研究. 中国康复医学杂志,2022,37(10):1341-1346.

陈增等采用ICF康复组合(ICF-RS)评价非特异性腰背痛(NLBP)患者的功能状况,初步分析水中太极治疗NLBP的康复疗效。选取74例NLBP患者随机分配入治疗组(水中太极)和对照组(核心肌力训练),每组各 37 例。按照预定的治疗方案进行为期 8 周的集中康复训练,通过 ICF‐RS 评估 NLBP 患者的功能改善情况。结果显示:NLBP 患者存在明显身体功能障碍的类目依次为 b152 情感功能、b280 痛觉、b455 运动和耐受能力、b710 关节活动能力、b730 肌肉力量;存在明显活动与参与功能障碍依次为 d230 进行日常事务、d410 改变身体基本姿势、d415 保持一种身体姿势、d640 做家务、d660 帮助别人、d710 基本的人际交往、d770 亲密关系、d850 有报酬的就业、d920 娱乐与休闲。2 组 NLBP 患者治疗前后通过 ICF‐RS 进行疗效评估,2 组患者治疗后 30 条类目中 14 条明显改善(b152、b280、b455、b710、b730、d230、d410、d415、d640、d660、d710、d770、d850、d920),治疗组改善类目评分均较对照组改善明显,具有显著性差异($P<0.05$)。结论认为,水中太极对 NLBP 痛患者有明显的临床疗效,ICF‐RS 可以用于评估 NLBP 患者的功能状况,指导康复治疗和进行疗效评价。

9. 李占标,吕运良,马飒飒,等. 体外冲击波治疗经皮内镜下腰椎间盘摘除术后患者腰部疼痛的疗效观察. 中华物理医学与康复杂志,2022,44(3):254‐256.

李占标等对体外冲击波治疗侧入路经皮内镜下腰椎间盘摘除术后患者腰部疼痛的临床疗效进行研究。采用随机数字表法将 60 例侧入路经皮内镜下腰椎间盘摘除术后腰痛患者分为观察组及对照组,每组 30 例。2 组患者均给予常规干预,包括口服双氯芬酸钠肠溶片、甲钴胺片及腰背肌力训练等;观察组患者在此基础上辅以体外冲击波治疗,冲击波频率 12 Hz,压强 2.0～3.0 bar,每周治疗 2 次(每次总冲击次数约为 2 000 次)。于治疗前、治疗 2 周后分别采用疼痛视觉模拟评分(VAS)、腰椎前屈时指地距离(FFD)、Schober 试验及日本骨科学会评分系统(JOA)进行疗效评定。结果显示:治疗后 2 组患者疼痛 VAS 评分、FFD、Schober 距离及 JOA 评分均较治疗前明显改善($P<0.05$),且治疗后观察组患者疼痛 VAS 评分[(1.53±0.68)分]、FFD[(5.76±2.64)cm]、Schober 距离[(5.58±0.94)cm]、JOA 评分[(22.87±2.01)分]及优良率(86.7%)亦显著优于对照组水平($P<0.05$)。结论认为,体外冲击波治疗能显著减轻侧入路经皮内镜下腰椎间盘摘除术后患者腰痛症状,改善腰椎功能,提高生活质量,该疗法值得临床推广及应用。

10. 赵殿钊,张鸿悦,刘晓磊,等. 经颅电刺激联合核心肌锻炼治疗非特异性腰痛. 中国矫形外科杂志,2022,30(15):1366‐1371.

赵殿钊等研究采用经颅电刺激(tDCS)联合核心肌锻炼治疗非特异性腰背痛(NLBP)的临床疗效。选择 2017 年 6 月至 2020 年 6 月收治的 NLBP 患者 64 例,随机分为两组,各 32 例。联合组采用 tDCS 联合核心肌锻炼进行治疗,常规组采用常规理疗。比较两组患者早期及随访结果。结果显示:联合组治疗周期小于常规组,但差异无统计学意义($P>0.05$)。治疗过程中患者无不良反应发生,两组患者治疗顺应性差异无统计学意义($P>0.05$)。联合组治疗费用及患者满意度显著高于常规组($P<0.05$)。所有患者均获随访,联合组恢复日常工作时间及复发率均显著优于常规组($P<0.05$)。治疗后及随访过程中联合组 VAS 评分、ODI 指数、OSI、APSI、MLSI 稳定指数较治疗前均显著下降($P<0.05$),JOA 评分显著增高($P<0.05$);常规组治疗后及随访过程中 VAS 评分、ODI 指数较治疗前显著降低($P<0.05$),JOA 评分显著增高($P<0.05$),而 OSI、APSI、MLSI 稳定指数与治疗前相比差异均无统计学意义($P>0.05$)。治疗前两组患者上述指标的差异均无统计学意义($P>0.05$)。治疗终、治疗后 6 个月及末次随访时,联合组上述指标均显著优于常规组($P<0.05$)。结论认为,

经颅电刺激联合核心肌锻炼能有效缓解非特异性腰痛患者的疼痛症状,改善功能障碍及姿势控制能力。

（余 子）

十一、急慢性运动疾病康复

1. 王祖杰,张凯丹,郑彩云,等. 密集温针联合动态关节松动术治疗肩关节周围炎的临床研究. 光明中医,2022,37(14):2585-2588.

王祖杰等探索密集温针灸联合动态关键松动术治疗肩周炎的临床疗效。选取 2019 年 3 月至 2021 年 3 月在福建省南平市人民医院就诊的门诊或住院的肩周炎患者 60 例。采用完全随机分组法分为治疗组和对照组,每组 30 例。两组均采用 Mulligan 肩关节动态关节松动术,针对不同关节受限患者,操作如下:针对肩关节前屈或者肩关节外展受限患者,医者帮助患者在无痛的状态下做主动的肩前屈或外展活动,6 次重复/组,做 3 组,每组间歇 30 s;针对摸背受限者,医者帮助患者在无痛的状态下先做肩后伸,再内旋,再内收,前臂内旋屈肘向上摸背,使肩胛骨尽可能地下回旋滑动,6 次重复/组,做 3 组,每组间歇 30 s。治疗组采用密集温针刺联合治疗,对痛性筋结行温针灸治疗,治疗结束出针,后行动态关节松动术。对照组采用常规穴位温针联合治疗,取肩髃、肩髎、肩贞、肩前、阿是穴,行温针灸治疗后行动态关节松动术。治疗均每天 1 次。记录治疗前后肩关节活动度、肩关节疼痛 VAS 评分、肩关节 CMS 评分,并计算 20 次治疗后的临床疗效。结果显示:治疗组总有效率 96.67% 高于对照组 86.67%（$P<0.05$）。治疗后两组肩关节疼痛 VAS 评分均较治疗前下降,治疗 20 次后,治疗组肩关节疼痛 VAS 评分下降较对照组更显著（$P<0.05$）;CMS 评分及肩关节活动程度较治疗前升高,治疗组 CMS 评分及肩关节活动度的升高明显优于对照组（$P<0.05$）。结论认为,相较于常规穴位温针灸联合动态关节松动术,

温针密集温针联合动态关节松动术治疗对提高肩周炎肩关节功能及肩关节活动度及改善肩关节疼痛效果更优。

2. 倪寿晨,张磊,乐轶,等. 腕四针结合悬垂钟摆运动治疗原发性冻结肩的随机单盲对照研究. 中国中医骨伤科杂志,2022,30(8):27-31.

倪寿晨等观察腕四针结合悬垂钟摆运动治疗原发性冻结肩的临床疗效。收集 2021 年 1 月至 2021 年 12 月就诊于社区卫生服务中心的原发性冻结肩患者 90 例,采用完全随机化分组,分为治疗组和对照组,每组各 45 例;观察过程中各脱落 1 例,最终完成干预治疗共 88 例,每组各 44 例。两组均使用悬垂钟摆运动,在健侧肢体的支撑下运动患肢按照最大活动度作钟摆运动,前后与左右各 100 次为 1 组,每次治疗完成 3 组。治疗组联合使用腕四针,对照组选择常规选穴。两组患者治疗 3 次/周,隔天治疗 1 次,2 周为 1 个疗程,共治疗 2 个疗程。观察治疗前、首次治疗后、治疗 1 个疗程后、治疗 2 个疗程后肩关节疼痛视觉模拟评分量表（VAS）及肩关节主动及被动活动度评分（前屈、后伸、外展、外旋及内旋）,以及治疗后的总有效率。结果显示:在治疗后各个观察节点,治疗组的总有效率与对照组相比差异均无统计学意义（$P>0.05$）;经治疗后不同观察节点,两组 VAS 均较前均改善（$P<0.05$）,两组组间比较在不同观察节点差异均无统计学意义（$P>0.05$）;首次治疗后、治疗 2 周后治疗组主动及被动关节活动度的改善均优于对照组（$P<0.01$）;治疗 4 周后治疗组前屈、后伸、外展,外旋的主动及被动关节活动度的改善优于对照组（$P<0.05$）,内旋的主动及被动活动度的改善与对照组无差异（$P>0.05$）。结论认为,腕四针结合悬垂钟摆运动治疗原发性冻结肩在镇痛方面的效果不弱于传统局部取穴,而其对于各个方向肩关节主动及被动活动度的改善从首次治疗起即优于传统局部取穴方案。

3. 陈坦,高扬. 经穴推拿联合围刺法治疗肱骨外上髁炎的临床观察. 湖北中医杂志,2022,44(9):37-39.

陈坦等探究经穴推拿联合围刺法治疗肱骨外上髁炎的临床疗效和安全性。选取 2020 年 12 月至 2021 年 4 月在武汉市中医医院推拿科门诊就诊的肱骨外上髁炎患者 40 例,依据随机数字表法将受试者分成观察组与对照组,每组各 20 例。对照组采取口服萘丁美酮胶囊,于饭后服用 0.5 g/次,口服 2 次/天,连续治疗 5 天。观察组采用围刺联合经穴推拿。围刺选用肱骨外上髁附近阿是穴为中心、3 cm 为半径,在其上下左右 4 个点进针 1.5 cm 左右,朝着中心方向 30°左右斜刺入皮肤,得气后留针 20 min,同时配合红外线灯照射。经穴推拿首先以放松类手法操作,反复操作 3 遍,时间 3 min 左右。随后使用拨揉和点按推拿手法沿着手三阳和手三阴经进行经气疏通,局部以酸胀为宜,反复操作 3 遍,持续 8 min 左右。再找到肱骨外上髁附近压痛点或条索状的肌纤维行理筋拨揉和点按 3 min 左右。最后使肘关节 3~5 次的屈伸和前臂旋前、旋后,同时做适当的牵拉,在前臂旋前伸直肘关节的一瞬间,左手大拇指在肱桡关节处使用巧力寸劲,可闻及弹响声,连续治疗 5 天。评估治疗前和治疗 5 天后两组患者疼痛视觉模拟评分量表(VAS)、肘关节功能评分(MEPS)和患者肘关节伸直后前臂保持中立,握住电子握力计手柄,用力至肘关节外部有疼痛感的最大无痛握力(PFG);比较观察两组治疗的不良反应发生率。结果显示:观察组患者的治疗总有效率 90.00%明显高于对照组 60.00%(P<0.05);经治疗,两组患者 VAS 评分均降低,MEPS 评分和 PFG 力量均提高。与对照组相比,治疗后观察组患者 VAS 评分呈明显降低;与对照组相比,治疗后观察组 MEPS 评分和 PFG 力量呈明显提高。结论认为,经穴推拿联合围刺法可改善肱骨外上髁炎患者 VAS、MEPS 评分和 PFG。

4. 郭林清,仲景. 揿针针刺局部压痛点治疗肱骨外上髁炎的疗效观察. 天津中医药,2022,39(11):1419-1422.

郭林清等观察揿针疗法针刺局部压痛点治疗肱骨外上髁炎的临床疗效。收集自 2020 年 10 月至 2021 年 9 月于首都医科大学附属北京友谊医院平谷医院中医科门诊就诊的肱骨外上髁炎患者。将符合诊断标准的 60 例患者以随机数字表法随机分为毫针针刺组及揿针组,每组各 30 例。毫针针刺组治疗点选取患侧肱骨外上髁压痛最明显处及前臂伸肌群压痛最明显处进行毫针针刺,每周治疗 2 次,每次留针 30 min;揿针组治疗点选取方法同毫针针刺组,但采用揿针治疗,每周治疗 2 次,每次埋针 2 天。于治疗前及治疗 2 周后评估疼痛视觉模拟评分量表(VAS)、将症状、体征变化情况采用四级加权评分法进行评估同时对 2 周治疗后的总有效率进行评价。结果显示:经过 2 周治疗后,毫针针刺组和揿针组 VAS 评分及四维加权评分法得分均较治疗前降低,且揿针组优于毫针针刺组,差异具有统计学意义(P<0.01);经过 2 周治疗后,毫针针刺组总有效率 73.3%,显著优于揿针组 96.7%(P<0.05)。因此得出,与毫针针刺相比,揿针针刺局部压痛点治疗肱骨外上髁炎疗效显著,可以明显减轻肱骨外上髁炎患者肘关节疼痛,改善肘关节功能运动。

5. 肖释,吴志敏,李金勇,等. 动态关节松动术配合中药熏药治疗肱骨外上髁炎临床观察. 实用中医药杂志,2022,38(7):1089-1091.

肖释等观察动态关节松动配合中药熏药治疗肱骨外上髁炎的临床疗效。2019 年 5 月至 2021 年 11 月就诊河南省周口市中医院康复科肱骨外上髁炎患者 80 例。按照随机数据表法分为对照组和治疗组,每组各 40 例。两组均用自拟加味筋康散熏药治疗。加味筋康散配方:千年健 60 g、杜仲 30 g、鸡血藤 40 g、牛膝 30 g、续断 30 g 等。水煎至 400 ml 药液,蒸汽喷出,7 天为 1 疗程,治疗 5 天休息 2 天,治疗 2 个疗程。治疗组联用动态关节松动术每次治疗反复操作6～10次,每次间隔3天,治疗3次为1个疗程,治疗2个疗程。比较治疗前后疼痛视觉模拟评分量表(VAS)、无痛握力(PFG)、Mayo肘关节功能评分(MEPS)。结果显示:治疗后治疗组VAS评分均显著低于对照组VAS评分(P＜0.05)、治疗组PFG握力和MEPS评分均显著高于对照组(P＜0.05),总有效率治疗组95.00%显著高于对照组50.00%(P＜0.05)。研究认为,相较于单纯中药熏蒸,中药熏药结合动态关节松动术在改善肱骨外上髁炎疼痛和肘关节功能效果更好。

6. 张少林. 针刀闭合松解联合肌肉能量技术治疗肱骨外上髁炎30例临床观察. 新疆中医药, 2022,40(3):31-33.

张少林研究针刀闭合松解联合肌肉能量技术治疗肱骨外上髁炎的临床效果。选取2018年10月至2021年10月期间社区卫生服务中心接收的肱骨外上髁炎患者60例,随机分为两组,每组30例。对照组单独采用针刀闭合松解治疗,如果治疗7天之后患者仍未痊愈,可再重复治疗1次,治疗最多不可高于3次;研究组在对照组的基础上再给予肌肉能量技术指导,每周至少训练5天,坚持3周。治疗前、后,依据Verhaar肱骨外上髁炎疗效评分进行治疗总优良率进行评估,对两组患者和疼痛视觉模拟评分量(VAS)评分。结果显示:治疗后,研究组治疗优良率96.67%相较于对照组优良率80.00%明显更高(P＜0.05);治疗后,研究组的疼痛VAS评分相较于对照组疼痛VAS评分降低更明显(P＜0.05)。结论认为,相较于单独采用针刀闭合松解治疗,针刀闭合松解与肌肉能量技术联合对肱骨外上髁炎治疗效果更显著。

7. 蔡秀玉,李君,王雪娇. 悬吊运动疗法联合体外冲击波对腰肌筋膜疼痛综合征康复的影响. 颈腰痛杂志,2022,43(6):926-927.

蔡秀玉等探讨悬吊运动疗法联合体外冲击波

在腰肌筋膜疼痛综合征患者的临床效果。选取2016年3月至2020年3月海南医学院第一附属医院的腰肌筋膜疼痛综合征患者98例。采用随机数字表法分为常规组和治疗组,每组各49例。两组均采用体外冲击波治疗,以腰背部压痛点为治疗点,体外冲击波治疗参数(频率5.0～8.0 Hz),能量180 mJ,以治疗点为中心进行横向、纵向治疗,注意治疗过程中避开重要脏器、神经及血管等,每次冲击1 000次,1次/7天,连续5次。治疗组给予悬吊运动疗法联合治疗,每次训练35～40 min,训练1次/天,每周5次,连续5周。分别于治疗前、治疗2、5周进行对腰椎视觉疼痛量表(VAS)评分,腰椎功能障碍采用Oswestry功能障碍指数(ODI)评价、腰椎前屈、后伸活动范围的腰椎关节活动度(ROM)、抑郁自评量表(SDS),治疗后总有效率和治疗过程中不良反应发生率进行评价。结果显示,两组不良反应发生率,治疗组10.20%与常规组8.16%比较,差异无统计学意义(P＝0.727)。治疗组总有效率93.88%显著优于常规组总有效率79.59%(P＜0.05)。治疗2周后、治疗5周后与治疗前比较,两组患者的VAS评分、ODI指数、SDS评分均较治疗前降低,且治疗组患者较常规组患者均有显著下降(P＜0.05);治疗2周后、治疗5周后与治疗前比较,两组患者治疗后腰椎关节前屈和后伸ROM均较治疗前提高,且治疗组患者较常规组患者均有显著提高(P＜0.05)。结论认为,相较于单独使用体外冲击波治疗,悬吊运动疗法联合体外冲击波减轻腰肌筋膜疼痛综合征疼痛,改善腰椎活动度,提高腰椎功能,缓解抑郁效果更显著。

8. 李娜,李浩波,易望龙. 超声波治疗腰肌筋膜疼痛综合征的疗效观察. 颈腰痛杂志,2022,43(4):610-611.

李娜等探讨超声波治疗腰肌筋膜疼痛综合征的临床疗效,选择2020年12月至2021年12月长沙市第四医院收治的腰肌筋膜疼痛综合征患者86

例。采用随机数字表法将受试者均分为对照组与观察组,每组各 43 例。对照组采用常规治疗,包括口服塞来昔布胶囊、推拿治疗等,共治疗 3 周。观察组在常规治疗基础上采用超声波治疗,激痛点为中心以及肌紧张带区域进行治疗,探头沿肌纤维方向缓慢做往返运动,每次治疗 15 min,1 次/天,每周 5 次,共 3 周。比较两组患者治疗前后腰椎视觉疼痛量表(VAS)评分,腰椎功能障碍采用 Oswestry 功能障碍指数(ODI)评价;测量两组治疗前后的腰椎前屈、后伸活动度(ROM),压力测痛计测量选择疼痛最严重的激痛点疼痛阈值以及检测治疗前后血清神经肽 Y(NPY)、P 物质(SP)等致痛物质水平。结果显示:相较于治疗前,两组患者治疗后的 VAS 评分、ODI 指数均显著下降,且观察组两项指标评分均显著低于同期对照组($P<0.05$);两组患者治疗后,腰椎前屈、后伸 ROM 以及激痛点疼痛阈值均显著增加,且观察组 3 项指标均显著高于对照组($P<0.05$);两组患者治疗后的血清 NPY、SP 致痛因子均显著下降,且观察组两项致痛物质水平均显著低于对照组($P<0.05$)。结论认为,相比于常规治疗,联合超声波治疗能显著降低腰肌筋膜疼痛综合征患者的疼痛症状以及功能障碍程度,提高腰椎活动度,可能与其下调致痛物质水平、提升局部疼痛阈值有关。

9. 赵洪升,邵长丽. 针灸推拿对颈肩肌筋膜疼痛综合征患者疼痛缓解及颈椎功能的影响. 世界中西医结合杂志,2022,17(8):1601 - 1604.

赵洪升等探讨针灸推拿对颈肩肌筋膜疼痛综合征患者疼痛缓解及颈椎功能的影响。选取 2014 年 12 月至 2019 年 12 月期间中国中医科学院广安门医院收治的颈肩肌筋膜疼痛综合征患者 100 例。按随机数字表法分为对照组与治疗组,每组各 50 例。两组均采用塞来昔布治疗,推荐剂量为第 1 天首剂 2 粒(200 mg/粒)必要时可再服用 1 粒,随后根据需要,2 次/天,1 粒/次,口服 1 个月。治疗组

加用针灸推拿治疗,两组均治疗 1 个月。观察比较两组患者治疗前、后视觉模拟评分量表(VAS)、颈椎关节活动度(CROM)、颈椎功能障碍指数量表(NDI)、生活质量量表(SF - 36)评分。结果显示:治疗后,两组患者颈部疼痛 VAS、颈部压痛 VAS、上肢放射痛 VAS 评分均较治疗前降低($P<0.05$);且治疗组明显优于对照组($P<0.05$);治疗后,两组患者 CROM 评分较治疗前升高,NDI 评分较治疗前降低,差异均具有统计学意义($P<0.05$);且治疗组 NDI 评分降低明显优于对照组($P<0.05$);治疗后,两组患者 SF - 36 评分均较治疗前升高,差异有统计学意义($P<0.05$),且治疗组明显优于对照组($P<0.05$)。结论认为,与单纯塞来昔布治疗相比,联合针灸推拿在改善颈肩肌筋膜疼痛综合征患者压痛、CROM 和 NDI 评分,和提高生活质量方面更优。

10. 谭同才,余艳梅,方春意,等. 体外冲击波对肌筋膜疼痛综合征大鼠疼痛及五羟色胺和去甲肾上腺素的影响研究. 护理与康复,2022,21(4):6 - 9.

谭同才等观察体外冲击波对肌筋膜疼痛综合征大鼠疼痛以及血清和触发点局部组织 5-羟色胺(5 - HT)、去甲肾上腺素(NE)的影响。采用打击结合离心运动法造成肌筋膜疼痛综合征模型,30 只健康雄性 SD 大鼠按随机数字表分为空白组、模型组和冲击波组,每组各 10 只。空白组接受常规喂养不参与造模;模型组在造模后无需干预,仅接受常规喂养;冲击波组进行体外冲击波干预,在大鼠的右大腿内侧肌处行 0.16 mJ/mm^2,300 次,1.3 Hz 的冲击波治疗,每周 1 次,连续 3 周。分别在造模成功后和冲击波干预 3 周后,分别测试各组大鼠的热痛阈值;并测量 3 周后,各组大鼠血清及触发点局部肌肉组织 5 - HT、NE 的含量。结果显示:造模完成后,模型组和冲击波组与空白组相比,热痛阈值缩短($P<0.05$),模型组与冲击波组相比差异无

统计学意义（$P > 0.05$）。模型组和冲击波组相比，差异无统计学意义（$P > 0.05$）。3周后，空白组和模型组热痛阈时间与造模完成时比较差异无统计学意义（$P > 0.05$），冲击波组大鼠热痛阈时间长于造模完成时（$P < 0.05$），且与空白组比较差异无统计学意义（$P > 0.05$）。3周后，模型组和冲击波组大鼠血清中 5-HT、NE 含量高于空白组，差异均有统计学意义（$P < 0.05$），且冲击波组血清中 5-HT、NE 含量低于模型组，差异均有统计学意义（$P < 0.05$）。治疗3周后，空白组和冲击波组大鼠股四头肌触发点局部肌肉组织中 5-HT、NE 含量的 -log 值均高于模型组，差异均有统计学意义（$P < 0.05$），且冲击波组与空白组比较差异无统计学意义（$P > 0.05$）。结论认为，体外冲击波可缓解肌筋膜疼痛综合征大鼠疼痛，降低血清和局部肌肉组织 5-HT、NE 含量。

11. 王列，马帅，马铁明，等. 电针激痛点对慢性肌筋膜疼痛综合征大鼠脊髓背角胶质细胞的影响. 中西医结合研究，2022，14(3)：169-173，177.

王列等探讨电针激痛点对慢性肌筋膜疼痛综合征大鼠 $L_{4\sim6}$ 脊髓背角星形胶质细胞神经胶质纤维酸性蛋白（GFAP）和小胶质细胞补体受体-3 的单克隆抗体（OX-42）表达的影响。将24只健康雄性 SD 大鼠随机分为正常组、模型组、电针组，每组8只。采用打击结合离心运动方式建立慢性肌筋膜疼痛综合征模型。电针组选取激痛点，电针 15 min/次，1次/天，治疗7天。采用 HE 染色法观察各组大鼠激痛点处肌肉组织形态学变化；肌电图仪检测大鼠激痛点处自发电位变化；免疫组化法检测大鼠 $L_{4\sim6}$ 脊髓背角 GFAP 及 OX-42 的阳性细胞表达。结果显示：与正常组相比，模型组大鼠自发电位活动频率显著增多（$P < 0.05$）；与模型组相比，电针组自发电频率显著下降（$P < 0.05$）。与正常组比较，模型组 GFAP、OX-42 阳性细胞表达增多（$P < 0.05$）；与模型组比较，电针组 GFAP、OX-42 阳性

细胞表达减少（$P < 0.05$）。结论认为，电针激痛点可降低慢性肌筋膜疼痛综合征大鼠激痛点处自发电活动频率，抑制 $L_{4\sim6}$ 脊髓背角 GFAP、OX-42 阳性细胞过表达，其机制或与调节中枢敏化密切相关。

（赵莉娟）

十二、其他骨骼、肌肉系统疾病康复

1. 张迪，伍可心，朱璐，等. 肘关节挛缩松解术后持续被动运动与物理治疗的疗效比较. 中国康复，2022，37(7)：409.

张迪等对接受关节镜下肘关节挛缩松解术的患者进行研究，比较了接受手术后持续被动运动（CPM）和接受物理治疗（PT）的患者的预后。受试者是持续出现肘部挛缩需要进行手术松解的患者。患者随机接受 CPM 或 PT 治疗。CPM 组的患者在第3天出院，并被分配到家庭 CPM 项目。PT 组的患者被转介给物理治疗师，每周接受3次治疗，持续4周，同时继续每天的家庭锻炼。结果发现，这项对接受肘关节挛缩松解术患者的研究发现，使用 CPM 进行康复治疗比使用物理疗法进行康复治疗能获得更大的运动范围恢复。

2. 苗田雨，帕丽达·买买提，努尔比亚·克其克，等. 中药松弛膏联合运动康复对关节挛缩大鼠关节纤维化 ROM 及炎症反应的研究. 中国比较医学杂志，2022，32(12)：1-8.

苗田雨等探讨中药松弛膏联合跑台运动康复干预方案对关节挛缩大鼠关节纤维化中 ROM、IL-6、IL-17 和 TGF-β1 表达的影响。将44只 Wistar 大鼠随机取8只为正常对照组（NC 组），其余36只大鼠建立关节挛缩模型。将32只造模成功的大鼠分为模型对照组（MC 组）、中药松弛膏干预组（SC 组）、跑台运动康复干预组（RE 组）、中药松弛膏＋跑台运动康复干预组（SR 组），每组8只。MC 组不进行任何干预，SC 组给予药物涂抹按摩，

RE 组给予跑台训练,SR 组给予跑台训练后再进行药物涂抹按摩,各组干预均为每天 1 次,每周 6 天。于干预前、干预 42 天后测量所有大鼠 ROM;干预42 天后采用 ELISA 法检测大鼠 IL-6、IL-17 含量及 TGF-β_1 含量。结果显示:干预前模型组大鼠 ROM 与 NC 组相比显著降低($P<0.05$);干预42 天后,与 MC 组 ROM 相比,SR 组 ROM 和 SC组 ROM 显著增加,差异均具有统计学意义($P<0.05$)。干预后与 MC 组比,SC 组、RE 组及 SR 组IL-6、IL-17 含量显著降低,其中 SR 组显著低于SC 组及 RE 组($P<0.05$);SR 组 TGF-β_1 含量均较 MC 组、SC 组及 RE 组显著降低($P<0.05$)。综上可以看出,中药松弛膏联合跑台运动康复干预能协同改善关节挛缩大鼠的关节活动度,减轻炎症因子释放,减少与纤维化有关的 TGF-β_1 的分泌,从而改善关节挛缩大鼠关节纤维化的程度。

3. 张厚强,刘淑芬,史明楠,等. 血友病儿童膝关节挛缩康复治疗效果的最小临床重要差异. 中华物理医学与康复杂志,2022,44(12):1095-1099.

张厚强等探讨血友病儿童膝关节挛缩康复治疗效果的最小临床重要差异(MCID)。回顾性收集2018 年 1 月至 2022 年 8 月在北京协和医院康复医学科接受康复治疗 10 次及以上的血友病儿童的膝关节挛缩相关资料。患儿康复治疗效果以膝关节血友病关节健康评分(HJHS)为量化指标,采用均数差法、多元线性回归法、受试者工作特征曲线和分布法综合估计血友病患儿康复治疗后膝关节HJHS 改善的 MCID。共纳入 28 例符合标准的血友病膝关节挛缩患儿,平均年龄(13.89±3.00)岁。膝关节 HJHS 的均数差法 MCID 估计值为 5.13,95%置信区间(CI)为(4.18,6.07),多元线性回归MCID 估计值为 4.31,95%CI 为(3.64,4.98),受试者工作特征曲线 MCID 估计值为 3.50,分布法MCID 估计值为 1.64;综合以上估计值,患儿康复治疗后膝关节 HJHS 改善的 MCID 为 4.31。结果

可以看出,与血友病膝关节挛缩患儿康复治疗后膝关节 HJHS 改善的 MCID 为 4.31。当膝关节HJHS 改善的 MCID 高于 4.31 时,改善有临床意义。

4. 王静,王瑞平,谷玉静,等. 电针结合肌内贴扎技术对中风后复杂性区域疼痛综合征的疗效. 慢性病学杂志,2022,23(3):429-432,435.

王静等探讨不同强度电针结合肌内贴扎技术治疗中风后复杂性区域疼痛综合征(CRPS)的临床疗效。选取河南中医药大学第一附属医院康复中心 2020 年 1 月至 2021 年 3 月收治的 102 例中风后CRPS 患者作为研究对象,按照就诊先后顺序编号分为 A、B、C 3 组,每组 34 例。A 组给予 1 mA、2 Hz 频率(低电流强度刺激)电针结合肌内贴扎技术治疗;B 组给予 3 mA、2 Hz 频率(中电流强度刺激)电针结合肌内贴扎技术治疗;C 组给予 5 mA、2 Hz 频率(高电流强度刺激)电针结合肌内贴扎技术治疗,均治疗 4 周后评估疗效。比较各组治疗前后 Fugl-Meyer 上肢运动功能(FMA-UE)评分、视觉模拟评分(VAS)、手部肿胀程度、肩关节被动活动角度(PROM)、改良 Barthel 指数(MBI)评分和不良反应发生情况。结果显示:治疗前,3 组FMA-UE 评分、VAS 评分、手部肿胀程度、肩关节PROM、改良 Barthel 指数比较,差异均无统计学意义($P>0.05$)。治疗 4 周后,3 组 FMA-UE 评分均较本组治疗前明显升高,其中 A 组 FMA-UE 评分明显高于 B、C 两组,差异有统计学意义($P<0.05$);B、C 两组 FMA-UE 评分比较,差异无统计学意义($P>0.05$)。3 组患者治疗后 VAS 评分均较本组治疗前明显下降,其中 A 组 VAS 评分明显低于 B、C 两组,C 组 VAS 评分明显低于 B 组,差异均有统计学意义($P<0.05$)。3 组患者治疗后手部肿胀程度均较本组治疗前明显下降,其中 A、C 组手部肿胀程度明显低于 B 组,差异均有统计学意义($P<0.05$);A、C 组间比较,差异无统计学意义

（P＞0.05）。3组患者治疗后肩关节 PROM 均明显大于本组治疗前，A 组肩关节 PROM 均高于 B、C 两组，差异有统计学意义（P＜0.05）；B、C 两组肩关节 PROM 比较，差异无统计学意义（P＞0.05）。3组患者治疗后 MBI 评分均明显高于本组治疗前，A 组 MBI 评分明显高于 B、C 两组，差异有统计学意义（P＜0.05）；B、C 两组 MBI 评分比较，差异无统计学意义（P＞0.05）。治疗期间 3组患者均未出现明显不良反应。因此结论认为，不同强度电针结合肌内贴扎技术治疗均可改善中风后 CRPS 患者的上肢运动功能，减轻疼痛和手部肿胀程度，提高肩关节活动度，改善日常生活能力，且安全性较高；低电流强度刺激电针结合肌内贴扎技术治疗整体疗效更佳，可作为治疗该病的最优电针强度选择。

5. Wang F, Li W, Zhou Y, et al. Radial extracorporeal shock wave reduces myogenic contracture and muscle atrophy via inhibiting NF-κB/HIF-1α signaling pathway in rabbit. Connect Tissue Res, 2022, 63(3): 298 – 307.

We investigate the underlying biological effects and mechanisms of rESWT on myogenic contracture and muscle atrophy in a rabbit model of extending knee joint contracture. Materials and Methods: In group control, the knee joint was not fixed. In group I-4w, the knee joint was only fixed for 4 weeks. In groups SR-1 w, SR-2 w, and SR-4 w, the knee joint was fixed for 4 weeks before the rabbits underwent 1, 2, and 4 weeks of self-recovery, respectively. In groups rESWT-1 w, rESWT 2 w, and rESWT-4 w, the knee joint was fixed for 4 weeks before the rabbits underwent 1, 2, and 4 weeks of rESWT, respectively. The myogenic contracture was measured, the cross-sectional area and key protein levels for NF-κB/HIF-1α signaling pathway and myogenic regulatory factors were evaluated. Results: During the recovery period, biological findings showed that the levels of myogenic contracture and muscle atrophy were milder in group rESWT by compared with group SR after 2 weeks. Molecular biological analysis showed that MyoD protein levels in the group rESWT was significantly higher than those in the group SR, and importantly, phospho-NF-κB p65 and HIF-1α protein levels in the group rESWT were significantly lower than those in the group SR at the same time point. Conclusions: This is the first study demonstrated that rESWT has the potential to reduce myogenic contracture and muscle atrophy after long-term immobilization in animal model. It is a possible mechanism that changing the low oxygen environment in skeletal muscle through rESWT may inhibit activation of NF-κB/HIF-1α signaling pathway.

（杨国辉）

第三章　脏　器　康　复

2022 年度，在脏器康复领域共收集学术论文 687 篇，纳入专论 223 篇（占 33%）、收入文选 98 篇（占 14%）。其中，心脏康复共收集论文 150 篇，纳入专论 66 篇、收入文选 18 篇，研究主要聚焦于常见心脏疾病慢性期康复、常见心脏疾病术后康复、心脏相关临床症状康复以及心脏重症康复等；肺康复共收集论文 537 篇，纳入专论 157 篇、纳入文选 80 篇，研究主要聚焦于肺动脉高压康复、常见慢性呼吸系统疾病康复、肺炎康复以及危重症患者肺康复等。

【专　论】

一、常见心脏疾病慢性期康复

心脏康复是心血管疾病慢性期最佳的治疗方案，心脏疾病慢性期康复不仅需要有专业的评估，更需要采取合适的康复手段，目前文献主要集中在康复评估模式、康复教育管理、康复运动的方式选择及机制探讨，常规运动康复方式和中国传统运动组合比较等方面。

（一）心绞痛康复

心绞痛的康复进展主要为改善康复评估模式、加强康复教育、八段锦运动干预等。

王炜等[1]探讨绝经后女性不稳定心绞痛患者基于心肺运动试验（CPET）的运动康复模式的应用价值，该研究共纳入 126 例经皮冠脉介入术治疗（PCI）的绝经后女性，发现基于 CPET 的运动康复模式可以显著控制绝经后女性不稳定心绞痛患者的性激素失衡、血压、血糖及血脂水平，显著提高患者的心肺功能、运动能力及生活质量。Wang B 等[2]旨在探讨心脏康复治疗联合微信平台教育对经皮冠状动脉介入治疗后不稳定型心绞痛患者的影响，发现联合方式可有效控制患者的血脂、血糖等生化指标，改善心功能，降低心绞痛复发率，降低其他心脏不良事件的发生率。洪苍浩等[3]研究八段锦对冠心病患者心肺功能、心绞痛及生活质量的影响，发现在常规心脏康复治疗方案的基础之上联合八段锦，能更显著地改善冠心病患者的心肺功能、心绞痛及生活质量，促进冠心病患者的康复。

（二）心肌梗死康复

在基础研究方面，李琴凤等[4]观察有氧运动对心肌梗死致慢性心力衰竭大鼠心脏能量代谢及线粒体呼吸功能的影响，发现规律有氧运动能改善心肌梗死后心力衰竭大鼠心脏做功能力，表现为心功能及运动能力增强，其作用机制可能与上调心肌 ATP 水平及改善线粒体复合体 I 功能有关。Wu GL 等[5]认为长期有氧运动降低心脏对心肌缺血性损伤的易感性，其可能机制与运动增强心脏支链氨基酸（BCAA）分解代谢有关。

在临床研究方面，Shi XH 等[6]报道高强度间歇训练、中等强度持续训练和基于指南的运动训练对心肌梗死患者的峰值摄氧量和心肌纤维化的影响的研究方案，该研究利用心肺运动试验获取峰值摄氧量，通过心脏核磁（MR）评估心肌纤维化变化，预期结果将回答探讨高强度间歇训练和中等强度持续训练比较对心肌梗死患者峰值摄氧量和心肌纤维化的改善是否有不同。Ma M 等[7]将基于平衡运动基础上设计的适应性姿势平衡心脏康复训练

（APBCRE）应用到心血管疾病患者中,该研究最终纳入93名患者[80.65％男性,(53.03±12.02)岁],研究发现APBCRE是一种潜在运动康复方式,提高患者的身体耐受性和生活质量,与＞55岁组相比,≤55岁组具有更高的治疗获益。Liu J等[8]分析发现,为期6个月以太极拳为主的运动康复方案较常规运动康复指导更能提高接受急诊介入治疗的急性心肌梗死(AMI)患者6 min步行距离(6MWD),改善B型钠尿肽前体(Pro - BNP)浓度和循环内皮祖细胞水平,提高生活质量。王艳玲等[9]探讨综合远程缺血适应对老年急性ST段抬高型心肌梗死(STEMI)患者急诊PCI的心脏保护作用,发现综合远程缺血适应可显著提高老年STEMI患者行急诊PCI的心肌可挽救指数、生活质量和运动能力。

（三）心力衰竭康复

在基础研究方面,腾美玲等[10]探索生理性缺血训练改善心衰大鼠心脏结构功能的最佳干预强度及生物学标志物,该研究发现相比于单次1 min缺血/5 min灌注和10 min缺血/5 min灌注、5 min缺血/5 min灌注的生理性缺血训练方案对心衰大鼠心脏的远隔保护作用更显著,NT - proBNP可作为反映其保护作用的最佳生物学标志物。Li FF等[11]发现运动可通过白介素- 10(IL - 10)/信号转导和转录激活因子3(STAT3)/S100钙结合蛋白A9(S100A9)信号通路刺激巨噬细胞分泌IL - 10,增加髓源性抑制细胞(MDSCs),从而达到保护心脏的作用。

在临床研究方面,王理亚等[12]研究不同运动强度的运动康复方案对慢性心力衰竭患者心肺功能和生活质量的影响,证实心脏运动康复治疗方案可有效提高慢性心力衰竭患者运动耐力,且高负荷强度的运动方案效果更明显。Lai QC等[13]研究旨在探讨慢性心力衰竭患者在相同周期和频率、单次运动不同时间下八段锦运动康复效果的差异,研究发现两种持续时间的八段锦运动均改善了充血性心力衰竭患者的生活质量和6 min步行距离(6MWD),与30 min/次相比,60 min/次的八段锦运动康复进一步改善充血性心力衰竭患者的6MWD,但对生活质量没有额外的益处。Liu T等[14]探讨移动互联网技术在心力衰竭心脏康复患者健康管理中的应用价值,发现以移动互联网技术为指导的家庭心脏康复,可以改善心力衰竭患者的心脏功能、运动耐量、生活质量和依从性。

（四）外周血管性疾病康复

杜亚丽等[15]探究包含运动训练的综合康复对下肢动脉硬化闭塞症支架植入患者血管功能及预后的影响,共纳入74例下肢动脉硬化脉闭塞症老年患者,发现术后康复组患者踝肱指数(ABI)、血管生存质量量表(VascuQOL)和跛行距离(DOC)指标均明显高于康复前($P<0.05$),康复组术后并发水肿、康复1年后血管内再狭窄的概率都显著低于非康复组,因此认为,采用包含运动训练的综合康复方案能够有效改善老年下肢动脉硬化脉闭塞症患者支架植入术后的血管功能,在一定程度上可以帮助患肢恢复,提高患肢的肌肉耐力,还可以改善预后,降低并发症的概率。

二、常见心脏疾病术后康复
（一）经皮冠状动脉介入术后康复

心脏康复分3个阶段:Ⅰ期,住院康复(早期康复,发病后4～7天);Ⅱ期,门诊康复(发病后7天至3～6个月);Ⅲ期,家庭康复,从发病后12个月到整个生命过程。经皮冠状动脉介入术(PCI)后康复相关文献分别针对各期患者特点集中在康复护理、运动康复方案、延续性管理等,提高患者治疗依存性、生活质量及预后。

Hu H等[16]将CICARE沟通模式[接触(C)-介绍(I)-沟通(C)-询问(A)-回答(R)-离开(E)流程化的沟通方式]应用到冠状动脉粥样硬化性心脏病

（CAD）患者 PCI 后的康复护理干预中，发现 CICARE 沟通模式护理干预在冠心病 PCI 术后患者中的应用价值更显著，更有助于降低患者疾病不确定感，增强治疗依从性，提升自我护理能力，增强生活质量和护理满意度。高伟等[17]对急性心梗 PCI 患者术后 2 天实施基于本体感觉神经肌肉促进技术（PNF）的呼吸训练 1 周，发现短期内可有效提高患者的肺功能及运动耐力，且训练效果优于常规呼吸训练，值得临床推广。Peng XM 等[18]通过回顾性研究发现，七步康复训练方案应用到急性心肌梗死（AMI）患者 PCI 后早期康复中对提高生活质量和心功能有显著效果，值得继续研究和推广。Zou Y 等[19]观察慢呼吸运动（SBE）对 PCI 后患者心率和血压的影响，发现慢呼吸运动是一种有效的降低 PCI 患者心率的非药物方法。Liu XY 等[20]发现 6MWT 指导下的 12 周运动康复，可进一步降低接受 PCI 的冠心病患者的脂蛋白相关磷脂酶 A2（LP-PLA2）水平。Deng BY 等[21]证实接受 PCI 的急性冠状动脉综合征（ACS）老年患者（年龄＞75 岁），出院后（1～4 周）接受基于 CPET 指导的门诊心脏康复安全有效，可以提高老年患者的运动能力、生活质量以及心理健康。王政等[22]发现 6 周线上监督运动康复是一种安全有效的干预方式，显著提高不同类型冠心病 PCI 后患者的疾病认知与自我健康管理能力，改善患者的运动功能与血脂水平，且能够显著改善陈旧性心肌梗死 PCI 后患者的心肺功能。张静雅等[23]对 PCI 后患者实施为期 3 个月基于互动达标理论的心脏康复管理，发现有助于提高患者自我管理能力，增加心脏康复知识，提高有氧运动耐力和生活质量，促进康复目标的实现。白铁娟等[24]将基于微信直播的正念训练应用到 PCI 术后阈下抑郁患者，经过 3 个月的干预及 3 个月随访发现，该方法可有效缓解抑郁症状。Li JN 等[25]将基于微课的心脏康复教育应用到冠心病行 PCI 的住院患者中并随访 12 周发现，微课教育对提高冠心病患者的自我管理能力有积极作用。Li Z 等[26]比较Ⅱ期家庭心脏康复和传统门诊心脏康复对接受 PCI 后的急性心肌梗死患者出院后 6 个月的治疗依从性、治疗满意度、低密度脂蛋白水平、左室射血分数、6MWD、生活质量以及急性心肌梗死再发率等指标的影响，证明Ⅱ期家庭心脏康复是一种高效、便捷、安全的新型心脏康复模式。

（二）冠状动脉搭桥术后康复

耿俊义等[27]对冠状动脉搭桥患者在术后 1 天至术后 3 个月提供心脏康复治疗，发现冠状动脉搭桥患者接受术后心脏康复治疗，可显著提高心肺储备功能、运动耐量和生活质量。

（三）心脏瓣膜置换术后康复

孙倩文等[28]发现在心脏瓣膜置换术患者的随访及康复管理中，采用基于阶段变化理论的健康教育，可提高患者的服药依从性，降低术后并发症发生率，改善术后心肺功能。刘珍等[29]通过对心脏瓣膜置换术患者术前及术后 5 天联合使用缩唇呼吸、腹式呼吸及使用呼吸训练器等呼吸训练模式，发现多种肺部康复训练结合可以现状提高患者的肺活量，有效改善患者的肺功能，降低患者的肺部感染发生率，促进患者心理健康，提高患者生活质量。Xue W 等[30]对心脏瓣膜置换术后患者住院期间介入以运动为基础的早期心脏康复并随访 6 个月发现，早期心脏康复是改善心脏瓣膜手术患者身体功能和预后的有效方法。

（四）其他

张振英等[31]将无创心输出量监测应用到心脏外科术后患者个体化运动锻炼为核心的整体管理中，发现个体化运动为核心的整体管理显著改善心脏外科术后患者心脏功能、运动耐力和生活质量，无创心输出量监测可以同步 6MWT 制订个体化运动方案，有效评估心功能和运动康复效果，为临床运动康复治疗提供参考。

三、心脏相关临床症状康复

（一）高血压（病）康复

1. 高血压（病）康复的基础研究

针对高血压（病）康复的基础研究主要集中在不同强度运动训练对自发性高血压大鼠血管及心脏的保护作用。郭继峰等[32]研究了低中强度运动训练对自发性高血压大鼠心脏的保护作用，以及Wnt信号通路在其中所起的作用。结果显示，运动训练能够降低高血压大鼠血压并有效延缓心室重构，起到心脏保护作用，而上述作用可能通过抑制Wnt信号通路实现。朱政等[33]针对有氧运动对高血压大鼠心脏重塑的影响，探讨了局部和全身肾素-血管紧张素系统在其间的可能作用机制。结果显示，有氧运动能够有效调控高血压大鼠心脏肾素-血管紧张素系统，诱导血管紧张素转换酶（ACE）-血管紧张素Ⅱ（AngⅡ）-Ang1型受体（AT1R）自向ACE2-Ang（1-7）-Mas受体（MasR）轴转变，进而抑制心脏重塑。刘国纯等[34]研究不同强度运动对自发性高血压大鼠主动脉血管功能的影响及其可能的机制，发现低、中强度运动可以有效减轻高血压大鼠的主动脉氧化应激并改善血管功能，而高强度运动不能改善其血管功能，上述机制可能与AMPK-SIRT3通路有关。

2. 高血压（病）康复的临床研究

高血压（病）康复包括对高血压症状的康复及高血压脑出血后的康复。针对高血压的康复重点主要涵盖了健康教育、运动训练、健康管理、护理干预、饮食指导、心理治疗以及与中医疗法相结合等。而高血压脑出血后，患者将会遗留各种类型的功能障碍，此时肢体训练、神经康复、呼吸训练等有助于降低血压，预防可改变的危险因素，临床研究文献主要报道了呼吸训练结合常规康复等。

健康教育作为提高患者依从性的重要措施，能够有效辅助药物治疗，改善预后。Yu X等[35]探讨健康教育在老年高血压患者用药过程中的应用，发现健康教育能有效地降低患者的血压，减轻患者的负性情绪和心理压力，提高患者的生活质量，减少复发的预后和心血管不良事件的发生。

运动训练作为最常规的康复治疗之一，近年来被证实能够有效降低高血压患者血压，不同类型高血压对运动的表现也各不相同。张瑜等[36]发现在心肺运动试验（CPET）恢复期男性中原发性醛固酮增多症患者收缩压较原发性高血压患者降低延迟。Huang Y等[37]证实，微小RNA-423-5p与左心室肥厚有关，可能是评估心脏康复对射血分数中度降低的高血压患者治疗效果的潜在生物标志物。Huang KY等[38]通过分析运动后过量耗氧量（EPOC）对高血压患者血清中各类微小RNA表达的影响，证明了EPOC康复可以提高运动耐量，增强心肺功能，改善患者预后。Chou CC等[39]发现有氧步行训练能够显著改善老年女性高血压患者的记忆能力，但需要更长时间的随机对照试验来证实和探索这种干预的效果。

健康管理及护理干预同样是辅助高血压患者治疗的有效手段。Lee MC等[40]采用随机对照试验证实以患者为中心的自我管理干预计划在控制血压以及提升高血压肾病患者生活质量方面的长期有效性。此外，Shi WZ等[41]应用"医院-社区-家庭"一体化管理，增强了高血压患者的治疗依从性、自我管理能力和信心，提高了医务人员的管理效率。李韧等[42]发现基于加速康复外科（ERAS）的新型心脏康复模式应用于高血压合并急性心肌梗死（AMI）患者可有效改善患者的运动耐力，提高抗氧化能力，恢复心脏功能，优化生活质量，可能与降低血小板平均体积-淋巴细胞比（MPVLR）、基质金属蛋白酶-8（MMP-8）浓度和提高血清中分泌型卷曲蛋白5（SFRP5）水平相关。石磊等[43]也证实基于老年综合评估（CGA）结果的干预对高龄（年龄≥80岁）高血压患者生活质量有积极作用。

除上述康复治疗外，饮食疗法、心理干预及中医等相关治疗在高血压患者预后中也发挥了重要作用。Huang KY等[38]的研究提示，在家庭保健中降压药物联合针灸治疗将更有利于改善老年高血压患者的生活质量、日常生活活动能力和血压。Wang Y 等[44]在调查了基于家庭的经皮穴位电刺激（TEAS）结合生活方式改变对血压的影响后证实了上述治疗方式的有效性。宋珊珊等[45]发现对老年高血压患者开展饮食指导和心理干预，可有效延缓或遏制血压升高造成的心脑血管疾病的进展。牟丽莎等[46]证实对社区高血压合并 2 型糖尿病患者进行中式改良高血压防治计划（DASH）饮食干预，可帮助患者改变不合理的饮食结构，有助于改善其营养状况，进而达到健康促进的目的。

针对高血压脑卒中后患者，裴飞等[47]采用呼吸训练结合常规康复训练，观察脑卒中患者血压的变化，发现呼吸训练对脑卒中患者血压有降压的效果，其作用机制可能是通过主动呼吸调整呼吸-交感神经偶联机制中的肾素-血管紧张素-醛固酮系统，而具体机制有待进一步深入探讨。

（二）房颤康复

心房颤动是成人最常见的心律失常，近年来，越来越多的报道证实了通过康复管理可以在一定程度上降低患者发生房颤以及相关并发症的风险，改善患者生活质量。对房颤的康复治疗目前的文献报道主要集中在运动训练、精神心理、护理干预等临床研究。

Wu YC 等[48]证明基于运动的心脏康复可加速左心耳封堵术闭塞房颤患者的装置内皮化，同时改善生活质量、运动能力和身体功能。孙燕等[49]同样证实采用主观用力程度分级评估量表（Borg 量表）指导下的功率车有氧运动训练（Borg 分级 11－15）可明显改善老年心房颤动患者纤维蛋白溶解系统功能及血管内皮功能。Qu S 等[50]对房颤伴抑郁症患者采用为期 12 周的认知行为疗法（CBT）干预，发现 CBT 改善了心房颤动患者的健康相关生活质量、疾病感知，减少了抑郁症状。

康复护理是目前护理干预的重点之一。吕巧霞等[51]发现基于多学科协作模式的早期康复护理能减少心房颤动射频消融术后患者住院时间，可能降低因心血管不良事件的再入院风险，减轻患者焦虑抑郁等不良情绪。程晓婷等[52]采用基于现状-背景-评估-建议（SBAR）模式的五常法护理对心房颤动患者射频消融术后依从性及心理状况进行评估，证实该护理模式可以改善患者术后心理状况及生活质量，提高患者依从性，降低并发症发生率，促进患者康复。张桂芳等[53]则发现思维导图联合微视频健康教育可以有效提高患者的遵医行为，有益于患者按时服药，养成良好的习惯和生活方式。Cai C 等[54]研究远程监测心房颤动消融患者心脏康复的效果，发现与标准心脏康复治疗相比，家庭、移动应用指导和远程监控心脏康复计划可使房颤消融患者的体能、依从性和健康信念得到更显著的改善。

四、肺动脉高压康复

（一）肺动脉高压的基础研究

近年来很多研究发现肺动脉高压（PAH）患者普遍存在缺铁症状，铁缺乏会加重 PAH 症状，导致 PAH 患者的预后生存率较差。目前发现炎症、铁调素、缺氧诱导因子（HIF）、骨形态发生蛋白（BMP）等信号都参与在调节 PAH 的铁稳态，因此探明 PAH 与机体铁稳态之间的关系将有助于为临床铁缺乏的 PAH 患者寻找治疗方法[55]。古丽那扎尔等[56]研究了 P22phox 对缺氧诱导的人肺动脉平滑肌细胞（HPASMCs）的作用，构建了缺氧性细胞模型，发现 P22phox 通过上调 KLF4 的表达，促进缺氧诱导的 HPASMCs 增殖和迁移。在伞形酮是否改善低氧性肺动脉高压方面，研究者利用了低氧细胞模型及低氧动物模型，伞形酮可使 PASMCs 中的 LC3－Ⅱ/LC3－Ⅰ比例和 Beclin－1 表达降低，p62 表达显著增加；RhoA、ROCK2 和 p－MYPT1 蛋白表达显著降低，说明伞形酮通过抑制 PASMCs 的 RhoA/ROCK 信号通路和自噬改善低氧性肺动脉高压[57]。

(二) 肺动脉高压流行病学研究

罗勤等[58]在2020年12月~2021年3月期间对我国PAH患者进行调查,其中33例PAH为线下访谈,461例PAH患者为问卷调查。发现235例(51.0%)为先天性心脏病(CHD)相关性PAH。461例患者从出现症状到确诊的中位时间为183(30,915)天;在375例进行了初诊WHO功能分级的患者中,Ⅲ级/Ⅳ级分别为44.5%、12.3%。从确诊到启动靶向药物治疗中位时间为31天。CHD相关性PAH患者对药物和随访的依从性最差,仅62例(26.4%)患者能坚持用药并规律复诊。但2018年及以后从确诊到启动靶向药物治疗的中位时间明显缩短,规律复诊情况也明显改善(P 均 $<$ 0.001)。说明我国PAH的诊治与国外还存在差距,但近5年进步较快。史晓荷等[59]研究成人CHD中,重点考察了N末端脑钠肽前体(NT - proBNP)、心肺运动试验(CPET)参数和心导管参数的相关性,发现峰值呼气末二氧化碳分压(Peak PETCO$_2$)与平均肺动脉压(mPAP)呈强线性相关($r = -0.671, P < 0.05$);NT - proBNP、二氧化碳通气当量(VE/VCO$_2$)、VE/VCO$_2$的斜率与mPAP显著相关($r = 0.428, P < 0.05$;$r = 0.509, P < 0.05$;$r = 0.419, P < 0.05$)。说明在CHD患者中,CPET参数、NT - proBNP浓度与经右心导管(RHC)测得的肺动脉压有较强的相关关系,可辅助评价肺动脉高压的严重程度。

(三) 肺动脉高压严重度及预后评估

肺动脉高压(PH)病因众多,2008年世界卫生组织(WHO)第4届肺动脉高压会议修订了PH的分类[60],依据不同PH组的临床表现、病理表现、血流动力学特征和治疗策略,将PH分为5大类,分别为:动脉性肺动脉高压(PAH)、左心疾病所致肺动脉高压、肺部疾病和(或)低氧所致肺动脉高压、慢性血栓栓塞性肺动脉高压(CTEPH)、未明多因素机制所致肺动脉高压。PH的严重程度变异度很大,因此对不同病因患者进行严重度分级,有助于指导靶向、康复及肺移植治疗。

心肺运动试验(CPET)可以评估肺动脉高压危险状态、治疗反应,也能为康复方案制订提供指导。其中峰值摄氧量(Peak VO$_2$),VE/VCO$_2$为PAH危险度的评价因子。6MWD表明步行$>$440 m为低危组,$<$165 m为高危组。另外,还有WHO心功能分级(FC),FC Ⅰ/Ⅱ为低危组,Ⅲ/Ⅳ为中-高危组。

蒋忠等[61]研究了106例肺动脉高压患者,出院后随访12个月,期间32例死亡、74例存活。发现静脉血氧饱和度(SvO$_2$)降低、尿素氮(BUN)和血清可溶性致瘤因子- 2(sST - 2)升高是PH患者死亡的独立预测因子($P < 0.05$)。受试者工作特征曲线(ROC)显示,sST - 2 + SvO$_2$预测死亡的曲线下面积(AUC)明显大于单个指标,说明早期检测sST2和SvO$_2$对死亡风险评估具有重要意义,sST2联合SvO$_2$预测死亡的效能最佳。

(四) 肺动脉高压的康复治疗

PH是一种无法治愈且病死率较高的疾病,近十余年来随着靶向药物的应用,PH患者的生存率得到显著改善,但患者的日常活动能力,功能状态仍然较差。2015年ECS/ERS指南推荐将呼吸康复用于肺动脉高压的综合治疗,一般推荐低危/中危者进行运动训练,若FC Ⅳ级患者进行康复训练需仔细评估并制订个体化精细方案。运动强度推荐Peak VO$_2$的60%~80%,最高靶心率的40%~60%,并逐渐增加训练强度。运动方式包括:走路、功率自行车、抗阻训练、呼吸操等。训练疗程:一般5天/周,共3个月,初始推荐在康复中心进行,后续可居家训练[60,62-63]。

吸气肌训练(IMT)作为一种简单的,耐受性好的理疗措施,它可增强吸气肌力,缓解呼吸困难及疲劳感。该作者搜索了PubMed、EMBASE、Cochrane databases等数据库,Meta分析了共80例患者,其中95%为Ⅰ型PH、5%为Ⅳ型PH。结果显示,IMT可显著提高患者的最大吸气压(MIP)及最大呼气压(MEP),提高6MWD达到30.16 m($P=0.04$),说明IMT是PH患者的一项有实用潜力的康复方式,有希望成为该类患者物理治疗的一种临床选择[64]。

运动康复训练(ERT)是PH患者的一种有益、安全,性价比高的治疗措施。Dong C等[65]在Pubmed搜索了12篇随机对照试验,训练方式包括有氧运动、抗阻训练、呼吸操等,时长为3周至6个月,每周训练5~7天。观察指标为:6MWD、呼吸肌力、SF-36、CPET参数、生活质量(QoL)等,说明ERT对该类患者是有效和安全的,通过训练可提高运动能力和运动耐力、使骨骼肌和呼吸肌力提升,同时能改善患者的心肺功能和生活质量。

Ⅰ期心脏运动康复指的是在患者住院期间,向患者及家属讲解心脏运动康复对病情的重要性,教会如何进行运动康复,从而提高PAH患者运动康复的参与率和依从性。内容包括:① 运动指导和方案制订;② 运动康复形式,如运动方式、频率、强度等。代芬等[66]发现,试验组的6MWD(494.56 m vs. 413.67 m,$P<0.001$),运动依从性(97.1% vs. 85.3%,$P=0.002$)和焦虑评分(36.81 vs. 51.35,$P<0.001$)等均好于未进行康复训练的对照组,说明根据PAH病情的Ⅰ期心脏运动康复可增加患者自我管理能力,形成良好的医患关系,从而减少疾病危险因素和提高生活质量。

为评估肺动脉高压患者运动训练效果,Jiang R等[67]通过心脏磁共振成像(CMR)测定右室行程容积(RVSV)及全面的房室功能变化,将评估有氧运动训练康复对右心室(RV)重塑和心功能的影响。

(五) 肺动脉高压的中医药治疗

中医药具有多靶点、多机制的药理作用特点,对PH的治疗具有显著的作用优势,研究表明中药可通过改善肺血管内皮细胞功能、抗肺动脉平滑肌细胞(PASMCs)增殖、降低免疫炎症反应、扩张肺血管等途径,在一定程度上缓解患者的临床症状,改善患者心肺功能。赵文豪等[68]综述了中医药治疗肺动脉高压的研究进展,该文介绍了中药单体(丹参素、三七皂苷、雷公藤甲素等)、单味中药(川芎、当归、黄芪等)、中药复方(血府逐瘀汤、苓桂术甘草汤等)在PH的药理及疗效,提示发挥中医整体观念、辨证论治的理论特点以及多靶点、多机制协同的治疗优势,加强中西医结合的研究,将会给PH患者带来更好的治疗策略。

五、慢性呼吸系统疾病康复

(一) 慢性阻塞性肺病

1. 相关基础研究

李永荣等[69]观察跑步对香烟提取物所致小鼠肺气肿模型影响,并基于信号传导及转录激活蛋白3(STAT3)探讨其作用机制。结果提示,跑步可以减轻肺气肿模型小鼠肺部气道炎症、全身炎症和肺气肿病理表现,其机制可能与抑制STAT3的激活有关。Shen HR等[70]从临床和神经学角度探讨常规治疗与太极拳干预相结合对慢性阻塞性肺疾病(COPD)患者临床症状的影响。结果提示,常规治疗包括太极拳康复实践可改善COPD患者的临床症状。右脑IFG可能是参与COPD临床症状综合干预的神经机制的关键脑区。这些发现在一定程度上为基于中国文化的身心练习治疗COPD康复实践提供了神经学依据,也从神经科学角度推进了对太极拳作为辅助技术疗效的认识。

2. 急性加重期康复

尹雪燕等[71]观察了COPD急性加重期(AECOPD)患者实施多学科团队(MDT)模式下急诊-病房联动早期介入肺康复管理的临床效果。结果发现,MDT模式下急诊-病房联动早期介入肺康复可有效改善AECOPD患者的SaO_2、肺功能、运动能力和生命质量。黄美霞等[72]探索早期肺康复训练在AECOPD患者中应用的临床疗效,显示早期肺康复训练在改善AECOPD患者呼吸困难程度、提高活动耐力、缩短患者住院时间方面有积极的临床效果。靳蓉晖等[73]探讨了基于 COPD 全球倡议（GOLD）分级的肺康复训练对 AECOPD 患者自我效能及康复效果的影响。结论是基于 GOLD 分级的肺康复训练有助于提高 AECOPD 患者自我效能水平，促进肺功能恢复，改善患者生活质量，安全性良好。金文静等[74]等探讨不同治疗时机和频次的肺康复训练对中重度 AECOPD 的影响。结果是肺康复训练可改善 AECOPD 患者的肺功能和血气指标，缓解其呼吸困难症状，提高运动耐力，并改善生活质量，早期开始肺康复训练且适当增加频次的临床疗效更佳，且安全性良好。冯鹏等[75]探讨由呼吸康复护理小组主导的呼吸康复护理在 AECOPD 患者中的应用效果。结果显示，专设呼吸康复护理小组在 AECOPD 患者呼吸康复护理中可缓解患者呼吸困难症状，提高患者 ADL、自我效能和自我管理能力，值得推广。吴晶等[76]分析早期肺康复训练在 AECOPD 患者机械通气治疗中的临床意义。对照组采取常规抗感染、祛痰、解痉、呼吸机支持等治疗，观察组在此基础上从机械通气开始给予肢体训练、吸气肌抗阻、主动呼吸循环训练，结果发现对 AECOPD 机械通气的患者早期实施肺康复训练可显著改善血气指标，降低并发症的发生，促进早日康复具有意义。张媛媛等[77]观察了呼吸康复治疗联合乙酰半胱氨酸治疗 AECOPD 的临床效果，呼吸康复治疗联合乙酰半胱氨酸可有效缓解临床症状，改善肺功能及免疫功能，抑制机体炎性反应，对促进 AECOPD 患者病情康复、降低急性加重风险具有积极意义。Cheng GH 等[78]探讨高频胸壁振荡祛痰系统对 AECOPD 患者肺康复及皮质醇功能的影响，结论是高频胸壁振荡祛痰治疗重度 AECOPD 具有良好的肺康复效果，可显著改善患者血气指标、炎症反应及皮质醇功能，安全可行。

3. 中国传统康复疗法

徐星星等[79]分析与评估坐式八段锦锻炼对 COPD 患者肺康复的影响，结论是坐式八段锦可明显改善 COPD 患者运动耐力以及缺氧情况，提高生活质量，改善患者的肺功能，减少急性加重次数，安全有效。杨丽等[80]探讨八段锦康复训练在 COPD 合并呼吸衰竭患者中应用的效果，结论是八段锦康复训练用于 COPD 合并呼吸衰竭患者可改善其肺功能，提高患者生活质量和治疗有效率。孔晓洁等[81]探究呼吸肌肉锻炼联合八段锦对 COPD 患者肺功能以及其运动耐力的影响，结论是八段锦配合呼吸肌肉训练可提高 COPD 患者肺功能，改善运动耐力。王永琴等[82]探讨八段锦联合肺康复训练对稳定期 COPD 患者肺功能及生活质量的影响，发现八段锦联合肺康复训练有助于改善稳定期 COPD 患者的肺功能，减轻其呼吸困难严重程度，提升患者运动耐力，提高其生活质量。戚励等[83]探讨肺康复运动治疗对老年 COPD 稳定期患者肺功能、生活质量及运动耐力的影响，发现肺康复运动可使老年 COPD 稳定期肺功能改善，生活质量提高，运动耐力提高，血气分析改善。夏晓黎等[84]探讨平喘贴联合无创正压辅助通气对老年 COPD 肺康复的临床疗效。结果提示，平喘贴联合无创正压辅助通气作为肺康复治疗措施之一，可有效改善重度老年 COPD 患者肺功能，纠正二氧化碳潴留，缓解临床症状，降低急性加重风险，提高运动耐力和生活质量；中西医结合治疗 COPD 具有一定的优势。黄瑞棋等[85]观察滋肾益肺汤联合运动肺康复训练治疗 COPD 稳定期（肺肾气阴两虚证）患者临床疗效，证实滋肾益肺汤联合运动肺康复训练治疗 COPD 稳定期患者，可减轻临床症状，改善肺功能，提高生活质量。Zheng Y 等[86]评价穴位埋线疗法配合六字诀呼吸练习在 COPD 中的应用价值，结论是穴位埋线疗法配合六字诀呼吸运动，配合安全性高，可提高稳定期 COPD 患者的治疗效果和生活质量，值得临床推广。崔淑仪等[87]观察了针对老年 COPD，以基于中医五色理论特色的园艺治疗进行康复方案的作用，对老年 COPD 稳定期患者，将肺功能训练与园艺治疗整合为一个整体康复训练模式，结果提示给予中医色彩疗法的园艺治疗更有利于老年COPD患者改善肺功能水平，中医色彩疗法的园艺治疗更有利于缓解老年COPD患者的焦虑与抑郁情绪。

4. 康复作用与措施

张洋洋等[88]评价在老年COPD患者中实施有氧抗阻运动结合健康信念干预的作用，接受常规治疗及健康信念干预，观察组在此基础上实施有氧抗阻运动。结果显示，在老年COPD患者中实施有氧抗阻运动结合健康信念干预可改善患者心肺储备功能，提高生活质量。

安德连等[89]观察COPD患者的认知功能对其日常生活活动能力的影响，发现COPD患者高发认知功能障碍，且认知功能障碍严重影响COPD患者的日常生活活动能力。

白金凤等[90]分析不同运动训练方式在COPD稳定期合并抑郁患者中的应用价值。结果显示，耐力及力量训练联合对COPD合并抑郁有较好干预效果，能显著改善患者肺功能、运动耐力、负性情绪，提高生活质量，值得在临床推广实践。Zhao ZL等[91]评估吸气加呼气神经肌肉电刺激对重度COPD患者的安全性和有效性。在稳定的重度COPD患者进行吸气加呼气神经肌肉电刺激治疗4周后，6MWD显著增加，无不良事件发生，提示该方案有利于COPD康复，同时使用吸气和呼气神经肌肉电刺激作为辅助治疗可以改善严重稳定期COPD患者的功能性运动能力。

刘桂森等[92]探讨呼吸训练器联合多波段光谱治疗仪在老年支气管哮喘-慢性阻塞性肺疾病重叠(ACO)患者康复中的临床效果。发现两者结合在老年ACO患者康复效果良好，可改善肺功能，改善患者运动耐力和生存质量。谢海玲等[93]对比单纯定量阻力呼吸训练与定量阻力呼吸训练联合缩唇呼吸对稳定期COPD患者肺功能的影响，发现二者联合更有助于患者呼吸运动的协调，增强呼气肌的收缩强度，可在定量阻力呼吸训练的基础上进一步

改善患者的呼吸功能。申彩红等[94]探究分期呼吸训练结合家庭有氧运动在老年COPD互动达标式肺康复中的应用效果。两者相结合在老年COPD互动达标式肺康复护理中可以充分发挥肺康复训练的优点，对患者肺功能锻炼、生活质量及护患关系的良性发展大有裨益。周瑞娟等[95]分析有氧运动及呼吸训练对COPD肺功能的影响。结论是有氧运动联合呼吸训练可提升稳定期COPD肺功能，改善BODE指标及指数，降低机体炎症水平，提高治疗满意度和生活质量，治疗依从性高。杨澄等[96]观察负荷深呼吸康复训练对老年COPD缓解期患者心肺功能及生活质量的影响。结论是负荷深呼吸康复训练对老年COPD缓解期患者具有改善心肺功能的价值，并能提升患者的生活质量及运动表现，值得临床推广。罗政等[97]探讨正念减压结合运动训练对老年COPD稳定期患者睡眠结构及睡眠质量的影响，结论是正念减压结合运动训练可以优化老年COPD稳定期患者的睡眠结构，改善夜间氧合和睡眠质量。林蕊艳等[98]探讨在老年COPD患者中实施有氧运动结合健康信念干预的作用。在老年COPD患者中实施有氧运动结合健康信念干预可改善患者心肺储备功能，提高生活质量，具有推广价值。连雪梅等[99]探讨基于心律储备(HRR)的康复运动处方对改善慢性阻塞性肺气肿患者运动能力与躯体症状的改善效果。基于此法的康复运动处方能明显改善呼吸功能，降低呼吸困难程度，改善患者生存质量。

唐蕊等[100]探讨渐进式抗阻训练联合肺康复锻炼对老年COPD稳定期患者肺功能及肺表面活性蛋白D(SP-D)的影响。结果表明，渐进式抗阻训练联合肺康复锻炼可改善老年COPD稳定期患者运动耐力、生存质量、呼吸功能和肺功能，且可提高患者自我效能，降低SP-D水平。彭先美等[101]探究进阶式抗阻运动结合有氧运动对稳定期COPD患者呼吸康复效果的影响。两者结合可明显提高稳定期COPD患者的运动耐力、肺功能以及生活质

量,减轻临床症状以及呼吸困难程度,值得临床重视。张文慧等[102]分析作业治疗联合抗阻训练在老年COPD患者中的应用效果,提示两者结合可有效提高老年COPD患者运动功能、日常生活活动能力,改善生活质量。Duan WT等[103]探讨全身卧位步进器(TBRS)训练对COPD患者运动能力和硫氧还蛋白系统(TRXS)的影响。结果表明,TBRS训练可以有效提高运动能力,同时有迹象表明,TBRS训练可以缓解COPD相关的呼吸困难,减少COPD急性加重次数。提示长期有规律的TBRS训练可以减少与COPD相关的氧化应激,从而增加运动能力,为COPD患者的康复提供一种新的方式和新的理论依据。

郭月等[104]探索基于微信平台的三主体双轨道交互式护理模式应用于COPD患者的效果。基于微信平台的三主体双轨道交互式护理模式可提高COPD患者相关知识水平,促进患者康复。Li Y等[105]调查了通过社交媒体(微信)远程家庭PR维护策略是否对临床改善和降低COPD急性加重的风险有效。通过社交媒体进行远程PR维护可有效降低AECOPD的风险,使临床改善不致下降。通过社交媒体进行远程肺康复维护可能会被用来提供传统公关的替代方案。Zhang L等[106]评估了COPD患者远程医疗系统下的远程家庭肺康复,提示居家肺部远程康复在远程医疗系统下进行8周以上即可明显改善中度至重度稳定期COPD患者的呼吸困难症状、6MWD、深呼吸时膈肌活动度以及负面情绪。唐丽安等[107]探讨采用电话联合互联网综合随访模式对COPD患者康复效果的影响。结果证明综合随访模式能有效降低COPD出院患者1年复发率,促进患者呼吸及运动功能康复,提高依从性和生活质量,效果较好。

谢林艳等[108]探讨了用呼吸训练器进行呼吸康复训练对稳定期COPD患者肺功能、血气分析、运动能力、临床症状及生活质量的影响。发现除常规药物治疗外,给予呼吸训练器进行呼吸训练,可改

善稳定期COPD患者的肺功能、血气指标,提升运动耐力,缓解临床症状,改善生活质量,减少急性加重风险,值得在临床及社区推广应用。吴平等[109]分析呼吸肌训练联合振动正压呼气治疗对稳定期COPD患者的疗效,发现呼吸肌训练联合振动正压呼气治疗可显著缓解稳定期COPD患者的临床症状,提高患者生活质量,改善患者预后。张娓婷等[110]分析无创通气联合肺康复联合治疗对COPD合并高碳酸血症患者血清炎性因子及呼吸功能的影响,发现无创通气联合肺康复联合治疗有助于减轻COPD合并高碳酸血症患者血清炎性因子水平,改善呼吸功能。丰金香等[111]观察体外膈肌起搏对稳定期COPD患者心肺功能及生活质量的影响,发现体外膈肌起搏治疗可以改善稳定期COPD患者的静态肺功能,提高心肺运动耐量及日常生活质量,具有较好的康复使用价值。王晶晶等[112]评估老年COPD患者锻炼行为感知水平,并分析其影响因素,发现老年COPD患者的锻炼行为感知水平有待提高;提出加强对COPD患者及其家属的运动康复教育和指导,帮助患者消除或降低对体力活动的恐惧,提高自我效能感和获取、利用社会支持的能力,有利于改善其对锻炼行为的感知。杨露露等[113]探究适合基层医疗机构预测COPD稳定期患者6MWT诱导的运动性低氧(EID)的方法,结论认为mMRC评分、CAT评分及BODE指数均可作为基层医疗机构预测COPD稳定期患者发生EID的方法。

张巧等[114]通过研究COPD患者短期健康相关生活质量评估变化与肺功能第1秒用力呼气容积(FEV1)改善/恶化的关系,探讨通过评估患者生活质量变化来规划其肺功能评估频次的可行性。Shui LL等[115]观察了高血嗜酸性粒细胞(EOS)计数的COPD患者在肺康复后6MWT是否有更好的改善。8周肺康复可提高COPD患者的运动能力,且获益可持续24周。初步研究表明,高外周血嗜酸性粒细胞计数的COPD患者康复后6MWT改善更

好。Ma HM 等[116]评估个体化肺康复对稳定期 COPD 患者局部肺功能的影响，结果发现 2 周肺康复治疗可改善 COPD 患者的空间和时间区域通气；此外，电阻抗断层扫描可能有助于制订个体化 PR 治疗方案，以改善 COPD 患者的局部肺功能。Ma Y 等[117]探讨肺康复训练对稳定期 COPD 患者肺功能、生活质量及 T 细胞免疫功能的影响及安全性，结过显示肺康复训练可改善稳定期 COPD 患者的肺功能、生活质量及 T 细胞免疫功能。Li GH 等[118]评估 COPD 患者在监督下每周进行 2 次肺康复与每周进行 3 次肺康复相比，在运动或与健康相关的生活质量（HRQoL）方面是否存在差异。结论支持目前的国际指导方针，即每周 2 次有监督的公共关系课程结合无监督的家庭锻炼课程；认为对于 COPD 患者，每周进行 2 次监督治疗不劣于每周进行 3 次监督治疗。Yu S 等[119]关注了正念行为干预联合渐进式呼吸训练对 COPD 患者肺功能康复的影响，结果发现积极行为干预联合渐进式呼吸训练对 COPD 患者的临床治疗有强化作用，且作为个体自我调节方法实施简单，在熟悉一定的方法和技巧后可以自行练习，长期坚持有助于个体应对不良事件的刺激。Xie XM 等[120]观察心肺康复促进模式干预联合氧疗对 COPD 合并肺心病患者心肺功能及血气分析指标的影响，认为心肺康复促进模式干预联合氧疗可改善 COPD 合并肺心病患者的心肺功能，调节相关血清因子表达，提高自我护理能力，减少住院次数。梅松利等[121]探讨 5E 康复模式在稳定期 COPD 患者中的应用效果，结论是 5E 康复模式有利于提高稳定期 COPD 患者的健康素养水平及自我管理能力，改善患者生活质量。Zuo XW 等[122]探讨表达艺术治疗（EAT）对 COPD 患者健康状况的影响，表明表达艺术治疗可有效减轻 COPD 患者的焦虑抑郁症状和呼吸困难，改善生活质量，改善肺功能。余中华等[123]探究术后运动训练对肺癌合并 COPD 患者运动耐力、日常活动能力和肺功能的影响，结论是术后运动康复训练可以改善肺癌

合并 COPD 患者运动耐力和日常活动能力，促进术后康复。

（二）哮喘康复

1. 相关康复疗法基础研究

孙婷煜等[124]讨论了各种康复疗法如呼吸训练、运动训练、饮食指导及肌筋膜触发疗法与哮喘慢性气道炎症的内在联系，如运动训练后通过 β_2 - 肾上腺素受体（β_2 - AR）的表达与 T 调节细胞（Treg）的作用使细胞内环磷酸腺苷（cAMP）水平升高，最终达到改善肺功能的作用。另外，在饮食调节减肥中，提及肥胖可使体内 TLR4 表达增高、中性粒细胞数量增多，使 TLR4/MyD88/NF - kB 信号通路被激活，从而触发炎症反应，引发哮喘发作。这些论述将以运动为核心的康复疗法与哮喘的本质联系起来，开阔了肺康复基础研究的思路。杨珊等[125]研究了学龄期中重度支气管哮喘患儿，采用康复治疗后可使患儿血清 TNF - α、IL - 6、IL - 13 水平低于对照组（$P < 0.05$），血清 IgA、IgM、IgG 水平高于对照组（$P < 0.05$）；而肺功能指标如 FVC、FEV1、FEV1/FVC、PEF 高于对照组（$P < 0.05$），提示了肺康复通过减轻炎症反应，提高免疫，从而减少哮喘发作及延长复发时间。在探讨 25 -羟基维生素 D[25(OH)D] 水平与支气管哮喘患者肺功能及炎症指标的相关性研究中，发现维生素 D 缺乏组患者 ACT 评分、第 FEV1、FEV1％Pred 均低于正常组，而血清 IgE、TNF-α、IL - 6 及 EOS％水平则高于正常组，说明血清 25(OH)D 水平与肺功能、炎症状况密切相关[126]。Wang C 等[127]研究了鱼腥草用于中性粒细胞哮喘动物模型，发现鱼腥草钠通过增加 CD17CD4FoxP25 Treg 细胞的频率和 IL - 3 的分泌来改善 Treg/Th10 细胞失衡并减少气道炎症，高反应性和黏液分泌过多，同时降低 Th17 细胞的比例和 IL - 17A 的产生，从而有益于哮喘的治疗。Chen L 等[128]研究了 NLRP3 通路与哮喘的机制，发现运用 NLRP3 炎症小体抑制剂可显著减轻

哮喘小鼠的气道高反应性，气道炎症，逆转辅助性T细胞17（Th17）/调节性T（Treg）细胞失衡。从而提出NLRP3/caspase-1/IL-1β途径在中性粒细胞哮喘的病理过程中起重要作用，阻断该途径可能在经过未来实验和临床研究验证后成为改善哮喘气道炎症的治疗策略。

2. 运动训练与支气管哮喘

尽管药物治疗极大地改善了支气管哮喘的临床表现，延缓了疾病进展，但对部分难治性哮喘或哮喘伴肺功能下降者，通过呼吸康复可减轻或消除患者的临床症状，增加运动耐力、减少呼吸困难和过度通气[129-131]。Jiang J等[132]搜索了近千篇文献，选取了24项随机对照试验，共涉及1 031名患者，对哮喘患儿的运动康复进行了网络Meta分析，发现康复方式包括：呼吸操、耐力训练、抗阻训练。大多数采取间歇训练法，以12周最多，大部分研究在医疗机构完成，终点指标包括：肺功能FVC、FEV1、FEF 25%～75%、6MWT、儿童哮喘生活质量问卷（PAQLQ）等，发现间歇训练显著改善了PAQLQ总分、活动能力和情绪等，耐力和呼吸训练相结合还显著改善了FVC%Pred和FEF 25%～75%。另有一项呼吸康复联合药物治疗的研究，发现呼吸功能锻炼辅助布地奈德福莫特罗吸入治疗哮喘-慢阻肺重叠综合征可增强患者的呼吸肌耐力，增强膈肌抗疲劳能力，从而有助于哮喘的康复[133]。

3. 哮喘中的康复护理

康复护理可优化康复治疗流程，增强医患互动，改善疾病认知，缓解患者的焦虑抑郁情绪，从而有利于哮喘药物，哮喘康复措施的落实。熊丽婷等[134]通过基于哮喘控制测试问卷（ACT）反馈的延续性护理方式，研究了其对支气管哮喘患者肺功能、哮喘发作及生活质量的影响，发现察组哮喘发作次数比对照组少，且生活质量评分高于对照组。徐洁等[135]将基于失效模式和效果分析（FMEA）模式的观察康复护理用于哮喘急性加重者，发现基于FMEA模式的康复护理可以明显缩短支气管哮喘急性发作患者临床症状的改善时间，提高肺功能，且有效减少并发症的发生，进一步提高其生活质量及对护理的满意度。群组互动式护理联合高强度间歇训练可有效提高学龄期哮喘患儿与家属对哮喘疾病认知水平，提高患儿服药依从性，改善患儿自我管理行为与能力，促进肺功能与生活质量的提升[136]。季晓翠等[137]发现基于5A护理模式的呼吸功能训练能有效提高哮喘患者的自我效能及功能锻炼依从性，有利于患者呼吸功能的改善，提高患者生活质量。

4. 针刺在哮喘康复中的作用

在一项电针结合按摩康复手法治疗支气管哮喘的研究中，发现研究组患者治疗有效率93.18%、对照组73.81%，差异有显著性（$P < 0.05$），且研究组的肺功能更佳[138]。黄仲远等[139]通过查阅文献，共收集了针灸干预肺康复的108篇临床研究。干预方式包括：单用针刺疗法，针刺联合口服中药疗法，针刺联合灸法、口服中药、西药、肺功能康复等三联、四联疗法，治疗时间14～15天居多，穴位包括：肺俞、膻中、足三里、定喘等。评价指标包括：肺功能、心肺运动、6MWD、血气分析、血清学等。该文作者提示，近年针刺干预肺功能的相关临床研究逐渐增多，以呼吸系统疾病所占比重最大，而其中又以慢阻肺、哮喘类为大宗，故目前对于针刺干预肺功能康复为将来的热点之一，其机制值得深入研究。电针治疗哮喘机制研究发现，电针可以激活哮喘小鼠肺组织中的γ-氨基丁酸（GABA）能系统，提高GABA水平及γ-氨基丁酸A型受体（GABAAR）的表达，抑制TLR4/MyD88/NF-κB信号通路，从而减轻哮喘小鼠气道炎症反应[140]。张倩等[141]研究了针刺改善气道重塑的机制，发现TGF-β1/Smads信号通路参与其中。

（三）间质性肺病康复

于春艳等[142]探讨间质性肺疾病（ILD）患者运动性低氧（EID）的临床和生理预测指标，并与

COPD 患者进行对比分析。研究显示，ILD 患者比 COPD 患者发生 EID 的情况更严重，提示有必要在慢性呼吸系统疾病康复锻炼中采取疾病特异性的干预和氧疗方案。闫喆[143]观察了主动循环呼吸技术（ACBT）对进展性纤维化性间质性肺病（PF－ILD）患者不同阶段的治疗效果。结果提示，在院内指导阶段和家庭锻炼阶段，ACBT 对 PF－ILD 患者治疗效果较好，值得推广。曹路等[144]对收治的 ILD 治疗措施并发呼吸衰竭患者进行肺康复治疗分析报道，肺康复治疗能改善 ILD 并发呼吸衰竭患者的肺功能、生活质量和远期预后，患者明显生存获益。Li JY 等[145]研究了不限于特发性肺纤维化的 ILD 患者的 6MWT 结果与心肺功能和肺功能的相关性。结果提示，最好将 SpO_2 保持在 88% 以上 4 min，第 3 分钟的 SpO_2 是患者肺功能最有价值的预测指标，6MWD 和 SpO_2 的变化在亚型中差异性更大。

（四）支气管扩张康复

徐蕊等[146]观察高强度吸气肌抗阻训练对支气管扩张患者运动能力及生活质量的影响，结论认为高强度吸气肌抗阻训练可显著改善支气管扩张患者运动能力及生活质量，该疗法值得临床进一步研究、推广。蔡仁萍等[147]探讨应用简易器材进行系统的心肺康复在重度稳定期支气管扩张症患者中的应用价值，显示应用简易器材进行心肺康复能提高重度稳定期支气管扩张症患者的运动耐力和肺通气功能，提升免疫功能，缓解焦虑与抑郁。祖菲亚·努尔买买提等[148]评估肺康复运动用于支气管扩张急性加重患者恢复期的治疗效果，显示 4 周的肺康复运动能够有效提升支气管扩张急性加重后患者的运动耐力、改善患者生活质量，但也指出该效果无法长期持续。黄秋华等[149]探讨感恩拓延-建构理论在老年支气管扩张伴抑郁症患者延续护理中的应用效果，提示理论能有效改善老年支气管扩张伴抑郁症患者抑郁症状，增强患者自我效能，

使患者能以积极的方式面对疾病，提高患者疾病管理能力，改善患者生活质量。Wang XY 等[150]探讨支气管扩张胸壁肌肉厚度及其与疾病严重程度的关系，发现气管扩张患者胸壁前肌较对照组薄，且与肺活量和弥散密度因子有关，提供了另一种方便评估支气管扩张严重程度的方法。

六、肺炎康复

（一）新型冠状病毒肺炎康复

1. 相关基础研究

许多受后遗症影响的新型冠状病毒肺炎（简称"新冠肺炎"）出院患者的生活质量下降，导致医疗系统、家庭和整个社会的负担增加。长期新冠肺炎可能的病理生理机制包括：持续的病毒复制、慢性缺氧和炎症、持续的血管内皮损伤促进血小板黏附和凝血，导致各种器官功能受损。血栓形成会进一步加重血管炎，导致病情进一步恶化。长期新冠肺炎本质上是一种血栓后遗症。Wang CY[151]重点介绍了新冠肺炎血栓形成的病理生理机制，各种类型的细胞释放的细胞外小泡可以携带严重急性呼吸系统综合征冠状病毒 2 号通过循环并攻击远处的组织和器官。细胞外小泡表达组织因子和磷脂酰丝氨酸，加重血栓形成。病毒的持续存在，慢性炎症和内皮损伤是不可避免的。高血压、栓塞和纤维化等肺部结构变化在长期新冠肺炎中很常见。由此导致的肺功能受损和慢性缺氧再次加重了血管炎症和凝血异常。早期预防性抗凝可以防止或清除促凝物质，从而保护血管内皮免受损伤，减少血栓后遗症，提高长期新冠肺炎患者的生活质量。

2. 中医药康复

徐晓花[152]通过观察 574 例新冠肺炎康复人群舌象特征，发现新冠肺炎康复者仍存在正虚邪恋、余邪未尽的病理特点，女性多邪实，男性多正虚，老年人则多虚多瘀，治疗上当以驱余邪、复正气为目标，并根据虚实性质多少的不同，合理选用健脾、益气、养阴、清热、化湿之法。罗志辉等[153]通过观察

"标本配穴"毫火针治疗33例新冠肺炎恢复期患者后遗症状的临床疗效发现"标本配穴"毫火针能明显减轻新冠肺炎恢复期患者咳嗽、乏力、胸闷等后遗症状以及焦虑抑郁等精神症状，同时促进肺部灶炎性渗出吸收，改善肺通气功能，且毫火针的操作水平是保证疗效的关键。王一占等[154]的研究发现，针刺辅助治疗可能在促进新冠肺炎患者症状及疾病的快速恢复方面发挥积极作用，尤其在新冠肺炎发病初期进行更早更及时的针刺干预，可能在缩短住院时间方面有一定优势。

王源等[155]学者的研究选取了西医基础治疗和西医基础治疗全程进行中医辨证施治，针对邪郁少阳证、邪伏膜原证、湿热蕴肺证、疫毒闭肺证、气阴两伤证、气营两燔证及内闭外脱证加用中药汤剂及中成药，通过观察结局转归、核酸转阴时间、治疗前后中医证候总积分和实验室指标变化发现中医药辨证治疗结合西医基础治疗能够调节新冠肺炎重型、危重型患者免疫功能，抑制机体炎症反应，改善组织缺氧及灌注不足，有效缓解患者症状，从而提高临床疗效。

3. 心理康复

Liu Y等[156]发现通过团体心理干预结合肺部康复训练，方舱医院中轻度新冠肺炎感染患者的焦虑和睡眠障碍明显低于对照组。许多因素如性别、教育背景和潜在的疾病状况等，在一定程度与干预和锻炼的效果有关。

4. 综合康复干预

潘颖超等[157]学者的研究总结了武汉市127例新冠肺炎出院患者的呼吸困难情况，并对发病时、出院时及出院1个月后呼吸困难程度评分进行统计分析，探索了性别、年龄、体质量指数及合并疾病对呼吸困难评分的影响，发现年龄、性别、基础疾病是呼吸困难程度的影响因素，可为重型、危重型患者筛查及早期诊断提供参考。患者出院甚至出院1个月后仍存在不同程度的呼吸困难，需引起大家重视，及时随访患者并进行相关检查，明确病因，尽早

介入肺功能康复指导，促进肺功能尽快恢复，从而促使患者更好地回归正常生活。

任毅[158]的研究中观察到重型、危重型新冠肺炎患者往往临床表现为肺脾气虚、阴虚津伤、阳气亏虚，在临床治疗期间因病情较重、病程较长，部分患者出现痰浊与瘀血等病理产物停聚在肺部，阻滞肺络。中医药综合康复方案结合现代肺康复理念，采用中药内服、中医外治、运动康复等方法，可提高重型、危重型新冠肺炎患者的生活质量，改善临床症状，提高运动耐力，改善呼吸功能，对肺部病灶的吸收有积极影响。有学者对新冠疫情期间在院接受治疗的新冠肺炎患者进行追踪随访调查。采用24 h膳食回顾法进行膳食调查，使用肺功能仪进行肺功能检查。应用Logistic回归模型分析膳食蛋白质摄入量和肺功能异常的关系，提示新冠肺炎康复期患者存在不同程度肺功能异常，膳食蛋白质摄入量与肺通气功能障碍发生风险呈负相关，而与肺弥散功能异常发生风险无关，从而提示充足均衡的饮食对新冠肺炎的康复至关重要[159]。

孙宪泓等[160]在研究中选取了115例新型冠状病毒肺炎恢复期不同证型患者，分别给予中医药综合康复疗法（中药口服结合中医传统康复疗法：肺脾气虚证予以健脾养肺方口服，气阴两虚证予以益气养阴方口服）联合现代呼吸康复治疗，并以现代呼吸康复治疗与茶饮安慰剂作为对照，经过2周治疗进行观察发现，中医药综合康复方案在新冠肺炎恢复期不同证型患者的康复过程中能够有效改善中医临床症状，且具有良好的安全性，值得进一步推广运用。Chuang HJ[161]的联合治疗团队基于多种学科方法为新冠肺炎危重症患者提供了参考路径，指出尤其是在危重病例中，应立即开始康复干预，以防止继发性并发症，延缓身体适应障碍，并促进功能恢复，多学科有序的康复训练计划可以改善新冠肺炎患者的功能。更需要对患者进行长期随访或社区康复，以管理出院后的持续症状。Xiong LJ[162]对参与"新冠肺炎感染医务人员康复护理项

目"的患有非重症和重症新冠肺炎的医务人员(HCW)出院后13个月的功能适应性、肺功能和免疫功能恢复情况进行评估。大多数感染新冠肺炎的HCW的健康状况恢复正常。就功能适应度、肺功能和免疫功能而言,患有重症新冠肺炎的HCW的恢复情况并不比患有非重症新冠肺炎的HCW差。同时仍有必要及时实施干预措施,帮助HCW出院后完全康复。

对于群组管理模式也有研究进行探讨,朱艳飞等[163]对132例首批感染新冠病毒奥密克戎变异株恢复期患者的心理韧性、睡眠质量及负性情绪进行观察,发现新冠肺炎患者经历了定点医院治疗后转入定点康复医院依然存在焦虑、抑郁及睡眠质量不佳等心理健康问题。早期及时干预是解决患者心理问题的主要办法。群组管理模式可增强其心理韧性、改善睡眠质量。同时也发现群组管理模式对负性情绪的改善无统计学意义,提示处于不同疾病阶段的患者负性情绪产生的原因不同,提示可开展对新冠肺炎恢复期患者回归社会后的现状及干预的研究。

5. 远程康复

因为疫情的特殊性,学者们也不断探索远程家庭社区等康复模式对新冠肺炎康复的作用。殷稚飞等[164]学者,在疫情期间,通过远程APP监控指导新冠肺炎治愈出院患者居家运动,观察到与治疗前相比,患者6周治疗后评估6MWD和下肢肌肉力量(ST)均有明显改善作用,且效果可维持24周。进一步亚组分析发现,6MWD和ST在年龄较轻者、无共病者和女性改善更明显,认为远程居家运动的训练可改善出院患者的运动能力。何金凤等[165]学者对已出院需进行肺康复且依从性较好的55例患者采取了肺康复训练。将患者分为两组,对照组根据"4S"康复原则采用传统的肺康复策略,另一组采用远程医疗管理患者肺康复,对比两组患者肺康复效果。发现采取远程医疗进行患者建档管理行肺康复训练,效果明显优于患者的自主训练,

同时该平台的使用也减少了医患接触感染的机会,值得大力提倡。Li JA[166]为了探讨新冠肺炎远程康复计划(TERECO)在运动能力、下肢肌力、肺功能、健康相关生活质量和呼吸困难方面的作用,将120名之前住院的新冠肺炎幸存者(仍有呼吸困难症状)分为对照组和TERECO组。通过智能手机提供干预无监督的家庭6周锻炼计划,包括呼吸控制和胸部扩张、有氧运动和下肢肌力运动,并通过心率遥测进行远程监测。结果发现TERECO方案对于呼吸困难和最大通气量仅出现短期影响,对肺功能的影响不大,对生活质量的心理方面的影响也很小,但新冠肺炎远程康复计划在6MWD、ST和健康相关生活质量方面优于无康复方案。

综上,新冠肺炎康复在临床治疗、后续居家和回归社会中发挥了巨大作用。从中医的舌象特征到毫火针的应用,从临床针刺辅助治疗到西医基础上的中医辨证施治,都体现了中医药在促进新冠肺炎恢复方面的作用;同时,对于新冠肺炎患者的情绪、睡眠和认知方面的关注和干预也体现了新冠肺炎康复的重要性。总之新冠肺炎的恢复过程中提倡综合康复的理念,早期干预、居家跟踪随访,多学科、多维度的康复,将持续给新冠肺炎患者的恢复提供更全面的支持。

(二)其他肺炎康复

1. 呼吸机相关肺炎康复

机械通气是ICU常用的抢救和治疗措施,通过建立人工气道改善通气和氧合来维持患者生命。但机械通气不可避免地带来呼吸机相关肺炎(VAP)等并发症。重症患者的早期康复干预逐渐受到关注,ICU患者一旦生命体征平稳,应立即进行早期功能锻炼和物理治疗,在相关机械通气患者的康复治疗研究中,越来越多的康复手段得到了认可。

徐俊马等[167]对呼吸ICU收治的85例矽肺合并急性呼吸衰竭进行有创机械通气的患者作为研

究对象,其中对照组于自主生命体征稳定后给予早期肺康复介入,试验组于生命体征稳定(包含血管活性药物支持下)时即开始实施超早期肺康复介入干预。结果发现,超早期实施肺康复介入可明显缩短机械通气时间和住院时间,降低呼吸机相关性肺炎发生率,提高撤机成功率;而且不会增加相关不良事件和并发症的发生率,值得临床应用并进一步探讨。张鹏等[168]在研究中提出的重症机械通气患者呼吸治疗康复一体化方案的构建,并分析其在重症机械通气患者中的实践效果,将其和机械通气常规护理相对照,发现呼吸治疗康复一体化方案具有科学性和可行性,应用呼吸治疗康复一体化方案可以缩短ICU机械通气患者的机械通气时间、气管插管时间,并降低48 h再插管率、呼吸机相关性肺炎发生率、谵妄发生率,具有较好的效果。

低频调制中频是目前康复常用的一种物理治疗方法。陆鹏等[169]进行了功能性电刺激联合呼吸训练对机械通气患者疗效观察,结果表明应用低频调制中频电刺激联合呼吸功能康复训练可提高患者的撤机成功率,降低VAP发生率,缩短机械通气时间及ICU住院日,增加膈肌增厚分数,提示联合肺康复方案在ICU机械通气患者治疗中使康复效益最大化,值得在临床上进一步推广。何少媚等[170]的研究通过在常规康复护理基础上实施分级肺康复护理,因为对患者病情进行分级化评估和管理,能确保患者接受针对性肺康复策略,使患者既受益于肺康复治疗,又能最大程度保证患者的安全,改善氧合指数、提高脱机成功率、缩短机械通气时间和ICU住院时间以及减少呼吸机相关肺炎等并发症的发生。

VAP是机械通气患者中最常见的医疗相关感染。VAP在很大程度上是可以预防的,Yi XM等[171]的基于单元的综合安全计划(CUSP)具有有效降低了医疗相关感染。这项研究旨在全面调查在需要机械通气的患者中实施CUSP的效果。入组的ICU患者根据CUSP的实施情况,将患者分为两组。主要指标是VAP的发生率;次要指标是从插管到VAP的时间、VAP治疗的抗生素使用天数、其他感染率、ICU住院时间。结果发现,对接受机械通气的患者实施CSUP可以显著降低VAP和其他感染的发生率、延长VAP发生的时间、减少VAP抗生素的使用天数、缩短ICU和医院的服务水平,并提高安全文化意识。

Wang J等[172]观察了183例ICU肺部感染患者,常规接受药物治疗,对照组给予常规护理,观察组在此基础上辅以精确定位排痰。记录干预前后的24 h痰量、呼吸频率、血气分析指标、炎症指标、临床肺部感染评分、改良医学研究委员会呼吸困难量表评分、生活质量以及不良反应的发生率。结果发现,精确定位咳痰在重症监护室肺部感染患者护理干预中的应用时,有助于减轻肺部感染和呼吸困难的严重程度,减少炎症反应,提高患者的生活质量。

机械通气往往伴随不同程度的肺部感染,吴月红等[173]学者的体外膈肌起搏康复方案中提到,提高患者膈肌的肌力,改善其膈肌功能,膈肌位移的提升可能减少了膈肌线粒体的损伤。同时膈肌肌力提升,可能维持了机械通气时细胞内Ca^{2+}的平衡,从而降低ICU无创机械通气患者呼吸机相关膈肌功能障碍的发生率,提高PaO_2,促进感染恢复。周君桂等[174]研究重症康复的气切患者,使用呼吸训练作为干预手段,发现相对于单纯常规气管切开康复护理措施而言,增加堵管训练、缩唇呼吸、呼吸控制、呼吸训练器及咳嗽训练5项呼吸训练方法,可以使得重症康复病房气管切开患者增强肺通气,改善呼吸肌的肌力、耐力,促进痰液排出,缩短堵管时间,降低肺部感染等并发症的发生,对重症患者快速康复有重要意义,且呼吸训练方法简单易学,患者较容易掌握,值得推广。

2. 吸入性肺炎康复

老年人随着年龄的增长,口、咽、食管部位的组织结构发生退行性改变,吞咽相关肌肉质量和功能逐渐丧失等最终导致吞咽障碍的发生，且因吞咽障碍而引发的吸入性肺炎、营养不良等并发症正日益威胁老年患者的生命安全。余欢等[175]发现间歇性经口至食管管饲法联合穴位电刺激可使老年中重度吞咽障碍患者的吞咽功能得到有效的改善，加速改善其营养供给，提高患者营养水平，最终提高其生存质量；同时，间歇性经口至食管管饲降低吸入性肺炎的发生率，在临床值得推广。

3. 社区获得性肺炎、支气管肺炎、大叶性肺炎、重症肺炎康复

Chen H 等[176]的研究是一项回顾性研究，对象是超过 64 岁的社区获得性肺炎（CAP）住院患者，对他们的功能状态（FS）下降通过 Barthel 指数进行评估，观察的主要结果是康复在预防下降方面的效果，次要结果是与功能状态降低相关的因素。研究发现，吸入性肺炎和肺炎严重指数 V 类在肺炎功能状态降低中起重要作用。康复在社区获得性肺炎 CAP 和其他方面的效果有限，但这并不意味着康复在 CAP 中是无用的，需要进一步研究以找到一种更具成本效益的康复方法，并根据患者背景和特征进行个性化调整，才能看到成效。

Tian LH 等[177]的团队研究纳入了 92 名支气管肺炎患者，比较干预组和常规护理两组患者的临床症状改善时间、护理干预前后肺功能、生活质量、自我管理能力、患者依从性和满意度。干预组将人文关怀整合到常规护理，表现为干预组支气管肺炎的临床症状改善时间，包括咳嗽、肺部啰音、咳痰和喘息的消退，明显缩短。此外，基于 36 项短期健康调查的患者生活质量和基于自我护理机构运动量表的自我管理能力，干预组的良好依从率和满意率均显著提高。因此构建患者护士信任是一种支气管肺炎康复的有效干预措施，有利于改善患者的临床症状、生活质量、自我管理能力、依从性和满意度。

大叶性肺炎是一种儿童时期较为常见的肺部急性炎症，患儿的气道黏膜多处于充血、水肿状态，大量分泌物堵塞气道，导致痰液排出困难，影响呼吸功能。申营胜等[178]对大叶性肺炎患儿在常规治疗护理方案的基础上实施了基于五禽戏之鸟戏的肺炎康复呼吸操，改善大叶性肺炎患儿肺功能，缩短咳嗽消失时间、肺部啰音消失时间及住院时间，且安全性较好，促进大叶性肺炎患儿康复。

重症肺炎具有起病急及预后差等特点，病死率高，机械通气是目前治疗重症肺炎常用的医疗手段，进行气管插管后，往往需要对患者进行镇静、镇痛治疗，以减轻患者机械通气期间躁动的发生。舒适化浅镇静策略（eCASH）要求患者与护理人员进行良好沟通，双方共同参与疼痛护理，通过缓解疼痛改善患者的睡眠、运动状态，配合最小化镇静使患者保持在一个相对舒适的状态[179]。王芳芳[179]的研究对 ICU 重症肺炎机械通气患者实施基于 eCASH 理念的早期康复护理，既能有效改善 ICU 重症肺炎机械通气患者预后，又能更好预防 ICU 机械通气患者并发症，还能有效提高 ICU 重症肺炎机械通气患者舒适度，从而提高机械通气患者的满意度。

4. 卒中相关性肺炎康复

呼吸功能障碍是脑卒中继发死亡的独立因素之一，脑卒中患者发病后呼吸肌肌力较健康人群明显下降，导致肺通气功能、咳嗽能力减弱，这会增加肺部感染风险，加大患者功能恢复及早日回归家庭社会的困难。袁文蓉等[180]的研究联合采用呼吸肌训练及反馈式呼吸电刺激治疗脑卒中患者，治疗期间较少出现肺部感染，能在短期内改善脑卒中患者肺功能、呼吸肌肌力及吸气肌耐力，有助于患者获得更好的咳嗽能力及躯干控制能力，并缓解其疲劳程度。

综上，肺康复在临床肺炎恢复方面取得进步。对于 ICU 机械通气的患者，超早期肺康复介入、治疗康复一体化方案，或者低频调制中频电刺激联合呼吸功能康复训练这些康复时机和方式都在缩短 ICU 患者的住院时间和减少并发症方面发挥了作

用。更多的学者注意到综合护理康复模式对于重症患者的呼吸机相关肺炎发生率或是伴随肺部感染的概率都有所减低,促进感染恢复。对于老年伴吞咽障碍患者使用间歇性经口至食管管饲法联合穴位电刺激或是采用吞咽障碍训练仪配合基于咳嗽反射的肺康复,均可恢复老年吸入性肺炎患者的吞咽功能,改善肺功能,促进疾病康复。人文关怀整合到常规护理、基于五禽戏之鸟戏的肺炎康复呼吸操和舒适化浅镇静策略,这些康复方案也在临床得到了应用,促进了肺炎的康复。另外,我们还注意到呼吸机肌力训练联合常规康复在卒中相关性肺炎康复方面也发挥了作用,临床越来越重视由于肺外原因并发肺部感染的相关康复。总之,在肺炎康复方面,康复的介入时机更加提前,方案更加趋于一体化,集药物治疗、护理、人文和肺康复于一身的综合康复,关注点是以疾病本身功能障碍为中心,扩增到并发症的处理,情绪的管理,人文的关怀的全局理念,促进了肺炎康复的进步与发展。

七、危重症患者早期康复

(一) 呼吸衰竭康复

1. 康复训练与呼吸衰竭

2022年度文献报道的呼吸衰竭与肺康复的论文主要集中在 COPD 和间质性肺疾病,其中以 COPD 合并呼吸衰竭占绝大多数。COPD 的肺康复包括急性呼吸衰竭期(一般是住院期间)和慢性呼吸衰竭期(居家康复)。急性呼吸衰竭期大部分患者需给予无创通气,少部分有创通气治疗。中国康复医学会重症康复专业委员会建议 AECOPD 患者在进入重症监护室 24～48 h 内即开始肺康复训练。吴晶等[181]报道了早期肺康复训练在 AECOPD 患者机械通气中的作用,即上机械通气的当天开始进行康复训练:① 早期的被动运动;② 适当时机开始主动训练。运动方式包括:被动关节活动,吸气肌阻抗训练,主动关节活动,主动呼吸循环技术,结果发现早期肺康复组的机械通气时间,ICU 平均住

院时间,呼吸机相关性肺炎,DVT 的发生情况均优于对照组。李旭辉等[182]对 COPD 合并Ⅱ型呼吸衰竭患者采用进阶式早期肺康复训练,可改善患者的肺功能与运动耐力。

2. 无创通气、高流量氧疗与呼衰康复

为观察经鼻高流量湿化氧疗在 COPD 合并呼吸衰竭患者肺康复中的近期及远期疗效,王国玉等[183]纳入 42 例经鼻高流量湿化氧疗组和 40 例无创通气组,发现血气指标和肺功能均为高流量组更优,6MWD、mMRC 评分,Borg 评分亦是高流量组更优。在李欣欣等[184]对 ICU 肺心病并发Ⅱ型呼吸衰竭者进行经鼻高流量氧疗的临床研究,发现高流量氧疗可改善心功能,肺功能和凝血指标。黄冠宇等[185]报道了无创呼吸机联合呋塞米雾化治疗 AECOPD 合并Ⅱ型呼吸衰竭的疗效。发现联合治疗组对 PaO_2、$PaCO_2$、pH 值改善更优,肺功能指标 FVC、FEV1、PEF 等提高更明显,且血清 TNF-α 水平亦更低。在一项对比有创间歇性通气治疗和有创-无创序贯通气治疗的研究中[186],试验组患者平均脱机时间、住院时间均较常规组缩短,试验组患者气胸、呼吸道感染、肺损伤等并发症总发生率较常规组降低(P 均<0.05)。

3. 体外膈肌起搏与呼衰康复

在高压氧联合体外膈肌起搏治疗急性颈髓损伤伴呼吸衰竭患者脱机的研究中,对照组给予常规治疗,观察组在对照组的基础上采取高压氧联合膈肌起搏(EDP)治疗。发现观察组的脱机成功率、膈肌移动度、肺功能指标(FVC、FEV1)更优,机械通气时间缩短[187]。另一项研究将体外膈肌起搏器联合呼吸训练器对稳定期 COPD 合并Ⅱ型呼吸衰竭患者的临床研究发现 EDP 联合呼吸训练器能够改善稳定期 COPD 合并Ⅱ型呼吸衰竭患者的肺功能指标及缺氧状态,提高患者运动能力,减轻呼吸困难等症状[188]。

4. 呼吸康复护理

优化呼吸衰竭患者康复护理,对不同时期,不

同严重程度患者实施针对性锻炼,有助于增强药物/呼吸机疗效。黄嫣等[189]采取量化评估下的早期四级康复训练观察呼吸康复护理对肺心病合并呼吸衰竭并给予了呼吸机辅助治疗患者的改善情况。早期四级康复训练包括:① 成立呼吸小组;② 评估病情;③ 早期康复训练:呼吸操,呼吸抗阻训练;④ 运动训练(床上、床旁)。结果发现,合理的肺康复训练可缩短康复进程,改善肺功能,降低VAP的发生率,增强运动能力及运动耐受程度。盛东芹等[190]进行了早期康复护理干预,发现对ICU呼吸衰竭有创机械通气患者,其能够改善其通气指标,缩短患者的机械通气时间与ICU停留时间,降低不良反应发生率。王曦等[191]研究了ICU呼吸衰竭的患者经过有创机械通气治疗的同时配合早期康复护理,发现能提升患者的整体舒适度,改善血气指标,降低并发症的发生率,改善患者的生命体征。寇咏等[192]阐述了基于交互分析的团体健康宣教联合排痰训练有利于提高老年COPD合并呼吸衰竭患者康复训练依从性,可改善患者肺功能及生活质量,调节患者心理状态。

(二)急性肺栓塞康复

1. 相关基础研究

李亚南等[193]为观察姜黄素对急性肺栓塞(APE)模型大鼠血小板聚集的影响,制备了模型对照组、不同剂量姜黄素组(50 mg/kg、100 mg/kg、200 mg/kg)、低分子肝素钙组、姜黄素200 mg/kg+抑制剂DAPT 10 mg/kg联合组。结果显示,姜黄素各剂量组血小板聚集率、PRI、血清CD63、血小板 α-颗粒膜蛋白(GMP-140)、BNP、cTnT含量显著降低,肺组织NOTCH1、JAGGED1、HES1蛋白表达显著上调($P<0.05$ 或 $P<0.01$),说明姜黄素可降低APE模型大鼠血小板活化程度,抑制血小板聚集,减轻心肌损伤,推测其作用机制可能与激活NOTCH1/Jagged1信号通路有关。金钊[194]收集APE组及对照组样本全血共53例,进行全转录组测序(APE组:6例;对照组:5例),筛选出差异化表达的RNA,进行lnc RNA-micro RNA-mRNA ceRNA网络构建,发现hsa-miR-423-5p和LOC100233156可作为诊断急性肺栓塞的潜在生物标志物。LOC100233156-hsa-miR-423-5p-PGF调控机制可作为急性肺栓塞治疗的潜在靶点。张黎等[195]研究了急性肺栓塞大鼠肺组织中心型脂肪酸结合蛋白(H-FABP)表达的变化,发现H-FABP-shRNA+APE组大鼠肺组织的病理改变改善,血清CD62P、CD63、TXA2的含量及肺组织中H-FABP、NF-κB的表达水平、MCP-1、TNF-α、IL-1β的含量显著低于对照组,说明APE大鼠肺组织中H-FABP高表达与发病过程中血小板活化、炎症反应激活有关。

2. 急性肺栓塞严重度及预后分析

王少飞等[196]进行了不同危险分层急性肺栓塞患者D-二聚体与纤维蛋白原比值(DFR)、中性粒细胞与淋巴细胞比值(NLR)、白蛋白(Alb)的变化及其与预后的关系研究。改善血管内皮和肺功能ROC曲线分析显示,DFR、NLR、Alb对APE死亡预测具有较高的敏感度、特异度,其中DFR、NLR、Alb联合检测对APE死亡预测的曲线下面积(AUC)、敏感度、特异度最高。采用动脉血氧分压/吸氧浓度替换sPESI中的动脉血氧饱和度,命名为psPESI模型;采用脉搏血氧饱和度/吸氧浓度替换sPESI中的动脉血氧饱和度,命名为"ssPESI模型"。脉搏氧饱和度临床易检测,操作性强。在预测1个月全因死亡率上,sPESI、psPESI和ssPESI的AUC分别为0.756、0.822和0.807,且ssPESI的AUC高于sPESI($P=0.038$)而不低于psPESI($P=0.388$),因此,夏梦梅等[197]由此认为用含脉搏氧饱和度的ssPESI新指标的简易评价系统,可用于急性肺栓塞的预后评价。姬峰等[198]探讨了肾上腺髓质素前体中段肽(MR-proADM)、25-羟维生素D[25(OH)D]水平与APE院内死亡的关系。发现APE患者血清MR-proADM水平升高,25(OH)

D水平降低,MR-proADM水平过高和25(OH)D缺乏与APE病情加重及院内死亡有关,MR-proADM和25(OH)D有望作为APE预后评估的潜在辅助指标。

陶禹至[199]评估了2018年中国肺血栓栓塞症诊治与预防指南预后评分、2019年ESC指南预后评分等4项评估工具,发现4个预后评估工具均可预测APE患者30天死亡结局。其中,2018年中国肺血栓栓塞症诊治与预防指南预后评分、2019年ESC指南预后评分与sPESI之间AUC差异有统计学意义。作者还发现IL-6对30天死亡事件预测能力较好,根据最佳截断值二分类后纳入sPESI建立改良评分,该改良评分较原评分总体连续NRI提升98.46%。

为探究肺泡-动脉血氧分压差、动脉-ETCO$_2$差值、校正D二聚体对急性肺栓塞危险分层及短期预后的影响,程相阁等[200]对98例APE进行多因素Cox回归分析,显示PaO$_2$、PaCO$_2$-PETCO$_2$、校正D-二聚体是APE患者28天内死亡的独立危险因素;PaO$_2$、PaCO$_2$-PETCO$_2$、校正D-二聚体联合指标测定对APE患者预后评估的ROC曲线下面积AUC达0.946、灵敏度为86.67%、特异度为89.31%,说明三者联合指标检测对28天预后有一定的预测价值。

晕厥是急性肺栓塞(APE)的常见症状,钟建利等[201]根据患者入院时辅助检查的结果评估了APE发生晕厥与短期病死率的相关性。APE患者右心室显著扩大,房间隔及室间隔向左移位(心超:RV>43.5 mm,RV>41.5 mm,RA/LA>1.22,RV/LV>0.98)、cTnI及NT-proBNP显著升高(cTnI>0.091 μg/L,NT-proBNP>585.05 ng/L)与发生晕厥有较强的相关性,发生晕厥的APE患者院内死亡率更高。庞颖颖等[202]研究了生物标志物对APE危险分层及预后的价值,发现死亡组患者血清中缺血修饰性白蛋白(IMA)、TnI及BNP分别为86.23 U/ml、0.74 ng/ml、2.42 ng/ml,高于存

活组,提示BNP、TnI及IMA能够反映出急性肺栓塞的危险分层及预后评估。孙博睿等[203]分析了266例3个月内发生不良事件的急性非高危肺栓塞患者。不良事件组的患有结缔组织病比例、患有活动性肿瘤比例、C反应蛋白、单核细胞/淋巴细胞数值比值(MLR)、BUN显著增高。单因素、多因素COX生存分析显示MLR风险比14.59、合并结缔组织病风险比5.85,发现患者入院时MLR可能与非高危急性肺栓塞患者3个月内死亡相关。

3. 临床新技术与肺栓塞

刘培贵等[204]研究了动态肺灌注显像(DPPI)和肺通气/肺灌注显像断层显像(V/Q SPECT)诊断可疑PE的效力。在DPPI图像上勾画肺的感兴趣区,计算肺平衡时间(LET)。LET<24.5 s判断为非PE,以LET≥24.5 s为PE。V/Q诊断PE灵敏度为88.4%、特异性为75.0%、准确度为80.4%;V/Q显像联合DPPI诊断PE的灵敏度为93.0%、特异性为71.9%、准确度为80.4%。因此动态肺灌注显像在传统的V/Q显像的基础上,增加了一项评价肺动脉血流动力学的参数,且没有额外增加患者辐射剂量,在V/Q不能明确诊断时,DPPI能评估患者的血流动力学改变,提高对PE的诊断效能。

赵茜等[205]共纳入126例APE患者,入院后即刻接受ECG检查,抽取D-D。记录ECG异常情况及Daniel-ECG评分。发现Daniel-ECG评分、血清D-D均对APE高危具有较高诊断价值(AUC=0.875、0.871,$P<0.05$),其cut-off值分别为6.500分、946.865 μg/L,而两者联合诊断价值更高(AUC=0.993),说明Daniel-ECG评分联合血清D-D能有效评估APE病情进展,于改善APE诊疗现状有积极意义。

熊丙权[206]利用心电图额面QRS-T夹角对急性肺栓塞的诊断进行判断,Logistic回归显示D-二聚体、FDP、额面QRS-T夹角为预测急性肺栓塞的独立危险因素($P<0.05$);ROC曲线显示额面QRS-T夹角诊断急性肺栓塞的曲线下面积

（AUC）为 0.763、敏感度为 0.765、特异度为 0.639、诊断界值为 27.5°，说明 QRS－T 夹角对急性肺栓塞有一定的诊断价值。

刘永丽[207]探究了 IQon 双层探测器光谱 CT 灌注缺损评分（PDS）评估急性肺栓塞严重程度的临床价值，发现 PDS 与 RV/LV、P(A－a)O_2 和 D－D 呈正相关，与 PaO_2 和 $PaCO_2$ 呈负相关。PDS 预测 APE 严重程度的 AUC 为 0.917，灵敏度和特异度分别为 100%、81.6%，提示 PDS 对评估 APE 的严重程度及预后有一定的临床价值。

4. 介入治疗与急性肺栓塞

抗凝、静脉溶栓已成为急性肺栓塞的标准治疗，成功救治了大部分患者，但当急性肺栓塞伴低血压的患者出血风险高，或全身溶栓失败时，可进行介入治疗[208]。魏立春等[209]采用 AngioJet 机械性吸栓术与单纯导管碎栓联合溶栓术，比较了对中-高危急性肺动脉栓塞的疗效。吸栓组采用 AngioJet 机械性吸栓治疗，溶栓组采用单纯导管碎栓联合溶栓治疗。结果，两组技术成功率、治疗成功率比较差异无统计学意义。对于存在出血倾向的患者，吸栓组无出血病例，溶栓组发生出血 8 例（33.33%），两组出血率比较差异有统计学意义（$P<0.05$），因此 AngioJet 机械性吸栓在安全性上更具优势。

陈欢等[210]探讨了肺动脉置管溶栓治疗急性肺栓塞合并下肢深静脉血栓的临床效果，试验组应用经肺动脉置管溶栓治疗、参照组应用经患肢静脉置管溶栓治疗，发现经肺动脉置管溶栓治疗急性肺栓塞合并下肢深静脉血栓的临床效果显著。刘欢欢等[211]探讨了导管接触性溶栓同期治疗中危肺栓塞合并急性下肢深静脉血栓形成的有效性和安全性，选取了中危肺栓塞合并中央型或混合型下肢深静脉血栓患者作为研究对象，所有患者均在下腔静脉滤器的保护下经股静脉同期对肺动脉和下肢深静脉行导管接触性溶栓治疗，研究认为在下腔静脉滤器的保护下，对肺栓塞患者运用导管接触性溶栓清

除血栓，可在短期内缓解临床症状，改善患者心肺功能，且并发症少、安全性好；同期对肺动脉和下肢深静脉血栓行导管接触性溶栓治疗，可在有限时间窗内提高血栓清除率，降低远期并发症发生率。

（三）心脏重症康复

心脏重症主要包括急性心力衰竭、TAVI 围术期、主动脉夹层、ECMO 和 LVAD 围术期患者以及心脏移植围术期患者。心脏开胸术围术期心脏康复请见前文相关内容。心脏重症康复的有效实施可以促进危重症治疗的最大化获益，心脏重症的早期康复主要围绕营养管理、康复教育、精神心理支持、早期康复训练、多学科协作健康管理以及风险预测等方面。Wang YS 等[212]探讨 I 期心脏康复对冠心病合并急性心力衰竭患者心脏功能和血流动力学变化的影响，发现 I 期心脏康复联合标准药物治疗可显著提高心输出量、改善前负荷、收缩和舒张功能以及减轻后负荷来改善血流动力学特征。屈超等[213]从营养视角探讨营养不良对老年射血分数减低的心力衰竭（HFrEF）患者随访 3 年主要不良心血管事件（MACE）的影响，包括因心力衰竭加重入院、新发的急性冠状动脉综合征（ACS）和恶性心律失常。结论显示，合并营养不良的 HFrEF 患者随访中期发生 MACE 显著增多，多为因心力衰竭加重入院和发生 ACS，营养不良是其独立危险因素。周新圆等[214]从生活质量视角采用随机对照研究，比较出院前护理康复教育指导对急性失代偿心力衰竭患者短期生存质量及预后的影响。结果显示，患者出院前护理康复教育指导可提高患者短期生存质量，但对短期再住院率无明显改善。Wu LJ 等[215]采用单中心、随机对照、单盲的临床试验研究评估 CR 在心脏重症监护室（CICU）急性失代偿性心力衰竭（ADHF）住院患者中的疗效和安全性。研究结果将为 ADHF 患者制订个体化的渐进 CR 干预提供可靠的证据。洪妙璇等[216]为明确 Stanford A 型主动脉夹层患者术后社会支持对其

心理韧性的作用机制,构建了一个中介模型,重点考察自我效能在二者关系中的中介作用。结果显示,自我效能感与社会支持、心理韧性均呈正相关,由此可知社会支持可通过自我效能影响 Stanford A 型主动脉夹层患者术后的心理韧性,医务人员应积极采取有效干预方法提高患者的自我效能感,增加社会支持水平,从而提升其心理韧性水平。

王园园等[217]分析多学科协作(MDT)护理模式对经导管主动脉瓣置入术(TAVI)后患者的临床干预效果。结果发现 MDT 护理干预模式能有效降低 TAVI 患者术后肺部并发症发生风险,提高患者生活质量,值得临床推广应用。Xu L 等[218]将吸气肌训练(IMT)应用到 TAVI 术后住院患者的心脏康复(CR)中,并随访 3 个月,发现与常规相比,IMT 加 CR 可有效提高 TAVI 术后患者的运动耐力、肺通气功能和吸气肌力,缩短住院时间。

孟臻[219]采用随机对照研究探讨主动脉夹层手术患者护理中加强早期康复干预的效果。观察干预 1 周后两组术后疼痛程度、负面情绪情况、术后常见并发症发生及康复进程。结果显示,主动脉夹层患者术后护理中加强早期康复干预,可明显减轻术后疼痛程度,改善患者心理状态,减少并发症,加快术后康复速度。

杨小红等[220]从健康管理视角探讨了多学科协作式健康管理对体外膜肺氧合(ECMO)术后老年心源性休克患者预后的重要作用,对照组常规 ECMO 健康管理,干预组在对照组的基础上增加多学科协作式健康管理,比较两组并发症、临床结局、治疗满意度与存活率。结果显示,多学科协作式健康管理模式可以更及时地观察到患者的病情变化,使并发症、临床结局的发生都有所下降,可延长患者存活期,提高患者对操作与态度方面的满意度。杨晶等[221]探讨早期康复治疗与活动对体外膜肺氧合治疗患者的重要意义。组建体外膜肺氧合患者早期活动团队,制订早期活动评估及活动计划与实施方法,包括体位摆放、关节活动度和抗阻训练等。

结果显示,对 ECMO 患者采取多学科团队管理的早期康复治疗可促进患者康复。但本研究为回顾性经验总结,今后应采取随机对照研究证实 ECMO 患者早期活动的安全性和有效性,以正确指导 ECMO 患者的早期活动。Zheng Y 等[222]采用前瞻性多学科随机对照试验,探讨心肺康复是否可以促进体外膜肺氧合的撤机。主要观察指标包括 CaRe-ECMO 组和对照组第 7 天 ECMO 撤机率、全因病死率、ECMO 术后主要并发症的发生率、ECMO 单位住院时间、日常生活活动以及与健康相关的生活质量等。结果显示,与对照组相比,CaRe-ECMO 计划的实施改善主要终点和次要终点指标,心肺康复对常规 ECMO 临床实践有附加获益。CaRe-ECMO 试验将为 ECMO 支持的患者提供一种创新的治疗选择,并对 ECMO 治疗的标准护理产生有意义的影响。Chen SM 等[223]基于运动测试的风险分层预测急性心衰的不良预后。亮点是重新评估了峰值摄氧量的预后价值,将峰值摄氧量与心力衰竭生存评分(HFSS)进行比较。结果显示,严重心力衰竭患者通过仔细选择心脏移植适应证人群,可以改善资源分配和患者预后,为晚期严重心力衰竭的治疗提供新的依据。

(丁荣晶 赵红梅 宋元林)

参 考 文 献

[1] 王炜,刘江,路璐. 基于心肺运动试验的运动康复模式在绝经后女性不稳定性心绞痛患者中的应用价值[J]. 中国妇幼保健,2022,37(15):2756-2761.

[2] Wang B, Li JS, Hong YL, et al. Effect of Cardiac Rehabilitation Therapy Combined with WeChat Platform Education on Patients with Unstable Angina Pectoris after PCI[J]. J Healthc Eng, 2022, 2022: 7253631.

[3] 洪苍浩,刘帅,王红梅,等. 八段锦康复运动对冠心病患者心肺功能、心绞痛及生活质量的影响[J]. 心血管康复医学杂志,2022,31(4):413-417.

[4] 李琴凤,魏钦,刘晓哲,等. 有氧运动对心肌梗死大鼠心

肌能量代谢及线粒体呼吸功能的影响[J]. 中华物理医学与康复杂志,2022,44(10)：873-877.

[5] Wu GL, Guo YJ, Li M, et al. Exercise Enhances Branched-Chain Amino Acid Catabolism and Decreases Cardiac Vulnerability to Myocardial Ischemic Injury[J]. Cells, 2022, 11(10)：1706.

[6] Shi XH, Chen XY, Qiu XF, et al. Effect of High-Intensity Interval Training, Moderate Continuous Training, or Guideline-Based Physical Activity on Peak Oxygen Uptake and Myocardial Fibrosis in Patients With Myocardial Infarction：Protocol for a Randomized Controlled Trial[J]. Front Cardiovasc Med，2022，9：860071.

[7] Ma M, Zhang BW, Yan XX, et al. Adaptive Posture-Balance Cardiac Rehabilitation Exercise Significantly Improved Physical Tolerance in Patients with Cardiovascular Diseases[J]. J Clin Med, 2022, 11(18)：5345.

[8] Liu J, Xu L, Sun J, et al. Effect of Taichi-oriented exercise rehabilitation on the quality of life of patients with acute myocardial infarction after interventional therapy：a retrospective study[J]. Am J Transl Res，2022, 14(8)：5730-5739.

[9] 王艳玲,杨旗,胡程艳,等. 综合远程缺血适应对老年急性ST段抬高型心肌梗死患者急诊介入治疗的心脏保护作用[J]. 中华老年心脑血管病杂志,2022,24(10)：1031-1035.

[10] 滕美玲,王佳悦,张英杰,等. 生理性缺血训练改善心衰大鼠心脏结构和功能的最佳干预强度及生物学标志物研究[J]. 中国康复医学杂志,2022,37(6)：728-736.

[11] Feng LF, Li GR, An JL, et al. Exercise Training Protects Against Heart Failure Via Expansion of Myeloid-Derived Suppressor Cells Through Regulating IL-10/STAT3/S100A9 Pathway[J]. Circ Heart Fail，2022，15(3)：e008550.

[12] 王国亚,单艳华,王东,等. 运动强度对慢性心力衰竭患者心肺功能及康复效果的影响[J]. 郑州大学学报（医学版）,2022,57(1)：107-110.

[13] Lai QC, Zhang JF. Effects of traditional Chinese eight brocade exercise with same frequency and different durations on the quality of life, 6-min walk and brain natriuretic peptide in patients with chronic heart failure [J/OL]. Exp Gerontol, 2022 [2022-12-14]. https://pubmed.ncbi.nlm.nih.gov/36526096.

[14] Liu T, Liu M. Effect of Mobile Internet Technology in Health Management of Heart Failure Patients Guiding Cardiac Rehabilitation[J]. J Healthc Eng, 2022, 2022：7118919.

[15] 杜亚丽,吴伟伟,张杰,等. 运动训练综合康复对老年下肢动脉硬化闭塞症患者行支架置入术后血管功能及预后的影响[J]. 老年医学与保健,2022,28(4)：747-750.

[16] Hu H, Zhang AY, Wang Z. Effect of CICARE Communication Mode on Disease Uncertainty, Self-Nursing Ability, and Quality of Life in Patients with Coronary Atherosclerotic Heart Disease after Percutaneous Coronary Intervention[J]. Comput Math Methods Med, 2022, 2022：8654449.

[17] 高伟,金星,孟兆祥,等. 基于本体感觉神经肌肉促进技术理念的呼吸训练对急性心肌梗死PCI术后患者肺功能及运动耐力的影响[J]. 中国康复医学杂志,2022,37(6)：823-826.

[18] Peng XM, Zhang JH, Wan LH, et al. The Effect of a Seven-step Rehabilitation Training Program on Cardiac Function and Quality of Life After Percutaneous Coronary Intervention for Acute Myocardial Infarction [J]. Pak J Med Sci, 2022, 38(1)：123-127.

[19] Zou Y, Wu Q, Liu T, et al. The effect of slow breathing exercise on heart rate and blood pressure in patients undergoing percutaneous coronary intervention：a randomized controlled trial[J]. Eur J Cardiovasc Nurs，2022, 21(3)：271-279.

[20] Liu XY, Zhou WM, Fan WM, et al. The benefit of exercise rehabilitation guided by 6-minute walk test on lipoprotein-associated phospholipase A2 in patients with coronary heart disease undergoing percutaneous coronary intervention：a prospective randomized controlled study[J]. BMC Cardiovasc Disord，2022，22(1)：177.

[21] Deng BY, Shou XL, Ren AH, et al. Effect of aerobic training on exercise capacity and quality of life in patients older than 75 years with acute coronary syndrome undergoing percutaneous coronary intervention [J]. Physiother Theory Pract, 2022, 38(9)：1135-1144.

[22] 王政,李佳佳,焦昆立,等. 6周线上监督运动干预对不同类型冠心病患者的效果[J]. 海军军医大学学报,2022,43(10)：1135-1142.

[23] 张静雅,李少玲,曹丽华,等. 基于互动达标理论的心脏康复训练在冠心病介入治疗术后患者中的应用[J]. 中

华护理教育,2022,19(2):160-166.

[24] 白铁娟,秦璐,董建秀,等. 基于微信直播的正念训练对经皮冠状动脉介入治疗术后患者阈下抑郁症状的影响[J]. 中华护理杂志,2022,57(11):1304-1309.

[25] Li JN, Zeng C, Zhu S, et al. Effectiveness of micro-lecture based cardiac rehabilitation education on health status in individuals with coronary artery disease: A randomized clinical trial[J]. Clin Rehabil, 2022, 36(6):801-812.

[26] Li Z, Hui Z, Zheng Y, et al. Efficacy of Phase II Remote Home Rehabilitation in Patients with Acute Myocardial Infarction after Percutaneous Coronary Intervention[J]. Contrast Media Mol Imaging, 2022, 2022:4634769.

[27] 耿俊义,霍仙娜,郭琳. 心脏康复模式对冠状动脉搭桥病人术后心肺储备功能的影响[J]. 中西医结合心脑血管病杂志,2022,20(4):721-724.

[28] 孙倩文,冯丽,王艳. 基于阶段变化理论的健康教育在心脏瓣膜置换术患者随访及康复中的应用[J]. 中华现代护理杂志,2022,28(20):2756-2760.

[29] 刘珍,陈湘,任志玲,等. 多种肺部康复训练方法联合对心脏瓣膜置换术病人的影响[J]. 护理研究,2022,36(23):4277-4280.

[30] Wei X, Zhang XL, Zheng XY. Effectiveness of early cardiac rehabilitation in patients with heart valve surgery: a randomized, controlled trial[J]. J Int Med Res, 2022, 50(7):3000605211044320.

[31] 张振英,王立中,孙晓静,等. 无创心输出量监测在心脏外科术后患者个体化运动锻炼为核心的整体管理中的作用研究[J]. 中国心血管病研究,2022,20(5):400-404.

[32] 郭继峰,李梦薇,石炳烨,等. Wnt信号通路抑制参与运动训练对自发性高血压大鼠心脏的保护作用[J]. 生理学报,2022,74(5):773-782.

[33] 朱政,付常喜,马文超,等. 有氧运动调控自发性高血压模型大鼠心脏重塑的机制[J]. 中国组织工程研究,2022,26(14):2231-2237.

[34] 刘国纯,常青,罗梦婷,等. 不同强度运动调控AMPK-SIRT 3通路对自发性高血压大鼠血管功能的影响[J]. 中国康复医学杂志,2022,37(8):1030-1038.

[35] Yu X, Lyu H, Yu B, et al. Analysis of the Clinical Effect of Implementing Health Education in the Process of Ministration Elderly Hypertensive Sufferers[J]. Contrast Media Mol Imaging, 2022, 2022:8357617.

[36] 张瑜,孔剑琼,王京,等. 原发性醛固酮增多症患者心肺运动试验中运动血压的特点[J]. 中华高血压杂志,2022,30(3):267-271.

[37] Huang Y, Zhang Y, Nong WZ, et al. Functional Significance of Cardiac Rehabilitation-Regulated Expression of Circulating MicroRNA-423-5p in Hypertensive Patients with Heart Failure with a Moderately Reduced Ejection Fraction[J]. Anatol J Cardiol, 2022, 26(5):366-372.

[38] Huang KY, Chang CH, Yu KC, et al. Assessment of quality of life and activities of daily living among elderly patients with hypertension and impaired physical mobility in home health care by antihypertensive drugs plus acupuncture: A CONSORT-compliant, randomized controlled trial[J]. Medicine (Baltimore), 2022, 101(11):e29077.

[39] Chou CC, Chien LY, Lin MF, et al. Effects of Aerobic Walking on Memory, Subjective Cognitive Complaints, and Brain-Derived Neurotrophic Factor Among Older Hypertensive Women[J]. Biol Res Nurs, 2022, 24(4):484-492.

[40] Lee MC, Wu SV, Lu KC, et al. Effect of Patient-Centered Self-Management Program on Blood Pressure, Renal Function Control, and the Quality of Life of Patients With Hypertensive Nephropathy: A Longitudinal Randomized Controlled Trial[J]. Biol Res Nurs, 2022, 24(2):216-225.

[41] Shi WZ, Cheng L, Li Y. Influence of "Hospital-Community-Family" Integrated Management on Blood Pressure, Quality of Life, Anxiety and Depression in Hypertensive Patients[J]. Comput Math Methods Med, 2022, 2022:1962475.

[42] 李韧,陈清勇,卢新林,等. 基于加速康复外科的新型心脏康复模式在高血压合并急性心肌梗死患者中的应用价值[J]. 中华高血压杂志,2022,30(12):1215-1219.

[43] 石磊,王蒙,王冠民,等. 基于老年综合评估结果的干预对高龄高血压患者生活质量的作用[J]. 中华高血压杂志,2022,30(9):881-885.

[44] Wang Y, Yang JW, Liu JH, et al. Home-based transcutaneous electrical acupoint stimulation for high-normal blood pressure: A randomized controlled trial[J]. J Clin Hypertens (Greenwich), 2022(8):984-992.

[45] 宋珊珊,张树杰,范冰. 饮食控制疗法联合心理干预对老年高血压患者血压水平和生活质量的影响[J]. 中国老年学杂志,2022,42(21):5389-5392.

[46] 牟莉莎,龚涛,徐惠旎,等. 中式改良 DASH 饮食对高血压合并 2 型糖尿病患者营养健康状况的影响研究[J]. 中国全科医学,2022,25(34)：4304 - 4311.

[47] 裴飞,吴珊红,赵明月,等. 基于呼吸-交感神经偶联机制的呼吸训练对于脑卒中患者血压影响的研究[J]. 中国康复医学杂志,2022,37(12)：1630 - 1634.

[48] Wu YC, Lin J, Gong BBD, et al. Cardiac Rehabilitation in Atrial Fibrillation Patients With Left Atrial Appendage Occlusion：A RANDOMIZED TRIAL [J]. J Cardiopulm Rehabil Prev, 2022, 42(4)：266 - 271.

[49] 孙燕,钱承嗣. 心肺运动训练对老年心房颤动患者的疗效观察[J]. 心脑血管病防治,2022,22(6)：51 - 55.

[50] Qu S, Shi XX, Xie ZJ, et al. Effects of Cognitive Behavior Therapy on Depression, Illness Perception, and Quality of Life in Atrial Fibrillation Patients[J]. Front Psychiatry, 2022, 13：830363.

[51] 吕巧霞,赵瑞芳,唐森燕. 基于多学科协作模式的早期康复护理在心房颤动患者射频消融术后的应用研究[J]. 心脑血管病防治,2022,22(6)：98 - 102.

[52] 程晓婷. 基于 SBAR 模式的五常法护理对心房颤动病人射频消融术后依从性及心理状况的影响[J]. 护理研究,2022,36(11)：2047 - 2050.

[53] 张桂芳,刘真亚,朱新兰,等. 思维导图联合微视频健康教育对脑卒中合并房颤患者遵医行为的效果评价[J]. 介入放射学杂志,2022,31(5)：503 - 506.

[54] Cai C, Bao ZP, Wu N, et al. A novel model of home-based, patient-tailored and mobile application-guided cardiac telerehabilitation in patients with atrial fibrillation：A randomised controlled trial[J]. Clin Rehabil, 2022, 36(1)：40 - 50.

[55] 宋丽丽. 铁稳态对肺动脉高压影响的研究进展[J]. 河北医药,2022,44(15)：2364 - 2368,2374.

[56] 古丽那扎尔,李倩,胡加艾合买提米娜瓦尔,等. P22phox 通过调节 KLF4 的表达对缺氧诱导的肺动脉平滑肌细胞的作用[J]. 西部医学,2022,34(1)：33 - 39.

[57] 商萍,孙帅波,刘宝华. 伞形酮通过抑制 RhoA/ROCK 信号通路和自噬改善慢性低氧性肺动脉高压[J/OL]. 生理学报,2022,74(4)：555 - 562.

[58] 罗勤,柳志红,奚群英,等. 中国动脉型肺动脉高压患者生存现状调查[J]. 中国循环杂志,2022,37(11)：1111 - 1115.

[59] 史晓荷,张生清,邱欣帆,等. 成年先天性心脏病患者脑钠肽、心肺运动试验与右心导管检查参数的关系[J]. 岭南心血管病杂志,2022,28(3)：195 - 200.

[60] Chiu YW, Huang WC. Cardiopulmonary Exercise Test and Rehabilitation for Pulmonary Hypertension Patients [J/OL]. Acta Cardiologica Sinica, 2022, 38(6)：663 - 666.

[61] 蒋忠,黄叶,陆建保,等. 血清 sST2 联合混合静脉血氧饱和度在肺动脉高压患者死亡风险评估中的价值[J]. 国际检验医学杂志,2022,43(13)：1572 - 1576,1582.

[62] 杨亚旭,宋欣欣,焦春辉. △60%功率强度运动处方对动脉型肺动脉高压的疗效[J]. 临床心电学杂志,2022,31(1)：53 - 56.

[63] 陈倩,陈金梅,陈秀敏. 基于呼吸训练-运动康复锻炼干预在肺动脉高压患者康复治疗中的应用[J]. 心血管病防治知识,2022,12(36)：49 - 52.

[64] Luo ZX, Qian H, Zhang X, et al. Effectiveness and safety of inspiratory muscle training in patients with pulmonary hypertension：A systematic review and meta-analysis[J/OL]. Front Cardiovasc Med, 2022, 9：999422.

[65] Dong C, Li YX. Exercise Rehabilitation Training in Patients With Pulmonary Hypertension：A Review[J/OL]. Heart Lung Circulation, 2022, 31(10)：1341 - 1348.

[66] 代芬,卞士柱. Ⅰ期心脏运动康复在肺动脉高压患者中的临床意义[J]. 中华肺部疾病杂志(电子版),2022,15(5)：721 - 723.

[67] Jiang R, Wang L, Yuan P, et al. A Study of the Efficacy and Safety of Aerobic Exercise Training in Pulmonary Arterial Hypertension (the Saturday Study)：Protocol for a Prospective, Randomized, and Controlled Trial [J/OL]. Front Med, 2022, 9：835272.

[68] 赵文豪,金妮娜,伏巧,等. 中医药治疗肺动脉高压的研究进展[J]. 实用心脑肺血管病杂志,2022,30(5)：80 - 83.

[69] 李永荣,谢海彬,李红,等. 跑步对香烟提取物所致小鼠肺气肿模型的影响及机制研究[J]. 康复学报,2022,32(4)：326 - 331.

[70] Shen HR, Chen LZ, Hu ZE, et al. Integrating Chronic Obstructive Pulmonary Disease Treatment With 8-Week Tai Chi Chuan Practice：An Exploration of Mind-Body Intervention and Neural Mechanism[J]. Front Hum Neurosci, 2022；16：849481.

[71] 尹雪燕,程鹤,王岩,等. 急诊科联合病房早期肺康复程序在 AECOPD 患者中的应用[J]. 护理学杂志,2022,37(19)：5 - 9.

[72] 黄美霞,张俊,张波,等. 早期肺康复训练在慢性阻塞性肺疾病急性加重患者中应用的疗效[J]. 皖南医学院学报,2022,41(4):402-405.

[73] 靳蓉晖,方威,赵建军,等. 基于GOLD分级的肺康复训练在慢性阻塞性肺疾病急性加重期患者中的应用研究[J]. 中华现代护理杂志,2022,28(35):4915-4920.

[74] 金文静,郭晓霞,周超. 慢性阻塞性肺疾病急性加重期肺康复治疗时机和频次的研究[J]. 临床内科杂志,2022,39(10):4915-4920.

[75] 冯鹏,张思雨,董卫彦,等. 呼吸康复护理在慢性阻塞性肺疾病急性加重期患者中的应用效果[J]. 中华现代护理杂志,2022,28(18):2407-2412.

[76] 吴晶,田宇红,李盼盼,等. 早期肺康复训练在AECOPD患者机械通气治疗中的临床意义[J]. 中华肺部疾病杂志·电子版,2022,15(1):42-46.

[77] 张媛媛,宫硕康,张新,等. 呼吸康复治疗联合乙酰半胱氨酸治疗COPD急性加重期的临床观察[J]. 川北医学院学报,2022,37(1):42-46.

[78] Cheng GH, Wu JL, Hu ZZ, et al. Effects of High-Frequency Chest Wall Oscillation Expectoration System on Pulmonary Rehabilitation and Cortisol Function in Patients with Severe AECOPD[J]. Dis Markers, 2022, 2022:3380048.

[79] 徐星星,张晓雯,张未,等. 坐式八段锦锻炼对重度慢性阻塞性肺疾病患者肺康复的影响[J]. 中华肺部疾病杂志·电子版,2022,15(6):841-843.

[80] 杨丽,赵伶. 八段锦康复训练在慢性阻塞性肺疾病合并呼吸衰竭患者中的应用效果[J]. 中华现代护理杂志,2022,28(29):4117-4120.

[81] 孔晓洁,闫玉侠,李苗苗,等. 呼吸肌肉锻炼联合八段锦对慢性阻塞性肺疾病患者肺功能及运动耐力影响[J]. 中华保健医学杂志,2022,24(5):4117-4120.

[82] 王永琴,王丽波,郑露. 八段锦联合肺康复训练对稳定期COPD患者肺功能的影响[J]. 中国康复,2022,37(4):232-235.

[83] 戚励,杨惠,裴冬梅. 肺康复运动治疗对老年COPD稳定期患者肺功能、生活质量及运动耐力的影响[J]. 中国老年学杂志,2022,42(12):2913-2915.

[84] 夏晓黎,马艳萍,王亚锋. 平喘贴联合无创正压辅助通气对老年慢性阻塞性肺疾病肺康复的疗效[J]. 中国老年学杂志,2022,42(9):2124-2127.

[85] 黄瑞棋,李丽,巫颖,等. 滋肾益肺汤联合运动肺康复训练治疗COPD稳定期(肺肾气阴两虚证)患者临床观察[J]. 湖北中医药大学学报,2022,24(1):64-66.

[86] Zheng Y, Xia J, Zheng JS. Application of Acupoint Catgut Embedding Therapy Combined with Liuzijue Breathing Exercise in the Treatment of Patients with Stable Chronic Obstructive Pulmonary Disease[J]. Evid Based Complement Alternat Med, 2022, 2022:4084505.

[87] 崔淑仪,王俊辉,赵嘉欣,梁嘉妍,刘广添,何婉雯,严文. 基于中医五色理论的园艺治疗对老年慢性阻塞性肺疾病患者康复效果的影响[J]. 中国康复医学杂志,2022,37(12):1700-1702.

[88] 张洋洋,程亚艳,黄书芹. 有氧抗阻运动结合健康信念干预在老年慢性阻塞性肺疾病中的应用[J]. 蚌埠医学院学报,2022,47(9):1700-1702.

[89] 安德连,樊萍,陈素玲,等. 慢性阻塞性肺疾病患者的认知功能对其日常生活活动能力的影响[J]. 中华物理医学与康复杂志,2022,44(8):736-738.

[90] 白金凤,张丽丽,卢江,等. 不同运动训练方式在慢性阻塞性肺疾病稳定期合并抑郁患者中的应用研究[J]. 临床肺科杂志,2022,27(10):1490-1494.

[91] Zhao ZL, Sun WZ, Zhao XY, et al. Stimulation of both inspiratory and expiratory muscles versus diaphragm-only paradigm for rehabilitation in severe chronic obstructive pulmonary disease patients: a randomized controlled pilot study[J]. Eur J Phys Rehabil Med, 2022, 58(3):487-496.

[92] 刘桂森,马悦霞,贺子娟,等. 呼吸训练器联合多波段光谱治疗仪在老年支气管哮喘-慢性阻塞性肺疾病重叠患者康复中应用[J]. 中国老年学杂志,2022,42(17):4165-4168.

[93] 谢海玲,冯琳丽,王爱花. 缩唇呼吸联合定量阻力呼吸训练对COPD患者肺功能恢复的影响[J]. 中华肺部疾病杂志(电子版),2022,15(4):580-582.

[94] 申彩红,牛璐,张闽,等. 分期呼吸训练结合家庭有氧运动在老年COPD互动达标式肺康复中应用效果[J]. 中国老年学杂志,2022,42(18):580-582.

[95] 周瑞娟,阚世锋,余波,等. 有氧运动及呼吸训练对慢性阻塞性肺疾病肺功能的影响[J]. 中华肺部疾病杂志(电子版),2022,15(3):403-405.

[96] 杨澄,孙晓静,张振英,等. 负荷深呼吸康复训练对老年慢性阻塞性肺疾病缓解期病人心肺功能及生活质量的影响[J]. 实用老年医学,2022,36(7):715-719.

[97] 罗政,张红云,高艳红,等. 正念减压结合运动训练对老年慢性阻塞性肺疾病稳定期患者睡眠的影响[J]. 中华护理杂志,2022,57(11):715-719.

[98] 林蕊艳,张帅,张新,等. 有氧运动结合健康信念干预在老年慢性阻塞性肺疾病中的应用[J]. 新疆医科大学学

报,2022,45(5)：527-531.

[99] 连雪梅,李亚男,章隽,等. 基于 HRR 法的康复运动处方改善慢性阻塞性肺气肿患者运动能力与躯体症状的效果[J]. 河北医科大学学报,2022,43(10)：527-531.

[100] 唐蕊,郭成龙,赵洋,等. 渐进式抗阻训练联合肺康复锻炼对老年 COPD 稳定期患者肺功能及肺表面活性物质的影响[J]. 中国老年学杂志,2022,42(9)：2137-2140.

[101] 彭先美,欧平雪,杨燕,等. 进阶式抗阻运动结合有氧运动对稳定期慢性阻塞性肺疾病患者呼吸康复效果的影响[J]. 国际老年医学杂志,2022,43(4)：429-433.

[102] 张文慧,郭榕,李万浪,等. 作业治疗联合抗阻训练在老年慢性阻塞性肺疾病中的效果[J]. 中国老年学杂志,2022,42(3)：578-581.

[103] Duan WT, Zeng D, Huang J, et al. Effect of modified Total Body Recumbent Stepper training on exercise capacity and thioredoxin in COPD：a randomized clinical trial[J]. Sci Rep, 2022, 12(1)：11139.

[104] 郭月,管癸芬,陈海燕,等. 慢性阻塞性肺疾病患者基于微信的三主体双轨道交互式护理[J]. 护理学杂志,2022,37(5)：84-87.

[105] Li Y, Qian HY, Yu KW, et al. The Long-Term Maintenance Effect of Remote Pulmonary Rehabilitation via Social Media in COPD：A Randomized Controlled Trial[J]. Int J Chron Obstruct Pulmon Dis, 2022, 17：1131-1142.

[106] Zhang L, Maitinuer A, Lian ZC, et al. Home based pulmonary tele-rehabilitation under telemedicine system for COPD：a cohort study[J]. BMC Pulm Med, 2022, 22(1)：284.

[107] 唐丽安,王自秀,刘剑梅,等. 综合随访模式在慢性阻塞性肺疾病患者中的应用效果观察[J]. 中华现代护理杂志,2022,28(29)：84-87.

[108] 谢林艳,宋丽丽,陈宇平,等. 呼吸训练器在社区稳定期慢性阻塞性肺疾病患者呼吸康复中的应用及疗效评价[J]. 中国康复,2022,37(3)：157-161.

[109] 吴平,刘萍,王永斌,等. 呼吸肌训练联合正压呼气对稳定期 COPD 患者临床的研究[J]. 国际呼吸杂志,2022,42(2)：104-110.

[110] 张娓婷. 无创通气联合肺康复治疗对 COPD 合并高碳酸血症患者血清炎性因子及呼吸功能的影响[J]. 川北医学院学报,2022,37(11)：1495-1498.

[111] 丰金香,董冬,张伟伟,等. 体外膈肌起搏对稳定期 COPD 患者心肺功能及生活质量的影响[J]. 国际呼吸杂志,2022,42(2)：138-143.

[112] 王晶晶,白晨晓,张泽懿,等. 老年慢性阻塞性肺疾病患者锻炼行为感知现状及影响因素分析[J]. 中华护理杂志,2022,57(1)：138-143.

[113] 杨露露,曲木诗玮,司徒炫明,等. 慢性阻塞性肺疾病稳定期患者六分钟步行试验诱导的运动性低氧的预测方法研究[J]. 中国全科医学,2022,25(2)：212-216.

[114] 张巧,李红,王芹芹,等. 慢性阻塞性肺疾病患者短期生活质量改变与第 1 秒用力呼气容积改变之间的关系研究[J]. 中国呼吸与危重监护杂志,2022,21(4)：230-235.

[115] Shui LL, Cai JJ, Zhong XQ, et al. Chronic Obstructive Pulmonary Disease Patients With High Peripheral Blood Eosinophil Counts Have Better Predicted Improvement in 6MWD After Rehabilitation：A PRELIMINARY STUDY[J]. J Cardiopulm Rehabil Prev, 2023, 43(2)：122-128.

[116] Ma H M, Dai M, Wu S, et al. Pulmonary rehabilitation ameliorates regional lung function in chronic obstructive pulmonary disease：a prospective single-arm clinical trial[J]. Ann Transl Med, 2022, 10(16)：891.

[117] Ma Y, Chen Y, Zhang N, et al. Efficacy and safety of pulmonary rehabilitation training on lung function, quality of life, and T cell immune function in patients with stable chronic obstructive pulmonary disease：a randomized controlled trial[J] Ann Palliat Med, 2022, 45(10)：955-959.

[118] Li GH, Roberts M, Wheatley J, et al. Exercise and Quality-of-Life Outcomes of Two Versus Three Weekly Sessions of Pulmonary Rehabilitation[J]. J Cardiopulm Rehabil prev, 2022, 42(4)：252-257.

[119] Yu S, Fan H. Analysis of the Effect of Mindfulness Behavior Intervention Combined with Progressive Breathing Training on Pulmonary Function Rehabilitation in Patients with Chronic Obstructive Pulmonary Disease [J]. Emerg Med Int, 2022, 2022：1698918.

[120] Xie XM, Chen HH, Fan J, et al. Effects of Cardiopulmonary Rehabilitation Promotion Mode Intervention Combined with Oxygen Therapy on Cardiopulmonary Function and Blood Gas Analysis Indexes of COPD Patients with Cor Pulmonale[J]. J Healthc Eng, 2022, 2022：8495996.

[121] 梅松利,蒋亚芸,李小麟.5E康复模式在稳定期慢性阻塞性肺疾病患者中的应用效果[J].中华现代护理杂志,2022,28(19):2604-2608.

[122] Zuo XW, Lou PA, Zhu YN, et al. Effects of expressive art therapy on health status of patients with chronic obstructive pulmonary disease：a community-based cluster randomized controlled trial[J]. Ther Adv Respir Dis, 2022, 16：17534666221111876.

[123] 余中华,谢国省,秦昌龙,等.肺癌合并慢阻肺患者术后运动康复获益探究[J].中国肺癌杂志,2022,25(1):2604-2608.

[124] 孙婷煜,刘玉丽,段晓莹.肺康复在哮喘中的研究进展[J].按摩与康复医学,2022,13(5):57-60.

[125] 杨珊.肺康复在学龄期中重度支气管哮喘患儿中的应用研究[J].按摩与康复医学,2022,12:22-25.

[126] 邵云燕,梅雪峰,肖惠.血清25-羟基维生素D水平与支气管哮喘患者肺功能及炎症指标的相关性[J].中华保健医学杂志,2022,24(6):524-525.

[127] Wang C, Huang CF, Li M. Sodium houttuynia alleviates airway inflammation in asthmatic mice by regulating FoxP3/RORγT expression and reversing Treg/Th17 cell imbalance[J]. Int Immunopharmacol, 2022, 103：108487.

[128] Chen L, Hou WW, Liu F, et al. Blockade of NLRP3/Caspase-1/IL-1β Regulated Th17/Treg Immune Imbalance and Attenuated the Neutrophilic Airway Inflammation in an Ovalbumin-Induced Murine Model of Asthma[J]. J Immunol Res, 2022, 2022：9444227.

[129] 周媚媚,郑洁皎,徐友康,等.呼吸康复在慢性呼吸系统疾病中的临床应用进展[J].中国康复医学杂志,2022,37(2):265-269.

[130] Li XH, Mao CY, Pan YC. Effect of Routine Therapy Assisted by Physical Exercise on Pulmonary Function in Patients with Asthma in Stable Stage：A Systematic Review and Meta-analysis of Randomized Clinical Trials[J]. Comput Math Methods Med, 2022, 2022：2350297.

[131] 肖艳赏,胡祎静,姜允丽,等.肺康复训练在学龄前儿童哮喘居家规范化管理中的合理应用[J].上海医药,2022,43(12):9-13.

[132] Jiang J, Zhang D, Huang YP, et al. Exercise rehabilitation in pediatric asthma：A systematic review and network meta-analysis[J]. Pediatr Pulmonol, 2022, 57(12):2915-2927.

[133] 刘锐.吸气肌训练在儿童支气管哮喘中的应用前瞻性队列研究[D].重庆:重庆医科大学,2022.

[134] 熊丽婷,郝婧宇.基于哮喘控制测试问卷反馈的延续性护理对支气管哮喘患者的应用效果[J].河南医学研究,2022,31(24):4587-4590.

[135] 徐洁,李晓明,王欣.基于FMEA模式的康复护理对支气管哮喘急性发作患者的疗效[J].临床与病理杂志,2022,42(1):166-171.

[136] 陈琴,张瑞中,刘湘玉.群组互动式护理联合高强度间歇训练对学龄期哮喘患儿的影响[J].全科护理,2022,20(19):2685-2688.

[137] 季晓翠.基于5A护理模式的呼吸功能训练在哮喘稳定期患者康复锻炼中的应用研究[J].当代护士(上旬刊),2022,29(3):68-71.

[138] 李钍华.电针结合按摩康复手法治疗支气管哮喘的临床疗效观察[J].大医生,2022,7(24):65-67.

[139] 黄仲远,佟昊琛,胡骁,等.基于肺功能评价的针刺干预肺康复临床研究文献分析[J].按摩与康复医学,2022,13(6):78-80.

[140] 宫瑞松.GABA能系统介导电针缓解哮喘小鼠气道炎症的机制研究[D].北京:北京协和医学院,2022.

[141] 张倩,乔赟,时宜蓉.TGF-β1/Smads信号通路与气道重塑的相关性和针刺干预研究进展[J].湖南中医药大学学报2022,42(9):1570-1573.

[142] 于春艳,赵燕霞,高博,等.间质性肺疾病与慢性阻塞性肺疾病患者运动性低氧的对比研究[J].中国临床医生杂志,2022,50(6):670-674.

[143] 闫喆.主动循环呼吸技术对进展性纤维化性间质性肺病患者的治疗效果[J].天津医科大学学报,2022,28(4):414-417.

[144] 曹路,向光明,陈世雄.肺康复治疗对间质性肺疾病并发呼吸衰竭患者肺功能及预后影响[J].中华肺部疾病杂志(电子版),2022,15(4):586-588.

[145] Li J Y, Li XY, Deng MZ et al. Features and predictive value of 6-min walk test outcomes in interstitial lung disease：an observation study using wearable monitors[J]. BMJ Open, 2022, 12(6): e055077.

[146] 徐蕊,何瑞波,汤静.高强度吸气肌抗阻训练对支气管扩张患者运动能力及生活质量的影响[J].中华物理医学与康复杂志,2022,44(1):187-193.

[147] 蔡仁萍,王莉芝,吕慧,等.心肺康复在重度支气管扩张症患者中的应用价值[J].国际呼吸杂志,2022,42(3):187-193.

[148] 祖菲亚·努尔买买提,黄霞,阿丽亚·哈力克,等.肺康复运动用于支气管扩张急性加重患者恢复期的效

果评价[J].临床肺科杂志,2022,27(1):50-53.

[149] 黄秋华,符小玲,欧阳艳红,等. 感恩拓延-建构理论在老年支气管扩张伴抑郁症病人延续护理中的应用[J]. 护理研究,2022,36(1):171-174.

[150] Wang XY, Xu Y, Yang XY, et al. Chest wall muscle mass depletion is related to certain pulmonary functions and diseases in patients with bronchiectasis[J]. Chron Respir Dis, 2022, 19: 14799731221105517.

[151] Wang CY, Yu CY, Jing HJ, et al. Long COVID: The Nature of Thrombotic Sequelae Determines the Necessity of Early Anticoagulation [J]. Front Cell Infect Microbiol, 2022, 12: 861703.

[152] 徐晓花,张凌杰,王前,等.574例新型冠状病毒肺炎康复者舌象特征分析[J]. 世界科学技术-中医药现代化,2022,24(3):953-960.

[153] 罗志辉,王昆秀,张艳琳,等."标本配穴"揿针治疗新型冠状病毒肺炎恢复期后遗症疗效观察[J]. 中国针灸,2022,42(3):281-286.

[154] 王一战,李彬,王麟鹏,等. 针刺辅助治疗32例新型冠状病毒肺炎疗效观察[J]. 中国针灸,2022,42(6):634-638.

[155] 王源,黄东晖,王慧贤,等. 中西医结合治疗80例新型冠状病毒肺炎重型及危重型患者疗效观察[J]. 北京中医药大学学报,2022,45(6):555-562.

[156] Liu Y, Yang YQ, Liu Y, et al. Effects of group psychological intervention combined with pulmonary rehabilitation exercises on anxiety and sleep disorders in patients with mild coronavirus disease 2019 (COVID-19) infections in a Fangcang hospital[J]. Psychol Health Med, 2022, 27(2): 333-342.

[157] 潘颖超,徐佳丽,田露露,等. 武汉市117例新型冠状病毒肺炎患者呼吸困难程度及影响因素分析[J]. 海军医学杂志,2022,43(12):1291-1295.

[158] 任毅,刘华宝,王瑜婧,等. 中医药综合康复方案干预重型、危重型新冠肺炎康复期患者的临床随访研究[J]. 中国中医急症,2022,31(3):387-390.

[159] 吴远珏,尚罗锐,刘宇寒,等. 新型冠状病毒肺炎康复期患者膳食蛋白质摄入与肺功能异常的相关性研究[J]. 华中科技大学学报(医学版),2022,51(1):82-87.

[160] 孙宪泓,史锁芳,王博寒,等. 中医药综合康复方案治疗新型冠状病毒肺炎恢复期不同证型患者的临床研究[J]. 中华中医药杂志,2022,37(7):4181-4185.

[161] Chuang HJ, Hsiao MY, Wang TG, et al. A multi-disciplinary rehabilitation approach for people surviving severe COVID-19—a case series and literature review[J]. J Formos Med Assoc, 2022, 121: 2408-2415.

[162] Xiong LJ, Li Q, Cao XJ, et al. Recovery of functional fitness, lung function, and immune function in healthcare workers with nonsevere and severe COVID-19 at 13 months after discharge from the hospital: a prospective cohort study[J]. Int J Infect Dis, 2022, 123: 119-126.

[163] 朱艳飞,王莹,李静,等. 群组管理模式对新型冠状病毒肺炎恢复期患者心理睡眠及情绪的影响[J]. 中国中西医结合急救杂志,2022,29(4):395-399.

[164] 殷稚飞,王佳悦,李勇强,等. 远程居家运动训练对新型冠状病毒肺炎出院患者运动功能的影响[J]. 中国康复医学杂志,2022,37(2):169-175.

[165] 何金凤,李春玉,何丽,等. 远程医疗管理的肺康复对新型冠状病毒肺炎患者肺功能影响的研究[J]. 中国康复医学杂志,2022,37(1):105-108.

[166] Li JA, Xia WG, Zhan C, et al. A telerehabilitation programme in post-discharge COVID-19 patients (TERECO): a randomised controlled trial [J]. Thorax, 2022, 77: 697-706.

[167] 徐俊马,杭文璐. 超早期肺康复介入对矽肺合并呼吸衰竭有创机械通气患者治疗的影响[J]. 中国中西医结合急救杂志,2022,29(6):695-698.

[168] 张鹏,江海娇,吴良凤,等. 重症机械通气患者呼吸治疗康复一体化方案的构建与实践[J]. 中国护理管理,2022,22(5):772-777.

[169] 陆鹏,李超,尚翠侠,等. 功能性电刺激联合呼吸训练对机械通气患者疗效观察[J]. 西安交通大学学报(医学版),2022,43(5):737-743.

[170] 何少媚,柳双燕. 分级肺康复护理对重症监护室机械通气患者脱机趋势的影响[J]. 中国实用护理杂志,2022,38(11):807-811.

[171] Yi XM, Wei XX, Zhou M, et al. Efficacy of comprehensive unit-based safety program to prevent ventilator associated-pneumonia for mechanically ventilated patients in China: A propensity-matched analysis[J]. Front Public Health, 2022, 10: 1029260.

[172] Wang J, Wang M, Li W. Application of Precise Positioning for Sputum Expectoration in ICU Patients with Pulmonary Infection[J]. Comput Math Methods Med, 2022, 2022: 1395958.

[173] 吴月红,梁红霞,席芳,等. 体外膈肌起搏预防无创机械通气患者膈肌功能障碍的效果研究[J]. 中华护理

杂志,2022,57(9):1029-1034.

[174] 周君桂,邓水娟,李苑媚,等. 重症康复病房患者气管切开状态下呼吸训练效果观察[J]. 中国康复医学杂志,2022,37(7):918-923.

[175] 余欢,李娟,邹敏. 间歇性经口至食管管饲法联合穴位电刺激在中重度老年吞咽障碍患者中的应用研究[J]. 护士进修杂志,2022,37(24):2258-2264.

[176] Chen H, Hara Y, Horita N, et al. Is rehabilitation effective in preventing decreased functional status after community-acquired pneumonia in elderly patients? Results from a multicentre, retrospective observational study[J]. BMJ Open, 2022, 12(9):e051307.

[177] Tian LH, Yu W, Dai Q. Building Patient Trust in Nurses Can Improve Respiratory Function, Quality of Life and Self-Management Ability in Patients with Bronchopneumonia[J]. Altern Ther Health Med, 2022, 28:60-64.

[178] 申营胜,王妍炜,于素平,等. 基于五禽戏之鸟戏的康复呼吸操对大叶性肺炎患儿肺功能的影响[J]. 护理学杂志,2022,37(5):17-20.

[179] 王芳芳. 基于eCASH理念的早期康复护理在ICU重症肺炎机械通气患者中的应用[J]. 国际护理学杂志,2022,41(20):3787-3790.

[180] 袁文蓉,陈立娜,王华,等. 呼吸肌训练联合反馈式呼吸电刺激对脑卒中患者肺功能及呼吸肌肌力的影响[J]. 中华物理医学与康复杂志,2022,44(11):989-993.

[181] 吴晶,田宇红,李盼盼,等. 早期肺康复训练在AECOPD患者机械通气治疗中的临床意义[J]. 中华肺部疾病杂志(电子版),2022,15(1):42-46.

[182] 李旭辉,刘烜玮,王玉龙. 进阶式早期肺康复训练对COPD合并Ⅱ型呼吸衰竭患者肺功能及运动耐力的影响[J]. 中国实用医药,2022,17(12):172-174.

[183] 王国玉,石文达,王璐,等. 经鼻高流量湿化氧疗在COPD合并呼吸衰竭病人肺康复中的近期及远期疗效研究[J]. 实用老年医学,2022,36(1):53-56.

[184] 李欣欣,何应丰,周亮亮,等. 经鼻高流量氧疗对ICU肺心病并发Ⅱ型呼吸衰竭的效果及凝血功能的影响[J]. 现代医药卫生,2022,38(24):4274-4276.

[185] 黄冠宇,伍尚光,邓洁. 无创呼吸机联合速尿雾化治疗AECOPD合并Ⅱ型呼吸衰竭的临床观察[J]. 广东医科大学学报,2022,40(6):679-682.

[186] 周腾,陶志强. 有创-无创呼吸机序贯治疗重症慢性阻塞性肺疾病合并Ⅱ型呼吸衰竭的应用研究[J]. 现代医学与健康研究电子杂志,2022,6(24):66-68.

[187] 陈黎新,汪洋,赖小勇. 高压氧联合体外膈肌起搏在急性颈髓损伤伴呼吸衰竭患者脱机治疗中的应用[J]. 中国当代医药,2022,29(26):44-47.

[188] 王亚锋,夏晓黎,马艳萍,等. 体外膈肌起搏器联合呼吸训练器对稳定期COPD合并Ⅱ型呼吸衰竭患者的临床疗效观察[J]. 天津医药,2022,50(5):498-502.

[189] 黄嫣. 量化评估下的早期四级康复训练对肺心病合并呼吸衰竭呼吸机辅助治疗患者肺功能及VAP的影响[J]. 基层医学论坛,2022,26(9):77-79.

[190] 盛东芹. 早期康复护理干预对ICU呼吸衰竭有创机械通气患者的影响分析[J]. 智慧健康,2022,8(21):129-133,155.

[191] 王曦. 早期康复护理干预对ICU呼吸衰竭有创机械通气患者的影响[J]. 中国医药指南,2022,20(1):9-12.

[192] 寇咏,刘凌卉. 基于交互分析的团体健康宣教联合排痰训练对老年慢阻肺呼吸衰竭患者的康复效果分析[J]. 老年医学与保健,2022,28(4):828-832.

[193] 李亚南,闫凤,宋兆华,等. 姜黄素通过调控NOTCH相关因子表达降低急性肺栓塞模型大鼠血小板聚集[J]. 中药药理与临床,2022,38(3):65-69.

[194] 金钊. 竞争性内源RNA(ceRNA)在急性肺栓塞中的研究[D]. 太原:山西医科大学,2022.

[195] 张黎,周英,全晶,等. 急性肺栓塞大鼠肺组织中H-FABP表达的变化及意义[J]. 华中科技大学学报(医学版),2022,51(1):21-24,43.

[196] 王少飞,郑洪飞,李金玲,等. 不同危险分层急性肺栓塞患者D-二聚体与纤维蛋白原比值、中性粒细胞与淋巴细胞比值、白蛋白的变化及其与预后的关系研究[J]. 现代生物医学进展,2022,22(24):4758-4762.

[197] 夏梦梅,徐平. 不同类型简化肺栓塞严重指数预测急性肺栓塞患者预后的对照研究[J]. 华西医学,2022,37(11):1618-1622.

[198] 姬峰,邵磊,韩其政,等. 急性肺栓塞患者血清肾上腺髓质素前体中段肽、25-羟维生素D水平与院内死亡的关系分析[J]. 国际检验医学杂志,2022,43(14):1738-1743,1748.

[199] 陶禹至. 急性肺栓塞预后工具效能及改良评分初步研究[D]. 贵阳:遵义医科大学,2022.

[200] 程相阁,常晓铁,文博,等. 肺泡-动脉血氧分压差、动脉-ETCO$_2$差值、校正D二聚体对急性肺栓塞危险分层及短期预后的评估价值[J]. 中华灾害救援医学,2022,10(5):241-245,300.

[201] 钟建利,王学文,徐承义,等. 急性肺栓塞患者并发晕厥症状危险因素及预后的相关研究[J]. 心肺血管病杂志,2022,41(12):1242-1247.

[202] 庞颖颖,刘海涛. 生物标志物与急性肺栓塞危险分层及预后的关联性研究[J]. 中华全科医学,2022,20(02):199-201,281.

[203] 孙博睿,胡家欣,葛珊慧,等. 非高危急性肺栓塞相关短期不良事件危险因素分析[J]. 中国呼吸与危重监护杂志,2022,21(1):37-42.

[204] 刘培贵,孟晶晶,郑雅琦,等. 动态肺灌注显像联合常规肺灌注显像结合肺通气显像在急性肺栓塞的初步临床研究[J]. 心肺血管病杂志,2022,41(9):1005-1009,1017.

[205] 赵茜. Daniel-ECG 评分联合血清 D-D 在急性肺栓塞危险程度诊断中的应用及与血流动力学指标的关系[J]. 中国医学创新,2022,19(17):115-119.

[206] 熊丙权. 心电图额面 QRS-T 夹角对急性肺栓塞的诊断价值[D]. 重庆:重庆医科大学,2022.

[207] 刘永丽. IQon 双层探测器光谱 CT 灌注缺损评分评估急性肺栓塞严重程度的临床价值[D]. 太原:山西医科大学,2022.

[208] 雷丽均,赵才林,徐静. 急性肺栓塞的研究进展[J]. 中华肺部疾病杂志(电子版),2022,15(1):127-128.

[209] 魏立春,苏奕明,许太福,等. AngioJet 机械性吸栓术与单纯导管碎栓联合溶栓术治疗中高危急性肺动脉栓塞的疗效对比观察[J]. 中国临床新医学,2022,15(12):1175-1180.

[210] 陈欢,冯琦. 经肺动脉置管溶栓治疗急性肺栓塞合并下肢深静脉血栓的临床效果[J]. 临床医学研究与实践,2022,7(36):99-101.

[211] 刘欢欢. 导管接触性溶栓治疗中危肺栓塞合并急性下肢深静脉血栓的临床研究[D]. 青岛:青岛大学,2022.

[212] Wang YS, Xiao YC, Tang JJ, et al. Effects of early phase 1 cardiac rehabilitation on cardiac function evaluated by impedance cardiography in patients with coronary heart disease and acute heart failure[J]. Front Cardiovasc Med, 2022, 9: 958895.

[213] 屈超,齐疏影,刘飞,等. 营养不良对老年射血分数减低的心力衰竭患者预后的影响[J]. 中华老年心脑血管病杂志,2022,24(5):483-486.

[214] 周新圆,曾余佳,黄春鹤,等. 出院前康复教育指导对急性失代偿心力衰竭患者短期生存质量及预后的影响[J]. 心肺血管病杂志,2022,41(4):380-383.

[215] Wu LJ, Li JH, Chen LJ, et al. The Efficacy and Safety of Phase I Cardiac Rehabilitation in Patients Hospitalized in Cardiac Intensive Care Unit With Acute Decompensated Heart Failure: A Study Protocol for a Randomized, Controlled, Clinical Trial[J]. Front Cardiovasc Med, 2022, 9: 788503.

[216] 洪妙璇,张容,朱瑾,等. 自我效能在 Stanford A 型主动脉夹层术后患者社会支持和心理韧性的中介作用[J]. 实用医学杂志,2022,38(16):2056-2060.

[217] 王园园,罗泽汝心,李源,等. 多学科协作护理模式应用于经导管主动脉瓣植入后患者的临床效果分析[DB/OL]. 中国胸心血管外科临床杂志,2022[2022-12-15]. http://www. cnki. net. /kcms2/article.

[218] Xu L, Wei JF, Liu JN, et al. Inspiratory muscle training improves cardiopulmonary function in patients after transcatheter aortic valve replacement: a randomized clinical trial[J/OL]. Eur J Prev Cardiol, 2022[2022-11-15]. https://doi. org/10.1093/eurjpc/zwac269.

[219] 孟臻. 主动脉夹层手术患者护理加强早期康复干预对术后并发症及康复时间的影响[J]. 中国医药导报,2022,19(36):186-189.

[220] 杨小红,王颖,杨阳. 多学科协作式健康管理对体外膜肺氧合术后老年心源性休克患者预后的作用[J]. 老年医学与保健,2022,28(4):847-850,861.

[221] 杨晶,刘培,王珊珊,等. 体外膜肺氧合治疗患者早期活动临床实践[J]. 护理学杂志,2022,37(11):81-83.

[222] Zheng Y, Sun H, Mei Y, et al. Can Cardiopulmonary Rehabilitation Facilitate Weaning of Extracorporeal Membrane Oxygenation (CaRe-ECMO)? Study Protocol for a Prospective Multidisciplinary Randomized Controlled Trial[J]. Front Cardiovasc Med, 2022, 8: 779695.

[223] Chen SM, Wu PJ, Wang LY, et al. Optimizing exercise testing-based risk stratification to predict poor prognosis after acute heart failure[J/OL]. ESC Heart Fail, 2022[2022-12-02]. https://doi. org/10.1002/ehf2.14240.

【文　选】

一、常见心脏疾病慢性期康复

1. 王艳玲,杨旗,胡程艳,等. 综合远程缺血适应对老年急性 ST 段抬高型心肌梗死患者急诊介入治疗的心脏保护作用. 中华老年心脑血管病杂志,**2022,24(10):1031-1035.**

王艳玲等旨在探讨综合远程缺血适应对于老

年急性ST段抬高型心肌梗死(STEMI)患者急诊介入治疗(PCI)后的心脏保护作用,选取2016年9月至2019年12月首都医科大学宣武医院心内科行急诊PCI的老年STEMI患者328例,采用随机数字表法分入干预组165例(急诊PCI联合综合远程缺血适应)和对照组163例(单纯急诊PCI)。心脏核磁(MRI)分析急诊PCI术后5～7天心肌可挽救指数,心脏超声分析急诊PCI术后24 h,6个月及1年时左心室舒张末期容积指数,左心室收缩末期容积指数及左室射血分数(LVEF),记录急诊PCI术后肌钙蛋白I峰值,1个月及1年的堪萨斯城生存质量表临床评分(KCCQ-CSS),6 min步行距离(6MWD)及1年时主要不良心血管事件(MACE)。结果显示:干预组急诊PCI术后5～7天心肌可挽救指数较对照组明显升高($P=0.037$),实验组急诊PCI术后1个月及1年6MWD明显高于对照组($P<0.01$,$P<0.05$);实验组急诊PCI术后1个月及1年KCCQ-CSS明显高于对照组($P<0.01$)。Pearson相关性分析显示,心肌可挽救指数与术后1年LVEF、KCCQ-CSS、6MWD呈正相关。

2. Wang B, Li JS, Hong YL, et al. Effect of Cardiac Rehabilitation Therapy Combined with WeChat Platform Education on Patients with Unstable Angina Pectoris after PCI. J Healthc Eng, 2022, 2022: 7253631.

Wang B等旨在探讨心脏康复治疗联合微信平台教育对经皮冠状动脉介入治疗后不稳定型心绞痛患者的影响,于2018年至2021年在四川省泸州市人民医院心内科招募88名心绞痛患者,按照干预方式的不同进行分组,常规治疗为对照组,接受心脏康复并联合微信平台教育为干预组,每组44例。结果显示:干预12个月后,与对照组相比,干预组总胆固醇(TC)、三酰甘油(TG)、低密度脂蛋白(LDL-C)、高密度脂蛋白(HDL-C)指标的控制率显著提高($P<0.05$),干预后收缩压(SBP)和舒张压(DBP)显著降低($P<0.05$)。干预12个月后活动受限、心绞痛稳定性、心绞痛频率、主观知觉、治疗满意度、总SAQ得分显著高于对照组($P<0.05$);干预后12个月,对照组患者心力衰竭、室性心律失常、心源性猝死等不良心脏事件的发生率略高于干预组,差异无统计学意义($P>0.05$),对照组中不稳定型心绞痛复发率和心肌梗死发生率明显高于干预组($P<0.05$)。结论认为,心脏康复治疗结合微信平台教育干预措施,对PCI后不稳定型心绞痛患者可有效控制血脂、血糖等生化指标,改善心功能,稳定病情,降低心绞痛复发率,降低其他心脏不良事件的发生率。

3. Lai QC, Zhang JF. Effects of traditional Chinese eight brocade exercise with same frequency and different durations on the quality of life, 6-min walk and brain natriuretic peptide in patients with chronic heart failure. Exp Gerontol, 2022 [2022-12-14]. https://pubmed.ncbi.nlm.nih.gov/36526096.

Lai QC等旨在探讨慢性心衰患者在相同周期和频率以及单次运动不同时间下进行八段锦运动的康复效果的差异,该研究共纳入103例慢性心力衰竭患者,随机分为短程运动组(STG,30 min/次)、长程运动组(LTG,60 min/次)和对照组(CG),3组受试者均给予相应的常规治疗。在专业的八段锦教练和护士的指导下,进行为期12周(每周3次)的长程和短程八段锦干预。观察指标包括明尼苏达州心力衰竭生活问卷(MLHFQ)、6MWD和钠尿肽(BNP)。结果显示:① 对于LTG,MLHFQ<CG($P<0.01$),6MWD>CG($P<0.05$)和STG($P<0.05$);对于STG,MLHFQ<CG($P<0.05$),3组BNP差异无统计学意义。② 12周干预前后组内比较:对于LTG,MLHFQ降低37.7%,6MWT增加了46.7%($P<0.01$);对于STG,MLHFQ下降31.7%,6MWT增加31.5%($P<0.01$);对于CG,

MLHFQ 下降 14.6%,6MWT 下降 19.7%($P <$ 0.05)。各组均未发现 BNP 的显著变化。结论认为,两种持续时间的八段锦训练均改善了充血性心力衰竭患者的生活质量和 6MWT,但对 BNP 没有积极作用。与 30 min/次训练相比,60 min/次的八段锦训练进一步改善充血性心力衰竭患者的 6MWT,但对生活质量没有额外的益处。

(徐 笛)

二、常见心脏疾病术后康复

1. 张静雅,李少玲,曹丽华,等. 基于互动达标理论的心脏康复训练在冠心病介入治疗术后患者中的应用. 中华护理教育,2022,19(2):160-166.

互动达标理论是灌输以"患者为中心"的服务理念,强调在健康照护过程中,患者主动参与自身健康管理,注重护患双方持续的互动沟通、相互影响、共同努力,最终达成康复目标。张静雅等探究基于互动达标理论的心脏康复训练,在经皮冠状动脉介入治疗术(PCI)后患者中的应用效果。选取 2020 年 8 月至 12 月青岛市某三级甲等医院心内科收治的 PCI 术后参与心脏康复训练的 71 例患者为研究对象,按照病区分为试验组(36 例)和对照组(35 例)。对照组接受常规健康教育和心脏康复指导,试验组采用基于互动达标理论的心脏康复训练。分别对两组干预前、干预 1 个月、干预 3 个月患者心脏康复知识掌握度、有氧运动耐力、自我管理能力、生活质量进行比较。经重复测量方差分析结果显示:两组干预前、干预 1 个月、干预 3 个月的自我管理能力得分、心脏康复知识得分、有氧运动耐力、生活质量得分时间与组间均存在交互效应(P 均<0.05);简单效应分析结果显示:干预组患者 1 个月、3 个月各项指标评价效果均优于对照组(P 均<0.05)。结论认为,对 PCI 术后患者实施基于互动达标理论的心脏康复训练,有助于提高患者自我管理能力,增加其心脏康复知识,提高其有氧运动耐力和生活质量,促进康复目标的实现。

2. 王政,李佳佳,焦昆立,等. 6 周线上监督运动干预对不同类型冠心病患者的效果. 海军军医大学学报,2022,43(10):1135-1142.

王政等探究 6 周线上监督运动干预对不同类型冠心病(CAD)患者的效果与安全性。入选两组共 22 例 PCI 后的 CAD 患者,其中非心肌梗死组 11 例、陈旧性心肌梗死组 11 例。所有入选患者均填写心脏康复问卷或量表,并行血液生物化学检测、运动功能测试和心肺运动试验(CPET)。在心血管内科医师的指导下,由治疗师每日定时线上监督患者进行运动。运动方案包含下肢抗阻训练与有氧运动。6 周线上监督运动干预后,复测各指标并分析组内变化差异。结果显示:6 周线上监督运动干预后,非心肌梗死组和陈旧性心肌梗死组的冠心病自我管理行为量表、冠心病教育问卷、体力活动阻碍量表得分均较干预前改善,陈旧性心肌梗死组的班杜拉运动自我效能量表得分较干预前提高(P 均<0.05);非心肌梗死组和陈旧性心肌梗死组的 6MWT、坐站起立走测试、5 次坐站测试、30 s 坐站测试、1 min 坐站测试均较干预前改善(P 均≤0.05);非心肌梗死组和陈旧性心肌梗死组的低密度脂蛋白、三酰甘油均较干预前下降(P 均<0.01)。CPET 结果显示,与干预前相比,陈旧性心肌梗死组 6 周线上监督运动干预后的摄氧量与功率比值[(8.44±0.93)ml/(min·W) vs.(9.05±0.77) ml/(min·W),$P <$ 0.01]、每搏摄氧量[(9.85±1.91)ml vs.(10.65±1.83)ml,$P = 0.01$]、最大代谢当量(MET)值[(4.92±0.74) MET vs.(5.22±0.76)MET,$P = 0.05$]均提高,而非心肌梗死组上述指标在干预前后无明显变化。结论认为,6 周线上监督运动是一种安全有效的干预方式,能显著增强非心肌梗死组和陈旧性心肌梗死组患者的疾病认知与自我健康管理能力,也能改善两组患者的运动功能与血脂水平,但该研究只是单臂小样本研究,需要进一步扩大样本量进行随机对照研究验证。

3. Li Z, Hui Z, Zheng Y, et al. Efficacy of Phase II Remote Home Rehabilitation in Patients with Acute Myocardial Infarction after Percutaneous Coronary Intervention. Contrast Media Mol Imaging, 2022, 2022: 4634769.

Li Z 等评价急性心肌梗死（AMI）患者 PCI 后 Ⅱ 期家庭心脏康复和传统门诊心脏康复的疗效。将 2019 年 9 月至 2020 年 3 月在沧州市中心医院就诊的 80 例心肌梗死患者随机分为对照组和观察组，每组 40 例。对照组接受传统门诊心脏康复治疗，研究组接受远程家庭康复干预。比较两组患者的血压、检查结果、依从性、满意度评价、心脏事件发生率、心率、生活质量评分和 6MWT。结果显示，两组均无死亡病例，出院后 6 个月心力衰竭、不稳定型心绞痛、非计划性再入院率、步行依从性、6MWT 差异有统计学意义（$P<0.05$）。左室排出量、低密度脂蛋白、服药依从性、满意度和生活质量有显著差异（$P<0.05$）；两组出院后 3 个月的 6MWT 结果有显著性差异（$P<0.05$）。结论认为，家庭康复是一种高效、便捷、全程监控和无障碍随访管理的新型家庭心脏康复模式，它能有效改善 AMI 患者的心功能，锻炼的耐心和期望寿命，增强患者的自我管理意识和康复依从性，降低心脏事件的风险，对心肌梗死患者的预后和康复有积极的影响。

（肖　娜）

三、心脏相关临床症状康复

1. 王锐, 朱航佳, 李万浪. 抗阻运动联合渐进放松训练在老年原发性高血压患者中的效果. 中国老年学杂志, 2022, 42(7): 1652-1654.

王锐等探讨了抗阻运动联合渐进放松训练在老年原发性高血压患者中的应用效果。研究选取 56 例老年高血压患者，随机分为对照组和观察组，各 28 例。对照组实施常规干预＋抗阻运动，观察组在对照组基础上加渐进放松训练，共干预 12 周。分别于干预前、干预 6 周和 12 周检测 24 h 平均收缩压、24 h 平均舒张压、血脂相关指标、舒张早期峰值血流速度（E）、舒张晚期峰值血流速度（A）。结果显示：干预 6 周和 12 周时，干预组和对照组血压均显著降低，且干预组降幅明显高于对照组，差异有统计学意义（$P<0.001$）；干预 12 周时，两组 TC、TG 水平较干预前均降低，且干预组低于对照组，差异有统计学意义（$P<0.05$）；干预 12 周时，两组 E 水平较干预前升高，A 水平较干预前降低，且观察组 E 水平高于对照组，A 水平低于对照组，差异有统计学意义（$P<0.05$）。结论认为，抗阻运动联合渐进放松训练利于促进老年高血压患者血压水平恢复，改善血脂水平和左心室舒张功能。

2. Shi WZ, Cheng L, Li Y. Influence of "Hospital-Community-Family" Integrated Management on Blood Pressure, Quality of Life, Anxiety and Depression in Hypertensive Patients. Comput Math Methods Med, 2022, 2022: 1962475.

Shi WZ 等研究了"医院-社区-家庭"一体化管理对高血压患者血压、生活质量、焦虑和抑郁的影响。研究纳入高血压患者 60 例，随机分为对照组和干预组，各 30 例。对照组接受常规管理，干预组接受医院-社区-家庭一体化管理。观察指标包括护理满意度、血压水平、焦虑抑郁评分、疾病控制能力和生活质量评分。结果显示：护理满意度干预组（100％）明显高于对照组（83.33％）（$P<0.05$），血压水平、焦虑抑郁评分干预组明显低于对照组（$P<0.05$），疾病控制能力，包括饮食管理、药物管理、行为管理、信息管理总分干预组均高于对照组（$P<0.05$）；生活质量评分包括生理功能、心理功能、社会功能、健康自我认知得分干预组均高于对照组（$P<0.05$）。结论认为，应用"医院-社区-家庭"一体化管理能够垂直整合医疗资源，建立真正有效的分级诊疗模式；一体化管理有助于提高患者治疗依从性，增强患者自我管理能力和信心，提高医务人

员管理效率。

3. Wu YC, Lin J, Gong BBD, et al. Cardiac Rehabilitation in Atrial Fibrillation Patients With Left Atrial Appendage Occlusion: A RANDOMIZED TRIAL. J Cardiopulm Rehabil Prev, 2022, 42(4): 266 - 271.

左心耳(LAA)封堵术是一种可降低卒中发生率和病死率的侵入性治疗,心脏康复(CR)对左心耳封堵术后心房颤动(AF)患者的影响仍然未知。为此,Wu YC等评估了CR对左心耳封堵术后AF患者的效果和安全性。研究为单中心随机对照临床试验,与常规护理(对照组)比较,观察基于运动的6个月CR计划的有效性和安全性;观察指标包括超声心动图、心脏计算机断层扫描、量表调查、身体机能和运动能力检查。结果显示:对照组和干预组分别纳入33例和30例患者。与基线相比,研究结束时CR组的6MWD、握力和腿部力量显著增加,SF-36的精神和身体成分汇总量表(包括所有8个分量表)发现显著的组间差异。CR组在3个月和6个月时不完全内皮化的发生率显著低于对照组。研究提示,心脏康复可以加速左心耳封堵后AF患者的装置内皮化,同时可提高生活质量、运动能力和身体机能。

（陈 嵘）

四、肺动脉高压康复

1. 罗勤,柳志红,奚群英,等. 中国动脉型肺动脉高压患者生存现状调查. 中国循环杂志,2022,37(11): 1111 - 1115.

罗勤等通过调查我国动脉型肺动脉高压(PAH)患者生存现状,为改善患者生活质量提供数据支持。研究选择在2020年12月9日至2021年3月31日期间,采用第一阶段定性访谈和第二阶段定量问卷的方法对PAH患者进行调研。定性访谈为电话或现场访谈;定量问卷是通过PAH患友互

助组织的微信公众号以调研链接和二维码的方式发放问卷填写。对确诊时间、病因、生活质量评估及经济状况等方面进行分析对比。结果显示:共完成33例PAH患者线下访谈和461例PAH患者有效问卷。461例有效问卷PAH患者来自我国30个省(直辖市/自治区),其中女性343例(74.4%),平均年龄(36.3±11.7)岁,235例(51.0%)为先天性心脏病相关性PAH。461例患者从出现症状到确诊的中位时间为183(30,915)天;在375例进行了初诊WHO功能分级的患者中,Ⅲ级167例(44.5%)、Ⅳ级46例(12.3%);从确诊到启动靶向药物治疗的中位时间为29(0,365)天;仅146例(31.7%)患者规律复诊。先天性心脏病相关性PAH患者诊治延迟最为明显,从出现症状到确诊中位时间为242(0,1 461)天,从确诊到启动靶向药物治疗中位时间为31(0,2 738)天。先天性心脏病相关性PAH患者对药物和随访的依从性最差,仅62例(26.4%)患者能坚持用药并规律复诊。对2006年及以前、2007至2017年、2018年及以后3个时段确诊的PAH患者状况分析显示,2018年及以后从确诊到启动靶向药物治疗的中位时间明显缩短,规律复诊情况也明显改善(P均<0.001)。我国PAH患者的SF-36评分与肿瘤患者相当,其在情感职能、社会功能和精神健康方面的评分远低于美国PAH患者。结论认为,我国PAH诊断延误且治疗不规范,PAH患者心理和经济负担严重,生活质量严重受损。研究意义:通过本研究基本明确了我国PAH患者现存情况,为社会及医疗系统提高对这部分患者的重视及进一步改善各方面不足起重要意义。

2. 宋丽丽. 铁稳态对肺动脉高压影响的研究进展. 河北医药,2022,44(15): 2364 - 2368,2374.

肺动脉高压(PAH)是多种因素导致肺动脉压异常升高的严重心血管疾病,肺血管病变造成右心衰最终导致死亡。PAH的病生理机制以及相关治

疗研究仍处于不断发展阶段。近年来很多研究发现PAH患者普遍存在缺铁症状,铁缺乏会加重PAH症状,导致PAH患者的预后生存率较差,但口服补充铁并不能修复PAH患者的铁缺乏症,静脉补充铁虽然可在一定程度改善PAH患者的临床症状但容易导致肠道菌群失调。因此探明PAH与机体铁稳态之间的关系将有助于为临床铁缺乏的PAH患者寻找治疗方法,改善PAH的预后。目前发现炎症、铁调素、HIF、BMP等信号都参与在调节PAH的铁稳态中并不断有针对上述研究结果开展的临床研究。基于此,宋丽丽对铁稳态在机体内调节机制以及在PAH病生理分子机制中研究进展和临床研究进行系统综述,本研究意义在于较为全面地综述了铁稳态在PAH发病机制中的作用,分别阐述临床研究和基础研究,总结了缺铁在PAH发生发展中起重要作用,并叙述了目前PAH的药物研究进展,评估了铁作为临床治疗和后续深入机制研究提供参考。

3. 史晓荷,张生清,邱欣帆,等. 成年先天性心脏病患者脑钠肽、心肺运动试验与右心导管检查参数的关系. 岭南心血管病杂志,2022,28(3):195－200.

史晓荷等在该研究中研究成人先天性心脏病(CHD)患者6MWT、心肺运动试验(CPET)、氨基末端脑钠肽前体(NT－proBNP)和右心导管检查(RHC)得出的血流动力学参数的关系。研究方法是回顾性地纳入了31例2015年5月至2016年11月于广东省人民医院首次住院诊疗的CHD患者。所有患者均进行了RHC、6MWT和CPET。使用线性相关分析对血流动力学与气体交换参数之间的相关性进行分析,并随访患者5年后的生存率及预后情况。结果显示:所有患者中,$PeakVO_2$($r=-0.574,P<0.05$)、$PETCO_2$($r=-0.671,P<0.05$)、耗氧量/心率($r=-0.563,P<0.05$)与肺动脉平均压($mPAP$)呈负相关。其中 Peak

$PETCO_2$ 与 $mPAP$ 呈强线性相关($r=-0.671,P<0.05$),NT－proBNP($r=0.428,P<0.05$)、VE/VCO_2($r=0.509,P<0.05$)、VE/VCO_2 的斜率($r=0.419,P<0.05$)与 $mPAP$ 显著相关;但6MWT 与 $mPAP$ 无明显相关性。结论认为,在CHD患者中,CPET 参数、NT－proBNP 浓度与RHC 测得的肺动脉压有较强的相关关系,可辅助评价肺动脉高压的严重程度,但6MWT似乎与肺动脉高压无关。

4. 代芬,卞士柱. Ⅰ期心脏运动康复在肺动脉高压患者中的临床意义. 中华肺部疾病杂志(电子版),2022,15(5):721－723.

代芬等为评价Ⅰ期心脏运动康复在肺动脉高压(PAH)患者中的临床意义。纳入2020年1月至12月广东省人民医院收治的PAH患者69例,对照组给予常规运动管理,包括运动方法指导、注意事项、定期复查及随访;观察组在此基础上予以Ⅰ期心脏运动康复管理,包括建管理组,负责患者的疾病评估、制订运动方案、咨询和答疑解惑,管理方案的施行及健康教育,运动训练的指导、监督、管理数据资料;心理治疗焦虑、抑郁;根据病情,给予不同的运动管理方案,制订早期运动康复计划,包括运动种类、强度、时间及频率;提供详细可参考的运动指导,如据危险分层和心理状态选择适合活动方法,制作运动康复视频、图片循序渐进活动指导,促进患者改变自己行为方式。据6MWT评估结果,制订个体化心脏运动康复方案。强度:50%功率＝(无氧阈测定功率－功率递增速率×0.75)/2＋(极限运动测定功率－功率递增速率×0.75)/2。时间30 min/天,另外进行5 min热身运动(无功率负荷)和5 min恢复运动(无功率负荷),共计40 min。频率为5天/周。观察各项所需指标,如6MWT和焦虑自评量表(SAS)。结果显示:观察组运动康复后6MWD明显比对照组长,且观察组运动依从性97.1%明显高于对照组85.3%;观察组运动康复后

SAS 评分明显比对照组低。结论提示，Ⅰ期心脏运动康复能明显改善 PAH 患者运动能力、心肺功能水平、缓解焦虑。临床可以通过视频、图片、康复知识宣教、微信消息推送等方法，对 PAH 进行心脏运动康复指导和督促，增加患者自我管理能力，形成良好的医患关系、减少疾病危险因素、提高生活质量。

5. 杨亚旭，宋欣欣，焦春辉. △60％功率强度运动处方对动脉型肺动脉高压的疗效. 临床心电学杂志，2022，31（1）：53－56.

杨亚旭等研究者探讨在动脉型肺动脉高压患者的治疗中使用△60％功率强度的运动处方对改善患者心肺功能储备、血气指标以及运动耐量的价值。选择河南科技大学附属医院呼吸科 117 例动脉型肺动脉高压患者作为研究对象，使用随机数字表法将患者分为两组。对照组 58 例给予运动疗法干预，观察组 59 例联合采用心肺运动试验（CPET）检测数据制订个体化△60％功率强度运动处方，对比两组患者动脉血气指标、心肺储备功能和运动耐量。结果显示：干预后观察组患者氧分压（PaO_2）较对照组高，二氧化碳分压（$PaCO_2$）较对照组低（$P<0.05$）；峰值摄氧量（VO_2Peak）及 6MWD 高于对照组（$P<0.05$）。结论认为，△60％功率强度的运动处方能够有效改善患者肺氧合功能，提升患者的运动耐量，提高患者的心肺功能储备，对临床治疗有重要指导意义和价值。

6. 赵文豪，金妮娜，伏巧，等. 中医药治疗肺动脉高压的研究进展. 实用心脑肺血管病杂志，2022，30（5）：80－83.

肺动脉高压（PAH）属于典型的慢性严重心肺疾病，其主要病理特征是肺血管结构和功能异常，进而导致肺动脉管腔进行性狭窄、闭塞，肺血管阻力不断升高，最终导致患者出现右心衰竭。目前，靶向药物可以改善 PAH 患者的生活质量，但长期疗效和预后仍不佳。近年随着诊断水平的提高，越来越多的 PAH 患者得到诊断，而通过中医药干预 PAH 也成为研究热点。赵文豪等对各类中医药治疗 PAH 的研究现状进行综述，旨在从中医药方面提高临床医生对 PAH 治疗的认识。研究内容包括对 PAH 诊断标准、中医理论上的病因病机、分型证治以及治疗效用方面进行描述，并且概述了中医药治疗 PAH 的基础研究、临床研究进展与一些中医特色疗法，总结了对 PAH 患者改善病情的多种有效治疗手段；此外，还提出了中医药治疗方面现存的问题，如中医诊断标准尚未明确等。可使广大读者较为全面地认识到中医药治疗 PAH 的研究现状，为今后开展临床与基础研究提供帮助；同时，也为中西医结合寻求突破点提供更多理论可能，在后续临床或基础研究中具有一定借鉴意义。

7. Dong C, Li YX. Exercise Rehabilitation Training in Patients with Pulmonary Hypertension: A Review. Heart Lung Circ, 2022, 31(10): 1341-1348.

肺动脉高压（PAH）具有很高的发病率和病死率。尽管存在针对疾病的治疗，但大多数 PAH 患者仍然存在呼吸困难、运动不耐受和生活质量下降的问题。大量研究结果表明，运动康复训练（ERT）似乎对 PAH 患者是一种有益、安全，且具有成本效益的治疗方法。然而对于统一接受的 ER 协议、PAH 中 ERT 的方式、持续时间、强度和频率，知识差距仍然存在。为总结现有的研究证据和知识，从而提高与加强临床医生对 ERT 在 PH 患者中应用的认识，Dong C 等系统地搜索 PubMed 数据库以查找符合条件的研究。总结了记录 ERT 有效性、安全性和不良事件的 12 项随机对照试验和其他重要研究。此外，还讨论了各种类型的 ERT 的方式、持续时间、强度和频率以及未来的研究方向。结论认为，ERT 作为疾病特异性治疗的辅助治疗对 PAH 患者通常是有效和安全的。它可以改善

PAH患者的运动能力和耐力、骨骼肌和呼吸肌性能、心肺功能和生活质量。最后提出建议即在严密监督下应将院内和家庭ERT相结合已提供更大程度的安全保障和疗效。该研究为未来更多基础及临床研究提供了理论奠基,具有较大意义。

8. Jiang R, Wang L, Yuan P, et al. A Study of the Efficacy and Safety of Aerobic Exercise Training in Pulmonary Arterial Hypertension(the Saturday Study):Protocol for a Prospective, Randomized, and Controlled Trial. Front Med, 2022, 9:835272.

肺动脉高压(PAH)患者运动能力下降,生活质量差。PAH中基于运动的康复导致运动能力和血流动力学的临床相关改善。Jiang R等旨在评估有氧运动训练康复对右心室(RV)重塑和功能的影响。该实验是一项为期26周的多中心随机对照试验。使用稳定和不变的PAH靶向药物治疗的患者被随机分配(1:1)到对照组和训练组。运动训练包括两次有氧运动训练,即2周的医院监督运动训练和10周的居家训练。以家庭为基础的计划是以每天30 min的AT运动强度步行3天,在此过程中使用新安康应用程序监控,上传入组患者各项健康数据,并由康复医师实施监察与提出建议。主要终点是RV每搏量(RVSV)从基线到第26周的变化,由CMR确定。还使用CMR执行全面的RV功能。次要终点包括RV和左心室的其他特征、世界卫生组织功能分级、6MWD和N末端B型钠尿肽原。此外,研究者还将运动训练后的蛋白质组学、代谢组学和转录组学变化作为探索性终点进行研究。该研究属于前瞻性研究,优点在于利用CMR衍生的右心室重构参数RVEDV、RVESV和RV质量对PAH患者的全因死亡和复合终点具有独立的预后价值。该研究对后续其他临床研究有方法上的借鉴价值。

(高佳萌)

五、慢性呼吸系统疾病康复

1. 李永荣,谢海彬,李红,等. 跑步对香烟提取物所致小鼠肺气肿模型的影响及机制研究. 康复学报,2022,32(4):326-331.

李永荣等观察跑步对香烟提取物所致小鼠肺气肿模型影响,并基于信号传导及转录激活蛋白3(STAT3)探讨其作用机制。选择40只雄性C57BL/6小鼠,按随机数字表法分为对照组、运动组、肺气肿组和肺气肿+运动组,每组10只。对照组和运动组小鼠在实验第0、11、22天分别通过腹腔注射0.3 ml磷酸盐缓冲液(PBS),肺气肿组和肺气肿+运动组小鼠在实验第0、11、22天分别通过腹腔注射0.3 ml香烟提取物;对照组和肺气肿组第23~29天在笼内自由活动;运动组和肺气肿+运动组第23~29天进行跑步机有氧训练(15 m/min,30 min/天),持续运动7天。采用苏木精-伊红(HE)染色法观察小鼠肺组织病理改变,评估4组小鼠肺气肿程度;分析支气管肺泡灌洗液(BAL)和血清中炎症细胞及细胞因子表达水平,评估4组小鼠肺部及全身炎症情况;采用免疫印迹法分析肺组织中STAT3表达水平。结果显示:与对照组比较,肺气肿组及肺气肿+运动组小鼠肺泡弦长均明显增大,差异具有统计学意义($P<0.05$);与肺气肿组比较,肺气肿+运动组小鼠肺泡弦长减小,差异具有统计学意义($P<0.05$)。与对照组比较,肺气肿组及肺气肿+运动组小鼠BAL中白细胞、中性粒细胞、淋巴细胞含量及IL-1β、IL-6、IL-17表达水平明显升高,IL-10水平明显降低,差异具有统计学意义($P<0.05$);与肺气肿组比较,肺气肿+运动组小鼠BAL中白细胞、中性粒细胞、淋巴细胞含量及IL-1β、IL-6、IL-17表达水平更低,IL-10水平更高,差异均有统计学意义($P<0.05$)。与对照组比较,肺气肿组小鼠血液中白细胞、中性粒细胞、淋巴细胞含量明显升高,肺气肿组及肺气肿+运动组小鼠血液中IL-1β、IL-17、TNF-α表达水平均明显升高,IL-10水平明显降低,差异均

有统计学意义($P<0.05$);与肺气肿组比较,肺气肿+运动组小鼠血液中白细胞、中性粒细胞、淋巴细胞含量及 IL-1β、IL-17、TNF-α 表达水平更低,IL-10 水平更高,差异具有统计学意义($P<0.05$)。与对照组比较,肺气肿组和肺气肿+运动组小鼠肺组织中 p-STAT3 表达水平明显升高($P<0.05$);与肺气肿组比较,肺气肿+运动组小鼠肺组织中 p-STAT3 表达水平更低,差异具有统计学意义($P<0.05$)。结论认为,跑步可以减轻肺气肿模型小鼠肺部气道炎症、全身炎症和肺气肿病理表现,其机制可能与抑制 STAT3 的激活有关。

2. Shen HR, Chen LZ, Hu ZE, et al. Integrating Chronic Obstructive Pulmonary Disease Treatment with 8-Week Tai Chi Chuan Practice: An Exploration of Mind-Body Intervention and Neural Mechanism. Front Hum Neurosci, 2022; 16: 849481.

Shen HR 等从临床和神经学角度探讨常规治疗与太极拳干预相结合对慢性阻塞性肺疾病(COPD)患者临床症状的影响。于 2019 年 1 月至 2019 年 12 月在中国中医科学院广安门医院呼吸内科招募 COPD 患者 20 例,最终的样本为 17 名患者。对 COPD 患者进行常规治疗并结合 8 周的太极拳康复实践。太极拳练习干预持续 8 周,每周 3 次。每次训练包括 20 min 的热身运动、10 min 的全身运动、55 min 的 24 式太极拳和 5 min 的降温运动。所有患者分为 3 组,由熟练的太极拳教练指导,采用慢性阻塞性肺症状评估量表(CAT)和改良呼吸困难量表(mMRC)在治疗前和治疗后评估临床症状。静息状态 MRI 扫描采用多线 t2 加权回波平面成像(EPI)获取治疗前后的功能图像。结果显示:经 8 周常规治疗与太极拳实践相结合,患者临床症状明显改善;影像学分析,COPD 患者右侧额下回(IFG)、右侧额中回、双侧扣带皮层、双侧楔前叶和右侧中央前回的中心性程度(DC)降低。此外,

相关分析发现,右侧 IFG DC 降低与 CAT 改善呈正相关。结论认为,常规治疗包括太极拳康复实践可改善 COPD 患者的临床症状。右脑 IFG 可能是参与 COPD 临床症状综合干预的神经机制的关键脑区。这些发现在一定程度上为基于中国文化的心身练习治疗 COPD 康复实践提供了神经学依据,也从神经科学角度推进了对 TCC 作为辅助技术疗效的认识。

3. 崔淑仪,王俊辉,赵嘉欣,等. 基于中医五色理论的园艺治疗对老年慢性阻塞性肺疾病患者康复效果的影响. 中国康复医学杂志,2022,37(12): 1700-1702.

崔淑仪等针对老年慢性阻塞性肺疾病(COPD)疾病特点,中医五色理论为基础设计户外园艺治疗康复训练设施,并针对老年 COPD 稳定期患者将肺功能训练与园艺治疗整合为一个整体康复训练模式,观察其对患者的肺功能以及焦虑抑郁情绪的疗效情况。选取对象为 2020 年 1 月至 2021 年 2 月收治老年慢性 COPD 患者 60 例,按入院先后顺序进行随机分为观察组和对照组,各 30 例。对照组采用常规稳定期药物治疗方案,并给予室内肺康复功能训练。方法包括:① 呼吸训练:a. 缩唇呼吸:嘴巴紧闭,通过鼻进行吸气,呼气时缩唇并腹部收紧,缓慢从嘴巴呼气,吸气与呼气时间比为 1:2~1:3 之间;b. 腹式呼吸:患者站立姿势下,主动鼻腔慢吸气,使膈肌降低至最大幅度,腹肌放松且腹部凸出,再缓慢进行嘴呼气,逐渐放松膈肌,用腹肌发力排清肺部气体。每次训练 15 min。② 有氧运动:a. 室内功率自行车,中速,每运动 4 min 休息 1 min,15 min/天;b. 室内步行运动,跑步机设定时速 3 km/h,坡度为 0,每运动 4 min 休息 1 min,15 min/天。观察组在对照组基础上进行园艺疗法的康复训练。① 步行训练:a. 户外扶杆步行:患者在不锈钢扶手的环形路径进行步行训练,环形路径两旁种植白色与黄色为主花卉,引导患者步行过

程中欣赏触摸路径两旁植物,步行500 m/次;b. 无辅助步行训练:患者光足在具有凹凸路面的黑色鹅卵石路径进行步行训练,鹅卵石路径两旁种植白色花卉,加以适量黄色类的花卉点缀,每天2次。② 户外阶梯训练:患者在配备具有双侧扶手且分别涂上代表中医五色五脏的"绿、红、黄、白、黑"颜色五级阶梯进行上下楼梯训练,五级阶梯,10 min/次,每天2次。③ 单杠训练:在治疗师帮助下,患者运用单杠进行悬垂扩胸抬腿训练,单杠周围植物种植以绿植绿叶为基底,橙黄、白色花卉为主要,红色花卉点缀布置,训练30个/组,每组休息1 min,15 min/次,每天2次。观察组与对照组均干预4周后观察治疗效果。治疗前后分别以单盲形式对两组患者进行肺功能及心理功能评定,分别采用BODE指数、汉密尔顿抑郁量表(HAMD)和汉密尔顿焦虑量表(HAMA)进行评定。结果显示:两组患者治疗前BODE指数得分差异无显著性意义($P>0.05$),治疗4周后,两组患者BODE指数得分均降低,且观察组显著低于对照组($P<0.05$);两组患者治疗前HAMD和HAMA评分差异无显著性意义($P>0.05$),治疗4周后,两组患者HAMD和HAMA评分均降低,且观察组显著低于对照组($P<0.05$)。结果提示,两组患者治疗后BODE指数总积分比较,两组治疗后其体质量、肺功能、呼吸困难以及运动能力改善程度对比,提示给予中医色彩疗法的园艺治疗更有利于老年COP患者改善肺功能水平;两组患者治疗后HAMD与HAMA评分比较对比,提示给予中医色彩疗法的园艺治疗更有利于缓解老年COPD患者的焦虑与抑郁情绪。

4. 徐星星,张晓雯,张未,等. 坐式八段锦锻炼对重度慢性阻塞性肺疾病患者肺康复的影响. 中华肺部疾病杂志(电子版),2022,15(6):841-843.

徐星星等分析与评估坐式八段锦锻炼对慢性阻塞性肺疾病(COPD)患者肺康复的影响。收集淮安市中医院患者78例,分为观察组40例和对照组38例。对照组进行予西医平喘、抗感染等对症常规治疗,观察组在对照组的基础上予以坐式八段锦锻炼,疗程3个月,随访1年。统计两组治疗前后动脉血PaO_2、$PaCO_2$、COPD评估测试(CAT)评分、6MWD、FEV1、FEV1/FVC、圣乔治呼吸问卷(SGRQ)评分及急性加重次数的变化。结果显示:干预3个月后,差异最为显著。观察组动脉血PaO_2(74.78 ± 7.17)、$PaCO_2$(36.45 ± 5.10)、COPD评估测试(CAT)评分(18.25 ± 3.30),6MWD(402.45 ± 18.39)m、FEV1(2.24 ± 0.43)、FEV1/FVC(64.48 ± 4.61)、SGRQ评分(42.08 ± 10.62)及1年内急性加重次数(1.45 ± 1.01),较对照组有明显改善($P<0.05$)。结论认为,坐式八段锦可明显改善COPD患者运动耐力以及缺氧情况,提高生活质量,改善患者的肺功能,减少急性加重次数,安全有效。

5. 杨丽,赵伶. 八段锦康复训练在慢性阻塞性肺疾病合并呼吸衰竭患者中的应用效果. 中华现代护理杂志,2022,28(29):4117-4120.

杨丽等探讨八段锦康复训练在慢性阻塞性肺疾病(COPD)合并呼吸衰竭患者中应用的效果。选取2020年1月至2021年5月连云港市第二人民医院收治的78例COPD合并呼吸衰竭患者,根据收治时间分为对照组和观察组,各39例。对照组患者给予常规护理方案,观察组在常规护理的基础上结合八段锦康复训练。于干预4个月后复诊检查时测定两组患者呼吸功能指标,采用世界卫生组织生存质量测定简表(WHOQOL-BREF)评价两组患者的生活质量,并统计两组患者治疗有效率。结果显示:观察组第1秒用力呼气容积(FEV1)、用力肺活量(FVC)、最大呼气中段流量(MMEF)水平高于对照组,差异有统计学意义($P<0.05$);观察组患者的生命质量、心理、社会关系维度评分均高于对照组,差异有统计学意义($P<0.05$)。观察组患者的治疗总有效率为97.56%,高于对照组的84.62%,

差异有统计学意义（$P<0.05$）。结论认为，八段锦康复训练用于 COPD 合并呼吸衰竭患者可改善其肺功能，提高患者生活质量和治疗有效率。

6. 张巧，李红，王芹芹，等. 慢性阻塞性肺疾病患者短期生活质量改变与第 1 秒用力呼气容积改变之间的关系研究. 中国呼吸与危重监护杂志，2022，21（4）：230 - 235.

张巧等通过研究慢性阻塞性肺疾病（COPD）患者短期健康相关生活质量评估变化与肺功能第 1 秒用力呼气容积（FEV1）改善/恶化的关系，探讨通过评估患者生活质量变化来规划其肺功能评估频次的可行性。选择 2020 年至资料搜集截止时间内，重庆北部宽仁医院慢性气道疾病管理中心标准化慢阻肺和哮喘管理项目数据库及其扩展库中诊断慢阻肺，并完成有间隔 28 天的两次肺功能检测和圣乔治呼吸问卷（SGRQ）的患者。根据前后 28 天肺通气功能测试中 FEV1 改变量（△FEV1）的不同，分为△FEV1 改善组、△FEV1 恶化组和△FEV1 维持组，分析不同△FEV1 分组患者 SGRQ 问卷得分均值差异，△FEV1 恶化分组的高危因素和神经网络分析影响△FEV1 恶化的各影响因素重要程度。结果显示：1 233 例患者信息被纳入分析，各△FEV1 分组之间△SGRQ 总分、△SGRQ 症状、△SGRQ 活动和△SGRQ 影响评分均有统计学差异（P 均<0.05）。△FEV1 改善组无论在 SGRQ 总分还是各个分部得分中，均显示出相对于△FEV1 维持组具有临床意义的改善，改善值均大于 4 分；而△FEV1 恶化组尽管在 SGRQ 总分和各分部得分中显示出有统计学差异，但是仅在 SGRQ 症状分部评估中显示出临床意义的恶化。Logistic 回归模型提示影响△FEV1 恶化的高危因素包括女性（$OR=2.11$，$95\%CI\ 1.23\sim3.59$，$P=0.006$），基线 FEV1（$OR=2.63$，$95\%CI\ 1.92\sim3.60$，$P<0.001$），△SGRQ（$OR=1.02$，$95\%CI\ 1.01\sim1.03$，$P<0.001$），基线 SGRQ 症状（$OR=1.02$，$95\%CI\ 1.01\sim1.02$，$P<$

0.001）和△SGRQ 症状（$OR=1.02$，$95\%CI\ 1.01\sim1.03$，$P<0.001$）；进一步神经网络分析 5 个变量的重要性排序分别是△SGRQ 总分（100.0%）、△SGRQ 症状（86.9%）、基线 FEV1（71.4%）、基线 SGRQ 症状（56.6%）和性别（29.6%）。结论认为，COPD 患者短期健康相关生活质量评估变量有利于预测肺功能改善变化，但对肺功能恶化变化的预测能力有限。对于短期健康相关生活质量评估没有变化、甚至改善的患者依然建议增加肺功能监测频次，以便早期发现肺功能恶化。

7. 安德连，樊萍，陈素玲，等. 慢性阻塞性肺疾病患者的认知功能对其日常生活活动能力的影响. 中华物理医学与康复杂志，2022，44（8）：736 - 738.

安德连等观察慢性阻塞性肺疾病（COPD）患者的认知功能对其日常生活活动能力的影响。收集中山大学附属第三医院 COPD 患者 102 例，所有患者均进行认知功能和日常生活活动能力评估，将所得数据纳入 COPD 伴轻度认知功能障碍临床调查研究数据库，然后统计学分析认知功能障碍对 COPD 患者日常生活活动能力的影响。结果显示：经 AD8 评估，102 例患者中伴有认知功能障碍的有 46 例（45.1%），设为认知障碍组；无认知功能障碍的有 56 例（54.9%），设为非认知障碍组。认知障碍组服药依从性得分、吸入剂操作情况与非认知障碍组比较，差异均有统计学意义（$P<0.05$）。结论认为，COPD 患者高发认知功能障碍，且认知功能障碍严重影响 COPD 患者的日常生活活动能力。

8. 周瑞娟，阚世锋，余波，等. 有氧运动及呼吸训练对慢性阻塞性肺疾病肺功能的影响. 中华肺部疾病杂志（电子版），2022，15（3）：403 - 405.

周瑞娟等分析有氧运动及呼吸训练对慢性阻塞性肺疾病（COPD）肺功能的影响。选择 2020 年 4 月至 2020 年 12 月上海市第一人民医院收治的 95 例稳定期 COPD 患者，随机分为观察组 50 例，对照组45例。对照组患者接受健康宣教及规范COPD治疗,观察组在此基础上接受有氧运动联合呼吸训练治疗。两组连续治疗3个月,比较治疗前后肺功能指标变化。结果显示:治疗后,两组PEF、FEV1、FEV1/FVC、COPD患者生存状况评估指标及指数均较治疗前显著改善($P<0.05$),观察组改善程度显著($P<0.05$);观察组hs-CRP、IL-6、TNF-α水平及圣乔治呼吸调查问卷(SGRQ)评分较治疗前下降,与对照组相比存在统计学差异($P<0.05$);观察组治疗依从性及治疗满意度高于对照组($P<0.05$)。结论认为,有氧运动联合呼吸训练可提升稳定期COPD肺功能,改善BODE指标及指数,降低机体炎症水平,提高治疗满意度和生活质量,治疗依从性高。

9. 罗政,张红云,高艳红,等.正念减压结合运动训练对老年慢性阻塞性肺疾病稳定期患者睡眠的影响.中华护理杂志,2022,57(11):715-719.

罗政等探讨正念减压结合运动训练对老年慢性阻塞性肺疾病(COPD)稳定期患者睡眠结构及睡眠质量的影响,为改善患者的睡眠提供依据。采用自身前后对照设计,便利选取2019年4月至2020年7月在北京市某三级甲等医院门诊就诊的23例老年COPD稳定期患者作为研究对象。运动训练方案是课题组基于证据总结制订的个性化实施方案,包括患者评估、环境准备、热身运动、低强度有氧运动、抗阻运动、中等强度有氧运动和拉伸运动,实施方法首先由研究者与1名呼吸科医生对患者进行身体评估和运动测试,确定患者的运动强度和运动训练内容。运动训练包括热身运动、低和中等强度有氧运动、抗阻运动、拉伸运动。正念减压训练包括减压引导练习、舒眠引导练习、缓解焦虑引导练习、缓解疼痛引导练习和缓解高血压引导练习5个主题,每个主题包含感恩冥想、呼吸冥想、身体扫描、觉察感知冥想中1种或多种训练方法,将正念减压训练与运动训练结合,在进行呼吸冥想时配

合腹式呼吸,在拉伸运动时对拉伸的肌肉进行身体扫描,在有氧运动时通过觉察感知冥想感受肌肉的收缩。对患者实施6周的正念减压结合运动训练干预,使用手环式睡眠监测设备、腕表式血氧仪和匹兹堡睡眠质量指数量表(PSQI)评估干预前后患者的睡眠结构、夜间血氧饱和度和睡眠质量,次要评价指标为PSQI得分和肺功能。结果显示:与干预前比较,干预后患者非快速眼动睡眠3期比例由(9.26 ± 2.39)%增加至(13.08 ± 3.33)%、夜间最低血氧饱和度由(84.05 ± 5.40)%升高至(87.45 ± 4.17)%、氧减饱和度指数由(16.14 ± 10.60)次/h下降至(9.95 ± 6.12)次/h、低氧比率由$[4.70(0.67,11.60)]$%增加至$[1.25(0.15,4.02)]$%、PSQI得分由(6.65 ± 2.85)分降低至(4.55 ± 2.11)分,差异均具有统计学意义($P<0.05$)。结论认为,正念减压结合运动训练可以优化老年COPD稳定期患者的睡眠结构,改善夜间氧合和睡眠质量。

10. 王永琴,王丽波,郑露.八段锦联合肺康复训练对稳定期COPD患者肺功能的影响.中国康复,2022,37(4):232-235.

王永琴等探讨八段锦联合肺康复训练对稳定期慢性阻塞性肺疾病(COPD)患者肺功能及生活质量的影响。将80例浙江大学医学院附属杭州市第一人民医院呼吸内科稳定期COPD患者随机分为干预组与对照组,各40例。对照组给予常规用药指导、禁烟、家庭氧疗、营养饮食指导等,并采用缩唇-腹式呼吸肺康复训练;干预组在对照组的基础上指导进行八段锦锻炼。每天2次(早、晚各1次),每次练习2遍,持续12周。分别于干预前、干预12周后记录比较2组患者肺功能水平(FVC、FEV1及FVC/FEV1值)、呼吸困难指数评分(mMRC)、运动耐力(6MWT)及生活质量(SGRQ)情况。结果显示:干预12周后,2组患者FVC、FEV1及FVC/FEV1值均较干预前明显升高(均$P<0.05$),2组

患者 6MWT 值均较干预前明显升高（P 均<0.05），mMRC 评分、SGRQ 评分均较干预前明显降低（P 均<0.05）；且干预组 FVC、FEV1 及 FVC/FEV1 值均高于对照组（P<0.05），干预组 6MWT 距离值高于对照组（P<0.05），mMRC 评分低于对照组（P<0.05）；干预组 SGRQ 评分低于对照组（P<0.05）。6 个月随访时，2 组患者 mMRC 评分、SGRQ 评分均较干预 12 周时下降（P<0.05），且干预组明显低于对照组（P<0.05）。结论认为，八段锦联合肺康复训练有助于改善稳定期 COPD 患者的肺功能，减轻其呼吸困难严重程度，提升患者运动耐力，提高其生活质量。

11. 冯鹏,张思雨,董卫彦,等. 呼吸康复护理在慢性阻塞性肺疾病急性加重期患者中的应用效果. 中华现代护理杂志,2022,28(18): 2407－2412.

冯鹏等探讨由呼吸康复护理小组主导的呼吸康复护理在慢性阻塞性肺疾病急性加重期（AECOPD）患者中的应用效果。采用便利抽样法选取 2018 年 6 月至 2020 年 6 月入住中日友好医院呼吸中心呼吸与危重症医学科的 124 例 AECOPD 患者为研究对象，其中 2018 年 6 月至 2019 年 6 月入院的 62 例为对照组，2019 年 7 月至 2020 年 6 月入院的 62 例为观察组。对照组实施常规护理，观察组由呼吸康复护理小组实施呼吸康复护理。比较干预前后两组患者的 BODE 指数、中文版慢性阻塞性肺疾病评估测试（CAT）量表评分、日常生活活动能力（ADL）、自我效能和自我管理能力的差异。结果显示：最终对照组 58 例、观察组 61 例患者完成研究。干预后，观察组患者 BODE 指数、CAT 评分较干预前降低，ADL、自我效能和自我管理能力得分升高，且均高于对照组，差异均有统计学意义（P<0.05）。结论认为，专设呼吸康复护理小组在 AECOPD 患者呼吸康复护理中可缓解患者呼吸困难症状，提高患者 ADL、自我效能和自我管理能力，值得推广。

12. 谢林艳,宋丽丽,陈宇平,等. 呼吸训练器在社区稳定期慢性阻塞性肺疾病患者呼吸康复中的应用及疗效评价. 中国康复,2022,37(3): 157－161.

谢林艳等研究应用呼吸训练器进行呼吸康复训练对稳定期慢性阻塞性肺疾病（COPD）患者肺功能、血气分析、运动能力、临床症状及生活质量的影响。将 80 例稳定期 COPD 患者随机分为对照组和干预组，各 40 例。除常规药物治疗外，对照组给予常规呼吸训练（缩唇腹式呼吸），干预组给予呼吸训练器进行呼吸训练。对比 2 组干预前后肺功能、血气分析、运动能力、临床症状及生活质量等变化。结果显示：与训练前比较，训练后 2 组的第一秒用力呼气容积（FEV1）％、用力肺活量（FVC）、FEV1/FVC、氧分压（PaO_2）、血氧饱和度（SaO_2）和 6 min 步行距离（6MWD）较训练前显著提高（P<0.05），二氧化碳分压（$PaCO_2$）、改良版英国医学研究委员会呼吸困难量表（mMRC）评分、COPD 测试问卷（CAT）评分及 1 年内急性加重次数较训练前显著下降（P<0.05）。与对照组相比，干预组上述各指标的改善程度显著高于对照组（P<0.05）。结论认为，呼吸训练器呼吸康复训练可改善稳定期 COPD 患者的肺功能、血气指标，提升运动耐力，缓解临床症状，提高生活质量，减少急性加重风险，值得在临床及社区推广应用。

13. 吴平,刘萍,王永斌,等. 呼吸肌训练联合正压呼气对稳定期 COPD 患者临床的研究. 国际呼吸杂志,2022,42(2): 104－110.

吴平等分析呼吸肌训练联合振动正压呼气治疗对稳定期慢性阻塞性肺疾病（COPD）患者的疗效。研究为病例对照研究，采用单纯随机抽样法，选取 2018 年 12 月至 2020 年 2 月上海市第一康复医院及海军军医大学第一附属医院呼吸科门诊符合慢性阻塞性肺疾病全球创议 2018 诊断标准的稳定期 COPD 患者 80 例为研究对象，按照随机数字表法分为对照组（36例）和试验组（44例）。对照组实施药物规范治疗，并对患者进行呼吸肌训练、提高耐力及肺功能检测；试验组在对照组的基础上添加振动正压呼气装置进行呼气治疗。比较不同康复训练方法对COPD患者临床症状、肺功能、生活质量、运动耐力等的影响；对组内不同时点间数据采用重复测量方差分析进行比较。结果显示：随着时间的增加，试验组和对照组咳痰量、CAT评分、Borg评分和SGRQ评分均呈逐渐减少趋势，但试验组减少的更多，2组咳痰量、CAT评分、Borg评分和SGRQ评分在组间、时点间以及组间时点间交互作者用差异均有统计学意义（P均<0.05）。随着时间的增加，2组第1秒用力呼气容积占预计值百分比和6MWD均呈逐渐升高趋势，但试验组升高的更多，2组在组间、时点间以及组间时点间交互作者用差异均有统计学意义（P均<0.05）。结论认为，呼吸肌训练联合振动正压呼气治疗可显著缓解稳定期COPD患者的临床症状，提高患者生活质量，改善患者预后。

14. 丰金香，董冬，张伟伟，等. 体外膈肌起搏对稳定期COPD患者心肺功能及生活质量的影响. 国际呼吸杂志，2022，42（2）：138－143.

丰金香等观察体外膈肌起搏对稳定期慢性阻塞性肺疾病（COPD）患者心肺功能及生活质量的影响。研究为病例对照研究，采用单纯随机抽样法选取2019年1月至2021年4月在昆山市康复医院心肺康复科及呼吸内科就诊的稳定期COPD患者68例，采用随机数字表法分成观察组和对照组，每组34例。2组患者均进行为期12周的COPD的常规治疗和心肺康复科特色康复治疗，包括下肢功率踏车训练和温针治疗；观察组在对照组治疗的基础上辅以体外膈肌起搏治疗。治疗前后进行第1秒用力呼气容积（FEV1）、FEV1/用力肺活量（FVC）、第1秒用力呼气容积占预计值百分比（FEV1% pred）、峰值公斤摄氧量（peak VO_2/kg）、无氧阈时

公斤摄氧量（VO_2/kg@AT）、峰值负荷功率（Peak W）、慢性阻塞性肺疾病评估测试（CAT）评分、改良版英国医学研究委员会呼吸困难量表（mMRC）评分的测试。结果显示：治疗12周后，与对照组比较，观察组FEV1〔（1.82±0.56）L比（1.43±0.58）L〕、FEV1/FVC〔（65.47±10.94）％比（59.79±6.68）％〕、FEV1％pred〔（60.91±20.19）％比（51.97±16.28）％〕、peak VO_2/kg〔（24.43±4.21）ml·kg^{-1}·min^{-1}比（17.33±2.62）ml·kg^{-1}·min^{-1}〕、VO_2/kg@AT〔（14.43±3.25）ml·kg^{-1}·min^{-1}比（11.04±2.40）ml·kg^{-1}·min^{-1}〕、peak W〔（97.42±9.74）W比（78.32±11.18）W〕均升高，差异均有统计学意义（P均<0.05）；观察组CAT评分〔（20.62±9.87）分比（26.65±7.95）分〕、mMRC评分〔（2.53±1.16）分比（3.09±0.83）分〕均降低，差异均有统计学意义（P均<0.05）。结论认为，是体外膈肌起搏治疗可以改善稳定期COPD患者的静态肺功能，提高心肺运动耐量及日常生活质量，具有较好的康复使用价值。

15. Ma HM, Dai M, Wu S, et al. Pulmonary Rehabilitation Ameliorates Regional Lung Function in Chronic Obstructive Pulmonary Disease: A Prospective Single-arm Clinical Trial. Ann Transl Med, 2022, 10(16): 891.

Ma HM等研究个体化肺康复对稳定期慢性阻塞性肺疾病（COPD）患者区域性肺功能的影响。于2021年1月至2022年2月在空军医科大学西京医院招募34名符合标准的稳定期COPD参与者，其中24人完成了肺康复治疗。除常规治疗和健康教育外，所有参与者还使用呼吸康复训练仪进行呼吸肌训练和振动祛痰。选择短期、高强度和以中心为基础的肺康复，每次训练30 min，每天1次，连续训练2周。在肺康复治疗前后对参与者进行症状、肺功能和电阻抗断层扫描（EIT）评估。分别采用问卷

调查、肺活量测定和电阻抗断层扫描 EIT 评估肺康复治疗前后 2 周的症状、整体和局部肺功能。计算局部肺功能参数的空间变异系数（CV），量化肺功能的空间异质性。采用改良的医学研究委员会（mMRC）呼吸困难量表和 COPD 评估测试（CAT）评分评估参与者的症状。肺功能参数包括第一秒用力呼气量（FEV1）、全肺活量（FVC）、慢速肺活量（SVC）、呼气峰流量（PEF）、FEV1 预测百分比（％pred）、FEV1/FVC。应用 EIT 评估局部肺功能。空间通风异质性包括 FEV1/FVC、FEV1、FVC 和 PEF 像素值的变异系数。CV 计算为各参数的标准差与平均像素值之比。时间通气异质性包括相应像素 FVC 的 90％（t90）、75％（t75）、50％（t50）和 25％（t25）到期所需的像素到期时间。结果显示：干预 2 周后，mMRC 呼吸困难量表和 CAT 评分较治疗前显著降低（2.3 ± 1.17 vs. 2.1 ± 0.93，$P=0.034$；15.0 ± 7.18 vs. 10.9 ± 6.06，$P<0.001$）。FVC、FEV1 及％pred、PEF 均显著优于康复前（2.1 ± 0.86 vs. 2.3 ± 0.90，$P=0.018$；1.2 ± 0.65 vs. 1.4 ± 0.66，$P=0.001$；$46.8\%\pm23.16\%$ vs. $51.4\%\pm24.41\%$，$P<0.001$；3.1 ± 1.80 vs. 3.8 ± 2.23，$P=0.005$）。此外，肺康复治疗后局部 FEV1/FVC 的 CV 显著降低（0.26 ± 0.161 vs. 0.17 ± 0.077，$P=0.002$）。肺康复治疗 2 周后，局部肺通气更均匀，局部呼气时间更短。结论认为，两周 PR 治疗可改善 COPD 患者的空间和时间局部通气。此外，EIT 可能有助于制订个体化肺康复治疗方案，改善 COPD 患者的局部肺功能。

16. Duan WT, Zeng D, Huang J, et al. Effect of modified Total Body Recumbent Stepper Training on Exercise Capacity and Thioredoxin in COPD: A Randomized Clinical Trial. Scientific Reports, 2022, 12(1): 11139.

Duan WT 等探讨改良的全身卧位步进器（TBRS, Nustep - T4）训练对慢性阻塞性肺疾病（COPD）患者运动能力和硫氧还蛋白系统（TRXS）的影响。选取 2016 年 6 月至 2020 年 4 月在湖南省人民医院呼吸内科和老年呼吸内科进行随访的 COPD 患者进行研究。最终 90 名符合纳入标准的 COPD 患者根据计算机生成的序列将患者随机分为对照组（NC 组）和 TBRS 训练组（TBRS 组），每组 45 例。所有入组的 COPD 患者均维持稳定的 COPD 药物治疗。NC 组的参与者保持他们的日常活动，并通过电话进行随访；TBRS 组 COPD 患者在肺康复室康复治疗师的指导下，在 TBRS 上进行运动训练。建议 TBRS 组的参与者在开始时以较低的负荷加速和（或）增加负荷以达到更高的运动强度，运动方案的持续时间为 12 周，每周进行 3 次 30 min 的训练。监测血氧饱和度和心率，如果其血氧饱和度低于 88％，则要求 COPD 患者吸氧。对所有入组 COPD 患者进行了两次评估（入组时和 TBRS 训练干预 12 周后，以及入组时和 12 周后的 NC 组）。评估主要结果指标为运动能力 6MWD，次要结果为呼吸困难的感觉（mMRC，Borg）、COPD 评估试验（CAT）、BODE 指数、肺功能、COPD 急性加重次数和氧化应激（TRXS）。结果显示：与干预前比较，TBRS 组干预后 6MWD 评分由（366.92 ± 85.81）m 提高至（484.10 ± 71.90）m，与 NC 组（370.63 ± 79.87）m 比较有显著性差异（$P<0.01$）；TBRS 组 BORG、mMRC、BODE 指数、CAT 评分及 COPD 急性加重次数均较干预前降低，TRXS 蛋白及 mRNA 表达水平均显著升高（$P<0.01$）。然而，与干预前或组间比较，肺功能参数均无差异。结论认为，TBRS 训练可以有效提高运动能力，同时有迹象表明，TBRS 训练可以缓解 COPD 相关的呼吸困难，减少 COPD 急性加重次数。有趣的是，长期有规律的 TBRS 训练可以减少与 COPD 相关的氧化应激，从而增加运动能力，该研究为 COPD 患者的康复提供一种新的康复方式和新的理论依据。

17. Ma Y, Chen Y, Zhang N, et al. Efficacy and Safety of Pulmonary Rehabilitation Training on Lung Function, Quality of Life, and T Cell Immune Function in Patients with Stable Chronic Obstructive Pulmonary Disease: A Randomized Controlled Trial. Ann Palliat Med, 2022, 45(10): 955-959.

Ma Y 等探讨肺康复训练对稳定期慢性阻塞性肺疾病(COPD)患者肺功能、生活质量及 T 细胞免疫功能的影响及安全性。从江南大学附属医院门诊部和无锡市惠山康复医院招募稳定期 COPD 患者 72 例,采用随机数字表法分为实验组(39 例)和对照组(33 例)。两组患者均接受常规药物治疗、COPD 知识教育和戒烟治疗。在此基础上,实验组每日进行肺康复训练,包括缩唇呼吸训练、腹式呼吸训练、骨骼肌训练、咳嗽咳痰训练。采用盲法比较两组患者治疗 12 周前后肺功能 FEV1%、FEV1/FVC%、6MWT、CAT 评分及 T 淋巴细胞亚群(CD3$^+$%、CD4$^+$%、CD8$^+$%、CD4$^+$%/CD8$^+$%)水平。结果显示:两组患者治疗前肺功能指标、6MWT、CAT 评分、T 细胞免疫功能比较,差异均无统计学意义。12 周后,实验组各指标均明显优于治疗前(P 均<0.01);对照组 T 淋巴细胞亚群水平均明显优于治疗前,对照组肺功能、6MWT、CAT 评分差异无统计学意义。与对照组比较,实验组除 CD8$^+$%外,其他指标均显著优于对照组。结论提示,肺康复训练可改善稳定期 COPD 患者的肺功能、生活质量及 T 细胞免疫功能;持续规律的肺康复训练对提高 COPD 稳定期患者的康复质量具有重要意义。

18. Li Y, Qian HY, Yu KW, et al. The Long-Term Maintenance Effect of Remote Pulmonary Rehabilitation via Social Media in COPD: A Randomized Controlled Trial. Int J Chron Obstruct Pulmon Dis, 2022, 17: 1131-1142.

Li Y 等探讨通过社交媒体(微信)远程家庭肺康复维持策略是否对临床改善和降低慢性阻塞性肺疾病(COPD)急性加重的风险有效性,开展了为

期一年的单中心随机临床试验,于 2019 年 1 月至 2021 年 3 月患者,在天津市胸科医院招募符合条件的参与者 150 名,在基线测量后按 1:1:1 的基础上使用计算机生成的随机顺序随机分配到两个干预组和一个对照组。将患者分为 A 组:在家通过微信进行肺康复维持治疗;B 组:在医院进行肺康复维持治疗;C 组:常规护理组,在 12 个月的无维持观察中进行常规护理。最初的 8 周 PR 包括:上肢阻力训练、有氧训练、平衡和柔韧性训练、呼吸训练、健康教育和自我管理。维持策略:在 8 周肺康复干预后,A 组患者通过微信监督在家进行维持练习。研究者建立了一个由呼吸专科医生、物理治疗师、药剂师、营养师、护士组成的肺康复平台维护团队,呼吸科专家和护士长担任小组组长,负责项目的操作和指导。肺康复指导视频每周由物理治疗师上传一次。每周要求参与制进行两次家庭肺康复,参与者必须及时上传锻炼完成情况,患者还可以上传他们的训练照片或演讲。其他患者和肺康复队友可以通过评论或点赞与他们互动,这样不仅促进了患者之间的同伴支持,也促进了医患之间的交流。此外,物理治疗师还负责制订量身定制的处方,并通过私人信息发送给患者。如果需要调整培训计划,患者可以获得电子 PR 处方,并在线联系护士。药剂师负责药物治疗,包括正确使用任何处方的呼吸系统药物。护士还通过微信平台提供 COPD 加重的识别、家庭信息和社会支持。每天早上 8 点到晚上 8 点,肺康复团队会通过文字、语音、图片、视频等不同的信息形式,回答患者在平台上提出的问题。在微信群里也定期发布健康教育信息和自我管理技能。B 组患者在完成最初的 8 周肺康复后,仍在医院门诊部进行每周 2 次相同维持性肺康复治疗。肺康复团队也提供了药理学和营养学顾问。初始肺康复结束后,C 组患者只进行戒烟、长期吸氧、正确使用呼吸药物、症状管理、营养等健康咨询,不进行任何运动。所有受试者在初始 8 周肺康复前和 3 组肺康复计划完成后立即进行基线

结果评估。在一年的随访期间,每 3 个月由相同的物理治疗师进行定期审查。在 12 个月的随访中,每 3 个月评估 COPD 急性加重频率(IRR)、6MWT、CAT 和改良医学研究委员会量表(mMRC)。结果显示:在随访结束时,与常规护理组($n=49$)相比,家庭护理组($n=47$)和医院护理组($n=44$)的 6MWD、CAT 和 mMRC 的临床改善均持续($P<0.001$),两组间无差异($P>0.05$)。在多因素分析中,以家庭为基础的肺康复维持和以医院为基础的肺康复维持策略是降低 AECOPD 风险的独立预测因子(IRR 0.712,95% CI 0.595~0.841,$P<0.001$;IRR 0.799,95% CI 0.683~0.927,$P=0.002$))。结论认为,通过社交媒体进行远程肺康复维护可有效降低 AECOPD 的风险,使临床改善获益没有下降。进而提出通过社交媒体进行远程肺康复维护可能会被用来提供传统肺康复的替代方案。

19. Zhao ZL, Sun WZ, Zhao XY. et al. Stimulation of both inspiratory and expiratory muscles versus diaphragm-only paradigm for rehabilitation in severe chronic obstructive pulmonary disease patients: a randomized controlled pilot study. Eur J Phys Rehabil Med, 2022, 58(3): 487-496.

Zhao ZL 等通过一项多中心、前瞻性、随机对照试验,研究吸气和呼气神经肌肉电刺激对重度 COPD 患者膈肌起搏的影响,评估其安全性和有效性。研究对象为 2018 年 5 月至 2019 年 9 月首都医科大学附属北京朝阳医院、天津胸科医院和河北医科大学第一医院的门诊就诊的稳定型 COPD 伴严重呼吸障碍人群。所有入组的受试者采用分层块随机法随机分配(1:1),随机抽取 120 例稳定受试者,分别接受吸气+呼气神经肌肉电刺激(研究干预组,$n=60$)或膈肌起搏(对照干预组,$n=60$),在试验前、2 周和 4 周后收集人口统计学和临床数据,进行意向治疗分析。主要结果是电刺激 4 周后功能性运动能力的变化,主要评估 6MWD;次要结果

包括肺功能、呼吸困难症状、电刺激后 4 周后两组静息呼吸和深呼吸时膈肌运动的变化;安全终点是在研究期间两组观察到的不良事件。结果显示:研究组 6MWD 的变化(65.53±39.45)m 大于对照组的(26.66±32.65)m,第 4 周组间平均差异为 29.07 m(95%CI 16.098~42.035,$P<0.001$)。电刺激 4 周后的次要结果组间无显著差异。对于 GOLD-4 COPD 受试者,研究组 FEV1 和 FEV1/FVC 改善($P<0.05$)。两组均未观察到电刺激相关的严重不良事件。结论认为,在稳定的重度 COPD 患者进行吸气加呼气神经肌肉电刺激治疗 4 周后,6MWD 显著增加,无不良事件发生,提示该方案有利于 COPD 康复。研究提示同时使用吸气和呼气神经肌肉电刺激作为辅助治疗可以改善严重稳定期 COPD 患者的功能性运动能力。

20. Zhang L, Maitinuer A, Lian ZC, et al. Home based pulmonary tele-rehabilitation under telemedicine system for COPD: a cohort study. BMC Pulm Med, 2022, 22(1): 284.

Zhang L 等评估对慢性阻塞性肺疾病(COPD)患者通过远程医疗系统下的远程家庭肺康复有效性。研究选取 174 例 2019 年 10 月 1 日至 2021 年 6 月 1 日在新疆维吾尔自治区人民医院就诊,在远程医疗系统下接受居家肺部远程康复治疗的稳定期慢 COPD 患者,随访 12 周。根据肺康复周数、康复次数和总持续时间对患者进行分组,当这些信息不一致,根据两个最低值分组。最后分为对照组(总康复周数<1 周,总康复次数<5,总持续时间<150 min;$n=46$)、肺康复 1 组(1 周≤康复周数<4 周,5≤康复总次数<20,150 min≤总持续时间<1 200 min;$n=31$)、肺康复 2 组(4 周≤康复周数<8 周,20≤康复总次数<40,康复时间 600 min≤总持续时间<2 400 min;$n=23$)、肺康复 3 组(8 周≤康复周数<12 周,40≤总康复次数<60,1 200 min≤总持续时间<3 600 min,$n=40$)和肺康复 4 组(康

复周＝12周,总康复次数＝60次,总持续时间＝3 600 min;n＝34)。康复前后收集患者的呼吸困难症状、6MWD、膈肌活动度、焦虑和抑郁水平。结果显示:肺康复1组与对照组比较差异无统计学意义;肺康复2组康复后CAT和HAMA评分明显低于对照组(P＜0.05)。与对照组比较,康复后肺康复3组和肺康复4组患者深呼吸时6MWD和膈肌运动性明显增高,CAT评分、mMRC评分、HAMA评分、HAMD评分显著降低(P＜0.05)。与肺康复前比较,肺康复3组和肺康复4组深呼吸时的6MWD和膈肌运动性肺康复后CAT评分、mMRC评分、HAMA评分、HAMD评分(仅肺康复4组)均显著降低(P＜0.05)。3组与4组间差异无统计学意义(P＞0.05)。在为期12周的肺部康复计划中,完成至少8周的患者,即肺康复3组和肺康复4组占总数的42.5%。受教育程度,收入和回应率远程医疗系统提醒是家庭远程肺康复的主要危险因素。结果提示,居家肺部远程康复在远程医疗系统下进行8周以上即可明显改善呼吸困难症状、6MWD、深呼吸时膈肌活动度、中度至重度稳定期COPD患者的负面情绪;远程医疗系统支持下的家庭肺康复可作为COPD患者的有效治疗手段。

21. 孙婷煜,刘玉丽,段晓莹.肺康复在哮喘中的研究进展.按摩与康复医学,2022,13(5):57-60.

哮喘是一种呼吸系统常见病、多发病,严重影响人类生活质量。孙婷煜等对肺康复在哮喘中的作用机制进行了综述,研究表明,肺康复作为一种新兴的康复疗法,以运动训练、呼吸训练、饮食指导、肌筋膜触发点疗法和心理指导为主,在呼吸系统疾病康复治疗中承担着主要作用。采用该疗法可通过调节体内炎性因子的表达与呼吸肌耐力,在提高运动功能及耐受力、减轻焦虑抑郁、改善生活质量等方面起到积极作用。虽然有研究证实肺康复对哮喘患者有益,但目前缺乏系统完善的个性化康复计划。

22. Wang C, Huang CF, Li M. Sodium houttuynia alleviates airway inflammation in asthmatic mice by regulating FoxP3/RORγT expression and reversing Treg/Th17 cell imbalance. Int Immunopharmacol, 2022, 103: 108487.

Wang C等研究探讨鱼腥草钠能否缓解哮喘体内特征性气道炎症和Treg/Th17细胞失衡。将患有中性粒细胞哮喘的实验小鼠腹膜内注射鱼腥草钠或地塞米松(单独或组合)。测量气道反应性,并收集支气管肺泡灌洗液进行细胞计数。苏木精/伊红和高碘酸-希夫染色以评估肺部炎症;免疫组织化学分析,测定肺组织中IL-10、IL-17A、FoxP3和RORγT的表达情况,ELISA分析血清IL-10和IL-17A水平;采用流式细胞术分析脾细胞CD4T细胞亚群中CD25 CD3 FoxP17 Treg和Th4细胞的比例;采用实时荧光定量PCR和蛋白质印迹法分别分析FoxP3和RORγT mRNA以及肺中蛋白表达。结果显示:鱼腥草钠通过增加CD17、CD4、FoxP25、Treg细胞的频率和IL-3的分泌来改善Treg/Th10细胞失衡并减少气道炎症,高反应性和黏液分泌过多,同时降低Th17细胞的比例和IL-17A的产生。虽然鱼腥草钠的调节效果不如地塞米松,但两种化合物的组合对气道高反应性、炎症和黏液分泌过多的抑制作用有所改善。结论认为,鱼腥草钠可能有益于哮喘的治疗,对哮喘的治疗研究有重要意义。

23. Chen L, Hou W, Liu F, et al. Blockade of NLRP3/Caspase-1/IL-1β Regulated Th17/Treg Immune Imbalance and Attenuated the Neutrophilic Airway Inflammation in an Ovalbumin-Induced Murine Model of Asthma. J Immunol Res, 2022, 2022: 9444227.

Chen L等探讨NLRP3/Caspase-1/IL-1β通路的核苷酸结合寡聚结构域样受体家族pyrin结构域途径对卵清蛋白(OVA)诱导的中性粒细胞哮喘气道炎症的影响,以阐明阻断这种信号传导是否可以缓解哮喘气道炎症。将已建立的OVA诱导的中性粒细胞哮喘小鼠模型，为哮喘小鼠提供了高选择性NLRP3抑制剂MCC950和特异性半胱天冬酶-1抑制剂Ac-YVAD-cmk。结果显示：哮喘小鼠表现出气道高反应性、中性粒细胞浸润和气道黏液分泌过多，类视黄醇相关孤儿受体-γt（RORγt）mRNA表达上调，（Foxp3）mRNA表达下调；同时NLRP3炎症小体活化、半胱天冬酶-1，IL-1β上调和IL-18在肺中的表达。NLRP3炎症小体抑制剂的治疗显著减轻了哮喘小鼠的气道高反应性，气道炎症和逆转的T辅助性T细胞17（Th17）/调节性T（Treg）细胞失衡。结论认为，NLRP3/Caspase-1/IL-1β途径在中性粒细胞哮喘的病理过程中起重要作用，阻断该途径可能在临床试验验证后成为改善哮喘气道炎症的治疗策略。

24. 周媚媚，郑洁皎，徐友康，等. 呼吸康复在慢性呼吸系统疾病中的临床应用进展. 中国康复医学杂志，2022，37（2）：265-269.

周媚媚等探究了近年来呼吸康复在慢性呼吸系统疾病中的临床应用及效果，以获取不同疾病呼吸康复处方的基本要素和差异，为医患提供多样性的选择模式，扩大呼吸康复的可用性，从而增加参与率，降低临床流失率。分别阐述了呼吸康复在慢性阻塞性肺病（COPD）、支气管哮喘、支气管扩张、间质性肺炎（ILD）、肺动脉高压（PH）、肺癌、肺炎等疾病中的临床应用。呼吸康复训练是慢性呼吸系统疾病重要的康复干预措施之一，能不同程度的改善COPD、哮喘、支气管扩张、ILD、PH、肺癌和肺炎等患者的临床症状及功能结局，合理的运动训练对此类患者的身心健康和生存质量有积极的影响。建议呼吸康复处方应包含呼吸肌训练、肢体运动训练、健康教育和自我管理，且应重视定期回访和康复计划维护；健康教育应包括疾病教育、药物管理、症状管理、吸入器使用技术、放松和节能技术、健康饮食及戒烟等。由于患者个人状况和执行能力等都会影响其对呼吸康复的依从性和完成度。因此研究认为，无论何种慢性呼吸系统疾病，都有必要在呼吸康复开始时评估运动耐量及呼吸困难症状以制订个体化运动处方、以达到患者个人的最佳康复效果和经济效益比。

25. Li XH, Mao CY, Pan YC. Effect of Routine Therapy Assisted by Physical Exercise on Pulmonary Function in Patients with Asthma in Stable Stage：A Systematic Review and Meta-analysis of Randomized Clinical Trials. Comput Math Methods Med，2022，2022：2350297.

Li XH等探究体育锻炼辅助常规治疗对稳定型哮喘患者肺功能的疗效，为指导疾病管理提供临床证据和数据支持。通过数据库中检索了稳定哮喘患者药物治疗和（或）体育锻炼的随机对照临床试验。纳入了2000年7月至2021年6月期间发表的符合标准的14项随机对照研究。通过统计软件得出体育锻炼辅助治疗（实验组）与常规治疗组相比，FEV和FVC水平显著升高（$P<0.05$）。在PEF水平方面，与常规方法相比，物理运动辅助治疗的呼气峰值流量水平显著升高（$P<0.05$）。亚组分析表明，无论采用有氧运动/无氧运动，实验组FVC水平均高于对照组（$P<0.05$）。关于FEV1和PEE水平，有氧运动相比实验组水平升高（$P<0.05$），而无氧运动的差异无统计学意义（$P>0.05$）。此外，试验组FEV1、FVC和PEF水平均高于常规治疗组（$P<0.05$）。结论认为，常规治疗结合体育锻炼可提高非急性发作期支气管哮喘患者的FEV1、FVC和PEF水平，增强肺功能；作为一种安全有效的辅助治疗，体育锻炼有助于改善哮喘患者的预后和生活质量。

26. Jiang J, Zhang D, Huang YP, et al. Exercise Rehabilitation in Pediatric Asthma：A Systematic Review and Network Meta-analysis. Pediatr Pulmonol，2022，57（12）：2915-2927.

Jiang J等探究了各种基于运动的肺康复设计，

并量化了如何在儿童哮喘治疗中优化它们。通过纳入了 24 项随机对照试验,共涉及 1 031 名患者。主要进行耐力训练、呼吸综合训练、运动训练和间歇训练。结果显示:间歇训练显著改善了 PAQLQ 总分以及活动、症状、情绪领域和 6MWT;运动训练对 FEV1%pred 没有显著影响,然而耐力和呼吸综合训练显著提高了 FVC% pred 和 FEF25% ～75%。结论认为,以运动为基础的肺部康复在儿童哮喘治疗中是安全有效的;间歇训练可能是提高该患者群体生活质量和运动能力的核心组成部分,而呼吸和耐力联合训练可能会显著影响肺功能,但需要通过高质量临床的随机对照试验来确认。

27. 刘锐. 吸气肌训练在儿童支气管哮喘中的应用前瞻性队列研究. 重庆:重庆医科大学学位论文,2022.

刘锐等探究吸气肌训练(IMT)和对哮喘患儿肺功能、日间症状、夜间症状、生活质量的影响。将处于临床缓解期的 106 例哮喘儿童分为吸气肌训练组和对照组(常规随访教育)。经过训练后随访患儿各项指标以及训练过程中不良事件发生情况。结果显示:经吸气肌训练干预后吸气肌训练组 FVC(% pred)、FEV1(% pred)、PEF(% pred)、FEF25(%pred)、生活质量总分均显著高于对照组(P 均<0.05),而日间症状和夜间症状评分则显著低于对照组(P<0.05)。研究过程中无严重不良事件发生。结论认为,吸气肌训练可以减轻哮喘儿童的症状、提高生命质量以及改善肺功能。

28. 黄仲远,佟昊琛,胡骁,等. 基于肺功能评价的针刺干预肺康复临床研究文献分析. 按摩与康复医学,2022,13(6):78-80.

黄仲远等研究近年来针灸干预肺康复临床研究的现状及规律。该研究检索纳入了关于针刺干预肺康复的 108 篇临床研究文献,从所治病症、选穴规律、干预措施、疗程等方面进行探究。结果显

示:近年针刺干预肺功能的相关临床研究逐渐增多,呼吸系统疾病占比重大,其中慢性阻塞性肺疾病、支气管哮喘的临床研究最多;肺俞、膻中、足三里、定喘等腧穴出现频次最多,多选用单纯针刺疗法结合西医护理为主要干预措施;在治疗频次方面以每日 1 次为主。研究均单一选择了肺通气功能指标来衡量肺功能的康复情况,缺乏针对肺功能康复的特异性研究。因此,对于针刺干预肺功能康复的机制有待深入研究。

29. 宫瑞松. GABA 能系统介导电针缓解哮喘小鼠气道炎症的机制研究. 北京:北京协和医学院学位论文,2022.

宫瑞松等研究电针可以激活 GABA 能系统,从而抑制 TLR4/MyD88/NF－κB 信号通路,缓解气道炎症反应。实验分为两部分,第一部分将哮喘模型小鼠随机分正常对照组(Control)、正常小鼠＋电针治疗组(EA)、哮喘组(OVA)和哮喘小鼠＋电针治疗组(OVA＋EA)。第二部分将小鼠随机分正常对照组(Control)、哮喘组(OVA)、哮喘小鼠＋电针治疗组(OVA＋EA)和哮喘小鼠＋电针治疗＋GABAAR 拮抗剂组(OVA＋EA＋antagonist)。使用 GABAAR 拮抗剂进一步明确 GABAAR 在电针治疗哮喘中的作用以及 GABAAR 对 TLR4/MyD88/NF－κB 信号通路的影响。检测各组小鼠各项指标变化。结果显示:第一部分实验中,与 Control 组相比,OVA 组内小鼠肺组织内 GABA 含量及 GABAAR 表达水平升高(P<0.01),EA 组中小鼠肺组织内的 GABA 含量及 GABAAR 水平无明显变化(P>0.05);与 OVA 组相比,OVA＋EA 组中小鼠肺组织内的 GABA 含量及 GABAAR 表达显著增多(P<0.05)。与 Control 组相比,OVA 组中 TLR4、MyD88 和 NF－κB 的蛋白表达均显著增高(P<0.01);与 OVA 组相比,OVA＋EA 组中 TLR4、MyD88 和 NF－κB 的蛋白表达均显著减少(P<0.05)。第二部分实验中,与 OVA＋EA 组相

比,在 OVA+EA+antagonist 组中,小鼠气道阻力升高($P<0.05$),肺组织中炎性细胞浸润增多($P<0.01$),杯状细胞黏液分泌增加($P<0.01$),BALF 中炎症细胞计数增多($P<0.05$),炎症因子水平升高($P<0.05$)。与 OVA+EA 组相比,OVA+EA+antagonist 组中小鼠的 TLR4、MyD88 和 NF-κB 蛋白表达明显增加($P<0.01$)。结论认为,电针可以激活哮喘小鼠肺组织中的 GABA 能系统,提高 GABA 水平及 GABAAR 的表达,抑制 TLR4/MyD88/NF-κB 信号通路,从而减轻哮喘小鼠气道炎症反应。

30. 闫喆. 主动循环呼吸技术对进展性纤维化性间质性肺病患者的治疗效果. 天津医科大学学报,2022,28(4): 414-417.

闫喆观察主动循环呼吸技术(ACBT)对进展性纤维化性间质性肺病(PF-ILD)患者不同阶段的治疗效果。收集 2018 年 12 月至 2020 年 12 月天津医科大学第二医院康复医学科就诊的 48 例 PF-ILD 患者,采用随机数字表法分为对照组和试验组,各 24 例。所有患者均接受为期 18 周康复治疗,分为院内指导和家庭锻炼阶段。对照组接受常规运动康复,试验组在对照组的基础上增加 ACBT 训练。在各阶段开始、结束时分别进行用力肺活量占预计值的百分比(FVC%pred)、一氧化碳弥散占预计值的百分比(DL CO%pred)、涎液化糖链抗原-6(KL-6)、6MWT 及圣乔治呼吸问卷(SGRQ)测试,所得数据使用 t 检验或 U 检验。结果显示:在院内指导阶段结束时,试验组 FVC%pred、DL CO%pred、6MWT、SGRQ 评分优于对照组($t/z=$ 4.154、3.280、2.540、-7.757,P 均<0.05),KL-6 与对照组相比,差异无统计学意义($P>0.05$)。在家庭锻炼阶段结束时,试验组 FVC%pred、DL CO%pred、SGRQ 评分优于对照组($t/z=4.170$、2.449、-6.246,P 均<0.05),6MWT、KL-6 为与对照组无差异(P 均>0.05)。结论认为,是在院内

指导阶段和家庭锻炼阶段,ACBT 对 PF-ILD 患者治疗效果较好,值得推广。

31. 曹路,向光明,陈世雄. 肺康复治疗对间质性肺疾病并发呼吸衰竭患者肺功能及预后影响. 中华肺部疾病杂志(电子版),2022,15(4): 586-588.

曹路等对收治的间质性肺病(ILD)治疗措施并发呼吸衰竭患者进行肺康复治疗分析报道。选择 2019 年 6 月至 2020 年 6 月收治的 ILD 并发呼吸衰竭患者 52 例,其中男 22 例、女 30 例,年龄 37～59 岁,平均年龄(46.75 ± 12.83)岁。随机分为观察组 27 例,对照组 25 例。对照组采用常规治疗,口服甲泼尼龙 40～60 mg/d,分 3～4 次,病情稳定后每 4 周减量 5 mg,剂量减至 20 mg/d 时,改为每 1 周减量 2.5 mg,最终维持剂量为 10 mg/d;氧疗,氧流量控制 1～3 L/min 低流量吸氧,10～15 h/d,采用无创呼吸机供氧,经口鼻面罩吸氧,通气模式设置为辅助,吸气、呼气压力为 8～14 cmH_2O 和 4～5 cmH_2O,8～12 h/d。观察组在此基础上采用综合性肺康复治疗,包括呼吸肌锻炼、肢体锻炼、营养支持、精神治疗。监测 PaO_2、FEV1/FVC、FEV1% pred、6MWD、SGRQ;观察病情急性加重住院次数、平均住院时间和平均治疗费用等内容。结果显示:观察组治疗 6 个月 PaO_2、FEV1/FVC、FEV1% pred、6MWD、SGRQ 较治疗前有明显改善,观察组对 SGRQ 的改善优于同一时间点的对照组;对照组治疗 6 个月以上指标较治疗前无明显差异。观察组治疗 12 个月 PaO_2、FEV1/FVC、FEV1 % pred、6MWD、SGRQ 较治疗前和治疗 6 个月有明显改善,优于同一时间点的对照组($P<0.05$);对照组治疗 12 个月仅 PaO_2 和 $PaCO_2$ 较治疗前有明显改善,较治疗 6 个月无明显差异。观察组病情急性加重住院次数、平均住院时间和平均治疗费用低于对照组($P<0.05$)。COX 回归分析及无进展生存率,患者发生病情加重作为因变量,组别作为自变量分别代入单因素 COX 回归模型和多因素 COX 回归

模型,采用最大似然比前进法,观察组发生病情加重的风险为对照组的 0.61 倍(hr 0.61,95％CI 0.33～0.89,$P=0.048$)。观察组病情无进展生存率高于对照组(81.2％ vs. 60.9％)。结论认为,肺康复治疗能改善 ILD 并发呼吸衰竭患者的肺功能、生活质量和远期预后,患者明显生存获益。今后需要更多大样本多中心的前瞻性随机对照研究,以期为肺康复治疗开展和应用提供依据。

32. Li JY,Li XY,Deng MZ et al. Features and Predictive Value of 6-min Walk Test Outcomes in Interstitial Lung Disease:an Observation Study Using Wearable Monitors. BMJ Open, 2022, 12 (6):e055077.

Li JY 等研究了不限于特发性肺纤维化的间质性肺疾病(ILD)患者的 6MWT 结果与心肺功能和肺功能的相关性。于 2019 年 7 月至 2020 年 8 月在广州呼吸健康研究所招募 954 名受试者,平均年龄为 55.40 岁。通过自行设计的问卷收集患者的人口统计数据。获得了 6MWT 的结果,采用改良 Borg 量表评估患者行走前后呼吸困难程度,采用纽约心脏协会(NYHA)分级和肺功能试验评估患者心肺功能。肺功能检查结果和 NYHA 功能分级从病历中获得。由于患者在入院后 3 天内完成了所有的评估和检查,因此在接下来的 3 天内获得了肺功能检查、NYHA 功能分类和 6MWT 的结果。本研究的主要结局是 6MWD 通过公式计算预测6MWD;次要结局包括 6MWT 前后采用改良 Borg 量表测量患者的疲劳和呼吸困难,并使用可穿戴式监护仪记录患者在 6MWT 期间的动脉血氧饱和度和心率(HR)。同时记录患者检测前后的血压,计算平均动脉压;采用肺功能测定用力肺活量(FVC)、FEV1 和肺一氧化碳弥散量(DLCO)进行呼吸功能评估。由于 IPF 是研究最广泛和最常见的 ILD 类型,总共纳入了 6 个亚型。结果显示:HR 呈持续上升趋势,而 SpO_2 呈整体下降趋势,在

第 5 分钟略有上升。70 例(9.3％)患者的 SpO_2 最低点低于 80％;此外,78.27％的参与者的 SpO_2 最低点出现在第 4 分钟结束时。6MWD 与 NYHA 分类相关性最强($r=0.82$,$P<0.01$);6MWD 与预测6MWD 之比与 FEV1(0.30,$P<0.01$)和 FVC($r=0.30$,$P<0.01$)相关性最大。3 min 时的 SpO_2 与患者肺部 DLCO 相关性最强($r=0.41$,$P<0.01$)。我们发现不同亚型间的 6MWD($F=2.44$,$P=0.033$)、SpO_2 变化($F=2.58$,$P=0.025$)、0 min 时 HR($F=2.87$,$P=0.014$)、6 min 时 HR($F=2.58$,$P=0.025$)和 HR 最高点($F=2.64$,$P=0.022$)均有显著差异。结论认为,最好将 SpO_2 保持在 88％以上 4 min,而不是 3 min;第 3 分钟的$SpO2$ 是患者肺功能最有价值的预测指标。6MWD 和 SpO_2 的变化在亚型中差异性更大。该观察结果为氧滴定提供了依据。

33. Wang XY, Xu Y, Yang XY, et al. Chest Wall Muscle Mass Depletion is Related to Certain Pulmonary Functions and Diseases in Patients with Bronchiectasis. Chron Respir Dis, 2022, 19: 14799731221105517.

Wang XY 等探讨支气管扩张胸壁肌肉厚度及其与疾病严重程度的关系。回顾性地纳入 166 例于 2016 年 1 月至 2017 年 12 月从北京积水潭医院支气管扩张患者和 62 例肺炎患者作为对照。记录胸部 CT 胸壁肌厚、肺功能、支气管扩张严重指数(BSI)评分。比较两组患者胸壁肌厚度,评估胸壁肌厚度、肺功能和 BSI 评分之间的关系。结果显示:支气管扩张患者锁骨前中线和肩胛骨后外壁的胸壁肌肉厚度,在主动脉弓水平以上和主动脉弓窗水平均比对照者薄;支气管扩张患者主动脉弓水平以上的后内肩胛骨肌肉厚度明显变薄。支气管扩张患者锁骨前中线胸壁肌厚度、主动脉弓上方水平和主动脉弓窗水平与弥散能力有关。前胸壁肌厚度高于主动脉弓被发现是疾病严重程度的一个危

险因素。结论认为,支气管扩张患者胸壁前肌较对照组薄,且与肺活量和弥散密度因子有关。本研究提供了另一种方便评估支气管扩张严重程度的方法。

34. 蔡仁萍,王莉芝,吕慧,等. 心肺康复在重度支气管扩张症患者中的应用价值. 国际呼吸杂志,2022,42(3):187－193.

蔡仁萍等探讨应用简易器材进行系统的心肺康复在重度稳定期支气管扩张症患者中的应用价值。本研究为前瞻性队列研究,采用单纯随机抽样法选取 2019 年 6 月至 10 月就诊于济南市第八人民医院和济南市莱芜人民医院呼吸科的支气管扩张症患者 125 例,采用随机数字表法分为常规治疗组(58 例)和心肺康复组(67 例)。应用简易器材为患者实施系统的心肺康复训练。分别于治疗前、治疗后 3 个月和治疗后 6 个月,采用重复测量方差分析比较 2 组患者 6MWT、第一秒用力呼气容积占预计值百分比(FEV 1%pred)、FVC%pred、第一秒用力呼气容积与用力肺活量比值(FEV 1/FVC)%、BSI 评分、慢性阻塞性肺疾病评分(CAT)、焦虑自评量表(SAS)评分、抑郁自评量表(SDS)评分、T 淋巴细胞亚群计数的变化。结果显示:随着干预时间的延长,心肺康复组 6MWT 逐渐延长、FEV 1%pred、FVC%pred、CD3%、CD4%、CD4/CD8 均逐渐升高,BSI 评分、CAT 评分、SAS 评分和 SDS 评分均逐渐降低;常规治疗组 6MWT 逐渐下降。两组 6MWT、FEV 1% pred、FVC% pred、BSI、CAT、SAS、CD4%、CD8%、CD4/CD8 在组间、时点间以及组间和时点间交互作用差异均有统计学意义,FEV 1/FVC 和 SDS 在时点间和组间和时点间交互作用差异有统计学意义,CD3%只在组间差异有统计学意义,分别为 6MWT(F 组间 = 59.20,$P<$ 0.01,F 时点间 = 895.88,$P<$0.01,F 组间·时点间 = 1 553.81,$P<$0.001)、FEV 1%pred(F 组间 = 3.90,$P=$0.05,F 时点间 = 173.23,$P<$0.001,F 组

间·时点间 = 124.61,$P<$0.001)、FVC%pred(F 组间 = 15.53,$P<$0.001,F 时点间 = 114.23,$P<$ 0.01,F 组间·时点间 = 105.37,$P<$0.01)、BSI 评分(F 组间 = 61.62,$P<$0.001,F 时点间 = 259.79,$P<$0.01,F 组间·时点间 = 428.18,$P<$0.01)、CAT 评分(F 组间 = 13.11,$P<$0.001,F 时点间 = 321.60,$P<$0.01,F 组间·时点间 = 110.98,$P<$ 0.01)、SAS 评分(F 组间 = 13.13,$P<$0.001,F 时点间 = 336.26,$P<$0.01,F 组间·时点间 = 140.11,$P<$0.01)、CD4%(F 组间 = 8.68,$P<$ 0.01,F 时点间 = 10.43,$P<$0.01,F 组间·时点间 = 6.39,$P<$0.01)、CD8%(F 组间 = 18.31,$P<$ 0.01,F 时点间 = 13.11,$P<$0.01,F 组间·时点间 = 4.12,$P<$0.05)、CD4/CD8(F 组间 = 39.20,$P<$0.01,F 时点间 = 24.59,$P<$0.01,F 组间·时点间 = 41.59,$P<$0.01)、SDS(F 时点间 = 338.29,$P<$0.01,F 组间·时点间 = 395.51,$P<$0.01)、CD3%(F 组间 = 14.37,$P<$0.01)。结论认为,应用简易器材进行心肺康复能提高重度稳定期支气管扩张症患者的运动耐力和肺通气功能,提升免疫功能,缓解焦虑与抑郁。

35. 徐蕊,何瑞波,汤静. 高强度吸气肌抗阻训练对支气管扩张患者运动能力及生活质量的影响. 中华物理医学与康复杂志,2022,44(1):187－193.

徐蕊等观察高强度吸气肌抗阻训练对支气管扩张患者运动能力及生活质量的影响。采用随机数字表法将 60 例支气管扩张患者分为观察组及对照组,每组 30 例。观察组采用 PowerBreak 型吸气肌训练器进行吸气肌抗阻训练,训练时将吸气阻力值设定为 70%最大吸气压(MIP)水平,重复呼吸 30 次为 1 组,每天训练 2 组,每周训练 3 天,连续训练 8 周;对照组同期也进行吸气肌抗阻训练,但吸气阻力值设定为 10%MIP 水平,其他训练参数及疗程同观察组。于干预前、后分别对 2 组患者病情严重程度、肺功能、呼吸肌力量和耐力、运动能力及生

活质量情况等进行评定。结果显示：与干预前比较,干预后观察组 MIP(144.7±15.8)cmH$_2$O、6MWT 距离(685.0±98.3)m,均明显增加;6MWT 测试时的心率(121.6±6.9)次/min 及主观疲劳感觉评分(11.6±2.0)分,均明显下降;莱斯特咳嗽问卷(生活质量问卷)中的社会维度评分(5.75±1.08)分,明显升高。对照组干预后上述各项指标结果均无显著变化($P>0.05$)。结论认为,高强度吸气肌抗阻训练可显著改善支气管扩张患者运动能力及生活质量,该疗法值得临床进一步研究、推广。

36. 祖菲亚·努尔买买提,黄霞,阿丽亚·哈力克,等. 肺康复运动用于支气管扩张急性加重患者恢复期的效果评价. 临床肺科杂志,2022,27(1):50‐53.

祖菲亚·努尔买买提等评估肺康复运动用于支气管扩张急性加重患者恢复期的治疗效果。方法纳入支气管扩张患者共计 60 例。患者于支气管扩张急性发作时入院使用抗菌药物治疗 14 天后,依据随机数字表将患者随机分配至肺康复运动组(P组)或标准治疗组(C组)。C组患者进行宣传教育;P组患者在 C 组基础上进行为期 4 周的肺康复运动。于支气管扩张急性发作时(T0)、抗菌药物治疗结束(T2)、肺康复运动结束(T6)、肺康复运动结束后 4 周(T10)评估患者 6MWT 结果;使用圣乔治呼吸问卷(SGRQ)评估上述时点患者生活质量。结果显示:P组患者 T6 时点 6MWT 明显高于眳时点,而 SGRQ 评分显著低于 r12 时点,差异有统计学意义($P<0.05$)。P组患者 T6 时点 6MWT 显著高于 C 组患者,但 SGRQ 评分低于 C 组患者,差异有统计学意义($P<0.05$)。结论认为,为期 4 周的肺康复运动能够有效提升支气管扩张急性加重后患者的运动耐力、改善患者生活质量,但该效果无法长期持续。

(龚迪 薛丽萍)

六、肺炎康复

1. 罗志辉,王昆秀,张艳琳,等."标本配穴"毫火针治疗新型冠状病毒肺炎恢复期后遗症 33 例疗效观察. 中国针灸,2022,42(3):760‐764.

罗志辉等观察"标本配穴"毫火针治疗新冠肺炎恢复期患者后遗症状的临床疗效。选取 33 例新冠肺炎恢复期患者行毫火针治疗,穴取命门、身柱、膏肓、足三里、上巨虚等,隔天治疗 1 次,每周 3 次,3 次为一疗程,共治疗 2 个疗程。观察患者治疗前后中医症状、汉密尔顿焦虑量表(HAMA)及汉密尔顿抑郁量表(HAMD)评分;检测用力肺活量(FVC)、第 1 秒用力呼气容积(FEV1)、呼气峰值流速(PEF)等肺功能指标;记录胸部 CT 影像学变化情况,并评定临床疗效。结果显示:治疗后,患者中医症状评分及 HAMA、HAMD 评分均较治疗前降低($P<0.05$);治疗后患者 FVC、FEV1、PEF 均较治疗前升高($P<0.05$),22 例遗留有肺通气功能障碍患者恢复率为 86.4%(19/22)。治疗后患者肺部阴影面积较治疗前缩小($P<0.05$),25 例遗留有肺部 CT 异常的患者有效率为 84.0%(21/25)。治疗后痊愈 23 例,显效 5 例,有效 4 例,无效 1 例,愈显率为 84.8%。结论认为,"标本配穴"毫火针在改善新冠肺炎恢复期后遗症患者临床症状、缓解焦虑抑郁状态、促进肺部炎性反应吸收以及肺通气功能恢复方面效果显著,且毫火针的操作水平是保证疗效的关键。

2. 朱艳飞,王莹,李静,等. 群组管理模式对新型冠状病毒肺炎恢复期患者心理睡眠及情绪的影响. 中国中西医结合急救杂志,2022,29(4):395‐399.

朱艳飞等探讨群组管理模式对感染新型冠状病毒(新冠病毒)奥密克戎变异株恢复期患者的心理韧性、睡眠质量及负性情绪的影响。采用便利抽样选择 2022 年 1 月至 3 月在天津市新冠肺炎康复定点医院收治的感染新冠病毒奥密克戎变异株恢复期患者 132 例为研究对象,对其实施群组管理,比较干预前后患者的心理韧性、睡眠质量及焦虑、抑郁等负性情绪。结果显示:实施群组管理干预后患者焦虑和抑郁的发生率均低于干预前,但差异无统计学意义(P 均>0.05);焦虑自评量表(SAS)评分变化不大,干预前后比较差异也无统计学意义(P>0.05);干预后抑郁自评量表(SDS)评分明显低于干预前,差异有统计学意义(P<0.05)。干预后患者的心理韧性、睡眠质量均明显优于干预前,差异均有统计学意义(P 均<0.05);干预后匹兹堡睡眠质量指数(PSQI)各维度评分中除睡眠质量、催眠药物外,其他维度评分均明显改善,且 PSQI 总分较干预前明显降低(P<0.05)。结论认为,感染新冠病毒奥密克戎变异株恢复期患者仍存在焦虑、抑郁及睡眠质量不佳的情况,群组管理模式可增强其心理韧性、改善睡眠质量,群组管理模式能提高新冠肺炎恢复期患者的心理韧性;实施群组管理模式后,新冠肺炎恢复期患者心理韧性较干预前得分明显提高,提示群组管理模式有助于提高新冠肺炎恢复期患者的内在力量,增强患者应对新冠肺炎应激事件的能力,但对于能否降低患者负性情绪的发生率需进一步探讨。

3. 任毅,刘华宝,王瑜婧,等. 中医药综合康复方案干预重型、危重型新冠肺炎康复期患者的临床随访研究. 中国中医急症,2022,31(3):387-390.

任毅等评价了中医药综合康复方案在重型、危重型新冠肺炎患者康复中的临床疗效和安全性。纳入重庆地区重型、危重型新冠肺炎患者共 72 例,根据患者的中医证型制订综合康复方案,具体包含中药口服、八段锦、艾灸、穴位贴敷、足浴等。出院时及 1 年后完善中医证候疗效积分量表、MMRc 呼吸困难评分、圣乔治呼吸问卷、SF-36 生活质量量表、6MWT 等问卷,以及胸部 CT、血清学等相关辅助检查,并进行统计分析,评估其疗效及其安全性。结果显示:出院时及 1 年后中医证候疗效积分、

MMRC 呼吸困难评分、圣乔治呼吸问卷评分、SF-36 生活质量量表、6MWT 前后对比差异具有统计学意义(P<0.05),中性粒细胞比值、淋巴细胞、淋巴细胞比值、血小板、红细胞、血红蛋白前后对比差异具有统计学意义(P<0.05),白细胞、中性粒细胞前后对比无统计学意义(P>0.05),胸部 CT 有效率为 82.26%。Logistic 回归显示,服用中药可提高胸部 CT 的有效率;6MWT 得分越高的患者,其胸部 CT 病灶吸收越好。重型、危重型新冠肺炎患者临床表现为肺脾气虚、阴虚津伤、阳气亏虚,在临床治疗期间因病情较重、病程较长,部分患者出现痰浊与瘀血等病理产物停聚在肺部,阻滞肺络。结论认为,对于治愈出院的重型、危重型新冠肺炎患者,中医辨证以阴阳为纲,痰瘀为标,制订中医药综合康复方案,八段锦通过形体运动、呼吸调整与心理调节有机结合的锻炼,对于肺康复患者可以缓解症状、增加运动耐力、提高生活质量。中药口服、穴位贴敷及中药浴足在辨证的指导下可减轻患者乏力、气短、纳差、失眠等症状;中医药综合康复方案结合现代肺康复理念,采用中药内服、中医外治、运动康复等方法,可提高重型、危重型新冠肺炎患者的生活质量,改善临床症状,对肺部病灶的吸收有积极影响。

4. 孙宪泓,史锁芳,王博寒,等. 中医药综合康复方案治疗新型冠状病毒肺炎恢复期不同证型患者的临床研究. 中华中医药杂志,2022,37(7):4181-4185.

孙宪泓等在临床观察期间发现中医药综合康复方案在治疗新冠肺炎恢复期不同证型患者的有明显的临床疗效。基于此,选取江苏省 2 家新冠肺炎康复医院 2021 年 8 月 7 日到 9 月 29 日新冠肺炎恢复期患者随机分为治疗组(57 例)和对照组(58 例)。治疗组予以中医药综合康复疗法(中药口服结合中医传统康复疗法:肺脾气虚证予以健脾养肺方口服,气阴两虚证予以益气养阴方口服)联合现代呼吸康复治疗,对照组予以现代呼吸康复治疗与

茶饮安慰剂。疗程均为2周。比较两组治疗前后中医证候积分变化与疗效。结果显示：与本组治疗前比较，两组经治疗后均可改善中医证候积分（$P<0.01$），且治疗组治疗后中医证候积分改善显著优于对照组（$P<0.05$）。两组中不同证型患者经治疗后均可改善中医证候积分（$P<0.01$），且治疗组治疗后气阴两虚证患者中医证候积分改善优于对照组（$P<0.05$）。治疗组疗效为94.74%，显著优于对照组86.21%（$P<0.01$）。治疗组与对照组患者经治疗后中医证候积分均降低，且治疗组治疗后中医证候积分改善优于对照组。结论认为，中医药综合康复方案和单独的现代呼吸康复训练都能改善新冠肺炎恢复期患者的临床症状，而中医药综合康复方案治疗效果更佳。此外，在治疗期间患者均未发生不良反应。中医药综合康复方案在新冠肺炎恢复期不同证型患者的康复过程中能够有效改善中医临床症状，且具有良好的安全性。

5. Xiong LJ, Li Q, Cao XJ, et al. Recovery of Functional Fitness, Lung Function, and Immune Function in Healthcare Workers with Nonsevere and Severe COVID-19 at 13 Months after Discharge from the Hospital：A Prospective Cohort Study. Int J Infect Dis，2022，123：119‐126.

Xiong LJ等研究评估非重症和重症新冠肺炎医护人员（HCWs）出院后13个月的功能适应性、肺功能和免疫功能的恢复情况。参与者来自中国工程院联合腾讯公益基金会发起的"冠状病毒感染医务人员康复护理项目"，参与者为湖北省（含省会武汉及周边城市）感染新冠肺炎的医护人员。感染新冠肺炎的医护人员通过"感染COVID‐19医护人员康复护理项目"信息平台同意参与该项目，并对出院后的健康后果进行随访。该项目主要关注的健康后果包括心理评估、持续症状调查、肺功能评估和体格检查。从2020年6月至2021年3月，共纳入779名卫生保健员（316名非重症和463名重

症）。通过平台和（或）电话联系所有健康护理人员，分别于出院后5、8、11、13个月在华中科技大学同济医学院随访。现时，医护人员的最长跟进期为出院后13个月。出院后13个月随访时，所有参与本项目的医护人员于2021年3月11日至2021年3月19日期间在华中科技大学同济医学院接受体格检查，完成功能适能、肺功能、免疫功能测试。对于体检结果异常的医护人员，安排专家制订个性化的康复计划，加快康复。结果显示：该项目纳入779名医护人员（316名非重症新冠肺炎和463名重症新冠肺炎）。29.1%（130/446）的HCWs尚未恢复功能适应度；肺功能指标受影响最大的是肺灌注量（34%），单次呼吸一氧化碳扩散量$<80\%$。出院后13个月，IL‐6（64/534，12.0%）和自然杀伤细胞（44/534，8.2%）升高，$CD3^+$ T细胞（58/534，10.9%）和$CD4^+$ T细胞（26/534，4.9%）下降。出院后13个月，非重症和重症医护人员的功能适应性、肺功能和免疫功能恢复无显著差异。结论认为，大多数新冠病毒感染的医护人员功能适体、肺功能和免疫功能均已恢复，出院后13个月重症医护人员的恢复状况并不差于非重症医护人员。

6. 殷稚飞，王佳悦，李勇强，等. 远程居家运动训练对新型冠状病毒肺炎出院患者运动功能的影响. 中国康复医学杂志，2022，37：169‐175.

殷稚飞等发现治愈出院的新冠肺炎患者仍需进行科学有效的呼吸康复，以促进各项功能的进一步恢复。呼吸康复对于急、慢性呼吸系统疾病患者在恢复呼吸功能障碍、心肺耐力不足和日常功能活动受限等方面至关重要，其中运动训练是其核心组成。为此，他们观察了远程居家运动训练对新冠肺炎出院患者运动耐力和下肢肌肉力量的影响。选取新冠肺炎患者120例，随机分为对照组（61例）和试验组（59例）。对照组给予日常宣教，试验组使用运动康复软件进行远程居家运动训练。在治疗前、6周治疗后和24周随访评估6MWD和下肢肌肉力

量(ST)。结果显示：试验组在治疗后和随访时的6MWD均较治疗前显著改善且优于对照组($P<0.05$)；≤40岁组和40～60岁组、无共病组、女性组在治疗后及随访，均较对照组显著改善（$P<0.05$）；>60岁组、有共病组、男性组仅在治疗后明显优于对照组（$P<0.05$）。试验组在治疗后的ST较治疗前显著改善且明显优于对照组（$P<0.05$）；≤40岁组和40～60岁组在治疗后均较对照组显著改善（$P<0.05$）；女性组在治疗后、随访较对照组显著改善（$P<0.05$）。远程居家运动训练可改善新冠肺炎出院患者的运动能力，且年轻者、无共病者、女性改善较明显；远程APP监控下居家运动6周对新冠肺炎治愈出院患者的6MWD和ST均有明显改善作用，且效果可维持24周。进一步亚组分析发现，6MWD和ST在年龄较轻者、无共病者和女性中改善更明显。结论认为，为期6周的远程监控下居家运动训练在改善新冠肺炎治愈出院患者的运动耐力和下肢力量方面是有效且安全的，远程居家康复策略在后疫情时代的呼吸慢病管理中是值得推广应用的。

7. 何金凤，李春玉，何丽，等. 远程医疗管理的肺康复对新型冠状病毒肺炎患者肺功能影响的研究. 中国康复医学杂志，2022，37（1）：105－108.

何金凤等对远程医疗管理肺康复对新冠肺炎患者肺功能影响进行了评价。试验纳入55例新冠肺炎患者，将其分为两组，其中22例患者纳入对照"4S"肺康复组，33例患者纳入了远程医疗管理组。由医生根据患者肺功能数据的评估内容下达康复处方，由康复师和护士指导患者康复训练，其中包含呼吸肌训练、有氧运动、肢体锻炼等，训练时一般原则是先少后多，先简单后复杂，每天1～2次，循序渐进，最后患者独立完成全部康复训练。而患者在训练时需打开远程医疗平台患者端，平台会将患者训练的项目、完成的次数、完成的效果等信息上传；康复师和护士通过平台的护士执行端了解患者

每日完成情况并对患者进行督导，医生则通过平台了解患者执行数据，及时调整患者康复处方以达最佳康复效果。将两组患者肺康复训练前后1个月的6MWT、最大吸气压、最大呼气压、1秒用力呼气容积、用力肺活量、1秒率、呼气峰值流速7项指标进行数据收集、整理及统计学分析。结果显示：两组患者中均纳入了普通型、重型和危重型患者，肺康复前两组患者7组数据差异均无显著性意义（$P>0.05$）。与肺康复前比较，对照组患者肺康复后7组数据均有不同程度改善，差异均有显著性意义（$P<0.05$）；试验组患者肺康复后7组数据均有不同程度改善，差异均有显著性意义（$P<0.05$）。与对照组比较，试验组患者肺康复训练后7组数据改善程度更明显，差异均有显著性意义（$P<0.05$）。结论认为，肺康复是改善慢性呼吸系统疾病患者的生理和心理状况，并促使其长期促进健康的行为。采用肺康复训练后，对照组和试验组各指标均有不同程度的改善，其中试验组改善程度更明显，说明肺康复措施能够加快新冠肺炎的恢复。

8. Li JA, Xia W G, Zhan C, et al. A Telerehabilitation Programme in Post-discharge COVID-19 Patients （TERECO）: A Randomised Controlled Trial. Thorax, 2022, 77: 697－706.

Li JA等探讨新冠肺炎远程康复方案（TERECO）在运动能力、下肢肌力（LMS）、肺功能、健康相关生活质量（HRQOL）和呼吸困难方面的优越性。参与者年龄18～75岁，因新冠肺炎住院治疗后出院，英国医学研究委员会（mMRC）修正的呼吸困难评分为2～3分。选择后一项纳入标准是因为预期有中度剩余呼吸困难症状的患者可以积极参与该方案，并从中获益最多；此外，由于这是一项无监督干预，出于安全考虑，4～5分mMRC呼吸困难的患者被排除在外。其他排除标准包括：静息心率超过100 bpm，高血压未控制，慢性疾病未控制（如糖尿病随机血糖＞16.7mmol/L，血红蛋白

A1C>7.0%),6个月内脑血管疾病,6个月内下肢关节内注射药物或手术治疗,服用支气管扩张剂或β受体阻滞剂等影响心肺功能的药物,不能或不愿配合辅助装置行走,在过去3个月内参加或参加过其他试验,有严重认知障碍或精神障碍或药物滥用史,参加过其他康复项目。平行组随机对照试验,1∶1块随机化。设置江苏、湖北3家大型医院。120名曾住院但仍有呼吸困难症状的新冠肺炎者被随机分组,61人被分配到对照组,59人被分配到TERECO组。干预措施无监督的家庭6周运动计划,包括呼吸控制和胸部扩张,有氧运动和LMS运动,通过智能手机提供,并通过心率遥测远程监测。主要指标为6MWD;次要指标为蹲下时间(单位为秒)。肺活量测定法评估肺功能,HRQOL采用健康调查表-12(SF-12)和mmrc呼吸困难测定。在6周(治疗后)和28周(随访)时评估结果。结果显示:6MWD调整组间差异为65.45 m(95%CI 43.8~87.1,$P<0.001$)和68.62 m(95%CI 46.39~90.85,$P<0.001$)。LMS的治疗效果为20.12 s(95%CI 12.34~27.9,$P<0.001$)和22.23 s(95%CI 14.24~30.21,$P<0.001$)。除治疗后最大自主通气外,各组肺功能无差异。TERECO组SF-12物理成分的增加更大,治疗效果估计为3.79(95%CI 1.24至6.35,$P=0.004$),治疗后为2.69(95%CI 0.06~5.32,$P=0.045$)。结论认为,该试验证明了TERECO在6MWD、LMS和物理HRQOL方面优于无康复治疗,表明远程康复方案在新冠肺炎康复方面有一定的优越性。

9. 张鹏,江海娇,吴良凤,等. 重症机械通气患者呼吸治疗康复一体化方案的构建与实践. 中国护理管理,2022,22(5):772-777.

机械通气是ICU常用的急救技术,但国内对机械通气患者的管理规范不统一,存在撤机、拔管延迟,机械通气时间长,ICU获得性衰弱及谵妄发生率高等现象,导致住院时间延长,住院费用增加和

病死率升高等。研究证明,专业人员的早期规范化管理可以促进患者躯体功能恢复,缩短机械通气时间,改善患者预后,提高生活质量;早期康复治疗对机械通气患者有益,但实际上机械通气患者能够得到的早期康复干预很少,我国目前尚缺乏专门的早期康复指南及可供实施的方案,且医护人员对早期康复的认知程度参差不齐,难以给患者实施有效的评估与治疗措施,患者对早期康复的认知更是欠缺。呼吸治疗师的工作内容主要包括为呼吸衰竭患者提供各种通气持、氧气和雾化吸入治疗与监测,各种呼吸治疗仪器的使用与维护,肺康复治疗,患者血气分析解读、高压氧舱治疗等,可以有效弥补康复治疗师对机械通气相关知识的不足。张鹏等研究了构建呼吸治疗康复一体化方案,并分析其在重症机械通气患者中的实践效果。将安徽省某三级甲等医院2019年1月至2020年12月入住重症医学科行机械通气治疗的患者作为研究对象。将2020年实施由医生、呼吸治疗师、康复治疗师、护士组成的团队制订的个性化呼吸治疗康复一体化方案的患者作为观察组,将2019年行机械通气常规护理的患者作为对照组。比较两组患者的机械通气时间、气管插管时间、48 h再插管率、呼吸机相关性肺炎(VAP)发生率、谵妄发生率、ICU获得性衰弱发生率、早期功能锻炼率、干预后肌力、离床率的差异。结果显示:共纳入了3 124例机械通气患者,其中观察组1 673例、对照组1 451例。观察组患者的机械通气时间、气管插管时间明显少于对照组,48 h再插管率、VAP发生率、谵妄发生率、ICU获得性衰弱发生率明显低于对照组,差异具有统计学意义($P<0.05$);观察组早期功能锻炼率、干预后肌力、离床率明显高于对照组,差异具有统计学意义($P<0.05$)。结论认为,呼吸治疗康复一体化方案具有科学性和可行性,应用呼吸治疗康复一体化方案可以缩短ICU机械通气患者的机械通气时间、气管插管时间,并降低48 h再插管率、VAP发生率、谵妄发生率,具有较好的效果。

10. 申营胜,王妍炜,于素平,等. 基于五禽戏之鸟戏的康复呼吸操对大叶性肺炎患儿肺功能的影响. 护理学杂志,2022,37(5):17-20.

大叶性肺炎是一种肺部急性炎症,在儿童时期较为常见。根据调查报告显示,大叶性肺炎在 3 岁以下儿童中发病率为 0.4%~1.60%,患儿的气道黏膜多处于充血、水肿状态,大量分泌物堵塞气道,导致痰液排出困难,影响呼吸功能。五禽戏是东汉末年名医华佗以吐纳术、导引术以及中医脏象、经络、五行、阴阳为理论基础,模仿鹿、熊、虎、猿、鸟(鹤)5 种动物的形态特点以及肢体动作所创编的一套形神合一的健身功法。其中"鸟戏"的动作取形于"鹤",通过四肢的拉伸、开合、上举、下按动作,牵拉肺脏经络,疏通肺部气血,同时胸廓也会随之收缩和舒张,进而提升肺部张力,使肺气得到运转,达到提高心肺功能并减轻喘息、气促等症状的效果。申营胜等为有效改善大叶性肺炎患儿呼吸功能,促进肺部康复,研究了基于五禽戏之鸟戏的康复呼吸操对大叶性肺炎患儿肺功能的影响。研究将 74 例大叶性肺炎患儿按病区分为对照组和观察组,各 37 例。对照组实施常规治疗护理方案,观察组在此基础上实施基于五禽戏之鸟戏的大叶性肺炎康复呼吸操方案。结果显示:干预 1 周、3 周观察组 FEV1/FVC、用力肺活量(FVC)、最高呼气流速(PEF)显著优于对照组($P<0.05$,$P<0.01$)、咳嗽消失时间、肺部啰音消失时间、住院时间显著短于对照组($P<0.05$,$P<0.01$)。结论认为,基于五禽戏之鸟戏的康复呼吸操有助于改善大叶性肺炎患儿肺功能,缩短咳嗽消失时间、肺部啰音消失时间及住院时间,且安全性较好。

11. 王芳芳. 基于 eCASH 理念的早期康复护理在 ICU 重症肺炎机械通气患者中的应用. 国际护理学杂志,2022,41(20):3787-3790.

重症肺炎具有起病急及预后差、病死率高等特点。机械通气是目前治疗重症肺炎患者常用的医疗手段,通过机械通气能有效改善患者氧合,促进患者康复。然而机械通气需要对患者进行气管插管,而长时间留置导管会引起患者不适,导致患者出现躁动、谵妄等并发症,因此机械通气期间需对患者进行镇静、镇痛治疗,以减轻患者机械通气期间躁动的发生舒适化浅镇静(eCASH)。虽然这一理念发展时间还比较短,但已有文献指出在 ICU 康复护理进程中应用 eCASH 理念,相较于常规康复护理患者发生并发症的概率明显下降,且住院时间缩短,获得了良好的护理效果。为此,王芳对 ICU 重症肺炎机械通气患者实施基于 eCASH 理念的早期康复护理进行了研究。选取 2020 年 6 月至 2021 年 6 月 ICU 收治的重症肺炎机械通气患者 106 例,应用随机数字表法将患者分为观察组及对照组,各 58 例。对照组行 ICU 常规护理,观察组行基于 eCASH 理念的早期康复护理。比较两组预后情况、脱机时舒适度、动脉气血指标、并发症发生率及护理满意度。结果显示:观察组机械通气时间、住 ICU 时间短于对照组,差异有统计学意义($P<0.05$);观察组脱机时舒适度评分、患者脱机满意度评分高于对照组,差异有统计学意义($P<0.05$)。观察组干预 3 天后急性生理及慢性健康(APACHE)Ⅱ评分、氧气分压(PaO_2)、肺氧合指数(OI)、二氧化碳分压($PaCO_2$)较对照组明显改善,差异有统计学意义($P<0.05$);观察组躁动、谵妄、意外拔管、ICU 获得性肌病发生率显著低于对照组,差异有统计学意义($P<0.05$)。结论认为,基于 eCASH 理念的早期康复护理能有效改善 ICU 重症肺炎机械通气患者气血指标,缩短患者机械通气时间,降低患者并发症,促进患者康复,提高患者满意度。

12. 袁文蓉,陈立娜,王华,等. 呼吸肌训练联合反馈式呼吸电刺激对脑卒中患者肺功能及呼吸肌肌力的影响. 中华物理医学与康复杂志,2022,44(11):989-993.

呼吸功能障碍是脑卒中继发死亡的独立因素

之一,可导致卒中患者病死率增加 2～6 倍,然而目前针对卒中患者的康复干预更多关注其肢体功能障碍或言语障碍等较为明显的功能异常,除患者伴有严重的肺部疾患,大多数容易忽视其呼吸功能障碍。袁文蓉等联合采用呼吸肌训练及反馈式呼吸电刺激治疗脑卒中患者,并观察对患者肺功能及呼吸肌肌力的短期影响作用。选择 60 例脑卒中患者,用随机数字表法将患者分为观察组及对照组,每组 30 例。2 组患者均给予常规康复干预,观察组在此基础上辅以呼吸肌训练及反馈式呼吸电刺激治疗,每周治疗 6 天,持续治疗 3 周。于治疗前、治疗 3 周后对 2 组患者肺功能及呼吸肌肌力进行测定,同时采用躯干功能障碍量表(TIS)、改良 Barthel 指数量表(MBI)、疲劳严重度量表(FSS)对 2 组患者躯干控制能力、日常生活活动(ADL)能力及疲劳程度进行评定,并对比治疗期间 2 组患者卒中相关性肺炎(SAP)发生率。结果显示:治疗后 2 组患者用力肺活量(FVC)、第 1 秒用力呼气容积(FEV1)、最大通气量(MVV)、峰值呼气流速(PEF)、最大吸气压(MIP)、最大呼气压(MEP)及 TIS、MBI 评分均较治疗前明显提高($P<0.05$),FSS 评分均较治疗前明显降低($P<0.05$);除 MBI 评分外观察组其余各项指标结果均显著优于对照组水平($P<0.05$)。治疗期间 2 组患者 SAP 发生率组间差异无统计学意义($P>0.05$)。结论认为,持续 3 周的呼吸肌训练联合反馈式呼吸电刺激治疗能有效改善脑卒中患者肺功能、呼吸肌肌力及吸气肌耐力,有助于患者获得更好的咳嗽能力、躯干控制能力并缓解其疲劳程度。

13. 何少媚,柳双燕. 分级肺康复护理对重症监护室机械通气患者脱机趋势的影响. 中国实用护理杂志,2022,38(11):807-811.

有研究表明,对 ICU 患者实施分级护理可加速机体血液循环,促进通气功能和肌肉新陈代谢等生理效应,对改善患者生理功能具有重要意义,但是

其在 ICU 机械通气患者中的应用鲜见报道。因此,何少媚等在参考相关文献基础上,构建了针对 ICU 机械通气患者的分级肺康复方案,为促进患者康复和转归提供参考探讨了分级肺康复护理对 ICU 机械通气患者脱机趋势的影响。将 2018 年 5 月至 2019 年 5 月广州市红十字会医院 ICU 入住的 68 例机械通气患者按照随机数字表法分为试验组和对照组,各 34 例。对照组给予常规康复护理,试验组在常规护理基础上实施分级肺康复护理。比较 2 组在浅快呼吸指数(RSBI)、氧合指数、机械通气时间、ICU 住院时间、脱机成功率以及并发症发生率的差异。干预后第 5、7 天,试验组 RSBI 分别为 80.59 ± 5.69 和 75.74 ± 8.62,低于对照组的 89.54 ± 8.96 和 85.15 ± 9.75,差异有统计学意义($t=5.06、4.28,P$ 均<0.05);干预后第 3、5、7 天,试验组氧合指数分别为(244.82 ± 22.77)、(248.21 ± 17.49)、(263.79 ± 17.31)mmHg,高于对照组的(137.41 ± 15.01)、(192.79 ± 15.82)、(206.26 ± 17.40)mmHg,差异有统计学意义($t=22.97、13.70、13.67,P$ 均<0.05)。试验组机械通气时间、ICU 入住时间以及呼吸机相关性肺炎、深静脉血栓发生率分别为(11.29 ± 1.38)、(12.47 ± 1.73)d 和 0、0,低于对照组的(12.18 ± 1.47)、(13.53 ± 1.62)d 和 11.8％(4/34)、14.7％(5/34),差异有统计学意义($t=2.55、2.61,\chi^2=4.25、5.40,P$ 均<0.05);试验组脱机成功率为 94.1％(32/34),高于对照组的 76.5％(26/34),差异有统计学意义($\chi^2=4.22,P<0.05$)。结论认为,分级肺康复护理可改善机械通气患者呼吸功能,缩短机械通气时间和 ICU 住院时间,并有效预防并发症的发生。

14. Wang J, Wang M, Li W. Application of Precise Positioning for Sputum Expectoration in ICU Patients with Pulmonary Infection. Comput Math Methods Med, 2022, 2022:1395958.

ICU 患者发生肺部感染(PI)的病因复杂,涉及

年龄、ICU 住院时间、机械通气治疗时间、气管切开或插管等，而气管分泌物的排出对 PI 的治疗至关重要。Wang J 等研究精确排痰定位在 ICU 住院 PI 患者中的应用价值。选取 2019 年 6 月至 2020 年 6 月在中国医科大学附属盛京医院 ICU 治疗的 PI 患者 183 例，分为对照组（91 例）和观察组（92 例），均采用常规药物治疗。对照组患者给予常规护理干预，观察组患者在此基础上辅以精确排痰定位。观察干预前后两组患者 24 h 痰量、呼吸频率（RR）、血气分析指标、炎症指标、临床肺部感染评分（CPIS）、改良医学研究委员会（mMRC）呼吸困难评分、生活质量（SF-36）。统计不良反应发生率。结果显示：观察组患者 mMRC 评分高于对照组（$P<0.05$）；观察组患者干预 7 天后痰量、RR、CPIS 评分均低于对照组，SF-36 评分高于对照组（$P<0.05$）。干预后，观察组患者血氧饱和度（SaO_2）、血氧分压（PaO_2）升高，二氧化碳分压（$PaCO_2$）、C 反应蛋白（CRP）、降钙素原（PCT）、白细胞计数均低于对照组（$P<0.05$）。两组并发症发生率比较，差异无统计学意义（$P>0.05$）。结论认为，在 ICU 发生 PI 患者的护理干预中应用精确排痰定位，可减轻 PI 患者的严重程度和呼吸困难，减少炎症反应，提高患者的生活质量。

15. Yi XM, Wei XX, Zhou M, et al. Efficacy of comprehensive unit-based safety program to prevent ventilator associated-pneumonia for mechanically ventilated patients in China: A propensity-matched analysis. Front Public Health, 2022, 10: 1029260.

Yi XM 等研究了在需要机械通气的患者中实施综合单元安全计划（CUSP）的效果，并观察呼吸机相关性肺炎（VAP）的发生率。研究为前后对照试验，纳入了需要有创机械通气的患者，并根据 CUSP 的实施情况将患者分为两组，即 CUSP 组与未 CUSP 组。主要观察指标为 VAP 的发生率；次要观察指标是从插管到 VAP 的时间，VAP 治疗的

抗生素使用天数，其他医疗保健相关感染（HAI）。同时记录 ICU 住院时间（LOS），评价医院 LOS 和安全培养评分；采用关节点回归分析检验 VAP 率变化趋势有无统计学意义；倾向评分匹配（1:1 匹配）用于减少 CUSP 组与未 CUSP 组之间的潜在偏倚。采用单因素和多因素 logistic/线性回归分析来评估 CUSP 的使用与临床结果之间的关系。结果显示：2016 年 1 月至 2022 年 3 月在国内两个 ICU 病房共纳入 1 004 例移植 ICU（TICU）患者和 1 001 例外科 ICU（SICU）患者。在倾向评分匹配前，无 CUSP 组的 VAP 发生率从 35.1/1 000 呼吸机天下降到 TICU 设置下 CUSP 组的 12.3/1 000 呼吸机天（调整优势比[OR]，0.30；95% 置信区间[CI]，0.15～0.59）。联合点回归分析结果证实 CUSP 的实施显著降低了 VAP 的发生率。经倾向评分匹配后，CUSP 组 VAP 发生率较低（30.4 vs. 9.7‰，$P=0.003$；调整 OR＝0.26，95% CI 0.10～0.76），下伤口感染（3.4 vs. 0.9%，$P=0.048$；调整 OR＝0.73，95% CI 0.50～0.95），ICU 的生存时间（LOS）较短[3.5（2.3～5.3）天和 2.5（2.0～4.5）天；$P=0.003$，校正估计＝－0.34，95% CI 0.92～－0.14]，较高的安全培养评分（149.40±11.74 比 153.37±9.74；$P=0.002$）。在没有 CUSP 和 CUSP 组之间的 SICU 设置中也观察到类似的结果。结论认为，在机械通气患者中实施 CSUP 可显著降低 VAP 及其他感染的发生率，延长 VAP 发生时间，减少 VAP 抗生素使用天数，缩短 ICU 和医院 LOS，增强安全文化意识。

16. Chen H, Hara Y, Horita N, et al. Is rehabilitation effective in preventing decreased functional status after community-acquired pneumonia in elderly patients? Results from a multicentre, retrospective observational study. BMJ Open, 2022, 12(9): e051307.

Chen H 等人研究发现，肺炎在世界范围内造

成的死亡比例越来越高，估计全球每年有320万人死亡，超过了包括结核病和疟疾在内的所有其他感染社区获得性肺炎（CAP）是美国大多数医疗机构最常见的入院原因之一。在日本，肺炎是老年患者死亡的第三大原因，随着老龄化社会的不断增加。为评估康复在预防老年CAP后功能状态下降（FS）中的作用，开展了一项回顾性观察研究。于2016年1月至2018年12月在两家医疗机构纳入年龄超过64岁的CAP住院患者。在入院和出院前用Barthel指数（BI）评估FS，并分为三类：独立，BI 80～100；半依赖，BI 30～75；和依赖，BI 0～25。对导致FS下降的因素进行多变量分析，分为两组：至少减少一个类别者为减少组，没有减少类别者为维持组。主要结局是康复预防FS下降的效果；次要结局是与FS下降相关的因素。结果显示：维持组400例，减少组138例。减少组患者接受康复治疗189例（47.3%）、维持组104例（75.4%），两组的频率有显著性差异（$P<0.001$）。多变量分析显示，影响FS的因素为吸入性肺炎、肺炎严重程度指数（PSI）V类、住院时间和年龄（OR 2.66，95% CI 1.58～4.49；OR 1.92，95% CI 1.29～3.44；OR 1.05，95% CI 1.04～1.07；OR1.05，95% CI 分别为 1.02～1.09）。在校正导致FS下降的因素后，经McNemar检验，166对配对患者康复对FS的预防效果有限（$P=0.327$）。结论认为，在这项回顾性队列研究中，FS降低组的LOS延长。经多变量回归分析，发现吸入性肺炎、PSI V类、LOS和年龄是FS下降的独立因素。本研究有138例（25.7%）老年CAP患者FS下降，高于既往研究。倾向评分分析显示，在调整年龄、BMI、吸入性肺炎、DOC、LOS和PSI后，康复对老年CAP患者FS下降的预防作用有限，抽吸和PSI在减轻FS中起重要作用，康复对CAP的影响尚不清楚。

（汤欣怡）

七、危重症患者早期康复

1. 吴晶，田宇红，李盼盼，等. 早期肺康复训练在AECOPD患者机械通气治疗中的临床意义. 中华肺部疾病杂志（电子版），2022，15（1）：42‑46.

吴晶等研究早期肺康复训练在慢性阻塞性肺病急性加重期（AECOPD）患者机械通气治疗中的临床意义。将72例AECOPD患者随机分为观察组（37例）和对照组（35例），对照组采取常规治疗，观察组在此基础上从机械通气开始给予肢体训练、吸气肌抗阻、主动呼吸循环训练。检测两组患者各项生命指标。结果显示：经康复训练后，观察组下肢静脉血栓发生率（5.76% vs. 20.00%）、机械通气时间（11.40±1.32 vs. 14.46±1.86）d、ICU平均住院时间（16.15±1.93 vs. 18.55±2.34）d及呼吸机相关肺炎发生率（9.61% vs. 26.00%）优于对照组（$P<0.05$），观察组$PaCO_2$第5天（44.07±11.00 vs. 52.89±5.52）mmHg和第10天（41.87±3.96 vs. 45.22±3.30）mmHg低于对照组，而pH、SaO_2与PaO_2高于对照组（$P<0.05$）。结论认为，对AECOPD机械通气的患者早期实施肺康复训练可显著改善血气指标，可降低并发症的发生，促进早日康复具有意义。

2. 李旭辉，刘烜玮，王玉龙. 进阶式早期肺康复训练对COPD合并Ⅱ型呼吸衰竭患者肺功能及运动耐力的影响. 中国实用医药，2022，17（12）：172‑174.

李旭辉等研究探讨慢性阻塞性肺疾病（COPD）合并Ⅱ型呼吸衰竭患者采用进阶式早期肺康复训练对肺功能以及运动耐力的影响。将106例COPD合并Ⅱ型呼吸衰竭患者随机分成治疗组和对照组，各53例。对照组采用常规训练及健康教育，治疗组在对照组基础上采用进阶式早期肺康复训练。比较两组患者干预前后肺功能指标：第1秒用力呼气容积（FEV1）、用力肺活量（FVC）、第1秒用力呼气容积与用力肺活量比值

（FEV1/FVC）；运动耐力：6 min 步行距离（6MWD）。结果显示：干预前，两组各数据差异无统计学意义（$P>0.05$）；干预后，两组 FEV1、FVC、FEV1/FVC 均高于干预前，且治疗组 FEV1（2.35 ± 0.25）L、FVC（3.86 ± 0.34）L、FEV1/FVC（75.31 ± 8.58）％明显高于对照组的 FEV1（2.00 ± 0.15）L、FVC（2.92 ± 0.38）L、FEV1/FVC（68.63 ± 7.88）％，差异有统计学意义（$P<0.05$）。两组 6MWD 均优于干预前，且治疗组 6MWD（589.57 ± 14.43）m 优于对照组的（508.75 ± 14.66）m，差异有统计学意义（$P<0.05$）。结论认为，COPD 合并 Ⅱ 型呼吸衰竭患者采用进阶式早期肺康复训练临床效果显著，可提高患者的肺功能，改善运动耐力，值得临床推广。

3. 黄冠宇,伍尚光,邓洁. 无创呼吸机联合速尿雾化治疗 AECOPD 合并 Ⅱ 型呼吸衰竭的临床观察. 广东医科大学学报,2022,40(6)：679-682.

黄冠宇等探究无创呼吸机联合速尿雾化治疗慢性阻塞性肺病急性加重期（AECOPD）合并 Ⅱ 型呼吸衰竭的临床效果。将 AECOPD 合并 Ⅱ 型呼吸衰竭患者 50 例，随机分为对照组和观察组，每组 25 例。对照组患者采用无创呼吸机辅助通气，观察组患者采用无创呼吸机辅助通气联合速尿雾化吸入。检测呼吸困难评分（mMRC）；动脉氧分压（PaO_2）、动脉二氧化碳分压（$PaCO_2$）、pH 等血气分析指标；第 1 秒最大呼气量（FEV1）、用力肺活量（FVC）、最大呼气流量（PEF）等肺功能指标；血清肿瘤坏死因子-α（TNF-α）水平。结果显示：治疗前两组患者各项指标差异无统计学意义（$P>0.05$）；治疗后，两组患者的 PaO_2、$PaCO_2$、pH 值均优于治疗前，FVC、FEV1、PEF 较治疗前明显改善，血清 TNF-α 水平亦低于治疗前，且观察组变化更显著（$P<0.05$ 或 0.01）。结论认为，无创呼吸机联合速尿雾化治疗 AECOPD 合并 Ⅱ 型呼吸衰竭的疗效显著。

4. 周腾,陶志强. 有创-无创呼吸机序贯治疗重症慢性阻塞性肺疾病合并 Ⅱ 型呼吸衰竭的应用研究. 现代医学与健康研究电子杂志,2022,6(24)：66-68.

周腾等探究有创-无创呼吸机序贯治疗对重症慢性阻塞性肺疾病合并 Ⅱ 型呼吸衰竭患者肺功能的影响，并分析其氧代谢变化，为临床治疗该疾病提供参考依据。将 100 例重症慢性阻塞性肺疾病合并 Ⅱ 型呼吸衰竭患者随机分为两组。所有患者入院后均采用雾化祛痰、扩张支气管等常规治疗，常规组（50 例）患者同时接受有创间歇性通气治疗，试验组（50 例）同时接受有创-无创序贯通气治疗。比较两组患者脱机时间、住院时间，治疗前后用力呼气 25％肺活量流速（PEF25）、用力呼气 50％肺活量流速（PEF50）、肺总量（TLC）及动脉血耗氧量（VO_2）、氧含量（CaO_2）、氧摄取率（ERO_2），以及治疗期间并发症发生情况。结果显示：试验组患者平均脱机时间、住院时间均较常规组缩短；治疗后两组患者 PEF25、PEF50、TLC、CaO_2 水平与治疗前比均升高，且试验组较常规组升高，VO_2、ERO_2 水平均低于治疗前，试验组较常规组降低；试验组患者气胸、呼吸道感染、肺损伤等并发症总发生率较常规组降低（P 均<0.05）。结论认为，重症慢性阻塞性肺疾病合并 Ⅱ 型呼吸衰竭患者实施有创-无创呼吸机序贯治疗可更有效改善患者肺功能，缩短脱机与住院时间，纠正缺氧状态，安全性较好。可广泛应用于临床。

5. 陈黎新,汪洋,赖小勇. 高压氧联合体外膈肌起搏在急性颈髓损伤伴呼吸衰竭患者脱机治疗中的应用. 中国当代医药,2022,29(26)：44-47.

陈黎新等探讨高压氧（HBO）联合膈肌起搏（EDP）在急性颈髓损伤伴呼吸衰竭患者脱机治疗中的应用效果。选取 50 例急性颈髓损伤伴呼吸衰竭患者为研究对象，随机分为对照组与观察组，各 25 例。对照组给予常规治疗，观察组在对照组的基础上采取 HBO 联合 EDP 治疗,治疗 3 周后分析两组患者的脱机成功率、膈肌移动度、肺功能指标及机械通气时间。结果显示:观察组的脱机成功率高于对照组,差异有统计学意义($P<0.05$)。两组患者治疗前的膈肌移动度、肺功能指标比较,差异无统计学意义($P>0.05$);观察组患者治疗后的膈肌移动度、用力肺活量(FVC)、第 1 秒用力呼气容积(FEV1)水平高于对照组,差异有统计学意义($P<0.05$);观察组的机械通气时间短于对照组,差异有统计学意义($P<0.05$)。结论认为,HBO 联合 EDP 治疗可改善急性颈髓损伤伴呼吸衰竭患者的膈肌移动度、肺功能指标,有效减轻呼吸衰竭,从而提高脱机成功率,缩短机械通气时间。

6. 王亚锋,夏晓黎,马艳萍,等.体外膈肌起搏器联合呼吸训练器对稳定期 COPD 合并 Ⅱ 型呼吸衰竭患者的临床疗效观察.天津医药,2022,50(5):498‐502.

王亚锋等探究体外膈肌起搏器(EDP)联合呼吸训练器对稳定期慢性阻塞性肺疾病(COPD)合并 Ⅱ 型呼吸衰竭患者的临床疗效。将 82 例稳定期 COPD 合并 Ⅱ 型呼吸衰竭患者随机分为呼吸器组(27 例)、EDP 组(26 例)和联合组(29 例)。各组按指南给予基础治疗并给予腹部顶沙袋训练、阻力单车训练,呼吸器组加用呼吸训练器,EDP 组联用 EDP 治疗,联合组给予 EDP 联合呼吸训练器治疗,疗程 10 周。观察各组治疗前后血气分析、肺功能、运动能力和症状评分。结果显示:各组治疗后较组内治疗前第 1 秒呼气容积占预计值百分比(FEV1%)、用力肺活量(FVC)、第 1 秒呼气容积与用力肺活量比值(FEV1/FVC%)、动脉血氧分压(PO_2)、6 min 步行试验(6MWT)增加,动脉血二氧化碳分压(PCO_2)、改良英国医学研究委员会呼吸困难量表(mMRC)评分、慢性阻塞性肺疾病评估测试(CAT)评分减小($P<0.05$);最大呼气中段流量占预计值百分比(MMF%)、动脉血氧饱和度

(SaO_2)、动脉血酸度(pH 值)、碳酸氢根(HCO^{3-})、碱剩余(BE)差异无统计学意义($P>0.05$)。治疗后联合组较呼吸器组和 EDP 组 FEV1%、FVC、FEV1/FVC%、PO_2、6MWT 增加,PCO_2、CAT、mMRC 评分减小($P<0.05$);MMF%、SaO_2、pH值、HCO^{3-}、BE 差异无统计学意义($P>0.05$)。结论认为,EDP 联合呼吸训练器能够改善稳定期 COPD 合并 Ⅱ 型呼吸衰竭患者的肺功能指标及缺氧状态,提高患者运动能力,减轻呼吸困难等症状,值得临床应用。

7. 黄嫣.量化评估下的早期四级康复训练对肺心病合并呼吸衰竭呼吸机辅助治疗患者肺功能及 VAP 的影响.基层医学论坛,2022,26(9):77‐79.

黄嫣等探究量化评估下的早期四级康复训练用于肺心病合并呼吸衰竭呼吸机辅助治疗患者的效果。将 91 例肺心病合并呼吸衰竭呼吸机辅助治疗患者分为对照组(45 例)和观察组(46 例)。对照组实施常规护理;观察组在常规护理基础上结合量化评估下的早期四级康复训练。比较 2 组住院时间、ICU 时间、机械通气时间、干预前后肺功能、呼吸机相关性肺炎(VAP)发生率、干预前后运动能力、运动耐受程度。结果显示:观察组的住院时间、ICU 时间、机械通气时间均较对照组短($P<0.05$);干预后 2 组用力肺活量(FVC)、第 1 秒用力呼气容积占用力肺活量比值(FEV1/FVC)水平明显提高,且观察组较对照组高($P<0.05$);观察组呼吸机相关性肺炎(VAP)发生率为 2.17%,低于对照组的 17.78%($P<0.05$)。干预后 2 组括约肌控制、自理能力、行进、转移、社会认知、交流等运动能力评分均高于干预前,且观察组高于对照组($P<0.05$);干预后 2 组 6MWT 均高于干预前,且观察组高于对照组($P<0.05$)。结论认为,量化评估下的早期四级康复训练应用于肺心病合并呼吸衰竭呼吸机辅助治疗患者,可缩短康复进程,改善肺功能,降低 VAP 发生率,增强运动能力及运动耐受程度。

8. 盛东芹. 早期康复护理干预对 ICU 呼吸衰竭有创机械通气患者的影响分析. 智慧健康,2022,8(21):129-133,155.

盛东芹等探究早期康复护理干预对 ICU 呼吸衰竭有创机械通气患者的影响。将 60 例资料完备的行有创机械通气的 ICU 呼吸衰竭患者以盲选法将其分为对照组和观察组,每组 30 例。前者采取常规护理干预;后者采取早期康复护理干预。在患者护理干预后,对其呼吸指标进行观察;同时对比两组患者通气指标、不良反应发生状况、治疗时间、各项血气指标以及氧化应激指标的变化情况。结果显示:干预后,观察组患者的呼气量、肺活量、潮气量与气道峰压高于对照组,差异具有统计学意义($P<0.05$);观察组患者的不良反应发生率低于对照组,差异具有统计学意义($P<0.05$)。观察组患者的机械通气时间、首次床旁坐位时间、ICU 停留时间等指标相较于对照组更短,差异具有统计学意义($P<0.05$)。观察组患者各项血气指标以及氧化应激指标的变化情况通过护理后要优于对照组,差异具有统计学意义($P<0.05$)。结论认为,早期康复护理干预在运用于 ICU 呼吸衰竭有创机械通气患者,能够改善其通气指标,缩短患者的机械通气时间与 ICU 停留时间,降低不良反应发生率,值得应用于临床。

9. 王曦. 早期康复护理干预对 ICU 呼吸衰竭有创机械通气患者的影响. 中国医药指南,2022,20(1):9-12.

王曦等研究早期康复护理应用在 ICU 呼吸衰竭经有创机械通气治疗的患者中所发挥的护理效果。将 38 例经常规护理干预的 ICU 呼吸衰竭创机械通气的患者设为对照组,将 42 例同期经早期康复护理干预的 ICU 呼吸衰竭有创机械通气的患者设为观察组。比较两组的舒适度和血气指标。结果显示:观察组(40 例,占 95.24%)的舒适度比对照组(30 例,占 78.95%)高,有统计学差异($P<$ 0.05);观察组护理后的血气指标改善优于对照组,有统计学差异($P<0.05$);观察组(5 例,占 11.90%)护理后的并发症发生率明显比对照组(13 例,占 34.21%)低,有统计学差异($P<0.05$);观察组护理后的各项生命体征改善效果优于对照组,有统计学差异($P<0.05$)。护理前两组 MRC、MBI 评分比较无显著差异($P>0.05$),护理后两组较护理前 MRC、MBI 评分均升高($P<0.05$),且观察组 MRC、MBI 评分均高于对照组($P<0.05$)。观察组机械通气时间、住 ICU 时间短于对照组,住院病死率低于对照组,均有显著性差异($P<0.05$)。结论认为,ICU 呼吸衰竭的患者经过有创机械通气治疗的同时配合早期康复护理,能提升患者的整体舒适度,改善血气指标,降低并发症的发生率,改善患者的生命体征,促进预后,值得推荐。

10. 李欣欣,何应丰,周亮亮,等. 经鼻高流量氧疗对 ICU 肺心病并发 II 型呼吸衰竭的效果及凝血功能的影响. 现代医药卫生,2022,38(24):4274-4276.

李欣欣等探究对重症监护病房(ICU)肺源性心脏病(肺心病)合并 II 型呼吸衰竭患者联合经鼻高流量氧疗辅助干预的临床效果。将 52 例确诊肺心病并发 II 型呼吸衰竭患者随机分为观察组和对照组,每组 26 例。对照组给予积极对症治疗,观察组辅以经鼻高流量氧疗干预。比较 2 组患者疗效及凝血功能变化,观察组患者肺功能及心功能指标。结果显示:治疗后观察组用力肺活量、用力 1 秒呼气容积、用力 1 秒呼气量/用力肺活量,以及左心室射血分数、每搏输出量均明显优于对照组,差异均有统计学意义($P<0.05$);血浆凝血酶原时间、活化部分凝血活酶时间、纤维蛋白原等凝血功能指标更接近正常范围,与对照组比较,差异均有统计学意义($P<0.05$)。结论认为,对 ICU 肺心病并发 II 型呼吸衰竭患者在常规对症治疗基础上辅以经鼻高流量氧疗措施对病情控制具有积极效果,可调整机

体凝血功能,从而更好地保障患者机体状态,值得临床推广应用。

11. 金钊.竞争性内源 RNA(ceRNA)在急性肺栓塞中的研究.太原:山西医科大学学位论文,2022.

金钊探究急性肺栓塞(APE)潜在诊断生物标志物及治疗新靶点,为 APE 早期有效诊断和治疗提供方向。收集 53 例临床全血样本分为 APE 组及对照组,首先进行全转录组测序(APE组:6 例,对照组:5 例),筛选出差异化表达的 RNA,进行 lnc RNA -micro RNA - m RNA ceRNA 网络构建;然后将关键调控机制中各 RNA 进行 q RT-PCR 验证(APE组:21 例,对照组:21 例),得到关键 RNA 及核心 ceRNA 调控机制。结果显示:全转录组测序及分析筛选出 APE 关键 m RNA:PGF,BCAR1 和 GATA2;关键 micro RNA:hsa - miR - 423 - 5p,hsa - miR - 4433a - 3p 和 hsa - miR - 149 - 5p;关键 lnc RNA:LOC100233156,INKA2 - AS1,LINC00680 和 HCG18。同时,得到关键 ceRNA 网络:LOC100233156 - hsa - miR - 423 - 5p - PGF;LOC100233156 - hsa - miR - 4433a - 3p - PGF。INKA2 - AS1 - hsa - miR - 149 - 5p - BCAR1;LINC00680 - hsa - miR - 149 - 5p - BCAR1;LINC00680 - hsa - miR - 423 - 5p - BCAR1;HCG18 - hsa - miR - 4433a - 3p - GATA 2。通过 qRT - PCR 验证筛选出 APE 关键 mRNA:PGF 和 BCAR1;关键 microRNA:hsa - miR - 423 - 5p;关键 lnc RNA:LOC100233156。同时构建出 APE 关键 ceRNA 网络:LOC100233156 - hsa - miR - 423 - 5p - PGF。结论认为,hsa - miR - 423 - 5p 和 LOC100233156 可作为诊断急性肺栓塞的潜在生物标志物;LOC100233156 - hsa - miR - 423 - 5p - PGF 调控机制可作为急性肺栓塞治疗的潜在靶点,探究该基因、mRNA 及其蛋白质在静脉血栓进展为急性肺栓塞前的发病机制对降低 APE 的发生率非常关键。

12. 王少飞,郑洪飞,李金玲,等.不同危险分层急性肺栓塞患者 D-二聚体与纤维蛋白原比值、中性粒细胞与淋巴细胞比值、白蛋白的变化及其与预后的关系研究.现代生物医学进展,2022,22(24):4758-4762.

王少飞等探讨不同危险分层急性肺栓塞(APE)患者 D-二聚体与纤维蛋白原比值(DFR)、中性粒细胞与淋巴细胞比值(NLR)、白蛋白(Alb)的变化及其与预后的关系。将 154 例 APE 患者作为观察组(APE 组),分为低危组(48 例)、中危组(69 例)和高危组(37 例),另选择 40 例健康志愿者作为对照组,比较各组 DFR、NLR、Alb 水平。根据不同预后将 APE 患者分为存活组 125 例,死亡组 29 例,比较两组 DFR、NLR、Alb 水平。应用受试者工作特征(ROC)曲线分析 DFR、NLR、Alb 对 APE 预后的预测价值。结果显示:APE 组 DFR、NLR 显著高于对照组,Alb 水平显著低于对照组($P<0.05$)。随着危险分层增加,APE 患者 DFR、NLR 逐渐升高,Alb 水平逐渐降低,不同危险分层 APE 患者 DFR、NLR、Alb 水平比较有统计学意义($P<0.05$)。死亡组 DFR、NLR 显著高于存活组,Alb 水平显著低于存活组($P<0.05$)。ROC 曲线分析显示,DFR、NLR、Alb 对 APE 死亡预测具有较高的敏感度、特异度,其中 DFR、NLR、Alb 联合检测对 APE 死亡预测的曲线下面积(AUC)、敏感度、特异度最高。结论认为,APE 患者 DFR、NLR 异常升高,Alb 异常降低与 APE 危险分层增加及不良预后相关,DFR、NLR、Alb 联合检测对 APE 患者预后不良的预测价值更高。

13. 陶禹至.急性肺栓塞预后工具效能及改良评分初步研究.遵义:遵义医科大学学位论文,2022.

陶禹至通过回顾性数据分析,对比目前常用急性肺栓塞(APE)危险分层评估工具检验效能,筛选与 APE 患者预后相关因素,并对评估工具进行改良。收集 APE 病例 943 例,626 例患者数据符合标准纳入后续分析。根据有无发生 30 天全因死亡分为死亡组与存活组。结果显示:ROC 示 4 个危险分层评估工具均可预测 APE 患者 30 天死亡,其中"2018 年中国指南预后评分"、"2019 年 ESC 指南预后评分"与 sPESI 间 AUC 差异有统计学意义($P<0.05$)。单因素 logistic 回归分析示,下肢深静脉血栓(LDVT)病史、三尖瓣反流速度(TR)、右室/左室(RV/LV)比值、血肌酐、C 反应蛋白(CRP)、心肌肌钙蛋白 I(CTN I)等因素均有统计学意义($P<0.05$)。多因素 logistic 回归分析示 RV/LV、SO_2、IL-6 及脑血管病史是 APE 患者 30 天全因死亡的独立预后因素。对上述因素绘制 ROC,提示 IL-6 对 30 天死亡事件预测能力较好(AUC=0.819,95%CI 0.751~0.887;$P<0.05$);根据最佳截断值 38.89 二分类后纳入 sPESI 建立改良评分,较原评分总体连续 NRI 提升 98.46%(95%CI 0.57~1.305;$P<0.05$),IDI 较前提升 8.54%(95%CI 0.035 8~0.135 1;$P<0.05$)。结论认为,4 个预后评估工具均可预测 APE 患者 30 天死亡结局,其中 2018 年中国肺血栓栓塞症诊治与预防指南预后评分、2019 年 ESC 指南预后评分与 sPESI 之间 AUC 差异有统计学意义,可能更适合中国人群。研究发现 IL-6 能较好预测 APE 患者 30 天死亡,将 IL-6 添加进 sPESI 建立改良评分有可能提高对 APE 患者总体预测能力及危险分层能力。

14. 程相阁,常晓铁,文博,等.肺泡-动脉血氧分压差、动脉-ETCO₂ 差值、校正 D 二聚体对急性肺栓塞危险分层及短期预后的评估价值.中华灾害救援医学,2022,10(5):241-245,300.

程相阁等探究肺泡动脉血氧分压差(PA-aO₂)、动脉-ETCO₂ 差值(PaCO₂-PETCO₂)、校正 D-二聚体对急性肺栓塞(APE)危险分层及短期预后的评估价值。采用回顾性队列研究,记录 98 例急性肺栓塞患者入院后的临床基线资料以及急

性生理学与慢性健康状况评分(APACHEII)、序贯器官衰竭评分(SOFA)、呼吸氧合指标、凝血、心肌酶等重点实验室指标,根据入院危险分层分为低危组(48 例)、中危组(32 例)及高危组(18 例),比较各组 PA-aO₂、PaCO₂-PETCO₂、校正 D-二聚体变化,依 28 天内生存状态分为死亡组和存活组,分别采用单因素分析、多因素 Cox 比例风险回归模型(Cox regression model)分析影响 APE 的危险因素,应用受试者工作特征曲线(ROC),评估 PA-aO₂、PaCO₂-PETCO₂、校正 D-二聚体及联合指标对 APE 短期预后的预测价值。结果显示:低危组、中危组、高危组 PA-aO₂、PaCO₂-PETCO₂、校正 D-二聚体水平呈上升趋势,差异具有统计学意义($P<0.001$);死亡组 30 例,存活组 68 例,28 天病死率为 30.6%(95%CI 25.7%~38.4%),死亡组的 PA-aO₂、PaCO₂-PETCO₂、校正 D-二聚体水平均高于存活组,差异有统计学意义($P<0.001$);多因素 Cox 回归分析显示 PA-aO₂、PaCO₂-PETCO₂、校正 D-二聚体是 APE 患者 28 天内死亡的独立危险因素(三者 HR:2.33、1.75、1.54,均 >1,$P<0.05$);PA-aO₂、PaCO₂-PETCO₂、校正 D-二聚体联合指标测定对 APE 患者预后评估的 ROC 曲线下面积 AUC 为 0.946(95%CI 0.880~0.981),灵敏度为 86.67%,特异度为 89.31%,约登指数为 0.764,均高于三者单独检测。结论认为:APE 患者 PA-aO₂、PaCO₂-PETCO₂、校正 D-二聚体三者水平的变化反映病情的程度及预后,三者联合指标检测对 28 天预后有一定的预测价值。

15. 孙博睿,胡家欣,葛珊慧,等.非高危急性肺栓塞相关短期不良事件危险因素分析.中国呼吸与危重监护杂志,2022,21(1):37-42.

孙博睿等探究不同临床状况和实验室指标对急性非高危肺栓塞患者 3 个月内不良事件的预测价值。采用回顾性研究,将 266 例非高危急性肺栓

塞患者根据 3 个月内是否发生不良事件分为对照组（256 例）和不良事件组（10 例），比较两组基本特征、实验室检查、心脏超声结果的差异，应用单因素、多因素 Cox 生存分析探究影响急性肺栓塞患者 3 个月不良事件的危险因素。结果显示：不良事件组的患有结缔组织病比例、患有活动性肿瘤比例、C 反应蛋白、单核细胞/淋巴细胞数值比值（MLR）、尿素水平显著高于对照组（P 均＜0.05），红细胞计数、血红蛋白水平显著低于对照组（P 均＜0.05）。单因素、多因素 Cox 生存分析显示 MLR（风险比 14.59，95％可信区间 1.48～143.69，$P=0.02$）、合并结缔组织病（风险比 5.85，95％可信区间 1.11～30.81，$P=0.04$）在不良事件组与对照组间差异仍保持显著统计学意义。结论认为，患者入院时 MLR 可能与非高危急性肺栓塞患者 3 个月内死亡相关。

16. 刘培贵，孟晶晶，郑雅琦，等. 动态肺灌注显像联合常规肺灌注显像结合肺通气显像在急性肺栓塞的初步临床研究. 心肺血管病杂志，2022，41（9）：1005－1009，1017.

刘培贵等探究动态肺灌注显像（DPPI）联合 V/Q 显像对急性肺栓塞（PE）患者诊断价值的初步研究。采用回顾性分析，将 107 例首次在我科行动态肺灌注显像（DPPI）和肺通气/肺灌注显像断层显像（V/Q SPECT）可疑急性或亚急性 PE 患者纳入本次研究。在 DPPI 图像上勾画肺的感兴趣区，计算肺平衡时间（LET）。根据 V/Q SPECT 评估肺灌注缺损占总灌注容积的百分比（PPD％）。经临床诊断将患者最终分为 PE 组和非 PE 组；分析比较两组间 LET、PPD％。结果显示：最终 43 例患者临床确诊为急性 PE，64 例为非 PE。PE 组下肢静脉血栓发生率和 D－Dimer 数值均明显高于非 PE 组（$P<0.05$），LET 时间明显延长（$P=0.003$）；PPD％明显大于非 PE 组（$P=0.001$）。通过 ROC 曲线获得 DPPI 诊断肺栓塞的 LET 的最佳界值为

24.5 s，以 LET＜24.5 s 判断为非 PE，以 LET≥24.5 s 为 PE。V/Q 诊断 PE 灵敏度为 88.4％（38/43）、特异性为 75.0％（48/64）、准确度为 80.4％（86/107）、阳性预测值 70.4％（38/54）、阴性预测值 90.6％（48/53），但 V/Q 显像有 11 例患者属于不能明确诊断；应用 LET 最佳界值判断 7 例可排除 PE，而其余 4 例判断为 PE，V/Q 显像联合 DPPI 后诊断 PE 的灵敏度为 93.0％（40/43）、特异性为 71.9％（46/64）、准确度为 80.4％（86/107）、阳性预测值 69.0％（40/58）、阴性预测值 93.8％（46/49）。结论认为，动态肺灌注显像在传统的 V/Q 显像的基础上，增加了一项评价肺动脉血流动力学的参数，且没有额外增加患者辐射剂量，在 V/Q 不能明确诊断时，DPPI 能评估患者的血流动力学改变，提高对 PE 的诊断效能。

17. 刘永丽. IQon 双层探测器光谱 CT 灌注缺损评分评估急性肺栓塞严重程度的临床价值. 太原：山西医科大学学位论文，2022.

刘永丽探究 IQon 双层探测器光谱 CT 灌注缺损评分（PDS）评估急性肺栓塞（APE）严重性的临床价值。采用回顾性分析，将 61 例光谱 CTPA 确诊的急性肺栓塞患者，由两位影像科医师观察肺灌注图像上灌注缺损的范围，并参考 Perez－Johnston 等的方法计算灌注缺损评分，测量右心室与左心室短轴最大横径，并计算双心室横径比例（RV/LV）。分为中高危组和低危组，比较两组间各个参数的差异，参数包括 PDS、RV/LV、D－D、PaO_2、$PaCO_2$ 和 $PA－aO_2$，并评价 PDS 与 RV/LV、D－D、PaO_2、$PaCO_2$、$PA－aO_2$ 之间的相关性。结果显示：中高危组的 PDS、RV/LV、D－D、$P(A－a)O_2$ 均高于低危组（$P<0.05$），PaO_2 低于低危组（$P<0.05$），两组间 $PaCO_2$ 的差异无统计学意义。在全部患者中，PDS 与 RV/LV 呈中度正相关（$r=0.624$，$P<0.001$），与 D－D 呈微弱正相关（$r=0.283$，$P=0.027$），与 PaO_2 呈轻度负相关（$r=-0.444$，$P<$

0.001），与 $PaCO_2$ 呈轻度负相关（$r=-0.302$，$P=0.018$），与 $P(A-a)O_2$ 呈轻度正相关（$r=0.459$，$P<0.001$）。在中高危组中，PDS 与 $P(A-a)O_2$ 呈轻度正相关（$r=0.456$，$P=0.029$），而与 RV/LV、D-D、PaO_2、$PaCO_2$ 均无相关性（$P>0.05$）；在低危组中，PDS 与 PaO_2 呈轻度负相关（$r=-0.320$，$P=0.048$），而与 RV/LV、D-D、$PaCO_2$、$P(A-a)O_2$ 均无相关性（$P>0.05$）。PDS 的曲线下面积（AUC）为 0.917，灵敏度和特异度分别为 100%、81.6%（$P<0.001$）。结论认为，光谱 CT 灌注缺损评分（PDS）与 RV/LV，$P(A-a)O_2$ 和 D-D 呈正相关，与 PaO_2 和 $PaCO_2$ 呈负相关。中高危组患者 PDS、RV/LV、D-D、PaO_2 和 $P(A-a)O_2$ 与低危组比较，差异均具有显著性，而 $PaCO_2$ 两组间比较无显著差异。PDS 预测 APE 严重程度的 AUC 为 0.917，灵敏度和特异度分别为 100%、81.6%，提示 PDS 对评估 APE 的严重程度及预后有一定的临床价值。

18. 雷丽均，赵才林，徐静. 急性肺栓塞的研究进展. 中华肺部疾病杂志（电子版），2022，15（1）：127-128.

雷丽均等研究国内外指南的推荐及循证医学证据，对 APE 的危险分层及治疗的最新研究进展进行总结，以期帮助临床医师对患者的治疗做出更快更好的方案。从肺栓塞的危险因素、危险分层、治疗方法等三大方面深层探究；静脉血液瘀滞、静脉系统内皮损伤和血液高凝状态可评估增加患者风险因素，避免以上因素出现，或可预防疾病的发生发展。根据血流动力学和肺栓塞严重指数将急性肺栓塞早期死亡风险分层为高危、中危（中高危和中低危）、低危；心衰标志物、心肌钙蛋白水平对于评估患者的预后有一定指导意义。肺栓塞的治疗包括：抗凝治疗、溶栓治疗、介入治疗和手术治疗。国内外指南均推荐对抗凝禁忌证充分评估后，均应立即开始抗凝治疗；一旦出现血流动力学不稳定的急性高危 PTE 患者，在评估无溶栓绝对禁忌

证时，均推荐溶栓治疗。溶栓治疗的主要并发症为出血，所以在溶栓治疗前后应检测血常规、凝血功能；溶栓相关严重出血最重要的危险因素是年龄，当急性肺栓塞伴低血压的患者出血风险高、全身溶栓失败或出现心源性休克时，可进行介入治疗。外科栓子切除术对于近端血块负担重、运输中的血栓和即将发生的反常栓塞的患者可能特别有用。手术方式具有较高的病死率和侵袭性，但保留这种干预措施用于伴有心源性休克的大规模肺栓塞是合理的。急性肺栓塞发病率和病死率都较高，患者症状不同，有些通过表现可以确诊，一部分检查胸部 CT 可确诊，更有少数患者首发表现即猝死。因此及时识别、及时给予进一步的诊治是改善肺栓塞患者预后的关键。临床医生遇到此类患者时需要关注患者的危险因素，根据患者的适应证和禁忌证，选择有益于患者的治疗方案，让肺栓塞的患者能够得到早期识别及正确的治疗。

19. 魏立春，苏奕明，许太福，等. AngioJet 机械性吸栓术与单纯导管碎栓联合溶栓术治疗中高危急性肺动脉栓塞的疗效对比观察. 中国临床新医学，2022，15（12）：1175-1180.

魏立春等探究比较 AngioJet 机械性吸栓术与单纯导管碎栓联合溶栓术治疗中高危急性肺动脉栓塞（APE）的临床疗效。将 36 例中高危 APE 患者根据患者的治疗意愿分为吸栓组（12 例）和溶栓组（24 例），吸栓组采用 AngioJet 机械性吸栓治疗，溶栓组采用单纯导管碎栓联合溶栓治疗。比较两组的技术成功率、治疗成功率、手术操作时间、尿激酶用量、不良事件发生率、肺动脉栓塞（PE）复发率。结果显示：经治疗发现，与溶栓组相比，吸栓组手术操作时间更长，尿激酶用量更少，手术前后经皮动脉血氧饱和度（SpO_2）差更大，差异均有统计学意义（$P<0.05$）。两组技术成功率、治疗成功率比较差异无统计学意义（91.67% vs. 95.83%，75.00% vs. 79.17%；$P>0.05$）；两组肺血管损伤、肾功能

损伤、心律失常发生率比较差异均无统计学意义（$P>0.05$）。吸栓组无出血病例，溶栓组发生出血8例（33.33%），两组出血率比较差异有统计学意义（$P<0.05$）。经3～24（12.50±3.25）个月随访，两组PE复发率比较差异无统计学意义（16.67% vs. 12.50%；$P>0.05$）。结论认为，AngioJet机械性吸栓与单纯导管碎栓联合溶栓术均是治疗中高危APE的有效微创疗法。对于存在出血倾向的患者，AngioJet机械性吸栓在安全性上更具优势。

20. 刘欢欢. 导管接触性溶栓治疗中危肺栓塞合并急性下肢深静脉血栓的临床研究. 青岛：青岛大学学位论文，2022.

刘欢欢探究导管接触性溶栓同期治疗中危肺栓塞合并急性下肢深静脉血栓形成的有效性和安全性。将36例中危肺栓塞合并中央型或混合型下肢深静脉血栓患者作为研究对象。所有患者均在下腔静脉滤器的保护下经股静脉同期对肺动脉和下肢深静脉行导管接触性溶栓治疗。每隔2～3天经溶栓导管复查造影，根据造影适当调整溶栓导管的位置或拔管。溶栓结束后对于存在髂静脉压迫综合征的患者联合血管腔内治疗。分别记录患溶栓效果和不良事件发生情况，同时监测溶栓过程中凝血指标变化。术后随访2年。结果显示：① 所有患者均成功实施经导管接触性溶栓治疗，手术成功率100%。下腔静脉滤器取出率为94.4%（34/36）；6例患者存在髂静脉压迫综合征，5例行髂静脉支架植入。② 经导管接触性溶栓治疗后患者临床症状均得到不同程度的改善，呼吸频率和血氧饱和度较术前好转（$P<0.05$）。心脏超声提示肺动脉收缩压从术前（58.56±16.25）mmHg降至术后（32.42±10.83）mmHg。溶栓结束后血栓得到有效清除，Miller评分从术前（22.28±7.73）分降至术后（1.97±0.44）分（$P<0.05$），下肢静脉血栓通畅评分从术前（5.08±2.87）分降至术后（1.11±1.28）分（$P<0.05$），下肢血栓溶解率为（80.91±

19.59）%。溶栓期间D-二聚体和纤维蛋白原趋势变化图显示，D-二聚体在溶栓第2天达峰值，后逐渐下降最后趋于稳定，纤维蛋白原呈整体下降趋势。③ 治疗期间出现2例穿刺点出血和1例牙龈出血，均为轻度出血，经过积极治疗后症状均好转，未见其他不良事件发生。④ 随访至5个月时1例患者因恶性肿瘤死亡，24个月时可见3例患者出现轻中度下肢深静脉血栓后综合征；随访2年可见5例患者血栓复发，其中1例为髂静脉支架血栓形成。结论认为，在下腔静脉滤器的保护下，对肺栓塞患者运用导管接触性溶栓清除血栓，可在短期内缓解临床症状，改善患者心肺功能，并发症少，安全性好；同期对肺动脉和下肢深静脉血栓行导管接触性溶栓治疗，可在有限时间窗内提高血栓清除率，降低远期并发症发生率；对于治疗过程中发现的髂静脉压迫综合征患者联合行血管腔内治疗，纠正髂静脉狭窄的解剖因素，改善下肢静脉血液回流，减少术后此类患者复发及远期并发症发生，临床效果较为理想。

21. 孟臻. 主动脉夹层手术患者护理加强早期康复干预对术后并发症及康复时间的影响. 中国医药导报，2022，19（36）：186-189.

孟臻探讨主动脉夹层手术患者护理中加强早期康复干预的效果。选取2020年2月至2021年2月于山东第一医科大学附属省立医院接受手术治疗的85例主动脉夹层患者，采用随机数字表法将其分为常规组（42例）和干预组（43例）。常规组行常规术后护理，干预组在常规组的基础上进行加强早期康复干预。观察干预1周后两组术后疼痛程度、负面情绪情况、术后常见并发症发生及康复进程。结果显示：干预后两组疼痛、汉密尔顿焦虑量表、汉密尔顿抑郁量表评分低于干预前，且干预组低于常规组，差异有统计学意义（$P<0.05$）。干预组术后并发症总发生率低于常规组，差异有统计学意义（$P<0.05$）。干预组术后呼吸机脱机、首次下

床、重症监护室停留、引流管拔除、尿管拔除、住院时间均短于常规组,差异有统计学意义($P<0.05$)。结论认为,主动脉夹层患者术后护理中加强早期康复干预,可明显减轻术后疼痛程度,改善患者心理状态,减少并发症,加快术后康复速度。

22. 杨小红,王颖,杨阳.多学科协作式健康管理对体外膜肺氧合术后老年心源性休克患者预后的作用.老年医学与保健,2022,28(4):847-850,861.

杨小红等评价了多学科协作式健康管理对体外膜肺氧合术后老年心源性休克患者预后的作用。选择行 ECMO 术治疗的老年心源性休克患者 58 例,根据数字表法随机分为干预组与对照组,每组 29 例。对照组采取常规 ECMO 管理,干预组在对照组基础上增加多学科协作式健康管理。比较 2 组的并发症、临床结局、满意度与存活率。结果显示:干预组总并发症发生率显著低于对照组(31.03% vs. 62.07%,$P<0.05$);干预组院内病死率(6.90%)低于对照组病死率(17.24%),但差异无统计学意义($P>0.05$);干预组护理操作与态度满意度、医师操作与态度满意度和整体满意度均高于对照组($P<0.05$)。二组不同时间段(出院后 1、3、6、9 和 12 个月)存活率比较,干预组虽然高于对照组,但差异无统计学意义($P>0.05$);干预组 1 年存活率高于对照组,差异有统计学意义($P<0.05$)。结果显示,多学科协作式健康管理模式可以更及时地观察到患者的病情变化,从而采取针对性措施,使并发症、临床结局的发生都有所下降,延长患者存活期,提高患者对操作与态度方面的满意度。

23. 杨晶,刘培,王珊珊,等.体外膜肺氧合治疗患者早期活动临床实践.护理学杂志,2022,37(11):81-83.

杨晶等选择呼吸与危重症医学科住院的 10 例体外膜肺氧合治疗患者开展早期活动,方法包括组建体外膜肺氧合患者早期活动团队,制订早期活动评估计划与实施等。结果显示:10 例患者 ECMO 上机后 2~8 h(4.60±1.26)h 可采取 0 级活动,即定时被动翻身并为患者摆放功能体位;7~28(1.00±6.91)天患者意识为清醒,S5Q 评分≥3 分,行主动关节活动训练和抗阻力训练,平均每日床上主动活动时间(33.89±11.67) min。10 例均使用不同水平的握力辅助训练装置进行抗阻力训练;10 例仅能完成 0~3 级早期活动,其中 3 例完成床旁坐位训练,1 例完成 2 人帮助下的床下站立 2 min;10 例均在护士指导下进行日常生活训练,即自主进食、饮水等。活动期间未发生严重不良事件,ECMO 支持治疗 14~69 天后均顺利下机。ICU 住院时间 20~90 天,病情稳定后转入普通病房进一步治疗。研究还对 ECMO 患者早期活动需要多学科专业团队的参与及早期活动前的评估与准备的重要性进行了探讨。结论认为,对 ECMO 患者采取多学科团队管理的早期康复治疗可促进患者康复。目前针对 CMO 患者早期活动研究多为回顾性报道,早期活动的适应证、活动量及效果评价缺乏循证依据。

24. Chen SM, Wu PJ, Wang LY, et al. Optimizing Exercise Testing-based Risk Stratification to Predict Poor Prognosis after Acute Heart Failure. ESC Heart Fail, 2022[2022-12-02]. https://doi.org/10.1002/ehf2.14240.

Chen SM 等回顾性分析 377 例出院的急性心力衰竭患者,重新评估在指南指导下优化药物治疗(GDMT)后,峰值摄氧量对预后的预测价值,并与用来选择心脏移植适合患者的心力衰竭生存评分(HFSS)进行比较。主要结局指标是全因病死率或紧急心脏移植。将参与者分为多 GDMT 组(两种或更多种类型的 GDMT)和少 GDMT 组(少于两种类型的 GDMT),比较峰值 VO_2 和 HFSS 在预测主要结局指标方面的价值。结果显示:中位随访期为 3.3 年,57 名参与者出现了主要结局指标。在预测

1 年（0.81 对 0.61；$P = 0.017$）和 2 年（0.78 对 0.58；$P < 0.001$）的主要结局指标时，峰值摄氧量优于 HFSS。预测 2 年内发生主要结局指标的 20% 风险的峰值摄氧量截断值为 10.2（11.8～7.0）。多变量 Cox 回归分析显示，峰值摄氧量、钠离子、既往植入型心脏复律除颤器（ICD）和估算的肾小球滤过率是主要结局指标的重要预测因素。结论认为，在当前的 GDMT 时代，优化峰值摄氧量的截断值是晚期心力衰竭治疗所必需的，且其他临床因素，如 ICD 的使用、低钠血症和慢性肾脏疾病也可用于预测不良预后，通过仔细选择合适的患者进行心脏移植等进一步的 HF 治疗，可以改善资源分配和患者预后。

25. Zheng Y, Sun H, Mei Y, et al. Can Cardiopulmonary Rehabilitation Facilitate Weaning of Extracorporeal Membrane Oxygenation (CaRe-ECMO)? Study Protocol for a Prospective Multidisciplinary Randomized Controlled Trial. Front Cardiovasc Med, 2022, 8: 779695.

Zheng Y 等报道心肺康复对 ECMO 支持患者（CaRe-ECMO）撤机率影响的效果评价研究方案。CaRe-ECMO 试验是一项随机对照、平行分组的临床试验。该试验将至少纳入 366 名 ECMO 支持的符合条件的患者，随机分配到以下 2 组：① CaRe-ECMO 组，接受常规护理，包括药物治疗、非药物治疗、ECMO 治疗以及 CaRe-ECMO 计划的特定护理；② 对照组，只接受常规护理。CaRe-ECMO 计划包括良肢位摆放、被动关节活动度（PROM）训练、神经肌肉电刺激（NMES）、膈神经表面电刺激（SEPNS）和肺部康复。该试验的主要结局指标是第 7 天（指 CaRe-ECMO 计划启动后 7 天）ECMO 准备撤机的比率；次要结局指标包括 ECMO 和机械通气撤机率、一天中 ECMO 准备撤机的总时间、ECMO 撤机和机械通气、全因病死率、ECMO 术后主要并发症的发生率、ECMO 单位住院时间（LOS）和医院 LOS、住院总费用、脑功能表现分级（CPC）、日常生活活动（ADL）以及与健康相关的生活质量（HRQoL）。该文章旨在回答"心肺康复是否可以促进 ECMO 撤机（CaRe-ECMO）"问题。如果与对照组相比，CaRe-ECMO 计划的实施产生了更好的主要和次要结果，特别是心肺康复对常规 ECMO 实践的附加效果，以促进成功脱机，CaRe-ECMO 试验将提供创新 ECMO 支持患者的治疗选择，并对 ECMO 治疗中的标准护理产生有意义的影响。

26. 屈超，齐疏影，刘飞，等. 营养不良对老年射血分数减低的心力衰竭患者预后的影响. 中华老年心脑血管病杂志，2022，24（5）：483-486.

屈超等探讨营养不良对老年射血分数减低的心力衰竭（HFrEF）患者主要不良心血管事件（MACE）的影响。回顾性选取 2014 年 1 月至 2017 年 1 月首都医科大学附属北京安贞医院心内科收治的老年 HFrEF 患者 314 例，按照入院时是否合并营养不良分为营养不良组（83 例）和对照组（231 例）。随访 3 年，观察 MACE 发生情况，包括因心力衰竭加重入院、新发的急性冠状动脉综合征（ACS）和恶性心律失常。结果显示：营养不良组陈旧性心肌梗死、慢性肾功能不全、衰弱发生率以及空腹血糖、B 型钠尿肽、左心室舒张末期容积明显高于对照组，体质量指数、LVEF 明显低于对照组，差异有统计学意义（$P < 0.05$，$P < 0.01$）。随访 3 年，71 例患者（22.6%）发生 MACE 事件。营养不良组与对照组比较，因心力衰竭加重入院的 HR 为 2.451，（95% CI 0.376～5.427，$P = 0.004$）、发生 ACS 的 HR 为 2.247（95% CI 1.126～4.765，$P = 0.017$）、发生 MACE 的 HR 为 2.416（95% CI 1.259～4.397，$P = 0.011$），但两组恶性心律失常发生率比较差异无统计学意义（$P > 0.05$）。多因素 Cox 风险比例回归分析显示，营养不良（HR = 2.811，95% CI 1.373～5.755）、年龄 ≥ 68 岁（HR = 2.135，95% CI 1.307～4.621）、糖尿病（HR = 1.647，95% CI

1.134～2.607)、衰弱(HR=2.372,95%CI 1.258～4.044)和 B 型钠尿肽(HR＝1.897,95% CI 1.234～2.916)是 HFrEF 发生 MACE 的独立危险因素($P<0.01$)。结论认为,合并营养不良的 HFrEF 患者 3 年随访发生 MACE 包括因心力衰竭加重入院和急性冠脉综合征显著增多,营养不良是 HFrEF 患者发生 MACE 事件独立危险因素。

27. 周新圆,曾余佳,黄春鹤,等. 出院前康复教育指导对急性失代偿心力衰竭患者短期生存质量及预后的影响. 心肺血管病杂志,2022,41(4):380-383.

周新圆等比较出院前康复教育指导对急性失代偿心力衰竭患者短期生存质量及预后的影响。选取 2019 年 1 月至 2020 年 1 月,在首都医科大学附属北京安贞医院心内科住院治疗的 179 例急性失代偿心力衰竭患者为研究对象,采用随机数字表法将其分为试验组(90 例)与对照组(89 例)。对照组予以常规护理,试验组在对照组护理的基础上加强患者出院前护理指导。比较两组患者出院 90 天后的生存质量及再住院率。结果显示:两组的基本资料、伴随疾病、生化指标、生存质量评分等基础资料比较,差异无统计学意义($P>0.05$);出院 3 个月后,试验组生存质量较对照组有所改善,差异有统计学意义($P<0.05$)。结论认为,患者出院前护理教育指导可提高患者短期生存质量,但对短期再住院率无明显改善。

28. Wu LJ, Li JH, Chen LJ, et al. The Efficacy and Safety of Phase I Cardiac Rehabilitation in Patients Hospitalized in Cardiac Intensive Care Unit With Acute Decompensated Heart Failure: A Study Protocol for a Randomized, Controlled, Clinical Trial. Front Cardiovasc Med, 2022,9: 788503.

Wu LJ 等开展了一项单中心、随机对照、单盲的临床试验,评估 CR 在急性失代偿性心力衰竭(ADHF)心脏重症监护室(CICU)住院患者中的疗效和安全性。共有 120 名因 ADHF 在 CICU 住院的参与者将以 1∶1 的比例随机分配到 CR 组和对照组,每组 60 例。参与者将接受量身定制的渐进式 CR 干预或注意力控制。CR 干预包括个性化呼吸训练、小肌群阻力训练和基于体能评估结果的有氧耐力训练。受试者将接受为期 5 天的 CR 培训,并将接受为期 6 个月的随访。主要终点指标是短期体能测试(SPPB)和 6 个月全因再住院的评分;次要终点指标包括心肺功能、日常生活活动(ADL)、住院死亡率和 6 个月全因死亡。研究认为,CR 能改善在 CICU 住院的 ADHF 患者的身体功能并减少再次住院,这项随机、对照的临床试验将为 CR 在 ADHF 患者中的临床应用提供进一步的研究证据。

29. 王园园,罗泽汝心,李源,等. 多学科协作护理模式应用于经导管主动脉瓣植入后患者的临床效果分析. 中国胸心血管外科临床杂志,2022〔2022-12-15〕. https://kns. cnki. net/kcms2/article/abstract.

王园园等分析多学科协作(MDT)护理模式对经导管主动脉瓣植入术(TAVI)后患者的临床干预效果。选取 2021 年 4 月至 12 月华西医院行 TAVI 手术患者 89 例,其中男 64 例、女 25 例,平均年龄为(64.7±11.8)岁。入组患者按术后护理干预方式分为 MDT 干预组(42 例)和对照组(47 例)。对照组采用常规责任制护理照护模式,MDT 干预组在对照组基础上应用 MDT 护理干预模式。对比两组患者临床效果。结果显示:术后 7 天两组患者左室射血分数较术前均明显升高,且 MDT 干预组上升幅度更为明显,但组间差异无统计学意义($P=0.14$);术后 7 天两组患者用力肺活量占预测值百分比和第一秒用力呼气容积占预测值百分比较术前均明显降低,且对照组较干预组下降幅度更为明显,组间差异有统计学意义($P=0.01$);MDT 干预组监护室停留时间($P=0.01$)和住院时间($P<0.01$)及术后肺部并发症总发生率较对照组均明显缩短或降低($P=0.03$);护理干预前后患者焦虑与抑郁状态评估结果显示,两组焦虑抑郁评分较基线均明显降低,且护理干预后 MDT 干预组各量表评分结果均低于对照组;手术 6 个月后两组患者的生活质量较手术前均明显升高,且 MDT 干预组明显高于对照组($P=0.02$)。结论认为,MDT 护理干预模式能有效降低 TAVI 患者术后肺部并发症发生风险,提高患者生活质量,值得临床推广应用。

(薛丽萍 李昕竹 高杰丽)

第四章　儿童康复

2022 年度,在儿童康复领域共收集学术论文 549 篇,其中纳入专论 148 篇(占 27%)、收入文选 97 篇(占 17.7%)。从文献统计分析看,研究主要聚焦于神经发育障碍性疾病康复、儿童神经系统疾病康复、儿童肌肉骨骼系统疾病康复、遗传性疾病康复、先天性心脏病以及儿童重症康复等。

【专　论】

一、神经发育障碍性疾病康复

(一) 发育指标/里程碑延迟康复

发育指标/里程碑延迟(DD)是指婴幼儿运动、语言或认知中有一项标志性的发育指标/里程碑没有达到相应年龄段应有的水平,包括单纯的运动、语言或认知发育落后。DD 多与先天危险因素有关,Wang P 等[1]发现产前暴露于 PM2.5 及其钯(Pb)、铝(Al)、钒(V)和钛(Ti)成分与婴儿神经发育迟缓有关。胎盘 sEV 衍生的 miRNA,尤其是 miR-320a-3p,可能会增加神经发育迟缓的风险。周峰等[2]探讨 Peabody 运动发育量表(PDMS-2)结合配套运动训练方案在运动发育迟缓儿童中的早期干预效果,结果显示,在运动发育迟缓儿童早期干预训练中使用 PDMS-2 及其配套运动训练方案,能够有效改善运动功能的发育。

(二) 全面发育迟缓康复

全面发育迟缓(GDD)是指 5 岁以内儿童,在 2 个及 2 个以上能区(粗大运动/精细运动、语言、社交、认知及社会适应能力等)没有达到预期发育水平。目前,国内对于 GDD 儿童康复手段呈现出多样化形式。贾玉凤等[3]将 66 例 GDD 儿童随机分配为对照组和试验组,对照组患儿接受常规康复治疗,试验组在对照组的基础上接受"目标-活动-丰富运动"(GAME)疗法干预,干预时间为 16 周,结果发现,干预后试验组儿童的适应性、大运动、精细运动、语言和个人-社交能区发育商均显著高于对照组,GDD 儿童认知的改善明显优于对照组。陈文翔等[4]发现儿童爬行促通训练机器人较徒手爬行训练能较大程度地提高 GDD 患儿的粗大运动及认知功能,且节约人力成本,提高工作效率,保证患儿的治疗效果,为爬行训练的临床应用提供手段,为发育迟缓的全面康复提供理论依据。GDD 的病因非常复杂,受多方面因素影响,随着生活水平的提高和医疗保健措施的改善,环境因素造成的全面发育迟缓已得到极大控制,而遗传因素在病因构成中变得尤为突出。遗传因素中的染色体数目和结构异常、单基因、多基因和表观遗传异常、线粒体病等与 GDD 有关。Sun Y 等[5]发现染色体微阵列分析(CMA)和外显子组测序(ES)在诊断全面发育迟缓中显示出高诊断率和临床实用性。卢甜甜等[6]研究发现个性化水中游戏指导可以提高 GDD 患儿的运动能力和智力发育水平,促进患儿康复。王以文等[7]发现改良阿特金斯饮食(MAD)治疗可以改善 GDD 患儿神经发育、情绪和社会适应性行为,无严重不良反应。

(三) 孤独症谱系障碍康复

孤独症谱系障碍(ASD)是以社会交往和交流障碍、狭隘兴趣以及重复刻板行为为核心特征的一组复杂神经发育障碍疾病。近年来,ASD 患病率呈逐年上升的趋势,最新报道的美国和中国ASD患病率分别为1/36和1/142。迄今为止,ASD的病因和发病机制尚未明了,也无特异性的医学治疗方法。在病因、发病机制、诊断、康复评定与康复干预等相关方面受到广泛关注,2022年也取得了一些新的进展。如Guo X等[8]研究ASD儿童静息状态功能磁共振成像数据,结果发现,与正常儿童相比,ASD儿童中具有的不同类型的功能连通性模式,并分别预测ASD中社交沟通障碍以及受限和重复行为的严重程度,这对未来针对ASD临床表现的复杂病理生理机制的研究具有重要意义。Deng X等[9]研发了一个有效的ST-Transformer深度学习框架,用于从功能磁共振成像(fMRI)数据中识别ASD。具体来说,提出了一种LSTMA单元来捕获fMRI数据的时空信息,同时加速模型的训练过程。此外,为了进一步识别ASD亚型,提出了GGDB策略来解决ASD亚型fMRI数据的数据不平衡问题。该模型有效地解决了传统基于时间序列的深度学习方法容易丢失空间信息的问题。卢绪英等[10]分析5岁ASD儿童唾液菌群结构,发现基于唾液链球菌、血链球菌和未命名的奈瑟菌3种细胞在种水平差异(LDA>4)建立的ASD风险预测模型区分健康和疾病状态的准确率达80.6%以上,提出特定的唾液微生物群有助于评估和筛选ASD发病风险。蒋佶颖等[11]对比分析了高危孤独症谱系障碍(HR-ASD)婴幼儿与正常发育婴幼儿探索性行为的差异,并探讨了其与ASD症状严重程度的关系。研究认为,HR-ASD婴幼儿探索性行为的多种特征存在异常,特别是探索性行为的深度具有区分效能,可作为ASD早期筛查的候选行为学指标。艾女滟等[12]针对全国13个城市的13家医院招募的2~7岁1 349名ASD儿童、1 170名TD儿童,采用线性回归分析严重挑食对ASD儿童体格生长和核心症状的影响。结果显示,ASD儿童严重挑食发生率高,持续比例高,同时严重挑食显著影响体重和BMI,并且与ASD核心症状存在关联。为此,临床

工作中要关注ASD儿童挑食行为的评估,从而对患儿进行早期识别和精准干预。值得一提的是,目前ASD的具体发病机制仍未明确,多数ASD患儿常规颅脑MRI并无明显异常,临床主要依靠相关量表评估进行诊断。弥散峰度成像(DKI)可显示水分子非高斯弥散行为,以峰度参数反映组织异质性。邢庆娜等[13]采用了DKI评价低年龄段ASD男童脑结构改变,发现ASD男童存在多脑区微结构改变,胼胝体膝(GCC)可能参与ASD病理生理过程。程卓等[14]探讨三维动脉自旋标记(3D-ASL)灌注成像在学龄前孤独症儿童脑部的应用可行性,发现3D-ASL技术可以反映脑血流灌注情况,可以更加全面地反映孤独症儿童病理过程。

ASD儿童通常由家长照料其日常生活,帮助其完成康复干预,家长在其康复、生活与成长过程中发挥极其重要的作用。毛燕燕等[15]分析父母亲生育年龄等围孕期因素与儿童ASD的关联性,发现父亲生育年龄与儿童ASD患病风险相关,且男童中的作用可能更明显,但还需前瞻性、大样本流行病学研究进行验证。潘宁等[16]探讨父亲生育年龄与子代ASD的相关性。结果显示,父亲生育年龄过大与子代患ASD风险升高显著相关,父亲生育年龄≥40岁为子代患ASD的高危年龄段。马凯等[17]探讨学龄前儿童行为情绪问题在父母教养方式与儿童孤独症谱系障碍间的中介效应。结果显示,父母教养方式与学龄前儿童孤独症谱系障碍的关系分别受学龄前儿童亲社会行为跟长处与艰苦问卷(SDQ)困难程度的独立中介作用,学龄前儿童亲社会行为和SDQ困难程度的链式中介作用的影响。吴燕红等[18]探究ASD儿童家庭复原力现状及其影响因素,提出ASD儿童家庭复原力水平较低,需加强关注低家庭复原力的家庭,通过减轻照顾者负担及提供客观社会支持以提高其家庭复原力水平,该研究可为今后制订ASD儿童家庭干预策略提供依据。王先伟等[19]调查ASD儿童家长赋能现状并探讨其影响因素,发现ASD儿童家长赋能现

状有待改善,采用医保报销加残联补助方式报销的家长赋能水平较高;当家长照顾负担越重,需求越高,心理健康状况越差,其赋能水平越低。未来可参照影响因素制订 ASD 儿童家长赋能的干预措施,以减轻家长的照护负担。

针对 ASD 儿童核心表现的药物干预逐渐引起学界的关注。Le J 等[20]对 ASD 患者进行为期 6 周的鼻内催产素治疗,并观察其社会互动改善情况。结果表明,每隔 1 天进行一次的为期 6 周的鼻内催产素治疗并辅以积极的社会互动,可以改善年幼 ASD 患者的临床、眼动追踪和基于问卷的症状评估。陈永红等[21]探讨微管稳定剂埃博霉素 D(Epo D)对孤独症 BTBR 小鼠皮质神经元兴奋性突触结构的影响及机制,发现微管稳定剂 Epo D 能改善体外培养的孤独症 BTBR 小鼠皮质神经元的兴奋性突触结构,其机制可能与增加微管的稳定性有关,有望成为治疗 ASD 的有效药物。Zhang W 等[22]研究发现 Cntnap4 基因敲除小鼠在社交行为和语调提示恐惧条件反射方面表现出缺陷,罗伊氏乳杆菌治疗或粪便微生物群移植可改善相关症状。

针对 ASD,中医疗法也逐渐进入大众视野,且可改善 ASD 儿童的病情,值得推广应用。党伟利等[23]探讨针刺内关穴干预 ASD 患者言语功能的影响。结果显示,针刺内关穴治疗可提升 ASD 患儿言语和认知功能,特别是言语交流能力,促进社会行为,对探索特定穴干预 ASD 提供了一定的循证医学依据,建议推广应用。王静等[24]在常规康复训练的基础上,观察基于"肠-脑轴"理论的针刺疗法对 ASD 患儿临床表现及胃肠症状的影响。最终得出结论,在常规康复训练的基础上,基于"肠-脑轴"的针刺疗法治疗 ASD 疗效较好,可缓解患儿临床表现和胃肠症状。

探索 ASD 的发病机制,是实现"早诊断、早预警、早干预"的关键。周玉楠等[25]探究孤独症模型鼠海马区脑源性神经营养因子(BDNF)-酪氨酸激酶受体 B(TrkB)通路在不同时间点的动态表达情

况,结果显示,孤独症模型鼠海马区 BDNF - TrkB 通路早期过度表达,后期表达下降,且此改变在转录水平就已发生,为 ASD 发病机制研究及后续临床治疗提供思路。焦翠等[26]研究 CACNA1H 基因敲除(KO)对小鼠孤独症样行为及海马神经元形态学的影响。发现 CACNA1H KO 小鼠具有孤独症样行为,可能与海马齿状回区神经元数目减少及树突棘密度增高有关。李莉莎等[27]探讨视黄酸受体 α(RARα)信号变化,通过调控视皮质轴突蛋白 1(NRXN1)参与维生素 A 缺乏(VAD)大鼠孤独症样行为的机制,发现 RARα 通过调控 NRXN1 影响 VAD 大鼠视皮质突触可塑性,从而参与 VAD 大鼠孤独症样行为的形成。王月等[28]探讨发育早期感染对孤独症症状的影响,建立丙戊酸钠 SD 大鼠孤独症样模型,分析发育早期脂多糖暴露对其孤独症样行为的影响及病理机制。最终得出结论,发育早期脂多糖注射会使孤独症大鼠模型孤独症样行为加重,提示感染可能是导致孤独症谱系障碍儿童症状恶化的原因之一,值得临床关注。Zhou X 等[29]为了全面了解 ASD 的遗传风险,对 42 607 例 ASD 病例中的罕见新生和遗传编码变异进行了两阶段分析,发现了 60 个具有外显子意义的基因,其中包括 5 个新的危险基因(NAV3、ITSN1、Mark2、SCAF1 和 HNRNPUL2)。Li J 等[30]报道了 ASD 高易感基因 AUTS2 缺失导致出生后齿状回(DG)发育不全,可能与 ASD 患者社会认知缺陷密切相关。Qin Y 等[31]通过分析敲入(KI)小鼠 Shank1 突变诱导的分子机制和多层次神经病理学特征,发现 SHANK1 在 ASD 中的致病作用,并阐明了 ASD 核心症状的潜在生物学机制。Li Y 等[32]通过一项来自中国汉族的病例对照研究(2 例 ASD 病例和 715 例对照)评估了椎间盘相互作用蛋白 2C(DIP2C)的单核苷酸多态性(SNPs)与 ASD 易感性之间的关联,最终得出结论认为 DIP2C 基因多态性对孤独症谱系障碍的易感性和临床表型有一定的影响。

目前有学者认为,肠道微生物群可能是引起

ASD的一个重要因素。马跃等[33]基于"肠-脑轴"理论,运用基因芯片的数据挖掘及生物信息学分析初步挖掘孤独症伴胃肠道症状(ASD-GI)相关差异基因(DEGs)。初步确定了ASD-GI发病的关键靶点和途径,在"肠-脑轴"理论指导下为ASD-GI的精准治疗提供依据。Lou MX等[34]通过构建ASD和NT患儿的纵向队列,整合宏基因组学和代谢组学分析,精确识别肠道微生物群可能对ASD发展特别敏感的潜在发育窗口期,并进一步为揭示肠道微生物群如何通过调节代谢途径参与ASD的发病机制提供关键线索。Wan YT等[35]对146名中国儿童(72名ASD儿童和74名TD儿童)的粪便样本进行了深度宏基因组测序,比较ASD儿童和TD儿童的肠道微生物组成和功能。通过宏基因组分析对候选细菌标记物进行鉴定和验证,使用随机森林模型评估肠道微生物群发育与实足年龄的关系。结果显示,与TD儿童相比,ASD儿童肠道微生物组的组成、生态网络和功能发生了改变;并且预测了ASD的新型细菌标记物,证明ASD儿童肠道微生物群持续发育不足,落后于相应年龄的同龄人。

(四)抽动障碍康复

抽动障碍(TD)是一种起病于儿童时期,以抽动为主要表现的神经发育障碍性疾病,可伴发多种共患病如注意缺陷多动障碍、过敏性疾病,以及更容易出现焦虑/抑郁情绪及行为问题,严重影响儿童的生活质量[36-37]。对短暂性TD或症状较轻患者以心理治疗为主。抽动症状较重者心理治疗合并药物治疗,一般治疗时间为1～3个月,严重性患者可能需要更久。随着中医药的发展,TD治疗逐渐延伸到中医药方面,中药中的成分能有效改善神经系统的功能平衡,减少抽动症状。梁芸等[38]发现健脾柔肝息风汤可升高TD模型大鼠脑组织中环磷酸腺苷调节的磷蛋白(DARPP-32)、酪氨酸羟化酶(TH)的含量,从而调节多巴胺能神经系统功能平

衡,减少大鼠抽动症状的产生。郭延昭等[39]观察熄风止动汤治疗儿童肝亢风动型抽动障碍的临床有效性、安全性及复发情况,发现熄风止动汤治疗儿童肝亢风动型抽动障碍的效果显著,可明显改善临床体征和症状,复发率低,且安全性高。另外,TD儿童维生素D缺乏程度与TD症状严重程度、临床亚型存在一定相关性。尤海珍等[40]发现维生素D缺乏在TD患儿中比较普遍。近些年来,细胞因子与基因逐渐成为研究TD发病机制的热点领域。Xin YY等[41]发现阿立哌唑及其主要活性代谢物脱氢阿立哌唑在TD儿童中的药动学受体重和CYP2D6基因型的显著影响,因此,为TD患儿推荐个体化给药方案可以保证临床疗效。此外,关于抽动秽语综合征发病机制相关细胞因子与基因的研究备受关注。Tao Y等[42]研究发现细胞因子白介素(IL)-2、IL-4、IL-6、IL-10及肿瘤坏死因子α(TNF-α)、γ-干扰素(IFN-γ)可能在TD的病因和严重程度中起重要作用。Li H等[43]在Tourette综合征(TS)小鼠模型中探讨肠道菌群移植(FMT)的作用及机制,发现FMT可以通过调节肠道菌群和上调血清5-羟色胺(5-HT)水平来缓解TS小鼠模型中的抽搐严重程度,进一步支持了TS中"微生物-肠-脑轴"的假设。

(五)注意缺陷多动障碍康复

注意缺陷多动障碍(ADHD)是儿童时期最常见的神经发育障碍性疾病之一,早期诊断和综合干预对ADHD儿童的良好预后很重要。临床上常用药物盐酸哌甲酯、托莫西汀、吡贝地尔等治疗ADHD儿童,其疗效显著,不良反应少[44-45]。目前,非药物治疗、认知行为疗法、感觉统合、脑电生物反馈、经颅直流电刺激以及中医针刺等逐渐被广泛使用,不仅能有效控制和改善ADHD儿童的症状,安全性也更高[46]。近些年来,基因检测逐渐成为ADHD筛查诊断的热点领域。Xu YY等[47]发现与ADHD临床症状严重程度相关的SNP位点有9

个,rs1410739(OBI1－AS1位点)同时影响ADHD儿童的品行问题、控制能力和抽象思维能力。Chen X等[48]进一步研究了多动症的遗传结构,发现rs3768046的G等位基因与ADHD风险增加显著相关。丁凯景等[49]研究发现GRIN2A、GRIN2B基因候选位点SNP在哌甲酯治疗ADHD的药物影响无明显作用,但在对立违抗行为的组间比较中发现,CRIN2A基因的C/A＋A/A基因型较G/G基因型有更高的sNAP-Ⅳ对立违抗分量表减分率,提示cRIN2A基因中A等位基因携带组在接受哌甲酯治疗后,对立违抗行为显著减少;GRIN2A基因多态性可能与哌甲酯改善ADHD患者对立违抗行为的疗效相关。

二、神经系统疾病康复

(一)脑性瘫痪康复

脑性瘫痪(CP)简称脑瘫,是一组持续存在的中枢性运动和姿势发育障碍、活动受限的症候群,是导致儿童残疾的主要原因之一。康复治疗在小儿脑瘫的管理中起着关键作用,可以最大限度地帮助脑瘫儿童发挥潜在功能并实现功能独立。

由于上运动神经元功能障碍,痉挛型双瘫患儿可出现异常姿势和异常运动模式,尤其由于腰腹肌力量不足,多表现为过度的腰椎前凸、骨盆前倾和骨盆不稳定[50]。目前,专门针对脑瘫儿童腹肌训练的研究较少,宋福祥等[51]为痉挛型脑瘫儿童研制腹肌训练器,研究后发现腹肌训练器不仅能改善痉挛型双瘫患儿的腹肌力量,提升脑瘫儿童的康复效果,而且操作简单、自主性强、安全有效。脑瘫儿童虽以运动障碍为主要表现,但脑损伤同样可造成不同程度的认知、注意及执行缺陷,导致其在执行双任务时受限,严重影响儿童的生活质量[52]。罗光金等[53]发现双任务训练较目前单一环境、单一任务的康复更能促进执行日常生活中广泛存在的双任务场景,改善日常生活功能,也为脑瘫儿童康复策略的制订提供了新的思路。非侵入性脑刺激(NIBS)主要通过电场或磁场调节大脑皮质兴奋性,常用的方法包括经颅磁刺激和经颅直流电刺激,具有较高安全性和有效性,在脑瘫儿童的临床治疗中前景广泛[54]。随着计算机及机械技术不断发展,康复机器人在国内儿童康复中的应用日趋广泛,并取得较好疗效[55]。沈威等[56]发现触发点针刺联合下肢机器人训练治疗脑瘫儿童腘绳肌痉挛具有良好的疗效,可以缓解肌张力,改善患儿的步态及站立、步行功能。

营养不良是CP儿童常见并发症,能量摄入不足是儿童营养不良的最重要原因,其中喂养问题和吞咽障碍是能量摄入不足的主要原因。李佩佩等[57]发现引导式喂养管理可改善脑瘫儿童喂养困难程度,提高照护者喂养效率,降低患儿营养不良风险,进而改善患儿营养状况。通过正确的喂养方式和吞咽护理技术以及营养干预方法[58],可以改善脑瘫儿童营养不良的生理状态,提高其生存质量。Zhao Y等[59]发现高热量配方的营养干预可能是改善脑瘫儿童营养不良和大运动功能障碍的有效和安全的选择。

与单独的功能训练相比,以家庭为中心,指导家长实施计划的干预策略和融合式康复教育结合康复训练更有利于改善适龄脑瘫儿童运动功能、认知能力、生活自理能力等。范桃林等[60]发现以家庭为中心的任务导向性训练计划可以提高痉挛型脑瘫儿童功能独立性和生活质量。高淑芝等[61]发现目标-活动-丰富运动不仅能提高脑瘫儿童的运动和认知能力,还能改善家长的焦虑和亲职压力水平。目前,国内外多采用物理治疗、作业治疗等常规康复疗法进行治疗,但存在治疗周期长、医疗成本大、单一康复训练临床疗效欠佳、无法修复神经系统损伤、大龄患儿疗效差等问题。近年来,随着科学技术的不断发展,虚拟现实(VR)技术逐渐被广泛应用。张丽等[62]发现在常规康复干预基础上辅以VR动作观察口面肌训练,能显著改善脑瘫患儿流涎症状及吞咽功能,其疗效明显优于常规口面肌训练。在我国,传统康复如针灸、推拿、穴位注射、中药等疗法,在改善运动功能、姿势控制、痉挛和平衡能力方面,取得了显著成效[63-64]。但当前仍缺乏针对脑瘫的特效药,探索提升治愈率、降低致残率、缩短康复训练周期、减轻患儿家庭负担的药物至关重要。Che Y 等[65]通过构建中药有效成分与脑瘫差异表达基因的网络,发现当归、参金草、牛膝的有效成分与脑瘫差异表达基因有密切的相互作用。基于这种网络构建,可望进一步阐明中药治疗脑瘫的药理机制,对发现新的治疗靶点至关重要。

葛胜男等[66]基于世界卫生组织国际健康分类家族(WHO - FICs)的核心《国际疾病分类》第 11 次修订本(ICD-11)、《国际功能、残疾和健康分类》(ICF)和《国际健康干预分类》(ICHIβ-3)系统构建了脑瘫儿童言语功能的评估与康复体系,包括疾病及言语障碍并发症的诊断、言语功能的评估与干预,从宏观上构建标准、结构化的言语康复模式,调整脑瘫儿童的言语整体功能,最终提升其活动能力和社会参与程度。超声成像可显示组织结构异常,帮助医生判断可能病因,基于脑瘫病理机制给予康复治疗[67]。祝莉洁等[68]发现与健康儿童相比,脑瘫儿童的痉挛肌肉组织的结构和硬度均发生变化,二维超声灰阶模式能够表征痉挛肌肉的结构变化,剪切波弹性成像技术能够实现对肌肉组织硬度的定量表征,可为痉挛型脑瘫儿童的康复治疗提供客观依据。

近些年来,除传统的功能评估如量表[69],逐渐新增超声成像技术、磁共振成像(MRI)、生物标志物以及基因筛查;除此之外,以家庭为中心的多学科诊断可以更有效地对高危早产新生儿进行随访[70],从而对脑瘫儿童进行多方位、全面综合性的评估。研究发现,口腔和肠道微生物可能会导致脑瘫儿童牙周炎、龋齿和营养不良等临床疾病[71-72]。Wu R 等[73]通过脑 MRI 扫描探索无结构异常的脑瘫儿童 18F -氟脱氧葡萄糖正电子发射断层扫描

(18F - FDGPET)的成像特征,发现不同脑区域的异皮质糖代谢 18F - FDGPET 差异可能有助于区分 MRI 未检测到的不同类型的脑瘫。Hu J 等[74]发现使用脑瘫儿童的脑部 MRI 参数建立的模型能很好地预测其沟通障碍,MRI 为儿童脑瘫群体的分型、诊断和预后评估等提供了依据,值得研究推广[75]。Hu Y 等[76]最后发现 Hsa_circ_0086354 在患儿血浆中表达显著下调,可能成为早期诊断脑瘫的一种新的生物标志物。研究发现,共患更严重运动障碍或智力障碍的脑瘫患者携带疾病相关变异的可能性更高[77],Qiao Y 等[78]研究发现中国汉族人群中 IL2RA 的遗传变异与脑瘫易感性显著相关,提示 IL2RA 可能参与脑瘫的发病机制,未来可进行大规模的基因筛查,研究其发病机制与基因的相关性,为脑瘫儿童制订个性化干预措施。

(二)脊髓损伤康复

儿童神经系统疾病较为复杂,病因可能涉及遗传、感染、肿瘤、免疫等诸多因素,发病机制尚未明确。患有神经系统疾病的儿童最常见脑神经、脊髓或周围神经的损害,病情较重,治疗时间、住院时间较长,影响正常发育与生活质量。2022 年国内学者发表的儿童神经系统疾病康复相关研究聚焦于儿童脊髓损伤临床研究,涵盖了无骨折或脱位的脊髓损伤患儿临床特征和结局探讨、重复经颅磁刺激结合间歇导尿干预脊髓损伤后神经源性膀胱儿童疗效、机器人辅助步态训练对胸腰椎不完全脊髓损伤患儿运动功能和行走能力近期疗效的研究。

交通事故、运动损伤、高空坠落是造成儿童脊髓损伤的主要原因。儿童骨骼发育不成熟,脊柱活动度大、柔韧性强、稳定性差,容易发生移位造成脊髓损伤。Liu G 等[79]探讨无骨折或脱位的脊髓损伤患儿的临床特征和结局,发现舞蹈中的脊柱后伸动作是造成重庆儿童发生无骨折或脱位的脊髓损伤的主要原因,且这一原因造成的损伤预后较其他原因的损伤预后更差。

脊髓损伤后最常见步行功能障碍。步行训练是儿童脊髓损伤康复的重要方面。Ma TT 等[80]探讨机器人辅助步态训练（RAGT）对胸腰椎不完全脊髓损伤患儿运动功能和行走能力的近期效果，发现 RAGT 可显著改善患儿的即刻运动功能和行走能力，但远期疗效不详。

儿童脊髓损伤并发症可累及泌尿系统，严重影响生存质量。神经源性膀胱主要表现为排尿不畅或尿潴留，严重者发生反复尿路感染。大量研究证明间歇性导尿对神经源性膀胱的有效性。黄姣姣等[81]发现重复经颅磁刺激结合间歇导尿可有效改善脊髓损伤后神经源性膀胱患儿的尿动力学及排尿功能，促使其正常排尿。

三、肌肉骨骼系统疾病康复

儿童肌肉骨骼系统疾病的发生受遗传、环境、营养等多因素影响。生长发育期的儿童肌肉骨骼系统发育尚不成熟，无论在解剖、生理或病理上都有其特点，疾病的治疗与预后与成人不同。近年来，肌肉骨骼系统疾病的预防及治疗相关研究受到广泛关注，文献研究主要集中在半月板损伤的修复、青少年特发性脊柱侧凸的流行病学、康复评定、康复治疗，发育性髋关节脱位、小儿拇指扳机指的预防与治疗等方面。

（一）骨折康复

儿童骨骼发育不成熟，骨膜代谢活跃，骨折愈合及塑型能力强。陈晓艳等[82]探讨了基于骨科康复门诊的延续护理模式对儿童肱骨髁上骨折康复的干预效果，发现在术后 6 个月，与对照组相比，干预组的依从性高，家长满意度高，肘关节功能评分高，且肘关节 ROM 评分在屈曲、伸直、旋前、旋后 4 个角度评价中观察组均高于对照组。张红梅等[83]研究了基于游戏的康复管理模式联合早期康复训练对 152 例肱骨髁上骨折儿童的治疗效果，发现其能够提高肱骨髁上骨折儿童的依从性，缓解肱骨髁

上骨折儿童的疼痛程度，有效改善肱骨髁上骨折儿童的肘关节功能和治疗效果。芦立人[84]探讨了儿童四肢骨折患儿围术期采用加速康复外科理念的临床效果。结果发现，干预组患儿术后经口进食时间、卧床时间、伤口愈合时间以及住院时间均短于对照组，且术后并发症率低，疼痛明显缓解，提升患儿睡眠质量。刘峰等[85]探究了屈肘摆动康复训练在肱骨髁上骨折患儿术后康复中的应用效果。与对照组相比，训练后干预组疼痛强度明显降低，且肘关节活动度改善更为明显。曹蕾等[86]研究了中药外敷结合穴位按摩护理在肱骨踝上骨折患儿中的应用效果。结果发现，干预后，观察组美国特种外科医院量表评分（HSS）高于对照组，肘关节屈曲、旋前活动范围大于对照组，伸直、旋后活动范围小于对照组，观察组并发症发生率低于对照组，差异均有统计学意义。

（二）半月板损伤康复

半月板损伤是儿童常见的运动损伤之一，多发生于足球、篮球、体操等运动中，主要由间接暴力引起。膝关节屈伸过程中同时有膝的扭转内外翻，半月板处于矛盾运动中，容易造成损伤。闫文强等[87]发现异体滑膜和青少年软骨颗粒移植可协同促进半月板"白区"缺损修复；移植细胞在受体中至少可存活 16 周；移植滑膜组织中的细胞在半月板缺损处可分化为半月板纤维软骨细胞。

（三）青少年特发性脊柱侧凸康复

特发性脊柱侧凸是儿童青少年常见脊柱畸形。Wang Y 等[88]通过蛋白组学和代谢分析发现了与青少年特发性脊柱侧凸（AIS）能量代谢相关的差异表达蛋白，探索这些蛋白的表达差异与 LBX1 转录因子调节、临床参数的相关性，发现半乳糖代谢和糖酵解异常可能与畸形进展有关；AIS 患儿凹侧椎旁肌肌肉磷酸果糖激酶、葡萄糖磷酸变位酶 1 和烯醇化酶蛋白表达水平显著高于凸侧，LBX1 转录因

子通过调节能量代谢相关基因表达在侧凸发生和进展中发挥作用。Liu B 等[89]为验证 AIS 与各种单基因遗传性结缔组织病存在潜在的重叠疾病病因,采用外显子组测序方法,系统地分析了 302 名 AIS 患儿一组遗传性结缔组织疾病相关基因的罕见变异,并在 3 名患儿中发现了 3 对 ADAMTSL4 和 LTBP2 的结合变异,突变的 ADAMTSL4 和 LTBP2 之间的异常相互作用与侧凸发生有关。

AIS 原因不明,可能受多因素影响,中小学生脊柱侧凸筛查与流行病学研究广泛开展。郭海滨等[90]对青海省 12 所学校 3 582 名 5~18 岁中小学生进行脊柱侧凸筛查,发现父母职业为牧民、文化程度较低、家庭收入较低、农村儿童更易发生脊柱侧凸。刘沛昕等[91]调查了珠海市 5 080 名中小学生的脊柱侧凸情况及影响因素,发现筛查阳性率较其他地区略高,性别、年龄、受教育阶段、体质指数、住校/走读、每天放学后做功课时间、家长限制看电视或玩电子游戏时间、平均每周上体育课节数、每周中高强度运动频率与脊柱侧凸阳性率相关。女性、年龄 12~15 岁、年龄>15 岁的脊柱侧凸风险较高,超重/肥胖的青少年风险较低。邹艳等[92]调查了浙江省嘉兴市 2 568 名中小学生脊柱侧凸情况并分析影响因素,发现嘉兴市中小学生脊柱侧凸阳性率较其他地区高,年龄、性别和过去 7 天重体力活动情况与脊柱侧凸筛查结果相关。Huang J 等[93]比较了中国西部、东部青少年脊柱侧凸筛查阳性率区域差异,并分析差异的主要原因,发现上海(6.9%)疑似脊柱侧凸比例低于甘肃(8.6%);在上海,中小学生躯干旋转角随着年龄的增长而增加,15 岁时达到峰值;而在甘肃,中小学生躯干旋转角则随年龄增加而下降,15 岁时降至最低。此外,年龄是躯干角旋转的影响因素,与区域因素存在交互作用。

生物力学因素改变可能与 AIS 的发生有关。王帅等[94]分析了站立位安静状态下 AIS 患儿顶椎两侧椎旁肌肌电比值与 Cobb 角、顶椎偏距(AVT)、冠状面平衡距离(CBD)的相关性,发现凸侧椎旁肌均方根均值大于凹侧,差异具有显著性;此外,患儿顶椎凸凹侧均方根比值与 Cobb 角高度正相关、与 AVT 中等强度相关、与 CBD 无相关性,说明站立位凹、凸侧肌肉维持身体于特定位置的肌张力具有显著差异,这种差异随着 Cobb 角、AVT 增大而增大。陈赫等[95]等验证了 Schroth 疗法对 AIS 患儿椎旁肌的影响,发现不对称和对称运动会分别诱发凸侧和凹侧表面肌电活动,负重运动会激活两侧椎旁肌收缩。贾品茹等[96]提出 AIS 患儿矢状位平衡参数与足底压力密切相关,矢状位参数与腰椎前凸角、胸椎后凸角、骨盆倾斜角高度相关。Wang B 等[97]分析 3D 个性化鞋垫对中度 AIS 患儿畸形大小、姿势稳定性和生活质量的影响,发现 3D 个性化鞋垫不能降低中度 AIS 患儿的 Cobb 角和躯干旋转角,但可能有益于改善姿势稳定性。杨佳曼等[98]使用足姿指数(FPI-6)对 35 名 AIS 患者进行足姿评定,从而探究 FPI-6 评价我国 AIS 患者足姿的信度。结果发现,本研究中距骨头触诊和距骨关节区隆起两项的评定者间信度较差;且 FPI-6 评估 AIS 患者绝对可靠性较好;各项目分与 FPI-6 总分正相关,内部一致性良好。李军伟等[99]探讨严重脊柱侧弯继发严重肺功能损害儿童术后肺部并发症的危险因素。发现术前用力肺活量(FVC)是术后肺部并发症的保护性因素。术前 FVC≥38%、1 秒用力呼气量(FEV1)与基线血氧饱和度(SaO_2)、夜间最低 SaO_2 呈正相关,与峰值经皮二氧化碳分压($TcPCO_2$)、基线 $TcPCO_2$、急性 CO_2 潴留、呼吸暂停低通气指数、阻塞性呼吸暂停低通气/低通气指数均呈负相关。

AIS 可造成心肺功能下降。范起萌等[100]发现 AIS 患儿 Cobb 角与心肺运动试验中最大潮气量呈显著负相关,与呼吸频率呈显著正相关;侧凸 Cobb 角>34°时,每增加 1°,心肺运动耐力降低的概率增加了 1.399 倍,建议 Cobb 角 34°及以上患儿进行心肺运动耐力评估及康复干预。刘西花等[101]研究发现膈肌活动度是影响 AIS 患儿肺通气功能的独立影响因素,即膈肌活动度越好,肺通气功能越好,认为以增加膈肌活动度为目的的呼吸训练能改善呼吸肌肌力及肺通气功能,降低呼吸功能损害,提高整体康复治疗效果。

特定运动疗法是国际指南推荐的轻、中度 AIS 患儿首选运动疗法。李锋华等[102]发现特定运动疗法可有效控制骨龄未成熟的轻度 AIS 的畸形进展,尤其是在三角软骨未闭合时期进行治疗的患儿可能疗效更好。Yuan WS 等[103]对比特定运动疗法和随访观察对轻度早发性特发性脊柱侧凸的疗效,发现特定运动疗法更有益于改善 Cobb 角和躯干旋转角。靳梦蝶等[104]研究发现特定运动疗法有利于改善轻度 AIS 的脊柱畸形和生活质量,对关节松弛和骨密度改善效果不明显。

支具治疗广泛应用于中度 AIS。边臻等[105]发现色努支具的初始支具矫正率是影响 AIS 患儿预后的重要因素,且重度(>40°)和骨骼成熟度低(Risser 0)的胸椎侧凸患儿畸形进展可能性更大。

中西医结合康复治疗、远程康复、术后康复的临床研究不断涌现。卢跃伦等[106]发现 Schroth 疗法联合正骨、推拿能有效改善 AIS 患儿 Cobb 角和躯干旋转角。夏厚刚等[107]发现正骨手法联合 Schroth 训练可改善 AIS 患儿日常活动功能,改善功能状态和自身形象,提高临床效果。董佳兴等[108]发现远程康复联合门诊治疗可有效减轻轻度 AIS 患儿畸形进展,改善体态、纠正脊柱矢状位异常及椎体旋转,增强顶椎椎旁肌肌肉激活率、促进双侧平衡,提高患儿生活质量。陈燕红等[109]发现有氧耐力训练联合电针可有效降低 AIS 患儿术后疼痛评分,提高生活质量。王丽华等[110]发现有氧联合抗阻运动可减轻 AIS 患儿术后疼痛,提高平衡功能及生活质量、改善心理状况。

(四)发育性髋关节脱位康复

发育性髋关节脱位(DDH)又称发育性髋关节发育不良,是指股骨头和髋臼的构造异常或两者对应关系异常,是一种动态的发育异常,可伴随婴儿生长发育而好转或加重,女孩更易受累,左侧髋关节更常见。戴建东等[111]通过超声与 X 射线对 128 例婴儿实施 DDH 筛查,对筛查阳性的患儿实施 Pavlik 吊带保守治疗、闭合复位石膏固定治疗,提出筛查可促进 DDH 早期诊断,继而予以明确分型并视情况积极展开 Pavlik 吊带保守治疗、闭合复位石膏固定促进患儿髋关节恢复。郝建东等[112]发现术后待患儿麻醉消除后开始进行期康复训练,可显著改善 DDH 患儿术后疼痛,促进髋关节功能及下肢运动功能康复,提高患儿术后生活质量。陈静等[113]通过对 104 例发育性髋关节脱位患儿进行基于快速康复外科理念(ERAS)下的下肢康复训练,与对照组相比,观察组患儿的下肢功能及髋关节功能均优于对照组。ERAS 理念可提高治疗依从性,明显缓解患儿的疼痛,降低并发症,同时提高康复满意度。吴晓燕等[114]通过医护一体化模式联合术后康复训练,结果发现观察组住院指标及术后 3 天、6 天髋关节功能均优于对照组,提示医护一体化模式联合康复训练可促进患者恢复进程,缩短治疗时间,改善髋关节功能。马佳佳[115]通过手法治疗和牵引治疗结合针刺治疗,治疗 2 周后发现,观察组总体治疗有效率高于对照组,两组颈部活动度均改善,观察组高于对照组,两组疼痛评分观察组要低于对照组。因此,针刺联合物理疗法治疗小儿炎症性斜颈可提高治疗效果。

(五)小儿拇指扳机指康复

小儿拇指扳机指是婴幼儿常见的肌肉骨骼系统疾病,多发生于单侧,也可发生于双侧,较少合并其他手指的扳机指,往往因父母发现患儿拇指不能主动伸直而来就诊,大部分在 1 岁之后才被发现。临床检查可见拇指屈伸受限,拇指指间关节呈屈曲状,主动伸直受限。拇指掌指关节掌侧 A1 滑车处组织增生并可扪及硬结,压痛不明显,被动伸直时 A1 滑车处有嵌顿感,并可出现弹响,有时被动伸直困难或伸直后又不能屈曲。随着拇指指间关节交锁时间的延长和年龄的增长，拇指指间关节周围的软组织会发生不同程度的挛缩，甚至伴有拇内收畸形。杨晓颜等[116]运用推拿牵伸配合主动屈伸指间关节训练，联合物理因子治疗、家庭康复治疗小儿拇指扳机指，发现与常规治疗组比较，联合治疗组起效时间早，治愈时间短，优势明显，值得临床推广应用。

（六）斜颈康复

斜颈是临床上常见的一类颈部的畸形，多见于婴幼儿或者成年人。斜颈是由于一侧颈部的肌肉异常，如挛缩或者是颈椎椎体的骨骼异常，如三角锥或者是蝶形椎等，导致患者的头部向一侧歪斜，而引起的一类颈部畸形的疾病，通常可以伴有颈椎的其他症状，如活动受限、手麻等。大多数因颈部的肌肉挛缩和颈椎发育畸形所致，典型的症状就是头颈部歪向于一侧，一般来说临床上以先天性的斜颈最为常见。李国防等[117]发现观察组治疗后被动侧屈受限、被动旋转受限、倾斜程度、面部对称情况方面的肌性斜颈症状得分及总分均高于对照组，差异有统计学意义，这反映出在运动康复治疗的基础上加以推拿能提升非肿块型小儿先天性肌性斜颈（CMT）患儿的疗效，更好地改善其临床症状；此外，在运动康复治疗的基础上加以推拿还能够提升患儿家长满意度，增加治疗依从性。李慧娟等[118]观察了中药外敷结合弹拨捻揉牵拉手法治疗CMT的临床效果，发现肿块体积、儿童康复障碍评分观察组小于对照组。观察组颈部旋转角度、患侧屈向健侧角度大于对照组、头部倾斜角度小于对照组。黄梅等[119]根据症状体征表现分型，采取点揉、按揉、拿、捏、弹拨、牵拉法为主的推拿手法，每次20～30 min，对肿块型肌性斜颈重点采用弹拨法松解挛缩的筋结，配合颈部的主被动活动、头部控制训练等功能训练，促进双侧肌肉整体协调收缩，纠正头歪畸形；重视家庭康复，鼓励家长通过调整喂养及

摆位方式纠正患儿的姿势，临床收效良好。张敏等[120]通过对105例肌性斜颈的患儿应用推拿联合家庭康复治疗，观察其临床效果。与对照组相比，研究组临床疗效总有效率高，研究组颈部侧屈及旋转活动度高，治疗满意度高，提高了临床治疗效果。

（七）马蹄内翻足康复

马蹄足内翻即足内翻呈马蹄状，主要分为先天畸形和后天性内翻两种，是一种最常见的先天性畸形。马蹄内翻足的形成主要由于足部肌力不平衡所致，肌肉的不平衡久之形成骨关节畸形，在畸形的基础上负重造成畸形更加严重。李梦琦等[121]探究了脑瘫马蹄内翻足患儿实施下肢姿势矫正训练对其下肢运动功能、步态时空参数、踝关节活动度的作用，发现下肢姿势矫正训练可有效改善脑瘫马蹄内翻足患儿下肢运动功能，提高患儿步态时空参数，但对患儿踝关节活动影响较小。具体体现在训练后，观察组患儿步长、步速和摆动相均较对照组高，支撑相较对照组低；观察组患儿粗大运动功能测试量表（GMFM）中D区和E区评分均较对照组高；观察组患儿内翻角度较对照组小，背伸角度较对照组大，但两组比较无统计学差异。

四、遗传性疾病康复

遗传性疾病康复研究主要聚焦于染色体病、肌肉营养不良、脊髓性肌萎缩等。

（一）染色体病康复

染色体病又称染色体畸变综合征，临床多表现为生长发育迟缓、智力障碍、特殊面容和皮肤纹理异常等。虽然染色体病在临床表现上存在某些共性，但也需要仔细鉴别。

1. 唐氏综合征

唐氏综合征（DS）是最常见的染色体非整倍体，发病率约为1∶700，临床上以智力发育不足和身体发育迟缓为主要表现，又称为21-三体综合征，肌骨

系统和心肺系统功能异常较常见。其致病因素包括遗传因素、物理和化学因素等。何健萍等[122]对DS儿童测序分析共检出82个差异表达的miRNA，DS胎盘组织中有29个miRNA表达上调，15个miRNA表达下调，miRNAs可能参与了DS胎盘损伤和相关的妊娠病理。早期诊断和识别对DS儿童有重要意义。Zheng Y等[123]发现无创产前检测具有较高的准确性、特异性，可有效避免出生缺陷的发生，但不能替代产前诊断。相比传统筛查方式，未来需要开发更有效的筛查诊断方式来降低DS儿童出生的风险。李亚琦等[124]探讨了DS患儿站立时足部内结构的关节接触力、韧带拉力和力传导模式，发现DS患儿足部畸形使得负重时存在异常的足部应力模式，表现为异常的胫距关节接触压力、较大的弹簧韧带和足底短韧带拉力以及较小的跗横关节关节间力。林青等[125]探讨以汉语为母语的DS儿童音位对比式听觉识别能力特征，发现DS儿童18项音位对的听觉识别能力均低于健康儿童，DS儿童的听觉识别能力存在障碍，且对不同类型语音的听觉识别能力存在差异。

2. 安格曼综合征

安格曼综合征（AS），又称天使综合征或快乐木偶综合征，是一种罕见的典型印记基因相关遗传的神经源性疾病，男女比例无明显差异，其发病率约为1/12 000～1/20 000，目前尚无有效的治疗方法。临床表现为智力低下、言语障碍、运动障碍、木偶样共济失调、快乐社交及睡眠障碍、多动、癫痫等。虽然大多数患有这种疾病的患者可以通过基因检测来诊断[126]，但仍有少数患者的疾病遗传原因未被识别。Li Y等[127]对与AS有关的基因数据进行了分析并通过NGS测序构建AS的潜在诊断组，发现了3个差异表达基因（ACTN1、ADAMTS2、SLC30A8）可以将AS患者与正常对照区分开来，这些基因可以作为潜在的诊断AS的生物标志物。Li S等[128]调查了中国AS儿童的心理发育情况，发现中国患有AS的儿童经历了严重的神经发育退化。

除了年龄，分子亚型和癫痫发作也可能与这些患者的智力发育相关。此外，格里菲斯心理发育量表（GMDS-C）是一种可以评估AS临床特征的准确工具。

3. 普拉德-威利综合征

普拉德-威利综合征（PWS）是一种罕见、复杂的多系统基因遗传病，初始特征表现为新生儿张力减退、吸吮力差和发育迟缓，随年龄增长出现食欲过盛，病态肥胖，认知、行为和内分泌障碍等。Yang Y等[129]探讨了PWS儿童体内红细胞（RBC）的变化，发现PWS儿童的RBC明显畸形和轻度溶血，PWS儿童的轻度贫血与RBC分布宽度（RDW）增加和血细胞比容（HCT）值降低有关。此外，PWS儿童的RBC变形可能构成儿童早期PWS的辅助指标。Huang X等[130]调查不同年龄、营养阶段和基因型的PWS患儿的下丘脑-垂体-甲状腺功能，以及重组人生长激素（RHGH）治疗对PWS患者甲状腺激素的影响，发现中枢性甲状腺功能减退症（C-HT）发病率在PWS新生儿期后随年龄增长而升高，直至学龄前达到高峰；此外，甲状腺功能可能会随着年龄的增长而恢复正常，但C-HT患病率与营养阶段、基因型或RHGH治疗之间未见相关性。李书津等[131]分析了1例MAGEL2新发变异致的Schaaf-Yang综合征（SYS），并总结SYS与PWS患儿新生儿期的临床特征，发现SYS与PWS临床表型有重叠之处，患儿新生儿期均有反应差、哭声弱、肌张力低下、喂养困难，但关节挛缩多见于SYS，可进行基因检测及染色体微阵列检查明确诊断。

4. 威廉姆斯综合征

威廉姆斯综合征（WS）是于1961年和1962年新西兰Williams和德国Beuren相继报道该病，因此又称Williams-Beuren综合征（WBS），是因7号染色体长臂近端（7q11.23）约1.5～1.8 Mb基因微缺失所致，发病率为1/20 000～1/7 500，其临床表现包括特征性面容、心血管疾病、结缔组织异常、生长迟缓、智力障碍等[132]。沈季阳等[133]探讨了WS儿童早期运动发育情况,回顾性分析了0~24月龄WS儿童的临床资料,发现6个月以内WS儿童未表现出明显的运动能力落后,但随年龄增长其运动能力逐渐降低,运动发育迟缓率逐渐增加。另外,Zhou J等[134]进行基因检测发现BAZ1B、FZD9和STX1A基因可能在WBS患者的神经发育中发挥重要作用;此外,WBSCR22基因的缺失可能是WBS患者身体生长受限的主要原因。

(二) 肌营养不良康复

肌营养不良(MD)患儿起病隐匿,首发症状多,需要临床各科医生共同协助进行早期诊断、早期治疗和预防。杨安琪等[135]对Duchenne型肌营养不良(DMD)患儿四肢肌力随年龄变化的特征进行观察,并分析了四肢肌力与6 min步行距离的关系,发现5~10岁的DMD患儿的膝伸展肌群肌力随年龄增长而下降。了解DMD临床表现及基因型特点对其预防、管理和治疗至关重要。Wu X等[136]通过多组学和实验验证策略研究DMD的生物学机制和特征基因,发现ATP6AP2、CTSS和VIM在DMD的炎症反应中起重要作用,未来可研究其作为DMD的诊断生物标志物和治疗靶点的潜力。骨骼肌磁共振成像(MRI)作为一种无创性检查方法,具有良好的软组织对比度,是检测肌肉相关疾病的常用成像方法,可快速检测到肌肉有无病变、病变部位和信号特点,帮助临床医生了解肌肉受累情况、判断疾病性质。唐静等[137]总结MD常见亚型下肢肌肉骨骼肌磁共振成像的特点,积累了应用MRI协助诊断MD的经验。发现DMD下肢肌肉脂肪浸润累计评分与年龄、病程、肌肉力量及运动功能明显相关,与血清肌酸激酶无相关性。西医结合治疗可能是DMD有效治疗方法的优化选择。周春明等[138]探讨了智能上下肢训练系统联合运动训练对行走期杜氏MD患儿运动功能的影响。发现智能上下肢训练系统联合运动训练有助于维持行走期DMD患儿站立、转移及躯体近端功能,同时有可能改善远端肢体功能。杨硕等[139]研究骨骼肌卫星细胞在DMD症中损伤改变以及γ-生育三烯酚对DMD基因敲除小鼠卫星细胞保护作用。发现DMD基因敲除小鼠卫星细胞数目减少,细胞老化、凋亡和DNA损伤较明显,GT3可部分改善卫星细胞损伤。在诊断神经肌肉疾病的脂肪浸润和水肿中,T2WI-Dixon序列与临床实践中使用的常规序列具有较好一致性。

(三) 脊髓型肌萎缩康复

脊髓肌萎缩症(SMA)是一组因脊髓前角α-运动神经元退化变性引起的以缓慢进行性加重肌无力、肌萎缩为主要临床特征的常染色体隐性遗传性骨骼肌疾病。基因检测是现阶段SMA分子诊断、大规模筛查和疾病严重程度评估的有力工具。目前,研究多将药物治疗辅以多学科管理有助于改善SMA儿童多系统功能损伤。毛姗姗等[140]研究发现诺西那生钠药物治疗可提升5q脊髓性肌萎缩症患儿的运动功能,且安全性良好。李烨荣等[141]应用多重竞争性PCR联合毛细管电泳技术检测12例SMA患者及其父母SMN1基因拷贝数,同时对江苏地区151例健康孕妇人群SMN1基因进行拷贝数检测,并通过多重连接依赖探针扩增技术验证检测结果,得出多重竞争性PCR联合毛细管电泳技术可以作为一种快速、简便和准确的检测技术应用于人群中SMA携带者的大规模筛查。Tan C等[142]开发了一种单管多重数字聚合酶链反应(dPCR)测定法,用于同时测定SMN1外显子7和8以及SMN2外显子7和8的拷贝数。共收集317份临床样本,包括外周血、羊水、绒毛膜绒毛、口腔拭子和干血斑,以评估这种基于dPCR的检测的性能。所有临床样本的测试结果都是准确的。我们的检测准确,快速,易于操作,适用于多种类型的样品,并使用少量DNA;它是SMA分子诊断,大规模筛查和疾病严重程度评估的强大工具。

五、其他疾病康复

（一）先天性心脏病康复

随着目前医疗水平的不断进步，先天性心脏病（简称先心病）患儿存活率显著提升，运动发育促进和全生命周期生活质量提升受到关注。周璇等[143]研究发现0～6岁简单先心病儿童合并运动发育迟缓的发生率较高，且不同性别、不同类型患儿的运动功能发育水平不同。梁菊萍等[144]运用6 min步行试验评估非发绀型先心病儿童的心肺运动耐力，发现此型心脏病儿童的心肺运动耐力低于同龄健康儿童。张婷等[145]分析了先心病儿童术后不同时期的生存质量水平及影响因素，发现术后12个月内儿童整体生存质量处于中等水平，且生存质量水平及影响因素会随着时间的推移呈现动态变化。蒋红娟等[146]探讨发现Teach back教育模式在先心病儿童术后家属健康指导的效果显著，可提高疾病相关知识知晓度及一般自我效能感，改善患儿家属应对方式及患儿心功能，减轻并发症发生率。

（二）其他儿童相关疾病康复

Zhang L[147]等探讨婴儿爬行过程中肢体的关节活动是否具有运动协同作用，并利用这些协同作用评估运动发育迟缓对关节间协调的影响，最后得出关节间的时变运动学协同作用是客观评价运动发育迟缓患儿关节间异常协调的一个潜在指标。Zhang Y等[148]研究抽动障碍复发的相关因素，回顾性被诊断为复发性和非复发性抽动障碍患儿，得出胎位异常、手术/创伤、呼吸道感染、过敏、应激、服用盐酸硫必利片和严重抽动障碍与疾病复发有关。

（杜　青　姜志梅　李雪梅）

参 考 文 献

［1］Wang P, Zhou Y, Zhao Y, et al. Prenatal fine particulate matter exposure associated with placental small extracellular vesicle derived microRNA and child neurodevelopmental delays ［J］. Sci Total Environ, 2022, 841: 156747.

［2］周峰,蒋黎艳,高萍萍. Peabody运动发育量表结合配套运动训练方案在运动发育迟缓儿童中早期干预效果［J］. 中国儿童保健杂志,2022,30(6): 603 - 606.

［3］贾玉凤,李阳,张双,等. 目标-活动-丰富运动疗法对全面性发育迟缓患儿智能及家长心理健康的疗效研究［J］. 中国康复,2022,37(6): 331 - 335.

［4］陈文翔,沈滢,张洪梅,等. 儿童爬行促通训练机器人对全面性发育迟缓儿童粗大运动及认知功能影响的临床研究［J］. 华西医学,2022,37(11): 1646 - 1650.

［5］Sun Y, Peng J, Liang D, et al. Genome sequencing demonstrates high diagnostic yield in children with undiagnosed global developmental delay/intellectual disability: A prospective study［J］. Hum Mutat, 2022, 43(5): 568 - 581.

［6］卢甜甜,李素杰,刘巧娥,等. 个性化水中游戏指导对全面性发育迟缓患儿的效果［J］. 国际精神病学杂志, 2022,49(2): 353 - 356.

［7］王以文,朱登纳,马娜,等. 改良阿特金斯饮食治疗全面性发育迟缓患儿的疗效和安全性: 临床多中心研究［J］. 中华实用儿科临床杂志,2022,37(12): 929 - 933.

［8］Guo X, Zhai G, Liu J, et al. Inter-individual heterogeneity of functional brain networks in children with autism spectrum disorder［J］. Mol Autism, 2022, 13(1): 52.

［9］Deng X, Zhang J, Liu R, et al. Classifying ASD based on time-series fMRI using spatial-temporal transformer ［J］. Comput Biol Med, 2022, 151(Pt B): 106320.

［10］卢绪英,方芳,李然,等. 5岁孤独症谱系障碍儿童唾液菌群宏基因组学分析［J］. 实用口腔医学杂志,2022,38(5): 639 - 643.

［11］蒋佶颖,丁宁,邵欢,等. 高危孤独症谱系障碍婴幼儿探索性行为的特征研究［J］. 中华实用儿科临床杂志, 2022,37(3): 173 - 177.

［12］艾女浩,张倩,杨亭,等. 孤独症谱系障碍儿童严重挑食与核心症状的关联［J］. 中国儿童保健杂志,2022,30(4): 355 - 360.

［13］邢庆娜,孙永兵,赵鑫,等. 弥散峰度成像评估低年龄段孤独症谱系障碍男童脑结构改变［J］. 中国医学影像技术,2022,38(2): 182 - 186.

［14］程卓,唐世龙,张云,等. 三维动脉自旋标记灌注成像显示学龄前孤独症儿童部分脑区血流下降［J］. 磁共振成像,2022,13(1): 11 - 20.

［15］毛燕燕,胡宏,陈东燕,等. 父母亲生育年龄等围孕期因

素与儿童孤独症谱系障碍的关联性[J]. 中华生殖与避孕杂志,2022,42(4):372-378.

[16] 潘宁,林力孜,王馨,等. 父亲生育年龄与儿童孤独症谱系障碍的相关性[J]. 中国当代儿科杂志,2022,24(8):863-868.

[17] 马凯,王凤慧,吴晓畅,等. 父母教养方式与学龄前儿童孤独症谱系障碍的关系——亲社会行为与困难总分的多重中介[J]. 卫生研究,2022,51(2):195-201.

[18] 吴燕红,董超群,岑伊贝妮,等. 孤独症儿童家庭复原力现状及其影响因素的研究[J]. 军事护理,2022,39(8):34-37.

[19] 王先伟,蒲亨萍,杨光会,等. 孤独症患儿家长赋能现状及其影响因素分析[J]. 中华护理杂志,2022,57(10):1219-1224.

[20] Le J, Zhang L, Zhao W, et al. Infrequent Intranasal Oxytocin Followed by Positive Social Interaction Improves Symptoms in Autistic Children: A Pilot Randomized Clinical Trial[J]. PsychotherPsychosom, 2022, 91(5):335-347.

[21] 陈永红,杨桦,刘永峰,等. Epothilone D 对体外培养的 BTBR 小鼠皮质神经元兴奋性突触结构的影响[J]. 解剖学杂志,2022,45(3):222-227.

[22] Zhang W, Huang J, Gao F, et al. Lactobacillus reuteri normalizes altered fear memory in male Cntnap4 knockout mice[J]. EBio Medicine, 2022, 86:104323.

[23] 党伟利,李伟,马丙祥. 针刺内关穴干预孤独症谱系障碍言语功能的临床研究[J]. 中国康复医学杂志,2022,37(7):961-963.

[24] 王静,刘芸,黄浩宇,等. 针刺对孤独症谱系障碍患儿临床表现及胃肠症状的影响[J]. 中国针灸,2022,42(12):1373-1376.

[25] 周玉楠,姜志梅. 孤独症鼠模型海马区脑源性神经营养因子-酪氨酸激酶受体 B 通路的动态变化研究[J]. 中国康复医学杂志,2022,37(7):882-886.

[26] 焦翠,王俭妹,况海霞,等. CACNA1H 基因敲除对小鼠孤独症样行为及海马神经元形态学的影响[J]. 北京大学学报(医学版),2022,54(2):209-216.

[27] 李莉莎,张倩,刘欢,等. 视黄酸受体 α 通过调控视皮质轴突蛋白 1 参与维生素 A 缺乏大鼠孤独症样行为的机制研究[J]. 中国当代儿科杂志,2022,24(8):928-935.

[28] 王月,段博阳,余莉,等. 脂多糖对孤独症大鼠行为学发育的影响及病理机制[J]. 中国康复医学杂志,2022,37(9):1158-1164.

[29] Zhou X, Feliciano P, Shu C, et al. Integrating de novo and inherited variants in 42,607 autism cases identifies mutations in new moderate-risk genes[J]. Nat Genet, 2022,54(9):1305-1319.

[30] Li J, Sun X, You Y, et al. Auts2deletion involves in DG hypoplasia and social recognition deficit: The developmental and neural circuit mechanisms[J]. Sci Adv, 2022, 8(9):eabk1238.

[31] Qin Y, Du Y, Chen L, et al. A recurrent SHANK1 mutation implicated in autism spectrum disorder causesautistic-like core behaviors in mice via downregulation of mGluR1-IP3R1-calcium signaling [J]. Mol Psychiatry, 2022, 27(7):2985-2998.

[32] Li Y, Sun C, Guo Y, et al. DIP2C polymorphisms are implicated in susceptibility and clinical phenotypes of autism spectrum disorder[J]. Psychiatry Res, 2022, 316:114792.

[33] 马跃,郭春蕾,孙继飞,等. 基于"肠-脑轴"理论探索儿童孤独症伴胃肠道症状的生物学途径[J]. 精神医学杂志,2022,35(3):260-267.

[34] Lou MX, Cao A, Jin C, et al. Deviated and early unsustainable stunted development of gut microbiota in children with autism spectrum disorder[J]. Gut, 2022, 71(8):1588-1599.

[35] Wan YT, Zuo T, Xu Z, et al. Underdevelopment of the gut microbiota and bacteria species as non-invasive markers of prediction in children with autism spectrum disorder[J] Gut, 2022, 71(5):910-918.

[36] 常莹,李敏,李发军,等. 儿童抽动障碍与过敏性疾病的相关性研究[J]. 中国临床医生杂志,2022,50(5):610-613.

[37] 刘芳,姚宝珍,王军陵,等. 抽动障碍患儿的生活质量状况及其影响因素分析[J]. 神经疾病与精神卫生,2022,22(10):691-699.

[38] 梁芸,朱沁泉,张涤. 健脾柔肝息风汤对抽动障碍模型大鼠脑组织神经元中 DARPP-32、TH 含量的干预作用[J]. 湖南中医药大学学报,2022,42(2):235-239.

[39] 郭延昭,惠欢,李芳菲,等. 熄风止动汤治疗儿童肝亢风动型抽动障碍的临床效果[J]. 临床医学研究与实践,2022,7(20):23-26,31.

[40] 尤海珍,周一舫,谢婧,等. 维生素 D 与抽动障碍临床相关性分析[J]. 中国儿童保健杂志,2022,30(8):904-907.

[41] Xin YY, Gao L, Tuo Y, et al. Understanding inter-individual variability in pharmacokinetics/pharmacodynamics of aripiprazole in children with tic disorders:

Individualized administration based on physiological development and CYP2D6 genotypes[J]. Front Pharmacol, 2022, 13: 1048498.

[42] Tao Y, Xu P, Zhu W, et al. Changes of Cytokines in Children With Tic Disorder[J]. Front Neurol, 2022, 12: 800189.

[43] Li H, Wang Y, Zhao C, et al. Fecal transplantation can alleviate tic severity in a Tourette syndrome mouse model by modulating intestinal flora and promoting serotonin secretion[J]. Chin Med J (Engl), 2022, 135 (6): 707 - 713.

[44] 王艳,张凌云. 吡贝地尔治疗注意缺陷多动障碍患者的疗效和安全性[J]. 国际精神病学杂志,2022,49(5): 819 - 825.

[45] 李焱,文竹,邓思宇,等. 盐酸哌甲酯缓释片与盐酸托莫西汀对注意缺陷多动障碍患儿症状与执行功能的疗效研究[J]. 中国儿童保健杂志,2022,30(12): 1291 - 1296.

[46] 池边柳,赵莎,刘康香,等. 呼吸放松疗法结合脑电生物反馈治疗多动症的疗效[J]. 国际护理学杂志,2022,41 (24): 4454 - 4457.

[47] Xu YY, Lin S, Tao J, et al. Correlation research of susceptibility single nucleotide polymorphisms and the severity of clinical symptoms in attention deficit hyperactivity disorder[J]. Front Psychiatry, 2022, 13: 1003542.

[48] Chen X, Yao T, Cai J, et al. A novel cis-regulatory variant modulating TIE1 expression associated with attention deficit hyperactivity disorder in Han Chinese children[J]. J Affect Disorder, 2022, 300: 179 - 188.

[49] 丁凯景,丁雨钦,刘艳,等. GRIN2A、GRIN2B基因多态性与哌甲酯治疗注意缺陷多动障碍疗效的关系研究[J]. 浙江医学,2022,44(19): 2064 - 2069.

[50] 李思佳,张琦,何艳,等. 痉挛型双瘫脑瘫儿童粗大运动功能与脊柱活动度的相关性[J]. 中国康复理论与实践,2022,28(10): 1211 - 1216.

[51] 宋福祥,孔祥颖,郭津,等. 痉挛型脑瘫患儿用腹肌训练器的研制与应用研究[J]. 中国儿童保健杂志,2022,30 (3): 339 - 342.

[52] Bian C, Peng F, Guo H, et al. Investigation on Quality of Life and Economic Burden of Children with Cerebral Palsy in Changzhou[J]. J Healthc Eng, 2022, 2022: 1519689.

[53] 罗光金,于晓明,孙立荣,等. 双任务平板训练对痉挛型偏瘫脑性瘫痪患儿运动功能的影响[J]. 中华实用儿科临床杂志,2022,37(15): 1167 - 1171.

[54] Chen J, Yu X, Luo G. Effects of Transcranial Magnetic Stimulation Combined with Computer-Aided Cognitive Training on Cognitive Function of Children with Cerebral Palsy and Dysgnosia[J]. Comput Math Methods Med, 2022, 2022: 5316992.

[55] 娄普,李文霞,耿香菊,等. 上肢多关节机器人训练对痉挛型偏瘫脑瘫患儿上肢运动功能及日常生活活动能力的影响[J]. 中华物理医学与康复杂志,2022,44(8): 712 - 714.

[56] 沈威,刘初容,陈小芳,等. 触发点针刺联合下肢机器人训练对脑性瘫痪患儿腘绳肌痉挛疗效的临床观察[J]. 中国康复医学杂志,2022,37(2): 195 - 201.

[57] 李佩佩,许洪伟,姜明霞,等. 引导式喂养管理对脑瘫患儿喂养困难的影响[J]. 护理学杂志,2022,37(8): 19 - 28.

[58] 刘盈,赵晶,孙光,等. 吞咽康复护理技术在不随意运动脑瘫儿童中的应用[J]. 黑龙江医药科学,2022,45(4): 94 - 98.

[59] Zhao Y, He L, Peng T, et al. Nutritional status and function after high-calorie formula vs. Chinese food intervention in undernourished children with cerebral palsy[J]. Front Nutr, 2022, 9: 960763.

[60] 范桃林,朱乐英,戴金娥,等. 以家庭为中心的任务导向性训练计划对痉挛型脑瘫患儿功能独立性和生活质量的影响[J]. 中华物理医学与康复杂志,2022,44(2): 138 - 142.

[61] 高淑芝,贾玉凤,李阳,等. 目标-活动-丰富运动疗法对脑性瘫痪高危儿早期干预效果及家长心理健康的影响 [J]. 中国康复医学杂志,2022,37(6): 784 - 788.

[62] 张丽,张玲,陆芬,等. 虚拟环境下动作观察口面肌训练治疗脑瘫流涎儿童的疗效观察[J]. 中华物理医学与康复杂志,2022,44(5): 422 - 426.

[63] 马丙祥,王芳芳,李瑞星,等. 抑强扶弱推拿法对痉挛型脑性瘫痪儿童上肢功能影响的临床研究[J]. 中国康复医学杂志,2022,37(1): 50 - 55.

[64] 赵任杰,王学明,陈芳民,等. 六味地黄丸治疗小儿脑瘫的疗效及其基于网络药理学的机制研究[J]. 世界科学技术-中医药现代化,2022,24(6): 2283 - 2293.

[65] Che Y, Shi Y. Screening of differentially expressed genes in children with cerebral palsy and the construction of a network of the effective components of traditional Chinese medicine[J]. Transl Pediatr, 2022, 11(5): 757 - 765.

[66] 葛胜男,王勇丽,尹敏敏,等. 脑性瘫痪并发言语障碍的

诊断、评估与康复：基于 WHO-FICs 研究[J]. 中国康复理论与实践,2022,28(6)：637 - 645.

[67] 马敬伟,杨军乐,吴亮,等. MR 扩散成像评估脑瘫儿童康复治疗效果的临床价值[J]. 实用放射学杂志,2022,38(10)：1680 - 1684.

[68] 祝莉洁,负国俊,张伟云,等. 超声成像技术在痉挛型脑性瘫痪患儿腓肠肌定量评定中的应用[J]. 中国康复理论与实践,2022,28(9)：1079 - 1083.

[69] Peng T，Zhao Y，Fu C，et al. A study of validity and reliability for Subjective Global Nutritional Assessment in outpatient children with cerebral palsy[J]. Nutr Neurosci，2022，25(12)：2570 - 2576.

[70] Huang HB，Watt MJ，Hicks M，et al. A Family-Centered，Multidisciplinary Clinic for Early Diagnosis of Neurodevelopmental Impairment and Cerebral Palsy in China—A Pilot Observation[J]. Front Pediatr，2022，10：840190.

[71] Huang C，Chu C，Peng Y，et al. Correlations between gastrointestinal and oral microbiota in children with cerebral palsy and epilepsy[J]. Front Pediatr，2022，10：988601.

[72] Liu M，Shi Y，Wu K，et al. From Mouth to Brain：Distinct Supragingival Plaque Microbiota Composition in Cerebral Palsy Children With Caries[J]. Front Cell Infect Microbiol，2022，12：814473.

[73] Wu R，Gao Y，Zhang H，et al. Metabolic assessment of cerebral palsy with normal clinical MRI using18F-FDG PET imaging：A preliminary report[J]. Front Neurol，2022，13：844911.

[74] Hu J，Zhang J，Yang Y，et al. Prediction of Communication Impairment in Children With Bilateral Cerebral Palsy Using Multivariate Lesion - and Connectome-Based Approaches：Protocol for a Multicenter Prospective Cohort Study[J]. Front Hum Neurosci，2022，16：788037.

[75] Zhang CY，Yan BF，Mutalifu N，et al. Predicting the brain age of children with cerebral palsy using a two-dimensional convolutional neural networks prediction model without gray and white matter segmentation[J]. Front Neurol，2022，13：1040087.

[76] Hu Y，Bian X，Wu C，et al. Genome-wide analysis of circular RNAs and validation of hsa_circ_0086354 as a promising biomarker for early diagnosis of cerebral palsy[J]. BMC Med Genomics，2022，15(1)：13.

[77] Li N，Zhou P，Tang H，et al. In-depth analysis reveals complex molecular aetiology in a cohort of idiopathic cerebral palsy[J]. Brain，2022，145(1)：119 - 141.

[78] Qiao Y，Wang Y，Xu Y，et al. An association study of IL2RA polymorphisms with cerebral palsy in a Chinese population[J]. BMC Med Genomics，2022，15(1)：208.

[79] Liu G，Jiang W，Tang X，et al. Spina Bifida Occulta is a Risk Factor for Spinal Cord Injury Without Fracture or Dislocation for Children Performing a Backbend During Dance[J]. Front Pediatr，2022，10：903507.

[80] Ma TT，Zhang Q，Zhou TT，et al. Effects of robotic-assisted gait training on motor function and walking ability in children with thoracolumbar incomplete spinal cord injury[J]. Neuro Rehabilitation，2022，51(3)：499 - 508.

[81] 黄姣姣,尚清,张会春,等. 重复经颅磁刺激结合间歇导尿对脊髓损伤后神经源性膀胱患儿的尿动力学及排尿功能的影响[J]. 临床与病理杂志,2022,42(4)：834 - 840.

[82] 陈晓艳,周利华,方继红,等. 骨科康复护理门诊在儿童肱骨髁上骨折后延续护理中的实践与成效[J]. 中华全科医学,2022,20(7)：1244 - 1247,51.

[83] 张红梅,杨尧舟,沈成. 基于游戏的康复管理模式联合早期康复训练在肱骨髁上骨折儿童中的应用价值[J]. 中外医学研究,2022,20(23)：97 - 100.

[84] 芦立人. 加速康复外科理念在儿童四肢骨折围术期护理中的作用分析[J]. 基层医学论坛,2022,26(18)：91 - 93.

[85] 刘峰,张欣,王挺. 屈肘摆动康复训练应用于肱骨髁上骨折患儿术后康复中的效果观察[J]. 中国疗养医学,2022,31(7)：731 - 734.

[86] 曹蕾,周小兰,谢俊妍. 中药外敷结合穴位按摩对肱骨髁上骨折患儿术后功能康复的影响[J]. 江西中医药,2022,53(8)：56 - 58.

[87] 闫文强,吴桐,樊逸菲,等. 异体滑膜及青少年软骨颗粒移植修复兔半月板"白区"缺损及移植细胞的转归研究[J]. 中国运动医学杂志,2022,41(12)：941 - 955.

[88] Wang Y，Li M，Chan CO，et al. Biological effect of dysregulated LBX1 on adolescent idiopathic scoliosis through modulating muscle carbohydrate metabolism[J]. Spine J，2022，22(9)：1551 - 1565.

[89] Liu B，Zhao S，Liu L，et al. Aberrant interaction between mutated ADAMTSL2 and LTBP4 is associated with adolescent idiopathic scoliosis[J]. Gene，2022，814：146126.

［90］郭海滨,黄蛟灵,金红芳,等. 青海省儿童脊柱侧弯发病筛查及相关因素分析［J］. 中华全科医学,2022,20(8):1273 - 1282.

［91］刘沛昕,江鸿,孙军辉,等. 珠海市青少年特发性脊柱侧弯现况及相关因素分析［J］. 华南预防医学,2022,48(11):1370 - 1373.

［92］邹艳,林云,何海涛,等. 儿童青少年脊柱侧弯的影响因素研究［J］. 浙江预防医学,2022,34(4):395 - 399.

［93］Huang J, Zhou X, Li X, et al. Regional disparity in epidemiological characteristics of adolescent scoliosis in China: Data from a screening program［J］. Front Public Health, 2022, 10: 935040.

［94］王帅,王连成,张书豪,等. 青少年特发性脊柱侧凸患者凸凹侧椎旁肌肌电比值与 Cobb 角、顶椎偏距、冠状面平衡距离的相关性［J］. 中国组织工程研究,2022,26(9):1402 - 1406.

［95］He C, Yang JT, Zheng Q, et al. How do Paraspinal Muscles Contract During the Schroth Exercise Treatment in Patients with Adolescent Idiopathic Scoliosis (AIS)?［J］. Bioengineering (Basel), 2022, 9(6): 234.

［96］贾品茹,成慧,张静,等. 青少年特发性脊柱侧弯矢状位平衡与足底压力的相关性［J］. 医用生物力学,2022,37(5):846 - 850.

［97］Wang B, Sun Y, Guo X, et al. The efficacy of 3D personalized insoles in moderate adolescent idiopathic scoliosis: a randomized controlled trial［J］. BMC Musculoskelet Disord, 2022, 23(1): 983.

［98］杨佳曼,王毅,毛志涛,等. 足姿指数评价青少年特发性脊柱侧弯患者足部位置的信度［J］. 中国康复理论与实践,2022,28(8):909 - 913.

［99］李军伟,蔡经纬,牛鸣,等. 严重儿童脊柱侧弯继发严重肺功能损害术后肺部并发症的危险因素［J］. 颈腰痛杂志,2022,43(6):790 - 793.

［100］范起萌,杜青,周璇,等. 青少年特发性脊柱侧凸畸形角度与心肺运动耐力相关性观察［J］. 中华物理医学与康复杂志,2022,44(5):437 - 441.

［101］刘西花,伊长松,周铂,等. 特发性脊柱侧凸青少年患者肺功能的影响因素分析［J］. 中华物理医学与康复杂志,2022,44(8):732 - 735.

［102］李锋华,杨军林,杨云琳,等. 特定运动训练对骨龄未成熟轻度脊柱侧凸患儿干预效果评估［J］. 中国学校卫生,2022,43(11):1737 - 1744.

［103］Yuan WS, Wang H, Yu KY, et al. Effects of physiotherapeutic scoliosis-specific exercise in patients with mild juvenile scoliosis［J］. BMC Musculoskelet Disord, 2022, 23(1): 918.

［104］靳梦蝶,周璇,李欣,等. 特定运动疗法对特发性脊柱侧弯的效果［J］. 中国康复理论与实践,2022,28(7):841 - 847.

［105］边臻,郭源,傅刚,等. 色努支具治疗青少年特发性脊柱侧凸的疗效及影响因素分析［J］. 中国脊柱脊髓杂志,2022,32(6):496 - 502.

［106］卢跃伦,骆国钢,谢海风,等. 施罗斯疗法联合正骨推拿在青少年特发性脊柱侧弯康复中的疗效研究［J］. 中国全科医学,2022,25(32):4059 - 4064.

［107］夏厚纲,王丹丹,谢剑侠,等. 正骨手法联合 Schroth 训练法在青少年特发性脊柱侧弯的应用效果观察［J］. 颈腰痛杂志,2022,43(4):594 - 596.

［108］董佳兴,王连成,张金钗,等. 远程康复联合门诊治疗在轻度青少年特发性脊柱侧凸中的效果研究［J］. 中国全科医学,2022,25(32):4065 - 4071.

［109］陈燕红,汤样华,王红亚,等. 有氧耐力训练联合电针刺激疗法对脊柱侧弯患者术后康复效果的影响［J］. 中华全科医学,2022,20(7):1215 - 1262.

［110］王丽华,蒋美玲,李雪云. 有氧联合阻抗运动对脊柱侧凸患者术后康复的影响［J］. 颈腰痛杂志,2022,43(1):79 - 81.

［111］戴建东,张志余,李洁,等. 婴儿发育性髋关节脱位的早期筛查与治疗效果观察［J］. 实用医院临床杂志,2022,19(6):21 - 23.

［112］郝建宗,王康,冯晶. 术后早期康复训练对发育性髋关节脱位患儿疼痛程度、肢体功能及生活质量的影响［J］. 现代中西医结合杂志,2022,31(6):848 - 851.

［113］陈静,陈婷婷. 基于快速康复外科理念的下肢康复训练对发育性髋关节脱位患儿下肢运动功能的影响［J］. 中国妇幼保健,2022,37(11):2005 - 2008.

［114］吴晓燕,孙贝贝,金亚丽,等. 医护一体化模式联合术后康复训练对发育性髋关节脱位患儿疼痛程度及并发症的影响［J］. 河南医学研究,2022,31(12):2258 - 2261.

［115］马佳佳. 针刺联合物理疗法治疗小儿炎症性斜颈临床观察［J］. 实用中医药杂志,2022,38(5):822 - 823.

［116］杨晓颜,杜青,周璇,等. 中西医结合治疗小儿拇指扳机指的临床疗效［J］. 教育生物学杂志,2022,10(2):93 - 97.

［117］李国防. 推拿联合运动康复疗法治疗小儿非肿块型肌性斜颈效果观察［J］. 临床研究,2022,30(7):137 - 140.

［118］李慧娟. 中药外敷结合弹拨捻揉牵拉手法治疗小儿先

天性肌性斜颈临床观察[J]. 实用中医药杂志,2022,
38(12):2203-2205.

[119] 黄梅,陆亮亮,王亚. 推拿结合功能训练治疗先天性肌性斜颈的临床观察[J]. 中国民间疗法,2022,30(18):54-57.

[120] 张敏. 推拿联合家庭康复治疗小儿肌性斜颈的临床应用效果[J]. 智慧健康,2022,8(30):38-41.

[121] 李梦琦,余青,李檀娜. 下肢姿势矫正训练对脑瘫马蹄内翻足患儿步态时空参数、下肢运动功能及踝关节活动度的影响[J]. 医学理论与实践,2022,35(24):4297-4299.

[122] 何建萍,唐健,苏虹,等. 唐氏综合征胎盘差异miRNA表达谱分析:基于全转录组测序分析技术[J]. 南方医科大学学报,2022,42(3):418-424.

[123] Zheng Y, Li J, Zhang J, et al. The accuracy and feasibility of noninvasive prenatal testing in a consecutive series of 20, 626 pregnancies with different clinical characteristics[J]. J Clin Lab Anal, 2022, 36(10): e24660.

[124] 李亚琦,黄尚军,张蓓华,等. 唐氏综合征患儿站立时足踝应力传导模式研究[J]. 医用生物力学,2022,37(1):59-65.

[125] 林青,刘巧云,黄昭鸣. 唐氏综合征儿童汉语音位对比式听觉识别能力的特征研究[J]. 听力学及言语疾病杂志,2022,30(5):519-523.

[126] Du X, Wang J, Li S, et al. An Analysis of Phenotype and Genotype in a Large Cohort of Chinese Children with Angelman Syndrome[J]. Genes, 2022, 13(8): 1447.

[127] Li Y, Shu J, Cheng Y, et al. Identification of key biomarkers in Angelman syndrome by a multi-cohort analysis[J]. Frontiers in Medicine, 2022, 9: 963883.

[128] Li S, Ma Y, Wang T, et al. Epilepsy and Molecular Phenotype Affect the Neurodevelopment of Pediatric Angelman Syndrome Patients in China[J]. Front Psychiatry, 2022, 13: 886028.

[129] Yang Y, Li G, Wang Y, et al. Facile discovery of red blood cell deformation and compromised membrane/skeleton assembly in Prader-Willi syndrome[J]. Front Med, 2022, 16(6): 946-956.

[130] Huang X, Yin X, Wu D, et al. Thyroid function in children with Prader-Willi syndrome in Southern China: a single-center retrospective case series[J]. BMC Pediatrics, 2022, 22(1): 234.

[131] 李书津,张晓丽,徐发林,等. 1例Schaaf-Yang综合征与4例Prader-Willi综合征临床特征比较[J]. 河南医学研究,2022,31(6):1012-1016.

[132] Li FF, Cheng WJ, Yao D, et al. Clinical phenotypes study of 231 children with Williams syndrome in China: a single-center retrospective study[J]. Mol Genet Genomic Med, 2022, 10(12): e2069.

[133] 沈季阳,李芳芳,季钗,等. Williams综合征儿童早期运动发育特征[J]. 中国当代儿科杂志,2022,24(9):984-987

[134] Zhou J, Zheng Y, Liang G, et al. Atypical deletion of Williams-Beuren syndrome reveals the mechanism of neurodevelopmental disorders[J]. BMC Med Genomics, 2022, 15(1): 79.

[135] 杨安琪,李文竹,黄真. Duchenne型肌营养不良患儿四肢肌力随年龄变化特征及其与6 min步行距离的相关性[J]. 中国康复医学杂志,2022,37(7):887-893.

[136] Wu X, Dong N, Yu LQ, et al. Identification of immune-related features involved in Duchenne muscular dystrophy: A bidirectional transcriptome and proteome-driven analysis[J]. Front Immunol, 2022, 13: 1017423.

[137] 唐静,张家鹏,杨学军,等. 磁共振成像在肌营养不良疾病诊断中的应用价值[J]. 中国当代儿科杂志,2022,24(11):1231-1237.

[138] 周春明,陈艺,黄美欢,等. 智能上下肢训练系统联合运动训练对行走期DMD患儿运动功能的影响[J]. 江苏医药,2022,48(6):609-612.

[139] 杨硕,赵惠文,杨娟,等. γ-生育三烯酚对Duchenne型肌营养不良症小鼠骨骼肌卫星细胞的保护作用[J]. 中国现代神经疾病杂志,2022,22(9):795-804.

[140] 毛姗姗,冯艺杰,徐璐,等. 诺西那生钠修正治疗儿童脊髓性肌萎缩症随访分析[J]. 中华儿科杂志,2022,60(7):688-693.

[141] 李烨荣,吕娟,王玉国,等. 应用多重竞争性PCR联合毛细管电泳技术进行脊髓性肌萎缩症携带者筛查[J]. 遗传,2022,44(7):618-628.

[142] Tan C, Yan Y, Guo N, et al. Single-Tube Multiplex Digital Polymerase Chain Reaction Assay for Molecular Diagnosis and Prediction of Severity of Spinal Muscular Atrophy[J]. Anal Chem, 2022, 94(8): 3517-3525.

[143] 周璇,杜青,梁菊萍,等. 简单先天性心脏病患儿的运动功能发育水平研究[J]. 教育生物学杂志,2022,10(1):11-20.

[144] 梁菊萍,周璇,宋圆圆,等. 非紫绀型先天性心脏病儿

童的心肺运动耐力研究[J]. 教育生物学杂志,2022,
10(5):399-404.

[145] 张婷,张莉,周家梅. 先天性心脏病患儿术后生存质量
及其影响因素的纵向研究[J]. 护理学杂志,2022,37
(14):32-36.

[146] 蒋红娟,吴洁,罗晓燕,等. Teach back 教育模式在先
天性心脏病患儿介入术后家属健康指导中的应用效
果[J]. 中国医药导报,2022,19(12):151-155.

[147] Zhang L, Deng CF, Liu Y, et al. Impacts of Motor
Developmental Delay on the Inter-Joint Coordination
Using Kinematic Synergies of Joint Angles During
Infant Crawling[J]. IEEE Trans Neural Syst Rehabil
Eng,2022,30:1664-1674.

[148] Zhang Y, Xiao N, Zhang X, et al. Identifying Factors
Associated with the Recurrence of Tic Disorders[J].
Brain Sci,2022,12(6):697.

【文 选】

一、神经发育障碍性疾病康复

1. 周玉楠,姜志梅. 孤独症鼠模型海马区脑源性神经营养因子-酪氨酸激酶受体 B 通路的动态变化研究. 中国康复医学杂志,2022,37(7):882-886.

周玉楠等探究孤独症模型鼠海马区脑源性神经营养因子(BDNF)-酪氨酸激酶受体 B(Trk B)通路在不同时间点的动态表达情况,为孤独症发病机制和临床治疗的研究提供思路。通过随机选取孕12.5 天 Wistar 雌鼠 24 只,实验组 12 只腹腔注射丙戊酸钠,对照组 12 只腹腔注射生理盐水。分别对两组雌鼠生产的仔鼠进行行为学检测。于仔鼠P7、P21、P28、P35、P42 时,从实验组和对照组中随机各取 8 只,采用 Western Blot 对两组仔鼠海马区BDNF 和 Trk B 蛋白表达进行检测,采用 Rt-PCR对两组仔鼠海马区 BDNF 和 Trk B 的 m RNA 表达进行检测。结果显示:在行为学方面,实验组仔鼠重复性刻板行为增加,学习记忆能力下降,与对照组相比差异均有显著性意义($P<0.05$)。Western Blot 检测,在 P7、P21、P28 时实验组仔鼠

海马区 BDNF 和 Trk B 蛋白表达都高于对照组($P<0.05$),而在 P35、P42 时实验组仔鼠海马区BDNF 和 Trk B 蛋白表达低于对照组($P<0.05$);Rt-PCR 检测,在 P7、P21、P28 时实验组仔鼠海马区 BDNF 和 Trk B 的 m RNA 表达都高于对照组($P<0.05$),而在 P35、P42 时实验组仔鼠海马区BDNF 和 Trk B 的 m RNA 表达低于对照组($P<0.05$)。结论认为,孤独症模型鼠海马区 BDNF-Trk B 通路早期过度表达,后期表达下降,且此改变在转录水平就已发生。

2. 邢庆娜,孙永兵,赵鑫,等. 弥散峰度成像评估低年龄段孤独症谱系障碍男童脑结构改变. 中国医学影像技术,2022,38(2):182-186.

邢庆娜等采用弥散峰度成像(DKI)评价低年龄段孤独症谱系障碍(ASD)男童脑结构改变,分析其临床意义。纳入 25 例 ASD 男性患儿(ASD 组)及21 名健康男童(对照组),采集颅脑 DKI,比较组间不同脑区平均弥散率(MD)及平均弥散峰度(MK)的差异。采用 Pearson 相关性分析评价 ASD 患儿DKI 参数与儿童孤独症评定量表(CARS)、格赛尔(Gesell)发育量表评分的相关性。结果显示:ASD组左侧丘脑(THA)及胼胝体膝(GCC)的 MD 均低于对照组($P<0.05$),双侧内囊后肢(PLIC)的 MK均低于对照组(P 均<0.05)。ASD 患儿颅脑各部位 MD、MK 与 CARS 评分均无显著相关性($r=-0.211\sim0.389$,P 均>0.05);Gesell 发育量表中,精细动作发育商与 GCC、右侧内囊前肢(ALIC)、右侧 THA 及右侧尾状核头(HCN)的 MD均呈负相关($r=-0.523$、-0.615、-0.435、-0.484,P 均<0.05),与 GCC 的 MK 呈正相关($r=0.444$,$P<0.05$);个人社交行为发育商与左侧PLIC 的 MK 呈正相关($r=0.536$,$P<0.05$)。结论认为,ASD 男童存在多脑区微结构改变,GCC 可能参与 ASD 病理生理过程。

3. 吴丹萍,任芳,沈理笑,等. 孤独症谱系障碍 ImPACT 干预方案的改编及适应性调查. 上海交通大学学报(医学版),2022,42(9):1239-1246.

吴丹萍等对孤独症谱系障碍(ASD)家长介导干预项目"让家长成为孩子沟通训练的老师(ImPACT)"进行中国文化背景下的改编和适应性调查。其改编过程按4个步骤进行:信息收集、初步改编设计、初步改编测试、进一步调整。信息收集部分邀请8位专家(6位儿科专家、2位心理治疗师)进行6次专家焦点小组讨论,并根据专家意见从语言、干预形式、方案结构、文化习俗等方面对 ImPACT 进行初步改编。然后招募16位 ASD 患儿家长,分成2批参加初步改编后的 ImPACT 团体治疗,并在初步改编测试阶段同步进行适应性调查。结果显示:所有家长均认为"上课进度节奏把握得当,能跟着老师节奏完成课堂内容学习",66.67%的家长认为"课程准备充分、讲解清晰、目标明确",33.34%的家长则认为学习过程"提供了丰富例子,帮助理解干预技巧"。关于每次学习后的技能练习作业,83.33%的家长认为"轻松完成,能帮助自己更好地学习干预技巧",且所有家长均认为"点评及时,点评的内容能帮助自己答疑解惑"。而针对家长反馈的难点,即第7次(塑造互动)、第6次(教授新的模仿和游戏技能)、第5次(教授新的沟通技能)干预,与专家小组讨论后,进行进一步调整,使得最终方案能更方便家长学习掌握。因此,经过改编和适应性调查,形成了更适合中国 ASD 儿童家庭的家长介导干预的 ImPACT 项目。

4. 吴静静,张姝妤,夏磊. 阶梯式融合性箱庭疗法对孤独症谱系障碍患儿临床症状、情绪认知及生存质量的影响. 中华行为医学与脑科学杂志,2022,31(9):804-810.

吴静静等探讨了阶梯式融合性箱庭疗法对孤独症谱系障碍(ASD)患儿临床症状、情绪认知及生存质量的影响。通过选取2019年1月至2021年1月在驻马店市中心医院和郑州大学第三附院收治的 ASD 患儿80例为研究对象,按照随机数字表法分为研究组(45例)和对照组(35例)。其中对照组患儿均进行结构化教育联合听觉系统训练法干预;研究组在对照组基础上进行阶梯式融合性箱庭疗法,两组均干预6个月。采用 SPSS 22.0 进行统计分析,采用 t 检验对比分析2组干预前、干预6个月后孤独症行为评定量表(ABC)、儿童孤独症评定量表(CARS)、社交反应量表(SRS)、情绪识别工具和儿童生存质量(PedsQL)评分差异。Pearson 相关性分析干预前 ABC、SRS、CARS 评分及情绪辨别能力与生命质量的关系。结果显示:与干预前比较,两组患儿干预6个月后感觉、社会交往、躯体运动、语言、生活自理、ABC 总分、社交知觉、社交认知、社交沟通、社交动机、孤独症行为、SRS 总分、CARS 评分均有降低(P 均<0.05);正立、倒置、上半面孔、下半面孔情绪辨别率、生理功能、情感功能、社交功能、学校功能及 PedsQL 总分均有升高(P 均<0.05)。研究组患儿干预6个月后感觉、社会交往、躯体运动、语言、生活自理及 ABC 总分均低于对照组,ABC 总分差值高于对照组(P<0.05);社交知觉、社交认知、社交沟通、社交动机、孤独症行为、SRS 总分均低于对照组,SRS 总分差值高于对照组(P<0.05)。CARS 评分低于对照组,CARS 评分差值高于对照组(P<0.05);而正立、倒置、上半面孔及下半面孔情绪辨别率、生理功能、情感功能、社交功能、学校功能、PedsQL 总分及差值均高于对照组(P<0.05)。相关性分析显示,ASD 患儿 ABC 总分、SRS 总分、CARS 评分与生理功能、情感功能、社交功能、学校功能及 PedsQL 总分均呈负相关(P 均<0.05);正立、倒置、上半面孔及下半面孔与生理功能、情感功能、社交功能、学校功能及 PedsQL 总分均正相关(P 均<0.05)。结论认为,阶梯式融合性箱庭疗法可有效减轻 ASD 患儿的临床症状,提高其社交反应能力,并改善患儿

的情绪认知功能及生存质量。

5. 金雪莲,姜英杰.孤独症儿童自我-他人来源记忆监测损伤:学习时间分配的作用.心理与行为研究,2022,20(6):768-774.

金雪莲等通过采用物品命名的来源记忆范式,结合眼动追踪技术,考察孤独症谱系障碍(ASD)儿童自我-他人来源记忆监测的特点及学习时间分配的作用。结果发现:① ASD 儿童自我来源记忆监测准确性显著高于他人来源记忆监测,但自我和他人来源记忆监测准确性均显著低于 TD 儿童;② ASD 儿童的自我-他人来源记忆学习时间显著少于 TD 儿童;③ 学习时间分配的动态过程中,ASD 儿童和 TD 儿童的自我来源记忆的学习时间均长于他人来源记忆的时间。研究表明,ASD 儿童自我-他人来源记忆监测准确性存在损伤,表现为高估,其认知机制可能是 ASD 儿童对自我和他人来源记忆材料的学习时间分配均少于 TD 儿童。

6. 卢绪英,方芳,李然,等.5 岁孤独症谱系障碍儿童唾液菌群宏基因组学分析.实用口腔医学杂志,2022,38(5):639-643.

卢绪英等分析 5 岁孤独症谱系障碍(ASD)患儿唾液菌群结构。纳入 30 例健康和 30 例 ASD5 岁儿童,共采集 60 份唾液样本,运用 SMRT 测序分析细菌群落结构,分析疾病状态对唾液细菌代谢的影响,建立疾病风险预测模型。结果:ASD 组群落丰富度减少,微生物菌群落更保守($P<0.05$),鉴别出 ASD 组高丰度细菌($P<0.05$),如嗜血杆菌和奈瑟菌,两组菌群在营养物质代谢方面存在差异($P<0.05$)。基于唾液链球菌、血链球菌和未命名的奈瑟菌 3 种细胞在种水平差异(LDA>4)建立的孤独症谱系障碍风险预测模型区分健康和疾病状态的准确率达 80.6% 以上。结论认为,特定的唾液微生物群有助于评估和筛选孤独症谱系障碍风险。

7. 艾女潐,张倩,杨亭,等.孤独症谱系障碍儿童严重挑食与核心症状的关联.中国儿童保健杂志,2022,30(4):355-360.

艾女潐等分析孤独症谱系障碍(ASD)儿童严重挑食与其核心症状之间的关联,为 ASD 儿童的早期识别和精准干预提供参考。纳入 2018 年 5 月至 2019 年 12 月在全国 13 城市的 13 家医院招募的 2~7 岁 1 349 名 ASD 儿童,1 170 名典型发育(TD)儿童。采用自制问卷调查挑食情况,采用孤独症行为量表(ABC)、社会反应量表(SRS)、儿童期孤独症评定量表(CARS)评估 ASD 儿童核心症状;采用线性回归分析严重挑食对 ASD 儿童体格生长和核心症状的影响。结果显示:ASD 儿童的严重挑食率为 56.5%(763/1 349),TD 儿童的严重挑食率为 29.7%(348/1 170)。调整混杂因素后,发现患有 ASD 和两组儿童的年龄是发生严重挑食的影响因素($P<0.05$)。严重挑食显著影响 ASD 儿童体质量、体质量指数(BMI)、ABC 量表总分及其余分项和 SRS 量表总分及其余分项($P<0.05$)。结论认为,ASD 儿童严重挑食发生率高,持续比例高,同时严重挑食显著影响体重和 BMI,并且与 ASD 核心症状存在关联。为此,临床工作中要关注 ASD 儿童挑食行为的评估,从而对患儿进行早期识别和精准干预。

8. 蒋佶颖,丁宁,邵欢,等.高危孤独症谱系障碍婴幼儿探索性行为的特征研究.中华实用儿科临床杂志,2022,37(3):173-177.

蒋佶颖等对比分析了高危孤独症谱系障碍(HR-ASD)婴幼儿与正常发育(TD)婴幼儿探索性行为的差异,并探讨了其与 ASD 症状严重程度的关系。该研究通过回顾性选取 2019 年 1 月至 2020 年 8 月在南京医科大学附属脑科医院儿童门诊就诊的 31 例 6~23 月龄 HR-ASD 婴幼儿为 HR-ASD 组及南京地区年龄、性别相匹配的 TD 婴幼儿 37 例为对照组(TD 组),采用《Gesell 发育量表》评价 2 组发育水平,并在自由游戏情境下测量探索性行为的深度及广度。使用孤独症诊断观察量表（ADOS）评估 HR－ASD 组的症状严重程度，采用独立样本 t 检验及 χ^2 检验分析 2 组间探索性行为的差异；采用 Pearson 相关分析探讨 HR－ASD 组探索性行为与症状严重程度之间的相关性；采用二元 Logistic 回归分析探索性行为在鉴别 2 组中的区分效能。结果显示：与 TD 组相比，HR－ASD 组的探索性行为的深度及广度显著降低，差异均有统计学意义（$t＝－8.95、－6.53，P$ 均＜0.01）；非典型探索性行为及回避退缩性行为显著增加，差异均有统计学意义（$\chi^2＝15.30、6.36，P$ 均＜0.05）。HR－ASD 组内的物体探索、环境探索、社会探索的频率和时长差异均有统计学意义（P 均＜0.01）。Pearson 相关分析显示，HR－ASD 组物体探索性行为的频率与 ADOS 游戏维度呈正相关（$r＝0.40，P＜0.05$）；物体探索性行为的持续时间、物体探索性行为的复杂性及探索性行为的深度与 CARS 分数呈负相关（$r＝－0.45、－0.47、－0.42，P$ 均＜0.05）；探索性行为的深度与 ADOS 刻板维度呈负相关（$r＝－0.40，P＜0.05$）。二元 Logistic 回归分析显示，探索性行为的深度具有区分效能（$P＜0.01$）。结论认为，HR－ASD 婴幼儿探索性行为的多种特征存在异常，特别是探索性行为的深度具有区分效能，可作为 ASD 早期筛查的候选行为学指标。

9. 马跃，郭春蕾，孙继飞，等. 基于"肠-脑轴"理论探索儿童孤独症伴胃肠道症状的生物学途径. 精神医学杂志，2022，35（3）：260－267.

马跃等基于"肠-脑轴"理论，运用基因芯片的数据挖掘及生物信息学分析初步挖掘孤独症伴胃肠道症状（ASD－GI）相关差异基因（DEGs），探讨其发病机制。通过从基因表达数据库下载芯片数据，筛选差异表达基因进行基因本体论（GO）及京都基因与基因组百科全书数据库（KEGG）分析，构建蛋白质-蛋白质相互作用关系网络（PPI）及运用 Cytoscape 软件得到核心基因，最后采用分子对接技术将常用治疗药物与核心基因进行对接。结果显示：筛选出共同差异基因 20 个，其通路富集结果主要包括 PI3K－Akt、Cytokine-cytokine receptor interaction 等信号通路；筛选得到 10 个关键核心基因，如 CXCL5、IL1B、PIK3CG 等。分子对接结果显示，血清和糖皮质激素调节激酶 1（SGK1）与利培酮结合力很强，人磷酸肌醇-3-激酶催化亚基 G 肽（PIK3CG）均与利培酮、阿立哌唑、布美他尼具有较好的结合力。结论认为，研究初步确定了 ASD－GI 发病的关键靶点和途径，在"肠-脑轴"理论指导下为 ASD－GI 的精准治疗提供依据。

10. 李莉莎，张倩，刘欢，等. 视黄酸受体 α 通过调控视皮质轴突蛋白 1 参与维生素 A 缺乏大鼠孤独症样行为的机制研究. 中国当代儿科杂志，2022，24（8）：928－935.

李莉莎等探讨视黄酸受体 α（RARα）信号变化通过调控视皮质轴突蛋白 1（NRXN1）参与维生素 A 缺乏（VAD）大鼠孤独症样行为的机制。通过构建孕期开始的维生素 A 正常（VAN）和 VAD 母鼠模型，并在生后早期对部分 VAD 母鼠和仔鼠给予维生素 A 补充（VAS）。各组仔鼠（$n＝20$）于 6 周龄进行行为学检测，利用三箱和旷场实验检测各组仔鼠社交行为和重复刻板行为；采用高效液相色谱法检测各组仔鼠血清视黄醇水平；采用电生理实验检测各组仔鼠视皮质的长时程增强（LTP）水平；采用实时荧光定量 PCR 法和 Western blot 法检测 RARα、NRXN1 和 N-甲基-D-天冬氨酸受体 1（NMDAR1）的表达水平；采用染色质免疫共沉淀技术检测 RARα 转录因子在 NRXN1 基因启动子区的富集量。结果显示：VAD 组仔鼠出现社会交往障碍、重复刻板等孤独症样行为表现，生后开始的 VAS 可改善仔鼠大部分行为缺陷。VAD 组仔鼠血清视黄醇水平明显低于 VAN 组和 VAS 组（$P＜0.05$）；VAD 组仔鼠视皮质 NMDAR1、RARα 和 NRXN1 的 mRNA 和蛋白表达水平及 LTP 水平均较 VAN 组和 VAS 组显著降低（$P<0.05$）；VAD 组仔鼠视皮质中 RARα 转录因子在 NRXN1 基因启动子区的富集量较 VAN 组和 VAS 组显著下降（$P<0.05$）。结论认为，RARα 通过调控 NRXN1 影响 VAD 大鼠视皮质突触可塑性，从而参与 VAD 大鼠孤独症样行为的形成。

11. 邢庆娜，孙永兵，赵鑫，等.弥散峰度成像评估低年龄段孤独症谱系障碍男童脑结构改变.中国医学影像技术，2022,38(2)：182-186.

邢庆娜等采用弥散峰度成像（DKI）评价低年龄段孤独症谱系障碍（ASD）男童脑结构改变，分析其临床意义。研究共纳入 25 例 ASD 男性患儿（ASD 组）及 21 名健康男童（对照组）。采集颅脑 DKI，比较组间不同脑区平均弥散率（MD）及平均弥散峰度（MK）的差异；采用 Pearson 相关性分析，评价 ASD 患儿 DKI 参数与儿童孤独症评定量表（CARS）、格赛尔（Gesell）发育量表评分的相关性。结果显示：ASD 组左侧丘脑（THA）及胼胝体膝（GCC）的 MD 均低于对照组（P 均<0.05），双侧内囊后肢（PLIC）的 MK 均低于对照组（P 均<0.05）。ASD 患儿颅脑各部位 MD、MK 与 CARS 评分均无显著相关性（r：$-0.211\sim0.389$，P 均>0.05）；Gesell 发育量表中，精细动作发育商与 GCC、右侧内囊前肢（ALIC）、右侧 THA 及右侧尾状核头（HCN）的 MD 均呈负相关（$r=-0.523$、-0.615、-0.435、-0.484，P 均<0.05），与 GCC 的 MK 呈正相关（$r=0.444$，$P<0.05$）；个人社交行为发育商与左侧 PLIC 的 MK 呈正相关（$r=0.536$，$P<0.05$）。结论认为，ASD 男童存在多脑区微结构改变，GCC 可能参与 ASD 病理生理过程。

12. 程卓，唐世龙，张云，等.三维动脉自旋标记灌注成像显示学龄前孤独症儿童部分脑区血流下降.磁共振成像，2022,13(1)：11-20.

程卓等探讨三维动脉自旋标记（3D-ASL）灌注成像在学龄前孤独症儿童脑部的应用可行性。研究选取 2、3、4、5 岁孤独症儿童各 40 名为研究组，选取 2、3、4、5 岁健康儿童各 40 名为对照组。所有儿童均行磁共振常规序列、3D-T1、3D-ASL 序列扫描，通过软件后处理获得脑部各区脑血流量（CBF）灌注值，比较分析相同年龄段孤独症儿童和健康儿童脑部各区血流灌注 CBF 值，找出各年龄段孤独症儿童脑部各区脑血流灌注 CBF 值特点。结果显示：2 岁组，孤独症儿童颞叶、海马、壳核等脑区 CBF 值低于健康儿童（$P<0.05$）；3 岁组，孤独症儿童额叶、颞叶、海马、壳核等脑区 CBF 值低于健康儿童（$P<0.05$）；4 岁组，孤独症儿童颞叶、额叶、丘脑、海马、壳核、尾状核等脑区 CBF 值低于健康儿童（$P<0.05$）；5 岁组，孤独症儿童颞叶、丘脑、海马、壳核、尾状核、黑质、红核等脑区 CBF 值低于健康儿童（$P<0.05$）。结论认为，3D-ASL 技术可以反映脑血流灌注情况，可以更加全面地反映孤独症儿童病理过程。

13. 尤海珍，周一舫，谢婧，等.维生素 D 与抽动障碍临床相关性分析.中国儿童保健杂志，2022,30(8)：904-907.

尤海珍等分析维生素 D（VD）与抽动障碍（TD）症状严重程度、临床分型的关系。对 2020 年 3 月至 11 月就诊于上海交通大学医学院附属上海儿童医学中心专科门诊的 225 例 TD 患儿（TD 组）和 228 例健康体检儿童（对照组）进行回顾性分析。根据耶鲁综合抽动严重程度量表（YGTSS），TD 组儿童分为轻度 TD 组（$\leqslant25$ 分）和中重度 TD 组（>25 分）；根据 DSM-5 临床分型标准，将 TD 儿童分为一过性抽动障碍（PTD）组、慢性抽动障碍（CTD）组和 Tourette 综合征（TS）组。分析维生素 D 缺乏与 TD 发生发展的相关性。结果显示：TD 组 VD 水平显著低于对照组（$P<0.001$），VD 不足或缺乏比例（89.8%）显著高于对照组（75.9%），差异有统计学意义（$\chi^2=15.35$，$P<0.001$）。中重度 TD 组 VD

水平低于轻度 TD 组和对照组（$F=23.85$，$P<0.001$）。TD 儿童 VD 水平与症状严重程度呈负相关（$r=-0.215$，$P=0.001$）。TD 的 3 组临床亚型与对照组 VD 水平差异有统计学意义（$F=16.93$，$P<0.001$），其中 CTD 组 VD 水平最低，其含量显著低于对照组，各亚型 TD 儿童血清 VD 含量不足或缺乏的比例高于对照组（$\chi^2=15.91$，$P<0.001$）。研究提示 TD 患儿存在 VD 水平的异常。众所周知，VD 除了维持机体钙磷代谢平衡外，也是一类神经活性甾体，可以作用于神经系统，调节基因表达、神经营养因子合成、抗氧化等，因此结论认为，VD 缺乏在 TD 患儿中比较普遍。血清 VD 水平在不同分型的 TD 患儿中存在差异，且与症状严重程度呈负相关，说明低水平 VD 在 TD 的发生发展中发挥着一定的作用，具体的机制可能倾向于神经免疫方向，需进一步深入研究。VD 水平的检测可作为 TD 患儿的辅助检查，同时还需要进一步扩大样本对学龄期儿童 VD 水平进行普查，可能对儿童的生长发育有一定的指导作用。TD 儿童 VD 缺乏程度与 TD 症状严重程度、临床亚型存在一定相关性。维生素 D 水平的检测可为 TD 的辅助治疗提供新的临床思路。

14. 郭延昭，惠欢，李芳菲，等.熄风止动汤治疗儿童肝亢风动型抽动障碍的临床效果.临床医学研究与实践，2022，7(20)：23‐31.

郭延昭等观察中药复方熄风止动汤治疗儿童肝亢风动型抽动障碍的临床有效性、安全性及复发情况。按照随机数字表原则将 120 例肝亢风动型抽动障碍患儿分为对照组和观察组，各 60 例。对照组采用硫必利进行治疗，观察组采用熄风止动汤进行治疗。比较两组的中医证候总积分、耶鲁综合抽动严重程度量表（YGTSS）评分、临床疗效及随访 3 个月复发情况；分析两组患儿的脑电图检查结果及安全性指标。结果显示：治疗后，两组的中医证候总积分均低于治疗前，且观察组低于对照组（$P<$

0.001）；治疗后，两组的运动抽动、发声抽动、缺损率评分及 YGTSS 总分均低于治疗前，且观察组低于对照组（$P<0.001$）。观察组的治疗总有效率为 93.33%，高于对照组的 75.00%（$P<0.01$）；随访 3 个月，观察组的复发率为 10.71%，低于对照组的 42.22%（$P<0.01$）。120 例抽动障碍患儿中有 9 例脑电图异常（7.50%），9 例脑电图异常患儿经治疗后异常放电区域、异常波形式及波幅均未见明显变化。观察组患儿未发生不良反应，对照组患儿有 2 例发生不良反应，两组的不良反应总发生率无显著差异（$P>0.05$）。结论认为，熄风止动汤治疗儿童肝亢风动型抽动障碍的效果显著，可明显改善临床体征和症状，复发率低，且安全性高。

15. 丁凯景，丁雨钦，刘艳，等.GRIN2A、GRIN2B 基因多态性与哌甲酯治疗注意缺陷多动障碍疗效的关系研究.浙江医学，2022，44(19)：2064‐2069.

丁凯景等探讨 GRIN2A 基因和 GRIN2B 基因单核苷酸多态性与哌甲酯治疗注意缺陷多动障碍（ADHD）疗效的关系。研究选择 2016 年 2 月至 2019 年 2 月杭州市第七人民医院儿童心理科门诊及住院的 6～15 岁 ADHD 患儿 80 例，治疗前抽取外周血 3 ml 用试剂盒提取 DNA 后 −80℃冷冻备用。其中 74 例患儿完成 8 周的哌甲酯治疗随访，并于治疗前及治疗 8 周后进行 SNAP‐Ⅳ、中国韦氏儿童智力测试（C‐WISC）、Conners 父母评症状量表（PSQ）、注意力竞量测验（T.O.V.A.）和神经心理测评。以 GRIN2A 基因 rs2229193 和 GRIN2B 基因 rs2284411 作为候选基因位点，采用 PCR 扩增并结果判读。结果显示：GRIN2A 基因 G/A＋A/A 基因型患儿的 SNAP‐Ⅳ 对立违抗分量表得分、PSQ 品行问题项目得分均较 G/G 基因型高（均 $P<0.01$）。GRIN2B 基因 T/C＋T/T 基因型患儿的 SNAP‐Ⅳ注意缺陷分量表得分较 C/C 基因型更高（$P<0.05$）。治疗有效和治疗无效患儿间

GRIN2A 基因 G/A＋A/A 基因型频率与 G/G 基因型频率、GRIN2B 基因 T/C＋T/T 基因型频率与 C/C 基因型频率比较差异均无统计学意义(均 P＞0.05);对立违抗改善与未改善患儿的 GRIN2A 基因 G/A＋A/A 基因型频率与 G/G 基因型频率比较差异有统计学意义($P<0.05$),而 GRIN2B 基因 T/C＋T/T 基因型频率和 C/C 基因型频率比较差异无统计学意义($P>0.05$)。结论认为,GRIN2A 基因中 A 等位基因携带组在接受哌甲酯治疗后,对立违抗行为显著减少,提示 GRIN2A 基因多态性可能与哌甲酯改善 ADHD 患儿对立违抗行为的疗效相关。

16. 周峰,蒋黎艳,高萍萍. Peabody 运动发育量表结合配套运动训练方案在运动发育迟缓儿童中早期干预效果. 中国儿童保健杂志,2022,30(6):603－606.

周峰等探讨 Peabody 运动发育量表(PDMS-2)结合配套运动训练方案在运动发育迟缓儿童中的早期干预效果,为运动发育迟缓儿童的早期干预提供科学依据。选取 2019 年 6 月至 2020 年 6 月湖州市妇幼保健院儿童保健科康复中心收治确诊为运动发育迟缓且符合标准的患儿 101 例,按不同训练方案分为干预组 51 例和对照组 50 例,两组均进行常规早期运动干预训练。根据 PDMS-2 评估结果,干预组患儿在常规早期干预训练下进行相应 Peabody 配套运动训练,而对照组仅进行常规早期干预训练。训练 1 个疗程后采用 PDMS-2 对两组患儿的运动能力进行再次评估,比较两组的运动评估结果。结果显示:干预前干预组粗大运动商(GMQ)、精细运动商(FMQ)、总体运动商(TMQ)与对照组之间差异无统计学意义($P>0.05$),干预后的评估显示干预组患儿较治疗前 GMQ、FMQ、TMQ 均显著提高,差异有统计学意义($t=4.00$、3.17、3.97,$P<0.01$),且干预组 GMQ、FMQ、TMQ 评分均显著大于对照组($t=2.13$、2.04、

2.44,$P<0.05$)。干预前,两组精细运动或粗大运动偏移率比较,差异无统计学意义($\chi^2=2.60$,$P>0.05$)。干预组干预前后比较差异有统计学意义($\chi^2=7.71$,$P<0.01$),对照组干预前后差异无统计学意义($\chi^2=3.73$,$P>0.05$)。结论认为,在运动发育迟缓儿童早期干预训练中使用 PDMS-2 及其配套运动训练方案,能够有效改善运动功能的发育。

17. 王以文,朱登纳,马娜,等. 改良阿特金斯饮食治疗全面性发育迟缓患儿的疗效和安全性:临床多中心研究. 中华实用儿科临床杂志,2022,37(12):929－933.

王以文等评估改良阿特金斯饮食(MAD)治疗全面性发育迟缓(GDD)的疗效和安全性。采用前瞻性多中心临床对照研究,选择 2017 年 7 月至 10 月就诊于河南省 8 家医院儿童康复科的 GDD 患儿,将 154 例符合纳入标准的 GDD 患儿按简单随机化法分为常规治疗组(66 例)和 MAD 治疗组(88 例)。MAD 治疗组 62 例和常规治疗组 59 例患儿完成了 15 个月的研究。常规治疗组予以综合康复训练,MAD 治疗组在康复训练的基础上给予 MAD 治疗,采用两因素重复测量方差分析比较不同时间点数据的差异。结果显示:3 个月后,2 组在中国幼儿情绪及社会性发展量表(CITSEA)/Achenbach 患儿行为量表(CBCL)问题和能力领域的得分比较,差异均有统计学意义(P 均<0.05),MAD 治疗组有明显改善;6 个月后,MAD 治疗组在 Gesell 发育量表的语言和社交行为较常规治疗组得分均有显著提高(P 均<0.05);9 个月后,MAD 治疗组患儿在 Gesell 发育量表适应能区和婴儿-初中学生社会生活能力量表(S-M 量表)的得分优于常规治疗组,差异均有统计学意义(P 均<0.05);15 个月后,MAD 治疗组患儿精细运动优于常规治疗组($P<0.05$)。治疗早期,MAD 治疗组 28 例患儿有轻微不良反应,经对症治疗后好转,无其他严重不良反应。结论认为,MAD 治疗可以改善 GDD 患儿神经

发育、情绪和社会适应性行为,无严重不良反应。

18. 卢甜甜,李素杰,刘巧娥,等. 个性化水中游戏指导对全面性发育迟缓患儿的效果. 国际精神病学杂志,2022,49(2):353-356.

卢甜甜等研究个性化水中游戏指导对全面性发育迟缓(GDD)患儿运动功能发育和智力发育的影响。将医院113例GDD患儿随机分为对照组56例和研究组57例。对照组实施早期作业治疗,研究组增加个性化水中游戏指导。对比两组患者的运动功能、智力发育水平和本体感觉的不同。结果显示:干预后观察组患者儿童感觉统合评定量表(CSIRS)各项评分高于对照组,社会交往、语言能力、适应性评分、粗大运动发育商(GMQ)、总体运动发育商(TMQ)评分高于对照组($P<0.05$),精细运动发育商(FMQ)评分、粗大运动和精细运动评分高于对照组,但比较无意义($P>0.05$)。结论认为,个性化水中游戏指导可以提高GDD患儿的运动能力和智力发育水平,促进患儿康复。

19. Wang P, Zhou Y, Zhao Y, et al. Prenatal fine particulate matter exposure associated with placental small extracellular vesicle derived microRNA and child neurodevelopmental delays. Sci Total Environ, 2022, 841: 156747.

The study aimed to evaluate the effects of PM2.5 and components exposure on child neurodevelopmental delays and the role of placental small extracellular vesicles (sEVs)-derived miRNAs in the associations. Methods: We included 267 mother-child pairs in this analysis. Prenatal PM2.5 and components (i.e. elements, water-soluble ions, and PAHs) exposure during three trimesters were monitored through personal PM2.5 sampling. Child neurodevelopment at 2, 6, and 12 months old were evaluated by Ages and Stages Questionnaire (ASQ). We isolated sEVs from placental tissue to analyze the change of sEVs-derived miRNAs in response to PM2.5. Associations between the PM2.5-associated miRNAs and child neurodevelopment were evaluated using multivariate linear regression models. Results: The PM2.5 exposure levels in the three trimesters range from 2.51 to 185.21 $\mu g/m^3$. Prenatal PM2.5 and the components of Pb, Al, V and Ti exposure in the second and third trimester were related to decreased ASQ scores communication, problem-solving and personal-social domains in children aged 2 or 6 months. RNA sequencing identified fifteen differentially expressed miRNAs. The miR-101-3p and miR-520d-5p were negatively associated with PM2.5 and Pb component. miR-320a-3p expression was positively associated with PM2.5 and V component. Meanwhile, the miR-320a-3p was associated with decreased ASQ scores, as reflected by ASQ-T (β: -2.154, 95% CI -4.313 to -0.516) and problem-solving domain (β: -0.605, 95% CI -1.111 to -0.099) in children aged 6 months. Conclusion: Prenatal exposure to PM2.5 and its Pb, Al, V & Ti component were associated with infant neurodevelopmental delays. The placenta sEVs derived miRNAs, especially miR-320a-3p, might contribute to an increased risk of neurodevelopmental delays.

20. Sun Y, Peng J, Liang D, et al. Genome sequencing demonstrates high diagnostic yield in children with undiagnosed global developmental delay/intellectual disability: a prospective study. Hum Mutat, 2022, 43(5): 568-581.

Genome sequencing (GS) has been used in the

diagnosis of global developmental delay (GDD)/ intellectual disability (ID). However, the performance of GS in patients with inconclusive results from chromosomal microarray analysis (CMA) and exome sequencing (ES) is unknown. We recruited 100 pediatric GDD/ID patients from multiple sites in China from February 2018 to August 2020 for GS. Patients have received at least one genomic diagnostic test before enrollment. Reanalysis of their CMA/ES data was performed. The yield of GS was calculated and explanations for missed diagnoses by CMA/ES were investigated. Clinical utility was assessed by interviewing the parents by phone. The overall diagnostic yield of GS was 21%. Seven cases could have been solved with reanalysis of ES data. Thirteen families were missed by previous CMA/ES due to improper methodology. Two remained unsolved after ES reanalysis due to complex variants missed by ES, and a CNV in untranslated regions. Follow-up of the diagnosed families revealed that nine families experienced changes in clinical management, including identification of targeted treatments, cessation of unnecessary treatment, and considerations for family planning. GS demonstrated high diagnostic yield and clinical utility in this undiagnosed GDD/ID cohort, detecting a wide range of variant types of different sizes in a single workflow.

21. Xu L, Zheng X, Yao S, et al. The mirror neuron system compensates for amygdala dysfunction-associated social deficits in individuals with higher autistic traits. NeuroImage, 2022,251: 119010.

The amygdala is a core node in the social brain which exhibits structural and functional abnormalities in Autism spectrum disorder and there is evidence that the mirror neuron system (MNS) can functionally compensate for impaired emotion processing following amygdala lesions. In the current study, we employed an fMRI paradigm in 241 subjects investigating MNS and amygdala responses to observation, imagination and imitation of dynamic facial expressions and whether these differed in individuals with higher ($n = 77$) as opposed to lower ($n = 79$) autistic traits. Results indicated that individuals with higher compared to lower autistic traits showed worse recognition memory for fearful faces, smaller real-life social networks, and decreased left basolateral amygdala (BLA) responses to imitation. Additionally, functional connectivity between the left BLA and the left inferior frontal gyrus (IFG) as well as some other MNS regions was increased in individuals with higher autistic traits, especially during imitation of fearful expressions. The left BLA-IFG connectivity significantly moderated the autistic group differences on recognition memory for fearful faces, indicating that increased amygdala-MNS connectivity could diminish the social behavioral differences between higher and lower autistic trait groups. Overall, findings demonstrate decreased imitation-related amygdala activity in individuals with higher autistic traits in the context of increased amygdala-MNS connectivity which may functionally compensate for amygdala dysfunction and social deficits. Training targeting the MNS may capitalize on this compensatory mechanism for therapeutic benefits in Autism spectrum disorder.

22. Li J, Chen Z, Zhong Y, et al. Appearance-Based Gaze Estimation for ASD Diagnosis. IEEE Transactions on Cybernetics, 2022,52(7): 6504 - 6517.

Biomarkers, such as magnetic resonance imaging (MRI) and electroencephalogram have been used to help diagnose autism spectrum disorder (ASD). However, the diagnosis needs the assist of specialized medical equipment in the hospital or laboratory. To diagnose ASD in a more effective and convenient way, in this article, we propose an appearance-based gaze estimation algorithm-AttentionGazeNet, to accurately estimate the subject's 3-D gaze from a raw video. The experimental results show its competitive performance on the MPIIGaze dataset and the improvement of 14.7% for static head pose and 46.7% for moving head pose on the EYEDIAP dataset compared with the state-of-the-art gaze estimation algorithms. After projecting the obtained gaze vector onto the screen coordinate, we apply accumulated histogram to taking into account both spatial and temporal information of estimated gaze-point and head-pose sequences. Finally, classification is conducted on our self-collected autistic children video dataset (ACVD), which contains 405 videos from 135 different ASD children, 135 typically developing (TD) children in a primary school, and 135 TD children in a kindergarten. The classification results on ACVD shows the effectiveness and efficiency of our proposed method, with the accuracy 94.8%, the sensitivity 91.1% and the specificity 96.7% for ASD.

23. Zhao Q, Guo Q, Shi Z, et al. Promoting gaze toward the eyes of emotional faces in individuals with high autistic traits using group cognitive behavioral therapy: An eye-tracking study. Journal of Affective Disorders, 2022, 306: 115 - 123.

Our study aimed to test the efficacy of group cognitive behavioral therapy (G-CBT) in promoting gaze toward the eye area of facial expressions, specifically orienting to emotional faces, in individuals with high autistic traits (high AT). Methods: Twenty-six high AT individuals and 30 low AT individuals participated. High AT individuals were assigned to eight sessions of G-CBT intervention. Eye-tracking measurements were acquired before and after treatment. Results: We observed the following: (a) the eye avoidance in high AT individuals was prominent for all facial expressions in relative to low AT individuals; (b) G-CBT primarily improved gaze toward the eyes of happy and fearful faces but not for neutral face expressions in high AT individuals; (c) after 8 sessions of G-CBT, the fixation time on the eyes of emotional faces improved significantly. For happy faces, the fixation time on the eyes of faces was markedly increased in epochs between 500 ms and 1 000 ms after the face onset; for fearful faces, the improvement in participants existed between about 1 000 ms and 1 500 ms after the face appeared. Limitation: Our results may not be generalized to other patients with ASD. Conclusions: Our findings demonstrate that G-CBT significantly promotes gaze toward the eyes of emotional faces in high AT individuals. These results are encouraging, and suggest that the emotional face processing in autism spectrum disorder（ASD）might stand to benefit from similar psychotherapeutic treatment.

24. Li Y, Sun C, Guo Y, et al. DIP2C polymorphisms are implicated in susceptibility and clinical phenotypes of autism spectrum disorder. Psychiatry Res, 2022,316: 114792.

Disco-interacting protein 2C（DIP2C）has recently been reported as a new susceptibility gene for autism spectrum disorder（ASD）in a genome-wide association study. Methods: We evaluated associations between single nucleotide polymorphisms（SNPs）of DIP2C and ASD susceptibility in a case-control study（715 ASD cases and 728 controls）from Chinese Han. Results: We identified a significant association between SNPs（rs3740304, rs2288681, rs7088729, rs4242757, rs10795060, and rs10904083）and ASD susceptibility. Of note, rs3740304, rs2288681, and rs7088729 are positively associated with ASD under inheritance models; moreover, haplotypes with any two marker SNPs（rs3740304 [G], rs2288681 [C], rs7088729 [T], rs4242757 [C], rs10795060 [G], and rs10904083 [A]）are also significantly associated with ASD. Additionally, rs10795060 and rs10904083 are associated with "visual reaction" phenotypes of ASD. Conclusions: DIP2C polymorphisms sort out the susceptibility and clinical phenotypes of autism spectrum disorder.

25. Deng X, Zhang J, Liu R, et al. Classifying ASD based on time-series fMRI using spatial-temporal transformer. Computers in Biology and Medicine, 2022,151: 106320.

As the prevalence of autism spectrum disorder（ASD）increases globally, more and more patients need to receive timely diagnosis and treatment to alleviate their suffering. However, the current diagnosis method of ASD still adopts the subjective symptom-based criteria through clinical observation, which is time-consuming and costly. In recent years, functional magnetic resonance imaging（fMRI）neuroimaging techniques have emerged to facilitate the identification of potential biomarkers for diagnosing ASD. In this study, we developed a deep learning framework named spatial-temporal Transformer（ST-Transformer）to distinguish ASD subjects from typical controls based on fMRI data. Specifically, a linear spatial-temporal multi-headed attention unit is proposed to obtain the spatial and temporal representation of fMRI data. Moreover, a Gaussian GAN-based data balancing method is introduced to solve the data unbalance problem in real-world ASD datasets for subtype ASD diagnosis. Our proposed ST-Transformer is evaluated on a large cohort of subjects from two independent datasets（ABIDE I and ABIDE II）and achieves robust accuracies of 71.0% and 70.6%, respectively. Compared with state-of-the-art methods, our results demonstrate competitive performance in ASD diagnosis.

26. Le J, Zhang L, Zhao W, et al. Infrequent Intranasal Oxytocin Followed by Positive Social Interaction Improves Symptoms in Autistic Children: A Pilot Randomized Clinical Trial. Psychotherapy and Psychosomatics, 2022,91(5): 335 – 347.

We aimed to establish whether a 6-week intranasal oxytocin compared with placebo treatment, followed by a period of positive social interaction, would produce reliable symptom improvements in children with ASD. Methods: A pilot double-blind, randomized, crossover design trial was completed including 41 children with ASD aged 3 – 8 years. Primary outcomes were the Autism Diagnostic Observation Schedule-2 (ADOS-2) and social responsivity scale-2 (SRS-2). Secondary measures included cognitive, autism- and caregiver-related questionnaires, and social attention assessed using eye-tracking. Results: Significant improvements were found for oxytocin relative to placebo in primary outcome measures (total ADOS-2 and SRS – 2 scores, ps< 0.001) and in behavioral adaptability and repetitive behavior secondary measures. Altered SRS-2 scores were associated with increased saliva oxytocin concentrations. Additionally, oxytocin significantly increased time spent viewing dynamic social compared to geometric stimuli and the eyes of angry, happy, and neutral expression faces. There were no adverse side effects of oxytocin treatment. Conclusions: Overall, results demonstrate that a 6-week intranasal oxytocin treatment administered every other day and followed by positive social interactions can improve clinical, eye tracking, and questionnaire-based assessments of symptoms in young autistic children.

27. Li J, Sun X, You Y, et al. Auts2 deletion involves in DG hypoplasia and social recognition deficit: The developmental and neural circuit mechanisms. Sci Adv, 2022,8(9): eabk1238.

The involvement of genetic risk and the underlying developmental and neural circuit mechanisms in autism-related social deficit are largely unclear. Here, we report that deletion of AUTS2, a high-susceptibility gene of ASDs, caused postnatal dentate gyrus (DG) hypoplasia,

which was closely relevant to social recognition deficit. Furthermore, a previously unknown mechanism for neural cell migration in postnatal DG development was identified, in which Auts2-related signaling played a vital role as the transcription repressor. Moreover, the supramammillary nucleus (SuM)-DG-CA3 neural circuit was found to be involved in social recognition and affected in Auts2-deleted mice due to DG hypoplasia. Correction of DG-CA3 synaptic transmission by using a pharmacological approach or chemo/optogenetic activation of the SuM-DG circuit restored the social recognition deficit in Auts2-deleted mice. Our findings demonstrated the vital role of Auts2 in postnatal DG development, and this role was critical for SuM-DG-CA3 neural circuit-mediated social recognition behavior.

28. Qin Y, Du Y, Chen L, et al. A recurrent SHANK1 mutation implicated in autism spectrum disorder causes autistic-like core behaviors in mice via downregulation of mGluR1-IP3R1-calcium signaling. Mol Psychiatry, 2022, 27 (7): 2985 – 2998.

The genetic etiology and underlying mechanism of autism spectrum disorder (ASD) remain elusive. SHANK family genes (SHANK1/ 2/3) are well known ASD-related genes. However, little is known about how SHANK missense mutations contribute to ASD. Here, we aimed to clarify the molecular mechanism of and the multilevel neuropathological features induced by Shank1 mutations in knock-in (KI) mice. In this study, by sequencing the SHANK1 gene in a cohort of 615 ASD patients and 503 controls, we identified an ASD-specific recurrent missense mutation，c. 2621 G ＞ A （p. R874H）. This mutation demonstrated strong pathogenic potential in in vitro experiments，and we generated the corresponding Shank1 R882H-KI mice. Shank1 R882H-KI mice displayed core symptoms of ASD，namely，social disability and repetitive behaviors，without confounding comorbidities of abnormal motor function and heightened anxiety. Brain structural changes in the frontal cortex，hippocampus and cerebellar cortex were observed in Shank1 R882H-KI mice via structural magnetic resonance imaging. These key brain regions also showed severe and consistent downregulation of mGluR1-IP3R1-calcium signaling，which subsequently affected the release of intracellular calcium. Corresponding cellular structural and functional changes were present in Shank1 R882H-KI mice，including decreased spine size，reduced spine density，abnormal morphology of postsynaptic densities，and impaired hippocampal long-term potentiation and basal excitatory transmission. These findings demonstrate the causative role of SHANK1 in ASD and elucidate the underlying biological mechanism of core symptoms of ASD. We also provide a reliable model of ASD with core symptoms for future studies，such as biomarker identification and therapeutic intervention studies.

29. Wan Y, Zuo T, Xu Z, et al. Underdevelopment of the gut microbiota and bacteria species as non-invasive markers of prediction in children with autism spectrum disorder. Gut, 2022,71(5)：910－918.

This study aimed to characterise compositional and functional alterations in gut microbiome in association with age in children with ASD and to identify novel faecal bacterial markers for predicting ASD. Design：We performed deep metagenomic sequencing in faecal samples of 146 Chinese children (72 ASD and 74 TD children). We compared gut microbial composition and functions between children with ASD and TD children. Candidate bacteria markers were identified and validated by metagenomic analysis. Gut microbiota development in relation to chronological age was assessed using random forest model. Results：ASD and chronological age had the most significant and largest impacts on children's faecal microbiome while diet showed no correlation. Children with ASD had significant alterations in faecal microbiome composition compared with TD children characterised by increased bacterial richness （$P = 0.021$）and altered microbiome composition（$P < 0.05$）. Five bacterial species were identified to distinguish gut microbes in ASD and TD children，with areas under the receiver operating curve （AUC）of 82.6％ and 76.2％ in the discovery cohort and validation cohort，respectively. Multiple neurotransmitter biosynthesis related pathways in the gut microbiome were depleted in children with ASD compared with TD children （$P < 0.05$）. Developing dynamics of growth-associated gut bacteria （age-discriminatory species） seen in TD children were lost in children with ASD across the early-life age spectrum. Conclusions：Gut microbiome in Chinese children with ASD was altered in composition，ecological network and functionality compared with TD children. We identified novel bacterial markers for prediction of ASD and demonstrated persistent underdevelopment of the gut microbiota in children with ASD which lagged behind their respective age-matched peers.

30. Zhang W, Huang J, Gao F, et al. Lactobacillus reuteri normalizes altered fear memory in male Cntnap4 knockout mice. EBioMedicine, 2022,86：104323.

Autism spectrum disorder（ASD）is a common neurodevelopmental disease, characterized by deficits in social communication, restricted and repetitive behaviours, and impaired fear memory processing. Severe gastrointestinal dysfunction and altered gut microbiome have been reported in ASD patients and animal models. Contactin associated protein-like 4（CNTNAP4）has been suggested to be a novel risk gene, though its role in ASD remains unelucidated. Methods：Cntnap4 mice were generated to explore its role in ASD-related behavioural abnormalities. Electrophysiological recording was employed to examine GABAergic transmission in the basolateral amygdala（BLA）and prefrontal cortex. RNA-sequencing was performed to assess underlying mechanisms. 16S rDNA analysis was performed to explore changes in faecal microbial composition. Male Cntnap4 mice were fed with Lactobacillus reuteri（L. reuteri）or faecal microbiota to evaluate the effects of microbiota supplementation on the impaired fear conditioning mediated by Cntnap4 deficiency. Findings：Male Cntnap4 mice manifested deficiency in social behaviours and tone-cue fear conditioning. Notably, reduced GABAergic transmission and GABA receptor expression were found in the BLA but not the prefrontal cortex. In addition, gut Lactobacillus were less abundant in male Cntnap4 mice, and L. reuteri treatment or faecal microbiota transplantation rescued abnormal

tone-cued fear memory and improved local GABAergic transmission in the BLA of male Cntnap4 mice.

31. Lou M, Cao A, Jin C, et al. Deviated and early unsustainable stunted development of gut microbiota in children with autism spectrum disorder. Gut, 2022, 71(8)：1588－1599.

This study aimed to reveal developmental characteristics of gut microbiota in a large cohort of subjects with ASD combined with interindividual factors impacting gut microbiota. Design：A large cohort of 773 subjects with ASD（aged 16 months to 19 years）, 429 neurotypical（NT）development subjects（aged 11 months to 15 years）were emolyed to determine the dynamics change of gut microbiota across different ages using 16S rRNA sequencing. Result：In subjects with ASD, we observed a distinct but progressive deviation in the development of gut microbiota characterised by persistently decreased alpha diversity, early unsustainable immature microbiota, altered aboudance of 20 operational taxonomic units（OTUs）, decreased taxon detection rate and 325 deregulated microbial metabolic functions with age-dependent patterns. We further revealed microbial relationships that have changed extensively in ASD before 3 years of age, which were associated with the severity of behaviour, sleep and GI symptoms in the ASD group. This analysis demonstrated that a signature of the combination of 2 OTUs, Veillonella and Enterobacteriaceae, and 17 microbial metabolic functions efficiently discriminated ASD from NT subjects in both the discovery［area under the curve（AUC）＝0.86］, and validation 1（AUC＝

0.78），2（AUC＝0.82）and 3（AUC＝0.67）sets. Conclusion：Our large cohort combined with clinical symptom analysis highlights the key regulator of gut microbiota in the pathogenesis of ASD and emphasises the importance of monitoring and targeting the gut microbiome in future clinical applications of ASD.

32. Xu Y, Lin S, Tao J, et al. Correlation research of susceptibility single nucleotide polymorphisms and the severity of clinical symptoms in attention deficit hyperactivity disorder. Front Psychiatry, 2022,13：1003542.

To analyze the correlation between susceptibility single nucleotide polymorphisms（SNPs）and the severity of clinical symptoms in children with attention deficit hyperactivity disorder（ADHD），so as to supplement the clinical significance of gene polymorphism and increase our understanding of the association between genetic mutations and ADHD phenotypes. 193 children with ADHD were included in our study from February 2017 to February 2020 in the Children's ADHD Clinic of the author's medical institution. 23 ADHD susceptibility SNPs were selected based on the literature, and multiple polymerase chain reaction（PCR）targeted capture sequencing technology was used for gene analysis. A series of ADHD-related questionnaires were used to reflect the severity of the disease, and the correlation between the SNPs of specific sites and the severity of clinical symptoms was evaluated. R software was used to search for independent risk factors by multivariate logistic regression and the "corplot" package was used for correlation analysis. Among the 23 SNP loci of ADHD children, no mutation was detected

in 6 loci, and 2 loci did not conform to Hardy-Weinberg equilibrium. Of the remaining 15 loci, there were 9 SNPs, rs2652511（SLC6A3 locus），rs1410739（OBI1-AS1 locus），rs3768046（TIE1 locus），rs223508（MANBA locus），rs2906457（ST3GAL3 locus），rs4916723（LINC00461 locus），rs9677504（SPAG16 locus），rs1427829（intron）and rs11210892（intron），correlated with the severity of clinical symptoms of ADHD. Specifically, rs1410739（OBI1-AS1 locus）was found to simultaneously affect conduct problems, control ability and abstract thinking ability of children with ADHD. There were 9 SNPs significantly correlated with the severity of clinical symptomsin children with ADHD, and the rs1410739（OBI1-AS1 locus）may provide a new direction for ADHD research. Our study builds on previoussusceptibility research and further investigates the impact of asingle SNP on the severity of clinical symptoms of ADHD. This can help improve the diagnosis, prognosis and treatment of ADHD.

33. Tao Y, Xu P, Zhu W, et al. Changes of Cytokines in Children With Tic Disorder. Front Neurol,2022,12：800189.

Tic disorder（TD）is a common childhood-onset disease associated with abnormal development of brain networks involved in the motor and sensory processing. The underlying pathophysiological mechanisms in TD are still unclear. An involvement of immune mechanisms in its pathophysiology has been proposed. This study investigates the association between the changes of cytokines and the etiology and development of TD. Different expressions of cytokines in a larger number of samples in our study may provide new insights to the field. The levels of cytokines（IL-2，IL-4，IL-6，IL-10，TNF-α，and IFN-γ）were evaluated in 1,724 patients who were clinically diagnosed with TD from 1 to 17.5 years old and 550 were from 6 months to 14.5 years old in the control group. We assessed the levels of cytokines according to the patient's medication status and the severity of the disease. Of the cytokines we investigated，the serum IL-6 concentration of children with TD was significantly higher than that of the control group，while the levels of other cytokines were lower in TD patients. In the patient group whose YTGSS score ranged from 1 to 9，the IL-4，IL-10，and IFN-γ levels increased in medication group compared to unmedication group. Our data suggested that the cytokines（IL-2，IL-4，IL-6，IL-10，TNF-α，and IFN-γ）may play an important role in the etiology and the severity in TD. Whether drug intervention in the early stage of tic disorder has a better effect on children needs further research.

（李雪梅）

二、神经系统疾病康复

1. 宋福祥，孔祥颖，郭津，等. 痉挛型脑瘫患儿用腹肌训练器的研制与应用研究. 中国儿童保健杂志，2022，30（3）：339－342.

宋福祥等研制痉挛型脑瘫患儿用腹肌训练器并观察其在临床中的应用效果，将其应用于临床并进行推广。研制脑瘫患儿用腹肌训练器，包括坐垫板、底架和背部训练板3个部分。2018年1月至2019年12月，选取由佳木斯大学附属第三医院确诊的痉挛型双瘫脑瘫患儿40例，年龄3～6岁，随机分为观察组和对照组，各20例。两组均接受常规康复训练，每周5天、每天1次，观察组利用腹肌训练器进行腹肌训练，观察组和对照组治疗周期均为

3个月。分别于治疗前、治疗后采用徒手肌力检查对患儿进行评估。结果显示：与治疗前相比，两组患儿治疗3个月后，徒手肌力检查结果均有一定提高，差异有统计学意义（$t = 2.517$、7.768、2.179、8.718，$P < 0.05$）；治疗后徒手肌力检查得分显示观察组得分显著高于对照组（$t = 3.454$、2.886，$P < 0.01$）。结论认为，痉挛型脑瘫患儿用腹肌训练器具备操作简单、自主性强、安全有效，能够改善痉挛型双瘫患儿的腹肌力量，提升脑瘫患儿的康复效果。

2. 娄普，李文霞，耿香菊，等. 上肢多关节机器人训练对痉挛型偏瘫脑瘫患儿上肢运动功能及日常生活活动能力的影响. 中华物理医学与康复杂志，2022，44（8）：712－714.

娄普等探讨了上肢多关节机器人训练对痉挛型偏瘫脑瘫患儿上肢运动功能及日常生活活动能力的影响。采用随机数字表法将52例痉挛型偏瘫脑瘫患儿分为观察组及对照组，各26例。2组患儿均给予常规康复干预，包括等速肌力训练、作业治疗、蜡疗、低频脉冲电、推拿按摩等，观察组在此基础上辅以上肢多关节机器人训练，对照组则在相同时间段辅以作业治疗。于治疗前、治疗3个月后分别采用Fugl－Meyer运动功能量表上肢部分（FMA－UE）评定患儿上肢运动功能情况，采用组块测试（BBT）评定患儿手部运动功能，采用改良Barthel指数量表（MBI）评定患儿日常生活活动能力情况。结果显示，治疗前2组患儿FMA－UE、MBI评分及BBT组间差异均无统计学意义（$P > 0.05$），治疗后2组患儿上述指标均较治疗前明显改善（$P < 0.05$），并且治疗后观察组患儿FMA－UE评分、MBI评分分别为（57.32 ± 19.35）分、（90.98 ± 26.91）分，明显优于同期对照组水平（$P < 0.05$）。结论认为，在常规康复干预基础上辅以上肢多关节机器人训练，能进一步改善痉挛型偏瘫脑瘫患儿上肢运动功能及日常生活活动能力联合疗法值得临

床推广应用。

3. 范桃林,朱乐英,戴金娥,等. 以家庭为中心的任务导向性训练计划对痉挛型脑瘫患儿功能独立性和生活质量的影响. 中华物理医学与康复杂志,2022,44(2):138－142.

范桃林等观察以家庭为中心的任务导向性训练计划对痉挛型脑瘫(SCP)患儿功能独立性和生活质量的影响。选取了SCP患儿62例并采用抽签法随机分为对照组和TOT组,各31例。对照组患儿按出院指导手册给予家庭康复训练,TOT组则采用家庭为中心的TOT计划进行干预,TOT计划包括训练计划制订和训练质量控制。2组患儿均按要求每日训练1次,每次训练1 h,每周训练5天,连续训练6个月。于治疗前、治疗3个月后和治疗6个月后采用儿科残疾评定量表(PEDI)、儿童功能独立性评定量表(WeeFIM)和儿童生活质量量表(PedsQL)分别评估2组患儿的移动能力、功能独立性和生活质量,并进行统计学分析。结果显示:治疗6个月后,2组患儿的移动能力、WeeFIM和PedsQL评分与组内治疗前比较,差异均有统计学意义($P<0.05$),且TOT组治疗6个月后的移动能力、WeeFIM和PedsQL评分分别为(76.13 ± 6.68)分、(84.32 ± 6.6)分和(72.55 ± 5.90)分,均显著优于对照组治疗6个月后($P<0.05$)。结论认为,采用以家庭为中心的TOT计划进行训练可显著改善痉挛型脑瘫患儿的功能独立性和生活质量。

4. 马丙祥,王芳芳,李瑞星,等. 抑强扶弱推拿法对痉挛型脑性瘫痪儿童上肢功能影响的临床研究. 中国康复医学杂志,2022,37(1):50－55.

马丙祥等探讨了抑强扶弱推拿法对痉挛型脑性瘫痪儿童上肢功能的影响。选取了90例痉挛型脑性瘫痪儿童随机分为治疗组和对照组,每组45例。治疗组采用抑强扶弱推拿法,对照组采用常规推拿法。

两组均给予基础综合康复训练(运动疗法、作业疗法、物理因子疗法等)。在治疗前及治疗8周后,运用徒手肌力评定量表(MMT)、改良Ashworth量表(MAS)、Peabody运动发育量表第2版(PDMS－2)和表面肌电信号均方根平均值(RMS Mean)评估患儿上肢功能,并进行组间比较。结果显示:治疗组总有效率88.6%,对照组总有效率为79.1%,治疗组高于对照组($P<0.05$);两组治疗后上肢徒手肌力评分、肌张力评分、精细运动发育商均有所改善($P<0.05$),治疗组改善程度优于对照组($P<0.05$)。结论认为,两组治疗方法均能改善痉挛型脑瘫儿童的上肢肌力、肌张力及精细运动能力;抑强扶弱推拿法疗效优于常规推拿法,可在临床推广应用。

5. 祝莉洁,负国俊,张伟云,等. 超声成像技术在痉挛型脑性瘫痪患儿腓肠肌定量评定中的应用. 中国康复理论与实践,2022,28(9):1079－1083.

祝莉洁等探讨临床应用超声弹性成像定量评估痉挛型脑瘫患儿腓肠肌的形态结构及生物力学特性的可行性。在2020年12月至2021年12月间,选取深圳市儿童医院康复医学科治疗的痉挛型脑瘫(偏瘫或双瘫)患儿36例为试验组,同期招募年龄、性别匹配的健康儿童30例为对照组。二维灰阶高频超声及剪切弹性成像检查试验组偏瘫侧或肌张力较高一侧、对照组随机一侧的腓肠肌内侧头,记录肌肉厚度(MT)、肌纤维长度(FL)、羽状角(PA)和剪切波速度(SWV)。采用改良Ashworth量表(MAS)和粗大运动功能测试(GMFM)评估试验组腓肠肌肌张力和粗大运动功能。结果显示:试验组腓肠肌内侧头MT、FL显著小于对照组($|t|>3.937,P<0.001$),PA、SWV显著大于对照组($|t|>6.105,P<0.001$)。试验组MT、FL与GMFM评分呈正相关($r>0.391,P<0.05$),SWV与MAS评分呈正相关($r=0.734,P<0.001$)。结论认为,超声成像可用于量化评估痉挛型脑瘫患儿腓肠肌的形态和硬度。

6. 高淑芝,贾玉凤,李阳,等. 目标-活动-丰富运动疗法对脑性瘫痪高危儿早期干预效果及家长心理健康的影响. 中国康复医学杂志,2022,37(6):784－788.

高淑芝等选择 2019 年 5 月至 2020 年 12 月在唐山市妇幼保健院儿童康复科门诊接受康复治疗 48 例脑瘫高危儿为研究对象,纠正年龄为 3～5 个月,采用随机数字表法将受试者随机分为两组。对照组患儿接受常规康复干预,干预组患儿在常规康复干预的基础上接受 GAME 干预,干预时间为 16 周。在干预前后分别采用粗大运动功能测试量表(GMFM－66 项)、焦虑自评量表(SAS)、亲职压力量表(PSI－SF)对两组患儿的运动能力及其家长的焦虑和亲职压力情况进行评估;干预后采用 Gesell 发育量表(GDS)对两组患儿的智能进行评估。结果显示:干预后,干预组和对照组 GMFM－66 项评分较干预前均有提升($P<0.05$),且干预组评分显著高于对照组($P<0.05$);干预组患儿 Gesell 量表评价与对照组相比较,在适应性、大运动和语言能区发育商明显升高,差异有显著性意义($P<0.05$);两组家长焦虑量表评分较干预前均降低($P<0.05$),且干预组得分较对照组得分明显下降($P<0.05$);两组家长亲职压力各维度得分及总分较干预前均降低($P<0.05$),且干预组家长的育儿愁苦、亲子互动失调得分及总分较对照组明显下降($P<0.05$),但两组之间困难儿童得分比较差异无显著性意义($P>0.05$)。结论认为,GAME 干预对脑瘫高危儿的运动能力和智能有促进作用,并且有利于患儿家长焦虑和亲职压力的改善。

7. 张丽,张玲,陆芬,等. 虚拟环境下动作观察口面肌训练治疗脑瘫流涎儿童的疗效观察. 中华物理医学与康复杂志,2022,44(5):5－8.

张丽等观察基于虚拟现实技术(VR)的动作观察口面肌训练对脑瘫儿童流涎的影响。采用随机数字表法将 60 例脑瘫伴流涎患儿分为观察组及对照组。每组 30 例。2 组患儿均给予常规康复干预,观察组在此基础上辅以 VR 动作观察口面肌训练,选用 HTC Vive 平台营造虚拟环境,对照组则辅以常规口面肌训练(包括舌肌训练、颊唇肌训练、冰刺激、Masako 吞咽训练等)。2 组患儿口面肌训练均每日 1 次,每次 30 min,每周训练 5 天,共治疗 3 周。于干预前、干预 3 周后,分别采用流涎程度频率评分(DDSS)及吞咽功能评分对 2 组患儿流涎程度、吞咽功能进行评定,并于上述时间点检测 2 组患儿颊肌、口轮匝肌表面肌电均方根值(RMS)及积分肌电值(iEMG)。结果显示:治疗后对照组、观察组 DDSS 评分和吞咽功能评分均降低($P<0.05$),治疗后对照组、观察组颊肌 RMS、iEMG 及口轮匝肌 RMS、iEMG 均较治疗前有不同程度提高。通过组间比较发现,治疗后观察组患儿 DDSS 评分显著低于对照组水平($P<0.05$),颊肌、口轮匝肌肌电 RMS 值及口轮匝肌 iEMG 值均显著高于对照组水平($P<0.05$)。结论认为,在常规康复干预基础上辅以 VR 动作观察口面肌训练,能显著改善脑瘫患儿流涎症状及吞咽功能,其疗效明显优于常规口面肌训练。

8. 李思佳,张琦,何艳,等. 痉挛型双瘫脑瘫儿童粗大运动功能与脊柱活动度的相关性. 中国康复理论与实践,2022,28(10):1211－1216.

李思佳等探讨痉挛型双瘫脑瘫儿童粗大运动功能与脊柱运动能力之间的关系。选取 2019 年 12 月至 2022 年 3 月北京博爱医院痉挛型双瘫脑瘫儿童 33 例,按照粗大运动功能分级系统(GMFCS)分级,分为 1 组(Ⅰ级,12 例)、2 组(Ⅱ级,11 例)和 3 组(Ⅲ级,10 例)。采用 SpinalMouse 脊柱形态测量仪测量患儿坐位躯干前后屈、左右屈关节活动度;采用粗大运动功能测试(GMFM)88 项进行测试。结果显示:后伸角度、矢状面总活动度、左屈角度、右屈角度、冠状面总活动度均与 GMFM88 评分呈正相关($r>0.424$,$P<0.05$),与 GMFCS 分级呈负相关($|r|>0.424$,$P<0.05$)。结论认为,痉挛型双瘫脑

瘫儿童的脊柱活动度与粗大运动表现相关。

9. 张丽,张玲,陆芬,等. 虚拟环境下动作观察口面肌训练治疗脑瘫流涎儿童的疗效观察. 中华物理医学与康复杂志,2022,44(5)：422－426.

张丽等观察基于虚拟现实技术(VR)的动作观察口面肌训练对脑瘫儿童流涎的影响。研究采用随机数字表法将 60 例脑瘫伴流涎患儿分为观察组及对照组,每组 30 例。2 组患儿均给予常规康复干预,观察组在此基础上辅以 VR 动作观察口面肌训练,选用 HTC Vive 平台营造虚拟环境,对照组则辅以常规口面肌训练(包括舌肌训练、颊唇肌训练、冰刺激、Masako 吞咽训练等)。2 组患儿口面肌训练均每日 1 次,每次 30 min,每周训练 5 天,共治疗 3 周。于干预前、干预 3 周后,分别采用流涎程度频率评分(DDSS)及吞咽功能评分对 2 组患儿流涎程度、吞咽功能进行评定;并于上述时间点检测 2 组患儿颊肌、口轮匝肌表面肌电均方根值(RMS)及积分肌电值(iEMG)。结果显示：治疗后,对照组、观察组 DDSS 评分和吞咽功能评分均较治疗前明显降低($P<0.05$);治疗后对照组、观察组颊肌 RMS 及口轮匝肌 RMS、iEMG 均较治疗前有不同程度提高;通过组间比较发现,治疗后观察组患儿 DDSS 评分显著低于对照组水平($P<0.05$),颊肌、口轮匝肌肌电 RMS 值及口轮匝肌 iEMG 值均显著高于对照组水平($P<0.05$)。结论认为,在常规康复干预基础上辅以 VR 动作观察口面肌训练,能显著改善脑瘫患儿流涎症状及吞咽功能,其疗效明显优于常规口面肌训练。

10. Bian C, Peng F, Guo H, et al. Investigation on Quality of Life and Economic Burden of Children with Cerebral Palsy in Changzhou. J Healthc Eng, 2022,2022：1519689.

Based on the data of children with cerebral palsy (CP) in Changzhou obtained by the Disabled Persons' Federation, this study sampled some children with CP and investigated their survival status, treatment cost, and family burden so as to provide scientific decision-making basis and policy suggestions for coping with disease hazards and improving children's quality of life. In this study, a simple random sampling method was used to conduct household surveys of the selected children with CP. The economic burden of CP is measured by direct and indirect methods, and the quality of life of patients of children with CP and their families is analyzed qualitatively and quantitatively by the EuroQol Five Dimensions (EQ-5D) Questionnaire. The average family economic burden of each case of CP in Changzhou was about 4 188 500 yuan, of which the direct medical burden was 205 800 yuan and the indirect economic burden was 3 982 700 yuan. The socioeconomic burden of CP in Changzhou is as high as about 2.244 billion yuan. From the EQ-5D measurement results of 55 children with CP, the average index score was 0.423, which was lower than the national general population level. The proportions of patients with CP who have problems in the five aspects of action, self-care, daily activities, pain/discomfort, and anxiety/depression are 72.73%, 81.82%, 81.82%, 83.64% and 92.73%, respectively, which are significantly higher than those of the national general population. The average score of the Visual Analogue Scale (VAS) is 58.09, which is significantly lower than the national general population level. The only major factor affecting the quality of life of patients with CP and their families is the health status represented by the EQ-5D score. To liberate and develop the labor ability of patients and their direct caregivers through clinical treatment, rehabilitation, and special education is the most effective way to reduce the socioeconomic burden of CP. Relevant government departments should perform their duties, integrate social assistance resources, implement early intervention, and launch targeted support and assistance policy.

11. Peng T, Zhao Y, Fu C, et al. A study of validity and reliability for Subjective Global Nutritional Assessment in outpatient children with cerebral palsy. Nutr Neurosci, 2022, 25(12): 2570 - 2576.

To investigate the reproducibility, stability, internal consistency and the ability to grade malnutrition of Subjective Global Nutritional Assessment (SGNA) in outpatient children with cerebral palsy. Methods: This was a part of a larger, cross-sectional study (ChiCTR2000033869) at the outpatient of a tertiary hospital. The recruitment and data collection of children with Cerebral Palsy aged from 1 to 18 years were from August 2020 to March 2021. The concurrent validity, inter-rater reliability, test-retest reliability and internal consistency of SGNA were tested. To analyze data, specificity, sensitivity, Kendall coefficient, Cohen's kappa coefficient, Spearman coefficient and Cronbach's α coefficient were used. Results: The agreement between SGNA and anthropometric data was moderate to strong (k = 0.540 - 0.821). The sensitivity (71.70% to 89.74%) and specificity (77.67% to 91.03%) of SGNA to identify participants with z-score $\leqslant -2$ were good. The sensitivity of SGNA to identify participants with weight for age z-score $\leqslant -3$ was poor (30.00%). The interrater reliability ($k = 0.703$) and test-retest reliability ($k = 0.779$) were good. The item of edema was with poor agreement to SGNA

nutritional grades ($rs = 0.072$), and after deleting it from SGNA, the Cronbach's α coefficient of SGNA increased from 0.736 to 0.871. Findings: SGNA is good at identifying malnourished outpatient children with cerebral palsy, with excellent reproducibility and short-time stability. However, the ability to grade malnutrition is unsatisfactory. For further application in this group, a more appropriate item should be designed to replace the item of edema.

12. Huang HB, Watt MJ, Hicks M, et al. A Family-Centered, Multidisciplinary Clinic for Early Diagnosis of Neurodevelopmental Impairment and Cerebral Palsy in China—A Pilot Observation. Front Pediatr, 2022, 10: 840190.

Comprehensive multidisciplinary assessment of neurodevelopmental outcomes of high-risk neonates may have significant challenges in low- and middle-income countries, in addition to socio-cultural barriers. We aimed to compare the time to diagnosis of neurodevelopmental impairment (NDI) and cerebral palsy (CP) in preterm neonates (<29 weeks) at a multidisciplinary assessment and care (MDAC) clinic with that of a conventional high-risk infant follow-up clinic in China. Methods: All eligible surviving very preterm neonates born at< 29 weeks gestation at the University of Hong Kong-Shenzhen Hospital between January 2015 and December 2019 were followed up in conventional (2015 - 2017) and MDAC (2018 - 2020) clinics up to 2 years corrected age with clinical demographic information collected in a prospective database. The MDAC team used standardized developmental assessments. The rates and timing of diagnosing NDI and CP in two epochs were compared. Results: The rates of NDI and CP were not different in two epochs [NDI: 12 (50%) vs. 12 (41%); CP: 3 (12%) vs. 2 (7%) of 24 and 29 surviving infants assessed in conventional and MDAC clinics, respectively]. Infants in the MDAC clinic were diagnosed with NDI and CP earlier than those in the pre-MDAC epoch (6 vs. 14 months corrected age, respectively, $P<0.05$). Conclusion: High-risk preterm neonates can be followed more effectively in a family-centered, child-friendly multidisciplinary clinic, leading to an earlier diagnosis of NDI and CP. Early counseling and interventions could be implemented accordingly.

13. Liu M, Shi Y, Wu K, et al. From Mouth to Brain: Distinct Supragingival Plaque Microbiota Composition in Cerebral Palsy Children with Caries. Front Cell Infect Microbiol, 2022, 12: 814473.

In order to explore the differences in the supragingival plaque microbiota (SPM), supragingival plaque samples were collected from 55 CP children and 23 non-CP children for 16S rRNA sequencing. Distinct SPM composition was found between CP children with severe caries (CPCS) and non-CP children with severe caries (NCPCS). Further subanalysis was also done to identify if there were any differences in SPM among CP children with different degrees of caries, namely, caries-free (CPCF), mild to moderate caries (CPCM), and severe caries (CPCS). After selecting the top 15 most abundant species in all groups, we found that CPCS was significantly enriched for Fusobacterium nucleatum, Prevotella intermedia, Campylobacter rectus, Porphyromonasendodontalis, Catonellamorbi, Alloprevotellatannerae, Parvimonas micra, Streptobacillus moniliformis, and Porphyromo-

nascanoris compared to NCPCS. By comparing CPCF, CPCM, and CPCS, we found that the core caries-associated microbiota in CP children included Prevotella, Alloprevotella, Actinomyces, Catonella, and Streptobacillus, while Capnocytophaga and Campylobacter were dental health-associated microbiota in CP children. Alpha diversity analysis showed no significant difference between NCPCS and CPCS, but the latter had a much simpler core correlation network than that of NCPCS. Among CP children, CPCM and CPCF displayed lower bacterial diversity and simpler correlation networks than those of CPCS. In summary, the study showed the specific SPM characteristics of CPCS compared to NCPCS and revealed the core SPM in CP children with different severities of caries (CPCF, CPCM, and CPCS) and their correlation network. Hopefully, the study would shed light on better caries prevention and therapies for CP children. Findings from the current study offer exciting insights that warrant larger cohort studies inclusive of saliva and feces samples to investigate the potential pathogenic role of oral microbiota through the oral-gut-brain axis in CP children with caries.

14. Hu J, Zhang J, Yang Y, et al. Prediction of Communication Impairment in Children with Bilateral Cerebral Palsy Using Multivariate Lesion- and Connectome-Based Approaches: Protocol for a Multicenter Prospective Cohort Study. Front Hum Neurosci, 2022, 16: 788037.

The aim of this study is to develop and validate an objective, individual-based model for the prediction of communication impairment in children with BCP by the time they enter school.

Methods: A multicenter prospective cohort study will be conducted in four Chinese hospitals. A total of 178 children with BCP will undergo advanced brain magnetic resonance imaging (MRI) at baseline (corrected age, before the age of 2 years). At school entry, communication performance will be assessed by a communication function classification system (CFCS). Three-quarters of children with BCP will be allocated as a training cohort, whereas the remaining children will be allocated as a test cohort. Multivariate lesion- and connectome-based approaches, which have shown good predictive ability of language performance in stroke patients, will be applied to extract features from MR images for each child with BCP. Multiple machine learning models using extracted features to predict communication impairment for each child with BCP will be constructed using data from the training cohort and externally validated using data from the test cohort. Prediction accuracy across models in the test cohort will be statistically compared. Conclusion: The findings of the study may lead to the development of several translational tools that can individually predict communication impairment in children newly diagnosed with BCP to ensure that these children receive early, targeted therapeutic intervention before they begin school.

15. Zhang CY, Yan BF, Mutalifu N, et al. Predicting the brain age of children with cerebral palsy usinga two-dimensional convolutional neural networks prediction model without gray and white matter segmentation. Front Neurol, 2022, 13: 1040087.

Our objective is to use the brain age prediction model to explore the law of brain development in children with CP. Methods: A two-dimensional convolutional neural networks brain age prediction model was designed without segmenting the white and gray matter. Training and testing brain age prediction model using magnetic resonance images of healthy people in a public database. The brain age of children with CP aged 5 – 27 years old was predicted. Results: The training dataset mean absolute error (MAE) = 1.85, $r = 0.99$; test dataset MAE = 3.98, $r = 0.95$. The brain age gap estimation (BrainAGE) of the 5- to 27-year-old patients with CP was generally higher than that of healthy peers ($P < 0.0001$). The BrainAGE of male patients with CP was higher than that of female patients ($P < 0.05$). The BrainAGE of patients with bilateral spastic CP was higher than those with unilateral spastic CP ($P < 0.05$). Conclusion: A two-dimensional convolutional neural networks brain age prediction model allows for brain age prediction using routine hospital T1-weighted head MRI without segmenting the white and gray matter of the brain. At the same time, these findings suggest that brain aging occurs in patients with CP after brain damage. Female patients with CP are more likely to return to their original brain development trajectory than male patients after brain injury. In patients with spastic CP, brain aging is more serious in those with bilateral cerebral hemisphere injury than in those with unilateral cerebral hemisphere injury.

16. Hu Y, Bian X, Wu C, et al. Genome-wide analysis of circular RNAs and validation of hsa_circ_0086354 as a promising biomarker for early diagnosis of cerebral palsy. BMC Med Genomics, 2022, 15(1): 13.

Here, we aimed to explore novel biomarkers

for early diagnosis of CP. Methods: Blood plasma from five children with CP and their healthy twin brothers/sisters was analyzed by gene microarray to screen out differentially expressed RNAs. Selected differentially expressed circular RNAs (circRNAs) were further validated using quantitative real-time PCR. Receiver operating characteristic (ROC) curve analysis was used to assess the specificity and sensitivity of hsa_circ_0086354 in discriminating children with CP and healthy controls. Results: 43 up-regulated circRNAs and 2 down-regulated circRNAs were obtained by difference analysis (fold change$>$2, $P<$0.05), among which five circRNAs related to neuron differentiation and neurogenesis were chosen for further validation. Additional 30 pairs of children with CP and healthy controls were recruited and five selected circRNAs were further detected, showing that hsa_circ_0086354 was significantly down-regulated in CP plasma compared with control, which was highly in accord with microarray analysis. ROC curve analysis showed that the area under curve (AUC) to discriminate children with CP and healthy controls using hsa_circ_0086354 was 0.967, the sensitivity was 0.833 and the specificity was 0.966. Moreover, hsa_circ_0086354 was predicted as a competitive endogenous RNA for miR-181a, and hsa_circ_0086354 expression was negatively correlated to miR-181a expression in children with CP. Conclusion: Hsa_circ_0086354 was significantly down-regulated in blood plasma of children with CP, which may be a novel competent biomarker for early diagnosis of CP.

17. Huang HB, Watt MJ, Hicks M, et al. A Family-Centered, Multidisciplinary Clinic for Early Diagnosis of Neurodevelopmental Impairment and Cerebral Palsy in China-A Pilot Observation. Front Pediatr, 2022,10: 840190.

We aimed to compare the time to diagnosis of neurodevelopmental impairment (NDI) and cerebral palsy (CP) in preterm neonates ($<$29 weeks) at a multidisciplinary assessment and care (MDAC) clinic with that of a conventional high-risk infant follow-up clinic in China. Methods: All eligible surviving very preterm neonates born at$<$29 weeks gestation at the University of Hong Kong-Shenzhen Hospital between January 2015 and December 2019 were followed up in conventional (2015－2017) and MDAC (2018－2020) clinics up to 2 years corrected age with clinical demographic information collected in a prospective database. The MDAC team used standardized developmental assessments. The rates and timing of diagnosing NDI and CP in two epochs were compared. Results: The rates of NDI and CP were not different in two epochs [NDI: 12 (50%) vs. 12(41%); CP: 3 (12%) vs. 2 (7%) of 24 and 29 surviving infants assessed in conventional and MDAC clinics, respectively]. Infants in the MDAC clinic were diagnosed with NDI and CP earlier than those in the pre-MDAC epoch (6 vs. 14 months corrected age, respectively, $P<$0.05). Conclusion: High-risk preterm neonates can be followed more effectively in a family-centered, child-friendly multidisciplinary clinic, leading to an earlier diagnosis of NDI and CP. Early counseling and interventions could be implemented accordingly.

18. Wu R, Gao Y, Zhang H, et al. Metabolic assessment of cerebral palsy with normal clinical MRI using (18)F-FDG PET imaging: A preliminary report. Front Neurol, 2022,13: 844911.

To explore the cerebral metabolic patterns of cerebral palsy (CP) patients without structural abnormalities by brain magnetic resonance imaging (MRI) scans, we evaluated 18F-fluoro-deoxyglucose positron emission tomography (18F-FDG PET) imaging features in patients. Thirty-one children with CP [Gross Motor Function Classification System (GMFCS) levels Ⅱ-Ⅴ] showing no structural abnormalities by MRI were enrolled in this study. Regional glucose metabolic activity values were calculated using Scenium software and compared between the right and left cerebral hemispheres. These comparisons revealed asymmetric metabolic reductions in the central region, cerebellum, frontal lobe, and parietal lobe ($P<0.01$). We next determined whether averaged brain metabolic activity values in different brain regions correlated with GMFCS levels. The metabolic activity values of basal ganglia, left temporal lobe, and cerebellum correlated negatively with GMFCS scores (all $P<0.05$). This method was applied to the left cerebellum, which showed higher metabolic activity values than those in the right cerebellum in most patients (83.8%), and these values also correlated negatively with GMFCS scores (Spearman's $r = -0.36$, $P = 0.01$). Differential cortical glucose metabolism by 18F-FDG PET, may help to distinguish between different CP diagnoses that are not detected by MRI.

19. Zhang CY, Yan BF, Mutalifu N, et al. Predicting the brain age of children with cerebral palsy using a two-dimensional convolutional neural networks prediction model without gray and white matter segmentation. Front Neurol, 2022, 13: 1040087.

Our objective is to use the brain age prediction model to explore the law of brain development in children with CP. Methods: A two-dimensional convolutional neural networks brain age prediction model was designed without segmenting the white and gray matter. Training and testing brain age prediction model using magnetic resonance images of healthy people in a public database. The brain age of children with CP aged 5-27 years old was predicted. Results: The training dataset mean absolute error (MAE) = 1.85, r = 0.99; test dataset MAE=3.98, r=0.95. The brain age gap estimation (BrainAGE) of the 5- to 27-year-old patients with CP was generally higher than that of healthy peers ($P<0.0001$). The BrainAGE of male patients with CP was higher than that of female patients ($P<0.05$). The BrainAGE of patients with bilateral spastic CP was higher than those with unilateral spastic CP ($P<0.05$). Conclusion: A two-dimensional convolutional neural networks brain age prediction model allows for brain age prediction using routine hospital T1-weighted head MRI without segmenting the white and gray matter of the brain. At the same time, these findings suggest that brain aging occurs in patients with CP after brain damage. Female patients with CP are more likely to return to their original brain development trajectory than male patients after brain injury. In patients with spastic CP, brain aging is more serious in those with bilateral cerebral hemisphere injury than in those with unilateral cerebral hemisphere injury.

20. Ma TT, Zhang Q, Zhou TT, et al. Effects of robotic-assisted gait training on motor function and walking ability in children with thoracolumbar incomplete spinal cord injury. Neuro Rehabilitation, 2022,51(3): 499 – 508.

Ma TT explored the immediate and long-term effects of robotic-assisted gait training (RAGT) on the recovery of motor function and walking ability in children with thoracolumbar incomplete SCI. Twenty-one children with thoracolumbar incomplete SCI were randomly divided into the experimental ($n = 11$) and control groups ($n = 10$). The control group received 60 min of conventional physical therapy, and the experimental group received 30 min of RAGT based on 30 minutes of conventional physical therapy. Changes in walking speed and distance, physiological cost index (PCI), lower extremity motor score (LEMS), SCI walking index and centre-of-pressure (COP) envelope area score were observed in both groups of children before and after eight weeks of training. The primary outcome measures were the 10-metre walk test (10MWT) and six-minute walk distance (6MWD) at preferred and maximal speeds. In addition, several other measures were assessed, such as postural control and balance, lower limb strength and energy expenditure. Compared with control group, the self-selected walk speed (SWS), maximum walking speed (MWS), 6MWD, PCI, LEMS, COP, and Walking Index for Spinal Cord injury Ⅱ (WISCI Ⅱ) of experimental group were improved after treatment. The 6MWD, PCI,

COP, and WISCI Ⅱ after eight weeks of treatment were improved in experimental group. All indicators were not identical at three different time points when compared between two groups. Pairwise comparisons in experimental group suggested that the SWS, MWS, 6MWD, PCI, LEMS, COP, and WISCI Ⅱ after treatment were higher than those before treatment. The 6MWD, LEMS, COP, and WISCI Ⅱ after treatment were higher than at the one-month follow-up appointment. The SWS, PCI, LEMS, COP, and WISCI Ⅱ at the eight-week follow-up appointment were improved. In conclusion Robotic-assisted gait training may significantly improve the immediate motor function and walking ability of children with thoracolumbar incomplete SCI.

21. Liu G, Jiang W, Tang X, et al. Spina Bifida Occulta is a Risk Factor for Spinal Cord Injury Without Fracture or Dislocation for Children Performing a Backbend During Dance. Front Pediatr, 2022,10: 903507.

Liu G aimed to explore the clinical features and outcomes of children with spinal cord injury (SCI) without fracture or dislocation. The clinical data of children with SCI without fracture or dislocation in this retrospective study were collected in Chongqing, China (January 2010 to December 2021). We collected patient demographics at admission including age, gender, cause, level, and severity of the injury in admission and complications. Reports from radiologic imaging were reviewed to identify spina bifida occulta (SBO). Neurological function was evaluated using the American Spinal Injury Association (ASIA) Impairment Scale (AIS) for an SCI. A total of 74 children with SCI (male, 27%; female, 73%; male-to-female ratio, 1 : 2.7; average age, 5.7 years) were included. The main cause of injury was backbend during the dance, followed by traffic accidents (17 patients, 23%). Children with backbend-related SCI were older than other children (6.9 vs. 4.9 years old, $P < 0.001$). When reviewing all radiological images, it was found that 20 (27%) patients with SCI had SBO. The proportion of SCI with SBO caused by backbend was considerably higher than those caused by non-backbend (41.2 vs. 15%, $P = 0.012$). The AIS were 22 (29.7%), 4 (5.4%), 8 (10.8%), 31 (41.9%), and 9 (12.2%) in A, B, C, D, and E, respectively. The prognosis was poorer in the backbend during dancing than other causes of injury ($P = 0.003$). In conclusion: This study showed that backbend during the dance was the main cause of children's SCI without fracture or dislocation in Chongqing, China. The prognosis was poorer in those children than in other causes of injury. Meanwhile, we have established an association between SBO and SCI for children performing a backbend during the dance.

（李雪梅）

三、肌肉骨骼系统疾病康复

1. 黄姣姣,尚清,张会春,等.重复经颅磁刺激结合间歇导尿对脊髓损伤后神经源性膀胱患儿的尿动力学及排尿功能的影响.临床与病理杂志,**2022,42(4)：834-840.**

黄姣姣等将2019年1月至2021年郑州大学附属儿童医院收治的60例脊髓损伤后神经源性膀胱患儿作为研究对象,根据入院先后顺序编号采用随机数字表法分为对照组与观察组,各30例。均予

以间歇导尿,观察组在此基础上进行rTMS治疗,对比两组患儿临床疗效、尿动力学、排尿功能及排尿症状评分。结果显示：观察组临床有效率高于对照组($P<0.05$)；治疗后,两组膀胱初感觉、最大膀胱容量、残余尿量及膀胱内压力均改善($P<0.05$),且观察组改善程度大于对照组($P<0.05$)；治疗后,两组日均单次排尿量均升高($P<0.05$),日均排尿次数、日均尿失禁次数均降低($P<0.05$),且观察组日均单次排尿量高于对照组($P<0.05$),日均排尿次数、日均尿失禁次数均低于对照组($P<0.05$)；治疗后,两组核心下尿路症状评分(CLSS)、泌尿症状困扰评分量表(USDS)评分均降低(均 $P<0.05$),且观察组CLSS、USDS评分均低于对照组($P<0.05$)。结论认为,rTMS结合间歇导尿可以改善脊髓损伤后神经源性膀胱患儿尿动力学及排尿功能,促使其正常排尿,临床效果显著。

2. 陈晓艳,周利华,方继红,等.骨科康复护理门诊在儿童肱骨髁上骨折术后延续护理中的实践与成效.中华全科医学,**2022,20(7)：1244-1247.**

陈晓艳等选取2020年7至10月安徽省儿童医院儿童骨科采用闭合复位克氏针内固定术治疗肱骨髁上骨折(GartlandⅡ型、Ⅲ型)的86例患儿,采用随机数字表法分为对照组(40例)和观察组(46例)。对照组给予功能锻炼视频指导联合微信平台跟踪的延续护理方法,观察组在对照组的基础上加以专科护士和康复治疗师主导的骨科康复护理门诊管理模式。比较2组患儿术后6个月康复锻炼的依从性、患儿家长满意度、肘关节功能评分(MEPS)、肘关节运动范围评分(ROM)。结果显示：观察组与对照组康复锻炼依从性评分为(83.20±13.82)分和(71.00±16.49)分($P<0.001$)；家长满意度评分为(77.17±20.97)分和(66.25±21.60)分($P=0.020$)；肘关节MEPS评分为(88.04±8.33)分和(82.50±7.33)分($P=0.002$),差异均有统计学意义。肘关节ROM评分

在屈曲、伸直、旋前、旋后4个角度评价中观察组均高于对照组(均$P<0.05$)。结论认为,基于骨科康复护理门诊的延续护理管理模式可以促进儿童肱骨髁上骨折术后肘关节功能的康复,提高功能锻炼依从性和患儿家长满意度。

3. 张红梅,杨尧舟,沈成.基于游戏的康复管理模式联合早期康复训练在肱骨髁上骨折儿童中的应用价值.中外医学研究,2022,20(23):97-100.

张红梅等探讨了基于游戏的康复管理模式联合早期康复训练在肱骨髁上骨折儿童中的应用价值。通过选取2020年6月至2021年3月电子科技大学医学院附属绵阳医院、绵阳市中心医院收治的152例肱骨髁上骨折儿童为研究对象。按照随机数字表法将其分为对照组和研究组,各76例。对照组给予常规康复管理模式,研究组给予基于游戏的康复管理模式联合早期康复训练。比较两组康复治疗依从性、肘关节恢复情况、干预后第1、7天疼痛评分及康复效果。结果显示:干预后研究组依从和非常依从占比均高于对照组,不够依从占比低于对照组($P<0.05$)。干预后研究组稳定程度、关节活动度、生活能力评分及总分均高于对照组($P<0.05$);研究组干预后第1、7天视觉模拟评分法(VAS)评分均低于对照组($P<0.05$)。干预后研究组康复良好和尚可占比均高于对照组,较差占比低于对照组($P<0.05$)。结论认为,基于游戏的康复管理模式联合早期康复训练能够提高肱骨髁上骨折儿童的依从性,缓解肱骨髁上骨折儿童的疼痛程度,有效改善肱骨髁上骨折儿童的肘关节功能和治疗效果。

4. 芦立人.加速康复外科理念在儿童四肢骨折围术期护理中的作用分析.基层医学论坛,2022,26(18):91-93.

芦立人探讨了儿童四肢骨折患儿围术期采用加速康复外科理念的临床效果。抽取2018年6月至2020年6月博罗县人民医院74例儿童四肢骨折患儿,按随机数字表法分组,对照组行围术期常规护理,观察组在围术期护理中应用加速康复外科理念。比较2组患儿的术后并发症率、术后经口进食时间、卧床时间、伤口愈合时间、住院时间、术后疼痛度评分、睡眠质量评分以及患儿家长的护理服务满意度。结果显示:观察组患儿术后经口进食时间、卧床时间、伤口愈合时间以及住院时间均短于对照组($P<0.05$);观察组术后并发症率为2.70%、对照组为10.81%,差异明显($P<0.05$);术后24 h、72 h以及术后1周的NRS评分观察组均较对照组更低($P<0.05$);护理后PSQI评分观察组较对照组更低($P<0.05$);观察组患儿家长护理总满意度为100.00%,对照组为89.19%,差异明显($P<0.05$)。结论认为,四肢骨折患儿围术期采用加速康复外科护理有利于促进术后康复、降低术后并发症率,并可缓解患儿的疼痛症状、提升其睡眠质量,和谐护患关系。

5. 刘峰,张欣,王挺.屈肘摆动康复训练应用于肱骨髁上骨折患儿术后康复中的效果观察.中国疗养医学,2022,31(7):731-734.

刘峰等探究了屈肘摆动康复训练在肱骨髁上骨折患儿术后康复中的应用效果。通过选取南阳市中心医院儿童康复科2019年8月至2021年5月收治的105例肱骨髁上骨折术后康复患儿作为研究对象,采用随机数字表分成两组。对照组52例给予常规康复训练及治疗,观察组53例增加屈肘摆动康复训练。对比两组患儿肘关节功能、肘关节活动度、疼痛程度。结果显示:训练前,观察组肿胀、疼痛、生活自理能力、关节活动范围评分为(4.41±0.74)分、(4.34±0.70)分、(4.21±0.66)分、(4.60±0.75)分,与对照组(4.36±0.72)分、(4.22±0.67)分、(4.16±0.63)分、(4.51±0.73)分比较,差异无统计学意义($P>0.05$);训练后,观察组肿胀、疼痛、生活自理能力、关节活动范围评分为（1.05±0.25）分、（1.83±0.35）分、（1.13±0.37）分、（1.84±0.32）分，分别较对照组分低，差异有统计学意义（$P<0.05$）。训练前，观察组旋前度数、旋后度数、伸屈度活动角度为（50.32±6.43）°、（52.27±6.65）°、（98.28±4.16）°，与对照组（51.52±4.32）°、（50.57±5.32）°、（97.56±3.43）°比较，差异无统计学意义（$P>0.05$）；训练后，观察组旋前度数、旋后度数、伸屈度活动角度为（68.56±3.78）°、（65.37±4.28）°、（155.36±4.38）°，分别较对照组（61.38±4.27）°、（61.33±4.58）°、（134.24±2.37）°高，差异有统计学意义（$P<0.05$）。训练前，观察组视觉模拟评分法（VAS）、疼痛行为评估量表（FLACC）评分为（7.51±0.27）分、（7.84±0.42）分，与对照组（7.52±0.28）分、（7.85±0.41）分比较，差异无统计学意义（$P>0.05$）；训练后，观察组VAS评分、FLACC评分为（4.31±0.18）分、（4.60±0.22）分，分别较对照组（5.44±0.21）分、（6.03±0.23）分低，差异有统计学意义（$P<0.05$）。结论认为，屈肘摆动康复训练可缓解患儿疼痛程度，改善肘关节功能及肘关节活动度。

6. 曹蕾，周小兰，谢俊妍．中药外敷结合穴位按摩对肱骨髁上骨折患儿术后功能康复的影响．江西中医药，2022，53（8）：56-58．

曹蕾等研究了中药外敷结合穴位按摩护理在肱骨髁上骨折患儿中的应用效果。通过选取2019年1月至2021年2月收治的92例肱骨髁上骨折手术患儿，按随机数字表法分为两组，各46例。对照组给予常规护理，观察组在此基础上实施中药外敷结合穴位按摩护理，持续4周。对比两组肘关节功能及并发症发生情况。结果显示：干预前，两组肘关节功能比较差异无统计学意义（$P>0.05$）；干预后，观察组美国特种外科医院量表评分高于对照组，肘关节屈曲、旋前活动范围大于对照组，伸直、旋后活动范围小于对照组，差异均有统计学意义（$P<0.05$）。干预期间观察组并发症发生率4.35%，低于对照组的19.57%，差异有统计学意义（$P<0.05$）。结论认为，中药外敷结合穴位按摩可有效促进肱骨髁上骨折手术患儿肘关节功能康复，改善关节活动度，降低关节僵硬等并发症发生风险。

7. 闫文强，吴桐，樊逸菲，等．异体滑膜及青少年软骨颗粒移植修复兔半月板"白区"缺损及移植细胞的转归研究．中国运动医学杂志，2022，41（12）：941-955．

闫文强等探讨了异体滑膜和青少年软骨颗粒移植在半月板"白区"缺损修复上的协同作用；以及研究移植细胞的转归（存活和分化）；研究滑膜间充质干细胞和软骨细胞间的相互作用。通过选取2只未成年雄性兔作为滑膜及青少年软骨颗粒供体。选取24只成年雌性兔（共48个膝关节）制备半月板缺损模型，分为以下几组：空白组，半月板缺损无任何处理；单纯纤维蛋白胶组，在半月板缺损处填充单纯纤维蛋白胶；纤维蛋白胶＋滑膜移植组，纤维蛋白胶包裹异体滑膜碎片填充到半月板缺损处；纤维蛋白胶＋滑膜＋异体青少年软骨颗粒移植组，纤维蛋白胶包裹异体滑膜和异体青少年软骨颗粒填充到半月板缺损处，每组样本量为12个膝关节。分别在术后8周和16周取材，通过组织学和免疫组织化学染色评估半月板缺损修复程度，针对雄性个体特有的Y染色体性别决定区基因（SRY）进行核酸原位杂交，并结合免疫荧光共定位评估移植细胞的存活和分化。其次，建立体外兔滑膜间充质干细胞和软骨细胞共培养系统，检测半月板纤维软骨细胞相关基因转录水平，并探索细胞间相互作用的可能机制。结果显示：在术后8、16周，相较于空白组、单纯纤维蛋白胶组及纤维蛋白胶＋滑膜移植组，纤维蛋白胶＋滑膜＋异体青少年软骨颗粒移植组的缺损表现出良好的结构完整性、表面光滑度和边缘整合度，修复组织中可见较多的半月板样纤维软骨细胞，并且细胞周围的基质在甲苯胺蓝和Ⅱ型胶原免疫组织化学染色中表现为强阳性。在术后

16 周,纤维蛋白胶＋滑膜移植组及纤维蛋白胶＋滑膜＋异体青少年软骨颗粒移植组的 SRY 核酸原位杂交信号表现为强阳性,表明移植细胞在受体中至少可存活 16 周;其次,核酸原位杂交和 SOX9 免疫荧光共定位显示表面移植滑膜组织中的细胞表现为 SOX9 阳性,表明移植滑膜组织中的细胞可分化为半月板纤维软骨细胞。滑膜间充质干细胞和软骨细胞共培养后半月板基质相关基因的转录水平与半月板纤维软骨细胞相似,并且滑膜间充质干细胞和软骨细胞之间可通过细胞外囊泡相互作用。结论认为,异体滑膜和青少年软骨颗粒移植可协同促进半月板"白区"缺损修复;移植细胞在受体中至少可存活 16 周;移植滑膜组织中的细胞在半月板缺损处可分化为半月板纤维软骨细胞。

8. 杨晓颜,杜青,周璇,等. 中西医结合治疗小儿拇指扳机指的临床疗效. 教育生物学杂志,2022, 10(2): 93-97.

杨晓颜等观察了中西医结合治疗小儿拇指扳机指的临床疗效。通过对 2017 年 7 月至 2019 年 6 月在上海交通大学医学院附属新华医院康复医学科接受治疗的 83 例拇指扳机指患儿的临床资料进行回顾性分析。根据不同的治疗方案将患儿分为常规治疗组(41 例)和联合治疗组(42 例)。常规治疗组患儿接受物理因子治疗和家庭康复治疗,联合治疗组在接受与常规治疗组相同治疗的基础上增加中医推拿手法治疗。治疗前、治疗后分别评定患儿拇指分级情况,记录并比较 2 组患儿扳机指分级改善的时间(起效时间)、拇指屈曲畸形消失、能自主活动无弹响的时间(治愈时间)及治疗开始后 1 年内痊愈的患儿比例(治愈率)。结果显示:2 组患儿拇指扳机指分级的差异无统计学意义($P>$ 0.05)。与常规治疗组比较,联合治疗组起效时间早($P<0.05$),治愈时间短($P<0.01$);治疗 1 年内,常规治疗组共有 50 指治愈,联合治疗组共有 54 指治愈,2 组治愈率的差异无统计学意义(90.9%

vs. 94.7%,$P>0.05$)。结论认为,中西医结合治疗小儿拇指扳机指可以加速治疗过程,缩短治愈时间,其优势明显,值得临床推广应用。

9. 靳梦蝶,周璇,李欣,等. 特定运动疗法对特发性脊柱侧弯的效果. 中国康复理论与实践,2022, 28(7): 841-847.

靳梦蝶等观察了特定运动疗法对特发性脊柱侧弯畸形和关节松弛的疗效。通过纳入 2021 年 4 月至 10 月在上海交通大学医学院附属新华医院脊柱侧弯康复中心就诊的特发性脊柱侧弯患儿 100 例,根据患儿意愿分为对照组和试验组,各 50 例。分别接受常规运动疗法和特定运动疗法,共 6 个月。治疗前后,测量侧弯最大 Cobb 角和骨密度,采用 Beighton 量表和中文版脊柱侧凸研究学会 22 项问卷(SRS-22)进行评定。结果显示:试验组最大 Cobb 角变化量大于对照组($Z=-2.202$,$P<$ 0.05),改善率高于对照组($\chi^2=-2.405$,$P<$ 0.05);试验组骨密度显著下降($|Z|>2.127$,$P<$ 0.05);两组 SRS-22 总分均提高(F 时间$=106.57$,$P<0.001$),试验组高于对照组($F=4.969$,$P<$ 0.05);试验组功能活动和自我形象分提高($|Z|>$ 2.149,$P<0.05$),对照组心理健康分降低($Z=$ -2.096,$P<0.05$);试验组心理健康分高于对照组 ($Z=-2.260$,$P<0.05$)。结论认为,特定运动疗法有利于改善患儿脊柱畸形和生活质量,但对关节松弛和骨密度效果不明显,有待进一步完善。

10. 杨佳曼,王毅,毛志涛,等. 足姿指数评价青少年特发性脊柱侧弯患者足部位置的信度. 中国康复理论与实践,2022,28(8): 909-913.

杨佳曼等探究了足姿指数(FPI-6)评价我国青少年特发性脊柱侧弯(AIS)患者足姿的信度。2021 年 7 月至 2022 年 4 月,从广东省第二中医院门诊及不定向招募 AIS 患者 35 例,两名评定者于同一天采用 FPI-6 进行足姿评定;1 周后,其中一名评定者对 35 例患者再次进行评定。计算评定者间和重测组内相关系数,绘制 Bland - Altman 图,各项目评分与总分间行 Spearman 相关分析。结果显示:除距骨头触诊和距骨关节区隆起外,其他项目评定者间和重测组内相关系数均>0.75,足姿分类无显著性差异(χ²=4.000,P>0.05)。各项目分与总分间相关系数均>0.3(P<0.01)。结论认为,FPI - 6 对轻度 AIS 患者足姿评估有较好信度。

11. 李军伟,蔡经纬,牛鸣,等. 严重儿童脊柱侧弯继发严重肺功能损害术后肺部并发症的危险因素. 颈腰痛杂志,2022,43(6):790 - 793.

李军伟等探讨了严重脊柱侧弯继发严重肺功能损害(SPDSIS)儿童术后肺部并发症的危险因素。通过选择 2016 年 1 月至 2020 年 6 月接受手术治疗的 73 例 SPDSIS 患儿作为研究对象,收集患儿围手术期临床资料,包括年龄、性别、诊断、血气值、Cobb 角、手术类型、手术时间、术中失血量、术后 1 天引流量、围手术期输血量、手术节段、肺部并发症发生率等;记录意见睡眠呼吸参数,如呼吸暂停低通气指数(AHI)、阻塞性呼吸暂停低通气/低通气指数(OAHI)、血氧饱和度(SaO₂)、经皮二氧化碳分压(TcPCO₂)、急性 CO_2 潴留等。采用单因素和多因素分析观察影响 SPDSIS 患儿术后肺部并发症的危险因素,采用相关性分析观察睡眠呼吸参数和肺功能参数的相关性。结果显示:并发症组夜间最低 SaO₂ 低于无并发症组,急性 CO_2 潴留、AHI、OAHI 水平高于无并发症组,差异均有统计学意义(P<0.05)。多因素 Logistic 分析显示,Cobb 角≥79°是术后肺部并发症的风险因素(P<0.05),术前用力肺活量(FVC)是术后肺部并发症的保护性因素(P<0.05)。术前 FVC≥38%、1 秒用力呼气量(FEV1)与基线 SaO₂、夜间最低 SaO₂ 呈正相关(P<0.05),与峰值 TcPCO₂、基线 TcPCO₂、急性 CO_2 潴留、AHI 和 OAHI 均呈负相关(P<0.05)。结论认为,术前 FVC 是术后肺部并发症的保护性因素,Cobb 角≥79°是影

响 SPDSIS 患儿术后肺部并发症的风险因素;睡眠呼吸参数与肺功能指标存在显著相关性。

12. 郝建宗,王康,冯晶. 术后早期康复训练对发育性髋关节脱位患儿疼痛程度、肢体功能及生活质量的影响. 现代中西医结合杂志,2022,31(6):848 - 851.

郝建宗等探讨了术后早期康复训练对发育性髋关节脱位(DDH)患儿疼痛程度、肢体功能及生活质量的影响。通过选择 2012 年 1 月至 2019 年 3 月在河北省儿童医院行矫形术的发育性髋关节脱位手术患儿 84 例,采用随机数字法分为对照组和观察组,每组 42 例。术后对照组给予常规护理,观察组在常规护理基础上给予早期康复训练。比较 2 组护理后不同时间点疼痛程度(VAS 评分)、髋关节功能(Harris 评分)、下肢运动功能(FMA 评分)及生活质量(QLQ - C30 评分)。结果显示:护理干预 3 天后,2 组 VAS 评分明显下降(P 均<0.05),且观察组护理干预 3 天、7 天后 VAS 评分均明显低于同期对照组(P 均<0.05);2 组护理干预 1、3、6 个月后的 Harris 评分、FMA 评分、QLQ - C30 评分均明显高于术前(P 均<0.05),且观察组护理干预 1、3 个月后的 Harris 评分、FMA 评分、QLQ - C30 评分均明显高于同期对照组(P 均<0.05)。结论认为,术后早期康复训练能够有效缓解发育性髋关节脱位患儿术后疼痛,促进髋关节功能及下肢运动功能康复,提高患儿术后生活质量。

13. 陈静,陈婷婷. 基于快速康复外科理念的下肢康复训练对发育性髋关节脱位患儿下肢运动功能的影响. 中国妇幼保健,2022,37(11):2005 - 2008.

陈静等探析了基于快速康复外科理念下的下肢康复训练对发育性髋关节脱位患儿下肢运动功能的影响。通过选取 2019 年 1 月至 2021 年 1 月丽水市中心医院收治的 104 例发育性髋关节脱位患

儿作为研究对象。依照治疗方法的不同将其分为观察组和对照组,各 52 例。对照组接受常规康复训练,观察组接受基于快速康复外科理念的下肢康复训练,比较两组患儿治疗前后的下肢运动功能、髋关节功能、疼痛程度、日常生活能力、并发症情况及康复满意度。结果显示:治疗前,两组的 FMA 评分、Harris 髋关节功能评分比较,差异均无统计学意义(P 均>0.05);治疗后,两组的 FMA 评分、Harris 髋关节功能评分均提高,且观察组优于对照组(P<0.05)。治疗前,两组患儿的 MBI 评分、改良面部表现评分法(FLACC)评分比较,差异均无统计学意义(P 均>0.05);治疗后,两组患儿的 FLACC 评分降低,生活质量评分均提高,且观察组优于对照组(P<0.05)。治疗后,观察组的并发症发生率为 1.92%,明显低于对照组的 15.38%,差异有统计学意义(P<0.05);察组患儿的康复满意度为 96.15%对照组的康复满意度为 80.77%,观察组明显高于对照组(P<0.05)。结论认为,给予发育性髋关节脱位患儿实施基于快速康复外科理念下的下肢康复训练,可显著改善患儿的下肢运动及髋关节功能,提升其生活质量,减少并发症的发生且提高康复满意度,效果显著。

14. 吴晓燕,孙贝贝,金亚丽,等. 医护一体化模式联合术后康复训练对发育性髋关节脱位患儿疼痛程度及并发症的影响. 河南医学研究,2022,31 (12):2258–2261.

吴晓燕等探讨医护一体化模式联合术后康复训练对发育性髋关节脱位患儿疼痛程度及并发症的影响。通过选取 2019 年 1 月至 2021 年 7 月郑州大学第一附属医院收治的 90 例发育性髋关节脱位患儿。根据入院顺序分为观察组和对照组,各 45 例。给予对照组患者常规护理,观察组在此基础上联合医护一体化模式联合术后康复训练。比较两组住院指标、髋关节功能(FMA 下肢运动量表)、疼痛程度、并发症、护理满意度。结果显示:观察组住

院时间短于对照组(P<0.05)。术后第 3、6 天,观察组 FMA 评分高于对照组,疼痛评分低于对照组(P<0.05)。观察组并发症发生率较对照组低,护理满意度较对照组高(P<0.05)。结论认为,对发育性髋关节脱位患儿采用医护一体化模式联合术后康复训练,可增强肢体功能训练效果,降低并发症风险,有助于缓解术后疼痛。

15. 李国防. 推拿联合运动康复疗法治疗小儿非肿块型肌性斜颈效果观察. 临床研究,2022,30 (7):137–140.

李国防等分析了推拿联合运动康复疗法对小儿非肿块型肌性斜颈(CMT)的疗效。通过选取 2019 年 1 月至 2021 年 12 月睢县人民医院收治的非肿块型 CMT 患儿总共 70 例进行研究,依据随机数字表法分成对照组和观察组,各 35 例。对照组予运动康复疗法,观察组在对照组基础上加以推拿。比较两组有效率、治疗前后肌性斜颈症状得分及家长满意度。结果显示:观察组有效率(97.14%),高于对照组(77.14%),差异有统计学意义(P<0.05)。治疗前,两组被动侧屈受限、被动旋转受限、倾斜程度、面部对称情况方面的肌性斜颈症状得分及总分相比,差异无统计学意义(P>0.05);治疗后,观察组被动侧屈受限、被动旋转受限、倾斜程度、面部对称情况方面的肌性斜颈症状得分及总分均高于对照组,差异有统计学意义(P<0.05)。观察组家长满意度(97.14%)高于对照组(74.29%),差异有统计学意义(P<0.05)。结论认为,推拿联合运动康复疗法对小儿非肿块型 CMT 疗效确切,能改善其临床症状,提升家长满意度。

16. 马佳佳. 针刺联合物理疗法治疗小儿炎症性斜颈临床观察. 实用中医药杂志,2022,38(5):822–823.

马佳佳观察了针刺联合物理疗法治疗小儿炎症性斜颈效果。研究纳入炎症性斜颈患儿 70 例,

随机分为观察组和对照组,各 35 例。两组均给予物理疗法,包括手法治疗和牵引治疗;观察组加用针刺治疗,取患侧风池、风府、天柱、肩井穴,健侧合谷、外关穴,进针后捻转补泻,以患儿耐受为度,留针 5～15 min,每日 1 次,每次取 3 个穴位,治疗隔天进行,治疗 2 周,若治愈则结束治疗。比较两组治疗前后颈部活动度,用 Wong - Baker 面部表情疼痛量表(Wong - Baker 量表)评估治疗前后疼痛变化。结果显示:观察组总有效率高于对照组($P<0.05$)。两组颈部活动度各项数据均提高,而观察组高于对照组($P<0.05$);两组疼痛评分均降低,而观察组低于对照组($P<0.05$)。结论认为,针刺联合物理疗法治疗小儿炎症性斜颈可提高治疗效果。

17. 李慧娟. 中药外敷结合弹拨捻揉牵拉手法治疗小儿先天性肌性斜颈临床观察. 实用中医药杂志,2022,38(12):2203 - 2205.

李慧娟等观察了中药外敷结合弹拨捻揉牵拉手法治疗小儿先天性肌性斜颈(CMT)的临床效果。共纳入 114 例 CMT,分为观察组和对照组,各 57 例。两组均用弹拨捻揉牵拉手法治疗,观察组加用中药外敷治疗。中药处方:透骨草、伸筋草、红花、路路通、五加皮;水煎取汁,毛巾浸泡药液外敷于患处。采用超声检查比较两组治疗前后患处肿块体积,ICF - CY 障碍程度量表评估两组病情程度,颈部旋转角度、患侧屈向健侧角度和头部倾斜角度评估颈部活动度。结果显示:总有效率观察组高于对照组($P<0.05$)。肿块体积、儿童康复障碍评分观察组小于对照组($P<0.05$);观察组颈部旋转角度、患侧屈向健侧角度大于对照组、头部倾斜角度小于对照组($P<0.05$)。结论认为,中药外敷联合弹拨捻揉牵拉手法治疗 CMT 可提高治疗效果。

18. 张敏. 推拿联合家庭康复治疗小儿肌性斜颈的临床应用效果. 智慧健康,2022,8(30):38 - 41.

张敏探究了对小儿肌性斜颈应用推拿联合家庭康复治疗的临床效果。通过选取 2019 年 1 月至 2021 年 1 月收治的小儿肌性斜颈 105 例,随机分成对照组(52 例)与研究组(53 例)。对照组予常规推拿治疗,研究组予推拿联合家庭康复治疗,比较两组的应用疗效、颈部活动度及胸锁乳突肌情况。结果显示:与对照组相比,研究组临床疗效总有效率高;研究组颈部侧屈及旋转活动度高,差异有统计学意义($P<0.05$);研究组颈部胸锁乳突肌改善情况优于对照组,有统计学差异($P<0.05$)。结论认为,推拿联合家庭康复治疗可使肌性患儿的颈部侧屈及旋转活动度得到了明显改善,使肿块明显缩小,获得了较高满意度,提高了临床治疗效果。

19. 黄梅,陆亮亮,王亚. 推拿结合功能训练治疗先天性肌性斜颈的临床观察. 中国民间疗法,2022,30(18):54 - 57.

黄梅等探究了采用推拿结合功能训练治疗先天性肌性斜颈的治疗方法与临证体会。选取 2019 年 2 月至 2021 年 6 月共 28 例先天性肌性斜颈患儿,其中肿块型 22 例、非肿块型 6 例。根据症状体征表现分型,对肿块型肌性斜颈重点采用弹拨法松解挛缩的筋结,配合颈部的主被动活动、头部控制训练等功能训练,促进双侧肌肉整体协调收缩,纠正头歪畸形重视家庭康复,鼓励家长通过调整喂养及摆位方式纠正患儿的姿势;非肿块型患儿的治疗体位、治疗时间与肿块型相同,治疗手法不应用弹拨法,其余手法与肿块型相同。结果显示,28 例患儿中,治愈 20 例、好转 8 例,总有效率为 100%;平均治疗时间为 25 天。结论认为,推拿结合功能训练治疗先天性肌性斜颈临床收效良好。

20. 程五中,佘继林,郝唯. 推拿配合家庭康复护理对先天性肌性斜颈患儿的康复效果观察. 北京中医药,2022,41(12):1437 - 1439.

程五中等观察了推拿配合家庭康复护理在先天性肌性斜颈(CMT)患儿康复中的应用效果。通过选择 60 例 CMT 患儿,按照随机数字表法分为观察组和对照组,各 30 例。对照组采用常规推拿手法治疗,包括按揉、拿捏包块,被动牵拉患侧胸锁乳突肌,按揉双侧颈旁肌、斜方肌、肩胛肌内侧,背部行冯氏捏脊手法,3 周为 1 个疗程,持续治疗 3 个疗程;观察组在此基础上配合家庭康复护理,主要包括患儿睡眠及清醒时姿势矫正方案,颈部肌肉锻炼,牵拉颈部肌肉,冯氏捏脊手法,3 周为 1 个疗程,持续 3 个疗程。观察 2 组治疗前后头颅畸形分级、偏头异常率、患侧胸锁乳突肌厚度及临床疗效。结果显示:观察组总有效率 100%、治愈率 40%,对照组总有效率 80%、治愈率 7%,组间比较,差异均有统计学意义($P<0.05$)。治疗后观察组偏头异常率低于对照组($P<0.05$);2 组胸锁乳突肌厚度均较治疗前减小($P<0.05$),且观察组胸锁乳突肌厚度小于对照组($P<0.05$)。结论认为,推拿配合家庭康复护理可促进 CMT 患儿康复,疗效确切。

21. Zhao Q, Huang Y, Wu M, et al. Study of Trunk Morphological Imbalance and Rehabilitation Outcome of Adolescent Idiopathic Scoliosis with Intelligent Medicine. ComputIntellNeurosci, 2022, 2022: 6775674.

Design and implement a deep biblical network model-based orthotic design for adolescent idiopathic scoliosis to quickly and effectively assist physicians in designing orthotics for adolescent idiopathic scoliosis. A fuzzy set is used to express the knowledge of adolescent idiopathic scoliosis orthosis design, and a fuzzy reasoning based on the confidence level is implemented. Finally, the efficiency of the design of adolescent idiopathic scoliosis orthoses was improved by 50% through two cases of adolescent idiopathic scoliosis patients, and the deviation rate between the inference value and the actual operation value of

the domain experts was less than 10%.

22. Huang J, Zhou X, Li X, et al. Regional disparity in epidemiological characteristics of adolescent scoliosis in China: Data from a screening program. Front Public Health, 2022, 10: 935040.

Investigated regional disparities in rates of scoliosis among adolescents in western and eastern China and the dominant factors underlying these disparities. This cross-sectional study used data from a school scoliosis screening program conducted in two typical areas: Yangpu District of Shanghai (eastern China) and Tianzhu Tibetan Autonomous County of Gansu Province (western China), during October 2020 to February 2021. Participants included adolescents aged 12 – 16 years (4,240 in Shanghai and 2,510 in Gansu Province). School scoliosis screening data were obtained on age, sex, height, weight and BMI, and region as well. We screened angles of trunk rotation in level of proximal thoracic (T1 – T4), main thoracic (T5 – T12), and lumbar (T12 – L4) by the forward bend test with scoliometer. An angle of trunk rotation $\geqslant 5°$ was used as the criterion to identify suspected scoliosis. The proportion of suspected scoliosis was lower in Shanghai (6.9%) than in Gansu (8.6%). Angle of trunk rotation tended to increase with age in Shanghai, peaking at 15 years, but decreased with age in Gansu, and bottomed at 15 years. The angle of trunk rotation in the proximal thoracic, main thoracic, and lumbar part of the spine appeared to be larger in Gansu adolescents and in Shanghai female adolescents. Age was a relevant factor in angle trunk rotation in regression models and interacted with region as well. In conclusion,

They found regional and age- and sex-related disparities in rates of suspected scoliosis.

23. He C, Yang JT, Zheng Q, et al. How do Paraspinal Muscles Contract during the Schroth Exercise Treatment in Patients with Adolescent Idiopathic Scoliosis (AIS)? Bioengineering (Basel), 2022,9(6): 234.

The Schroth exercise can train the paraspinal muscles of patients with adolescent idiopathic scoliosis (AIS), however, muscle performance during the training remains unknown. He C et al. applied surface electromyography (sEMG) to investigate the paraspinal muscle activities before, during and after Schroth exercise in nine AIS patients. This study found that after the Schroth exercise, the paraspinal muscle symmetry index (PMSI) was significantly reduced (PMSI=1.3), while symmetry exercise significantly lowered the PMSI (PMSI=0.93 and 0.75), and asymmetric exercise significantly increased the PMSI (PMSI=2.56 and 1.52) compared to relax standing (PMSI=1.36) in participants ($P<0.05$). Among the four exercises, the PMSI of on all fours (exercise 1) and kneeling on one side (exercise 3) was the most and the least close to 1, respectively. The highest root mean square (RMS) of sEMG at the concave and convex side was observed in squatting on the bar (exercise 2) and sitting with side bending (exercise 4), respectively. This study observed that the asymmetric and symmetric exercise induced more sEMG activity on the convex and concave side, respectively, and weight bearing exercise activated more paraspinal muscle contractions on both sides of the scoliotic curve in the included AIS patients.

A larger patient sample size needs to be investigated in the future to validate the current observations.

24. Wang B, Sun Y, Guo X, et al. The efficacy of 3D personalized insoles in moderate adolescent idiopathic scoliosis: a randomized controlled trial. BMC Musculoskelet Disord, 2022, 23(1): 983.

Bracing and exercise methods were used in scoliosis rehabilitation and proven effective. There was little evidence about the efficacy of insoles on scoliosis. Wang B et al. aimed to investigate the effects of 3D personalized insoles on curve magnitude, postural stability, and quality of life (QOL) in moderate adolescent idiopathic scoliosis (AIS) patients. Thirty-six volunteers with adolescent idiopathic scoliosis, who had moderate curves (20°～45°), were randomly divided into the experimental and control groups. The control group received traditional rehabilitation with bracing and exercises, and the experimental group received the insole interventions in addition to traditional rehabilitation. The outcome measures were Cobb angle, angle of trunk rotation (ATR), postural stability, and quality of life (Scoliosis Research Society-22 questionnaire). Measurements were conducted at baseline examination, two months and six months. After two and six months of treatment, the Cobb angle and ATR in both groups were significantly decreased as compared with the baseline ($P<0.05$), but no significant group difference in Cobb angle and ATR was found in the study ($P>0.05$). There was a significant difference in the sagittal balance index at six months compared to the control group ($P<$

0.05)，and a significant difference in the coronal balance index was observed at six months compared to baseline in the experimental group ($P<0.05$). Quality of life did not change in either group ($P>0.05$). Conclusion: Combining bracing with exercise in patients with moderate AIS is effective. 3D personalized insoles cannot reduce the Cobb angle and angle of trunk rotation of patients with moderate AIS but might have the potential to improve postural stability.

25. Yuan W, Wang H, Yu K, et al. Effects of physiotherapeutic scoliosis-specific exercise in patients with mild juvenile scoliosis. BMC Musculoskelet Disord, 2022, 23(1): 918.

A combined retrospective and prospective analysis on the therapeutic effect of physiotherapeutic scoliosis-specific exercise (PSSE) in mild juvenile idiopathic scoliosis (JIS) patients. At present, patients with mild JIS are generally treated by observation without any interventional treatment. Yuan W et al. analyzed the effects of PSSE on mild JIS, which provided a new approach for the treatment of JIS. A total of 52 patients with mild JIS (Cobb angle 10 – 19), aged 4 – 9 years, self – selected into an observation group and a PSSE group. Patients performed the corrective posture exercises daily based on the Scientific Exercise Approach to Scoliosis (SEAS) to the best of their ability, and performed the over-corrective training based on Schroth methods for 30 min each day. Before and one year after the treatment, the Cobb angle and the angle of trunk rotation (ATR) were evaluated, and the results were compared between the two groups. After one year of treatment, the Cobb angle in the PSSE group decreased from 15.0 (11.0 – 17.0) to 5.0 (2.0 – 12.0) ($P \le 0.001$), while the Cobb angle in the observation group increased from 13.5 (11.0 – 17.3) to 16.0 (10.8 – 20.0) ($P = 0.010$). The ATR in the PSSE group decreased from 5.0 (2.0 – 7.0) to 3.0 (2.0 – 4.0) ($P = 0.009$), while the change of ATR in the observation group was not significant. Compared with the observation group, 69.57% of patients in PSSE group had a decreased Cobb angle of more than 5 degrees, which was statistically significant ($P \le 0.001$).

26. Wang Y, Li M, Chan CO, et al. Biological effect of dysregulated LBX1 on adolescent idiopathic scoliosis through modulating muscle carbohydrate metabolism. Spine J. 2022, 22(9): 1551 – 1565.

Aimed to identify differentially expressed proteins (DEPs) relating to energy metabolism in AIS by using proteomic and metabolic analysis and to explore if the expression of these DEPs is associated with clinical parameters and modulated by LBX1. Plasma samples were collected from Chinese girls with nonprogressive and progressive AIS ($n = 7$ and 8, respectively) and age-matched healthy girls ($n = 50$). Paraspinal muscle tissues were collected intraoperatively from concave and convex side of the apex of the major spinal curve in AIS ($n = 24$) and either side from nonscoliosis patients ($n = 14$). Outcome measures are as follows, Radiological Cobb angle and basic anthropometric data of recruited subjects were measured. The DEPs and metabolites were compared in plasma using proteomics and metabolomics technique. The relative expression of selected genes was measured in muscles. Plasma samples from AIS were collected at first clinical visit and were further divided into nonprogressive or progressive groups according to Cobb angle changes in 6-year follow-up. Age-matched healthy girls were recruited as control. High-performance liquid chromatography-mass spectrometry based proteomic analysis was carried out in three groups to identify DEPs and their annotated metabolic pathways. An independent cohort was used for validation by gas chromatography-mass spectrometry based metabolomic analysis. Paraspinal muscles were subjected to quantitative polymerase chain reaction (qPCR) followed by correlation analysis. Human skeletal muscle myoblast (HSMM) was used as the cellular model. The likelihood of aberrant galactose metabolism and glycolysis was found to be associated with AIS curve progression as evidenced by the thirteen DEPs and seven related metabolites according to proteomic and metabolomic analysis. Some of the DEPs showed significantly altered expression in AIS concave and convex sides paraspinal muscles compared with those in nonscoliosis control. Four DEPs were found significantly and negatively correlated with LBX1 in AIS convex side paraspinal muscles. Overexpressing LBX1 in HSMM cells led to increased expression of three DEPs and decreased expression of three DEPs, respectively.

27. Liu B, Zhao S, Liu L, et al. Aberrant interaction between mutated ADAMTSL2 and LTBP4 is associated with adolescent idiopathic scoliosis. Gene, 2022, 814: 146126.

Systematically analyzed rare variants in a set of HCTD-related genes in 302 AIS patients who underwent exome sequencing. We firstly focused on pathogenic variants based on a monogenic inheritance and identified nine disease-associated variants in FBN1, COL11A1, COL11A2 and TGFBR2. We then explored the potential interactions between variants in different genes based on the case-control statistics. We identified three ADAMTSL2-LTBP4 variant pairs in three AIS patients and none in controls. Furthermore, we revealed that the variant pairs identified in these genes could affect the interaction between ADAMTSL2 and LTBP4 and upregulate TGF-β signaling pathway in human fibroblasts. Our findings implicate that the aberrant interaction between mutated ADAMTSL2 and LTBP4 was associated with AIS.

（梁菊萍　张彤彤　谷双昱）

四、遗传性疾病康复

1. 何建萍,唐健,苏虹,等. 唐氏综合征胎盘差异 miRNA 表达谱分析:基于全转录组测序分析技术. 南方医科大学学报,2022,42(3):418-424.

何建萍等通过筛选唐氏综合征(DS)胎盘中表达变化的 miRNAs 并分析具体生物学途径来探讨 DS 新的标记物及其分子发病机制。研究人员选取同期昆明市妇幼保健院产科产前诊断确诊 DS 孕妇(n=3,年龄分别为 28、35、47 岁)及正常对照孕妇胎盘(n=3,年龄分别为 29、30、31 岁),运用全转录组测序分析技术分析所有受试者的胎盘组织,筛选出显著差异表达的 miRNA,通过 miRWalk、Targetscan、miRDB 软件预测其靶基因并进行 GO 和 KEGG – Pathway 功能富集分析。结果显示:测序分析共检出 82 个差异表达的 miRNA。DS 胎盘组织中有 29 个 miRNA 表达上调(变化倍数≥2,$P<0.05$),15 个 miRNA 表达下调(变化倍数≥2,$P<0.05$);根据表达丰度共筛选出 4 个表达上调的 miRNA,6 个表达下调的 miRNA。其共同靶基因

BTBD3、AUTS2 均与神经发育相关。GO 富集分析结果显示,差异表达 miRNA 的靶基因主要富集到蛋白结合、水解酶活性、金属离子结合、转移酶活性、核苷酸结合、胞质组分、细胞核组分、转录调控、RNA 代谢过程调控、DNA 依赖性 RNA 聚合酶Ⅱ启动子转录调控、眼睛发育、感觉器官发育等;KEGG 富集分析结果显示,差异表达 miRNA 靶基因主要参与的信号通路包括肿瘤相关信号通路、PI3K-Akt 信号通路、Ras 信号通路、Rap1 信号通路、细胞骨架调控信号通路、嘌呤代谢相关信号通路、P53 相关信号通路。结论认为,miRNAs 可能参与了 DS 胎盘损伤和相关的妊娠病理,并可能对其他智力障碍相关疾病提供一定临床思路及对未来的预防治疗发挥重要作用。

2. 林青,刘巧云,黄昭鸣. 唐氏综合征儿童汉语音位对比式听觉识别能力的特征研究. 听力学及言语疾病杂志,2022,30(5):519-523.

林青等探讨以汉语为母语的唐氏综合征(DS)儿童音位对比式听觉识别能力特征。以 51 例 8~18 岁/平均(13.27±2.56)岁的 DS 儿童和 51 例智力水平相匹配的 2~7 岁/平均(4.52±0.93)岁的普通(TD)儿童为研究对象,通过构音语音能力评估词表中包含的 36 对(18 项)核心音位对,对两组儿童的听觉识别能力进行评估。结果显示:DS 儿童 18 项音位对的听觉识别能力均低于 TD 儿童;除圆唇音与非圆唇音、高元音与低元音两项音位对外,DS 儿童其他 16 项音位对的听觉识别正确率均低于 90%;DS 儿童的听觉识别正确率极显著低于 TD 儿童($F=60.317,P<0.001$),声母识别的正确率极显著低于韵母($P<0.01$),声母识别的正确率显著低于声调($P<0.05$),两组儿童对声调和韵母识别的正确率无显著性差异($P>0.05$)。结论认为,DS 儿童的听觉识别能力存在障碍,且对不同类型语音的听觉识别能力存在差异。

3. 毛姗姗,冯艺杰,徐璐,等. 诺西那生钠修正治疗儿童脊髓性肌萎缩症随访分析. 中华儿科杂志,2022,60(7):688-693.

毛姗姗等探索疾病修正药物诺西那生钠治疗儿童脊髓性肌萎缩症的临床效果。回顾性研究,收集 2019 年 10 月至 2021 年 10 月浙江大学医学院附属儿童医院接受诺西那生钠注射治疗的 15 例 5q 脊髓性肌萎缩症患儿的临床基线及随访资料,对一般资料(性别、年龄、基因型、临床分型等)、运动功能、营养状态、脊柱侧弯以及呼吸功能等多系统状况进行分析。治疗前后比较采用 Wilcoxon 配对秩和检验。结果显示:15 例患儿中男 7 例、女 8 例,年龄 6.8(2.8,8.3)岁,1、2、3 型各有 2、6、7 例,病程 55.0(21.0,69.0)个月。诺西那生钠治疗随访 9.0(9.0,24.0)个月后,运动量表评估显示患儿 Hammersmith 婴儿神经学检查第 2 部分[13.0(7.0,23.0)比 18.0(10.0,25.0)分],2、3 型患儿 Hammersmith 功能性运动量表扩展版[38.0(18.5,45.5)比 42.0(23.0,51.0)分]及上肢模块修订版量表分数[27.0(19.5,32.0)比 33.0(22.5,35.5)分]均较基线明显提高($Z=-2.67、-2.38、-2.52,P=0.018、0.018、0.012$)。13 例患儿获得临床意义的运动功能改善,2 例量表分数保持稳定。主观报告亦提示治疗后患儿肌肉力量、运动能力等有所提升,治疗期间未报告严重不良反应。辅以多学科管理后患儿脊柱侧弯 Cobbs 角、用力呼气肺活量等指标均改善(均 $P<0.05$)。结论认为,诺西那生钠药物治疗可提升 5q 脊髓性肌萎缩症患儿的运动功能,安全性良好,药物治疗辅以多学科管理有助于改善多系统功能损伤。

4. 李烨荣,吕娟,王玉国,等. 应用多重竞争性 PCR 联合毛细管电泳技术进行脊髓性肌萎缩症携带者筛查. 遗传,2022,44(7):618-628.

脊髓性肌萎缩症(SMA)是一种常染色体隐性遗传、儿童致死性神经系统疾病。SMA 致病基因为运动神经元存活基因(SMN1)。虽然检测 SMN1 基因拷贝数的方法众多,但目前适于大规模人群筛查的技术较少。为寻求一种快速准确的实验技术可以用于人群中 SMA 携带者的大规模筛查,了解区域人群携带情况及常见变异的分布,李烨荣等应用多重竞争性 PCR 联合毛细管电泳技术检测 12 例 SMA 患者及其父母 SMN1 基因拷贝数,同时对江苏地区 151 例健康孕妇人群 SMN1 基因进行拷贝数检测,并通过多重连接依赖探针扩增(MLPA)技术验证检测结果。多重竞争性 PCR 联合毛细管电泳技术结果与 MLPA 结果一致,显示 12 例 SMA 患者均为 SMN1 基因零拷贝,其父母的 SMN1 基因拷贝数均为单拷贝,151 例健康人群中检测出 SMN1 基因单拷贝 3 例(即 SMA 携带者),占 2.0%;N1 基因双拷贝 134 例,占 88.7%;SMN1 基因大于双拷贝 14 例,占 9.3%。因此,多重竞争性 PCR 联合毛细管电泳技术作为一种快速、简便和准确的检测技术具有应用于人群中 SMA 携带者的大规模筛查的潜力。

5. 杨安琪,李文竹,黄真. Duchenne 型肌营养不良患儿四肢肌力随年龄变化特征及其与 6 min 步行距离的相关性. 中国康复医学杂志,2022,37(7):887 - 893.

杨安琪等观察 Duchenne 型肌营养不良(DMD)患儿四肢肌力随年龄变化的特征,分析四肢肌力与 6 min 步行距离的关系。研究纳入在 2019 年 8 月至 2020 年 10 月期间,就诊于北京大学第一医院康复医学科门诊的 DMD 患儿。采用手持式肌力测试仪(HHD)对上、下肢主要肌群进行等长肌力测定,采用 6 min 步行试验(6MWT)评定步行功能,同时收集受试者年龄、身高、体质量等一般资料。采用二次曲线拟合分析患儿四肢肌力随年龄变化特征,采用 Pearson 检验分析四肢各组肌群肌力与 6 min 步行距离(6MWD)间的相关性;将 6MWD 作为应变量,10 组肌群肌力、年龄、BMI 作为自变量,进行多重线性回归分析。结果显示:共纳入 54 例,年龄为 5~10

岁的 DMD 男性患儿,膝伸展肌群肌力随着年龄增长呈下降趋势;6MWD 为(369.6 ± 72.1)m,(7.00~7.99)岁患儿的 6MWD 均值最大,7 岁以上患儿 6MWD 均值逐渐下降。6MWD 与肘伸展($r=0.448,P<0.01$)、膝屈曲($r=0.460,P<0.01$)、膝伸展($r=0.418,P<0.01$)肌群肌力呈中度正相关,与肩外展($r=0.273,P<0.05$)、踝背屈($r=0.273,P<0.05$)、踝跖屈($r=0.313,P<0.05$)肌群肌力呈低度正相关。多重线性回归分析结果显示,影响 6MWD 的主要因素为膝伸展肌群肌力($P<0.05$),校正决定系数为 0.47。年龄、BMI 以及其他肌群肌力对 6MWD 的影响无显著性意义($P>0.05$)。结论认为,5~10 岁的 DMD 患儿的膝伸展肌群肌力随年龄增长而下降;大于 7 岁的患儿 6MWD 有逐年下降的趋势。膝周肌群、上肢近端肌群和踝周肌群肌力与患儿的步行功能相关,其中膝伸展肌群肌力是影响 6MWD 的主要因素,因此为维持 DMD 患儿步行功能,需更加关注膝周肌群肌力。

6. 唐静,张家鹏,杨学军,等. 磁共振成像在肌营养不良疾病诊断中的应用价值. 中国当代儿科杂志,2022,24(11):1231 - 1237.

唐静等总结肌营养不良(MD)常见亚型下肢肌肉骨骼肌磁共振成像(MRI)特点,积累应用 MRI 协助诊断 MD 的经验。选取经基因检测确诊的 48 例 MD 患儿为研究对象,分析其下肢肌肉 MRI 特点,统计各亚型肌肉脂肪浸润累计评分,并分析 Duchenne 型肌营养不良脂肪浸润累计评分与临床指标的相关性。结果显示:Duchenne 型肌营养不良以臀大肌、大收肌受累为著,Becker 型肌营养不良以股外侧肌受累为著,肢带型肌营养不良以大收肌、股中间肌、股内侧肌、股外侧肌受累为著;Duchenne 型肌营养不良下肢肌肉脂肪浸润累计评分与年龄、病程、肌肉力量及运动功能明显相关($P<0.05$),与血清肌酸激酶无相关性($P>0.05$)。结论认为,不同亚型 MD 的 MRI 表现特点不同,

MRI 有助于 MD 的诊断与病情评估。

7. Li Y, Shu J, Cheng Y, et al. Identification of key biomarkers in Angelman syndrome by a multi-cohort analysis. Front Med (Lausanne), 2022,9: 963883.

The Angelman Syndrome(AS) is an extreme neurodevelopmental disorder without effective treatments. While most patients with this disease can be diagnosed by genetic testing, there are still a handful of patients have an unrecognized genetic cause for their illness. Thus, novel approaches to clinical diagnosis and treatment are urgently needed. The aim of this study was to identify and characterize differentially expressed genes involved in AS and built potential diagnostic panel for AS by NGS sequencing. A multi-cohort analysis framework was used to analyze stem cell-derived neurons from AS patients in GSE160747 dataset. We identified three differentially expressed genes (ACTN1, ADAMTS2, SLC30A8) differentiates AS patients from controls. Moreover, we validated the expression patterns of these genes in GSE146640, GSE120225. Receiver operating characteristic (ROC) curves analysis demonstrated that these genes could function as potential diagnostic biomarkers [AUC=1 (95% CI 1-1)]. This study may provide new approach for diagnosing patients with AS and helping to develop novel therapies in treating AS patients.

8. Huang X, Yin X, Wu D, et al. Thyroid function in children with Prader-Willi syndrome in Southern China: a single-center retrospective case series. BMC Pediatr,2022,22(1): 234.

To investigate hypothalamic-pituitary-thyroid function in children of different ages, nutritional phases, and genotypes that were diagnosed with Prader-Willi syndrome (PWS), as well as the effects of recombinant human growth hormone (rhGH) treatment on thyroid hormones in PWS patients. Methods: One hundred and thirty PWS patients (87 boys and 43 girls) aged from newborn to 15 years (y) (median 1.25 y, mean, SD: 2.95 ± 3.45 y), were surveyed in this study. Serum thyroid hormone levels were examined at least once per 3 – 6 months during the 2 years follow-up study. Central hypothyroidism (C-HT) was identified as low/normal thyroid-stimulating hormone (TSH) and low free thyroxine 4 (FT4). Results: All study participants had normal neonatal TSH screening test results. The prevalence of C-HT is 36.2% (47/130). No C-HT cases were diagnosed in PWS either below 1 month (m) or above 12 y. The prevalence of C-TH would be increased with age before 3 y until reaching the peak, followed by a gradual decline over the years. The prevalence of C-HT varies significantly at different ages (Pearson's $\chi^2 = 19.915$; $P < 0.01$). However, there is no correlation between the C-HT prevalence and nutritional phases (Pearson's $\chi^2 = 4.992$; $P = 0.288$), genotypes (Pearson's $\chi^2 = 0.292$; $P = 0.864$), or rhGH therapy (Pearson's $\chi^2 = 1.799$; $P = 0.180$). Conclusions: This study suggests the prevalence of C-TH was increased with the age before 3 y, and reached the peak in the 1 to 3 y group, then gradually declined over the years. There is no correlation between C-HT prevalence and nutritional phases, genotypes, or rhGH treatment.

9. Tan C, Yan Y, Guo N, et al. Single-Tube Multiplex Digital Polymerase Chain Reaction Assay for Molecular Diagnosis and Prediction of Severity of Spinal Muscular Atrophy. Anal Chem, 2022, 94 (8): 3517-3525.

Spinal muscular atrophy(SMA) is an autosomal recessive neuromuscular disease characterized by the degeneration of motor neurons and progressive muscle atrophy. Accurate detection of SMN1 and SMN2 copy numbers is essential for SMA diagnosis, carrier screening, disease severity prediction, therapy, and prognosis. However, a method for SMN1 and SMN2 copy number determination that is simultaneously accurate, simple, rapid, multitargeted, and applicable to various samples has not previously been reported. Here, we developed a single-tube multiplex digital polymerase chain reaction (dPCR) assay for simultaneous determination of the copy numbers of SMN1 exons 7 and 8 and SMN2 exons 7 and 8. A total of 317 clinical samples, including peripheral blood, amniotic fluid, chorionic villus, buccal swabs, and dried blood spots, were collected to evaluate the performance of this dPCR-based assay. The test results were accurate for all the clinical samples. Our assay is accurate, rapid, easy to handle, and applicable to many types of samples and uses a small amount of DNA; it is a powerful tool for SMA molecular diagnosis, large-scale screening, and disease severity assessment.

10. Wu X, Dong N, Yu LQ, et al. Identification of immune-related features involved in Duchenne muscular dystrophy: A bidirectional transcriptome and proteome-driven analysis. Front Immunol, 2022, 13: 1017423.

We aimed to investigate the biological mechanism and feature genes of Duchenne muscular dystrophy (DMD) by multi-omics and experimental verification strategy. Methods: We integrated the transcriptomic and proteomic methods to find the differentially expressed mRNAs (DEMs) and proteins (DEPs) between DMD and Control groups. Weighted gene co-expression network analysis (WGCNA) was then used to identify modules of highly correlated genes and hub genes. In the following steps, the immune and stromal cells infiltrations were accomplished by xCELL algorithm. Furthermore, TF and miRNA prediction were performed with Network analyst. ELISA, western blot and external datasets were performed to verify the key proteins/mRNAs in DMD patient and mouse. Finally, a nomogram model was established based on the potential biomarkers. Results: 4515 DEMs and 56 DEPs were obtained from the transcriptomic and proteomic study respectively. 14 common genes were identified, which is enriched in muscle contraction and inflammation-related pathways. Meanwhile, we observed 33 significant differences in the infiltration of cells in DMD. Afterwards, a total of 22 miRNAs and 23 TF genes interacted with the common genes, including TFAP2C, MAX, MYC, NFKB1, RELA, hsa-miR-1255a, hsa-miR-130a, hsa-miR-130b, hsa-miR-152, and hsa-miR-17. In addition, three genes (ATP6AP2, CTSS, and VIM) showed excellent diagnostic performance on discriminating DMD in GSE1004, GSE3307, GSE6011 and GSE38417 datasets (all AUC > 0.8), which is validated in patients (10 DMD vs. 10 controls), DMD with exon 55 mutations, mdx mouse, and nomogram model. Conclusion: Taken together，ATP6AP2，CTSS，and VIM play important roles in the inflammatory response in DMD，which may serve as diagnostic biomarkers and therapeutic targets.

11. Du X, Wang J, Li S, et al. An Analysis of Phenotype and Genotype in a Large Cohort of Chinese Children with Angelman Syndrome. Genes, 2022,13(8): 1447.

Angelman syndrome (AS) is a neurodevelopmental genetic disorder，but there has been limited analysis of a large cohort of Chinese children with Angelman syndrome. This study aims to assess the phenotype and genotype of Chinese children with Angelman syndrome. We retrospectively analyzed data through a detailed online survey combined with an on-site study. Furthermore，phenotype analysis stratified by deletion and non-deletion groups was carried out. The responses of family members of 695 individuals with AS revealed that 577 patients (83.02%) had maternal deletions，65 patients (9.35%) carried UBE3A mutations，31 (4.46%) patients had UPD15pat (one patient with UPD15pat constituted by a mosaic)，10 patients (1.44%) had imprinting defects and 12 (1.58%) patients only showed abnormal methylation without further detection. We identified 50 different pathogenic variants in this cohort, although 18 of these variants were unreported. Recurrent variant c. 2507_2510del (p. K836Rfs * 4) was found in 7 patients. In the deletion group，patients were diagnosed at an earlier age，had a more severe clinical phenotype, a higher rate of epilepsy with more multiple seizure types，and more frequently combined medication. Strabismus and sleep disturbances were both common in deletion and non-deletion groups. The top three resources invested in caring for AS children are：daily involvement in patient care，rehabilitation cost，and anti-epileptic treatment. Our study showed the genetic composition of Chinese children with 83.02% of maternal deletions，and the mutation spectrum for UBE3A variants was expanded. Developmental outcomes are associated with genotype，and this was confirmed by deletion patients having a worse clinical phenotype and complex epilepsy

12. Li FF, Chen WJ, Yao D, et al. Clinical phenotypes study of 231 children with Williams syndrome in China: A single-center retrospective study. Mol Genet Genomic Med, 2022, 10 (12): e2069.

This study aims to characterize the clinical phenotypes of Chinese children with WS to help for the early diagnosis and intervention of this disease. Methods：231 children diagnosed with WS were retrospectively recruited to the study. Clinical data were analyzed to obtain the incidence of different clinical phenotypes. The occurrence of phenotypes and the influence of gender and age on the incidence of different phenotypes were analyzed. Results：All WS exhibited facial dysmorphism (100.0%). The majority had neurodevelopmental disorder (91.8%)，hoarseness (87.4%) and cardiovascular anomalies (85.7%). The incidence of short stature (46.9%)，inguinal hernia (47.2%)，hypercalciuria (29.10%)，hypercalcemia (9.1%)，subclinical hypothyroidism (26.4%) and hypothyroidism (7.4%) were relatively higher. Gender differences were found in supravalvular aortic stenosis (SVAS, $P<0.001$)， ventricular septal defect（VSD，$P < 0.05$），inguinal hernia（$P < 0.01$），superior pulmonary stenosis（SVPS，$P < 0.05$）and neurodevelopmental disorder（$P < 0.05$）. The incidence of neurodevelopmental disorder in WS increased with age（$P < 0.05$）while cardiovascular anomalies（$P < 0.01$），short stature（$P < 0.01$），hypercalciuria（$P < 0.01$）and hypercalcemia（$P < 0.01$）decreased with age. Conclusions：Facial dysmorphism，neurodevelopmental disorder，hoarseness and cardiovascular anomalies were the most common phenotypes. Genetic testing should be suggested to confirm the diagnosis for children with the above abnormalities. Gender and age should be taken into account when making diagnosis and intervention.

（李雪梅）

五、其他疾病康复

1. 周璇,杜青,梁菊萍,等. 简单先天性心脏病患儿的运动功能发育水平研究. 教育生物学杂志，2022,10(1)：11‑20.

周璇等研究了简单先天性心脏病（CHD）患儿的运动功能发育特征及其合并运动发育迟缓的情况。通过选择 357 例 0～6 岁的简单 CHD 患儿作为研究对象。采用 Peabody 运动发育量表（第 2 版）对所有患儿的运动功能发育水平进行评定，分别计算精细运动发育商（FMQ）、粗大运动发育商（GMQ）和总运动发育商（TMQ）。GMQ＜90 分为粗大运动发育迟缓，FMQ＜90 分为精细运动发育迟缓，TMQ＜90 分为总运动发育迟缓。结果显示：CHD 不同类型患儿 FMQ、GMQ 和 TMQ 的差异均有统计学意义（P 均＜0.05）；女性 CHD 患儿 GMQ 低于男性 CHD 患儿，差异有统计学意义（$P=0.003$）。粗大运动发育迟缓率为 37.5%，精细运动发育迟缓率为 11.8%,总运动发育迟缓率为

29.1%。结论认为,0～6 岁简单 CHD 患儿合并运动发育迟缓的发生率较高,不同性别、不同类型患儿的运动功能发育水平不同。

2. Zhang L, Deng CF, Liu Y, et al. Impacts of Motor Developmental Delay on the Inter‑Joint Coordination Using Kinematic Synergies of Joint Angles During Infant Crawling. IEEE Trans Neural Syst Rehabil Eng, 2022,30：1664‑1674.

Zhang L's study aimed to explore whether the joint activities of limbs during infant crawling are represented with kinematic synergies of joint angles，and evaluate the impacts of MDD on the inter-joint coordination using those synergies. 20 typically developing infants，16 infants at risk of developmental delay，11 infants at high risk of developmental delay and 13 infants with confirmed developmental delay were recruited for self-paced crawling on hands and knees. A motion capture system was employed to trace infants' limbs in space，and angles of shoulder，elbow，hip and knee over time were computed. Kinematic synergies were derived from joint angles using principal component analysis. Sample entropy and Spearman's rank correlation coefficients were calculated among those synergies to evaluate the crawling complexity and the symmetry of bilateral limbs，respectively. We found that the first two synergies with different contributions to the crawling movements sufficiently represented the joint angular profiles of limbs. MDD further delayed the development of motor function for lower limbs and mainly increased the crawling complexity of joint flexion/extension to some extent，but did not obviously change the symmetry of bilateral limbs. These results suggest that the time-varying kinematic synergy of joint angles is a potential index for objectively evaluating the abnormal inter-joint coordination affected by MDD.

3. Zhang Y, Xiao N, Zhang X, et al. Identifying Factors Associated with the Recurrence of Tic Disorders. Brain Sci, 2022,12(6): 697.

A retrospective study was conducted by Zhang Y to assess patients with recurrent and non-recurring tic disorders diagnosed in the Pediatric Tic Disorder Clinic of the First Affiliated Hospital of Tianjin University of Traditional Chinese Medicine, China, and to extract various factors-such as fetal status; medication, allergy, and family history; social and psychological factors; blood lead content; electroencephalogram (EEG); disease duration; type of tics; and disease severity-and identify factors associated with recurrence. The recurrence rate of tic disorders was approximately 45.10% in this study. The childbirth conditions, surgery/trauma, respiratory tract infection, allergy, stress, consumption of tiapride, and severity of tic disorders were factors related to and affected disease recurrence.

4. Lin Z, Chen Y, Zhou L, et al. Serum N-Terminal Pro-B-Type Natriuretic Peptide as a Biomarker of Critical Pulmonary Stenosis in Neonates. Front Pediatr, 2022,9: 788715.

Lin Z determined the efficacy of serum N-terminal pro-B-type natriuretic peptide (NT-proBNP) levels in predicting critical pulmonary stenosis (CPS) in neonates. All neonates with pulmonary stenosis (PS) admitted to the neonatal intensive care unit of Xinhua Hospital from October 2014 to December 2020 were retrospectively reviewed. Infants with serum NT-proBNP levels measured within 48 h after birth were enrolled and divided into CPS and non-CPS groups. Serum NT-proBNP levels and cardiac Doppler indices were compared between the two groups. Correlations were determined using the Spearman's rank correlation coefficient. Receiver operator characteristic curve analysis was used to explore the predictive value of NT-proBNP for identifying neonatal CPS. Among 96 infants diagnosed with PS by echocardiography, 46 were enrolled (21 and 25 in the non-CPS and CPS groups, respectively). Serum NT-proBNP levels were significantly higher in the CPS group than in the non-CPS group [3,600 (2,040 - 8,251) vs. 1,280 (953 - 2,386) pg/ml, $P = 0.003$]. Spearman's analysis suggested a positive correlation between Ln(NT-proBNP) levels and the transvalvular pulmonary gradient ($r = 0.311$, $P = 0.038$), as well as between Ln(NT-proBNP) levels and pulmonary artery velocity ($r = 0.308$, $P = 0.040$). Receiver operating characteristic curve analysis showed that a cutoff serum NT-proBNP level of 2,395 pg/ml yielded a 66.7 and 78.9% sensitivity and specificity for identifying CPS, respectively. The area under the curve was 0.784 (95% CI 0.637 - 0.931). A positive correlation was found between Ln(NT-proBNP) and length of hospital stay ($r = 0.312$, $P < 0.05$). In conclusion, Serum NT - proBNP level was positively correlated with PS severity and could be used as a biomarker to identify CPS in neonates.

（张彤彤　李　欣　谷双昱）

第五章 老年康复

2022年度,在老年康复领域共收集学术论文434篇,其中纳入专论146篇(占33.64%)、收入文选89篇(占20.51%)。从文献统计分析看,研究主要侧重于老年人失衡跌倒康复、老年神经系统疾病康复、老年肌肉骨骼系统疾病康复、老年心肺系统疾病康复、老年基础代谢系统疾病康复、老年精神心理疾病康复以及老年感官系统疾病康复等。

【专 论】

一、老年人失衡跌倒康复

(一)老年人平衡能力康复

我国老年人口数量多,老年人跌倒是重要的公共卫生问题。跌倒是导致老年人残疾、日常功能丧失或死亡的重要危险因素之一。老年人跌倒容易造成一般软组织损伤、严重骨折损伤、不敢活动的心理创伤等,增加家庭和社会的负担。针对老年人跌倒危险因素的预防和干预策略是当前降低跌倒发生率、减轻跌倒伤害和保障老年人生命安全的必须手段。段林茹等[1]在团体标准《预防老年人跌倒康复干预基本要求》中对预防老年人跌倒的生理机制、风险评估、预防干预及管理要求做出了规定,我们对该标准进行解读,剖析了老龄化背景下预防老年人跌倒的多维度需求,提出预防老年人跌倒的切实可行的方案策略,以减少老年人跌倒事件的发生率和伤害率。

老年人、老年脑卒中以及膝骨关节炎患者存在平衡能力下降的问题。尤其大脑认知能力均影响身体姿势控制,容易失衡跌倒。文献研究强调预防和干预措施,以及步态特征分析和平衡相关性研究等方面。提高姿势控制平衡能力的临床干预措施主要有双任务训练、肌力训练、抗阻训练、太极拳等方面。丰有燕等[2]综述双任务训练对脑卒中患者平衡功能的研究,指出脑卒中平衡功能障碍时,患者会增加身体重心的摆动幅度、两侧肢体的负重百分比失衡和步态表现异常,进而增加跌倒风险。同时丰氏等[3]发现4周的可变优先级双任务训练较固定优先级双任务训练更有助于改善老年脑卒中患者平衡功能;双任务训练,增加大脑认知负荷,更能提升预防跌倒能力。兰文岑等[4]通过系统评价探究双任务干预对健康老年人平衡功能干预的有效性,发现双任务和单任务干预模式均能够改善健康老年人平衡功能和相关体适能,提高站姿稳定性和自身移动能力,改善下肢力量和下肢活动功能,降低跌倒风险和恐惧心理感。特别是双任务干预模式在提高双任务平衡控制表现方面优于单任务干预模式,更能够提升日常生活能力和整体健康发展。程文昌等[5]采用等速肌力评估训练系统进行股四头肌功能训练可以明显提高老年人膝部最大力量,提升下肢肌肉耐力,增强平衡能力,降低跌倒风险。贾金丽等[6]探究步态平衡操联合抗阻训练对跌倒高风险老年人平衡能力、运动能力和跌倒效能的影响,将96例跌倒高风险老年人分为观察组和对照组,每组48例,对照组采取传统预防跌倒训练及常规护理,观察组在常规护理基础上使用步态平衡操联合抗阻训练进行干预。结果发现接受步态平衡操联合抗阻训练老人的步长与对照组无差异($P > 0.05$);步频、Berg平衡能力量表、Fugl-Meyer运动功能评分量表、Morse跌倒评估量表、修正版跌倒效能量表等方面均显著优于对照组,差异均有统计学意义（$P<0.01$）。表明步态平衡操联合抗阻训练可以有效改善跌倒高风险老年人平衡能力、运动能力和跌倒效能，降低跌倒风险，为跌倒高风险老年人的健康管理和康复治疗提供依据。李翠查等[7]探讨渐进性抗阻运动对老年人体适能及跌倒风险的影响，发现12周的渐进性抗阻运动可以明显改善老年人的下肢肌肉力量、下肢柔韧性、有氧耐力、平衡能力/跌倒风险，改善老年人的体适能，降低跌倒风险，对预防老年人跌倒有很好的效果。

对于膝骨关节炎患者而言，采取全膝关节置换术后功能恢复并不理想，常规康复通常会忽视了髋外展肌的训练。权宏磊等[8]探究髋外展肌强化训练对全膝关节置换患者平衡及步行功能恢复的影响，发现全膝关节置换后进行4周早期的髋外展肌强化训练能够提高髋外展肌相对峰力矩，缩短计时起立-行走测试时间，增加单腿站立测试时间和步幅和患侧支撑相占比，从而在一定程度上增加髋外展肌肌力，提高患者的平衡及步行功能。太极拳改善单任务姿势控制能力、预防跌倒的功效得到公认。王疆娜等[9]探讨上下楼梯行走附加双任务干扰，运动人群类型（组间）及任务类型（组内）对身体稳定性、下肢关节运动特征及力学特征指标的影响，招募太极组、快走组与对照组健康老年女性各20名，分别进行单任务、认知任务、动作任务、组合任务的楼梯行走测试，发现太极组上楼梯动作任务与组合任务踝关节运动幅度显著增大（$P<0.001$）；在动作任务与组合任务范式中，太极组踝关节运动幅度显著大于对照组（$P=0.005$，$P=0.012$），跨越角度显著小于对照组（$P=0.033$，$P=0.021$）。提示长期太极拳练习有助于老年女性加强下肢神经肌肉控制，提高跨越台阶高度，进而起到增强身体稳定控制、抵抗双任务干扰、降低跌倒风险的效果。李欣欣等[10]研究指出太极拳练习在降低老年人跌倒率、提高静态平衡能力方面比其他运动干预方式更有优势，但没有足够的证据表明太极拳练习更能

减少跌倒恐惧感，提高动态平衡能力。

姿势控制能力下降与跌倒之间密切相关，本体感觉、足底触觉、肌肉力量以及身体活动均可能是保持姿势稳定和预防跌倒的潜在因素。王琪等[11]发现老年人本体感觉和肌肉力量与动态姿势稳定性相关，本体感觉和足底触觉与静态姿势稳定性相关。赵晨曦等[12]探究老年人和青年人身体活动、久坐行为和平衡能力的差异，以及不同强度身体活动水平和久坐行为与平衡能力的相关性，结果发现在老年人中，尤其是老年女性，拥有较高的中高强度身体活动水平者或较少久坐时间者静态平衡控制能力更好。此外，通过快捷的实验方法和步态参数来区分老年人中的易跌倒人群，加以精准干预，可以显著降低老年人跌倒发生概率，具有重要的社会意义。吕子阳等[13]收集54名不同跌倒史老年人的增强起立行走试验（Enhanced-TUG），并使用三维运动捕捉系统收集三维时空数据，发现随着跌倒次数的增加，老年人步速逐渐降低；跌倒组老年人转身速度较慢；跌倒组老年人加速度与速度信号的幅值4分位数、均值大于非跌倒组，低频高幅信号段为跌倒组的主要特征。孟站领等[14]探究不同跌倒风险老年人在跨越障碍前后的步态动力学特征，发现高跌倒风险老人相对低跌倒风险老年人跨越障碍时支撑时间延长，跨越腿足底跖骨区域峰值压力增加，足底COP曲线表现出不对称性，且在冠状面横向变化范围增大。

（二）老年人认知能力康复

轻度认知功能障碍（MCI）是介于正常老龄与失智（痴呆）之间的一种过渡状态，其老化认知衰退，能力下降较常见，但临床症状并未达到失智（痴呆）的标准。针对MCI的研究主要集中在非药物干预的研究进展、风险预测模型建立及临床研究三方面，临床研究包括运动、经颅微电流刺激和认知游戏对老年MCI患者的干预。

董晓慧等[15]建立老年认知障碍风险简易预测

模型,强调对于认知障碍高危人群,应考虑年龄、文化程度、衰弱状态、代谢综合征等因素的综合作用。韩静雨等[16]针对MCI筛查及干预的不足,就国内外双重任务在MCI患者的筛查及预防应用进行总结,以期对未来的研究有所借鉴。刘海宁等[17]分析近5年国内外老年MCI非药物干预的研究热点。中英文献的研究热点包括老年MCI的物理干预、综合干预、认知训练干预、运动训练干预及针灸干预、虚拟环境技术干预、认知训练干预及运动训练干预,为老年MCI非药物干预提供借鉴。史路平等[18]在Meta分析指出近10年中国老年人群MCI患病率呈增长趋势,不同省份、区域之间存在差异。另外,女性、受教育程度低、高龄、农村、无配偶群体患病率偏高。李江花等[19]研究发现老年MCI患者血清胱抑素C(CysC)、视锥蛋白样蛋白1(VILIP-1)水平升高,脑源性神经营养因子(BDNF)水平降低,是并发吞咽功能障碍的危险因素,且对患者临床转归具有较高的预测价值。练璇等[20]对文献整理后发现老年人久坐行为和认知障碍之间存在一定的相关性,久坐行为的影响可能存在于血糖水平、炎症和神经系统中。轩文如等[21]综述了双语训练能改善老年人的认知功能,提高与记忆、注意和执行功能相关的脑功能连接性,延迟阿尔茨海默病或痴呆的发病时间。

杨椅等[22]整理发现有氧运动在干预老年MCI患者的认知功能中起着正向调节作用,有氧运动的介入改善认知功能可能与延缓患者脑区域面积萎缩、促进基因表达、增加大脑血流量等有关。罗艳等[23]发现传统身心运动对改善老年MCI患者的认知功能和躯体功能具有一定的积极作用。薛钰等[24]的研究发现认知康复训练联合信息-动机-行为技巧(IMB)认知重建可改善患者神经因子水平,提高认知水平,增加自我效能感。史昊楠等[25]研究发现经颅微电流刺激(CES)对老年MCI的干预可能有效。张薇等[26]指出基于互联网平台游戏的认知功能训练对不同类型老年轻度认知损害患者短期干预效果是积极的。

(三)其他退行性疾病康复

机体的衰老往往伴随着组织功能的下降,组织功能下降易导致跌倒、失能、死亡等不良结局的发生。对衰老方面的基础研究主要集中在致衰老相关因素方面;对衰老方面的临床研究主要集中在对衰老的管理与预防方面,侧重于研究运动疗法对延缓衰老进程、减少因衰老引起的并发症方面的临床效益。

马爽等[27]在对维生素D对衰弱的干预及相关机制的研究中提出维生素D水平与衰弱的发生有关,补充一定量的维生素D可以改善衰弱老年人的躯体功能。袁硕等[28]在综述衰老相关干细胞标志物研究进展时发现干细胞具有无限复制、补充和修复以维持组织和器官稳态的潜力,通过探寻衰老相关干细胞标记物有助于延缓衰老,治疗衰老相关疾病。李丽君等[29]在研究渐进式抗阻运动对养老机构衰弱老年人的影响时发现,通过渐进式抗阻运动能有效减轻养老机构衰弱老年人跌倒恐惧程度,提高躯体活动能力。涂嘉欣等[30]在综述日常饮食、生活行为与抗衰老作用的研究进展时提出改善饮食的组合、形成良好的生活行为对形成人群抗衰老策略具有重要的意义。巩应军等[31]在综述基于老年综合评估的预康复在老年全周期康复中的应用时总结出,预康复是老年全周期康复中预防老年疾病导致功能障碍的重要模式,其中老年综合评估是预康复实施的基础。通过对慢性疾病、多病共存以及老年综合征患者进行综合评估并尽早预康复干预,可以减少功能障碍的发生,提高患者的生活质量,从而实现健康老龄化。傅怡等[32]在研究老年衰老患者采用一体化综合康复模式对其衰弱状态、生活质量及炎症因子表达水平产生的影响时发现,衰弱可导致老年人面对应激的脆性增加,进而造成功能下降、失能以及死亡风险增高,通过早期、一体化的康复干预模式,有利于延缓患者的衰弱进程,降低并发症的患病风险。

二、老年神经系统疾病康复

(一)老年脑卒中康复

"脑卒中",又称"中风"、"脑血管意外"(CVA),是一种急性脑血管疾病,是由于脑部血管突然破裂或因血管阻塞导致血液不能流入大脑而引起脑组织损伤的一组疾病,包括缺血性和出血性卒中,随着年龄的增大,脑卒中的发生率也会增高。老年脑卒中的研究主要集中在失语症及运动功能障碍等方面、早期康复对老年脑卒中患者的作用。

王瑜元等[33]利用颅脑扩散张量成像(DTI)纤维追踪技术发现老年脑卒中失语症组的优势侧上纵束(SLF)-Ⅱ和SLF-Ⅲ的FA值、纤维数量、纤维长度较健康老年人组明显减少,认为优势侧SLF-Ⅱ和SLF-Ⅲ损伤可能是中老年患者脑卒中后发生失语症的主要机制之一。张雯雯等[34]发现采用想象足背屈训练结合辅助站立平衡训练应用于老年脑梗死偏瘫患者中可改善下肢运动功能和平衡能力,提高日常生活能力,降低并发症发生率。程晔等[35]采用辨证康复联合运动干预老年脑卒中偏瘫患者,发现其平衡功能、肢体功能及日常生活能力都有改善。卜铃铃[36]发现在老年脑卒中后偏瘫患者中采用神经肌肉电刺激治疗仪联合康复护理能够获得良好康复效果,患者的肢体功能得到了显著改善,肌张力显著减小,生活质量显著改善,值得临床推广应用。杜晋楠等[37]的研究发现强制性运动疗法联合现代康复可有效改善老年脑卒中患者的痉挛状态和肢体运动功能。邓惠玲[38]发现肢体康复仪联合认知行为干预可提高老年脑梗死偏瘫患者的康复训练依从性,改善患者下肢功能。陈园[39]采用肢体训练结合中医康复理疗,发现老年脑梗死患者生活质量、上下肢运动功能均有改善。吴娟娟等[40]研究发现与常规康复锻炼相比,虚拟现实康复锻炼运用于老年脑出血偏瘫患者中效果更好。窦晓语等[41]使用简易双下肢平衡负重监控仪进行静

态站立训练可明显改善脑卒中后偏瘫患者姿势控制能力,建议未来可以将简易双下肢平衡负重监控仪作为脑卒中偏瘫患者主动站立训练的辅助康复器材。

通过早期康复及预防可以减少老年脑卒中患者的受损程度。梁振生等[42]发现血清铁蛋白(SF)、白细胞介素-6(IL-6)水平与脑血压脑出血患者神经功能受损程度及预后密切相关。肖成贤等[43]整理了老年高血压脑出血的治疗方案,并指出其预后可通过给予低分子肝素减少下肢深静脉血栓形成以及进行早期针对性康复训练。李婷[44]研究发现气压治疗仪联合早期康复训练在老年脑出血术后患者中的应用效果明显,可改善凝血指标,减少下肢深静脉血栓形成的发生。张淑红等[45]研究发现老年脑梗死患者于生命体征稳定后2周内进行康复治疗可改善神经功能、肢体功能、日常生活活动能力,且可降低炎性因子水平,提高康复效果。曹旭玲[46]对脑梗死患者开展早期中医护理+现代康复护理,有利于提高患者预后,对改善肢体功能、恢复日常生活能力发挥显著价值,同时消除患者焦虑抑郁情绪,全面提升生活质量,实现较为理想的康复效果,提高患者满意度。李树卓[47]研究发现对老年高血压脑出血患者采用早期康复联合高压氧治疗有明显效果,可以改善患者的神经功能和认知功能,提高患者的生活质量。

(二)阿尔茨海默病康复

阿尔茨海默病(AD)是一种起病隐匿的进行性发展的神经退行性疾病。临床上以记忆障碍、失语、失用、失认、视空间技能损害、执行功能障碍以及人格和行为改变等全面性痴呆表现为特征,病因迄今未明。针对AD的基础研究主要集中在有氧运动对小鼠及海马神经的影响,临床研究主要集中在玩偶疗法、怀旧疗法、有氧运动、磁刺激及超声等对AD患者的干预。

房国梁等[48]发现有氧运动能够降低APP/PS1

小鼠和 C57BL/6J 小鼠大脑皮质和海马组织中 Aβ 含量和活性氧的水平,减少内皮素 1 的释放,提高脑血流量和认知水平,对延缓和改善阿尔茨海默病具有积极作用。张业廷等[49]研究发现长期有氧运动后 AD 小鼠海马 Notch1 及 Hes1 的甲基化率显著增加,而其 Ngn2 的甲基化率则显著减少。唐纪平等[50]分析总结运动如何影响成年海马神经发生,以及成年海马神经发生在运动改善 AD 中的作用机制。王玉香等[51]研究发现用脑源性神经营养因子修饰 hAMSCs 可进一步提高 hAMSCs 治疗 AD 的认知功能,并且可以明显提高海马胆碱乙酰转移酶和基底前脑神经生长因子的表达水平。

李呈慧等[52]Meta 分析证明玩偶疗法有利于改善老年痴呆患者的认知功能,减少激越行为,进一步提高患者生活质量。沈昊等[53]研究发现怀旧疗法能够改善老年阿尔茨海默病患者的精神症状,促进记忆功能与生命质量提升,增强康复效果。阳金鑫等[54]整理发现有氧运动激活分子机制介导大脑突触可塑性靶向效应可以改善 AD 患者的认知功能。蒋孝翠等[55]研究发现间歇性 θ 短阵脉冲经颅磁刺激联合动作观察疗法可以改善轻、中度阿尔茨海默病患者的认知功能,提高患者的日常生活活动能力。李可帅等[56]研究发现老年 AD 患者采用 rTMS 联合多奈哌齐治疗,可使患者认知功能得到改善,提高神经递质水平,减轻精神行为症状。陆随缘等[57]的一项针对 AD 患者的小样本研究发现作用于海马的经颅聚焦超声可以提高海马葡萄糖代谢,改善记忆。Zhang S 等[58]发现有氧运动有助于改善 AD 患者的认知功能,并且频率最好是 30 min/次,每周最多 3 次,总时间不少于 150 min。Yao Q 等[59]发现采用 5Hz 的重复经颅磁刺激 AD 患者的双侧小脑部位,能够有效改善患者的认知功能障碍。

(三) 帕金森病康复

帕金森病(PD)又名震颤麻痹,是一种常见的中老年神经系统变性疾病,平均发病年龄为 60 岁左右,临床表现主要包括静止性震颤、运动迟缓、肌强直和姿势步态障碍,同时患者可伴有抑郁、便秘和睡眠障碍等非运动症状。目前针对 PD 的研究主要集中在药物干预、言语功能恢复及运动功能恢复。

黄镇等[60]研究发现丁苯酞联合脑蛋白水解物可调节老年 PD 患者机体血清神经元特异性烯醇化酶(NSE)、脑源性神经营养因子(BNDF),促进认知功能的修复,延缓病情进展,减轻症状。李崇峰等[61]研究发现普拉克索联合多巴丝肼治疗老年 PD,可以进一步缓解患者的临床症状,提高自我效能和改善神经因子水平。栗晓乐等[62]采用地黄益智方辅助治疗老年 PD 痴呆患者,改善患者痴呆相关因子水平,且不增加患者不良反应的发生率。刘易宗等[63]发现运用中西医药物结合的模式对患有老年 PD 伴有失眠症状的患者疗效较好,可推广运用。王彦彦[64]将美金刚联合多巴丝肼用于治疗 PD 患者,增强了患者免疫力,提高认知能力、智力及日常生活能力。

孙盼莉等[65]研究发现人体内血清单核细胞趋化蛋白 - 1(MCP - 1)、巨噬细胞炎性蛋白 - 1α(MIP - 1α)异常过表达可能与老年 PD 患者预后不良有关。在 PD 的言语功能障碍方面,陈林丽等[66]通过研究 PD 患者发音的声波差异,提示这种差异可能可以成为 PD 的构音障碍症状的生物标志物。张国艳[67]研究发现阶梯式言语康复护理能够改善老年 PD 患者言语表达和言语清晰度,促进言语功能恢复。在 PD 的运动功能障碍方面,沈斌等[68]对老年 PD 患者采用前庭康复训练结合步态训练,减轻了患者的临床症状,提高其平衡功能和生活自理能力并降低跌倒风险。王丽霞[69]发现正性同化教育联合康复护理可改善 PD 患者的肢体运动功能。

三、老年肌肉骨骼系统疾病康复

(一) 骨质疏松症康复

骨质疏松症(OP)是老年人常见的肌肉骨骼系

统疾病。患者通常表现为疼痛和活动受限等症状，很大程度上影响了患者的日常生活活动能力和生活质量。OP的发病机制较为复杂，可能与激素水平、信号通路、细胞因子等多方面有关。文献主要集中在改善OP的可能机制、影响因素和提高骨密度等方面。

Wnt/β-catenin信号通路及其调节机制在骨代谢过程中发挥着重要作用。邵荣学等[70]探讨泛素-蛋白酶体抑制剂MG132改善OP的机制，将32只雌性SD大鼠分成4组，A组和B组大鼠采用去卵巢法制备骨质疏松症模型，造模成功后分别给予蛋白酶体抑制剂MG132和二甲基亚砜（DMSO）干预；C组为假手术对照组，D组为正常组，C组及D组均给予MG132干预。分别于给药后6、12周观察骨密度、骨表面积、骨体积分数及骨小梁厚度。发现B组的20S蛋白酶体的相对荧光单位（RFU）值比较均差于其他各组（$P<0.05$），A组Wnt蛋白和β-catenin蛋白的灰度值显著高于其他各组（$P<0.05$）。研究指出，泛素-蛋白酶体抑制剂MG-132可抑制β-catenin蛋白的降解，从而调控Wnt/β-catenin信号通路，延缓骨质疏松的发生和发展。张蕊馨等[71]为了解骨量减少的流行现状及影响因素、预防和控制骨量减少提供依据，对安徽省蚌埠市社区1 076例老年人采用logistic回归分析骨量减少的影响因素，发现性别、体质量、踝臂指数、无机盐、心血管疾病、糖尿病、体力活动是骨量减少的主要影响因素。老年OP伴发认知功能障碍者并不少见，增加疾病治疗负担。徐爱红等[72]探究OP患者的认知功能特点，并分析二者的相关性，结果发现，与非OP老年人群相比，老年OP患者的认知功能明显较差，更易发生认知功能障碍，且OP与认知功能障碍存在一定相关性。现研究多采用运动训练措施来改善OP患者的骨密度和关节功能，提高患者的平衡功能。朱冬梅等[73]通过连续16周的适度抗阻肌肉力量训练，发现适度抗阻肌肉力量训练应用于绝经后老年骨质疏松患者中可有效提

高骨密度，缓解疼痛程度，改善患者的关节功能，促进提升生活质量。邓介超等[74]发现12个月的奥塔戈（Otago）运动训练能够提高老年OP患者平衡能力并减少跌倒的发生。

糖尿病与骨质疏松症均是临床发病率较高的代谢性疾病，目前发现糖尿病对人体骨代谢会产影响。糖尿病引起的骨质疏松为继发性骨质疏松症。该领域基础研究主要集中于胰岛素与2型糖尿病合并骨质疏松症患者的相关性。而临床研究主要注重于有氧运动、抗阻运动、营养支持等干预措施，以改善患者的血糖水平和骨密度。孙丽娜等[75]探究胰岛素样生长因子（IGF）-1、IGF-2与2型糖尿病合并骨质疏松症老年患者骨代谢指标的关系及临床意义，结果发现2型糖尿病合并骨质疏松症老年患者IGF-1、IGF-2水平降低，其中IGF-1与患者骨密度及骨代谢指标有关，是患者发生骨质疏松症的影响因素，同时在预测患者伴发骨折方面有一定价值。王全等[76]探讨有氧运动联合抗阻训练对老年2型糖尿病伴骨质疏松症患者氧化应激、血糖水平及骨密度的影响，老年2型糖尿病伴骨质疏松症患者105例为研究对象，按照简单随机化法分为对照组52例和观察组53例。对照组给予营养支持和药物治疗，观察组在对照组基础上增加有氧运动联合抗阻训练。干预3个月后观察两组患者氧化应激、血糖水平及骨密度，结果发现有氧运动联合抗阻训练可改善老年2型糖尿病伴骨质疏松症患者氧化应激反应和糖代谢水平，增加骨密度。Zhang F等人[77]探讨以家庭为基础的阻力训练方案（HBRE）对老年骨质疏松患者的影响，结果发现为期12周的HBRE计划改善了患有骨质疏松症老年人的身体功能和运动自我效能，减少了老年人摔倒的恐惧并改善了生活质量，对老年人而言是安全的非药物治疗方式之一。

（二）骨骼肌减少症康复

骨骼肌减少症，简称"肌少症"，是一种与老年

人增龄相关的肌肉质量和力量下降并伴随身体活动功能降低的一种常见性老年疾病。肌少症的病因涉及生活习惯和年龄依赖性生物学变化，包括慢性炎症、线粒体异常、神经肌肉接头丢失、激素改变等方面。

肌少症的文献研究主要集中在肌少症与其他疾病的相关性、防治方法等方面。运动及营养干预是肌肉减少症目前普遍采用的防治方案。夏汶等[78]探究低强度运动控制训练对老年共病患者下肢肌肉衰减的临床疗效和安全性，发现干预4周的低强度运动控制训练后患者30 s坐站测试结果的次数明显增加，低强度运动控制训练前后老年共病患者的平均心率差、平均收缩压差和平均舒张压差无明显变化，说明低强度运动控制训练可改善老年共病患者的下肢肌肉衰减，安全性好，可望成为无法耐受高强度运动负荷的老年共病患者用以延缓肌肉衰减的运动干预方法之一。许凌雁等[79]老年2型糖尿病患者血清铁蛋白、25羟维生素D[25(OH)D]水平与肌少症的关系，发现老年2型糖尿病合并肌少症患者血清铁蛋白水平升高，25(OH)D水平降低，血清铁蛋白与25(OH)D水平与肌少症发生密切相关。黎晓伟等[80]探究骨骼与肌肉之间的相互作用及肌少-骨质疏松症的预防治疗方法，结果发现骨骼和肌肉之间的相互影响主要通过力学刺激与其分泌的生物活性因子实现的。然而，肌少-骨质疏松症复杂的、多因素致病的特点要求多方面的预防和治疗策略，主要包括抗阻训练、营养饮食疗法、药物疗法等。周凤月等[81]探究营养干预联合抗阻力训练对老年肌少症患者血清炎症指标及认知和生活质量的影响，发现对患有肌少症的老年患者实施营养干预联合抗阻力训练能够对其肌力状况予以改善，降低机体炎症水平，提高日常生活能力与生活质量。赵莹楚等[82]对比了阶段性功能锻炼与抗阻运动对老年肌少症患者躯体功能和日常生活能力影响，结果表明抗阻运动可以有效提高患者躯体功能及日常自理能力，改善患者肌肉力

量，抑制机体炎症因子，临床疗效较好，预后肯定。

肌少症会导致老年人身体功能下降、运动和活动能力降低、跌倒频发及病死率增加，并引发多种其他老年性疾病的发生。陈蓄等[83]探究老年肌少症患者的肌功能减退及跌倒风险的影响因素，根据1年内是否有跌倒，将老年肌少症患者分为跌倒组与非跌倒组，对比两组患者的基线资料、肌功能相关数据，比较两组患者的肌功能相关数据，分析肌力减退和活动力低下患者的跌倒风险检出率，结果发现肌功能减退和活动能力低下患者发生跌倒的发生率更高，年龄、性别、体重指数、骨质疏松症、营养不良风险、血红蛋白、血清白蛋白和尿素氮水平是跌倒风险的影响因素。

（三）膝骨关节炎康复

膝骨关节炎（KOA）是老年人常见的慢性疾病之一。目前对KOA的形成机制，特别是炎症在疾病进展中的影响，均有一定的报道，但具体机制仍不清楚。老年KOA文献研究主要集中在发病机制、生物力学特征性分析以及防治措施等方面。

乔凌晖等[84]探讨原发性KOA和类风湿性关节炎差异表达的circRNA位点及其在疾病发病机制中的作用，结果发现，从KOA患者中检测出185种差异表达的circRNA，其中有14种上调、171种下调。通过这些靶基因的途径富集和功能注释，鉴定出了包括蛋白H3-K36二甲基化、鞘糖脂生物合成过程、Toll样受体9信号通路正调控等多种富集通路，再通过以上测序结果创建了一个circRNA-miRNA相互作用网络，该网络有助于理解差异表达circRNA的作用，这对于探究骨关节炎的发病机制和关键治疗靶点具有重要促进意义。

KOA患者常见的症状除了疼痛、关节僵硬、肌力下降和关节活动受限之外，还会引起患者的姿势摇摆频率增加，本体感觉灵敏度减弱，从而影响患者的平衡功能，增加跌倒的风险。针对晚期的KOA患者，采取全膝关节置换术是常用的手术治

疗。全膝关节置换术除了膝关节周围肌群肌力减退，患者的髋外展肌也存在严重肌力不足。权宏磊等[8]探究髋外展肌强化训练对全膝关节置换患者平衡及步行功能恢复的影响，发现全膝关节置换后早期开展髋外展肌强化训练能够在一定程度上增加髋外展肌肌力，提高患者的平衡及步行功能。目前，膝骨关节炎保守治疗的临床研究主要集中在体外冲击波、肌电生物反馈、抗阻训练、太极拳、本体感觉神经肌肉促进技术等方面。宋九龙等[85]发现为期12周的改良太极运动能提高老年女性 KOA 患者下肢肌力及心肺耐力。游永豪等[86]探究 KOA 对老年人双足睁眼、双足闭眼、线性步睁眼、单足睁眼站立时静态平衡能力的影响，发现 KOA 不会影响老年人在双足睁眼、双足闭眼站立时的静态平衡能力，但是提高了老年人在单足睁眼站立时的静态平衡能力及线性步睁眼和单足睁眼时左右方向的静态平衡能力。郑鑫鑫等[87]探讨体外冲击波结合经穴治疗 KOA 的疗效，发现在冲击波痛点治疗的基础上依据循经取穴原则增加对血海穴和梁丘穴的刺激能减轻 KOA 患者的疼痛，改善患者的膝关节功能，并提高步行能力。唐凤娟等[88]探究对老年 KOA 患者采用肌电生物反馈配合抗阻训练的效果，发现老年 KOA 患者采用肌电生物反馈配合抗阻训练能够有效减轻疼痛程度，增加抗疲劳能力，改善膝关节功能。

四、老年心肺系统疾病康复

（一）冠心病康复

冠状动脉粥样硬化性心脏病（CAD）是指由冠状动脉功能改变和冠状动脉粥样硬化引起的血管梗阻、变窄或（和）心肌缺血缺氧，甚至坏死引起的心脏疾病，简称为"冠心病"。冠心病患者常常伴有运动耐力减低，导致生活质量下降，有效的运动康复疗法能够降低心血管疾病风险，延缓疾病进展，提高患者的生活质量。文献中对老年冠心病的研究主要集中在分析冠心病发生发展的危险因素方面，和通过运动疗法来改善冠心病患者的心功能并提高患者的生活质量方面。

冠心病的发生发展与多种因素相关。刘悦等[89]通过综述颈动脉粥样硬化与冠心病关系研究的进展，发现可以通过颈动脉超声观测颈动脉斑块等指标来预测冠心病的发生、发展与评估治疗效果。赵璐等[90]研究冠心病患者同型半胱氨酸（Hcy）、纤维蛋白原（Fg）、高敏 C 反应蛋白（hsCRP）、D 二聚体（D－D）水平与肠道菌群相关性，发现冠心病患者肠道菌群紊乱与血清 Hcy、Fg、hsCRP、D－D 异常水平具有密切相关性，在冠心病患者治疗过程中可通过纠正肠道菌群紊乱来调节血清 Hcy、Fg、hsCRP、D－D 水平，利于促进病情转归。张长兵等[91]研究免疫炎症指数、CRP/HDL－C(CHR)与老年急性冠脉综合征（ACS）严重程度的相关性，发现免疫炎症指数（SII）和 CRP/HDL－C 比值（CHR）与老年 ACS 严重程度呈显著正相关，并且对老年不稳定型心绞痛和急性心肌梗死具有一定的预测价值。

在对冠心病的治疗中，运动康复有其独特的优势，成为冠心病治疗方案中的重要组成部分。Wu G 等[92]在研究运动在降低心脏对心肌缺血性损伤的脆弱性方面的作用时发现，运动可以改善支链氨基酸分解代谢，增加了小鼠的循环支链氨基酸水平，降低了小鼠心脏心肌缺血性损伤程度，提出运动可以降低心脏在心肌缺血性损伤的程度。洪苍浩等[93]分别探讨八段锦康复运动对冠心病患者的生活质量及运动耐量的影响，发现在常规心脏康复训练的基础上再采用气功八段锦，能更显著地改善患者的心肺功能，提高患者的活动耐力与生活质量。邱月丹等[94]在研究基于问题导向的健康教育对提高老年冠心病心绞痛患者自我管理能力、负性情绪及生活质量的影响时发现，叠加以问题为导向的健康教育不仅能够有效地提升患者自我管理能力，还能消减患者的负性情绪，进而让患者能够更好地配合治疗；同时也能够有效调节心绞痛发作频率改善其稳定性,减少患者的痛苦以及突发心绞痛给患者带来的生命危险。赵美等[95]在研究心脏运动康复对老年冠心病患者生活质量及心肺功能的影响时发现,在心脏运动康复训练和常规药物治疗的帮助下,老年冠心病患者的血脂水平和心肺功能得以改善,其生活质量也得以提高。许忠梅等[96]在研究八段锦结合常规运动康复对老年冠心病患者运动功能的影响时发现,通过八段锦锻炼结合常规心脏康复手段可更好地提高老年冠心病患者的运动功能和心脏功能。鲁燕等[97]研究心脏康复训练对老年冠心病患者心功能、运动耐力和生活质量的影响时发现,对老年冠心病患者采取心脏康复训练,可以增加患者的新输出量,增强运动耐力,改善患者的心脏功能。Liu T等[98]在研究太极拳运动对冠心病患者心脏功能的影响时发现,通过太极拳运动训练,可以改善患者的有氧运动耐力、下肢力量,降低血压波动,并能够提高老年患者动态平衡能力。

(二) 慢性心力衰竭康复

慢性心力衰竭(CHF)是由心脏器质性或功能性病变导致心室充盈不足或射血功能下降而引起的一组临床综合征。CHF患者以呼吸困难、疲乏和液体潴留为主要的临床表现。患者常常由于反复发病、反复住院而出现运动耐力减低的现象和烦闷等精神问题。文献中对CHF疾病的康复研究主要集中在运动疗法等心脏康复方案对改善CHF患者的心功能并提高患者生活质量的临床效用方面。

肖涛等[99]研究步行运动在射血分数保留的心力衰竭患者中的应用,发现步行运动可以显著改善患者的左室舒张功能,显著增加患者的运动功能,并提高患者的生活质量。王媛等[100]研究吸气肌训练联合有氧运动对CHF患者心肺功能的影响,发现吸气肌训练联合有氧运动可显著改善CHF患者心肺功能,提高生活质量,延长运动时间。王媛等[101]在研究综合吸气肌训练对老年慢性射血分数

保留的心衰(HEpEF)患者运动能力、内皮功能及动脉僵硬度的影响时发现,综合吸气肌训练可显著改善老年HEpEF患者运动能力及血管内皮功能,并能够降低炎症因子水平,这表明综合吸气肌训练改善心衰患者的运动能力可能与降低全身炎症反应有关。方淑玲等[102]在研究八段锦对老年心力衰竭伴衰弱患者的生活质量及运动耐量的影响时发现,八段锦能够改善老年心力衰竭伴衰弱患者生活质量及活动耐力,降低衰弱程度,简单、中等强度的八段锦运动是安全的,是适合心力衰竭患者的,特别是老年伴有衰弱的患者。刘海燕等[103]在研究心肺运动测试指导心脏康复联合正念认知疗法对老年慢性心理衰竭患者心肺功能、焦虑抑郁情绪和预后的影响时发现,应用心肺运动测试指导心脏康复联合正念认知疗法干预老年CHF患者,可促进患者的心肺功能恢复,改善患者的焦虑抑郁情绪,并降低患者的1年内再住院率、1年内病死率。王佳殷[104]在研究运动康复联合针对性心理干预在老年冠心病心衰患者中的应用效果观察时发现,对老年冠心病心衰患者应用运动康复联合针对性心理干预,有助于改善患者心理状态、提高心功能、优化康复治疗效果。Peng X等[105]在研究运动康复对改善老年CHF患者的心脏功能和生活质量时发现,运动康复方法可以有效改善老年CHF患者的心脏功能和运动能力,并能够提高患者的运动功能与姿势控制能力,提高患者的生活质量。

(三) 慢性阻塞性肺疾病康复

慢性阻塞性肺疾病(COPD)是最常见的一种呼吸系统慢性疾病,有着一定的破坏性,并呈现出肺部疾病的进行性发展。COPD不仅影响患者的生活质量,也给患者带来了巨大的经济负担。文献中对COPD的基础研究主要集中在炎症因子等指标对患者的预后进行评估的效用价值方面,临床研究主要集中在呼吸操等运动康复训练方案对改善患者肺功能与提高患者的运动耐力的临床应用价值

方面。

林良奋等[106]在研究血清N末端B型利钠肽前体（NT-Pro BNP）、IL-6对COPD相关肺动脉高压患者预后的评估价值时发现，COPD合并肺动脉高压患者血清NT-Pro BNP、IL-6水平显著升高，其变化与病情严重程度及预后有关，临床上可依据两项指标的变化判断病情进展情况和评估患者预后。何家秀等[107]在研究血清高迁移率族蛋白B1（HMGB1）及乳酸清除率与慢性阻塞性肺疾病急性加重期（AECOPD）合并呼吸衰竭预后的相关性时发现，AECOPD合并呼吸衰竭患者血清HMGB1水平异常升高、乳酸清除率显著降低，两者与患者病情及预后密切相关，联合检测血清HMGB1水平及乳酸清除率有助于早期评估患者预后转归。周媚媚等[108]通过综述呼吸康复在慢性呼吸系统疾病中的临床应用进展，总结出呼吸康复是慢性呼吸系统疾病重要的康复干预措施之一，能不同程度地改善COPD、哮喘、支气管扩张、肺癌和肺炎等患者的临床症状及功能结局，但在实际工作中仍需进一步研究来确定呼吸康复的最佳基本康复处方项目、持续时间和关键结局指标，以便进行定期评估和质量控制。蒋苏皖等[109]通过研究标准化肺康复护理对COPD稳定期患者肺功能及生活质量存在的影响时发现，COPD稳定期患者经标准化肺康复护理干预后，肺功能指标表达水平大幅度提高，说明标准化肺康复护理对患者肺功能改善存在积极影响。刘丽君等[110]在针对应用标准化物联网呼吸康复系统对家庭呼吸康复治疗的依存性及治疗效果进行探讨时发现，在COPD缓解期，运用标准化物联网呼吸康复系统对患者家庭呼吸康复进行统一化及数据化的管理，可以提高家庭呼吸康复的依存性，改善肺功能。孔晓洁等[111]研究呼吸肌锻炼联合八段锦对COPD患者肺功能及运动耐力的影响，发现八段锦配合呼吸肌肉训练可提高COPD患者肺功能，改善运动耐力。戚励等[112]研究肺康复运动治疗对老年COPD稳定期患者肺功能、生活质量及运

动耐力的影响，发现肺康复运动可使老年COPD稳定期患者肺功能改善，生活质量提高，运动耐力提高，血气分析改善。Duan W等[113]在研究改良式卧位踏步机对COPD患者运动能力的影响时发现，通过改良式卧位踏步机训练，可以有效地提高患者的运动能力，缓解患者的呼吸困难症状，减少急性呼吸困难发作的次数。Ma Y等[114]在研究肺康复训练对COPD患者肺功能、生活质量和T细胞免疫功能的影响时发现，通过持续定期的肺康复训练，能促进患者呼吸功能的恢复，改善呼吸肌功能，提高呼吸效率，增加排痰能力，提高T细胞免疫功能。

五、老年基础代谢系统疾病康复

（一）糖尿病康复

目前中国的糖尿病患者人数已达世界第一，糖尿病的并发症常常累及心脏、肾脏、骨骼、神经等器官。文献中对糖尿病的基础研究主要集中在老年糖尿病患者各并发症与危险因素之间的相关性方面；对糖尿病的临床研究主要集中在运动疗法在临床应用中的效用价值方面。

王嚣等[115]在研究中发现糖尿病肾病患者血浆纤溶酶原激活物抑制剂1（PAI-1）和核因子E2相关因子（2Nrf2）与尿白蛋白有较强相关性，并提出抑制PAI-1、提高Nrf2可能成为治疗糖尿病肾病的新靶点。吴静等[116]研究老年2型糖尿病（T2DM）患者血清脂质运载蛋白2（LCN2）、骨形态发生蛋白（BMP4）与骨质疏松（OP）的关系时发现，老年T2DM合并OP患者血清LCN2水平提升、BMP4水平降低为合并OP的独立影响因素，联合检测能提高合并OP的预测价值。付玉等[117]在探讨有氧及抗阻运动对T2DM大鼠肝脏炎症状态的影响时发现有氧运动能有效缓解糖尿病诱发的肝脏炎症反应，这可能与运动降低核苷酸结合寡聚化结构域样受体蛋白3炎症小体的激活、抑制促炎因子IL-1β表达有关。

运动已被证明可以用来改善糖尿病，但机制尚

不清楚。姜关祎清等[118]在综述运动疗法对糖尿病及其心血管并发症的影响中总结出有氧运动与抗阻运动可以改善糖尿病患者的糖代谢,促进脂代谢,提高脂质的存储和氧化能力。冯臣等[119]在研究高强度间歇训练对 T2DM 患者运动干预的效果时发现,运动干预可以改善 T2DM 患者的相关功能,主要表现在血糖水平、血脂水平、胰腺脂肪含量和身体成分方面,并可以减少降糖药物用量。王梅等[120]在综述社区环境下 T2DM 的 3 种运动相关干预模式健康效益系统中总结出 T2DM 患者在运动相关干预模式下,不仅可以改善身体功能,还改善活动和参与水平、提升生活质量与福祉。Zhang J 等[121]在研究中药凉茶联合运动训练对 T2DM 患者的影响时发现,通过中药凉茶联合运动训练可以有效改善患者的病情。表明运动训练具有潜在改善患者病情的作用。

(二)高血压病康复

高血压病是老年人常见的慢性疾病,是许多心脑血管疾病发生的主要危险因素,可引起心脏、肾脏以及脑的继发损害,严重影响患者的生活质量,威胁患者的生命健康。文献中对高血压的防治策略主要是保持良好的生活习惯、建立自我管理机制以及采取规范化运动干预。

田志强等[122]在研究健康素养对老年高血压伴消化性溃疡患者自我管理的影响时提出,为了实现健康老龄化目标,有必要提高老年高血压合并消化性溃疡患者的自我管理水平。陈雨萍等[123]在研究社区老年高血压患者衰弱现状及影响因素时提出医务人员应该加强对老年高血压人群衰弱的评估,从而预防和延缓衰弱的发生。刘珊珊等[124]在研究"LEARNS 模式"在老年高血压患者健康教育中的应用时发现,应用 LEARNS 模式实施健康教育,即包含聆听(Listen,L)、建立(Establish,E)、应用(Adopt,A)、提高(Reinforce,R)、反馈教学(Name,N)、强化(Strengthen,S)过程的教育模式

可有效提高老年高血压患者知识水平、治疗依从性及健康教育满意率。邵秀庆[125]在研究规范化运动干预应用于老年高血压患者的临床价值时发现,通过对老年高血压患者采取规范化运动干预,改善心脏交感神经和抑制血管过度收缩并达到降低血管外周阻力的作用,并能够减少患者的炎症反应,提高患者的健康水平,降低患者的再入院率。李小亭[126]在研究老年高血压患者综合康复治疗的临床有效性时提出,通过强度适宜的运动训练,可以改善老年高血压患者药物使用情况、情绪管理能力,最后达到合理控制血压的目标。Wong E 等[127]研究通过使用 APP 小程序对高血压病患者自我管理的影响时发现,通过使用 APP 小程序可以提高高血压病患者的自我管理效能,并改善患者的病情。

六、老年精神心理疾病康复

(一)抑郁症康复

抑郁情绪是老年人常见的精神心理问题,它不仅导致老年人躯体功能下降,影响老年人的睡眠质量,对老年人的心理健康和生活质量带来严重的负面影响。老年人抑郁症的文献研究主要集中在抑郁症的高危因素、抑郁症复发影响因素及防治措施等方面。

强亮等[128]探究血浆二肽基肽酶 4(DPP4)与 8-异前列腺素 F2α(8-iso-PGF2α)水平在老年卒中后抑郁患者中的变化情况及其测定价值,发现高 NHISS 评分、高血浆 DPP4 水平和高血浆 8-iso-PGF2α 水平是卒中后抑郁的高危因素,DPP4、8-iso-PGF2 与 HAMD 评分之间均呈正相关关系,血浆 DPP4 与 8-iso-PGF2α 水平在老年卒中后抑郁患者中的变化呈现上升趋势,两者水平测定有助于评估老年卒中后抑郁的发生、病情进展。

老年抑郁症患者复发在临床十分常见,吴婷婷等[129]探讨老年抑郁症患者复发影响因素,发现伴有躯体疾病、认知功能障碍、治疗依从性、重大生活事件、睡眠障碍是患者复发的危险因素,应针对性

干预,降低复发率。音乐干预可改善老年人个体的健康与行为认识,缓解老年人焦虑、抑郁和紧张等不良心理问题,而运动干预则是老年人衰弱的主要预防和治疗手段。因此,采用音乐疗法、运动锻炼等方式同样成为缓解老年人精神心理疾病的重要治疗措施。叶宜青等[130]探究中医五行音乐太极拳整合锻炼对老年心理健康及衰弱状态的影响,发现中医五行音乐太极拳整合锻炼可有效改善老年心理健康及衰弱状态,同时具有增强老年人平衡能力及提高老年人生活质量水平等积极意义。Yin X 等[131]探讨电针治疗抑郁症患者失眠的影响,结果发现相比于接受假电针治疗的抑郁症患者,接受真电针治疗的抑郁症患者的睡眠质量在第 8 周显著改善,且疗效持续到第 32 周。

(二) 精神分裂症康复

精神分裂症是一组感知觉、思维和情感行为多方面障碍的精神疾病。随着患者年龄的增长,老年精神分裂症患者出现社会功能退缩,直接影响认知功能。精神分裂症的文献研究主要集中于临床干预,包括团体感觉运动训练、重复经颅磁刺激、音乐疗法、脑电生物反馈等措施,从而改善患者的认知功能,改善心理状态,提高患者生活质量。

裴建琴等[132]探究团体感觉运动训练对老年精神分裂症患者认知功能、阴性症状干预效果,发现干预组在精神科常规护理基础上进行团体感觉运动训练进行 8 周干预后,患者的简易智能状态检查表(MMSE)、改良 Barthel 指数(MBI)总分高于对照组,干预组阴性症状量表(SANS)总分低于对照组,差异均有统计学意义(均 $P < 0.05$);干预组的 MMSE、MBI 总分高于干预前,SANS 总分低于干预前,差异均有统计学意义(均 $P < 0.05$),对照组 MMSE、MBI、SANS 总分干预前后差异均无统计学意义(均 $P > 0.05$);干预组复发率低于对照组($P < 0.05$)。表明团体感觉运动训练能改善老年精神分裂症患者认知功能和阴性症状,提高日常生活能

力,降低复发率。

孔彩虹等[133]探究重复经颅磁刺激(rTMS)对老年精神分裂症患者精神症状及认知功能的影响,将 120 例老年精神分裂症患者,随机分为对照组和治疗组,每组各 60 例;对照组给予奥氮平联合利培酮片治疗,治疗组在此基础上增加 rTMS 治疗,结果发现药物联合 rTMS 治疗老年精神分裂症患者,可减轻患者的精神症状,改善心理状态和认知功能,提高治疗效果,具有较好的安全性。梁文茵等[134]发现团体作业疗法＋音乐疗法联合脑电生物反馈干预应用于老年首发精神分裂症患者中,可有效改善精神症状,帮助其提升认知功能、自我护理能力及社会功能。Wang L 等[135]探究间歇性 theta 脉冲刺激(iTBS)对难治性精神分裂症患者的视觉空间工作记忆的影响,发现 iTBS 可以调节局部脑区的活动,可能是一种治疗难治性精神分裂症患者视觉空间工作记忆缺陷的有效方法。

(三) 睡眠障碍康复

睡眠障碍是指正常的睡眠、觉醒的节律性交替出现紊乱的现象,长时间持续睡眠质量不佳将逐渐影响正常生理代谢,诱发一系列身心疾病。老年人睡眠障碍发病率较高,对老年人的认知、记忆和代谢等均会产生明显影响。老年人睡眠障碍的相关文献研究主要在睡眠障碍相关性研究、睡眠障碍影响因素等方面,临床干预主要采用有氧运动、脑电生物反馈、重复经颅磁刺激等措施。李童等[136]探究有氧运动对睡眠剥夺大鼠定位巡航活动和空间探索活动,海马区神经元形态,海马神经元树突棘密度、突触相关蛋白,以及海马区环磷酸腺苷反应元件结合蛋白(CREB)/脑源性神经营养因子(BDNF)信号通路的影响。发现 4 周有氧运动能缓解睡眠剥夺大鼠的学习记忆损伤,可能与调控海马 CREB/BDNF 信号通路,改善突触可塑性有关。孔雪等[137]发现老年睡眠障碍患者肠道菌群结构和相对丰度与正常老年人具有显著差异,补充益生菌制

剂恢复正常的肠道微生态平衡状态,可能是改善老年人睡眠质量的有效途径之一

肖瑶等[138]探究有氧运动对老年失眠患者睡眠质量并进行 Meta 分析,发现有氧运动能显著改善老年失眠患者的睡眠质量,并且推荐的有氧运动干预方案为每周 2 天,每次 40～50 min,连续 8～10 周。付利婷等[139]探究老年人睡眠质量及其影响因素,发现老年人睡眠质量在不同性别、居住地、有无高血压、颈椎病、腿痛之间差异有统计学意义;老年人睡眠质量与家庭支持、其他支持、反刍思维、知觉压力、希望显著相关;相较于女性,男性睡眠质量更好;无高血压、无颈椎病、无腿痛的老年人睡眠质量更好;反刍思维、知觉压力是老年人睡眠质量的危险因素;家庭支持、其他支持是老年人睡眠质量的保护因素。任晓兰等[140]探究脑电生物反馈联合 rTMS 治疗对老年睡眠障碍患者的影响,结果发现脑电生物反馈联合 rTMS 治疗老年睡眠障碍的临床疗效显著,可有效改善患者睡眠质量,调节血清学指标褪黑素(MT)、促肾上腺皮质激素释放激素(CRH)、脑源性神经营养因子(BDNF)、胶质源性神经营养因子(GDNF)水平可能是其作用机制之一。

七、老年感官系统疾病康复

针对老年五官的研究主要集中在老年性聋方面,老年性聋又称年龄相关性听力损失,主要表现为隐匿性、缓慢进行性双侧感音神经性听力下降,引起老年人的交流障碍、认知障碍、感觉运动障碍及眩晕。

刘玉和等[141]整理了老年性聋与认知功能的关系、老年性耳聋所致认知功能障碍的表现及老年性听觉认知功能障碍的评价方法。王松等[142]从离子通道异常、耳蜗通道病变等方面整理了老年性聋的发病机制。许雯雯等[143]的 Meta 分析指出配戴助听器可改善老年性聋患者抑郁症状,随着助听器功能的改进,短期改善抑郁效果较好;同时,许雯雯

等[144]也指出认知功能障碍老年人以中低频听力损失为主,且言语识别能力较认知功能正常老年人差。黄炎等[145]发现前庭功能障碍患者的空间认知能力与整体认知能力相互联系,老年前庭功能障碍患者除本身的平衡障碍与感觉运动障碍等问题外,相对于年轻群体可能还有认知功能降低,包括整体认知能力和空间认知能力。王庆林等[146]发现随着前庭康复后除了改善老年人的眩晕症状和体征,伴睡眠障碍的老年周围性眩晕患者的睡眠质量、负性情绪和生活质量均有改善。

(郑洁皎)

参 考 文 献

[1] 段林茹,郑洁皎.《预防老年人跌倒康复干预基本要求》团体标准解读[J].中国标准化,2021(10):85-87.

[2] 丰有燕,郑洁皎.双任务训练在脑卒中患者平衡功能康复中的应用[J].中华物理医学与康复杂志,2022,44(6):556-559.

[3] 丰有燕,权宏磊,郑洁皎.可变优先级认知-运动双任务训练对老年脑卒中患者平衡功能的影响[J].中国康复医学杂志,2022,37(6):754-759.

[4] 兰文岑,张丹璇,王斌.双任务干预改善健康老年人平衡功能效益的系统综述[J].中国康复理论与实践,2022,28(12):1426-1434.

[5] 程文昌,霍少川,刘付懿斐,等.等速肌力训练对老年人膝关节肌力和跌倒风险的影响[J].中国医药导报,2022,19(19):107-110.

[6] 贾金丽,潘爱红,魏道琳,等.步态平衡操联合抗阻训练对跌倒高风险老年人平衡能力、运动能力和跌倒效能的影响[J].实用预防医学,2022,29(10):1229-1232.

[7] 李翠查,徐蕊,宋淑华.渐进性抗阻运动对老年人体适能及跌倒风险的干预研究[J].中国老年保健医学,2022,20(5):41-45.

[8] 权宏磊,郑洁皎,丰有燕,等.全膝关节置换后早期髋外展肌强化训练改善平衡及步行能力[J].中国组织工程研究,2022,26(33):5311-5316.

[9] 王疆娜,孙威.老年女性太极拳锻炼者行走楼梯时身体姿势控制特征:双任务范式的生物力学分析[J].中国组织工程研究,2022,26(3):383-389.

[10] 李欣欣,刘卉,马沐佳.太极拳与其他运动降低老年人

跌倒风险的 Meta 分析[J]. 中国康复理论与实践,2022,28(10):1169-1177.

[11] 王琪,毛敏,孙威,等. 老年人本体感觉、足底触觉和肌肉力量与姿势稳定性的关系[J]. 中国康复理论与实践,2022,28(4):373-378.

[12] 赵晨曦,朱文斐,孙方君,等. 老年人身体活动及久坐时间与静态平衡能力的相关性[J]. 医用生物力学,2022,37(5):839-845.

[13] 吕子阳,王立,岳晓婧,等. 基于步态参数分析的老年跌倒人群步态特征研究[J]. 现代仪器与医疗,2022,28(4):58-63.

[14] 孟站领,张庆来,苑玲伟,等. 不同跌倒风险老年人跨越障碍前后足底压力特征[J]. 医用生物力学,2022,37(04):741-747.

[15] 董晓慧,吴亦影,安丽娜,等. 老年认知障碍风险简易预测模型[J]. 老年医学与保健,2022,28(1):24-29.

[16] 韩静雨,李庆雯. 双重任务在老年轻度认知障碍患者中的应用进展[J]. 中国康复医学杂志,2022,37(7):989-993.

[17] 刘海宁,车佳郡,庄芸月,等. 老年轻度认知功能障碍非药物干预研究热点的共词聚类分析[J]. 护理学杂志,2022,37(20):99-102.

[18] 史路平,姚水洪,王薇. 中国老年人群轻度认知障碍患病率及发展趋势的 Meta 分析[J]. 中国全科医学,2022,25(1):109-114.

[19] 李江花,王悦,闻燕,等. 老年轻度认知障碍患者血清 Cys C、BDNF、VILIP-1 水平对并发吞咽功能障碍的影响及临床转归预测效能[J]. 山东医药,2022,62(14):71-74.

[20] 练璇,王凤,刘悦文,等. 老年人久坐行为与认知障碍的相关性研究进展[J]. 中国医药导报,2022,19(32):43-46.

[21] 轩文如,沈雨晴,周淼,等. 双语训练改善老年人认知功能的系统综述[J]. 中国康复理论与实践,2022,28(5):578-584.

[22] 杨椅,王坤,刘恒旭,等. 有氧运动对老年轻度认知障碍患者认知功能的改善[J]. 中国组织工程研究,2022,26(29):4716-4722.

[23] 罗艳,白春兰,徐宏. 传统身心运动在老年轻度认知障碍患者中应用的范围综述[J]. 四川精神卫生,2022,35(4):386-392.

[24] 薛钰,刘媛,谢赫男. 认知康复训练联合 IMB 认知重建对老年脑卒中后轻度认知功能障碍患者的疗效[J]. 中国卫生工程学,2022,21(3):491-493.

[25] 史昊楠,谢瑛,桂沛君,等. 经颅微电流刺激对老年轻度

认知功能障碍的效果[J]. 中国康复理论与实践,2022,28(3):346-349.

[26] 张薇,李艳玲. 基于互联网平台游戏的认知功能训练对不同类型老年轻度认知损害患者的干预效果[J]. 中国医药导报,2022,19(26):79-85.

[27] 马爽,彭楠. 维生素 D 对衰弱的干预及相关机制的研究[J]. 老年医学与保健,2022,28(2):445-449.

[28] 袁硕,李娇,张庆镐,等. 衰老相关干细胞标志物研究进展[J]. 中国老年学杂志,2022,42(5):1270-1273.

[29] 李丽君,刘丽华,陈小玲,等. 渐进式抗阻运动对养老机构衰弱老年人的影响[J]. 护理学杂志,2022,37(22):90-93.

[30] 涂嘉欣,李洋洋,吴磊,等. 日常饮食、生活行为与抗衰老作用的研究进展[J]. 老年医学与保健,2022,28(4):949-952.

[31] 巩应军,汪志平,王晓明,等. 基于老年综合评估的预康复在老年全周期康复中的应用[J]. 空军军医大学学报,2022,43(6):636-640.

[32] 傅怡,陆妍红. 一体化综合康复模式对老年衰弱患者衰弱状态生活质量及炎性因子表达影响研究[J]. 山西医药杂志,2022,51(24):2763-2767.

[33] 王瑜元,胡瑞萍,华艳,等. 中老年患者脑卒中后失语症与优势侧上纵束损伤的相关性研究[J]. 老年医学与保健,2022,28(1):84-87.

[34] 张雯雯,胡智艳,庄丽丽,等. 想象足背屈训练结合辅助站立平衡训练对老年脑梗死偏瘫的效果[J]. 中国老年学杂志,2022,42(5):1056-1058.

[35] 程晔,贾海英,周菊. 辨证康复联合运动干预在老年脑卒中偏瘫患者中的应用[J]. 齐鲁护理杂志,2022,28(20):108-111.

[36] 卜铃铃. 神经肌肉电刺激治疗仪配合康复护理对老年脑卒中后偏瘫患者肢体功能恢复的影响[J]. 生命科学仪器,2022,20(S1):10-12.

[37] 杜晋楠,王丽华,邓雯. 强制性运动疗法联合现代康复对老年脑卒中患者痉挛状态、肢体运动功能及生活质量的影响[J]. 临床医学工程,2022,29(4):469-470.

[38] 邓惠玲. 肢体康复仪联合认知行为干预在老年脑梗死偏瘫患者中的应用效果[J]. 医疗装备,2022,35(4):142-144.

[39] 陈园. 肢体训练结合中医康复理疗对提高老年脑梗死患者生活质量的影响[J]. 中外医学研究,2022,20(17):161-164.

[40] 吴娟娟,柯晓玲. 虚拟现实康复锻炼对老年脑出血偏瘫患者的影响[J]. 中国卫生标准管理,2022,13(9):98-101.

[41] 窦晓语,宋小贝,夏晓迪,等. 简易双下肢平衡负重监控仪对偏瘫患者姿势控制的疗效分析[J]. 上海医药,2022,43(13):51-54.

[42] 梁振生,张余辉,蒙钟文,等. 血清SF、IL-6与高血压脑出血患者神经功能损伤及预后的关系[J]. 中华保健医学杂志,2022,24(1):18-21.

[43] 肖成贤,栗永生,董滨,等. 老年高血压性脑出血的治疗与预后研究进展[J]. 老年医学与保健,2022,28(4):942-945.

[44] 李婷. 气压治疗仪联合早期康复训练在老年脑出血术后患者中的应用效果[J]. 医疗装备,2022,35(16):173-175.

[45] 张淑红,凌迎春,盛高扬. 老年脑梗死患者不同时机康复治疗对神经功能的影响比较[J]. 中华全科医学,2022,20(4):678-680.

[46] 曹旭玲. 对老年脑梗死病人实施早期中医护理及现代康复护理的意义评价[J]. 新疆中医药,2022,40(4):90-92.

[47] 李树卓. 早期康复联合高压氧治疗对老年高血压脑出血的有效性评价[J]. 中国实用医药,2022,17(20):166-169.

[48] 房国梁,黎超洋,崔凯茵. 有氧运动对APP/PS1小鼠脑血流量的影响及其机制[J]. 中国运动医学杂志,2022,41(11):857-865.

[49] 张业廷,付燕,李雪,等. 有氧运动对阿尔茨海默病小鼠Notch信号通路甲基化的影响[J]. 中国运动医学杂志,2022,41(10):773-782.

[50] 唐纪平,张业廷. 运动调节阿尔茨海默病成年海马神经发生的作用及机制[J]. 中国组织工程研究,2022,26(5):798-803.

[51] 王玉香,崔传举,李彦玲,等. 脑源性神经营养因子修饰人羊膜间充质干细胞移植改善阿尔茨海默病大鼠认知功能[J]. 中国组织工程研究,2022,26(13):2045-2049.

[52] 李呈慧,傅荣,王怡欣,等. 玩偶疗法对老年痴呆患者干预效果的系统评价[J]. 解放军护理杂志,2022,39(1):68-72.

[53] 沈昊,宋学花,王嘉庆. 怀旧疗法对老年阿尔茨海默病患者康复效果的影响观察[J]. 反射疗法与康复医学,2022,3(7):87-90.

[54] 阳金鑫,王坤,赵静,等. 有氧运动干预对阿尔茨海默病患者突触可塑性的影响[J]. 中国组织工程研究,2022,26(26):4216-4223.

[55] 蒋孝翠,苏清伦,赵秦,等. 间歇性θ短阵脉冲经颅磁刺激联合动作观察疗法对轻、中度阿尔茨海默病患者认知功能的影响[J]. 中国康复,2022,37(11):660-664.

[56] 李可帅,王娜,蔡文娟,等. rTMS联合多奈哌齐治疗老年阿尔茨海默病的效果观察[J]. 华夏医学,2022,35(6):110-113.

[57] 陆随缘,张玮淞,王继先,等. 经颅聚焦超声治疗阿尔茨海默病[J]. 中国康复,2022,37(10):597.

[58] Zhang S, Zhen K, Su Q, et al. The Effect of Aerobic Exercise on Cognitive Function in People with Alzheimer's Disease: A Systematic Review and Meta-Analysis of Randomized Controlled Trials[J]. Int J Environ Res Public Health, 2022, 19(23):15700.

[59] Yao Q, Tang F, Wang Y, et al. Effect of cerebellum stimulation on cognitive recovery in patients with Alzheimer disease: A randomized clinical trial[J]. Brain Stimul, 2022, 15(4):910-920.

[60] 黄镇,郑云从,李冬. 丁苯酞联合脑蛋白水解物治疗老年人帕金森病的临床效果[J]. 深圳中西医结合杂志,2022,32(13):59-62.

[61] 李崇峰,李卓,刘嘉俊,等. 普拉克索联合多巴丝肼治疗老年帕金森病效果观察[J]. 中国实用乡村医生杂志,2022,29(3):27-29.

[62] 栗晓乐,吴芃. 地黄益智方辅助治疗老年帕金森病痴呆的效果及其对认知功能和痴呆相关因子的影响[J]. 江西中医药大学学报,2022,34(1):52-55.

[63] 刘易宗,魏江磊,朱炜. 中西医结合治疗老年帕金森病伴失眠的疗效观察[J]. 中国卫生标准管理,2022,13(2):104-108.

[64] 王彦彦. 美金刚联合多巴丝肼对老年帕金森患者认知能力及血清免疫指标的影响[J]. 黑龙江医学,2022,46(17):2097-2099.

[65] 孙盼莉,姚涛. 老年帕金森病患者血清MCP-1、MIP-1α水平的表达及对临床预后的影响[J]. 脑与神经疾病杂志,2022,30(10):650-653.

[66] 陈林丽,杨荆生,唐静,等. 老年帕金森病患者发音声波分析[J]. 川北医学院学报,2022,37(10):1249-1252.

[67] 张国艳. 阶梯式言语康复护理对老年帕金森病患者言语功能的影响[J]. 基层医学论坛,2022,26(3):96-98.

[68] 沈斌,祁祥,沈艳,等. 前庭康复训练结合步态训练对老年帕金森病患者Webster评分、BBS评分及跌倒发生率的影响[J]. 中国老年学杂志,2022,42(3):614-617.

[69] 王丽霞. 正性同化教育联合康复护理对老年帕金森病患者自我感受负担及运动功能的影响[J]. 当代护士(上旬刊),2022,29(3):78-80.

[70] 邵荣学,张亮,杨贺杰,等. 泛素－蛋白酶体抑制剂 MG132 上调 Wnt/β-catenin 信号通路改善骨质疏松的实验研究[J]. 中国骨伤,2022,35(1):59-64.

[71] 张蕊馨,谢晖,蔡维维,等. 社区老年人骨量减少患病率及影响因素分析[J]. 中国医药导报,2022,19(6):52-55.

[72] 徐爱红,李海平,苏婷婷,等. 老年骨质疏松症患者的认知功能特点及相关性[J]. 临床与病理杂志,2022,42(5):1130-1135.

[73] 朱冬梅,李晓霞,王利. 适度抗阻肌肉力量训练治疗绝经后老年骨质疏松的效果[J]. 中国医药导报,2022,19(15):93-96.

[74] 邓介超,唐海,刘建泉,等. Otago 运动训练对老年骨质疏松症患者平衡能力和跌倒风险的影响[J]. 中华骨质疏松和骨矿盐疾病杂志,2022,15(1):31-35.

[75] 孙丽娜,王星,杜国慧. IGF-1、IGF-2 与 2 型糖尿病合并骨质疏松症老年患者骨代谢指标的关系及其临床意义[J]. 临床和实验医学杂志,2022,21(20):2163-2167.

[76] 王全,常陆,王梦莹. 有氧运动联合抗阻训练对老年 2 型糖尿病伴骨质疏松症患者氧化应激、血糖水平及骨密度的影响[J]. 中国卫生工程学,2022,21(2):316-318.

[77] Zhang F, Wang Z, Su H, et al. Effect of a home-based resistance exercise program in elderly participants with osteoporosis: a randomized controlled trial [J]. Osteoporos Int, 2022, 33(9): 1937-1947.

[78] 夏汶,郑洁皎,张杰,等. 低强度运动控制训练对老年共病患者下肢肌肉衰减的影响[J]. 老年医学与保健,2022,28(5):1114-1118.

[79] 许凌雁,游诗瑶,宁捷. 老年 2 型糖尿病患者血清铁蛋白、25(OH)D 水平与肌少症的关系[J]. 宁夏医科大学学报,2022,44(11):1129-1133.

[80] 黎晓伟,邓程远,周桂娟,等. 肌少-骨质疏松症:骨骼与肌肉的相互作用[J]. 中国组织工程研究,2022,26(11):1752-1757.

[81] 周凤月,岳敏,寇京莉. 营养干预联合抗阻力训练对老年肌少症患者的影响研究[J]. 中华保健医学杂志,2022,24(6):498-501.

[82] 赵莹楚,王小蕊,葛政卿. 阶段性功能锻炼与抗阻运动对老年肌少症患者躯体功能和日常生活能力影响的对比[J]. 中国老年学杂志,2022,42(8):1875-1878.

[83] 陈蓄,刘淑萍,曹明节,等. 老年肌少症患者的肌功能减退及跌倒风险的影响因素[J]. 临床和实验医学杂志,2022,21(9):995-998.

[84] 乔凌晖,袁涛,韩杰,等. 原发性膝骨关节炎患者滑膜组织中与炎症相关 circRNA 的筛选和生物学功能分析[J]. 中国组织工程研究,2022,26(23):3683-3690.

[85] 宋九龙,李雪萍,程凯,等. 改良太极运动对老年女性膝 OA 患者下肢肌力与心肺耐力的影响[J]. 中国康复,2022,37(3):153-156.

[86] 游永豪,卢桂兵,邵梦霓,等. 膝骨关节炎对不同姿势站立时老年人静态平衡能力的影响[J]. 中国老年学杂志,2022,42(13):3221-3225.

[87] 郑鑫鑫,雷思艺,卢茜,等. 体外冲击波结合经穴治疗膝关节骨性关节炎的疗效观察[J]. 中国康复,2022,37(12):737-740.

[88] 唐凤娟,王娇. 肌电生物反馈配合抗阻训练对老年膝骨关节炎患者康复的影响[J]. 中国医药导报,2022,19(21):103-106.

[89] 刘悦,谷剑,朱隽. 颈动脉粥样硬化与冠心病关系研究的进展[J]. 心血管康复医学杂志,2022,31(1):118-122.

[90] 赵璐,袁宇. 冠心病患者 Hcy、Fg、hsCRP、D-D 水平与肠道菌群相关性的分析[J]. 心血管康复医学杂志,2022,31(1):28-32.

[91] 张长兵,汪欣,胡剑平,等. 免疫炎症指数、CRP/HDL-C 与老年 ACS 严重程度的相关性[J]. 心血管康复医学杂志,2022,31(2):160-165.

[92] Wu G, Guo Y, Li M, et al. Exercise Enhances Branched-Chain Amino Acid Catabolism and Decreases Cardiac Vulnerability to Myocardial Ischemic Injury[J]. Cells, 2022, 11(10): 1706.

[93] 洪苍浩,刘帅,王红梅,等. 八段锦康复运动对冠心病患者心肺功能、心绞痛及生活质量的影响[J]. 心血管康复医学杂志,2022,31(4):413-417.

[94] 邱月丹,刘菊雅,王春玲. 基于问题导向的健康教育对提高老年冠心病心绞痛患者自我管理能力、负性情绪及生活质量的影响[J]. 中国医药导报,2022,19(8):173-176.

[95] 赵美,秦渤,范晓英. 心脏运动康复对老年冠心病患者生活质量及心肺功能的影响[J]. 中华保健医学杂志,2022,24(1):7-10.

[96] 许忠梅,张丽,钱瑶,等. 八段锦结合常规运动康复对老年冠心病患者运动功能的影响[J]. 中国疗养医学,2022,31(7):704-707.

[97] 鲁燕,李红,刘薇. 心脏康复训练对老年冠心病患者心功能、运动耐力和生活质量的影响探讨[J]. 中国现代药物应用,2022,16(7):176-178.

[98] Liu T, Chan A, Chair SY. Group-plus home-based Tai

Chi program improves functional health among patients with coronary heart disease: a randomized controlled trial[J]. Eur J Cardiovasc Nurs, 2022, 21(6): 597 - 611.

[99] 肖涛,吴文琴,黄楷森,等. 步行运动在射血分数保留的心力衰竭患者中的应用效果[J]. 心血管康复医学杂志,2022,31(1):12-15.

[100] 王媛,刘丹,刘培良,等. 吸气肌训练联合有氧运动对慢性 CHF 患者心肺功能的影响[J]. 心血管康复医学杂志,2022,31(4):405-408.

[101] 王媛,刘丹,刘培良,等. 综合吸气肌训练对老年慢性 HFpEF 患者运动能力、内皮功能及动脉僵硬度的影响[J]. 心血管康复医学杂志,2022,31(5):552-555.

[102] 方淑玲,姚桐青,方翠霞,等. 八段锦对老年心力衰竭伴衰弱患者的生活质量及运动耐量的影响[J]. 中国康复医学杂志,2022,37(1):108-111.

[103] 刘海燕,李良,王莎莎,等. 心肺运动测试指导心脏康复联合正念认知疗法对老年慢性心力衰竭患者心肺功能、焦虑抑郁情绪和预后的影响[J]. 现代生物医学进展,2022,22(10):1851-1855.

[104] 王佳殷. 运动康复联合针对性心理干预在老年冠心病心衰患者中的应用效果观察[J]. 中国实用医药,2022,17(15):185-187.

[105] Peng X, Tang L. Exercise Rehabilitation Improves Heart Function and Quality of Life in Elderly Patients with Chronic Heart Failure[J]. J Healthc Eng, 2022, 2022: 8547906.

[106] 林良奋,周安燕,王世福. 血清 NT-Pro BNP、IL-6 对 COPD 相关肺动脉高压患者预后的评估价值[J]. 中华保健医学杂志,2022,24(2):132-134.

[107] 何家秀,王志敏,曲野,等. 血清 HMGB1 及乳酸清除率与 AECOPD 合并呼吸衰竭预后的相关性[J]. 中华保健医学杂志,2022,24(1):30-32.

[108] 周媚媚,郑洁皎,徐友康,等. 呼吸康复在慢性呼吸系统疾病中的临床应用进展[J]. 中国康复医学杂志,2022,37(2):265-269.

[109] 蒋苏皖,邢娜娜. 标准化肺康复护理对 COPD 稳定期患者肺功能及生活质量的影响评价[J]. 中国标准化,2022(10):212-214.

[110] 刘丽君,张玮,王丽娜. 标准化物联网系统在慢性阻塞性肺疾病缓解期家庭康复效果评价[J]. 中国标准化,2022(8):188-190.

[111] 孔晓洁,闫玉侠,李苗苗,等. 呼吸肌肉锻炼联合八段锦对慢性阻塞性肺疾病患者肺功能及运动耐力影响[J]. 中华保健医学杂志,2022,24(5):433-435.

[112] 戚励,杨惠,裴冬梅. 肺康复运动治疗对老年 COPD 稳定期患者肺功能、生活质量及运动耐力的影响[J]. 中国老年学杂志,2022,42(12):2913-2915.

[113] Duan W, Zeng D, Huang J, et al. Effect of modified Total Body Recumbent Stepper training on exercise capacity and thioredoxin in COPD: a randomized clinical trial[J]. Sci Rep, 2022, 12(1): 11139.

[114] Ma Y, Chen Y, Zhang N, et al. Efficacy and safety of pulmonary rehabilitation training on lung function, quality of life, and T cell immune function in patients with stable chronic obstructive pulmonary disease: a randomized controlled trial[J]. Ann Palliat Med, 2022, 11(5): 1774 - 1785.

[115] 王嵩,辛欢欢,田茜,等. 2 型糖尿病肾病患者血浆纤溶酶原激活物抑制剂 1 及核因子 E_2 相关因子 2 水平变化及临床意义[J]. 中华保健医学杂志,2022,24(4):311-314.

[116] 吴静,姜惠,王丽. 老年 2 型糖尿病患者血清脂质运载蛋白 2、骨形态发生蛋白 4 与骨质疏松的关系[J]. 中国医药导报,2022,19(12):66-69.

[117] 付玉,尚画雨,李顺昌. 有氧和抗阻运动可缓解 2 型糖尿病模型大鼠的肝脏炎症反应[J]. 中国组织工程研究,2022,26(29):4666-4671.

[118] 姜关祎清,吴伟华. 不同运动方式对糖尿病及其心血管并发症影响研究的进展[J]. 心血管康复医学杂志,2022,31(1):97-100.

[119] 冯臣,药家明,周国瑾,等. 高强度间歇训练对 2 型糖尿病患者运动干预的效果:基于《WHO 关于身体活动和久坐行为的指南》和 WHO-FICs[J]. 中国康复理论与实践,2022,28(6):646-652.

[120] 王梅,廖婷,陈建. 社区环境下 2 型糖尿病三种运动相关干预模式健康效益的系统综述[J]. 中国康复理论与实践,2022,28(11):1288-1298.

[121] Zhang J, Liu M, Hu B, et al. Exercise Combined with a Chinese Medicine Herbal Tea for Patients with Type 2 Diabetes Mellitus: A Randomized Controlled Trial[J]. J Integr Complement Med, 2022, 28(11): 878 - 886.

[122] 田志强,陆姣,王艳军,等. 健康素养对老年高血压伴消化性溃疡病人自我管理的影响[J]. 护理研究,2022,36(2):359-362.

[123] 陈雨萍,张先庚,曹俊,等. 社区老年高血压患者衰弱现状及影响因素[J]. 中国老年学杂志,2022,42(2):459-462.

[124] 刘珊珊,张冰,李晶,等. LEARNS 模式在老年高血压

患者健康教育中的应用[J]. 护理学杂志,2022,37(8):76-79.

[125] 邵秀庆. 规范化运动干预应用于老年高血压患者的临床价值分析[J]. 中国现代药物应用,2022,16(9):181-183.

[126] 李小亭. 老年高血压患者综合康复治疗的临床研究[J]. 中国实用医药,2022,17(9):188-190.

[127] Wong E, Tam HL, Leung A, et al. Impacts of Educational Interventions with Support of Mobile App versus Booklet for Patients with Hypertension and Metabolic Syndrome: A Secondary Data Analysis[J]. Int J Environ Res Public Health, 2022, 19(19): 12591.

[128] 强亮,程祺,蒋建波,等. 老年卒中后抑郁患者血浆DPP4和8-iso-PGF2α水平的变化及其临床意义[J]. 老年医学与保健,2022,28(1):88-91.

[129] 吴婷婷,娄永翱,沈翠珍. 老年抑郁症患者复发影响因素分析[J]. 中国医药导报,2022,19(29):77-80.

[130] 叶宜青,韩珮莹. 中医五行音乐太极拳整合锻炼对老年心理健康及衰弱状态的影响[J]. 中国老年学杂志,2022,42(3):725-728.

[131] Yin X, Li W, Liang T, et al. Effect of Electroacupuncture on Insomnia in Patients with Depression: A Randomized Clinical Trial[J]. JAMA Netw Open, 2022, 5(7): e2220563.

[132] 裴建琴,张艳,陆江波,等. 团体感觉运动训练对老年精神分裂症患者认知功能、阴性症状的干预效果研究[J]. 军事护理,2022,39(9):13-16.

[133] 孔彩虹,申变红,邱龄山,等. 重复经颅磁刺激对老年精神分裂症患者精神症状及认知功能的影响[J]. 中国现代医生,2022,60(17):121-124.

[134] 梁文茵,张天清,程翠红,等. 团体作业疗法+音乐疗法联合脑电生物反馈干预对老年首发精神分裂症患者的影响[J]. 齐鲁护理杂志,2022,28(1):81-84.

[135] Wang L, Li Q, Wu Y, et al. Intermittent theta burst stimulation improved visual-spatial working memory in treatment-resistant schizophrenia: A pilot study[J]. J Psychiatr Res, 2022, 149: 44-53.

[136] 李童,方志鹏,邵玉萍,等. 有氧运动对睡眠剥夺大鼠学习记忆及海马神经元突触可塑性的效果[J]. 中国康复理论与实践,2022,28(11):1270-1277.

[137] 孔雪,董昭,刘海涛,等. 基于16S rDNA高通量测序分析老年睡眠障碍患者肠道菌群特征[J]. 空军军医大学学报,2022,43(7):729-733.

[138] 肖瑶,张秀清,曾楚垚,等. 有氧运动对老年失眠症患者睡眠质量影响的Meta分析[J]. 中华物理医学与康复杂志,2022,44(10):923-927.

[139] 付利婷,门瑞雪,范志光,等. 老年人睡眠质量影响因素的有序多分类Logistic回归分析[J]. 中国老年学杂志,2022,42(2):462-465.

[140] 任晓兰,朱亚芹,孙艳军,等. 脑电生物反馈联合重复经颅磁刺激治疗对老年睡眠障碍患者的影响[J]. 中国老年学杂志,2022,42(13):3231-3234.

[141] 刘玉和. 老年性聋与听觉认知功能障碍[J]. 中国听力语言康复科学杂志,2022,20(4):241-245.

[142] 王松,韩贺舟,马秀岚. 老年性聋发病机制研究进展[J/OL]. 听力学及言语疾病杂志,2022[2022-08-24]. https://kns.cnki.net/kcms2/article.

[143] 许雯雯,邓洁,郭睿. 配戴助听器对老年性聋患者抑郁疗效的Meta分析[J]. 中国听力语言康复科学杂志,2022,20(4):256-259.

[144] 许雯雯,任晓倩,张红蕾,等. 认知功能障碍老年人纯音听阈及言语识别能力测试[J]. 听力学及言语疾病杂志,2022,30(2):159-163.

[145] 黄炎,张雪颖,刘玉和. 探讨老年前庭功能障碍患者的空间认知表现[J]. 中国听力语言康复科学杂志,2022,20(4):252-255.

[146] 王庆林,郭向东,王爱琴,等. 前庭康复对老年周围性眩晕患者睡眠质量的影响[J]. 听力学及言语疾病杂志,2022,30(3):308-311.

【文　选】

一、老年人失衡跌倒康复

1. 丰有燕,权宏磊,郑洁皎. 可变优先级认知-运动双任务训练对老年脑卒中患者平衡功能的影响. 中国康复医学杂志,2022,37(6):754-759.

丰有燕等研究可变优先级双任务训练较固定优先级双任务训练对老年脑卒中患者平衡功能的影响。将40例老年脑卒中患者随机分为对照组和治疗组,各20例。两组均进行常规康复训练,对照组加用固定优先级双任务训练,治疗组加用可变优先级双任务训练,共4周。治疗前后应用Berg平衡量表(BBS)、姿势稳定性平衡测试、稳定极限测试、计时起立-行走测试(TUGT)、双任务计时起立-行走测试(DTUGT)、双任务成本(DTE)、跌倒风险测试(FRT)评定两组平衡功能、双任务表现和预防跌倒能力。结果显示:治疗前,两组各项评估指标组间比较,差异均无显著性意义($P>0.05$)。治疗后,两组 BBS、姿势稳定性平衡测试、稳定极限测试中的整体、向左、向右、向前左、向前右指标、TUGT、DTUGT、DTE、FRT 得分均较治疗前有明显改善($P<0.05$),且治疗组稳定极限测试中的向前指标较治疗前比较显著提高($P<0.05$);治疗组 BBS,姿势稳定性平衡测试,稳定极限测试中的整体、向前指标,DTUGT、DTE、FRT 得分改善程度均优于对照组($P<0.05$)。结论认为,可变优先级双任务训练较固定优先级双任务训练更有助于改善老年脑卒中患者平衡功能、双任务表现和预防跌倒能力。

2. 程文昌,霍少川,刘付懿斐,等. 等速肌力训练对老年人膝关节肌力和跌倒风险的影响. 中国医药导报,2022,19(19):107-110.

程文昌等研究等速肌力训练对老年人膝关节肌力和跌倒风险的影响。选取 2020 年 5 月至 2021 年 5 月广州中医药大学深圳医院(福田)及周边社区招募的 44 名老年人为研究对象,依据随机信封法将其分为试验组与对照组,每组 22 名。对照组进行防跌倒宣教和功能锻炼,试验组在对照组基础上运用等速肌力评估训练系统进行股四头肌训练,两组均持续 8 周。比较两组训练前后膝关节屈和伸肌峰力矩(PT)、Tinetti 平衡与步态测试量表(Tinetti POMA)评分、起立行走计时测试(TUGT)用时。结果显示:研究过程中共脱落 4 名,其中对照组、试验组各脱落 2 名。训练后,两组测试角速度为 60°/s 及 180°/s 时的膝关节屈、伸肌 PT 均高于训练前,且试验组高于对照组,差异有统计学意义($P<0.05$);训练后,两组 Tinetti POMA 评分均高于训练前,且试验组高于对照组,差异有统计学意义($P<0.05$);训练后,两组 TUGT 用时均短于训练前,且试验组短于对照组,差异有统计学意义($P<0.05$)。两组不良反应总发生率比较,差异无

统计学意义($P>0.05$)。结论认为,运用等速肌力评估训练系统进行股四头肌功能训练可以明显提高老年人膝部最大力量,提升下肢肌肉耐力,增强平衡能力,降低跌倒风险。

3. 贾金丽,潘爱红,魏道琳,等. 步态平衡操联合抗阻训练对跌倒高风险老年人平衡能力、运动能力和跌倒效能的影响. 实用预防医学,2022,29(10):1229-1232.

贾金丽等研究步态平衡操联合抗阻训练对跌倒高风险老年人平衡能力、运动能力和跌倒效能的影响,为跌倒高风险老年人的健康管理和康复治疗提供依据。选择 2019 年 1 月至 2021 年 12 月入住合肥市第一人民医院老年科的 96 例跌倒高风险老年人,采用信封法平均分为观察组和对照组,各 48 例。对照组采取传统预防跌倒训练及常规护理,观察组在常规护理基础上使用步态平衡操联合抗阻训练进行干预,通过步长、步频、Berg 平衡能力量表(BBS)、Fugl-Meyer 运动功能评分量表(FMA)等指标评价两组老年人干预前后的平衡能力和运动能力,通过 Morse 跌倒评估量表(MFS)、修正版跌倒效能量表(MFES)比较两组老年人干预前后的跌倒风险与跌倒效能。结果表明,观察组脱落 5 例,余 43 例;对照组脱落 6 例,余 42 例。治疗前,两组步长、步频、BBS 评分、FMA 评分、MFS 评分、MFES 评分差异均无统计学意义($P>0.05$)。治疗后,接受步态平衡操联合抗阻训练的观察组老人在步长方面与对照组无差异($t=1.45$,$P>0.05$),在步频($t=3.40$,$P<0.01$)、BBS($t=4.17$,$P<0.01$)、FMA($t=7.59$,$t=4.62$,$P<0.01$)、MFS($t=9.93$,$P<0.01$)、MFES($t=5.21$,$P<0.01$)等方面均显著优于对照组,差异均有统计学意义。因此,得出结论,步态平衡操联合抗阻训练可以有效改善跌倒高风险老年人平衡能力、运动能力和跌倒效能,降低跌倒风险。

4. 李翠查,徐蕊,宋淑华. 渐进性抗阻运动对老年人体适能及跌倒风险的干预研究. 中国老年保健医学,2022,20(5)：41-45.

李翠查等研究渐进性抗阻运动对老年人体适能及跌倒风险的影响。选取昆明市某养老机构自理区70岁及以上老年人42例,对其进行12周的渐进性抗阻运动训练,对比干预前后肌肉力量、体质量指数(BMI)、柔韧性、有氧耐力、平衡能力指标及跌倒风险指标的变化情况。结果显示：12周干预后,老年男性下肢肌肉力量、下肢柔韧性、有氧耐力、平衡能力/跌倒风险均有显著改善($P<0.05$),老年女性下肢肌肉力量、下肢柔韧性、平衡功能/跌倒风险有极显著改善($P<0.01$),上肢肌肉力量、上肢柔韧性、有氧耐力显著改善($P<0.05$)。结论认为,12周的渐进性抗阻运动可以明显改善老年人的体适能,降低跌倒风险,对预防老年人跌倒有很好的效果。

5. 权宏磊,郑洁皎,丰有燕,等. 全膝关节置换后早期髋外展肌强化训练改善平衡及步行能力. 中国组织工程研究,2022,26(33)：5311-5316.

权宏磊等研究髋外展肌强化训练对全膝关节置换患者平衡及步行功能恢复的影响。纳入2020年3月至2021年5月在复旦大学附属华东医院接受单侧全膝关节置换的患者60例,采用随机数字表法分为对照组和试验组,各30例。对照组采用常规康复训练方法,试验组在常规康复基础上增加髋外展肌训练。两组患者分别在治疗前和治疗4周后进行髋外展肌等速肌力、膝关节功能评分、单腿站立测试、计时起立-行走测试以及三维步态分析。结果显示：治疗4周后,试验组髋外展肌相对峰力矩明显高于对照组,差异有显著性意义($P<0.05$)；试验组美国膝关节协会功能评分明显高于对照组,差异有显著性意义($P<0.05$)；试验组单腿站立测试时间明显长于对照组,计时起立-行走测试时间明显短于对照组,差异均有显著性意义($P<0.05$)；试验组步幅和患侧支撑相占比明显优于对照组,差异有显著性意义($P<0.05$)。结论认为,全膝关节置换后早期髋外展肌强化训练能够在一定程度上增加髋外展肌肌力,提高患者的平衡及步行功能,但其康复方案及长期疗效仍需进一步研究。

6. 王琪,毛敏,孙威,等. 老年人本体感觉、足底触觉和肌肉力量与姿势稳定性的关系. 中国康复理论与实践,2022,28(4)：373-378.

王琪等研究本体感觉、足底触觉以及肌肉力量对动态和静态姿势稳定性的影响。在2020年6月至11月,共纳入164例老年人。本体感觉测试仪测试右侧膝关节屈伸和踝关节背屈/跖屈的本体感觉阈值；单丝法测量拇趾、第1和第5跖骨、足跟、足弓的足底触觉；等速肌力测试系统测量踝关节跖屈与背屈以及髋关节外展的肌肉力量。采用Berg平衡量表(BBS)评分和足底压力中心(COP)分别测量动态和静态姿势稳定性。采用因子分析和多元线性回归分析来探索每个因子与姿势稳定结果之间的关系。结果显示：本体感觉与BBS评分($r=-0.449,P<0.001$)、COP在内外侧方向的均方根(RMS)($r=0.254,P=0.004$)明显相关。足底触觉与COP前后方向的RMS明显相关($r=0.281,P=0.002$)；肌肉力量与BBS评分显著相关($r=0.493,P<0.001$)。结论认为,本体感觉和肌肉力量与动态姿势稳定性相关,本体感觉和足底触觉与静态姿势稳定性相关。

7. 王疆娜,孙威. 老年女性太极拳锻炼者行走楼梯时身体姿势控制特征：双任务范式的生物力学分析. 中国组织工程研究,2022,26(3)：383-389.

王疆娜等研究上下楼梯行走附加双任务干扰,运动人群类型(组间)及任务类型(组内)对身体稳定性、下肢关节运动特征及力学特征指标的影响。招募太极组、快走组与对照组健康老年女性各20名,分别进行单任务、认知任务、动作任务、组合任务的楼梯行走测试。应用 Vicon 系统与 Kistler 测力台分别同步采集上、下楼梯行走中的运动学与动力学数据。结果显示：① 身体稳定性指标方面，相比于单任务，对照组老年人组合任务条件中质心-压心前后与内外距离显著增长($P=0.002$,$P=0.021$），抬脚高度显著降低($P=0.018$）；太极组老年人组合任务条件中只有上楼梯抬脚距离显著降低($P=0.034$）；太极组在双任务范式中楼梯行走质心-压心前后与内外距离显著短于对照组($P=0.041$,$P=0.006$），下楼梯行走抬脚距离显著高于对照组($P<0.001$）。② 下肢髋膝踝三关节运动学指标方面，在动作与组合任务条件中，对照组上楼梯踝关节跨越角度显著增大($P<0.001$），下楼梯踝关节运动幅度显著减小($P<0.001$）、跨越角度显著增大($P<0.001$）；太极组上楼梯动作任务与组合任务踝关节运动幅度显著增大($P<0.001$）；在动作任务与组合任务范式中，太极组踝关节运动幅度显著大于对照组($P=0.005$,$P=0.012$），跨越角度显著小于对照组($P=0.033$,$P=0.021$）。③ 下肢关节力学指标方面，相比于单任务，3 组老年人组合任务、动作任务条件上楼梯行走伸髋力矩峰值显著减小($P<0.001$），伸膝力矩峰值显著增大($P<0.001$），下楼梯下肢关节力矩均显著减小($P<0.001$），太极组伸膝力矩峰值显著大于对照组($P<0.001$）。结论认为，提示长期太极拳练习有助于老年女性加强下肢神经肌肉控制，提高跨越台阶高度，进而起到增强身体稳定控制、抵抗双任务干扰、降低跌倒风险的效果。

8. 赵晨曦,朱文斐,孙方君,等. 老年人身体活动及久坐时间与静态平衡能力的相关性. 医用生物力学,2022,37(5)：839-845.

赵晨曦等研究老年人和青年人身体活动、久坐行为和平衡能力的差异，以及不同强度身体活动水平和久坐行为与平衡能力的相关性。选取 74 名老年人和 60 名青年人，采用三轴加速度计对其身体活动和久坐行为进行监测，并运用三维测力台对其静态平衡能力进行测量。结果显示：老年女性中高强度身体活动与静态平衡能力之间呈显著正相关关系($P<0.05$），久坐时间与静态平衡能力呈显著负相关关系($P<0.05$）；老年男性久坐中断次数与静态平衡能力呈显著正相关关系($P<0.05$）。结论认为，与青年人相比，老年人每日轻度身体活动水平更高，久坐时间更少。在老年人中，尤其是老年女性，拥有较高的中高强度身体活动水平者或较少久坐时间者静态平衡控制能力更好。身体活动对平衡能力控制存在一定积极作用。

9. 孟站领,张庆来,苑玲伟,等. 不同跌倒风险老年人跨越障碍前后足底压力特征. 医用生物力学,2022,37(4)：741-747.

孟站领等研究不同跌倒风险老年人在跨越障碍前后的步态动力学特征。采用坐-立行走计时测试和 5 次坐立测试对 27 名社区老年人进行跌倒风险分级，应用足底压力测量系统对老年人跨越障碍前后的足底压力参数进行测试分析。结果显示：高、低跌倒风险组老年人在跨越障碍前后整体足底压力双峰曲线特征值组间无显著差异($P>0.05$）。高跌倒风险组在跨越障碍后 X 方向压力中心(COP)运行轨迹显著大于低跌倒风险组($P<0.05$）；跨越障碍前，高跌倒风险组支撑足第 3 跖骨峰值压力大于低跌倒风险组($P<0.05$）。在跨越障碍后，高跌倒风险组支撑足第 1 趾骨峰值压力明显小于低跌倒风险组($P<0.05$），而高跌倒风险组足跟外侧冲量明显大于低跌倒风险组($P<0.05$）。高、低跌倒风险组老年人在跨越障碍前后足底接触面积分布规律基本一致，各区域接触面积组间均无显著差异($P>0.05$）。结论认为，高跌倒风险老人相对低跌倒风险老年人跨越障碍时支撑时间延长，跨越腿足底跖骨区域峰值压力增加，足底 COP 曲线表现出不对称性，且在冠状面横向变化范围增大。在临床评估中应重点关注跌倒风险人群跨越障碍的足底压力特征。

10. 刘海宁,车佳郡,庄芸月,等. 老年轻度认知功能障碍非药物干预研究热点的共词聚类分析. 护理学杂志,2022,37(20):99-102.

刘海宁等研究近5年国内外老年轻度认知功能障碍非药物干预的研究热点。计算机检索知网、万方数据、Web of Science,纳入2017至2021年发表的有关老年轻度认知功能障碍非药物干预研究的文献,使用 Bicomb 软件和图形聚类软件进行关键词词频分析及共词聚类分析。结果显示:共纳入中文文献206篇、英文文献150篇,得到22个中文和19个英文高频关键词。通过共词聚类分析,中文文献得出5个研究热点,即老年轻度认知障碍的物理干预、综合干预、认知训练干预、运动训练干预及针灸干预;英文文献得出3个研究热点,即虚拟环境技术干预、认知训练干预及运动训练干预。结论认为,国内外老年轻度认知功能障碍非药物干预的研究热点有异同点,可以为老年轻度认知功能障碍非药物干预提供借鉴。

11. 轩文如,沈雨晴,周淼,等. 双语训练改善老年人认知功能的系统综述. 中国康复理论与实践,2022,28(5):578-584.

轩文如等研究采用系统评价双语训练对于老年人认知功能的改善情况。检索 PubMed、Web of science、ScienceDirect、SpringerLink、万方、中国知网的相关文献,时限为2011年至2021年5月,并辅以参考文献回溯和手工检索,提取相关数据。结果显示:共获得有效文献21篇,来自12个国家,主要来源于医学、神经病学、心理学、生物学等相关的期刊,发表时间集中在2017年和2019年。研究包括前瞻性研究和回顾性研究,目标群体包括健康人群、痴呆患者和阿尔茨海默病(AD)患者,主要涉及双语对老年人认知功能的影响、双语训练对认知功能改善的作用途径及其效果、老年人双语训练的局

限性等。结论认为,双语训练能改善老年人的认知功能,提高与记忆、注意和执行功能相关的脑功能连接性,延迟 AD 或痴呆的发病时间。脑结构和脑功能的改善是认知功能改善的主要原因,包括脑区连接增加、改变皮质回路激活水平和保持大脑结构的完整性和可塑性等;训练效果主要表现为执行功能和知觉功能的改善,延缓认知功能减退速度,并能在短期内起效。双语训练的最终结果可能是促进语言功能,保持大脑结构完整性,使用更多神经回路补偿。相关研究缺乏统一的受试人群标准和合理的控制条件,实验设计缺乏统一范式,还需要更多研究。

12. 杨椅,王坤,刘恒旭,等. 有氧运动对老年轻度认知障碍患者认知功能的改善. 中国组织工程研究,2022,26(29):4716-4722.

杨椅等介绍有氧运动对老年轻度认知障碍患者认知能力的影响,探讨不同周期的有氧运动对老年轻度认知障碍患者认知能力的效用及其可能的作用机制。检索截止至2021年9月的 Elsevier、Springer、Web of Science、PubMed、中国知网、万方数据、维普和中国台湾学术文献数据库中的相关文献。中文检索词包括:老年轻度认知障碍、有氧运动、老年人、认知功能、认知退化、急性有氧运动;英文检索词包括:Mild cognitive impairment in the elderly、Aerobic exercise、The elderly、Cognitive ability、Cognitive decline、Acute aerobic exercise。并根据研究需要确立相应的标准,对最终所得文献进行筛选。结果显示:① 有氧运动在干预老年轻度认知障碍患者的认知功能中起着正向调节作用;急性有氧运动提高脑源性神经生长因子水平;短期以及中-长期有氧运动通过提高老年轻度认知障碍患者的体适能水平,增加脑血流量,提高患者的认知能力和协调能力,有利于提高老年人的健康生活质量。② 急性有氧运动改善患者注意力和抑制控制,短期和中长期有氧运动积极作用于记忆功能和

神经网络,不同周期的有氧运动对患者认知功能的效益存在一定差异,但总体上坚持有氧运动可改善老年轻度认知障碍患者的认知功能,提高老年人的心肺适能,增加运动参与,但是特定认知领域的改善可能需要不同的有氧运动处方。③ 有氧运动与轻度认知障碍之间是动态变量过程,需要根据不同的患者采取特定的有氧运动处方进行干预,比如单域型、多域型轻度认知障碍。结论认为,有氧运动的介入改善认知功能可能与延缓患者脑区域面积萎缩、促进基因表达、增加大脑血流量等有关,但还未形成普遍认同机制。

13. 董晓慧,吴亦影,安丽娜,等. 老年认知障碍风险简易预测模型. 老年医学与保健,2022,28(1):24-29.

董晓慧等研究建立老年认知障碍风险简易预测模型。于 2020 年 8 月至 12 月,在上海交通大学附属第一人民医院、上海交通大学医学院附属瑞金医院、首都医科大学宣武医院、首都医科大学附属复兴医院及协作的社区卫生服务中心和养老院,选取就诊的 546 例年龄≥60 岁的老年人为研究对象。采集受试者的社会人口学资料、疾病史、家族史、衰弱表型和相关实验室指标等。采用 LASSO 回归模型,结合 Logistic 回归分析选取预测因素,绘制包含最佳预测因素的认知障碍风险预测模型诺谟图,通过校准曲线、C 指数和 Bootstrapping 算法对模型进行验证。结果显示:通过纳入变量分析,筛选出年龄、文化程度、直系亲属痴呆史、主观认知下降、衰弱表型、代谢综合征和低白蛋白血症共 7 个独立预测因素($P<0.05$)。预测模型的 C 指数为 0.875(95%CI 0.847~0.903),bootstrapping 算法相对校正后的 C 指数为 0.858。校准曲线与理想曲线接近重合,模型具有良好的预测能力,且可增加受试者的临床获益。结论认为,对于认知障碍高危人群,应考虑年龄、文化程度、直系亲属痴呆史、主观认知下降、衰弱状态、代谢综合征和低白蛋白血症等因素的综合作用。基于上述因素建立的预测模型,可以快速、简便评估个体认知障碍风险。

14. 史昊楠,谢瑛,桂沛君,等. 经颅微电流刺激对老年轻度认知功能障碍的效果. 中国康复理论与实践,2022,28(3):346-349.

史昊楠等研究经颅微电流刺激(CES)对老年轻度认知功能障碍患者认知功能的疗效。选择 2018 年至 2019 年在本院住院的老年轻度认知障碍患者 40 例,随机分为对照组和治疗组,各 20 例。两组均接受常规药物治疗(无促认知药物),治疗组增加 CES 治疗,共 8 周。治疗前及治疗后 4 周、8 周,由两人采用改良 Barthel 指数(MBI)和蒙特利尔认知评估量表(MoCA)进行单盲评定。对照组于 8 周后予免费 CES 治疗。结果显示:MoCA 评分时间主效应显著($F=5.603,P=0.007$),组间主效应不显著($F=2.160,P=0.150$),交互效应显著($F=9.160,P<0.001$),治疗组高于对照组。MBI 时间主效应($F=0.322,P=0.726$)、组间主效应($F=0.009,P=0.925$)和交互效应($F=0.322,P=0.726$)均不显著。CES 干预过程中未见不良反应。结论认为,CES 对老年轻度认知功能障碍的干预可能有效。

15. 张薇,李艳玲. 基于互联网平台游戏的认知功能训练对不同类型老年轻度认知损害患者的干预效果. 中国医药导报,2022,19(26):79-85.

张薇等研究基于互联网平台游戏的难度自适应计算机认知训练对不同类型老年轻度认知损害(MCI)患者的干预效果和持续效应。选择 2019 年 1 月至 2020 年 12 月辽宁省金秋医院、辽宁省人民医院、中国医科大学第一附属医院、中国医科大学附属盛京医院招募的老年 MCI 患者 90 例。根据遗忘情况将其分为遗忘组和非遗忘组,各 45 例。两组均给予基于互联网平台游戏的难度自适应计算机认知训练,干预时长为 8 周。两组于干预前、干预后即刻和干预后3个月接受认知测评,比较两组认知功能相关指标的差异。结果显示:两组干预后即刻的蒙特利尔认知评估量表(MoCA)总分均高于干预前,非遗忘组干预后3个月的MoCA总分低于干预后即刻($P<0.05$)。非遗忘组干预后即刻的听觉词语学习测验(AVLT)总分、短延迟回忆得分、再认得分均高于干预前,干预后3个月的短延迟回忆得分、再认得分均高于干预前,长延迟回忆得分低于干预前,干预后3个月的AVLT总分、长延迟回忆得分均低于干预后即刻($P<0.05$)。遗忘组干预后即刻的长延迟回忆、再认得分均高于干预前,干预后3个月均低于干预后即刻($P<0.05$)。非遗忘组干预前的AVLT总分、长延迟回忆得分均高于同期遗忘组,干预后即刻的AVLT总分、短延迟回忆得分均高于同期遗忘组,干预后3个月的短延迟回忆、再认得分均高于同期遗忘组($P<0.05$)。非遗忘组干预后即刻Stroop-B耗时长于干预前,干预后3个月短于干预后即刻,两组干预后3个月的Stroop-C耗时均短于干预后即刻($P<0.05$)。两组干预后即刻、干预后3个月的形状连线测验-A耗时均短于干预前($P<0.05$)。两组干预后3个月的数字广度测试(DST)倒背得分均低于干预前和干预后即刻,遗忘组干预后即刻的DST倒背得分高于干预前($P<0.05$)。非遗忘组干预前DST顺背、倒背得分均高于同期遗忘组,干预后即刻DST顺背得分低于同期遗忘组($P<0.05$)。结论认为,难度自适应计算机认知训练对不同类型老年MCI患者短期干预效果得到肯定,但其持久性和远期效益仍不确切,有待进一步研究证实。

（段林茹　李　燕　张　杰　陈　茜）

二、老年神经系统疾病康复

1. 王瑜元,胡瑞萍,华艳,等. 中老年患者脑卒中后失语症与优势侧上纵束损伤的相关性研究. 老年医学与保健,2022,28(1):84-87.

王瑜元等研究利用DTI纤维追踪技术,初步研

究中老年脑卒中后失语症患者的优势侧上纵束,旨在探索上纵束损伤与失语症发生的关系。将中老年脑卒中后失语症患者18例为失语症组,另选年龄、性别、学历与失语症组匹配的体检健康受试者18例为对照组。对2组进行DTI检查。采用Diffusion Toolkit进行全脑纤维追踪,用MricronTrackvis软件手绘感兴趣区,用TrackVis进行基于感兴趣区的SLF-Ⅰ、SLF-Ⅱ和SLF-Ⅲ纤维确定性追踪,得到FA值、纤维数量和纤维长度指标。结果显示:与对照组比较,失语症组的优势侧SLF-Ⅱ和SLF-Ⅲ的FA值、纤维数量、纤维长度明显减少($P<0.05$),而2组优势侧SLF-Ⅰ的FA值、纤维数量和纤维长度差异均无统计学意义($P>0.05$)。失语症低分亚组与失语症高分亚组的优势侧SLF-Ⅰ、SLF-Ⅱ和SLF-Ⅲ的FA值、纤维数量、纤维长度差异均无统计学意义($P>0.05$)。结论认为,是优势侧SLF-Ⅱ和SLF-Ⅲ损伤可能是中老年患者脑卒中后发生失语症的主要机制之一。

2. 张雯雯,胡智艳,庄丽丽,等. 想象足背屈训练结合辅助站立平衡训练对老年脑梗死偏瘫的效果. 中国老年学杂志,2022,42(5):1056-1058.

张雯雯等研究想象足背屈训练结合辅助站立平衡训练对老年脑梗死偏瘫的效果。选择老年脑梗死偏瘫患者114例,按随机数字表法分为两组,各57例。对照组实施常规康复训练,观察组实施想象足背屈训练结合辅助站立平衡训练。对比两组训练前后简易Fug-Meyer运动量表(FMA)评分、Tinetti步态评估量表(TGA)评分、Berg评分、改良Barthel指数(MBI)评分、下肢Brunnstrom运动功能分期变化及并发症发生率情况。结果显示:观察组训练6周后FMA评分、TGA评分、Berg评分、MBI评分均显著高于对照组($P<0.05$);观察组训练6周后下肢Brunnstrom运动功能分期显著优于对照组($P<0.05$)。观察组总并发症发生率显

著低于对照组（$P<0.05$）。结论认为,想象足背屈训练结合辅助站立平衡训练应用于老年脑梗死偏瘫患者中可改善下肢运动功能和平衡能力,提高日常生活能力,降低并发症发生率。

3. 卜铃铃. 神经肌肉电刺激治疗仪配合康复护理对老年脑卒中后偏瘫患者肢体功能恢复的影响. 生命科学仪器, 2022, 20(S1): 10-12.

卜铃铃等研究神经肌肉电刺激治疗仪＋康复护理在老年脑卒中后偏瘫患者中对肢体功能恢复的作用。在 2019 年 3 月至 2021 年 3 月收治的老年脑卒中后偏瘫患者中选取 80 例,按照随机原则分为研究组和对照组,各 40 例。研究组采用神经肌肉电刺激治疗仪＋康复护理,对照组采用康复护理。对比两组肢体功能恢复情况、肌张力状态、生活自理能力、生活质量、康复效果。结果显示:干预前两组简化 FUGL-MEYER 运动功能评分(FUGL-MEYER)对比差异无统计学意义($P>$ 0.05),干预后研究组 FUGL-MEYER 评分高于对照组($P<0.05$);干预前两组改良版 ASHWORTH 肌力评估量表(MAS)得分对比差异无统计学意义($P>0.05$),干预后研究组 MAS 量表得分低于对照组($P<0.05$);干预前两组生活自理能力评分(ADL)评分对比差异无统计学意义($P>0.05$),干预后研究组 ADL 评分高于对照组($P<0.05$);研究组中文版生活质量量表(SF-36)总得分高于对照组($P<$ 0.05);研究组康复总有效率高于对照组($P<0.05$)。结论认为,在老年脑卒中后偏瘫患者中采用神经肌肉电刺激治疗仪＋康复护理能够获得良好康复效果,患者的肢体功能得到了显著改善,肌张力显著减小,生活质量显著改善,值得临床推广应用。

4. 窦晓语,宋小贝,夏晓迪,等. 简易双下肢平衡负重监控仪对偏瘫患者姿势控制的疗效分析. 上海医药, 2022, 43(13): 51-54.

窦晓语等研究脑卒中后偏瘫患者在简易双下肢平衡负重监控仪辅助下进行双下肢平衡负重训练对姿势控制能力的影响。将 95 例患者随机分组分为对照组(48 例)和试验组(47 例)。试验组在简易双下肢平衡负重监控仪辅助下进行主动站立训练,对照组仅进行主动站立训练,两组均结合常规康复方案。治疗前、治疗第 4 周和第 8 周采用脑卒中患者姿势控制量表(PASS)、重心移动轨迹总长度(PL)及重心移动总面积(CA)进行功能评定。结果显示:治疗 8 周后试验组 PASS、PL 及 CA 均较对照组有明显变化(均 $P<0.05$)。结论认为,使用简易双下肢平衡负重监控仪进行静态站立训练可明显改善脑卒中后偏瘫患者姿势控制能力,未来可以作为脑卒中偏瘫患者主动站立训练的辅助康复器材。

5. 梁振生,张余辉,蒙钟文,等. 血清 SF、IL-6 与高血压脑出血患者神经功能损伤及预后的关系. 中华保健医学杂志, 2022, 24(1): 18-21.

梁振生等研究血清铁蛋白(SF)、白细胞介素-6 (IL-6)与高血压脑出血(HICH)患者神经功能损伤及预后的关系。收集 2016 年 1 月至 2020 年 12 月收治的 94 例 HICH 患者为观察组,根据神经受损程度分为轻度组、中度组和重度组,选取同期 50 例健康体检者为健康对照组。对比各组受试者血清 SF、IL-6 水平差异,分析血清 SF、IL-6 水平与 HICH 患者脑出血量的关系,探讨 SF、IL-6 对 HICH 患者不良预后的预测效能。结果显示:观察组血清 SF、IL-6 水平显著高于健康对照组,且随着神经受损程度的加重,血清 SF、IL-6 水平呈明显升高趋势,差异有统计学意义($P<0.05$)。 Pearson 相关性分析显示,HICH 患者血清 SF、IL-6 水平与 NIHSS 评分及脑血肿体积均呈正相关关系($P<0.05$)。预后不良组患者血清 SF、IL-6 水平显著高于预后良好组,差异有统计学意义($P<$ 0.05)。SF 联合 IL-6 评估 HICH 预后不良的曲线下面积为 0.910,灵敏度为 87.9%,特异度为

75.4%。结论认为，血清 SF、IL - 6 水平与 HICH 患者神经功能受损程度及预后密切相关，联合检测血清 SF 及 IL - 6 水平有助于早期评估患者预后。

6. 李婷. 气压治疗仪联合早期康复训练在老年脑出血术后患者中的应用效果. 医疗装备，2022,35(16)：173 - 175.

李婷研究气压治疗仪联合早期康复训练对老年脑出血术后患者凝血指标和下肢深静脉血栓形成的影响。选择 2018 年 9 月至 2020 年 9 月接受治疗的 148 例老年脑出血患者作为研究对象，采用随机数字表法将其分为对照组和观察组，每组 74 例。对照组术后采取早期康复训练，观察组在对照组基础上采用气压治疗仪，比较两组凝血指标及下肢深静脉血栓形成发生率。结果显示：现实干预 7 天后，观察组血浆黏度低于对照组，活化部分凝血活酶时间短于对照组，凝血酶原时间长于对照组，差异有统计学意义(P<0.05)；观察组下肢深静脉血栓形成发生率(4.05%)低于对照组(18.92%)，差异有统计学意义(P<0.05)。结论认为，气压治疗仪联合早期康复训练在老年脑出血术后患者中的应用效果明显，可改善凝血指标，减少下肢深静脉血栓形成的发生。

7. 曹旭玲. 对老年脑梗死病人实施早期中医护理及现代康复护理的意义评价. 新疆中医药，2022,40(4)：90 - 92.

曹旭玲研究脑梗死患者开展早期中医护理及现代康复护理模式的临床价值。选取 2020 年 1 月至 2020 年 12 月时段内 100 例老年脑梗死患者，参考"数字双盲法"，分为对照组和观察组，各 50 例。观察组实施现代康复护理＋早期中医护理，对照组仅接受现代康复护理。对比护理干预结果表明，临床总疗效、日常生活功能状态(Barthel 指数)、肢体功能(FMA 评分)、焦虑抑郁评分(HAMA、HAMD 评分)、生活质量评分(CCQQ 评分)、护理满意度。

结果显示：观察组临床总有效率 94.00% 较对照组 80.00% 明显高(P<0.05)。观察组干预后相较对照组 Barthel 指数与 FMA 评分均更高，且干预后 HAMA 评分、HAMD 评分较对照组显著低(P<0.05)。观察组 CCQQ(病情、医疗情况、一般生活功能、工作情况、社会心理功能、体力)评分较对照组显著高，护理满意度更高(P<0.05)。结论认为，针对脑梗死患者开展早期中医护理＋现代康复护理，有利于提高患者预后，对改善肢体功能、恢复日常生活能力发挥显著价值，同时消除患者焦虑抑郁情绪，全面提升生活质量，实现较为理想的康复效果，提高患者满意度。

8. 张淑红，凌迎春，盛高扬. 老年脑梗死患者不同时机康复治疗对神经功能的影响比较. 中华全科医学，2022,20(4)：678 - 680.

张淑红等研究老年脑梗死患者不同时机康复治疗的效果及对患者神经功能的影响，为临床康复治疗方案的制订提供参考依据。2018 年 5 月至 2021 年 5 月神经内科收治的 180 例老年脑梗死患者按随机数字表法分为观察组和对照组，每组 90 例。2 组分别于患者生命体征稳定后 2 周内和 2～4 周进行康复治疗，均治疗 4 周。比较 2 组 NIHSS 评分、FMA 评分、BI 评分，检测白细胞介素-6(IL - 6)、肿瘤坏死因子- α(TNF - α)及超敏 C 反应蛋白(hs - CRP)等炎性因子水平；评价康复效果。结果显示：治疗后，2 组患者 NIHSS 评分均降低(P<0.05)，且观察组明显低于对照组[(7.61±1.87)分 vs. (8.95±2.09)分，P<0.05]；2 组患者 FMA 评分均升高(P<0.05)，且观察组显著高于对照组[(73.06±6.34)分 vs. (64.15±4.78)分，P<0.05]；2 组患者 BI 评分均升高(P<0.05)，观察组高于对照组[(68.35±6.83)分 vs. (57.11±7.29)分，P<0.05]。治疗后，2 组患者 IL - 6、TNF-α 及 s-CRP 水平均降低(均 P<0.05)，且观察组低于对照组(均 P<0.05)。观察组的治疗总有效率

（84.44%）高于对照组（71.11%，P＜0.05）。结论认为，老年脑梗死患者于生命体征稳定后2周内进行康复治疗可改善神经功能、肢体功能、日常生活活动能力，且可降低炎性因子水平，提高康复效果。

9. 张业廷，付燕，李雪，等. 有氧运动对阿尔茨海默病小鼠 Notch 信号通路甲基化的影响. 中国运动医学杂志，2022，41（10）：773－782.

张业廷等研究有氧运动后阿尔茨海默病（AD）小鼠大脑 Notch 信号通路相关因子表达及甲基化水平的变化，探究有氧运动如何影响 AD 小鼠 Notch 信号通路。将3月龄 APP/PS1 双转基因 AD 小鼠随机分为两组：对照组（ADC 组），运动组（ADE 组），每组20只。对照组不进行运动，运动组进行每周5天、每天30 min、持续5个月的跑台运动干预。干预5个月后取小鼠脑组织，采用 Real-time PCR、免疫荧光及 Western blot 技术分别检测海马组织 Notch1、Hes1 及神经元素2（Ngn2）蛋白和 mRNA 的表达，采用甲基化特异性 PCR 检测海马组织 Notch1、Hes1、Ngn2 的甲基化水平。结果显示：与 ADC 组相比，ADE 组小鼠大脑海马组织 Notch1、Hes1 蛋白和 mRNA 表达显著降低（$P<0.01$），海马 DG 区 Notch1 阳性细胞数量、Hes1 阳性细胞数量显著降低（$P<0.01$），Hes1 免疫阳性产物荧光强度显著降低（$P<0.05$）；而 ADE 组小鼠海马 Ngn2 蛋白和 mRNA 表达显著升高（$P<0.05$），海马 DG 区 Ngn2 阳性细胞数量显著升高（$P<0.01$），Ngn2 免疫阳性产物荧光强度显著升高（$P<0.05$）。通过甲基化特异性 PCR 检测发现，与 ADC 组相比，ADE 组小鼠海马 Notch1 及 Hes1 的甲基化率显著增加，Ngn2 的甲基化率则显著减少（$P<0.01$）。结论认为，长期有氧运动后 AD 小鼠海马 Notch1 及 Hes1 的甲基化率显著增加，而其 Ngn2 的甲基化率则显著减少，而这可能是长期有氧运动可以显著下调 AD 小鼠海马 Notch1、Hes1 的表达，以及显著上调 Ngn2 表达的原因之一。

10. 房国梁，黎超洋，崔凯茵. 有氧运动对 APP/PS1 小鼠脑血流量的影响及其机制. 中国运动医学杂志，2022，41（11）：857－865.

房国梁等研究有氧运动对 APP/PS1 小鼠大脑皮质和海马组织血流量的影响及其相关机制。将雄性 APP/PS1 小鼠随机分为安静对照组（TCG 组，$n=10$）和运动组（T-EG 组，$n=10$）；野生型 C57BL/6J 小鼠也随机分为安静对照组（W-CG 组，$n=10$）和运动组（W-EG 组，$n=10$）。T-EG 和 W-EG 组小鼠进行为期8周的跑台训练。在第9周进行 Morris 水迷宫实验，检测小鼠的认知能力。然后利用磁共振成像系统检测各组小鼠皮质区和海马区血流量。分离大脑皮质和海马组织后，通过试剂盒检测各组小鼠大脑皮质和海马组织活性氧的水平。通过 Western blot 方法检测各组小鼠大脑皮质和海马组织中内皮素-1（ET-1）、β 淀粉样蛋白42（Aβ42）的水平。结果显示：Morris 水迷宫实验发现各组小鼠的潜伏期均逐日递减。与 W-CG 组相比，W-EG 组潜伏期在第2天开始出现减少（$P<0.05$）；与 W-CG 组相比，T-CG 组潜伏期在第1天开始出现增加（$P<0.05$）；与 T-CG 组相比，T-EG 组潜伏期在第3天开始出现减少（$P<0.01$）；与 W-EG 组相比，T-EG 组潜伏期在第1天开始出现增加（$P<0.01$）。空间探索实验发现，APP/PS1 小鼠的穿越平台次数少于 C57BL/6J 小鼠（$P<0.01$），但8周的有氧运动能够提高 APP/PS1 小鼠和 C57BL/6J 小鼠的穿越平台次数（$P<0.05$）。此外，与 W-CG 组相比，T-CG 组小鼠海马组织中活性氧、ET-1 以及大脑皮质和海马组织中 Aβ42 含量均较高（$P<0.001$）；而经过8周有氧训练后，与 W-CG 组相比，W-EG 组大脑海马组织中活性氧和 ET-1 以及大脑皮质和海马组织中 Aβ42 的含量均下降（$P<0.001$）；与 T-CG 组相比，T-EG 组小鼠海马组织活性氧和 ET-1 以及大脑皮质和海马组织中 Aβ42 的含量也均下降（$P<0.001$）。8周的有氧运动能够降低 APP/PS1

小鼠和 C57BL/6J 小鼠大脑皮质中活性氧和 ET-1（$P<0.001$），并显著提高两者大脑皮质和海马组织中血流量（$P<0.001$）。结论认为，有氧运动能够降低 APP/PS1 小鼠和 C57BL/6J 小鼠大脑皮质和海马组织中 Aβ 含量和活性氧的水平，减少 ET-1 的释放，提高脑血流量和认知水平，对延缓和改善阿尔茨海默病具有积极作用。

11. 阳金鑫，王坤，赵静，等. 有氧运动干预对阿尔茨海默病患者突触可塑性的影响. 中国组织工程研究，2022，26(26)：4216－4223.

阳金鑫等研究有氧运动激活阿尔茨海默病（AD）患者大脑认知的保护作用机制，从而为有氧运动预防和延缓阿尔茨海默病病理进程提供理论基础及实践参考。ELSEVIER、Web of Science 及 PubMed 数据库中，以"Aerobic exercise, synaptic plasticity, cognitive function, exercise training, physical activity, cognitive neuroscience, Alzheimer's disease"为英文检索词检索；在中国知网和万方数据库中，以"有氧运动、突触可塑性、认知功能、运动训练、身体活动、认知神经科学、阿尔茨海默病"为中文检索词进行检索。根据研究需要确立相应的入选标准，对最终筛选所得的 82 篇文献进行论述。结果显示：① 有氧运动可以通过调控分子信号通路抑制淀粉样 β 蛋白沉积和 Tau 毒性蛋白磷酸化、提高脑内神经营养因子表达、调控线粒体的生物发生以及减轻线粒体功能障碍，改善脑内微环境，刺激突触可塑性积极变化。② 有氧运动干预在调控 AD 患者认知能力方面具有积极效果，中低等强度有氧运动能够提高突触可塑性相关蛋白表达，减少突触丢失；高频率有氧运动可促进突触密度增加；中长期有氧运动可以持续上调大脑突触相关蛋白分子水平，维持突触可塑性变化。③ 有氧运动是复杂的变量，对 AD 患者的干预需要"因地制宜"，根据病情程度采取适宜的运动处方。结论认为，有氧运动激活分子机制介导大脑突触可塑性靶向效应可

以改善 AD 患者的认知功能。

12. 蒋孝翠，苏清伦，赵秦，等. 间歇性 θ 短阵脉冲经颅磁刺激联合动作观察疗法对轻、中度阿尔茨海默病患者认知功能的影响. 中国康复，2022，37(11)：660－664.

蒋孝翠等研究间歇性 θ 短阵脉冲经颅磁刺激联合动作观察疗法对轻、中度阿尔茨海默病（AD）患者认知功能的影响。选取轻、中度阿尔茨海默病患者 52 例随机分为观察组和对照组，各 26 例。2 组患者均接受常规药物治疗、认知功能训练、运动训练。对照组在此基础上采用动作观察疗法，观察组在对照组基础上联合间歇性 θ 短阵脉冲经颅磁刺激治疗。2 组疗程均为 4 周。采用蒙特利尔认知评估（MoCA）、简易智能精神状态检查量表（MMSE）进行认知功能评估；采用改良 Barthel 指数、功能活动问卷 FAQ 进行日常生活活动能力的评估。结果显示：2 组治疗后 MMSE 评分、MoCA 评分均高于治疗前，观察组 MMSE 评分、MoCA 评分改善幅度均高于对照组，差异有统计学意义（$P<0.05$）；2 组治疗后 FAQ 评分高于治疗前（$P<0.05$），观察组 Barthel 指数评分与 FAQ 评分改善幅度均高于对照组，差异有统计学意义（$P<0.05$）。结论认为，间歇性 θ 短阵脉冲经颅磁刺激联合动作观察疗法可以改善轻、中度 AD 患者的认知功能，提高患者的日常生活活动能力，有望在临床上推广使用。

13. 陆随缘，张玮崧，王继先，等. 经颅聚焦超声治疗阿尔茨海默病. 中国康复，2022，37(10)：597.

陆随缘等研究阐述了颅聚焦超声（tFUS）对 BBB 通透性的影响及阿尔茨海默病（AD）患者认知功能改善疗效。收集受试者为 6 名成年人，年龄 65~85 岁，被诊断为疑似 AD。基线评估包括认知评估、脑磁共振成像（MRI）、计算机断层扫描和正电子发射断层扫描（PET）。同时测量海马的局部

脑葡萄糖代谢率(rCMRglu)。在静脉注射微泡超声造影剂(MB)后,立即将低强度 tFUS 应用于受试者右侧海马。超声处理即刻及 1 天后,均进行 MRI 扫描以检测暂时性的血脑屏障开放及关闭状态。1 个月内进行神经心理学测试和 PET 扫描。主要结果变量为超声波治疗后的神经心理学测试分数变化,另外结局指标还包括认知功能变化和 rCMRglu。结果显示:tFUS 后,受试者即刻回忆($P = 0.03$)和再认记忆($P = 0.02$)均显著改善。此外,PET 分析显示右侧海马的 rCMRglu 水平升高($P = 0.001$),这与认知记忆的改善显著相关($P = 0.02$)。结论认为,这项 AD 患者的小样本研究发现,作用于海马的经颅聚焦超声可以提高海马葡萄糖代谢,改善记忆,研究过程中未见不良事件。

14. 黄镇,郑云从,李冬. 丁苯酞联合脑蛋白水解物治疗老年人帕金森病的临床效果. 深圳中西医结合杂志,2022,32(13):59-62.

黄镇等研究丁苯酞联合脑蛋白水解物治疗老年帕金森病(PD)患者的临床效果。选 2020 年 1 至 2021 年 12 月期间接诊的 86 例老年 PD 患者开展研究,按照随机抽签法分为对照组与观察组,各 43 例。其中对照组患者给予丁苯酞;观察组患者给予丁苯酞联合脑蛋白水解物,比较两组患者的临床疗效(总有效率、实验室指标),以及使用蒙特利尔认知评估量表(MoCA)、统一帕金森病评定量表(UPDRS)评价患者病情恢复情况、认知功能。结果显示:观察组患者治疗总有效率为 95.35%,高于对照组的 74.42%,差异具有统计学意义($P < 0.05$)。治疗后两组患者的神经元特异性烯醇化酶(NSE)均有不同程度降低、脑源性神经营养因子(BNDF)均有不同程度提高,且治疗后观察组患者的 NSE 低于对照组,BNDF 高于对照组,差异具有统计学意义($P < 0.05$)。治疗后两组患者的 MoCA 评分均有不同程度提高,且治疗后观察组患者的 MoCA 评分高于对照组,差异具有统计学意义($P <$

0.05)。治疗后两组患者的 UPDRS Ⅰ、UPDRS Ⅱ、UPDRS Ⅲ评分均有不同程度下降,且治疗后观察组患者的 UPDRS Ⅰ、UPDRS Ⅱ、UPDRS Ⅲ评分均低于对照组,差异具有统计学意义($P < 0.05$)。两组患者治疗前后 UPDRS Ⅳ评分比较,差异无统计学意义($P > 0.05$)。结论认为,丁苯酞联合脑蛋白水解物的整体效果较理想,可通过调节老年 PD 患者机体血清 NSE、BNDF 水平,以促进认知功能的修复,进而延缓病情进展,减轻症状。

15. 李崇峰,李卓,刘嘉俊,等. 普拉克索联合多巴丝肼治疗老年帕金森病效果观察. 中国实用乡村医生杂志,2022,29(3):27-29.

李崇峰等研究普拉克索联合多巴丝肼治疗老年帕金森病(PD)的临床效果。选取盘锦市中心医院 2019 年至 2020 年收治的老年 PD 患者 100 例,随机分为单药组和联合组,各 50 例。单药组采用多巴丝肼进行治疗,联合组加用普拉克索进行治疗,两组均治疗 6 个月后评价疗效。比较两组治疗后的病情、自我效能和神经因子水平。结果显示:干预 6 个月后,联合组统一帕金森病评定量表各部分评分及总分均低于单药组,差异有统计学意义($P < 0.05$);联合组慢性病管理自我效能感量表各部分评分及总分均高于单药组,差异有统计学意义($P < 0.05$);联合组中枢神经特异性蛋白-β 低于单药组,而脑源性神经营养因子和 5-羟色胺高于单药组,差异有统计学意义($P < 0.05$)。结论认为,普拉克索联合多巴丝肼治疗老年 PD,可以进一步缓解患者的临床症状,提高自我效能和改善神经因子水平。

16. 栗晓乐,吴芃. 地黄益智方辅助治疗老年帕金森病痴呆的效果及其对认知功能和痴呆相关因子的影响. 江西中医药大学学报,2022,34(1):52-55.

栗晓乐等研究地黄益智方辅助治疗老年帕金

森病(PD)痴呆的效果及其对认知功能和痴呆相关因子的影响。选取 2017 年 10 月至 2019 年 10 月就诊的 125 例老年 PD 痴呆患者作为研究对象,按照随机数字表法分为对照组(62 例)和观察组(63 例)。对照组给予盐酸多奈哌齐联合奥拉西坦治疗,观察组在对照组的基础上予以地黄益智方辅助治疗。12 周后,对比两组患者临床疗效、中医证候积分、认知功能、痴呆相关因子及不良反应发生情况。结果显示:对照组总有效率为 74.19%,观察组总有效率为 92.06%,观察组优于对照组(P<0.05)。治疗前,两组患者中医症候积分差异无统计学意义(P>0.05);治疗后,观察组低于对照组(P<0.05)。治疗前,蒙特利尔认知评估量表评分及简易精神状态量表评分比较差异无统计学意义(P>0.05),治疗后,两组患者 MoCA 评分及 MMSE 评分均升高,且观察组高于对照组(P<0.05)。治疗前,两组患者神经营养因子-3(NT-3)、β-淀粉样前体蛋白(β-APPr)水平及帕金森病蛋白 7(PARK7)水平组间比较差异无统计学意义(P>0.05);治疗后,两组 NT-3、β APPr 水平均升高,且观察组高于对照组(P<0.05)。两组 PARK7 水平均降低,且观察组低于对照组(P<0.05)。不良反应发生率组间比较差异无统计学意义(P>0.05)。结论认为,地黄益智方辅助治疗老年 PD 痴呆患者是通过提高患者中医证候积分和认知功能,改善患者痴呆相关因子水平,从而有效提高患者临床疗效,且不增加患者不良反应的发生率。

17. 刘易宗,魏江磊,朱炜. 中西医结合治疗老年帕金森病伴失眠的疗效观察. 中国卫生标准管理,2022,13(2):104-108.

刘易宗等研究中西医结合治疗老年帕金森病(PD)伴失眠的临床疗效。选择 2019 年 1 月至 2020 年 1 月在本院收治的 70 例老年 PD 伴失眠的患者,依据随机分组法分为试验组和对照组。对照组患者接受口服美多芭治疗,试验组患者在对照组治疗

基础之上接受中药治疗。对两组患者治疗后效果以及睡眠质量进行对比。结果显示:试验组患者接受治疗后的总有效率为 97.14%(34/35),显著高于对照组的 71.43%(25/35),差异有统计学意义(P<0.05);试验组患者的睡眠质量指数为(11.00±1.17)分,优于对照组的(13.33±1.24)分,差异有统计学意义(P<0.05);试验组患者的躯体功能、心理功能、精神健康以及社会功能各项指标均优于对照组,差异有统计学意义(P<0.05);试验组患者的汉密尔顿焦虑量表(HAMA)指标优于对照组,差异有统计学意义(P<0.05)。结论认为,运用中西医结合的模式对患有老年 PD 伴有失眠症状的患者疗效较好,可推广运用。

18. 王彦彦. 美金刚联合多巴丝肼对老年帕金森患者认知能力及血清免疫指标的影响. 黑龙江医学,2022,46(17):2097-2099.

王彦彦研究美金刚联合多巴丝肼对老年帕金森病(PD)患者认知能力及血清免疫指标的影响。采用前瞻性随机试验方法,选择 2017 年 10 月至 2020 年 10 月收治的 186 例老年 PD 患者作为研究对象,采用随机数表法分为对照组和观察组,各 93 例。对照组口服多巴丝肼治疗,观察组在对照组基础上口服美金刚治疗,均连续治疗 2 个月。比较两组患者治疗前及治疗 2 个月的认知能力、血清免疫指标、智力、日常生活能力、不良反应发生情况。结果显示:治疗 2 个月,两组患者蒙特利尔认知评估量表(MoCA)评分高于治疗前,观察组高于对照组,差异有统计学意义($t=7.200,P<0.05$)。两组患者免疫球蛋白 G(IgG)、免疫球蛋白 M(IgM)水平低于治疗前,观察组低于对照组,差异有统计学意义($t=29.741$、$16.848,P<0.05$)。治疗 2 个月,两组患者简易智能状态检查量表(MMSE)、巴塞尔指数(BI)评分均高于治疗前,观察组高于对照组,差异有统计学意义($t=6.880$、$9.080,P<0.05$)。治疗期间,两组患者不良反应发生情况比较,差异无

统计学意义($P>0.05$)。结论认为,美金刚联合多巴丝肼治疗 PD 可提高患者认知能力,增强患者免疫力,提高智力及日常生活能力,安全性较好。

19. 孙盼莉,姚涛. 老年帕金森病患者血清 MCP‐1、MIP‐1α 水平的表达及对临床预后的影响. 脑与神经疾病杂志,2022,30(10):650‐653.

孙盼莉等研究血清巨噬细胞炎性蛋白‐1α(MIP‐1α)、单核细胞趋化蛋白‐1(MCP‐1)水平对老年帕金森病(PD)患者预后的影响。选取 2019 年 1 月至 2020 年 1 月在武汉市第三医院就诊的 80 例老年 PD 患者作为研究对象。所有患者均经药物治疗,于治疗 1 年时以蒙特利尔认知评估量表(MoCA)评估两组预后情况,并分为不良组(MoCA 评分<26 分)与良好组(MoCA 评分≥26 分)。设计基线资料统计表,详细统计两组患者的基线资料,重点分析治疗前血清 MCP‐1、MIP‐1α 对老年 PD 患者预后的影响。结果显示:治疗 1 年时,80 例老年 PD 患者中有 38 例 MoCA 评分<26 分,占比 47.50%(38/80),纳入不良组。不良组血清 MCP‐1、MIP‐1α 水平比良好组高($P<0.05$);经回归分析结果显示,血清 MCP‐1、MIP‐1α 过表达是预后不良危险因子($OR>1,P<0.05$);绘制 ROC 曲线显示,老年 PD 患者治疗前血清 MCP‐1、MIP‐1α 水平预测预后不良风险 AUC 均>0.80,预测价值均理想,且以联合预测价值最高。结论认为,血清 MCP‐1、MIP‐1α 异常表达可能与老年 PD 患者预后不良有关。

20. 陈林丽,杨荆生,唐静,等. 老年帕金森病患者发音声波分析. 川北医学院学报,2022,37(10):1249‐1252.

陈林丽等研究老年帕金森病(PD)患者的发音声波变化。选取 97 例 PD 患者和 87 名健康者对照进行元音的单音节、双音节和多音节测试。通过 Audacity 7.0 软件分析受试者的音频样本的声波变化情况。结果显示:男性 PD 患者在单音节、双音节和多音节中的音频波形的面积和振幅增大,而女性相反。结论认为,PD 患者发音的声波差异揭示了 PD 的构音障碍症状成为有希望的生物标志物,这可能会加速新的 PD 生物标志物的发现。

21. 张国艳. 阶梯式言语康复护理对老年帕金森病患者言语功能的影响. 基层医学论坛,2022,26(3):96‐98.

张国艳研究阶梯式言语康复护理对老年帕金森病(PD)患者言语功能的影响。选取 2019 年 6 月至 2020 年 12 月沈阳医学院附属中心医院收治的老年 PD 患者 72 例,按随机数字表法分为对照组与试验组,各 36 例。对照组采取常规言语康复护理,试验组采取阶梯式言语康复护理,持续训练 3 个月。比较 2 组干预前后嗓音异常、言语表达评分、言语清晰度以及患者满意度。结果显示:干预前,2 组嗓音障碍指数(VHI)各维度评分及总评分、言语表达评分、言语清晰度比较,差异无统计学意义($P>0.05$);干预后,两组 VHI 各维度评分及总体评分、言语表达评分低于干预前,言语清晰度评分高于干预前,差异有统计学意义($P<0.05$);干预后,试验组 VHI 各维度评分及总评分、言语表达评分低于对照组,言语清晰度高于对照组,差异有统计学意义($P<0.05$)。试验组患者总满意度为 100.00%,高于对照组的 80.56%,差异有统计学意义($P<0.05$)。结论认为,阶梯式言语康复护理能够改善老年 PD 患者言语表达和言语清晰度,促进言语功能恢复,提高患者满意度。

22. 沈斌,祁祥,沈艳,等. 前庭康复训练结合步态训练对老年帕金森病患者 Webster 评分、BBS 评分及跌倒发生率的影响. 中国老年学杂志,2022,42(3):614‐617.

沈斌等研究前庭康复训练结合步态训练对老年帕金森病(PD)患者帕金森病症状评分量表

（Webster）评分、Berg 平衡量表（BBS）评分及跌倒发生率的影响。选取 62 例老年 PD 患者以随机数字表法分成对照组和研究组，各 31 例。对照组仅行常规干预，研究组 31 例在对照组基础上行前庭康复训练结合步态训练。统计 Webster 评分、BBS 评分、计时起立-步行测验（TUGT）、巴氏量表（BI）评分与 39 项帕金森病调查表（PDQ－39）评分，对比跌倒发生率。结果显示：干预后两组各维度 Webster 评分、TUGT、PDQ39 评分均显著低于干预前（$P < 0.05$），且干预后研究组各维度 Webster 评分、TUGT、PDQ39 评分均显著低于对照组（$P < 0.05$）。干预后两组 BBS 评分、BI 评分均显著高于干预前（$P < 0.05$），且干预后研究组 BBS 评分、BI 评分显著高于对照组（$P < 0.05$）。研究组跌倒发生率显著低于对照组（$P < 0.05$）。结论认为，前庭康复训练结合步态训练，可减轻老年 PD 患者临床症状，平衡状态良好，生活自理能力恢复，生活质量改善，且能降低跌倒风险。

23. 王丽霞. 正性同化教育联合康复护理对老年帕金森病患者自我感受负担及运动功能的影响. 当代护士（上旬刊），2022,29(3)：78－80.

王丽霞探究正性同化教育联合康复护理对老年帕金森病（PD）患者自我感受负担及运动功能的影响。选择 2019 年 1 月至 2020 年 8 月收治的 100 例老年 PD 患者为研究对象，采用随机数字表法将其分为对照组和观察组。对照组实施常规护理，观察组在对照组的基础上实施正性同化教育联合康复护理。比较两组患者自我感受负担及运动功能。结果显示：观察组中重度自我感受负担水平患者占比为 12.0%，显著低于对照组（$P < 0.05$）；观察组 UPDRS-Ⅲ 评分低于对照组，Berg 平衡量表评分高于对照组（$P < 0.05$）。结论认为，正性同化教育联合康复护理在老年 PD 患者中的应用效果较好，能减轻患者的自我感受负担，改善肢体运动功能。

24. Zhang S, Zhen K, Su Q, et al. The Effect of Aerobic Exercise on Cognitive Function in People with Alzheimer's Disease：A Systematic Review and Meta－Analysis of Randomized Controlled Trials. Int J Environ Res Public Health, 2022, 19 (23)：15700.

A growing body of research has examined the effect of aerobic exercise on cognitive function in people with Alzheimer's Disease（AD），but the findings of the available studies were conflicting. The aim of this study was to explore the effect of aerobic exercise on cognitive function in AD patients. Searches were performed in PubMed, Web of Science，and EBSCO databases from the inception of indexing until 12 November 2021. Cochrane risk assessment tool was used to evaluate the methodological quality of the included literature. From 1942 search records initially identified，15 randomized controlled trials（RCTs）were considered eligible for systematic review and meta-analysis. Included studies involved 503 participants in 16 exercise groups（mean age：69.2－84 years）and 406 participants（mean age：68.9－84 years）in 15 control groups. There was a significant effect of aerobic exercise on increasing mini-mental state examination（MMSE）score in AD patients（WMD 1.50,95% CI 0.55－2.45,$P = 0.002$）. Subgroup analyses showed that interventions conducted 30 min per session（WMD 2.52,95% CI 0.84－4.20,$P = 0.003$），less than 150 min per week（WMD 2.10,95% CI 0.84－3.37,$P = 0.001$），and up to three times per week（WMD 1.68,95% CI 0.46－2.89,$P = 0.007$）increased MMSE score significantly. In addition, a worse basal cognitive status was associated with greater improvement in MMSE score. Our analysis indicated that aerobic exercise, especially conducted 30 min per session, less than 150 min per week, and up to three times per week, contributed to improving cognitive function in AD patients. Additionally, a worse basal cognitive status contributed to more significant improvements in cognitive function.

25. Yao Q, Tang F, Wang Y, et al. Effect of cerebellum stimulation on cognitive recovery in patients with Alzheimer disease: A randomized clinical trial. Brain Stimul, 2022, 15 (4): 910-920.

Evidence indicates that the cerebellum is involved in cognitive processing. However, the specific mechanisms through which the cerebellum repetitive transcranial magnetic stimulation (rTMS) contributes to the cognitive state are unclear. Methods: In the current randomized, double-blind, sham-controlled trial, 27 patients with Alzheimer's disease (AD) were randomly allotted to one of the two groups: rTMS-real or rTMS-sham. We investigated the efficacy of a four-week treatment of bilateral cerebellum rTMS to promote cognitive recovery and alter specific cerebello-cerebral functional connectivity. Results: The cerebellum rTMS significantly improves multi-domain cognitive functions, directly associated with the observed intrinsic functional connectivity between the cerebellum nodes and the dorsolateral prefrontal cortex (DLPFC), medial frontal cortex, and the cingulate cortex in the real rTMS group. In contrast, the sham stimulation showed no significant impact on the clinical improvements and the cerebello-cerebral connectivity. Conclusion: Our results depict that 5 Hz rTMS of the bilateral cerebellum is a promising, non-invasive treatment of cognitive dysfunction in AD patients. This cognitive improvement is accompanied by brain connectivity modulation and is consistent with the pathophysiological brain disconnection model in AD patients.

（陈　茜　李　燕）

三、老年肌肉骨骼系统疾病康复

1. 邵荣学,张亮,杨贺杰,等. 泛素-蛋白酶体抑制剂 MG132 上调 Wnt/β-catenin 信号通路改善骨质疏松的实验研究. 中国骨伤,2022,35(1):59-64.

邵荣学等研究泛素-蛋白酶体抑制剂 MG132 改善骨质疏松的机制。选择 32 只雌性 SD 大鼠,体质量 220～250 g,8 周龄,分为 4 组($n=8$)。A 组和 B 组大鼠采用去卵巢法制备骨质疏松症模型,造模成功后分别给予蛋白酶体抑制剂 MG132 和二甲基亚砜(DMSO)干预;C 组为假手术对照组,D 组为正常组,C 组及 D 组均给予 MG132 干预。分别于给药后 6、12 周分批处死动物,于股骨颈组织取材,行病理形态学观察,Micro-CT 分析,检测组织中 20S 蛋白酶体活性、Wnt 和 β-catenin 的表达。结果显示：A 组,骨小梁轻度变细,呈网状,偶有中断;B 组,骨小梁明显变细、变薄,不连续;C 组与 D 组相似,骨小梁形态结构完整,排列呈网状。骨密度(BMD)、骨表面积(BS)、骨体积分数(BV/TV)及骨小梁厚度(Tb. Th)的分析可见,不同时间点 B 组的参数比较均差于其他各组($P<0.05$),A 组的 BS 差于 C 组和 D 组($P<0.05$),C 组和 D 组所有参数差异无统计学意义。20S 蛋白酶体的 RFU 值检测结果,B 组显著高于其他各组($P<0.05$);Western blot 检测结果,A 组 Wnt 蛋白和 β-catenin 蛋白的灰度值显著高于其他各组($P<0.05$)。结论认为,泛素-蛋白酶体抑制剂 MG-132 可抑制 β-catenin

蛋白的降解,从而调控 Wnt/β - catenin 信号通路,延缓骨质疏松的发生和发展。

2. 孙丽娜,王星,杜国慧. IGF - 1、IGF - 2 与 2 型糖尿病合并骨质疏松症老年患者骨代谢指标的关系及其临床意义. 临床和实验医学杂志,2022,21(20): 2163 - 2167.

孙丽娜等研究胰岛素样生长因子(IGF) - 1、IGF - 2 与 2 型糖尿病(T2DM)合并骨质疏松症老年患者骨代谢指标的关系及临床意义。前瞻性选取 2021 年 1 月至 2022 年 1 月在秦皇岛市第一医院治疗的 T2DM 老年患者 150 例,其中非骨质疏松症患者 100 例、骨质疏松症患者 50 例。比较非骨质疏松症和骨质疏松症患者临床资料、IGF - 1、IGF - 2 等差异,以及分析 IGF - 1、IGF - 2 与腰椎骨密度、25(OH) D3、骨钙素、β - 骨胶原交联(β - CTX)的相关性;多因素 Logistic 回归分析骨质疏松症的影响因素,同时分析骨质疏松症伴和不伴骨折患者临床资料、IGF - 1、IGF - 2 等差异;分析 IGF - 1、β - CTX 预测患者伴骨折的价值。结果显示:骨质疏松症患者年龄、T2DM 病程、体质量指数、糖化血红蛋白(Hb A1c)、β - CTX 分别为(70.29±5.59)岁、(8.03±1.20)年、(24.92±2.78) kg/m^2、(9.30±1.24) mmol/L 和(0.48±0.18) g/L,明显高于非骨质疏松症患者[(66.39±4.48)岁、(7.20±1.18)年、(23.40±2.81) kg/m^2、(8.82±1.18) mmol/L 和(0.32±0.15) g/L],而骨钙素、IGF - 1 和 IGF - 2 分别为(4.60±1.78) g/L、(98.28±24.42) ng/ml 和(0.20±0.09) ng/ml,明显低于非骨质疏松症患者[(6.79±1.92) g/L、(120.32±31.18) ng/ml 和(0.38±0.10) ng/ml],差异均有统计学意义(P<0.05)。IGF - 1 与腰椎骨密度、骨钙素呈正相关(P<0.05),与 β - CTX 呈负相关(P<0.05);IGF - 2 与腰椎骨密度呈正相关(P<0.05)。Logistic 回归分析显示,年龄、体质量指数、Hb A1c、IGF - 1 是老年 T2DM 合并骨质疏松症的影响因素(P>0.05)。骨质疏松症伴骨折患者 β - CTX 为(0.55±0.18) g/L,明显高于不伴骨折患者[(0.41±0.14) μg/L],而 IGF - 1 为(86.60±20.12) ng/ml,明显低于不伴骨折患者[(107.46±21.82) ng/ml],差异均有统计学意义(P<0.05)。IGF - 1 预测患者伴骨折的 ROC 曲线下面积为 0.781,有预测价值(P<0.05);β - CTX 预测患者伴骨折的 ROC 曲线下面积为 0.607,无预测价值(P>0.05)。结论认为,T2DM 合并骨质疏松症老年患者 IGF - 1、IGF - 2 水平降低,其中 IGF - 1 与患者骨密度及骨代谢指标有关,是患者发生骨质疏松症的影响因素,同时在预测患者伴发骨折方面有一定价值。

3. 徐爱红,李海平,苏婷婷,等. 老年骨质疏松症患者的认知功能特点及相关性. 临床与病理杂志,2022,42(5): 1130 - 1135.

徐爱红等研究老年骨质疏松症(OP)患者的认知功能特点,并分析二者的相关性。选取 2018 年 10 月至 2020 年 6 月海南省三亚市人民医院老年病科收治的 120 例老年 OP 患者,记为 OP 组。另选取同期来院例行体检的 50 例非 OP 老年志愿者,记为对照组。两组均接受简易智力状态检查量表(MMSE)筛查,OP 组接受股骨颈(FN)、腰椎 L1~4 骨密度(BMD)测量。依据 MMSE 评分,将 OP 组分成单纯 OP 组与认知障碍组。比较 2 组的 MMSE 评分和认知障碍发生率,比较单纯 OP 组和认知功能障碍组的 BMD 测量值,并分析 OP 与老年人群认知障碍的关系。结果显示:OP 组 MMSE 量表各维度评分及总分低于对照组,认知障碍发生率为 39.17%,高于对照组的 20.00%(P<0.05)。认知障碍组 FN - BMD、腰椎 L1~4 - BMD 均低于单纯 OP 组(P<0.05)。OP 组 MMSE 评分与 FN - BMD、腰椎 L1~4 - BMD 呈中度正相关(r= 0.387、r=0.584,P<0.05)。多因素 logistic 回归显示 OP 是老年人群认知障碍发生的独立危险因素

$(OR=2.558,95\%CI\ 1.123\sim5.812)$。结论认为，与非 OP 老年人群相比，老年 OP 患者的认知功能明显较差，更易发生认知功能障碍，且 OP 与认知功能障碍存在一定相关性，临床抗 OP 治疗时应予以重视。

4. 朱冬梅，李晓霞，王利. 适度抗阻肌肉力量训练治疗绝经后老年骨质疏松的效果. 中国医药导报，2022，19(15)：93－96.

朱冬梅等研究适度抗阻肌肉力量训练治疗绝经后老年骨质疏松的效果。选取新疆维吾尔自治区人民医院自 2019 年 8 月至 2020 年 10 月收治的绝经后老年骨质疏松患者 110 例，采取随机数字表法将其分为对照组与观察组，各 55 例。对照组给予常规干预，观察组在对照组的基础上加用适度抗阻肌肉力量训练，两组均连续训练 16 周。比较两组干预后疼痛程度的差异，比较两组干预前后骨密度、平衡功能及生活质量评分。结果显示：对照组最终纳入 51 例，观察组最终纳入 48 例。干预后，两组腰椎(L2～L4)、髋关节、股骨颈的骨密度及生理功能、生理职能、躯体疼痛、总体健康、活力、社会功能、情感职能、精神健康评分均高于干预前，且观察组高于对照组，差异有统计学意义($P<0.05$)。干预后，两组睁眼自然站立、闭眼自然站立、睁眼足垫站立、闭眼足垫站立值均低于干预前，且观察组低于对照组，差异有统计学意义($P<0.05$)。观察组的疼痛程度低于对照组，差异有统计学意义($P<0.05$)。结论认为，适度抗阻肌肉力量训练应用于绝经后老年骨质疏松患者中可有效提高骨密度，缓解疼痛程度，改善患者的关节功能，促进提升生活质量。

5. 夏汶，郑洁皎，张杰，等. 低强度运动控制训练对老年共病患者下肢肌肉衰减的影响. 老年医学与保健，2022，28(5)：1114－1118.

夏汶等研究低强度运动控制训练对老年共病患者下肢肌肉衰减的临床疗效和安全性，为老年共病患者延缓肌肉衰减提供新方法。选择 2019 年 1 月至 2020 年 10 月于复旦大学附属华东医院康复医学科进行康复训练的老年共病患者 40 例，采用随机数字表法分为试验组和对照组，各 20 例。2 组在接受所患共病常规治疗的同时，给予健康宣教和训练指导，试验组加用为期 4 周和每周 5 次的低强度运动控制训练。训练过程中，记录患者每次训练前后心率、血压、总工作量、总时间和训练过程中的自我感觉运动强度。在干预前后，2 组分别进行 30 s 坐站测试，作为下肢肌力的评价指标。结果显示：与干预前比较，试验组干预后 30 s 坐站测试结果的次数明显增加($P<0.05$)，而对照组则没有明显变化($P>0.05$)，提示试验组患者下肢肌力改善优于对照组。低强度运动控制训练前后老年共病患者的平均心率差、平均收缩压差和平均舒张压差无明显变化，差异均无统计学意义($P>0.05$)，提示所有患者均无心脑血管等不良事件发生。试验组各项目第 1～4 周平均功率变化率逐渐增加，第 2～4 周平均功率变化率均明显高于同项目第 1 周($P<0.05$)。低强度运动控制训练前后患者自我感觉运动强度无明显变化($P>0.05$)。提示低强度运动控制训练可改善老年共病患者的下肢肌肉功率。结论认为，低强度运动控制训练可改善老年共病患者的下肢肌肉衰减，安全性好，可望成为无法耐受高强度运动负荷的老年共病患者用以延缓肌肉衰减的运动干预方法之一。

6. 赵莹楚，王小蕊，葛政卿. 阶段性功能锻炼与抗阻运动对老年肌少症患者躯体功能和日常生活能力影响的对比. 中国老年学杂志，2022，42(8)：1875－1878.

赵莹楚等研究阶段性功能锻炼与抗阻运动对老年肌少症患者躯体功能和日常生活能力(ADL)影响的对比。将 140 例老年肌少症患者，依据随机数字表法均分为阶段性功能组与抗阻训练组，各 70

例。阶段性功能组给予阶段性功能锻炼干预,抗阻训练组给予抗阻训练方案。比较两组干预前后ADL、简短肌肉功能测试评分(SPPB)、单腿站立测试(OLS)、功能性步态测试(FGA)、Berg平衡量表(BBS)、握力、四肢骨骼肌质量指数(RASM)及6 min步行实验距离(6MWT)、血清C反应蛋白(CRP)、白细胞介素(IL)-1β、IL-2及并发症发生率。结果显示:两组ADL评分、SPPB评分、OLS、FGA、BBS、握力、RASM、6MWT明显升高($P <$ 0.05),且抗阻训练组均显著高于阶段性功能组($P < 0.05$);两组CRP、IL-1β、IL-2水平明显下降,且抗阻训练组显著低于阶段性功能组($P < 0.05$);两组并发症发生率差异无统计学意义($P > 0.05$)。结论认为,抗阻运动可以有效提高患者躯体功能及日常自理能力,改善患者肌肉力量,抑制机体炎症因子,临床疗效较好,预后肯定。

7. 乔凌晖,袁涛,韩杰,等. 原发性膝骨关节炎患者滑膜组织中与炎症相关circRNA的筛选和生物学功能分析. 中国组织工程研究,2022,26(23):3683-3690.

乔凌晖等研究原发性膝骨关节炎和类风湿性关节炎差异表达的circ RNA位点及其在疾病发病机制中的作用。收集了8例原发性膝骨关节炎患者和2例类风湿性关节炎患者(对照组)的滑膜组织,通过RNA-seq技术检测了组织中circ RNA的表达谱,试图找出差异表达的基因和关键生物学功能途径。结果显示,膝骨关节炎患者与类风湿性关节炎患者相比,检测出185种差异表达的circ RNA,其中有14种上调、171种下调。通过这些靶基因的途径富集和功能注释,鉴定出了包括蛋白H3-K36二甲基化、鞘糖脂生物合成过程、Toll样受体9信号通路正调控等多种富集通路,再通过以上测序结果创建了一个circ RNA-mi RNA相互作用网络,该网络有助于理解差异表达circ RNA的作用。结论认为,该研究确定了滑膜组织中炎症相关circ RNA和对照组的差异表达,这些差异表达的转录本可能阐明了滑膜组织中circ RNA及其关系网络对骨关节炎进展的影响,将有助于探索骨关节炎的发病机制和关键治疗靶点。

8. 游永豪,卢桂兵,邵梦霓,等. 膝骨关节炎对不同姿势站立时老年人静态平衡能力的影响. 中国老年学杂志,2022,42(13):3221-3225.

游永豪等研究膝骨关节炎(KOA)对老年人双足睁眼、双足闭眼、线性步睁眼、单足睁眼站立时静态平衡能力的影响。采用静态平衡能力测试仪对老年KOA患者和一般老年人进行不同站立姿势下的包络面积、轨迹长、单位面积轨迹长、动摇距离、动摇速度的测试,并进行组间、组内对比分析。结果显示:与对照组相比,KOA组单足睁眼时的轨迹长、双足闭眼时的单位面积轨迹长、线性步睁眼和单足睁眼时的X方向动摇距离均较小,差异均有统计学意义($P < 0.05$);与双足睁眼时相比,KOA组和对照组线性步睁眼、单足睁眼时的包络面积和轨迹长都较大,差异均有统计学意义($P < 0.01$),对照组双足闭眼时的轨迹长也显著较大($P < 0.05$);与双足睁眼时相比,KOA组和对照组线性步睁眼和单足睁眼时的X方向、Y方向动摇距离及左前、左后、右前、右后四个象限的动摇速度均明显较大($P < 0.01$)。与双足睁眼相比,KOA组线性步睁眼时的单位面积轨迹显著较小($P < 0.05$),对照组单足睁眼时的单位面积轨迹长明显较小($P < 0.01$)。结论认为,KOA不会影响老年人在双足睁眼、双足闭眼站立时的静态平衡能力,但是提高了老年人在单足睁眼站立时的静态平衡能力及线性步睁眼和单足睁眼时左右方向的静态平衡能力。支撑面积对KOA患者和一般老年人静态平衡能力影响都较大,视觉对一般老年人静态平衡能力影响较大,但是对KOA组老年人影响不大。KOA患者和一般老年人在线性步睁眼和单足睁眼站立时的静态平衡能力都比双足睁眼站立时差;KOA患者在线性

步睁眼站立时的静态平衡精细调控能力比双足睁眼站立时弱。

9. 唐凤娟,王娇. 肌电生物反馈配合抗阻训练对老年膝骨关节炎患者康复的影响. 中国医药导报,2022,19(21):103-106.

唐凤娟等研究老年膝骨关节炎(KOA)患者采用肌电生物反馈配合抗阻训练的效果。选取2019年7月至2021年1月四川大学华西医院收治的100例老年KOA患者作为研究对象,采用随机数字表法将其分为观察组与对照组,各50例。对照组采用常规康复治疗和抗阻训练,观察组采用常规康复治疗和肌电生物反馈配合抗阻训练,两组均连续干预21天。评估两组干预前后的视觉模拟评分法(VAS)、西安大略和麦克马斯特大学(WOMAC)骨关节炎指数量表、Lysholm膝关节评分及速肌力参数。统计两组干预期间不良事件发生情况。结果显示:干预后,两组Lysholm膝关节评分均高于干预前,且观察组高于对照组($P<0.05$)。干预后,两组VAS、WOMAC骨关节炎指数量表评分均低于干预前,且观察组低于对照组($P<0.05$);干预后,两组伸膝峰力矩(PT)、总做功量(TW)、疲劳指数(WF)均高于干预前,且观察组高于对照组($P<0.05$)。两组干预期间不良事件总发生率比较,差异无统计学意义($P>0.05$)。结论认为,老年KOA患者采用肌电生物反馈配合抗阻训练可有效减轻疼痛程度,增强抗疲劳能力,改善膝关节功能,值得临床推广。

10. 郑鑫鑫,雷思艺,卢茜,等. 体外冲击波结合经穴治疗膝关节骨性关节炎的疗效观察. 中国康复,2022,37(12):737-740.

郑鑫鑫等研究拟通过临床随机对照研究探讨体外冲击波结合经穴治疗膝关节骨性关节炎的临床疗效。将39例早中期膝关节骨性关节炎患者随机分为观察组19例和对照组20例。2组均采用发散式体外冲击波治疗,对照组单纯给予冲击波痛点治疗,观察组在冲击波痛点治疗的基础上依据循经取穴原则增加对血海穴和梁丘穴的刺激。所有受试者分别在治疗前、治疗4周后行疼痛视觉模拟评分法(VAS)、西安大略和麦克马斯特大学骨关节炎指数评分(WOMAC)、6 min步行实验(6MWT)等评定,并在治疗后记录《中医病证诊断疗效标准》中骨痹的疗效评价以及不良反应。结果显示:治疗4周后,2组患者VAS评分和WOMAC评分均较治疗前明显降低($P<0.01$),6MWT行走距离较治疗前明显增加($P<0.05$);且观察组VAS评分较对照组降低($P<0.05$);WOMAC评分及6MWT组间比较差异无统计学意义。治疗后,治疗后观察组《中医病症诊断疗效标准》中骨痹的疗效评价标准评估临床优良率为89%、对照组为80%。2组患者均未出现明显不良反应。结论认为,体外冲击波结合经穴治疗可减轻膝关节骨性关节炎患者的疼痛、改善膝关节功能、提高步行能力。

11. 宋九龙,李雪萍,程凯,等. 改良太极运动对老年女性膝 OA 患者下肢肌力与心肺耐力的影响. 中国康复,2022,37(3):153-156.

宋九龙等研究为期12周的改良太极运动对老年女性膝骨关节炎患者下肢肌力及心肺耐力的影响。将40例老年女性KOA患者采用数字随机法分为太极组和对照组,各20例。进行为期12周的干预。在治疗前后进行表面肌电(sEMG)、心血管功能、肺功能检查和6 min步行实验(6MWT)测试。结果显示:治疗12周后,与治疗前相比,对照组各项指标均无明显改变,太极组治疗后患者股内侧肌、股直肌、股外侧肌、股二头肌 RMS、MF值较治疗前有明显升高($P<0.05$),HR、SBP、DBP、HR×SBP有显著下降($P<0.05$),FVC、FEV1、FEV1/FVC%、MVV较前显著升高($P<0.05$),6MWT行走距离显著升高($P<0.05$),Borg评分则无明显变化。与对照组相比,太极组治疗后除Borg评分无

明显变化外,其他指标均较对照组差异均有统计学意义($P<0.05$)。结论认为,改良太极运动作为康复训练手段,对提高老年女性KOA患者的下肢肌力和心肺耐力有益。

12. Zhang F, Wang Z, Su H, et al. Effect of a home-based resistance exercise program in elderly participants with osteoporosis: a randomized controlled trial. Osteoporos Int, 2022, 33(9): 1937 - 1947.

The effectiveness of home-based resistance exercise in elder participants with osteoporosis remains unclear. This study demonstrates the beneficial effects of this mode of exercise on improving physical function, increasing confidence in exercise, and reducing fear of falling. This study aims to evaluate the effect of a home-based resistance exercise (HBRE) program versus control on physical function, exercise self-efficacy, falling efficacy, and health-related quality of life (HRQOL). Methods: This randomized controlled trial included 72 elderly participants with osteoporosis. Participants in the intervention group received a 12-week HBRE program, and the control group received usual care. The primary outcome was physical function, including muscle strength and balance ability; secondary outcomes were exercised self-efficacy, falling efficacy, and HRQOL. Within-group and between-group changes in outcome were evaluated by t-test and rank-sum test. Results: A total of 68 subjects were included in the final analysis. Improvement in physical function was significantly greater in the HBRE group compared with controls. On a psychological level, exercise self-efficacy and falling efficacy improved significantly in the HBRE

group; no significant change was observed in the control group. Most of the dimensions of HRQOL demonstrated improvements as well. The adherence was 85.29%, with no adverse events related to the exercise. Conclusion: A 12-week HBRE program was safe non-pharmacological therapy for elderly participants with osteoporosis, improving physical function, exercise self-efficacy, reduced fear of falling, and improved HRQOL.

（李　燕）

四、老年心肺系统疾病康复

1. 洪苍浩,刘帅,王红梅,等. 八段锦康复运动对冠心病患者心肺功能、心绞痛及生活质量的影响. 心血管康复医学杂志,2022,31(4): 413 - 417.

洪苍浩等研究八段锦康复运动对冠心病患者心肺功能、心绞痛及生活质量的影响。于2018年2月至2022年2月,收集在鄂州市中医医院心内科住院的冠心病(CHD)患者120例,按照随机数字表法分为常规康复组和八段锦组,每组60例。两组均接受常规的心内科药物治疗和常规康复运动训练,常规康复训练时间维持60 min,每周3次,连续12周。此外八段锦组患者在常规康复治疗方案的基础上再进行气功八段锦练习,每周练习5~7天,每天2次,每次各两遍,连续练习4周。两组患者在接受相应的康复治疗前后,比较两组患者的心功能、肺功能、心绞痛以及生活质量。结果显示:八段锦组康复治疗后的每搏输出量(SV)、左心室射血分数(LVEF)、心脏指数(CI)均较常规康复训练组治疗后显著增加,差异具有统计学意义($P<0.05$);八段锦组康复治疗后的第1秒用力呼气容积(FEV1)和最大自主通气量(MVV)均较常规康复组治疗后显著增加,差异有统计学意义($P<0.05$);八段锦组康复治疗后的心绞痛积分、心绞痛发病次数、心绞痛持续时间以及硝酸甘油每周用量均显著少于常规康复治疗组,差异有统计学意义($P<0.05$);八段锦

组康复治疗后的健康生活质量量表得分显著高于常规康复治疗组,差异有统计学意义($P<0.05$)。结论认为,在常规心脏康复治疗方案的基础之上再采用气功八段锦,能更显著地改善心肺功能、心绞痛及生活质量,促进冠心病患者的康复。

2. 鲁燕,李红,刘薇. 心脏康复训练对老年冠心病患者心功能、运动耐力和生活质量的影响探讨. 中国现代药物应用,2022,16(7):176-178.

鲁燕等研究心脏康复训练对老年冠心病(CHD)患者心功能、运动耐力和生活质量的影响。收集2020年1月至12月于大连市友谊医院老年病科收治的60例老年CHD患者,采用随机分组法分为试验组和对照组,各30例。对照组患者实施传统康复训练,指导患者科学治疗,普及冠心病知识,积极与患者沟通及开展心理咨询,减轻患者紧张情绪,进行基础疾病对症治疗、冠心病药物治疗、普及冠心病危害,进行并发症必要处理,提醒患者保持充足睡眠等。口服阿司匹林肠溶片及他汀类药物、β-受体阻滞剂,根据患者情况制订控压等基础治疗方案。试验组在传统康复训练基础上进行心脏康复训练,主要锻炼方法有慢走、自行车、慢跑、关节伸展等。在治疗前后比较患者心功能指标,包括LVEF、LVEDV、FS以及LVESV;运动耐力指标,包括6 min步行距离(6MWD)、峰值摄氧量和峰值通气率;生活质量评分,包括社会约束、症状、身体约束和情绪,分数越高表示患者生活质量越差;心血管不良事件发生情况,包括心力衰竭、心绞痛、恶性心律失常等。结果显示:试验组LVEF、FS均大于对照组,LVEDV、LVESV均小于对照组,差异有统计学意义($P<0.05$);试验组社会约束、症状、身体约束和情绪评分均低于对照组,差异有统计学意义($P<0.05$);试验组6MWD、峰值摄氧量及峰值通气率优于对照组,差异有统计学意义($P<0.05$)。结论认为,对老年CHD患者采取心脏康复训练的临床效果显著,有良好的时效性以及满意度。

3. 许忠梅,张丽,钱瑶,等. 八段锦结合常规运动康复对老年冠心病患者运动功能的影响. 中国疗养医学,2022,31(7):704-707.

许忠梅等研究八段锦锻炼结合常规运动康复对老年冠心病(CHD)患者运动功能的影响。收集2019年4月至2021年3月于无锡市同仁康复医院收治的60例老年CHD患者,采用随机数字表法分为试验组和对照组,各30例。对照组接受1 h/次的常规运动康复,5次/周;试验组进行每次半小时的常规运动康复加每次半小时的八段锦锻炼,5次/周;共8周。在干预前后采用6MWT、握力测试、纽约心功能等级及改良呼吸困难指数进行评估。结果显示:与干预前相比,两组干预后6MWD和握力均提高($P<0.001$);心功能等级和改良呼吸困难指数均降低($P<0.01$)。与对照组相比,试验组干预前后6MWD、握力左的差值比较,差异具有统计学意义($P<0.05$)。结论认为,八段锦是一种体质和认知需求较低的中国传统特色运动康复疗法,在CHD的三级预防均能发挥积极的作用。将中国传统康复与现代康复手段结合,可丰富CHD心脏康复的治疗效果,八段锦相比于运动器械,更便于出院延伸至社区、家庭继续锻炼。

4. 肖涛,吴文琴,黄楷森,等. 步行运动在射血分数保留的心力衰竭患者中的应用效果. 心血管康复医学杂志,2022,31(1):12-15.

肖涛等研究步行运动在射血分数保留的心力衰竭(HFpEF)患者中的应用效果,为HFpEF康复治疗提供理论依据。于2018年3月至2019年5月,收集在德阳市人民医院心内科住院的HFpEF患者120例,按随机数字表法分为常规治疗组和步行运动组,每组60例。其中常规治疗组仅接受规律药物治疗,每周电话随访1次;步行运动组在规律药物治疗基础上每日进行步行运动,30 min/次,5次/周,共24周。两组患者在接受相应的康复治疗后,比较两组患者治疗前后的左房容积指数

（LAV1）、6MWD、N 末端脑钠肽前体（NT-proBNP）水平、明尼苏达州心力衰竭生活质量评分表（MLHFQ）得分的变化情况。结果显示：在治疗 24 周后两组患者的 LAV1、NT-proBNP 水平均显著下降，6MWD 均显著增加，差异有统计学意义（$P=0.001$）。与常规治疗组比较，步行运动组的 LAV1、NT-proBNP 水平较常规治疗组下降更显著，6MWD 较常规治疗组增加更显著。结论认为，对于 HFpEF 患者，在接受规律药物治疗的基础上进行步行运动治疗可显著改善左室舒张功能，显著增加运动功能，并显著提高生活质量。

5. 刘海燕，李良，王莎莎，等. 心肺运动测试指导心脏康复联合正念认知疗法对老年慢性心力衰竭患者心肺功能、焦虑抑郁情绪和预后的影响. 现代生物医学进展，2022,22(10)：1851-1855.

刘海燕等研究心肺运动测试指导心脏康复联合正念认知疗法对老年慢性心力衰竭患者心肺功能、焦虑抑郁情绪和预后的影响。收集 2018 年 8 月至 2020 年 5 月于中国人民解放军总医院第四医学中心老年医学科收治的 156 例老年慢性心力衰竭患者作为研究对象，通过双色球随机分组法分为对照组和观察组，各 78 例。两组患者均接受常规治疗，包括休息、血管紧张素 Ⅱ 受体拮抗剂、钙通道阻滞剂、β-受体阻断剂、吸氧、血管紧张素转化酶抑制剂、强心苷、利尿药等。在此基础上，对照组患者根据 CPET 结果定制个体化运动处方进行心脏康复，制订运动强度。① 干预前后，测试并记录心肺功能指标包括峰值氧耗量（peak VO_2）、二氧化碳通气当量斜率（VE/VCO_2 slop）、无氧阈氧耗量（VO_2AT）；同时于干预前后行超声心动图，测量两组患者左室舒张末径（LVEDD）、左室射血分数（LVEF）。② 干预前后采用汉密尔顿抑郁量表（HAMD-17）、汉密尔顿焦虑量表（HAMA）评价两组患者的抑郁、焦虑情况。③ 干预期间每月回院复查或电话微信等通讯方式随访，记录患者死亡及

再住院情况。结果显示：两组患者的二氧化碳通气当量斜率（VE/VCO_2 slop）、左室舒张末径（LVEDD）干预后均下降，峰值氧耗量（peak VO_2）、无氧阈氧耗量（VO_2AT）、左室射血分数（LVEF）干预后均升高（$P<0.05$）。观察组干预后 VE/VCO_2 slop、LVEDD 低于对照组，peakVO_2、VO_2AT、LVEF 高于对照组（$P<0.05$）。两组患者的汉密尔顿抑郁量表（HAMD-17）、汉密尔顿焦虑量表（HAMA）评分干预后均下降（$P<0.05$）。观察组干预后 HAMD-17、HAMA 评分低于对照组（$P<0.05$）。观察组患者的 1 年内再住院率、1 年内病死率均低于对照组患者（$P<0.05$）。由此得出结论心肺运动测试指导心脏康复联合正念认知疗法干预老年慢性心力衰竭患者，可促进其心肺功能恢复，改善其焦虑抑郁情绪，降低 1 年内再住院率和 1 年内病死率。

6. 蒋苏皖，邢娜娜. 标准化肺康复护理对 COPD 稳定期患者肺功能及生活质量的影响评价. 中国标准化，2022(10)：212-214.

蒋苏皖等研究标准化肺康复护理对慢性阻塞性肺疾病（COPD）稳定期患者肺功能及生活质量存在的影响。收集 2019 年 1 月至 2020 年 10 月于合肥市第二人民医院康复医学科收治的 COPD 稳定期患者 78 例，将 78 例患者根据不同的康复护理方案分为对照组与观察组，各 39 例。其中对照组患者接受用药管理、运动指导、病情观察等常规康复护理；观察组患者接受标准化肺康复护理。标准化肺康复护理包括：成立标准化肺康复护理小组，经教育培训提升肺康复护理能力；建立健康档案，在系统掌握患者健康状况基础上针对性制订完善、科学、可行的肺康复护理方案；通过个体化心理疏导与健康宣教，提高患者康复训练依从性，消除患者负面情绪；循序渐进实施呼吸功能训练、核心肌肉群训练、体能训练等；根据患者营养情况，进行饮食指导等。测定并统计 2 组患者护理前后呼气流量

峰值(PEF)、用力肺活量(FVC)、最大呼气第一秒呼出的气量的容积(FEV1)、一秒率(FEV1/FVC)等指标水平;采用健康调查简表(SF-36)、视觉模拟量表(EQ-VAS)、欧洲五维健康量表(EQ5D)评估,SF-36、EQ-VAS总分0~100分,EQ-5D总分-0.11~1分,分值越高说明生活质量越高。结果显示:护理后观察组呼气流量峰值、用力肺活量、FEV1、FEV1/FVC等肺功能指标水平高于对照组($P<0.05$);SF36、EQ-VAS、EQ-5D等生活质量评价量表评分高于对照组($P<0.05$)。结论认为,COPD稳定期患者护理中,实施标准化肺康复护理措施利于患者肺功能恢复与生活质量水平提升。

7. 马利英,张淑环,赵春燕. 八段锦运动联合肺康复训练对老年 COPD 稳定期患者肺功能、运动耐力和血气分析指标的影响. 中国卫生工学,2022,21(5):840-842.

马利英等研究八段锦运动联合肺康复训练对老年慢性阻塞性肺疾病(COPD)稳定期患者肺功能、运动耐力和血气分析指标的影响。收集 2020 年 2 月至 2021 年 4 月于内蒙古自治区人民医院老年综合病房收治的老年 COPD 稳定期患者 82 例为研究对象,通过采用双色球法将患者分为对照组和研究组,各 41 例。两组患者均进行健康宣教,包括戒烟、保证居住环境通风、强化高蛋白营养、控制食用高碳水化合物;均给予相同的药物治疗,包括日常使用噻托溴铵粉雾剂吸入,痰多时使用口服盐酸氨溴索化痰。对照组在此基础上进行肺康复训练。肺康复训练包括:① 腹式呼吸,训练时长 15 分钟,训练频次 2 次/天;② 缩唇呼吸;③ 有氧运动,包括体操、脚踏车等,40 分/次,1 次/天。研究组在对照组的基础上联合八段锦运动训练,30 分/次,1 次/天。两组均干预 3 个月。在干预前和干预后观察两组患者的用力肺活量(FVC)、呼气峰值流量(PEF)、第 1 秒用力呼气容积(FEV1),用 6 分钟步

行试验(6MWT)观察两组运动耐力,使用圣乔治呼吸问卷(SGRQ)量表测评两组患者的生活质量,以及两组患者的动脉血二氧化碳分压($PaCO_2$)、血氧饱和度(SaO_2)及动脉血氧分压(PaO_2)。结果显示:干预前,两组 FVC、PEF、FEV1 比较,差异均无统计学意义(均 $P>0.05$);干预 3 个月后,两组 FVC、FEV1、PEF 均升高,同时研究组改善情况优于对照组,差异均有统计学意义(均 $P<0.05$)。干预前,两组 SGRQ 评分、6MWT 比较差异均无统计学意义(均 $P>0.05$);干预 3 个月后,两组 6MWT 均升高,SGRQ 评分均降低,同时研究组改善情况优于对照组,差异均有统计学意义(均 $P<0.05$)。干预前,两组 $PaCO_2$、SaO_2、PaO_2 比较差异均无统计学意义(均 $P>0.05$);干预 3 个月后,两组 PaO_2、SaO_2 均升高,$PaCO_2$ 均降低,同时研究组改善情况优于对照组,差异均有统计学意义(均 $P<0.05$)。结论认为,八段锦运动联合肺康复训练可改善老年 COPD 患者氧合指数和肺功能,提高运动耐力,改善生活品质。

8. 刘丽君,张玮,王丽娜. 标准化物联网系统在慢性阻塞性肺疾病缓解期家庭康复效果评价. 中国标准化,2022(8):188-190.

刘丽君等研究应用标准化物联网呼吸康复系统对家庭呼吸康复治疗的依存性及治疗效果。收集 2020 年 5 月至 2021 年 5 月于甘肃中医药大学附属白银市第一人民医院收治的慢性阻塞性肺疾病(COPD)缓解期患者 65 例。通过随机抛硬币法将 65 例患者分为对照组(32 例)和观察组(33 例)。对照组实施常规治疗:① 呼吸锻炼;② 阻力呼气和吸气肌肉训练,5 分/次;③ 全身耐力训练,例如快走、太极、慢跑和健身操等 20~40 分/次,3~5 次/周;④ 排痰治疗;⑤ 对患者进行生活和饮食指导,要求患者饮食均衡,营养充足;⑥ 指导患者日维持吸氧 10~12 h。观察组在对照组治疗方案的基础上使用标准化物联网康复系统进行肺康复治疗。观察指

标为测定两组患者康复训练依从性及康复前后肺功能指标水平,包括第1秒用力肺活量占预计值%(FEV1%);6分钟步行距离(6MWT)。记录1年内患者COPD急性发作及入院治疗次数。结果显示:治疗前,两组肺功能指标变化无统计学意义($P>0.05$);观察组治疗后肺功能指标变化较治疗前有明显改善($P<0.05$);较对照组治疗后有统计学意义($P<0.05$);观察组疾病急性发作次数与入院治疗次数均低于对照组,差异有统计学差异($P<0.05$)。结论认为,在COPD缓解期,运用标准化物联网呼吸康复系统对患者家庭呼吸康复进行统一化及数据化的管理,可以提高患者家庭呼吸康复的依存性,改善肺功能。

9. 张长兵,汪欣,胡剑平,等. 免疫炎症指数、CRP/HDL‑C与老年ACS严重程度的相关性. 心血管康复医学杂志,2022,31(2):160‑165.

张长兵等研究免疫炎症指数(SII)和CRP/HDL‑C比值(CHR)与老年急性冠脉综合征(ACS)严重程度的相关性。选择2017年12月至2020年12月于黄山市人民医院心血管内科就诊的老年ACS患者198例作为研究对象。根据世界卫生组织对ACS的分类标准,将198例老年ACS患者分为不稳定性心绞痛(UAP)组(81例)和急性心肌梗死(AMI)组(117例),同时选择同期在黄山市人民医院进行体检的老年健康人群作为健康对照组共80例。比较各组临床指标、分析SII、CHR与ACS严重程度的相关性及其预测价值。结果显示:与健康对照组比较,UAP组、AMI组BMI、高血压、吸烟史比例、血清TC、LDL‑C、HDL‑C水平、血浆CRP水平、中性粒细胞计数、淋巴细胞计数、SII、CHR及AMI组血清cTnI水平均显著升高($P<0.05$或<0.01);与UAP组比较,AMI组BMI、血清TC水平均显著降低,血清cTnI、HDL‑C水平、血浆CRP水平、中性粒细胞计数、淋巴细胞计数、CHR、Gensini评分均显著升高($P<0.05$)。

Pearson相关性分析显示,CHR、SII与Gensini评分呈显著正相关($r=0.213$、0.334,$P=0.003$、0.001)。ROC曲线显示,CHR预测UAP和AMI的曲线下面积(AUG)分别是0.901、0.899,最佳截断值分别为2.92、3.59;SII预测UAP和AMI的AUC分别是0.601、0.667,最佳截断值分别为$659.22\times10^9/L$、$563.89\times10^9/L$。多因素Logistic回归分析显示,SII、CHR是老年UAP和AMI的独立危险因素($OR=1.003\sim4.723$),$P<0.05$),HDL‑C是老年UAP和AMI的独立保护因素($OR=0.043$、0.356,P均$=0.001$)。结论认为,SII、CHR与老年ACS严重程度呈显著正相关,对老年UAP和AMI具有一定预测价值。

10. 王媛,刘丹,刘培良,等. 吸气肌训练联合有氧运动对慢性CHF患者心肺功能的影响. 心血管康复医学杂志,2022,31(4):405‑408.

王媛等研究吸气肌训练(IMT)联合有氧运动对慢性心衰(CHF)患者心肺功能的影响。选择2020年1月至2021年6月期间于辽宁省金秋医院心脏康复中心收治的100例明确诊断为慢性心力衰竭患者,通过随机数字表法将患者随机分为有氧运动组和联合训练组,各50例。两组患者均接受规范化的抗心衰药物治疗,并进行心肺运动试验指导下的中等强度持续有氧运动,3次/周,45min/次;联合训练组在此基础上还需进行呼吸肌训练,3次/周,30min/次,共12周。两组患者治疗前后均进行心肺运动试验、6min步行距离(6MWD)、明尼苏达心力衰竭生活质量量表(MLHFQ)检查。在12周治疗结束后,对比分析患者治疗前后第一秒用力呼气容积(FEV1)、用力肺活量(FVC)、最大通气量(MVV)、峰值摄氧量(PeakVO$_2$)、二氧化碳通气当量(VE/VCO$_2$)、每分通气量(VE)、运动时间、6MWD及MLHFQ评分的变化。结果显示:治疗12周后,两组MVV、VE、运动时长均有所升高,但联合训练组比有氧运动组升高更显著,差异有统计学意义（$P<0.05$）；MLHFQ 评分、VE/VCO$_2$ 均有所降低,但联合训练组比有氧训练组降低更显著,差异有统计学意义（$P<0.05$）。结论认为,IMT 联合有氧运动可显著改善慢性心衰患者肺功能,提高生活质量,延长运动时间。

11. 赵美,秦渤,范晓英. 心脏运动康复对老年冠心病患者生活质量及心肺功能的影响. 中华保健医学杂志,2022,24(1)：7－10.

赵美等研究心脏运动康复对老年冠心病（CHD）患者生活质量及心肺功能的影响。选择 2020 年 6 月至 2021 年 5 月空军军医大学第一附属医院收治的 100 例老年 CHD 患者作为研究对象,使用随机数表法将其分为观察组和对照组,各 50 例。对照组给予常规药物治疗,观察组在对照组基础上进行心脏运动康复训练,包括有氧运动和抗阻运动等,心脏运动康复训练共持续 3 个月。记录两组不同时点的心肺功能、西雅图心绞痛量表（SAQ）评分、6 min 步行测试（6 MWT）及运动耐量。结果显示：与干预前相比,两组干预后左心室射血分数（LVEF）、无氧阈耗氧量（VO$_2$ AT）、最大摄氧量（VO$_2$ max）水平有所提高,最大心率（HR max）有所降低,差异有统计学意义（$P<0.05$）；与对照组干预后相比,观察组干预后 LVEF、VO$_2$ AT、VO$_2$ max 水平较高,HR max 较低,差异有统计学意义（$P<0.05$）。与干预前相比,两组干预后 SAQ 各项目评分均有所提升,差异有统计学意义（$P<0.05$）；与对照组干预后相比,观察组干预后 SAQ 各项目评分均较高,差异有统计学意义（$P<0.05$）。与干预前相比,两组干预后 6 MWT、运动耐量均有所提高,差异有统计学意义（$P<0.05$）；与对照组干预后相比,观察组干预后 6 MWT、运动耐量较高,差异有统计学意义（$P<0.05$）。结论认为,老年冠心病患者进行心脏运动康复训练有利于改善其心肺功能、运动耐量和自理能力,有利于提升患者的生活质量。

12. 戚励,杨惠,裴冬梅. 肺康复运动治疗对老年 COPD 稳定期患者肺功能、生活质量及运动耐力的影响. 中国老年学杂志,2022,42(12)：2913－2915.

戚励等研究肺康复运动治疗对老年慢性阻塞性肺疾病（COPD）稳定期患者肺功能、生活质量及运动耐力的影响。选择老年 COPD 稳定期患者 94 例,依据随机表法分为观察组与对照组,各 47 例。对照组采用常规有氧运动,观察组在对照组基础上结合肺康复运动治疗。两组干预时间 3 个月。比较两组干预前与干预 3 个月肺功能、BODE 指数、运动耐力、血气分析变化。结果表明,两组干预 3 个月用力肺活量（FVC）、每分钟最大通气量（MV）、第 1 秒用力呼气容积（FEV1）/FVC 显著高于干预前（$P<0.05$）,且观察组显著高于对照组（$P<0.05$）。两组干预 3 个月体质量指数、气道阻塞程度、呼吸困难分级、运动耐量等 BODE 指数显著低于干预前（$P<0.05$）,且观察组显著低于对照组（$P<0.05$）。两组干预 3 个月 6 min 步行距离（6MWD）显著高于干预前（$P<0.05$）,且观察组显著高于对照组（$P<0.05$）。两组干预 3 个月氧分压（PaO$_2$）显著高于干预前,而二氧化碳分压（PaCO$_2$）显著低于干预前（$P<0.05$）,且观察组 PaO$_2$ 显著高于对照组,而 PaCO$_2$ 显著低于对照组（$P<0.05$）。两组干预 3 个月活动评分、症状评分和总分显著低于干预前（$P<0.05$）,且观察组显著低于对照组（$P<0.05$）结论认为,肺康复运动可使老年 COPD 稳定期肺功能改善,生活质量提高,运动耐力提高,血气分析改善。

13. 孔晓洁,闫玉侠,李苗苗,等. 呼吸肌肉锻炼联合八段锦对慢性阻塞性肺疾病患者肺功能及运动耐力影响. 中华保健医学杂志,2022,24(5)：433－435.

孔晓洁等研究呼吸肌肉锻炼联合八段锦对慢性阻塞性肺疾病（COPD）患者肺功能以及其运动耐力的影响。选取 2021 年 2 月至 10 月亳州市人民医院收治的 COPD 急性期患者 86 例,根据随机数表法将其分为对照组与观察组,每组 43 例。两组患者均同样进行解痉平喘、控制感染以及祛痰等常规治疗,其中对照组给予呼吸肌肉康复锻炼,观察组则在对照组的基础上联合八段锦康复锻炼。训练结束后,比较两组患者的临床治疗效果、第 1 秒用力呼气容积(FEV1)、用力肺活量(FVC)、FEV1/FVC、以及 6 min 步行测试(6MWT)和 COPD 综合评估测试(CAT)评分情况。结果显示:治疗后,观察组患者的临床疗效总有效率(93.02%)明显高于对照组,差异有统计学意义($P<0.05$)。治疗前两组患者的 FEV1、FVC 以及 FEV1/FVC 比较差异无统计学意义($P>0.05$);治疗后,两组患者的 FEV1、FVC 以及 FEV1/FVC 均有了明显好转,且观察组 FEV1、FVC 以及 FEV1/FVC 明显优于对照组,差异有统计学意义($P<0.05$)。治疗前两组患者的 6MWD 比较差异无统计学意义($P>0.05$),治疗后两组患者 6MWD 均有所改善,并且与对照组相比观察组治疗后 1 个月(394±21.87)m、治疗后 2 个月(415±28.72)m 和治疗后 3 个月(437±25.79)m 均明显较高,差异有统计学意义($P<0.05$)。治疗前两组患者 CAT 评分比较差异无统计学意义($P>0.05$);治疗后两组患者 CAT 评分明显改善,且观察组明显低于对照组,差异有统计学意义($P<0.05$)。结论认为,八段锦配合呼吸肌肉训练可提高 COPD 患者肺功能,改善运动耐力,值得在临床上推广使用。

14. Wu G, Guo Y, Li M, et al. Exercise Enhances Branched-Chain Amino Acid Catabolism and Decreases Cardiac Vulnerability to Myocardial Ischemic Injury. Cells, 2022,11(10):1706.

Long-term exercise-induced metabolic adaptations occupy a central position in exercise-afforded cardiac benefits. Emerging evidence suggests that branched-chain amino acid (BCAA) catabolic defect contributes to cardiac dysfunction in multiple cardiometabolic diseases. However, the role of BCAA catabolism in exercise-afforded cardiac benefits remains unknown. Here, we show that exercise improves BCAA catabolism and thus reduce cardiac vulnerability to myocardial ischemic injury. Exercise increased circulating BCAA levels in both humans (male adolescent athletes) and mice (following an 8-week swimming intervention). It increased the expression of mitochondrial localized 2C-type serine-threonine protein phosphatase (PP2Cm), a key enzyme in regulating BCAA catabolism, and decreased BCAA accumulation in mouse hearts, indicating an increase in BCAA catabolism. Pharmacological promotion of BCAA catabolism protected the mouse heart against myocardial infarction (MI) induced by permanent ligation of the left descending coronary artery. Although cardiac-specific PP2Cm knockout showed no significant effects on cardiac structural and functional adaptations to exercise, it blunted the cardioprotective effects of exercise against MI. Mechanistically, exercise alleviated BCAA accumulation and subsequently inactivated the mammalian target of rapamycin in MI hearts. These results showed that exercise elevated BCAA catabolism and protected the heart against myocardial ischemic injury, reinforcing the role of exercise in the promotion of cardiac health.

15. Liu T, Chan A, Chair SY. Group- plus home-based Tai Chi program improves functional health among patients with coronary heart disease: a randomized controlled trial. Eur J Cardiovasc Nurs, 2022,21(6):597-611.

Tai Chi is a promising exercise option in cardiac

rehabilitation to manage coronary heart disease (CHD). Increasing attention was paid on home-based cardiac rehabilitation to improve participation rate, but no study has yet emphasized the effect of home-based Tai Chi. A single-blinded randomized controlled trial is used to examine the effects of a group- plus home-based Tai Chi program on functional health. Methods And Results: Ninety-eight community-dwelling patients with CHD were randomly assigned to the Tai Chi and control groups. Participants in the Tai Chi group attended 6-week group- plus 6-week home-based Tai Chi program. Outcome measures included physical functions, cardiovascular risk factors, and exercise self-efficacy. Data were collected at baseline, 6-week, 12-week, and 24-week. Intervention effects were analysed using the generalized estimating equation model. Compared with changes in the control group, the intervention group achieved significant improvements in aerobic endurance, lower-body strength, agility and dynamic balance, diastolic blood pressure, and exercise self-efficacy over the 24-week study period (all $P<0.05$). Intervention adherence was high (79.6% of participants attending$>75\%$ of all Tai Chi sessions). Conclusions: This Tai Chi program significantly improved the functional health of patients with CHD, indicating that Tai Chi could be taught in group sessions and then continued independently as a home exercise routine for health promotion.

16. Duan W, Zeng D, Huang J, et al. Effect of modified Total Body Recumbent Stepper training on exercise capacity and thioredoxin in COPD: a randomized clinical trial. Sci Rep, 2022, 12 (1): 11139.

Exercise intolerance is one of the major symptoms of chronic obstructive pulmonary disease (COPD). Exercise training can benefit COPD patients, but the underlying mechanism remains unclear. The modified Total Body Recumbent Stepper (TBRS, Nustep-T4) can benefit patients with stroke, spinal cord injury and amyotrophic lateral sclerosis. Nevertheless, the effect of TBRS training alone on pulmonary rehabilitation (PR) in COPD patients remains largely unknown. We aimed to explore the effect of TBRS training on exercise capacity and the thioredoxin system (TRXS) in COPD patients to provide a novel rehabilitation modality and new theoretical basis for PR of COPD patients. Ninety stable COPD patients were randomly divided into a control group (NC group) and a TBRS training group (TBRS group), with 45 cases in each group. Subjects in the TBRS training group were scheduled to undergo TBRS endurance training triweekly for 12 weeks under the guidance of a rehabilitation therapist. We assessed the primary outcome: exercise capacity (6-min walking distance, 6MWD); and secondary outcomes: perception of dyspnoea (mMRC, Borg), the COPD assessment test (CAT), the BODE index, pulmonary function, the number of acute exacerbations of COPD and oxidative stress (TRXS) at one-year follow-up. Compared with before the intervention and the control group, after the intervention, the TBRS training group, exhibited an increase in the 6MWD (from 366.92 ± 85.81 to 484.10 ± 71.90, 484.10 ± 71.90 vs. 370.63 ± 79.87, $P<0.01$), while the scores on the BORG, mMRC, BODE index, CAT, and the number of acute exacerbations of COPD were reduced, and the protein and mRNA expression levels of TRXS was significantly increased ($P <$ 0.01). However, no differences were found in PF parameters in the comparison with before the intervention or between groups. TBRS training can effectively increase exercise capacity, while there are indications that it can alleviate COPD-related dyspnoea and reduce the number of acute exacerbations of COPD. Interestingly, long - term regular TBRS training may reduce oxidative stress associated with COPD to increase exercise capacity.

（梁晓笑　李　燕）

五、老年基础代谢系统疾病康复

1. 王嚚,辛欢欢,田茜,等. 2 型糖尿病肾病患者血浆纤溶酶原激活物抑制剂 1 及核因子 E2 相关因子 2 水平变化及临床意义. 中华保健医学杂志,2022,24(4)：311－314.

王嚚等研究分析在 2 型糖尿病肾病（DKD）患者中血浆纤溶酶原激活物抑制剂1（PAI-1）及核因子 E2 相关因子 2（Nrf2）水平的变化及意义。选取2019 年 10 月至 2020 年 12 月保定市第一中心医院内分泌科收治的 2 型糖尿病患者 167 例,根据尿白蛋白/肌酐比值（UACR）分为单纯 2 型糖尿病组（DM 组,58 例）、微量蛋白尿组（DKD1 组,59 例）、大量蛋白尿组（DKD2 组,50 例）,并选取同期体检健康人群为健康对照组（NC 组,45 例）。测定各组PAI-1 及 Nrf2 水平。采用 Spearman 相关分析法及 logistic 回归分析法分析 PAI-1 及 Nrf2 与各影响因素之间的相关性及评估 DKD 的影响因素。采用受试者工作特征曲线（ROC）评估 PAI-1 及Nrf2 对 DKD 的诊断价值。结果显示：与 NC 组相比,DM 组、DKD1 组及 DKD2 组 PAI-1 水平依次升高,Nrf2 水平依次下降,以 DKD2 组最显著,差异有统计学意义（$P < 0.05$）。Spearman 相关分析结果显示,PAI-1 与糖尿病病程、空腹血糖、糖化血红蛋白、肌酐、UACR 及 24 h 尿蛋白呈正相关,与白蛋白、Nrf2 呈负相关（$P < 0.05$）；Nrf2 与白蛋白呈正相关,与空腹血糖、糖化血红蛋白、肌酐、UACR、24 h 尿蛋白及 PAI-1 呈负相关（$P < 0.05$）。Logistic 回归分析显示 HbA1c、UACR 及 PAI-1 为 DKD 的危险因素,Nrf2 为 DKD 的保护因素。血清 PAI-1 及 Nrf2 诊断糖尿病肾病的 ROC 曲线下面积分别为 0.818 及 0.802。结论认为,糖尿病肾病患者血浆 PAI-1 和 Nrf2 与尿白蛋白有较强相关性；抑制 PAI-1、提高 Nrf2 可能成为治疗糖尿病肾病的新靶点。

2. 吴静,姜惠,王丽. 老年 2 型糖尿病患者血清脂质运载蛋白2、骨形态发生蛋白4 与骨质疏松的关系. 中国医药导报,2022,19(12)：66－69.

吴静等探讨老年 2 型糖尿病（T2DM）患者血清脂质运载蛋白 2（LCN2）、骨形态发生蛋白 4（BMP4）与骨质疏松（OP）的关系。选取江苏大学附属人民医院 2019 年 1 月至 2020 年 12 月收治的231 例老年 T2DM 患者,根据是否合并 OP 分为OP 组（95 例）和非 OP 组（136 例）。比较两组一般资料和血清 LCN2、BMP4 水平,多因素 logistic 回归分析老年 T2DM 患者合并 OP 的影响因素,受试者操作特征（ROC）曲线分析血清 LCN2、BMP4 对老年 T2DM 患者合并 OP 的预测价值。结果显示：OP 组性别、吸烟史占比及空腹血糖、糖化血红蛋白、总胆固醇、LCN2 水平高于非 OP 组,病程长于非 OP 组,BMP4 水平低于非 OP 组（$P < 0.05$）。多因素 logistic 回归分析显示,男性、高 BMP4 水平为老年 T2DM 患者合并 OP 的独立保护因素（$P < 0.05$）,病程≥10 年、高 LCN2 水平为独立危险因素（$P < 0.05$）。ROC 曲线显示,联合预测老年 T2DM 患者合并 OP 的 AUC 大于 LCN2、BMP4 单独预测（$P < 0.05$）。结论认为,老年 T2DM 合并 OP 患者血清 LCN2 水平提升、BMP4 水平降低为合并 OP 的独立影响因素,联合检测能提高合并 OP 的预测价值。

3. 付玉,尚画雨,李顺昌. 有氧和抗阻运动可缓解 2 型糖尿病模型大鼠的肝脏炎症反应. 中国组织工程研究,2022,26(29):4666-4671.

付玉等探讨有氧及抗阻运动对 2 型糖尿病大鼠肝脏炎症状态的影响。选取 SD 雄性大鼠随机分为 6 组,分别为空白对照组、有氧运动组、抗阻运动组、糖尿病模型组、糖尿病有氧运动组、糖尿病抗阻运动组,每组 8 只。高糖高脂联合小剂量链脲佐菌素构建 2 型糖尿病动物模型;有氧运动采用无负重跑台运动,20 m/min,60 min/天,5 天/周,共 8 周;抗阻运动采用负重爬梯运动,负荷递增至 100% 最大负重(1RM),每级负荷爬行 3 次,1 组/天,5 天/周,共 8 周。应用强生血糖仪检测空腹血糖,进行腹腔注射糖耐量试验并计算血糖曲线下面积;ELISA 法测空腹胰岛素、肝组织核苷酸结合寡聚化结构域样受体蛋白 3、凋亡相关斑点样蛋白、半胱天冬氨酸蛋白酶 1 及 IL-1β;苏木精-伊红染色观测肝组织病理变化。结果显示:① 与空白对照组相比,糖尿病模型组大鼠空腹血糖水平及其曲线下面积显著升高($P<0.01$),运动干预后,糖尿病有氧运动组与抗阻运动组大鼠空腹血糖水平以及曲线下面积值仍显著高于空白对照组($P<0.01$,$P<0.05$);但与糖尿病模型组相比,糖尿病有氧运动组与抗阻运动组空腹血糖水平、曲线下面积值均显著降低(P 均<0.01),其中糖尿病抗阻运动组降低更明显($P<0.05$)。② 与空白对照组相比,糖尿病模型组肝小叶结构模糊,细胞索排列紊乱,并伴不同程度的增大与炎症细胞浸润;糖尿病有氧运动组肝细胞排列较规则,肝细胞肿胀有所好转,炎症细胞减少;糖尿病抗阻运动组肝细胞排列欠规则,肝细胞肿胀轻微好转,炎症细胞减少。③ 核苷酸结合寡聚化结构域样受体蛋白 3、凋亡相关斑点样蛋白、半胱天冬氨酸蛋白酶 1 及 IL-1β 在糖尿病模型组大鼠肝脏内的表达水平显著高于空白对照组($P<0.01$),糖尿病有氧运动组上述指标的表达水平显著低于糖尿病模型组($P<0.05$),糖尿病抗阻运动组虽比糖尿病模型组有

下降趋势,但差异无显著性意义($P>0.05$),糖尿病有氧运动组与抗阻运动组之间差异无显著性意义($P>0.05$)。结论提示,有氧运动能有效缓解糖尿病诱发的肝脏炎症反应,可能与运动降低核苷酸结合寡聚化结构域样受体蛋白 3 炎症小体的激活、抑制促炎因子白细胞介素 1β 表达有关;而对高血糖和胰岛素抵抗有明显改善作用的抗阻运动在改善糖尿病诱导的肝组织炎症状态上效果不明显。

4. 冯臣,药家明,周国瑾,等. 高强度间歇训练对 2 型糖尿病患者运动干预的效果:基于《WHO 关于身体活动和久坐行为的指南》和 WHO-FICs. 中国康复理论与实践,2022,28(6):646-652.

冯臣等评价高强度间歇训练(HIIT)对 2 型糖尿病(T2DM)患者干预的效果。于 2021 年 5 月至 10 月,互联网招募 T2DM 患者 12 例。基于《WHO 身体活动和久坐行为指南》(简称"《指南》")和 WHO 国际健康分类家族(WHO-FICs),构建 HIIT 干预方案,对患者进行有氧运动结合肌肉强化训练的多组合全身性 HIIT 干预,每次 30~35 min,每周 3 次,共 8 周。干预前后,分别测定患者血糖水平、血脂水平、胰腺脂肪含量和身体成分。结果显示:脱落 1 例。干预后,患者空腹血糖、餐后 2 h 血糖、糖化血红蛋白、空腹血清胰岛素、胰岛素抵抗指数、血清总胆固醇、血清三酰甘油、高密度脂蛋白胆固醇、低密度脂蛋白胆固醇、胰腺脂肪分数、体质量、体质量指数、体脂率均改善($t>2.258$,$P<0.05$)。结论认为,基于《指南》和 WHO-FICs 构建的 HIIT 运动干预可改善 T2DM 患者的相关功能,表现在血糖水平、血脂水平、胰腺脂肪含量和身体成分方面,并可以减少降糖药物用量。

5. 志强,陆姣,王艳军,等. 健康素养对老年高血压伴消化性溃疡病人自我管理的影响. 护理研究,2022,36(2):359-362.

志强等探讨健康素养对老年高血压伴消化性

溃疡(PU)患者自我管理的影响。选取 2020 年 1 月至 2021 年 2 月在山西省某三级甲等综合医院就诊的 110 例老年高血压伴 PU 患者作为研究对象。采用一般资料问卷、慢性病患者健康素养量表(He LMS)、成年人健康自我管理行为问卷(AHSMSRS)进行调查,分析老年高血压伴 PU 患者自我管理影响因素。结果显示:老年高血压伴 PU 患者 He LMS 总分为(86.78±8.54)分,信息获取能力为(91.43±6.52)分,交流互动能力为(78.37±6.52)分,改善健康意愿为(92.38±4.68)分,经济支持意愿为(93.45±4.57)分,AHSMSRS 总分为(74.67±6.58)分;患者 He LMS 总分及各维度得分与 AHSMSRS 总分均呈正相关($P<0.05$)。不同年龄、学历、高血压病程、家族史、PU 类型、饮酒频率的老年高血压伴 PU 患者 AHSMSRS 得分,差异有统计学意义($P<0.05$)。分层回归分析结果显示,改善健康意愿以及信息获取能力可影响患者自我管理行为($P<0.05$)。结论认为,老年高血压伴 PU 患者自我管理水平受年龄、学历、健康素养等因素影响,有必要加强对患者健康素养的培养,以提升患者自我管理水平。

6. 陈雨萍,张先庚,曹俊,等. 社区老年高血压患者衰弱现状及影响因素. 中国老年学杂志,2022,42(2):459-462.

陈雨萍等调查社区老年高血压患者衰弱现状并分析其影响因素。采用便利抽样法,选取成都市 3 所社区 304 例老年高血压患者,采用一般资料调查表、衰弱量表、Morisky 服药依从性问卷进行调查。结果显示:衰弱的发生率为 38.2%(116/304),衰弱前期为 53.9%(164/304),非衰弱为 7.9%(24/304)。多元回归分析结果显示,年龄、文化程度、血压值(收缩压和舒张压)、患高血压时间、合并多种疾病、多重用药是社区老年高血压患者衰弱发生的主要影响因素($P<0.05$)。结论认为,社区老年高血压患者的衰弱发生率较高,且受到多因素影响。医务人员应提高对此人群衰弱的关注度,及时进行全面系统的衰弱评估,以便制订具有针对性的措施,从而预防或减少衰弱的发生。

7. 刘珊珊,张冰,李晶,等. LEARNS 模式在老年高血压患者健康教育中的应用. 护理学杂志,2022,37(8):76-79.

刘珊珊等探讨 LEARNS 模式在老年高血压患者健康教育的应用效果。将 80 例老年高血压患者随机分为观察组和对照组,各 40 例。对照组采用常规健康教育,观察组应用 LEARNS 模式进行健康教育。干预前后比较两组患者健康教育后的知识水平、治疗依从性和健康教育满意率。结果显示:干预后,观察组健康知识得分、治疗依从率及患者健康教育满意度得分显著高于对照组($P<0.05$,$P<0.01$)。结论认为,应用 LEARNS 模式实施健康教育,可有效提高老年高血压患者知识水平、治疗依从性及健康教育满意率。

8. 邵秀庆. 规范化运动干预应用于老年高血压患者的临床价值分析. 中国现代药物应用,2022,16(9):181-183.

邵秀庆等探讨规范化运动干预应用于老年高血压患者的临床价值。选取 60 例老年高血压患者,随机分为试验组和对照组,各 30 例。对照组采取常规康复,试验组采用规范化运动干预。比较两组患者治疗效果、血压水平、自我管理行为评分及情绪指标。结果显示:试验组治疗总有效率 83.33%,高于对照组的 40.00%,差异有统计学意义($P<0.05$)。治疗后 1、3 个月,试验组收缩压及舒张压均低于对照组,差异均有统计学意义($P<0.05$)。试验组用药管理、病情监测、饮食管理、运动管理、情绪管理评分分别为(19.74±0.22)、(23.80±0.32)、(56.40±0.02)、(19.22±7.23)、(22.72±3.25)分,均高于对照组的(15.18±0.32)、(8.21±0.43)、(31.91±0.03)、(14.19±

5.91)、(15.62±3.22)分,差异有统计学意义($P<$ 0.05)。治疗后1、3个月,试验组焦虑自评量表(SAS)评分与抑郁自评量表(SDS)评分均低于对照组,差异有统计学意义($P<0.05$)。结论认为,对老年高血压患者,采取规范化运动干预的临床效果显著,值得临床推广。

9. 李小亭. 老年高血压患者综合康复治疗的临床研究. 中国实用医药,2022,17(9):188-190.

李小亭探讨了老年高血压患者综合康复治疗的临床有效性。选取126例老年高血压患者,随机分为观察组与对照组,各63例。对照组采取常规治,观察组在对照组治疗基础上采取综合康复治疗。对比两组病情管理效果。结果显示:观察组药物使用、情绪控制、药物依从性评分分别为(65.8±1.8)、(62.6±2.4)、(58.3±2.5)分,均高于对照组的(41.4±1.8)、(40.8±1.7)、(41.6±2.5)分,差异有统计学意义($P<0.05$)。结论认为,综合康复治疗可明显改善老年高血压患者药物使用情况、情绪管理能力及药物依从性,临床效果显著,值得在临床上推广应用。

10. Zhang J, Liu M, Hu B, et al. Exercise Combined with a Chinese Medicine Herbal Tea for Patients with Type 2 Diabetes Mellitus: A Randomized Controlled Trial. J Integr Complement Med, 2022,28(11):878-886.

Exercise and Traditional Chinese Medicine (TCM) herbal tea may improve glucose metabolism through quite different mechanisms while sharing some common effects. The purpose of this study was to discover whether the intervention of exercise combined with TCM herbal tea intervention could produce advanced improvement in glucose metabolism than exercise alone in community patients with type 2 diabetes mellitus (T2DM). Materials and Methods: This was a 12-week, randomized controlled trial in which 75 community patients with T2DM were randomly assigned to the single group ($n=39$) receiving intervention of aerobic and resistance exercise three times per week and the combined group ($n=36$) receiving intervention of TCM herbal tea (consisted of six substances) taken once daily besides the exercise. The change of glycated hemoglobin A1 (HbA1c), tested before and after intervention, served as the primary outcome. Other measurements include fasting plasma glucose (FPG), glycated serum protein (GSP), lipid profile, and physical fitness profile. Results: HbA1c and FPG levels and their changes showed no group difference. The level of GSP was lower, and its decrease was also larger after exercise combined with TCM herbal tea than after single exercise intervention ($P<0.05$). Lipid profile and physical fitness parameters were similar in the two groups except the larger six-minute walk test (6MWT) power after the combined intervention ($P<0.05$). Patients showed good compliance with the intervention and had similar exercise days or amount in the two groups. No patient reported serious adverse events or significant changes in other lifestyles. Conclusions: A 12-week of exercise combined with TCM herbal tea could not enhance the hypoglycemic effects by exercise alone in community patients with type 2 diabetes. However, the lower GSP level and larger 6MWT work brought by combined intervention suggest its potential benefits, and further studies are needed to explore the effects of longer period and larger dosage of intervention.

(王宏林 李 燕)

六、老年精神心理疾病康复

1. 强亮,程祺,蒋建波,等. 老年卒中后抑郁患者血浆 DPP4 和 8-iso-PGF2α 水平的变化及其临床意义. 老年医学与保健,2022,28(1):88-91.

强亮等研究血浆二肽基肽酶4(DPP4)与8-异前列腺素 F2α(8-iso-PGF2α)水平在老年卒中后抑郁患者中的变化情况及其测定价值。前瞻性选择 2019 年 8 月至 2021 年 4 月于中国人民解放军联勤保障部队第 904 医院常州医疗区收治的 102 例脑卒中患者,根据卒中后抑郁发生情况分为卒中后未抑郁组(HAMD 评分<7 分,$n=67$)与卒中后抑郁组(HAMD≥7 分,$n=35$)。比较 2 组基线资料及血浆 DPP4 和 8-iso-PGF2α 水平,比较卒中后不同程度抑郁的患者血浆 DPP4 与 8-iso-PGF2α 水平,分析 DPP4 和 8-iso-PGF2 与 HAMD 评分之间的相关性,采用多因素 Logistic 回归分析卒中后抑郁的影响因素。结果显示:卒中后抑郁组美国国立卫生研究院卒中量表(NIHSS)评分显著高于卒中后未抑郁组($P<0.05$);与卒中后未抑郁组比较,卒中后抑郁组血浆 DPP4 与 8-iso-PGF2α 水平显著升高($P<0.05$);卒中后中度抑郁患者血浆 DPP4 与 8-iso-PGF2α 水平显著高于轻度患者($P<0.05$),卒中后重度抑郁患者血浆 DPP4 与 8-iso-PGF2α 水平显著高于中度患者($P<0.05$);高 NHISS 评分、高血浆 DPP4 水平和高血浆 8-iso-PGF2α 水平是卒中后抑郁的高危因素($P<0.05$);相关性分析显示,DPP4、8-iso-PGF2 与 HAMD 评分之间均呈正相关关系($P<0.05$)。结论认为,血浆 DPP4 与 8-iso-PGF2α 水平在老年卒中后抑郁患者中的变化呈现上升趋势,两者水平测定有助于评估老年卒中后抑郁的发生、病情进展。

2. 裴建琴,张艳,陆江波,等. 团体感觉运动训练对老年精神分裂症患者认知功能、阴性症状的干预效果研究. 军事护理,2022,39(9):13-16.

裴建琴等研究团体感觉运动训练对老年精神分裂症患者认知功能、阴性症状干预效果。选取 63 例老年精神科患者,用随机数字表法分为干预组(32 例)和对照组(31 例)。对照组予精神科常规护理,干预组在常规护理基础上进行团体感觉运动训练,每周 3 次,共 24 次。两组干预前后采用简易智能状态检查表(MMSE)、阴性症状量表(SANS)和改良 Barthel 指数(MBI)评定干预效果,随访 6 个月比较患者复发率。结果显示:干预 8 周后,干预组 MMSE、MBI 总分高于对照组,干预组 SANS 总分低于对照组,差异均有统计学意义($P<0.05$);干预组 MMSE、MBI 总分高于干预前,SANS 总分低于干预前,差异均有统计学意义($P<0.05$);对照组 MMSE、MBI、SANS 总分干预前后差异均无统计学意义($PP>0.05$);干预组复发率低于对照组($P<0.05$)。结论认为,团体感觉运动训练能改善老年精神分裂症患者认知功能和阴性症状,提高日常生活能力,降低复发率。

3. 李童,方志鹏,邵玉萍,等. 有氧运动对睡眠剥夺大鼠学习记忆及海马神经元突触可塑性的效果. 中国康复理论与实践,2022,28(11):1270-1277.

李童等研究有氧运动对睡眠剥夺大鼠定位巡航活动和空间探索活动,海马区神经元形态,海马神经元树突棘密度、突触相关蛋白,以及海马区环磷酸腺苷反应元件结合蛋白(CREB)/脑源性神经营养因子(BDNF)信号通路的影响。选择 SD 大鼠,48 只,随机分为对照组、模型组、模型运动组和运动组,每组 12 只。模型运动组和运动组采用动物跑台进行有氧运动 4 周。运动干预结束后,模型组和模型运动组采用多平台水环境连续睡眠剥夺 72 h。Morris 水迷宫评估各组定位巡航活动和空间探索活动表现,运用 HE 染色和高尔基染色法评估神经元细胞树突棘形态及其密度,Western blotting 检测海马突触后致密蛋白 95(PSD95)、突触素(SYN)、生长相关蛋白 43(GAP43)、Rac1、BDNF、 p-CREB 和 CREB 表达。结果显示：与对照组相比，模型组平台潜伏期和游泳总距离增加（$P<0.05$），穿越平台次数、目标象限停留时间和距离减少（$P<0.05$），海马 CA1 区神经元排列紊乱，单位长度树突棘总密度以及成熟型、不成熟型、丝状伪足型树突棘密度下降（$P<0.05$），PSD95、SYN、GAP43、Rac1、BDNF、p-CREB 和 CREB 蛋白表达降低（$P<0.05$）；与模型组相比，模型运动组平台潜伏期和游泳总距离降低（$P<0.05$），穿越平台次数、目标象限停留时间和距离增加（$P<0.05$），海马 CA1 区神经元数量增加，排列整齐，单位长度树突棘总密度以及成熟型、不成熟型、丝状伪足型树突棘密度增加（$P<0.05$），PSD95、SYN、GAP43、Rac1、BDNF、pCREB 和 CREB 蛋白表达增加（$P<0.05$）。结论认为，有氧运动能够缓解睡眠剥夺大鼠学习记忆损伤，可能与调控海马 CREB/BDNF 信号通路，改善突触可塑性有关。

4. 任晓兰，朱亚芹，孙艳军，等. 脑电生物反馈联合重复经颅磁刺激治疗对老年睡眠障碍患者的影响. 中国老年学杂志，2022，42（13）：3231-3234.

任晓兰等研究脑电生物反馈联合重复经颅磁刺激（rTMS）治疗对老年睡眠障碍患者的影响。选取 120 例老年睡眠障碍患者随机分为对照组和观察组，各 60 例。对照组予以 rTMS 治疗，观察组予以 rTMS 联合脑电生物反馈治疗。观察两组临床疗效，比较治疗前及治疗后第 2、4、8 周时匹兹堡睡眠质量指数量表（PSQI）评分及治疗前后睡眠参数和血清学指标水平。结果显示：观察组临床总有效率明显高于对照组（$P<0.05$）。观察组在第 2、4、8 周的 PSQI 评分均明显低于对照组（$P<0.05$）；观察组治疗后睡眠潜伏期（SL）、觉醒时间（ATA）均明显低于对照组，睡眠效率（SE）、实际总睡眠时间（TST）则均明显高于对照组（$P<0.05$）。与对照组相比，观察组治疗后血清褪黑素（MT）、脑源性神经营养因子（BDNF）、胶质源性神经营养因子

（GDNF）水平均更高，血清促肾上腺皮质激素释放激素（CRH）水平则更低（$P<0.05$）。因此得出结论，脑电生物反馈联合 rTMS 治疗老年睡眠障碍的临床疗效显著，可有效改善患者睡眠质量，调节血清 MT、CRH、BDNF、GDNF 水平可能是其作用机制之一。

5. 叶宜青，韩佩莹. 中医五行音乐太极拳整合锻炼对老年心理健康及衰弱状态的影响. 中国老年学杂志，2022，42（3）：725-728.

叶宜青等研究中医五行音乐太极拳整合锻炼对老年心理健康及衰弱状态的影响。将 100 例老年人随机分为对照组和研究组，各 50 例。对照组实施老年科常规干预，研究组予中医五行音乐太极拳整合锻炼。干预 12 周后进行心理健康、衰弱状态及相关指标评价，研究数据进行统计学处理，分析并讨论两组差异。结果显示：研究组心理健康评分高于对照组，衰弱状态评分低于对照组，平衡能力评分优于对照组，生活质量评分高于对照组，差异有统计学意义（P 均<0.05）。结论认为，中医五行音乐太极拳整合锻炼可有效改善老年心理健康及衰弱状态，同时具有增强老年人平衡能力及提高老年人生活质量水平等积极意义。

6. Yin X, Li W, Liang T, et al. Effect of Electroacupuncture on Insomnia in Patients with Depression：A Randomized Clinical Trial. JAMA Netw Open, 2022,5(7)：e2220563.

Electroacupuncture （EA） is a widely recognized therapy for depression and sleep disorders in clinical practice，but its efficacy in the treatment of comorbid insomnia and depression remains uncertain. Objective：To assess the efficacy and safety of EA as an alternative therapy in improving sleep quality and mental state for patients with insomnia and depression. DESIGN,

SETTING, AND PARTICIPANTS: A 32-week patient- and assessor-blinded, randomized, sham-controlled clinical trial (8-week intervention plus 24-week observational follow-up) was conducted from September 1, 2016, to July 30, 2019, at 3 tertiary hospitals in Shanghai, China. Patients were randomized to receive EA treatment and standard care, sham acupuncture (SA) treatment and standard care, or standard care only as control. Patients were 18 to 70 years of age, had insomnia, and met the criteria for depression as classified in the Diagnostic and Statistical Manual of Mental Disorders (Fifth Edition). Data were analyzed from May 4 to September 13, 2020. Methods: All patients in the 3 groups were provided with standard care guided by psychiatrists. Patients in the EA and SA groups received real or sham acupuncture treatment, 3 sessions per week for 8 weeks, for a total of 24 sessions. The primary outcome was change in Pittsburgh Sleep Quality Index (PSQI) from baseline to week 8. Secondary outcomes included PSQI at 12, 20, and 32 weeks of follow-up; sleep parameters recorded in actigraphy; Insomnia Severity Index; 17-item Hamilton Depression Rating Scale score; and Self-rating Anxiety Scale score. Results: Among the 270 patients (194 women [71.9%] and 76 men [28.1%]; mean [SD] age, 50.3 [14.2] years) included in the intention-to-treat analysis, 247 (91.5%) completed all outcome measurements at week 32, and 23 (8.5%) dropped out of the trial. The mean difference in PSQI from baseline to week 8 within the EA group was -6.2 (95% CI -6.9 to -5.6). At week 8, the difference in PSQI score was -3.6 (95% CI -4.4 to -2.8, $P < 0.001$)

between the EA and SA groups and -5.1 (95% CI -6.0 to -4.2, $P < 0.001$) between the EA and control groups. The efficacy of EA in treating insomnia was sustained during the 24-week postintervention follow-up. Significant improvement in the 17-item Hamilton Depression Rating Scale (-10.7 [95% CI -11.8 to -9.7]), Insomnia Severity Index (-7.6 [95% CI -8.5 to -6.7]), and Self-rating Anxiety Scale (-2.9 [95% CI -4.1 to -1.7]) scores and the total sleep time recorded in the actigraphy (29.1 [95% CI 21.5 to 36.7] minutes) was observed in the EA group during the 8-week intervention period ($P < 0.001$ for all). No between-group differences were found in the frequency of sleep awakenings. No serious adverse events were reported. Conclusions: In this randomized clinical trial of EA treatment for insomnia in patients with depression, quality of sleep improved significantly in the EA group compared with the SA or control group at week 8 and was sustained at week 32.

7. Wang L, Li Q, Wu Y, et al. Intermittent theta burst stimulation improved visual-spatial working memory in treatment-resistant schizophrenia: A pilot study. J Psychiatr Res, 2022, 149: 44-53.

Visual-spatial working memory (vsWM) impairment in treatment-resistant schizophrenia (TRS) currently has no satisfactory treatment. Our study aimed to improve vsWM function in TRS through intermittent theta burst stimulation (iTBS) using neuronavigation equipment to target the left dorsolateral prefrontal cortex. Methods: TRS patients ($n = 59$) were randomly allocated to receive iTBS ($n = 33$) or a sham treatment ($n = 26$) over 2 weeks. The participants including TRS patients and healthy controls (HCs) performed the vsWM n-back task, and TRS patients' neuroimaging data were acquired before and after treatment. All patients also underwent a battery of symptom measures to assess the severity of illness. The main outcome measure was the accuracy (ACC) of n-back target responses, particularly 3-back ACC. Results: The iTBS group showed considerable improvement in n-back ACC compared to the sham group, especially 3-back ACC. After iTBS, performance on the n-back task was comparable to that of HCs. The interaction (group x time) results showed increased fractional amplitude of low frequency fluctuations (fALFF) in the right occipital areas and decreased fALFF in the right precuneus. However, there was a negative correlation between the 3-back ACC and improved clinical symptoms scores. Improvements in 3-back ACC were positively correlated with activity in the right visual cortex. Conclusions: Our study suggested that 2 weeks of iTBS intervention may be a novel, efficacious treatment for vsWM deficits in TRS, which can modulate the activity of local brain regions. iTBS can provide a solution for clinical treatment of TRS and may help patients approach normalcy.

（李　燕）

七、老年感官系统疾病康复

1. 许雯雯,邓洁,郭睿. 配戴助听器对老年性聋患者抑郁疗效的 Meta 分析. 中国听力语言康复科学杂志,2022,20(4): 256-259.

许雯雯等研究运用 Meta 分析法分析配戴助听器在改善老年性聋患者抑郁方面的作用。对 PubMed、CNKI、VIP 和万方数据库进行搜索,收集

2020 年 6 月前国内外公开发表的关于助听器配戴与老年性聋患者抑郁的文献。针对符合纳入标准的文献资料进行 Meta 分析。结果显示:研究共纳入 4 篇文献,共 301 名被试。横断面研究发现配戴助听器可改善老年性聋患者抑郁症状(OR 2.58,95%CI 1.46～3.66)。前瞻性队列研究发现配戴助听器不能改善老年性聋患者抑郁症状(OR 0.87,95%CI 0.24～1.50),亚组分析中,通过随访时间、文献发表年份和样本量大小发现配戴助听器和老年性聋患者抑郁改善有关。结论认为,配戴助听器可改善老年性聋患者抑郁症状,随着助听器功能的改进,短期改善抑郁效果较好。

2. 许雯雯,邓洁,郭睿. 配戴助听器对老年性聋患者抑郁疗效的 Meta 分析. 中国听力语言康复科学杂志,2022,20(4): 256-259.

许雯雯等研究认知功能障碍老年人纯音听阈和普通话快速噪声下言语识别能力特征。以 2018 年 10 月至 2020 年 4 月因听力下降行纯音测听及言语识别能力测试的 78 例老年人为研究对象,年龄 60～95 岁,平均(72.62±8.56)岁,其中男 42 例、女 36 例。根据简易智能精神状态量表(MMSE)得分将对象分为认知障碍组 33 例,认知正常组 45 例。两组对象分别进行纯音测听(PTA)、快速噪声下言语识别测试(Quick SIN),以信噪比损失值(SNR loss)作为噪声下言语识别测试结果,比较不同认知功能状态的老年人听力损失程度和信噪比损失程度的差异,以及各频率听阈和信噪比损失检出率。结果显示:认知功能障碍组 Quick SIN 测试 SNR loss 值(8.98±7.25)dB,高于正常组的(4.57±5.28)dB,差异有显著性(P<0.05)。认知功能障碍组 Quick SIN 测试 SNR loss 者 25 例(75.76%,25/33),其信噪比损失程度以中度为主(42.42%,14/33);认知功能正常组 Quick SIN 测试 SNR loss 者 36 例(80.00%,36/45),信噪比损失程度以轻度为主(46.67%,21/45),两组间差异有统计学意义

（$P<0.05$）。认知功能障碍组 125、250、500、1 000 Hz 频率平均听阈值分别为（25.61±13.74）、（25.15±14.87）、（31.21±18.03）、（37.12±18.03）dB HL，高于认知功能正常组的（22.67±9.63）、（20.33±11.84）、（25.33±13.46）、（30.56±13.62）dB HL，差异有统计学意义（$P<0.05$）；而两组 2 000、4 000、8 000 Hz 频率纯音听阈差异无统计学意义（$P>0.05$）。结论认为，认知功能障碍老年人以中低频听力损失为主，且言语识别能力较认知功能正常老年人差。

3. 黄炎，张雪颢，刘玉和. 探讨老年前庭功能障碍患者的空间认知表现. 中国听力语言康复科学杂志，2022，20（4）：252‐255.

黄炎等研究评估前庭功能障碍人群的空间认知能力与整体认知能力，探究两者之间的关系，分析年龄对前庭功能障碍患者空间认知能力和整体认知能力的影响。选取 2021 年 9 月至 11 月诊治的前庭功能障碍患者 71 例，分为 3 组：其中青年组 18～44 岁 17 例，中年组 45～59 岁 23 例，老年组≥60 岁 31 例。采用 18 分制画钟测验（CDT）评估空间认知能力，蒙特利尔认知评估量表（MoCA）进行整体认知能力评估。对 CDT18 与 MoCA 得分进行相关性分析，比较不同年龄组间 CDT18 和 MoCA 得分。结果显示：前庭功能障碍患者的 CDT18 得分（13.92±3.73）分，MoCA 得分（26.01±2.80）分，两者呈极显著正相关（$r=0.709$，$P<0.001$）；而前庭功能障碍群体中 CDT18 得分的异常率与 MoCA 得分异常率无显著差异（$P>0.05$）。不同年龄组间前庭功能障碍患者的 CDT18、钟面、指针得分有显著差异（$P<0.05$），其余画钟测试子维度均无显著差异（$P>0.05$）；不同年龄组之间前庭功能障碍患者的 MoCA 得分有显著差异（$P<0.05$）。

结论认为，前庭功能障碍患者的空间认知能力与整体认知能力相互联系。老年前庭功能障碍患者除本身的平衡障碍与感觉运动障碍等问题外，相对于年轻群体可能还有认知功能降低，包括整体认知能力和空间认知能力。

4. 王庆林，郭向东，王爱琴，等. 前庭康复对老年周围性眩晕患者睡眠质量的影响. 听力学及言语疾病杂志，2022，30（3）：308‐311.

王庆林等研究前庭康复对睡眠质量的影响，以及睡眠障碍对前庭康复后眩晕症状、情绪和生活质量改善程度的影响。对 181 例伴睡眠障碍的老年周围性眩晕患者进行前庭康复治疗，30 min/次，3 次/天，持续 12 周。治疗前后分别进行眩晕障碍量表（DHI）、匹兹堡睡眠质量指数量表（PSQI）、焦虑和抑郁自评量表（SDS）、12 条目简短生活质量量表（SF‐12）的问卷调查，同时进行静态姿势描记和冷热试验等前庭功能评估，比较治疗前后的结果以及治疗后仍有、无睡眠障碍患者的结果。结果显示：治疗后 181 例患者上述所有指标均较治疗前显著改善（$P<0.05$）。治疗后 142 例（78.5%）患者仍有睡眠障碍，与治疗后无睡眠障碍的患者（39 例）相比，这些患者治疗前的 PSQI 总分较高（$t=13.9$，$P<0.01$），而 SF‐12 评分较低（$t=-11.58$，$P<0.01$）；治疗后的 DHI、SAS、重心移动总长度（PL）、重心移动总面积（CA）和半规管轻瘫值均显著增高，SF‐12 评分降低（$P<0.05$）；而两组的 SDS 评分无显著性差异（$P>0.05$）。结论认为，随着前庭康复后眩晕症状和体征的改善，伴睡眠障碍的老年周围性眩晕患者的睡眠质量、负性情绪和生活质量均有改善，但治疗后持续的睡眠障碍会降低患者焦虑、生活质量和眩晕主客观指标的改善程度。

（陈　茜）

第六章　疼　痛　康　复

2022 年度,在疼痛康复领域共收集学术论文 822 篇,其中纳入专论 246 篇(占 29.9%)、收入文选 74 篇(占 9.0%)。从文献统计分析看,研究主要聚焦在物理因子治疗、运动疗法、中医药治疗和超声引导下介入治疗。

【专　论】

一、物理因子治疗疼痛康复

物理因子疗法治疗疼痛方面主要聚焦于冲击波、重复经颅磁刺激及经颅直流电刺激等技术在卒中后肩痛、颈椎病、肩痛、腰痛等疾病的临床疗效,尤其是更注重物理因子治疗相关疾病的基础研究,为其在疼痛康复中的临床应用提供了更多理论依据支持。同时,近年来神经调控技术的研究及应用,为我们更好地认识疼痛及其相关机制提供了重要线索,也为临床疼痛患者提供了更多有针对性、更有效的康复干预手段。

(一) 脑卒中后疼痛康复

偏瘫肩痛是偏瘫后最常见的并发症之一,在脑卒中后 4 个月内,发生率高达 87%。章闻捷等[1]应用重复经颅磁刺激(rTMS)对卒中后偏瘫肩痛患者进行高-低频交互 rTMS 治疗,并与单一频率 rTMS 对偏瘫肩痛的疗效相比较。共选择 106 例偏瘫肩痛患者,随机分为低频组、高频组、和高-低频组。结果表明,高-低频交互 rTMS 对偏瘫肩痛患者的上肢运动功能、疼痛及生活质量改善具有积极的作用,且效果优于单一频率的 rTMS,可作为一种有效的辅助治疗手段应用于临床。Guo S 等[2]探索了运动皮层刺激(MCS)对脑卒中后中枢性疼痛(CPSP)的长期影响,发现 MCS 对病变局限于丘脑的 CPSP 患者,其长期疗效优于病变累及丘脑以外结构的卒中患者。张敏等[3]观察局部低频电刺激联合穴位电针刺激对脑卒中后肩手综合征患者的效果。结果显示,联合治疗组在中医症状积分、肩手综合征量表评分、肢体肿胀评分、Fugl-Meyer 运动功能量表评分等指标的改善幅度显著优于常规对症治疗及局部低频电刺激;且患者血清降钙素基因相关肽(CGRP)、一氧化氮(NO) 含量明显升高,内皮素-1(ET-1)、P 物质(SP)及缓激肽(BK)含量明显降低。这些结果表明局部低频电刺激联合穴位电针治疗能进一步改善脑卒中后肩手综合征患者肢体运动功能及血管内皮功能,提高康复疗效。章晓峰等[4]发现在常规康复基础上进行经皮耳迷走神经电刺激治疗,可抑制细胞炎症反应,改善脑卒中后肩手综合征症状,提高上肢运动功能。阚秀丽等[5]选取 40 例卒中后肩痛患者,随机分为研究组和对照组,对照组给予常规康复治疗,研究组在此基础上辅以体外冲击波联合肩肱节律训练,进行 2 周康复干预。治疗后,两组患者的疼痛减轻,上肢运动功能改善。结果显示体外冲击波联合肩肱节律训练能有效缓解卒中后肩痛患者的疼痛,对肩关节被动活动度和上肢运动功能的改善效果显著,临床上推荐该联合训练。赵俊等[6]研究表明,超声药导联合肌电生物反馈是脑卒中后肩痛患者改善上肢运动功能和缓解疼痛的有效治疗方法。

(二) 脊髓损伤疼痛康复

神经病理性疼痛是脊髓损伤恢复期发病率较

高的并发症之一,有 $50\%\sim60\%$ 的脊髓损伤患者在未受到明显刺激时出现感觉异常、痛觉过敏、自发疼痛等不适症状。余艳梅等[7]采用重复经颅磁刺激(rTMS)联合针刺治疗脊髓损伤后神经病理性疼痛,发现联合治疗可改善患者主观疼痛感受,缓解患者抑郁、焦虑情绪,提高患者生存质量,疗效优于单一针刺治疗。其可能的机制是该治疗直接抑制局部大脑区域和控制远端大脑结构,促进脑血流量的改善,诱导运动皮质层的可塑性改变。两者是现代康复和传统康复的完美结合,患者易于接受且无明显副作用,对提高患者的生活质量具有重要应用价值。Yang Y 等[8]通过 Meta 分析评估经皮神经电刺激对脊髓损伤后疼痛患者的影响。结果发现,实验组 VAS 和 SF-MPQ 评分均低于对照组,从循证医学角度证实经皮神经电刺激对脊髓损伤后疼痛患者有一定的临床治疗效果。该结论还需更大样本量、临床多中心试验进一步论证。

(三)颈椎病疼痛康复

颈椎病是以颈项、肩背、上肢疼痛或麻木为临床表现的一类疾病,患病率在 $20\%\sim50\%$,且其发病率逐年上升、趋于年轻化。物理因子疗法是其重要的治疗方法。Chen Z 等[9]对 36 例神经根型颈椎病进行经颅直流电刺激(tDCS)和神经松动(NM)治疗,其中 tDCS 联合组患者接受 tDCS 联合 NM 治疗,NM 组患者单独接受 NM 治疗。研究显示,治疗后 4 周随访时,联合 tDCS 组 VAS 评分、颈部功能障碍指数 NDI 显著低于 NM 组,但 EQ-5D 两组间无明显差异。这些研究结果表明,与单一神经松动疗法相比,tDCS 联合疗法可更有效地减轻神经根型颈椎病患者的疼痛和改善其颈部功能障碍。麦迪娜等[10]探讨红外偏振光联合微波治疗在神经根型颈椎病患者中的疗效及机制,招募了 116 例患者分为常规组和实验组,常规组给予曲度牵引进联合微波治疗,实验组在曲度牵引基础上给予红外偏振光联合微波治疗。发现常规组总有效率为 82.76%、实验组为

94.83%;两组 PPI、PRI、VAS 分值均较治疗前显著降低,且实验组显著低于常规组。说明红外偏振光联合微波治疗神经根型颈椎病患者治疗效果确切,可以有效改善患者疼痛情况以及颈椎生理曲度。

(四)肩关节疼痛康复

肩周炎是临床常见病症,肩关节疼痛致使关节活动功能受限,且呈现出夜间为甚、日益加重的特点。若未得到有效治疗,不仅会影响肩关节功能,还会向颈部和肘部产生放射性痛,甚至出现不同程度的三角肌萎缩。徐晖等[11]选择 132 例肩周炎患者,随机分为液压扩张组、冲击波组、联合组。结果显示,治疗后 3 组患者的肩关节活动度增加、JOA 肩关节功能评分、ADL 评分、β-EP 水平升高,VAS 分和 PGE_2、IL-6、TNF-α 水平降低;同时,联合组总有效率高于液压扩张组、冲击波组。研究表明,液压扩张联合放射式体外冲击波对肩周炎患者肩关节功能改善效果更好,其机制可能与改善 PGE_2、β-EP、IL-6、TNF-α 水平,减轻疼痛和炎症反应有关。唐贻贤等[12]为探讨发散式体外冲击波治疗非钙化性冈上肌腱炎的临床疗效,纳入了 64 例脑卒中患者,分为对照组、低能量组和中能量组。对照组给予疾病健康宣教和物理因子治疗,低能量组和中能量组患者在此基础上增加对应强度的发散式体外冲击波治疗。结果显示冲击波治疗可有效地缓解非钙化性冈上肌腱炎患者的疼痛,并改善其肩关节活动功能,但低、中能量的体外冲击波在疗效改善上未显示出明显的差异。贾芝和等[13]将老年肩周炎患者随机分为观察组和对照组,每组纳入 40 例患者。两组患者均进行肩关节功能锻炼,对照组采用封闭疗法,观察组在对照组基础上加用蜡疗。研究结论表明,封闭疗法联合蜡疗能更有效地改善肩周炎患者疼痛程度,提高肩关节活动功能。

(五)腕手疼痛康复

腕管综合征(CTS)是正中神经在腕管狭窄空

间处受到损伤和压迫,导致为手、腕部感觉异常,典型症状为桡侧三指或三指半的疼痛、麻木和指端感觉异常,严重的可导致肌肉无力、运动功能障碍等。何林飞等[14]探究了发散式体外冲击波治疗对轻、中度腕管综合征患者疼痛、手功能和抑郁的临床疗效,对总共60名腕管综合征患者进行每周2次、为期6周的冲击波治疗,发现治疗后患者正中神经感觉神经传导(SNCV)明显提高,视觉模拟量表(VAS)、波士顿腕管综合征问卷(BCTQ)、正中神经末端运动潜伏期(DML)及贝克抑郁量表(BDI)等指标明显降低。研究表明:发散式体外冲击波治疗能缓解轻、中度腕管综合征(CTS)患者的疼痛,提高手功能,对患者的抑郁状态产生积极影响。廖家权等[15]联合运用体外冲击波和局部类固醇注射治疗腕管综合征,发现联合疗法在缓解疼痛及功能改善上优势明显:不仅能在较短时间内获得好的效果,与单一治疗方法相比有更好的远期疗效。Xie Y等[16]纳入433名患者从循证医学角度证实冲击波疗法对腕管综合征患者的疼痛减轻、症状缓解和功能恢复均有显著效果,且发散式冲击波在患者手部症状缓解、功能恢复方面优于聚焦式冲击波。

(六)腰背痛康复

冷波等[17]纳入74名慢性非特异性腰痛患者评估经颅直流电刺激(tDCS)联合集体运动疗法的治疗效果,即在集体运动疗法干预的基础上分别进行tDCS和安慰性刺激治疗,并评估干预前、干预后及干预随访1月的疼痛评分、功能改善程度及健康状态等指标。结果表明,tDCS联合集体运动疗法可改善患者的疼痛症状和心理健康。该研究提示tDCS联合其他方式(运动、药物或认知干预)治疗慢性腰痛可产生协同作用。孙艳华等[18]证实重复性外周磁刺激(rPMS)对急性腰痛具有明显缓解作用,且疼痛缓解在不同时间均优于假刺激组。这些研究证明上述神经调控技术治疗腰痛有效,为急性及慢性疼痛患者的康复治疗提供了新思路及新方法。Chen J等[19]探索了超声(US)联合神经肌肉电刺激(NMES)治疗腰椎间盘突出症(LDH)患者的临床疗效及其对炎症因子水平的影响,发现US+NMES组的VAS、ODI评分、炎症因子水平(IL-6、IL-1、TNF-α)及疼痛介质(TGF-β2、PGE2、5-HT)的下降幅度最大。结果提示联合方法比单独使用US或NMES可获得更好的疗效,可能与疼痛缓解、腰椎功能障碍改善、局部炎症反应与疼痛介质水平降低有关。Wong CH等[20]研究发现:周围神经场刺激(PNFS)是治疗慢性腰痛(CLBP)和持续脊柱疼痛综合征(PSPS)患者的有效方式,亦可联合脊髓刺激术作为其辅助治疗,可明显减轻腰背部及腿部疼痛。陈进等[21]采用随机单盲对照试验设计纳入102例慢性非特异性腰痛患者,在腰椎节段稳定性训练基础上,联合应用深层肌肉刺激疗法,可使有效率提高至96%,其中多裂肌、回旋肌最大肌电值明显升高,步长对称指数、足偏角对称指数、站立相对指数、初始双支撑垂直地面反作用力、单支撑相垂直地面反作用力及终末双支撑垂直地面反作用力降低。结果表明深层肌肉刺激疗法可促进脊柱肌肉平衡,改善腰椎结构的稳定性,并有利于恢复其正常步态。Fan Y等[22]研究证明体外冲击波治疗(ESWT)治疗慢性腰痛有效,且基于经络理论的ESWT较常规ESWT治疗慢性腰痛有效性和安全性更佳,这为临床提供一种实用有效的治疗方法。李娜等[23]为探讨超声波治疗腰肌筋膜疼痛综合征的疗效,选取86例患者进行为期3周的超声波治疗,对照组采用常规治疗。结果显示,治疗后患者VAS评分、ODI指数及血清致痛物质水平(血清神经肽Y、P物质等)降低,腰椎前屈、后伸关节活动度改善,激痛点疼痛阈值升高。研究表明,说明联合超声波治疗镇痛及改善腰椎功能效果更佳。

(七)膝关节疼痛康复

膝关节骨性关节炎(KOA)是一种常见的退变

性关节病,我国40岁以上人群的总患病率为17％。临床表现为关节肿胀疼痛、僵硬感、功能障碍,严重者可出现肌肉萎缩甚至残疾等。康复治疗的目标是控制症状、减轻疼痛、改善功能和提高生存质量。现有研究结果证实,体外冲击波疗法可缓解早中期KOA患者的疼痛并改善功能。邓紫婷等[24]通过建立兔KOA模型,发现模型组软骨组织中TGF-β1、IL-1β的蛋白和mRNA的表达显著升高;而通过体外冲击波治疗后,上述指标的表达均不同程度降低,且治疗效果与能量密度流呈正相关。这些结果表明体外冲击波疗法可有效降低炎症因子水平,减少炎症反应,促进软骨损伤修复,从而起到延缓KOA发展进程的作用。郑鑫鑫等[25]等通过临床随机对照研究探讨了发散式体外冲击波痛点治疗结合经穴治疗(血海穴、梁丘穴)早中期KOA的治疗效果,发现经过4周治疗后,患者疼痛视觉模拟评分(VAS)、西安大略和麦克马斯特大学骨关节炎指数评分(WOMAC)明显降低,6 min步行距离明显增加;联合疗法展示了更好的康复效果,可有效减轻KOA患者疼痛,改善膝关节功能,提高步行能力。沙益辉等[26]分析不同康复干预方式对鹅足滑囊炎患者的临床疗效及其差异,发现关节运动手法、冲击波或两者联合治疗,临床治疗均有效,其中联合疗法优于单一疗法。樊志娇等[27]探索了3种不同频率的中频电疗法对KOA患者功能恢复的影响:将127例患者随机分为等幅中频电疗法、干扰电疗法与调制中频电疗法组,共治疗4周。结果显示,3组患者治疗后疼痛显著减轻、步行速度提高、平衡能力改善;其中干扰电疗法组的治疗效果优于等幅中频及调制中频电疗法组。因此KOA患者进行物理因子治疗时,建议优先选择干扰电治疗。唐凤娟等[28]纳入100例老年KOA患者,随机分为观察组与对照组,每组50例,对照组采用常规康复治疗和抗阻训练,观察组采用常规康复治疗和肌电生物反馈配合抗阻训练,干预3周。研究表明,观察组Lysholm膝关节评分、伸膝等速肌力参数[峰力

矩(PT)、总做功量(TW)、疲劳指数(WF)]高于对照组,视觉模拟评分(VAS)、西安大略和麦克马斯特大学(WOMAC)骨关节炎指数量表评分低于对照组。提示治疗老年KOA患者可选用肌电生物反馈配合抗阻训练,有助于减轻疼痛程度,增强抗疲劳能力,进一步改善膝关节功能。康知然等[29]阐明治疗性超声波(连续超声波、脉冲超声波、磁共振引导聚焦超声波)对于中重度的KOA患者的疼痛与膝关节功能障碍具有良好的缓解作用,亦可综合其他治疗方法如低强度有氧训练、下肢肌力训练、经皮神经电刺激、低强度激光疗法及中医药等,起到协同治疗作用。

(八) 踝足损伤疼痛康复

足底筋膜炎是足底软组织出现炎症刺激引起的足跟、足底疼痛。康复干预措施包括低水平激光、肌效贴、足底筋膜松解术等,而近年来体外冲击波疗法(ESWT)逐渐成为其常用的保守治疗方法。章婷婷等[30]研究显示ESWT联合牵伸训练可以更好地提高足底筋膜炎患者治疗效果,降低疼痛因子水平、缓解疼痛,改善足踝功能及提高平衡能力。同时,该研究发现10 Hz的冲击波对足底筋膜炎的改善效果明显,且无副作用或不良反应,值得临床推广和应用。陈柯村等[31]运用循证医学方法系统评价ESWT治疗慢性足底筋膜炎的有效性,发现无论是疼痛减轻还是功能改善方面,ESWT优于安慰剂,优于超声或局部封闭治疗,且其疗效可持续1年。这些研究证明ESWT治疗足底筋膜炎安全有效,其原理可能是ESWT改善跖筋膜区域的新陈代谢和减轻患处炎性反应,促进组织修复。

(九) 神经痛康复

神经病理性疼痛是一种慢性病理性疼痛状态,在损伤去除后可持续存在。研究证实,经颅直流电刺激(tDCS)通过调节神经元网络的各种活动而发挥镇痛作用,并在刺激时及刺激结束后的一段时间

均可影响皮质兴奋性。李冰冰等[32]采用经典坐骨神经慢性压迫性损伤模型致大鼠发生创伤后疼痛性周围神经病变,给予大鼠 tDCS 刺激,观察其镇痛效果,并通过研究脊髓背角 N-甲基-D-天冬氨酸受体(NMDAR)和 γ-氨基丁酸受体(GABA-R)的表达。研究提示,tDCS 可改善神经病理性疼痛反应,并对痛觉过敏(热痛)的改善优于痛觉超敏(机械痛),其作用机制可能是通过下调脊髓 NR2B-NMDAR 而抑制突触可塑性变化,通过上调脊髓 GABAa-R 的表达而部分恢复脊髓的去抑制现象。该研究初步探讨了 tDCS 发挥镇痛作用的理论基础。王彬等[33]探索了聚焦式低强度脉冲超声(FLIPUS)对坐骨神经损伤模型大鼠的镇痛作用,以及对脊髓神经重塑的影响。研究发现,FLIPUS 治疗组大鼠术后第 24 和 30 天机械性刺激缩爪阈显著高于模型组,且 FLIPUS 治疗可显著降低治疗组脊髓 MAP2 蛋白的表达量。研究表明,FLIPUS 可缓解痛觉过敏症状,其机制可能与抑制脊髓的神经重塑有关。Ye Y 等[34]采用 TMS-EEG 技术研究背外侧前额叶皮质(DLPFC)镇痛相关的局部和分布性神经可塑性改变。结果发现,DLPFC 镇痛与对侧前额叶皮层较小的 N120 振幅以及同侧岛叶皮层较大的 N120 峰值有关。此外,这两个区域的 N120 变化之间存在很强的负相关,即这两个区域的振幅变化与疼痛阈值增加有关;DLPFC 刺激增强了前额叶和初级感觉皮层之间的一致性。这项研究为 DLPFC 镇痛相关的神经可塑性变化提供了新证据。于璐等[35]采用重复经颅磁刺激(rTMS)治疗糖尿病性周围神经病理性疼痛这一特定患者群体,磁刺激部位选择非优势侧手对应的初级运动皮质区(M1 区)。结果显示,rTMS 治疗后,患者疼痛视觉模拟量表(VAS)、患者整体印象变化量表(PGIC)评分较治疗前及对照组显著降低,正中神经、腓总神经运动传导速度均较治疗前及对照组明显增快,且观察组疼痛治疗有效率亦显著高于对照组水平。这些结果表明 rTMS 治疗可缓解 2 型糖

尿病合并周围神经病理性疼痛患者的疼痛,提高患者生活质量。

(十) 癌痛康复

癌痛是一种混合性疼痛,疼痛性质不同于常见的炎性疼痛或神经病理性疼痛。在新确诊的肿瘤患者中,至少有 25% ～30% 的患者伴发癌痛,而晚期肿瘤患者疼痛的发生率高达 80%。目前大部分肿瘤患者疼痛未得到有效控制,寻找新型癌痛治疗方式是关键。唐颖等[36]采用前瞻性随机对照临床试验,观察 rTMS 对 50 例癌痛患者的镇痛疗效。即在常规药物治疗的基础上,给予癌痛患者高频 10 Hz、左侧背外侧前额叶的磁刺激治疗,发现经过 2 周的 rTMS 治疗,患者口服吗啡等效剂量的增加趋势明显低于对照组,且 WHO 生存质量测定量表简表总分高于对照组。证明 rTMS 可明显缓解癌痛患者的疼痛程度,降低止痛药物使用剂量,改善癌痛患者的生活质量,是一种有效的癌痛康复治疗工具。

(十一) 术后疼痛康复

Song D 等[37]比较了中频电刺激股内侧肌与常规康复治疗对前交叉韧带(ACL)重建术后膝关节功能恢复的影响,50 例 ACL 重建患者分为对照组和实验组。对照组采用常规康复治疗包括股四头肌主动牵伸及肌力训练、针灸等。实验组在常规康复治疗基础上接受中频电刺激作用于股内侧肌肉治疗。结果显示,两组患者治疗前大腿围、Lysholm 评分、膝关节活动范围及 VAS 评分相似。治疗后,实验组患者大腿围和活动范围均大于对照组,Lysholm 评分较高,VAS 评分较对照组低。这些研究结果表明,中频电刺激作用于股内侧肌,能有效改善前交叉韧带重建后膝关节功能和活动范围,减轻患者疼痛。椎间孔镜手术已在腰椎间盘突出症患者中获得了广泛的运用,但手术后残留症状以腰骶部疼痛为主。张馨心等[38]将放散式冲击波应用于治疗椎间孔镜术后残余腰骶部疼痛患者,发现常

规药物能降低临床症状,但联合放散式冲击波治疗效果更佳;ODI指数、VAS评分均较治疗前显著降低,血清超敏C反应蛋白、IL-6、PGE2、5-HT水平显著降低,可能与冲击波治疗降低局部无菌性炎症、降低疼痛介质水平、提升疼痛阈值有关。幻肢痛是截肢后常见的并发症,发病率高达80%,大多发生在术后1个月内,也可发生在截肢数年后。幻肢痛常规药物治疗效果不佳。王凤怡等[39]探索了重复经颅磁刺激(rTMS)对截肢患者幻肢痛的影响,并与镜像疗法(MT)进行比较。将26例患者随机分为rTMS组和MT组,两组在常规康复治疗的基础上分别接受重复经颅磁刺激(1 Hz,15 min,5天/周)和镜像疗法(肢体相应动作,15 min,5天/周),干预2周。结果显示,rTMS对幻肢痛有效,其治疗效果与镜像疗法相当。可能是由于rTMS通过调节与疼痛通路相关的各种神经递质,以及对深层和远端大脑结构的兴奋性调节等方式,影响了皮质重组。

二、运动疗法治疗疼痛康复

疼痛发病机制复杂,目前主要疗法有药物、物理因子疗法、运动疗法、中医药及超声介入等康复治疗手段,各国临床指南和专家共识中所提到的疼痛运动疗法项目主要包括力量及耐力训练、运动控制练习、协调性训练、瑜伽、太极、八段锦等个体化、有监督的运动方式,大量研究也证明了运动疗法的确可以有效地改善疼痛程度,功能障碍,恢复日常的活动能力等。

(一)脑卒中后疼痛康复

康复治疗和运动疗法是降低脑卒中致残率的有效手段,卒中后疼痛主要来源于卒中后肩痛、卒中后中枢性疼痛以及肩手综合征。陈成等[40]对神经松动技术对卒中后疼痛进行了综述,认为神经松动技术可以缓解上肢周围神经的水肿,减轻患侧肩关节疼痛;池艳红等[41]Meta分析显示,相比于对照组,神经松动术治疗后患者的肢体疼痛可以得到有效缓解。吴豪等[42]指出,加强膝关节控制能力,进行下肢肌力训练和本体感觉训练可以减少膝关节过伸,从而降低卒中后膝反张疼痛。王超等[43]调查了虚拟现实技术对缺血性脑卒中复杂性区域疼痛综合征(CRPS-Ⅰ)患者的影响,该临床试验纳入了150名脑卒中患者,随机分为浮针组、虚拟现实组和联合疗法组,联合组采用互动式浮针联合虚拟现实技术进行干预,4周治疗后,联合组的VAS评分显著降低,虚拟现实技术联合治疗方案可以有效改善卒中后CRPS-Ⅰ患者上肢肿胀、疼痛与肌肉痉挛,促进上肢正常运动模式的重建。周兰兰等[44-45]对运动引导想象训练对卒中后患者疼痛的影响进行了研究,分别进行了5周和8周的运动引导想象训练,结果发现干预后观察组的疼痛评分显著低于同时间点的对照组,干预后患者的脑源性神经营养因子(BDNF)、5-HT均升高,表明运动引导想象训练可以降低躯体症状和应激水平,使患者更好地处于放松状态,有效改善患者整体康复状况。

(二)脊髓损伤疼痛康复

神经性疼痛是脊髓损伤(SCI)后的常见并发症,运动疗法有助于SCI后疼痛的康复,任淑婷等[46]指出,康复运动可以通过降低炎性细胞和因子的释放和表达,来减轻炎症反应,使兴奋性和抑制性神经递质表达平衡,从而缓解神经性疼痛。王志敏等[47]探讨了上肢和肩周肌力训练联合重复经颅磁刺激治疗SCI后疼痛的临床疗效,研究纳入了66名SCI患者治疗时间为6周,经联合干预后,观察组VAS评分相比于对照组下降,疼痛缓解效果显著。马江等[48]讨论了运动想象疗法对SCI的应用前景,该研究指出运动想象疗法在提高SCI后运动功能和减轻疼痛方面具有潜力和价值。

(三)骨折术后疼痛康复

疼痛是骨折术后最常见的并发症之一,运动疗法在骨折术后的康复以及疼痛管理已经被广泛应用于临床,在术前和术后都发挥了积极作用。陈晨等[49]对以核心稳定肌群训练为重点的阶梯性康复对腰椎骨折术后患者的价值进行了研究,将78例腰椎骨折术后患者进行分组,对照组常规术后康复,观察组实施以核心稳定肌群训练为重点的阶梯式康复训练,术后干预第8周,观察组的VAS评分较对照组显著降低。顾春雅等[50]探讨了肌肉能量技术对胫骨平台术后超早期康复的疗效,24名患者均进行胫骨平台切开复位钢板内固定手术,观察组在术后3天进行肌肉能量技术训练,对照组进行持续被动训练,1周后比较两组患者的VAS评分,观察组评分低于对照组,差异有统计学意义。张慧琳等[51]对早期康复治疗对骨科手术患者术后恢复的影响进行了讨论,康复干预包括肌力训练和协调训练,结果指出尽早开展骨科术后患者的康复治疗可以有效减轻术后疼痛,提高运动和日常生活能力。Wu Y等[52]探讨了经皮穴位电刺激(TEAS)联合本体感觉神经肌肉促进(PNF)对胫骨平台骨折患者疼痛的影响,3周干预和6周干预后,PNF联合治疗组都显示出更好的疼痛缓解作用。

(四)颈椎病疼痛康复

运动疗法是颈椎病疼痛康复中的常见干预手段,龙露等[53]指出运动疗法可以有效缓解患者的疼痛症状,并且具有良好的短期与长期疗效,大部分颈痛康复指南都将运动锻炼、关节松动术和颈椎扳法放在干预首位。范长海等[54]进行了一项临床随机对照试验,观察了多角度等长抗阻训练在颈痛康复中的疗效,在1个月的干预后,疼痛评估指数(PRI)、视觉模拟评分量表(VAS)以及即时疼痛强度(PPI)等多个疼痛指标相较于对照组均有下降,结果具有统计学意义。李柯等[55-56]使用颈部伸屈肌群静力增强训练分别对115名和90名神经根型颈椎病患者开展临床研究,结果显示颈部伸屈肌群静力增强训练可以有效改善神经根型颈椎病患者

的临床症状,降低患者的疼痛程度。范天伦等[57]调查了肌内效贴布联合核心稳定训练对颈型颈椎病患者的康复作用,研究招募了110名颈椎病患者,对照组使用肌内效贴布贴扎治疗,观察组在此基础上联合颈部核心稳定训练,发现两组治疗后的VAS评分均低于治疗前,观察组治疗后颈痛低于对照组,差异具有统计学意义。裴帅等[58]纳入60例颈型颈椎病患者进行随机对照试验并持续3个月的随访,对照组和观察组分别进行常规牵引治疗和扳法治疗,治疗后3个月时的随访显示,两组患者的疼痛数字评分(NRS)差异具有统计学意义,扳法治疗组体现出更好的疗效。

运动疗法联合中医治疗手段在颈椎病疼痛的临床干预中比较常见。覃海兵等[59-61]进行了针灸针刺疗法结合运动疗法治疗颈型颈椎病的研究,结果发现,观察组患者的颈痛疼痛强度评分显著低于对照组,并且这一改善结果在6个月的随访中仍然存在,运动联合针灸的颈痛干预方式具有一定的优势。谢那金等[62]探讨了针灸配合八段锦锻炼对神经根型颈椎病患者功能和疼痛的影响,84名患者分两组分别进行常规护理干预和针灸八段锦联合疗法,相比对照组,进行针灸八段锦联合疗法的患者颈痛得到了显著改善。

中国传统运动疗法也在颈痛的治疗中体现出一定的优越性,其中以八段锦最为常见,朱婷等[63]对八段锦治疗颈椎病的研究进行了现状分析,八段锦对改善颈型颈椎病、神经根型颈椎病和椎动脉型颈椎病的疼痛症状具有积极的作用。屠金康等[64]使用改良八段锦"前三式"对60名颈椎病患者进行了为期12周,每周3次的干预,VAS评分显示随着治疗推进,改良八段锦组患者的疼痛得到了稳定的改善。Cheng ZJ等[65]设计了一组8周干预、4周随访的随机对照试验,102名颈痛患者被随机分配到推拿对照组和推拿联合易筋经观察组,结果表明推拿和易筋经联合疗法对于非特异性慢性颈痛患者更加有效。

（五）肩关节疼痛康复

肩关节疼痛通常出现在脑卒中后肩痛、运动性损伤以及肩周炎等疾病中。黄慧等[66]认为,运动疗法在卒中后肩手综合征的疼痛管理方面发挥了重要作用,但在治疗过程中需要注意避免可能存在的关节损伤。陈蓉等[67-68]对本体感觉神经肌肉促进技术(PNF)对卒中后肩痛的疗效进行了临床观察,结果显示 PNF 技术能够减轻卒中后肩痛,改善肩部的运动功能。李豪等[69]应用双上肢悬吊疗法治疗卒中后肩痛及肩关节半脱位,招募 54 名患者并进行了 1 个月的随访,相比于对照组,悬吊疗法训练患者在治疗后和随访时肩部疼痛明显缓解并存在显著的差异。

温坚等[70]使用运动疗法对 90 名急性肩袖损伤的大学生开展了随机对照试验,治疗内容包括牵伸训练、关节活动训练和肩胛骨控制训练,在疼痛评分部分运动疗法组的疼痛评分部分相比常规物理治疗体现出更好的疗效。席蕊等[71]设计了一组随机对照试验,纳入 48 名肩峰下撞击综合征(SIS)患者,随机分为运动组和对照组(各 24 例)。运动组实施为期 8 周,每周 3 次的肩胛肌群康复训练和 2 次健康教育课,对照组进行 2 次健康教育课,使用 VAS 量表和肩关节疼痛和障碍指数评估肩痛,结果显示肩胛肌群肌力训练能够显著 SIS 患者的肩痛程度。

对于老年创伤性肩周炎,张桂林等[72]使用 Mulligan 动态关节松动术进行了干预试验,30 名观察组患者进行每周 5 次的运动疗法和 Mulligan 动态关节松动术治疗,6 周干预后患者的 VAS 评分优于进行单纯关节松动术的对照组。金星等[73]为研究针刺联合八段锦治疗肩周炎患者的临床疗效,将 70 例肩周炎患者随机分为针刺组和针刺八段锦联合组,进行 4 周的治疗,结果显示两组治疗方法均能减轻患者疼痛症状,针刺八段锦联合疗法在改善功能方面具有更好的效果。Lin P 等[74]使用本体感觉神经肌肉促进技术探究运动疗法治疗肩周炎的

疗效,并且使用 MRI 观察和评价肩关节内部结构的改善,这项纳入了 48 名患者的研究显示,PNF 疗法对肩痛疗效优于传统手法治疗。

（六）肘关节疼痛康复

运动疗法是肘关节疼痛康复的常见手段,在肘关节术后以及过用性肘关节损伤疼痛中发挥着重要作用。应秋雯等[75]对肘关节镜手术治疗的 40 例肘关节僵硬案例进行了回顾性分析,20 例进行术后早期运动康复锻炼,20 例进行自行功能锻炼,对两组术后 2 周及 8 周的 VAS 评分进行比较,发现肘关节镜手术治疗肘关节僵硬术后采用早期运动康复干预可以有效缓解疼痛。王文坤等[76]选取了肱骨外上髁炎门诊患者 60 例,随机分为口服止痛药对照组和皮下针刺配合运动疗法干预组,各 30 例,比较两组疗效以及治疗前后的肘痛 VAS 评分、无痛握力,治疗组显示出更高的有效率,皮下针刺配合运动疗法治疗肱骨外上髁炎疗效更佳,具有简便、低痛的特点。张文武等[77]将局部封闭治疗和封闭治疗联合运动疗法进行对比,在治疗后第 12 周时,联合疗法组患者肱骨外上髁炎的压痛 VAS 评分和持物痛 VAS 评分都有显著下降,且该组患者的复发率明显低于对照组,体现出疗效的稳定性,但更长期的疗效仍然需要进一步研究。

（七）腕手疼痛康复

腕手部疼痛严重影响着患者的日常生活,降低其生活质量。腕管综合征(CTS)是一种常见的手部疾病,其主要症状包括疼痛、感觉迟钝、手部麻木,最终可导致严重的功能障碍。手法按摩作为传统治疗方法之一,可改变局部组织的血流动力学,促进局部血液循环,减少炎症因子释放,减轻炎症反应,从而减轻疼痛。李宗洪等[78]研究发现温针灸联合手法按摩可以有效降低腕部疼痛程度,改善腕关节功能状态。顾斌等[79]为探究正中神经滑动术对 CTS 患者的疼痛和功能障碍的影响,将 60 名受

试者随机均分为对照组和实验组,对照组给予甲钴胺口服治疗,实验组额外给予正中神经滑动术治疗。结果表明实验组受试者的腕部疼痛、麻木、肌力减退较对照组有显著的改善。痛风也是导致手指小关节疼痛的常见原因之一。运动干预可以增强痛风患者肾脏对尿酸的排泄,降低血清中血尿酸水平,降低患者痛风发作频次,从而减轻痛风引起的疼痛反应,改善患者身体机能。鲜欢等[80]为探究运动疗法在痛风治疗中的应用效果,将 68 名痛风患者随机分为对照组和实验组,对照组进行饮食护理,实验组在此基础上给予运动治疗,结果表明干预后实验组患者的手指关节疼痛、肿胀、畸形程度较对照组均有显著改善。刘中华等[81]发现电针十宣穴结合关节活动度训练、功能性训练可以再植手指的疼痛程度,改善功能障碍。此外,王朝君等[82]发现渐进式关节功能训练应用于桡骨远端骨折术后康复中,可以有效减轻腕关节和肘关节的疼痛强度,并改善关节功能。

(八) 腰背痛康复

腰背痛是骨科常见疾病,其中非特异性腰背痛(NSLBP)占 90% 左右,严重影响患者的生活质量。运动疗法可以通过增加脊柱核心肌群的力量,稳定内在肌群、加强内外肌群和协同肌群间的作用来增加脊柱稳定性,改善腰椎功能以及减轻腰背部疼痛,是 NSLBP 康复治疗的主要方法。在 2022 年中国非特异性腰背痛临床诊疗指南中[83],证明了运动疗法对腰背痛的有效性,并将运动疗法作为慢性NSLBP 治疗的一级推荐疗法。李芳蕾等[84]在总结慢性非特异性下腰痛的康复治疗研究新进展中,也推荐将运动疗法作为慢性下腰痛患者的首选治疗方法。悬吊训练借助于悬吊设备,可以使人体在排除重力的影响后,在不稳定的状态下进行主动训练,从而更好地增强核心稳定肌的肌力,提高姿势控制能力。近年来,悬吊疗法已被广泛应用于肌肉骨骼疼痛的治疗中。李鑫等[85]为探究悬吊训练对

慢性腰痛患者运动皮质区神经网络的影响,招募了20 名慢性腰痛的患者和 10 名健康对照者,并对慢性腰痛的患者进行为期两周的悬吊训练。结果发现在干预后,慢性腰痛患者运动皮质代表区地形图与干预前相比向外侧和前侧移动,更接近健康对照组,且干预后患者的腰痛程度和残疾均有显著改善。张婵娟等[86]借助静息态功能磁共振技术探究运动控制训练(MCE)对慢性非特异性腰痛患者静息状态下局部神经元自发性神经活动变化的影响中发现,MCE 可能通过调节静息状态下左侧枕中回局部神经元自发性神经活动来减轻疼痛灾难化程度,同时在经过为期 6 周的 MCE 训练后,腰痛患者的疼痛程度和功能障碍得到明显改善。McKenzie 疗法是一种主动疗法,通过良好的运动和姿势,加强腰部伸展运动,减少局部组织所受张力,增强腰背肌力量,使腰椎间盘内压力降低,从而解除髓核对神经根压迫,松解神经根与椎间盘之间的粘连,缓解腰部疼痛。王晓信等[87]发现McKenzie 疗法联合中频电疗临床治疗效果优于单纯中频电疗,能够加速患者症状好转,明显改善腰椎间盘突出症患者的疼痛症状,提高患者生活质量,并能减少复发。

(九) 膝关节疼痛康复

膝关节是人体最大的关节,膝痛也是常见的肌肉骨骼疼痛之一。膝关节骨性关节炎(KOA)是最多见的骨性关节炎,是引起膝痛的常见疾病之一。KOA 以软骨的骨质破坏、变性破坏及膝关节周围骨质增生为主要特征,以明显的疼痛和僵硬为主要表现,并随着年龄增长逐渐加重。由于疼痛和功能障碍的存在,KOA 严重影响患者的日常生活,降低了患者的生活质量。运动疗法作为 KOA 的基础治疗,具有预防 KOA 的危险因素、改善症状以及维持全身健康诸多益处。为了评价不同物理疗法对KOA 患者疼痛缓解的临床疗效,喻雅婷等[88]进行了一项 Meta 分析。研究共纳入 36 个随机对照试

验,涉及2 123名受试者。分析结果表明,运动疗法和激光疗法对于KOA患者的疼痛缓解最有效。浪海伟等[89]为探究肌肉能量技术联合步态矫正训练对老年KOA患者的影响,将106名受试者随机分为对照组和研究组,各53例。对照组给予步态矫正训练,研究组额外给予肌肉能量技术。训练4周后,研究组患者的KOA疼痛强度显著低于对照组。让敏等[90]在研究等速肌力训练对KOA患者的影响时发现,在KOA康复治疗中应用等速肌力训练效果理想,患者膝疼痛程度和关节活动度得到显著改善。黄汝铭等[91]总结了KOA运动疗法的研究进展,并推荐KOA患者的适宜运动频率为1周≥3次,适宜运动强度为中强度,单次运动持续时间为10～60 min,运动方式可根据患者个体情况选择。髌股疼痛也是膝关节疼痛的另一大常见疾病。运动疗法一直是髌股疼痛治疗的重点,有关髌股疼痛运动疗法的研究主要着重于臀部肌肉、膝关节周围肌肉的锻炼及臀部和膝关节周围肌肉的联合锻炼,臀部和膝关节周围肌肉的锻炼被认为是髌股疼痛管理的关键组成部分,也是最有潜力的治疗手段。满喜等[92]为探究运动疗法对髌股关节疼痛综合征的效果,进行了一项Meta分析。研究纳入22篇文献,涉及859名受试者。分析结果表明运动疗法具有明显缓解患者髌股关节疼痛和提高其膝关节功能的效果,其中髋周肌群训练对缓解髌股关节疼痛有很好疗效。同时,推荐髌股疼痛患者合适的运动方案为每次30～60 min,每周3～4次,持续1～4周。王聪等[93]发现Mulligan疗法结合贴布技术可以即刻减轻髌股疼痛综合征的疼痛症状、改善膝关节无痛活动范围及运动功能。

(十)踝足损伤疼痛康复

踝关节扭伤是最常见的运动损伤之一,也是引起踝痛的常见原因。越来越多的运动疗法得到普及,因其在缓解踝关节扭伤方面具有良好的有效性和安全性。杨涛等[94]发现针刺联合关节松动术治疗气滞血瘀型陈旧性踝关节扭伤,能降低患者疼痛,改善踝关节功能。此外,多次单侧的踝关节扭伤容易造成慢性踝关节不稳,其主要表现为疼痛、肿胀、踝关节功能障碍等一系列症状。持续的疼痛严重影响患者的日常生活,降低患者的生活质量。郑雨中等[95]研究发现肌内效布贴结合平衡训练对慢性踝关节外侧不稳有肯定的康复疗效,有利于缓解慢性踝关节不稳术后的疼痛、减轻肿胀、改善踝关节功能。作为运动疗法的一种,肌肉能量技术通过调动关节和拉伸紧绷的肌肉筋膜来改善肌肉骨骼功能,运用轻柔的等长收缩、自发抑制或交互抑制,放松并拉长肌肉,减少疼痛,并改善血液循环和淋巴回流。商鑫飞等[96]探究肌肉能量技术对慢性踝关节不稳患者的影响,将40名受试者随机分为对照组和实验中。对照组采用自我主动训练,实验组额外给予肌肉能量技术,训练包括等长收缩后放松、收缩放松、交互抑制、收缩放松拮抗肌收缩、离心性收缩等。结果发现肌肉能量技术联合自我主动训练可以显著改善慢性踝关节不稳患者踝关节的疼痛程度及主观不稳定感、背屈关节活动度、静态平衡和姿势控制能力。刘小曼等[97]研究发现对踝关节骨折患者采用放松训练联合个性化功能锻炼,能加快患者术后康复,有利于改善踝-后足功能,可有效减轻患者术后疼痛,并能减少并发症的发生风险。李鸿阁等[98]发现踝关节骨折术后患者进行小腿三头肌低强度的离心收缩训练可以有效降低术后疼痛、肿胀,利于恢复踝关节功能,改善患者的行走步态。

(十一)肌肉肌腱疼痛康复

肌腱损伤是临床软组织损伤中的常见类型,多见于肩袖肌腱、肱二头肌腱、髌腱和跟腱。其中腱止点结构处的损伤又称末端病。髌腱末端病是一种因长期过度使用所致的髌腱损伤,主要表现为髌腱疼痛、局限性或弥漫性肿胀以及运动功能受限。运动疗法作为末端病的核心治疗方法,其有效性和安全性已被众多研究证实。李新通等[99]总结了物理疗法在运动员髌腱末端病治疗中的研究现状与应用,其中等长训练、离心训练、高强度低速抗阻运动在缓解髌腱疼痛,提高肌腱负荷耐受性方面均有良好效果。赵田芋等[100]为了探究八段锦训练对髌腱末端病的临床疗效,将67名受试者随机分为对照组和实验组。对照组采用冲击波治疗,实验组在此基础上进行八段锦训练。结果表明,为期4周的八段锦训练可以缓解髌腱末端病患者的疼痛,增加患者下肢平衡稳定性以及肌肉的柔韧性。王敏俊等[101]为探讨运动疗法对慢性肌肉骨骼疼痛康复效果的影响,在长期伏案工作人群中招募290名受试者,并随机分为对照组和实验组。对照组给予常规健康指导,实验组在此基础上开展运动疗法干预。结果发现在8周的运动干预后,实验组的简式McGill疼痛问卷评分、Oswestry功能障碍指数显著低于对照组,颈部竖脊肌、斜方肌上部与斜方肌中部的最大随意收缩(MVC)与肌电时域指标均方根振幅(RMS)等6个指标均明显升高且高于对照组,表明运动疗法能够改善慢性肌肉骨骼疼痛人群的肌肉电生理信号,促进疼痛症状缓解及功能康复。纤维肌痛症是一种慢性、广泛性、弥漫性的全身肌肉骨骼疼痛疾病。杨镒名等[102]总结了纤维肌痛的研究进展,表明包括水上运动、有氧运动、太极拳以及气功在内的多动运动疗法在缓解纤维肌痛的疼痛程度方面都是有效的。储诗瑛等[103]发现屈肌腱滑动训练配合中药熏洗比单纯的中药熏洗治疗更能效缓解手外伤患者的肌腱疼痛,减少肌腱粘连。

(十二) 神经痛康复

神经性疼痛(NP)是躯体感觉系统的原发性病变或疾病,其症状和体征包括自发性疼痛、异常痛觉、痛觉过敏和感觉异常。长期疼痛不仅会降低患者的睡眠质量,还会导致生活质量和心理状态下降。运动作为缓解各种疼痛状况的新途径在医学领域得到了广泛的应用。Song G等[104]探究游泳运动对慢性收缩损伤(CCI)引起的NP大鼠转录组的影响,并利用RNA测序技术分析了差异表达基因(DEGs)及其生物学功能。研究发现Sham组、CCI组和CCI - Swim组大鼠脊髓背角中lncRNAs和mRNAs的表达存在显著差异。因此,运动引起的遗传变化可以为NP的发展提供了潜在的干预靶点。臂丛神经撕脱(BPA)会导致周围神经损伤并发症,导致疼痛以及上肢运动和感觉功能障碍。Hsieh YL等[105]发现在BPA动物模型中,早期干预短时间强迫性冷水游泳运动后,小鼠的感觉和运动功能得到改善,疼痛传递、神经炎症和脊髓背角神经元小胶质细胞的过度激活减少,表明BPA诱导的疼痛和功能障碍可以通过游泳运动调节。Luo J等[106]探讨了运动治疗糖尿病神经病理性疼痛的相关机制,证明了运动疗法对糖尿病神经性病理性疼痛的治疗是有效的。陈成等[40]总结了神经松动术在周围神经损伤中的研究进展,神经松动术在缓解周围神经卡压综合征、外伤性周围神经损伤、在糖尿病周围神经病变、脑卒中后周围神经损伤引起的疼痛都被证明是有效的。孙新政等[107]通过系统评价探究运动对小鼠坐骨神经损伤诱发神经性疼痛的干预效果,发现在对大鼠、小鼠进行坐骨神经损伤后,术后≤3周的运动可以提高机械痛阈值,术后≤4周的运动能显著提高热痛阈值,表明运动能有效改善大鼠、小鼠坐骨神经损伤产生的机械痛敏和热痛敏。

(十三) 癌痛康复

在癌痛康复的运动疗法方面,文献侧重于研究呼吸训练康复、功能操训练康复、游戏训练康复、太极拳运动康复、渐进性肌肉放松训练等对癌症疼痛的治疗。丛绮瑞等[108]研究康复训练在肺癌患者化学治疗期间的应用,阐述肺癌康复的训练措施在运动方式上多采取有氧运动和抗阻运动,患者刚结束手术或辅助治疗时通常开展以低强度步行、呼吸训练和平衡训练等为主的康复训练,随后根据成年癌症患者每周至少进行 150 min 中等强度有氧训练和 2 次耐力训练的指南建议，可推荐采用步行、骑自行车、游泳等方式进行中等强度的训练。我国有很多传统运动项目，如气功、八段锦、太极拳等，被癌症患者广泛选择应用于体能锻炼。研究表明，太极拳可以从心理、生理两个方面发挥康复作用，有助于消除患者的悲观情绪、减轻心理恐惧压力，增强人际交往的能力，改善心血管及微循环，改善呼吸控制能力及消化能力，防止肌肉骨骼的退化。Guo S 等[109]研究确定运动对癌症患者化疗引起的周围神经病变的影响，发现联合运动可以有效地改善癌症患者化疗引起的周围神经病变的生活质量、身体功能(平衡控制和肌肉力量)和神经病理性疼痛。Lei J 等[110]研究中等强度八段锦(每周 5 天)的 8 周运动处方能有效改善非小细胞肺癌患者的生活质量和抑郁、焦虑情绪，其疼痛、呼吸困难和失眠评分均显著低于运动训练干预前。Yang YP 等[111]研究体育训练对恶性血液病伴血小板减少患者生活质量的影响。通过 Meta 分析发现体育训练组的生活质量差异有统计学意义(平均差值＝8.81;95％CI 1.81～15.81,P＝0.01)，尤其是在情绪功能方面(均分差＝12.34;95％CI 4.64～20.04,P＝0.002)和疼痛(平均差值＝－12.77;95％CI －3.91～ －21.63,P＝0.005)。因此体育锻炼对改善恶性血液病合并血小板减少症患者的生活质量、情绪功能和疼痛指数具有临床效果。

(十四) 骨质疏松骨痛康复

在骨质疏松骨痛康复的运动疗法方面，文献侧重于研究运动疗法与其他治疗方法的结合使用。朱冬梅等[112]研究适度抗阻肌肉力量训练治疗绝经后老年骨质疏松症(OP)的效果，选取新疆维吾尔自治区人民医院自 2019 年 8 月至 2020 年 10 月收治的绝经后老年 OP 患者 110 例，随分为对照组与观察组，对照组给予常规干预，观察组在对照组的基础上加用适度抗阻肌肉力量训练，两组均连续训练

16 周。干预后，躯体疼痛程度均高于干预前，且观察组高于对照组，差异有统计学意义(P＜0.05)。因此研究发现适度抗阻肌肉力量训练应用于绝经后老年 OP 患者中可有效提高骨密度，缓解疼痛程度，改善患者的关节功能，促进提升生活质量。顾巧萍等[113]研究运动锻炼辅助药物治疗对脊髓损伤(SCI)后继发的 OP 患者骨密度及骨代谢指标的影响。研究选取 2018 年 1 月至 2020 年 10 月浙江省台州医院接诊的 SCI 后继发的 OP 患者 90 例，随机分为两组。对照组予钙尔奇 D 片＋骨化三醇＋阿仑膦酸钠片治疗，联用组加运动锻炼，采用双下肢被动活动或助力运动，30 min/次，1 次/天，每周连续治疗 5 天、休息 2 天。连用 12 周后，两组的腰背部疼痛 VAS 评分明显下降(P＜0.05 或 P＜0.01)，且联用组下降幅度更明显(P＜0.05)，证明运动锻炼辅助药物治疗 SCI 后继发 OP 患者的疗效确切，可明显缓解腰背部疼痛，提升骨密度，改善骨代谢指标。庄世伟等[114]研究家庭康复训练配合药物治疗 OP 的作用。以 2019 年 7 月至 2020 年 7 月为时间节点，选取 OP 患者 90 例，对照组 47 例单纯给予常规药物治疗，观察组 43 例基于此，联合家庭康复训练，如单脚平衡练习，床旁屈膝训练，床上蹬车训练、有氧运动等，并分别于治疗前及治疗 3 个月时，用疼痛视觉模拟评分(VAS)量表评定两组疼痛情况。研究发现观察组治疗后 VAS 评分与对照组相比，明显偏低(P＜0.05)，即针对 OP 患者，采用家庭康复训练与药物治疗相联合的方法来治疗，能减轻疼痛，改善生活质量，提高骨密度，临床应用价值突出。

(十五) 术后疼痛康复

在术后疼痛康复的运动疗法方面，文献侧重于研究早期康复训练、肌肉放松训练、呼吸训练、功能锻炼、有氧训练和抗阻训练对于术后疼痛的改善效果。王丽华等[115]研究了有氧联合阻抗运动对手术治疗脊柱侧凸患者术后疼痛、生活质量等的影响。

试验选择 2017 年 1 月至 2019 年 8 月本院行手术治疗的脊柱侧凸患者 156 例,观察组和对照组各 78 例,对照组给予常规康复,观察组在对照组基础上给予有氧联合阻抗运动训练。通过分别于康复训练前及康复训练 7、30 天,采用 VAS 评分评估疼痛程度,结果发现,观察组康复训练 7、30 天的 VAS 评分等均显著低于对照组($P < 0.05$),由此可得有氧联合阻抗运动可减轻脊柱侧凸患者术后疼痛,提高平衡能力及生活质量,改善心理状况。Cheng YY 等[116]研究比较了全膝关节置换术后患者等速和等张强化的治疗效果。2018 年 4 月至 2020 年 8 月,37 例符合纳入标准的患者被随机分配进行 4 周的等速或等张力量训练,通过健康调查简表(SF-36)、西安大略和麦克马斯特大学关节炎指数(WOMAC)对所有患者进行评估。结果发现经过 4 周的力量训练后,两组患者训练后疼痛等指数均较训练前显著改善($P < 0.05$),但等速和等张训练之间的差异无统计学意义。综上所述,在术后早期阶段进行为期 4 周的加强运动计划,包括等速或等张训练,均可显著改善接受全膝关节置换术的患者的疼痛。

三、中医药治疗疼痛康复

中医药对疼痛康复治疗研究深度和广度都在加强。中医药中针刺是最重要的止痛方法,对针刺的研究也在向国际临床试验方法看齐,注重结合现代科研方法,至于中药研究,也逐渐从复方到单体研究。

(一)卒中后疼痛康复

卒中后疼痛方面的中医基础研究集中在电针相关基础研究上。刘立安等[117]进一步挖掘、回溯中医古文献,梳理出明朗的扶阳思想,以拓展疼痛疾病治疗思路,同时籍顾护阳气"治未病"呼吁。Pan S 等[118]针刺镇痛的多维疼痛调节,验证了针刺镇痛的回报效应。高珍等[119]对针灸注册情况进行分析,提高了针刺镇痛试验等研究方法的科学性。

赵继荣等[120-122]对威灵仙有效成分及芍药苷等中药单体进行研究,对有关抗炎镇痛的化学活性成分及相关机制进行探讨。陆大浩等[123]采用Ⅳ型胶原酶注射入丘脑腹后外侧核建立小鼠脑卒中后中枢性痛模型(CPSP),发现,电针可能通过激活沉默信息调节因子-1 的表达促进自噬,从而减轻小鼠脑卒中后中枢性痛。药物方面,贾可欣等[124]研究如意珍宝丸对小鼠丘脑出血后中枢痛的干预作用等基础研究,研究发现与假手术组比较,如意珍宝丸药物组机械痛阈值、冷敏痛阈值显著改变,原位末端标记法(TUNEL)结果反映脑细胞凋亡明显,Western blot 和 ELISA 结果显示下丘脑组织和血清中 IL-1α 和趋化因子配体 5(CCL5)表达增加,而促血管生成素-2(Ang-2)、粒细胞-集落刺激因子(G-CSF)和 IL-4 的表达均显著降低。如意珍宝丸可缓解 CPSP 小鼠的痛觉过敏,其机制与调节以上促炎/抗炎因子的表达有关。卒中后疼痛临床研究较多在卒中后肩痛或肩手综合征方面,治疗思路方面的研究集中在经络诊查法方面,高森等[125]采用王居易经络诊察法于患侧手太阴与手阳明经经络异常处行经络调整手法,发现其联合 Bobath 康复训练可有效治疗脑卒中后疼痛患者,减轻疼痛症状及关节运动功能障碍。由于卒中后疼痛患者原因复杂,治疗上一般都采用针灸合并物理康复方法,提示卒中后疼痛治疗并非单一治疗能起到最好的效果,不同治疗协同,才能提高疗效。治疗方法包括体针[126]、浮针[127]、手法[128],强调滑按指拨理筋手法同时,结合良肢位摆放治疗,注重患者日常姿势,更有利于减轻脑卒中后肩手综合征患者的症状和疼痛程度,改善关节活动度,提高患者肢体功能和日常生活能力。药物方面,中医自制方[129]联合氟西汀治疗脑卒中后丘脑痛能够提高治疗有效率,缓解疼痛,改善负面情绪,具有较好的治疗安全性。

(二)脊髓损伤疼痛康复

脊髓损伤后疼痛的中医研究方面,对单味中药和补阳还五汤的治疗机制进行综述,苏文硕等[130]从改善脊髓组织缺血状态、抑制炎症反应、减少神经细胞死亡、改善轴突再生的微环境、抑制胶质瘢痕的形成以及抑制脂质过氧反应6个方面对补阳还五汤治疗脊髓损伤作用机制的研究进展进行了综述。郑刚等[131]总结了中医学对脊髓损伤的认识,并对单味中药提取物治疗脊髓损伤的研究进展进行了综述。

(三) 骨折术后疼痛康复

中医在骨折术后疼痛康复方面积累了很多经验,但2022年中医相关文献较少,主要是护理相关文章,尤其中医药疗法特色护理干预对骨折术后干预[132],具体包括:冰敷护理、情绪护理、消肿镇痛护理、中医护理、饮食护理、预防便秘护理。中医护理是在中医理论指导下采用耳穴压籽方式进行疼痛干预,选择患肢同侧神门、三焦、交感、内分泌、耳大神经点、枕小神经点等穴位轻柔按压5 min。饮食护理主要是根据骨折分期调整饮食,在骨折早期,以消肿镇痛、活血化瘀饮食为主,清淡,禁忌肥腻滋补饮食;中期选择益肾补肝、壮骨强筋饮食,禁忌暴饮暴食;后期以养血益气、舒筋活络饮食为主,兼顾益肾补肝。再分虚实用药:气血两虚患者予以黄芪、牛膝、当归、熟地、红花、川芎等药物;对于肝肾不足的患者,处方调整为首乌藤、熟地、煅龙骨、牡蛎、牛膝、山药、杜仲等;对于肝郁气滞,气滞血瘀患者,每日予以香附、郁金、柴胡、白芍、白术、续断、红花、丹参、川芎等药物。预防便秘护理,可使用白醋调和芒硝和大黄粉末,成糊状后敷脐,每日1次。中医护理,有助于减轻术后疼痛,促进关节功能恢复。

(四) 颈椎病疼痛康复

颈椎相关疼痛关键词搜索包含颈椎病颈痛、颈源性头痛、神经根型颈椎病、非特异性颈痛、慢性颈肩痛。中医药基础研究集中在针刀疗法相关基础研究,包括针刀对兔颈椎间盘组织中p38 MAPK蛋白与IL-1表达[133],针刀干预颈型颈椎病模型兔血清中IL-8、TNF-α、PGE$_2$水平的影响[134]。2022年还有多篇文献对中医药治疗颈椎病的基础及临床进展进行综述[135]。颈椎病治疗思路方面,主要在六经理论及经筋理论[136-138]。中医药治疗方法上主要为针灸治疗[139]、定点侧屈旋扳手法[140],除了外治法外,2022年多篇文献对颈椎病药物及治疗思路进行总结,药物主要包括基于六经理论运用经方经验介绍[141],药物主要有黄芪桂枝五物汤[142],通过中药系统药理数据库和分析平台、疾病靶点数据库分别获取黄芪桂枝五物汤的药物成分、成分靶点及颈椎病疾病靶点并获取交集靶点,使用STRING数据库对交集靶点构建蛋白质相互作用关系网络并获取关键靶点,应用Cytoscape软件分别构建化合物靶点网络图及蛋白质互相作用关系(PPI)网络,通过DAVID平台进行基因本体功能(GO)和通路分析。得到以下结论:黄芪桂枝五物汤中槲皮素、β-谷甾醇等化合物发挥核心作用,并参与PI3K-Akt、MAPK、NF-κB等信号通路,发挥治疗颈椎病的作用。及虫类、藤类药物治疗颈椎病[143]。

(五) 肩关节疼痛康复

2022年,肩关节疼痛康复的文献主要是集中在肩袖损伤、肩周炎、肩峰撞击等方面。其中对肩袖损伤具体治疗主要是整肩手法[144],针刺穴位及循经反应点,腕踝针结合运动[145],药物往往会合并针刺治疗,药物包括桂枝附子汤[146]和舒筋活络汤[147]。研究发现桂枝附子汤加减联合活动痛点针刀松解术治疗冻结肩急性期可有效缓解疼痛,降低疼痛因子的表达,达到止痛的目的。而舒筋活络汤联合温针灸治疗肩袖损伤疗效显著,同时有效下调血清IL-6、TNF-α、CRP水平,改善患者肩关节功能。

(六) 肘关节疼痛康复

肘关节疼痛类疾病主要是肱骨外上髁炎,何国文等[148]使用穴位贴敷联和冲击波治疗。研究发现，冲击波治疗基础上联合穴位贴敷疗法进行治疗。对患者视觉模拟评分（VAS）、上肢功能（DASH）评分及病患网球肘评价具有显著效果，可在临床推广使用。

（七）腕手疼痛康复

腕手疼痛中医类研究疾病主要是腕管综合征和屈肌腱狭窄性腱鞘炎，陈磊等[149]针对腕管综合征进行中医传统治疗综述，研究指出腕管综合征常见的手的衰弱状态。传统中医疗法以其痛苦小，疗效较显著、医疗费用低的优点，在CTS的治疗中应用广泛。

（八）腰背痛康复

有大量研究腰背部疼痛治疗方法的中医药相关文献，可见该类疾病在临床中非常常见，且中医药治疗方法众多。从研究方法学角度，有一项概括性评价[150]发现中西医治疗慢性腰痛临床研究的有效率定义及其判定标准存在差异，值得我们思考和解决。吴忆宁等[151]对中西医治疗腰背痛临床试验结局指标及测量工具进行比较，为未来构建腰背痛核心结局指标集与干预相关的特色结局指标集提供了依据。腰痛的分型，江敏健等[152]研究不同证型腰椎间盘突症的中医手法治疗研究进展；桑廷瑞等[153]研究腰椎间盘突出症中医证候与Pfirrmann分级的关系探讨。腰痛发生的基本原因和治疗思路方面基于《黄帝内经》[154]和温病四大家辨治[155]，其用药之法补泻分明：祛邪方面，尤其重视湿邪发病，而不局限于以往医家辛温发汗祛湿之法，重新提出"分消走泄、淡渗通阳"的方法，从经络、脏腑分部论治。补益方面，重视奇经八脉生理，突破以往腰痛之病多由肾虚等脏腑辨证的认识，以血肉有情之品填精生血，通补阴络。腰臀疼痛经常一并发生，治疗时应腰臀腿合并治疗，才能取到很好的效果。李玲等[156]对髋关节损伤与腰痛关系的

研究进展进行论述、王虹乔等[157]踝足关节正骨手法治疗腰背痛的临床效果观察。其中研究较多较深入的还是推拿手法研究，姚重界等[158-159]研究推拿调控局部炎性微环境对腰椎间盘突出症大鼠疼痛行为的影响。另外，疼痛会造成患者情绪异常也应该得到大家重视，但相关研究较少。王京华等[160]采用蠲痹汤加减联合温针灸治疗腰椎间盘突出症（肾虚寒湿证）的临床研究，是为数不多的中药治疗。

（九）膝关节疼痛康复

膝关节疼痛也是临床非常常见疾病，中医药治疗在患者漫长治疗过程中占有重要地位。基础研究方面包括对软骨氧化损伤的研究[161-163]。温针药物及针刀干预对膝骨关节炎软骨细胞活性、凋亡及自噬的影响。临床基础研究包括王超等[164]研究痛点针刀松解对膝关节骨性关节炎患者部分运动步态和血清TNF-α及IL-1的影响。疾病诊断上，胡华等[165]对膝痹病经筋-证候分型与软骨相关因子的关系分析，确定了膝痹病关节软骨中IL-1β、TNF-α、MMP1、MMP3、MMP13及TIMP1、TIMP2阳性表达可以为经筋分型和证候分型提供参考依据。治疗思路方面，潘富伟等[166]从筋论治膝骨关节炎的新思考，强调从筋论治的科学性、合理性以及重要性，阐述区分主次、以筋为要、身心同治的"四以相和"的医药综合治筋策略的临床意义；以及张家媛等[167]基于"脾病而四肢不用"理论从脾论治早期膝骨关节炎的理论探讨，开阔了我们治疗膝关节炎的思路。治疗方面有两篇文章针对《膝骨关节炎中医诊疗指南（2020年版）》解读[168-169]适时运用中西医结合方法及重视中成药规范化治疗，提高膝骨关节炎的临床疗效，进一步确立了中医及中药在膝关节炎中的地位。沈遨飞等[170]基于《金匮要略》探讨经方分期诊疗膝骨关节炎药物治疗，进一步精准化治疗，体现了中医辨证论治思想，在错综复杂的症状中，抓住主症，因时制宜。另外，刘娜

等[171]采用股内收肌群激痛点小针刀治疗膝骨关节炎,提示保守治疗膝关节疼痛应该结合解剖和生物力学知识,中西医思路结合更加具体。Chen Z 等[172]研究发现附子汤通过 PI3K-Akt 信号通路改善骨关节炎大鼠疼痛和软骨变性及其临床证据回顾。

(十)踝足损伤疼痛康复

踝足疼痛主要包括足跟痛、踝关节扭伤和跟腱炎。踝足对我们站立行走起到非常重要的作用,踝足疼痛对患者影响很大,故踝足疼痛治疗一般以中西医结合综合治疗为主。在其他章节多有论述,在此不做赘述。

(十一)肌肉肌腱疼痛康复

肌肉肌腱疼痛临床非常常见,外伤劳损都可造成发病。肌肉肌腱损伤疼痛往往发生在关节或软骨损伤前。在此主要关注纤维肌痛综合征、肌筋膜疼痛、慢性肌肉骨骼疼痛的中医药相关文献。相关文献包括基础研究方面徐安乐等[173]研究发现针刺治疗对肌筋膜触发点模型大鼠脊髓背角 P 物质和突触素表达产生影响,针刺和按摩治疗均可缓解触发点模型大鼠的疼痛,有效地灭活触发点,并降低脊髓背角 P 物质的含量。匡小霞等[174]研究发现,按法缓解肌筋膜激痛点能量危机与 AMPK/PGC-1α 通路激活有关。病因分析及治疗思路方面,杜芸等[175]基于"阳气者,精则养神,柔则养筋"理论论治纤维肌痛综合征思路,针刺对纤维肌痛综合征治疗,徐安乐等[176]采用系统评价与 Meta 分析对缺血性按压肌筋膜触发点后发现非特异性颈痛治疗效果好。营养与疼痛的关系密切,国外相关研究较多,但我国针对营养与肌筋膜疼痛相关研究较少。

(十二)神经痛康复

神经痛中医康复主要包括神经病理性疼痛和带状疱疹后疼痛的相关文献。其中基础研究中,左

阳等[177]使用解郁方对疼痛与抑郁结合的神经病理性疼痛应激动物进行研究,发现其通过增强杏仁核 GR 表达、抑制杏仁核区神经可塑性及兴奋性,达到抑制中枢疼痛敏化和调节下丘脑-垂体-肾上腺(HPA)轴功能,缓解抑郁行为和改善躯体疼痛过敏的作用。为临床疼痛治疗提供实验验证。提取自大黄、虎杖等中草药的大黄素,具有抗炎、抗病毒、抗肿瘤等多种药理作用,陈鹏等[178]研究发现,大黄素改善神经病理性疼痛,其机制可能是通过调节血清代谢而产生作用。神经痛治疗方面还是以针刺治疗为主,陈李圳等[179]研究发现热灸样刺激与电针镇痛作用分别通过激活皮肤 C-纤维、肌肉 A-纤维来实现,介导经皮穴位电刺激镇痛的感觉传入主要是肌肉 A-纤维。这可能是 3 种针灸刺激镇痛作用的神经传入特征。Liao Y 等[180]发现乳香-没药通过抑制由 TLR4/MyD88 通路和 TRpV1 信号传导介导的神经胶质细胞活化来缓解神经性疼痛。

(十三)癌痛康复

癌症疼痛中医药治疗应用广泛。癌症疼痛中医药治疗文献集中在外敷和内服中药为主。主要文献包括:赵芮等[181]基于中医传承辅助平台探究古代方剂治疗癌症疼痛的用药规律;郑巧等[182]应用血府逐瘀汤联合规范化止痛治疗可缓解晚期肺癌瘀血阻络证患者疼痛,改善患者不适症状,且显著降低患者阿片类止痛药物摄入量;杨梦霞等[183]通过中药网络药理学发现"阴阳双补方"治疗骨转移癌痛的作用机制复杂,涉及多成分、多靶点和多通路,可能与抗炎、镇痛、调节神经系统等相关;李梦楠等[184]发现骨转移癌痛患者在阿片类药物治疗基础上,使用癌性骨痛膏贴敷能够减轻骨转移癌痛患者疼痛,缓解患者便秘症状,提高患者的生活质量。

(十四)骨质疏松骨痛康复

骨质疏松骨痛中医药治疗也在临床中占有重

要地位。中医药有很多研究与之有关,尤其以骨质疏松骨痛的中医理论内涵研究为多。基础研究发现 Wnt/β-catenin 信号通路成为骨质疏松症研究新的切入点,绝经后骨质疏松症(OP)"肝肾亏虚-骨枯髓空-骨质疏松"的病理机制与该信号轴密切相关。王想福等[185]从"虚"论治绝经后 OP 与 Wnt/β-catenin 信号通路的相关性作一综述,为中医药防治绝经后 OP 提供理论依据。丰杰等[186]通过检索中国知网、维普、万方等中文期刊数据库中有关"虚不受补"理论和中医药治疗 OP 的实验及临床研究文献,从中医学角度进行系统的梳理及深入分析。发现"虚不受补"理论起源于陈士铎编纂的《本草新编》,经后世医家继承和发展使其内涵日趋完善,根据其理论可将 OP 病因病机归属于"虚"和"瘀"两个方面,采用补肾、健脾、活血的治则治法,相关临床文献和实验文献也证实了该理论的科学性和正确性。病因病机方面,孟景等[187]从中西医不同角度分别对骨质疏松疼痛的机制进行探讨,将肝肾本虚、痰气阻络、骨失所养所致疼痛与现代分子生物学基础研究相互印证,全面综述二者的密切相关性,丰富和完善"痰沫致痛"在治疗骨质疏松疼痛中的深刻内涵与临床应用,为"痰沫致痛"论治骨质疏松疼痛提供科学的辨证依据,为传承创新中医经典理论防治骨质疏松疼痛提供借鉴和思路。从"肾虚络病,瘀阻络脉"[188]、从"肾主骨生髓"[189],理论极大的开阔我们的思路。诊断辨证方面,曾祥荣等[190]骨质疏松高风险人群中医症状辨识工具的探讨,发现同骨量人群发生的中医症状频率和频数不同,且在骨量正常、骨量减少到 OP 的不同人群中呈现中医症状逐渐增多的趋势,可以用中医症状来辨识骨质疏松高风险人群,中医症状辨识工具对筛检骨质疏松高风险人群具有一定价值。

(十五) 术后疼痛康复

术后疼痛康复中医类文献集中在腰椎术后疼痛、膝关节置换术后疼痛、肛肠术后疼痛水肿和膝

关节前叉韧带损伤术后。术后疼痛治疗以药物配合针刺治疗为主,鞠昌军等[191]采用大样本研究,使用芒硝、冰片外敷辅助消肿、止痛治疗,辅助治疗膝关节置换术后疼痛、肿胀,发现其疗效确切,功能恢复较传统冰敷要迅速。李爱强等[192]采用四物镇痛方结合膝关节穴位针刺,治疗全膝关节置换术后患者,发现中医证候积分(局部刺痛、皮下瘀斑、离经之血、肢体沉重、气短懒言、面色萎黄等)、血清炎症因子指标、膝关节肿胀程度及膝关节活动度、HSS评分、QOL-BRER 评分较对照组有统计学差异,患者术后疼痛缓解,症状改善,并发症率低,膝关节功能恢复好。还有单纯针刺研究[193]发现针刺次髎穴通过疏通经络、泻热宣畅等方式能使肛肠术后患者气血畅通、阴阳调和而有助于减少疼痛介质和炎性因子大量释放,继而实现改善肛肠术后创面疼痛水肿等目标,具有可靠的治疗优势。张磊等[194]电针足少阳经穴在膝关节前交叉韧带(ACL)损伤术后患者,发现对于膝关节 ACL 部分损伤患者,在ACL 重建术后采用电针足少阳经穴,膝关节本体感觉可有一定程度的改善。

四、超声介入治疗疼痛康复

随着超声在康复科的推广,超声引导下介入治疗在疼痛康复领域被广泛应用。从文献统计分析看,研究主要聚焦于卒中后肩痛、神经根型颈椎病、肩周炎、肩袖损伤、腕管综合征、腰椎间盘突出症、膝骨关节炎、肌筋膜疼痛综合征、屈指肌腱狭窄性腱鞘炎、外周神经卡压、带状疱疹后神经痛等。超声因具有高分辨、实时、动态显像并且无放射性的优势,逐渐成为疼痛康复领域的新武器。

(一) 脑卒中后疼痛康复

卒中后疼痛的超声介入治疗主要集中在针对卒中后肩痛和肩手综合征的治疗。侯亚静等[195]研究超声引导下肩峰下滑囊类固醇注射联合神经肌肉电刺激治疗对脑卒中偏瘫后肩痛的影响时发现,

类固醇注射联合神经肌肉电刺激治疗偏瘫肩痛能够有效缓解患者的肩痛症状,改善上肢运动功能,提高日常生活能力。王鹏川等[196]探究超声引导下肩关节腔内注射曲安奈德治疗脑卒中偏瘫并发肩痛患者的疗效是发现,肩关节腔内注射曲安奈德联合本体感觉神经肌肉促进疗法,可减轻脑卒中偏瘫并发肩痛,帮助患者恢复肩关节功能,提高患者生活能力。黄澄等[197]探讨超声引导下注射类固醇联合深层肌肉刺激对脑卒中偏瘫后肩痛患者上肢功能与肩关节活动度的影响时发现,肱二头肌长头肌腱周围或肩峰-三角肌下滑囊炎注射类固醇联合深层肌肉刺激治疗脑卒中偏瘫后肩痛可提高患者临床疗效,改善神经传导速度与上肢功能,降低患者疼痛程度,同时提高生活质量。张启富等[198]探讨肌骨超声引导下肩部注射 A 型肉毒毒素及曲安奈德治疗脑卒中偏瘫后肩痛的疗效时发现,常规康复治疗联合肌骨超声引导下肩部注射 A 型肉毒毒素及曲安奈德治疗可更有效地缓解脑卒中偏瘫后肩痛症状,改善偏瘫侧上肢功能及肩关节被动活动度,提高患者日常生活活动能力。钟银军等[199]探讨超声辅助下肩胛上神经阻滞在脑卒中后肩痛患者中的应用效果时发现,超声辅助下肩胛上神经阻滞应用于脑卒中后肩痛患者治疗疗效显著,可有效提高患者上肢运动功能及肩关节活动度,缓解肩痛,改善睡眠及生存质量。陈亮等[200]观察超声引导肩胛上神经脉冲射频联合物理疗法治疗脑卒中后肩关节疼痛的疗效时发现,肩胛上神经脉冲射频联合物理疗法是治疗脑卒中后肩关节疼痛的有效疗法。李梦[201]探讨基于肌骨超声技术下经筋排刺法对中风后偏瘫肩痛患者的治疗效果时发现,在肌骨超声的辅助下,采用经筋排刺法联合常规康复训练可有效提高中风后偏瘫肩痛的治疗效果。

(二)颈椎病疼痛康复

杨旭等[202]报道超声联合CT双极脉冲射频能持续促进缓解神经根型颈椎病患者的疼痛状况,加快肌电图 F 波传导速度,从而提高治疗效果。他在另一篇文献中报道[203]双极脉冲射频可以增加脉冲射频的作用范围,更好地涵盖背根神经节所在区域,有效减轻难治性神经根型颈椎病患者的疼痛症状,可反复多次治疗且无明显不良反应,疗效更佳且持续时间更久。向忠等[204]报道超声引导结合 X 线定位下颈椎间盘穿刺髓核射频消融术近期疗效良好,可避免颈部血管食管等损伤且无辐射伤害。丁得方等[205]报道采用超声引导下颈神经根脉冲射频联合小针刀治疗老年神经根型颈椎病,能显著改善患者临床症状及体征,缓解疼痛程度,同时能有效提高椎动脉、基底动脉血流速度,改善颈椎关节活动度及功能,且有一定安全性。Cui X 等[206]报道与透视组相比,超声组的硬膜外/椎间孔造影模式准确率并不差。对于神经根型颈椎病的治疗,超声介入技术在疼痛缓解和功能改善方面与透视组相似,同时有助于区分椎间孔附近的关键血管,并且需要更短的手术时间,且无辐射,因此,超声引导是传统透视方法的一个有吸引力的替代方案。

(三)肩关节疼痛康复

超声介入治疗可用于肩周炎、偏瘫后肩痛、肩袖损伤、肩胛神经阻滞、肩峰下撞击等多种疾病。肩周炎患者可使用超声引导下关节腔药物注射,同时联合小针刀、手法松解、银质针温针灸、穴位按摩等中医传统疗法,均可获得良好疗效[207-210]。对于偏瘫后肩痛的患者,可进行超声引导下类固醇皮质激素注射。Hou Y 等[211]进行了一项随机对照试验,为超声引导下肩峰下三角肌下滑囊联合二头肌长头肌腱鞘皮质类固醇注射在偏瘫后肩痛患者的功能活动方面的效果优于单独的肩峰下三角肌下滑囊注射。目前出现了一些新的治疗肩关节疾病的方法,最受关注的是富血小板血浆。庄卫生等[212]进行的一项随机对照试验表明超声引导下富血小板血浆注射联合康复训练,可显著改善肩袖损伤患者肩关节功能及疼痛。王维嘉等[213]的一篇综述表明超声引导下肩胛背神经扫查和选择性神经阻滞对肩胛背神经相关疼痛诊断和治疗起着至关重要的作用。针对超声引导下注射与解剖引导注射的疗效对比，Deng X 等[214]对 12 例随机对照试验(共 891 例患者)进行了一项 Meta 分析，结果表明超声引导下注射糖皮质激素在改善肩峰下撞击综合征的临床症状方面可能优于解剖标志引导注射。

(四) 腕手疼痛康复

腕管内类固醇皮质激素封闭治疗是目前临床治疗腕管综合征的常用方法，短期疗效确切，但通常会在 2～4 个月后复发[215]。超声引导下正中神经水分离治疗腕管综合征也被证实安全有效，但部分患者因存在腕横韧带增厚远期效果欠佳[216]。针刀治疗操作简便，风险小、起效快，而且产生的瘢痕组织非常小，更易为患者所接受。然而，传统的针刀治疗为凭经验的盲操作治疗，通常通过解剖标志来定位，存在神经、血管、肌腱损伤的并发症，有一定的风险。随着超声和微创技术的日益精进，超声检查可以清晰地辨识肌腱、神经、血管及骨性标志等，具有安全、便捷、无辐射、可视化等优点。超声引导下针刀治疗有助于选择最佳路径、及时调整进针方向、最大限度地避免伤及周围组织，使松解更加精准、到位，与传统针刀相比治疗更加安全有效[217]。

(五) 腰背痛康复

腰椎间盘突出是最常见的腰背痛的原因，目前常用的超声介入治疗有超声引导下激素注射、超声引导下针刀技术，超声引导下芒针针刺技术等。针刀技术又包括常规针刀、水针刀、针刀松解黄韧带等。各种疗法均有良好疗效[218-220]。刘锦灿等[221]的研究结果表明，超声引导下使用盐酸青藤碱进行椎间孔外神经根注射治疗腰椎间盘突出症，有较好

的疗效及安全性。有学者分别研究了超声引导下富血小板血浆和亚甲蓝注射对腰椎小关节综合征的疗效，结果表明二者均无严重不良反应，但疗效有所差别。富血小板血浆短期疗效不佳，但长期疗效优于类固醇激素和局麻药[222]；亚甲蓝可显著降低疼痛强度，改善患者腰椎功能、疼痛相关抑郁和睡眠质量，提高总有效率[223]。近年来随着超声技术的引入，学者们提出了许多新的区域麻醉和疼痛治疗技术，例如骶前-腰大肌后间隙阻滞、"腰骶隧道"法 L5 神经根阻滞、超声引导上腹下神经丛阻滞、L5 神经后内侧支阻滞等，具有无辐射、穿刺精准、穿刺并发症发生率低的优点，为临床提供了新选择[224]。

(六) 膝关节疼痛康复

针刀疗法在中国临床实践中广泛应用，并在膝关节骨关节炎(KOA)中医专家共识中得到推荐。最近，有研究者对超声引导下针刀松解术逐渐进行探索。如刘晶等[225]在研究中表明，超声可视化经筋弓弦针刀松解术能调节股直肌组织形态和硬度，有效改善 KOA 患者关节疼痛及功能障碍，疗效优于传统针刀松解术。胡国强等[226]研究表明，骨超声引导下针刀治疗 KOA 的效果优于常规针刀，可进一步改善患者膝关节功能，还可减轻膝关节疼痛程度，并提高生活质量，避免损伤健康肌肉肌腱组织。钟毓贤等[227]研究表明，超声引导下针刀联合 PRP 注射技术不但可以实现针刀及 PRP 注射的可视化、精准化治疗，更能够实现对 KOA 关节内外的全面干预，从而改善患者膝关节活动能力和步行稳定性。几项研究都表明超声引导下针刀松解术治疗膝关节疼痛的良好效果，但仍有必要进行系统评价，以得出相对令人信服的结论，即超声引导技术是针刀治疗的更好选择[228]。

(七) 踝足损伤疼痛康复

谢杰伟等[229]探讨超声引导下小针刀精准治疗

Ⅱ型痛性副舟骨的临床疗效,发现超声引导下小针刀治疗Ⅱ型痛性副舟骨,针刀精准直达病灶,能在较短时间内使患者疼痛减轻甚至消失,从而恢复日常生活及运动能力。

(八)肌肉肌腱疼痛康复

超声介入技术被广泛用于肌筋膜疼痛综合征、屈指肌腱狭窄性腱鞘炎等疾病的治疗。李飞等[230]观察超声引导银质针目标靶向治疗慢性肌筋膜炎的临床疗效,发现超声引导银质针目标靶向治疗慢性肌筋膜疼痛综合征与密集型银质针均能有效缓解疼痛症状,但前者功能改善更好,不良反应更少。王墉琦等[231]进行超声引导下针刺肌筋膜疼痛触发点治疗腰臀部肌筋膜疼痛综合征的临床疗效观察与评价,发现超声引导下针刺治疗腰臀部肌筋膜疼痛综合征能改善局部软组织弹性,改变局部形变能力,且具有较好的临床疗效。袁晓锋等[232]探讨超声实时组织弹性成像(RTE)技术辅助下针刺激痛点治疗肌筋膜疼痛综合征(MPS)的临床价值,发现针刺激痛点治疗MPS可获得较好的疗效,在超声RTE技术辅助下针刺激痛点,可获得更好的镇痛效果,可提高总体疗效,并降低远期复发率。吴乾玉等[233]综述了超声引导下激痛点诊断及治疗的研究进展,激痛点的发生和肌筋膜疼痛综合征息息相关,如果能准确找到激痛点,通过针刺、注射或射频等有效治疗手段将其灭活,有助于缓解患者的疼痛并降低致残率。临床常使用超声观察肌肉与肌肉之间以及周围组织与血管的关系,观察肌肉中激痛点的大小、形状和位置等信息,动态扫查激痛点在治疗前后的变化。金建森等[234]探讨超声引导下勾刀治疗成人"扳机指"的效果,发现超声引导下勾刀治疗成人"扳机指"临床效果较好,与外科手术比较,创伤更小。陈宏道等[235]在超声辅助定位下,运用小针刀联合局部注射治疗儿童先天性拇指狭窄性腱鞘炎疗效较好,能改善畸形、消炎止痛、延缓病情进展。

(九)神经疼痛康复

近年超声引导下治疗外周神经卡压以及超声引导下治疗带状疱疹神经痛得到人们的重视。诸源江等[236]报道超声引导闭孔神经阻滞是一种安全、有效的治疗闭孔神经卡压综合征的方法。王琳等[237]报道超声引导下神经水分离治疗腓总神经卡压综合征具有良好的疗效。另外,超声引导下应用针刀、松解术也被报道有良好的效果[238-239]。Fan Z等[240]报道对于超声引导下星状神经节阻滞治疗上肢带状疱疹后神经痛,罗哌卡因优于利多卡因,超声引导下罗哌卡因星状神经节阻滞治疗上肢带状疱疹后神经痛安全有效。而且,Zhou Z等[241]报道与单纯传统药物治疗相比,超声引导下PRP注射具有镇痛效果更好、副作用更小的优点,为带状疱疹相关性神经痛的治疗提供了新的思路。神经周围注射治疗的广泛开展离不开超声引导下的精确定位。

(十)癌痛康复

李丹等[242]观察超声引导皮下自控镇痛对晚期癌痛患者安宁疗护的临床效果,比较皮下自控镇痛组、超声引导皮下自控镇痛组和静脉自控镇痛组对晚期癌痛患者的镇痛效果,发现超声引导皮下自控镇痛效果好、不良反应少、安全性高,可以明显改善患者的生活质量和睡眠质量,更适合用于晚期癌痛患者安宁疗护的治疗、陆汉荣等[243]研究超声辅助腹腔神经丛毁损术治疗晚期上腹部癌痛,发现采用超声联合C形臂引导可以很好地克服C形臂引导的缺陷,能实时观察进针过程,避开重要血管、神经和脏器,减少患者接受X线辐射的次数,安全有效地完成操作引导,推荐临床推广使用。

(十一)术后疼痛康复

李晨等[244]研究超声引导下残端神经瘤毁损治疗截肢后神经病理性疼痛患者的短期与长期疗效,发现对截肢后疼痛的患者,可以用超声技术寻找是否有残端神经瘤;射频消融和无水乙醇注射毁损痛性神经瘤能有效缓解截肢患者的残端疼痛和幻肢痛,且操作简单、安全、无辐射,适合临床应用。杨犇[245]等研究超声引导环腹股沟管注射治疗腹股沟疝术后慢性疼痛,发现超声引导环腹股沟管注射利多卡因与曲安奈德混合液,避免腹股沟管损伤的同时可明显缓解腹股沟疝术后慢性疼痛,短期临床效果显著,可作为缓解腹股沟疝术后慢性疼痛的一种安全有效的治疗方法。Gao G 等[246]研究超声引导下髋关节注射治疗髋关节镜术后顽固性疼痛的临床疗效,发现超声引导下髋关节内注射是治疗髋关节镜术后顽固性疼痛的一种可行的方法,尤其适用于高龄患者、BMI 较高的患者和对关节内注射敏感的患者;而且关节内注射可以被认为是这些患者的一种诊断工具,注射后未能获得持续的疼痛缓解可能是翻修手术的指征。

(毕 胜)

参 考 文 献

[1] 章闻捷,杨威,沈一吉,等. 高-低频交互重复经颅磁刺激对偏瘫肩痛的应用研究[J]. 中国康复医学杂志,2022,37(3):352 - 356.

[2] Guo S, Zhang X, Tao W, et al. Long-term follow-up of motor cortex stimulation on central poststroke pain in thalamic and extrathalamic stroke[J]. Pain Pract, 2022, 22(7):610 - 620.

[3] 张敏,蔡西国,崔力扬. 局部低频电刺激联合穴位电针刺激治疗脑卒中后肩手综合征的疗效观察[J]. 中华物理医学与康复杂志,2022,44(11):1017 - 1020.

[4] 章晓峰,张大威,刘勇,等. 经皮耳迷走神经电刺激治疗脑卒中后肩手综合征的疗效观察[J]. 中华物理医学与康复杂志,2022,44(11):1014 - 1017.

[5] 阚秀丽,冀磊磊,周云,等. 体外冲击波联合肩肱节律训练对卒中后肩痛的疗效观察[J]. 颈腰痛杂志,2022,43(3):358 - 361.

[6] 赵俊,张喜荣,张洁,等. 超声介导药物(祛湿止痛液)联合肌电生物反馈对卒中后肩痛患者的肩痛、肩关节运动功能改善效果[J]. 临床医学研究与实践,2022,7(5):107 - 110.

[7] 余艳梅,刘勇,徐智韬,等. 重复经颅磁刺激联合针刺治疗脊髓损伤后神经病理性疼痛的临床研究[J]. 中国康复,2022,37(7):400 - 404.

[8] Yang Y, Tang Y, Qin H, et al. Efficacy of transcutaneous electrical nerve stimulation in people with pain after spinal cord injury:a meta-analysis[J]. Spinal Cord, 2022, 60(5):375 - 381.

[9] Chen Z, Zhang W, Yu Y, et al. A retrospective comparative cohort study of the effects of neural mobilization(NM)alone and NM combined with transcranial direct current stimulation in patients with cervical radiculopathy[J]. Ann Palliat Med, 2022, 11(9):2961 - 2967.

[10] 麦迪娜·买买提艾力,丁慧敏. 红外偏振光联合微波治疗神经根型颈椎病的疗效分析[J]. 颈腰痛杂志,2022,43(2):256 - 258.

[11] 徐晖,王春满,王璐璐,等. 液压扩张联合放射式体外冲击波治疗肩周炎的疗效观察[J]. 中华物理医学与康复杂志,2022,44(11):1004 - 1008.

[12] 唐贻贤,张晓松,宋波涛. 发散式体外冲击波治疗非钙化性冈上肌腱炎的疗效观察[J]. 中华物理医学与康复杂志,2022,44(9):812 - 814.

[13] 贾芝和,王盟,何敏,等. 封闭疗法联合蜡疗治疗肩周炎的疗效[J]. 中国老年学杂志,2022,42(10):2427 - 2429.

[14] 何林飞,郭爱松,朱振杰. 发散式体外冲击波治疗对轻、中度腕管综合征患者疼痛、手功能和抑郁的影响[J]. 中国康复医学杂志,2022,37(1):39 - 43.

[15] 廖家权,吴波,唐昌敏,等. 体外冲击波联合局部类固醇注射治疗腕管综合征的远期疗效观察[J]. 中国康复,2022,37(12):727 - 731.

[16] Xie Y, Zhang C, Liang B, et al. Effects of shock wave therapy in patients with carpal tunnel syndrome:a systematic review and meta-analysis[J]. Disabil Rehabil, 2022, 44(2):177 - 188.

[17] 冷波. 经颅直流电刺激联合集体运动疗法治疗慢性腰痛的疗效[J]. 颈腰痛杂志,2022,43(1):106 - 108.

[18] 孙艳华. 重复性外周磁刺激对急性腰痛患者的影响[J]. 颈腰痛杂志,2022,43(1):109 - 111.

[19] Chen J, Han B, Du J, et al. Clinical evaluation of efficacy on ultrasound combined with neuromuscular electrical stimulation in treating lumbar disc herniation[J]. Comput Math Methods Med, 2022, 2022:1822262.

[20] Wong CH, Chan TCW, Wong SSC, et al. Efficacy of

peripheral nerve field stimulation for the management of chronic low back pain and persistent spinal pain syndrome: a narrative review[J]. Neuromodulation, 2022, 26(3): 538 - 551.

[21] 陈进,李加斌,顾铭星,等. 深层肌肉刺激慢性非特异性腰痛患者腰肌表面肌电变化与步态时空及动力学的参数变化[J]. 中国组织工程研究,2022,26(18): 2894 - 2899.

[22] Fan Y, Liu F, Li M, et al. Observation of curative effect on meridian theory-based extracorporeal shock wave therapy for non-specific low back pain: study protocol for a randomized controlled trial[J]. J Orthop Surg Res, 2022, 17(1): 265.

[23] 李娜,李浩波,易望龙. 超声波治疗腰肌筋膜疼痛综合征的疗效观察[J]. 颈腰痛杂志,2022,43(4): 610 - 611.

[24] 邓紫婷,文丽,贾英. 体外冲击波对兔膝骨关节炎软骨组织中转化生长因子 β1 和白介素 1β 表达的影响[J]. 中华物理医学与康复杂志,2022,44(1): 18 - 24.

[25] 郑鑫鑫,雷思艺,卢茜,等. 体外冲击波结合经穴治疗膝关节骨性关节炎的疗效观察[J]. 中国康复,2022,37 (12): 737 - 740.

[26] 沙益辉,王小斌,仇园园,等. 冲击波配合关节运动手法治疗鹅足滑囊炎的临床疗效观察[J]. 中国老年保健医学,2022,20(5): 24 - 27.

[27] 樊志娇,马玉宝,郄淑燕. 不同强度的电疗对膝骨性关节炎患者功能恢复的影响[J]. 中国老年保健医学,2022,20(4): 66 - 69.

[28] 唐凤娟,王娇. 肌电生物反馈配合抗阻训练对老年膝骨关节炎患者康复的影响[J]. 中国医药导报,2022,19 (21): 103 - 106.

[29] 康知然,龚利,戴大城. 超声波治疗膝骨关节炎临床研究的现状[J]. 中国康复医学杂志,2022,37(3): 399 - 404.

[30] 章婷婷,任映梅,杨小林. 体外冲击波联合牵伸训练对足底筋膜炎的效果[J]. 中国医药导报,2022,19(7): 96 - 99.

[31] 陈柯村,施杞,朱穆朗玛,等. 体外冲击波治疗慢性足底筋膜炎的系统评价和 Meta 分析[J]. 颈腰痛杂志,2022,43(2): 145 - 151.

[32] 李冰冰,许涛,王胜洁,等. 重复经颅直流电刺激治疗神经病理性疼痛的效果观察及机制初探[J]. 中华物理医学与康复杂志,2022,44(4): 312 - 317.

[33] 王彬,刘垚,廖烨晖,等. 聚焦式低强度脉冲超声治疗对大鼠坐骨神经损伤后神经病理性疼痛的影响[J]. 中国

康复医学杂志,2022,37(1): 14 - 20.

[34] Ye Y, Wang J, Che X. Concurrent TMS-EEG to reveal the neuroplastic changes in the prefrontal and insular cortices in the analgesic effects of DLPFC-rTMS[J]. Cereb Cortex, 2022, 32(20): 4436 - 4446.

[35] 于璐,庄卫生,马玉娟,等. 重复经颅磁刺激治疗糖尿病性周围神经病理性疼痛的疗效观察[J]. 中华物理医学与康复杂志,2022,44(6): 509 - 513.

[36] 唐颖,王春梅,陈兴月,等. 重复经颅磁刺激对癌痛患者的镇痛效果研究[J]. 中国康复,2022,37(5): 259 - 262.

[37] Song D, Ma Y, Zhang L, et al. Intermediate frequency electrotherapy stimulation to the medial femoris muscle for functional recovery of knee joint after anterior cruciate ligament reconstruction[J]. Pak J Med Sci, 2022, 38(3Part-I): 652 - 656.

[38] 张馨心,毛晓艳,赵烨,等. 放散式冲击波治疗椎间孔镜术后残余腰骶部疼痛的疗效观察[J]. 颈腰痛杂志,2022,43(3): 427 - 428.

[39] 王凤怡,王朴,王煜,等. 重复经颅磁刺激对比镜像疗法治疗截肢后幻肢痛的随机对照研究[J]. 四川大学学报(医学版),2022,53(3): 474 - 480.

[40] 陈成,刘兵,孙超,等. 神经松动术在周围神经损伤中的研究进展[J]. 实用手外科杂志,2022,36(2): 249 - 252.

[41] 池艳红,李壮苗,余梦婷,等. 神经松动术对脑卒中患者运动功能影响的 Meta 分析[J]. 沈阳医学院学报,2022,24(5): 477 - 483.

[42] 吴豪,臧舒婷,张娟,等. 脑卒中膝反张疼痛的原因及康复研究进展[J]. 中国疗养医学,2022,31(8): 837 - 840.

[43] 王超,王维,廖辉雄,等. 互动式浮针结合虚拟现实技术对缺血性脑卒中复杂性区域疼痛综合征Ⅰ型病人的影响[J]. 中西医结合心脑血管病杂志,2022,20(14): 2653 - 2656.

[44] 周兰兰. 运动引导想象训练对卒中患者疼痛及睡眠质量的影响[J]. 慢性病学杂志,2022,23(10): 1587 - 1589,1592.

[45] 张燕晓,袁静,李经乐. 运动引导想象训练对脑卒中患者睡眠质量和生活质量的影响[J]. 黔南民族医专学报,2022,35(2): 120 - 122.

[46] 任淑婷,高小川,田艺苑,等. 康复运动对脊髓损伤功能恢复的促进作用[J]. 中国组织化学与细胞化学杂志,2022,31(3): 309 - 315.

[47] 王志敏,吴和文,杜少中. 重复经颅磁刺激联合上肢和

肩周肌力训练治疗脊髓损伤的临床效果观察[J]. 江西医药,2022,57(12):2131-2134.

[48] 马江,张迪,赵田芊,等. 运动想象疗法治疗脊髓损伤的机制及应用前景[J]. 中国组织工程研究,2022,26(36):5897-5904.

[49] 陈晨,陆敏,阮丽英. 以核心稳定肌群训练为重点的阶梯性康复对腰椎骨折术后患者的价值研究[J]. 黑龙江医药科学,2022,45(5):47-49.

[50] 顾春雅,樊健. 肌肉能量技术对胫骨平台骨折术后超早期康复的疗效[J]. 外科研究与新技术,2022,11(2):93-96.

[51] 张慧琳. 早期康复治疗对骨科手术患者术后恢复的影响分析[J]. 现代诊断与治疗,2022,33(17):2652-2654.

[52] Wu Y, Zhou JJ, Zhu FL, et al. The effects of pain relief on proprioception and muscle strength for tibial plateau fractures: a randomized controlled trial[J]. Musculoskelet Sci Pract, 2022, 62: 102658.

[53] 龙露,王三荣,虞乐华. 非特异性颈痛康复治疗进展[J]. 中国康复医学杂志,2022,37(1):125-130.

[54] 范长海,辛永健,赵学良,等. 通督强脊手法联合多角度等长抗阻训练治疗颈型颈椎病患者的疗效观察[J]. 世界中西医结合杂志,2022,17(6):1247-1251.

[55] 李柯. 颈部伸屈肌群静力增强训练对神经根型颈椎病患者疼痛状态及颈椎活动度的影响[J]. 数理医药学杂志,2022,35(4):612-614.

[56] 吕茜,赵倩. 颈部伸屈肌群静力增强训练对神经根型颈椎病患者颈椎功能、颈椎活动度及颈椎等长肌力的影响[J]. 医学理论与实践,2022,35(5):877-879.

[57] 范天伦,张敬,孙丽春,等. 肌内效贴布贴扎联合核心稳定训练对颈型颈椎病患者的康复作用[J]. 临床与病理杂志,2022,42(3):702-707.

[58] 裴帅,姜宏,俞鹏飞,等. 颈椎扳法引导颈椎运动节段后伸纠正异常颈椎矢状位参数的临床观察[J]. 中国骨伤,2022,35(8):747-751.

[59] 覃海兵,李勇,陈雪宇,等. 针刺联合颈部垫枕与项肌锻炼治疗颈型颈椎病伴生理曲度反弓的研究[J]. 现代中西医结合杂志,2022,31(22):3175-3179.

[60] 容健成,朱冰珍,邓明其,等. 针刺运动疗法结合运动疗法治疗颈型颈椎病的疗效分析[J]. 现代诊断与治疗,2022,33(7):960-963.

[61] 舒大江,杨博. 针灸运动疗法治疗颈型颈椎病临床观察[J]. 实用中医药杂志,2022,38(10):1752-1753.

[62] 谢那金. 针灸配合八段锦锻炼对神经根型颈椎病患者疼痛及颈椎功能恢复的影响[J]. 中医外治杂志,2022,

31(4):46-47.

[63] 朱婷,陈贵全,丁燚,等. 八段锦治疗颈椎病的文献研究现状分析[J]. 按摩与康复医学,2022,13(11):48-53.

[64] 屠金康,李方方,付腾飞,等. 改良八段锦"前三式"对神经根型颈椎病患者的疗效探究[J]. 中国全科医学,2022,25(30):3783-3788.

[65] Cheng ZJ, Zhang SP, Gu YJ, et al. Effectiveness of Tuina Therapy Combined With Yijinjing Exercise in the Treatment of Nonspecific Chronic Neck Pain: A Randomized Clinical Trial[J]. JAMA Network Open, 2022, 5(12):e2246538.

[66] 黄慧,朱强,罗云,等. 脑卒中后肩手综合征临床治疗的研究进展[J]. 山东医药,2022,62(28):105-108.

[67] 陈蓉,陈梅花,冯宇恒,等. 本体感觉神经肌肉促进技术联合肌内效贴治疗脑卒中后肩-手综合征的临床观察[J]. 中国民间疗法,2022,30(11):99-102.

[68] 胡新房,单记永,王付伟,等. 傍针刺法联合本体感神经肌肉促进疗法治疗中风后偏瘫肩痛临床观察[J]. 实用中医药杂志,2022,38(10):1768-1771.

[69] 李豪,黄臻,高燕,等. 双上肢悬吊训练对偏瘫患者肩关节半脱位的疗效观察[J]. 中国疗养医学,2022,31(8):868-870.

[70] 温坚,刘卫东,田正奎,等. 运动康复联合物理疗法对体育院校大学生急性肩袖损伤肩关节功能恢复的影响——以德州学院体育学院大学生为例[J]. 青少年体育,2022(11):58-60.

[71] 席蕊,周敬滨,高奉,等. 肩胛肌群康复训练对肩峰下撞击综合征患者肩关节功能和肩峰下间隙的影响[J]. 体育科学,2022,42(10):71-76,97.

[72] 张桂林,欧阳钢,管重远,等. Mulligan 动态关节松动术治疗老年创伤性肩周炎的疗效观察[J]. 实用老年医学,2022,36(3):292-294.

[73] 金星,余德标,王建斌,等. 经络辨证针刺联合八段锦功法治疗肩周炎的临床疗效[J]. 实用临床医学,2022,23(1):24-26,34.

[74] Lin P, Yang M, Huang D, et al. Effect of proprioceptive neuromuscular facilitation technique on the treatment of frozen shoulder: a pilot randomized controlled trial[J]. BMC musculoskeletal disorders, 2022, 23(1):367.

[75] 应秋雯,丁莉,朱琳怡,等. 关节镜手术治疗肘关节僵硬术后早期加速运动康复锻炼的临床疗效[J]. 中国骨与关节损伤杂志,2022,37(7):752-754.

[76] 王文坤,王秀荣,黄建峰. 皮下针刺配合运动疗法治疗肱骨外上髁炎 30 例[J]. 福建中医药,2022,53(2):

58 – 59.

[77] 张文武,袁正,罗小兵. 小剂量曲安奈德联合运动疗法治疗肱骨外上髁炎的临床效果[J]. 中国当代医药,2022,29(5)：66 – 70.

[78] 李宗洪,黄树栋,陈卓锐. 温针灸联合手法按摩治疗腕管综合征的临床研究[J]. 中国医药科学,2022,12(7)：78 – 81,134.

[79] 顾斌,施加加. 正中神经滑动术联合甲钴胺治疗早中期腕管综合征的效果分析[J]. 按摩与康复医学,2022,13(14)：18 – 21.

[80] 鲜欢. 饮食护理＋运动疗法在痛风治疗中的应用效果观察[J]. 基层医学论坛,2022,26(27)：45 – 47,72.

[81] 刘中华,荣凯,邵锋锋. 电针十宣穴结合康复治疗再植手指功能障碍的临床研究[J]. 当代医学,2022,28(12)：178 – 180.

[82] 王朝君,王文洁. 渐进式关节功能康复训练在桡骨远端骨折患者术后康复中的效果评价[J]. 数理医药学杂志,2022,35(12)：1843 – 1845.

[83] 顾蕊,王岩,陈伯华. 中国非特异性腰背痛临床诊疗指南[J]. 中国脊柱脊髓杂志,2022,32(3)：258 – 268.

[84] 李芳蕾,阿依达娜·哈力木,米立新,等. 慢性非特异性下腰痛的康复治疗研究新进展[J]. 中国老年保健医学,2022,20(4)：103 – 107.

[85] 李鑫,黎志成,梁文钊,等. 悬吊训练对慢性腰痛患者运动皮质区神经网络的影响[J]. 中国康复医学杂志,2022,27(2)：183 – 187.

[86] 张婵娟,李悦龙,张洲,等. 运动控制训练改善慢性非特异性腰痛的 fMRI 研究[J]. 中国康复医学杂志,2022,37(3)：303 – 310.

[87] 王晓信,刘剑,宋丹. McKenzie 疗法联合中频电疗在腰椎间盘突出症患者中的应用效果研究[J]. 护理管理杂志,2022,22(2)：144 – 147,152.

[88] 喻雅婷,邓佳林,蹇婷婷,等. 不同物理疗法对膝关节骨性关节炎疼痛缓解效果的 meta 分析[J]. 重庆医学,2022,51(8)：1384 – 1391.

[89] 郎海伟,付解辉,张泽升,等. 肌肉能量技术联合步态矫正训练对老年膝骨关节炎患者的影响[J]. 中外医学研究,2022,20(33)：158 – 161.

[90] 让敏. 膝关节骨性关节炎康复治疗中应用等速肌力训练的效果[J]. 中外医学研究,2022,20(14)：167 – 171.

[91] 黄铭汝,陈俊,陈世益,等. 膝关节骨性关节炎运动疗法研究进展[J]. 中国运动医学杂志,2022,41(4)：320 – 329.

[92] 满喜,郑松玲,张晓嫚. 运动干预对髌股关节疼痛综合征的康复效果研究[J]. 天津体育学院学报,2022,37(5)：592 – 598,620.

[93] 王聪,张冠男,张温冬. Mulligan 疗法结合贴布技术对髌股疼痛综合征患者疼痛和运动功能的即刻疗效研究[J]. 按摩与康复医学,2022,13(10)：28 – 32.

[94] 杨涛,李昱,黄琳. 针刺联合关节松动术治疗气滞血瘀型陈旧性踝关节扭伤的疗效及对患者疼痛和踝关节功能的影响[J]. 河北中医,2022,44(9)：1523 – 1525,1529.

[95] 郑雨中,郑臣校,黄志全,等. 肌内效布贴结合平衡训练对慢性踝关节外侧不稳术后的康复疗效观察[J]. 广东医学,2022,43(3)：371 – 375.

[96] 商鑫飞,乔彩娜,曹凯,等. 肌肉能量技术治疗慢性踝关节不稳的临床研究[J]. 中国康复,2022,37(10)：618 – 621.

[97] 刘小曼,李文舒,祁洪近,等. 放松训练联合个性化功能锻炼对改善踝关节骨折者术后疼痛,踝-后足功能及降低并发症发生率的作用研究[J]. 足踝外科电子杂志,2022,9(3)：65 – 69.

[98] 李鸿阁,宗慧凯,陈宝刚. 踝关节骨折术后小腿三头肌低强度离心收缩训练的效果观察[J]. 青岛医药卫生,2022,54(4)：270 – 272.

[99] 李新通,覃华生,陈沛,等. 物理疗法在运动员髌腱末端病治疗中的研究现状与应用[J]. 中国康复,2022,37(1)：47 – 51.

[100] 赵田芋,晋松,张迪,等. 八段锦训练治疗髌腱末端病的随机对照：改善疼痛,肌肉柔韧性及下肢平衡稳定性[J]. 中国组织工程研究,2022,26(11)：1662 – 1668.

[101] 王俊敏,王南亚,杨春华,等. 运动疗法对伏案工作人群慢性肌肉骨骼疼痛康复的效果分析[J]. 工业卫生与职业病,2022,48(2)：129 – 131＋143.

[102] 杨镒名,魏清琳,万广能,等. 纤维肌痛综合征临床研究进展[J]. 智慧健康,2022,8(11)：31 – 36.

[103] 储诗瑛,周园,刘振峰. 屈肌腱滑动训练配合中药熏洗在手外伤患者手功能康复中的应用[J]. 当代护士(中旬刊),2022,29(4)：20 – 22.

[104] Song G, Zhang WM, Wang YZ, et al. Long Noncoding RNA and mRNA Expression Change in Spinal Dorsal Horn After Exercise in Neuropathic Pain Rats [J]. Front Mol Neurosci, 2022, 15: 865310.

[105] Hsieh YL, Yang NP, Chen SF, et al. Early Intervention of Cold-Water Swimming on Functional Recovery and Spinal Pain Modulation Following Brachial Plexus Avulsion in Rats[J]. Int J Mol Sci, 2022, 23(3): 1178.

[106] Luo J, Zhu HQ, Gou B, et al. Mechanisms of exercise for diabetic neuropathic pain[J]. Front Aging Neurosci, 2022, 14: 975453.

[107] 孙新政,陈晓可,王成浩,等. 运动改善动物坐骨神经损伤性疼痛的 Meta 分析[J]. 中国组织工程研究,2022,26(2): 337 - 344.

[108] 丛绮瑞,倪隽. 康复训练在肺癌患者化学治疗期间的应用[J]. 华西医学,2022,37(1): 12 - 16.

[109] Guo S, Han W, Wang P, et al. Effects of exercise on chemotherapy-induced peripheral neuropathy in cancer patients: a systematic review and meta-analysis[J]. J Cancer Surviv, 2022, 17(2): 318 - 331.

[110] Lei J, Yang J, Dong L, et al. An exercise prescription for patients with lung cancer improves the quality of life, depression, and anxiety [J]. Front Public Health, 2022, 10: 1050471.

[111] Yang YP, Pan SJ, Qiu SL, et al. Effects of physical exercise on the quality-of-life of patients with haematological malignancies and thrombocytopenia: A systematic review and meta-analysis[J]. World J Clin Cases, 2022, 10(10): 3143 - 3155.

[112] 朱冬梅,李晓霞,王利. 适度抗阻肌肉力量训练治疗绝经后老年骨质疏松的效果[J]. 中国医药导报,2022, 19(15): 93 - 96,120.

[113] 顾巧萍,孙微,徐伟. 运动锻炼辅助药物治疗对脊髓损伤继发的骨质疏松患者骨密度及骨代谢指标的影响[J]. 中国现代医生,2022,60(18): 70 - 73.

[114] 庄世伟,尹宏兵. 家庭康复训练配合药物治疗骨质疏松症的作用研究[J]. 中国卫生标准管理,2022,13(2): 53 - 56.

[115] 王丽华,蒋美玲,李雪云. 有氧联合阻抗运动对脊柱侧凸患者术后康复的影响[J]. 颈腰痛杂志,2022,43(1): 79 - 81.

[116] Cheng YY, Liu CC, Lin SY, et al. Comparison of the Therapeutic Effects Between Isokinetic and Isotonic Strength Training in Patients After Total Knee Replacement: A Prospective, Randomized Controlled Trial[J]. Orthop J Sports Med, 2022, 10(6): 23259671221105852.

[117] 刘立安,孟月,何寅家,等. 疼痛类病症中医再识与扶阳疼痛学[J]. 中华中医药杂志,2022,37(4): 1978 - 1981.

[118] Pan S, Wang S, Xue X, et al. Multidimensional Pain Modulation by Acupuncture Analgesia: The Reward Effect of Acupuncture on Pain Relief[J]. Evid Based Complement Alternat Med, 2022, 2022: 3759181.

[119] 高珍,冀来喜. 基于世界卫生组织国际临床试验注册平台的针刺镇痛临床试验注册情况特征分析[J]. 中国中医基础医学杂志,2022,28(2): 265 - 269.

[120] 赵继荣,杨文通,陈文,等. 威灵仙有效化学成分及镇痛机制研究进展[J]. 中华中医药学刊,2022,40(9): 9 - 12.

[121] 谢晓燕,张娟,向勇,等. 芍药苷可逆转疼痛共病抑郁大鼠海马内脑源性神经营养因子含量的减少[J]. 中华中医药学刊,2022,40(12): 181 - 185,308.

[122] Lü J, Jiang C, Schell TD, et al. Angelica gigas: Signature Compounds, In Vivo Anticancer, Analgesic, Neuroprotective and Other Activities, and the Clinical Translation Challenges[J]. Am J Chin Med, 2022, 50(6): 1475 - 1527.

[123] 陆大浩,高巨,黄天丰,等. 电针诱导沉默信息调节因子 1 依赖性自噬对小鼠脑卒中后中枢性痛的影响[J]. 实用临床医药杂志,2022,26(11): 42 - 47.

[124] 贾可欣,仲格嘉,朱春燕,等. 如意珍宝丸对小鼠丘脑出血后中枢痛的干预作用[J]. 中国实验方剂学杂志,2022,28(16): 82 - 89.

[125] 高森,孟笑男,李春颖,等. 王居易经络诊察法联合 Bobath 康复训练治疗脑卒中后肩手综合征 Ⅰ 期临床观察[J]. 中国针灸,2022,42(1): 28 - 32.

[126] 朱云红,曲宪双,闫鏐,等. 大接经法与常规体针治疗法对脑卒中后肩痛治疗效果、神经功能、肩关节活动度等指标影响对比研究[J]. 中华中医药学刊,2022,40(2): 202 - 205.

[127] 刘征,林欣,毕海洋,等. 浮针联合火针治疗脑卒中后肩手综合征 Ⅰ 期临床研究[J]. 针灸临床杂志,2022,38(2): 37 - 41.

[128] 叶秋萍,刘艳莉,蓝斯霞,等. 滑按指拨理筋法结合良肢位摆放治疗脑卒中后肩手综合征的效果[J]. 中国老年学杂志,2022,42(20): 5033 - 5036.

[129] 张本骏,张化彪,李梦洋,等. 醒脑止痛汤联合氟西汀治疗脑卒中后丘脑痛的临床疗效观察[J]. 实用中医内科杂志,2022,36(7): 48 - 50.

[130] 苏文硕,安忠诚,陈晨,等. 补阳还五汤治疗脊髓损伤作用机制的研究进展[J]. 中医正骨,2022,38(8): 49 - 53.

[131] 郑刚,王想福,张万乾,等. 单味中药提取物治疗脊髓损伤的研究进展[J]. 中医正骨,2022,26(2): 63 - 65.

[132] 宋雪洁. 中医护理对老年股骨颈骨折闭合复位内固定术后疼痛及关节恢复的影响[J]. 中国医药指南. 2022,20(23): 174 - 176.

[133] 李沅骋,李开平,宋子琪,等. 针刀疗法对兔退变颈椎间盘组织中 p38MApK 蛋白与 IL-1 表达的影响[J]. 中华中医药学刊,2022,40(11):250-254.

[134] 万成雨,宋子琪,李沅骋,等. 针刀干预对颈型颈椎病模型兔血清中 IL-8、TNF-α、pGE2 水平的影响[J]. 中华中医药学刊,2022,40(9):240-242,286.

[135] 王辉昊,詹红生. 颈椎病中医实验动物模型的研究进展[J]. 中华中医药杂志,2022,37(6):3335-3339.

[136] 王正婷,杨焕,魏清琳. 基于"经筋理论"运用刃针治疗瘀阻脑络型颈源性头痛的临床研究[J]. 针灸临床杂志,2022,38(5):19-23.

[137] 游建宇,刘福水,陈明人. 基于筋骨理论探讨针刀在颈椎病防治中的应用[J]. 中华中医药杂志,2022,37(2):753-755.

[138] 杨镇旭,李俊海,马玉峰,等. 基于六经辨证运用葛根汤化裁治疗神经根型颈椎病的回顾性研究[J]. 中国中医骨伤科杂志,2022,30(4):54-57.

[139] 谭瑾瑜,陈二海. 针灸治疗颈椎病神经根型疼痛的有效性及安全性分析[J]. 中医临床研究,2022,14(12):108-110.

[140] 苏瑾,符碧峰,刘润腾,等. 定点侧屈旋扳整颈手法对神经根型颈椎病椎间孔的形态学影响[J]. 医用生物力学,2022,37(4):720-725.

[141] 杨雷,李兆勇,陈龙,等. 基于六经理论运用经方治疗颈椎病的经验介绍[J]. 中国中医骨伤科杂志,2022,30(3):73-75.

[142] 马增斌,邸学士,袁巧妹,等. 基于网络药理学探讨黄芪桂枝五物汤治疗颈椎病的作用机制[J]. 中国中医基础医学杂志,2022,28(6):969-974.

[143] 邢润麟,王培民,张农山,等. 江苏省中医院骨伤科应用虫、藤类药物治疗颈椎病的经验[J]. 中医正骨,2022,34(11):65-68.

[144] 方仪德,许金海,叶洁,等. 国医大师施杞整肩三步九法治疗肩周炎的学术思想及临证经验[J]. 中国中医骨伤科杂志,2022,34(10):74-75,79.

[145] 寿晨,张磊,乐轶,等. 腕四针结合悬垂钟摆运动治疗原发性冻结肩的随机单盲对照研究[J]. 中国中医骨伤科杂志,2022,30(8):27-31.

[146] 仝乐,崔晨华,史佷元,等. 桂枝附子汤加减联合动痛点针刀松解术治疗冻结肩急性期的效果研究[J]. 中华中医药学刊,2022,40(5):239-242.

[147] 杨砥,陈顺玲,孙权,等. 舒筋活络汤结合针灸对肩袖损伤肩关节功能及炎症因子水平的影响[J]. 中华中医药学刊,2022,40(10):202-205.

[148] 何国文,高大伟,胡栢均,等. 穴位贴敷疗法联合体外冲击波治疗肱骨外上髁炎 30 例[J]. 中国中医骨伤科杂志,2022,30(7):61-64.

[149] 陈磊,李微微. 腕管综合征中医传统疗法治疗进展[J]. 中国中医药科技,2022,29(5):933-935.

[150] 黎霞,李多多,程潞瑶,等. 中西医治疗慢性腰痛临床研究的有效率定义及其判定标准存在差异:一项概况性评价[J]. 中国全科医学,2022,25(20):2534-2540.

[151] 吴忆宁,万颖,胡超越,等. 中西医治疗腰背痛临床试验结局指标及测量工具的比较研究[J]. 中国全科医学,2022,25(35):4433-4442.

[152] 江敏健,张华. 不同证型腰椎间盘突出症的中医手法治疗研究进展[J]. 中医临床研究,2022,14(24):79-82.

[153] 桑廷瑞,王想福,李晨旭,等. 腰椎间盘突出症中医证候与 Pfirrmann 分级的关系探讨[J]. 中医正骨,2022,34(2):51-53.

[154] 郑为波,杨进锋,夏威夷,等. 基于《黄帝内经》探讨腰痛的经络系统分层特点及针刺治疗方法[J]. 中医正骨,2022,34(3):56-57,60.

[155] 黄伟东,廖佳,罗洪生,等. 温病四大家辨治腰痛思路与特色探析[J]. 中国中医骨伤科杂志,2022,30(10):76-79.

[156] 李玲,王盛. 髋关节损伤与腰痛关系的研究进展[J]. 中医正骨,2022,34(5):68-70,74.

[157] 王虹乔,方玲,顾启功,等. 基于经筋理论的踝足关节正骨手法治疗腰背痛的临床效果观察[J]. 中国实用医药,2022,17(24):151-154.

[158] 姚重界,孔令军,朱清广,等. 推拿调控局部炎性微环境对腰椎间盘突出症大鼠疼痛行为的影响[J]. 中华中医药杂志,2022,37(9):5379-5384.

[159] 姚重界,孔令军,朱清广,等. 推拿干预腰椎间盘突出症相关疼痛的机制探讨[J]. 中华中医药杂志,2022,37(4):2143-2147.

[160] 王京华,王明爽,何影浩,等. 蠲痹汤加减联合温针灸治疗腰椎间盘突出症(肾虚寒湿证)的临床研究[J]. 颈腰痛杂志,2022,43(5):773-774.

[161] 谈倩,李佳,李柏村,等. 温针灸减轻膝骨性关节炎大鼠软骨组织的氧化损伤和炎性反应[J]. 针刺研究,2022,47(4):321-328.

[162] 桂苗,施珊妮,黄泽灵,等. 阳和汤调节磷脂酰肌醇-3-激酶/蛋白激酶 B 信号通路抑制骨关节炎软骨退变的机制[J]. 中国中医骨伤科杂志,2022,30(8):7-11,16.

[163] 修忠标,刘洪,张良志,等. 针刀干预对膝骨关节炎兔

原代软骨细胞活性、凋亡及自噬的影响[J]. 中国医药导报,2022,19(18)：123-127.

[164] 王超,朱俊琛,郑智文,等. 痛点针刀松解对膝关节骨性关节炎患者部分运动步态和血清 TNF-α 及 IL-1 的影响[J]. 中国骨伤,2022,35(9)：848-852.

[165] 胡华,李秀成,周刚,等. 膝痹病经筋-证候分型与软骨相关因子的关系分析[J]. 中国中医骨伤科杂志,2022,30(2)：36-39,44.

[166] 潘富伟,陈元川,张旻,等. 从筋论治膝骨关节炎的新思考[J]. 中华中医药杂志,2022,37(6)：3040-3044.

[167] 张家媛,姜涛,林晓东,等. 基于"脾病而四肢不用"理论从脾论治早期膝骨关节炎的理论探讨[J]. 中医正骨,2022,34(7)：63-65.

[168] 陈兆军. 适时运用中西医结合方法,提高膝骨关节炎的临床疗效——《膝骨关节炎中医诊疗指南(2020 年版)》解读[J]. 中医正骨,2022,34(3)：1-2,14.

[169] 袁普卫. 重视中成药在膝骨关节炎治疗中的规范化应用——《膝骨关节炎中医诊疗指南(2020 年版)》解读[J]. 中医正骨,2022,34(2)：1-2,11.

[170] 沈遨飞,谢文俊,杨锋,等. 基于《金匮要略》探讨经方分期诊疗膝骨关节炎[J]. 中国中医骨伤科杂志,2022,30(6)：72-74.

[171] 刘娜,孙银娣,姜小凡,等. 股内收肌群激痛点小针刀治疗膝骨关节炎的临床效果[J]. 中国医药导报,2022,19(27)：132-136.

[172] Chen Z, Zhou L, Ge Y, et al. Fuzi decoction ameliorates pain and cartilage degeneration of osteoarthritic rats through PI3K-Akt signaling pathway and its clinical retrospective evidence[J]. Phytomedicine, 2022, 100：154071.

[173] 徐安乐,荣积峰,黄强民,等. 针刺治疗对肌筋膜触发点模型大鼠脊髓背角 p 物质和突触素表达的影响[J]. 中华物理医学与康复杂志,2022,44(7)：583-588.

[174] 匡小霞,李武,蒋全睿,等. 按法缓解肌筋膜激痛点能量危机与 AMpK/pGC-1α 通路激活关系的研究[J]. 针灸推拿医学(英文版),2022,20(4)：257-264.

[175] 杜芸,徐江喜,王丹,等. 基于"阳气者,精则养神,柔则养筋"理论论治纤维肌痛综合征思路[J]. 中华中医药杂志,2022,37(6)：3312-3315.

[176] 徐安乐,黄强民,荣积峰,等. 缺血性按压肌筋膜触发点对非特异性颈痛治疗效果的系统评价与 Meta 分析[J]. 中国康复医学杂志,2022,37(11)：1541-1550.

[177] 左阳,赵永烈,巩子汉,等. 温阳、解郁及温阳解郁方对母婴分离结合慢性神经疼痛应激小鼠疼痛敏感性及抑郁样行为的调节作用[J]. 中国实验方剂学杂志,2022,28(14)：44-53.

[178] 陈鹏,王琛,罗瑞熙,等. 大黄素通过调节血清代谢改善神经病理性疼痛的机制研究[J]. 中国中药杂志,2022,47(8)：2187-2194.

[179] 陈李圳,王晓宇,何伟,等. 不同针灸刺激的镇痛作用与神经传入特征[J]. 中华中医药杂志,2022,37(5)：2622-2626.

[180] Liao Y, Guo C, Wen A, et al. Frankincense-Myrrh treatment alleviates neuropathic pain via the inhibition of neuroglia activation mediated by the TLR4/MyD88 pathway and TRPV1 signaling[J]. Phytomedicine, 2022, 108：154540.

[181] 赵芮,吴施国,邱祥玉. 基于中医传承辅助平台探究古代方剂治疗癌症疼痛的用药规律[J]. 中国民族民间医药,2022,31(5)：16-21.

[182] 郑巧,周铁成,向生霞. 血府逐瘀汤治疗晚期肺癌瘀血阻络证癌痛患者的临床研究[J]. 中药药理与临床,2022,38(2)：195-198.

[183] 杨梦霞,毛昀,芦殿荣,等. 阴阳双补方治疗骨转移癌痛作用机制的网络药理学研究[J]. 中国中医急症,2022,31(8)：1129-1133.

[184] 李梦楠,王功臣,张志明. 癌性骨痛膏外敷控制骨转移癌痛的临床研究[J]. 中医临床研究,2022,14(6)：102-105.

[185] 王想福,陈伟国,叶丙霖,等. 从"虚"论治绝经后骨质疏松症与 Wnt/β-catenin 信号通路相关性研究进展[J]. 颈腰痛杂志,2022,43(6)：917-919.

[186] 丰杰,陈琪,黄海,等. 从"虚不受补"探讨绝经后骨质疏松症的治则治法[J]. 中国骨质疏松杂志,2022,28(5)：723-726.

[187] 孟景,于波. "痰沫致痛"论治原发性骨质疏松疼痛的理论内涵与临床应用[J]. 中华中医药杂志,2022,37(9)：5430-5433.

[188] 王庆谚,李佳,郑洪新. 从"肾虚络病,瘀阻骨络"探讨原发性骨质疏松症中医病机[J]. 中华中医药杂志,2022,37(2)：756-759.

[189] 陈桂锋,尚奇,沈耿杨,等. 从"肾主骨生髓"揭示骨质疏松症炎症微环境的中医理论基础[J]. 中华中医药杂志,2022,37(12)：6906-6909.

[190] 曾祥荣,赵伟,王荣田,等. 骨质疏松高风险人群中医症状辨识工具的初步探析[J]. 中国骨质疏松杂志,2022,28(10)：1501-1506.

[191] 鞠昌军,赵锦伟,周鑫,等. 冰硝散在膝关节置换术围手术期康复过程中应用的大样本研究[J]. 中国中医骨伤科杂志,2022,30(4)：25-29.

[192] 李爱强,张锐,柴喜平,等. 四物镇痛方结合膝关节穴位针刺促进全膝关节置换术康复效果分析[J]. 中华中医药学刊,2022,40(8):221-224.

[193] 张平,薛京花,寇文平. 针刺次髎穴改善肛肠术后疼痛水肿的效果及相关疼痛介质、炎性因子水平的变化[J]. 中华中医药学刊,2022,40(10):87-90.

[194] 张磊,熊鹿静,李炳坤,等. 电针足少阳经穴在膝关节前交叉韧带损伤术后康复中的应用价值[J]. 中医正骨,2022,34(6):9-16.

[195] 侯亚静,刘伟,陆敏杰,等. 超声引导下肩峰下滑囊类固醇注射联合神经肌肉电刺激治疗偏瘫肩痛的随机对照研究[J]. 中国康复医学杂志,2022,37(1):34-38.

[196] 王鹏川. 超声引导下肩关节腔内注射曲安奈德治疗脑卒中偏瘫并肩痛的临床疗效[J]. 西藏医药,2022,43(2):51-53.

[197] 黄澄,陈秀琼,周红,等. 超声引导下注射类固醇联合深层肌肉刺激治疗脑卒中偏瘫后肩痛患者的疗效观察[J]. 现代医学与健康研究,2022,6(20):27-31.

[198] 张启富,龙耀斌,周开斌,等. 肌骨超声引导下肩部注射A型肉毒毒素及曲安奈德治疗脑卒中偏瘫后肩痛的疗效[J]. 广西医学,2022,44(23):2821-2832.

[199] 钟银军,单腾飞. 超声辅助下肩胛上神经阻滞在脑卒中后肩痛患者中的应用[J]. 临床神经病学杂志,2022,35(3):192-195.

[200] 陈亮,王进,吴贵鹏,等. 超声引导肩胛上神经脉冲射频结合物理疗法治疗脑卒中后肩关节疼痛的疗效分析[J]. 介入放射学杂志,2022,31(5):495-498.

[201] 李梦. 基于肌骨超声经筋排刺法治疗中风后偏瘫肩痛的疗效观察[J]. 中国现代药物应用,2022,16(15):163-167.

[202] 杨旭,董蕊,徐幼苗,等. 超声联合CT引导定位双极脉冲射频缓解神经根型颈椎病患者疼痛的作用分析[J]. 中国医学装备,2022,19(6):97-100.

[203] 杨旭,徐幼苗,董蕊,等. 超声引导联合CT扫描下双极射频脉冲调节治疗难治性神经根型颈椎病效果[J]. 临床军医杂志,2022,50(8):855-857.

[204] 向忠,何秀波. 超声引导颈椎间盘髓核消融术治疗颈椎病临床研究[J]. 中国医学工程,2022,30(4):55-58.

[205] 丁得方,陈思宇,李荣春. 超声引导下颈神经根脉冲射频联合小针刀对老年神经根型颈椎病患者疼痛程度及颈椎关节活动度的影响[J]. 中国老年学杂志,2022,42(7):1667-670

[206] Cui X, Zhang D, Zhao Y, et al. An open-label non-inferiority randomized trail comparing the effectiveness and safety of ultrasound-guided selective cervical nerve root block and fluoroscopy-guided cervical transforaminal epidural block for cervical radiculopathy[J]. Ann Med, 2022, 54(1): 2681-2691.

[207] Xu H, Zhang Y, Wang C. ltrasound-guided hydrodilatation of glenohumeral joint combined with acupotomy for treatment of frozen shoulder[J]. J Back Musculoskelet Rehabil, 2022, 35(5): 1153-1160.

[208] 张洋,程少丹,葛程,等. 超声监测下全麻手法松解结合银质针温针灸治疗重度肩周炎的临床观察[J]. 中国中医药现代远程教育,2022,20(13):96-99.

[209] 李伶俐,张润. 肌骨超声对肩周炎的诊断及引导注射治疗的有效性分析[J]. 中国现代药物应用,2022,16(3):108-110.

[210] 张雪红,刘荣. 肌骨超声引导下小针刀治疗肩周炎患者的临床疗效与安全性[J]. 医疗装备,2022,35(17):65-67.

[211] Hou Y, Zhang T, Liu W, et al. The Effectiveness of Ultrasound-Guided Subacromial-Subdeltoid Bursa Combined With Long Head of the Biceps Tendon Sheath Corticosteroid Injection for Hemiplegic Shoulder Pain: A Randomized Controlled Trial[J]. Front Neurol, 2022, 13: 899037.

[212] 庄卫生,李弯月,李天舒,等. 富血小板血浆注射联合康复训练治疗肩袖损伤的疗效观察[J]. 中华物理医学与康复杂志,2022,44(6):530-532.

[213] 王维嘉,崔旭蕾,黄宇光. 超声引导下肩胛背神经阻滞方法及其在疼痛治疗中的应用进展[J]. 中国疼痛医学杂志,2022,28(12):939-943.

[214] Deng X, Zhu S, Li D, et al. Effectiveness of ultrasound-guided versus anatomic landmark-guided corticosteroid injection on pain, physical function and safety in patients with subacromial impingement syndrome: A systematic review and meta-analysis[J]. Am J Phys Med Rehabil, 2022, 101(12): 1087-1098.

[215] 冯艳,秦昕,邢瑞林,等. 超声下细针穿刺改良小针刀在腕管综合征治疗中的应用效果[J]. 影像科学与光化学,2022,40(5):1051-1055.

[216] 曾健,袁德超,李英,等. 超声引导腕管类固醇注射联合腕横韧带松解治疗轻中度腕管综合征疗效评估[J]. 西部医学,2022,34(8):1168-1173.

[217] 沈素红,耿丰勤,付卓,等. 超声引导下针刀松解腕横韧带联合神经阻滞治疗腕管综合征疗效观察[J]. 医

学影像学杂志,2022,32(3):496-499.

[218] 段升磊,李铁山. 超短波联合超声引导下芒针治疗腰椎间盘突出症临床研究[J]. 针灸临床杂志,2022,38(5):29-34.

[219] 陈桂森,陈文治. 超声引导下水针刀治疗对腰椎间盘突出症患者疼痛缓解和腰椎功能恢复的影响[J]. 吉林中医药,2022,42(9):1100-1103.

[220] 林秀华,刘存斌,耿凯,等. 超声引导下针刀松解黄韧带治疗腰椎间盘突出症的临床效果[J]. 中国医药导报,2022,19(9):157-160.

[221] 刘锦灿,何超洪,陈小燕. 超声引导下盐酸青藤碱注射治疗腰椎间盘突出症的临床效果观察[J]. 中国现代医生,2022,60(29):76-79.

[222] 赵付显,廖文胜,钱重阳. 富血小板血浆疗法治疗孤立性腰椎小关节综合征的临床疗效分析[J]. 颈腰痛杂志,2022,43(2):201-203.

[223] Yu X, Zhang J, Wang M, et al. Clinical Effects and Safety of the Use of Methylene Blue for the Treatment of Lumbar Facet Joint Syndrome[J]. Pain physician, 2022, 25(1): E15-E26.

[224] 时蓉,马岳,王云. 超声引导下腰骶区神经阻滞技术研究进展[J]. 中国疼痛医学杂志,2022,28(5):369-374.

[225] 刘晶,赵红佳,林巧璇,等. 超声可视化经筋弓弦针刀松解术治疗膝骨关节炎的效果[J]. 中国医药导报,2022,19(9):153-156.

[226] 胡国强,李德龙,刘际石,等. 肌骨超声引导下针刀与常规针刀治疗膝骨关节炎的效果比较[J]. 中国医药导报,2022,19(27):146-148.

[227] 钟毓贤,刘峰,任贺,等. 超声引导下针刀联合富血小板血浆注射技术治疗膝关节骨性关节炎的临床疗效观察[J]. 中国康复,2022,37(2):95-100.

[228] Wang L, Wei J, Qian Z, et al. Acupotomy by ultrasound-guided versus anatomical guidance in knee osteoarthritis: A protocol for systematic review and meta-analysis[J]. Medicine (Baltimore), 2022, 101(47): e31693.

[229] 谢杰伟,朱俊朗. 超声引导下小针刀精准治疗Ⅱ型痛性副舟骨的近期效果[J]. 广东医学,2022,43(11):1408-1412.

[230] 李飞,李霞,王蕾,等. 超声引导银质针目标靶向治疗慢性肌筋膜疼痛综合征的疗效观察[J]. 实用医院临床杂志,2022,19(3):96-99.

[231] 王埔琦,许磊,孙晴,等. 超声引导下针刺治疗腰臀部肌筋膜疼痛综合征的临床研究[J]. 中国中医骨伤科杂志,2022,30(3):26-29.

[232] 袁晓锋,王玉柱,魏志环. 超声RTE技术辅助下针刺激痛点治疗肌筋膜疼痛综合征的临床意义[J]. 颈腰痛杂志,2022,43(4):578-580.

[233] 吴乾玉,黄立群,王丽娜. 超声引导下激痛点诊断及治疗的研究进展[J]. 兰州大学学报(医学版),2022,48(9):57-60.

[234] 金建森,章宁杰,王晋钟,等. 超声引导下勾刀治疗成人"扳机指"的效果观察[J]. 中国现代医生,2022,60(17):55-57.

[235] 陈宏道,谢师旅,冷文飞,等. 冷文飞治疗儿童先天性拇指狭窄性腱鞘炎经验[J]. 中医临床研究,2022,14(12):89-90.

[236] 诸源江,袁雪梅,叶菱. 超声引导闭孔神经阻滞用于闭孔神经卡压综合征的疗效分析[J]. 四川医学,2022,43(10):999-1002.

[237] 王琳,陈玮,李铁山. 神经水分离治疗腓总神经卡压综合征的疗效观察[J]. 中国康复医学杂志,2022,37(6):827-829.

[238] 石晓辰,朱家安,李文雪. 超声引导下松解术治疗股外侧皮神经卡压临床疗效观察[J]. 中国超声医学杂志,2022,38(9):1026-1029.

[239] 黄梦姣,吕海霞,陈胜江. 超声引导针刀治疗成人臀部坐骨神经卡压的临床研究[J]. 医学影像学杂志,2022,32(8):1439-1442.

[240] Fan Z, Zheng X, Li D, et al. Comparison of lidocaine and ropivacaine stellate ganglion blockade in treating upper limb postherpetic neuralgia[J]. Medicine (Baltimore), 2022, 101(23): e29394.

[241] Zhou Z, Hu X, Yan F, et al. Observation on the effect of platelet-rich plasma combined with drugs in the treatment of herpes zoster neuralgia[J]. Int J Neurosci, 2022: 1-7.

[242] 李丹,王叶纯,邹军,等. 超声引导皮下自控镇痛在安宁疗护中的临床应用[J]. 中国疼痛医学杂志,2022,28(4):278-284.

[243] 陆汉荣,何伟森,李志坚,等. 超声辅助腹腔神经丛毁损术治疗晚期上腹部癌痛的临床研究[J]. 中国疼痛医学杂志,2022,28(6):471-473.

[244] 李晨,浦少锋,吴军珍,等. 超声引导下残端神经瘤毁损治疗截肢后疼痛回顾性分析[J]. 中国疼痛医学杂志,2022,28(1):36-43.

[245] 杨犇,刘飞,吴艳,等. 超声引导环腹股沟管注射治疗腹股沟疝术后慢性疼痛[J]. 中国疼痛医学杂志,2022,28(6):474-476.

[246] Gao G，Fu Q，Wu R，et al. Clinical outcomes of ultrasound-guided hip joint injection in the treatment of persistent pain after hip arthroscopy[J]. Chin Med J（Engl），2022，135（17）：2137 - 2139.

【文　选】

一、物理因子治疗疼痛康复

1. 王彬，刘垚，廖烨晖，等. 聚焦式低强度脉冲超声治疗对大鼠坐骨神经损伤后神经病理性疼痛的影响. 中国康复医学杂志，2022，37（1）：14 - 20.

王彬等观察聚焦式低强度脉冲超声（FLIPUS）对坐骨神经损伤模型（SNI）大鼠的镇痛作用，以及对脊髓神经重塑的影响。建立 SNI 神经病理性疼痛大鼠模型。将 30 只雄性 SD 大鼠随机分成 3 组，假手术组、模型组和治疗组各 10 只。治疗组大鼠造模后第 3 天开始脊髓腰膨大 FLIPUS 治疗，分别于术前、术后 3、10、17、24、30 天测量各组大鼠患侧后爪机械性刺激缩爪阈，采用 Western Blot 与免疫荧光技术检测脊髓神经突起标志物（MAP2）蛋白的表达水平。结果显示：SNI 大鼠术后第 3 天开始患侧后爪明显下降且至少维持至术后第 30 天（$P < 0.01$），提示出现机械痛觉过敏；FLIPUS 治疗组 SNI 大鼠术后第 10 天机械性刺激缩爪阈开始升高，在术后第 24 和 30 天机械性刺激缩爪阈显著高于模型组（$P < 0.01$）；SNI 大鼠术后脊髓 MAP2 蛋白表达显著上调（$P = 0.004$），而 FLIPUS 治疗可显著降低治疗组脊髓 MAP2 蛋白的表达量（$P < 0.01$）。结论认为，FLIPUS 可缓解 SNI 诱导的机械痛敏症状，其机制可能与抑制脊髓的神经重塑有关。

2. 何林飞，郭爱松，朱振杰. 发散式体外冲击波治疗对轻、中度腕管综合征患者疼痛、手功能和抑郁的影响. 中国康复医学杂志，2022，37（1）：39 - 43.

何林飞等研究发散式体外冲击波治疗对轻、中度腕管综合征（CTS）患者疼痛、手功能和抑郁的临床疗效。将纳入标准的 60 例 CTS 患者随机分为试验组和对照组，各 30 例。两组都进行常规药物治疗和健康教育，试验组在对照组的基础上给予每周 2 次发散式体外冲击波治疗。于治疗前、治疗 6 周后对两组患者进行评估，评估指标采用视觉模拟量表（VAS）、波士顿 CTS 问卷（BCTQ）、正中神经感觉神经传导（SNCV）、正中神经末端运动潜伏期（DML）及贝克抑郁量表（BDI）。结果显示：两组治疗前各项评估指标组间差异无显著性意义（$P > 0.05$）；治疗 6 周后，两组患者 SNCV 速度较治疗前明显提高（$P < 0.05$），且试验组高于对照组（$P < 0.05$）；VAS、BCTQ、DML 和 BDI 指标较治疗前明显降低（$P < 0.05$），且试验组低于对照组（$P < 0.05$）。结论认为，发散式体外冲击波治疗能够缓解轻、中度 CTS 患者的疼痛，提高手功能，对患者的抑郁状态产生积极影响。

3. 章闻捷，杨威，沈一吉，等. 高-低频交互重复经颅磁刺激对偏瘫肩痛的应用研究. 中国康复医学杂志，2022，37（3）：352 - 356.

章闻捷等研究高-低频交互重复经颅磁刺激（rTMS）对卒中后偏瘫肩痛患者上肢功能、疼痛和生活质量的影响。用随机数字表法将 106 例偏瘫肩痛患者分为低频组（33 例）、高频组（36 例）和高-低频组（37 例）。3 组患者均接受常规卒中后的康复治疗。在此基础上，低频组、高频组和高-低频组分别接受低频、高频和高-低频交互 rTMS 治疗。各组均于治疗前和治疗后 8 周进行上肢 Fugl - Meyer 运动功能评定量表（FMA）、肩关节疼痛视觉模拟评分（VAS）与脑卒中后特定生活质量量表（SS - QoL）评定。结果显示：经 8 周治疗后，3 组患者的上肢 FMA 及 SS - QoL 评分较治疗前均有显著改善（$P < 0.05$），肩关节 VAS 较治疗前有明显降低（$P < 0.05$）；低频组与高频组在治疗后的上肢 FMA、肩关节 VAS 及 SS - QoL 评分的组间差异无

显著性意义($P>0.05$);而高-低频组在治疗后的上肢 FMA 及 SS-QoL 评分与低频组和高频组相比有显著的提高($P<0.05$),且肩关节 VAS 有明显降低($P<0.05$)。结论认为,高-低频交互 rTMS 对偏瘫肩痛患者的上肢运动功能、疼痛及生活质量改善具有积极的作用,且效果优于单一频率的 rTMS,可作为一种有效的辅助治疗手段应用于临床。

4. 邓紫婷,文丽,贾英. 体外冲击波对兔膝骨关节炎软骨组织中转化生长因子β1和白介素1β表达的影响. 中华物理医学与康复杂志,2022,44(1):18-24.

邓紫婷等观察体外冲击波治疗对兔膝骨关节炎(OA)模型软骨组织中转化生长因子 β1(TGF-β1)和白介素 1β(IL-1β)的表达影响,并探讨体外冲击波治疗兔膝 OA 的机制。选取雌性新西兰兔 50 只,采用随机数字表法分别为正常对照组、模型组、冲击波 A 组[能量密度流(EFD)为 0.05(mJ/mm²)]、冲击波 B 组(EFD 为 0.11 mJ/mm²)、冲击波 C 组(EFD 为 0.22 mJ/mm²),每组 10 只新西兰兔。模型组和冲击波 A、B、C 组均采用 Hulth's 法建立膝 OA 动物模型。造模成功后,冲击波 A、B 和 C 组分别给予对应能量密度流的体外冲击波治疗,均每 7 天治疗 1 次,每次冲击 2 000 下,连续治疗 4 周。正常对照组和模型组均不给予体外冲击波治疗。于冲击波 A、B、C 组体外冲击波治疗 4 周后,处死 5 组新西兰兔,取兔右侧膝关节软骨组织,肉眼观察关节软骨,HE 染色后采用改良 Mankin's 评分评估软骨组织退变情况,采用免疫组化法、蛋白印迹法和实时荧光定量多聚酶链式反应分别测定兔软骨中 TGF-β1 和 IL-1β 的阳性细胞数、TGF-β1 和 IL-1β 的蛋白量以及 TGF-β1 和 IL-1β 的 mRNA 表达量。结果显示:与正常对照组比较,模型组肉眼可见关节软骨退变。模型组改良的 Mankin's 评分为(7.30 ± 0.45)分,显著高于正常对照组的(0.34 ± 0.06)分,且模型组 TGF-β1 和 IL-

1β 的蛋白和 mRNA 的表达量较正常对照组亦明显升高,差异均有统计学意义($P<0.05$)。冲击波 A、B、C 组软骨组织的改良 Mankin's 评分均显著低于模型组,差异均有统计学意义($P<0.05$),冲击波 C 组软骨组织中的 TGF-β1 和 IL-1β 的蛋白和 mRNA 表达量明显低于模型组,差异均有统计学意义($P<0.05$)。结论认为,体外冲击波可降低兔膝 OA 软骨中 TGF-β1 和 IL-1β 的表达,且治疗效果与体外冲击波的能量密度流呈正相关,提示冲击波可能通过调节 TGF-β1 的表达来减少炎性因子 IL-1β 的表达,从而达到对 OA 的防治作用。

5. 彭小文,张盘德,尹杰等. 高频超声检查在体外冲击波治疗网球肘中的临床应用. 中华物理医学与康复杂志,2022,44(2):157-159.

彭小文等探讨高频超声检查在体外冲击波(ESW)治疗网球肘中的临床价值。对 58 例网球肘患者经电磁式 ESW 治疗前、后行高频超声检查及 X 线检查,ESW 隔 3～4 天治疗 1 次,共治疗 3 次。于治疗前、每次治疗后采用视觉模拟评分法(VAS)及日常生活活动(ADL)能力评分对入选患者进行疗效评价。结果显示:入选患者经 3 次 ESW 治疗后,其疼痛 VAS 评分由治疗前(5.18 ± 1.57)分降至(2.37 ± 1.89)分,ADL 评分由治疗前(6.52 ± 2.93)分降至(2.83 ± 2.60)分,差异均具有统计学意义($P<0.05$)。治疗前高频超声检查结果显示,58 例患者中有 50 例前臂伸肌总腱血流丰富,有 40 例肌腱肿胀,有 38 例出现钙化,有 21 例出现骨刺增生。治疗后高频超声检查结果显示,有 29 例伸肌总腱血流减少($P<0.05$),患者肌腱厚度由治疗前(4.09 ± 1.89)mm 降至(3.91 ± 1.82)mm($P<0.05$)。通过亚组分析发现,治疗前、后急性期和非急性期患者其疼痛 VAS、ADL 评分及前臂伸肌总腱厚度组间差异均无统计学意义($P>0.05$)。结论认为,高频超声检查有助于明确网球肘病变类型及指导 ESW 治疗、评估治疗效果,值得临床推广、应用;急性期和非急性期网球肘患者均可给予 ESW 治疗。

6. 李冰冰,许涛,王胜洁,等. 重复经颅直流电刺激治疗神经病理性疼痛的效果观察及机制初探. 中华物理医学与康复杂志,2022,44(4):312-317.

李冰冰等观察重复经颅直流电刺激治疗大鼠神经病理性疼痛的效果并初步探索其作用机制。研究者共选取成年雄性 SD 大鼠 40 只,随机选取 10 只大鼠纳入正常组,10 只大鼠纳入假手术组,其余 20 只大鼠行坐骨神经慢性压迫性损伤的模型制作,并按照随机数字表法分为假治疗组和治疗组。术后第 14 天,治疗组进行连续 8 天的经颅直流电刺激,假治疗组进行假刺激,正常组和假手术组不做任何干预。于术前 1 天、术后第 14 天和术后第 22 天(即治疗 8 天后),分别利用 Von Frey 和 Hot-plate 测试大鼠痛阈变化,术后第 22 天行脊髓组织取材,利用 Western blot 技术检测各组大鼠的 NR2B - NMDA - R、GABA a - R 和 GABA b - R 的蛋白表达。结果显示:① 术后第 14 天,与假手术组对比,假治疗组和治疗组大鼠的 50% MWT 和 WTL 值均明显下降($P<0.05$);② 术后第 22 天,与假治疗组对比,治疗组 50% MWT 和 WTL 值均明显升高($P<0.05$),治疗组的 WTL 值与术前 1 天对比,差异无统计学意义($P>0.05$);③ 术后第 22 天,与假手术组对比,假治疗组的 NR2B - NMDA - R 含量增高($P<0.05$),而 GABA a - R 和 GABA b - R 含量均下降($P<0.05$);术后第 22 天与假治疗组对比,治疗组的 NR2B - NMDA - R 含量下降($P<0.05$),GABA a - R 含量增高($P<0.05$),但 GABA b - R 含量与假治疗组对比,差异无统计学意义($P>0.05$);术后第 22 天,治疗组的 NR2B - NMDA - R 含量与假手术组间差异无统计学意义($P>0.05$)。结论认为,重复经颅直流电刺激可改善神经病理性疼痛反应,并对痛觉过敏(热痛)的改善优于痛觉超敏(机械痛),其作用机制可

能是下调脊髓 NR2B - NMDA - R 至正常水平,并部分上调 GABA a - R。

7. 于璐,庄卫生,马玉娟,等. 重复经颅磁刺激治疗糖尿病性周围神经病理性疼痛的疗效观察. 中华物理医学与康复杂志,2022,44(6):509-513.

于璐观察重复经颅磁刺激(rTMS)治疗糖尿病性周围神经病理性疼痛(DPNP)的疗效。研究者采用随机数字表法将 86 例 2 型糖尿病合并 DPNP 患者分为观察组及对照组,每组 43 例。2 组患者均给予降糖、降压等常规治疗,观察组在此基础上辅以 rTMS 治疗,磁刺激部位选择非优势侧手对应的初级运动皮质区(M1 区),磁刺激频率为 10 Hz,每天治疗 1 次,每周治疗 5 天;对照组则辅以假磁刺激治疗。于治疗前、治疗 4 周后分别采用疼痛视觉模拟量表(VAS)、患者整体印象变化量表(PGIC)对 2 组患者进行疗效评定,同时于上述时间点检测 2 组患者正中神经、腓总神经运动传导速度(MCV)及感觉传导速度(SCV)。结果显示:治疗后观察组疼痛 VAS 评分(3.05 ± 0.48)分、PGIC 评分(2.98 ± 0.45)分,均较治疗前及对照组明显降低($P<0.05$),并且观察组疼痛治疗有效率为 79.07%,亦显著优于对照组(23.26%)水平($P<0.05$)。治疗后观察组正中神经、腓总神经 MCV 分别为(47.65 ± 1.94)m/s 和(46.98 ± 3.26)m/s,均较治疗前及对照组明显增快($P<0.05$)。结论认为,在常规干预基础上辅以 rTMS 治疗,能显著缓解 DPNP 患者疼痛,加速受损神经功能恢复,对改善患者病情及生活质量具有重要意义。

8. 徐晖,王春满,王璐璐,等. 液压扩张联合放射式体外冲击波治疗肩周炎的疗效观察. 中华物理医学与康复杂志,2022,44(11):1004-1008.

徐晖等观察液压扩张联合放射式体外冲击波治疗肩周炎的疗效。选取肩周炎患者 132 例,采用随机数字表法将其分为液压扩张组、冲击波组、联

合组,每组44例。液压扩张组采用液压扩张治疗,冲击波组采用放射式体外冲击波治疗,联合组在液压扩张治疗基础上增加放射式体外冲击波治疗。治疗前、治疗3周后(治疗后),评估患者的肩关节活动度,采用日本骨科学会(JOA)肩关节功能评分评估患者的肩关节功能,采用视觉模拟评分法(VAS)评估疼痛程度,采用日常生活活动(ADL)量表评价生活能力,检测血清前列腺素E_2(PGE$_2$)、β-内啡肽(β-EP)、白细胞介素6(IL-6)和肿瘤坏死因子α(TNF-α)水平。结果显示:治疗后,联合组总有效率(95.45%)高于液压扩张组(70.45%)、冲击波组(81.82%),差异均有统计学意义($P<0.05$)。与治疗前比较,3组患者治疗后肩关节活动度增加,JOA肩关节功能评分、ADL评分、β-EP水平升高,VAS评分和PGE2、IL-6、TNF-α水平降低($P<0.05$)。联合组治疗后上述指标改善程度优于液压扩张组、冲击波组($P<0.05$)。治疗期间,3组患者未发生关节内感染、皮肤红肿、麻木、心悸等不良事件。结论认为,液压扩张联合放射式体外冲击波可有效治疗肩周炎,促进肩关节功能恢复,提高生活质量,其机制可能与改善PGE$_2$、β-EP、IL-6、TNF-α水平,减轻疼痛和炎症反应有关。

9. 章晓峰,张大威,刘勇,等. 经皮耳迷走神经电刺激治疗脑卒中后肩手综合征的疗效观察. 中华物理医学与康复杂志,2022,44(11):1014-1017.

章晓峰等探讨经皮耳迷走神经电刺激治疗脑卒中后肩手综合征的疗效。选取脑卒中后肩手综合征患者65例,按照随机数字表法将其分为实验组(33例)和对照组(32例)。2组患者均给予常规康复治疗,在此基础上,实验组增加经皮耳迷走神经电刺激,对照组接受假经皮耳迷走神经电刺激,每日1次,每次20 min,连续8周。治疗前和治疗8周后(治疗后),采用流式细胞仪检测外周血人类白细胞抗原-DR(HLA-DR)水平,用红外热成像系统评定双侧上肢感兴趣区(ROI)温度差异,记录上肢Fugl-Meyer量表(FMA-UE)评分、视觉模拟评分法(VAS)评分、双侧手部肿胀程度。结果显示:与组内治疗前比较,2组患者治疗后上述指标均有所改善($P<0.05$)。与对照组比较,实验组治疗后HLA-DR(36.91±4.19)%、双上肢ROI温度差值(0.43±0.24)℃、FMA-UE评分(38.76±5.13)分、VAS评分(2.88±1.34)分、肿胀程度(29.76±8.42)ml改善较为优异($P<0.05$)。结论认为,经皮耳迷走神经电刺激能显著改善脑卒中后肩手综合征症状,其机制可能与降低细胞炎症反应,抑制交感神经过度亢进,提高患侧上肢的运动功能有关。

10. 唐颖,王春梅,陈兴月,等. 重复经颅磁刺激对癌痛患者的镇痛效果研究. 中国康复,2022,37(5):259-262.

唐颖等探讨重复经颅磁刺激(rTMS)对癌痛患者的镇痛疗效。研究采用前瞻性随机对照试验,将50例癌痛患者随机分为rTMS组和对照组,各25例。在常规药物治疗的基础上,rTMS组给予高频10 Hz、左侧背外侧前额叶(DLPFC)刺激治疗,对照组采用假刺激治疗。采用数字评价量表疼痛评分、口服吗啡等效剂量(OME)、WHO生存质量测定量表简表(WHOQOL-BREF)评定患者的治疗效果。结果显示:经2周治疗后,rTMS组患者的NRS评分均较治疗前及对照组治疗后明显降低($P<0.05$),对照组治疗前后比较差异无统计学意义。治疗后,2组患者的OME均较治疗前有所增加($P<0.05$),但rTMS组的增加剂量要明显低于对照组($P<0.05$);治疗后,2组患者WHOQL-BREF总分均较治疗前明显提高($P<0.05$),但rTMS组更高于对照组($P<0.05$);治疗后,rTMS组的治疗有效率及显效率均明显高于对照组($P<0.05$)。结论认为,rTMS可明显缓解癌痛患者的疼痛程度,降低止痛药物使用剂量,改善癌痛患者的生活质量,是一种有效的癌痛康复治疗工具。

11. 余艳梅,刘勇,徐智韬,等. 重复经颅磁刺激联合针刺治疗脊髓损伤后神经病理性疼痛的临床研究. 中国康复,2022,37(7):400-404.

余艳梅等观察重复经颅磁刺激(rTMS)联合针刺治疗脊髓损伤(SCI)后神经病理性疼痛(NP)的临床疗效。按随机数字表法将99例SCI后NP患者分成对照组、针刺组和联合组,各33例。对照组进行常规基础治疗,针刺组在对照组基础上进行针刺治疗,联合组在针刺组基础上进行rTMS治疗。分别于治疗前及治疗6周后对3组患者进行视觉模拟量表(VAS)、汉密顿抑郁量表(HAMD)、汉密顿焦虑量表(HAMA)及生活质量SF-36量表评估。结果显示:治疗6周后,3组患者VAS、HAMD和HAMA评分较治疗前均明显降低($P<0.05$),SF-36量表各项评分较治疗前均明显升高($P<0.05$);针刺组VAS、HAMD和HAMA评分较对照组均有降低($P<0.05$),SF-36量表各项评分较对照组均有升高($P<0.05$);联合组VAS、HAMD和HAMA评分较针刺组和对照组均有降低($P<0.05$),SF-36量表各项评分较针刺组和对照组均有升高($P<0.05$)。结论认为,rTMS联合针刺治疗SCI后NP患者,有助于改善患者临床疼痛现象,且在改善患者情绪和生活质量方面疗效显著。

12. 冷波. 经颅直流电刺激联合集体运动疗法治疗慢性腰痛的疗效. 颈腰痛杂志,2022,43(1):106-108.

冷波等探讨经颅直流电刺激(tDCS)联合集体运动疗法治疗慢性腰痛的疗效。选择2018年8月至2019年12月就诊的74例慢性非特异性腰痛(NSCLBP)患者作为研究对象,采用随机数字表法将患者分为对照组和观察组,各37例。两组患者均给予集体运动疗法干预,观察组在运动疗法之前给予5天的tDCS干预,对照组则给予5天的安慰性刺激。观察两组患者tDCS干预前(T0)、tDCS干预后(T1)、运动干预后(I2)和运动干预后随访1个月时(T3)的VAS评分、罗兰莫里斯残疾问卷(RMDQ)评分,生活质量采用欧洲五维健康量表(EQ-5D)和健康问卷-9(PHQ-9)评估,统计两组患者的不良反应。结果显示:T1、T2、T3时,观察组患者EQ-5D均显著高于对照组($P<0.05$),VAS、RMDQ和PHQ-9评分均显著低于对照组($P<0.05$)。两组患者不良反应发生率差异无统计学意义($P<0.05$)。结论认为,tDCS可提高慢性腰痛集体运动锻炼效果,值得进一步推广应用。

13. 孙艳华. 重复性外周磁刺激对急性腰痛患者的影响. 颈腰痛杂志,2022,43(1):109-111.

孙艳华等探讨重复性外周磁刺激(rPMS)对急性腰痛(ALBP)患者的影响。选择2018年3月至2019年3月就诊的78例ALBP患者作为研究对象,采用随机数字表法分为真实rPMS组(T组)和假刺激rPMS组(F组),各39例。两组均予以塞来昔布口服治疗,在此基础上,T组给予rPMS治疗,F组给予假性rPMS刺激。观察两组患者腰部VAS评分、临床疗效、ODI指数、下腰痛功能障碍调查表评分(RMDQ)。结果显示:治疗1疗程末、2疗程末时,两组患者VAS评分、ODI指数、RMDQ评分均显著低于治疗前($P<0.05$),且同时间点T组的3项指标均显著低于F组($P<0.05$),上述差异有统计学意义。T组临床有效率显著高于F组,差异有统计学意义($P<0.05$)。结论认为,rPMS治疗ALBP可改善患者的疼痛程度,促进早期功能恢复,提高临床疗效。

14. 阚秀丽,冀磊磊,周云,等. 体外冲击波联合肩肱节律训练对卒中后肩痛的疗效观察. 颈腰痛杂志,2022,43(3):358-361.

阚秀丽等探讨体外冲击波联合肩肱节律训练对卒中后肩痛的治疗效果。将40例患者随机分为研究组和对照组,对照组给予常规康复治疗,研究组在此基础上辅以体外冲击波联合肩肱节律训练。研究组4例中途退出,最终16例患者入研究组,20

例患者入对照组。治疗前和治疗 2 周后,使用 VAS 评分评估肩痛、被动肩关节活动度(PROM)评估肩关节运动情况、上肢 Fugl－Meyer 评分(FMA)评估上肢运动功能。结果显示:治疗 2 周后,两组患者的 VAS 评分均较前下降,PROM、FMA 均较前增加,两组治疗后有显著差异($P<0.05$),差异多数达到中等效应。结论认为,冲击波联合肩肱节律训练能够缓解患者的卒中后肩痛,改善肩关节被动活动度和上肢运动功能。

15. 陈进,李加斌,顾铭星,等. 深层肌肉刺激慢性非特异性腰痛患者腰肌表面肌电变化与步态时空及动力学的参数变化. 中国组织工程研究,2022,26(18):2894－2899.

陈进等探讨深层肌肉刺激疗法对慢性非特异性腰痛患者腰肌表面肌电变化、步态时空与动力学参数特征的影响。选取 2019 年 2 月至 2020 年 6 月在盐城市第一人民医院就诊的 102 例慢性非特异性腰痛患者作为研究对象,采用随机单盲对照试验设计,按随机数字表法分为 2 组,各 51 例。对照组予以传统腰椎节段稳定性训练,观察组在传统腰椎节段稳定性训练基础上,给予深层肌肉刺激疗法。统计两组临床疗效、治疗前及治疗 1,6 个月疼痛程度、腰椎功能、腰肌表面肌电变化、步态时空与动力学参数特征、生活质量及不良反应。结果显示:观察组总有效率(96%)高于对照组(82%),差异有统计学意义($P<0.05$)。观察组治疗 1,6 个月后目测类比评分均低于对照组($P<0.05$),多裂肌、回旋肌前屈 60°、外展 90°、后伸 45°时最大肌电值明显高于对照组($P<0.05$),步长对称指数、足偏角对称指数、站立相对指数、初始双支撑垂直地面反作用力、单支撑相垂直地面反作用力、终末双支撑垂直地面反作用力均低于对照组($P<0.05$);Oswestry 功能障碍指数低于对照组($P<0.05$),SF－36 评分高于对照组($P<0.05$)。观察组和对照组不良反应发生率分别为 3.9%(2/51),5.9%(3/51),差异无显著性意义($P>0.05$)。结论认为,深层肌肉刺激疗法有助于减轻慢性非特异性腰痛患者的疼痛,恢复腰椎功能并改善步态。

16. 唐凤娟,王娇. 肌电生物反馈配合抗阻训练对老年膝骨关节炎患者康复的影响. 中国医药导报,2022,19(21):103－106.

唐凤娟等分析对老年膝骨关节炎(KOA)患者采用肌电生物反馈配合抗阻训练的效果。选取 2019 年 7 月至 2021 年 1 月四川大学华西医院收治的 100 例老年 KOA 患者作为研究对象,采用随机数字表法将其分为观察组与对照组,各 50 例。对照组采用常规康复治疗和抗阻训练,观察组采用常规康复治疗和肌电生物反馈配合抗阻训练,两组均连续干预 21 天。评估两组干预前后的视觉模拟评分法(VAS)、西安大略和麦克马斯特大学(WOMAC)骨关节炎指数量表、Lysholm 膝关节评分及等速肌力参数[峰力矩(PT)、总做功量(TW)、疲劳指数(WF)]。统计两组干预期间不良事件发生情况。结果显示:干预后,两组 Lysholm 膝关节评分均高于干预前,且观察组高于对照组($P<0.05$);两组 VAS、WOMAC 骨关节炎指数量表评分均低于干预前,且观察组低于对照组($P<0.05$);两组伸膝 PT、TW、WF 均高于干预前,且观察组高于对照组($P<0.05$)。两组干预期间不良事件总发生率比较,差异无统计学意义($P>0.05$)。结论认为,老年 KOA 患者采用肌电生物反馈配合抗阻训练可有效减轻疼痛程度,增强抗疲劳能力,改善膝关节功能,值得临床推广。

17. 王凤怡,王朴,王煜,等. 重复经颅磁刺激对比镜像疗法治疗截肢后幻肢痛的随机对照研究. 四川大学学报(医学版),2022,53(3):474－480.

王凤怡等研究重复经颅磁刺激(rTMS)对截肢患者幻肢痛的影响,并与镜像疗法(MT)进行比较。研究采用随机对照试验设计,评估者盲,受试者和治疗师非盲。通过计算机生成随机数字表,将受试者随机分配到 rTMS 组或 MT 组。2018 年 6 月至 2020 年 12 月期间,从四川大学华西医院康复医学中心的 45 例截肢患者中筛查出符合研究标准的 30 例纳入研究。4 例中途退出,最终 26 例完成规定治疗和评估(rTMS 组 12 例,MT 组 14 例)。rTMS 组在常规康复治疗的基础上,还接受为期 2 周的重复经颅磁刺激(1 Hz,15 min,5 天/周),MT 组在常规康复治疗的基础上,还接受为期 2 周的镜像疗法(肢体相应动作,15 min,5 天/周)。结局指标为基础疼痛视觉模拟评分(VAS)和神经病理性疼痛四问(DN-4)。在治疗前(t0)、治疗结束后即刻(t1)、治疗结束后 3 个月(t2)对受试者进行疼痛评估。结果显示:26 例患者平均年龄(39.73±12.64)岁,男性 15 例,女性 11 例。纳入的截肢患者对幻肢痛特征描述中,总体发生率最高的依次是麻刺感、刀割感、麻木感、放电感和灼烧感;两组间幻肢痛特征发生率差异无统计学意义($P>0.05$)。两组基线可比,VAS 和 DN-4 在 t0 差异无统计学意义($P>0.05$)。两组患者 t1、t2 的 VAS 和 DN-4 较 t0 降低,差异均有统计学意义(P 均<0.01);rTMS 组患者 t2 的 VAS 和 DN-4 与 t1 相当,差异均无统计学意义($P>0.05$);MT 组患者 t2 的 VAS 和 DN-4 低于 t1,差异均有统计学意义($P<0.05$)。两组间治疗前后各时点 VAS 和 DN-4 疼痛差值差异均无统计学意义($P>0.05$)。26 例完成试验的患者在研究过程中未见头晕、头痛等异常。结论认为,rTMS 对截肢患者幻肢痛有改善作用,但其改善作用与镜像疗法相当。

18. Guo S, Zhang X, Tao W, et al. Long-term follow-up of motor cortex stimulation on central poststroke pain in thalamic and extrathalamic stroke. Pain Pract, 2022, 22(7): 610-620.

To investigate the long-term effects of motor cortex stimulation (MCS) on central poststroke pain (CPSP) in patients with thalamic and extrathalamic stroke. Methods: We retrospectively analyzed 21 cases of CPSP patients who were treated with MCS. Pain intensity was evaluated using the visual analog scale (VAS) and Neuropathic Pain Symptom Inventory (NPSI) before the operation and at follow-up assessments. Sleep quality was evaluated using the Pittsburgh Sleep Quality Index (PSQI). Results: The average follow-up time was 65.43±26.12 months. In the thalamus stroke group ($n=11$), the mean preoperative VAS score was 8.18±0.75 and the final mean follow-up VAS score was 4.0±2.14. The mean total NPSI score at the last follow-up (20.45±12.7) was significantly reduced relative to the pre-MCS score (30.27±8.97, $P<0.001$). Similarly, the mean PSQI value at the last follow-up (12.63±1.91) was significantly reduced compared with the pre-MCS value (16.55±1.97, $P<0.001$). In the extrathalamic stroke group ($n=11$), the mean preoperative VAS score was 8.2±0.79 and the final mean follow-up VAS score was 6.6±2.12. The mean total NPSI score before MCS was not statistically different from that at the last follow-up. There were no statistical differences in sleep quality before versus after surgery. Conclusions: Motor cortex stimulation has higher long-term efficacy in CPSP patients with stroke confined to the thalamus than in CPSP patients with stroke involving extrathalamic structures.

19. Chen J, Han B, Du J, et al. Clinical evaluation of efficacy on ultrasound combined with neuromuscular electrical stimulation in treating lumbar disc herniation. Comput Math Methods Med, 2022, 2022: 1822262.

To investigate the clinical efficacy of

ultrasound（US）combined with neuromuscular electrical stimulation（NMES）in treating lumbar disc herniation（LDH）and its effect on the level of inflammatory factors. Methods: The data of 240 patients with LDH treated at our hospital from January 2020 to February 2021 were reviewed and classified into an US combined with NMES treatment group（US+NMES, $n=80$）, NMES only treatment group（NMES, $n=80$）, and US only treatment group（US, $n=80$）. Their Visual Analogue Scale（VAS）and Oswestry Disability Index（ODI）scores, levels of inflammatory factors and pain mediators, recovery rate, and total recovery time before and after treatment were compared. Additionally, the incidence of complications/adverse reactions was also investigated. Results: Compared with data before treatment, the three groups had lower VAS and ODI scores, inflammatory factor levels（interleukin-[IL-]1, IL-6, and tumor necrosis factor-[TNF-]α）, and pain mediators（transforming growth factor-[TGF-]β1, prostaglandin E_2 [PEG_2], and 5-hydroxytryptamine [5-HT]）after treatment, with the most significant decrease observed in the US+NMES group. Compared with patients who received US or NMES treatment alone, patients from the US+NMES had faster recovery time and lower incidence of complications/adverse reactions. Conclusions: Collectively, US combined with NMES was associated with significant relief in pain and lumbar dysfunction and reduced local inflammatory response and pain mediator levels in LDH patients, suggesting that this combined approach could achieve better efficacy than US or NMES alone.

20. Wong CH, Chan TCW, Wong SSC, et al. Efficacy of peripheral nerve field stimulation for the management of chronic low back pain and persistent spinal pain syndrome: a narrative review. Neuro modulation, 2022, 26(3): 538–551.

Various approaches have been developed with a view to treating the back pain component in patients with chronic low back pain（CLBP）and persistent spinal pain syndrome（PSPS）. Emerging evidence shows that peripheral nerve field stimulation（PNFS）may be an efficacious therapeutic modality against axial low back pain. Hence, the aim of the review was to evaluate the analgesic efficacy and safety of PNFS, when used alone or as an adjunct to spinal cord stimulation（SCS）, for managing CLBP and PSPS. Methods: A comprehensive search for clinical studies on PNFS and PNFS + SCS used for the management of CLBP and/or PSPS was performed using PubMed, EMBASE, MEDLINE via Proquest, and Web of Science. Results: A total of 15 studies were included, of which four were randomized controlled trials（RCTs）, nine were observational studies, and two were case series. For patients receiving PNFS, a significant decrease in back pain intensity and analgesic consumption, together with a significant improvement in physical functioning, was observed upon implant of the permanent system. Meanwhile, the addition of PNFS to SCS in refractory cases was associated with a significant reduction in back and leg pain, respectively. Conclusions: This review suggests that PNFS, when used alone or in combination with SCS, appears to be effective in managing back pain. However, high-quality evidence that supports the long-term analgesic efficacy and safety is still lacking. Hence，RCTs with a larger patient population and of a longer follow-up duration are warranted.

21. Xie Y, Zhang C, Liang B, et al. Effects of shock wave therapy in patients with carpal tunnel syndrome: a systematic review and meta-analysis. Disabil Rehabil, 2022, 44(2): 177–188.

To determine whether shock wave therapy could improve symptoms and hand function in patients with carpal tunnel syndrome. Methods: Medline, Embase, Physiotherapy Evidence Database, the Cochrane Central Register of Controlled Trials, OpenGrey, CNKI, VIP, Wang Fang databases, and China Biological Medicine were searched, from inception to December 2019. Results: Ten trials involving 433 patients (501 wrists) were included in this systematic review. The shock wave therapy was observed to have a significant effect on pain relief (MD $= -0.60$, 95%CI -1.16 to -0.05, $P = 0.03$), syndrome alleviation (MD $= -2.26$, 95% CI -3.24 to -1.27, $P < 0.001$) and functional recovery (MD $= -1.25$, 95%CI -2.08 to -0.43, $P = 0.003$) among the carpal tunnel syndrome patients. As revealed by the subgroup analysis, radial shock wave therapy made a significant difference in pain relief, syndrome alleviation, and functional recovery ($P < 0.05$). Focused shock wave had no significant effect on pain relief, syndrome alleviation, and functional recovery ($P > 0.05$). Conclusions: Shock wave therapy could be conductive to improve syndrome and hand function for carpal tunnel syndrome patients. Implications for rehabilitation Shock wave therapy is beneficial for alleviating syndrome and

improving hand function of carpal tunnel syndrome patients. Radial shock wave therapy seems superior to focused shock wave therapy on syndrome alleviation and functional recovery of hand in carpal tunnel syndrome patients.

22. Chen Z, Zhang W, Yu Y, et al. A retrospective comparative cohort study of the effects of neural mobilization (NM) alone and NM combined with transcranial direct current stimulation in patients with cervical radiculopathy. Ann Palliat Med, 2022, 11(9): 2961–2967.

Transcranial direct current stimulation (tDCS) and neural mobilization (NM) are widely used in clinical practice as two effective treatment. However, there have existed few studies of the combination of these two treatments, particularly in cervical radiculopathy (CR). To explore the value of combined tDCS and NM for the management of pain, disability, and quality of life (QoL) in patients with CR, authors designed this study. Methods: According to certain inclusion criteria, 36 subjects were selected from 224 patients with CR enrolled in Zhejiang Provincial People's Hospital between June 2021 and December 2021. Subjects were divided into two groups based on the treatment they had already received at the hospital. Patients in the combined tDCS group received tDCS and NM therapy, while patients in the NM group received NM therapy alone. Visual analog scale (VAS), Neck Disability Index (NDI), and EuroQuol-5 dimensions (EQ-5D) scores were assessed at baseline, immediately after treatment, and at the 4-week follow-up to evaluate pain, neck disability, and the QoL of patients. SPSS 22.0 software (IBM Corp.,

Armonk, NY, USA) is used as main tool for data analysis. Results: A total of 36 patients were enrolled (19 in the combined tDCS group and 17 in the NM group). The baseline VAS, NDI, and EQ-5D scores in the combined tDCS group were 54.3±16.4 mm, 35.1±14.7, and 0.62±0.15, respectively, while the baseline VAS, NDI, and EQ-5D scores in the NM group were 54.0 ± 16.5 mm, 31.8 ± 12.8, and 0.64 ± 0.15, respectively. There was no significant difference in baseline data between the two groups. At the 4-week post-treatment follow-up, the VAS score was significantly lower in the combined tDCS group than in the NM group (24.5 ± 16.1 and 40.7±17.3 mm, respectively, $P=0.008$), and the NDI was also significantly lower in the combined tDCS group than in the NM group ($P=0.045$). There was no significant difference between the combined tDCS and NM groups in EQ-5D ($P=0.192$). Conclusions: Compared with NM therapy alone, combined tDCS and NM therapy may play a role in pain relief and neck disability improvement in CR patients.

23. Fan Y, Liu F, Li M, et al. Observation of curative effect on meridian theory-based extracorporeal shock wave therapy for non-specific low back pain: study protocol for a randomized controlled trial. J Orthop Surg Res, 2022, 17 (1): 265.

Transcranial direct current stimulation (tDCS) and neural mobilization (NM) are widely used in clinical practice as two effective treatment. However, there have existed few studies of the combination of these two treatments, particularly in cervical radiculopathy (CR). To explore the value of combined tDCS and NM for the management of pain, disability, and quality of life (QoL) in patients with CR, authors designed this study. Methods: According to certain inclusion criteria, 36 subjects were selected from 224 patients with CR enrolled in Zhejiang Provincial People's Hospital between June 2021 and December 2021. Subjects were divided into two groups based on the treatment they had already received at the hospital. Patients in the combined tDCS group received tDCS and NM therapy, while patients in the NM group received NM therapy alone. Visual analog scale (VAS), Neck Disability Index (NDI), and EuroQuol-5 dimensions (EQ-5D) scores were assessed at baseline, immediately after treatment, and at the 4-week follow-up to evaluate pain, neck disability, and the QoL of patients. SPSS 22.0 software (IBM Corp., Armonk, NY, USA) is used as main tool for data analysis. Results: A total of 36 patients were enrolled (19 in the combined tDCS group and 17 in the NM group). The baseline VAS, NDI, and EQ-5D scores in the combined tDCS group were 54.3 ± 16.4, 35.1 ± 14.7, and 0.62 ± 0.15, respectively, while the baseline VAS, NDI, and EQ-5D scores in the NM group were 54.0 ± 16.5 mm, 31.8 ± 12.8, and 0.64 ± 0.15, respectively. There was no significant difference in baseline data between the two groups. At the 4-week post-treatment follow-up, the VAS score was significantly lower in the combined tDCS group than in the NM group (24.5 ± 16.1 and 40.7±17.3 mm, respectively, $P=0.008$), and the NDI was also significantly lower in the combined tDCS group than in the NM group ($P=$ 0.045). There was no significant difference between the combined tDCS and NM groups in EQ-5D ($P=0.192$). Conclusions: Compared with NM therapy alone, combined tDCS and NM therapy may play a role in pain relief and neck disability improvement in CR patients.

24. Song D, Ma Y, Zhang L, et al. Intermediate frequency electrotherapy stimulation to the medial femoris muscle for functional recovery of knee joint after anterior cruciate ligament reconstruction. Pak J Med Sci, 2022, 38(3Part-I): 652－656.

To compare the effect of medial femoral muscle stimulation with medium frequency electrotherapy and conventional rehabilitation therapy on knee function recovery after anterior cruciate ligament (ACL) reconstruction. Methods: Medical records of 50 patients with ACL reconstruction, treated in our hospital between July 2019 and December 2020, were retrospectively analyzed. Patients were divided into control group and study group ($n=25$, 18 males and 7 females in each group), based on the rehabilitation method used. The control group included patients that received conventional rehabilitation therapy, active quadriceps femoris exercise, traction, and acupuncture. The study group included patients that received medium frequency electrotherapy to stimulate the medial femoris muscle in addition to conventional rehabilitation therapy. The limb circumference recorded before and after the treatment was compared between the two group. The Lysholm scores of the two groups were compared to assess knee function, knee range of motion, and knee motor comfort assessed by visual analogue scale (VAS). Results: We found

similar thigh circumferences, Lysholm scores, knee motion ranges and VAS scores between the patients in both groups before the treatment ($P>0.05$). After the treatment, the thigh circumferences and motion ranges were larger, the Lysholm scores higher, and the VAS scores lower in patients of the study group than those in patients of the control group (all $P<0.05$). Conclusions: Intermediate frequency electrotherapy to stimulate the medial femoris muscle can improve knee function and motion range and reduce the patient's pain after ACL reconstruction.

25. Ye Y, Wang J, Che X. Concurrent TMS-EEG to reveal the neuroplastic changes in the prefrontal and insular cortices in the analgesic effects of DLPFC-rTMS. Cereb Cortex, 2022, 32(20): 4436－4446.

The dorsolateral prefrontal cortex (DLPFC) is an important target for repetitive transcranial magnetic stimulation (rTMS) to reduce pain. However, the analgesic efficacy of DLPFC-rTMS needs to be optimized, in which the mechanisms of action remain unclear. Concurrent TMS and electroencephalogram (TMS-EEG) is able to evaluate neuroplastic changes beyond the motor cortex. Using TMS-EEG, this study was designed to investigate the local and distributed neuroplastic changes associated with DLPFC analgesia. Methods: Thirty-four healthy adults received DLPFC or sham stimulation in a randomized, crossover design. In each session, participants underwent cold pain and TMS-EEG assessment both before and after 10-Hz rTMS. Results: We provide novel findings that DLPFC analgesia is associated with a smaller N120 amplitude in the contralateral prefrontal cortex as well as with a larger N120 peak in the ipsilateral insular cortex. Furthermore, there was a strong negative correlation between N120 changes of these two regions whereby the amplitude changes of this dyad were associated with increased pain threshold. In addition, DLPFC stimulation enhanced coherence between the prefrontal and somatosensory cortices oscillating in the gamma frequency. Conclusions: Overall, our data present novel evidence on local and distributed neuroplastic changes associated with DLPFC analgesia.

（张珊珊　彭嘉慧）

二、运动疗法治疗疼痛康复

1. 王超,王维,廖辉雄,等.互动式浮针结合虚拟现实技术对缺血性脑卒中复杂性区域疼痛综合征Ⅰ型病人的影响.中西医结合心脑血管病杂志,2022,20(14):2653-2656.

王超等观察互动式浮针结合虚拟现实技术对缺血性脑卒中复杂性区域疼痛综合征Ⅰ型(CRPS-Ⅰ)患者的影响。选取脑卒中住院患者150例,随机分为联合组、浮针组和虚拟现实组,每组50例。3组均进行常规药物治疗和基本康复干预。虚拟现实组采用基于任务导向的虚拟现实技术干预,浮针组采用浮针治疗,联合组采用互动式浮针联合虚拟现实技术。治疗4周后观察Fugl-Meyer上肢运动功能评定表(FMA)、视觉模拟评分(VAS)、患侧手肿胀度、改良Ashworth量表(MAS)、Barthel指数。结果显示:3组的FMA评分、VAS评分及患手体积均较治疗前改善,且联合组FMA评分、VAS评分以及患手体积均优于浮针组和虚拟现实组,差异均有统计学意义($P<0.05$)。治疗后,3组MAS评分、Bathel指数均较治疗前改善,且联合组MAS评分优于浮针组与虚拟现实组,Bathel指数优于浮针组,差异均有统计学意义($P<0.05$)。结论认为,

互动式浮针联合虚拟现实技术可有效改善脑卒中后CRPS-Ⅰ患者上肢肿胀、疼痛与肌肉痉挛,促进上肢正常运动模式的重建,提高患者的日常生活活动能力,较单纯浮针与单纯虚拟现实训练更有优势。

2. 周兰兰.运动引导想象训练对卒中患者疼痛及睡眠质量的影响.慢性病学杂志,2022,23(10):1587-1589,1592.

周兰兰等探究运动引导想象训练在卒中患者中的应用及对患者睡眠质量的影响。选取100例卒中患者进行前瞻性研究,随机分为对照组和观察组,每组50例。对照组给予常规干预,观察组在对照组干预基础上采用运动引导想象训练,两组均连续干预3周。比较两组干预前后匹兹堡睡眠质量指数(PSQI)、汉密尔顿抑郁量表(HAMD)及汉密尔顿焦虑量表(HAMA)、疼痛视觉模拟(VAS)评分,以及血清5-羟色胺(5-HT)、脑源性神经营养因子(BDNF)。结果显示:两组干预后睡眠质量、入睡时间、睡眠效率、睡眠障碍评分较干预前降低,且观察组更低($P<0.05$)。两组干预后HAMD、HAMA评分均降低($P<0.05$),且观察组更低($P<0.05$)。干预前,观察组、对照组VAS评分分别为(4.32±1.70)、(4.32±1.71)分,干预后观察组VAS评分为(1.50±0.90)分,低于对照组的(2.68±1.60)分,差异有统计学意义($P<0.05$);与干预前相比,两组干预后BDNF、5-HT均升高,且观察组高于对照组,差异有统计学意义($P<0.05$)。结论认为,运动引导想象训练应用于卒中患者中,可调节神经内分泌,减轻患者疼痛,进而改善睡眠质量和负面情绪。

3. 张婵娟,李悦龙,张洲,等.运动控制训练改善慢性非特异性腰痛的fMRI研究.中国康复医学杂志,2022,37(3):303-310.

张婵娟等探讨运动控制训练(MCE)对慢性非特异性腰痛(NSCLBP)患者静息状态下局部神经元

自发性神经活动变化的影响及 MCE 干前预后静息状态下局部自发性神经元活动变化与临床症状改变之间的关系。研究共招募 21 例 NSCLBP 患者完成为期 6 周 MCE 训练(每周 3 次,每次 30 min)。治疗前后采用视觉模拟评分法(VAS)、简化 McGill 疼痛问卷(SFMPQ)、Oswestry 功能障碍指数(ODI)以及疼痛灾难化量表(PCS)对患者进行评估,并进行静息态 fMRI 扫描。采用配对 t 检验比较治疗前后 VAS 评分、SFMPQ 评分、ODI 评分、PCS 评分和低频振幅值(ALFF)改变。分析 MCE 干预前后疼痛程度、功能障碍、疼痛灾难化程度等临床症状改变与差异脑区 ALFF 值变化关系。结果显示:治疗后 NSCLBP 患者 VAS 评分由 5.74 ± 1.37 降低至 1.71 ± 1.03,SFMPQ 评分由 8.43 ± 4.25 降低至 2.00 ± 1.61,ODI 评分由 15.53 ± 6.79 降低至 6.87 ± 4.01,PCS 评分由 10.43 ± 7.49 降低至 1.62 ± 2.29,差异均具有显著性意义($P<0.05$)。治疗后 NSCLBP 患者双侧枕中回 ALLF 值增高(体素水平 $P<0.001$,团簇水平 FWE 矫正 $P<0.05$)。左侧枕中回 ALLF 值改变与 PCS 量表的无助感评分改变呈显著负相关($r=-0.486,P=0.025$),与疼痛灾难化程度改变呈显著负相关($r=-0.568,P=0.007$)。结论认为,MCE 可有效改善 NSCLBP 患者疼痛程度、功能障碍、疼痛灾难化程度。MCE 改善疼痛灾难化程度的作用可能与其调节静息状态下左侧枕中回局部神经元自发性神经活动相关。

4. 让敏. 膝关节骨性关节炎康复治疗中应用等速肌力训练的效果. 中外医学研究, 2022, 20 (14): 167 - 171.

让敏等探讨膝关节骨性关节炎康复治疗中应用等速肌力训练的效果。在 2019 年 5 月至 2020 年 4 月,纳入 81 例膝关节骨性关节炎患者。随机将其分为对照组(40 例)和研究组(41 例)。对照组给予常规肌力康复训练和推拿治疗,研究组给予等速肌力训练。比较两组治疗效果,治疗前后膝关节功能

及疼痛、膝关节活动度、生活质量。结果显示:研究组总有效率为 95.1%,高于对照组的 80.0%($P<0.05$)。治疗后,研究组 Lysholm 评分高于对照组,视觉模拟评分法(VAS)评分低于对照组($P<0.05$)。治疗后,研究组膝关节屈曲度及屈伸弧度均大于对照组,膝关节伸直度小于对照组($P<0.05$)。治疗后,研究组角色功能、社会领域、躯体领域及认知评分均高于对照组($P<0.05$)。结论认为,等速肌力训练对膝关节骨性关节炎的治疗效果理想,患者膝关节疼痛程度减轻,关节活动度得到改善,促进其膝关节功能恢复正常。

5. 刘小曼,李文舒,祁洪近,等. 放松训练联合个性化功能锻炼对改善踝关节骨折者术后疼痛、踝-后足功能及降低并发症发生率的作用研究. 足踝外科电子杂志,2022,9(3): 65 - 69.

刘小曼等探讨针对踝关节骨折患者采用放松训练联合个性化功能锻炼后对改善患者术后疼痛、踝-后足功能及降低并发症发生率的作用。研究纳入踝关节骨折患者 70 例,并将患者随机分为对照组和观察组,各 35 例。对照组予常规护理,观察组则在常规护理的同时予放松训练联合个性化功能锻炼干预。比较两组术后康复进程,随访 3 个月采用美国足踝外科协会(AOFAS)踝-后足功能评分评估两组关节功能,采用视觉模拟评分法(VAS)评分评估患者护理前后静息、运动状态下的疼痛情况,并对比两组的并发症发生率。结果显示:观察组的下床时间、住院时间、负重时间、骨折愈合时间均短于对照组($P<0.05$);观察组于静息状态和运动状态下的 VAS 评分均低于对照组($P<0.05$)。观察组的关节功能优良率高于对照组(91.43% vs. 71.43%,$P<0.05$);观察组并发症总发生率低于对照组(5.71% vs. 25.71%,$P<0.05$)。结论认为,对踝关节骨折患者采用放松训练联合个性化功能锻炼,可有效减轻患者术后疼痛,加快患者术后康复,有利于改善踝-后足功能,并能减少并发症的发生风险。

6. 赵田芋,晋松,张迪,等. 八段锦训练治疗髌腱末端病的随机对照:改善疼痛、肌肉柔韧性及下肢平衡稳定性. 中国组织工程研究,2022,26(11):1662-1668.

赵田芋等为探索针对髌腱末端病的普适性运动训练方案对于优化髌腱末端病的临床治疗措施具有积极意义。将 67 例髌腱末端病患者随机分为 2 组,进行为期 4 周的临床干预。对照组采用冲击波治疗,试验组在对照组基础上联合八段锦训练。以目测类比评分、闭目单足站立时长、改良托马斯试验膝屈曲角度、垂直纵跳状态、三维步态等为观察指标,在干预前后对受试者的疼痛程度、肌肉柔韧性和运动功能等进行评估,并对受试者的疼痛情况进行为期 1 个月的随访观察,通过对比两组差异来评估八段锦训练对髌腱末端病的临床疗效。结果显示:随访 1 个月,试验组髌腱末端病患者的目测类比评分显著低于对照组($t=-2.744,P<0.05$)。干预 4 周后,试验组改良托马斯试验时的膝关节屈曲角度显著大于对照组($t=2.738,P<0.05$);干预 4 周后,试验组患者闭目单足站立时间明显长于对照组($z=-4.544,P<0.05$);干预 4 周后,试验组患者落地时的髋关节屈曲角度($t=2.584,P<0.05$)、膝关节屈曲角度($t'=2.053,P<0.05$)均显著大于对照组;干预 4 周后,试验组患者步行过程中的膝伸展角度小于对照组($t=-3.081,P<0.05$)。结论认为,八段锦训练可以缓解髌腱末端病患者的疼痛,增加患者下肢平衡稳定性以及肌肉的柔韧性,提升下肢发力与缓冲能力,减少患者步行过程中的异常膝伸展,缩短整个康复周期。

7. 孙新政,陈晓可,王成浩,等. 运动改善动物坐骨神经损伤性疼痛的 Meta 分析. 中国组织工程研究,2022,26(2):337-344.

孙新政等系统性评价了运动对大鼠、小鼠坐骨神经损伤诱发神经性疼痛的干预效果。检索万方、中国知网、PubMed、Embase 和 Web of Science 数据库,检索时限从各数据库建库起至 2020 年 4 月,收集跑台、游泳、转轮等运动对大鼠、小鼠坐骨神经损伤诱发疼痛影响的研究。由 2 位研究者按照纳入标准独立完成文献筛选、资料提取及 SYRCLE 动物实验偏倚风险评估工具进行方法学质量评价,运用 RevMan 5.3 和 STATA 12.0 分析软件进行统计分析。结果显示:共纳入 12 篇对照动物实验文献,运动组 133 只鼠,对照安静组 135 只鼠。Meta 分析结果显示,运动能够显著提高大鼠、小鼠坐骨神经损伤后的机械痛阈值($SMD=0.84,95\%CI\ 0.28\sim1.40,P=0.003$);热痛阈值($SMD=1.54,95\%CI\ 0.93\sim2.15,P<0.00001$)。对坐骨神经损伤后的运动干预时长进行亚组分析,异质性显著降低,术后运动≤3 周能显著提高机械痛阈值($SMD=1.04,95\%CI\ 0.62\sim1.46,P<0.00001$);术后运动≤4 周能显著提高热痛阈值($SMD=1.93,95\%CI\ 1.19\sim2.67,P<0.00001$)。结论认为,运动能有效改善大鼠、小鼠坐骨神经损伤产生的机械痛敏和热痛敏。疼痛模型、运动开始时间、运动方式和种属不是影响运动改善疼痛效果的主要因素,而疼痛模型的痛觉敏化时长对运动镇痛效果有重要影响。

8. Wu Y, Zhou J, Zhu F, et al. The effects of pain relief on proprioception and muscle strength for tibial plateau fractures: A randomized controlled trial. Musculoskeletal science & practice, 2022, 62: 102658.

To investigate the effect of transcutaneous electrical acupoint stimulation (TEAS) combined with proprioceptive neuromuscular facilitation (PNF) on postural stability, muscle strength and pain in patients with tibial plateau fracture. Method: A 3-arm randomized controlled trial was conducted in 60 patients with tibial plateau fracture. Participants received one of the following interventions: standard treatment (ST group, $n=$

20），ST ＋ PNF training （ST ＋ PNF group，$n =$ 20），ST ＋ PNF training ＋ TEAS intervention （ST ＋ PNF ＋ TEAS group，$n = 20$）. All treatments lasted for six weeks. Participants' postural stability，muscle strength and pain were evaluated at baseline，after 3 and 6 weeks of intervention. Results：After 3 weeks of intervention，Between-group comparisons showed that both the ST ＋ PNF group and ST ＋ PNF ＋ TEAS group showed significantly greater performance than the ST group in the postural stability measure （$P <$ 0.02） and pain score （$P < 0.05$）. The peak torque of quadriceps extensors and flexors at the velocity of $60°/s$ was significantly higher in the ST ＋ PNF ＋ TEAS group than in the ST group （$P <$ 0.02）. After 6 weeks of intervention，only the ST ＋ PNF ＋ TEAS group was superior to the ST group in postural stability measure （$P < 0.04$） and in pain score （$P < 0.05$）. The ST ＋ PNF ＋ TEAS group was significantly higher than the ST ＋ PNF group and the ST group in the peak torque of quadriceps extensors at the velocity of $60°/s$ and $180°/s$（$P < 0.01$）. Conclusion：PNF training could improve dynamic postural stability and relieve pain at three weeks，while TEAS combined with PNF was more effective in relieving pain，strengthening muscle strength and improving dynamic postural stability at six weeks post-intervention.

9. Cheng ZJ, Zhang SP, Gu YJ, et al. Effectiveness of Tuina Therapy Combined With Yijinjing Exercise in the Treatment of Nonspecific Chronic Neck Pain：A Randomized Clinical Trial. JAMA network open, 2022, 5(12)：e2246538.

To investigate the effectiveness of tuina therapy combined with yijinjing exercise compared with tuina therapy alone for patients with nonspecific chronic neck pain. Method：A 12-week， open-label， analyst-blinded randomized clinical trial （8-week intervention plus 4-week observational follow-up）. A total of 102 participants with nonspecific chronic neck pain were recruited. Participants in the tuina group or tuina combined with yijinjing group received 3 sessions of tuina therapy per week for 8 weeks，for a total of 24 sessions. Participants in the tuina combined with yijinjing group practiced yijinjing 3 times a week for 8 weeks，including an instructor-guided exercise at the hospital and 2 self-practice exercises at home. The primary outcome was change in visual analog scale （VAS） score from baseline to week 8. Secondary outcomes included Neck Disability Index scores，Self – rating Anxiety Scale scores，tissue hardness，and active range of motion. Results：This randomized clinical trial recruited 102 patients （mean ［SD］ age，36.5 ［4.9］ years；69 ［67.6%］ female） who were randomized to 2 groups. All 102 patients （100%） completed all the outcome measurements. The mean difference in VAS scores from baseline at week 8 for the tuina combined with yijinjing group was -5.4 （95%CI -5.8 to -5.1）. At week 8，the difference in VAS score was -1.2 （95% CI -1.6 to -0.8，$P < 0.001$） between the tuina group and the tuina combined with yijinjing group. The effectiveness of tuina combined with yijinjing in treating nonspecific chronic neck pain remained at the 12-week follow-up. Conclusion：In this randomized clinical trial，for patients with nonspecific chronic neck pain，tuina combined with yijinjing was more effective than tuina therapy alone in terms of pain, functional recovery, and anxiety at week 8, and effectiveness remained at week 12. A combination of tuina and yijinjing should be considered in the management of nonspecific chronic neck pain.

10. Guo S, Han W, Wang P, et al. Effects of exercise on chemotherapy-induced peripheral neuropathy in cancer patients: a systematic review and meta-analysis. J Cancer Surviv, 2022, 17(2): 318 – 331.

Summarize and critically evaluate the existing studies to determine the effects of exercise on chemotherapy-induced peripheral neuropathy in cancer patients. Methods: We searched PubMed, Scopus, Web of Science, and Cochrane Library databases for randomized controlled trials reporting exercise intervention in cancer patients with chemotherapy-induced peripheral neuropathy. The outcomes of interest included chemotherapy-induced peripheral neuropathy symptoms, physical function (balance control, muscle strength, and functional status), and quality of life. The Cochrane Collaboration's tool was employed to assess the risk of bias. Results: The search identified 1309 studies, 16 of which eligible. Our meta-analysis revealed that exercise intervention significantly improved relieved neuropathic pain (MD$=-4.93$, 95%CI -5.60 to -4.26, I2$=0\%$, $P<0.001$). However, no evidence was found that exercise intervention could improve CIPN symptoms. Conclusions: The results of this study showed that combined exercise could be an effective option for improving quality of life, physical function (balance control and muscle strength), and neuropathic pain in cancer patients

with chemotherapy-induced peripheral neuropathy. Further exploration of appropriate exercise prescriptions is needed to improve other outcomes.

11. Lei J, Yang J, Dong L, et al. An exercise prescription for patients with lung cancer improves the quality of life, depression, and anxiety. Front Public Health, 2022, 10: 1050471.

Lung cancer has the highest rates of morbidity and mortality among all cancers. Patients with lung cancer inevitably confront psychosocial discomforts and progressively experience depression and anxiety that potentially impact the clinical outcomes. This study aimed to determine the effect of the exercise prescription containing Chinese traditional mind-body exercise on QoL, depression, and anxiety in patients with lung cancer. Methods: In this study, 52 patients with non-small cell lung cancer recruited from the China-Japan Friendship Hospital were divided into two groups, namely, the experimental group and the control group. The experimental group was treated with an 8-week exercise prescription containing aerobic and resistance training. The control group received the usual care during the study period. The scores of questionnaires were analyzed using the paired sample and independent sample t-tests to explore the intragroup and intergroup differences, respectively. Results: The EORTC QLQ-C30 scores for fatigue, pain, dyspnea, and insomnia in the experimental group at post-intervention were significantly lower than those at the baseline. The SDS scores and the SAS scores in the experimental group at post-intervention were significantly lower than those at baseline. Conclusions: The 8-week exercise prescription containing moderate-intensity Baduanjin (5 days per week) can effectively alleviate QoL, depression, and anxiety in patients with NSCLC.

12. Yang YP, Pan SJ, Qiu SL, et al. Effects of physical exercise on the quality-of-life of patients with haematological malignances and thrombocytopenia: A systematic review and meta-analysis. World J Clin Cases, 2022, 10(10): 3143–3155.

Annually, there are an estimated 1187000 new patients worldwide diagnosed with haematological malignancies. Effective strategies are needed to alleviate side effects and prevent the physical and psychosocial degeneration of patients in active treatment for haematological malignances. Aim: To explore the effects of physical exercise on quality of life (QoL) of patients with haematological malignancies and thrombocytopenia. Methods: Cochrane Library, PubMed and Embase were searched for all relevant articles reporting randomized controlled trials (RCTs) that were published up to 31 July 2021. Two authors independently selected articles in accordance with the inclusion criteria, evaluated their quality, and collected information. Results: Seven RCTs were selected in the systematic review and three were included in the final meta-analysis. There were significant differences in QoL between physical exercise groups (MD = 8.81, 95% CI 1.81 – 15.81, $P = 0.01$), especially in pain (MD = −12.77, 95%CI −3.91 to −21.63, $P = 0.005$). Conclusion: Physical exercise has clinical effects on QoL and improves emotional function and pain indices of patients with haematological malignancies and thrombocytopenia.

13. Cheng YY, Liu CC, Lin SY, et al. Comparison of the Therapeutic Effects Between Isokinetic and Isotonic Strength Training in Patients After Total Knee Replacement: A Prospective, Randomized Controlled Trial. Orthop J Sports Med, 2022, 10(6): 23259671221105852.

Rebuilding the strength of the quadriceps as soon as possible after total knee replacement (TKR) is important so as to restore gait stability. To date, there are no standard postoperative strength training programs during the early recovery stage after TKR. Purpose: To compare the therapeutic effects between isokinetic and isotonic strengthening in patients after TKR. Methods: From April 2018 to August 2020, 37 patients met the inclusion criteria and were randomly assigned to perform either 4-week isokinetic or isotonic strength training programs. Other components of the rehabilitation program were kept the same between the 2 groups. All cases were evaluated by the Timed Up and Go (TUG) test, peak torque of knee extension and flexion (60 and 120 deg/s), 36-item Short Form Health Survey (SF-36), and Western Ontario and McMaster Universities Arthritis Index (WOMAC). Results: After undergoing a 4-week strength training regimen, the pain subdomain, physical domain, mental domain, total SF-36 score, and WOMAC index all improved significantly in both groups after training. Conclusion: The study findings showed that a 4-week strengthening exercise program in the early postoperative stage resulted in significant improvements in patients undergoing TKR.

（王雪强）

三、中医药治疗疼痛康复

1. 叶秋萍,刘艳莉,蓝斯霞,等. 滑按指拨理筋法结合良肢位摆放治疗脑卒中后肩手综合征的效果. 中国老年学杂志,2022,42(20):5033－5036.

分析滑按指拨理筋法结合良肢位摆放治疗脑卒中后肩手综合征的应用效果。选取 120 例脑卒中后肩手综合征患者,依据随机数字表法分为对照组和观察组,各 60 例。对照组实施常规治疗＋良肢位摆放治疗,在此基础上;观察组加用"滑按指拨理筋法"治疗,均治疗 4 周。分别于治疗前、治疗 4 周时,评估并比较两组中医症候积分;各时点使用视觉模拟评分(VAS)、Fugl－Meyer 运动功能(FMA)评分和改良 Barthel 指数(MBI)评估对比两组疼痛程度、运动功能和生活自理能力;各时点测量并对比两组患肩前屈、外展等各项活动度。结果显示:治疗 4 周时,两组中医证候积分均较治疗前显著降低,且观察组显著低于对照组($P<0.05$,$P<0.001$);两组 VAS 较治疗前显著降低,FMA 评分和 MBI 评分较治疗前显著升高,且观察组 VAS 显著低于对照组,FMA 评分、MBI 评分显著高于对照组($P<0.05$,$P<0.001$);两组肩部前屈、外展、外旋、内旋及后伸等活动度均较治疗前显著升高,且观察组显著高于对照组($P<0.05$,$P<0.001$)。结论认为,滑按指拨理筋法结合良肢位摆放治疗更有利于减轻脑卒中后肩手综合征患者的症状和疼痛程度,改善关节活动度,提高患者肢体功能和日常生活能力。

2. 李沅骋,李开平,宋子琪,等. 针刀疗法对兔退变颈椎间盘组织中 p38 MApK 蛋白与 IL－1 表达的影响. 中华中医药学刊,2022,40(11):250－254.

观察针刀疗法对兔退变颈椎间盘组织中 p38 丝裂原活化蛋白激酶(p38 MAPK)蛋白与白细胞介素-1(IL－1)表达的影响,探讨针刀治疗颈椎间盘退变的作用机制。选用 24 只普通级的 6 月龄健康雄性新西兰大白兔,随机分为空白组、模型组与针刀组,每组 8 只。模型组与针刀组采用自制兔盒制作颈椎间盘退变模型。造模 4 周后,通过 X 线与 MRI 检查评价造模成功与否。造模结束后 7 天,空白组与模型组不予任何干预措施;针刀组予以针刀干预,每周 1 次,共 3 次。干预结束后 7 天,每组随机抽取 2 只行 MRI 检查,观察影像学变化。影像学检查结束后行空气栓塞法处死,立即取出椎间盘组织。HE 染色观察其组织病理学变化,Western blot 法检测 p38 MApK 的蛋白表达水平,免疫组织化学染色法检测 IL－1 的表达水平。结果显示:磁共振成像结果显示空白组见椎间盘高度正常,髓核呈亮白色,未见椎间隙变窄、椎间盘突出,纤维环边缘完整;模型组见椎间盘高度降低,髓核呈灰黑色,椎间隙变窄,C6/7 椎间盘向后方突出,纤维环破裂;针刀组椎间盘高度正常,髓核呈灰色,未见椎间隙变窄,C6/7 椎间盘向后方轻微突出,纤维环边缘尚完整。HE 染色结果见空白组椎间盘组织结构清晰,髓核居中,纤维环排列规则,软骨终板结构完整。模型组髓核组织被纤维组织和成纤维细胞替代,纤维环较空白组粗糙增厚,排列不规则,出现裂隙,软骨终板不完整。针刀组髓核居中,与纤维环界限清晰,软骨终板结构正常。与空白组相比,模型组椎间盘组织 p38 MAPK 蛋白与 IL－1 表达水平明显升高($P<0.01$);与模型组相比,针刀组椎间盘组织 p38 MAPK 蛋白表与 IL－1 达水平显著降低($P<0.01$)。结论认为,针刀疗法可通过下调 p38 MApK 与 IL－1 的表达水平以延缓椎间盘退变。

3. 仝乐,崔晨华,史伭元,等. 桂枝附子汤加减联合动痛点针刀松解术治疗冻结肩急性期的效果研究. 中华中医药学刊,2022,40(5):239－242.

观察桂枝附子汤加减联合动痛点针刀松解术治疗冻结肩急性期的效果。选取医院于 2018 年 1 月至 2020 年 8 月收治的急性期冻结肩患者 126 例,参考治疗方案分为对照组和观察组,每组 63 例。对照组给予动痛点针刀松解术治疗,观察组给予动痛点针刀松解术联合桂枝附子汤加减治疗，共治疗4周。比较治疗4周后两组整体疗效，评价两组治疗前、治疗4周后肩功能评分、美国肩与肘协会评分系统（ASES）评分、视觉模拟（VAS）评分，比较治疗前、治疗4周后两组疼痛因子［前列腺素E2（PGE2）、缓激肽、5-羟色胺（5-HT）］水平。结果显示：治疗4周后，两组的内旋、外旋、患侧反手摸背、患手摸耳评分及ASES评分上升，pGE2、缓激肽、5-HT及VAS评分下降，且观察组治疗4周后肩功能评分、ASES评分较对照组高，PGE2、缓激肽、5-HT及VAS评分较对照组低（$P<0.05$）。观察组治疗4周后，痊愈18例，显效32例，有效9例；对照组治疗4周后，痊愈12例，显效23例，有效17例。观察组整体疗效优于对照组，有统计学意义（$P<0.05$）。结论认为，桂枝附子汤加减联合动痛点针刀松解术治疗冻结肩急性期可有效缓解疼痛，降低疼痛因子的表达，改善肩功能。

4. 杨砥，陈顺玲，孙权，等．舒筋活络汤结合针灸对肩袖损伤肩关节功能及炎症因子水平的影响．中华中医药学刊，2022，40（10）：202-205.

观察舒筋活络汤结合温针灸对肩袖损伤患者肩关节功能及血清C反应蛋白（CRP）、白细胞介素-6（IL-6）及肿瘤坏死因子（TNF-α）含量的影响。将112例肩袖损伤患者以数字法随机分为观察组与对照组，每组56例。对照组给予常规治疗，观察组采用舒筋活络汤结合温针灸治疗，比较两组患者治疗前后肩关节功能评分、症状、体征分级量化积分的变化，记录治疗前后血清CRP、IL-6及TNF-α水平的变化。结果显示：治疗后，观察组总有效率为94.64%（53/56）优于对照组（78.57%，44/56），差异有统计学意义（$P=0.013$）。治疗后，观察组患者ASES评分、UCLA评分及Constant-Murely评分分别为（14.21±0.95）、（33.81±1.08）、（85.79±3.63）分，对照组分别为（12.61±1.13）、（28.17±1.54）、（80.22±2.17）分，观察组

各项得分均高于对照组（P均<0.01）；治疗后，观察组患者治疗前后症状、体征总积分为（13.31±2.28）、（3.57±0.83）分，对照组为（13.18±2.35）、（6.08±1.25）分，两组患者治疗后症状、体征总积分均下降，且观察组症状、体征总积分明显低于对照组（P均<0.01）。治疗后，观察组患者血清IL-6、TNF-a、CRP水平分别为（11.52±3.07）、（17.38±3.32）、（18.76±2.82）分，对照组分别为（18.90±4.14）、（22.09±4.05）、（13.12±2.45）分，观察组各因子水平均低于对照组（P均<0.01）。结论认为，舒筋活络汤联合温针灸治疗肩袖损伤疗效显著，同时有效下调血清IL-6、TNF-α、CRP水平，改善患者肩关节功能，安全可靠，值得临床参考。

5. 黎霞，李多多，程潞瑶，等．中西医治疗慢性腰痛临床研究的有效率定义及其判定标准存在差异：一项概况性评价．中国全科医学，2022，25（20）：2534-2540.

中西医结合治疗腰痛的疗效显著，复合结局指标——有效率作为重要的疗效观察指标，在临床研究中尚未得到统一规范。黎霞等系统回顾以有效率为复合结局指标的中西医治疗慢性腰痛的临床研究，分析其中有效率的定义和具体内容，为后期研究合理地选择慢性腰痛的复合结局指标提供参考。通过计算机检索Web of Science、pubMed、EMBase、Cochrane Library、中国期刊全文数据库、维普网、万方数据知识服务平台和中国生物医学文献服务系统关于中西医治疗慢性腰痛的临床研究，检索时限为2015至2019年。由2名研究者根据纳入、排除标准独立排除不符合纳入标准的文献，根据BPICOS原则提取文献中的内容，并对复合结局指标（有效率）的判定标准进行回顾与总结。结果显示：共纳入研究830篇，以腰肌劳损患者作为研究对象的最多，共178篇（21.4%），其他研究对象包括第三腰椎横突综合征患者103篇（12.4%）、腰

椎间盘突出患者 91 篇(11.0%)、腰背痛患者 89 篇(10.7%)、腰背肌筋膜炎患者 72 篇(8.7%)、腰椎管狭窄患者 69 篇(8.3%)、腰椎滑脱患者 61 篇(7.3%)。830 篇研究中 808 篇(97.3%)具体表述了有效率的参照标准或自定义评判标准,其中参考最多的是不同版本的《中医病证诊断疗效标准》,共 271 篇(32.7%)。在复合结局指标中使用最多的是临床症状、活动功能、疼痛、体征、工作生活能力这 5 项评判指标,常见以 2~5 项指标随意结合成三级或四级疗效评判标准,此外,常见的腰痛测量工具也被应用其中。结论认为,由于缺乏统一的规范化标准,中西医治疗腰痛的临床研究在使用复合结局指标——有效率时存在诸多问题,例如定义、划分标准、评价项目等不统一,笔者认为有效率这一复合结局指标可通过核心结局体系(COMET)进一步规范,并提高其效度形成统一标准以供临床研究使用,以提高中西医临床研究的质量与价值。

6. 吴忆宁,万颖,胡超越,等. 中西医治疗腰背痛临床试验结局指标及测量工具的比较研究. 中国全科医学,2022,25(35):4433-4442.

吴忆宁等评价腰背痛临床随机对照试验(RCT)及其结局指标报告的质量,分析、比较不同干预措施在腰背痛 RCT 中结局指标及测量工具的差异,探索腰背痛同质性和实用性的结局指标。通过检索 Complementary Medicine Field Trials Register(CRSO)、Back and Neck Review Group Trials Register(CRS)、ClinicalTrials. gov、WHO ICTRP 4 个临床研究注册平台及 Cochrane Library、PubMed、Web of Science、中国知网(CNKI)、万方数据知识服务平台(Wanfang Data)、中国生物医学文献服务系统(SinoMed)、维普网(VIP)数据库,获得 2017 至 2021 年中医、西医及中西医结合治疗腰背痛的 RCT,筛选文献后提取文献信息并进行描述性分析。结果显示:整体研究质量偏低。不同干预措施的结局指标报告均不完整。

西医治疗腰背痛 RCT 报告的指标数量为 1~8 个,报告频率前 5 位的结局域为疼痛程度、身体功能、医院相关结局、经济学指标、不良事件/影响,评价研究结局使用频率前 3 位的量表为视觉模拟评分量表(VAS)/口述分级量表(VRS)、Oswestry 功能障碍指数问卷表(ODI)、日本骨科协会评估治疗分数(JOA);中医治疗腰背痛 RCT 报告的指标数量为 1~6 个,报告频率前 5 位的结局域为疼痛程度、身体功能、其他、整体生活质量、肌肉骨骼和及结缔组织结局,主要使用的量表包含 VAS/VRS、ODI、简化 McGill 疼痛问卷(SF-MPQ)、疼痛数值评定量表(NRS/NPRS)、Roland-Morris 功能障碍调查表(RMDQ/RMD)、生活质量评定量表(QoL)简明版(SF-12/SF-36);中西医结合治疗腰背痛 RCT 报告的指标数量为 1~12 个,其中报告频率前 5 的结局域为身体功能、疼痛程度、其他、整体生活质量、肌肉骨骼和结缔组织结局,高频率使用的量表为 VAS/VRS、ODI、JOA、SF-12/SF-36、RMDQ/RMD 及 NRS/NPRS。西医、中医和中西医结合 3 种类型治疗腰背痛 RCT 的干预措施结局指标评价维度均以疼痛程度与身体功能结局为主,所运用的测量工具集中在 VAS/VRS 量表及 ODI/中文版 ODI(CODI),共有的高频结局指标及其测量工具为疼痛程度(VAS/VRS)、生理功能(ODI/RMD)、生活质量(SF-12/SF-36)及影像学结果(X 线/CT/MRI)。结论认为,腰背痛是目前全球范围内造成运动功能减退的主要原因,而腰背痛临床试验的结局指标报告缺乏一致性、实用性、规范性,同领域研究结果无法进行合并比较,亟须同质性和实用性的结局指标。本研究为未来构建腰背痛核心结局指标集与干预相关的特色结局指标集提供了依据。

7. 王虹乔,方玲,顾启功,等. 基于经筋理论的踝足关节正骨手法治疗腰背痛的临床效果观察. 中国实用医药,2022,17(24):151-154.

128 例腰背痛患者,使用随机数字表法分为对照组和观察组,各 64 例。对照组患者采用中药塌渍治疗,观察组患者在对照组基础上联合运用基于经筋理论的踝足关节正骨手法治疗。比较两组治疗前后的视觉模拟评分法(VAS)、Roland-Morris 功能障碍调查表(RMDQ)评分及临床疗效。治疗后,两组 VAS、RMDQ 评分均较治疗前降低,且观察组 VAS 评分(1.80 ± 0.52)分、RMDQ 评分(4.55 ± 1.21)分均低于对照组的(2.90 ± 0.85)、(7.33 ± 1.50)分,差异有统计学意义($P < 0.05$)。观察组治疗总有效率为 96.9%,高于对照组的 87.5%,差异有统计学意义($P < 0.05$)。结论认为,基于经筋理论的踝足关节正骨手法可显著改善腰背痛患者的疼痛和腰部功能,联合中药塌渍治疗的疗效明显优于单用中药塌渍治疗,值得临床大力推广。

8. 姚重界,孔令军,朱清广,等. 推拿调控局部炎性微环境对腰椎间盘突出症大鼠疼痛行为的影响. 中华中医药杂志,2022,37(9):5379-5384.

姚重界等观察局部炎性微环境与大鼠疼痛行为之间的相关性,探讨推拿干预腰椎间盘突出症(LDH)相关疼痛的可能机制。将 32 只大鼠随机分为空白组、假手术组、模型组、推拿组,每组 8 只。推拿组在造模后第 4 天开始进行推拿干预。实验过程中行大鼠右后足缩足阈值(PWT)测试、热缩足反射潜伏期(PWL)测试及 Catwalk 步态测试。实验结束后取大鼠背根神经节(DRG)组织,采用 HE 染色观察大鼠 DRG 组织病理形态变化;采用 ELISA 法检测组织中炎症相关因子肿瘤坏死因子(TNF)-α、白细胞介素(IL)-1β、IL-6 的表达情况。结果显示:模型组大鼠造模后至第 14 天 PWT 和 PWL 持续降低,而从第 14 天至 21 天的变化趋于稳定,并显著低于同期空白组($P < 0.01$);推拿组大鼠的 pWT 和 pWL 分别从第 10 天和第 7 天开始显著高于同期模型组($P < 0.01$)。与空白组同期比较,模型组大鼠在造模后步态参数显著改变($P <$

0.01);推拿组大鼠最大接触面积从第 7 天开始相比同期模型组有显著改善($P < 0.05$),而站立相持续时间、摆动相持续时间、足印面积、平均强度则是从第 14 天开始显著改善($P < 0.05,P < 0.01$)。HE 染色显示,模型组大鼠的 DRG 组织内细胞形态发生明显病理改变,并伴有血管充血及炎症细胞浸润;而推拿可使得细胞形态改善,虽然依然有少量炎症细胞,但病理学改变较模型组明显减轻。ELISA 结果显示模型组大鼠 DRG 组织炎症相关因子 TNF-α、IL-1β、IL-6 的表达显著高于空白组($P < 0.01$),而推拿后可以显著降低这些因子表达($P < 0.01$)。结论认为,局部炎性微环境的改变可能会导致大鼠的疼痛行为,而推拿干预或可通过调控局部炎性微环境来缓解疼痛。

9. 胡华,李秀成,周刚,等. 膝痹病经筋-证候分型与软骨相关因子的关系分析. 中国中医骨伤科杂志,2022,30(2):36-39+44.

胡华等探讨膝痹病关节软骨中相关因子阳性表达与中医经筋分型及证候分型的相互关系。选择膝痹病手术患者 135 例,按经筋分型标准分为足阳明经筋组、足太阳经筋组、足少阳经筋组、足三阴经筋组;按证候分型分成风湿热痹组、风寒湿痹组、瘀血痹阻组、肝肾亏虚组。免疫组织化学法测定术中所取关节软骨 200 倍镜下 IL-1β、TNF-α、MMP1、MMP3、MMP13 及 TIMP1、TIMP2 阳性表达。结果显示:各证型组各指标阳性表达差异有统计学意义($P < 0.05$)。结论认为,膝痹病关节软骨中 IL-1β、TNF-α、MMP1、MMP3、MMP13 及 TIMP1、TIMp2 阳性表达可以为经筋分型和证候分型提供参考依据。

10. 刘娜,孙银娣,姜小凡,等. 股内收肌群激痛点小针刀治疗膝骨关节炎的临床效果. 中国医药导报,2022,19(27):132-136.

刘娜等观察了通过股内收肌群激痛点小针刀

治疗膝骨关节炎的临床效果。选择门诊就诊的膝骨关节炎患者80例为研究对象,按照随机数字表法将其分为对照组和观察组,各40例。对照组给予体外冲击波治疗,观察组在对照组基础上给予股内收肌群激痛点小针刀治疗,4周为1个疗程。采用中医证候疗效、西安大略和麦克马斯特大学骨关节炎指数(WOMAC)量表及Lysholm膝关节评分量表评价膝关节功能。结果显示:治疗后,观察组中医证候疗效优于对照组,差异有统计学意义($P<0.05$)。治疗后两组WOAMAC评分均降低,且观察组低于对照组,差异有统计学意义($P<0.05$);治疗后两组Lysholm评分均升高,且观察组高于对照组,差异有统计学意义($P<0.05$)。结论认为,股内收肌群小针刀配合体外冲击波同时处理膝关节内外侧肌肉,可改善膝关节的动力性不平衡,有效缓解膝骨关节炎疼痛,改善功能障碍,提高生活质量,且优于单纯使用冲击波进行股外侧肌肉治疗,值得在临床中推广应用。

11. 徐安乐,荣积峰,黄强民,等.针刺治疗对肌筋膜触发点模型大鼠脊髓背角p物质和突触素表达的影响.中华物理医学与康复杂志,2022,44(7):583-588.

徐安乐等探讨针刺治疗对肌筋膜触发点大鼠模型脊髓背角P物质和突触素表达的影响。采用随机数字表法将64只健康雄性SD大鼠分为空白对照组(16只)和模型组(48只)。模型组大鼠通过钝性打击+离心跑建立触发点模型,造模成功后再将模型组随机分为模型对照组、按摩治疗组和针刺治疗组。对针刺治疗组进行4周的针刺治疗,按摩治疗组则进行4周的按摩治疗。于治疗前和模型组干预4周后(治疗后)测量4组大鼠的疼痛阈值。第2次(治疗后)疼痛阈值检测完毕后,对4组大鼠进行取材,分别通过免疫印迹法和免疫组化法对大鼠脊髓背角P物质和突触素含量进行测定,并进行统计学分析。结果显示:治疗后,模型对照组有14

只(93.33%)依然存在触发点,显著高于按摩治疗组治疗后的8只(50.00%),针刺治疗组治疗后的7只(43.75%),差异均有统计学意义($P<0.05$)。治疗后,模型对照组、按摩治疗组和针刺治疗组大鼠的疼痛阈值较组内治疗前均明显改善,差异均有统计学意义($P<0.05$);且按摩治疗组和针刺治疗组的疼痛阈值显著高于模型对照组,差异均有统计学意义($P<0.05$)。免疫组化结果显示,模型对照组大鼠脊髓背角P物质表达明显高于空白对照组、按摩治疗组和针刺治疗组,差异均有统计学意义($P<0.05$);免疫印迹的结果显示,模型对照组P物质/GAPDH比值明显高于空白对照组、按摩治疗组和针刺治疗组,差异均有统计学意义($P<0.05$)。按摩治疗组P物质/GAPDH比值高于空白对照组,差异有统计学意义($P<0.05$)。结论认为,针刺和按摩治疗均可缓解触发点模型大鼠的疼痛,有效地灭活触发点,并降低脊髓背角P物质的含量。

12. 杜芸,徐江喜,王丹,等.基于"阳气者,精则养神,柔则养筋"理论论治纤维肌痛综合征思路.中华中医药杂志,2022,37(6):3312-3315.

纤维肌痛综合征(FMS)是以周身弥漫性疼痛及睡眠障碍、疲劳、精神障碍等为核心症状群的身心疾病,多归于中医周痹、筋痹、气痹、郁证等范畴。"阳气者,精则养神,柔则养筋"出自《素问·生气通天论》,高度概括了阳气具有神、筋共养的作用。基于阳气濡养筋、神的生理功能,杜芸等结合FMS痹痛与神志异常并发的临床特点,从外邪易侵人体致不通则痛与筋失濡养致不荣则痛两方面,论述阳气不足致筋骨关节疼痛;从阳气亏虚致五脏功能异常进而神失所养论述FMS患者疲劳乏力、情志异常等非疼痛症状。治疗方面以温补阳气为主,内治以补肾助阳为核心,外治以温通督脉为关键,内外同治提高临床疗效,改善患者生活质量。

13. 陈鹏,王琛,罗瑞熙,等. 大黄素通过调节血清代谢改善神经病理性疼痛的机制研究. 中国中药杂志,2022,47(8):2187-2194.

陈鹏等采用非靶标代谢组学技术检测大黄素干预对慢性压迫性损伤(CCI)模型血清样本中代谢轮廓的影响,探究大黄素镇痛作用的机制。将24只SD大鼠随机分为假手术组、CCI模型组及大黄素组。术后第1天开始,大黄素组大鼠按50 mg/kg给予大黄素溶液灌胃治疗,每天1次,连续15天。于造模前及大黄素给药后第3、7、11、15天进行机械缩足反射阈值(MWT)及热缩足反射阈值(TWL)测定,15天后腹主动脉采血,运用非靶标代谢组学技术筛选出不同处理组差异代谢物,并进行生物信息分析。结果显示:术后第3天开始,CCI组及大黄素组大鼠MWT及TWL显著降低,并维持在较低水平,与假手术组相比差异有统计学意义($P<0.01$);术后15天,大黄素组大鼠MWT及TWL高于CCI模型组,差异有统计学意义($P<0.05$)。经非靶标代谢组学技术,CCI模型组与假手术组筛选出差异代谢物72个,其中上调41个、下调31个;大黄素组与CCI模型组筛选出差异代谢物26个,其中上调10个、下调16个。结论认为,京都基因与基因组百科全书(KEGG)富集分析提示大黄素组与CCI模型组差异代谢物主要参与鞘脂代谢、精氨酸生物合成、甘油磷脂代谢及色氨酸代谢等信号通路;经创新途径分析(IPA)平台对差异代谢物相互关系进行分析,共构建出1个代谢互作网络"脂质代谢、分子转运、小分子生物化学"。大黄素可通过调节鞘脂代谢及精氨酸生物合成发挥镇痛作用。

14. 陈李圳,王晓宇,何伟,等. 不同针灸刺激的镇痛作用与神经传入特征. 中华中医药杂志,2022,37(5):2622-2626.

陈李圳等观察不同强度不同层次针灸刺激承山穴对腓肠肌炎性痛的镇痛作用,分析热灸样刺激(Mox)、电针(EA)和经皮穴位电刺激(TEAS)的镇痛特征及其和感觉传入的关系。以双足承重差值为疼痛行为指标,在肌肉炎性痛模型上,分别观察Mox、不同强度不同层次EA、不同强度TEAS的镇痛效果;免疫荧光染色观察皮下Sp/CGRP+C-纤维的表达;透射电镜观察胫神经中髓鞘的结构;切断皮神经或用蛇毒破坏A-纤维髓鞘,分析参与镇痛的外周传入类型。结果显示:faMox、1 mA EA深刺肌肉和5 mA TEAS能显著改善大鼠痛行为($P<0.01$)。Mox和TEAS均可激活皮下肽能C-纤维;去皮神经后这种效应消失。切断皮神经后Mox的镇痛作用消失,TEAS的镇痛效应减弱,但EA的镇痛不受影响。阻断肌肉A-纤维传入后,EA和TEAS的镇痛作用消失。结论认为,Mox与EA镇痛作用分别通过激活皮肤C-纤维、肌肉A-纤维来实现,介导TEAS镇痛的感觉传入主要是肌肉A-纤维。这可能是3种针灸刺激镇痛作用的神经传入特征。

15. 李爱强,张锐,柴喜平,等. 四物镇痛方结合膝关节穴位针刺促进全膝关节置换术康复效果分析. 中华中医药学刊,2022,40(8):221-224.

李爱强等探究四物镇痛方结合膝关节穴位针刺促进全膝关节置换术患者康复效果。研究纳入124例全膝关节置换术患者,采取随机数字表法将患者分成两组,各62例。两组患者均行全膝关节置换术治疗,对照组患者术后疼痛可口服依托考昔片120 mg,并进行术后主动锻炼;观察组患者在对照组治疗基础上结合四物镇痛方及膝关节穴位针刺治疗。比较各组患者疗效、术后第1天、3天、7天及术后第14天患者视觉模拟疼痛评分(VAS)情况、患者术后并发症情况、治疗前后患者中医证候积分(局部刺痛、皮下瘀斑、离经之血、肢体沉重、气短懒言、面色萎黄或㿠白等)变化、治疗前后血清炎症因子指标水平变化、膝关节肿胀程度及膝关节活动度变化、膝关节功能评分(HSS)变化、世界卫生组织生存质量评定量表(QOL－BRER)评分变化。结果显示：观察组优良率(98.39％,61/62),明显高于对照组(85.48％,53/62),差异有统计学意义($P<0.05$)。术后第 1 天、3 天、7 天、14 天,观察组患者 VAS 评分均低于对照组($P<0.05$);观察组患者术后并发症率(3.23％,2/62)低于对照组患者(14.52％,9/62)($P<0.05$)。治疗前,两组患者中医证候积分(局部刺痛、皮下瘀斑、离经之血、肢体沉重、气短懒言、面色萎黄等)、血清炎症因子指标、膝关节肿胀程度及膝关节活动度、HSS 评分、QOL－BRER 评分比较无显著性差异($P>0.05$);治疗后各组患者中医证候积分(局部刺痛、皮下瘀斑、离经之血、肢体沉重、气短懒言、面色萎黄等)、血清炎症因子指标、膝关节肿胀程度及膝关节活动度、HSS 评分、QOL－BRER 评分均改善,观察组患者治疗后中医证候积分(局部刺痛、皮下瘀斑、离经之血、肢体沉重、气短懒言、面色萎黄)、血清炎症因子指标、膝关节肿胀程度及膝关节活动度、HSS 评分、QOL－BRER 评分优于对照组患者($P<0.05$)。结论认为,四物镇痛方结合膝关节穴位针刺可较好促进全膝关节置换术患者康复,患者术后疼痛缓解,症状改善,并发症率低,膝关节功能恢复好,患者生活质量提升,值得应用。

16. 刘立安,孟月,何寅家,等. 疼痛类病症中医再识与扶阳疼痛学. 中华中医药杂志,2022,37(4): 1978－1981.

人体在生产、生活不当习惯中长期消磨,磨耗积累可打破机体稳态,稳态失衡即会产生疾病,疼痛是伴随疾病出现的必然症状,也是机体磨耗积累和稳态失衡的"智慧性"反馈表现。在天人合一视域下,考"疼""痛"之本义,知疼痛与冬日及寒气密切相关,这与《黄帝内经》所论相合。进一步挖掘、回溯中医古文献,知阳气对维持人体生命状态具有决定性作用,同时古今医家已积淀、梳理出明朗的扶阳思想。刘立安等综合当下社会人们的损耗性

生活、工作状态和疼痛类病症的特点、机制,将扶阳思想与疼痛诊治相黏合,初步提出"扶阳疼痛学",以拓展疼痛疾病治疗思路,同时籍顾护阳气"治未病"呼吁、倡导健康生活方式,助力"健康中国"。

17. 高珍,冀来喜. 基于世界卫生组织国际临床试验注册平台的针刺镇痛临床试验注册情况特征分析. 中国中医基础医学杂志,2022,28(2): 265－269.

高珍等检索世界卫生组织国际临床试验注册平台(ICTRp),分析针刺镇痛临床试验注册情况及发展趋势。通过检索世界卫生组织 ICTRp 自建库以来至 2020 年 3 月针刺镇痛的临床试验,从纳入试验的注册概况、试验设计、研究疾病、干预措施及结局指标等方面进行描述性分析。结果显示：针刺镇痛相关研究注册数量呈上升趋势,中国和美国是其主要注册国家。临床试验以干预性研究、平行设计为主,遵循随机(83.4％)和盲法原则(46.6％),其中下背痛研究最多,体针运用最广。结局评价以疼痛及功能恢复相关指标为主,视觉模拟评分量表和关节活动度测量为使用频次最高的结局指标。根据此项研究,还发现目前存在科研合作较少、研究内容局限等问题,今后应重视临床试验注册制度,促进高质量研究开展。

18. 陆大浩,高巨,黄天丰,等. 电针诱导沉默信息调节因子 1 依赖性自噬对小鼠脑卒中后中枢性痛的影响. 实用临床医药杂志,2022,26(11): 42－47.

陆大浩等探讨电针对小鼠脑卒中后中枢性痛(CPSP)的影响及其与沉默信息调节因子 1(SIRT1)和自噬的关系。选取无特定病原体(SPF)级健康雄性 ICR 小鼠 40 只,随机分为假手术组(Sham 组)、CPSP 组、CPSP＋电针组(EA 组)和 CPSP＋电针＋SIRT1 抑制剂 EX527 组(EA＋EX527 组),每组 10 只。采用Ⅳ型胶原酶注射入丘

脑腹后外侧核建立小鼠CPSP模型。模型建立24 h后，EA组和EA＋EX527组采用电针（2 Hz/15 Hz频率疏密波）刺激小鼠人中、三阴交及内关穴（30 min/天，持续14天），且EA＋EX527组每次电针刺激前30 min腹腔注射5 mg/kg EX527。于模型建立前1天（T0）和模型建立后第3、7、14天（T1、T2、T3）时测定各组小鼠的机械缩足频率（PWF）、热缩足潜伏期（TWL）和冷缩足潜伏期（CWL）。疼痛行为学测试完成后，处死小鼠取脑组织。采用干湿质量法检测脑组织含水量，采用蛋白质印迹法（Western blot）检测SIRT1、Beclin－1、p62表达水平。结果显示：与Sham组比较，CPSP组、EA组和EA＋EX527组小鼠T1、T2、T3时PWF升高，TWL、CWL缩短，脑组织含水量升高，SIRT1、Beclin－1表达下调，p62表达上调，差异有统计学意义（$P<0.05$）。EA组小鼠T1时PWF、TWL、CWL与CPSP组比较，差异无统计学意义（$P>0.05$）；与CPSP组比较，EA组小鼠T2、T3时PWF降低，TWL、CWL延长，脑组织含水量降低，SIRT1、Beclin－1表达上调，p62表达下调，差异有统计学意义（$P<0.05$）。EA＋EX527组小鼠T1时PWF、TWL、CWL与EA组比较，差异无统计学意义（$P>0.05$）；与EA组比较，EA＋EX527组小鼠T2、T3时PWF升高，TWL、CWL缩短，脑组织含水量升高，SIRT1、Beclin－1表达下调，p62表达上调，差异有统计学意义（$P<0.05$）。结论认为，电针可能通过激活SIRT1的表达促进自噬，从而减轻小鼠脑卒中后中枢性痛。

19. Liao Y, Guo C, Wen A, et al. Frankincense-Myrrh treatment alleviates neuropathic pain via the inhibition of neuroglia activation mediated by the TLR4/MyD88 pathway and TRPV1 signaling. Phytomedicine, 2022, 108：154540.

According to traditional Chinese medicine, Frankincense-Myrrh is capable of "activating blood and dissipating blood stasis", and as such these two biological compounds are commonly used to treat neuropathic pain （Np）, however, the mechanisms underlying the efficacy of such treatment are unclear. purpose：This study aimed to further elucidate the protective effects associated with the Frankincense-Myrrh treatment of Np. Methods：Network pharmacology approaches were used to identify putative pathways and targets associated with the Frankincense-Myrrh-mediated treatment of Np, after which these targets were subjected to in-depth analyses. The impact of TLR4 blockade on Nppathogenesis was assessed by intrathecally administering a TLR4 antagonist （LRU） or the MyD88 homodimerization inhibitory peptide （MIp）. Results：Significant alleviation of thermal and mechanical hypersensitivity in response to Frankincense and Myrrh treatment was observed in Np model mice, while network pharmacology analyses suggested that the pathogenesis of Np may be related to TLR4/MyD88-mediated neuroinflammation. Consistently, Frankincense-Myrrh treatment was found to reduce TLR4, MyD88, and p-p65 expression in spinal dorsal horn neuroglia from treated animals, in addition to inhibiting neuronal TRpV1 and inflammatory factor expression. Intrathecal LRU and MIp delivery were sufficient to alleviate thermal and mechanical hyperalgesia in these CCI model mice, with concomitant reductions in neuronal TRPV1 expression and neuroglial activation in the spinal dorsal horn. Conclusion：These data suggest that Frankincense-Myrrh treatment was sufficient to alleviate Np in part via inhibiting TLR4/MyD88 pathway and TRPV1 signaling activity. Blocking

TLR4 and MyD88 activation may thus hold value as a means of treating Np.

20. Chen Z, Zhou L, Ge Y, et al. Fuzi decoction ameliorates pain and cartilage degeneration of osteoarthritic rats through PI3K-Akt signaling pathway and its clinical retrospective evidence. Phytomedicine, 2022, 100: 154071.

Osteoarthritis (OA) is a difficult disease but the clinic lacks effective therapy. Fuzi decoction (FZD) has been clinically applied for treating OA-related syndromes, but its anti-OA efficacy and mechanism remain unclear. purpose: To experimentally and clinically determine the anti-OA efficacy of FZD and clarify the underlying mechanism. Methods: UPLC/MS/MS was applied to identify the main components of FZD. Results: The UPLC/MS/MS result showed that FZD contained atractylenolide I, benzoylhypaconitine, benzoylmesaconitine, benzoylaconitine, hypaconitine, mesaconitine, aconitine, lobetyolin, paeoniflorin, and pachymic acid. The in vivo data showed that FZD restored the cartilage degeneration in MIA-induced OA rats by ameliorating pain behavior parameters, recovering histopathological alterations, benefitting cartilage anabolism (up-regulating Col2 expression), and suppressing catabolism (down-regulating MMp13 and Col10 expressions). The in vitro data showed that FZD increased cell viability and wound healing capacity of chondrocytes, and restored the altered expressions of anabolic and catabolic genes of chondrocytes. The overlapping results of RNA-seq and network pharmacology analysis suggested that pI3K/Akt signaling mediated the anti-OA mechanism of FZD, which was verified by qPCR and Western blot experiments. Clinically, the anti-OA efficacy and safety of FZD were confirmed by the retrospective analysis on OA patients. Conclusion: The scientific innovation of this study was the determination of anti-OA efficacy of FZD by experimental and clinical evidence and the discovery of its mechanism by integrated RNA-seq, network pharmacology, and molecular experiments, which suggests FZD as a promising TCM agency for OA treatment.

21. Pan S, Wang S, Xue X, et al. Multidimensional Pain Modulation by Acupuncture Analgesia: The Reward Effect of Acupuncture on Pain Relief. Evid Based Complement Alternat Med, 2022, 2022: 3759181.

Pain is an intrinsically unpleasant experience with features that protect an organism by promoting motivation and learning. pain relief, a negative reinforcement of pain, is considered a reward and activates the brain's reward system. The reward circuit in the brain involves reward and pain. Acupuncture has a multidimensional and comprehensive regulating effect on chronic pain. However, the reward effect of acupuncture in relieving chronic pain and the mechanism of the brain reward circuit involved in acupuncture analgesia are not thoroughly studied. In this article, we have reviewed the definition of pain abnormalities and negative emotions in patients with chronic pain, the conceptual characteristics of analgesic reward, and the new progress in studying brain reward circuits and functions. Moreover, we have expounded on the critical clinical and scientific significance of studying the reward effect of acupuncture analgesia and related brain reward circuits, the pain mechanism obtained from human neuroimaging studies, and the survey results on the effects of acupuncture on reward/motivation circuits. Some viewpoints and suggestions on the reward effect of acupuncture analgesia and related reward circuits have been put forward to clarify the multidimensional characteristics and benign regulation of acupuncture analgesia. Studies on the reward effect of acupuncture in relieving chronic pain and the regulating effect of the brain reward loop on acupuncture analgesia help to deepen the clinical understanding of acupuncture analgesia, innovate the research concept of acupuncture analgesia, and provide help for further studies on the central mechanism of acupuncture in improving chronic pain in the future.

（刘　娜）

四、超声介入治疗疼痛康复

1. 侯亚静,刘伟,陆敏杰,等. 超声引导下肩峰下滑囊类固醇注射联合神经肌肉电刺激治疗偏瘫肩痛的随机对照研究. 中国康复医学杂志,2022,37(1):34-38.

侯亚静等研究超声引导下肩峰下滑囊类固醇注射联合神经肌肉电刺激治疗对脑卒中偏瘫后肩痛的影响。选择偏瘫肩痛的患者为研究对象,随机分为观察组和对照组,各30例。两组均给予常规康复,对照组给予肩峰下滑囊注射类固醇注射治疗,观察组在对照组基础上增加神经肌肉电刺激疗法。在治疗前、治疗后第1个月、3个月时对所有患者进行视觉模拟评量表(VAS)评分、被动肩关节活动度(PROM)、Fugl-Meyer(FMA)上肢功能评分及改良 Barthel 指数(MBI)评分。结果显示:两组患者治疗前后 VAS 评分、Fugl-Meyer 上肢功能评分、PROM 及 MBI 比较,均具有显著性差异($P<0.01$);观察组治疗后各时间点肩关节活动度(尤其外展和外旋)角度、Fugl-Meyer 上肢功能评分、

MBI 评分均高于对照组($P<0.01$),而 VAS 评分均低于对照组($P<0.01$)。结论认为,超声引导下肩峰下滑囊类固醇注射联合神经肌肉电刺激治疗偏瘫肩痛能够有效缓解患者的肩痛症状,改善上肢运动功能,提高日常生活能力。

2. 钟银军,单腾飞. 超声辅助下肩胛上神经阻滞在脑卒中后肩痛患者中的应用. 临床神经病学杂志,2022,35(3):192-195.

钟银军等探讨超声辅助下肩胛上神经阻滞在脑卒中后肩痛患者中的应用效果。选取124例脑卒中后肩痛患者,随机分为对照组和观察组,每组62例。两组均给予常规康复,在此基础上,对照组应用超声下肩胛上神经注射0.9%氯化钠溶液,观察组应用超声引导下肩胛上神经阻滞。比较两组患者临床疗效、疼痛情况、上肢运动功能、睡眠质量、生存质量以及肩关节活动度。结果显示:观察组临床总有效率(90.32%)明显高于对照组(74.19%)($P<0.05$);治疗后,两组视觉模拟评分、睡眠质量评分较治疗前明显降低(P 均<0.05),且观察组明显低于对照组(P 均<0.05);治疗后,两组上肢 Fugl-Meyer 量表评分、脑卒中专用生存质量量表评分较治疗前明显升高(P 均<0.05),且观察组明显高于对照组(P 均<0.05);治疗后,两组肩关节被动活动度较治疗前明显增加(P 均<0.05),且观察组明显优于对照组($P<0.05$)。结论认为,超声辅助下肩胛上神经阻滞应用于脑卒中后肩痛患者治疗疗效显著,可有效提高患者上肢运动功能及肩关节活动度,缓解肩痛,改善睡眠及生存质量。

3. 杨旭,徐幼苗,董蕊,等. 超声引导联合 CT 扫描下双极射频脉冲调节治疗难治性神经根型颈椎病效果. 临床军医杂志,2022,50(8):855-857.

杨旭等探讨超声引导联合 CT 扫描下双极脉冲射频调节治疗难治性神经根型颈椎病(CSR)效果。选取120例难治性 CSR 患者为研究对象。将患者

随机分为双极脉冲射频组、单极脉冲射频组及硬膜外阻滞组,每组各 40 例。硬膜外阻滞组给予硬膜外注射治疗,单极脉冲射频组给予颈椎神经根单极脉冲射频治疗,双极脉冲射频组给予颈椎神经根双极脉冲射频治疗。于治疗后 3 个月根据改良版 MacNab 标准评估各组患者的治疗效果;采用疼痛数字评分法(NRS)评定患者的颈椎疼痛程度;采用红外热像仪检测患者双侧上肢的红外热成像温度,并计算温差;应用日本骨科协会(JOA)评分评估颈椎病功能状态。结果显示:双极脉冲射频组患者治疗 3 个月后的优良率为 90.0%(36/40),明显高于单极脉冲射频组的 65.0%(26/40)及硬膜外阻滞组的 57.5%(23/40),差异有统计学意义($P<0.05$)。治疗后 1 周及 3 个月,双极脉冲射频组患者 NRS 评分明显低于单极脉冲射频组、硬膜外阻滞组,JOA 评分明显高于单极脉冲射频组、硬膜外阻滞组,差异均有统计学意义($P<0.05$)。治疗后 3 个月,双极脉冲射频组患者双侧上肢红外线热成像温差明显低于单极脉冲射频组、硬膜外阻滞组,差异有统计学意义($P<0.05$)。结论认为,双极脉冲射频可以增加脉冲射频的作用范围,更好地涵盖背根神经节所在区域,有效减轻 CSR 患者的疼痛症状,可反复多次治疗且无明显不良反应,疗效更佳且持续时间更久。

4. 庄卫生,李弯月,李天舒,等. 富血小板血浆注射联合康复训练治疗肩袖损伤的疗效观察. 中华物理医学与康复杂志,2022,44(6):530-532.

庄卫生等为观察富血小板血浆(PRP)注射联合康复训练治疗肩袖损伤患者的临床疗效,进行了一项随机对照试验,共纳入 67 例肩袖损伤患者。2 组患者均给予超声引导下 PRP 注射治疗,每周治疗 1 次,共治疗 3 次;观察组患者在此基础上辅以康复训练,每天训练 2 次,每周训练 5 天,持续训练 4 周。于治疗前、治疗后 4 周及 12 周时分别采用 Constant - Murley 肩关节功能量表(CMS)、视觉模拟评分(VAS)对 2 组患者肩关节功能及疼痛情况进行评

定。于治疗前及第 3 次注射 PRP 后抽取 2 组患者肩关节滑液并检测白介素-6(IL-6)、IL-8 含量。结果显示:治疗后 4 周、12 周时观察组 CMS 评分、疼痛 VAS 评分及对照组 CMS 评分]、疼痛 VAS 评分均较治疗前明显改善($P<0.05$),并且观察组上述指标亦显著优于对照组水平($P<0.05$);治疗后观察组 IL-6、IL-8 含量均较对照组明显降低($P<0.05$)。结论认为,PRP 注射联合康复训练可显著改善肩袖损伤患者肩关节功能及疼痛。

5. 曾健,袁德超,李英,等. 超声引导腕管类固醇注射联合腕横韧带松解治疗轻中度腕管综合征疗效评估. 西部医学,2022,34(8):1168-1173.

曾健等研究探索超声引导下腕管内类固醇药物水分离正中神经联合针刺松解腕横韧带(TCL)治疗轻中度腕管综合征(CTS)的疗效。选取就诊经临床及电生理确诊的轻中度 CTS38 例患者(双腕患者 4 例),共 42 只患腕,分为观察组和对照组。观察组行腕管内正中神经类固醇药物水分离并针刺松解腕横韧带,对照组仅行腕管内正中神经类固醇药物水分离。在治疗前和治疗 3 个月、6 个月评估 Boston 腕管量表评分(SSS、FSS)、电生理(SCV、DML)及 CSA、正中神经扁平率。结果显示:两组治疗后较治疗前 SSS、FSS、SCV、DML、CSA、正中神经扁平率均有改善($P<0.05$),且观察组治疗后 6 月评估均明显优于对照组($P<0.05$)。结论认为,超声引导下腕管内药物水分离正中神经联合针刺松解腕横韧带治疗轻中度腕管综合征疗效优于单纯腕管内药物水分离正中神经。

6. 刘锦灿,何超洪,陈小燕. 超声引导下盐酸青藤碱注射治疗腰椎间盘突出症的临床效果观察. 中国现代医生,2022,60(29):76-79.

刘锦灿等为探讨超声引导下使用盐酸青藤碱进行椎间孔外神经根注射治疗腰椎间盘突出症的有效性及安全性,进行了一项随机对照试验。共纳入 60

例腰椎间盘突出症患者,随机分为椎间孔外神经根注射盐酸青藤碱药物组(治疗组)和椎间孔外神经根注射激素组(对照组),各30例。比较两组治疗前后视觉模拟评分(VAS)、日本骨科协会(JOA)评估治疗下腰痛评分,进行临床疗效评价。结果显示:治疗后,两组患者VAS、JOA评分均较治疗前有显著改善,差异有统计学意义($P<0.05$);治疗组的VAS、JOA评分、JOA评分改善率等结果均略优于对照组,但差异均无统计学意义($P>0.05$)。结论认为,超声引导下使用盐酸青藤碱进行椎间孔外神经根注射治疗腰椎间盘突出症,有较好的疗效及安全性。

7. 赵付显,廖文胜,钱重阳. 富血小板血浆疗法治疗孤立性腰椎小关节综合征的临床疗效分析. 颈腰痛杂志,2022,43(2):201-203.

赵付显等人为探讨富血小板血浆(PRP)疗法治疗孤立性腰椎小关节综合征(LFJS)的临床疗效。选择88例LFJS患者,采用随机数字表法分为对照组和观察组,各44例。对照组给予超声引导下关节腔注射类固醇联合局麻药物,观察组给予超声引导下关节腔注射PRP治疗。观察两组治疗成功率、治疗时间、并发症发生情况,比较两组治疗前和治疗后1、3、6个月时的疼痛VAS评分,采用Oswestry功能障碍指数(ODI)评估两组患者治疗前、治疗后3个月、6个月时的腰部功能。结果显示:治疗后1、3、6个月时,两组患者VAS评分均显著低于治疗前($P<0.05$);治疗后1个月时,观察组VAS评分显著高于对照组,治疗后3、6个月时观察组VAS评分显著低于对照组,差异均有统计学意义($P<0.05$)。治疗后3、6个月时,观察组患者ODI指数均显著降低($P<0.05$),且显著低于对照组,差异有统计学意义($P<0.05$)。两组均未见严重并发症发生。结论认为,PRP治疗单纯LFJS的早期疗效逊于类固醇和局麻药,但随着时间延长,其疗效逐渐优于类固醇和局麻药,值得临床推广应用。

8. 胡国强,李德龙,刘际石,等. 肌骨超声引导下针刀与常规针刀治疗膝骨关节炎的效果比较. 中国医药导报,2022,19(27):146-148.

胡国强等探讨肌骨超声引导下针刀与常规针刀治疗膝骨关节炎(KOA)的效果。选取100例KOA患者为研究对象,根据随机数字表法将其分为对照组与研究组,各50例。对照组行常规针刀治疗,研究组行肌骨超声引导下针刀治疗。比较两组治疗前后西安大略和麦克马斯特大学骨关节炎指数(WOMAC)评分、视觉模拟评分法(VAS)评分、生活质量评分与治疗后临床疗效。结果显示:治疗后,两组WOMAC评分较治疗前均降低,且研究组低于对照组,差异有统计学意义($P<0.05$)。治疗后,两组VAS评分较治疗前均降低,且研究组低于对照组,差异有统计学意义($P<0.05$)。治疗后,两组生活质量评分较治疗前均升高,且研究组高于对照组,差异有统计学意义($P<0.05$)。研究组疗效优于对照组,差异有统计学意义($P<0.05$)。结论认为,肌骨超声引导下针刀治疗KOA的效果优于常规针刀,可进一步改善患者膝关节功能,还可减轻膝关节疼痛程度,并提高生活质量,避免损伤健康肌肉肌腱。

9. 钟毓贤,刘峰,任贺,等. 超声引导下针刀联合富血小板血浆注射技术治疗膝关节骨性关节炎的临床疗效观察. 中国康复,2022,37(2):95-100.

钟毓贤等探讨利用超声引导下针刀联合富血小板血浆(PRP)注射技术治疗膝关节骨性关节炎(KOA),并通过客观步态分析来评估患者的步行活动能力,以期实现KOA精准、科学、有效的综合治疗手段。选择72例KOA患者,分为观察组和对照组,各36例。观察组为超声引导下针刀联合关节腔内注射PRP治疗方法,对照组采用常规的关节腔内注射透明质酸钠、关节腔外痛点注射封闭方法。利用临床愈显率、疼痛视觉模拟评定(VAs)、lysholm膝关节评分和步行绝对对称指数(ASI)评价两种治疗方法的临床疗效。结果显示：治疗 3 个月后，观察组临床愈显率明显高于对照组（86.11％、27.78％，$P < 0.01$）；观察组的 VAS 评分和 Iysholm 膝关节评分均优于对照组（P 均 < 0.01）；观察组患者的步频、步速、步幅、承重期膝屈曲角度的 ASI 也明显优于对照组（P 均 < 0.05）。结论认为，超声引导下针刀联合 PRP 注射技术不但可以实现针刀及 PRP 注射的可视化、精准化治疗，更能够实现对 KOA 关节内外的全面干预，从而改善患者膝关节活动能力和步行稳定性。

10. 诸源江,袁雪梅,叶菱. 超声引导闭孔神经阻滞用于闭孔神经卡压综合征的疗效分析. 四川医学,2022,43(10)：999－1002.

诸源江等人探讨超声引导闭孔神经阻滞用于闭孔神经卡压综合征的安全性及有效性。方法为纳入闭孔神经卡压综合征患者 68 例，随机分为解剖标志定位组和超声引导定位组，各 34 例。记录两组患者年龄、性别、体质量指数（BMI）、治疗前及治疗后 7 天快速行走时闭孔神经支配区视觉模拟评分（VAS），比较两组治疗显效率及不良反应发生率。结果显示：两组患者年龄、性别、BMI、治疗前 VAS 评分差异无统计学意义；与 A 组相比，B 组治疗后第 7 天 VAS 评分更低，治疗显效率更高，血肿、神经损伤及不良反应总发生率更低。结论认为，超声引导闭孔神经阻滞是一种安全、有效的治疗闭孔神经卡压综合征的方法。

11. 王琳,陈玮,李铁山. 神经水分离治疗腓总神经卡压综合征的疗效观察. 中国康复医学杂志,2022,37(6)：827－829.

王琳等人探讨了超声引导下神经水分离治疗腓总神经卡压综合征的疗效。采用神经水分离技术治疗腓总神经卡压 9 例，好转 6 例，无效 3 例。好转的 6 例患者中 4 例感觉和运动功能均改善，1 例注射前无运动症状，注射后感觉功能改善；1 例仅感

觉功能改善,运动功能无改善。结论认为,超声引导下神经水分离治疗腓总神经卡压综合征是一种安全有效的治疗方法,疗效取决于神经水分离适应证的选择和患者神经卡压的病程长短。

12. Cui X, Zhang D, Zhao Y, et al. An open-label non-inferiority randomized trail comparing the effectiveness and safety of ultrasound-guided selective cervical nerve root block and fluoroscopy-guided cervical transforaminal epidural block for cervical radiculopathy. Ann Med, 2022, 54(1)：2681－2691.

To compare therapeutic efficacy and safety of ultrasound（US）-guided selective nerve root block（SNRB）and fluoroscopy（FL）-guided transforaminal epidural steroid injection（TFESI）for cervical spine radiculopathy（CSR）. Method：156 patients with CSR randomly received US-guided SNRB verified by FL or FL-guided TFESI. We hypothesised that the accuracy rate of contrast dispersion into epidural or interverte-bral foraminal space in the US group was not inferior to that in the FL group with a margin of clinical unimportance of À15％. Pain intensity assessed by Numeric Rating Scales（NRS）and functional disability estimated by neck disability index（NDI）were compared before treatment, at 1, 3 and 6 months after the intervention. Puncture time and complication frequencies were also reported. Results：88.7％ and 90.3％ accuracy ratings were respectively achieved in the US and FL groups with a treatment difference of -1.6%（95％CI -9.7%, 6.6％）revealing that the lower limit was above the non-inferiority margin. Both NRS and NDI scores illustrated improvements at 1, 3 and 6 months after intervention with no statistically significant differences between the two groups（all

$P > 0.05$). Additionally, shorter administration duration was observed in the US group ($P < 0.001$). No severe complications were observed in both group. Conclusion: Compared with the FL group, the US group provided a non-inferior accuracy rate of epidural/foraminal contrast pattern. For the treatment of CSR, the US technique provided similar pain relief and functional improvements while facilitating distinguishing critical vessels adjacent to the foramen and requiring a shorter procedure duration without exposure to radi-ation. Therefore, it was an attractive alternative to the conventional FL method.

13. Xu H, Zhang Y, Wang C. Itrasound-guided hydrodilatation of glenohumeral joint combined with acupotomy for treatment of frozen shoulder. J Back Musculoskelet Rehabil, 2022, 35 (5): 1153 - 1160.

Frozen shoulder (FS), also known as shoulder adhesive capsulitis, is a musculoskeletal disorder associated with pain and functional disability. There is a lack of evidence on the optimal treatment strategy for FS. Objective: The present study aimed to evaluate the effectiveness and safety of ultrasound-guided hydrodilatation of glenohumeral joint combined with acupotomy for treatment of FS. Methods: In this prospective randomized, double-blind, controlled study, 63 FS patients were recruited, and equally allocated to treatment group and control group. The treatment group was treated with ultrasound-guided hydrodilatation of glenohumeral joint combined with acupotomy, while the control group was only treated with ultrasound-guided hydrodilatation of glenohumeral joint. The pain and mobility of shoulder, overall efficacy and adverse reactions

were evaluated 3 months after treatment. RESULTS: At baseline, no significant difference in all characteristic value was found between the treatment group ($n = 33$) and control group ($n = 30$). Three months after operation, the joint's Active Range of Motion (AROM) and Constant-Murley Scale (CMS) scores in the experimental group were higher than those in the control group, and the coracohumeral ligament (CHL) thickness and the rate of hypoechoic thickening in rotator cuff space in the experimental group were lower than those in the control group (all $P < 0.05$). The amount of injection volume at the third hydrodilatation was significantly higher in the experimental group than that in the control group (15.8 ± 4.7 vs. 12.2 ± 5.2, $P = 0.03$). After 2 times of treatment, the volume increment of glenohumeral joint $\Delta 2$ in the experimental group was greater than that in the control group (3.5 ± 1.8 vs. 1.2 ± 1.6, $P < 0.001$). There were significant differences in the effective rate between the two groups (93.94% vs. 76.67%, $P = 0.04$). Conclusion: The ultrasound-guided hydrodilatation of glenohumeral joint combined with acupotomy may benefit for FS patients.

14. Deng X, Zhu S, Li D, et al. Effectiveness of ultrasound-guided versus anatomic landmark-guided corticosteroid injection on pain, physical function and safety in patients with subacromial impingement syndrome: A systematic review and meta-analysis. Am J Phys Med Rehabil, 2022, 101 (12): 1087 - 1098.

The aim of the study was to compare the efficacy and safety of ultrasound-guided versus anatomic landmark-guided corticosteroid injection for the treatment of subacromial impingement syndrome. Design: PubMed, Embase, Web of Science, Cochrane Central Register of Controlled Trials, Scopus, ClinicalTrials. gov, CBM, CNKI, and Wanfang databases were searched from inception to August 15, 2021, for randomized controlled trials comparing ultrasound-guided versus anatomic landmark-guided injections of corticosteroids for the treatment of subacromial impingement syndrome. Results: Twelve randomized controlled trials with 891 patients were included in this study; 454 patients received ultrasound-guided injections and 437 received anatomic landmark-guided injections. Pooled results showed that ultrasound-guided injection was more beneficial for pain relief (10 trials, $MD = -0.58$, $95\% CI$ -1.05 to -0.10, $P = 0.017$) and functional improvement (11 trials, $SMD = -0.84$, $95\% CI$ -1.41 to -0.27, $P = 0.004$). There was no significant difference in shoulder range of motion. In the subgroup analysis, there was a significant difference in pain relief and functional improvement at 6 - 8 wks and with methylprednisolone. Conclusions: Ultrasound-guided injection of corticosteroids is potentially superior to anatomic landmark-guided injection in improving the clinical symptoms of subacromial impingement syndrome; however, these findings should be interpreted with some caution as the quality of evidence was rated as moderate to very low.

15. Yu X, Zhang J, Wang M, et al. Clinical Effects and Safety of the Use of Methylene Blue for the Treatment of Lumbar Facet Joint Syndrome. Pain physician, 2022. 25(1): E15 - E26.

Lumbar facet joint syndrome (LFJS) has been suggested to be a main source of low back pain. Methylene blue (MB), an inhibitor of nitric oxide synthesis with potential analgesic and anti-inflammatory properties, has been widely applied for a variety of pain-related diseases. However, no studies have been conducted on the treatment of LFJS patients using MB. Objectives: The purpose of this study was to evaluate the therapeutic effects of intra-articular injection of MB on LFJS patients. Study design: A prospective, randomized, controlled clinical trial. Setting: Department of pain, Shanghai East Hospital. Methods: A total of 120 eligible patients with LFJS were randomly divided into an MB group and a control group. Numeric Rating Scale (NRS), Oswestry Disability Index (ODI), Pittsburgh Sleep Quality Index (PSQI), Patient Health Questionnaire-9 (PHQ-9) were used to evaluate the pre-operation and post-operation states of the patients, and adverse events were recorded. The patients participating in this study were followed up for a period of 6 months. Results: A total of 104 patients were followed up for the entire 6 months period. The control group included 51 patients, and the MB group included 53 patients. In both groups, the NRS scores, ODI scores, PHQ-9 scores, and PSQI scores decreased at different time points after treatment, compared to baseline. Moreover, the NRS scores were significantly lower than that of the control group at 3 months and 6 months after operation ($P < 0.05$). The ODI, PSQI, and PHQ-9 scores of the MB group were also respective significantly lower than that of the control group at 3 months and 6 months after operation ($P < 0.05$). As for the clinical efficacy, the total effective treatment rate of the MB group was significantly higher than that of the control group at 6 months after the procedure（$P < 0.05$）. On the first day after operation, the incidence of hyperglycemia in patients with diabetes in the MB group was significantly lower than that of the control group（$P < 0.05$）. Conclusion：Ultrasound-guided intra-articular MB injection is a safe and effective therapy for patients with LFJS. Intra-articular injection with MB can significantly reduce pain intensity, improve patient lumbar function, pain-related depression and sleep quality, increase total effective rate with no severe adverse side effects.

（王　琳　张美荣　左安凯）

第七章　肿　瘤　康　复

2022 年度,在肿瘤康复领域共收集学术论文 1 107 篇,其中纳入专论 406 篇(占 36.68%)、收入文选 101 篇(占 9.12%)。文献侧重于肿瘤常见症状、抗肿瘤治疗毒副作用管理、肿瘤患者机体功能康复、营养康复、心理精神康复以及肿瘤中医辨证论治与康复 6 个主要方面,在抗肿瘤治疗的全程过程,注重生理、心理和社会功能的整体康复。该领域年度研究进展汇报如下。

【专　论】

一、肿瘤常见症状康复

肿瘤相关症状的康复文献侧重于研究肿瘤相关的症状,主要包括疲乏、消化系统症状(如腹泻、便秘)、疼痛、睡眠障碍等。这些不适症状可由肿瘤本身引起,也可为治疗相关,部分症状持续时间较长,造成患者躯体和心理功能障碍、自理能力和生活质量下降,影响疾病的转归和预后,是肿瘤康复的重要内容。值得注意的是,这些症状有时相互影响、密不可分。比如对疼痛、睡眠和情绪障碍、营养缺乏的干预可以改善肿瘤相关性疲乏。研究者探索了肿瘤相关常见症状的识别、特征、机制及治疗方法等问题,取得了代表性成果。

(一) 缓解疲乏

癌因性疲乏(CRF)是肿瘤患者常见症状之一,主要表现为与癌症或癌症治疗相关、主观上感觉到的疲乏或倦怠感且无法通过休息或睡眠缓解。CRF 的具体机制尚不明确、影响因素多,当前的治疗措施以非药物干预为主。国内外的研究数据相对较少,证据级别不高且存在较多矛盾和争议。该部分文献研究主要集中于治疗措施、机制探索和相关性特征分析。

在诊断及 CRF 相关特征方面,Wang H 等[1]利用液相色谱及质谱技术分析 CRF 与无 CRF 的肿瘤患者血清样本代谢谱,结果提示两组在磷脂代谢、内源性大麻素系统存在差异;Chou YJ 等[2]的研究提示结直肠癌患者化疗期间的 CRF 的发生可能涉及半乳糖、氨基酸合成相关通路的变化。Cheng Z 等[3]的队列研究发现食管切除术后 CRF 可能与食管癌患者术后并发症及肺部并发症有关。Wang S 等[4]发现疼痛、睡眠障碍、距离手术的时间及心理社会因素与结直肠癌辅助治疗后的患者 CRF 症状关系密切。Yang HY 等[5]的研究提示精神心理症状如焦虑可能是影响胃癌患者术后急性期(1 月内)CRF 的重要因素。这些研究为 CRF 的诊断和分子标志物筛选提供了线索,为后续临床研究奠定了基础。

尽管中药在 CRF 治疗中具有独特地位,疗效好、不良反应少,可全程应用,但其作用机制仍有待深入研究及大样本临床研究[6-11]。既往研究提示中药补中益气汤治疗 CRF 的有效性,可能的机制包括:提高线粒体呼吸链酶复合物 I 及 IV 以及 Na^+-K^+-ATP 酶的活性促进代谢效率、协同内源性抗氧化物参与抑制脂质过氧化反应等。Li G 等[12]通过综述相关研究,提出类黄酮可能是治疗 CRF 的主要活性化合物,并通过分子对接(molecular docking)法揭示了主要有效成分与靶基因的作用位点。崔艺馨等[13]将 94 例脾胃虚型癌因性疲乏的乳腺癌化疗患者随机分为化疗组和中药加化疗组,检索得到黄芪四君子汤的活性成分以及 CRF、乳腺癌相关疾病靶点,运用 AutoDock 软件预测主要药物化合物与 CRF 关键靶点的结合度,结果表明黄芪四君子汤的核心成分与关键靶点 AKT1 等有较强的亲和力,从而调控 PI3K - Akt 等信号通路相关基因的表达。Zhang C 等[14]通过对 24 项 RCT 研究共计 1 865 名患者进行 Meta 分析得出结论:中医相比单纯标准疗法,对 CRF 产生了更积极的效果;并通过小鼠动物实验证实,黄芪、苍术作为治疗 CRF 的核心药对,能增强小鼠体质、减少腹围、炎症因子水平和肿瘤重量、增加体重和血糖;进一步的网络药理学分析提示黄芪、苍术对 CRF 的作用机制主要涉及槲皮素、山奈酚、木犀草素等化合物,通过蛋白激酶 Bα(AKT1)、肿瘤坏死因子(TNF)和白细胞介素 - 6(IL - 6)等多个靶点发挥作用,这些分子调节细胞因子、癌症信号传导和代谢途径,并具有抗 CRF 作用。Zhang S 等[15]通过体内外实验证实管花肉苁蓉的主要活性成分类叶升麻苷(acteoside)通过抑制脯氨酸羟化酶 2(PHD2)而促进线粒体自噬,清除失活线粒体,上调 COXIV、CytoC、PINK1、Parkin、HIF - 1α、BNIP3,抑制 p62、LC3B、PHD2、Beclin - 1 表达,从而减轻紫杉醇引起的肌肉疲劳样行为。尽管证据有限,CRF 的发病机制还可能与炎性细胞因子释放、下丘脑-垂体-肾上腺轴(HPA)调节异常、昼夜节律功能紊乱和骨骼肌萎缩等有关[8]。陈芳等[16]将肺癌化疗后 CRF 患者 84 例随机分为两组。单用组予肌肉训练治疗,联用组在单用组基础上增加有氧运动,观察两组干预前后血清促肾上腺皮质激素(ACTH)和皮质醇(Cor)水平的变化并比较临床效果。结果提示,肌肉训练联合有氧运动对肺癌化疗后 CRF 效果确切,能明显降低 CRF 症状,其作用机制可能与通过抑制 ACTH 的分泌释放,促进 Cor 的分泌释放,起调节 HPA 轴功能紊乱的作用密切相关。

非药物治疗是 CRF 治疗中最重要的方法,尤其是体育锻炼和心理干预是最重要的改善 CRF 的方式。相关研究包括体力活动(如太极、八段锦、HIIT 运动、跳舞、散步、武术等)[17-24]、社会心理干预[25-27]、营养管理[28-29]、睡眠疗法[30-31]、亮白光疗法[32]、中医(针灸、艾灸、穴位、刮痧等)[33-40]、护理[41-42]等。值得关注的是,西药治疗 CRF 目前尚缺乏高质量临床试验数据支持。Zhao LQ 等[43]开展的双盲、试点研究提示小剂量氯胺酮或能用于治疗结直肠癌根治性腹腔镜术后 CRF。

(二)改善胃肠道症状

化疗药物在杀死肿瘤细胞的同时,常会引起一系列不良反应,尤以消化道表现最为常见。中医药能减轻化疗相关消化道不良反应发生率[44-45]。蔡蕊等[46]的回顾性研究提示中药复方枳术六君子汤可能会影响气虚证肺癌化疗患者的舌苔厚度减轻胃肠道反应。此外,研究表明红外线照射中药溻渍腹部、揿针埋针联合中药热奄包、穴位按摩等均可改善化疗期胃肠道反应[47-48]。手术相关胃肠道功能紊乱与长时间的手术刺激与牵拉可能有关。赵晓蕊等[49]将恶性肿瘤根治术后 281 例患者分为发生术后胃肠功能紊乱和未发生术后胃肠功能紊乱组,构建妇科恶性肿瘤术后胃肠功能紊乱的风险预测模型,该研究中术后胃肠功能紊乱的发生率为38.8%;影响因素有:BMI、血清钠水平、大网膜手术切除、盆腔淋巴结清扫切除、麻醉时间和尿 pH,有较好的特异度和灵敏度,有利于医务人员筛查高风险患者和制订针对性的护理干预措施。

1. 便秘

便秘的病因包括药物治疗、肿瘤病灶压迫或阻塞肠腔、病情重、体力差、长期卧床。针对阿片类药物相关性便秘的治疗集中于中医疗法,如温阳滋阴法[50]、顺气通腑糖灌肠[51]、六磨增液汤[52]、"益气活血汤"[53]、"理气通腑外用方"[54]以及中药联合针灸、穴位、揉腹等[54-57]理疗方法。Cheng CW 等[58]开展的随机双盲小样本对照研究表明改良麻子仁丸可以有效改善姑息治疗肿瘤患者的便秘。在麻子仁丸组中,59.3%(16/27)的总体评估分数有所改善,而安慰剂组的这一比例为28.6%(8/28)($P=0.022$)。麻子仁丸组的排便次数显著增加,便秘严重程度和排便用力程度降低($P<0.05$),且耐受性良好。

胃肠肿瘤患者发生便秘的风险较高,且存在较多风险因素的混杂,导致便秘风险的评估较困难。Ma XX 等[59]利用便秘风险评估量表(CRAS)分析了190例胃肠肿瘤患者,在 CRAS 的基础上,建议新增包括 ECOG 评分、腹水、过去3月内多数时间存在便秘症状3项作为改良量表的补充风险因素,使评估更加精准。

2. 腹泻

腹泻是部分化疗药物如伊立替康的剂量限制毒性。Wang H 等[60]通过 Meta 分析得出参苓白术散与慢性腹泻患者的治疗满意度较高相关。刘家云等[61]回顾性分析了参苓白术散防治伊立替康迟发性腹泻的疗效,结果提示观察组比单纯化疗组迟发性腹泻发生率稍降低、观察组 KPS 评分改善率53.33%(16/30)稍高于对照组的40.00%(12/30),尽管差异无统计学意义($P>0.05$),该研究提示参苓白术散可以提高患者化疗后的总体状况与生活质量,可能与免疫细胞水平改变有关,后续有待扩大样本量并进行机制探索。Lu DX 等[62]对乌梅丸减轻5-Fu诱导的肠黏膜炎的机制进行了研究。结果提示,乌梅丸能有效改善肠炎小鼠的体重、脾重、食量、腹泻评分和炎症状态,机制探索表明,除了降低 TNF-α、IL-1β、IL-6和 MPO 并抑制TLR4/MyD88/NF-κB通路,乌梅丸还能恢复小鼠黏膜屏障的完整性,调节肠道菌群,并增加 SCFA(如丁酸)的水平。

随着临床上靶向治疗药物的广泛应用,对靶向治疗相关腹泻的识别与管理愈发重要。Fang C 等[63]收集了接受基于吡咯替尼治疗方案的46名HER2阳性晚期乳腺癌患者进行回顾性队列研究。结果提示,所有患者出现任何级别的腹泻,52.2%

的患者出现3级腹泻;39.1%的晚期乳腺癌患者实施了治疗剂量调整。与其他治疗方案相比,接受吡咯替尼联合长春瑞滨的患者腹泻风险最高(60%),但未证实存在显著差异($P=0.77$)。止泻药物常用,洛哌丁胺方案止泻效果理想(95.3%~100%),可以很好地控制大多数发作。而非洛哌丁胺方案(如蒙脱石)控制率较低(78.6%)。Xiong XY 等[64]将13项Ⅲ期 RCT 研究中15 117名前列腺癌患者纳入系统综述和网状 Meta 分析,比较5种治疗方法(阿比特龙、恩扎鲁胺、阿帕鲁胺、达洛鲁胺和安慰剂)发现,使用新型 ARAT(雄激素受体靶向)药物与任何级别腹泻的风险显著增加相关(RR=1.30,95%CI 1.16~1.44)。亚组分析提示阿比特龙、恩扎鲁胺和阿帕鲁胺均与任何级别腹泻的风险显著增加相关。根据贝叶斯模型,阿比特龙增加任何级别腹泻风险的概率最高,而恩扎鲁安最低。

抗癌药物诱导的菌群失调是引发胃肠道相关毒性的机制之一。益生菌制剂能通过多种机制促进黏膜屏障功能[65]。口服益生菌可能对化疗相关的腹泻及黏膜炎有潜在作用[66]。结肠癌患者术后补充益生菌可能有助于降低术后感染相关并发症的风险[67]。但这些结论均需通过更多临床试验证实。此外,益生菌的种类和数量须进一步标准化和优化。

(三) 抑制疼痛

疼痛在癌症患者的自觉症状中发生率最高。相关研究涉及疼痛机制研究、药物治疗相关临床与基础研究、中医治疗、静脉或封闭治疗等。

1. 癌性骨痛

包括乳腺癌、前列腺癌和肺癌在内的多种肿瘤都具有骨转移倾向,癌症引起的骨痛(CIBP)是造成严重痛苦的并发症之一。CIBP 被认为是一种以痛觉过敏、痛觉异常和自发性疼痛为特征的复杂疼痛状态,其确切病因仍不清楚,可能的机制有:骨感觉和交感神经纤维结构重组,同时合并有脑脊髓细胞和神经化学重组等。目前用于 CIBP 治疗的药物疗效有限，且副作用限制了其应用。脊髓在疼痛的产生和维持发挥着重要作用。Yang HY 等[68]用蛋白组学技术获得 CIBP 脊髓差异表达蛋白质，并通过实验对若干差异蛋白进行了验证，为寻找 CIBP 干预靶点提供重要信息。额叶前部内侧皮质是痛觉通路的中枢调节器，整合了上传的感觉信息、认知和情感反应和下传的抑制信号。Li X 等[69]筛选了 CIBP 相关差异基因并证明活化的小神经胶质细胞参与了炎症反应和抗原处理，提示额叶前部内侧皮质的神经炎症反应与 CIBP 关系密切；在体内实验中，利用米诺环素抑制小神经胶质细胞的激活、降低了 MHC-Ⅱ 和促炎细胞因子的表达，缓解了 CIBP 和焦虑。

Lou YL 等[70]通过分析放疗前后血中细胞因子水平发现其存在显著差异，提示放疗对骨转移的镇痛作用可能是通过改变细胞因子的生成介导的；而一些细胞因子对放射治疗更敏感，如 MIP-1delta、MCP-2、TIMP-1、RANTES、IGFBP3 和 TNF-α，因而可能介导与骨转移相关的疼痛。骨转移病灶早期局部放疗能直接破坏肿瘤细胞与转移微环境中免疫细胞的相互作用，减少炎症因子诱发的转移[71]。

Wu P 等[72-73]发现 P2X7 受体可通过诱导 CIBP 大鼠模型的小神经胶质细胞向 M1 表型分化，并通过 NLRP3/IL-1beta Signaling 通路调控小神经胶质细胞的活动。研究表明，小神经胶质细胞的 M2 分化则是潜在的 CIBP 治疗策略。Ge MM 等[74]通过给 CIBP 大鼠模型腹腔灌注 4,5,7-三羟黄烷酮(Naringenin)，使脊髓小神经胶质细胞向 M2 分化并上调了脊髓中抗氧化分子 GPx4，减轻了大鼠 CIBP 痛觉过敏症状，该作用通过 AMPK/PGC-1α 信号通路介导，AMPK 的抑制剂可使此效应减弱。Tang PC 等[75]应用单细胞 RNA 测序发现神经元样巨噬细胞亚群，可能与癌痛相关。

基于"癌神经生物学"理论，肿瘤和神经元间之间的"对话"有利于二者的生长，是抗肿瘤治疗及肿瘤相关症状控制的新靶点。Chu X 等[76]利用新型化合物——Mg/Al 双氢氧化物纳米壳包裹 AZ-23，外被阿仑膦酸钠阻断 nerve-cancer 交互作用控制转移性骨痛。引起疼痛反应的 H^+ 被 LDH 中和，AZ-23 抑制神经生成；另一方面，疼痛的减轻逆转了神经与肿瘤间 Ca^{2+} 介导的细胞周期，抑制了肿瘤增殖。

Yang CW 等[77]证实褪黑素能通过 SIRT1/HMGB1 通路缓解 CIBP；Xu LS 等[78]发现眼镜蛇毒素通过作用于 M4 毒蕈碱样乙酰胆碱受体而抑制 CaMKII 通路、减轻 CIBP 大鼠模型的症状。GSK-3β 则通过减少 Drp1 介导的线粒体损伤减轻炎症反应、缓解 CIBP[79]。其他与 CIBP 相关的分子有 STING、PAR2、CXCR1、TRPV、VEGFA/VEGF2、miR-155-5p 等[80-85]。

2. 癌痛

癌痛的治疗主要有以下手段：病因治疗、药物治疗、放疗、介入、心理学方法、中医治疗与康复等。

阿片类广泛用于控制中至重度疼痛。Hao X 等[86]通过回顾性分析，观察了大剂量阿片类是否影响患者的生存及生活质量，结果提示大剂量阿片类药物治疗后，NRS 评分显著降低、疼痛减轻，生活质量呈现改善趋势。癌性疼痛患者前后平均 KPS 评分为(55.7±17.3 vs. 62.4±20.0)分，神经性疼痛患者为(71.7±9.0 vs. 83.3±4.7)分。没有出现无法忍受的不良反应。接受高剂量阿片类药物和超高剂量阿片类药物(相当于吗啡≥600 mg/天)的癌痛患者的中位生存时间分别为 238 天和 83 天。

对于严重癌痛患者，应采用静脉滴定阿片类药物来快速控制疼痛。Lin RB 等[87]通过一项 Ⅱ 期随机试验，将重度疼痛(NRS 评分≥7)的患者随机分至 3 组：A1 组应用患者自控静脉镇痛(IPCA)泵(氢吗啡酮)仅爆发痛时给药、A2 组 24 h 持续应用 IPCA+爆发痛临时给药、B 组每 12 h 口服吗啡缓释片+速效吗啡挽救爆发痛。结果提示，IPCA 组在严重疼痛的控制上比口服吗啡维持组有优势,而IPC按需给药可能有助于减少阿片类的摄取总量。

Wang HX 等[88]针对阿片类镇痛药的耐受机制进行了初步探索。此前临床前研究表明,炎症是导致阿片类镇痛药耐受的关键因素。阿片类药物可以诱发释放大量炎症细胞因子,通过激活 Toll 样受体 2/4(TLR2/4)破坏肠道屏障功能,最终导致持续的细菌移位和全身炎症状态。通过回顾性研究发现服用羟考酮的中重度癌痛患者的 IL-2、IL-4、IL-6、IL-10、TNF-α 和 IFN-γ 水平显著高于对照组($P<0.001$)。阿片类药物组和对照组之间乳杆菌($P=0.025$)、Anaerostipes($P=0.034$)、巨单胞菌属($P=0.0080$)、Monoglobus($P=0.0080$)和 Rikenellaceae_RC9_gut_group($P=0.022$)的相对丰度差异显著。该研究提示,口服羟考酮可引起中重度癌痛患者细胞因子水平和肠道微生物群的异常变化,促使慢性全身炎症。长期使用羟考酮引起的镇痛耐受可能与 IL-6 和 TNF-α 的持续上调密切相关。

针灸等中医疗法能有效缓解癌痛[89-90]。一项 Meta 分析表明[91],针灸能提高 CIBP 患者生活质量、减少阿片类药物的副作用,有望成为一种辅助疗法。中药可以作为传统三阶梯镇痛的补充,用于癌痛的治疗。另一项比较静脉注射中药制剂疗效和安全性的 Meta 分析提示[92],综合控制率和不良反应率,复方苦参联合阿片类是缓解疼痛的最佳治疗方案,也是 CRP 治疗最安全的方案;康莱特联合阿片类是最有效的选择。这些结论均需更多高质量的随机对照试验支持。

(四)改善失眠

高达 40% 的乳腺癌幸存者普遍存在失眠问题,然而很少有人将悲观主义和饮食因素作为乳腺癌幸存者失眠的危险因素进行研究。Wu T 等[93]利用 2 944 名乳腺癌幸存者组成的队列,收集基线以及 1 年和 4 年随访评估时的饮食、失眠、心理健康、人口和生活方式信息。使用女性健康倡议(WHI)-失眠评定量表评估失眠症状,并使用修订版生活取向测试(LOT-R)评估悲观情绪。并对总热量摄入和产酸饮食进行评估。采用多变量调整广义估计方程(GEE)模型来检验心理和饮食因素对失眠的独立影响和联合影响。在该模型中,总热量摄入和产酸饮食均与失眠症状独立且显著相关;悲观情绪和卡路里摄入/产酸饮食与失眠共同相关。此研究的结果强调了患者心理健康护理的必要性,以及乳腺癌幸存者健康饮食摄入。

二、抗肿瘤治疗毒副作用康复

(一)减轻化疗不良反应

化疗是此类患者的临床常用治疗手段,是保障肿瘤切除手术的治疗效果,持续遏制肿瘤细胞增殖及扩散的重要治疗手段。但化疗药物作为细胞毒性药物,不仅对肿瘤细胞具有显著杀灭效果,且对正常免疫细胞与组织细胞具有一定损伤作用,导致大部分化疗患者均存在不同程度的不良反应,其中以化疗性恶心呕吐最为常见,这可严重降低患者的持续用药依从性,再加上患者本身对于恶性肿瘤疾病存在的恐惧情绪,大部分患者可因此出现严重心理负担,进而影响患者的治疗效果。文献侧重于研究肿瘤化疗相关治疗的不良反应,主要包括化疗后恶心呕吐、疲乏、心脏毒性、骨髓抑制和血脂异常等。

在消化道不良反应方面,佟晶晶[94]分析了化疗护理流程应用于肿瘤化疗中的效果。结果提示,化疗护理流程应用于肿瘤化疗中,有助于降低患者不良反应的发生率,改善患者的生存质量,提升其护理满意度,值得临床采纳与应用。王佳慧等[95]选取进展期胃癌术后化疗患者作为研究对象,对照组予以肠内营养,观察组在此基础上予以微生态制剂。结果表明,微生态制剂能显著减少进展期胃癌术后化疗患者的不良反应,维持肠道菌群稳定,提高免疫能力,改善营养状态。黄山鉴等[96]探究福沙匹坦联合昂丹司琼治疗化疗性胃肠道反应的临床效果。结果表明，福沙匹坦联合昂丹司琼治疗胃肠道反应效果较好，更有效减轻患者的胃肠道反应程度，对患者的生活质量影响更小。梁有权等[97]观察甲地孕酮用于减轻晚期恶性肿瘤患者化疗不良反应与改善其生存质量的效果。结果显示，甲地孕酮用于减轻晚期恶性肿瘤患者化疗不良反应与改善其生存质量的效果显著。这些研究为恶性肿瘤患者化疗不良反应与改善患者生存质量的效果显著，有助于降低不良反应发生风险，提升患者生存质量。

在生活质量方面，刘牡丹等[98]探讨耳五行音乐疗法配合耳穴压豆对妇科恶性肿瘤化疗患者心理状况和生活质量的影响。五行音乐疗法配合耳穴压豆在妇科恶性肿瘤化疗患者中的应用能缓解焦虑与抑郁情绪，改善患者的生活质量，提高患者的护理满意度。Wei XL等[99]研究了八段锦运动能否改善乳腺癌患者的整体健康状况。结果显示，八段锦在认知功能方面有显著性改善。运动与认知之间的关系通过减轻疲劳得到显著调节和焦虑的改善，揭示了八段锦运动对中国乳腺癌化疗患者主观认知和健康相关生活质量提供了益处。

在心脏毒性方面，Liu C等[100]探讨蒽环类药物对乳腺癌术后化疗患者的临床不良反应。结果发现，化疗早期心率和三酰甘油明显升高，整个化疗期间ST段异常增加；化疗后期肌酸激酶和乳酸脱氢酶明显升高，化疗早期血红蛋白和白蛋白降低；高密度脂蛋白在整个化疗期间下降。提示在蒽环类化疗中，骨髓抑制和血脂异常发生在化疗早期，化疗晚期发生心脏毒性的风险更高。贾娟等[101]探讨超声心动图多模态技术在评价动态监测肿瘤化疗所致心脏毒性中的应用效果。结果显示，蒽环类药物化疗会导致心脏毒性，三维斑点追踪技术（3D-STI）、超声造影（CEUS）及组织多普勒成像（TDI）能检测到化疗后所致的心脏毒性。

在骨髓抑制方面，肖晓芳等[102]观察生血宝合剂对成人急性髓系白血病化疗后骨髓抑制改善及免疫功能的影响。结论显示生血宝用于成人急性髓系白血病化疗后骨髓抑制可改善骨髓抑制，调节免疫功能，减轻化疗的毒性反应，值得临床应用。李思雨等[103]分观察温肾升白方结合艾灸防治乳腺癌患者化疗性骨髓抑制的疗效。结果显示，温肾升白方结合艾灸干预可以抑制乳腺癌化疗患者白细胞、中性粒细胞计数降低，减少化疗期间rhG-CSF使用剂量，尤其是对使用蒽环方案化疗和已绝经患者疗效更明显，且安全。

（二）应对免疫治疗不良反应

与传统化疗相比，免疫检查点抑制剂（ICI）类药物通过增强T细胞对肿瘤细胞的识别与杀伤来实现抗肿瘤作用。抗肿瘤的同时，也可产生相关不良反应，可累及多个器官及系统。ICIs可能会产生不同严重程度的免疫相关不良事件（irAEs）。在接受ICIs治疗的患者中，30%～50%的患者会发生轻度的irAEs，而5%的患者会发生严重的irAEs。据报道，irAEs可包括结肠炎、肝炎、肾炎、心肌炎、肺炎、皮炎、眼部疾病、内分泌疾病、脑炎或周围神经病变。ICI类药物通过增强T细胞对肿瘤细胞的识别与杀伤来实现抗肿瘤作用。抗肿瘤的同时，也可产生相关不良反应，可累及多个器官及系统。

免疫治疗最常见的不良反应是皮肤病，ICI引起皮肤病的严重程度按皮疹和瘙痒分级。轻度患者可继续免疫治疗，口服抗组胺药物及外用糖皮质激素；严重者需停用免疫治疗，口服抗组胺药物，系统应用糖皮质激素。张欣等[104]分析接受免疫治疗后发生皮肤毒性的非小细胞肺癌（NSCLC）患者血清中IL-6、IL-10的表达水平与皮肤毒性严重程度的相关性。结果显示，血清IL-6、IL-10的高表达水平与NSCLC患者高肿瘤负荷相关，免疫治疗过程中动态监测IL-6、IL-10的浓度变化有望提前识别治疗相关皮肤毒性的严重程度。杨欣静等[105]认为发现免疫治疗皮肤毒性反应变化，尽早处理；伤口管理，避免伤口感染，避免伤口周围皮肤损伤,促进愈合;实施静脉通道周围皮肤的管理,避免静脉通道感染及管道脱落;实施保护性隔离;营养支持;心理支持;严密观察病情。

在肠炎方面,程思远等[106]阐述了黑色素瘤中接受伊匹木单抗联合纳武利尤单抗治疗的患者,有高危 irAEs 风险的患者可见肠道中多氏拟杆菌富集,而低危患者中则以普通拟杆菌富集为特点。接受伊匹木单抗治疗的患者,基线普拉梭菌等厚壁菌门菌与免疫相关结肠炎发生有关,而拟杆菌门的细菌则在免疫相关结肠炎中起保护作用。尤雯[107]研究了维生素 D 受体在肿瘤免疫治疗相关结肠炎患者结肠黏膜中的表达,结论认为 ICI 相关性结肠炎患者结肠黏膜上皮细胞 VDR 表达较健康对照组患者显著下调;维生素 D3/鼠李糖乳杆菌通过调节Treg 细胞对小鼠 ICI 相关性结肠炎的保护作用。

免疫检查点抑制剂(ICIs)相关心脏毒性的临床表现多样,心肌炎、心包炎、心律失常、心肌病和心室功能受损等均可见,其中心肌炎最为多见。彭玲等[108]阐述了对 ICIs 相关心脏毒性的准确诊断直接关系到患者的安全、是否予大剂量长疗程激素等治疗、是否可以 ICIs 再挑战等问题,最终都影响肿瘤患者预后。他们认为一旦怀疑,首先暂停用免疫治疗;诊断明确,及时进行分级,立即给予不同强度的、以激素为主的治疗;证据不充分且患者一般情况允许时,密切观察,尽快完善鉴别诊断;心内科会诊,多学科合作非常重要。尽管针对不同类型的 ICI 进行了广泛的研究,但这些研究并未表明心脏毒性是否特定于某种类型的癌症。Dong M 等[109]进行了系统评价,分析了各种 ICI 相关的心脏毒性,重点关注不同类型的癌症。结果提示 ICI 相关心脏不良事件(CAE)的发生率和常见的心脏毒性表现因癌症类型而异。这启发我们探索潜在机制,以制订有针对性的临床策略来维持癌症患者的心血管健康。

内分泌相关的 irAEs 常为甲状腺功能障碍、垂体障碍及肾上腺功能障碍,其中以甲状腺功能减退及垂体炎较为常见。刘雅娟等[110]分析恶性肿瘤患者接受免疫检查点抑制药后免疫相关性甲状腺功能障碍的发生情况和相关因素与生存预后的关系。使用免疫检查点抑制药后,基线 TSH 水平与甲状腺功能减退有关,用药后发生甲状腺功能障碍提示更长的生存获益。曾洁等[111]探讨免疫检查点抑制剂(ICI)对癌症患者甲状腺功能的影响。结论提示,ICIs 可引起甲状腺功能减退,可能发生在治疗早期,建议使用 ICIs 期间密切监测患者的甲状腺功能。高达 20% 接受抗 PD-1/PD-L1 抑制剂治疗的患者患有甲状腺功能障碍,而甲状腺乳头状癌(PTC)与桥本甲状腺炎(HT)的共患率越来越高,以及甲状腺对免疫治疗的高度脆弱性提示应探索这些相似现象的转录组学基础。Li Y 等[112]分析了来自两个独立队列的 468 例 PTC 患者的临床特征并对 22 155 名 PTC 患者进行荟萃分析,揭示了 HT 与 PTC 患者复发之间存在很强的负相关性。两个队列的转录组分析显示,患有 HT 的 PTC 患者富含巨噬细胞、CD8$^+$ 和 CD4$^+$ 细胞毒性 T 细胞。通过对来自 PTC 患者的 17 438 个细胞进行单细胞转录组分析,验证了 CD8$^+$T 细胞与 PTC 的无病生存相关。在两个队列和单细胞数据集中,在 HT 组中观察到 PD-1 相关基因的表达升高,而 CD3D 是潜在的增强 CD8$^+$T 细胞活化的靶标。对 24 种肿瘤类型的 39 123 名患者的 3 318 例甲状腺不良事件的相关性分析表明,PTC 合并自身免疫性甲状腺炎和甲状腺免疫相关不良反应具有相似特征。该研究揭示了 PTC 合并桥本甲状腺炎的患者与接受免疫治疗后出现甲状腺功能异常的患者之间存在共同的分子特征,这一发现有助于阐明免疫治疗相关不良反应的相关机制。此外,ICIs 相关性甲减的发生在临床上不仅会影响患者的生活质量,更会降低患者治疗的依从性[113],给后续的抗癌治疗增加一定的困难。

免疫介导的肝炎常在免疫治疗后 8～12 周出现,通常是无症状的肝细胞和胆汁淤积性肝损伤。

发热也可以作为临床表现,在血液检查中表现为转氨酶升高、胆红素升高、嗜酸性粒细胞增多和高丙球蛋白血症等。然而,在少数病例中,可导致急性重症肝炎、快速肝衰竭并最终死亡。苏春梅等[114]分析程序性死亡受体1(PD-1)抑制剂治疗恶性黑色素瘤(MM)出现免疫性肝损伤患者的临床特征、治疗管理情况及预后。结论提示,PD-1抑制剂治疗的恶性黑色素瘤患者过程中要依据肝损伤的程度酌情处理,主要包括停止免疫治疗及激素干预两方面,所有肝损伤患者预后较好。

免疫治疗获益人群的筛选是实现精准治疗、减轻治疗相关不良反应的关键。Zhang Y等[115]引入几种外周血标记物来预测PD-L1阴性和MSS患者的治疗结果和免疫相关不良事件(irAE)。结果提示,除PD-L1表达和MSS之外,预后营养指数(PNI)和中性粒细胞与淋巴细胞比率(NLR)的治疗前水平可以提高免疫治疗结果预测的准确性。Chang L等[116]的研究佐证了营养状况在ICI疗效和预后预测中的意义,其研究纳入了包括血清白蛋白、外周血淋巴细胞数目及总胆固醇水平作为关键营养指标(CONUT, The Controlling Nutritional Status)进行评分,较高的CONUT分数不仅可以反映营养不良,还可以反映全身性炎症和免疫反应受损,与ICI治疗组显著较差的无进展生存期(PFS)和总生存率相关。

(三)降低放疗不良反应

放疗是很多癌症非常有效的一种治疗方式,根据美国放疗协会ASTRO的研究,约2/3的肿瘤患者在不同阶段能从放疗中获益。45%的肿瘤患者是可以治愈,治愈患者中40%是通过放疗治愈的。但是如同外科手术会不可避免的切除正常组织、药物治疗会不可避免的杀灭正常细胞一样,放疗也会损伤肿瘤附近的正常细胞,导致副作用。常见的包括放疗后心脏损伤、放射性损伤、口腔黏膜炎、放射性肠炎、血液学毒性等。

胸部放疗可引起一定程度的心脏损伤,袁一木[117]观察食管癌放疗患者急性冠状动脉综合征(ACS)发生状况,并分析食管癌放疗患者ACS发生的相关因素。结果显示发生ACS的患者与未发生患者的蒽环类药物化疗史、KPS评分、放射治疗前LVEF、放射治疗前25-(OH)-D水平、心脏体积比较,差异有统计学意义;认为上述因素是食管癌放疗患者ACS发生的危险因素。

食管癌、肺癌等胸部肿瘤的放疗可引起放射性肺损伤的发生。莫月媚等[118]分析影响乳腺癌改良根治术后常规分割放疗患者并发放射性肺炎的危险因素。结论提示,乳腺癌改良根治术后辅助放疗患者并发放射性肺炎受到化疗情况、放疗天数、放疗剂量>50 Gy、放疗照射视野面积≥120 cm²等独立因素影响,临床可根据以上独立因素制订防治对策,降低乳腺癌改良根治术后辅助放疗患者并发放射性肺炎风险。杨静等[119]探讨食管鳞癌患者免疫检查点抑制剂诱导治疗序贯根治性放疗后发生放射性肺炎的危险因素。提示免疫检查点抑制剂诱导治疗序贯根治性放疗后放射性肺炎的发生率和根治性放疗的历史数据类似,诱导治疗周期数和双肺V5 Gy能够预测放射性肺炎的发生。

鼻咽癌、口腔癌及颈部肿瘤的放疗可引起口腔黏膜炎发生,影响患者进食。Yang LP等[120]探讨食管癌放疗期间口服营养补充剂(ONS)对患者预后的影响。结果显示,营养干预组放射性食管炎、骨髓抑制、恶心等毒性反应较常规治疗组减少。提示了ONS可减轻食管癌放疗患者的体重,改善患者的营养状况。Yin J等[121]评估了抗溃疡口腔黏膜保护剂radoralex®在防治调强放疗(IMRT)期间引起的辐射性口腔黏膜反应中的有效性和安全性。RADoralex®可显著降低局部晚期鼻咽癌患者放化疗期间口腔黏膜炎的发生率和严重程度,延缓黏膜炎的进展。

盆腔肿瘤、直肠癌等可引起局部肠炎的发生。姜海红等[122]探索宫颈癌慢性放射性肠炎与肠道微生物的关系。结果提示宫颈癌慢性放射性肠炎的严重程度与患者肠道微生物的特征与组成密切相关。多数中药及其有效成分,如加味香连丸、乌梅丸、黄芪多糖[123-125]对放射性肠炎有一定预防作用。

此外,放疗可不同程度引起血液学毒性。姜厚军等[126]比较早期乳腺癌保乳术后短程大分割放疗与常规分割放疗的剂量学,探究不同放射治疗分割方式对淋巴细胞与单核细胞比值的影响和差异。结果提示,早期乳腺癌保乳术后给予短程大分割调强放疗剂量学未增加放射治疗不良反应,且能有效降低部分危及器官放射治疗受量。

(四)降低靶向治疗危害

药物是临床治疗肿瘤的主要手段,分子靶向药物作为抗肿瘤药物之一,以其靶向性高、疗效强的优势逐渐取代传统化疗药物,在恶性肿瘤治疗方面取得了革命性的进展。但同时在临床应用过程中也会对各个器官造成不同程度的损害,限制其在临床中的应用。靶向抗肿瘤药物可引起不同器官和系统比如:皮肤、心血管系统、肝脏、胃肠道的伤害及降低生活质量等。

皮肤毒性常见皮疹、毛囊炎等的发生,肿瘤靶向药相关手足皮肤反应可外用强效糖皮质激素治疗,皮疹破溃时局部湿敷。毛囊炎样皮疹初发为无菌性毛囊炎,可继发感染,轻症可局部外用抗生素,皮疹泛发可口服四环素类抗生素治疗。同时,预防性措施也很重要。罗琴等[127]探讨肺癌靶向药物治疗的不良反应与疾病缓解的关系。结果暗示了非小细胞肺癌患者采用吉非替尼治疗诱发的皮肤毒性反应及严重程度与DCR、ORR有关,且皮肤反应越重则疗效越好。此外,辛阿欢等[128]探讨辅助化疗联合靶向治疗对Ⅲ期结直肠癌术后患者的疗效及对免疫功能的影响。提示了结直肠癌术后患者采用辅助化疗联合靶向治疗降低相关肿瘤标志物更明显,延长患者的中位OS与中位PFS,且不会增加毒性反应发生。晃祥嵩等[129]探讨结直肠癌根治

术联合靶向治疗对结直肠癌患者胃肠功能与免疫功能的影响。结果显示行腹腔镜手术＋常规化疗＋靶向治疗组ORR率、DCR率明显高于腹腔镜手术＋常规化疗组;不良反应发生率并未增加。提示了结直肠癌患者应用结直肠癌根治术联合靶向治疗能够提升治疗效果,而且不对胃肠道功能产生不良影响,安全性高。宋伟等[130]分析靶向治疗与放化疗联合治疗肺癌脑转移患者对其神经功能、生活质量及不良事件的影响。结果显示靶向治疗与放化疗联合治疗肺癌脑转移患者的临床疗效较好,可改善患者的神经功能,降低不良事件发生率,提升患者生活质量。Du RF等[131]对非小细胞肺癌(NSCLC)患者接受靶向治疗后健康相关生活质量的现状及相关因素进行研究。提示了接受靶向治疗的皮肤药物不良反应的NSCLC患者通常存在健康相关生活质量受损。与健康相关的生活质量状况相关的关键因素是年龄、教育水平、合并症、药物联合应用、疾病阶段、自我管理和应对方式。

(五)减少肿瘤术后并发症

肿瘤患者的康复锻炼非常重要,运动可以就从料理自己的简单生活开始,然后视体力再增加运动量。早期、合理的康复锻炼可减少术后并发症的发生。

顾一帆等[132]分析早期床上抗阻运动与早期离床活动对胃肠道肿瘤手术患者术后康复效果的影响。结果显示术后早期床上抗阻运动组干预后惯用手握力增加大于术后早期离床活动组,首次排气时间术后早期床上抗阻运动组更早。术后并发症无差异。提示早期床上抗阻运动与早期离床活动均可以促进胃肠道肿瘤患者术后康复,对于离床活动受限的患者可以选择早期床上抗阻运动增加肌肉力量以达到早期活动的效果。任芊等[133]探讨针对胰腺癌患者开展快速康复外科护理(ERAS)的效果。结果提示,将ERAS应用于胰腺癌围术期患者的护理中,可缩短术后恢复时间,减少并发症发生

率,可减轻负性情绪,改善生活质量,患者护理满意度较高。Du J 等[134]探讨持续护理与呼吸练习相结合对肺癌术后患者呼吸功能及自我效能感的影响,并评价其在改善患者睡眠质量方面的临床价值。结果显示,持续护理结合呼吸运动可显著加快肺癌患者术后肺功能恢复和呼吸功能重建,提高患者自我效能评分,有利于患者术后康复。Zhang L 等[135]探讨持续护理团队模式对胰腺癌术后化疗患者的影响。结果提示,应用持续护理团队模式进行随访,可提高患者的自我护理能力和生活质量,有效减少化疗患者的焦虑情绪,提高护士的沟通能力和总体自我效能感。

三、肿瘤患者机体功能康复

近年来,随着康复医学社会地位的提升,医务工作者、患者及家属对病后功能问题和生活质量的关注日益增加,肿瘤相关功能障碍问题得到重视[136-138]。肿瘤疾病系统治疗前已康复预干预[139-140],如围手术期心肺康复、良肢位摆放、正向心理疏导、康复体操等;系统治疗期间选取最优方案,如微创手术、放疗保护、心肺等重要脏器损害监测[141-143];治疗后积极开展针对性评估与康复[144-145],尽早发现与处理功能问题,实时调整治疗方案,以最大保留患者功能。

肿瘤患者功能问题较多、住院时间短,以功能导向的系统康复干预较少。现将肿瘤患者肢体运动功能、平衡功能与感觉功能、认知功能与言语功能、癌因性疲乏的运动、围手术期、吞咽功能康复的研究成果进行汇总,并融入康复领域相关专家共识、康复新理念、康复评定技术、基础理论研究内容等[136-137]。

(一) 肢体功能障碍康复

肢体功能是人们参与日常生活活动的基础,容易受到局部肿瘤病变、脑转移与中枢神经系统肿瘤的影响,如乳腺癌术后上肢功能障碍、肺癌颅内转移、中枢神经系统肿瘤性偏瘫等,是肿瘤康复研究的热点。

乳腺癌在女性肿瘤中发病率高、危害大,由其引发的上肢水肿、肩关节活动障碍、放射性皮炎、疼痛、癌因性疲乏(CRF)等问题严重影响生活质量[146]。罗美杰的研究发现[147]:恐惧运动、主动运动上肢、自我效能、失眠、文化程度及疼痛等是功能恢复的危险因素;另外术前体重过大(BMI$\geqslant$25 kg/m^2),术后放疗也是上肢水肿发生的危险因素[146];从伦理角度来看主客观因素、家庭社会伦理、多学科协助、医院管理及政策问题对患者依从性有负向影响[148];总的来看影响因素较多,临床上应一一区别,针对性地功能评估和干预是必不可少的。

上肢淋巴水肿常用评估工具[149]:① 主观评估:DASH 简式评分表、上肢运动功能评分、上肢活动能力评分、肩关节功能评分、Norman 电话问卷;② 客观评估:肩关节活动度、上臂周径测量、肌力检查、肌电图。新的评估工具也在不断发展,张睿等[150]发现生物电阻抗中 1~5 kH 对上肢水肿评估较好,50~250 kH 适合评估下肢水肿;另有学者编制了乳腺癌上肢淋巴水肿知信行量表,可评估患者对水肿的认识、态度及相关行为[151]。

功能障碍一旦明确,应积极开展系统全面的康复干预。有学者发现行为改变理论架构下的康复干预可促进乳腺癌患者术后上肢功能恢复,强化自身行为认知并正向促进心理状态[152];在具体的干预过程中可选的手段较多,如七部综合消肿法、负压淋巴回流促进系统、肌内效贴、"8"字绷带、抗阻训练,在改善乳腺癌患者上肢功能、水肿、肩关节活动、肌力、疼痛等方面获得一定效果,并在肢体节段通过细胞外水分情况进行量化[153-155]。然而在 Meta 分析中发现间歇性气压治疗有预防上肢水肿的作用,但在治疗已发水肿,改善肢体功能及患者主观感受方面尚无明显优势[156];增加肢体抗阻训练,呼吸抗阻训练,肌力训练,太极拳后肢体功能和水肿情况均有改善,并对 CRF 有帮助,可见增加功能性干预的必要性[157-161]。

康复治疗新技术在乳腺癌上肢功能康复中得到广泛应用，如肌肉能量技术、肌筋膜松解术、冲击波治疗[162-165]；对比关节松动术与肌肉能量技术在乳腺癌术后上肢功能障碍中发现，后者改善肩关节外展、前屈、后伸方面优于前者，但对水肿无影响，可能与选取评估工具或样本量有关；肌筋膜松解手法在改善乳腺癌患者Ⅲ期淋巴水肿中疗效得到肯定，并能缓解疼痛和改善关节活动度；低能量冲击波治疗可减轻上肢淋巴水肿，改善肢体功能。另外积极的康复干预可提高运动康复依从性，改善心肺功能与肌肉力量，增加运动耐力，降低乳腺癌术后上肢淋巴水肿发生率；简便的肩关节运动八式与器械相关的功能锻炼均对水肿有效，可通过不断探索来进一步丰富训练内容，提高患者依从性[166-167]。

居家远程康复训练在乳腺癌的康复中得到应用，从而实现全程干预。在加速康复外科理念指导下，早期康复干预可促进功能恢复，减少水肿和术后并发症，缩短住院周期[168]。乳腺癌患者的功能锻炼依从性呈中等水平，配合医务人员的健康信念模式教育正向引导，提升患者对病情的认知，同时结合来自家庭的支持与理解，远程居家康复训练，能更好地促进患者积极主动参与功能训练，最终达到提高疗效的目的[169-171]。肿瘤脑转移和中枢神经系统肿瘤则会出现与中枢神经系统非肿瘤性病变类似的功能障碍，康复治疗类似。有研究发现[172]，康复训练能降低脑胶质瘤患者脑组织中 MMP2 蛋白表达水平，并提高运动和言语功能；多维康复健康教育在胶质母细胞瘤同步放化疗患者的运动功能、负面情绪及 ADL 方面有益[173]。神经纤维瘤合并脊柱侧弯患儿的肺功能多有异常，系统的呼吸功能训练可促进功能恢复，同时降低应激反应及负面情绪[174]。头颈部肿瘤放射治疗后容易出现摆位误差，运动轨迹分析可量化肿瘤性脊柱侧弯问题，并可通过固定装置来改善，可依此开展后续康复干预研究[175]。

（二）平衡功能与感觉功能障碍康复

肿瘤患者持续受到放化疗损害的影响，出现平衡功能与感觉功能障碍问题。王琪等[176]研究发现，本体感觉和肌肉力量与动态姿势稳定性有关，本体感觉和足底触觉与静态姿势稳定性有关，可见强化该方面训练对平衡有正向作用。眼球运动训练[177]，凝视稳定训练[178]，呼吸促进技术[179]均在脑卒中患者的平衡问题中发挥作用。前庭功能、感觉功能、本体感觉、肌力训练等在肿瘤患者中无明显禁忌，对该类问题将有一定效果，需进一步验证。

（三）认知功能与言语功能障碍康复

认知是大脑融合外界的各类信息与自身记忆所产生的高级皮层活动，是世界各国"脑计划"的研究热点，肿瘤相关的认知功能障碍机制研究较多。肿瘤相关性认知障碍可发生在治疗前、治疗中、甚至治疗 10 年后，常累及执行功能、处理速度、注意力和记忆力 4 个领域[180]；肿瘤患者治疗期间认知障碍普遍存在，且多维度下降，容易受到焦虑、抑郁的影响，记忆损伤最为突出[181]。李菁研究发现[182]：乳腺癌患者主、客观认知障碍，随时间推移部分恢复，但执行功能、语言功能恢复较慢；年龄、教育程度、蒽环类药物对主客观认知障碍均有影响；焦虑抑郁仅对主观认知功能有影响。

鉴于肿瘤患者病情的复杂性，目前尚需积极完善针对性的标准化综合管理方案，预判并及时发现和量化认知功能障碍是开展针对性训练的前提。高泌乳素水平有神经系统认知毒性，可用于发现早期认知功能障碍，该类患者存在不同程度的选择性注意力、抗干扰能力、工作记忆方面的问题[183]；在非霍奇金淋巴瘤患者中发现 IL-4 可能是认知功能的保护因素，IL-6 可能是认知功能的损伤因素，化疗相关性认知功能障碍表现为视空间、语言及记忆方面问题，以额叶功能受损为主[184]；泌乳素、IL-4、IL-6 可尝试作为认知功能预后的预测生理指标。在特定组织结构中发现：化疗可导致小鼠海马区神经元细胞凋亡和氧化应激水平增高,树突棘的密度下降以及小胶质细胞活化,血清和海马组织内炎症介质水平升高,表现为记忆力下降[182]。

在人体中我们可以通过扩散峰度成像技术量化乳腺癌化疗患者的大脑细微结构,以发现大脑优势区域损伤与认知功能的关系,如乳腺癌相关性认知障碍存在胼胝体变性,严重程度与认知障碍成正比,化疗后非小细胞肺癌患者脑血管损伤和颞-顶-额叶的形态学相似性脑网络属性与连接强度异常改变;静息态功能磁共振成像技术可以发现乳腺癌患者脑自发性及同步性脑功能活动在化疗早期受到影响,涉及执行功能和情绪调控[185-188];脑电图技术也被用来对垂体腺瘤患者的执行功能、注意力进行功能区定位,进一步验证认知行为与脑功能区的关系[189]。

目前肿瘤相关的认知障碍问题已经在手术方案、围手术期、放化疗保护、康复干预等方面进行相关研究[190-197]。超声引导麻醉定位,对胃肠肿瘤患者在腹横肌平面阻滞对术后认知功能有益,可能与麻醉对整体产生的影响降低有关;中颅窝脑膜瘤患者术中瘤周引流静脉保护可改善术后记忆力及执行力;术后积极进行目标导向液体治疗可稳定血流动力,强化大脑的保护,减少认知功能损害;小鼠实验发现化疗药物改变肠道菌群来影响认知功能,但在非小细胞肺癌脑转移所致认知障碍在放疗中受益,并且组织类型、肿瘤转移情况、肿瘤控制等均是影响预后的危险因素。认知功能训练的方法多种多样,简便易行,如感觉统合治疗,手指操等,对改善记忆力,调整情绪,提升生活质量均有帮助。

(四)癌因性疲乏的运动康复

CRF是一种主观上持续存在的,躯体、情感或认知方面的疲乏感,与近期机体活动量不一致,但与肿瘤的治疗有关,严重妨碍患者的日常生活活动。针对该问题的研究发现,导致CRF的因素较多,运动干预有一定效果。

肿瘤化疗后疲乏分为[198]:躯体疲乏、癌因性疲乏、认知维度疲乏,等级依次递减;自我效能、职业、居住方式、家庭收入、吸烟状况、睡眠质量、恶心呕吐、潮热盗汗、咳嗽、疼痛、体质指数、病程、手术方式、化疗次数、肿瘤分期、是否患有合并症、白细胞减少、红细胞计数为CRF的影响因素,不同阶段影响因素不同,且患者对CRF认知度低[199-200]。黄玲等[201]建立了CRF列线图预测模型,预测能力得到验证,可为早期识别高风险患者、采取措施提供良好依据;在针对老年胃癌术前运动方案的研究中发现,运动可减轻患者疲乏,改善运动功能并促进整体恢复[202]。

宋继红等[203]制订了系统的康复方案:筛查、评估、健康教育、运动方案、运动保护、运动终止的相关标准;明确运动禁忌证,活动能力分级,以及乳腺癌、前列腺癌、大肠癌、妇科肿瘤的运动前评估和运动方案。运动干预可改善患者的焦虑、抑郁和疲劳情况也得到了证实[204]。在运动等级的研究中发现[205]:50%VO₂ max在改善脑胶质瘤患者CRF和HPA轴功能较25%VO₂ max更优。对合并有睡眠障碍的肿瘤患者来说更容易出现CRF,通过有氧运动训练来改善睡眠,进一步缓解CRF在大鼠试验及老年失眠患者的相关研究中得到证实,临床中可以积极尝试应用[206-207]。

(五)围手术期机能康复

手术是肿瘤治疗的常用手段,术中麻醉、应激等因素导致机体功能受影响;围手术期康复需以循环、呼吸系统为主,兼顾肌肉骨骼系统、神经系统等。有学者通过研究证实肺康复可减轻呼吸困难症状,改善呼吸功能,提高运动耐力,维持良好的心理状态,提高生存质量[208]。

在肺癌患者中发现,以心肺、运动、认知、疼痛、心理等功能障碍为主,相关的康复评估和治疗应得到重视[209]。研究发现[210-211],6MWT≤449 m,心肺术后并发症风险较高;5次坐立时间与肺癌患者生活质量呈负相关；另外超声评估可以实时动态展现膈肌运动情况，进而反馈肺功能和运动耐力[212]。在积极推广应用 6MWT、5 次坐立时间的同时，应逐步深入探究与可量化的评估结果进行相关性分析，如膈肌运动幅度，FEV1 等。

目前已构建的肺癌术后康复训练方案、基于健康参与模型设计的运动康复方案为临床提供科学、安全的指导，同时改善患者对疾病的认识，提高参与度，并在肺癌合并 COPD 的患者中取得一定疗效[144,213-215]，如提高运动耐力、运动能力、FEV1、MVV、6MWT，降低呼吸困难度、并发症发生率、住院时间等。围术期康复受到多种因素的影响而出现功能问题，积极发现和处理这些不利因素对整体恢复将会有利，如家庭支持度对心理的影响，健康宣教改善患者对疾病的认识，微信小程序应用实现居家运动康复的监测和提高依从性等[216-217]。

（六）吞咽功能障碍与康复

吞咽功能障碍严重影响食管癌和头颈部肿瘤患者生命质量。在对头颈部肿瘤与吞咽障碍的相关因素进行系统分析发现[218]，安德森吞咽困难量表（MDADI）是评估疾病和治疗对患者生活质量和吞咽功能的影响，适用于肿瘤相关吞咽障碍患者。在明确障碍问题后积极开展训练很有必要，有学者通过自制辣椒素＋不同稠度食物改善了脑肿瘤患者的吞咽功能，效果更优；康复训练持久性使得居家康复训练尤为必要，积极对头颈部肿瘤患者进行居家吞咽训练指导，明确注意事项和方法对整体恢复有益[219-220]。肿瘤合并吞咽障碍的患者多数存在心理问题，如抑郁，焦虑等，且佩戴胃管等辅助进食通路的患者心理问题更多[221]。肿瘤患者治疗过程中可能出现的突发状况也应引起重视，如：周君桂等[222]报告了一例延髓肿瘤术后吞咽障碍球囊扩张治疗中出现窒息；因此，开展治疗前应充分了解病史，整体评估，积极完善沟通，系统监测生命体征等，以加强突发状况的预判和减少不良事件发生。

综上，考虑肿瘤病情的复杂性，康复特色的"力声光电热磁"等非药物疗法不能完全明确是否对肿瘤转移有影响，可通过细胞、动物模型等基础研究来明确，以指导肿瘤相关康复治疗技术的专科化与临床实施，同时加强专科化康复设备的研发；康复医学科与肿瘤专科的交流需进一步加强，康复治疗师对肿瘤疾病的认识需深入，肿瘤专科医师的康复理念需加强，以完善多学科协作模式，积极尝试开展无明确禁忌证的康复治疗手段，争取患者最大受益。

四、肿瘤营养康复

规范、合理的营养治疗不仅有利于改善肿瘤患者生活质量、减少并发症，还可降低治疗成本。中国肿瘤患者营养不良发生率高达 80.4％，营养治疗率却只有 33.7％。因此，针对肿瘤患者营养不良需要加强关注，提高肿瘤患者营养治疗的诊治水平。现将去年临床工作者和研究者所取得的代表性成果总结如下：

（一）常见肿瘤患者的营养现状及影响因素分析

营养不良是恶性肿瘤患者最常见的并发症及死亡因素之一，其发生率高达 40％～80％，约 20％的肿瘤患者死于营养不良及其并发症。营养不良不仅会增加患者对抗肿瘤治疗的不良反应、降低治疗的耐受性及治疗效果，同时还会加重患者病情、增加患者住院时间和费用以及降低患者生存质量等。为了发现恶性肿瘤患者营养不良的特征，从而能够更加准确地诊断和治疗营养不良，研究者对我国肿瘤患者的营养现状及相关影响因素进行了分析。

翁敏等[223]对恶性肿瘤患者进行了营养评估，发现恶性肿瘤住院患者营养不良的发生比例高达 85.3％，其中中、重度营养不良率高达 65.2％，并分析年龄、性别、肿瘤有转移、近 1～3 个月体重有下降及近1周饮食有下降是营养不良发生的危险因素,较高的血清白蛋白、血红蛋白及握力是营养不良的保护因素。杨谨成等[224]的调查结果显示约25%的肝胆外科肿瘤患者存在有营养风险。周雪等[225]研究提示约46.9%的恶性肿瘤患者存在营养风险,营养不良发生率为22.0%。刘静等[226]发现食管癌住院治疗患者中,营养不良发生率为64.5%,且提示病程、吞咽功能障碍、给予营养干预情况、护患关系、照护者严格遵医嘱情况均是食管癌患者发生营养不良的独立影响因素。

尽管肿瘤患者营养不良率较高,但在临床工作中,由于医护人员自身认识不够、患者及照护者对营养照护知识的缺乏、临床营养师介入较少及医患、护患之间的沟通不够等都导致肿瘤患者营养干预率仍然较低[227-229]。需要重视的是,应尽快建立与完善相关制度,早期识别营养风险患者后,及时采取相应的营养干预措施改善肿瘤患者的临床治疗和预后。

(二) 肿瘤患者营养筛查、评估及预后新型评估指标的应用

营养不良是导致恶性肿瘤患者术后免疫功能降低、出现感染并发症的高危因素,且直接影响患者临床结局,导致生活质量和预后生存率降低。尽早发现存在营养不良风险的患者将有助于临床进行诊断、干预和治疗。相较目前临床常用的 NRS 2002、PG-SGA 和 GLIM 等量表工具,纳入营养参数、免疫水平及细胞功能相结合的新型指标更具研究价值,对预测肿瘤患者术前营养状态具有一定的临床价值,增加了营养不良诊断的准确率。研究者们对预后营养指数指标进行了更为详细的调查研究。

1. 预后营养指数等的临床应用

近年来,越来越多的研究表明一些综合反映全身免疫炎症与营养状态的血液学指标可以被用来预测肿瘤患者的预后。其中预后营养指数(PNI)是由血清白蛋白和外周血淋巴细胞计数计算得出的,能客观反映患者的免疫水平和营养状态。

卓嘉璐等[230]指出相位角(PA)和PNI在预测结直肠肿瘤患者营养状态中更具研究价值,对预测结直肠恶性肿瘤患者术前营养状态具有一定的临床价值。仲扬荣等[231]研究提示术前PNI或许可以作为一项评估非小细胞肺癌患者预后的可靠指标,具有一定的临床应用价值。谢剑华等[232]结果显示包括PNI等在内的免疫指数是预测非手术治疗的老年非小细胞肺癌患者预后的有效指标。唐文超等[233]研究提示联合使用PNI、NLR两项指标,可以更有效地预测非肌层浸润性膀胱癌患者术后复发。

2. 质谱技术的临床应用

质谱是一种测量微观粒子质荷比(m/z)的分析仪器,其组成包括进样系统、离子源、质量分析器、检测器等,样品分子的 m/z 不同,可以根据这个差异将不同的碎片分子分开,从而实现对复杂样品的测量。周传贵等[234]认为质谱作为一种高灵敏、高特异性的检测手段,可以对人体的多种指标实现精准监测,从营养学角度为肿瘤患者提供准确、丰富的诊疗信息。

肿瘤营养的诊断处于肿瘤诊治的核心环节,目前广泛的肿瘤营养诊断高度依赖于临床诊断工具,而影像学、血清学及结合多组学的标志物,尚处于研究的起步阶段,还需要更多的前瞻性的、多中心的临床研究。而包括质谱技术在内的、利用机器学习的新型技术融合多组学的数据更有助于开发更为精准、高效的诊断工具,发现新型的标志物。从而做到在提高肿瘤营养的诊断水平的同时,还有助于指导营养干预和预后评价。

(三) 肿瘤患者的营养治疗

1. 肿瘤营养治疗的基本原则及专家共识

王林等[235]提出肿瘤患者应该早期启动全程、主动营养治疗。根据营养诊断结果分类实施营养治疗,遵循膳食优先、口服优先、营养教育优先、肠

内营养优先的四个优先原则和营养教育、口服营养补充(ONS)、管饲、部分肠外营养(PPN)及全肠外营养(TPN)五阶梯营养治疗规范。肿瘤营养疗法的基本要求是满足肿瘤患者目标能量及营养素需求，最高目标是调节代谢、控制肿瘤、维护机体功能、提高生活质量、延长生存时间。

中国抗癌协会肿瘤营养专业委员会依据对肿瘤的筛查、评估及营养治疗等方面的研究证据和临床经验，分别制订了《结直肠癌患者的营养治疗专家共识》[236]、《血液系统肿瘤患者的营养治疗专家共识》[237]、《胰腺癌患者的营养治疗专家共识》[238]、《肿瘤患者食欲下降的营养诊疗专家共识》[239]、《肿瘤相关性肌肉减少症临床诊断与治疗指南》[240]及《肿瘤患者特殊医学配方食品使用指南》[241]为规范肿瘤患者营养诊疗，提高救治效果。

2. 围术期营养支持治疗及临床意义

肿瘤患者营养不良将增加术后并发症发生率，延长住院时间，降低生活质量。因此，恶性肿瘤患者围术期的营养支持至关重要。通过对术前患者进行营养风险筛查及评估，术后开展规范化营养干预，可通过营养补充剂的添加，增加蛋白及营养素的摄入，从而达到增强机体免疫力、降低术后并发症的发生率、加速术后康复、缩短住院时间的目的。

孟杨等[242]调查结果提示，肝癌术后患者实施动态营养支持，对患者免疫功能的恢复及炎症应激反应的控制均有积极作用。胃癌根治术后患者应用免疫增强型肠外营养治疗(添加 ω-3 鱼油脂肪乳)或使用添加了谷氨酰胺的肠内营养皆可有效促进患者机体营养状态的恢复，降低炎症反应，提高患者免疫功能[243-245]。朱涛[246]调查显示，围术期应用益生菌联合谷氨酰胺免疫营养治疗能改善结直肠癌手术患者肠黏膜屏障功能，减轻炎症反应，增强免疫功能。张利敏[247]的研究结果提示，早期肠内营养对贲门癌术后患者的肠黏膜屏障具有保护作用，可降低并发症发生率，提高免疫水平。刘艳玲等[248]研究发现，高剂量维生素"D3"在进展期胃

癌术后合并营养风险的患者在提高营养状态、25(OH)D 水平，降低应激炎症反应方面效果更为显著。顾颖等[249]对高龄结直肠癌患者腹腔镜手术疗效影响研究的结论提示，针对高龄手术患者积极落实规范合理的营养支持治疗，有助于改善其短期临床结局。而规范化、个体化、全程营养管理可明显降低食管癌术后并发症发病率，改善营养状态，提升患者术后康复速度，改善预后[250-252]。王芳等[253]调查研究显示，妇科恶性肿瘤患者围手术期对存在营养不良风险者进行肠内营养支持，可显著提高患者围手术期营养状况，降低术后并发症发生率，促进快速康复。

3. 放化疗期间营养支持治疗及临床意义

对头颈部肿瘤接受放疗的患者来说，维生素 B₂联合康复新液能够显著改善患者的口腔黏膜炎和营养状况，减轻疼痛[254]，而营养师介入的临床营养诊疗模式亦有助于缓解患者身心状态的恶化，改善营养相关指标[255]。李先亭等[256]调查提示，在宫颈癌患者行同步放化疗时采用营养干预联合心理干预，可以改善其免疫状态，而益生菌联合益生元可预防宫颈癌患者放射性肠炎的发生[257]。赵金凤[258]调查提示，序贯应用肠内、肠外营养可改善重症监护室老年肿瘤患者营养状况，对改善其预后具有重要意义。而个体化营养支持、阶梯式营养干预、多学科营养管理等在胃肠道肿瘤患者放化疗期间及肿瘤骨转移患者中可提供充足的营养，改善机体免疫，减少不良反应或降低其严重程度，提高放化疗耐受性[259-264]。马任远等[265]发现丙氨酰谷氨酰胺(Ala-Gln)双肽肠外营养在胃肠道肿瘤化疗患者中可有效改善患者营养状况，同时还能降低化疗不良反应发生率。章洁苓等[266]发现，间歇性口-胃管饲法在鼻咽癌放射治疗(放疗)患者治疗中营养支持的临床效果显著，可提高患者的生存质量。赵文利等[267]探究出营养管理能有效改善肿瘤术后患儿的营养状况，降低营养不良及化疗不良反应发生率。

综上,特定的营养物质,不仅能提供能量和营养底物,维持机体组织器官功能,而且还具有调控应激状态下机体代谢和炎性反应过程、刺激免疫应答和直接抗肿瘤的作用,以改善患者的临床结局。营养不良、免疫失衡、代谢异常以及炎性反应贯穿肿瘤发生和发展的整个过程。手术和麻醉的创伤可引起肿瘤患者的炎性反应以及免疫功能失调。免疫营养通过改善肿瘤患者的营养代谢和免疫状态,从而抑制炎性反应的发生,切断上述因素互相促进的恶性循环,改善患者预后。

4. 肿瘤相关营养治疗的临床应用

目前,肿瘤营养在肿瘤患者治疗全过程的管理中起到越来越重要的作用,许多学者就如何调整营养治疗方案进行研究、总结,旨在更好地提升肿瘤营养治疗的精准化和规范化。

中国抗癌协会肿瘤营养专业委员会制订了《肿瘤整合康复治疗规范化示范病房标准(试行)》[268]并指出创建肿瘤整合康复治疗规范化示范病房有助于将多模式整合康复诊疗规范落实到临床实践,提升康复治疗水平、提高肿瘤患者生活质量、延长患者生存期。

5. 膳食模式与肿瘤的关系及作用机制

膳食与肿瘤的关系密切,健康的膳食模式可降低某些肿瘤的发病风险,近年来,越来越多的研究探索了不同饮食模式对肿瘤的发病率、病死率以及治疗效果的影响。

顾瑛等[269]梳理了目前备受关注的几种饮食模式,结果表明地中海饮食可降低如结直肠癌等的发生率以及总体病死率,生酮饮食模式则逐渐成为一种有效的抗癌治疗手段,而促炎饮食可促进肿瘤的发生和发展。

总之,2022 年度我国学者取得的优异研究成果,促使肿瘤营养领域得到了长足的发展和进步,我们仍需不断解决肿瘤营养领域存在的问题,最终实现肿瘤营养领域理论基础的丰富,实现肿瘤营养诊治的标准化和精准化。

五、肿瘤患者精神心理康复

肿瘤精神心理康复文献侧重于肿瘤心理痛苦轨迹变化及影响因素研究;患者心理弹性、应对方式及与生活质量的相关性;患者病耻感、述情障碍现状调查及预测抑郁的效能探讨;功能失调性态度在童年心理创伤与成年肿瘤后抑郁间的中介效应等;患者心理社会健康快速筛查工具的研究;癌症患者心理痛苦预测模型的构建及验证,治疗方法包含基于量化、多维度心理支持、静默疗法、认知疗法、音乐、沙盘、正念瑜伽、网络化(移动化)、叙事、安宁疗护等,以及中西医结合综合疗法。目前机制探索及治疗仍有瓶颈,临床工作者和研究者近一年做了较多研究,但多是临床小样本观察研究,缺乏大样本、多中心数据。

(一) 心理障碍的识别与筛查

在我国,平均每分钟有 7.5 个人被诊断为恶性肿瘤,其中有 30%～50% 的癌症患者会出现心理问题。国内食管癌患者焦虑、抑郁的发生率为 48.9% 和 46.7%,恐惧疾病、治疗不良反应、家庭支持差、治疗效果不理想、死亡威胁、照护问题、治疗费用也是患者焦虑的影响因素。

仇杰等[270]对 92 例急性淋巴细胞白血病患者心理痛苦轨迹变化情况研究发现[心理痛苦温度计(DT)计算],无心理痛苦型占 36.96%、心理痛苦降低型占 50.0% 和心理痛苦持续型占 13.04%。隋晨光等[271]发现 102 例老年肿瘤患者中焦虑 79 例(77.5%);抑郁患者 89 例(87.3%),明显高于全年龄层肿瘤患者焦虑和抑郁发病率。姚敏等[272]发现患者恐惧疾病进展(FoP)心理失调发生率为 43.69%。吴建华[273]发现放疗患者护理前 SAS、SDS、匹兹堡睡眠质量指数量表(PSQI)评分均低于对照组,引起心理障碍和睡眠障碍影响因素有疾病困扰 97.37%,放疗不适感 92.11%,放疗不良反应 84.21%,经济压力 93.42%,环境因素 56.58%,丧失治愈信心 85.53%,担忧预后生活及其工作

63.16%。张星星等[274]发现 ICU 肿瘤患者焦虑发生率 5%～73%,抑郁发生率 4%～64%,谵妄发生率 8%～80%,入住 ICU 本身加重患者心理压力,造成不确定性、恐惧、孤独等无助心理。罗弦[275]等研究晚期癌症患者临终需求现状,晚期癌症患者临终需求各维度得分由高到低依次为:治疗过程中的需求、心理的需求、灵性需求、社会支持的需求和医疗抉择的需求。

(二)精神心理健康的评估

临床上多采用广泛性焦虑自评量表(GAD-7)来评估焦虑,采用患者健康问卷-9(PHQ-9)、医院焦虑抑郁量表(HADS)、贝克抑郁自评量表(BDI)筛查和评估抑郁症状。为了避免自评量表在筛查方法上的偏差,临床和科研中一般会同时选用两种以上的量表或问卷。

PSQI 主要用于评估最近一个月的睡眠质量。可以为慢性失眠的诊断、鉴别诊断提供客观依据,为选择治疗方法及评估疗效提供重要参考信息。林福美等[276]采用 SCL-90、特质应对方式问卷(TCSQ)评估了显示恶性肿瘤患者术前有着许多心理问题,且术前给予心理干预尤为重要,石习习等[277]探索癌症患者心理痛苦的危险因素,建立风险预测模型,根据病理分期、主要陪护者、匹兹堡睡眠质量指数、疼痛数字评价量表、气质类型、应对方式、经济问题及运动≥30 min/天 8 个影响因素构建预测模型。唐榕英等[278]在医院构建并运行了癌症患者心理痛苦分层管理信息化平台,结果显示癌症患者会诊处理的及时率、DT 评估时间明显缩短,医护人员满意度得分明显提高,即信息化平台的应用可有效提升癌症患者心理痛苦管理水平。其余研究评估了患者的心理韧性[279-281]、依恋焦虑、依恋回避和自我同情[282-283]、应对方式[284],自我同情与癌症复发恐惧[285]、父母心理弹性在积极应对与益处[286]、四因素结直肠癌筛查信念量表[287]、人格[288]、适应模式[289]等。

(三)肿瘤患者心理障碍机制

目前癌症生物学行为与肿瘤相关情绪障碍是否存在相关尚未明确。焦虑、抑郁与恶性肿瘤孰因孰果,抑或是互为因果仍需明确。国内外对于肿瘤患者并发焦虑和抑郁发病机制主要有三大主要理论:过度活跃的 HPA 轴、炎症介质的作用及过量的神经递质。慢性应激通过调节神经-内分泌-免疫系统(NEIS)轴促进肿瘤的发生与进展[290]。刘祎等[291]综述显示药物疗法主要通过缓解应激状态、阻滞神经信号和应激激素的传导来实现,也可以通过抗炎、抗氧化治疗,重构机体免疫系统进行干预,从而切断神经信号传导,增强免疫治疗等的疗效,抑制肿瘤的发生与发展;同时患者的心理韧性、正念水平、应对方式、述情障碍、疾病认知、人格特征、家庭模式、照顾者态度观念及适应模式等在肿瘤的复发、进展,以及应对均会直接、间接的产生作用。

邝应露等[292]综述了癌症康复过程中正念减压疗法的作用机制,正念可促进左侧前额叶脑区等与注意相关的脑区激活增强,涉及的脑区主要包括背外侧前额叶皮层和背内侧前额叶皮层。MBSR 训练可能会增强脑白质的完整性,这与疼痛感知的减少一致。有学者发现正念干预可能会导致部分海马体灰质体积的增加,并导致相关症状的减轻和情景记忆的改善。MBSR 可能通过增加 miR-29 c 的神经元表达来改善老年人的认知功能。根据国内外研究总结得出,MBSR 作用的心理机制主要为去自动化模型、再感知模型、螺旋上升发展模型等。谷友惠等[293]以医学应对方式为中介阐述了肿瘤患者心理弹性与死亡焦虑的效应,同时木巴拉克·依克拉木等[294]研究乳腺癌患者的疾病应对方式在社会支持和生命质量间的链式中介作用,朱向阳等[295]阐述了肿瘤恶病质患者心理痛苦与应对方式的相关性,郑东旭等[296]研究了功能失调性态度在童年心理创伤与成年肿瘤后抑郁间的中介效应,邹宝珍等[297]从压力与应激理论角度阐述了对甲状腺癌患者围术期负性情绪及认知水平的影响,徐帆等[298]积极应对在女性乳腺癌幸存者心理一致感与创伤后应激反应间的中介效应。李剑等[288]研究显示D型人格慢性萎缩性胃炎早期癌变患者普遍会存在年龄大、抑郁、焦躁、长期饮酒、长期饮浓茶、饮食不规律、进食偏快、常吃腌制食物、Hp 感染史以及 CA19 - 9、CA72 - 4 与 CEA 水平升高情况。泮燕等[299]研究乳腺癌术后癌症复发恐惧与夫妻支持和生活质量的关系；任振强等[300]探究婚姻状态对原发性中枢神经系统淋巴瘤患者预后的影响；叶慧慧等[301]研究亲密关系在妇科癌症患者夫妻支持应对与生活质量间的中介效应研究。

（四）肿瘤患者心理障碍的治疗及专家共识

唐丽丽等[302]综述国内肿瘤临床痛苦筛查的发展现况、国内癌症症状的多学科管理现况国内肿瘤临床心理干预的实施现况，同时阐述了心理社会肿瘤学多学科团队建设，旨在描述国内外心理社会肿瘤学临床实践的发展。

傅亮等[303]基于指南整合和应用方法的指南改编应用部分的理论框架，建立多学科小组，评估在肿瘤内科病房实施指南的障碍和有利因素，制订相应的解决方案，并对实施结果进行评价，推动了肿瘤病房心理痛苦管理体系的建立。王佳等[304]应用艾司氯胺酮复合麻醉探讨肺癌根治术患者术后心理痛苦的影响，显示艾司氯胺酮复合麻醉可降低肺癌根治术患者术后心理痛苦的发生。同时陈永旺等[305]使用小剂量艾司氯胺酮研究胸腔镜肺癌根治术患者术后恢复质量，结果显示小剂量艾司氯胺酮可减轻胸腔镜肺癌根治术患者术后疼痛，改善情绪状态和睡眠质量。

针对早期肿瘤患者及生存者的正念康复、克服恐惧干预能够有效改善患者的恐惧癌症复发、广泛性焦虑及疲乏等并改善生活质量。适用于进展期肿瘤患者的癌症管理与生存意义疗法、以意义为中心的疗法，进展期癌症患者意义为中心个体心理治疗和团体心理治疗可以有效缓解抑郁，提高灵性健

康及生活质量。适用于终末期肿瘤患者的心理干预方法包括尊严疗法、生命回顾等。

2022 年有关肿瘤患者心理（治疗）护理干预的研究百花齐放，相关的研究如下：基于 Swanson 关怀理论的人文关怀护理策略用于肺癌化疗相关恶心呕吐患者心理状态及恶心呕吐改善效果观察[306]；基于性别差异的儿童期癌症幸存者抑郁症的干预[307]；King 达标理论引导下心理干预配合多维度疼痛护理对老年癌痛患者的影响[308]；医护一体化护理对肿瘤患者心理状态、睡眠障碍及生活质量的影响[309]；基于 Roy 适应模式的过渡期护理对女性 ICU 转出肿瘤患者创伤后应激障碍及其家属迁移应激的影响[287]；基于计划行为理论的运动干预对乳腺癌患者癌因性疲乏和运动自我效能的影响[310]；全程心理管理程序在恶性肿瘤患者心理护理中的应用及价值[311]；基于生物心理医学模式的微信 5E 护理对宫颈癌患者术后康复的影响[312]；信息-动机-行为技巧（IMB）模型的心理干预方案在 PICC 置管肿瘤化疗患者中的应用[312]；基于 RIM 模型的积极心理干预在妇科恶性肿瘤患者中的应用研究[313]；聚焦解决模式对颅脑良性肿瘤患者术后心理危机及抑郁、焦虑的影响[314]；Snyder 希望理论结合积极心理干预对消化系统肿瘤患者心理状态、希望水平及生存质量的影响[315]。

基于罗伊-纽曼理念制订多学科干预方案对妇科恶性肿瘤合并急性应激障碍患者心理弹性的影响[316]；早期乳腺癌患者心理痛苦程度动态变化与生活质量的关系[317]；乳腺癌患者癌症复发恐惧的潜在剖面分析[318]；关注晚期肿瘤患者的医学应对方式、社会支持对其心理弹性水平的影响，提高社会支持与积极应对的能力[319]；以认知理念为基础导向的护理干预对子宫颈癌患者的影响[320]；过渡护理小组联合心理干预对良性睾丸肿瘤患儿的影响[321]；多维度心理支持干预对颅内肿瘤患者心理状态和睡眠质量的影响[322]；萧氏双 C 模式对肿瘤化疗患者心理状态和胃肠道反应的影响[323]；尊严

相关的痛苦干预与年轻癌症患者的生活质量[324]；中文版创伤后成长与折旧量表扩展版(PTGDI-X)在癌症幸存者中的应用[325]，静默心理疗法在早期上消化道肿瘤内镜黏膜下剥离术患者中的应用效果[326]。

其他心理治疗包括支持疗法；动力取向疗法[278]，(网络化)认知疗法[327]；正念减压[280,330]，(五行)音乐(配合)耳穴指压(压豆)疗法[328-329]、正念训练结合灵性关怀对乳腺癌患者的影响[330]；绘画疗法[331-332]、芳香疗法[333]，(怀旧主题)叙事[334]；团体心理治疗[335]，感恩疗法[336]，情绪功能操[337]，安宁疗护(临终关怀、舒缓)治疗[338-341]。另外，基于健康行为教育模式的干预也有深入研究。如：朱佳一等[342]Cox-IMCHB理论的健康行为互动模式在膀胱癌术后患者中的应用，孙守燕等[343]六步肿瘤管理模式在初诊胃癌患者中的应用价值；高梦冉等[344]的基于全方位心理健康评估的血液病患者心理模型图的构建。

六、肿瘤患者中医康复

整体观念与辨证论治是中医学的核心观念，基于该思想观念指导，中医学对于肿瘤的诊疗，最早提出"带瘤生存"的理念。清代医家高锦庭在《疡科心得集·疡证总论》中提出："失营、舌疳、乳岩之类，治之得法，止可带疾终天而已。"现代医家将"带瘤生存"理念定义为：根据肿瘤患者的机体状况、脏腑功能、邪正关系、阴阳气血失衡和疾病发展态势，积极合理地综合治疗，扶正抑瘤，重视消瘤散结，而不以完全杀灭肿瘤为唯一治疗目标，以期获得最好的生活质量和最长的生存期，维持一个动态的邪正对峙、邪难压正的中和状态，实现"治病留人"[345]。

中医医家在追求"治病留人"的抗癌道路上孜孜不倦，取得了丰硕成果。2022年代表性成果如下：

(一) 中医康复管理

肿瘤康复是恢复患者因肿瘤本身或治疗造成的躯体残缺、生理功能异常、心理障碍等的综合手段。目前中医药以辨证论治为中心，建立起以施药、外治、药膳、施乐、心理疏导等方面的肿瘤康复治疗，有助于降低复发率，提高生活质量，延长生存期[346]。而合理的管理理念和模式，是肿瘤康复治疗疗效的保障[347-348]。

朱培思等[349]探索了医院-社区-家庭三级中医管理模式的应用。其核心主要体现在以人为本的管理理念，通过建立医院-社区-家庭三级中医管理医联体，形成一个系统化的管理网络，不仅提高了肿瘤中晚期患者出院后生存质量，还能拉近医患关系，有利于构建一个和谐的诊疗氛围，减少医患矛盾和纠纷事件发生，对促进中医管理肿瘤事业发展也有重要意义。刘青平等[350]探讨了应用中医"绿色管理"理念改善肿瘤患者预后质量的方法与路径。他们以中医基础理论为指导，将中医"绿色管理"理念与常规管理方案相结合，能够明显改善肿瘤患者预后质量，患者的满意度也较高。盛仙等[351]研究了基于中医整体观理论为指导的中医特色健康管理方案对肿瘤患者心理状态及其生活质量的影响。通过中医特色技术与多元化的干预方式，有效改善肿瘤患者的心理状态，提升其生活质量，为传统护理模式的改良提供新的途径。宋才红等[352]研究了中医慢病管理模式在肿瘤患者护理中的效果。慢病管理主要是让医护人员为患者提供全面而主动及有效的医疗服务，通过实施慢病管理可让患者得到更好的医治，有效预防各种不良事件的发生，最终减轻因疾病带来的各种压力和负担，提高其生活质量。

(二) 中医康复治疗

中医肿瘤康复主要是采用传统中医学的内治、外治、情志调理、饮食调理等方式，恢复精、气、血、津液、神的正常功能，使全身及脏器阴阳调和、各司其职,进而恢复人体正常的生理状态,祛除病痛、延长生存期。就肿瘤康复而言,中医学主要着眼于疾病及药物不良反应造成的恶心呕吐、排便障碍、癌性疼痛、骨髓抑制、周围神经病变及情志失调等。

1. 恶心呕吐

恶心呕吐是肿瘤以及肿瘤治疗后常见的胃肠道症状,严重者可引发脱水、电解质紊乱等,甚至可损伤消化道黏膜引起消化道出血、感染等。目前,临床上除西医的综合防治外,中医也发挥了关键作用[353-355]。

高朗等[356]通过知识图谱可视化探究了近20年来中医药治疗化疗所致恶心呕吐的研究现状、研究热点以及研究成果。结果发现,中医药与止吐剂的联用,穴位敷贴、耳穴压贴等中医外治法的应用以及针对高发肿瘤的对症治疗是国内中医药治疗化疗所致恶心呕吐的研究热点;中西医结合、中医特色治疗等多元化的治疗方案是未来研究的发展趋势。于知江[357]通过研究发现,健脾化瘀汤可有效预防胃癌患者围化疗期恶心、呕吐的发生,改善临床症状,并减轻由于化疗对机体免疫功能产生的影响,安全性较好。李彭[358]研究发现,恶性肿瘤患者化疗后在常规止呕治疗方法基础上实施中医穴位贴敷技术可达到更好的止呕效果,可改善患者恶心呕吐的临床症状,提高患者的生活质量。高艳梅[359]研究发现,中医护理可改善肺癌化疗后恶心呕吐症状,提高患者满意度。陈丽等[360]研究发现,中医五行音乐联合引导式想象能改善肺癌化疗相关性恶心呕吐患者的负性情绪和延迟性化疗相关性恶心呕吐。郑秋惠等[361]研究证实,中医药在减轻高海拔地区肿瘤患者化疗所致恶心呕吐方面疗效较为显著。他们还分析了益气活血、温阳化湿在肿瘤患者化疗所致恶心呕吐中的重要性、必要性及用药特点,为中医治疗肿瘤患者化疗所致恶心呕吐提供一些临证思维。

2. 排便障碍

消化道肿瘤本身、腹部肿瘤放化疗后以及术后胃肠功能障碍导致的排便障碍,不仅影响患者康复,还影响患者预后。因此,重视消化道肿瘤患者术后护理工作意义重大。研究表明,中医技术在改善胃肠道功能障碍方面具有独特的优势[362-364]。

张稚淳等[365]通过对61例脾胃湿热型肿瘤相关便秘患者的研究发现,肠胃舒胶囊对肿瘤相关便秘(脾胃湿热证)有一定的治疗效果,在改善呃逆恶心单项症状方面优于麻仁润肠软胶囊,具有用药安全性。刘书红等[366]研究发现,中药膏摩疗法可有效缓解恶性肿瘤患者气滞血瘀型便秘相关症状,改善患者焦虑、抑郁状态,且长期效果优于乳果糖口服液治疗。杨勃等[367]通过100例选择接受免疫检查点抑制剂治疗并出现相关Ⅱ级腹泻的晚期非小细胞肺癌患者,结果发现,温补脾肾法可有效改善免疫检查点抑制剂导致的非小细胞肺癌腹泻症状,临床疗效与糖皮质激素相当,在提高患者生活质量及减少不良反应方面较激素治疗更具优势。钱丽君等[368]通过对近年相关文献进行整理,从多个角度探讨了中医药治疗大肠癌化疗相关性腹泻的方法。结果提示,内服中药复方可通过减轻肠道炎症、改善肠黏膜屏障功能、提高免疫功能、调节肠道菌群等途径有效防治大肠癌化疗相关性腹泻。

3. 癌性疼痛

癌症疼痛是目前肿瘤科医生管理的核心症状,据统计约有40%早、中期肿瘤患者和90%的晚期肿瘤患者会出现不同程度的癌症疼痛。癌痛是降低肿瘤患者生活质量的原因之一[369]。中医作为重要补充手段,发挥越来越重要作用[370-373]。

徐张迎等[374]通过对胃癌癌痛患者研究发现,蟾雄膏外敷能够有效治疗血瘀热毒型胃癌癌痛,无明显不良反应。薛娜等[369]通过对114例中重度癌性疼痛患者研究发现,止痛针刺法可以明显减轻癌痛患者的疼痛,减少止痛药物用量,改善焦虑状态,有效率更高。彭晓喻[375]研究发现,穴位按摩联合情志护理对肺癌患者疼痛及情绪状态有积极的影响,可以减轻患者的疼痛,改善患者的情绪状态,还能够提高患者的睡眠质量。李要远等[376]通过研究发现,消癥止痛凝胶单独应用或联合三阶梯止痛药治疗恶性肿瘤骨转移疼痛具有良好镇痛效果,不受疼痛程度、转移部位、性别、年龄或中医证型的限制,且安全性较好。

4. 骨髓抑制

化疗后骨髓抑制是一类因化疗不良反应出现血细胞不同水平下降的疾病,由于血细胞水平低下,极易出现出血、感染等一系列并发症,对患者的化疗进程、生活质量甚至生命安全产生影响。随着恶性肿瘤综合治疗的迅速发展,中医药在化疗后骨髓抑制防治中的辅助优势逐渐受到重视,其减轻骨髓抑制的疗效已较为明确[377-385]。

华锋[386]通过对 60 例结直肠癌化疗后出现骨髓抑制的患者研究发现,黄芪扶正方对结直肠癌化疗后骨髓抑制的疗效明显,可有效恢复血常规指标,提高生活质量。曹旭等[387]通过对 90 例乳腺癌 CAF 化疗方案后骨髓抑制患者研究发现,养血扶正膏辅助治疗乳腺癌 CAF 化疗方案所致的骨髓抑制,可有效改善患者临床病症,恢复患者外周血象水平及免疫功能,降低肿瘤标志物水平且安全性良好。康聪颖等[388]研究发现,生髓方结合针灸四花穴对肺癌化疗后骨髓抑制患者具有积极影响,患者疗效提升,骨髓抑制情况改善。林琪等[389]研究发现,肺癌化疗患者采用穴位贴敷联合艾灸防治骨髓抑制效果确切。

5. 周围神经病变

化疗药物所致周围神经病变是临床常见的化疗不良反应之一,常见于铂类、紫杉类、沙利度胺等药物治疗后的患者。临床主要表现为肢体末端感觉异常、感觉减退、甚至肢体远端无力行走困难等。近年来,很多研究显示中医治疗化疗药物所致周围神经病变方面具有一定的疗效[390-393]。

许炜茹等[394]回顾性分析 78 例接受奥沙利铂化疗后引起周围神经病变气虚血瘀证患者的临床资料,结果发现黄芪桂枝五物汤加减治疗奥沙利铂所致周围神经病变气虚血瘀证患者疗效确切,能有效降低患者周围神经毒性的分级,减轻患者的相关症状,其疗效优于口服西药甲钴胺片。林明生[395]通过对温经通络方熏洗治疗研究发现,肿瘤患者采用温经通络方熏洗能够有效提高患者治疗疗效,降低患者化疗后的神经毒性反应,改善患者生活质量。王茜等[396]研究发现,针刺联合芍药甘草汤在改善肿瘤化疗药物致周围神经损伤方面可使患者获益较好。温晓雪等[397]采用前瞻性完全随机对照-单盲的实验设计,研究了经络拍打和中药熏洗的传统疗法。结果发现,经络拍打联合中药熏洗对奥沙利铂诱导的周围神经毒性具有一定的防治效果,感知觉异常可于化疗结束的 3 个月内恢复,减轻了对患者生活质量的影响。

6. 情志失调

在现代医学生物-心理-社会模式发展下,人们更加关注恶性肿瘤患者在疾病进程中承受的巨大的精神压力。中医辨证论治是针对不同的证候采用不同的中医配方和方法对症治疗,要求患者以一种健康心理正确面对自己的病情进展,进而达到良好的治疗效果。因此,在治疗恶性肿瘤患者情志失调、改善并提高患者生活质量方面发挥诸多优势[398-403]。

魏莹洁等[404]通过对柴胡加龙骨牡蛎汤加减联合心理干预研究发现,柴胡加龙骨牡蛎汤加减联合心理干预可有效减轻肿瘤患者的抑郁程度,改善临床症状,提高生活质量。李玲玉等[405]研究发现,中医护理干预应用于恶性肿瘤失眠患者中,可调节心理状态,改善睡眠质量,患者护理满意度较高。周群英等[406]通过对中医情志护理研究发现,通过对恶性肿瘤患者实施中医情志护理,可缓解其抑郁、焦虑等负性情绪,并提高其生活质量。

(高社干 贾瑞诺)

参 考 文 献

[1] Wang H, Zhao T, Lv C, et al. Serum metabonomics

as a diagnostic approach for cancer-related fatigue[J]. Exp The Med, 2022, 23(4): 256.

[2] Chou YJ, Kober KM, Yeh KH, et al. A pilot study of metabolomic pathways associated with fatigue in patients with colorectal cancer receiving chemotherapy [J]. Eur J Oncol Nurs, 2022, 56: 102096.

[3] Cheng Z, Johar A, Nilsson M, et al. Cancer-Related Fatigue After Esophageal Cancer Surgery: Impact of Postoperative Complications [J]. Ann Surg Oncol, 2022, 29(5): 2842 - 2851.

[4] Wang S, Jiang N, Song Y, et al. Correlates of Cancer-Related Fatigue among Colorectal Cancer Patients Undergoing Postoperative Adjuvant Therapy Based on the Theory of Unpleasant Symptoms[J]. Curr Oncol, 2022, 29(12): 9199 - 9214.

[5] Yang HY, Lee YH, Wu JM, et al. Relationship Between Symptom Distress and Fatigue Characteristics in Patients with Gastric Cancer During 1 Month after Gastrectomy[J]. Clin Nurs Res, 2022, 31(3): 463 - 472.

[6] 曾悦,罗秀丽,李成银,等. 中药治疗胃癌患者癌因性疲乏疗效的 Meta 分析[J]. 医学信息, 2022, 35(5): 63 - 68.

[7] 任莉莉,姚庆华,曹文明,等. 三黄三仙汤治疗脾肾亏虚型晚期乳腺癌患者癌因性疲乏的效果观察[J]. 中华全科医学, 2022, 20(4): 673 - 677.

[8] 彭平,陈元. 癌症相关性疲乏的研究现状和进展[J]. 实用肿瘤杂志, 2022, 37(4): 293 - 298.

[9] Wang Z, Wu Z, Xiang Q, et al. Effects of botanical drugs in the treatment of cancer-related fatigue in patients with gastric cancer: a meta-analysis and prediction of potential pharmacological mechanisms[J]. Front Pharmacol, 2022, 13: 979504.

[10] Li P, Wang Q, Liu L, et al. Efficacy and safety of oral chinese medicine on cancer-related fatigue for lung cancer patients after chemotherapy: protocol for systematic review and meta-analysis[J]. PloS One, 2022, 17(6): e0270203.

[11] Lin J, Yang T, Chen W, et al. Zhengyuan capsules for the treatment of chemotherapy-induced cancer-related fatigue in stage IIIB-IV unresectable NSCLC: study protocol for a randomized, multi-center, double-blind, placebo-controlled clinical trial[J]. J Thorac Dis, 2022, 14(11): 4560 - 4570.

[12] Li G, Ding J, Zhang Y, et al. The clinical application and pharmacological mechanism of bu-zhong-yi-qi decoction for treating cancer-related fatigue: an overview [J]. Biomed Pharmacother, 2022, 156: 113969.

[13] 崔艺馨,米继伟,冯宇,等. 黄芪四君子汤治疗乳腺癌因性疲乏的疗效及机制:基于 94 例临床随机对照试验和网络药理学[J]. 南方医科大学学报, 2022, 42(5): 649 - 657.

[14] Zhang C, Guo W, Yao X, et al. Database mining and animal experiment-based validation of the efficacy and mechanism of radix astragali (huangqi) and rhizoma atractylodis macrocephalae (baizhu) as core drugs of traditional chinese medicine in cancer-related fatigue [J]. Journal of Ethnopharmacology, 2022, 285: 114892.

[15] Zhang S, Gong F, Liu J, et al. A novel phd2 inhibitor acteoside from cistanche tubulosa induces skeletal muscle mitophagy to improve cancer-related fatigue[J]. Biomed Pharmacother, 2022, 150: 113004.

[16] 陈芳,胡玲春,叶敏华. 肌肉训练联合有氧运动对肺癌化疗后癌因性疲乏患者下丘脑-垂体-肾上腺皮质轴的影响[J]. 中国现代医生, 2022, 60(13): 98 - 101.

[17] Yao LQ, Kwok SW, Tan JY, et al. The effect of an evidence-based tai chi intervention on the fatigue-sleep disturbance-depression symptom cluster in breast cancer patients: a preliminary randomised controlled trial[J]. Eur J Oncol Nurs, 2022, 61: 102202.

[18] 朱吉颖,周红蔚. 八段锦治疗肿瘤患者癌因性疲乏的效果观察[J]. 中国社区医师, 2022, 38(1): 144 - 146.

[19] Chang M, Wang J, Hashim HA, et al. Effect of high-intensity interval training on aerobic capacity and fatigue among patients with prostate cancer: a meta-analysis [J]. World J Surg Oncol, 2022, 20(1): 348.

[20] He X, Ng MS, Choi KC, et al. Effects of a 16 - week dance intervention on the symptom cluster of fatigue-sleep disturbance-depression and quality of life among patients with breast cancer undergoing adjuvant chemotherapy: a randomized controlled trial[J]. Int J Nurs Stud, 2022, 133: 104317.

[21] Yuan Y, Lin L, Zhang N, et al. Effects of Home-Based Walking on Cancer-Related Fatigue in Patients With Breast Cancer: A Meta-analysis of Randomized Controlled Trials[J]. Arch Phys Med Rehabil, 2022, 103(2): 342 - 352.

[22] Lin HP, Kuo YH, Tai WY, et al. Exercise effects on

fatigue in breast cancer survivors after treatments: a systematic review and meta-analysis[J]. Int J Nurs Pract, 2022, 28(4): e12989.

[23] Ren T, Rong S, Wang H, et al. Effect of chinese traditional wushu on cancer-related fatigue, sleep quality and upper limb dysfunction of breast cancer survivors: a systematic review and meta-analysis[J]. Biomed Res Int, 2022, 2022: 6879566.

[24] Xiong X, Zeng B, Zhang S, et al. Which Type of Exercise During Radiation Therapy is Optimal to Improve Fatigue and Quality of Life in Men with Prostate Cancer? A Bayesian Network Analysis[J]. Eur Urol Open Sci, 2022, 43: 74 - 86.

[25] Yuan Y, Lin L, Xie C, et al. Effectiveness comparisons of various psychosocial therapies for cancer-related fatigue: A Bayesian network meta-analysis[J]. J Affect Disord, 2022, 309: 471 - 481.

[26] Li H, Jin X, Ng MS, et al. Effects of acceptance and commitment therapy on fatigue interference and health-related quality of life among patients with advanced lung cancer: a pilot randomized controlled trial[J]. Asia Pac J Oncol Nurs, 2022, 9(8): 100102.

[27] Dun L, Xian YW, Si TH. Effects of cognitive training and social support on cancer-related fatigue and quality of life in colorectal cancer survivors: a systematic review and meta-analysis[J]. Integrative Cancer Therapies, 2022, 21: 15347354221081272.

[28] 倪婷, 陈璐, 王帧, 等. 个体化营养支持对食管癌患者营养状态, 免疫状态及癌因性疲乏的影响[J]. 慢性病学杂志, 2022, 23(8): 81278 - 81281.

[29] Zhang Y, Cui G, Xiu Y, et al. The effect of nutritional support based on the dietary anti-inflammatory index on cancer-related fatigue in lung cancer patients undergoing chemotherapy[J]. Cancer Nurs, 2022: doi: 10.1097/NCC.0000000000001124.

[30] 邱雷霞. 膀胱癌患者术后睡眠质量与癌因性疲乏的相关性[J]. 黑龙江医药科学, 2022, 45(2): 189 - 190.

[31] Liu D, Wu XY, Huang ST, et al. Effects of sleep interventions on cancer-related fatigue and quality of life in cancer patients: a systematic review and meta-analysis[J]. Support Care Cancer, 2022, 30(4): 3043 - 3055.

[32] Xiao PP, Ding SQ, Duan YL, et al. Effect of light therapy on cancer-related fatigue: a systematic review and meta-analysis[J]. J Pain Symptom Manage, 2022,

63(2): e188 - e202.

[33] 李妍妍, 邹善思, 夏利敏. 薯蓣丸联合脐灸治疗肺癌癌因性疲乏临床研究[J]. 新中医, 2022, 54(5): 167 - 171.

[34] 周丽群, 周碧玉, 曹艳雯, 等. 基于文献计量法分析灸法治疗癌因性疲乏现状[J]. 中医肿瘤学杂志, 2022, 4(3): 40 - 45.

[35] 刘芯言, 云洁, 陈倩, 等. 耳穴贴压治疗癌因性疲乏的有效性与安全性的 Meta 分析[J]. 中国民间疗法, 2022, 30(1): 60 - 66.

[36] 赵岚, 张芙芙, 刘燕燕. 基于大数据的艾条改善肿瘤患者失眠穴位选取的研究与实践[J]. 护理学, 2022, 11: 672.

[37] 张新庆, 张永智. 补中益气汤联合辨证刮痧治疗消化道肿瘤癌因性疲劳疗效及对 T 淋巴细胞亚群的影响[J]. 现代中西医结合杂志, 2022, 31(8): 1100 - 1104.

[38] Shu JF, Ren W, Shu C, et al. Effect of Somatosensory Interaction Transcutaneous Electrical Acupoint Stimulation on Cancer-related Fatigue and Immunity: A Randomized Controlled Trial[J]. Am J Clin Oncol, 2022, 45(7): 316 - 324.

[39] Chou HC, Tsai HY, Sun TC, et al. The Effectiveness of Acupressure in Reducing Cancer-Related Fatigue: A Systematic Review and Meta-Analysis[J]. Hu Li Za Zhi, 2022, 69(4): 75 - 87.

[40] Xu XM, Gu F. Safety and Efficacy of Mild Moxibustion on Cancer-Related Fatigue in Non-Small-Cell Lung Cancer Patients Undergoing Chemotherapy[J]. Comput Math Methods Med, 2022, 2022: 6530454.

[41] Xu Y, Yang J. The effect of 5A nursing combined with psychological nursing on the immune function, cancer-related fatigue and complications of patients undergoing radical resection of colorectal cancer[J]. Cell Mol Biol (Noisy-le-grand), 2022, 68(1): 169 - 176.

[42] 潘丹, 谷晓月, 张红. 结直肠癌化疗患者癌因性疲乏影响因素调查分析及护理对策[J]. 卫生职业教育, 2022, 40(17): 157 - 159.

[43] Zhao LQ, Zhang HL, Cheng H. Effect of a single sub-dose of ketamine on postoperative fatigue syndrome in colorectal cancer patients undergoing radical laparoscopic surgery: A double-blind, pilot study[J]. J Affect Disord, 2022, 312: 146 - 151.

[44] 钱佳南, 鲍超群, 胡鸿毅. 中医药治疗结肠癌化疗相关消化道不良反应研究进展[J]. 中国中西医结合消化杂志, 2022, 30(6): 456 - 460.

[45] Wang WM, Wang XL, Liu Y, et al. Effects of electroacupuncture on opioid-induced constipation in patients with cancer: study protocol for a multicenter randomized controlled trial[J]. Front Med, 2022, 9: 818258.

[46] 蔡蕊,孙娇,刘继明,等. 枳术六君子汤治疗气虚证肺癌化疗患者的效果及对舌苔厚度,胃肠道反应的影响[J]. 中国当代医药,2022,29(23):137-140.

[47] 卢焕章,李嘉怡,吴瑞兰,等. 揿针埋针联合中药热奄包对肠癌围化疗期胃肠道反应及生活质量的影响[J]. 现代中西医结合杂志,2022,31(13):1828-1832.

[48] 李云杰,李颖颖,刘新巧. 红外线照射中药溻渍腹部疗法联合中药食疗对胃癌化疗患者胃肠道不良反应的影响[J]. 中国疗养医学,2022,31(3):296-298.

[49] 赵晓蕊,龙云,陈思齐,等. 妇科恶性肿瘤患者术后胃肠功能紊乱风险预测模型的构建及验证[J]. 护理学报,2022,29(3):72-78.

[50] 刘婷婷. 温阳滋阴法治疗晚期癌症患者阿片类药物所致便秘的临床疗效观察[D]. 济南:山东中医药大学,2022.

[51] 黄小梅,朱志方,张玲珍,等. 顺气通腑汤灌肠在癌痛患者药源性便秘致阴液亏虚中的应用效果[J]. 中国当代医药,2022,29(1):181-184.

[52] 龚雯婧. 六磨增液汤治疗癌痛患者阿片类药物相关性便秘(气滞津亏证)的临床疗效观察[D]. 长沙:湖南中医药大学,2022.

[53] 信文,汪亚男,李小江,等. "益气活血汤"药物透入治疗气虚血瘀型阿片类所致便秘的临床研究[J]. 天津中医药,2022,39(12):1497-1501.

[54] 过颖颖. 针灸联合理气通腑外用方对癌痛患者服用阿片类药物所致便秘临床疗效[J]. 内蒙古中医药,2022,41(1):115-116.

[55] 田晓静,黄冰,刘艳丹. 九宫揉腹法在癌痛病人阿片类药物相关性便秘中的应用[J]. 循证护理,2022,8(19):2679-2682.

[56] 姚莉莉,吕菲,盛金霞,等. 神阙穴贴敷联合电子灸治疗阿片类药物相关性便秘的临床效果[J]. 检验医学与临床,2022,19(13):1834-1837.

[57] 李金刚,董建萍,王丹丹,等. 针刺联合耳穴压豆法治疗强阿片耐受癌痛患者便秘的临床观察[J]. 中国中医药科技,2022,29(4):673-675.

[58] Cheng CW, Mok HF, Yau CW, et al. A pilot randomized placebo-controlled study on modified MaZiRenWan: a formulated Chinese medicine to relieve constipation for palliative cancer patients[J]. Chin Med, 2022, 17(1): 31-41.

[59] Ma XX, Lu Q, Lu YH, et al. Risk and main contributing factors for constipation in patients with gastrointestinal cancer: a multicenter cross-sectional study in China[J]. Support Care Cancer, 2022, 30(10): 8119-8127.

[60] Wang H, Hou YN, Yang MX, et al. Herbal Formula Shenling Baizhu San for Chronic Diarrhea in Adults: A Systematic Review and Meta-analysis[J] Integr Cancer Ther, 2022, 21: 15347354221081214.

[61] 刘家云,吴冠楠,还向坤,等. 参苓白术散防治伊立替康所致迟发性腹泻疗效及安全性的临床研究[J]. 中华养生保健,2022,40(23):22-25.

[62] Lu DX, Liu F, Wu H, et al. Wumei pills attenuates 5-fluorouracil-induced intestinal mucositis through Toll-like receptor 4/myeloid differentiation factor 88/nuclear factor-kappa B pathway and microbiota regulation[J]. World J Gastroenterol, 2022, 28(32): 4574-4599.

[63] Fang C, Wen JH, Kang ML, et al. Incidence and management of pyrotinib-associated diarrhea in HER2-positive advanced breast cancer patients[J]. Ann Palliat Med, 2022, 11(1): 210-216.

[64] Xiong XY, Xu H, Wang S, et al. Association of Novel Androgen Receptor Axis-Targeted Therapies With Diarrhea in Patients With Prostate Cancer: A Bayesian Network Analysis[J]. Front Med, 2021, 8: 800823.

[65] 陈文杰,魏静,陈廷涛. 益生菌对癌症治疗副作用的改善效果:回顾与展望[J]. 四川大学学报(医学版),2022,53(3):532-537.

[66] Feng J, Gao M, Zhao CC, et al. Oral Administration of Probiotics Reduces Chemotherapy-Induced Diarrhea and Oral Mucositis: A Systematic Review and Meta-Analysis[J]. Front Nutr, 2022, 9: 823288.

[67] Chen Y, Qi A, Teng D, et al. Probiotics and synbiotics for preventing postoperative infectious complications in colorectal cancer patients: a systematic review and meta-analysis[J]. Tech Coloproctol, 2022, 26(6): 425-436.

[68] Yang HY, Wu J, Zhen SQ, et al. Proteomic analysis of spinal cord tissue in a rat model of cancer-induced bone pain[J]. Front Mol Neurosci, 2022, 15: 1009615.

[69] Li X, Wang W, Zhang XX, et al. Neuroinflammation in the medial prefrontal cortex exerts a crucial role in bone cancer pain[J]. Front Mol Neurosci, 2022,

15：1026593.

[70] Lou YL, Chen Y, Yuan YM, et al. Study on the Correlation between Pain and Cytokine Expression in the Peripheral Blood of Patients with Bone Metastasis of Malignant Cancer Treated Using External Radiation Therapy[J]. Pain Res Manag, 2022, 2022：1119014.

[71] Lou YL, Cao HB, Wang RH, et al. Predicting Response to Radiotherapy in Breast Cancer-Induced Bone Pain：Relationship Between Pain and Serum Cytokine Expression Levels After Radiotherapy[J]. J Pain Res, 2022, 15：3555 - 3562.

[72] Wu P, Zhou GH, Wu XQ, et al. P2X7 receptor induces microglia polarization to the M1 phenotype in cancer-induced bone pain rat models[J]. Molecular Pain, 2022, 18：17448069211060962.

[73] Wu P, Wu X, Zhou G, et al. P2X7 Receptor-Induced Bone Cancer Pain by Regulating Microglial Activity via NLRP3/IL - 1beta Signaling[J]. Pain Physician, 2022, 25(8)：E1199 - E1210.

[74] Ge MM, Li DY, Wang L, et al. Naringenin promoted spinal microglia M2 polarization in rat model of cancer-induced bone pain via regulating AMPK/PGC - 1alpha signaling axis [J]. Biomed Pharmacother, 2022, 149：112912.

[75] Tang PC, Chuang JY, Liao J, et al. Single-cell RNA sequencing uncovers a neuron-like macrophage subset associated with cancer pain[J]. Science Advances, 2022, 8(40)：eabn5535.

[76] Chu X, Zhuang HJ, Liu YY, et al. Blocking Cancer-Nerve Crosstalk for Treatment of Metastatic Bone Cancer Pain[J]. Adv Mater, 2022, 34(17)：e2108653.

[77] Yang CW, Kang F, Huang X, et al. Melatonin attenuates bone cancer pain via the SIRT1/HMGB1 pathway [J]. Neuropharmacology, 2022, (220)：109254 - 109254.

[78] Xu LS, Wang SZ, Zhang L, et al. Cobratoxin Alleviates Cancer-Induced Bone Pain in Rats via Inhibiting CaMKII Signaling Pathway after Acting on M4 Muscarinic Cholinergic Receptors[J]. ACS Chem Neurosci, 2022, 13(9)：1422 - 1432.

[79] Yang HY, Zhang F, Cheng ML, et al. Glycogen synthase kinase - 3beta inhibition decreases inflammation and relieves cancer induced bone pain via reducing Drp1 - mediated mitochondrial damage[J]. J Cell Mol Med, 2022, 26(14)：3965 - 3976.

[80] Xu CF, Zhao BX, Xu LS, et al. CXCR1 participates in bone cancer pain induced by Walker 256 breast cancer cells in female rats [J]. Molecular Pain, 2022, 18：17448069221135744.

[81] Zhang XX, Li X, Wang W, et al. STING Contributes to Cancer-Induced Bone Pain by Promoting M1 Polarization of Microglia in the Medial Prefrontal Cortex[J]. Cancers, 2022, 14(21)：5188.

[82] Chen W, Li HP, Hao XW, et al. TRPV1 in dorsal root ganglion contributed to bone cancer pain[J]. Front Pain Res, 2022, 3：1022022.

[83] Fan LJ, Kan HM, Chen XT, et al. Vascular endothelial growth factor-A/vascular endothelial growth factor 2 signaling in spinal neurons contributes to bone cancer pain [J]. Molecular Pain, 2022, 18：17448069221075892.

[84] Jian YP, Song ZB, Ding ZF, et al. Upregulation of Spinal miR - 155 - 5p Contributes to Mechanical Hyperalgesia by Promoting Inflammatory Activation of Microglia in Bone Cancer Pain Rats[J]. Life (Basel, Switzerland), 2022, 12(9)：1349.

[85] Tang YT, Chen YP, Yang MZ, et al. Knockdown of PAR2 alleviates cancer-induced bone pain by inhibiting the activation of astrocytes and the ERK pathway[J]. BMC Musculoskeletal Disorders, 2022, 23(1)：514.

[86] Hao X, Zhou YT, Ling YX, et al. Effects of high-dose opioid analgesia on survival, pain relief, quality of life and adverse drug reactions in cancer and neuropathic pain patients：a retrospective cohort study in real-world clinical practice [J]. Ann Transl Med, 2022, 10 (18)：998.

[87] Lin RB, Zhu JF, Luo YS, et al. Intravenous Patient-Controlled Analgesia Versus Oral Opioid to Maintain Analgesia for Severe Cancer Pain：A Randomized Phase II Trial[J]. J Natl Compr Canc Netw, 2022, 20(9)：1013 - 1021. e3.

[88] Wang HX, Luo J, Chen X, et al. Clinical Observation of the Effects of Oral Opioid on Inflammatory Cytokines and Gut Microbiota in Patients with Moderate to Severe Cancer Pain：A Retrospective Cohort Study[J]. Pain Ther, 2022, 11(2)：667 - 681.

[89] He YH, Zhang HB, Li YF, et al. Acupuncture combined with opioids for cancer pain：a pilot pragmatic randomized controlled trial[J]. Acupunct Med, 2022, 40(2)：133 - 141.

[90] Ge L，Wang Q，He Y H，et al. Acupuncture for cancer pain：an evidence-based clinical practice guideline[J]. Chinese Medicine，2022，17(1)：8.

[91] Yan ZB，MuRong ZM，Huo BX，et al. Acupuncture as a complementary therapy for cancer-induced bone pain：a systematic review and meta-analysis[J]. Front Pain Res，2022，3：925013.

[92] Su PL，Leng YY，Liu J，et al. Comparative analysis of the efficacy and safety of different traditional chinese medicine injections in the treatment of cancer-related pain：a bayesian network meta-analysis[J]. Front Pharmacol，2021，12：803676.

[93] Wu T，Arevalo C，Hsu FC，et al. Independent and Joint Associations of Pessimism，Total Calorie Intake and Acid-Producing Diets with Insomnia Symptoms among Breast Cancer Survivors[J]. J Clin Med，2022，11：2828-2842.

[94] 佟晶晶. 化疗护理流程在肿瘤化疗中的效果评价[J]. 中国医药指南，2022，20(4)：126-128.

[95] 王佳慧，张贡献，牛腾腾，等. 微生态制剂对进展期胃癌术后化疗患者化疗不良反应及肠道菌群的影响[J]. 中国微生态学杂志，2022，34(9)：1071-1074,1078.

[96] 黄山鉴，杨保庆，黄奎源，等. 福沙匹坦双葡甲胺联合昂丹司琼治疗化疗性胃肠道反应的临床效果[J]. 广西医学，2022，44(13)：1471-1474.

[97] 梁有权，陈佐耀，李焕庭，等. 醋酸甲地孕酮分散片用于减轻晚期恶性肿瘤患者化疗不良反应与改善其生存质量的效果[J]. 临床合理用药杂志，2022，15(20)：81-83.

[98] 刘牡丹，陈适达，郑夏玲，等. 五行音乐疗法配合耳穴压豆对妇科恶性肿瘤化疗患者心理状况和生活质量的影响[J]. 医学食疗与健康，2022，20(6)：190-193.

[99] Wei XL，Yuan RZ，Yang J，et al. Effects of Baduanjin exercise on cognitive function and cancer-related symptoms in women with breast cancer receiving chemotherapy：a randomized controlled trial[J]. Support Care Cancer，2022，30(7)：6079-6091.

[100] Liu C，Cheng BL，Zhao G，et al. Process analysis of anthracycline adverse reactions in breast cancer patients with postoperative chemotherapy[J]. J Investig Med，2022，70(6)：1352-1357.

[101] 贾娟，于慧娟，黄蕾，等. 超声心动图多模态技术在动态监测肿瘤化疗心脏毒性中的应用效果观察[J]. 中国心血管杂志，2022，27(4)：325-330.

[102] 肖晓芳，谭亚纳，解长飞，等. 生血宝合剂对成人急性髓系白血病化疗后骨髓抑制改善及免疫功能的影响[J]. 临床合理用药杂志，2022，15(34)：107-109.

[103] 李思雨，季亚婕，张馨月，等. 温肾升白方结合艾灸对乳腺癌化疗性骨髓抑制的影响[J]. 现代中西医结合杂志. 2022，31(21)：2945-2950.

[104] 张欣，高洁，张慧勤，等. 血清IL-6,IL-10与非小细胞肺癌患者免疫治疗皮肤毒性的相关性分析[J]. 中南药学，2022，20(9)：2195-2198.

[105] 杨欣静，周美玲，张慧芹，等. 解毒清疹方治疗PD-1单抗致风热疮疗效及安全性的临床研究[J]. 当代护士(中旬刊)，2022，29(5)：139-141.

[106] 程思远，韩子翰，郭晓欢，等. 肠道菌群与肿瘤免疫治疗疗效及不良反应关系的研究进展[J]. 实用肿瘤学杂志，2022，36(6)：520-525.

[107] 尤雯. 维生素D3联合鼠李糖乳杆菌对肿瘤免疫治疗相关结肠炎的保护作用及其机制研究[D]. 北京：北京协和医学院，2022.

[108] 彭玲，李达，周秋曦，等. 肿瘤免疫治疗后心脏事件的处理现状及剖析[J]. 肿瘤预防与治疗，2022，35(7)：628-633.

[109] Dong M，Yu T，Zhang Z，et al. ICIs-Related Cardiotoxicity in Different Types of Cancer[J/OL]. J Cardiovasc Dev Dis，2022[2022-06-28]. https://doi. org/10.3390/ jcdd9070203.

[110] 刘雅娟，莫丽钦，张晓诺，等. 免疫检查点抑制药相关甲状腺功能障碍的测定及疗效预后临床研究[J]. 中国临床药理学杂志，2022，38(22)：2668-2673.

[111] 曾洁，罗骞，朱莉娜，等. 免疫检查点抑制剂对癌症患者甲状腺功能的影响[J]. 肿瘤药学，2022，12(2)：204-207.

[112] Li Y，Zang Y，Fan T，et al. Transcriptomic signatures associated with autoimmune thyroiditis in papillary thyroid carcinoma and cancer immunotherapy-induced thyroid dysfunction[J]. Comput Struct Biotechnol J，2022，20：2391-2401.

[113] Zhong XJ，Ying JY，Liao HH，et al. Association of thyroid function abnormality and prognosis in non-small-cell lung cancer patients treated with PD-1 inhibitors[J]. Future Oncol，2022，18(18)：2289-2300.

[114] 苏春梅，李雅静，徐志华，等. 恶性黑色素瘤应用PD-1抑制剂治疗中的免疫性肝损伤分析[J]. 中国现代药物应用，2022，16(18)：125-129.

[115] Zhang Y，Jin J，Tang M，et al. Prognostic Nutritional Index Predicts Outcome of PD-L1 Negative and MSS

Advanced Cancer Treated with PD－1 Inhibitors［J/OL］. Biomed Res Int，2022，［2022－06－06］. https://doi. org/10. 1155/2022/6743126.

［116］Chang L，Cheng Q，Ma Y，et al. Prognostic Effect of the Controlling Nutritional Status Score in Patients With Esophageal Cancer Treated With Immune Checkpoint Inhibitor［J］. J Immunother，2022，45(9)：415－422.

［117］袁一木. 食管癌放疗患者急性冠状动脉综合征发生的影响因素［J］. 医药论坛杂志，2022，43(22)：83－86.

［118］莫月媚，蔡悦成，黄明英，等. 乳腺癌改良根治术后常规分割放疗患者并发放射性肺炎的危险因素分析［J］. 中国医学创新，2022，19(28)：10－14.

［119］杨静，庄蕾，曾剑，等. 同食管鳞癌免疫治疗序贯放疗后放射性肺炎的危险因素分析［J］. 浙江医学，2022，44(16)：1705－1709.

［120］Yang LP，Gao J，Zhou Y，et al. Effect of Oral Nutritional Supplements on Patients with Esophageal Cancer During Radiotherapy［J］. Cancer Biother Radiopharm，2022，38(2)：89－94.

［121］Yin J，Xie JR，Lin JW，et al. Evaluation of the efficacy of the anti-ulcer oral mucosal protective agent RADoralex® in the prevention and treatment of radiation-induced oral mucosal reactions induced during treatment of nasopharyngeal carcinoma［J］. Cancer Biol Ther，2022，23(1)：27－33.

［122］姜海红，李小凡，王建六. 宫颈癌慢性放射性肠炎与肠道微生物的关系［J/OL］. 北京大学学报（医学版），2022［2022－07－20］. http://kns. cnki. net/kcms/detail/11. 4691. R. 20221022. 1454. 006. html.

［123］苏景阳，傅越，王梦蕾，等. 加味香连丸对急性放射性肠炎大鼠 NF-κB 信号通路的影响［J］. 中国中医急症，2022，31(7)：1153－1156.

［124］芦希艳，赵宁侠. 乌梅丸联合四君子汤治疗放射性肠炎的临床疗效及对患者炎性因子的影响研究［J］. 山西医药杂志，2022，51(13)：1503－1505.

［125］侯继院，单国用，龚哲，等. 黄芪多糖对放射性肠炎大鼠肠黏膜损伤的修复作用研究［J］. 广州中医药大学学报，2022，39(7)：1630－1636.

［126］姜厚军，周杰，杨云云. 早期乳腺癌保乳术后两种分割放射治疗模式的剂量学比较及其对免疫功能的影响［J］. 中国医学装备，2022，19(11)：46－50.

［127］罗琴，汪雨珠，肖萌，等. 肺癌靶向药物治疗的不良反应与疾病缓解的关系［J］. 药品评价，2022，19(18)：1131－1133.

［128］辛阿欢，申志成. 辅助化疗联合靶向治疗对Ⅲ期结直肠癌术后患者的疗效及对免疫功能的影响［J］. 贵州医药，2022，46(12)：1916－1917.

［129］晁祥嵩，王强，陈秉魁. 结直肠癌根治术联合靶向治疗对结直肠癌患者胃肠功能与免疫功能的影响［J］. 吉林医学，2022，43(7)：1809－1812.

［130］宋伟. 靶向治疗联合放化疗治疗对肺癌脑转移患者神经功能、不良事件及生活质量分析［J］. 系统医学，2022，7(12)：127－130.

［131］Du RF，Wang X，Zhou HY，et al. The health-related quality of life of lung cancer patients with EGFR-TKI-related skin adverse drug reactions and its relationship with coping style and self-management［J］. Support Care Cancer，2022，30(12)：9889－9899.

［132］顾一帆，汪夏云，周杰，等. 术后早期两种活动方式对胃肠道肿瘤患者术后康复效果的比较［C］. 2022SINC 第五届上海国际护理大会论文摘要汇编（下）. 上海：上海市护理学会，2022.

［133］任芊，云静等. 快速康复外科护理干预对胰腺癌患者术后康复效果及预后的影响［J］. 黑龙江医学，2022，46(18)：2247－2249.

［134］Du J. Effects of the Combination of Continuous Nursing Care and Breathing Exercises on Respiratory Function，Self-Efficacy，and Sleep Disorders in Patients with Lung Cancer Discharged from Hospital［J］. Contrast Media Mol Imaging，2022，2022：807265.

［135］Zhang L，Li YN，Shu YF. Influence of continuing nursing care team mode on the rehabilitation of patients with pancreatic cancer after postoperative daily chemotherapy［J］. Support Care Cancer，2022，30(11)：9003－9009.

［136］贾杰. 肿瘤康复——从传统到数字医疗的展望［J］. 中国医刊，2022，57(1)：1－4.

［137］励建安. 呼吸康复视野的拓展［J］. 中国康复医学杂志，2022，37(2)：145－147.

［138］关晴，余陆娇，张子新. 肿瘤心脏病康复［J］. 心血管病学进展，2022，43(6)：526－529.

［139］宁妍妍，丁倩，杨慧. 基于5A模式下的肺康复训练方案对老年肺癌术后患者的影响［J］. 中国疗养医学，2022，31(5)：519－521.

［140］王琳琳. ERAS理念对单孔胸腔镜肺叶切除患者围手术期的应用效果评估［J］. 中国现代药物应用，2022，16(4)：247－250.

［141］刘君. 斑点追踪分层应变对胸部肿瘤调强放射治疗致

左室心肌损伤的评估[D]. 长春：吉林大学，2022.

[142] 徐风微. 2D-STI 联合 3D-HM 评估左乳癌患者放化疗后左室收缩功能的临床研究[D]. 重庆：重庆医科大学，2022.

[143] 张桂影. 评估心肌应变对早期预测乳腺癌化疗诱导的心脏毒性的预后价值的 Meta 分析[D]. 长春：吉林大学，2022.

[144] 宋微微. 肺康复训练对肺癌术后患者肺功能以及生活质量的意义探讨[J]. 中国现代药物应用，2022，16(11)：166 - 169.

[145] 余中华，谢国省，秦昌龙，等. 肺癌合并慢阻肺患者术后运动康复获益探究[J]. 中国肺癌杂志，2022，25(01)：14 - 20.

[146] 韩亚鹏，席向阳. 125 例乳腺癌患者术后上肢淋巴水肿的危险因素分析[J]. 新疆医学，2022，52(1)：86 - 88.

[147] 罗美杰. 乳腺癌术后患者上肢功能障碍的危险因素模型构建及干预研究[D]. 唐山：华北理工大学，2022.

[148] 尚翠侠，刘哲，沈剑南，等. 乳腺癌术后淋巴水肿患者康复干预中的伦理问题及对策[J]. 中国医学伦理学，2022，35(1)：62 - 65.

[149] 雷静，李金花，陈婕君，等. 乳腺癌术后上肢功能障碍评估工具的研究进展[J]. 护理实践与研究，2022，19(20)：3055 - 3059.

[150] 张睿，肖翠侠，刘哲，等. 人体成分分析在评估淋巴水肿程度及疗效中的应用[J]. 中国康复医学杂志，2022，37(3)：348 - 351.

[151] 史博慧，林子涵，马晓霞，等. 乳腺癌术后患者预防上肢淋巴水肿知信行量表的编制及信效度检验[J]. 中国医药导报，2022，19(30)：7 - 11.

[152] 刘丽娟，杨艳，邱亚娟，等. 基于行为改变理论的康复干预对乳腺癌患者上肢功能康复、自我效验及心理的影响[J]. 肿瘤综合治疗电子杂志，2022，8(2)：104 - 108.

[153] 赵倩倩，李林，颜佳，等. 七步综合消肿疗法对乳腺癌术后Ⅲ期上肢淋巴水肿患者人体成分指标及肢体运动功能的影响[J]. 医学理论与实践，2022，35(15)：2655 - 2657.

[154] 邢文婷，陈万强，吴季祺，等. 负压淋巴回流促进系统联合肌效贴治疗乳腺癌术后上肢淋巴水肿患者的效果[J]. 中国民康医学，2022，34(24)：28 - 30.

[155] 詹丽倩，李巍伟，许梦雅. "8"字弹力绷带加压包扎法治疗乳腺癌术后上肢淋巴水肿的疗效观察[J]. 中国老年保健医学，2022，20(2)：118 - 121.

[156] 邱楚瑾，宋雨晴，蒋艳. 间歇性气压治疗对乳腺癌相关淋巴水肿干预效果的 Meta 分析[J]. 中国护理管理，2022，22(2)：261 - 267.

[157] 谢薇，肖涵. 分阶段护理联合抗阻力训练在乳腺癌患者术后的应用效果[J]. 河南医学研究，2022，31(12)：2261 - 2264.

[158] 邢文婷，陈万强，陈诚，等. Physio Touch 联合抗阻呼吸训练对乳腺癌相关淋巴水肿的疗效评估[J]. 慢性病学杂志，2022，23(9)：1355 - 1359.

[159] 孔荣华，李媛媛，葛胜燕，等. 肌内效贴联合徒手引流预防乳腺癌术后淋巴水肿价值探讨[J]. 社区医学杂志，2022，20(20)：1175 - 1179.

[160] 肖志平，付秀根，汤智伟，等. 等速肌力训练联合肌内效贴治疗对乳腺癌根治术后放疗副反应的影响[J]. 中华物理医学与康复杂志，2022，44(3)：251 - 252.

[161] 石灵芳，徐雅惠，洪珊梅，等. 肌内效贴联合太极拳锻炼在乳腺癌患者术后康复中的应用价值[J]. 中西医结合护理(中英文)，2022，8(8)：82 - 84.

[162] 何鹤，刘华云，靳雅楠，等. 肌肉能量技术对乳腺癌继发淋巴水肿后上肢功能障碍的影响[J]. 中国康复医学杂志，2022，37(11)：1555 - 1557.

[163] 宋健，彭理，邓明，等. 肌筋膜松解手法对乳腺癌患者术后Ⅲ期淋巴水肿的影响[J]. 协和医学杂志，2022，13(6)：1045 - 1050.

[164] 王靓萍. 肌肉淋巴引流泵功能学说与处方借力法在乳腺癌术后上肢淋巴水肿防控中的应用[J]. 护士进修杂志，2022，37(13)：1236 - 1239.

[165] 傅彩峰，高朝，张懿，等. 低能量体外冲击波联合综合消肿疗法对乳腺癌术后上肢淋巴水肿的临床疗效[J]. 中华物理医学与康复杂志，2022，44(12)：1119 - 1121.

[166] 徐艳丽，刘瑞勤，石明明，等. 肩关节运动八式康复锻炼在乳腺癌改良根治术后病人中的应用[J]. 全科护理，2022，20(10)：1377 - 1379.

[167] 蔡灵芝，刘苏，高杨虹，等. 国内乳腺癌术后淋巴水肿器械相关功能锻炼研究热点的共词聚类分析[J]. 中国现代医生，2022，60(18)：212 - 215.

[168] 孙晓红. 基于 ERAS 理念早期肩关节功能锻炼在乳腺癌术后患肢功能恢复及生活质量的研究[D]. 青岛：青岛大学，2022.

[169] 罗泽槟，罗宝林，陈楚君，等. 基于安德森模型下乳腺癌患者术后功能锻炼依从性影响因素分析[J]. 安徽医学，2022，43(4)：452 - 459.

[170] 刘盼. 家庭主要照顾者回授法干预对乳腺癌术后淋巴水肿患者功能锻炼依从性及生活质量的影响[J]. 临床研究，2022，30(3)：179 - 182.

[171] 宋鹏娟,刘均娥,陈少华,等. 回归家庭干预对乳腺癌术后患者康复效果的影响[J]. 中华护理杂志,2022,57(2):133-139.

[172] 周保丹,李君,高飞,等. 康复训练对脑胶质瘤患者脑组织中基质金属蛋白酶2蛋白表达的影响[J]. 罕少疾病杂志,2022,29(10):31-32.

[173] 孙玲琴,邵荣军,张君丽,等. 多维康复健康教育对胶质母细胞瘤术后同步放化疗患者日常生活能力、运动功能和生存质量影响[J]. 浙江医学,2022,44(3):299-302.

[174] 武慧玲,杜晓艳,李檀娜,等. 基于罗森塔尔效应下呼吸功能训练对神经纤维瘤合并脊柱侧弯患儿的效果分析[J]. 临床护理杂志,2022,21(3):17-19.

[175] 候国政,柳根,郭栋,等. 固定装置及患者的临床特征对调强放射治疗头颈部肿瘤摆位误差的影响[J]. 癌症,2022,41(11):558-563.

[176] 王琪,毛敏,孙威,等. 老年人本体感觉足底触觉和肌肉力量与姿势稳定性的关系[J]. 中国康复理论与实践,2022,28(4):373-378.

[177] 陈可可,方伯言. 眼球运动训练改善平衡和步态的研究进展[J]. 中国康复医学杂志,2022,37(12):1722-1726.

[178] 赵若欣,鲁俊,刘欣荣,等. 凝视稳定训练对脑卒中患者平衡功能的影响[J]. 中华物理医学与康复杂志,2022,44(8):690-694.

[179] 乔康熙,沈显山,阚秀丽,等. 呼吸促进技术对脑卒中恢复期患者呼吸功能和步行能力的影响[J]. 中国康复医学杂志,2022,37(11):1499-1505.

[180] 姜季委,李汶逸,王艳丽,等. 癌症相关认知功能障碍研究进展[J]. 临床神经外科杂志,2022,19(4),465-468.

[181] 向玉云. 乳腺癌患者治疗期认知障碍发展轨迹及其适应方式的纵向研究[D]. 成都:电子科技大学,2022.

[182] 李菁. 化疗药物对乳腺癌患者认知功能的影响和机制研究[D]. 太原:山西医科大学,2022.

[183] 陈奥博. 泌乳素腺瘤患者认知功能障碍的行为学、事件相关电位和神经振荡研究[D]. 广州:南方医科大学,2022.

[184] 李皓吾. 非霍奇金淋巴瘤患者化疗前后细胞因子水平的变化与化疗相关认知障碍的相关性研究[D]. 合肥:安徽医科大学,2022.

[185] 韩雍,杨淇麟,赵苑静,等. 乳腺癌化疗患者脑结构与认知功能改变的扩散峰度成像研究[J]. 磁共振成像,2022,13(4):111-114.

[186] 胡译心,于峰,张久权,等. 乳腺癌患者新辅助化疗后静息态脑功能活动变化的短期纵向研究[J]. 磁共振成像,2022,13(2):31-36.

[187] 秦学娟. 癌症化疗相关认知障碍乳腺癌患者多模态MRI影像变化与其认知功能相关性分析[J]. 医学理论与实践,2022,35(17):2995-2997.

[188] 陈功. 基于结构磁共振成像的非小细胞肺癌相关大脑结构变化研究[D]. 成都:电子科技大学,2022.

[189] 曹成龙. 基于事件相关电位和事件相关神经振荡技术对功能型垂体腺瘤患者执行控制与注意力加工的研究[D]. 广州:南方医科大学,2022.

[190] 曹亚红,李锐. 腹横肌平面阻滞对老年胃肠肿瘤患者术后神经认知功能的影响[J]. 医学信息,2022,35(08):93-96.

[191] 易垒,张宗平,谭鑫,等. 中颅窝脑膜瘤瘤周引流静脉保护对术后记忆力及执行力的影响[J]. 广东医科大学学报,2022,40(5):519-522.

[192] 陈嘉文. 目标导向液体治疗对食管癌根治术单肺通气老年患者脑氧饱和度及术后认知功能的影响[D]. 南昌:南昌大学,2022.

[193] 杜佳家. 蒽环类化疗药物对乳腺癌患者认知功能的影响及其"脑肠轴"机制研究[D]. 太原:山西医科大学,2022.

[194] 刘宽. 非小细胞肺癌脑转移放射治疗疗效与预后影响因素分析及放射治疗对近期神经认知功能影响研究[D]. 保定:河北大学,2022.

[195] 任丽丽,宋艺玲,徐倩倩,等. 全脑放疗对肺癌脑转移瘤近期神经认知功能及预后的影响分析[J]. 河北医学,2022,28(8):1298-1303.

[196] 金洁,王慧. 感觉统合训练对乳腺癌化疗患者记忆功能障碍及不良情绪的影响研究[J]. 中国肿瘤临床与康复,2022,29(5):544-548.

[197] 曾慧婷,郝晶,周立芝. 手指操训练对乳腺癌化疗患者认知功能的影响[J]. 现代临床护理,2022,21(1):37-41.

[198] 全雪雯. 妇科恶性肿瘤化疗患者癌因性疲乏现状及聚焦解决模式的干预研究[D]. 衡阳:南华大学,2022.

[199] 姚利,吴燕,金淑睿,等. 肺癌首次化疗患者癌因性疲乏及其影响因素的纵向研究[J]. 中国护理管理,2022,22(12):1899-1903.

[200] 王建东,赵春英,王凤,等. 1192例乳腺癌患者癌因性疲乏的调查及影响因素分析[J]. 同济大学学报(医学版),2022,43(3):427-435.

[201] 黄玲,叶涛,陈文圆. 宫颈癌术后患者癌因性疲乏列线图预测模型的建立[J]. 当代护士(上旬刊),2022,29(9):128-131.

[202] 牛颖. 老年胃癌患者术前运动方案的构建及初步应用[D]. 兰州：兰州大学，2022.

[203] 宋继红，王涛，王玉洁，等. 成人肿瘤患者放化疗期间癌因性疲乏运动干预的最佳证据总结[J]. 中国康复医学杂志，2022，37(9)：1289 - 1295.

[204] 杨丽. 分析运动干预对乳腺癌化疗患者癌因性疲乏和睡眠质量的影响[J]. 世界睡眠医学杂志，2022，9(8)：1414 - 1416.

[205] 康盈盈，陈茹萍，周慧娟. 不同强度有氧运动对脑胶质瘤术后化疗患者癌因性疲乏及 HPA 轴功能的影响[J]. 实用癌症杂志，2022，37(1)：157 - 159.

[206] 李童，方志鹏，邵玉萍，等. 有氧运动对睡眠剥夺大鼠学习记忆及海马神经元突触可塑性的效果[J]. 中国康复理论与实践，2022，28(11)：1270 - 1277.

[207] 肖瑶，张秀清，曾楚垚，等. 有氧运动对老年失眠症患者睡眠质量影响的 Meta 分析[J]. 中华物理医学与康复杂志，2022，44(10)：923 - 927.

[208] 陈鸿志，周丽娟，李燕. 肺康复治疗在肺纤维化合并肺癌中的应用[J]. 临床肺科杂志，2022，27(9)：1425 - 1429.

[209] 朱杰，任晶晶，李晓芳，等. 肺癌患者临床多功能障碍的发生情况分析[J]. 中国医刊，2022，57(1)：53 - 57.

[210] 王龙平，杨学宁，曾斌，等. 6 分钟步行试验在肺叶切除术患者术前评估中的应用[J]. 中国康复理论与实践，2022，28(2)：242 - 248.

[211] 吴振云，叶烨秋，钱红英. 肺癌患者 5 次坐立时间与生活质量的相关性研究[J]. 当代护士(下旬刊)，2022，29(12)：117 - 120.

[212] 黄志祥，张磊，熊利娟，等. 肺移植围术期膈肌运动与肺功能和运动耐量相关性的初步研究[J]. 中国康复医学杂志，2022，37(2)：162 - 168.

[213] 杨慧，陈瑞云，陈静儒，等. 肺癌病人术后肺康复训练方案的构建[J]. 护理研究，2022，36(12)：2130 - 2134.

[214] 杨洁，冯竞，居馨星，等. 基于患者健康参与模型的肺癌手术患者运动康复方案构建和初步应用[J]. 护理学杂志，2022，37(7)：1 - 5.

[215] 夏少锋，熊家俊，胡雅佩，等. 肺康复在胸腔镜肺癌围手术期的应用效果[J]. 中国当代医药，2022，29(15)：77 - 80.

[216] 李明珂，翁晔，翁美贞，等. 社区肿瘤康复干预对农村乳腺癌患者机体免疫功能的影响[J]. 中华物理医学与康复杂志，2022，44(3)：248 - 250.

[217] 杨婷婷. 基于微信小程序的肺癌术后患者居家肺康复模式研究[D]. 长春：吉林大学，2022.

[218] 程维，薛伶俐，董淋升，等. 头颈部鳞状细胞癌术后早期吞咽障碍的临床相关因素[J]. 中国康复理论与实践，2022，28(9)：1074 - 1078.

[219] 王晓雪，杨晨，孙菲，等. 家庭吞咽训练计划对头颈部肿瘤放疗患者吞咽功能的效果[J]. 中国康复理论与实践，2022，28(2)：227 - 231.

[220] 张泽勇，查梦培，石倩. 辣椒素联合不同黏稠度食团在桥小脑角肿瘤术后吞咽功能障碍病人中应用的效果研究[J]. 护理研究，2022，36(5)：1117 - 1121.

[221] 谢纯青，温红梅，赵妃，等. 鼻咽癌放疗术后吞咽障碍患者焦虑抑郁心理现状分析[J]. 中华物理医学与康复杂志，2022，44(4)：344 - 347.

[222] 周君桂，蓝雯，谭晓明，等. 延髓肿瘤术后吞咽障碍球囊扩张治疗中出现窒息一例[J]. 中华物理医学与康复杂志，2022，44(6)：546 - 547.

[223] 翁敏，代正燕，甘志明，等. 常见恶性肿瘤住院患者营养状况及影响因素分析[J]. 肿瘤代谢及营养电子杂志，2022，2(9)：195 - 199.

[224] 杨谨成，王黎明，李彩云，等. 肿瘤医院肝胆外科住院病人营养现状调查及模型预测[J]. 肠内与肠外营养杂志，2022，29(6)：321 - 330.

[225] 周雪，邓颖，邓波，等. 肿瘤患者营养状况与胃肠道不良反应调查分析[J]. 实用医院临床杂志，2022，19(4)：12 - 14.

[226] 刘静，张志兰，龚兰娟，等. 食管癌住院治疗患者的营养状况及其影响因素[J]. 内科，2022，17(3)：261 - 264.

[227] 周倩，王园园，蒋婷婷，等. 肿瘤化疗患者营养照护现状及影响因素的调查研究[J]. 肿瘤代谢及营养电子杂志，2022，9(1)：89 - 94.

[228] 陈樱，苏晓宁，唐锦梅，等. PDCA 健康教育指导对食管癌患者的营养状态及生活质量的影响[J]. 吉林医学，2022，43(10)：2835 - 2838.

[229] 舒琳，姚卉卉，李莎，等. HKC-MUST 筛查肿瘤内科住院患者营养干预情况的[J]. 中国实用医药，2022，17(27)：185 - 188.

[230] 卓嘉璐，李子祥，韩婷. 预后营养指数与相位角在结直肠肿瘤病人营养不良诊断中的价值[J]. 肠外与肠内营养，2022，29(3)：129 - 133.

[231] 仲扬荣，陆松华，杨长刚. 预后营养指数在非小细胞肺癌患者预后评估中的应用研究[J]. 肿瘤代谢与营养电子杂志，2022，9(3)：380 - 384.

[232] 谢剑华，刘苗苗，彭丽丽，等. 系统免疫炎症营养指数与非手术治疗老年非小细胞肺癌患者预后的关系研究[J]. 中国全科医学，2022，25(17)：2083 - 2089.

[233] 唐文超,李远伟,陈佳,等. 术前预后营养指数及中性粒—淋巴细胞比值在非肌层浸润性膀胱癌患者复发中的预测价值[J]. 现代肿瘤医学,2022,30(12):2218-2223.

[234] 周传贵,李艳,程文播. 质谱技术在肿瘤营养诊疗中的应用[J]. 肿瘤代谢与营养电子杂志,2022,9(2):141-147.

[235] 王林,丛明华,崔久嵬,等. 肿瘤营养治疗的基本原则[J]. 肿瘤代谢与营养电子杂志,2022,9(6):727-734.

[236] 孙凌宇,孙晓梅,于世英,等. 结直肠癌患者的营养治疗专家共识[J]. 肿瘤代谢与营养电子杂志,2022,9(6):735-740.

[237] 李薇,于世英,石汉平,等. 血液系统肿瘤患者的营养治疗专家共识[J]. 肿瘤代谢与营养电子杂志,2022,9(2):185-189.

[238] 张明仪,于世英,石汉平,等. 胰腺癌患者的营养治疗专家共识[J]. 肿瘤代谢与营养电子杂志,2022,9(1):35-38.

[239] 张片红,石汉平,陆彦妤,等. 肿瘤患者食欲下降的营养诊疗专家共识[J]. 肿瘤代谢与营养电子杂志,2022,9(3):312-319.

[240] 石汉平,刘明,许红霞等. 肿瘤相关性肌肉减少症临床诊断与治疗指南[J]. 肿瘤代谢与营养电子杂志,2022,9(1):24-34.

[241] 石汉平,崔久嵬,等. 肿瘤患者特殊医学用途配方食品使用指南[J]. 肿瘤代谢与营养电子杂志,2022,9(5):572-578.

[242] 孟杨,侯婧悦,李洁,等. 动态营养支持对原发性肝癌术后免疫功能及炎症应激反应的影响[J]. 现代消化及介入诊疗,2022,27(12):1578-1581.

[243] 李海飞,宋新梅,刘锦燕. 免疫增强型肠外营养对胃癌根治术患者营养状况及免疫功能的影响[J]. 肿瘤现代医学,2022,30(10):1801-1805.

[244] 田拂晓,王晶,张小岑,等. 谷氨酰胺肠内营养治疗对胃癌患者术后免疫功能的改善作用研究[J]. 中国食品工业,2022,10(3):125-128.

[245] 蒋奕,周苏君,史永光. ω-3鱼油脂肪乳对胃肠肿瘤术后患者早期恢复阶段炎症反应和营养状况的影响[J]. 现代医学与健康研究,2022,6(1):27-30.

[246] 朱涛. 围术期应用益生菌联合谷氨酰胺免疫营养治疗对结直肠癌手术患者肠黏膜屏障及免疫功能的影响[J]. 按摩与康复医学,2022,13(8):12-15.

[247] 张利敏. 早期肠内营养对贲门癌术后患者肠黏膜屏障及免疫功能的影响[J]. 四川生理科学杂志,2022,44(2):224-227.

[248] 刘艳玲,杨玉霞,杨玉敬. 高剂量维生素D3对进展期胃癌术后合并营养风险患者营养状态、肠道菌群和应激炎性反应的影响[J]. 医学理论与实践,2022,35(16):2830-2832.

[249] 顾颖,荣岚,于岚. 营养干预对高龄结直肠癌患者腹腔镜手术疗效的影响[J]. 腹腔镜外科杂志,2022,27(10):748-751.

[250] 王艳莉,周秀耕,冯晔,等. 全程营养管理在食管癌手术患者中的应用[J]. 现代肿瘤医学,2022,30(21):3900-3904.

[251] 阮璐,孟丽丽,刘燕,等. 个体化营养支持联合协同护理在老年食管癌患者围术期中的应用效果[J]. 实用现代医学,2022,34(3):385-387.

[252] 孔灿,阮利斌,杨余沙,等. 规范营养支持对胃肠道肿瘤患者围术期临床结局的影响[J]. 中国医刊,2022,57(2):177-180.

[253] 王芳,魏颖,吴珍珍,等. 肠内营养支持快速康复理念在妇科恶性肿瘤围手术期的应用[J]. 肿瘤代谢与营养电子杂志,2022,9(5):652-657.

[254] 尹秋杰,唐媛媛,王霁,等. 维生素B_2和康复新液改善头颈部肿瘤放疗患者口腔黏膜炎和营养状况[J]. 肿瘤代谢与营养电子杂志,2022,9(4):502-506.

[255] 郑延,王孔成,徐磊,等. 营养干预对头颈部肿瘤患者放化疗期营养及身心状态的影响[J]. 肿瘤代谢与营养电子杂志,2022,9(3):345-349.

[256] 李先亭,邵振,李秀杰. 营养干预联合心理干预对提高宫颈癌患者同步放化疗耐受性的效果及对患者的焦虑、抑郁情绪及生活质量的影响[J]. 国际精神病学杂志,2022,49(5):948-951.

[257] 陈晓莉,饶辉,郎春辉,等. 益生菌联合益生元预防宫颈癌患者急性放射性肠炎的研究[J]. 肿瘤代谢与营养电子杂志,2022,9(3):340-344.

[258] 赵金凤. 序贯应用肠内、肠外营养对重症监护室老年肿瘤患者营养及预后的影响[J]. 临床普外科电子杂志,2022,10(2):73-76.

[259] 张晓萌,王晶晶,李笑敏等. 阶梯式营养干预对胃癌术后化疗患者化疗耐受性、免疫因子及不良反应的影响[J]. 四川医学,2022,43(3):279-283.

[260] 顾思扬,陈志明,季栋梁,等. 营养管理系统下多学科团队对食管癌放化疗中患者营养的管理成效[J]. 肿瘤代谢与营养电子杂志,2022,9(4):496-501.

[261] 郑斯明,顾慧莹,吴启荣,等. 积极营养支持对食管鳞状细胞癌放化疗患者近期疗效及免疫功能的影响[J]. 癌症进展,2022,20(16):1656-1659.

[262] 顾思扬,陈志明,季栋梁,等. 营养管理系统下多学科团队对食管癌放化疗中患者营养的管理成效[J]. 肿瘤代谢与营养电子杂志,2022,9(4):496-501.

[263] 金慧莉,陈娟. 个体化饮食调护对肠癌化疗患者营养及康复的影响研究[J]. 中国肿瘤临床与康复,2022,29(3):364-368.

[264] 聂巍,魏元元. 个体化营养支持治疗在肿瘤骨转移患者中的效果[J]. 中国伤残医学,2022,30(7):41-44.

[265] 马任远,常娜,王小林,等. 化疗期间行 Ala-Gln 双肽肠外营养支持对胃肠道肿瘤患者免疫、负氮平衡的影响[J]. 医学临床研究,2022,39(11):1729-1731.

[266] 章洁苓,黄芬. 间歇性口-胃管饲法在鼻咽癌放射治疗患者营养支持中的效果[J]. 实用临床医学,2022,23(6):89-91.

[267] 赵文利,马晓莉,杨文利,等. 营养管理在高危神经母细胞瘤患儿术后化疗期间的应用[J]. 肿瘤代谢与营养电子杂志,2022,9(2):190-194.

[268] 石汉平,李增宁,丛明华. 肿瘤整合康复治疗规范化示范病房标准(试行)[J]. 肿瘤代谢与营养电子杂志,2022,9(4):450-455.

[269] 顾瑛,杨晶,秦立强. 膳食模式与肿瘤的关系及作用机制[J]. 肿瘤代谢与营养电子杂志,2022,9(6):721-726.

[270] 仇杰,成玉露. 急性淋巴细胞白血病病人心理痛苦轨迹变化情况及影响因素研究[J]. 全科护理,2022,20(20):2852-2855.

[271] 隋晨光,周雅静. 老年肿瘤患者焦虑和抑郁影响因素分析[J]. 中国肿瘤临床与康复,2022,29(4):390-393

[272] 姚敏,周昔红,夏春芳,等. 宫颈癌患者恐惧疾病进展现状及影响因素分析[J] 中华护理杂志,2022,57(18):2232-2239.

[273] 吴建华. 肿瘤患者放疗后心理障碍和睡眠障碍影响因素分析及护理研究[J]. 世界睡眠医学杂志,2022,9(9):1717-1719.

[274] 张星星,刘垣濮. ICU 肿瘤重症患者中的心理研究现状分析[J]. 健康管理,2022(5):181-183.

[275] 罗弦,王小文,李永红,等. 晚期癌症患者临终需求现状及影响因素分析[J]. 护士进修杂志,2022,37(9):857-860.

[276] 林福美,陈清钦,林敏霞,等. 恶性肿瘤患者术前心理调查及心理干预分析[J]. 心理月刊,2022,17(7):63-65.

[277] 石习习,王静,杨雪琴. 癌症患者心理痛苦预测模型的构建及验证[J]. 中华护理杂志,2022,57(11):1330-1336.

[278] 唐榕英,张照莉,皮远萍,等. 癌症患者心理痛苦分层管理信息化平台的构建与应用研究[J]. 重庆医学,2022,51(12):2114-2118.

[279] 林晓丽,张丽,倪荣苹. 原发性肝癌患者创伤后成长、心理韧性及家庭韧性的相关性分析[J]. 智慧健康,2022,8(10):169-171.

[280] 邹称秀,吴园,李美丽. 心理韧性在子宫颈癌患者家庭关怀度与述情障碍间的中介效应分析[J]. 中国医学创新,2022,19(32):86-90.

[281] 张锐,刘鸿芹. 食管癌根治术后患者心理弹性在家庭功能与恐惧疾病进展的中介效应研究[J]. 重庆医学,2022,51(15):2579-2583,2587.

[282] 彭艳婷,朱亚飞,马素慧,等. 乳腺癌患者情绪抑制现状及其影响因素分析[J]. 解放军护理杂志,2022,39(3):40-43.

[283] 张晓,胡磊,杨华,等. 正念减压式心理干预对肝脏肿瘤切除患者焦虑与抑郁和睡眠质量的影响[J]. 中国临床保健杂志,2022,25(3):398-401.

[284] 姚芡芡,刘丽,罗艳芳,等. 原发性脑肿瘤患者心理弹性潜在类别分析[J]. 中华护理杂志,2022,57(19):2363-2370.

[285] Lei Z, Liu W, Yang X, et al. Self-compassion and fear of cancer recurrence in Chinese breast cancer patients: The mediating role of maladaptive cognitive styles[J]. Psychooncology, 2022, 31(12): 2185-2192.

[286] 刘辉,徐奕旻,王春立,等. 化疗期癌症患儿父母心理弹性在积极应对与益处发现间的中介效应分析[J]. 中华现代护理杂志,2022,28(12):1601-1606.

[287] Yang L, Zhao R, Li S, et al. Psychometric properties of a Chinese version of four-factor colorectal cancer screening belief scale[J]. Asia Pac J Oncol Nurs, 2022, 9(9): 100081.

[288] 李剑,廖莹峰. D 型人格慢性萎缩性胃炎早期癌变危险因素分析[J]. 中国肿瘤临床与康复,2022,29(7):806-810.

[289] 余喜梅. 基于 Roy 适应模式的过渡期护理对女性 ICU 转出肿瘤患者创伤后应激障碍及其家属迁移应激的影响[J]. 国际护理学杂志,2022,41(17):3220-3225.

[290] 李悦. 干预慢性应激在癌症治疗中的作用[J]. 中国肿瘤临床,2022,49(7):372-376.

[291] 刘祎,曾月,李艺正,等. 慢性应激促进肿瘤发展的机制及干预方式[J]. 中南大学学报(医学版),2022,47

（9）：1281 - 1288.

[292] 邝应露. 癌症康复过程中正念减压疗法的作用机制
[J]. 心理月刊,2022,17(17)：230 - 233.

[293] 谷友惠,杨红,陆宇晗,等. 癌症患者医学应对方式在
心理弹性与死亡焦虑间的中介效应[J]. 中华现代护
理杂志,2022,28(2)：189 - 194.

[294] 木巴拉克·依克拉木,曹艳,张翠萍. 希望水平与疾病
应对方式在乳腺癌患者社会支持和生命质量间的链
式中介作用[J]. 医学与社会,2022,35(11)：95 - 100,
105.

[295] 朱向阳,沈王琴,王美华,等. 肿瘤恶病质患者心理痛
苦与应对方式的相关性研究[J]. 当代护士(下旬刊),
2022,29(7)：151 - 153.

[296] 郑东旭,郑瑾. 功能失调性态度在童年心理创伤与成
年肿瘤后抑郁间的中介效应[J]. 临床心身疾病杂志,
2022,28(4)：73 - 77.

[297] 邹宝珍,徐芳. 压力与应激理论对甲状腺癌患者围术
期负性情绪及认知水平的影响[J]. 中国肿瘤临床与
康复,2022,29(8)：1011 - 1013.

[298] 徐帆,张继权,谢绍菊,等. 积极应对在女性乳腺癌幸
存者心理一致感与创伤后应激反应间的中介效应
[J]. 护理学报,2022,29(21)：55 - 60.

[299] 泮燕,窦文娟,底玮. 乳腺癌术后癌症复发恐惧与夫妻
支持和生活质量的关系[J]. 蚌埠医学院学报,2022,
47(11)：1587 - 1590.

[300] 任振强,关毅,彭飞,等. 婚姻状态对原发性中枢神经
系统淋巴瘤患者预后的影响：一项倾向性评分匹配研
究[J]. 中国全科医学,2022,25(19)：2356 - 2362.

[301] 叶慧慧,葛莉娜,臧爽,等. 亲密关系在妇科癌症患者
夫妻支持应对与生活质量间的中介效应研究[J]. 中
国全科医学,2022,25(9)：1105 - 1112.

[302] 唐丽丽,庞英,宋丽莉,等. 心理社会肿瘤学国内外临
床实践发展现状[J]. 医学与哲学,2022,43(15)：
39 - 43.

[303] 傅亮,杨场,胡雁,等. 肿瘤患者心理痛苦管理：基于
指南整合和应用方法的指南改编[J]. 国际护理科学
(英文),2022,9(1)：56 - 62.

[304] 王佳,李岩. 艾司氯胺酮复合麻醉对肺癌根治术患者
术后心理痛苦的影响[J]. 中华麻醉学杂志,2022,42
(3)：312 - 315.

[305] 陈永旺,唐霓,肖万莉,等. 小剂量艾司氯胺酮对胸腔
镜肺癌根治术患者术后恢复质量的影响[J]. 中国医
药导报,2022,19(19)：111 - 114.

[306] 杜华艳,卫燕,徐小萍. 基于 Swanson 关怀理论的人文
关怀护理策略用于肺癌化疗相关恶心呕吐患者心理

状态及恶心呕吐改善效果观察[J]. 山西医药杂志,
2022,51(21)：2509 - 2512.

[307] Zhang Y, Li Z, Wang C, et al. Sex differences in
depression for childhood cancer survivors. Psychooncology,
2022; 32(2)：295 - 304.

[308] 叶淑珍,陈思敏,许欢萍. King 达标理论引导下心理
干预配合多维度疼痛护理对老年癌痛患者的影响[J].
齐鲁护理杂志,2022,28(13)：21 - 24.

[309] 常样样,张志红. 医护一体化护理对肿瘤患者心理状
态、睡眠障碍及生活质量的影响[J]. 河南医学研究,
2022,31(12)：2275 - 2278.

[310] 刘妍,牛巧红,郭志娟,等. 基于计划行为理论的运动
干预对乳腺癌患者癌因性疲乏和运动自我效能的影
响[J]. 中国实用护理杂志,2022,38(26)：7 - 10.

[311] 张爱美. 全程心理管理程序在恶性肿瘤患者心理护理
中的应用及价值[J]. 健康之家,2022(6)：158 - 160.

[312] 郜书平,苗金平. 基于生物心理医学模式的微信 5E 护
理对宫颈癌患者术后康复的影响[J]. 中国肿瘤临床
与康复,2022,29(8)：1004 - 1007.

[313] 李玲,高杨,陈媛媛. 信息-动机-行为技巧(IMB)模型
的心理干预方案在 PICC 置管肿瘤化疗患者中的应用
[J]. 中国健康心理学杂志,2022,30(11)：1649 -
1654.

[314] 张文娜,齐歆,辛乐. 基于 RIM 模型的积极心理干预
在妇科恶性肿瘤患者中的应用研究[J]. 中国优生与
遗传杂志,2022,30(10)：1761 - 1766.

[315] 李馥奇. 聚焦解决模式对颅脑良性肿瘤患者术后心理
危机及抑郁,焦虑的影响[J]. 国际护理学杂志,2022,
41(6)：5 - 9.

[316] 程梅,王薇薇,贾逸文,等. Snyder 希望理论结合积极
心理干预对消化系统肿瘤患者心理状态,希望水平及
生存质量的影响[J]. 国际护理学杂志,2022,41(13)：
6 - 8.

[317] 吕丹,兰波,孙晓莹,等. 中国早期乳腺癌患者心理痛
苦程度动态变化与生活质量的关系[J]. 中华肿瘤杂
志,2022,44(10)：1119 - 1124.

[318] 张慧芳,林子涵,李津,等. 乳腺癌病人癌症复发恐惧
的潜在剖面分析[J]. 护理研究,2022,36(22)：4013 -
4017.

[319] 王站颖,杨红,国仁秀,等. 晚期肿瘤患者心理弹性与
应对方式社会支持的相关性研究[J]. 齐鲁护理杂志,
2022,28(9)：1 - 4.

[320] 苏喜兰,李小兰,伍敏. 以认知理念为基础导向的护理
干预对子宫颈癌患者的影响[J]. 齐鲁护理杂志,
2022,28(22)：70 - 72.

[321] 王园园,王文华,贾英萍,等. 过渡护理小组联合心理干预对良性睾丸肿瘤患儿的影响[J]. 中国健康心理学杂志,2022,30(8):1158-1163.

[322] 折小兰,白媛. 多维度心理支持干预对颅内肿瘤患者心理状态和睡眠质量的影响[J]. 中国肿瘤临床与康复,2022,29(4):501-504.

[323] 葛建敏,赵伟伟. 萧氏双C模式对肿瘤化疗患者心理状态和胃肠道反应的影响[J]. 河北医药,2022,44(22):3518-3520.

[324] Liu Y,Wang R,Qiao S,et al. How dignity-related distress interacts with quality of life in young adult patients with cancer during the active treatment stage:A network analysis[J]. Psychooncology,2022:31(9):1564-1571.

[325] Ho SM,Cheng CT,Shih SM,et al. The Chinese version of Posttraumatic Growth and Depreciation Inventory-Expanded version (PTGDI-X) for cancer survivors[J]. Support Care Cancer,2022:30(1):237-249.

[326] 赵运芳,米亚玲,王红玉. 静默心理疗法在早期上消化道肿瘤内镜黏膜下剥离术患者中的应用效果[J]. 癌症进展,2022,20(18):1933-1936.

[327] 潘明月,赵佳鑫,黄海群,等. 网络化认知行为疗法在乳腺癌患者中的研究进展[J]. 中华护理杂志,2022,57(3):363-367.

[328] 刘牡丹,陈适达,郑夏玲,等. 五行音乐疗法配合耳穴压豆对妇科恶性肿瘤化疗患者心理状况和生活质量的影响[J]. 医学食疗与健康,2022,20(6):190-193.

[329] 林海燕,陈清,陈淑芬,等. 五行音乐疗法联合穴位指压操对肿瘤晚期患者的情绪管理[J]. 浙江临床医学,2022,24(4):613-614.

[330] 王建丽,徐晓霞,何爱莲,等. 正念训练结合灵性关怀对乳腺癌患者的影响[J]. 中国健康心理学杂志,2022,30(1):32-36.

[331] 蔡瑾,王翠玲. 绘画疗法对乳腺癌病人化疗相关性恶心、呕吐和焦虑的影响[J]. 护理研究,2022,36(21):3890-3896.

[332] 杨雪锋,解金凤,朱亚丽. 绘画疗法对食管癌放化疗患者心理调适、癌因性疲乏及睡眠质量的影响[J]. 中外医学研究,2022,20(31):98-101.

[333] 郭晓峰,朱娟,陈颖. 芳香疗法对肿瘤患者化疗后心理痛苦和恶心呕吐的影响[J]. 中国当代医药,2022,29(3):67-70.

[334] 仲召娣,马玉. 基于怀旧主题的叙事疗法在晚期肿瘤患者心理干预中的应用[J]. 中国医药导报,2022,19(2):156-159.

[335] 陈延平. 团体心理治疗对妇科恶性肿瘤康复期患者的影响[J]. 心理月刊,2022,17(10):153-155.

[336] 叶金婵,朱娓,孔维蕾,等. 感恩干预在尊严受损淋巴瘤化疗患者中的应用研究[J]. 护士进修杂志,2022,37(12):1061-1065.

[337] 黄阿美,杨静,王兴莉,等. 情绪功能操对消化道肿瘤癌痛患者负性心理及生活质量的干预研究[J]. 中华肿瘤防治杂志,2022,29(14):1074-1079.

[338] 吴俊,方庆凤,李园. 安宁疗护对老年肿瘤临终患者主要照顾者负性情绪及心理应激的影响[J]. 当代临床医刊,2022,35(2):93-94.

[339] 张如霞,杨梦婷. 人文关怀结合安宁疗护对晚期肿瘤病人心理状态及自尊水平的影响[J]. 全科护理,2022,20(4):520-522.

[340] 郑晓辉,李美婷,赖定忠,等. 家庭医生签约式临终关怀干预对社区晚期肿瘤患者生活质量的影响[J]. 甘肃医药,2022,41(7):598-600.

[341] 张丽娜,周靖靖,朱静文. 舒缓治疗在晚期肺癌临终住院患者中的应用效果[J]. 癌症进展,2022,20(13):1393-1397.

[342] 朱佳一,周怡泓,姚颖现. Cox-IMCHB理论的健康行为互动模式在膀胱癌术后患者中的应用[J]. 齐鲁护理杂志,2022,28(20):117-119.

[343] 孙守燕,鲍昕,马婕. 六步肿瘤管理模式在初诊胃癌患者中的应用价值[J]. 中国急救复苏与灾害医学杂志,2022,17(11):1506-1510.

[344] 高梦冉,张薇,司纪剑,等. 基于全方位心理健康评估的血液病患者心理模型图的构建[J]. 天津医科大学学报,2022,28(5):549-554.

[345] 陈永忠,周瑞生. 国医大师周岱翰"带瘤生存"学术理念论析[J]. 中医肿瘤学杂志,2022,4(2):1-5.

[346] 何晓玉,田文灏,储真真,等. 中医药在肿瘤康复中的临床应用[J]. 中国临床医生杂志,2022,50(12):1510-1512.

[347] 王超,李小芳. 中医管理理念在肿瘤患者康复管理中的应用[J]. 中医药管理杂志,2022,30(12):30-33.

[348] 汪红芳,陈利珍. 基于文献挖掘的中医药学肿瘤疾病管理效果探讨[J]. 中医药管理杂志,2022,30(22):3-6.

[349] 朱培思,陆亚康. 医院-社区-家庭三级中医管理模式在肿瘤中晚期患者中的应用[J]. 中医药管理杂志,2022,30(1):93-94.

[350] 刘青平,邱明月. 应用中医"绿色管理"理念改善肿瘤患者预后质量探讨[J]. 中医药管理杂志,2022,30

(21)：231－233.

[351] 盛仙,朱春兰.中医特色健康管理在肿瘤科病房中的应用[J].中医药管理杂志,2022,30(7)：192－193.

[352] 宋才红,左芬.中医慢病管理在肿瘤科护理中的应用[J].中医药管理杂志,2022,30(5)：231－232.

[353] 段庆燕.辨证取穴针刺联合耳穴贴压预防化疗呕吐的价值[J].中国中医药现代远程教育,2022,20(18)：112－114.

[354] 王东莉,李霞,周蕾,等.中医五音疗法联合穴位按压对急性白血病患者化疗所致恶心呕吐及生活质量的影响[J].护理与康复,2022,21(12)：39－41.

[355] 吴素文,黄晨.中医护理结合中药贴敷,穴位按摩对肿瘤化疗致恶心呕吐效果的探讨[J].中外医疗,2022,41(30)：5－8.

[356] 高朗,覃鹏,陈小芳,等.基于CiteSpace的中医药治疗化疗所致恶心呕吐研究热点的可视化分析[J].云南中医学院学报,2022,45(2)：12－19.

[357] 于知江.健脾化瘀汤对胃癌患者围化疗期免疫功能及预防化疗致恶心呕吐的应用研究[J].现代医学与健康研究电子杂志,2022,6(8)：89－91.

[358] 李彭.中医穴位贴敷技术对恶性肿瘤患者化疗后恶心呕吐的防治作用[J].临床合理用药杂志,2022,15(17)：104－107.

[359] 高艳梅.中医护理对肺癌化疗后恶心呕吐症状的效果[J].甘肃医药,2022,41(4)：373－375.

[360] 陈丽,田艳珍,刘艺,等.中医五行音乐联合引导式想象对肺癌化疗患者负性情绪及恶心、呕吐的影响[J].甘肃医药,2022,41(12)：1139－1141.

[361] 郑秋惠,杨明珠,孙芳,等.探讨高海拔地区肿瘤患者化疗所致恶心呕吐的中医辨证用药[J].世界临床药物,2022,43(3)：331－335.

[362] 夏敏.基于快速康复外科理念指导的中医护理干预对促进直肠癌术后快速康复的应用效果分析[J].黑龙江医学,2022,46(22)：3－6.

[363] 高宇,胡少博,邓超,等.基于中医传承计算平台探索中医药治疗化疗性腹泻用药配伍规律[J].海南医学院学报,2022,28(7)：6－7.

[364] 范慧,孙雯,王鹏.中医特色护理干预对消化道肿瘤术后患者胃肠功能和护理满意度的影响[J].中外医疗,2022(1)：41－43.

[365] 张稚淳,丁皓,贾梦冉,等.肠胃舒胶囊治疗肿瘤相关便秘临床观察[J].内蒙古中医药,2022,41(4)：44－46.

[366] 刘书红,霍晶晶,严康,等.中药膏摩疗法治疗恶性肿瘤患者气滞血瘀型便秘疗效观察[J].北京中医药,

2022,41(10)：1153－1157.

[367] 杨勃,卢霞,刘海阳,等.温补脾肾法改善肺癌免疫检查点抑制剂相关腹泻疗效观察[J].吉林中医药,2022,42(7)：792－795.

[368] 钱丽君,金梦洁,吕欣妮,等.中医药治疗大肠癌化疗相关性腹泻思路探讨[J].中医临床研究,2022,14(34)：65－67.

[369] 薛娜,马芳芳,程培育,等.调神止痛针刺法治疗中重度癌痛临床观察[J].现代中西医结合杂志,2022,31(3)：334－337,424.

[370] Ge L, Wang Q, He Y, et al. Acupuncture for cancer pain: an evidence-based clinical practice guideline[J/OL]. Chin Med, 2022[2022－01－05]. https://doi.org/10.1186/s13020－021－00558－4.

[371] Shen Y, Wang J, Yan P, et al. The Pharmacological Mechanism of the Effect of Plant Extract Compound Drugs on Cancer Pain Based on Network Pharmacology[J/OL]. J Healthc Eng, 2022[2022－02－27]. https://doi.org/10.1155/2022/9326373.

[372] 刘青杨,张宁苏,邢向荣.91例骨转移癌伴疼痛患者中医证型及临床特征[J].中医药临床杂志,2022(7)：34－36.

[373] 胡利娇,丛春延.疼痛护理联合临终关怀对晚期肺癌患者生活质量的影响分析[J].中华养生保健,2022(19)：40.

[374] 徐张迎,黄凌鹰,高月求,等.蟾雄膏外敷治疗血瘀热毒型胃癌癌痛的临床效果[J].中国医药导报,2022,19(18)：119－122,127.

[375] 彭晓喻.穴位按摩联合情志护理对肺癌患者疼痛及情绪状态的影响[J].中医外治杂志,2022,31(1)：102－103.

[376] 李要远,鲍艳举,郑红刚,等.消癥止痛凝胶外敷治疗恶性肿瘤骨转移疼痛的随机对照研究[J].中医杂志,2022,63(24)：2353－2360.

[377] Zhang S, Mi Y, Ye T, et al. Carbohydrates and ginsenosides in shenmai injection jointly improve hematopoietic function during chemotherapy-induced myelosuppression in mice[J]. Chin Med, 2022, 17(1)：124.

[378] Kang M, Park S, Chung Y, et al. Hematopoietic Effects of Angelica gigas Nakai Extract on Cyclophosphamide-Induced Myelosuppression[J/OL]. Plants (Basel), 2022[2022－12－12]. https://doi.org/10.3390/plants11243476.

[379] 陈诗嘉,孙姝,杨光静,等.当归补血汤防治肿瘤化疗

患者骨髓抑制临床疗效 Meta 分析[J]. 亚太传统医药,2022,18(0):169-176.

[380] 杨闪闪,赵凤雅,陈冬梅,等. 化疗后骨髓抑制的辨治思路及用药经验探析[J]. 中华中医药杂志,2022,37(12):7162-7165.

[381] 中国中西医结合学会血液病专业委员会. 肿瘤放化疗后白细胞减少症中西医结合治疗专家共识(2022 年版)[J]. 中华肿瘤防治杂志,2022,29(23):1641-1646,1652.

[382] 陈琳,程宗琦,姚鑫,等. 扶正养血膏干预化疗致骨髓抑制的临床疗效及安全性研究[J]. 中国药房,2022,33(21):2643-2646.

[383] 陈明明,郭旭,熊乙霓,等. 培元固本法治疗乳腺癌化疗后骨髓抑制临床研究[J]. 陕西中医,2022,43(8):3-6.

[384] 张燕,欧阳征,张森,等. 探讨益气扶正固本法对老年肺癌患者化疗期骨髓抑制的改善机制及造血机能的保护作用[J]. 辽宁中医药大学学报,2022,24(3):172-179.

[385] 王振强,王洪亮,张庆江,等. 益气养荣组方联合培能药物治疗小细胞肺癌化疗后骨髓抑制的临床疗效[J]. 现代中药研究与实践,2022,36(2):69-73.

[386] 华锋. 黄芪扶正方对结直肠癌化疗患者骨髓抑制的治疗效果观察[J]. 基层医学论坛,2022,26(5):69-71.

[387] 曹旭,王勇飞,陆玉峰. 养血扶正膏对乳腺癌 CAF 方案化疗所致骨髓抑制患者外周血象及免疫功能的影响[J]. 四川中医,2022,40(2):179-182.

[388] 康聪颖,赵宝芳,罗玉妍,等. 生髓方结合针灸四花穴在肺癌化疗后骨髓抑制患者中应用价值研究[J]. 四川中医,2022,40(3):84-88.

[389] 林琪,夏传宝,陈阳天,等. 穴位贴敷联合艾灸对肺癌化疗患者骨髓抑制的防治作用[J]. 中外医疗,2022,41(33):171-175.

[390] 陈婷,方灿途,李陆振. 奥沙利铂致周围神经毒性中医证候、证素特点及与神经毒性分级相关性研究[J]. 广州中医药大学学报,2022,39(3):10-14.

[391] 李笑瑶,高宏,邢向荣. 恶性肿瘤患者化疗后手足麻木的中医证型分布及相关因素分析[J]. 中国处方药,2022,20(2):126-127.

[392] 史海霞,饶志璟,祝利民,等. 益气温阳通脉方对化疗致周围神经病变患者的临床疗效[J]. 上海中医药大学学报,2022,36(2):13-19.

[393] 钟斯婷,麦杰伦,施永瑛. 中药外洗联合针灸应用于恶性肿瘤化疗所致周围神经毒性的效果分析[J]. 大医生,2022,7(17):82-84.

[394] 许炜茹,于明薇,富琦. 黄芪桂枝五物汤加减治疗奥沙利铂所致周围神经病变的回顾性研究[J]. 广州中医药大学学报,2022,39(1):24-30.

[395] 林明生. 温经通络方熏洗对肿瘤患者化疗后周围神经毒性的临床观察[J]. 中国卫生标准管理,2022,13(12):129-132.

[396] 王茜,陈缪存,桂丽琼,等. 针药联合对肿瘤化疗药物所致周围神经毒性的应用研究[J]. 中国肿瘤临床与康复,2022,29(9):1042-1045.

[397] 温晓雪,李曼,项丽萍,等. 经络拍打联合中药熏洗对奥沙利铂致周围神经毒性的远期防治效果评价[J]. 重庆医学,2022,51(16):2812-2816.

[398] Zhao D, Zhang J, Zhu Y, et al. Study of Antidepressant-Like Effects of Albiflorin and Paeoniflorin Through Metabolomics From the Perspective of Cancer-Related Depression [J/OL]. Front Neurol, 2022[2022-07-08]. https://doi.org/10.3389/fneur.2022.828612.

[399] Li W, Zhou R, Zheng J, et al. Chaihu-Shugan-San ameliorates tumor growth in prostate cancer promoted by depression via modulating sphingolipid and glycerinphospholipid metabolism [J/OL]. Front Pharmacol, 2022[2022-12-05]. https://doi.org/10.3389/fphar.2022.1011450.

[400] 张传龙,王桂彬,庞博. 经方论治肿瘤相关性抑郁[J]. 陕西中医,2022,43(3):342-344.

[401] 胡毓秀,刘晓利,徐兴友,等. 解乏安神法联合情志干预在妇科肿瘤病人中的应用[J]. 全科护理,2022,20(8):1105-1107.

[402] 张洁,李慧杰,王志鹏,等. 食管恶性肿瘤相关性抑郁影响因素及其中医证型差异性分析[J]. 中医药通报,2022,21(9):27-30.

[403] 李晓倩,黄丽,贺春莲. 中医情志护理加穴位按摩治疗肺癌化疗患者生活质量的改善评价[J]. 新疆中医药,2022,40(2):49-51.

[404] 魏莹洁,李月玮,闫丽君,等. 柴胡加龙骨牡蛎汤加减联合心理干预治疗肿瘤相关性抑郁症临床研究[J]. 基层中医药,2022,1(3):40-44.

[405] 李玲玉,熊萍,金小琴. 中医护理干预对恶性肿瘤失眠患者心理状态的影响[J]. 光明中医,2022,37(10):1861-1863.

[406] 周群英,郁玲,乐丽,等. 情志护理对恶性肿瘤患者负性情绪及生活质量的影响[J]. 光明中医,2022,37(18):3419-3421.

【文　选】

一、肿瘤常见症状的康复

1. Chou YJ, Kober KM, Yeh KH, et al. A pilot study of metabolomic pathways associated with fatigue in patients with colorectal cancer receiving chemotherapy. Eur J Oncol Nurs, 2022, 56: 102096. doi: 10.1016/j. ejon. 20 22. 102096.

The aim of this pilot study was to evaluate for differences in metabolomic profiles between fatigued and non-fatigued patients with colorectal cancer (CRC) during chemotherapy (CTX). Method: Patients were recruited from the department of surgery in a large medical center in Taiwan. In this longitudinal pilot study, the Fatigue Symptom Inventory and fasting blood samples were collected at three assessments [i. e. , prior to surgery (T0), three months (T1) and six months (T2) after surgery]. Metabolomic profile analysis was used. Multilevel regression and pathway analyses were performed to identify differences in metabolomic profiles between the fatigued and non-fatigued groups. Results: Of the 49 patients, 55.1% ($n = 27$) were in the fatigue group. All of the 15 metabolites that had statistically significant group x time interactions in the differential metabolite analysis were entered into the pathway analysis. Two pathways were enriched for these metabolites, namely galactose metabolism and phenylalanine, tyrosine, and tryptophan biosynthesis. Conclusions: The results from this pilot study suggest that pathways involved in galactose metabolism and phenylalanine, tyrosine, and tryptophan biosynthesis are associated with cancer-related fatigue (CRF) in patients with CRC during CTX. These findings are consistent with the hypotheses that alterations in energy metabolism and increases in inflammation are associated with the development and maintenance of CRF.

2. Wang S, Jiang N, Song Y, et al. Correlates of Cancer-Related Fatigue among Colorectal Cancer Patients Undergoing Postoperative Adjuvant Therapy Based on the Theory of Unpleasant Symptoms. Curr Oncol, 2022, 29(12): 9199 - 9214.

Cancer-related fatigue (CRF) is a common and burdensome symptom in cancer patients that is influenced by multiple factors. Identifying factors associated with CRF may help in developing tailored interventions for fatigue management. This study aimed to examine the correlates of CRF among colorectal cancer patients undergoing postoperative adjuvant therapy based on the theory of unpleasant symptoms. Methods: A cross-sectional study was implemented, and finally, a sample of 363 participants from one tertiary general hospital and one tertiary cancer hospital was purposively recruited. Data were collected using the general information questionnaire, cancer fatigue scale, the distress disclosure index, Herth hope index, and perceived social support scale. Univariate analysis and multiple linear regression analysis were performed to determine the correlates of CRF. Results: The mean score of CRF among colorectal cancer patients was 21.61 (SD = 6.16, 95% CI 20.98 - 22.25), and the fatigue degree rating was "moderate". The multiple linear regression model revealed that 49.1% of the variance in CRF was explained by hope, sleep disorder, internal family support, self-disclosure, pain, and time since operation.

Conclusions: Our study identified several significant, modifiable factors (self-disclosure, hope, internal family support, pain, and sleep disorder) associated with CRF. Understanding these correlates and developing targeted psychosocial interventions may be associated with the improvement of CRF in patients with colorectal cancer.

3. Wang H, Zhao T, Lv C, et al. Serum Metabonomics as a Diagnostic Approach for Cancer-Related Fatigue. Exp Ther Med, 2022, 23(4): 256.

In the present study, differences in metabolic pathways between patients with and without cancer-related fatigue (CRF) were examined to identify metabolic serum biomarkers of CRF. In this preliminary study, metabolic profiling was applied to analyze the serum samples from 14 patients with CRF and 11 non-CRF individuals (non-fatigue cancer survivors) by ultra-performance liquid chromatography coupled with mass spectrometry. Orthogonal partial least-squares discriminant analysis was adopted to evaluate the differences between the CRF and non-CRF groups. The CRF group was characterized by increases in phosphatidylethanolamine (PE; 18:0/0:0), LysoPE (0:0/20:4 and 0:0/16:0), lysophosphatidylcholine (LysoPC; 20:4, 22:4 and 16:0) and LysoPC/PC, phosphatidylserine (21:0/0:0), glycerophosphocholine and N-docosahexaenoyl gamma-aminobutyric acid. Furthermore, decreases in anandamide, uric acid, dihydrouracil, LysoPE (0:0/22:5), 2,5,7,8-tetramethyl-2 (2'-carboxyethyl)-6-hydroxychroman, 19 (R)-hydroxy-prostaglandin F1alpha, N-

(3alpha, 12alpha-dihydroxy-5beta-cholan-24-oyl)-glycine, ketoleucine, indoxyl sulfate, alpha-N-phenylacetyl-L-glutamine and 1-linoleoyl-glycerophosphocholine were detected. These data indicate a possible disturbance in the metabolism of phospholipids and adjustments in the endocannabinoid system. The metabonomic approach may be helpful to determine the pathophysiological mechanisms of CRF and the identification of potential biomarkers for the accurate diagnosis of CRF. All clinical data were obtained from the 'Research on the efficacy of traditional Chinese medicine comprehensive intervention in cancer-related fatigue' (TCM-CRF) project. Medical Ethical Approval for TCM-CRF was approved by the Chinese Ethics Committee of Registering Clinical Trials. The approval number for the TCM-CRF study was ChiECRCT-2013038, and the TCM-CRF study was completed.

4. Li G, Ding J, Zhang Y, et al. The clinical application and pharmacological mechanism of Bu-Zhong-Yi-Qi decoction for treating cancer-related fatigue: An overview. Biomed Pharmacother, 2022 [2022 - 12 - 05]. https://doi.org/10.1016/j.biopha.2022.113969.

Cancer-related fatigue (CRF) is one of the common complications of cancer patients, with occult onset, long duration, and unfavorable treatment outcomes, which is disturbing to patients and clinicians. Chinese medicine has natural and unique advantages in improving CRF symptoms. Bu-Zhong-Yi-Qi decoction is commonly applied for treating CRF. In this study, we intend to further study the effect and mechanism of Bu-Zhong-Yi-Qi decoction in the treatment of CRF, and explore the active chemical components of the medicinal herbs. To this end, we reviewed the previous clinical research and experiments, analyzed the molecular mechanism, pharmacological effect, active chemical composition and its target of action in the treatment of CRF with tonic and Bu-Zhong-Yi-Qi decoction, which provided a theoretical basis for future research and practice.

5. Zhang C, Guo W, Yao X, et al. Database mining and animal experiment-based validation of the efficacy and mechanism of Radix Astragali (Huangqi) and Rhizoma Atractylodis Macrocephalae (Baizhu) as core drugs of Traditional Chinese medicine in cancer-related fatigue. J Ethnopharmacol, 2022[2022 - 03 - 01]. https://doi. org/10. 1016/j. jep. 2021. 114892.

In China, Traditional Chinese medicine (TCM) is often used as the main therapy for cancer-related fatigue (CRF). However, there is limited evidence to prove its therapeutic effect and mechanism. We aimed to provide a basis for the therapeutic effect of TCM for CRF. Methods: We performed a meta-analysis to investigate the efficacy of TCM treatment for CRF. Through frequency statistics and association rule mining, we screened the core Chinese medicine components, Astragalus mongholicus Bunge., root (Radix astragali, Huangqi) and Atractylodes macrocephala Koidz., rhizome (Rhizoma atractylodis macrocephalae, Baizhu). We then used animal experiments to verify the effectiveness of these two TCMs and changes in related indicators in mice. Relevant molecular mechanisms were explored through network pharmacological analysis. Results: Twenty-four randomised control trials (RCTs) involving 1865 patients were included in the meta-analysis. TCM produced more positive effects on CRF than standard therapy alone. Radix astragali and Rhizoma atractylodis macrocephalae, as the core drug pair for the treatment of CRF, enhanced the physical fitness of mice; reduced abdominal circumference, level of inflammatory factors, and tumour weight; and increased body weight and blood sugar. Network pharmacology analysis showed that the mechanism of action of Radix astragali and Rhizoma atractylodis macrocephalae on CRF mainly involved compounds, such as quercetin, kaempferol and luteolin, acting through multiple targets, such as Protein kinase B alpha (AKT1), Tumour necrosis factor (TNF), and Interleukin-6 (IL-6). These molecules regulate cytokines, cancer signalling, and metabolic pathways and confer an anti-CRF effect. Conclusions: TCM may be a promising therapy to relieve CRF in cancer patients. Our research may provide a reference for the clinical application of TCM for treating CRF.

6. Lu DX, Liu F, Wu H, et al. Wumei Pills Attenuates 5-Fluorouracil-Induced Intestinal Mucositis through Toll-Like Receptor 4/Myeloid Differentiation Factor 88/Nuclear Factor-Kappab Pathway and Microbiota Regulation. World J Gastroenterol, 2022, 28(32): 4574 - 4599.

Radiotherapy and chemotherapy can kill tumor cells and improve the survival rate of cancer patients. However, they can also damage normal cells and cause serious intestinal toxicity, leading to gastrointestinal mucositis. Traditional Chinese medicine is effective in improving the side effects of chemotherapy. Wumei pills（WMP）was originally documented in the Treatise on Exogenous Febrile Diseases. It has a significant effect on chronic diarrhea and other gastrointestinal diseases, but it is not clear whether it affects chemotherapy-induced intestinal mucositis（CIM）. To explore the potential mechanism of WMP in the treatment of CIM through experimental research. Methods: We used an intraperitoneal injection of 5-fluorouracil（5-Fu）to establish a CIM mouse model and an oral gavage of WMP decoction（11325 and 22650 mg/kg）to evaluate the efficacy of WMP in CIM. We evaluated the effect of WMP on CIM by observing the general conditions of the mice（body weight, food intake, spleen weight, diarrhea score, and hematoxylin and eosin stained tissues）. The expression of tumor necrosis factor-alpha（TNF-alpha）, interleukin-6（IL-6）, IL-1beta, and myeloperoxidase（MPO）, as well as the Toll-like receptor 4/myeloid differentiation factor 88/ nuclear factor-kappaB （ TLR4/MyD88/NF- kappaB）signaling pathway proteins and tight junction proteins（zonula occludens-1, claudin-1, E-cadherin, and mucin-2）was determined. Furthermore, intestinal permeability, intestinal flora, and the levels of short-chain fatty acids （SCFA）were also assessed. Results: WMP effectively improved the body weight, spleen weight, food intake, diarrhea score, and inflammatory status of the mice with intestinal mucositis, which preliminarily confirmed the efficacy of WMP in CIM. Further experiments showed that in addition to reducing the levels of TNF-alpha, IL-1beta, IL-6, and MPO and

inhibiting the expression of the TLR4/MyD88/ NF-kappaB pathway proteins, WMP also repaired the integrity of the mucosal barrier of mice, regulated the intestinal flora, and increased the levels of SCFA（such as butyric acid）. Conclusion: WMP can play a therapeutic role in CIM by alleviating inflammation, restoring the mucosal barrier, and regulating gut microbiota.

7. Ge MM, Li DY, Wang L, et al. Naringenin promoted spinal microglia M2 polarization in rat model of cancer-induced bone pain via regulating AMPK/PGC-1alpha signaling axis. Biomed Pharmacother, 2022［2022－04－07］. https:// doi. org/10. 1016/j. biopha. 2022. 112912.

Cancer-induced bone pain（CIBP）treatment remains a clinical challenge because the pathophysiological mechanisms are not fully understood. Recently, it was verified that shifting microglial polarization toward the M2 phenotype reveals a potential strategy for CIBP treatment. Naringenin, a natural flavone flavonoid, has been reported to have antioxidant, anti-inflammatory and neuroprotective properties. However, the role of naringenin on regulating microglial polarization in CIBP rats and the molecular mechanisms participating in this process have not been fully clarified. Herein, we investigated the potential effect of naringenin on M1/M2 microglial polarization and further explored the potential mechanisms of this action. Our study demonstrated that intraperitoneal administration of naringenin could upregulate the antioxidative molecule glutathione peroxidase 4（GPx4）level in the spinal cord, as well as bone cancer-induced mechanical allodynia in rats. Moreover, naringenin treatment also suppressed microglia-mediated neuroinflammation by downregulating the phosphorylation of nuclear factor kappaB (NF-kappaB) p65 expression and promoting microglial polarization toward the M2 phenotype in CIBP rats. The promoting effects mediated by naringenin on M1/M2 microglial polarization are dependent on the serine/threonine protein kinase adenosine monophosphate-activated protein kinase (AMPK)/proliferator-activated receptor gamma coactivator-1alpha (PGC-1alpha) signaling pathway. Inhibition of AMPK activation with the classical AMPK inhibitor Compound C attenuated this effect of naringenin. These results improved the understanding of the anti-inflammatory property of naringenin on microglial polarization, which might provide new alternative avenues for CIBP treatment.

8. Yang HY, Zhang F, Cheng ML, et al. Glycogen Synthase Kinase-3beta Inhibition Decreases Inflammation and Relieves Cancer Induced Bone Pain Via Reducing Drp1-Mediated Mitochondrial Damage. J Cell Mol Med, 2022, 26(14): 3965 - 3976.

Bone is the preferential site of metastasis for breast cancer. Invasion of cancer cells induces the destruction of bone tissue and damnification of peripheral nerves and consequently induced central sensitization which contributes to severe pain. Herein, cancer induced bone pain (CIBP) rats exhibited destruction of tibia, mechanical allodynia and spinal inflammation. Inflammatory response mainly mediated by astrocyte and microglia in central nervous system. Our immunofluorescence analysis revealed activation of spinal astrocytes and

microglia in CIBP rats. Transmission electron microscopy (TEM) observations of mitochondrial outer membrane disruption and cristae damage in spinal mitochondria of CIBP rats. Proteomics analysis identified abnormal expression of proteins related to mitochondrial organization and function. Intrathecally, injection of GSK-3beta activity inhibitor TDZD-8 significantly attenuated Drp1-mediated mitochondrial fission and recovered mitochondrial function. Inhibition of GSK-3beta activity also suppressed NLRP3 inflammasome cascade and consequently decreased mechanical pain sensitivity of CIBP rats. For cell research, TDZD-8 treatment significantly reversed TNF-alpha induced mitochondrial membrane potential (MMP) deficiency and high mitochondrial reactive oxygen species level. Taken together, GSK-3beta inhibition by TDZD-8 decreases spinal inflammation and relieves cancer induced bone pain via reducing Drp1-mediated mitochondrial damage.

9. Tang PC, Chuang JY, Liao J, et al. Single-cell RNA sequencing uncovers a neuron-like macrophage subset associated with cancer pain. Sci Adv, 2022 [2022 - 10 - 07]. https://doi.org/10. 1126/sciadv. abn5535.

Tumor innervation is a common phenomenon with unknown mechanism. Here, we discovered a direct mechanism of tumor-associated macrophage (TAM) for promoting de novo neurogenesis via a subset showing neuronal phenotypes and pain receptor expression associated with cancer-driven nocifensive behaviors. This subset is rich in lung adenocarcinoma associated with poorer prognosis. By elucidating the transcriptome dynamics of TAM with single-cell resolution, we discovered a phenomenon "macrophage to neuron-like cell transition" (MNT) for directly promoting tumoral neurogenesis, evidenced by macrophage depletion and fate-mapping study in lung carcinoma models. Encouragingly, we detected neuronal phenotypes and activities of the bone marrow-derived MNT cells (MNTs) in vitro. Adoptive transfer of MNTs into NOD/SCID mice markedly enhanced their cancer-associated nocifensive behaviors. We identified macrophage-specific Smad3 as a pivotal regulator for promoting MNT at the genomic level; its disruption effectively blocked the tumor innervation and cancer-dependent nocifensive behaviors in vivo. Thus, MNT may represent a precision therapeutic target for cancer pain.

10. Chu X, Zhuang H, Liu Y, et al. Blocking Cancer-Nerve Crosstalk for Treatment of Metastatic Bone Cancer Pain. Adv Mater, 2022[2022 - 03 - 04]. https://doi. org/10. 1002/adma. 202108653.

The tumor microenvironment is a complex milieu where neurons constitute an important non-neoplastic cell type. From "cancer neuroscience," the crosstalk between tumors and neurons favors the rapid growth of both, making the cancer-nerve interaction a reciprocally beneficial process. Thus, cancer-nerve crosstalk may provide new targets for therapeutic intervention against cancer and cancer-related symptoms. We proposed a nerve-cancer crosstalk blocking strategy for metastatic bone cancer pain treatment, achieved by Mg/Al layered-double-hydroxide nanoshells (Mg/Al-LDH) with AZ-23 loaded inside and alendronate decorated outside. The pain-causing H (+) is rapidly eliminated by the LDH, with neurogenesis inhibited by the antagonist AZ-23. As positive feedback, the decreased pain reverses the nerve-to-cancer Ca^{2+} crosstalk-related cell cycle, dramatically inhibiting tumor growth. All experiments confirm the improved pain threshold and enhanced tumor inhibition. The study may inspire multidisciplinary researchers to focus on cancer-nerve crosstalk for treating cancer and accompanied neuropathic diseases.

11. Xu L, Wang S, Zhang L, et al. Cobratoxin Alleviates Cancer-Induced Bone Pain in Rats Via Inhibiting Camkii Signaling Pathway after Acting on M4 Muscarinic Cholinergic Receptors. ACS Chem Neurosci, 2022, 13(9): 1422 - 1432.

Cancer-induced bone pain (CIBP) is a common pain in clinics, which can reduce the quality of life and increase the mortality of patients, but the treatment of CIBP is limited. This study was designed to investigate the analgesic effect of alpha-cobratoxin on CIBP and further to explore the molecular target and potential signal pathway. As shown by the mechanical allodynia test in a CIBP rat model, administration of alpha-cobratoxin produced significant analgesia in a dose-dependent manner, and the analgesic effects were blocked by pretreatment with an intrathecal injection of M4 mAChR-siRNA or intraperitoneal injection of tropicamide, an antagonist of M4 muscarinic cholinergic receptor. Whole-cell patch-clamp recording showed that alpha-cobratoxin can decrease the spontaneous firing and spontaneous excitatory postsynaptic currents of SDH neurons in CIBP rats. In primary lumber SDH neurons, intracellular calcium measurement revealed that alpha-cobratoxin decreased intracellular calcium concentration, and immunofluorescence demonstrated that M4 muscarinic cholinergic receptor and CaMKII/CREB were co-expressed. In the CIBP model and primary SDH neurons, Western blot showed that the levels of p-CaMKII and p-CREB were increased by alpha-cobratoxin and the effect of alpha-cobratoxin was antagonized by M4 mAChR-siRNA. The quantitative polymerase chain reaction (qPCR) results showed that alpha-cobratoxin downregulated the expression of proinflammatory cytokines through M4 muscarinic cholinergic receptor in SDH. These results suggest that alpha-cobratoxin may activate M4 muscarinic cholinergic receptor, triggering the inhibition of SDH neuronal excitability via CaMKII signaling pathway, thereby resulting in antagonistic effects in the CIBP rat model.

12. Wu P, Zhou GH, Wu XQ, et al. P2X7 receptor induces microglia polarization to the M1 phenotype in cancer-induced bone pain rat models. Mol Pain, 2022[2022-06-20]. https://doi. org/ 10. 1177/17448069211060962.

Bone cancer pain (BCP) is the most severe and intractable type of cancer pain. Emerging evidence has demonstrated that activated microglia in the spinal cord could release a series of neurotoxic substances to stimulate neurons and form neuronal sensitization. The P2X7 receptor (P2X7R) is a nonselective ATP-gated ion channel predominantly present in microglia in the spinal cord as the key modulator of microglial activity. However, the specific effect and underlying molecular mechanism of P2X7R in BCP have not yet been elucidated. This study aimed at investigating whether P2X7R-induced BCP by regulating microglial activity through NLRP3/IL-1beta signaling involvement in BCP. Controlled animal study. Methods: A BCP animal model was established by injecting Walker-256 breast cancer cells into the tibia of female rats. Fifty percent paw withdrawal thresholds (50% PWTs), number of spontaneous flinches (NSF), and limb use scores were used to evaluate behavior in rats. P2X7R inhibitor brilliant blue G (BBG) was used to assess the role of P2X7R in BCP-induced NLRP3 inflammasome activation. Western blot, RT-PCR, and immunofluorescence were used for quantitative comparison. In vitro, BV2 cells were treated with lipopolysaccharide (LPS) and BzATP, in the presence or absence of P2X7 siRNA, with nigericin (an agonist of the NLRP3 inflammasome) to further study the mechanism of P2X7R regulate NLRP3/IL-1beta signaling. Results: The inhibition of spinal P2X7R with BBG could effectively inhibit BCP due to suppressing the expression of NF-kappaB p-p65, NLRP3 inflammasome formation, and downstream pain factors IL-1beta. Furthermore, P2X7 siRNA could reduce microglial activity, the nuclear translocation of NF-kappaB, and the synthesis of NLRP3 and IL-1beta in BV2 cells. In addition, nigericin partially reversed the ameliorating effect of P2X7 siRNA on BV2 cells induced by LPS and BzATP. LIMITATIONS: BBG could relieve BCP but not improve the destruction of bone, which may be related to the specificity of inoculated cells. Further mechanisms should be investigated. Conclusion: These findings suggest that targeting the microglial P2X7R activated NLRP3/IL-1beta signaling pathway could serve as a potential strategy for BCP treatment.

13. Yang C, Kang F, Huang X, et al. Melatonin attenuates bone cancer pain via the SIRT1/HMGB1 pathway. Neuropharmacology, 2022 (220): 109254.

Bone cancer pain (BCP), which seriously affects the quality of life of patients, remains a clinically challenging problem. Hence, there is an urgent need to investigate new mechanisms and develop new therapeutics to relieve BCP. In the present study, we investigated the analgesic effect of melatonin on BCP and the underlying mechanisms. Male C57BL/6 mice were used to establish BCP models. We found that the levels of sirtuin 1 (SIRT1) and nucleus-high mobility group box-1 (HMGB1) were decreased, whilst the levels of HMGB1, cytoplasm-HMGB1 and inflammatory cytokines (TNF-alpha, IL-6, IL-1beta) were increased in the spinal cord of BCP mice on days 7, 14 and 21 after implantation compared with the levels in sham mice. Intrathecal administration of melatonin dose-dependently increased values of PWMT and TWL compared with the BCP group. However, intrathecal administration of EX527 (a selective SIRT1 antagonist) reversed the analgesic effect of melatonin. Moreover, mice in the melatonin group exhibited an increase in SIRT1 and nucleus-HMGB1, whilst there was a decrease in HMGB1, cytoplasm-HMGB1, rage, acetyl-HMGB1 and inflammatory cytokines compared with those in BCP mice. EX527 also reversed these changes. Furthermore, SIRT1 physically interacted with HMGB1 in the BCP mice. In conclusion, intrathecal administration of melatonin attenuates BCP through SIRT1-dependent inhibition of HMGB1 translocation and inflammatory cytokines. Melatonin may be a promising drug for the clinical treatment of BCP.

14. Li X, Wang W, Zhang X, et al. Neuroinflammation in the medial prefrontal cortex exerts a crucial role in bone cancer pain. Front Mol Neurosci, 2022[2022 - 10 - 25]. https://doi. org/ 10. 3389/fnmol. 2022. 1026593.

Bone cancer pain (BCP) is one of the most common types of pain in cancer patients which compromises the patient's functional status, quality of life, and survival. Central hyperalgesia has increasingly been identified as a crucial factor of BCP, especially in the medial prefrontal cortex (mPFC) which is the main cortical area involved in the process of pain and consequent negative emotion. To explore the genetic changes in the mPFC during BCP occurrence and find possible targets for prediction, we performed transcriptome sequencing of mPFC in the BCP rat model and found a total of 147 differentially expressed mRNAs (DEmRNAs). A protein-protein interaction (PPI) network revealed that the DEmRNAs mainly participate in the inflammatory response. Meanwhile, microglia and astrocytes were activated in the mPFC of BCP rats, further confirming the presence of neuroinflammation. In addition, Gene Ontology (GO) analysis showed that DEmRNAs in the mPFC are mainly involved in antigen processing, presentation of peptide antigen, and immune response, occurring in the MHC protein complex. Besides, the Kyoto Encyclopedia of Genes and Genomes (KEGG) analysis revealed that DEmRNAs are mainly enriched in the pathways of phagosome, staphylococcus aureus infection, and antigen processing, in which MHCII participate.

Furthermore, immunostaining showed that MHCII is mainly located in the microglia. Microglia are believed to be involved in antigen processing, a key cause of BCP. In vivo, minocycline (MC) treatment inhibits the activation of microglia and reduces the expression of MHCII and proinflammatory cytokines, thereby alleviating BCP and pain-related anxiety. Taken together, our study identified differentially expressed genes in the BCP process and demonstrated that the activation of microglia participates in the inflammatory response and antigen process, which may contribute to BCP.

15. Tang Y, Chen Y, Yang M, et al. Knockdown of PAR2 alleviates cancer-induced bone pain by inhibiting the activation of astrocytes and the ERK pathway. BMC Musculoskelet Disord, 2022[2022 - 05 - 30]. https://doi.org/10.1186/s12891-022-05312-x.

Cancer-induced bone pain (CIBP) is a kind of pain with complex pathophysiology. Proteinase-activated receptor 2 (PAR-2) is involved in CIBP. This study explored the effects of PAR-2 on CIBP rats. Methods: CIBP rat model was established by injecting Walker 256 rat breast cancer cells into the left tibia of female Sprague-Dawley rats and verified by tibial morphology observation, HE staining, and mechanical hyperalgesia assay. CIBP rats were injected with PAR-2 inhibitor, ERK activator, and CREB inhibitor through the spinal cord sheath on the 13th day after operation. CIBP behaviors were measured by mechanical hyperalgesia assay. On the 14th day after operation, L4-5 spinal cord tissues were obtained. PAR-2 expression, co-expression of PAR-2 and

astrocyte marker GFAP, GFAP mRNA and protein levels and the ERK pathway-related protein levels were detected by Western blot, immunofluorescence double staining, RT-qPCR, and Western blot. Results: CIBP rats had obvious mechanical hyperalgesia and thermal hyperalgesia from the 7th day after modeling; mechanical hyperalgesia threshold and thermal threshold were decreased; PAR-2 was increased in spinal cord tissues and was co-expressed with GFAP. PAR-2 silencing alleviated rat CIBP by inhibiting astrocyte activation. p-ERK/t-ERK and p-CREB/t-CREB levels in CIBP spinal cord were elevated, the ERK/CREB pathway was activated, while the ERK/CREB pathway was inhibited by PAR-2 silencing. The alleviating effect of PAR-2 inhibitor on hyperalgesia behaviors in CIBP rats were weakened by ERK activator, while were partially restored by CREB inhibitor. Conclusion: PAR-2 knockdown inhibited the ERK/CREB pathway activation and astrocyte activation, thus alleviating CIBP in rats.

16. Lin R, Zhu J, Luo Y, et al. Intravenous Patient-Controlled Analgesia Versus Oral Opioid to Maintain Analgesia for Severe Cancer Pain: A Randomized Phase Ii Trial. J Natl Compr Canc Netw, 2022, 20(9): 1013 - 1021.

Optimal analgesic maintenance for severe cancer pain is unknown. This study evaluated the efficacy and safety of intravenous patient-controlled analgesia (IPCA) with continuous infusion plus rescue dose or bolus-only dose versus conventional oral extended-release morphine as a background dose with normal-release morphine as a rescue dose to maintain analgesia in patients with severe cancer pain after successful opioid titration. Methods: Patients with persistent severe cancer pain ($\geqslant 7$ at rest on the 11-point numeric rating scale [NRS]) were randomly assigned to 1 of 3 treatment arms: (A1) IPCA hydromorphone with bolus-only dose where dosage was 10% to 20% of the total equianalgesic over the previous 24 hours (TEOP24h) administered as needed, (A2) IPCA hydromorphone with continuous infusion where dose per hour was the TEOP24H divided by 24 and bolus dosage for breakthrough pain was 10% to 20% of the TEOP24h, and (B) oral extended-release morphine based on TEOP24h/2 x 75% (because of incomplete cross-tolerance) every 12 hours plus normal-release morphine based on TEOP24h x 10% to 20% for breakthrough pain. After randomization, patients underwent IPCA hydromorphone titration for 24 hours to achieve pain control before beginning their assigned treatment. The primary endpoint was NRS over days 1 to 3. Results: A total of 95 patients from 9 oncology study sites underwent randomization: 30 into arm A1, 32 into arm A2, and 33 into arm B. Arm B produced a significantly higher NRS over days 1 to 3 compared with arm A1 or A2 ($P = 0.001$). Daily NRS from day 1 to day 6 and patient satisfaction scores on day 3 and day 6 were worse in arm B. Median equivalent-morphine consumption increase was significantly lower in A1 ($P = 0.024$) among the 3 arms. No severe adverse event occurred in any arm. Conclusion: Compared with oral morphine maintenance, IPCA hydromorphone for analgesia maintenance improves control of severe cancer pain after successful titration. Furthermore, IPCA hydromorphone without continuous infusion may consume less opioid.

17. Wang H, Luo J, Chen X, et al. Clinical Observation of the Effects of Oral Opioid on Inflammatory Cytokines and Gut Microbiota in Patients with Moderate to Severe Cancer Pain: A Retrospective Cohort Study. Pain Ther, 2022, 11 (2): 667 - 681.

Recent studies have revealed that inflammation is a key factor in the causation of opioid analgesic tolerance. Opioids can induce a massive release of inflammatory cytokines and disruption of intestinal barrier function by activating Toll-like receptors 2/4 (TLR2/4), eventually resulting to sustained bacterial transmission and persistent systemic inflammation. However, most of the relevant analyses available were conducted at the level of animal experiments. It is necessary to explore the potential association between opioid tolerance and inflammatory cytokines and gut microbiota in patients with cancer pain. Methods: We retrospectively analyzed cytokines, lymphocyte subsets and blood cells in 186 cancer patients to examine the effect of oral opioids on inflammatory cytokines in patients with moderate to severe cancer pain. The control group constituted tumor patients without cancer pain, while patients with moderate to severe cancer pain taking oral opioids made up the observation group. Fecal samples collected from 25 cancer patients were also analyzed for the composition and diversity of gut microbiota using 16S rRNA sequencing to explore the association between oral opioids and dynamic changes in gut microbiota. Results: Patients with moderate to severe cancer pain taking oxycodone had significantly higher levels of IL-2, IL-4, IL-6, IL-10, TNF-alpha, and IFN-gamma than those in the control group ($P < 0.001$). The difference in the relative abundance of Lactobacillus ($P = 0.025$), Anaerostipes ($P = 0.034$), Megamonas ($P = 0.0080$), Monoglobus ($P = 0.0080$), and the Rikenellaceae_RC9_gut_group ($P = 0.022$) between the opioid and control group was significant. Conclusion: Oral oxycodone can cause abnormal changes in cytokine levels and gut microbiota of patients with moderate to severe cancer pain, prompting chronic systemic inflammation. Analgesic tolerance induced by long-term oxycodone use could be closely related to the consistent upregulation of IL-6 and TNF-alpha levels.

18. Su P, Leng Y, Liu J, et al. Comparative Analysis of the Efficacy and Safety of Different Traditional Chinese Medicine Injections in the Treatment of Cancer-Related Pain: A Bayesian Network Meta-Analysis . Front Pharmacol, 2022 [2022 - 02 - 07]. https://doi.org/10.3389/fphar.2021.803676.

Given the limitations of three-step analgesic therapy and the extensive use of traditional Chinese medicine injections (TCMIs) for cancer-related pain (CRP), this network meta-analysis (NMA) aims to compare the efficacy and safety of different regimens of TCMIs for CRP. Methods: A literature search was conducted in seven electronic databases for all related articles published before 12 April 2021. Randomized controlled trials (RCTs) were screened by a prior eligible criteria. The quality of literature was evaluated by the Cochrane risk of bias tool. We used Stata 16.0 software to analyze data including total pain relief rate, quality of life, and the incidence of adverse reactions. The surface under the cumulative ranking curve (SUCRA) probability values were applied to rank the interventions. Radar map was used to exhibit the most outstanding regimen for a certain outcome. Synthetic sorting bubble diagram was performed to show the relatively better regimen by integrating two or three outcomes. Results: A total of 84 RCTs involving 8,044 patients were included. The results indicated that YDZYR+AN (Yadanziyouru injection plus analgesic) ranked first for pain relief rate, closely followed by KLT + AN (Kanglaite injection plus analgesic). AD+AN (Aidi injection plus analgesic) ranked first for quality of life, KLT + AN following closely. The total adverse reaction rate of FFKS + AN (Fufangkushen injection plus analgesic) was the lowest, and the constipation rate of FFKS was the lowest. In terms of the incidence of nausea and vomiting, KLT + AN was the best choice. In the plots analysis, the results of integrated total incidence of adverse reactions and pain relief rate analysis indicated that FFKS + AN was the most appropriate regimen. Meanwhile, it had the lowest incidence of integrated constipation, nausea and vomiting, and total adverse reactions. KLT+AN was the best in alleviating pain and improving quality of life integrated outcomes. Conclusion: In conclusion, FFKS + AN was the best treatment regimen for the pain relief rate and total adverse reaction rate, and it was also the safest regimen for CRP treatment. KLT + AN was the most effective choice. Further, compared with analgesic treatment alone for patients with CRP, TCMIs + AN combination treatment strategies are significantly more effective. However, more high-quality RCTs are required to support these conclusions.

（王子琪　李柳燕）

二、抗肿瘤治疗毒副作用康复

（一）化疗不良反应康复

1. 梁有权,陈佐耀,李焕庭,等. 醋酸甲地孕酮分散片用于减轻晚期恶性肿瘤患者化疗不良反应与改善其生存质量的效果. 临床合理用药杂志,2022,15 (20): 81 – 83.

梁有权等观察醋酸甲地孕酮分散片用于减轻晚期恶性肿瘤患者化疗不良反应与改善其生存质量的效果。他们选取 2019 年 1 至 12 月广东省罗定市人民医院收治的晚期恶性肿瘤化疗患者 156 例,依照就诊顺序分为观察组和对照组,各 78 例。2 组患者均接受针对性化疗,在此基础上观察组化疗前 3 天予醋酸甲地孕酮分散片治疗。比较患者 2 周临床干预前后食欲与体质量变化情况,治疗前后 KPS 评分差异及Ⅲ-Ⅳ级不良反应(白细胞减少、血小板减少、恶心呕吐、腹泻等)发生情况。结果显示:治疗后观察组患者食欲与体质量增加占比为 30.77% 和 26.92%,分别高于对照组的 15.38% 和 7.69% ($P<0.05$ 或 $P<0.01$);治疗后,观察组 KPS 评分均较治疗前升高,且观察组 KPS 评分高于对照组 ($P<0.01$);观察组各项Ⅲ- Ⅳ级不良反应发生率均低于对照组($P<0.01$)。结论认为,醋酸甲地孕酮分散片用于减轻晚期恶性肿瘤患者化疗不良反应与改善其生存质量的效果显著,有助于降低不良反应发生风险,提升患者生存质量,值得临床推广应用。

2. Wei XL, Yuan RZ, Yang J, et al. Effects of Baduanjin exercise on cognitive function and cancer-related symptoms in women with breast cancer receiving chemotherapy: a randomized controlled trial. Support Care Cancer, 2022, 30(7): 6079-6091.

Cognitive decline is one of the main side effects of breast cancer patients after relevant treatment, but there is a lack of clear measures for prevention and management without definite mechanism. Moreover, postoperative patients also have a need for limb rehabilitation. Whether the cognitive benefits of Baduanjin exercise can improve the overall well-being of breast cancer patients remains unknown. Methods: This randomized controlled trial was conducted on 70 patients with breast cancer receiving chemotherapy who were randomly assigned and allocated to (1: 1) a supervised Baduanjin intervention group (5 times/week, 30 min each time) or a control group for 3 months. The effects of Baduanjin exercise intervention were evaluated by outcome measures including subjective cognitive function, symptoms (fatigue, depression, and anxiety), and health-related quality of life at pre-intervention (T0), 4 weeks (T1), 8 weeks (T2), and 12 weeks (T3). The collected data were analyzed by using an intention-to-treat principle and linear mixed-effects modeling. Results: Participants in the Baduanjin intervention group had a significantly greater improvement in terms of FACT-Cog ($F=14.511$; $P<0.001$), PCI ($F=15.789$; $P<0.001$), PCA ($F = 6.261$; $P = 0.015$), and FACT-B scores ($F=8.900$; $P=0.004$) compared with the control group over the time. The exercise-cognition relationship was significantly mediated through the reduction of fatigue (indirect effect: $\beta = 0.132$; 95%CI 0.046 to 0.237) and the improvement of anxiety (indirect effect: $\beta= - 0.075$; 95%CI -0.165 to -0.004). Conclusions: This pilot study revealed the benefits of Baduanjin exercise for subjective cognition and health-related quality of life of Chinese breast cancer patients receiving chemotherapy and outlined the underlying mediating mechanism of exercise-cognition. The findings provided insights into the development of public health initiatives to promote brain health and improve quality of life among breast cancer patients.

（二）免疫治疗不良反应康复

1. 张欣，高洁，张慧勤，等. 血清 IL-6，IL-10 与非小细胞肺癌患者免疫治疗皮肤毒性的相关性分析. 中南药学，2022，20（9）：2195-2198.

张欣等分析接受免疫治疗后发生皮肤毒性的非小细胞肺癌（NSCLC）患者血清中白细胞介素-6（IL-6），白细胞介素-10（IL-10）的表达水平与皮肤毒性严重程度的相关性。选取 2019 年 9 月至 2021 年 9 月发生免疫治疗相关皮肤毒性的 NSCLC 患者 105 例作为观察组，55 例健康体检者为对照组。分析 IL-6、IL-10 的表达水平与 NSCLC 患者的临床特征、各级别皮肤毒性的关系。结果显示：NSCLC 患者的血清 IL-6、IL-10 水平高于健康人群。血清 IL-6、IL-10 的水平与 NSCLC 患者的性别、年龄、吸烟史、病理类型无明显统计学相关性（$P>0.05$），但随着肿瘤分期晚、ECOG 评分升高、发生远处转移，IL-6、IL-10 水平明显升高（$P<0.05$）。根据皮肤毒性分为 G1 组、G2 组和 G3 组，免疫治疗前各组患者的血清 IL-6、IL-10 表达水平无明显差异，免疫治疗后 G3 组的 IL-6、IL-10 浓度显著高于 G1 组和 G2 组（$P<0.05$）。结论认为，血清 IL-6、IL-10 的高表达水平与 NSCLC 患者高肿瘤负荷相关，免疫治疗过程中动态监测 IL-6、IL-10 的浓度变化有望提前识别治疗相关皮肤毒性的严重程度。

2. 刘雅娟，莫丽钦，张晓诺，等. 免疫检查点抑制药相关甲状腺功能障碍的测及疗效预后临床研究. 中国临床药理学杂志，2022，38（22）：2668-2673.

刘雅娟等分析恶性肿瘤患者接受免疫检查点抑制药后免疫相关性甲状腺功能障碍的发生情况和相关因素与生存预后的关系。回顾性分析 2019

年 4 月至 2022 年 4 月在杭州市肿瘤医院接受免疫检查点抑制药治疗（程序性死亡受体 1 单抗或细胞程序性死亡-配体 1 单抗），符合纳入排除标准的恶性肿瘤患者的临床资料。根据患者甲状腺激素水平情况分成甲状腺功能障碍组（irT 组）和甲状腺功能正常组（非 irT 组），对比 2 组之间临床特征及甲状腺激素的差异，分析发生甲状腺功能障碍的相关因素以及比较 2 组患者无进展生存时间（PFS）的差异。结果显示：入组 91 例接受免疫检查点抑制药治疗的恶性肿瘤患者。28 例（30.8%）发生了免疫相关的甲状腺功能障碍，其中发生亚临床甲状腺功能亢进的患者有 8 例（8.8%），临床甲状腺功能亢进的患者有 0 例（0.0%）；亚临床甲状腺功能减退的患者有 12 例（13.2%），临床甲状腺功能减退的患者有 8 例（8.8%）。多因素 Logistic 回归分析发现，基线促甲状腺激素（TSH）水平越高，甲状腺功能减退的发生率越高（$OR=2.068$，$95\%CI$ 1.282—0.334，$P<0.01$）。使用受试者工作特征曲线分析发现，基线 TSH 水平 >2.897 mIU/L（特异度：91.53%，敏感度：50.00%），能较好地预测患者甲状腺功能减退（$P<0.05$）。在总体人群和肺癌人群中，免疫检查点抑制药治疗用药后，与甲状腺功能正常组相比，发生甲状腺功能异常的患者有更长的 PFS（$HR=0.542$，$95\%CI$ 0.292~1.007，$P<0.0$；$R=0.192$，$95\%CI$ 0.045~0.813，$P<0.05$），均有统计学意义。结论认为，使用免疫检查点抑制药后，基线 TSH 水平与甲状腺功能减退有关，用药后发生甲状腺功能障碍提示更长的生存获益。

3. Zhang Y, Jin J, Tang M, et al. Prognostic Nutritional Index Predicts Outcome of PD-L1 Negative and MSS Advanced Cancer Treated with PD-1 Inhibitors. Biomed Res Int, 2022[2022-06-06]. https://doi.org/10.1155/2022/6743126.

Tumor mutational burden (TMB), microsatellite instability-high (MSI-H), and expression of programmed death ligand-1 (PD-L1) have emerged as predictive biomarkers for responsiveness to immune checkpoint inhibitors (ICIs) in several cancer types. However, for patients with negative PD-L1 expression, or microsatellite stability (MSS), some cases may experience favorable response to immunotherapy, and there is currently a lack of good relevant predictors. We tried to introduce several peripheral blood markers for predicting treatment outcome and immune-related adverse events (irAEs) in PD-L1 negative and MSS patients. Methods: A retrospective study of 142 PD-L1 negative and MSS patients was carried out. The association of peripheral blood markers including lactate dehydrogenase (LDH), neutrophil-to-lymphocyte ratio (NLR), platelet-to-lymphocyte ratio (PLR), albumin-to-globulin ratio (AGR), prognostic nutrition index (PNI), and other factors with clinicopathological characters and prognosis were assessed by Cox regression and Kaplan-Meier methods. Results: Lower level of PNI and poor performance status (ECOG score of 2) was correlated with significantly shorter overall survival (OS) and worse outcome of ICIs. The multivariate analysis revealed that PNI (for OS HR$=$0.465, 95% CI 0.236 - 0.916, $P=0.027$; for PFS HR$=$0.493, 95% CI 0.251 - 0.936, $P=0.031$) and ECOG score (for OS HR $=$ 4.601, 95% CI 2.676 - 7.910, $P<0.001$; for PFS HR$=$ 2.830, 95% CI 1.707 - 4.691, $P<0.001$) were independent prognostic factors for OS and PFS. NLR was related to the onset of irAEs. Conclusions: Pretreatment level of PNI and NLR, beyond PD-L1 expression and MSS, can improve the predictive accuracy for immunotherapy outcomes and has the potential to expand the candidate pool of patients for treatment with ICIs.

4. Dong M, Yu T, Zhang Z, et al. ICIs-Related Cardiotoxicity in Different Types of Cancer. J Cardiovasc Dev Dis, 2022 [2022 - 06 - 28]. https://doi.org/10.3390/jcdd9070203.

Immune checkpoint inhibitors (ICIs) are rapidly developing immunotherapy cancer drugs that have prolonged patient survival. However, ICIs-related cardiotoxicity has been recognized as a rare, but fatal, consequence. Although there has been extensive research based on different types of ICIs, these studies have not indicated whether cardiotoxicity is specific to a type of cancer. Therefore, we conducted a systematic review to analyze a variety of ICIs-related cardiotoxicity, focusing on different types of cancer. We found that the incidence of ICIs-related cardiac adverse events (CAEs) and common cardiotoxic manifestations vary with cancer type. This inspired us to explore the underlying mechanisms to formulate targeted clinical strategies for maintaining the cardiovascular health of cancer patients.

5. Li Y, Zang Y, Fan T, et al. Transcriptomic signatures associated with autoimmune thyroiditis in papillary thyroid carcinoma and cancer immunotherapy-induced thyroid dysfunction. Comput Struct Biotechnol J, 2022, 20: 2391 - 2401.

Up to 20% of patients treated with anti-PD-1/PD-L1 inhibitors suffered from thyroid dysfunctions, yet the mediators associated with their occurrence remain unclear. The increasing coincidence of papillary thyroid carcinoma (PTC) with Hashimoto thyroiditis (HT) and the high vulnerability of thyroid to immunotherapy motivated us to discover the similarities and their underlying transcriptomic basis. Clinical characteristics analysis of 468 PTC patients from two independent cohorts and meta-analysis of 22,155 PTC patients unveiled a strong negative association between HT and recurrence in PTC patients. Transcriptome analysis of both cohorts showed PTC patients with HT were enriched in macrophages，CD8（＋）and CD4（＋）cytotoxic T cells，which was further validated by single-cell transcriptome analysis of 17,438 cells from PTC patients，and CD8（＋）T cells were correlated with disease-free survival of PTC patients. In both cohorts and single-cell dataset，elevated expression of PD-1-related genes was observed in the HT group，and CD3D appeared to be a target for enhancing the activation of CD8（＋）T cells. Correlation analysis of 3,318 thyroid adverse events from 39,123 patients across 24 tumor types and molecular signatures demonstrated similar signatures associated with autoimmune thyroiditis in PTC and thyroid immune-related adverse events（irAEs），and several multi-omics signatures，including signatures of CD8A and CD8（＋）T cells，showed positive associations with the odds ratio of thyroid irAEs. Our results unveil shared molecular signatures underlying thyroid dysfunction between patients receiving immunotherapies and PTC patients suffering from HT，which may shed light on managing the adverse events during cancer immunotherapy.

（三）放疗不良反应康复

1. 莫月媚，蔡悦成，黄明英，等. 乳腺癌改良根治术后常规分割放疗患者并发放射性肺炎的危险因素分析. 中国医学创新，2022，19（28）：10-14.

莫月媚等分析影响乳腺癌改良根治术后常规

分割放疗患者并发放射性肺炎的危险因素。回顾性分析肇庆市第一人民医院2019年6月至2021年6月收治的80例乳腺癌患者，均实施乳腺癌改良根治术后辅助放疗，根据患者是否并发放射性肺炎分为肺炎组（$n=16$）和无肺炎组（$n=64$），对两组临床资料进行单因素对比，选择比较存在明显差异的指标进行非条件logistic多元逐步回归分析。结果显示：两组体重指数（BMI）、靶向治疗、内分泌治疗情况、放疗模式、放疗技术、乳腺癌病理、乳腺癌分期因素比较，差异均无统计学意义（$P>0.05$）；肺炎组患者中高龄、化疗、放疗天数（长周期）、放疗剂量（＞50 Gy）、放疗照射视野面积（≥120 cm²）比例均高于无肺炎组，差异均有统计学意义（$P<0.05$）。经非条件logistic多元逐步回归分析可知，化疗、放疗天数、放疗剂量＞50 Gy、放疗照射视野面积≥120 cm² 均为影响乳腺癌改良根治术后辅助放疗患者并发放射性肺炎的独立危险因素（$P<0.05$）。结论认为，乳腺癌改良根治术后辅助放疗患者并发放射性肺炎受到化疗情况、放疗天数、放疗剂量＞50 Gy、放疗照射视野面积≥120 cm² 等独立因素影响，临床可根据以上独立因素制订防治对策，降低乳腺癌改良根治术后辅助放疗患者并发放射性肺炎风险。

2. 姜厚军，周杰，杨云云. 早期乳腺癌保乳术后两种分割放射治疗模式的剂量学比较及其对免疫功能的影响. 中国医学装备，2022，19（11）：46-50.

姜厚军等比较了早期乳腺癌保乳术后短程大分割放疗与常规分割放疗的剂量学，探究不同放射治疗分割方式对淋巴细胞与单核细胞比值的影响和差异。选取40例保乳根治术的早期乳腺癌患者，按术后放射治疗方式将其分为短程大分割组和常规分割组，比较两组危及器官（OAR）所受剂量、急性放射治疗不良反应发生率及治疗前后淋巴细胞与单核细胞比值。结果显示：治疗后，短程大分割组患者 OAR 的患侧肺、左乳癌心脏所受放射治疗剂量明显低于常规分割组($P<0.05$)。两组患者健侧肺、脊髓及健侧乳腺所受放射治疗剂量和急性反应比较无差异。治疗后短程大分割组和常规分割组淋巴细胞与单核细胞比值较治疗前均明显下降,差异有统计学意义。结论认为,早期乳腺癌保乳术后给予短程大分割调强放疗剂量学可靠,未增加放射治疗不良反应,且能有效降低部分 OAR 放射治疗受量,不增加抑制免疫功能的风险。

(四) 靶向治疗不良反应康复

1. 罗琴,汪雨珠,肖萌,等.肺癌靶向药物治疗的不良反应与疾病缓解的关系.药品评价,2022,19(18):1131-1133.

罗琴等探讨肺癌靶向药物治疗的不良反应与疾病缓解的关系。选择 2020 年 1 月至 2021 年 12 月于吉安市中心人民医院治疗的 126 例非小细胞肺癌(NSCLC)患者。126 例 NSCLC 患者均采用吉非替尼治疗。统计临床疗效及皮肤毒性反应发生情况。结果显示:126 例 NSCLC 患者中,完全缓解(CR)患者 0 例,部分缓解(PR)患者 29 例,稳定(SD)患者 71 例,进展(PD)患者 26 例,疾病控制率(DCR)为 79.37%(100/126),客观缓解率(ORR)为 23.02%(29/126);126 例 NSCLC 患者中有 101 例患者出现皮肤毒性反应,皮肤毒性反应发生率为 80.16%(101/126),其中Ⅰ度 55 例,Ⅱ度 42 例,Ⅲ度 4 例;依据患者是否出现皮肤毒性反应将其分为两组,将出现皮肤毒性反应的 101 例患者作为观察组,将未出现不良反应的 25 例患者作为对照组;观察组患者的 DCR、ORR 高于对照组,差异有统计学意义($P<0.05$);不良反应中Ⅱ度+Ⅲ度患者的 DCR、ORR 高于Ⅰ度患者,差异有统计学意义($P<0.05$)。结论认为,NSCLC 患者采用吉非替尼治疗诱发的皮肤毒性反应及严重程度与 DCR、ORR 有关,且皮肤毒性反应越严重则疗效越好,可为 NSCLC 患者后续治疗方案的调整提供指导。

2. 宋伟.靶向治疗联合放化疗治疗对肺癌脑转移患者神经功能、不良事件及生活质量分析.系统医学,2022,7(12):127-130.

宋伟分析靶向治疗与放化疗联合治疗肺癌脑转移患者对其神经功能、生活质量及不良事件的影响。选取 2019 年 4 月至 2021 年 4 月邹城市人民医院诊治的 88 例肺癌脑转移患者的资料,随机分为两组,各 44 例。对照组给予放化疗,研究组给予靶向与放化疗联合治疗。观察两组治疗效果、神经功能、不良事件情况。结果显示:治疗后,研究组临床总有效率 95.45%,比对照组 81.82%高;研究组患者神经功能评分比对照组分高;研究组治疗后生活质量评高于对照组;治疗后,研究组不良反应发生率 4.55%比对照组 20.45%低,差异有统计学意义($P<0.05$)。结论认为,靶向治疗与放化疗联合治疗肺癌脑转移患者的临床疗效较好,可改善患者的神经功能,降低不良事件发生率,提升生活质量。

3. Du RF, Wang X, Zhou HY, et al. The health-related quality of life of lung cancer patients with EGFR-TKI-related skin adverse drug reactions and its relationship with coping style and self-management. Support Care Cancer, 2022, 30(12): 9889-9899.

This study was designed to firstly assess the status of health-related quality of life, and then explore the relationships among coping styles, self-management, and health-related quality of life of NSCLC patients with skin adverse drug reactions under targeted therapy. Methods: We performed a cross-sectional study including 536 NSCLC patients with skin adverse drug reactions under targeted therapy in cancer clinics of three hospitals in China between May 2020 and May 2021. Results: The total score of health-related quality of life was 46 ± 12.84 in 536 NSCLC patients with skin adverse drug reactions undergoing targeted therapy. Health-related quality of life was positively correlated with self-management ($P < 0.01$) and facing ($P < 0.01$) and negatively correlated with yield ($P < 0.01$), avoidance ($P < 0.01$), and the severity of skin adverse reactions ($P = 0.000$). Via multiple linear regression analysis, we identified some significant factors associated with health-related quality of life, including age, education level, combination of medicine, Charlson Comorbidity Index, stages of disease, facing, yield, symptom management, daily activity management, psychological and emotional management, self-efficacy, and self-management ($P < 0.05$). Conclusions: NSCLC patients with skin adverse drug reactions undergoing targeted therapy generally had a compromised health-related quality of life. The critical factors that were associated with the status of health-related quality of life were age, education level, comorbidity, the combinatorial application of drugs, stage of disease, self-management, and coping styles.

(五) 术后并发症康复

1. 任芊, 云静. 快速康复外科护理干预对胰腺癌患者术后康复效果及预后的影响. 黑龙江医学, 2022, 46 (18): 2247-2249.

任芊等探讨针对胰腺癌患者开展快速康复外科护理 (ERAS) 的效果。选取 2019 年 1 月至 2020 年 12 月河南科技大学第一附属医院收治的 84 例胰腺癌患者作为研究对象, 按随机数表法分为对照组和观察组, 每组各 42 例。对照组实施常规护理, 观察组实施 ERAS 干预, 两组患者均护理至出院。比较两组患者术后康复时间、并发症发生情况、情绪状态、生活质量及护理满意度。结果显示: 观察组

术后肛门排气时间、下床活动时间及住院时间均短于对照组, 差异有统计学意义 ($t = 9.333$、14.738、10.845, $P < 0.05$); 观察组并发症发生率为 4.76%, 低于对照组的 21.43%, 差异有统计学意义 ($\chi^2 = 5.126$, $P < 0.05$); 观察组护理后焦虑自评量表 (SAS) 评分、抑郁自评量表 (SDS) 评分均低于对照组, 差异有统计学意义 ($t = 5.445$、6.139, $P < 0.05$); 观察组护理后生活质量综合评定问卷 (GQOLI-74) 中的心理、躯体、社会功能及物质生活维度评分均高于对照组, 差异有统计学意义 ($t = 7.897$、4.925、5.162、8.442, $P < 0.05$); 观察组护理满意度为 95.24%, 高于对照组的 80.95%, 差异有统计学意义 ($\chi^2 = 4.087$, $P < 0.05$)。结论认为, 将 ERAS 应用于胰腺癌围术期患者的护理中, 可缩短术后恢复时间, 减少并发症发生率, 可减轻负性情绪, 改善生活质量, 患者护理满意度较高。

2. Du J. Effects of the Combination of Continuous Nursing Care and Breathing Exercises on Respiratory Function, Self-Efficacy, and Sleep Disorders in Patients with Lung Cancer Discharged from Hospital. Contrast Media Mol Imaging, 2022 [2022-07-31]. https://www.hindawi.com/journals/cmmi/2022/3807265.

The purpose of this study was to explore the effect of respiratory function and self-efficacy of patients with lung cancer after surgery by the combination of continuing nursing care and breathing exercises and to assess its clinical value in improving the quality of patients' sleep. 120 cases of lung cancer patients were divided into the control group ($n = 60$ cases) and the experimental group ($n = 60$ cases) randomly. The control group used conventional care methods for postoperative lung cancer patients, while the experimental group used continuous care combined with a respiratory exercise care model on the basis of conventional care, comparing the differences in the recovery of lung function, self-efficacy, sleep quality, incidence of sleep disorders, and other indicators between the two groups. The average indicator of recovery condition in patients of experimental groups FEV1 (L), FEV1% pred (%), and FEV1/FVC (%) was higher than patients in control groups with lower symptom scores and complication rates ($P < 0.05$). The self-efficacy score of patients in the experimental group was higher than that in the control group ($P < 0.05$) during sixty days of follow-up. The sleeping time of the experimental group was significantly shorter than that of the control group ($P < 0.05$) and the sleep time was longer than that of the control group ($P < 0.05$), but the incidence of sleep disorders and drug use rate were lower than that of the control group ($P < 0.05$) before discharge. Continuous nursing care combined with respiratory exercises can significantly accelerate the recovery of lung function and respiratory function reconstruction in patients with lung cancer after surgery, improve the self-efficacy score of patients, improve the sleep quality of patients, and be conducive to postoperative rehabilitation of patients.

3. Zhang L, Li YN, Shu YF. Influence of continuing nursing care team mode on the rehabilitation of patients with pancreatic cancer after postoperative daily chemotherapy. Support Care Cancer, 2022, 30(11): 9003 - 9009.

This study aimed to investigate the effect of continuing nursing care team mode on postoperative outpatient chemotherapy patients with pancreatic cancer. Methods: One-hundred patients receiving postoperative outpatient chemotherapy for pancreatic cancer between September 2019 and December 2020 were enrolled in this study and divided into two groups, an intervention group and a control group ($n = 50$ each). The patients in the intervention group were followed up using continuing nursing care team mode, while those in the control group were followed up using the traditional telephone follow-up mode. The effects of the two modes on patients' self-care ability, quality of life, anxiety, hospital waiting time, and the nurses' communication ability and self-efficacy were compared and analyzed. Results: The self-care ability and quality of life of the patients in the intervention group were better than those of the control group ($P < 0.05$), the anxiety score and hospital waiting times were lower than those in the control group ($P < 0.05$), and the communication ability and general self-efficacy of the nurses were also significantly stronger than those in the control group ($P < 0.05$). Conclusion: The application of the continuing nursing care team mode for follow-up can improve the self-care ability and quality of life of patients, effectively reduce the anxiety and hospital waiting time of outpatient chemotherapy patients, and improve the nurses' communication ability and general self-efficacy.

（李硕果　王子琪）

三、肿瘤患者机体功能康复

1. 张睿,肖翠侠,刘哲,等. 人体成分分析在评估淋巴水肿程度及疗效中的应用. 中国康复医学杂志,2022,37(3):348 - 351.

张睿等研究生物电阻抗和臂围测量在评估继

发性淋巴水肿中的相关性及生物电阻抗的临床应用价值。回顾性分析 46 例单侧肢体淋巴水肿患者,记录患者的肢体周径值及肢体电e阻抗值。采用 Wilcoxon 秩和检验比较患者健、患侧肢体间周径差异的显著性;采用配对样本 t 检验比较同一频率下患者健、患侧肢体的电阻抗差异的显著性,以及患者健-患侧肢体电阻抗差值占比在不同频率下差异的显著性;并运用 Pearson 相关分析和 Spearman 相关分析,分别对单侧上肢淋巴水肿患者、单侧下肢淋巴水肿患者的周径差占比和不同频率下电阻抗差值占比的相关性进行分析。结果显示:患者健-患侧周径差占比与不同频率下电阻抗差值占比的相关性分析,均呈中度正相关($0.5 \leqslant r < 0.8$);且与下肢水肿患者相比,上肢水肿患者健-患侧周径差占比与不同频率下电阻抗差值占比的相关性较强;相较而言,在 1 kH 与 5 kH 下,上肢水肿患者的生物电阻抗值与周径测量值的一致性较好,而在 50 kH 与 250 kH 下,下肢水肿患者的生物电阻抗值与周径测量值的一致性较好。结论认为,生物电阻抗和臂围测量线性关系显著,能准确评估淋巴水肿患者疗效及预后状况,适于临床推广应用。

2. 詹丽倩,李巍伟,许梦雅."8"字弹力绷带加压包扎法治疗乳腺癌术后上肢淋巴水肿的疗效观察.中国老年保健医学,2022,20(2):118–121.

詹丽倩等探讨"8"字弹力绷带加压包扎对乳腺癌术后上肢淋巴水肿的疗效。选取 58 例乳腺癌术后上肢肿胀患者分为对照组和干预组,各 29 例。对照组采用气压治疗和徒手淋巴引流技术,干预组在对照组基础上增加"8"字绷带加压包扎治疗,评估治疗前和治疗 10 天后患者肿胀肢体的周径以及肩关节功能评分情况。结果显示:治疗 10 天后干预组患者水肿上肢周径和为(90.5 ± 7.2)cm 小于对照组的(99.8 ± 13.4)cm;干预组水肿上肢缩小率为(8.34 ± 6.34)%大于对照组的(2.98 ± 2.68)%;干预组水肿上肢还原率为(85.55 ± 47.42)%大于对照组的(46.91 ± 68.23)%,肩关节功能评分干预组为(85.1 ± 3.2)分高于对照组的(78.1 ± 5.0)分,差异均具有统计学意义($P < 0.05$)。结论认为,"8"字弹力绷带包扎加压法能有效促进乳腺癌术后淋巴水肿肢体消肿,并能显著改善肩关节功能,具有临床推广价值。

3. 肖志平,付秀根,汤智伟,等.等速肌力训练联合肌内效贴治疗对乳腺癌根治术后放疗副反应的影响.中华物理医学与康复杂志,2022,44(3):251–252.

肖志平等观察等速肌力训练联合肌内效贴治疗对乳腺癌根治术后放疗患者上肢活动度、放射性皮肤损伤及上肢淋巴水肿的干预效果。采用随机数字表法将 64 例乳腺癌根治术后序惯化、放疗患者分为观察组及对照组,每组 32 例。2 组患者在放疗后均根据其肢体功能状况及身体耐受情况进行常规康复训练(包括手指爬墙、伸展运动、耸肩运动、扩胸运动、过顶触耳等),观察组在此基础上辅以等速肌力训练及肌内效贴治疗,持续治疗 5 周。于放疗前、放疗结束时对比 2 组患者患侧肩关节活动度、肩臂手残疾问卷(DASH)评分、患侧上肢淋巴水肿发生率以及放射性皮肤损伤情况。结果显示:放疗结束时 2 组患者肩关节各方向活动度均较放疗前明显减小($P < 0.05$),但观察组肩关节各方向活动度均明显大于对照组($P < 0.05$),放疗后观察组 DASH 评分(13.37 ± 1.79)及淋巴水肿发生率(18.8%)均明显低于对照组($P < 0.05$),2 组患者放射性皮肤损伤情况组间差异无统计学意义($P > 0.05$)。结论认为,乳腺癌根治术后序惯放疗可导致患者上肢淋巴水肿、肩关节活动受限以及放射性皮肤损伤,而等速肌力训练联合肌内效贴治疗可降低乳腺癌患者上肢淋巴水肿发生率,改善上肢功能及肩关节活动度,该联合疗法值得临床推广、应用。

4. 宋健,彭理,邓明,等.肌筋膜松解手法对乳腺癌患者术后Ⅲ期淋巴水肿的影响.协和医学杂志,2022,13(6):1045-1050.

宋健等探究肌筋膜松解手法在乳腺癌患者术后Ⅲ期淋巴水肿治疗中的应用效果。回顾性收集乳腺癌相关Ⅲ期淋巴水肿患者79例,依治疗方式将患者分为手法组(40例)和常规组(39例)。常规组予以绷带加压联合运动训练治疗,手法组在常规组基础上增加肌筋膜松解手法,两组均每周治疗2~3次,共治疗25~30次;分别于治疗前、治疗结束、治疗结束后3个月评估患者的患肢体积、视觉模拟评分(VAS)、前屈与外展ROM、上肢功能障碍评定量表(DASH)评分。结果显示:与常规治疗组比较,手法治疗组治疗结束、治疗结束后3个月患肢体积均减小,VAS、DASH评分均降低(P均<0.05),治疗结束后3个月患肢前屈与外展ROM均增大(P<0.05);线性回归分析显示,手法治疗组治疗后患肢体积相较于治疗前的平均减小量比常规治疗组多156.260 cm^3(P<0.001),VAS评分平均减小值比常规治疗组多0.557分(P<0.01),DASH评分平均减小值比常规治疗组多16.590分(P<0.01);手法治疗组治疗后患肢前屈ROM相对于治疗前的平均增加度数比常规治疗组多7.390分(P<0.01),外展ROM平均增加度数比常规治疗组多12.737分(P<0.01)。结论认为,肌筋膜松解手法可能与乳腺癌患者Ⅲ期淋巴水肿体积减小有关,并可能在一定程度上缓解疼痛,恢复关节功能。

5. 傅彩峰,高朝,张懿,等.低能量体外冲击波联合综合消肿疗法对乳腺癌术后上肢淋巴水肿的临床疗效.中华物理医学与康复杂志,2022,44(12):1119-1121.

傅彩峰等观察低能量体外冲击波(ESWT)联合综合消肿疗法对乳腺癌术后上肢淋巴水肿的临床疗效。选取乳腺癌术后淋巴水肿患者60例,随机分为冲击波组和对照组,每组患者30例。对照组患者采取综合消肿疗法进行治疗(每周治疗6天,连续治疗2周),冲击波组患者在此基础上增加低能量ESWT治疗(每周3次,连续治疗2周)。综合消肿治疗每周治疗6天,连续治疗2周。于治疗前和治疗2周后(治疗后)检测2组患者的上肢周径和上臂软组织厚度,同时采用上肢功能评定(DASH)评估2组患者的上肢功能。结果显示:治疗后,2组患者上肢肘点、肘上点、肘下点的周径与组内治疗前比较,差异均有统计学意义(P<0.05),且冲击波组治疗后肘上点、肘下点的周径显著小于对照组治疗后,差异均有统计学意义(P<0.05);治疗后,2组患者上肢肘点、肘上点、肘下点的周径与组内治疗前比较,差异均有统计学意义(P<0.05),且冲击波组治疗后肘上点、肘下点的周径显著小于对照组治疗后,差异均有统计学意义(P<0.05);治疗后,冲击波组和对照组患者的DASH评分分别为(9.32±4.05)分和(13.47±5.96)分,与组内治疗前比较,差异均有统计学意义(P<0.05),且冲击波组治疗后的DASH评分显著优于对照组治疗后,差异有统计学意义(P<0.05)。结论认为,低能量ESWT联合综合消肿疗法可显著减轻乳腺癌患者术后上肢淋巴水肿的程度,并改善其上肢功能。

6. 王琪,毛敏,孙威,等.老年人本体感觉足底触觉和肌肉力量与姿势稳定性的关系.中国康复理论与实践,2022,28(4):373-378.

王琪等探讨本体感觉、足底触觉以及肌肉力量对动态和静态姿势稳定性的影响。纳入164例老年人;本体感觉测试仪测试右侧膝关节屈伸和踝关节背屈/跖屈的本体感觉阈值;单丝法测量拇趾、第1和第5跖骨、足跟、足弓的足底触觉;等速肌力测试系统测量踝关节跖屈与背屈以及髋关节外展的肌肉力量。采用Berg平衡量表(BBS)评分和足底压力中心(COP)分别测量动态和静态姿势稳定性。采用因子分析和多元线性回归分析来探索每个因子与姿势稳定结果之间的关系。结果显示:本体感觉与 BBS 评分($r=-0.449,P<0.001$)、COP 在内外侧方向的均方根(RMS)($r=0.254,P=0.004$)明显相关。足底触觉与 COP 前后方向的 RMS 明显相关($r=0.28,P=0.002$)。肌肉力量与 BBS 评分显著相关($r=0.493,P<0.001$)。结论认为,本体感觉和肌肉力量与动态姿势稳定性相关,本体感觉和足底触觉与静态姿势稳定性相关。

7. 金洁,王慧. 感觉统合训练对乳腺癌化疗患者记忆功能障碍及不良情绪的影响研究. 中国肿瘤临床与康复,2022,29(5):544-548.

金洁等探讨感觉统合训练对乳腺癌化疗患者记忆功能障碍及不良情绪的影响。将 137 例有记忆功能障碍的乳腺癌化疗患者随机分成 2 组,观察组(69 例)采用常规护理;对照组(68 例)在常规护理基础上增加感觉统合训练干预。比较干预前后两组患者的记忆功能、不良情绪、RBMT 和健康状况。结果显示:干预后两组患者行为记忆测验(RBMT-Ⅱ)总分均升高,差均有统计学意义($P<0.05$);观察组患者 RBMT-Ⅱ 12 项评分差值均高于对照组,差异有统计学意义($P<0.05$)。两组患者焦虑和抑郁评分均降低,且观察组降低幅度较对照组大,差异有统计学意义($P<0.05$)。两组患者健康调查量表 8 项评分均有不同程度升高,且观察组升高幅度较对照组大,差异有统计学意义($P<0.05$)。结论认为,乳腺癌化疗患者采用感觉统合训练干预,可有效提高患者的记忆功能,改善其不良情绪和生活质量,有助于患者健康。

8. 曾慧婷,郝晶,周立芝. 手指操训练对乳腺癌化疗患者认知功能的影响. 现代临床护理,2022,21(1):37-41.

曾慧婷等探讨手指操训练对乳腺癌化疗患者认知功能的影响,以期为乳腺癌化疗患者提供一种有效、简便的康复方法。采用便利抽样法,接受化疗且存在一定认知功能障碍的乳腺癌患者,将患者随机分为对照组和试验组,每组 33 例。对照组采取常规治疗护理,试验组在对照组基础上实施手指操训练,每天 1 次,每次完成 2 遍,约 15 min,实施 4 个周期(入院化疗 5 天和出院休养 16 天为 1 个周期)。于干预前和干预 4 个周期后采用蒙特利尔认知评估量表(MoCA)和简易精神状态量表(MMSE)比较两组患者得分情况。结果显示:干预前两组患者 MoCA、MMSE 得分比较,差异无统计学意义(P 均>0.05);干预前后两组患者 MoCA、MMSE 得分改变值比较,差异有统计学意义,试验组得分高于对照组(P 均<0.001)。结论认为,手指操训练可提高乳腺癌化疗患者认知功能,且简单易学。

9. 杨丽. 分析运动干预对乳腺癌化疗患者癌因性疲乏和睡眠质量的影响. 世界睡眠医学杂志,2022,9(8):1414-1416.

杨丽分析运动干预对乳腺癌化疗患者癌因性疲乏和睡眠质量的影响。方法:选取乳腺癌化疗患者 64 例,随机分为观察组和对照组,每组 32 例。对照组患者给予常规护理,观察组患者实施常规护理联合运动干预,采用 Piper 疲乏量表比较 2 组患者的疲乏程度,采用匹兹堡睡眠质量指数(PSQI)比较 2 组患者的睡眠质量,比较 2 组患者护理满意度。结果显示:干预后,2 组患者 Piper 疲乏量表评分均有所降低,但观察组显著低于对照组,观察组 PSQI 评分显著低于对照组,护理满意度高于对照组,2 组比较差异均有统计学意义(P 均<0.05)。结论认为,对乳腺癌化疗患者实施运动干预,既有利于改善患者的癌因性疲乏,又可以提高患者的睡眠质量,提高护理满意度,值得临床推广使用。

10. 康盈盈,陈茹萍,周慧娟. 不同强度有氧运动对脑胶质瘤术后化疗患者癌因性疲乏及 HPA 轴功能的影响. 实用癌症杂志,2022,37(1):157-159.

康盈盈等探讨不同强度有氧运动对脑胶质瘤

术后化疗患者癌因性疲乏（CRF）及下丘脑-垂体-肾上腺皮质（HPA）轴功能的影响。选取脑胶质瘤术后化疗并发 CRF 患者 76 例，随机分为 2 组，各 38 例。A 组予以 $25\%VO_2max$ 的强度进行有氧运动，B 组予以 $50\%VO_2max$ 的强度进行有氧运动，2 组均连用 8 周。统计分析 2 组治疗前后 HPA 轴功能和 Piper 疲乏量表评分的变化，并比较其临床疗效。结果显示：治疗 8 周后 2 组血清促肾上腺皮质激素（ACTH）较前明显降低，皮质醇（CORT）水平较前明显提升（$P<0.05$ 或 $P<0.01$），且 B 组降低或提升幅度明显优于 A 组（$P<0.05$）；2 组 Piper 疲乏评分较前明显减低（$P<0.05$ 或 $P<0.01$），且 B 组降低明显优于 A 组（$P<0.05$）。B 组患者临床总有效率（94.74%）高于 A 组（78.95%）（$\chi^2=4.040$，$P<0.05$）。结论认为，$50\%VO_2max$ 的有氧运动对脑胶质瘤术后化疗患者 CRF 及 HPA 轴的影响明显优于 $25\%VO_2max$ 的有氧运动。

11. 王龙平，杨学宁，曾斌，等. 6 分钟步行试验在肺叶切除术患者术前评估中的应用. 中国康复理论与实践，2022，28(2)：242-248.

王龙平等分析术前 6 分钟步行试验（6MWT）在肺叶切除术前评估应用的可行性及其对术后结局的预测价值。方法：回顾性分析 580 例住院患者，筛查出符合条件的 274 例，所有患者均为首次手术且手术方式均为肺叶切除术。通过术前 6MWT 结果将患者分为两组，6MWD 的临界值通过接受者操作特征曲线（ROC）的曲线下最大面积（AUC）获得，分析两组术后恢复及心肺并发症的发生情况。结果显示：与 6MWD＞449 m 的患者比较，6 MWD≤449 m 的患者年龄显著增加（$P<0.001$），第一秒用力呼气量（FEV1）较小（$P<0.05$），其他如手术切除部位、病理分期、性别等无显著性差异（$P>0.05$）；术后心肺并发症的发生率明显增加（OR＝2.672，95%CI 1.488～4.798，$P=0.002$），术后拔管时间和住院天数增加（$P<0.05$）。

6MWD≤449 m 是术后心肺并发症的独立危险因素（OR＝2.395，95%CI 1.299～4.415，$P=0.005$）。结论认为，6MWT 作为一种简易的运动功能测试，可常规应用于肺叶切除术患者术前的生理功能评估。当 6MWD≤449 m 时，患者术后发生心肺并发症的风险较高。

12. 黄志祥，张磊，熊利娟，等. 肺移植围术期膈肌运动与肺功能和运动耐量相关性的初步研究. 中国康复医学杂志，2022，37(2)：162-168.

黄志祥等探讨肺移植围术期膈肌运动与肺功能和运动耐量之间的关联性，并进一步分析可能的影响因素。选取 61 例肺移植围术期患者为研究对象（其中术前 37 例，术后 24 例）；入院进行病历书写，获取患者一般信息，完善相关检查，包括膈肌超声、常规肺功能（PFT）、6 min 步行试验等。采用独立样本 t 检验比较术前术后两组患者膈肌运动功能、肺功能和运动耐量的差异，Pearson 相关性检验和典型相关性分析方法比较两组膈肌运动与肺功能和运动耐量相关性。结果：两组患者肺功能指标（FVC、FEV1）差异有显著性意义（$P<0.05$）；在双变量相关性中，两组膈肌厚度之间、用力呼吸幅度和平静呼吸幅度之间呈极强或强正相关性（$0.8<r<1.0$ 或 $0.6<r<0.8$）；术前组，两侧膈肌增厚分数呈中等程度正相关性（$r=0.575$）；FVC 和右侧膈肌用力幅度呈中等程度正相关性（$r=0.413$）；FEV1 和右侧膈肌增厚分数呈弱正相关性（$r=0.329$）；6 min 步行距离（6MWD）和左侧膈肌用力幅度呈弱正相关性（$r=0.329$）；且均具有显著性意义（$P<0.05$）。术后组，FVC 和左侧用力幅度呈中等程度正相关性（$r=0.409$）；6MWD 和左侧膈肌增厚分数呈中等程度正相关性（$r=0.440$）；且均具有显著性意义（$P<0.05$）。在典型性相关分析中，膈肌功能指标与肺功能、6MWD 有 2 对典型变量之间相关性具有显著性意义（$P<0.05$），相关系数分别为 0.641、0.589。结论认为，肺移植围术期膈肌运

动功能影响肺功能和运动耐量,超声检测膈肌运动功能对肺移植围术期间接评价肺功能和运动耐量有一定的临床价值。

13. 李明珂,翁晔,翁美贞,等.社区肿瘤康复干预对农村乳腺癌患者机体免疫功能的影响.中华物理医学与康复杂志,2022,44(3):248-250.

李明珂等观察社区肿瘤康复干预对农村乳腺癌患者机体免疫功能的影响。选取 46 例农村社区乳腺癌患者随机分为对照组及观察组,每组 23 例。2 组患者均常规给予乳腺癌相关知识宣教,指导患者遵医嘱按时用药,并予适当护理;观察组在此基础上通过小组指导和个别指导方式给予社区肿瘤康复干预,持续治疗 6 个月。于治疗前、治疗 6 个月后分别测定 2 组患者体质指标、T 细胞亚群和 NK 细胞含量、免疫球蛋白及白细胞介素(IL)水平等。结果显示:与干预前比较,干预后观察组患者体重指数(BMI)及体重均明显降低,肺活量明显提高;其外周血 CD^+3、CD^+4、CD^+4/CD^+8 值、NK 细胞水平均明显升高;IgA、IL-1 及 IL-2 水平均明显升高,IL-6 水平明显下降,上述指标较干预前差异均具有统计学意义($P<0.05$)。对照组上述指标干预前、后均无显著改变($P>0.05$)。结论认为,社区肿瘤康复干预能提高农村乳腺癌患者机体免疫功能,有助于患者生活质量改善。

14. 程维,薛伶俐,董淋升,等.头颈部鳞状细胞癌术后早期吞咽障碍的临床相关因素.中国康复理论与实践,2022,28(9):1074-1078.

程维等为了解头颈部鳞状细胞癌(HNSCC)患者术后早期吞咽障碍的临床相关因素。选取首次接受根治性外科手术治疗 HNSCC 患者 80 例,术后 2 周采用洼田饮水试验、功能性经口摄食量表(FOIs)和 M.D.安德森吞咽困难评分量表(MDADI)对患者吞咽功能进行筛查和评价,收集相关随访资料,进行回顾性分析。结果显示:HNSCC 患者吞咽障碍发生率 91.25%。单因素分析显示,肿瘤 T 分期、部位,同期进行皮瓣修复、颈清扫均会对术后早期吞咽功能产生影响($P<0.05$);多因素分析显示,肿瘤 T 分期是吞咽障碍的独立影响因素($B=-5.092$,$t=-6.770$,$P<0.001$)。结论认为,建议常规评估 HNSCC 患者术后的吞咽功能,特别是恶性程度高的患者,以便及早干预。

15. 王晓雪,杨晨,孙菲,等.家庭吞咽训练计划对头颈部肿瘤放疗患者吞咽功能的效果.中国康复理论与实践,2022,28(2):227-231.

王晓雪等探讨家庭吞咽训练计划对头颈部肿瘤放疗患者吞咽功能的改善作用。选取接受放疗的头颈部肿瘤患者 45 例,随机分为对照组(23 例)和观察组(22 例)。对照组采用常规治疗,观察组在对照组的基础上,进行 14 周的吞咽训练计划,包括在院期间 6 周的个体化指导训练和离院后 8 周的居家式训练。分别于训练前、训练 6 周和训练 14 周,比较两组门齿距、体质量、洼田饮水试验(WST)和功能性经口摄食量表(FOIS)评分。结果显示:训练前,两组门齿距、体质量、WST 和 FOIS 评分均无显著性差异($P>0.05$);训练 6 周和 14 周,观察组门齿距、WST 和 FOIS 评分均优于对照组($|Z|>2.332$,$P<0.05$)。结论认为,家庭吞咽训练计划有利于改善放疗引起的张口受限、吞咽困难情况,且家庭吞咽训练计划简单、安全、经济,操作性强,值得临床推广。

(尤爱民 付 桢 张永江 张 昕 张晓燕)

四、肿瘤营养康复

1. 翁敏,代正燕,甘志明,等.常见恶性肿瘤住院患者营养状况及影响因素分析.肿瘤代谢及营养电子杂志,2022,2(9):195-199.

翁敏等通过研究调查所属医院常见恶性肿瘤住院患者的营养状况并分析其影响因素,旨在发现恶性肿瘤患者营养不良的特征,及时诊断和治疗营养不良,改善患者临床结局。本研究选取病理确诊为恶性肿瘤患者 1 385 例,并于患者入院 24～48 h 内完成调查,调查收集患者年龄、性别、民族、婚姻、肿瘤家族史、生活所在地、受教育程度、目前职业、调查时肿瘤分期(TNM)等基本资料,采用美国营养师协会和中国抗癌协会肿瘤营养专业委员会推荐用于肿瘤患者营养状况评估的患者主观整体评估量表(PG - SGA)进行营养评估。结果显示:恶性肿瘤病例数前 10 位分别为结直肠癌 440 例(31.7%)、肺癌 242 例(17.5%)、胃癌 137 例(9.9%)、恶性淋巴瘤 69 例(5%)、乳腺癌 66 例(4.8%)、肝癌 50 例(3.6%)、食管癌 50 例(3.6%)、白血病 41 例(3%)、卵巢癌 20 例(1.4%)及前列腺癌 18 例(1.3%)。其中消化系统恶性肿瘤患者(结直肠癌、胃癌、肝癌、食管癌、胰腺癌)694 例(50.1%)、非消化系统恶性肿瘤患者 691 例(49.9%)。PG - SGA 评分为(6.92±5.27)分,PG - SGA 评分最高的是胰腺癌(10.00±6.48)分,其次胃癌(9.80±5.61)分,最低为乳腺癌(4.00±2.87)分,评分越高患者的营养状况越差。不同恶性肿瘤组间 PG - SGA 评分差异有统计学意义($F=16.538, P=0.001$),根据 PG - SGA 评分,把患者分为营养良好、可疑/轻度营养不良、中度营养不良及重度营养不良,其发生比例分别为 14.7%(203/1 385)、20.1%(279/1 385)、31.0%(429/1 385)、34.2%(474/1 385)。不同恶性肿瘤组间营养状况差异有统计学意义($\chi^2=314.498, P=0.001$)。控制混杂因素后,年龄(≥70 岁)、性别(男性)、肿瘤有转移、近1～3 个月体重有下降及近 1 周饮食有下降是营养不良发生的危险因素,较高的血清白蛋白、血红蛋白及握力是营养不良的保护因素,差异有统计学意义($P<0.05$)。

2. 仲扬荣,陆松华,杨长刚. 预后营养指数在非小细胞肺癌患者预后评估中的应用研究. 肿瘤代谢与营养电子杂志,2022,9(3):380 - 384.

仲扬荣等为探讨预后营养指数(PNI)预测非小细胞肺癌(NSCLC)预后的临床应用价值。回顾性收集了行手术治疗的 150 例 NSCLC 患者的临床资料与生存数据,计算每例患者的 PNI 值(外周血淋巴细胞计数×5+血清白蛋白值)。通过受试者操作特征曲线(ROC 曲线)确定 PNI 的最佳截止点,采用 Kaplan - Meier 曲线及多因素 Cox 回归分析评估 PNI 在 NSCLC 患者中的预后意义。结果显示:ROC 曲线展示术前 PNI 预测 NSCLC 患者总生存(OS)期的最佳截止点为 42.6,曲线下面积(AUC)值为 0.766(95%CI 0.605～0.928),敏感度为 73.3%,特异度为 77.8%。基于此截止点将所有患者分为高 PNI 组(≥42.6,$n=108$)与低 PNI 组(PNI<42.6,$n=42$)。比较两组患者的一般资料及临床病理特征后,发现低 PNI(<42.6)与高龄($P=0.011$)、美国东部肿瘤协作组(ECOG)评分($P=0.041$)及肿瘤 T 分期($P<0.001$)显著相关。Kaplan - Meier 曲线表明 PNI<42.6 与 PNI≥42.6 组患者的 3 年 OS 率分别为 65.5%与 96.3%,差异有统计学意义($\chi^2=21.922, P<0.001$),术前低 PNI 提示 NSCLC 患者预后不佳。多因素 Cox 回归分析进一步证实 ECOG 评分(HR=4.192,95%CI 1.136～15.465,$P=0.031$)、T 分期(HR=6.832,95%CI 2.014～23.178,$P=0.002$)、淋巴结转移(HR=2.836,95%CI 1.001～8.038,$P=0.048$)与术前低 PNI(HR=5.069,95%CI 1.330～19.317,$P=0.017$)是影响 NSCLC 患者预后的独立风险因素。结论认为,术前 PNI 或许可以作为一项评估 NSCLC 患者预后的可靠指标,具有一定的临床应用价值。

3. 王林,丛明华,崔久嵬,等. 肿瘤营养治疗的基本原则. 肿瘤代谢与营养电子杂志,2022,9(6):727 - 734.

王林等提出肿瘤营养治疗的基本原则,他们指出肿瘤营养治疗可以显著改善临床结局、延长生存时间、提高生活质量、节约医疗费用,应该作为肿瘤患者的一线治疗、基础治疗,贯穿于肿瘤治疗的全过程。肿瘤患者应该早期启动全程、主动营养治疗。根据营养诊断结果分类实施营养治疗,遵循膳食优先、口服优先、营养教育优先、肠内营养优先的4个优先原则和营养教育、口服营养补充(ONS)、管饲、部分肠外营养(PPN)及全肠外营养(TPN)5阶梯营养治疗规范。肿瘤营养疗法的基本要求是满足肿瘤患者目标能量及营养素需求,最高目标是调节代谢、控制肿瘤、维护机体功能、提高生活质量、延长生存时间。按照卧床患者每天 $20\sim25$ kcal/kg、活动患者每天 $25\sim30$ kcal/kg 计算总能量需求,按照每天 $1.2\sim1.5$ g/kg 计算蛋白质供给。根据患者胰岛素抵抗情况,调整葡萄糖、脂肪酸供能比例。荷瘤患者建议降低葡萄糖供能比例、增加脂肪酸供能比例。多种药理营养素联合强化配方对肿瘤患者有正面作用。终末期肿瘤患者的营养治疗要求个体化,充分尊重患者及家属的意见。

4. 孙凌宇,孙晓梅,于世英,等.结直肠癌患者的营养治疗专家共识.肿瘤代谢与营养电子杂志,2022,9(6):735-740.

孙凌宇等指出结直肠癌是常见肿瘤之一,结直肠癌患者经常出现营养不良和体重丢失,受摄入减少、肠梗阻和吸收不良的影响,营养不良在结直肠癌患者中比在非胃肠道肿瘤中更常见。结直肠癌患者应通过营养风险筛查 2002(NRS 2002)与患者主观整体评估(PG-SGA)进行营养评估。欧洲肠外肠内营养学会(ESPEN)强烈推荐对于所有接受根治性或姑息性手术的肿瘤患者采取加速康复外科(ERAS)方案。ERAS 可降低结直肠手术后的并发症发生率、促进康复和缩短住院时间。在 ERAS 方案中,ESPEN 推荐每例患者都应进行营养风险筛查,如果存在营养风险,则给予额外的营养治疗;严重营养不良的患者,术前应进行 $10\sim14$ 天的营养干预,甚至以延迟手术为代价。不同手术方式的选择会对结直肠癌患者的术后并发症发生率、病死

率与3年长期存活率等方面产生不同的影响。临床医师应关注患者出院后的营养状态,合理进行营养干预,有计划地对出院时存在营养风险的患者进行随诊。

5. 李薇,于世英,石汉平,等.血液系统肿瘤患者的营养治疗专家共识.肿瘤代谢与营养电子杂志,2022,9(2):185-189.

李薇等指出血液系统肿瘤患者诊治过程中普遍存在营养不良,化疗作为血液系统肿瘤最重要的治疗手段,进一步加剧患者的营养不良,其最主要的原因是化疗引起的恶心、呕吐及摄食减少。诱导治疗后 C 反应蛋白的显著升高,提示感染发生率及炎症水平均较高,这在一定程度上可能干扰机体代谢、加剧营养状态的恶化。血液系统肿瘤患者的营养不良表现为体质指数异常、人体成分异常、整体/综合评估异常和生化指标异常。血液系统肿瘤患者营养治疗的原则与其他肿瘤类似,肠内营养为主,肠外营养为辅。但是,需要注意补充特殊营养剂:① 谷氨酰胺;② 针对"粒细胞减少"的饮食;③ ω-3 多不饱和脂肪酸;④ 牛初乳及大豆饮食。通过营养筛查和评估,为处于不同治疗阶段的血液系统肿瘤患者制订营养治疗方案,及时、恰当地进行个体化营养治疗,可显著改善血液系统肿瘤患者营养状况、预防营养不良及相关并发症,降低治疗相关不良反应风险,提高耐受性、疗效及生活质量。

6. 张明仪,于世英,石汉平,等.胰腺癌患者的营养治疗专家共识.肿瘤代谢与营养电子杂志,2022,9(1):35-38.

张明仪等指出胰腺癌是恶性程度很高的消耗性疾病。$80\%\sim90\%$ 的胰腺癌患者在疾病初期即有消瘦、乏力、体重丢失。肿瘤晚期伴随恶病质,可出现电解质紊乱、低蛋白血症和血糖变化。对胰腺癌患者需要进行常规营养筛查及评估,积极给予营养治疗。胰腺癌营养治疗途径的选择原则:① 有

营养不良且胃肠道功能正常或基本正常的胰腺癌患者，首选肠内营养；② 术后可依据加速康复外科理念给予营养治疗，帮助患者进入下一阶段治疗；③ 接受放化疗且生命体征平稳，并能自主进食的胰腺癌患者，推荐营养治疗；生命体征不稳和多器官功能衰竭者，原则上不考虑系统性营养治疗；④ 有梗阻者，不能经口进食的胰腺癌患者需肠外营养。

7. 张片红，石汉平，陆彦妤，等. 肿瘤患者食欲下降的营养诊疗专家共识. 肿瘤代谢与营养电子杂志，2022，9（3）：312‐319.

张片红等指出由于肿瘤本身及手术、放化疗等治疗因素影响，肿瘤患者常出现食欲下降。食欲下降导致的营养摄入不足易引起营养不良和恶病质，可使肿瘤患者对抗肿瘤治疗的耐受性及疗效降低、生活质量下降，严重影响患者生存预后。在病程中准确评估患者食欲，结合营养筛查与评估，尽早发现患者营养风险并给予个体化的营养治疗，有利于改善患者食欲与营养状况、预防或延缓病程进展、提高治疗耐受性，对于改善患者的预后及生活质量具有积极意义。为规范肿瘤患者食欲下降的营养诊疗，提高救治效果，共识中根据国内外现有研究成果，综合有关专家意见和临床经验，阐述了肿瘤患者食欲下降的定义与发生机制，并提供了厌食/恶病质评价量表、肿瘤患者食欲症状问卷、食欲刻度尺等食欲评价工具，同时给出了肿瘤患者食欲下降的营养治疗建议。共识的发布旨在提高临床医护人员及临床营养（医）师对于肿瘤患者食欲下降的识别、评估和营养治疗水平，使患者临床获益。

8. 王艳莉，周秀耕，冯晔，等. 全程营养管理在食管癌手术患者中的应用. 现代肿瘤医学，2022，30（21）：3900‐3904.

王艳莉等为了探讨全程营养管理对食管癌手术患者预后及营养状态的影响。采取连续性方便取样的方法选取了细胞或组织学证实为食管鳞癌的患者 100 例为研究对象（研究组），从术前门诊开始就由营养师进行营养风险筛查，并根据"营养不良五阶梯治疗原则"进行营养干预，营养干预一直到术后 1 个月。同时回顾性连续性调查了细胞或组织学证实为食管鳞癌，首次行食管鳞癌根治手术的 100 例住院患者为对照组，比较两组患者术后 1 个月的并发症发生率、住院时间及营养状态的变化。结果提示：术后 1 个月研究组患者并发症发生率明显低于对照组（32% vs. 48%），差异具有统计学意义（$P<0.05$）；研究组患者平均住院时间少于对照组 $[(22.56\pm11.37)$ 天 vs. (26.98 ± 14.20) 天]，差异具有统计学意义（$P<0.05$）。术后 1 个月，研究组白蛋白（ALB）、血红蛋（HGB）、白细胞（WBC）、中性粒细胞/淋巴细胞比值（NLR）、预后营养指数（PNI）明显优于对照组，差异均有统计学意义（$P<0.05$）。结论认为，全程营养管理可明显降低食管癌术后并发症发病率，改善营养状态，改善预后。

9. 王芳，魏颖，吴珍珍，等. 肠内营养支持快速康复理念在妇科恶性肿瘤围手术期的应用. 肿瘤代谢与营养电子杂志，2022，9（5）：652‐657.

王芳等对肠内营养支持快速康复理念在妇科恶性肿瘤围手术期的应用进行了评价，即通过妇科恶性肿瘤围手术期肠内营养支持，改善患者营养状况、降低术后并发症发生率、缩短住院时间，以期快速康复。选取 2020 年 10 月至 2021 年 10 月甘肃省妇幼保健院收治的 100 例妇科恶性肿瘤患者作为研究对象。通过简单随机抽样将其分为对照组和试验组，各 50 例。试验组通过营养风险筛查 2002（NRS 2002），如果 NRS 2002≥3 分则进行肠内营养支持。分别对两组患者的围手术期营养状况评价、并发症发生率以及住院时间进行比较。结果显示：两组相比，肠内营养支持使术后发生主观重度营养不良的风险降低 5.59 倍（OR＝5.59，95% CI 1.12～27.90，$P=0.04$）；肠内营养支持可显著降低术后低蛋白血症（OR＝0.43，95%CI 0.19～0.97，$P＝0.04$）和术后并发症（OR＝0.22，95% CI 0.05～0.96，$P＝0.04$）的发生风险；试验组平均住院天数与对照组相比明显缩短（$P＝0.03$）。结论认为，妇科恶性肿瘤患者围手术期经过 NRS 2002 营养筛查后，对存在营养不良风险者进行肠内营养支持，可显著提高患者围手术期营养状况，降低术后并发症发生率，缩短住院时间，促进快速康复。

10. 尹秋杰，唐媛媛，王霁，等. 维生素 B_2 和康复新液改善头颈部肿瘤放疗患者口腔黏膜炎和营养状况. 肿瘤代谢与营养电子杂志，2022，9（4）：502－506.

尹秋杰等为了分析维生素 B_2 联合康复新液对头颈部肿瘤放疗患者的口腔黏膜炎和营养状况的影响。前瞻性选择 2020 年 1 月至 2022 年 1 月入南京某医院确诊头颈部肿瘤患者共 108 例，均采用强调适形放疗技术，可同时联合化疗。所有患者均出现口腔黏膜炎，然后将其随机分为对照组和试验组。对照组仅采用维生素 B_2 口服，试验组联合维生素 B_2 和康复新液。根据放射治疗肿瘤组（RTOG）标准评估口腔黏膜炎的严重程度（Ⅲ/Ⅳ级），采用视觉模拟评分法（VAS）评分评估疼痛程度，营养指标包括体重丢失量、体质指数（BMI）丢失量、白蛋白丢失量、前白蛋白丢失量、血红蛋白丢失量和总淋巴细胞计数丢失量，以及患者主观整体评估（PG-SGA）评分，不良反应包括口干、恶心呕吐、血小板减少、中性粒细胞减少、神经毒性和肾毒性。结果显示：试验组Ⅲ/Ⅳ级口腔黏膜炎的发生率比对照组明显下降，口腔黏膜炎的消失时间比对照组缩短，差异有统计学意义（$P＜0.05$）。两组治疗后 2 h、4 h 和 6 h 疼痛 VAS 分均比治疗前明显下降，但试验组比对照组进一步降低，差异有统计学意义（$P＜0.05$）。试验组治疗后 4 周和 7 周的体重丢失量、BMI 丢失量以及治疗 7 周的白蛋白丢失量均比对照组显著下降，差异有统计学意义（$P＜0.05$）。试验组治疗后 7 周的 PG-SGA 评分显示，营养状况明显优于对照组（$P＜0.05$）。两组不良反应发生率比较，差异无统计学意义（$P＞0.05$）。结论认为，维生素 B_2 联合康复新液能够显著改善头颈部肿瘤放疗患者的口腔黏膜炎和营养状况，减轻疼痛。

11. 顾颖，荣岚，于岚. 营养干预对高龄结直肠癌患者腹腔镜手术疗效的影响. 腹腔镜外科杂志，2022，27（10）：748－751.

顾颖等为了探索高龄腹腔镜结直肠癌患者术前营养风险发生情况及术后营养支持的应用状况，为精准化临床诊疗及干预策略提供临床研究依据。选取了 2016 年 1 月至 2020 年 12 月收治的高龄（≥80 岁）腹腔镜结直肠癌手术患者作为研究对象，分析患者一般信息、诊断信息、医嘱信息等，采用营养风险筛查 2002（NRS 2002）评估患者营养风险，分析不同程度营养风险患者、术后营养支持方式对短期临床结局（包括住院总时间、术后住院时间及住院总费用）的影响。结果显示：共纳入 387 例患者，均存在不同程度的营养风险，其中一般营养风险（3 分≤NRS 2002＜5 分）194 例（50.13%），严重营养风险（NRS 2002≥5 分）193 例（49.87%）。患者均于术后接受营养支持治疗，其中单独肠外营养（PN）支持率 48.32%，PN 联合肠内营养（EN）支持率 51.68%。一般营养风险组中，PN 亚组术后住院时间［（12.12±2.72）天 vs.（7.80±1.35）天］、住院总时间［（18.40±8.28）天 vs.（12.12±2.72）天］长于 PN＋EN 亚组，住院总费用［（5.22±1.73）万元 vs.（4.07±0.99）万元］高于 PN＋EN 亚组，差异有统计学意义。严重营养风险组中，PN 亚组术后住院时间［（14.98±8.96）天 vs.（8.50±2.31）天］、住院总时间［（20.84±9.29）天 vs.（13.26±3.89）天］长于 PN＋EN 亚组。住院总费用［（6.16±3.14）万元 vs.（4.37±1.05）万元］高于 PN＋EN 亚组。差异均有统计学意义。结论提示，高龄结直肠癌手术患者营养风险发生率较高,且合并严重营养风险患者占比较高。虽然腹腔镜手术可减少创伤,但患者营养状况也会严重影响预后与康复。针对高龄手术患者开展营养风险评估与干预、积极落实规范合理的营养支持治疗,有助于改善其短期临床结局。

12. 顾思扬,陈志明,季栋梁,等. 营养管理系统下多学科团队对食管癌放化疗中患者营养的管理成效. 肿瘤代谢与营养电子杂志,2022,9(4): 496-501.

顾思扬等基于肿瘤患者营养管理系统探索多学科团队在食管癌放化疗治疗中营养管理的应用价值。选取食管癌住院患者101例,按照随机数字法分为对照组50例和干预组51例。对照组患者接受常规治疗和护理。干预组在常规治疗和护理的基础上建立以护理人员为主导的多学科团队(MDT),基于肿瘤患者营养管理系统构建"入院评估-结果评定-营养干预-治疗监护-营养随访"的营养管理流程对患者进行营养管理。比较两组患者的临床营养指标和临床结局,并进行"成本-效果比(C/E)"分析。结果显示:干预组患者的淋巴细胞计数、总蛋白、白蛋白、前白蛋白变化均显著低于对照组($P < 0.05$)。干预组肿瘤放疗相关并发症发生率显著低于对照组($P < 0.05$)。干预组肿瘤患者生命质量测定量表(FACT-G)评分显著高于对照组($P < 0.05$),干预组患者的美国东部肿瘤协作组(ECOG)体力状况评分显著低于对照组($P < 0.05$)。干预组患者的人均住院费用显著低于对照组($P < 0.05$)。干预组和对照组临床有效率的C/E分别为262.7和498.6。干预组和对照组生命质量评价的C/E分别为245.5和353.9,干预组均低于对照组。结论认为,基于肿瘤患者营养管理系统下多学科团队对食管癌患者放化疗期间营养管理可显著改善患者的营养状况和生活质量,减少患者的住院费用,减少放疗相关并发症的发生率,具有良好的C/E和经济学价值。

13. 赵文利,马晓莉,杨文利,等. 营养管理在高危神经母细胞瘤患儿术后化疗期间的应用. 肿瘤代谢与营养电子杂志,2022,9(2): 190-194.

赵文利等为了探讨营养管理在高危神经母细胞瘤患儿术后化疗期间的应用效果。方法选取2019年11月至2021年3月在儿童医院血液肿瘤中心收治的88例高危神经母细胞瘤术后化疗的患儿,采用简单随机方法分为对照组和观察组,每组各44例。对照组采用常规饮食护理,观察组在常规护理基础上采用全程营养管理,包括院内集中管理及院外建立微信群管理,时长3个月,比较两组患儿术后化疗期间营养指标、不良反应发生情况。结果显示:观察组化疗后血清前白蛋白、血清白蛋白、血红蛋白、淋巴细胞绝对值均高于对照组,差异有统计学意义($P < 0.05$);体重增长高于对照组,无统计学差异($P = 0.238$)。观察组营养不良风险筛查分数、感染[10例(22.7%)比19例(43.2%)]、厌食[15例(34.1%)比29例(65.9%)]、降低化疗强度[1例(2.3%)比6例(13.6%)]等不良反应发生率均低于对照组,差异有统计学意义($P < 0.05$);营养不良和腹泻发生率低于对照组,无统计学差异($P > 0.05$)。结论认为,营养管理能有效改善肿瘤术后患儿的营养状况,降低营养不良及化疗不良反应发生率。

14. 石汉平,李增宁,丛明华. 肿瘤整合康复治疗规范化示范病房标准(试行). 肿瘤代谢与营养电子杂志,2022,9(4): 450-455.

中国抗癌协会肿瘤营养专业委员会制订了《肿瘤整合康复治疗规范化示范病房标准(试行)》,并指出通过多学科肿瘤康复团队是肿瘤整合康复的临床实践基础,团队成员应包括临床(中)医师、护士(师)、营养师、运动治疗师/康复理疗师、心理咨询/心理治疗师/精神科医师、个案管理师等,关键技术涉及营养、运动、心理和症状的筛查、测评、治疗与疗效评价，以及针对症状管理制订明确的康复管理方法。创建肿瘤整合康复治疗规范化示范病房有助于将多模式整合康复（营养、运动、心理、症状管理）诊疗规范落实到临床实践，提升康复治疗水平、提高肿瘤患者生活质量、延长患者生存期。

（高　薇）

五、肿瘤患者精神心理康复

1. 中国临床肿瘤学会肿瘤支持与康复治疗专家委员会，中国抗癌协会肿瘤放射治疗专业委员会，重庆市医药生物技术协会癌症康复与姑息治疗专业委员会. 肺癌姑息治疗中国专家共识. 中华医学杂志，2022，102（27）：2084－2095.

肺癌患者中抑郁的发病率为33％～44％。推荐使用PHQ－9和HADS量表进行筛查和评估（1A）。焦虑、抑郁治疗应基于良好的医患关系和充分的医患沟通（2B）。在心理治疗基础上，对于中重度焦虑、抑郁，可给予SSRIs、SNRIs和苯二氮䓬类药物等，药物治疗可同时配合有氧运动（1B）。

2. 仇杰，成玉露. 急性淋巴细胞白血病病人心理痛苦轨迹变化情况及影响因素研究. 全科护理，2022，20（20）：2852－2855.

仇杰等纳入92例急性淋巴细胞白血病患者，采用心理痛苦温度计（DT）对患者确诊时（T0）、诱导化疗结束后（T1）、巩固化疗结束后（T2）、巩固化疗结束后6个月（T3）时的心理痛苦水平进行调查，分析心理痛苦轨迹变化情况。结果显示：92例患者中，T0～T3时DT评分呈现一定降低趋势；经DT评分评估，存在3个类型的心理痛苦轨迹，无心理痛苦型34例（占36.96％）、心理痛苦降低型46例（占50.00％）和心理痛苦持续型12例（占13.04％）。心理痛苦组与无心理痛苦组患者的年龄、学历水平、家庭月均收入、职业状态、美国东部肿瘤协作组（ECOG）评分、疾病感知问卷简化版

（BIPQ）评分、医院焦虑抑郁量（HADS）评分比较差异有统计学意义（$P<0.05$）。Logistic回归分析显示，年龄、学历水平、职业状态、BIPQ评分、HADS评分是急性淋巴细胞白血病患者心理痛苦的主要影响因素（$P<0.05$）。结论认为，急性淋巴细胞白血病患者心理痛苦发生率较高，呈现不同心理痛苦轨迹，而且影响因素较多，临床医护人员应根据危险因素特点给予针对性干预，以减轻患者的心理痛苦水平。

3. 林晓丽，张丽，倪荣苹. 原发性肝癌患者创伤后成长、心理韧性及家庭韧性的相关性分析. 智慧健康，2022，8（10）：169－171.

林晓丽等探讨原发性肝癌患者创伤后成长、心理韧性及家庭韧性的相关性。以150例原发性肝癌患者作为研究对象，选用一般资料问卷、家庭韧性力量表（FHI）、创伤后成长量表（PTGI）、心理韧性量表（CD－RISC）对患者进行评估，分析评估结果。结果显示：不同性别、年龄是否有宗教信仰、婚姻情况、治疗方案、肿瘤分化程度患者的家庭韧性评分比较并无差异（$P>0.05$）；不同文化程度、家庭月收入、医疗费用支付方式患者的家庭韧性评分比较差异显著（$P<0.05$）；心理韧性、创伤后成长、家庭韧性的总分以及各维度评分之间呈正相关（$P<0.05$）；人际关系、个人力量、新的可能性、对生活的欣赏、精神变化、坚韧、自强、力量、家庭收入、医疗支付方式是影响家庭韧性评分的主要因素。结论认为，原发性肝炎患者家庭韧性水平比较低，创伤后成长与心理韧性对家庭韧性均会造成影响，可见创伤后成长、心理韧性及家庭韧性之间呈正负相关性。

4. 刘辉，徐奕旻，王春立，等. 化疗期癌症患儿父母心理弹性在积极应对与益处发现间的中介效应分析. 中华现代护理杂志，2022，28（12）：1601－1606.

刘辉等分析了化疗期癌症患儿父母心理弹性

在积极应对与益处发现间的中介效应。选取血液肿瘤病房住院化疗的 343 名患儿父母,采用疾病获益感量表修订版量表、心理弹性量表、简易应对方式量表对化疗期癌症患儿父母的应对、心理弹性和益处发现水平进行横断面调查。结果显示:324 名化疗期癌症患儿父母益处发现水平得分为(85.35±16.91)分,接受维度在 5 个维度中得分最低。心理弹性水平得分为(93.74±16.19)分,积极应对维度得分为(24.14±6.42)分,消极应对维度平均得分为(11.70±5.25)分。结构方程模型拟合度指数良好,积极应对益处发现的预测作用显著($\beta = 0.771, P < 0.01$),积极应对对益处发现直接预测作用不显著($\beta = 0.002, P > 0.05$)。结论认为,化疗期癌症患儿父母积极应对能通过心理弹性的中介作用预测益处发现,且为完全中介效应。

5. 邹称秀,吴园,李美丽. 心理韧性在子宫颈癌患者家庭关怀度与述情障碍间的中介效应分析. 中国医学创新, 2022, 19(32): 86 - 90.

邹称秀等评价心理韧性在子宫颈癌患者家庭关怀度与述情障碍间的中介效应。选取 150 例子宫颈癌患者,使用基线资料调查表、心理韧性量表(CD - RISC)、家庭亲密度与适应量表(FACES Ⅱ - CV)、多伦多述情障碍量表- 20(TAS - 20)进行问卷调查。结果显示:150 例子宫颈癌患者述情障碍评分(55.07 ± 8.20)分,其中无述情障碍 46 例(30.67%),中度述情障碍 72 例(48.00%),重度述情障碍 32 例(21.33%);心理韧性评分(59.78 ± 9.63)分,家庭关怀度评分(95.63 ± 10.53)分。子宫颈癌患者述情障碍与心理韧性、家庭关怀度之间呈负相关($P < 0.05$);心理韧性与家庭关怀度之间呈正相关($P < 0.05$);心理韧性在家庭关怀度与述情障碍之间起到完全中介效应的作用,中介效应值占总效应值为 82.77%。结论认为,子宫颈癌患者心理韧性、家庭关怀度均与述情障碍具有相关性,且心理韧性在患者家庭关怀度与述情障碍之前起

到完全中介效应,提高患者心理韧性、增加患者家庭关怀度是减轻患者述情障碍的有效途径。

6. 姚芡芡,刘丽,罗艳芳,等. 原发性脑肿瘤患者心理弹性潜在类别分析. 中华护理杂志,2022,57(19): 2363 - 2370.

姚芡芡等评价原发性脑肿瘤患者心理弹性潜在类别。选取 237 例原发性脑肿瘤住院患者采用一般资料调查问卷、心理弹性量表简表、医学应对方式问卷及领悟社会支持量表进行问卷调查。经潜在类别分析,原发性脑肿瘤患者心理弹性分为 3 个潜在类别,分别是低水平心理弹性组(27.4%)、中水平-高波动心理弹性组(30.1%)、高水平心理弹性组(42.5%);有序多分类 Logistic 回归分析结果显示,领悟社会支持量表得分($OR = 1.045, P < 0.001$)、医学应对方式问卷的面对维度得分($OR = 1.102, P = 0.016$)和屈服维度得分($OR = 0.865, P = 0.013$)、农村居住地($OR = 0.437, P = 0.049$)是心理弹性潜在类别的影响因素。结论认为,因此原发性脑肿瘤患者心理弹性有明显的类别特征,临床工作者应识别不同类别患者的特征及影响因素,采取针对性的干预策略,促进患者心理弹性水平提升。

7. 王站颖,杨红,国仁秀,等. 晚期肿瘤患者心理弹性与应对方式、社会支持的相关性研究. 齐鲁护理杂志,2022,28(9): 1 - 4.

王站颖等采用横断面、便利抽样的设计方法评价晚期肿瘤患者心理弹性与应对方式、社会支持的相关性。以一般资料调查表、心理弹性量表(CD - RISC)、医学应对问卷(MCMQ)、社会支持量表对 244 例晚期肿瘤患者进行问卷调查。结果显示:晚期肿瘤患者 CD - RISC 总分为(71.23±13.64)分,处于较高水平;在应对方式中面对维度,回避维度与心理弹性呈正相关($r = 0.153, r = 0.242, P < 0.05$),屈服维度与心理弹性呈负相关($r =$

−0.375，$P<0.01$）；社会支持 3 个维度均与心理弹性呈正相关（$P<0.05$）。多元线性回归结果显示，在控制人口学资料的情况下，晚期肿瘤患者应对中回避维度和屈服维度是心理弹性的主要影响因素，共解释变异变量的 22.7%（$F=17.558$，$P<0.001$）。结论认为，临床医护人员应关注晚期肿瘤患者的医学应对方式，社会支持对其心理弹性水平的影响，提高社会支持与积极应对的能力，进一步提高晚期肿瘤患者的心理弹性。

8. 木巴拉克·依克拉木，曹艳，张翠萍. 希望水平与疾病应对方式在乳腺癌患者社会支持和生命质量间的链式中介作用. 医学与社会，2022，35(11)：95−100，105.

木巴拉克·依克拉木等选取 290 例乳腺癌患者作为研究对象，采用 Herth 希望指数量表（HHI）、医学应对方式问卷（MCMQ）、社会支持评定量表（SSRS）、癌症患者生命质量核心量表（QLQ−30）开展调查。结果显示：乳腺癌患者 HHI 得分为（27.93±4.28）分，SSRS 得分为（32.69±7.51）分，MCMQ 得分为（45.39±5.72）分，QLQ−30 得分为（56.27±15.84）分。提示乳腺癌患者社会支持与希望水平、面对应对方式、生命质量间呈两两正相关（P 均<0.01），与屈服应对方式呈负相关（$P<0.01$）。经中介效应检验，希望水平与面对应对方式在社会支持对生命质量的影响中起链式中介作用。

9. 谷友惠，杨红，陆宇晗，等. 癌症患者医学应对方式在心理弹性与死亡焦虑间的中介效应. 中华现代护理杂志，2022，28(2)：189−194.

谷友惠等探讨癌症患者医学应对方式在心理弹性与死亡焦虑间的中介效应。选取 330 例住院患者为研究对象，采用一般资料调查表、中文版死亡焦虑量表、医学应对方式问卷和心理弹性量表对其进行调查。采用 Pearson 相关分析法和多重线性回归分析癌症患者死亡焦虑、医学应对方式和心理弹性的关系。结果显示：302 例癌症患者的中文版死亡焦虑量表得分为（40.12±10.23）分，心理弹性量表得分为（70.97±13.43）分，医学应对方式问卷的面对、回避、屈服维度得分分别为（18.80±3.65）、（15.64±3.16）、（8.75±2.84）分。癌症患者的心理弹性与死亡焦虑、医学应对方式中的屈服维度呈负相关（$P<0.01$），与医学应对方式中的面对、回避维度呈正相关（$P<0.05$）；癌症患者医学应对方式中面对的屈服维度均与死亡焦虑呈正相关（$P<0.05$）。结论认为，医学应对方式在心理弹性与死亡焦虑间起部分中介作用，中介效应占总效应的 32.47%。

10. 朱向阳，沈王琴，王美华，等. 肿瘤恶病质患者心理痛苦与应对方式的相关性研究. 当代护士（下旬刊），2022，29(7)：151−153.

朱向阳等研究肿瘤恶病质患者心理痛苦与应对方式的相关性。以 130 例肿瘤恶病质患者为研究对象，使用一般资料问卷心理痛苦温度计医学应对方式问卷进行评估患者的人口学特征心理痛苦和应对方式。结果显示：肿瘤恶病质患者心理痛苦的得分为（4.62±0.83）分，其中无痛苦患者 87 例，中等痛苦患者 23 例，严重痛苦患者 20 例，检出率为 33.1%，高于国内癌症患者心理痛苦检出率常模（24.2%）。Pearson 相关性分析显示，肿瘤恶病质患者心理痛苦与积极应对呈负相关性（$r1=−0.204$，$P=0.008$），与消极应对（屈服、回避）呈正相关性（$r2=0.142$，$P=0.014$；$r3=0.128$，$P=0.021$）。多元线性回归分析显示，肿瘤恶病质患者心理痛苦的影响因素包括病情恶化或波动、自我感受负担重、睡眠质量差、记忆力下降。

11. 郑东旭，郑瑾. 功能失调性态度在童年心理创伤与成年肿瘤后抑郁间的中介效应. 临床心身疾病杂志，2022，28(4)：73−77.

郑东旭等探讨功能失调性态度在童年心理创

伤与成年肿瘤后抑郁间的中介效应。选取 60 例肿瘤后抑郁患者设为观察组,无抑郁症状的 60 例肿瘤患者设为对照组。对两组患者采用自制一般人口学资料调查表、童年创伤问卷、功能失调性态度问卷进行测评分析。结果显示:观察组童年创伤检出率为 61.7%,对照组为 13.3%,观察组童年创伤问卷总分及情感虐待、躯体虐待、性虐待、情感忽视、躯体忽视因子分均显著高于对照组($P<0.01$)。观察组功能失调性态度问卷总分及脆弱性、吸引和排斥、强制性、完美化、依赖性、自主性态度、认知哲学、寻求赞许 8 个因子分均显著高于对照组($P<0.01$)。有童年创伤以及功能失调性态度问卷的脆弱性、吸引与排斥性、完美化、依赖性、寻求赞许 5 个方面可以预测肿瘤后抑郁($P<0.05$ 或 0.01)。结论认为,肿瘤后抑郁患者童年创伤检出率较高,童年心理创伤通过功能失调性态度的脆弱性、吸引与排斥性、完美化、依赖性、寻求赞许 5 个方面预测肿瘤后抑郁的发生。

12. 邹宝珍,徐芳. 压力与应激理论对甲状腺癌患者围术期负性情绪及认知水平的影响. 中国肿瘤临床与康复,2022,29(8):1011‒1013.

邹宝珍等探讨压力与应激理论对甲状腺癌患者围术期负性情绪及认知水平的影响。选取 90 例甲状腺癌患者,随机分为两组,各 45 例。对照组展开常规护理,观察组在此基础上实施基于压力与应激理论的护理干预,比较两组患者的负性情绪、认知水平及生活质量。结果显示:护理后,SAS、SDS 评分比较,观察组低于对照组($P<0.05$);观察组健康知识及格率 95.6%,对照组 80.0%,有显著性差异($P<0.05$)。护理后,观察组功能领域、症状领域、总体健康状况评分高于对照组($P<0.05$)。结论认为,甲状腺癌患者围手术期采用基于压力与应激理论的护理服务,对患者的心理问题进行有效排解,减轻不良情绪状态,建立正确的认知,建立良好的心理状态,提高认知水平,改善生活质量,护理价值较高。

13. 泮燕,窦文娟,底玮. 乳腺癌术后癌症复发恐惧与夫妻支持和生活质量的关系. 蚌埠医学院学报,2022,47(11):1587‒1590.

泮燕等分析乳腺癌术后癌症复发恐惧与夫妻支持和生活质量的关系。选取乳腺癌术后患者 769 例作为研究对象,使用疾病进展恐惧简化量表(FoP‒Q‒SF)、夫妻支持问卷(CSQ)、癌症患者生命质量测定量表(FACT‒G)对患者进行问卷调查,分析 FoP‒Q‒SF 与 CSQ(FACT-G)的关系。结果显示:乳腺癌术后患者癌症复发恐惧心理发生率为 52.67%。Pearson 相关分析显示,乳腺癌术后患者 FoP-Q‒SF 得分与 CSQ 得分(FACT-G)得分均呈明显负相关关系($P<0.01$),CSQ 得分与 FACT-G 得分呈明显正相关关系($P<0.01$)。Logistic 回归分析显示,年龄<40 岁(OR=3.674)、临床分期Ⅲa 期(OR=3.115)、CSQ 得分≤49.29 分(OR=3.843)、FACT-G 得分≤41.36 分(OR=2.774)是乳腺癌术后癌症复发恐惧的独立危险因素($P<0.01$)。结论认为,乳腺癌术后患者癌症复发恐惧水平较高,夫妻支持和生活质量是其影响因素,临床可据此制订干预措施以降低患者的癌症复发恐惧。

14. 任振强,关毅,彭飞,等. 婚姻状态对原发性中枢神经系统淋巴瘤患者预后的影响:一项倾向性评分匹配研究. 中国全科医学,2022,25(19):2356‒2362.

任振强等研究婚姻状态对原发性中枢神经系统淋巴瘤患者预后的影响。提取 2000 年至 2016 年美国"监测、流行病学和结果"数据库的 3993 例 PCNSL 患者的病例资料,包括社会人口学资料(婚姻状态、确诊年龄、种族、性别和确诊年份)、临床病理资料(病理类型、肿瘤位置)、治疗资料(手术、放疗和化疗)及结局资料(生存信息和随访时间)。依据婚姻状态将患者分为已婚和非已婚两组,其中非已婚包括单身、离异和丧偶。采用倾向性评分匹配均衡基线资料,采用 Kaplan‒Meier 分析(Log‒

rank 检验)、Cox 回归评估婚姻状态对患者 OS 和 CSS 的影响。结果显示:婚姻状态影响 PCNSL 患者 OS 和 CSS,与已婚相比,单身、离异和丧偶患者的预后更差。结论认为,临床管理和决策中,除了传统的肿瘤生物学特征,还应关注婚姻状态对 PCNSL 患者预后的影响。

15. 余喜梅. 基于 Roy 适应模式的过渡期护理对女性 ICU 转出肿瘤患者创伤后应激障碍及其家属迁移应激的影响. 国际护理学杂志, 2022, 41 (17): 3220‑3225.

余喜梅研究 Roy 适应模式期护理对女性 ICU 转出肿瘤患者创伤后应激障碍及其家属迁移应激的影响。选取女性 ICU 转出肿瘤患者及其家属各 92 例,按照收治时间分为对照组和观察组,各 46 例。对照组患者在 ICU 转出前、转出中及转出后接受 ICU 常规过渡期护理,观察组患者在对照组基础上实施基于 Roy 模式过渡期护理。记录两组平均住院时间、72 h ICU 重返率、ICU 停留时间、并发症发生率。采用创伤后应激障碍检查表评价创伤后应激情况,汉密尔顿焦虑量表、汉密尔顿抑郁量表评估患者心理健康情况,ICU 家属迁移应激量表评估家属迁移应激水平。结论显示:Roy 适应模式护理应用于女性 ICU 转出肿瘤患者及家属中效果良好,能有效缓解患者持续性焦虑、忧郁情绪,减轻 PTSD 症状水平,促进其心理和躯体功能康复,改善家属的迁移应激程度,从而提高过渡期护理质量,全面增进患者生命质量。

16. 张爱美. 全程心理管理程序在恶性肿瘤患者心理护理中的应用及价值. 健康之家, 2022(6): 158‑160.

张爱美探讨了全程心理管理程序在恶性肿瘤患者心理护理中的应用及价值。选取 98 例恶性肿瘤患者,随机分为对照组和观察组,各 49 例。对照组采用常规护理,观察组采用全程心理管理程序,比较两组心理状态情况、生活质量情况、预后评分情况以及护理满意度情况。结果显示:观察组焦虑(SAS)及抑郁(SDS)评分低于对照组,观察组生活质量评分、预后评分均高于对照组($P<0.05$)。结论认为,恶性肿瘤患者采用全程心理管理程序应用措施,改善患者负面情绪,提升患者生活质量水平,预后情况良好,护理效果显著。

17. 黄阿美,杨静,王兴莉,等. 情绪功能操对消化道肿瘤癌痛患者负性心理及生活质量的干预研究. 中华肿瘤防治杂志, 2022, 29(14): 1074‑1079.

黄阿美等进行了情绪功能操对消化道肿瘤癌痛患者负性心理及生活质量的干预研究。选 4 个消化道肿瘤内科住院的癌痛患者为研究对象,将 4 个科室随机分为干预科室(干预组)和对照科室(对照组),共入组 80 例患者,对照组和干预组各 40 例。对照组癌痛患者给予常规负性心理干预,干预组癌痛患者在常规负性心理干预的基础上采用自编情绪功能操进行锻炼。结果显示:① 干预 3 个月,2 组不同疼痛程度分级患者差异有统计学($P=0.001$)。② 干预 1 个月,干预组焦虑评分低于对照组($P=0.027$);干预 3 个月,干预组焦虑评分和抑郁评分均低于对照组($P<0.001$)。组内时间效应检验结果显示,干预组随着时间的延长,焦虑、抑郁得分越低,即焦虑、抑郁程度越低,时间与组别交互效应结果表明,随着时间的延长,干预组焦虑、抑郁减轻程度优于对照组($P<0.001$)。③ 干预 1 个月,2 组生理状况($P<0.001$)、社会/家庭状况($P=0.021$)、情感状况($P<0.001$)、功能状况($P<0.001$)和生活质量总得分($P<0.001$)差异均有统计学意义;干预 3 个月,2 组生理状况($P<0.001$)、社会/家庭状况($P=0.011$)、情感状况($P<0.001$)、功能状况($P<0.001$)和生活质量总得分($P<0.001$)差异均有统计学意义。组内时间效应检验结果显示,干预组随着时间的延长,生理状况($P<0.001$)、社会/家庭状况($P<0.001$)、情感状

况($P<0.001$)、功能状况($P<0.001$)和生活质量总得分($P<0.001$)越高。时间与组别交互效应结果表明,随着时间的延长,干预组在生理状况($P<0.001$)、社会/家庭状况($P<0.001$)、情感状况($P<0.001$)、功能状况($P<0.001$)和生活质量总得分($P<0.001$)优于对照组。结论认为,情绪功能操能有效缓解癌痛,降低患者焦虑和抑郁情绪,提高生活质量。

18. 傅亮,杨埸,胡雁,等.肿瘤患者心理痛苦管理:基于指南整合和应用方法的指南改编.国际护理科学(英文),2022,9(1):56-62.

傅亮等依据指南整合和应用方法(CAN-IMPLEMENT),将改编制订的癌因性心理痛苦管理指南应用于胃癌化疗患者的护理实践,规范胃癌化疗患者的痛苦管理。基于CAN-IMPLEMENT应用部分的理论框架,组织建立多学科小组,评估在肿瘤内科病房实施指南的障碍和有利因素,制订相应的解决方案,对指南实施过程进行监测,并对实施结果进行评价。结果显示:多学科小组制订了审查标准、标准化工作路径、评估工具、医疗保健专业人员培训手册、患者及其照顾者教育手册。指南实施后,心理痛苦管理记录完成率达到97.9%。2017年9月至2018年12月,医务人员心理痛苦管理审查清单中大部分项目的实施依从性提高,完成率从57.1%(100/175)到100.0%(193/193)不等($P<0.001$)。胃癌化疗患者心理痛苦发生率由22.7%(32/141)降至9.3%(18/193)($P<0.05$),心理痛苦评分中位数(范围)由2(0-9)降至0(0-7)($P<0.001$)。结论认为,基于CAN-IMPLEMENT的指南应用推动了肿瘤病房心理痛苦管理体系的建立。多学科小组制订的癌症患者心理痛苦审查标准、标准化工作路径、评估工具具有临床适用性和有效性,心理痛苦管理实践过程中进行质量控制行之有效,医疗保健专业人员提高了对癌症患者实施心理痛苦管理方案的依从性,有效

减轻了胃癌化疗患者的心理痛苦。

19. 吕丹,兰波,孙晓莹,等.中国早期乳腺癌患者心理痛苦程度动态变化与生活质量的关系.中华肿瘤杂志,2022,44(10):1119-1124.

吕丹等收集首次接受术后辅助化疗的110例女性乳腺癌患者的临床病理资料。采用心理痛苦管理筛查工具和癌症患者生活质量表评估患者的心理痛苦状况和生活质量情况。结果显示:96例患者的有效问卷中,化疗前心理痛苦得分≥4分者占49.0%(47例),化疗2个周期后心理痛苦得分≥4分者占41.7%(40例),完成整个化疗周期后心理痛苦得分≥4分者占35.4%(34例)。化疗后痛苦温度计(DT)得分呈逐渐下降趋势。多因素分析显示,患者的月收入水平、肿瘤分期与化疗结束后心理痛苦发生有关(P均<0.05),月收入水平越高和肿瘤分期越晚的患者越容易产生心理痛苦。患者化疗前、化疗后的DT差值与生活质量差值呈负相关($r=-0.298,P=0.003$)。结论认为,早期乳腺癌患者化疗期间心理痛苦检出率呈下降趋势,月收入水平和肿瘤分期是影响患者心理痛苦的独立影响因素。患者化疗期间心理痛苦与生活质量有关,心理痛苦程度越低、生活质量越高,应加强对早期乳腺癌患者化疗期间心理痛苦状态的评估监测。

20. 唐榕英,张照莉,皮远萍,等.癌症患者心理痛苦分层管理信息化平台的构建与应用研究.重庆医学,2022,51(12):2114-2118.

唐榕英等构建癌症患者心理痛苦分层管理信息化平台,并进行应用研究。选取2020年4月至6月(应用前)的恶性肿瘤患者、责任护士分别作为对照组,2020年7月至9月(应用后)的恶性肿瘤患者、责任护士分别作为观察组,两组恶性肿瘤患者、责任护士各50例。比较信息平台应用前后两组癌症患者心理痛苦温度计(DT)评估时长、会诊处理的及时率,另选取50名医护人员,比较信息平台运用

前后其对癌症患者心理痛苦管理工作的满意度。结果显示：观察组癌症患者会诊处理的及时率均较对照组明显提高（$P<0.05$）；与平台应用前比较，平台应用后医护人员满意度得分明显提高（$P<0.05$），观察组癌症患者DT评估时间较对照组明显缩短（$P<0.05$）。结论认为，信息化平台的应用可有效提升癌症患者心理痛苦管理水平。

21. Liu Y, Wang R, Qiao S, et al. How dignity-related distress interacts with quality of life in young adult patients with cancer during the active treatment stage: A network analysis. Psychooncology, 2022,31(9): 1564 – 1571.

Young adult patients with cancer are a growing concern. By means of network analysis, this study aimed to explore the interplay between dignity-related distress and quality of life (QoL) in young adult patients with cancer when they undergo active treatments. Methods: In this cross-sectional study, 309 young adults aged 18 – 39 and diagnosed with malignant tumors were recruited from an oncology center in China between September 2020 and August 2021. Participants completed the Patient Dignity Inventory and SF-36 questionnaires. Network analysis was applied to examine the network structure. Results: Overall, the core facets of dignity-related distress were negatively related to QoL and its corresponding domains, either directly or indirectly. Developmental distress played a central role among estimated networks and strongly interplayed with most QoL domains, especially the mental domains. Symptom distress was the only facet consistently interplayed with the physical domains of QoL (i. e., physical function and bodily pain). The social aspects were also revealed in the association between limited social support and vitality. Conclusions: Early attention must be paid to guarantee the need of preserving dignity and enhancing QoL for young adult patients.

22. Yang L, Zhao R, Li S, et al. Psychometric properties of a Chinese version of four-factor colorectal cancer screening belief scale. Asia Pac J Oncol Nurs, 2022, 9(9): 100087.

Screening improves the early diagnosis rate of colorectal cancer (CRC) and effectively reduces its mortality. The four-factor CRC screening belief scale is conducive to understanding the psychometric properties of screening beliefs, but no Chinese version of this scale is available. The purpose of this study was to test the psychometric properties of a Chinese version of the four-factor CRC screening belief scale in patients with cancer and their relatives. Methods: The four-factor CRC screening belief scale was translated into Chinese based on Brislin's model. A panel review ensured the cultural adaptation and content validity of the scale. The scale was then administered to a convenience sample of 425 Chinese people recruited from July 2019 to June 2021. Results: Exploratory factor analysis identified the factor structure for the Chinese version of the four-factor CRC screening belief scale, including perceived barriers, perceived benefits, self-efficacy, and optimism. Confirmatory factor analysis showed that the model fits well. The scale-level content validity index was 1.0. The correlation between the Chinese version of the four-factor CRC screening belief scale and the CRC health belief model scale was statistically significant ($r=0.831$,

$P<0.01$). McDonald's omega coefficients for the entire scale were 0.939 and 0.774 – 0.948 for the four subscales. The translated scale had test-retest reliability of 0.719 and split-half reliability of 0.646. Conclusions: The Chinese version of the four-factor CRC screening belief scale showed adequate reliability and validity. The translation and validation of psychosocial assessment tools for CRC screening across languages, cultures, and countries will contribute to further international research collaborations and the improvement of the prospects for the prevention and care of CRC.

23. Zhang Y, Li Z, Wang C, et al. Sex differences in depression for childhood cancer survivors. Psychooncology, 2022: 32(2): 295 – 304.

This study examines the differential association between sex and depression, and the possible mediating pathways. Methods: We analysed survey data from 296 (age 7 – 17.1 years) cancer survivors from three centres affiliated with Beijing Children's Hospital. Linear regression analysis was used to assess the association between sex and depression. Quantile regression analysis was used to estimate the regression coefficients (β) and 95% confidence intervals for sex in depression at different quantiles. Mediation analysis with multiple mediators was used to explore the effects of sex on depression. Results: Using linear regression, we found that the age ranged from 8.7 to 10.4 years and the regression coefficient of sex on depression was significant ($\beta = -2.75$, $P = 0.03$). Quantile regression results showed a significant negative association between sex and depression in the 0.30 – 0.75 quantiles. Mediation analysis revealed that boys were 1.545 times more depressed than girls, with family resilience, self-perceived burden, and behavioural problems explaining approximately 16.79%, 21.57%, and 43.94% of the sex difference, respectively. The combined effect of family functioning, resilience, social support, self-perceived burden, and behavioural problems might explain the 89.17% sex difference. Conclusion: Clinicians should consider sex effects when assessing depression in childhood cancer survivors and target sex-specific interventions for further treatment.

24. Lei Z, Liu W, Yang X, et al. Self-compassion and fear of cancer recurrence in Chinese breast cancer patients: The mediating role of maladaptive cognitive styles. Psychooncology, 2022, 31(12): 2185 – 2192.

Previous studies have examined the benefits of self-compassion for psychological symptoms in breast cancer patients; however, little is known about the role of self-compassion for patients' fear of cancer recurrence (FCR) as well as the underlying mediating mechanisms. This study aimed to examine the effect of self-compassion on FCR, and whether maladaptive cognitive styles mediate this relationship. Methods: This cross-sectional study included 304 females with breast cancer. A self-report questionnaire was used to assess patients' self-compassion, maladaptive cognitive styles (i. e. , rumination and catastrophising), and FCR. Parallel mediation analyses were conducted to examine the research questions. Results: Approximately half of the patients with breast cancer reported elevated levels of FCR. Self-compassion was negatively related to FCR, and the relationship between self-compassion and FCR was mediated by catastrophising, whereas rumination did not significantly mediate the relationship between self-compassion and FCR. Conclusions：Our findings suggest that self-compassion and catastrophising are closely associated with FCR in patients with breast cancer, and catastrophising is a mediator between self-compassion and FCR. Clinicians could reduce breast cancer patients' FCR by enhancing their self-compassion and improving their maladaptive cognitive styles.

（杨宁波）

六、肿瘤患者中医康复

1. 王超,李小芳. 中医管理理念在肿瘤患者康复管理中的应用. 中医药管理杂志,2022,30(12)：235－237.

王超等探讨中医管理理念在肿瘤康复管理中的应用效果。随机选取 2019 年至 2020 年的 62 例肿瘤内科患者为研究对象,根据患者相关意愿及要求,在满足患者需求下将选取患者按照随机数字表分为对照组和观察组,各 31 例。对照组实施常规康复管理模式,观察组于对照组基础上应用中医管理理念进行康复管理,比较两组患者的管理效果。结果显示:观察组患者的匹兹堡睡眠质量指数评分,显著低于对照组($P<0.05$);观察组的症状体征评价、生活质量、心理管理、营养状态、疼痛管理等评分,均显著高于对照组($P<0.05$);观察组的防控观念、免疫恢复、自我管理等康复管理质量评分,均显著高于对照组($P<0.05$);观察组患者住院期间的护理不良事件发生率,显著低于对照组($P<0.05$);观察组患者对护理工作的满意度,显著高于对照组($P<0.05$)。结论认为,中医管理理念应用于肿瘤康复管理中,可明显提高康复管理质量,减少不良反应的发生,有效缓解患者心理压力和改善睡眠质量,获得患者对护理服务的肯定,对改善护患关系具有积极作用。

2. 段庆燕. 辨证取穴针刺联合耳穴贴压预防化疗呕吐的价值. 中国中医药现代远程教育,2022,20(18)：112－114.

段庆燕探讨了辨证取穴针刺联合耳穴贴压预防化疗呕吐的价值。选取 2020 年 4 月至 2021 年 4 月在泰安市妇幼保健院拟接受含顺铂联合方案化疗的 58 例肿瘤患者,采用简单随机分组法分为观察组和对照组,每组 29 例。对照组患者采用昂丹司琼注射液静脉注射,观察组在对照组的基础上增加辨证取穴针刺联合耳穴贴压,均持续治疗 5 天,后进行 5 天随访,观察期为 10 天。观察 2 组患者临床呕吐缓解效果、心理状态变化,记录 2 组患者在治疗期间急性、迟发性呕吐发生率。结果显示:于治疗 5 天、10 天后,观察组的恶心呕吐评分均低于对照组($P<0.05$);治疗 5 天、10 天后,观察组状态-特质焦虑问卷(STAI)评分低于对照组($P<0.05$);观察组患者的迟发性呕吐发病率低于对照组($P<0.05$)。结论认为,辨证取穴针刺联合耳穴贴压对化疗相关呕吐的防治效果较单独使用止吐药物效果好,临床医师可根据患者的情况酌情予以中医辅助。

3. 王东莉,李霞,周蕾,等. 中医五音疗法联合穴位按压对急性白血病患者化疗所致恶心呕吐及生活质量的影响. 护理与康复,2022,21(12)：39－41.

王东莉等探讨了中医五音疗法联合穴位按压对急性白血病患者化疗所致恶心呕吐及生活质量的影响。采用方便抽样法,选取接受化疗的 217 例急性白血病患者作为研究对象,按住院病区分为干预组 108 例、对照组 109 例。对照组采用常规护理方法,干预组在对照组基础上运用五音疗法联合穴位按压。比较两组患者恶心、呕吐程度及生活质量水平。结果显示:干预后,干预组恶心、呕吐程度低于对照组,生活功能指数评分高于对照组,差异有统计学意义($P<0.05$)。结论认为,中医五音疗法

联合穴位按压可以降低急性白血病患者化疗所致恶心呕吐程度，并提高生活质量。

4. 吴素文，黄晨. 中医护理结合中药贴敷、穴位按摩对肿瘤化疗致恶心呕吐效果的探讨. 中外医疗，2022，41（30）：169－172，177.

吴素文等探讨了中医护理结合中药贴敷、穴位按摩对肿瘤化疗致恶心呕吐的效果。随机选取2018年1月至2020年12月泰兴市中医院收治的肿瘤化疗致恶心呕吐患者80例，按照抽样法随机分为研究组、对照组，各40例。研究组给予中医护理结合中药贴敷、穴位按摩，对照组给予常规护理。对两组患者临床效果、负面情绪、睡眠质量、生活质量进行观察，并对比两组观察结果。结果显示：护理前，两组抑郁、焦虑评分比较，差异无统计学意义（$P>0.05$）；护理后，研究组抑郁、焦虑评分分别为（47.61 ± 3.79）分、（46.36 ± 3.63）分，明显低于对照组，差异有统计学意义（$t=3.157$、4.053，$P<0.05$）。护理前，两组睡眠量、影响度、睡眠深度、投射评分对比，差异无统计学意义（$P>0.05$）；护理后，研究组睡眠量、影响度、睡眠深度、投射评分明显低于对照组，差异有统计学意义（$P<0.05$）。护理前，两组生理功能、生理职能、躯体疼痛、精神健康、情感职能、生命活力、社会功能、总体健康评分比较，差异无统计学意义（$P>0.05$）；护理后，研究组生理功能、生理职能、躯体疼痛、精神健康、情感职能、生命活力、社会功能、总体健康评分明显高于对照组，差异有统计学意义（$P<0.05$）。结论认为，中医护理结合中药贴敷、穴位按摩对肿瘤化疗致恶心呕吐的效果十分确切，不仅可以改善患者负面情绪，还可以提高睡眠质量。

5. 夏敏. 基于快速康复外科理念指导的中医护理干预对促进直肠癌术后快速康复的应用效果分析. 黑龙江医学，2022，46（22）：2754－2756.

夏敏探讨了基于快速康复外科（FTS）理念指导的中医护理干预在直肠癌手术患者中的运用效果。选取2019年1月至2020年12月九江市中医医院收治的86例直肠癌手术患者作为研究对象，按随机数表法分为2组，各43例。对照组采取常规护理，观察组实施基于FTS理念指导下的中医护理干预。对比两组患者心理状态、术后疼痛、康复指标、并发症发生情况和护理满意度。结果显示：两组患者护理前心理状态比较，差异无统计学意义（$t=0.122$、0.154，$P>0.05$）。护理后观察组焦虑自评量表（SAS）和抑郁自评量表（SDS）评分低于对照组，差异有统计学意义（$t=7.633$、5.354，$P<0.05$）。观察组术后72 h疼痛评分低于对照组，差异有统计学意义（$t=6.134$，$P<0.05$）。观察组术后肛门排气、排便、下床活动及住院时间均短于对照组，差异有统计学意义（$t=7.575$、6.579、6.864、4.330，$P<0.05$）。观察组并发症发生率为2.33%，低于对照组的18.60%，差异有统计学意义（$\chi^2=4.468$，$P<0.05$）。观察组护理满意度高于对照组，差异有统计学意义（$\chi^2=4.074$，$P<0.05$）。结论认为，直肠癌手术患者经基于FTS理念指导的中医护理干预后，能够减轻不良心理情绪，减轻术后疼痛，加快胃肠功能恢复，有效预防并发症，促进患者术后康复，从而提高护理满意度。

6. 高宇，胡少博，邓超，等. 基于中医传承计算平台探索中医药治疗化疗性腹泻用药配伍规律. 海南医学院学报，2022，28（7）：544－549.

高宇等基于中医传承计算平台探索分析中医药治疗化疗性腹泻用药思路、配伍规律。以"中医""中药""化疗""腹泻"为主题词，检索中国知网（CNKI）、万方数据库（WanFang）、维普数据库（VIP），检索时间为自建库以来至2020年11月，筛选下载中医药治疗化疗性腹泻的临床研究文献，运用中医传承计算平台对中药的频数进行统计，并总结出核心处方及挖掘新处方。结果显示：共检索出相关文献145篇，筛选出目标文献57篇、包括相关处方 57 首;高频药物依次为白术、茯苓、党参、黄连、炙甘草等;设定置信度为 0.7,支持度为 10,得到 12 组核心配伍,聚类分析 6 类。结论认为,化疗性腹泻的中医药用药以补虚益气、利水渗湿为主,配以清热、收涩药。基于中医传承计算平台数据挖掘分析出来的方药组合及新方组合可供临床医生参考以及在基层医院推行应用。

7. 刘青杨,张宁苏,邢向荣. 91 例骨转移癌伴疼痛患者中医证型及临床特征. 中医药临床杂志,2022,34(7): 1310 - 1314.

刘青杨等探究了骨转移癌伴癌性疼痛患者的中医证型及临床特征。采用回顾性研究方法,搜集 2021 年 1 月 1 日至 2021 年 12 月 31 日入院治疗的骨转移癌伴疼痛患者的一般资料、原发肿瘤情况、骨转移情况、临床指标、治疗经过及中医四诊资料等。采用 SPSS 软件对中医临床症状进行分层聚类分析,结合临床实践和专业知识确定合理的中医证型,对骨转移癌伴疼痛患者的疼痛程度与疾病病程、ALP、血钙、年龄等临床资料进行统计学分析。结果显示:① 骨转移癌伴疼痛患者的中医证型可分为阴虚内热(24.2%)、气血亏虚(22.0%)、脾肾阳虚(18.7%)、气滞血瘀(15.4%)、痰湿阻滞(11.0%)、热毒蕴结(8.8%)共 6 个证型。② 多元 Logistic 回归分析结果显示,高钙血症、病理性骨折、ALP 升高均是影响骨转移疼痛程度加重的独立危险因素,差异具有统计学意义($P<0.05$)结论认为,本研究初步得出临床中骨转移癌伴疼痛患者的中医证型分布规律及疼痛程度的相关影响因素,可为临床辨证论治提供一定参考。

8. 陈琳,程宗琦. 扶正养血膏干预化疗致骨髓抑制的临床疗效及安全性研究. 中国药房. 2022,33(21): 2643 - 2646.

陈琳等观察扶正养血膏干预化疗致骨髓抑制的临床疗效及安全性。回顾性收集 2018 年 1 月至 2020 年 12 月于首次确诊为恶性肿瘤拟行"紫杉醇联合铂类"化疗方案的患者资料。患者共 200 例,根据有无使用扶正养血膏分为试验组和对照组,各 100 例。对照组常规化疗;试验组在首次化疗开始后联合口服扶正养血膏,直至该次化疗周期结束。比较 2 组患者首次出现骨髓抑制的时间、骨髓抑制发生率、补救用药情况和生活质量等指标。结果显示:首次化疗后,对照组患者的白细胞计数、中性粒细胞计数、血小板和血红蛋白水平均显著低于首次化疗前($P<0.05$);试验组患者的白细胞计数和中性粒细胞计数均显著低于首次化疗前($P<0.05$),但显著高于对照组($P<0.05$)。试验组患者骨髓抑制发生率 39.00%,显著低于对照组的 63.00%,差异有统计学意义($P<0.05$)。试验组首次出现骨髓抑制的时间(化疗后第 11.0 天)滞后于对照组(化疗后第 6.7 天)。首次化疗周期内,对照组使用升白细胞药物于试验组(11 例)($P<0.05$)。首次化疗后,2 组患者的 KPS 评分均显著低于首次化疗前($P<0.05$),但试验组患者 KPS 评分显著高于对照组($P<0.05$)。首次化疗后,2 组患者神疲乏力、食少纳呆、头晕心悸、恶心呕吐、自汗盗汗评分均显著高于首次化疗前,但试验组患者的自汗盗汗评分显著低于对照组($P<0.05$)。2 组患者首次化疗前后谷丙转氨酶、谷草转氨酶、尿素和肌酐水平均在正常范围内。结论认为,扶正养血膏能有效降低化疗致骨髓抑制的发生率,延缓出现骨髓抑制的时间,减少临床补救性升白细胞药/升血小板药的使用量,降低中医证候评分,提高患者生活质量。

9. 陈明明,郭旭,熊乙霓,等. 培元固本法治疗乳腺癌化疗后骨髓抑制临床研究. 陕西中医,2022,43(8): 1049 - 1051.

陈明明等探讨了培元固本法治疗乳腺癌化疗后骨髓抑制的临床效果。选择乳腺癌根治术后并行化疗患者 100 例,将其随机分为观察组和对照组各 50 例。其中对照组口服利血生治疗,观察组在此基础上给予培元固本法治疗。比较两者治疗前后白细胞、血红蛋白、血小板变化情况及治疗后两组骨髓抑制程度情况。比较两组治疗后严重白细胞减少症、中性粒细胞减少症及粒细胞减少症（FN）的发生率情况。观察两组化疗延迟率、化疗延长时间情况。结果显示：化疗4个周期时，观察组白细胞、血小板含量提升优于对照组，血红蛋白含量比较差异无统计学意义（$P>0.05$）。治疗期间，观察组骨髓抑制程度明显低于对照组（$P<0.05$）；观察组严重白细胞减少症、中性粒细胞减少症及FN的发生率明显低于对照组（$P<0.05$）；观察组化疗延迟率明显低于对照组，化疗延长时间比对照组短（$P<0.05$）。结论认为，培元固本法可有效防治乳腺癌患者化疗后骨髓抑制，从而确保化疗的顺利进行。

10. 张燕,欧阳征,张淼,等.探讨益气扶正固本法对老年肺癌患者化疗期骨髓抑制的改善机制及造血机能的保护作用.辽宁中医药大学学报,2022,24(3)：172－176.

张燕等探讨益气扶正固本法对老年肺癌患者化疗期骨髓抑制的改善机制及造血机能的保护作用。将2018年8月至2019年12月收治的128例非小细胞肺癌（NSCLC）老年患者按照随机数字表法分为实验组和对照组。实验组入选64例，采用TP化疗方案联合益气扶正固本法治疗，脱落3例，完成61例；对照组入选64例，采用单独TP化疗方案治疗，脱落4例，完成60例。共进行4个化疗周期治疗后，比较两组骨髓抑制发生情况、中医证候积分、卡式（KPS）评分、白细胞（WBC）、血红蛋白（HGB）、血小板（PLT）、中性粒细胞（NC）、免疫抑制细胞调节性T细胞（Treg）、自然杀伤细胞（NK）、髓源性抑制细胞（MDSC）及临床疗效。结果显示：实验组骨髓抑制发生率50.82％低于对照组70.00％，差异有统计学意义（$\chi^2=4.650$，$P<0.05$）。治疗后两组WBC、HGB、PLT、NC水平均

低于本组治疗前（$P<0.05$），其中实验组WBC、HGB、PLT、NC水平均高于对照组，差异具有统计学意义（$t=4.115$、3.374、5.964、5.745，$P<0.05$）。治疗后两组Treg、NK、MDSC细胞比例均低于本组治疗前（$P<0.05$），且实验组Treg、MDSC细胞比例明显低于对照组，差异具有统计学意义（$t=3.997$、4.276，$P<0.05$），NK细胞比例与对照组比较差异无统计学意义（$P>0.05$）。治疗后两组中医证候积分降低，KPS升高（$P<0.05$），且实验组中医证候积分低于对照组，KPS评分高于对照组（$t=3.797$、4.376，$P<0.05$）。实验组疾病缓解率52.46％高于对照组36.67％，但未见明显差异（$\chi^2=3.053$，$P>0.05$），稳定率100.00％与对照组95.00％比较差异无统计学意义（$\chi^2=3.128$，$P>0.05$）。秩和检验显示，两组总体疗效比较差异有统计学意义（$Z=2.047$，$P<0.05$）。实验组中医治疗总有效率80.33％高于对照组68.33％，但差异无统计学意义（$\chi^2=2.284$，$P>0.05$）；经秩和检验，实验组中医证候总体疗效与对照组比较差异有统计学意义（$Z=2.464$，$P<0.05$）。两组均未发生神经系统、心功能损伤等严重不良反应，胃肠道反应、肝功能损伤、肾功能损伤等发生率比较差异无统计学意义（$P>0.05$）。结论认为，在老年肺癌患者化疗期应用益气扶正固本法治疗可预防或减轻骨髓抑制，保护骨髓造血机能，其作用机制可能与调节免疫抑制，下调Treg、MDSC细胞水平有关。

11. 王振强,王洪亮,张庆江,等.益气养荣组方联合培能药物治疗小细胞肺癌化疗后骨髓抑制的临床疗效.现代中药研究与实践,2022,36(2)：69－73.

王振强等观察益气养荣组方联合培能药物治疗小细胞肺癌化疗后骨髓抑制的疗效。将2017年1月至2018年6月期间纳入的120例小细胞肺癌化疗后骨髓抑制患者随机均分为对照组（培能药物）和观察组（培能药物联合益气养荣组方），每组

各60例。比较两组患者治疗前和治疗后外周血细胞计数、肝、肾功能相关指标、中医证候、KPS、FACT-L评分以及两组患者治疗后骨髓抑制率、不良反应发生率的统计学差异。结果显示：治疗后两组患者白细胞、中性粒细胞、血红蛋白、血小板计数均降低，谷丙转氨酶、天冬氨酸转氨酶含量、KPS评分、FACT-L评分均增加（$P<0.05$），以观察组更明显（$P<0.05$）。观察组抑制率低于对照组（$P<0.05$）。结论认为，益气养荣组方联合培能药物治疗小细胞肺癌化疗后骨髓抑制的疗效明显优于单纯使用培能药物，适用情况下推广二者联合使用可取得更好的疗效。

12. 史海霞，饶志璟，祝利民，等.益气温阳通脉方对化疗致周围神经病变患者的临床疗效.上海中医药大学学报，2022,36(2)：13-19.

史海霞等观察益气温阳通脉方对化疗致周围神经病变（CIPN）患者的临床疗效。采用随机对照研究方法，纳入135例CIPN患者，随机分为观察组69例、对照组66例。观察组患者给予益气温阳通脉方口服，对照组患者给予甲钴胺片口服，疗程均为2个月。治疗前后，比较两组患者的中医症状积分；评价两组患者的中医证候疗效和周围神经病变分级改善疗效；治疗前后，测定并比较两组患者的正中神经和腓肠神经的感觉神经传导速度（SNCV）、运动神经传导速度（MNCV）；采用总神经病变评分（TNS）量表评价患者的周围神经损伤情况；采用FACT/GOG-Ntx量表评估患者的生活质量。结果显示：研究中，观察组和对照组分别剔除2例、5例患者，最终纳入统计分析者观察组67例、对照组61例。① 治疗后，观察组患者的手足麻木、疼痛、怕冷、乏力神疲症状积分较治疗前均明显降低（$P<0.05$），对照组患者的手足麻木、疼痛症状积分较治疗前亦降低（$P<0.05$），且观察组患者的手足麻木、疼痛、怕冷、乏力神疲症状积分均低于对照组（$P<0.05$）。② 治疗后，观察组患者的中医证候疗效总有效率为46.27%，对照组为19.67%，观察组的疗效优于对照组（$P<0.05$）。③ 治疗后，观察组患者的周围神经病变分级改善疗效总有效率为85.07%，对照组为80.33%，观察组的疗效优于对照组（$P<0.05$）。④ 治疗后，两组患者的正中神经、腓肠神经的SNCV、MNCV较治疗前均明显增快（$P<0.05$），且观察组患者的正中神经、腓肠神经的SNCV、MNCV较对照组亦明显增快（$P<0.05$）。⑤ 治疗后，两组患者的TNS量表评分较治疗前均降低（$P<0.05$），且观察组患者的评分低于对照组（$P<0.05$）。⑥ 治疗后，两组患者的FACT/GOG-Ntx量表评分较治疗前均降低（$P<0.05$），且观察组患者的评分低于对照组（$P<0.05$）。结论认为，与甲钴胺相比，益气温阳通脉方能更好地改善CIPN患者的临床症状及周围神经病变严重程度，提高患者的周围神经传导速度，从而改善患者的生活质量，增加患者抗癌治疗的信心和依从性。

13. 钟斯婷，麦杰伦，施永瑛.中药外洗联合针灸应用于恶性肿瘤化疗所致周围神经毒性的效果分析.大医生，2022,7(17)：82-84.

钟斯婷等探究中药外洗联合针灸对恶性肿瘤化疗所致周围神经毒性的干预效果，为临床干预提供参考。选取2020年1月至2021年12月鹤山市中医院收治的80例恶性肿瘤患者作为研究对象，按照随机数字表法分为A组、B组、C组和D组，各20例。A组患者给予针灸治疗，B组、C组和D组患者给予针灸联合不同的中药外洗治疗。记录化疗前、化疗4周期后4组患者神经毒性分级情况；分别于化疗前、化疗2、4周期后记录4组患者卡氏功能状态量表（KPS）评分；分别于化疗前、化疗2、4、8周期后测定4组患者感觉神经（正中神经）传导速度。结果显示：化疗前，4组患者世界卫生组织（WHO）标准神经毒性分级比较，差异无统计学意义（$P>0.05$）；化疗4周期后，B组、C组和D组神经毒性0度的患者占比均高于A组（$P<0.05$）；化

疗4周期后,B组、C组和D组患者神经毒性分级比较,差异无统计学意义($P>0.05$)。化疗后,4组患者KPS评分均高于治疗前($P<0.05$);化疗后,B组、C组和D组患者KPS评分均高于A组($P<0.05$)。化疗后,4组患者感觉神经传导速度低于治疗前($P<0.05$);化疗后,B组、C组和D组患者感觉神经传导速度均高于A组($P<0.05$)。结论认为,与单纯针灸相比,中药外洗联合针灸可降低恶性肿瘤化疗所致周围神经毒性的发生率,可减轻并延迟神经毒性的严重程度,提高患者的生活质量,且3种不同中药外洗处方的疗效接近。

14. 胡毓秀,刘晓利,徐兴友,等.解乏安神法联合情志干预在妇科肿瘤病人中的应用.全科护理,2022,20(08):1105-1107.

胡毓秀等探讨解乏安神法联合情志干预在改善妇科肿瘤患者癌因性疲乏和负性情绪中的作用。依据随机数字表法将本院收治的94例妇科肿瘤患者分为情志组和联合组。情志组在常规护理基础上给予中医情志护理,联合组则在情志组基础上给予解乏安神法干预。采用Piper疲乏评估修订量表(PFS-R)、Herth希望量表(Herth)、焦虑自评量表(SAS)和抑郁自评量表(SDS)评价施护前后患者癌因性疲乏水平和负性情绪,对两组患者癌性疲乏水平、负性情绪和满意度进行比较。结果显示:护理后两组患者Herth评分较护理前升高,PFS-R、SAS和SDS评分较护理前降低,且联合组Herth评分较情志组升高,PFS-R、SAS和SDS评分较情志组降低($P<0.05$);联合组护理满意度(91.49%),高于情志组(72.34%),差异有统计学意义($P<0.05$)。结论认为,解乏安神法联合情志干预能够显著降低妇科肿瘤患者的焦虑和抑郁情绪,提高患者希望水平,改善癌因性疲乏状态。

15. 李晓倩,黄丽,贺春莲.中医情志护理加穴位按摩治疗肺癌化疗患者生活质量的改善评价.新疆中医药,2022,40(2):49-51.

李晓倩等评价分析肺癌化疗患者接受穴位按摩治疗基础上辅助中医情志护理的效果,以及对患者生活质量的改善作用。取罹患肿瘤化疗患者共计100例,纳选病例时间为2019年1月至2021年1月。按就诊顺序排列随机分为2组,各50例。对照组均予施行中医情志护理干预,观察组在中医情志护理干预基础上配合穴位按摩治疗。就两组干预前后的SAS、SDS评分、干预后生活质量情况。结果显示:经对SAS、SDS评分各项指标予以评测,干预后,观察组上述指标评测数值均低于对照组($P<0.05$);观察组干预后的睡眠效率、睡眠障碍、入睡时间、睡眠质量评分各项指标评测数值均低于对照组($P<0.05$)。结论认为,临床针对肺癌化疗患者实施穴位按摩治疗的同时,予以辅助中医情志护理可减轻其负性心理情绪,改善其睡眠质量,降低其不良反应发生率时,予以辅助中医情志护理可减轻其负性心理情绪,改善其睡眠质量,降低其不良反应发生率。

(张军千　刘晓艺)

第八章　康复技术

2022 年度,在康复技术领域共收集学术论文 1 427 篇,其中纳入专论 338 篇(占 23.7%)、收入文选 114 篇(占 7.99%)。康复治疗技术指应用于康复治疗过程中的、通过改善、代偿、替代的途径帮助失能患者重建各种功能、提高生活质量的各种手段与方法。康复治疗技术从大类上可分为物理治疗、作业治疗、言语语言听力治疗以及其他康复治疗技术(如康复机器人、神经调控治疗等)。本部分内容与其他各专科康复章节可能存在部分交叉,因而在文献筛选中进行了一定区分。需全面了解康复治疗技术的应用,读者可结合参阅相关专科康复章节内容。

【专　论】

一、物理治疗康复技术

(一)物理因子治疗技术

物理因子治疗技术是指应用声、光、电、磁、冷、热、力等天然或人工物理因子通过调节人体神经、体液、内分泌等生理调节机制以提高健康水平,预防和治疗疾病,恢复或改善身体功能与结构、活动以及参与能力,从而达到康复的治疗方法。物理因子治疗技术是物理治疗技术中常用的治疗技术之一,文献表明物理因子治疗广泛应用于各类疼痛、脊髓损伤、运动损伤、膀胱功能障碍,胃肠功能障碍、盆底功能障碍等,在临床中多结合其他如运动治疗等物理治疗技术进行。

1. 电疗法

短波对炎症的控制存在积极的作用。对廖源等[1]开展了超短波对大鼠急性肺损伤炎症反应及细胞间黏附分子-1 表达影响的研究,结果表明超短波可通过下调细胞间黏附分子-1 的表达,抑制急性肺损伤大鼠肺组织的炎症反应,肺组织间中性粒细胞浸润明显减少,红细胞渗出减少。

蔡磊等[2]检测了脉冲电磁场(PEMF)对大鼠椎间盘退变及 A2A 腺苷受体介导的活性氧/PI3K/Akt 信号通路的影响,结果表明脉冲电磁场可通过上调 A2AR 活性,减少活性氧(ROS)生成,从而发挥抗氧化应激作用;联合 A2AR 激动剂能进一步激活 PI3K/Akt 磷酸化,下调促凋亡蛋白 Bax 水平,上调抗凋亡蛋白 Bcl-2 表达,从而抑制髓核细胞凋亡,减缓椎间盘退行性病变(IDD)恶性进展。

有研究证明,微电流刺激对骨愈合能够产生积极的影响。姚玉英等[3]对微电流刺激对胫骨骨缺损家兔 CGRP/PI3K/Akt 通路及骨再生与模型组进行了对比,研究发现微电流刺激组在第 2、4、8、12 周 Lane-Sandhu X 线评分显著升高($P < 0.05$)。模型组骨缺损部位骨小梁粗大,骨小梁间隙较大,仅出现部分新生骨;微电流刺激组骨小梁间隙缩小并逐渐融合形成板层骨,骨缺损区骨痂形成,出现新骨塑形状态。与对照组相比,模型组骨密度、骨钙、磷含量,胫骨缺损段扭转刚度(GJ)、柔韧系数(K)水平显著降低($P < 0.05$),CGRP、p-PI3K/PI3K、p-Akt/Akt 蛋白水平显著升高($P < 0.05$);与模型组相比,微电流刺激组骨密度、骨钙、磷含量,胫骨缺损段 GJ、K 水平,CGRP、p-PI3K/PI3K、p-Akt/Akt 蛋白水平显著升高($P < 0.05$)。结果表明微电流刺激可能是通过激活 CGRP/PI3K/Akt 通路实现骨再生,从而促进家兔胫骨骨缺损的愈合。

电刺激对肌肉进行激活可有效改善运动功能。郭伟等[4]通过电刺激引导下针刺腓骨长短肌运动点治疗功能性踝关节不稳，并给予平衡功能训练、本体感觉训练及腓骨长短肌手法激活训练等常规康复治疗，每日1次，连续治疗3周。在治疗前及治疗3周后，采用踝关节不稳定评价问卷（CAIT）评分、腓骨长短肌积分肌电值（iEMG）以及行走过程中模拟内翻时腓骨长短肌激发时间作为观察指标进行观察，结果发现电刺激引导下针刺腓骨长短肌运动点可有效激活腓骨长肌和腓骨短肌，改善功能性踝关节不稳定症状。

关于电刺激的应用还可用于尿道刺激和肠道刺激。索吕等[5]阴茎背神经电刺激对脊髓损伤逼尿肌过度活跃患者膀胱压力和容量影响的临床研究，研究发现对逼尿肌具有显著的即时抑制效应。岳雨珊等[6]通过使用经胫神经电刺激有利于改善脑卒中后便秘，并认为中频电刺激对肠道刺激也起到积极的作用。急性胃肠损伤是颅脑损伤的并发症之一，通常出现于颅脑损伤后早期，谢逸武等[7]研究发现干扰电刺激有利于改善重型颅脑损伤术后急性胃肠损伤功能。

经皮穴位电刺激是通过一定频率、强度的电流对穴位进行刺激的治疗方法，是经皮神经电刺激与穴位治疗的结合可用于改善疼痛及刺激肌肉收缩。缪少芳等[8]通过经皮穴位电刺激预防后路腰椎椎间融合术后首次自主排尿症状，缩短术后首次自主排尿时间及留置尿管后尿道疼痛（不适感）完全消失时间，增大尿流率。胡正永等[9]通过腹部电刺激联合高频胸壁振荡对气管切开重症患者气道廓清能力进行持续2周治疗，结果显示实验组腹直肌、腹内斜肌和腹横肌厚度差值与非自主咳嗽峰流速差值呈显著正相关（$r > 0.415, P < 0.05$），治疗效果得到改善。

侯亚静等[10]超声引导下肩峰下滑囊类固醇注射联合神经肌肉电刺激治疗偏瘫肩痛的随机对照研究，结果表明在偏瘫肩痛能够有效缓解患者的肩痛症状，改善上肢运动功能。陈晶晶等[11]研究了神经肌肉电刺激联合吞咽康复训练对老年神经性吞咽障碍患者吞咽功能及神经营养因子，治疗后可进一步改善老年神经性吞咽障碍患者的吞咽功能，促进脑源性神经营养因子（BDNF）、神经生长因子（NGF）、胰岛素样生长因子（IGF-1）的表达。高晶晶等[12]通过传统腹部运动训练及核心稳定性训练进行运动性训练联合神经肌肉电刺激治疗产后腹直肌分离，发现该方法可以可促进产后腹直肌分离恢复，改善产妇腰臀比及腰痛程度。

王婧蕾等[13]通过低频脉冲电刺激结合鼠神经生长因子治疗周围性面神经麻痹的疗效观察，即研究联合注射用鼠神经生长因子肌肉注射治疗周围性面神经麻痹的临床疗效及对患者面神经功能、红细胞免疫黏附功能、超氧化物歧化酶的变化。研究结果与治疗前比较，治疗后两组瞬目反射（BR）潜伏期、面神经复合肌肉动作电位（CMAP）波幅明显降低（$P < 0.05$）；面神经指数、面神经功能评分、红细胞免疫复合物花环率（RBC-ICR）及SOD明显升高（$P < 0.05$）。结果表明可显著改善患者的面神经功能、红细胞免疫黏附功能和增强机体对抗自由基损伤能力，提高周围性面神经麻痹的临床疗效。

功能性电刺激（FES）是一种应用低频脉冲电流或通过信号-电流转换放大后送入人体产生即时效应，使由于中枢神经系统受损而瘫痪的人体结构产生动作的方法。此技术常与运动疗法联合应用以改善肢体运动功能。杨海霞等[14]发现功能电刺激联合四肢联动提高胸腰段不完全性脊髓损伤的康复效果。徐胜等[15]观察了功能性电刺激手摇车训练对早期脑卒中患者上肢功能恢复的影响，每日1次，每次20 min，持续4周的治疗，发现该方法可显著改善早期脑卒中患者的上肢运动功能和日常生活活动能力，且疗效优于MOTOmed运动训练系统。宋琳琳等[16]观察了功能性电刺激踏车提高脑卒中早期患者下肢屈髋功能及步行能力的临床疗效；刘晓庆等[17]结合椭圆机与功能性电刺激康复训练对脑卒中偏瘫患者进行步态干预,结果表明进行椭圆机训练后,改善偏瘫患者步态,提高运动功能与平衡能力显著提高。薛晶晶等[18]随机对照研究了步行模式的功能性电刺激不同治疗时间对脑卒中患者下肢功能的影响,结果表明采用智能化多通道步行模式功能性电刺激能有效改善脑卒中患者下肢运动功能、平衡、行走和日常生活活动能力;而延长治疗时间(从治疗 30～60 min)可以达到降低肌张力、改善患侧下肢运动功能、提高步速和生活自理能力的效果,且能够延长生活自理能力的疗效持续时间。

2. 深层肌肉刺激

深层肌肉刺激疗法是一种局部振动疗法,可有效缓解因牵拉或劳累所致损伤、乳酸堆积或筋膜粘连造成的疼痛和功能受限。陈进等[19]观察了深层肌肉刺激慢性非特异性腰痛患者腰肌表面肌电变化与步态时空及动力学的参数变化,观察组总有效率 96%,高于对照组的 82%($P<0.05$),观察组治疗 1、6 个月后目测类比评分均低于对照组($P<0.05$),多裂肌、回旋肌前屈 60°、外展 90°、后伸 45°时最大肌电值明显高于对照组($P<0.05$),步长对称指数、足偏角对称指数、站立相对指数、初始双支撑垂直地面反作用力、单支撑相垂直地面反作用力、终末双支撑垂直地面反作用力均低于对照组($P<0.05$),Oswestry 功能障碍指数低于对照组($P<0.05$),SF-36 评分高于对照组($P<0.05$);观察组和对照组不良反应发生率分别为 3.9%(2/51)、5.9%(3/51),差异无显著性意义($P>0.05$)。结果表明,深层肌肉刺激疗法有助于减轻慢性非特异性腰痛患者的疼痛,恢复腰椎功能并改善步态。

3. 生物反馈疗法

生物反馈可有效辅助盆底肌训练并改善相应部位疼痛。彭丽仁等[20]通过盆底肌训练联合电刺激生物反馈对 97 例原位新膀胱术后进行随机对照试验,指出该方法对患者尿失禁干预能有效改善膀胱癌原位新膀胱术后患者尿失禁,提高尿控能力。

焦子珊等[21]对 84 例患者应用腹式呼吸放松训练联合电刺激生物反馈对产后盆腔肌筋膜痛的进行研究,发现该方法可以有效降低产后盆底肌紧张程度并缓解盆腔痛及腰背痛。

生物反馈联合功能训练可用于改善脊髓损伤患者运动功能和肠道功能。裴少保等[22]通过生物反馈疗法联合功能康复训练对老年脊髓损伤患者比较两组干预 12 周疗效,干预前后下肢运动功能和平衡功能、神经功能、日常生活能力、相关肌肉表面肌电信号(sEMG)变化。结果显示,两组干预 12 周腓肠肌、胫前肌、股二头肌和肱四头肌 sEMG 均高于干预前($P<0.05$),且观察组显著高于对照组($P<0.05$),表明改方法可改善老年脊髓损伤患者脊柱功能、神经功能和生活质量。李亚楠等[23]通过肠道综合物理疗法将生物反馈电刺激结合肠道运动疗法对不完全性脊髓损伤患者便秘进行研究,治疗 4 周后,研究结果表明,电子生物反馈和肠道运动疗法均可改善不完全脊髓损伤患者的便秘症状,肠道综合物理疗法比单独生物反馈电刺激及肠道运动疗法对不完全性脊髓损伤后便秘的改善作用更显著。

生物反馈的肠道功能改善应用也可用于肠道肿瘤患者。高苗苗等[24]通过生物反馈联合电刺激对直肠癌保肛术后失禁患者肛门功能的 3 个月治疗研究,对比予以常规康复联合电刺激治疗、常规康复联合生物反馈及电刺激治疗的快速收缩压,发现均明显高于治疗前,且观察组快速收缩压明显高于对照组($P<0.05$)。治疗结束后 3 个月随访时观察组复发率为 8.33%,明显低于对照组的 35.00%($P<0.05$)。结果表明生物反馈联合电刺激能有效改善直肠癌保肛术后排便失禁患者肛肠动力学,促进肛门功能恢复。

4. 超声波疗法

王彬等[25]通过聚焦式低强度脉冲超声治疗对大鼠坐骨神经损伤后神经病理性疼痛,超声可缓解坐骨神经损伤诱导的机械痛敏症状,其机制可能与抑制脊髓的神经重塑有关。

5. 气压疗法

吴爱纯等[26]观察了气压治疗预防维持性血液透析（MHD）患者透析时低血压（IDH）的临床疗效，研究发现干预12周期间观察组透析时IDH发生率（15.56%）明显低于对照组（$P<0.05$），单次透析持续时长[（3.81±0.31）h/次]、平均脱水量[（3.22±0.46）kg/次]、平均最低收缩压[（114.88±9.17）mmHg]、平均最低动脉压[（95.74±7.46）mmHg]均明显超过对照组水平（$P<0.05$）。表明气压治疗能有效减少患者透析时IDH发生，延长单次透析时长，提升单次脱水量，从而获取更充分的血液透析效果。

6. 光疗法

有研究通过红外偏振光联合微波治疗神经根型颈椎病的疗效分析，可以有效改善患者疼痛情况以及颈椎生理曲度[27]。

李文竹等[28]通过绿光照射治疗纤维肌痛，患者先接受连续10周、每天1～2小时的白光发射二极管（WLED）照射，研究表明绿光发射二极管（GLED）照射改善纤维肌痛患者疼痛。

陈诺梅等[29]开展了高能量激光对糖调节受损患者肠道菌群干预作用探究，以10名健康体检者作为对照组，观察组予以980 nm半导体激光辐照腹部9个治疗位点治疗持续1个月。提取观察组干预前后及对照组大便菌群基因组DNA进行高通量测序，在门分类水平上，观察组干预后与干预前相比拟杆菌门相对丰度显著提高（$P<0.05$）。在属分类水平上，与对照组相比，干预前观察组副杆菌属和粪杆菌属相对丰度显著降低（$P<0.05$）；观察组干预后与干预前相比副杆菌属显著升高（$P<0.05$），链球菌属相对丰度显著下降（$P<0.05$）。在物种多样性上，干预前观察组在多样性及均匀度上均显著小于对照组（$P<0.05$），观察组干预后与干预前相比在丰富度、多样性及均匀度上均得到显著提高（$P<0.05$）。糖调节异常患者肠道菌群多样性下降，

菌群结构存在失衡，而高能量激光干预能够在一定程度上改善菌群紊乱，提高患者肠道菌群多样性。

7. 冲击波治疗

冲击波疗法在物理因子治疗中相关研究较多，其原理主要利用压缩气体产生能量驱动子弹体，脉冲式冲击治疗区域。研究多用于肌肉、骨骼系统疾病、难愈性创面、男科疾病和周围神经损伤的功能恢复上。研究发现，冲击波具有促进组织修复再生、缓解疼痛及抗痉挛等作用机制，其在肱骨外上髁炎、膝骨关节炎、足底筋膜炎的应用研究较多。邓紫婷等[30]对冲击波对骨关节炎进行基础研究，发现冲击波可能通过调节转化生长因子β1（TGF-β1）的表达来减少炎性因子白介素（IL）-1β的表达，从而达到对膝骨关节炎的防治作用。吕欣等[31]对冲击波修复进行基础研究，研究发现冲击波可能通过调控胰岛素样生长因子（IGF-1）及磷酸化蛋白激酶B水平促进骨骼肌损伤的再生修复。

阚秀丽等[32]研究发现冲击波联合肩胛节律训练能够缓解患者的卒中后肩痛，改善肩关节被动活动度和上肢运动功能。唐贻贤等[33]发散式体外冲击波治疗非钙化性冈上肌腱炎进行治疗，发现发散式冲击波可有效地缓解患者的疼痛，并改善其肩关节活动功能，而低能量与中能量的冲击波的疗效无明显差异。有研究表明，冲击波对中风后下肢痉挛、减轻疼痛强度和增加活动范围有长期疗效，这种新颖的非侵入性治疗效果显著，且较为安全[34]。张伟等[35]在局部振动与体外冲击波治疗对脑卒中后偏瘫患者小腿三头肌痉挛和步行能力的随机对照研究中发现，体外冲击波在改善痉挛方面优于局部振动。吴天宇等[36]提出持续静力性牵张状态下应用体外冲击波治疗脑卒中后小腿三头肌痉挛的疗效观察，发现持续静力性牵张状态下应用体外冲击波治疗脑卒中后小腿三头肌痉挛较常规放松体位下治疗更能明显减轻患者小腿三头肌的痉挛状态。体外冲击波治疗作为常规康复的辅助手段，对对脑卒中患者踝关节屈肌痉挛踝关节屈肌有短期作用[37]。

冲击波治疗还能应用于不同领域。姜伟等[38]发现低能量体外冲击波(Li-ESWT)可促进细胞和神经纤维再生及血液循环,对于血管源性和部分神经源性男性勃起功能障碍(ED)患者,该技术具有一定的疗效。安东等[39]将体外冲击波疗法在烧伤创面修复和烧伤后瘢痕治疗进行应用,研究发现体外冲击波疗法通过机械振动和空化作用破坏已形成病理瘢痕的纤维交联,使纤维崩解,软化瘢痕组织的同时也可通过细胞机械转导途径调控成纤维细胞等修复性细胞的代谢,抑制上皮间充质细胞转化减少新生瘢痕的形成。冲击波的局部神经封闭作用降低了烧伤后瘢痕所导致的瘙痒和疼痛,有利于功能锻炼等康复治疗,显著改善了烧伤患者的临床预后。除此之外,体外冲击波疗法在临床烧伤应用中还可淡化瘢痕颜色,改善局部皮肤弹性和外观。此外,细胞机械转导途径在体外冲击波促进烧伤创面的愈合以及调控烧伤后增生性瘢痕的进程方面均发挥着重要作用,冲击波的传导最终引起蛋白、基因表达的变化调控细胞生化反应。有研究表明体外冲击波治疗作为常规康复的辅助手段,对踝关节屈肌有短期的抗痉挛作用[40]。

何林飞等[41]发现散式体外冲击波治疗对轻、中度腕管综合征患者疼痛、手功能产生积极影响。廖家权等[42]应用冲击波与类固醇注射联合使用,发现对腕管综合征的远期效果更佳。对于肉毒素对比冲击波对脑瘫患儿的痉挛,有研究表明肉毒素注射治疗脑瘫患者的足底屈肌痉挛并不优于体外冲击波治疗[43]。彭小文等[44]研究发现,应用高频超声检查能提高体外冲击波治疗网球肘的效果。王芳等[45]通过研究发现体外冲击波联合肱骨外上髁及冈下肌内热针治疗肱骨外上髁炎能进一步提高治疗效果,改善疼痛。

(二)徒手物理治疗康复技术

1. 淋巴手法引流技术

临床研究证明,徒手淋巴引流对消除肿胀起到

积极的作用。胡进等[46]通过头颈部肿瘤综合治疗后并发淋巴水肿患者的治疗研究,手法引流综合消肿技术是头颈部肿瘤综合治疗后淋巴水肿有效、安全的治疗手段。陈燕等[47]通过机械刺激技术对行盆腔淋巴结切除术并发术后淋巴水肿的 Ⅰa～Ⅱa 期宫颈癌患者 110 例进行随机对照试验,研究结果表明机械刺激技术能有效治疗宫颈癌盆腔淋巴结切除术后淋巴水肿,改善淋巴水肿相关症状。

值得注意的是,在淋巴引流手法的联合应用技术中,冲击波疗法或是一个重要角色。当前有较多文献对冲击波联合淋巴手法引流改善上肢功能进行研究。傅彩峰等[48]将低能量体外冲击波联合综合消肿疗法对乳腺癌术后上肢淋巴水肿进行随机对照实验,于治疗前和治疗 2 周后检测两组患者的上肢周径和上臂软组织厚度,同时采用上肢功能评定评估两组患者的上肢功能,结果表明低能量冲击波联合综合消肿疗法可显著减轻乳腺癌患者术后上肢淋巴水肿的程度,并改善其上肢功能。吴天宇等[49]通过研究体外冲击波联合手法淋巴引流治疗乳腺癌术后上肢淋巴水肿的治疗效果,采用周径差值测量法、生存质量测定量表(FACT-B)及视觉模拟评分法(VAS)对两组患者肢体水肿程度、生存质量及疼痛强度等进行评定,结果发现经 5 周治疗后发现两组患者淋巴水肿症状、疼痛程度及生存质量情况等均较治疗前明显改善(P<0.05),并且观察组患者双侧上肢周径差值、FACT-B 评分及疼痛 VAS 评分亦显著优于对照组水平(P<0.05),进一步缓解乳腺癌术后上肢淋巴水肿及疼痛程度,提高患者生存质量。

2. 徒手感觉刺激技术

田亚星等[50]通过徒手感觉刺激对脑卒中偏瘫患者手指痉挛效果的表面肌电图观察,在刺激前后,采用改良 Ashworth 量表(MAS)评估患侧拇短屈肌、指浅屈肌、指伸肌张力;采集双侧拇短屈肌、指浅屈肌、指伸肌 sEMG 信号,计算均方根值(RMS)。结果刺激后,所有被测肌群 MAS 等级均

明显降低（$|Z|>2.699$，$P<0.01$），患侧指伸肌 RMS增加（$t=-2.069$，$P<0.05$）；患侧拇短屈肌和指伸肌RMS刺激前、后均小于健侧（$t>2.450$，$P<0.05$）。结论表明指部徒手感觉刺激能即时缓解脑卒中患者屈指肌痉挛，可能与促进伸指肌肌力有关。

胡正永等[9]通过腹部电刺激联合高频胸壁振荡对气管切开重症患者气道廓清能力，治疗2周前后使用非自主咳嗽峰流速（ICPF）、临床肺部感染评分（CPIS）、膈肌移动度（DE）、膈肌增厚分数（DTF）和腹部肌肉厚度（Tab）评估疗效，结果表明腹部电刺激联合高频胸壁振荡可以提高气管切开重症患者的气道廓清能力。

何紫艳等[51]观察指部徒手感觉刺激前后脑卒中偏瘫患者手指屈、伸肌张力（如指浅屈肌、指深屈肌、拇长屈肌、指伸肌肌张力）的变化，证明指部徒手感觉刺激可有效、迅速、安全地降低脑卒中患者偏瘫侧手部肌群痉挛并促进主动伸指。

3. 筋膜手法治疗技术

徐睿华等[52]应用呼吸训练联合筋膜手法治疗慢性非特异性下背痛，结果表明呼吸训练联合筋膜手法治疗，可减轻患者的疼痛程度，改善其腰部功能、肺功能和生活质量。

4. 本体感觉神经肌肉促进技术

邱范基等[53]通过不同模式本体感觉神经肌肉促进技术（PNF）干预对功能性踝关节不稳（FAI）者平衡能力影响的研究，发现FAI患者的患侧下肢平衡能力弱于健侧；4周常规PNF干预与4周站立位本体感觉干预对于改善FAI患者下肢动态和静态平衡能力都有良好的作用；站立位本体感觉干预对健侧平衡能力以及患侧动态平衡能力改善的作用优于常规PNF干预。陈俊吉等[54]观察了PNF训练对运动性肩袖损伤功能恢复的影响，实验组内旋肌力、内外旋的主动活动度、改良UCLA肩关节评分高于对照组，表明PNF训练可减轻运动性肩袖损伤的疼痛感，提高关节主动活动度、肌力及

UCLA肩关节评分；PNF训练对运动性肩袖损伤功能改善作用要优于弹力带抗阻＋被动关节活动度（ROM）训练。彭杰等[55]研究发现本体感觉在躯干模式的核心稳定训练能更有效地提高脑卒中患者起立步行的预期性姿势调节能力，促进脑卒中患者步行和平衡功能的尽早恢复。高伟等人[56]研究基于本体感觉神经肌肉促进技术理念的呼吸训练对急性心肌梗死经皮冠状动脉介入术术后患者肺功能及运动耐力。

5. 牵伸治疗

手法牵伸是临床常用的徒手疗法。在相关机制研究方面，李晨等[57]通过不同方式的一次性拉伸对股二头肌长头组织结构的急性期观察研究，一次性动态拉伸可明显改变肌腹的组织结构，而一次性静态拉伸对肌腹组织结构的改变作用较微弱；肌腹不同局部间存在结构差异，但两种拉伸方式作用下肌腹各局部的结构参数变化程度均相近。

（三）运动疗法康复技术

众多研究表明，运动疗法的益处。对于恶性肿瘤患者，适度运动训练有利于提高患者生活质量。王艳南等[58]发现使用肩关节运动疗法进行术后康复训练对甲状腺癌患者的肩颈功能和免疫功能等指标都有明显作用；沈晓雯等[59]发现运动干预可有效改善化疗期急性白血病患儿癌因性疲乏；贾金凤等[60]发现ICU老年患者开展早期渐进性运动训练干预能够有效改善自身肌力，提高自理能力，改善生活质量。

在机制研究层面，运动训练对骨代谢、帕金森病康复、代谢性疾病康复方面也有不同进展。关于运动训练维持骨量、改善骨密度的作用，马琳等[61]观察到中等强度适量运动干预能诱导SHR大鼠心脏生理性肥大、减轻细胞凋亡、增加心脏祖细胞数量并促进细胞增殖，进而抑制心脏重塑。

在帕金森病运动康复机制研究方面，陈平等[62]发现运动可通过上调mGluR2/3表达抑制帕金森

病模型大鼠纹状体中等多棘神经元异常电活动,帕金森病模型大鼠纹状体 MSNs 兴奋性显著增加,LFP β 频段节律性振荡的功率显著增加,spike 与 LFP β 频段节律性振荡的同步化程度显著增加;运动干预可使帕金森病模型大鼠纹状体 MSNs 兴奋性、LFP β 频段节律性振荡的功率以及 spike 与 LFP β 频段节律性振荡的同步化程度均显著降低;纹状体微量注射 mGluR2/3 拮抗剂可使运动的积极效应消失,进一步证实 mGluR2/3 在帕金森病模型大鼠纹状体 MSNs 运动依赖可塑性中发挥了重要作用,并将成为帕金森病治疗药物研发的新的靶向分子。王洁萍等[63]发现肢体协调训练可改善早期原发性帕金森病患者肺功能。

在运动训练改善代谢能力方面,杨雪歌等[64]研究发现运动、Adropin 与代谢性疾病有一定联系;张崇林等[65]研究发现代谢综合征大鼠氧化应激反应增强。运动和饮食干预均能降低大鼠心肌氧化应激反应。运动能提高氧化应激调节因子过氧化物酶体增殖物激活受体-α mRNA 表达而饮食控制作用不大,过氧化物酶体增殖物激活受体-α mRNA 表达增加进而调控血清巨噬细胞趋化蛋白-1、黏附因子纤溶酶原激活物抑制剂、内皮型一氧化氮合酶 mRNA 的表达,可能是有氧运动抗氧化应激的机制。丁晓青等[66]综述了运动对心肌线粒体生物发生及 SIRT3 的作用研究进展,明确心肌线粒体作为能量产生的重要场所,可有效应答外界应激,满足心脏能量代谢需求。线粒体生物发生作为供能途径之一,对于维持线粒体网络稳态,促进线粒体能量代谢至关重要。目前研究发现,SIRT3 是心肌线粒体生物发生的重要调节因子,参与调控线粒体能量代谢过程。徐蕊等[67]研究发现运动训练能诱导 CHF 大鼠肾素-血管紧张素系统(RAS)由 ACE - Ang Ⅱ - AT1R 轴向 ACE2 - Ang -(1 - 7)- MasR 轴方向转换,并且血浆、骨骼肌中 RAS 各组分变化特点各异。

以下为 2022 年度不同类型的运动疗法技术的相关研究进展:

1. 呼吸运动训练

呼吸运动是整个呼吸过程的基础,膈肌是主要的呼吸肌,在平静呼吸中起主导作用,是完成呼吸运动的主要动力来源。傅晓倩等[68]研究发现,体外膈肌起搏治疗对膈肌进行刺激改善颈髓损伤呼吸功能。蓝佼晖等[69]研究发现,呼吸功能训练联合电动站立床能有效促进脑卒中气管切开患者排痰,加强呼吸功能。叶世贤等[70]通过对震荡呼气正压和主动循环呼吸技术治疗慢性气道疾病腺体高分泌的效果及患者偏好研究,发现二者对慢性呼吸系统疾病腺体高分泌的排痰效果和安全性相当。

左亚南等[71]研究呼吸肌训练 6 周虽可提高患者肺功能和咳嗽峰流速(CPF),但其声学参数提示训练未能改善咳嗽模式。咳嗽声学检测可为卒中后呼吸康复提供辅助手段。王媛等[72]研究发现综合吸气肌训练可显著改善老年慢性射血分数保留的心衰患者运动能力及血管内皮功能,降低炎症因子水平。刘金明等[73]观察呼吸训练联合肌电生物反馈对脑梗死恢复期患者吞咽功能的影响,在治疗前、治疗 6 周后(治疗后),采用渗透-呼吸量表(PAS)和功能性经口摄食量表(FOIS)评估 3 组患者的吞咽功能,并进行吞咽造影检查(VFSS),观察并记录患者的食管上括约肌(UES)开放情况、舌骨向前位移(HAM)、舌骨向上位移(HSM)。研究结果表明,呼吸训练联合肌电生物反馈可明显改善患者的舌骨运动功能和 UES 开放情况,提高吞咽功能,降低误吸风险。吴晓敏等[74]发现在采用质子泵抑制剂治疗胃食管反流病的基础上辅助呼吸训练可有效提高疗效,降低复发率及质子泵抑制剂治疗胃食管反流病的不良反应,减少患者食管内酸暴露时间及次数,提升食管酸清除能力。谢家湘等[75]认为早期呼吸功能训练能改善老年冠状动脉搭桥患者术后肺功能康复;徐蕊等[76]研究发现高强度吸气肌抗阻训练可显著改善支气管扩张患者运动能力及生活质量;李成等[77]通过研究发现吸气加呼气训练结合神经肌肉电刺激治疗显著提高对肺移植术后患者康复效果,降低并发症风险。周君桂等[78]研究发现对重症康复病房气管切开患者在常规人工气道康复护理措施基础上进行呼吸训练能改善促进患者肺康复,加快患者拔除气管套管、降低肺部感染发生率。刘骁杰等[79]认为在核心肌力训练基础上辅以吸气肌或呼气肌强化训练,能进一步减轻慢性下背痛患者疼痛,提高椎旁肌肉收缩协调性,改善患者腰部功能。陈聪等[80]发现呼气结合凯格尔运动和腹横肌收缩结合凯格尔运动,对盆底肌的锻炼效果更优。

陈杰等[81]研究发现对行肺癌切除术的肺癌患者在术前及术后常规干预基础之上增加呼吸肌阻力训练,能有效提升患者肺功能,显著抑制血清中胰岛素生长因子-1(IGF-1)的水平,提升患者生活质量,减少肺部并发症的发生。乔康熙等[82]研究发现呼吸促进技术可改善脑卒中患者呼吸功能,提高下肢步行能力和日常生活活动能力;袁文蓉等[83]发现通过持续3周的呼吸肌训练联合反馈式呼吸电刺激治疗能有效改善脑卒中患者肺功能、呼吸肌肌力及吸气肌耐力,有助于患者获得更好的咳嗽能力、躯干控制能力并缓解其疲劳程度;刘陵鑫等[84]研究发现在常规康复训练的基础上,呼吸训练和下肢机器人训练均能改善脑卒中患者肺功能及运动耐力,两者联合治疗效果更加显著。

陈永进等[85]研究发现在药物干预基础上辅以呼吸功能训练,能在短期内改善老年骨质疏松症伴腰背痛患者疼痛、腰椎功能及肺功能,但对老年骨质疏松症患者腰背痛影响甚微,该联合疗法值得临床推广、应用。

另外呼吸运动有利于血压的调整。裴飞等[86]研究发现呼吸训练对脑卒中患者血压有降压的效果,其作用机制可能是通过主动呼吸调整呼吸-交感神经耦联机制中的肾素-血管紧张素-醛固酮系统。

2. 神经肌肉训练

神经肌肉训练是提高患者处理和利用感觉信息以协调和提高肌肉力量生成的一种方法。杨云等[87]研究发现经肌肉训练可有效缓解髋关节撞击综合征患者的疼痛,增加髋关节肌力和协调能力,提高髋关节稳定性和功能;王璐等[88]研究发现神经肌肉控制训练能有效改善粘连性肩关节囊炎患者的肩关节功能。翟海亭等[89]研究发现整合性神经肌肉训练可以有效预防运动员下肢运动损伤,受试者所在国家区域可以解释研究间的异质性;进行运动时间为16～20 min,2～3次/周,运动周期4～6个月的整合性神经肌肉训练方案可以达到最优的预防效果。白伟民等[90]通过神经肌肉电神经刺激联合踏车训练在脓毒症机械通气患者中的临床研究表明,该方法能降低长期卧床制动产生的并发症,提升股四头肌肌肉力量,提高脱机率。

3. 肌肉能量技术

肌肉能量技术(MET)是通过肌肉等长或等张收缩抗阻的方式提升肌肉骨骼系统功能和缓解疼痛症状的康复治疗手段,既往在膝关节炎、肩周炎等的治疗中获得了广泛运用。孙姗姗等[91]通过研究发现肌肉能量技术能有效改善腰肌劳损;何鹤等[92]通过肌肉能量技术改善乳腺癌继发淋巴水肿后上肢功能障碍。苏文杰等[93]将人体外冲击波联合肌肉能量技术对颞下颌关节紊乱(TMD),改善TMD患者的最大张口度、疼痛情况及下颌功能,体外冲击波和肌肉能量技术均能有效改善TMD患者的最大张口度、疼痛情况及下颌功能,体外冲击波和肌肉能量技术的联合效果优于单一的体外冲击波或肌肉能量技术,临床上可以考虑将二者结合用于治疗。

4. 有氧训练

对于有氧运动的强度研究较多。刘国纯等[94]研究发现低、中强度运动可以有效减轻自发性高血压大鼠(SHR)的主动脉氧化应激并改善血管功能,而高强度运动不能改善SHR的血管功能,其机制可能与AMPK-SIRT 3通路有关。还有研究不同力竭运动对大鼠纹状体背外侧神经元电活动的影响及调节机制,研究发现,重复力竭运动与一次运动产生疲劳在中枢调节中有所不同,纹状体背外侧在一次力竭运动引起的疲劳中调节作用不明显,在重复力竭运动引起的疲劳中调节作用增强,NMDAR2B参与介导了纹状体背外侧小青蛋白(PV)神经元对中等多棘神经元(MSN)的兴奋性调控[95]。韩凯月等[96]研究发现智能有氧踏车训练能促进脑梗死患者下肢运动功能、心肺功能和日常生活活动能力(ADL)恢复,发病后早期干预效果最佳。刘光亮等[97]研究发现高强度有氧踏车训练较低强度训练能够有效改善病程≤3个月的缺血性卒中患者的步行能力和心肺适能,并且具有剂量累积效应。

有氧运动能改善患者睡眠质量及睡眠结构。何佳枫等[98]研究发现居家有氧运动可以改善肝动脉化疗栓塞术患者的疼痛-疲乏-睡眠障碍症状群,提高其生活质量。胡琰茹等[99]研究发现丘脑腹外侧核作为"基底神经节-丘脑-皮层"神经通路的中继核团,在力竭运动过程中神经元兴奋性发生改变,GABAAα-1受体蛋白表达的改变是导致该核团神经元兴奋性变化的机制之一。

李凤仪等[100]通过研究发现有氧运动可能通过上调MG53抑制脉核因子-κB(NF-κB)表达,从而改善高血压心脏功能,延缓高血压性心脏病的发生发展。张浴尘等[101]研究发现有氧运动通过下调SHR心肌ox-CaMKⅡδ抑制心肌细胞凋亡,同时激活抗凋亡相关信号通路改善心功能,可能是运动诱导高血压心脏重塑的机制之一。符惠丽等[102]研究发现高强度有氧运动用于老年高脂血症合并冠心病患者效果较中强度有氧运动更为显著。李琴凤等[103]通过研究发现规律有氧运动能改善慢性心力衰竭大鼠心脏做功能力,提高心功能及运动能力增强的作用机制可能与上调心肌ATP水平及改善线粒体复合体Ⅰ功能有关;另外指出,PCr/ATP比值可能不适合作为评估运动训练对心脏有益影响的生物标志物。刘玉杰等[104]发现ST段抬高型心

肌梗死患者介入术后实施Ⅰ期运动康复方案,可提高患者功能独立性,改善焦虑、抑郁情绪及睡眠质量。谢伟等[105]发现有氧运动锻炼可促进急性心肌梗死患者急诊经皮冠状动脉介入治疗术后康复,降低主要不良心血管事件发生率,改善预后。

有氧运动有利于对记忆及认知功能的改善。邓畅等[106]通过研究发现有氧运动训练可调节血管性痴呆大鼠肠道菌群结构,改善其学习记忆功能;黎轶等[107]研究发现有氧运动联合白藜芦醇能有效防治血管性痴呆大鼠的学习记忆能力,激活Nrf2/ARE信号通路改善血管性痴呆大鼠海马神经氧化应激性损伤;李童等[108]发现有氧运动能够缓解睡眠剥夺大鼠学习记忆损伤,可能与调控海马CREB/BDNF信号通路,改善突触可塑性有关。

阳金鑫等[109]研究了有氧运动干预对阿尔茨海默患者突触可塑性的影响。研究发现有氧运动激活分子机制介导大脑突触可塑性靶向效应可以改善阿尔茨海默病患者的认知功能;有氧运动可以通过调控分子信号通路抑制淀粉样β蛋白沉积和Tau毒性蛋白磷酸化、提高脑内神经营养因子表达、调控线粒体的生物发生以及减轻线粒体功能障碍,改善脑内微环境,刺激突触可塑性积极变化。有氧运动干预在调控阿尔茨海默病患者认知能力方面具有积极效果,中低等强度有氧运动能够提高突触可塑性相关蛋白表达、减少突触丢失,高频率有氧运动可促进突触密度增加;中长期有氧运动可以持续上调大脑突触相关蛋白分子水平,维持突触可塑性变化。因此,对阿尔茨海默病患者的干预需要根据病情程度采取适宜的运动处方。房国梁等[110]研究发现,有氧运动能够降低APP/PS1小鼠和C57BL/6J小鼠大脑皮质和海马组织中Aβ含量和活性氧的水平,减少内皮素1(ET-1)的释放,提高脑血流量和认知水平,对延缓和改善阿尔茨海默病具有积极作用。张业廷等[111]研究发现运动可以在一定程度上改善阿尔茨海默病小鼠海马神经细胞结构,这可能是运动改善阿尔茨海默病小鼠学习记忆能力的

神经机制之一;长期有氧运动后阿尔兹海默病小鼠海马 Notch1 及 Hes1 的甲基化率显著增加,而其神经元素-2(Ngn-2)的甲基化率则显著减少,而这可能是长期有氧运动可以显著下调阿尔兹海默症小鼠海马 Notch1、Hes1 的表达,以及显著上调神经元素 2 表达的原因之一。田亮等[112]开展了有氧训练改善额叶损伤大鼠认知灵活性的机制研究,发现有氧训练对额叶损伤大鼠的认知灵活性障碍具有改善作用,其机制与其可以减少额叶组织神经细胞凋亡、增加多巴胺含量及多巴胺受体-1 表达有关。陈管洁等[113]观察了透析中运动对维持性血液透析认知衰弱患者的影响,发现透析中运动有利于改善维持性血液透析认知衰弱患者的衰弱状况,提高患者认知功能,减轻患者微炎症状态。原富强等[114]研究发现中等强度体能锻炼能够显著改善其抑郁、焦虑状态及认知功能,可能与调节慢性精神分裂症患者内源性大麻素(eCBs)及其受体水平以升高单胺类神经递质有关。杨椅等[115]研究发现有氧运动在干预老年轻度认知障碍患者的认知功能中起着正向调节作用;急性有氧运动提高脑源性神经生长因子水平;短期以及中-长期有氧运动通过提高老年轻度认知障碍患者的体适能水平,增加脑血流量,提高患者的认知能力和协调能力,有利于提高老年人的健康生活质量;急性有氧运动改善患者注意力和抑制控制,短期和中长期有氧运动积极作用于记忆功能和神经网络,不同周期的有氧运动对患者认知功能的效益存在一定差异,但总体上坚持有氧运动可改善老年轻度认知障碍患者的认知功能,提高老年人的心肺适能,增加运动参与,但是特定认知领域的改善可能需要不同的有氧运动处方;有氧运动与轻度认知障碍之间是动态变量过程,需要根据不同的患者采取特定的有氧运动处方进行干预,比如单域型、多域型轻度认知障碍;有氧运动的介入改善认知功能可能与延缓患者脑区域面积萎缩、促进基因表达、增加大脑血流量等有关,但还未形成普遍认同机制。

在运动疗法对糖尿病的作用影响方面,有研究者研究了 Nrf2/HO-1 通路在有氧运动干预 2 型糖尿病(T2DM)大鼠骨骼肌氧化应激中的作用,研究发现有氧运动可以缓解 T2DM 大鼠糖代谢紊乱,且可能通过激活 Nrf2/HO-1 通路进而减轻 T2DM 大鼠骨骼肌氧化应激和超微结构异常[116]。张翠玲等[117]研究发现有氧运动改善 T2DM 大鼠股动脉内皮功能障碍的作用及机制,12 周游泳训练显著降低 T2DM 大鼠血糖、胰岛素、口服葡萄糖耐量试验曲线下面积(AUCOGTT)、胰岛素抵抗指数(HOMA-IR)($P<0.05$),增加一氧化氮(NO)浓度($P<0.05$),降低股动脉对去氧肾上腺素(PE)缩血管反应,增加对乙酰胆碱(ACh)舒张反应($P<0.05$),同时增加股动脉 PI3K,p-Akt 和 p-eNO 蛋白表达($P<0.05$)。认为有氧运动可通过 PI3K/Akt/eNOS/NO 通路改善 T2DM 大鼠股动脉内皮功能障碍。付玉等[118]研究发现有氧运动能有效缓解糖尿病诱发的肝脏炎症反应,可能与运动降低核苷酸结合寡聚化结构域样受体蛋白 3 炎症小体的激活、抑制促炎因子 IL-1β 表达有关;而对高血糖和胰岛素抵抗有明显改善作用的抗阻运动在改善糖尿病诱导的肝组织炎症状态上效果不明显。

此外,陈小明等[119]通过研究发现有氧运动可减轻注意力缺陷多动障碍儿童注意力差和多动冲动的核心症状,提高执行功能。袁玲玲等[120]发现有氧运动可显著改善非酒精性脂肪性肝病大鼠肝脏脂质沉积,其作用机制可能与抑制单酰甘油 O-酰基转移酶 1 信号通路有关。

5. 低氧训练

低氧训练是一种利用缺氧和运动双重刺激,调动运动员潜能,进而提高运动成绩的训练方法。李梦影等[121]研究发现 6 周低氧训练能够通过激活小鼠腹股沟皮下脂肪组织的脂噬作用促进脂质分解代谢,且低住高练和高住低练的干预效果没有明显区别。周燊等[122]研究发现运动是糖尿病有效干预手段,低氧运动改善糖尿病模型大鼠糖脂代谢紊乱的作用主要依赖运动。

6. 抗阻训练

抗阻训练是力量训练的一种，又称阻力运动或力量运动，通常指身体克服阻力已达到肌肉增长和力量增加的过程，属于一种无氧运动。龚丽景等[123]研究发现长期抗阻训练通过降低骨骼肌蛋白质分解而缓解增龄性肌萎缩的发展，抑制细胞焦亡可能是其机制之一。韦佳妮等[124]研究发现抗阻运动28天可上调血红素氧合酶-1表达，发挥抗炎、促血管新生作用，加速导管相关性血栓溶解再通。肖友定等[125]研究发现抗阻力训练改善老年人血管内皮功能与肌肉力量的增加及炎症反应降低有关，这可能是抗阻力训练改善老年人心血管功能的机制之一。

在康复方面，抗阻训练较多联合有氧训练进行治疗。税晓平等[126]发现有氧运动和抗阻运动均能提高糖尿病大鼠海马中热休克蛋白70、核转录因子E2相关因子2和脑源性神经营养因子蛋白的表达水平，进而降低海马氧化应激并促进海马神经细胞修复，减轻2型糖尿病导致的大鼠海马神经损伤。李艺楠等[127]研究发现有氧-抗阻运动联合分层干预更有利于提高MHD患者的心肺耐力，提高患者60 s坐-站次数和握力，降低透析低血压发生率。梁美富等[128]研究最佳功率负荷下不同力量训练手段骨骼肌输出功率的确定及特征，研究发现最佳功率负荷力量训练能有效提高骨骼肌的输出功率能力，同时能降低极限或亚极限负荷力量训练带来的疲劳感。牛铁明等[129]规律进行不卧床腹膜透析治疗，观察组在此基础上辅以有氧运动及抗阻训练，每次训练30～60 min，每周训练3次，共持续训练24周。于干预前、干预24周后观察两组患者静息心率、血压、血脂、心功能及机体运动功能变化。研究发现，有氧运动联合抗阻训练能提高腹膜透析患者机体运动功能，降低患者静息心率、血压及血脂水平，改善心功能，有助于患者生活质量提高。此外，李丽君等[130]发现渐进式抗阻运动能有效减轻

养老机构衰弱老年人跌倒恐惧程度，提高躯体活动能力；丁佳凤等[131]研究发现早期抗阻力训练有助于改善患者运动能力，缩短卧床时间，加速患者康复；冯倩茜等[132]发现抗阻训练可有效降低颈椎后路术后患者的轴性症状发生率并缓解轴性症状，加快术后康复进程；沙家梅等[133]研究发现弹力绷带联合抗阻力训练可促进乳腺癌根治患者术后康复，改善上肢淋巴水肿程度，促进恢复上肢功能。

抗阻训练联合呼吸训练可改善心肺及运动功能。王锐等[134]研究发现抗阻运动联合渐进放松训练更利于促进老年原发性高血压患者血压水平恢复，患者血脂水平、左心室舒张功能均得到改善；刘西花等[135]研究发现吸气肌训练联合膈肌抗阻训练可显著改善脑卒中患者的吸气肌肌力水平，同时还可促进其运动功能和平衡功能的恢复。

7. 耐力训练

耐力是身体素质的基础，是证明人体能否持久活动的能力。周丽娜等[136]研究证实，耐力训练可通过AMPK/mTOR信号通路调节帕金森病小鼠黑质神经细胞自噬和血浆外泌体的表达，保护小鼠中脑多巴胺能神经元，改善运动功能。

有氧联合呼吸训练可提高肺功能和运动耐力水平。李新玲等[137]有氧呼吸操有助于进一步提升老年病科患者肺功能及运动耐力水平；马琳等[138]研究发现吸气肌训练能有效改善病态肥胖患者减肥术后吸气肌力量及耐力，同时还能加速肺功能恢复；王媛等[139]研究发现吸气肌训练联合有氧运动可显著改善慢性心衰患者肺功能，提高生活质量，延长运动时间。

8. 高强度间歇训练

曹薆等[140]研究发现高强度间歇训练能有效改善肥胖儿童的身体成分与心肺适能，特别是内脏脂肪，并在一定程度上改善糖、脂代谢，提高健康水平。此外，高强度间歇训练使用更少的时间就能达到与中等强度持续训练相似或更好的健康促进效果。张王利等[141]研究发现8周训练干预能改善

T2DM患者血糖控制、胰腺β细胞功能并降低腹部脂肪含量，可作为T2DM患者运动康复干预的有效手段。张晓松等[142]研究发现与中强度持续有氧训练比较，高强度间歇有氧训练可以较好地改善冠脉支架植入（PCI）术后运动康复分层低危患者的心脏功能及运动耐力，但对短期生存质量无明显影响。

9. 平衡训练

平衡训练是以恢复或改善身体平衡能力为目的的康复性训练。赵若欣等[143]发现凝视稳定训练不仅可以改善脑卒中患者的平衡功能、患侧支撑和重心转移能力，还可增强其平衡信心，降低跌倒风险。

葛乐等[144]发现当姿势任务难度增加时，老年女性腰痛患者的平衡控制能力下降。游永豪等[145]研究发现膝骨关节炎不会影响老年人在双足睁眼、双足闭眼站立时的静态平衡能力，但是提高了老年人在单足睁眼站立时的静态平衡能力及线性步睁眼和单足睁眼时左右方向的静态平衡能力。支撑面积对患者和一般老年人静态平衡能力影响都较大，视觉对一般老年人静态平衡能力影响较大，老年人影响不大。患者和一般老年人在线性步睁眼和单足睁眼站立时的静态平衡能力都比双足睁眼站立时差。患者在线性步睁眼站立时的静态平衡精细调控能力比双足睁眼站立时弱。

袁丽等[146]研究发现触觉振动反馈训练能显著提高脑卒中后恢复期偏瘫患者的平衡与步行功能，降低跌倒风险。黄礼群等[147]研究发现Pro-kin平衡系统本体感觉训练和平衡功能训练可以有效改善前交叉韧带重建（ACLR）术后患膝本体感觉，促进患者平衡功能，改善膝关节功能。刘姣等[148]研究发现利用NeuroCom Balance Manager系统的平衡板进行不稳定支撑面（USS）训练能有效改善脑卒中患者平衡、步态和下肢运动功能。

10. 步态训练

步态训练主要是利用人体力学原理和人体解剖学的知识，对人体行走状态进行矫正的一种训练方法。纠正性运动计划（CEP）即是一种新型康复运动方式，围绕疾病对相关关节、肌群进行功能和肌力训练，以达到稳定步态、缓解疼痛症状目的。杨兵等[149]发现通过纠正性运动计划能有效改善腰痛伴足过度旋前的老年人步态动力学和肌肉活动。

助行功能性电刺激是采用低频脉冲电流刺激与行走动作相关的肌肉，产生功能性肌肉收缩及关节活动，以改善行走功能的一种物理因子治疗技术；它可单独应用，也可与其他康复技术联合使用。郑应康等[150]综述功能性电刺激在脑卒中后上肢康复中的应用及研究进展。潘健等[151]通过观察联合功能性电刺激和治疗性运动对慢性脊髓损伤患者躯干肌张力和动态坐姿平衡的影响，发现联合治疗能进一步改善患者的肌肉张力和屈曲时的动态坐姿平衡。功能性电刺激踏车是一种任务导向性的智能循环训练，唐巧萍等[152]通过经腰椎旁区的神经肌肉电刺激对痉挛型脑瘫患儿运动功能研究表明神经肌肉电刺激可明显改善痉挛型脑瘫患儿粗大运动功能和平衡功能，提高步行速度，并有效降低步行能量消耗，疗效优于单纯常规运动疗法。

李辉等[153]通过减重平板训练联合功能性电刺激对脑卒中后偏瘫患者下肢运动功能和步行能力，均每天治疗1次，每次均为30 min，每周治疗5天，连续治疗8周。于治疗前和治疗8周后（治疗后）采用Berg平衡量表（BBS）、简化Fugl-Meyer下肢运动功能量表（FMA-LE）、10 m步行时间测试（10MWT）和功能性步行能力分级（FAC）分别进行评估，发现联合治疗的患者的平衡功能、下肢运动能力、步行速度和步行功能能够进一步得到改善。

何晓阔等[154]研究发现脑卒中后偏瘫患者在单纯步行或功能功能性电刺激辅助步行任务时均表现为双侧M1区的不对称性激活模式，而功能性电刺激（FES）可显著增强患侧脑皮质辅助运动区（SMA）和运动前皮质（PMC）的代偿性激活模式，即FES辅助步行对偏瘫患者存在脑激活效应。

11. 姿势及运动控制训练

姿势及运动控制训练是强化神经系统对肌肉的控制和协调力。魏伟等[155]研究发现与单纯运动训练相比,姿势控制训练联合运动训练能进一步改善颞下颌关节盘不可复性前移手法复位后的功能状况并维持疗效。裴倩等[156]研究颈部核心肌群训练可改善颈源性头痛患者的疼痛、情绪和睡眠。周煜达等[157]通过神经肌肉电刺激联合同步姿势控制训练治疗配合超声波治疗、肌力训练和本体感觉训练功能性踝关节不稳的疗效观察,治疗8周后观察组60°/s踝外翻时PT值、120°/s踝外翻时PT值、Sargent垂直跳测试有效系数、压力中心运动椭圆面积、总偏移指数、平均轨迹误差、CAIT评分等均较治疗前及对照组显著改善($P<0.05$),表明对踝关节肌力、平衡能力及本体感觉明显改善。孙杰等[158]通过观察悬吊推拿运动技术对脑卒中患者核心肌群及姿势控制能力的影响,发现改方法可提高患者躯干核心肌群竖脊肌和多裂肌收缩效能,提高姿势控制能力,降低肌肉疲劳度。李泽文等[159]运用悬吊推拿运动治疗脑卒中恢复期上肢痉挛,共4周,治疗前后采用改良Ashworth量表(MAS)、Fugl-Meyer评定量表上肢部分(FMA-UE)、改良Barthel指数(MBI)和神经电生理(H反射潜伏期、Hmax/Mmax)进行评定,采用表面肌电图测量患侧肱二头肌、肱三头肌、腕屈肌和腕伸肌的均方根值(RMS)和积分肌电值(iEMG),表明悬吊推拿运动可改善脑卒中恢复期上肢痉挛,重建上肢肌肉平衡,提高患者上肢运动功能和日常生活独立水平,且优于单纯牵伸训练的对照组。

贾竹亭等[160]研究发现在常规康复干预基础上辅以核心稳定性训练能进一步缓解膝骨关节炎患者疼痛,改善膝关节功能、下肢肌力及平衡能力,提高患者生活质量;解焕鑫等[161]研究发现不稳定坐位躯干控制训练能够改善髌骨疼痛综合征患者的疼痛和膝关节的功能,提高平衡功能;周越等[162]研究发现Flexi-bar训练能有效激活躯干稳定性肌肉,针对不同肌肉采用不同的运动姿势可取得最佳效果;张婵娟等[163]发现运动控制训练能改善慢性非特异性腰痛患者疼痛程度、功能障碍、疼痛灾难化程度,改善疼痛灾难化程度的作用可能与其调节静息状态下左侧枕中回局部神经元自发性神经活动相关。

12. 等速肌力训练

等速肌力训练是指在运动过程中,速度不变而肌肉长度及力量在不断改变的训练方式,可增加肌肉力量,增强肌肉耐力。丁晓晶等[164]研究认为改善脑卒中偏瘫患者增加等速肌力训练,有利于改善患侧上肢水肿和失用性肌萎缩。黄桂兰等[165]还通过表面肌电结合等速测试仪评价功能性电刺激(FES)对脑卒中患者下肢痉挛及其功能影响的临床研究,治疗4周后患者股四头肌及小腿三头肌MAS评分、RMS值、iEMG值均较治疗前有所降低($P<0.05$),下肢FMA评分及10米步行速度较治疗前增加($P<0.05$),证实基于正常行走模式的FES能有效降低脑卒中患者下肢股四头肌及小腿三头肌的肌张力,改善偏瘫患者的下肢伸肌痉挛模式,提高下肢运动功能及步行能力。

13. 跑台训练 马下托神经元计数及(DAT)、(BDNF)和(TrkB)表达的影响

跑台训练是一种耐力运动。张康等[166]的研究发现,跑台运动可以改善MPTP染毒导致的小鼠黑质海马CA1区和海马下托中多巴胺转运体(DAT)、脑源性神经营养因子(BDNF)和酪氨酸激酶受体B(TrkB)蛋白表达下调,提示可能是运动改善帕金森病症状的原因之一。梁家榕等[167]研究发现有氧跑台运动训练可以有效降低高尿酸血症大鼠尿酸水平和炎症反应,改善肾脏功能,这可能与调控GLUT-9蛋白表达有关。李宏玉等[168]通过实验发现,采用运动预处理(电动动物实验跑台进行梯度运动训练,1次/天,5天/周,共训练6周)可诱导老龄大鼠心肌发挥保护作用,减轻心肌缺血/再灌注损伤时心肌细胞凋亡,改善心肌细胞形态结

构,其机制可能与运动预处理可调节老龄大鼠心肌细胞中自噬相关蛋白 Beclin-1、LC3-Ⅱ 表达,诱导自噬适度发生,促进 Bcl-2、Bcl-XL 蛋白表达,抑制 Bax、Caspase-9 蛋白表达,降低心肌细胞凋亡有关。

此外,彭志锋等[169]研究发现早期跑步运动可能通过激活 eNOS 减轻 I/R 大鼠神经血管损伤,改善功能预后;汪杰等[170]研究发现危机模拟应激跑台训练系统有效改善膝关节前交叉韧带断裂重建术后患膝本体感觉;杜志伟等[171]研究发现三维运动平台训练改善脑卒中偏瘫患者步行能力和日常生活活动能力;张玉婷等[172]研究发现跑台扰动训练可以更好地帮助脑卒中后偏瘫患者改善动态平衡功能,降低跌倒风险;李永荣等[173]研究跑步可以减轻肺气肿模型小鼠肺部气道炎症、全身炎症和肺气肿病理表现,其机制可能与抑制 STAT3 的激活有关;李素芬等[174]研究发现反重力跑台训练有助于老年脑卒中偏瘫患者恢复平衡功能,改善步态及下肢运动功能,对康复具有积极作用。

二、作业治疗康复技术

(一)日常生活活动训练康复技术

张文慧等[175]研究作业治疗联合抗阻训练在老年慢性阻塞性肺疾病中的效果,表明作业治疗联合抗阻训练可有效提高老年慢性阻塞性肺炎患者运动功能、日常生活活动能力,改善生活质量。

高淑芝等[176]通过"目标-活动-丰富"运动疗法对脑性瘫痪高危儿早期干预效果及家长心理健康的研究,发现游戏干预对脑瘫高危儿运动能力和智能有促进作用,并且有利于患儿家长焦虑和亲职压力的改善。

杜滨红等[177]研究发现任务导向的上肢康复机器人训练有利于改善脑卒中后上肢功能。

张明霞等[178]研究发现经颅磁刺激(TMS)治疗联合任务导向性训练用于老年脑梗死患者中可进一步改善肢体运动功能、日常生活能力,还可改善

平衡能力和认知功能。

吴文华等[179]发现重复经颅磁刺激(rTMS)能显著改善孤独症谱系障碍患儿的睡眠抵触、入睡延迟、睡眠焦虑、夜醒、异态睡眠及睡眠习惯,且疗效在 rTMS 治疗结束后仍能持续。rTMS 应用于学龄前患儿安全可耐受。

(二)治疗性作业活动康复技术

杨丽丽等[180]研究发现绘画疗法可有效改善乳腺癌术后化疗患者的焦虑、抑郁等不良情绪,缓解患者疲倦、疼痛、失眠等不良症状,提高了患者情绪功能、社会功能,从而提升了患者的生活质量;蔡瑾等人[181]研究发现绘画疗法能有效降低乳腺癌患者化疗相关性恶心呕吐的程度,改善患者的焦虑情绪。

赵彬彬等[182]发现绘画疗法有助于改善突发性感音神经性聋患者焦虑、抑郁;廖娟等[183]研究发现曼陀罗彩绘疗法可缓解体外受精-胚胎移植患者的焦虑、抑郁情绪,改善其睡眠和生活质量,但对临床妊娠率无显著改善效果;崔淑仪等人[184]研究发现基于中医五色理论的园艺治疗对老年慢性阻塞性肺疾病患者有一定治疗的康复效果。

张倩等[185]研究发现医疗游戏辅导干预可有效减轻学龄期四肢骨折患儿术后疼痛程度,缓解患儿焦虑,改善围术期应激水平。以游戏为基础促进交流与行为的干预(PCBI)超早期干预可以有效改善孤独症谱系障碍幼儿的内外向性行为。内向性行为的改善可能是通过减少照顾者消极互动起作用的,外向性行为的改善可能是通过增加亲子二元互动起作用的。余文玉等[186]研究发现沙盘游戏疗法有利于改善神经重症恢复期患儿心理行为干预效果研究。

宋达等[187]研究发现音乐治疗结合常规康复可以更好地改善帕金森病患者的情绪和生活质量。李杨等[188]发现音乐训练有利于促进 3~6 岁人工耳蜗植入儿童听觉能力康复,增强其音乐感知能

力,从而改善心理状态。吴迪等[189]发现音乐经验丰富的受试者能够根据噪声中的精细结构线索,更好地还原声音信息,提高噪声下的言语识别,提示对音乐的积极参与及强力感知可能利于言语听觉能力的发展。邱纪方等[190]研究发现步歌评定与步态训练系统能改善帕金森病患者的运动与步行功能。

陈岑等[191]研究发现音乐、美术、戏剧及舞蹈治疗等艺术治疗方式,可从各自角度强化活动和参与,并创造良好的康复环境,提升个体环境适应能力,以达到全面康复的目的。舞蹈治疗(DMT)被认为是一种具有前景的康复手段。目前研究表明,舞蹈可提供多种感觉刺激,可改善神经系统损伤人群的身体适应能力、平衡能力、活动能力、认知能力及心理健康。芭蕾舞训练有利于改善脑瘫患儿平衡及粗大运动功能[192]。胡健等[193]研究发现普拉提训练改善中青年腰肌劳损的疼痛及活动障碍。迟茜茜等[194]研究发现模拟马术训练可以进一步改善卒中后共济失调患者的姿势控制、平衡和步行能力。

玩偶疗法是一种新兴的非药物疗法,该疗法源于依恋理论,是解释玩偶疗法优势的核心原则,患者可通过搂抱、交谈、喂食或打扮玩偶等形式达到治疗的目的。李呈慧等[195]研究结果表明,玩偶疗法可有效改善患者的认知功能,减少激越行为,提高患者的生活质量。

(三)认知与感知觉训练康复技术

吴丽珍等[196]研究发现认知行为疗法应用于帕金森病患者脑深部电刺激术中,能有效改善患者的认知功能,缓解负面情绪。苏丽丽等[197]研究发现上肢康复机器人训练有助于改善亚急性脑卒中患者的认知功能、上肢运动功能和日常生活活动能力。

陆艺等[198]研究发现rTMS及认知行为疗法可明显改善患者认知功能,改善慢性失眠患者睡眠质

量、睡眠信念、态度及认知水平,且左右侧的治疗效果优于其他部位;秦灵芝等[199]研究发现在常规干预基础上采用高频rTMS治疗自身免疫性脑炎(AE)合并认知功能障碍患者具有协同作用,能显著改善患者认知功能,且副作用较少。

三、言语语言听力治疗康复技术

(一)言语障碍治疗康复技术

王晓雯等[200]研究发现高频rTMS联合嗓音训练(腹式呼吸训练、呼吸与发声协调训练、呼吸支持能力训练、嗓音实时重读训练、音调训练、声带放松训练、音质训练、共鸣放松训练等)能够提高帕金森患者的呼吸支持能力、呼吸与发声的协调能力、声带闭合的规律性、舌向前运动能力,减少声带震颤、声带振动时谐波能量的衰减、气息声,减轻嗓音障碍的自我主观感受,其远期疗效也较好,值得临床推广。此研究者同时研究发现[201],高频rTMS双侧M1区联合构音训练可改善帕金森患者运动不及型构音障碍。

(二)语言障碍治疗康复技术

郑怡等[202]研究发现在常规言语训练的基础上,注意训练联合rTMS能有效改善失语症患者的认知、命名及书写能力,且其临床疗效优于单独使用注意训练或者rTMS治疗。

葛晓妍等[203]研究基于游戏训练法的听障儿童韵母训练方案研究,研究包括发音原理、听辨训练、发音诱导、发音练习和综合巩固,有效的训练方法灵活应用于各种有趣的言语游戏中,在游戏中能帮助改善听障儿童正确构音。

李锦卉等[204]研究发现孤独症儿童比典型发育儿童手势发展差,且以指示性手势受损为主;手势在运动技能影响下与语言沟通密切相关。

(三)听力障碍治疗康复技术

孙琴枝等[205]研究发现单侧人工耳蜗植入+助

听器双模式助听,对于极重度听障儿童是较好的听力补偿方式;双耳残余听力较佳时,助听器仍是提高其言语能力的适用选择;无论何种助听模式,均需早期联合康复干预,最大程度改善儿童言语能力。

王晓力等[206]发现无论声源位置处于受试者的0°、135°、225°或300°,在噪声条件下,完全自适应方向性与全向性(OMNI)相比,信噪比平均提高 4 dB。在言语掩蔽声情况下,听障儿童在完全自适应方向性和OMNI 设置下表现类似。研究认为,与OMNI相比,即使听障儿童没有面对目标源,完全自适应方向性的助听器算法仍提高了其在稳态噪声下的言语识别;当背景噪声为言语声时,该算法不影响言语识别,但需要进一步的实验评估儿童在噪声和言语掩蔽物存在的各种空间配置下的表现。

在人工耳蜗植入抑制耳鸣与听觉中枢神经调控的研究表明[207],耳鸣作为一种在耳内或头颅内自发产生的鸣响,一般分为客观性耳鸣和主观性耳鸣两大类。重度和极重度感音神经性聋患者行人工耳蜗植入术前常伴有耳鸣,已有研究发现,人工耳蜗不仅可帮助患者恢复听力,还可对耳鸣产生有效的抑制作用,甚至有研究者建议对严重耳鸣的患者行人工耳蜗植入以治疗耳鸣。研究认为,人工耳蜗植入抑制耳鸣的机制包括电刺激神经理论和大脑皮层重塑理论等。耳鸣患者的功能性脑成像显示,耳鸣与中枢听觉通路及非听觉脑区都具有相关性。绝大部分人工耳蜗植入患者术前为慢性耳鸣,由于听力损失的发生时间大多很长,耳蜗去传入被认为是耳鸣的主要诱因,而中枢神经系统的后续变化被认为是耳鸣持续的原因,这一过程与神经可塑性有关。另外,还有非听觉神经网络参与耳鸣的发生,其所起的作用包括:① 额叶顶区的意识/注意;② 压力/情绪神经网络,如前扣带回皮层、脑岛和杏仁核;③ 海马和海马旁区域参与症状感知、焦虑和相关痛苦的记忆/认知。

闫波[208]研究发现,听觉康复训练对语后聋人工耳蜗植入患者的干预效果较理想,可提高其语言和听觉能力,降低交流恐惧,利于其生活质量的提高。

鲍黄蕾等[209]对 rTMS 对耳鸣患者听觉处理功能进行研究,研究发现低频组 rTMS 治疗 5 天后耳鸣致残量表(THI)评分、噪声间隙检测阈值、白噪声和 Babble 声下言语识别率较治疗前显著改善,治疗 10 天后耳鸣致残量表、视觉模拟量表评分、噪声间隙检测阈值、白噪声和 Babble 声下言语识别率均较治疗前显著改善;高频组 rTMS 治疗 5 天后耳鸣致残量表评分、白噪声下言语识别率较治疗前改善,治疗 10 天后耳鸣致残量表评分、视觉模拟量表评分、噪声间隙检测阈值、白噪声下言语识别率均显著改善。两组间同时间点比较,仅治疗 10 天后低频组 Babble 声下言语识别率显著高于高频组,即不同刺激频率的 rTMS 治疗对主观性耳鸣患者的听觉处理功能都有一定程度的改善。

老年性聋的临床表现既包括言语感知、识别能力下降等外周和中枢听觉系统障碍,也包括言语理解困难、信息维持障碍、反应速度下降等中枢认知系统障碍,最终导致社会孤立、老年痴呆等严重不良后果,影响生活质量。孙晋等[210]研究发现中度至重度听力损失老年人助听后皮层听觉诱发电位(CAEP)潜伏期缩短、幅值增大,言语识别率升高,CAEP 与言语感知之间在佩戴助听器前后均有相关性。董文汇等[211]研究发现,高压氧联合鼠神经生长因子鼓室注射首次治疗老年突发性耳聋(SSHL),疗效确切,能明显减轻临床症状,调节听阈,改善血液流变学及凝血功能,增强免疫功能,有助于促进听力恢复。

周敏等[212]研究发现,将融合教育应用于人工耳蜗植入儿童干预中,可提高其听觉言语功能及沟通能力,并改善其社会适应能力及生存质量。何赛金[213]研究发现,康复训练前后该听障儿童言语平均响度、最高响度及最低响度均存在显著差异($P < 0.05$),碰撞法对响度低下听障儿童提升言语响度

具有显著效果。周子濡等[214]研究发现,针对人工耳蜗植入儿童实施个性化训练可提高患儿训练依从性,提升患儿听觉能力、听觉反应能力和言语可懂度。高照勤等[215]研究发现,奥尔夫音乐干预可改善听障患儿的听觉言语能力,干预后,观察组自然环境声响、韵母、声母、声调、数字、单音节、双音节、三音节、短句等识别、选择性听取均显著优于对照组(P<0.05);观察组语言清晰度、理解能力、表达能力、交往能力、语法能力均显著优于对照组(P<0.05),同时对改善情绪行为、社会适应力具有积极作用。周爱然等[216]研究发现增加听觉通道的语言输入,对听觉脑干植入儿童的语言发展有促进作用;对于听觉补偿不足的听觉脑干植入儿童,采用多感官通道进行语言提取,有助于其语言发展。黄启军等[217]研究发现听觉统合训练可有效改善孤独症谱系障碍伴听觉注意障碍儿童的听觉注意能力及语言、社会交往、沟通和行为能力,缓解孤独症典型症状。丁晓芳等[218]研究发现听觉口语法可明显改善听障儿童的听觉、言语、语言、认知及沟通能力,应尽早进行系统干预,发挥家庭教育功能。李炬等[219]研究发现感音神经性听力损失患者在佩戴智能眼镜后,可有效改善言语识别能力。

节律性听觉刺激有助于改善内在和生物节律性运动,在帕金森病、中风、创伤性脑损伤患者步态研究中显示了积极的作用。张栋等[220]研究发现节律性听觉刺激有利于不完全性脊髓损伤步态功能恢复。

四、其他康复技术

(一)神经调控康复技术

1. 脊髓电刺激

脊髓电刺激是一种神经调节的新疗法。宋沙沙等[221]通过高频脊髓刺激(SCS)治疗糖尿病神经病变,在硬膜外放置2条经皮导联,给予频率10 kHz、脉宽30 μs、振幅0.5~3.5 mA的SCS治疗。结局指标是治疗3个月时VAS评分提示疼痛缓解50%及以上,且神经功能缺损较治疗前无恶化者所占的比例。随访3个月,针对疼痛性糖尿病下肢神经病变患者的研究发现,79%的受试者达到了主要结局指标,与常规治疗相比,联合脊髓刺激可以显著减轻疼痛。

2. 迷走神经电刺激

董晓阳等[222]研究了迷走神经电刺激(VNS)治疗对脑外伤(TBI)意识障碍大鼠前额叶皮层NLRP3炎症小体表达变化。复制TBI意识障碍大鼠,给予VNS刺激后意识状态水平得到改善,且前额叶皮层组织中NLRP3、ASC、Caspase-1、Bax、IL-1β、IL-18的表达明显低于TBI组,Bcl-2高于TBI组;而给予NLRP3激动剂后大鼠意识状态水平下降,同时伴随前额叶皮层组织中ASC、Caspase-1、Bax、TNF-α的表达升高,Bcl-2表达降低。结果表明,迷走神经电刺激改善脑外伤大鼠意识水平的作用机制之一可能是通过抑制前额叶皮层NLRP3炎症小体的表达,最终降低神经细胞炎症反应和抗凋亡反应达到神经保护作用。祝海霞等[223]通过经皮迷走神经刺激治疗老年难治性高血压的临床研究发现,其联合降压药物的实验组迷走神经活性增强,自主神经活性趋于平衡,可辅助降低血压。俎垚等[224]予无创迷走神经刺激治疗偏头痛,发现非侵入性迷走神经刺激可以减少头痛的次数和严重程度。章晓峰等[225]通过经皮耳迷走神经电刺激治疗脑卒中后肩手综合征,假经皮耳迷走神经电刺激,每日1次,每次20分钟,连续8周。治疗前和治疗8周后(治疗后),采用流式细胞仪检测外周血人类白细胞抗原-DR(HLA-DR)水平,用红外热成像系统评定双侧上肢感兴趣区(ROI)温度差异,记录上肢Fugl-Meyer量表(FMA-UE)评分、视觉模拟评分法(VAS)评分、双侧手部肿胀程度,结果表明经皮耳迷走神经电刺激能显著改善脑卒中后肩手综合征症状,其机制可能与降低细胞炎症反应,抑制交感神经过度亢进,提高患侧上肢的运动功能有关。

3. 经颅磁刺激

经颅磁刺激(TMS)是人类研究中应用最广泛的神经生理学技术之一。利用强度不断变化的磁场作用于中枢神经,从而脑皮质层产生局部电流。rTMS是TMS的传统刺激模式,低频磁刺激(≤1 Hz)抑制刺激区大脑皮质兴奋性,高频刺激(>1 Hz)提高刺激区大脑皮质兴奋性;θ节律爆发刺激(TBS)是一种新型的rTMS方式,间歇性TBS(iTBS)提高刺激区大脑皮质兴奋性,连续性TBS(cTBS)抑制刺激区大脑皮质兴奋性。基于"小脑-大脑抑制"理论发现,TMS可以通过调节"小脑-大脑抑制"改善症状;iTBS对小脑皮层的兴奋抑制了运动皮层随后的联合可塑性的发展,而cTBS对小脑皮层的抑制则增强了运动皮层随后的可塑性。因此小脑已逐渐成为一个新的高级脑功能刺激调控靶点[226]。近年来,rTMS技术已被广泛应用于神经系统疾病的治疗中,如运动功能障碍、失语症、帕金森病等,越来越多的证据表明,rTMS可有效缓解患者震颤,且其生物学效应可持续至刺激后的一段时间。陈晓伟等[227]应用rTMS治疗的1例脑卒中后舞蹈症,结果表明获得了较好的康复效果。高频rTMS对L-DLPFC的影响可改善亚急性卒中患者的认知功能和功能网络活动。另外,有研究表明高频rTMS对L-DLPFC的影响可改善亚急性卒中患者的认知功能和功能网络活动,是一种较为推荐的治疗中风患者的认知障碍的治疗方法[228]。

Zeng K等[229]研究发现,可塑性改变发生在运动皮层内,对枕叶皮质的脑电刺激未改变运动皮质的兴奋性。运动皮层经颅超声刺激(tbTUS)缩短了视觉运动任务中的运动时间,是诱导人类皮层可塑性的一种新颖而有效的范式。它有潜力用于神经和精神疾病的神经调节治疗,并推进神经科学研究。

任晓兰等[230]通过脑电生物反馈联合rTMS治疗治疗老年睡眠障碍患者,比较治疗前、治疗后第2、4、8周时匹兹堡睡眠质量指数(PSQI)量表评分及治疗前后睡眠参数[睡眠潜伏期(SL)、觉醒时间(ATA)、睡眠效率(SE)、实际总睡眠时间(TST)]和血清学指标[褪黑素(MT)、促肾上腺皮质激素释放激素(CRH)、脑源性神经营养因子(BDNF)、胶质源性神经营养因子(GDNF)]水平,可有效改善患者睡眠质量,调节血清MT、CRH、BDNF、GDNF水平可能是其作用机制之一。徐金梅等[231]研究发现rTMS联合失眠认知行为治疗(CBT-I)可显著改善更年期女性失眠患者的睡眠质量,安全性高,可作为更年期女性失眠较理想的非药物治疗方案。

赵凡等[232]观察间歇性Theta节律刺激对运动员神经肌肉激活,结果表明反应稳定指数略有增加,反应状态有所提升;最大心率、平均心率均显著增加($P<0.01$),心率变异性低频和高频比值显著增加($P<0.05$),自主神经平衡性提高,交感神经活动增强。真刺激后受试者静态屈肘力量显著增加6.60%($P<0.05$),握力增加2.61%,增加幅度均高于伪刺激;肱二头肌、桡侧腕屈肌、屈腕肌肌腱平均功率频率在真刺激后出现显著升高($P<0.05$),快肌纤维动员比例增大,肌纤维募集能力有所提升。研究发现iTBS对提高中枢神经兴奋性,改善自主神经调节能力,以及增加肌纤维募集能力均有较好效果,该方法对训练或比赛前神经系统兴奋性的提高有一定促进作用。

吴少璞等[233]研究发现,动作观察疗法指导下TMS联合动作观察训练能有效改善脑卒中恢复期患者认知功能、运动功能及平衡能力。陈汉波等[234]综述了经颅直流电刺激(tDCS)协同下肢康复治疗在脑卒中偏瘫下肢康复中的应用进展,并探讨了影响协同治疗效果的因素及可能有效的协同治疗模式,旨在为脑卒中后下肢功能障碍的研究和治疗提供新思路。既往的研究已证实tDCS对慢性疼痛的治疗有积极作用,由于脑源性神经营养因子(BDNF)与疼痛调节有关,因此程鸿馨等[235]研究了tDCS与BDNF在膝骨关节炎中的作用,表明有一定的协同作用。蒋玙姝等[236]研究发现,低频rTMS

干预可有效促进缺血性脑卒中小鼠受损神经功能恢复,抑制神经细胞焦亡,减小脑梗死体积,其治疗机制可能与下调神经元中 NLRP3 表达、抑制 IL-1β、IL-18 等炎性因子释放有关。

柳忠等[237]研究发现,绳带疗法联合 rTMS 可更有效地提高脑卒中偏瘫患者步行功能。马禛等[238]研究发现,采用低频 rTMS 刺激健侧皮质 M1 区能有效改善脑卒中患者平衡功能及日常生活活动能力。梁明等[239]研究发现,虚拟现实技术结合常规作业治疗可显著改善脑卒中后患者偏瘫的上肢运动功能和日常生活活动能力;弥散张量成像技术(DTI)研究显示,虚拟现实技术结合常规作业治疗可诱发大脑可塑性变化,促进双侧皮质脊髓束(CST)的修复,尤其在放射冠层面。王璐等[240]研究发现,对于双侧皮质脊髓束(CST)完整性高的患者,低频 rTMS 刺激健侧半球 M1 区对改善脑卒中患者上肢运动功能可能更好;对于 CST 完整性低的患者,高频 rTMS 刺激健侧半球 M1 区对促进脑卒中患者上肢运动功能恢复可能更有效。

杨玺等人[241]研究发现,在常规吞咽功能训练的基础上增加 rTMS 和表面肌电生物反馈(sEMG-BF)联合干预,可显著改善脑卒中后吞咽障碍患者的吞咽功能。王双燕等人[242]研究发现,rTMS 联合运动训练可促进不完全性脊髓损伤大鼠运动恢复,增加远端腰髓 5-HT 含量,促进 5-HT 1AR 和 5-HT 2AR 差异化表达。杨潇潇等[243]研究发现,rTMS 可减轻不完全性脊髓损伤患者神经病理性疼痛,提高大脑皮质兴奋性、下肢运动功能和生活质量,减轻焦虑和抑郁,有助于患者康复。章闻捷等[244]发现,高-低频交互 rTMS 对偏瘫肩痛患者的上肢运动功能、疼痛及生活质量改善具有积极的作用,且效果优于单一频率的 rTMS。

郑秀琴等[245]发现,高频 rTMS 治疗可改变细胞衰老相关表型,进而对帕金森病患者的运动症状和非运动症状有较好的治疗效果。朱慧等[246]研究发现,患侧初级运动皮质 5 Hz rTMS 对改善缺血性

脑卒中后中枢性面瘫患者面神经功能有积极作用。孙武东等[247]研究发现,对于脑梗死后上肢功能中重度损伤患者,BAT 或低频 rTMS 均可能提高患侧上肢运动功能和日常生活活动能力,联合应用效果可能更佳。

陈颖等[248]研究发现,辅助机器人研究常规康复干预基础上辅以低频 rTMS 治疗可有效改善学龄前孤独症谱系儿童执行功能障碍及核心症状,对减轻患儿病情程度具有重要作用;在常规干预基础上辅以低频 rTMS 治疗,磁刺激靶区为左前额叶背外侧皮质区(DLPFC),刺激频率为 1 Hz,每次治疗 30 min,每天治疗 1 次,每周治疗 5 天,结果表明能有效改善患儿睡眠障碍,并纠正其异常行为模式,有助于疾病严重程度减轻。

于璐等[249]研究发现,在常规干预基础上辅以 rTMS 治疗,能显著缓解 DPNP 患者疼痛,加速受损神经功能恢复。陈进等[250]对高频 rTM 对大学生网络成瘾程度及其相关症状进行研究,结果表明,高频 rTMS 刺激网络成瘾大学生左侧 DLPFC 区可有效改善其网络成瘾症状,且安全性较高。

(二)辅助机器人康复技术

沈威等[251]研究发现,触发点针刺联合下肢机器人训练有助于缓解脑瘫患儿腘绳肌痉挛,改善患儿步态及站立、步行功能。娄普等[252]研究发现,在常规康复干预(等速肌力训练、作业治疗、蜡疗、低频脉冲电、推拿按摩)基础上辅以上肢多关节机器人训练,能进一步改善痉挛型偏瘫脑瘫患儿上肢运动功能及日常生活活动能力,该联合疗法值得临床推广、应用。

温雅婷等[253]将智能负重机器人应用于前交叉韧带重建术患者康复训练,能有效改善患者膝关节功能,减轻训练疼痛。蔡立柏等[254]研究发现,下肢康复机器人用于全膝关节置换术后患者康复训练,可促进膝关节功能恢复。袁博等[255]研究发现,在同一训练时间下,对于全髋关节置换后老年患者,

平衡障碍康复机器人多场景康复训练模式下的下肢功能康复优于减重步行康复训练模式，但呈现康复初期恢复快、后期恢复慢的趋势特点。

杨瑞雪等[256]研究发现，与常规康复训练相比，机器人辅助步态训练（RAGT）不能进一步改善完全性脊髓损伤（SCI）患者的功能状态、行走和生活质量。付艳等[257]研究发现，康复机器人被动训练对脑卒中患者上肢代偿运动有一定影响，其没能缓解上肢自由度代偿和协调性代偿，但能抑制躯干活动度代偿，增加肩关节活动度代偿，且关节运动更加平稳。张楠等[258]研究发现，4周Kickstart穿戴式外骨骼助行器的步行训练对脑卒中患者一定程度改善步行能力。李宇淇等[259]研究发现，上肢康复机器人训练联合上肢康复训练可改善脑卒中恢复期偏瘫患者上肢运动功能、偏瘫上肢肌肉激活和运动单位募集同步化，提高患者日常生活活动能力。王晓铃等[260]研究发现，骨盆带控制联合下肢康复机器人辅助训练可以提高老年脑卒中偏瘫患者的平衡功能、步行效率、协调功能、下肢运动功能及日常生活活动能力等。包译等[261]研究发现，下肢康复机器人辅助步行训练和减重支持训练系统分别配合常规康复治疗，均可促进缺血性脑卒中恢复期偏瘫患者步行功能的恢复；下肢康复机器人辅助步行训练结合常规康复治疗比减重支持训练系统结合常规康复治疗能更有效地改善缺血性脑卒中恢复期偏瘫患者步行稳定性、步行速度及步行耐力。施爱梅等[262]研究发现，骨盆辅助式康复机器人训练能显著改善急性期脑梗死患者躯干控制及步行功能，且疗效明显优于常规康复训练。陈芳等[263]研究发现，平地行走式下肢外骨骼机器人训练可改善脑卒中患者的步行能力和下肢运动功能，其疗效与常规步行训练相当。司马振奋等[264]研究发现，Lokomat训练能在短期内显著改善脑卒中后下肢痉挛患者步频、步长、患侧支撑等步行参数，长期训练还能进一步提高步速，缓解下肢痉挛，同时对患者下肢运动功能、平衡功能及ADL能力等亦

有明显改善作用。

丁文娟等[265]开展了下肢康复机器人对帕金森病患者平衡功能影响的研究，证实具备节律性末端驱动装置的下肢康复机器人可以易化帕金森病患者下肢的动作启动；持续性地使用机器人辅助训练能够显著提高帕金森病患者的动静态平衡能力，并且增加患者步行时的自信心。

（三）虚拟现实康复技术

孙默一等[266]研究发现，虚拟现实技术（VRT）跑台训练可提高缺血性卒中患者运动能力、平衡功能、步行能力及日常生活活动能力；与常规康复训练相比，VRT跑台在提高缺血性卒中患者运动能力和步行能力方面更有效。宋敏等[267]研究发现，VRT或等速运动训练（IKT）均是较常规核心肌训练更为有效的策略，在改善慢性腰痛患者疼痛和运动恐惧方面均优于常规核心肌训练。王冉等[268]研究发现，基于VRT的生物反馈疗法联合rTMS能改善脑卒中恢复期患者的吞咽功能。

（四）肌内效贴康复技术

臧岩等[269]观察了肌内效贴配合体外冲击波（ESWT）对梨状肌综合征（PS）的临床疗效，结果显示肌内效贴配合ESWT在缓解PS的疼痛和改善下肢功能方面优于单纯ESWT治疗，起效迅速且疗程较短。范友强等[270]通过不同跖趾关节角度下ESWT联合肌内效贴治疗足底筋膜炎的研究发现，在肌内效贴基础上辅以ESWT治疗能更有效缓解足底筋膜炎患者疼痛，改善其平衡能力，并以跖趾关节处于最大背伸位时行ESWT治疗效果较佳。朱琳等[271]开展了脑卒中患者常用下肢辅助设备干预下步态分析的对比研究，予短时间内佩戴不同下肢辅助步行设备，结果表明踝足矫形器可作为首选辅助患者完成相关训练任务，运动贴布可在患者肌张力较高时应用，弹力绷带可在治疗条件有限时辅助使用。胡翠等[272]研究发现，功能贴布及抗阻力

训练联合可有效减轻乳腺癌根治术后上肢淋巴水肿患者上肢淋巴水肿程度，改善患者生命质量，降低上肢感染发生率。

（五）辅助器具及可穿戴设备康复技术

孟哲等[273]研究发现，佩戴半掌踝足矫形器和足跟镂空踝足矫形器均可有效纠正脑卒中患者的步态，降低其跌倒风险，且佩戴足跟镂空踝足矫形器的优势更加明显。苏盼盼等[274]研究发现，踝足矫形器和硬式塑料踝足矫形器均能改善老年脑卒中偏瘫患者的静态和动态平衡功能，而且踝足矫形器改善步态功能更有效。高维广等[275]研究发现，佩戴软式支具后可以即刻显著改善CAI患者动、静态平衡功能，优化步行模式下患侧足底动力学分布，增强胫前肌、腓肠肌外侧头激活程度，从而改善运动控制能力。刘洁琼等[276]研究发现，穿戴新型矫形高腰鞋能有效改善脑梗死偏瘫侧的下肢功能，提高日常生活能力，并且降低足下垂、足内翻畸形的发生率。

梁雅楠等[277]研究发现，新型智能型可穿戴式经皮胫神经刺激器能有效抑制猫生理膀胱反射，抑制效果与刺激强度、频率和波形有关。刘宸鋆等[278]研究发现，佩戴适合的膝关节护具可有效防止出现动态膝关节外翻角度过大而导致的损伤；带有两侧硅胶支持带和髌骨缓冲垫片的膝关节护具可更好地防止膝关节外翻。

白啸天等[279]研究发现，矫形鞋垫提高了足-鞋整体性，增强了扁平足患者行走支撑期后足缓冲和足部控制能力；但矫形鞋垫干预使膝关节和髋关节产生了代偿活动，不利于足部蹬伸，对扁平足的矫正要结合下肢功能的康复训练和矫形鞋垫等辅助器械。金哲等[280]研究不同矫形鞋垫对老年人足底的生物力学影响，发现通过改变鞋垫设计可以干预老年人步行时足底压力，聚氨酯发泡材料适用于老年人鞋垫，在鞋垫前足与后跟增加类似GEL减震片可以有效降低老年人步行中出现的高压力，但是鞋垫前中后部位物理厚度不一，易造成老年人步行过程中的足部疲劳。王婕等[281]研究发现，与踝足矫形器比较，定制化矫形鞋垫能更有效纠正脑卒中偏瘫患者足踝生物力学异常，提高其平衡功能，有助于患者步态表现恢复正常。

（六）注射疗法康复技术

王雷等[282]研究发现，A型肉毒素联合CO_2点阵激光可有效改善老年增生性瘢痕患者的瘢痕状态；同时降低羟脯氨酸水平，改善瘙痒症状。Marinaro C等[283]研究表明，A型肉毒杆菌神经毒素注射治疗脑瘫患者的足底屈肌痉挛并不优于桡骨体外冲击波治疗；冲击波可延长A型肉毒杆菌神经毒素效应，显著降低多发性硬化患者的痉挛，改善被动和主动踝关节关节活动度；注射A型肉毒杆菌神经毒素后使用冲击波有助于避免一些局限性并延长A型肉毒杆菌神经毒素治疗的疗效。

黄高等[284]研究发现，通过体外冲击波联合负载骨髓间充质干细胞的富血小板血浆移植促进骨缺损修复、在体外，富血小板血浆与体外冲击波联合处理可以促进骨髓间充质干细胞增殖和迁移，加速骨髓间充质干细胞钙化结节的沉积，提高碱性磷酸酶的活性，上调Runx2、骨钙蛋白的表达从而诱导骨髓间充质干细胞成骨分化；在体内，Micro-CT分析和组织学评估表明负载髓间充质干细胞的富血小板血浆移植结合体外冲击波这种联合治疗策略显著增强了骨质疏松节段性骨缺损的骨再生。结果表明，负载骨髓间充质干细胞的富血小板血浆移植结合体外冲击波治疗可以改善骨质疏松相关的不良成骨微环境，增强骨质疏松状态下节段性骨缺损的愈合潜力。庄卫生等[285]研究发现，富血小板血浆注射联合康复训练可显著改善肩袖损伤患者肩关节功能及疼痛。李弯月等[286]研究发现，富血小板血浆注射联合有氧运动治疗膝骨性关节炎的具有协同作用，能进一步减轻膝关节疼痛，改善关节功能。

(七) 全身振动训练康复技术

全身振动训练主要包含振动频率、振动强度和振动方式三个参数调控进行神经肌肉训练，平台通过对人体施加振动波，以站立、坐或半蹲的姿势在振动平台上进行训练，刺激肌肉纺锤体和α运动神经元等感受器，使神经、肌肉骨骼以及心血管系统产生适应性反应，提高部分体适能。龚怡静等[287]发现，机械振动可以促进大鼠海马雌激素和骨折端脑源性神经营养因子表达，加速去卵巢后骨质疏松大鼠骨折愈合。张赢丹等[288]综述了全身振动训练在儿童康复的应用，提示近年来全身振动训练已单独或与其他干预措施联合广泛用于儿童康复，特别是运动障碍儿童康复，但支持这种方法的证据有限。褚亚君等[289]观察了振动训练对绝经后肥胖妇女身体成分、心率变异性及血压的影响，提示该方法是改善绝经后肥胖妇女身体成分及心脏自主功能的有效干预方法。李琳等[290]研究发现，全身振动治疗可以有效改善脊髓损伤恢复期患者体位变化的血流动力学变化和体位不耐受症状。孙振双等[291]研究发现，全身振动训练可改善骨质疏松患者平衡运动控制能力，减轻其跌倒恐惧心理。张海霞等[292]研究发现，在低频侧交替全身振动训练对高龄肌少症患者下肢肌力、平衡及步行功能均具有显著改善作用。

(八) 镜像治疗康复技术

张莉等[293]观察了镜像治疗联合电针刺激对脑梗死患者下肢运动、步态及生活质量的影响，结果显示镜像治疗联合电针刺激组与单纯接受镜像治疗组在肌力、肌张力、平衡量表(BBS)、脑梗死专用生活质量量表(SS-QOL)以及全身三维步态与运动分析系统(RealGait 2.0)评分方面均有改善，但联合组有明显优势，表明镜像治疗联合电针刺激治疗可显著改善脑梗死患者下肢步态、平衡功能及生活质量。曲斯伟等[294]研究发现，在增加下肢康复机器人训练能提高脑卒中患者的下肢运动功能和步行能力，联合镜像视觉反馈治疗的效果更显著。许绕等[295]研究发现，rTMS同步镜像疗法能改善脑卒中患者上肢功能。陶峰等[296]研究发现，低频rTMS联合镜像疗法可有效改善脑卒中偏瘫患者下肢运动功能和平衡功能。

储晓新等[297]研究发现，镜像理论指导下的运动处方训练可提高断指再植松解术后患者日常生活能力，促进手功能恢复。何逸康等[298]研究发现基于镜像疗法的手部外骨骼机器人对脑卒中偏瘫患者手功能的康复具有临床意义。

(九) 血流限制训练康复技术

滕美玲等[299]开展了生理性缺血训练(PIT)改善心衰大鼠心脏结构和功能的最佳干预强度及生物学标志物研究，相比于单次1 min缺血/5 min灌注、10 min缺血/5 min灌注，5 min缺血/5 min灌注的PIT方案对心衰大鼠心脏的远隔保护作用更显著，血清中NT-proBNP可作为反映其保护作用的最佳生物学标志物。

(十) 运动想象训练康复技术

权程[300]研究发现，想象训练结合肌电生物反馈治疗能有效改善脑卒中后吞咽障碍患者康复。徐月花等[301]观察了运动想象联合上肢训练器对脑卒中患者上肢功能康复效果，运动想象联合上肢训练器组在常规康复组基础上予以运动想象联合上肢训练器康复锻炼，对比3组患者上肢运动功能评分、日常生活活动能力评分，结果表明联合治疗能有效提高上肢功能。付晨等[302]观察了运动想象疗法联合视觉反馈训练在脑卒中偏瘫患者早期康复中的应用，发现运动想象疗法联合视觉反馈训练可显著提高早期康复中脑卒中偏瘫患者的肢体功能。王帅帅等[303]研究发现，运动想象疗法联合悬吊运动训练能显著改善脊髓损伤患者下肢运动功能、平衡功能、躯干控制能力及步行能力，有助于提高患者生活质量。吴娱倩等[304]在运动想象-动觉治疗对缺血性卒中患者手功能康复效果的研究发现,运动想象-动觉疗法与常规康复相比可明显改善缺血性卒中患者偏瘫侧的手功能及日常生活能力。张雯雯等[305]研究发现,想象足背屈训练结合辅助站立平衡训练应用于老年脑梗死偏瘫患者中可改善下肢运动功能和平衡能力,提高日常生活能力,降低并发症发生率。支俊才等[306]发现,联合采用减重步行训练及运动想象训练治疗脑卒中后偏瘫患者,获得满意康复疗效。居磊磊等[307]研究发现,单纯运动想象疗法治疗和rTMS诱导下的运动想象疗法治疗均可改善脑卒中患者的上肢运动功能,其中以rTMS诱导下的治疗效果更明显。

还有研究证明,左右下肢运动想象研究成果可为下肢运动想象的脑机接口设计开发提供有价值信息[308]。

(十一)脑机接口康复技术

脑机接口(BCI)是一种获取大脑信号活动并将其转化输出的系统,它可替代、恢复、增强、补充或改善现有的大脑信号,修饰或改变大脑与其内部或外部环境之间的持续互动。简单地说,BCI是"将大脑信号转化为新型输出"的系统。系统在获得脑电信号后,BCI评估脑信号并提取已被证明对任务执行有用的信号特征,将其转化为计算机命令来控制外部辅助设备一。以BCI技术为基础的康复手段考虑到患者运动想象(MI)意图和实际运动效果之间的功能耦合,更符合神经功能重建的理论要求,能够更快更好地实现患者运动功能的恢复[309]。

在神经康复医学领域,BCI可直接干预中枢神经的技术不断被研究,并应用于临床治疗中,帮助卒中患者恢复活动能力。其可以帮助神经传导功能异常、但肌肉收缩功能正常或部分正常的患者完成特定工作任务,还可通过反馈训练促进大脑功能重塑。此外,在判断意识水平、言语交流等方面,BCI又为临床研究和诊疗提供了新的思路[310]。脑机接口康复训练系统的实现主要有4个步骤,分别

为:采集信号、信息解码处理、再编码、反馈。通过这4个部分将人与外界相连接,绕过脑部损伤的区域,进行信息交互沟通。通过脑电信号和外周设备之间的不断互通和反馈,使受损伤的脑部区域可以经过不断的人工智能信号的传输刺激来重新或部分恢复大脑的功能[311]。

刘绍文等[312]研究发现,下肢截肢患者脑电α、β频段功能连接减弱,导致多个脑区功能重塑,包括相关肢体投射脑区、额叶、颞叶、枕叶等,为脑机接口在截肢患者的应用提供思路。

付江红等[313]通过一项前瞻性研究,实验组进行基于运动尝试的机器人辅助下的抓握张开脑机接口训练(每次30 min,每天1次,每周5天,共4周),结果表明,对于存在感觉障碍的患者进行脑机接口干预,可促进其运动功能恢复及日常生活能力的提升。胡义茜等[314]研究发现,基于运动想象的脑机接口联合多模态感知反馈训练或能有效改善脑卒中严重偏瘫患者的上肢运动功能恢复。

(十二)悬吊训练康复疗法

李鑫等[315]使用悬吊训练对慢性腰痛患者运动皮质区神经网络进行观察,研究揭示了悬吊训练可以逆转患者运动皮层神经网络的适应性改变。蔡秀玉等[316]观察了悬吊运动疗法联合体外冲击波对腰肌筋膜疼痛综合征康复的影响,可减轻疼痛程度,减轻功能障碍,增加腰椎活动度,疗效显著。陈振华等[317]以悬吊运动疗法治疗慢性非特异性下腰痛,研究表明患者腰腹部肌力增强,腰椎核心稳定性改善,其腰部功能及日常生活活动能力提高。周锦梅等[318]研究证实悬吊联合呼吸训练可改善治疗产后腰背痛。阴涛等[319]通过悬吊训练结合推拿治疗可促进神经根型颈椎病患者神经传导功能修复。辛蔚等[320]通过研究发现,呼吸肌训练联合悬吊技术对老年脑卒中患者的吸气肌和呼气肌肌力、腹直肌张力、腹外斜肌张力、平衡功能、姿势控制功能改善效果显著,并且较单独使用呼吸肌训练或悬吊技

术更有利于老年脑卒中患者的吸气肌和呼气肌肌力、腹直肌张力、平衡功能、姿势控制功能的恢复。临床中推荐对有平衡功能障碍的老年脑卒中患者进行联合悬吊技术的呼吸肌训练。

(十三) 水治疗康复技术

王亚囡等[321]通过研究发现,步速和步频可较好反映脑卒中偏瘫患者的平衡功能;步态的时空对称性在功能较低的患者中与平衡功能相关。通过水中平板步行训练干预脑卒中偏瘫患者研究发现双侧腹肌厚度及平衡功能,研究发现水中平板步行训练可改善脑卒中偏瘫患者患侧肌肉厚度、步行速度、步长对称性[322];对水中平板步行训练对脑卒中偏瘫患者双侧腹肌厚度及平衡功能的研究发现,可有效强化患侧腹肌,从而进一步改善平衡功能[323]。

(十四) 高压氧治疗康复技术

高压氧(HBO)疗法是指在高压环境下吸入纯氧或高浓度氧气治疗疾病的一种方法。黄菲菲等[324]研究发现,缺血再灌注损伤大鼠损伤区的血管内皮细胞存在自噬现象,高压氧舱治疗能够上调梗死区血管内皮细胞自噬蛋白 LC3 - Ⅱ 和 Beclin - 1 的表达,从而促进血脑屏障修复。佟雪等[325]研究基于沉默信息调节因子1(SIRT1)/叉头转录因子1(FoxO1)信号通路探讨 HBO 对脑缺血再灌注(CIR)大鼠血脑屏障(BBB)的保护作用,结果发现 HBO 可以通过 SIRT1/FoxO1 通路增加紧密连接蛋白的表达,从而在 CIR 损伤中对 BBB 起到保护作用。

一氧化碳中毒是全球中毒相关死亡的主要原因。目前可用的治疗方案是常压氧(NBO)和HBO。体外高氧治疗(EHT)用于治疗一氧化碳中毒,通过在高氧分压下体外治疗血液来消除一氧化碳,有可能为一氧化碳中毒的治疗提供一种简便有效的方法[326]。HBO 可能是治疗一氧化碳中毒的一种风险疗法[327]。

迟发性脑病(DE)是急性一氧化碳中毒后最严重的并发症。应用 HBO 治疗对改善 DE 患者认知,动员循环干细胞具有重要意义。HBO 治疗暴露可调动 $CD34^+/CD90^+$ 和 $CD34^+/CD133^+$ 细胞,并通过上调 BDNF、巢蛋白和神经标记物如巢蛋白和突触素(SYP)对 DE 患者的认知改善起到积极作用。外周血中循环干细胞动员量的改变可能是预测 DE 预后的一个潜在标志[328]。

除一氧化碳中毒外,孕妇不宜使用 HBO。Arslan A 等[329]的研究观察到,2.4 ATA 压下 HBO 治疗 120 min 对母胎无不良影响;继续 HBO 治疗的情况下,胎儿窘迫的发现是有益的效果。而一氧化碳血清水平和晕厥对临床症状和血液检查没有显著影响。

张明明等[330]研究发现,亚低温联合 HBO 治疗一氧化碳中毒迟发性脑病(DEACMP),能有效保护脑细胞损伤,提高患者认知功能及日常生活能力。

陈郁文等[331]通过不同疗程 HBO 治疗对重度创伤性脑损伤患者意识障碍和认知功能障碍的研究,发现治疗通过下调外周血神经元特异性烯醇化酶和胶质纤维酸性蛋白的表达,上调脑源性神经营养因子和血管内皮生长因子改善重度重度创伤性脑损伤患者意识和认知功能,治疗重度需连续 20 天以上。张盼盼等[332]研究发现,HBO 治疗联合认知训练可显著改善脑卒中后血管性认知障碍患者的认知功能,起作用机制可能与其可改善内血浆 Klotho 蛋白和同型半胱氨酸(Hcy)水平有关。

郭静华等[333]研究发现,rMTS 联合 HBO 治疗不完全脊髓损伤能够提高脊髓功能恢复效果,改善功能独立性以及生活质量,并能减轻神经病理性疼痛,可能与 rMTS 提升大脑皮质兴奋性有关。韩静等[334]研究发现,HBO 能显著改善脊髓型颈椎病术后功能恢复。

石雅馨等人[335]研究发现,HBO 在不同程度肺功能异常尘肺患者中均具有明显的治疗效果。李芸香等[336]研究发现,糖尿病足患者持续 1 周的

HBO 治疗可有效改善患者血液流变学,促进肉芽组织及成纤维细胞增生,提高创面组织中 TGF - β1 蛋白含量,但随着 HBO 治疗时间的延长,这种作用逐渐减弱。

(十五) 精神运动康复技术

精神运动康复(PMT)起源于法国,迄今已有 70 多年历史,它从神经心理学视角,将哲学中的身体意象和身体图式融合进神经心理学,结合神经解剖学,以全新的视角、更高的理论体系阐释了精神运动障碍的病因机制,是从综合层面对患者促进精神健康的非药物治疗,对患者的行为、认知和情绪都有积极的影响。PMT 在患者身体无法或不再能适应外界环境时对其进行治疗,被广泛应用在老年轻中度阿尔茨海默病患者群中,能有效改善患者的认知功能,延缓认知功能恶化,提高患者的生活质量。张伟伟等[337]通过 PMT 治疗在老年轻中度阿尔茨海默病患者中的应用,研究结果显示,PMT 治疗能有效改善轻中度患者的认知功能,但是否适用于重度患者的疗效不得而知。潘圆圆等[338]的一项病例报告研究了 PMT 对学龄前注意缺陷多动障碍儿童的治疗效果,研究认为 PMT 通过刺激大脑皮层功能区,增强了大脑受损神经网络边缘联结的可塑性,能对人的整体协调产生积极影响。研究显示,通过治疗中粗大运动和精细运动的训练,患儿的运动能力不断提升,能够转移消极的自我认知,提升愉悦感和自信水平,减少行为问题。肌张力—情绪对话训练让患儿感受到不同状态下的肌张力,有效缓解了紧张和压力。

(陈文华)

参 考 文 献

[1] 廖源,屈萌艰,刘静,等. 超短波对大鼠急性肺损伤炎症反应及细胞间黏附分子-1 表达的影响[J]. 中国老年学杂志,2022,42(15):3711 - 3715.

[2] 蔡磊,方为志,黎清波,等. 脉冲电磁场对大鼠椎间盘退变及 A2A 腺苷受体介导的活性氧/PI3K/Akt 信号通路的影响[J]. 中华物理医学与康复杂志,2022,44(11):966 - 972.

[3] 姚玉英,刘娜,郭志利,等. 微电流刺激对胫骨骨缺损家兔 CGRP/PI3K/Akt 通路及骨再生的影响[J]. 中国老年学杂志,2022,42(12):2998 - 3002.

[4] 郭伟,詹燕,郭雅碧,等. 电刺激引导下针刺腓骨长短肌运动点治疗功能性踝关节不稳的疗效观察[J]. 中华物理医学与康复杂志,2022,44(12):1100 - 1103.

[5] 索吕,周停,龚媛媛,等. 阴茎背神经电刺激对脊髓损伤逼尿肌过度活跃患者膀胱压力和容量影响的临床研究[J]. 中国康复医学杂志,2022,37(8):1110 - 1112.

[6] 岳雨珊,马召玺,陆轲,等. 经胫神经电刺激对脑卒中后便秘的康复效果[J]. 中国康复医学杂志,2022,37(12):1697 - 1699.

[7] 谢逸武,王永正,张一,等. 干扰电刺激对重型颅脑损伤术后急性胃肠损伤的治疗效果观察[J]. 中国康复医学杂志,2022,37(9):1254 - 1258.

[8] 缪少芳,黄惠榕,刘秦宇,等. 经皮穴位电刺激预防后路腰椎椎间融合术后患者排尿困难的效果观察[J]. 护理研究,2022,36(2):303 - 306.

[9] 胡正永,马明,杨玺,等. 腹部电刺激联合高频胸壁振荡对气管切开重症患者气道廓清能力的效果[J]. 中国康复理论与实践,2022,28(2):232 - 241.

[10] 侯亚静,刘伟,陆敏杰,等. 超声引导下肩峰下滑囊类固醇注射联合神经肌肉电刺激治疗偏瘫肩痛的随机对照研究[J]. 中国康复医学杂志,2022,37(1):34 - 38,49.

[11] 陈晶晶,黄燕,欧贻斌. 神经肌肉电刺激联合吞咽康复训练对老年神经性吞咽障碍患者吞咽功能及神经营养因子的影响[J]. 中国老年学杂志,2022,42(20):5029 - 5032.

[12] 高晶晶,姜斌,程鹤. 运动疗法联合神经肌肉电刺激治疗产后腹直肌分离的疗效观察[J]. 中华物理医学与康复杂志,2022,44(6):536 - 539.

[13] 王婧蕾,陈国旗,李艳. 低频脉冲电刺激结合鼠神经生长因子治疗周围性面神经麻痹的疗效观察[J]. 中国康复,2022,37(7):405 - 409.

[14] 杨海霞,吴超伦,仝林,等. 功能电刺激联合四肢联动对胸腰段不完全性脊髓损伤的康复效果[J]. 颈腰痛杂志,2022,43(5):775 - 776.

[15] 徐胜,张艳,李露露,等. 功能性电刺激手摇车训练对早期脑卒中患者上肢功能恢复的影响[J]. 中华物理医学与康复杂志,2022,44(8):685 - 689.

[16] 宋琳琳,李哲,刘骞豪,等. 功能性电刺激踏车对脑卒中

早期患者下肢屈髋功能及步行能力的临床疗效[J]. 中国康复医学杂志,2022,37(2)：247 - 249.

[17] 刘晓庆,王超. 椭圆机联合功能性电刺激康复训练对脑卒中偏瘫患者步态的影响[J]. 心血管康复医学杂志,2022,31(1)：55 - 60.

[18] 薛晶晶,孔慧敏,廖美新,等. 步行模式的功能性电刺激不同治疗时间对脑卒中患者下肢功能影响的随机对照研究[J]. 康复学报,2022,32(1)：25 - 31.

[19] 陈进,李加斌,顾铭星,等. 深层肌肉刺激慢性非特异性腰痛患者腰肌表面肌电变化与步态时空及动力学的参数变化[J]. 中国组织工程研究,2022,26(18)：2894 - 2899.

[20] 彭丽仁,王惠芬,刘玥,等. 盆底肌训练联合电刺激生物反馈用于原位新膀胱术后患者尿失禁干预[J]. 护理学杂志,2022,37(19)：17 - 20.

[21] 焦子珊,王娜娜,邱金花,等. 腹式呼吸联合电刺激生物反馈对产后盆腔肌筋膜痛的干预效果[J]. 护理学杂志,2022,37(2)：29 - 31.

[22] 裴少保,尹宗生,张之栋,等. 生物反馈疗法联合功能康复训练对老年脊髓损伤患者脊柱功能、神经功能和生活质量的影响[J]. 中国老年学杂志,2022,42(7)：1694 - 1696.

[23] 李亚楠,吴娟,栗亮,等. 肠道综合物理疗法对不完全性脊髓损伤患者便秘的影响[J]. 中国康复,2022,37(12)：732 - 736.

[24] 高苗苗,潘晓飞,张艳红. 生物反馈联合电刺激对直肠癌保肛术后失禁患者肛门功能的影响[J]. 中华保健医学杂志,2022,24(3)：218 - 221.

[25] 王彬,刘垚,廖烨晖,等. 聚焦式低强度脉冲超声治疗对大鼠坐骨神经损伤后神经病理性疼痛的影响[J]. 中国康复医学杂志,2022,37(1)：14 - 20.

[26] 吴爱纯,吴磊,周秀莉. 气压治疗预防血液透析时低血压的疗效观察[J]. 中华物理医学与康复杂志,2022,44(12)：1116 - 1118.

[27] 麦迪娜·买买提艾力,丁慧敏. 红外偏振光联合微波治疗神经根型颈椎病的疗效分析[J]. 颈腰痛杂志,2022,43(2)：256 - 258.

[28] 李文竹,王宁华,Martin L. 绿光照射治疗纤维肌痛[J]. 中国康复,2022,37(1)：11.

[29] 陈诺梅,陈海萍,成熟,等. 糖调节受损患者肠道菌群特征及高能量激光的干预作用探究[J]. 中国康复,2022,37(12)：741 - 746.

[30] 邓紫婷,文丽,贾英. 体外冲击波对兔膝骨关节炎软骨组织中转化生长因子 β1 和白介素 1β 表达的影响[J]. 中华物理医学与康复杂志,2022,44(1)：18 - 24.

[31] 吕欣,曹宇,周达岸. 体外冲击波通过调控 IGF - 1 和 p - AKT 水平促进大鼠骨骼肌损伤的修复[J]. 中华物理医学与康复杂志,2022,44(4)：300 - 305.

[32] 阚秀丽,冀磊磊,周云,等. 体外冲击波联合肩肱节律训练对卒中后肩痛的疗效观察[J]. 颈腰痛杂志,2022,43(3)：358 - 361.

[33] 唐贻贤,张晓松,宋波涛. 发散式体外冲击波治疗非钙化性冈上肌腱炎的疗效观察[J]. 中华物理医学与康复杂志,2022,44(9)：812 - 814.

[34] Mihai EE, Dumitru L, Mihai IV, et al. Long-term efficacy of extracorporeal shock wave therapy on lower limb post-stroke spasticity：a systematic review and meta-analysis of randomized controlled trials[J]. 中华物理医学与康复杂志,2022,44(5)：401.

[35] 张伟,李瑞青,谷玉静,等. 局部振动与体外冲击波治疗对脑卒中后偏瘫患者小腿三头肌痉挛和步行能力的影响[J]. 中华物理医学与康复杂志,2022,44(4)：318 - 323.

[36] 吴天宇,王祎伟,周毅,等. 持续静力性牵张状态下应用体外冲击波治疗脑卒中后小腿三头肌痉挛的疗效观察[J]. 中华物理医学与康复杂志,2022,44(4)：324 - 327.

[37] Yang E, Lew HL, Özçakar L, et al. Recent advances in the treatment of spasticity：extracorporeal shock wave therapy[J]. 中华物理医学与康复杂志,2022,44(4)：380.

[38] 姜伟,王梦婷,杨剑,等. 低能量体外冲击波在勃起功能障碍康复中的应用研究进展[J]. 中华物理医学与康复杂志,2022,44(8)：765 - 768.

[39] 安东,刘阳,杨通江. 体外冲击波疗法在烧伤创面修复和烧伤后瘢痕治疗中的应用[J]. 中国组织工程研究,2022,26(20)：3265 - 3272.

[40] Aslan SY, Kutlay S, Atman ED, et al. Does extracorporeal shock wave therapy decrease spasticity of ankle plantar flexor muscles in patients with stroke：a randomized controlled trial[J]. 中华物理医学与康复杂志,2022,44(4)：368.

[41] 何林飞,郭爱松,朱振杰. 发散式体外冲击波治疗对轻、中度腕管综合征患者疼痛、手功能和抑郁的影响[J]. 中国康复医学杂志,2022,37(1)：39 - 43.

[42] 廖家权,吴波,唐昌敏,等. 体外冲击波联合局部类固醇注射治疗腕管综合征的远期疗效观察[J]. 中国康复,2022,37(12)：727 - 731.

[43] Vidal X, Fàbregas JM, Canet O, et al. Efficacy of radial extracorporeal shock wave therapy compared with

botulinum toxin type A injection in treatment of lower extremity spasticity in subjects with cerebral palsy: A randomized, controlled, cross-over study[J]. 中华物理医学与康复杂志,2022,44(5):389.

[44] 彭小文,张盘德,尹杰,等. 高频超声检查在体外冲击波治疗网球肘中的临床应用[J]. 中华物理医学与康复杂志,2022,44(2):157-159.

[45] 王芳,李剑峰,张君. 体外冲击波联合肱骨外上髁及冈下肌内热针治疗肱骨外上髁炎临床观察[J]. 中华物理医学与康复杂志,2022,44(4):331-333.

[46] 胡进,叶沙,刘高明,等. 头颈部肿瘤综合治疗后并发淋巴水肿患者的护理[J]. 护理学杂志,2022,37(14):47-49.

[47] 陈燕,韩燕华,张沙沙,等. 机械刺激技术治疗盆腔淋巴结切除术后淋巴水肿的疗效观察及护理[J]. 现代临床护理,2022,21(5):33-37.

[48] 傅彩峰,高朝,张懿,等. 低能量体外冲击波联合综合消肿疗法对乳腺癌术后上肢淋巴水肿的临床疗效[J]. 中华物理医学与康复杂志,2022,44(12):1119-1122.

[49] 吴天宇,郭莹,吴季祺,等. 体外冲击波联合手法淋巴引流治疗乳腺癌术后上肢淋巴水肿的疗效观察[J]. 中华物理医学与康复杂志,2022,44(10):920-922.

[50] 田亚星,洪永锋,阚秀丽,等. 徒手感觉刺激对脑卒中偏瘫患者手指痉挛效果的表面肌电图观察[J]. 中国康复理论与实践,2022,28(5):515-519.

[51] 何紫艳,唐晓晓,田亚星,等. 指部徒手感觉刺激前后脑卒中偏瘫患者手指屈、伸肌张力及超声剪切波弹性成像的变化[J]. 中国康复理论与实践,2022,28(2):204-211.

[52] 徐睿华,马艳,刘金明,等. 呼吸训练联合筋膜手法治疗慢性非特异性下背痛的疗效观察[J]. 中华物理医学与康复杂志,2022,44(5):418-421.

[53] 邱范基,李金峰. 不同模式本体感觉神经肌肉促进技术干预对功能性踝关节不稳者平衡能力的影响[J]. 中国康复医学杂志,2022,37(6):773-778.

[54] 陈俊吉,高田糈,刘晓龙,等. 本体感觉神经肌肉易化训练对运动性肩袖损伤功能恢复的影响[J]. 医用生物力学,2022,37(1):174-179.

[55] 彭杰,郑琨,刘翔,等. 躯干模式的核心稳定训练对脑卒中患者下肢步行功能的影响[J]. 中华物理医学与康复杂志,2022,44(10):898-901.

[56] 高伟,金星,孟兆祥,等. 基于本体感觉神经肌肉促进技术理念的呼吸训练对急性心肌梗死PCI术后患者肺功能及运动耐力的影响[J]. 中国康复医学杂志,2022,37(6):823-826.

[57] 李晨,戴菊红,刘晔. 不同方式的一次性拉伸对股二头肌长头组织结构的急性影响[J]. 中国运动医学杂志,2022,41(1):17-22.

[58] 王艳南,董珈妤,孙倩. 肩关节运动疗法用于甲状腺癌根治术后上肢功能康复的价值[J]. 中华保健医学志,2022,24(1):40-43.

[59] 沈晓雯,周红花,郑小芬,等. 运动干预对化疗期急性白血病患儿癌因性疲乏的影响[J]. 护理学杂志,2022,37(12):72-74.

[60] 贾金凤,徐晓,赵红梅. 早期渐进性运动训练对ICU老年患者自身肌力和自理能力的干预效果分析[J]. 实用老年医学,2022,36(4):421-425.

[61] 马琳,刘晓哲,王天添. 中等强度适量运动干预对自发性高血压大鼠左心室重塑的影响[J]. 中华物理医学与康复杂志,2022,44(7):589-594.

[62] 陈平,耿小飞,刘晓莉,等. 运动通过上调mGluR2/3表达抑制帕金森病模型大鼠纹状体中等多棘神经元异常电活动[J]. 中国运动医学杂志,2022,41(7):523-534.

[63] 王洁萍,彭娟,张斐雪,等. 肢体协调训练对早期原发性帕金森病患者肺功能的效果[J]. 中国康复理论与实践,2022,28(8):966-971.

[64] 杨雪歌,傅力. 运动、Adropin与代谢性疾病研究进展[J]. 中国运动医学杂志,2022,41(3):227-231.

[65] 张崇林,王卉,丁孝民,等. 运动和高脂膳食对代谢综合征大鼠心肌细胞氧化应激反应的影响[J]. 中国康复医学杂志,2022,37(8):1039-1045.

[66] 丁晓青,马春伟,高炳宏. 运动对心肌线粒体生物发生及SIRT3的作用研究进展[J]. 中国运动医学杂志,2022,41(7):552-560.

[67] 徐蕊,汤静,彭朋. 运动训练对慢性心力衰竭大鼠循环血液及骨骼肌肾素-血管紧张素系统的影响[J]. 中华物理医学与康复杂志,2022,44(8):673-678.

[68] 傅晓倩,陶林花,陆操,等. 体外膈肌起搏治疗对颈髓损伤呼吸功能的影响[J]. 中国康复杂志,2022,37(4):532-534.

[69] 蓝佼晖,廖明珍,磨艳芳. 呼吸训练联合电动站立床对脑卒中气管切开患者体位排痰及呼吸功能的影响[J]. 中国老年学杂志,2022,42(14):3398-3401.

[70] 叶世贤,周保,苏冠升,等. 震荡呼气正压和主动循环呼吸技术治疗慢性气道疾病腺体高分泌的效果及患者偏好研究[J]. 中国康复医学杂志,2022,37(4):465-469,475.

[71] 左亚南,吕倩倩,许维,等. 脑卒中患者自主咳嗽声学特征分析:呼吸肌训练的影响[J]. 中国康复医学杂志,

2022,37(5)：623-629.

[72] 王媛,刘丹,刘培良,等. 综合吸气肌训练对老年慢性HFpEF患者运动能力、内皮功能及动脉僵硬度的影响[J]. 心血管康复医学杂志,2022,31(5)：552-555.

[73] 刘金明,周芳,马艳,等. 呼吸训练联合肌电生物反馈对脑梗死恢复期患者吞咽功能的影响[J]. 中华物理医学与康复杂志,2022,44(3)：221-225.

[74] 吴晓敏,魏静,徐静,等. 早期呼吸训练改善胃食管反流病临床症状的价值研究[J]. 中华保健医学杂志,2022,24(3)：211-214.

[75] 谢家湘,黄娟. 早期呼吸功能训练对老年冠状动脉搭桥患者术后肺功能康复的效果观察[J]. 实用老年医学,2022,36(4)：430-432.

[76] 徐蕊,何瑞波,汤静. 高强度吸气肌抗阻训练对支气管扩张患者运动能力及生活质量的影响[J]. 中华物理医学与康复杂志,2022,44(1)：52-56.

[77] 李成,赵艺璞,况红艳,等. 吸气加呼气神经肌肉电刺激治疗对肺移植术后患者康复效果的影响[J]. 中国康复医学杂志,2022,37(8)：1107-1110.

[78] 周君桂,邓水娟,李苑媚,等. 重症康复病房患者气管切开状态下呼吸训练效果观察[J]. 中国康复医学杂志,2022,37(7)：918-923.

[79] 刘骁杰,李永忠,郝彦,等. 核心肌力训练联合呼吸训练治疗慢性下背痛患者的疗效观察[J]. 中华物理医学与康复杂志,2022,44(2)：160-162.

[80] 陈聪,吴娟,黄秋晨,等. 呼吸与骨盆外肌群收缩对凯格尔运动效果的影响[J]. 中国康复理论与实践,2022,28(8)：960-965.

[81] 陈杰,王德丽,沈忱,等. 呼吸肌阻力训练对肺癌术后血清IGF-1及肺部并发症的影响[J]. 中华保健医学杂志,2022,24(2)：156-158.

[82] 乔康熙,沈显山,阚秀丽,等. 呼吸促进技术对脑卒中恢复期患者呼吸功能和步行能力的影响[J]. 中国康复医学杂志,2022,37(11)：1499-1505.

[83] 袁文蓉,陈立娜,王华,等. 呼吸肌训练联合反馈式呼吸电刺激对脑卒中患者肺功能及呼吸肌肌力的影响[J]. 中华物理医学与康复杂志,2022,44(11)：989-993.

[84] 刘陵鑫,陈攀,杨帅,等. 下肢机器人训练联合呼吸训练对脑卒中患者肺功能及运动耐力的影响[J]. 中国康复医学杂志,2022,37(8)：1063-1067.

[85] 陈永进,熊键,王国军,等. 呼吸训练治疗老年骨质疏松症患者腰背痛的疗效观察[J]. 中华物理医学与康复杂志,2022,44(7)：624-627.

[86] 裴飞,吴珊红,赵明月,等. 基于呼吸-交感神经耦联机制的呼吸训练对于脑卒中患者血压影响的研究[J]. 中

国康复医学杂志,2022,37(12)：1630-1634.

[87] 杨云,张鸿悦,章耀华,等. 神经肌肉训练对髋关节撞击综合征的疗效[J]. 中国康复理论与实践,2022,28(7)：759-763.

[88] 王璐,于歌,陈亚平. 神经肌肉控制训练治疗粘连性肩关节囊炎的效果[J]. 中国康复理论与实践,2022,28(5)：616-620.

[89] 翟海亭,李成,夏吉祥,等. 整合性神经肌肉训练预防下肢运动损伤的元分析[J]. 中国组织工程研究,2022,26(15)：2454-2460.

[90] 白伟民,秦飞杰,安爽. 神经肌肉电神经刺激联合踏车训练在脓毒症机械通气患者中的临床效果[J]. 中国康复医学杂志,2022,37(6)：816-818.

[91] 孙姗姗,孟庆芳. 肌肉能量技术治疗腰肌劳损的临床效果[J]. 颈腰痛杂志,2022,43(2)：295-296.

[92] 何鹤,刘华云,靳雅楠,等. 肌肉能量技术对乳腺癌继发淋巴水肿后上肢功能障碍的影响[J]. 中国康复医学杂志,2022,37(11)：1555-1557.

[93] 苏文杰,周甜甜,连松勇,等. 体外冲击波联合肌肉能量技术对颞下颌关节紊乱疗效的临床研究[J]. 中国康复,2022,37(10)：598-602.

[94] 刘国纯,常青,罗梦婷,等. 不同强度运动调控AMPK-SIRT 3通路对自发性高血压大鼠血管功能的影响[J]. 中国康复医学杂志,2022,37(8)：1030-1038.

[95] 崔书强,刘晓莉,乔德才. 不同力竭运动对大鼠纹状体背外侧神经元电活动的影响及调节机制研究[J]. 中国运动医学杂志,2022,41(2)：118-127.

[96] 韩凯月,刘光亮,苏文龙,等. 智能有氧踏车训练对不同病程脑梗死患者的效果[J]. 中国康复理论与实践,2022,28(7)：822-827.

[97] 刘光亮,韩凯月,苏文龙,等. 不同强度有氧踏车训练对不同病程缺血性卒中患者运动和心肺适能的影响[J]. 中国卒中杂志,2022,17(11)：1203-1208.

[98] 何佳枫,戚龙菊,余静,等. 居家有氧运动对肝癌肝动脉化疗栓塞术患者症状群的干预研究[J]. 中国康复医学杂志,2022,37(4)：470-475.

[99] 胡琰茹,侯莉娟,王大磊,等. 一次力竭运动过程中大鼠丘脑腹外侧核神经元电活动及NR2B、GABAAα-1蛋白表达变化的研究[J]. 中国康复医学杂志,2022,37(3)：296-302.

[100] 李凤仪,张浴尘,鹿国晖,等. 有氧运动对自发性高血压大鼠心肌MG53/NF-κB信号通路的影响[J]. 中国康复医学杂志,2022,37(9)：1165-1173.

[101] 张浴尘,石丽君,吴迎. CaMKⅡδ在有氧运动调控高血压心肌细胞凋亡中的作用[J]. 中国康复医学杂志,

2022,37(7)：872-881.

[102] 符惠丽,曾德菲,邢孔玉,等. 不同有氧运动强度用于老年高脂血症合并冠心病患者的效果比较[J]. 中华保健医学杂志,2022,24(2)：95-98.

[103] 李琴凤,魏钦,刘晓哲,等. 有氧运动对心肌梗死大鼠心肌能量代谢及线粒体呼吸功能的影响[J]. 中华物理医学与康复杂志,2022,44(10)：873-877.

[104] 刘玉杰,姜腾飞,邢文瑜,等. ST段抬高型心肌梗死患者介入术后Ⅰ期运动康复方案的构建与应用[J]. 护理学杂志,2022,37(5)：9-12.

[105] 谢伟,韩飞. 有氧运动对AMI患者急诊PCI术后康复和预后的影响[J]. 心血管康复医学杂志,2022,31(4)：409-413.

[106] 邓畅,陈丹凤,仇蓉蓉,等. 有氧运动训练对血管性痴呆大鼠肠道菌群结构的影响[J]. 中国康复医学杂志,2022,37(4)：443-450.

[107] 黎轶,王景振,刘瑞莲. 有氧运动联合白藜芦醇通过Nrf2/ARE信号通路抗血管性痴呆大鼠海马氧化损伤[J]. 中国老年学杂志,2022,42(12)：3021-3025.

[108] 李童,方志鹏,邵玉萍,等. 有氧运动对睡眠剥夺大鼠学习记忆及海马神经元突触可塑性的效果[J]. 中国康复理论与实践,2022,28(11)：1270-1277.

[109] 阳金鑫,王坤,赵静,等. 有氧运动干预对阿尔茨海默患者突触可塑性的影响[J]. 中国组织工程研究,2022,26(26)：4216-4223.

[110] 房国梁,黎超洋,崔凯茵. 有氧运动对APP/PS1小鼠脑血流量的影响及其机制[J]. 中国运动医学杂志,2022,41(11)：857-865.

[111] 张业廷,付燕,李雪,等. 有氧运动对阿尔兹海默病小鼠Notch信号通路甲基化的影响[J]. 中国运动医学杂志,2022,41(10)：773-782.

[112] 田亮,叶祥明,周亮,等. 有氧训练改善额叶损伤大鼠认知灵活性的机制研究[J]. 中国康复医学杂志,2022,37(1)：27-33.

[113] 陈管洁,张海林,尹丽霞,等. 透析中运动对维持性血液透析认知衰弱患者的影响[J]. 护理学杂志,2022,37(20)：33-37.

[114] 原富强,浮艳红,张辉,等. 中等强度体能锻炼对精神分裂症患者焦虑抑郁和认知功能的影响及机制研究[J]. 中华行为医学与脑科学杂志,2022,31(6)：513-519.

[115] 杨椅,王坤,刘恒旭,等. 有氧运动对老年轻度认知障碍患者认知功能的改善[J]. 中国组织工程研究,2022,26(29)：4716-4722.

[116] 雷槟恺,李顺昌,高德润,等. Nrf2/HO-1通路在有氧运动干预2型糖尿病大鼠骨骼肌氧化应激中的作用[J]. 中国康复医学杂志,2022,37(3)：289-295.

[117] 张翠玲,宋奇颖,任建荣,荆达. 有氧运动改善2型糖尿病大鼠股动脉内皮功能障碍的作用及机制[J]. 中国康复医学杂志,2022,37(2)：155-161,175.

[118] 付玉,尚画雨,李顺昌. 有氧和抗阻运动可缓解2型糖尿病模型大鼠的肝脏炎症反应[J]. 中国组织工程研究,2022,26(29)：4666-4671.

[119] 陈小明,梁冠军,李明娣,等. 有氧运动对注意缺陷多动障碍儿童核心症状和执行功能的影响[J]. 中国康复理论与实践,2022,28(6)：704-709.

[120] 袁玲玲,李梦飞,肖涛,等. 有氧运动对非酒精性脂肪性肝病大鼠肝脏脂质沉积的影响及作用机制探讨[J]. 中华物理医学与康复杂志,2022,44(11)：961-965.

[121] 李梦影,李灵杰,马春伟,等. 不同低氧训练模式通过激活小鼠脂肪组织脂噬作用调节脂代谢[J]. 中国运动医学杂志,2022,41(11)：866-874.

[122] 周燚,方永华,李良鸣. 低氧运动改善实验性糖尿病大鼠糖脂代谢[J]. 中国老年学杂志,2022,42(16)：4035-4038.

[123] 龚丽景,马芳源,杨璐瑶,等. 细胞焦亡在长期抗阻训练对增龄大鼠胫骨前肌蛋白质代谢影响中的调节作用[J]. 中国运动医学杂志,2022,41(12)：956-965.

[124] 韦佳妮,赵慧函,蒋庆娟,等. 抗阻运动促进大鼠导管相关性血栓溶解再通的研究[J]. 中国运动医学杂志,2022,41(5)：375-382.

[125] 肖友定,魏胜敏. 抗阻力训练对老年人心血管功能的影响及机制的初步研究[J]. 中国康复医学杂志,2022,37(2)：202-209.

[126] 税晓平,李春莹,李顺昌,等. 有氧和抗阻运动干预2型糖尿病大鼠骨骼肌脑源性神经营养因子、核因子κB及炎症指标的表达[J]. 中国组织工程研究,2022,26(5)：669-675.

[127] 李艺楠,马涛,张磊. 有氧-抗阻运动联合分层干预在维持性血液透析患者中的应用[J]. 中国医药导报,2022,19(12)：168-172.

[128] 梁美富,郭文霞,赵宁宁,等. 最佳功率负荷下不同力量训练手段骨骼肌输出功率的确定及特征[J]. 中国组织工程研究,2022,26(23)：3638-3643.

[129] 牛铁明,栾迅飞,董庆泽,等. 有氧运动联合抗阻训练对腹膜透析患者运动功能及心血管事件相关因素的影响[J]. 中华物理医学与康复杂志,2022,44(6)：540-542.

[130] 李丽君,刘丽华,陈小玲,等. 渐进式抗阻运动对养老机构衰弱老年人的影响[J]. 护理学杂志,2022,37

（22）：90－93.

［131］丁佳凤，朱渊. 早期抗阻力训练对冠状动脉旁路移植术后患者康复的影响［J］. 护理学杂志，2022，37（14）：94－96.

［132］冯倩茜，隆海红. 抗阻训练改善颈椎后路术后患者轴性症状的效果［J］. 护理研究，2022，36（23）：4296－4299.

［133］沙家梅，李文婷，李倩. 低弹力绷带联合抗阻力训练对乳腺癌根治术后上肢淋巴回流障碍的影响［J］. 中华保健医学杂志，2022，24（3）：240－243.

［134］王锐，朱航佳，李万浪，等. 抗阻运动联合渐进放松训练在老年原发性高血压患者中的效果［J］. 中国老年学杂志，2022，42（7）：1652－1654.

［135］刘西花，杨玉如，李晓旭，等. 吸气肌训练联合膈肌抗阻训练对脑卒中患者运动和平衡功能的影响［J］. 中华物理医学与康复杂志，2022，44（9）：788－791.

［136］周丽娜，王洪新，田红军，等. 耐力训练对帕金森病模型小鼠黑质神经细胞自噬和血浆外泌体分泌的影响［J］. 中华行为医学与脑科学杂志，2022，31（4）：306－313.

［137］李新玲，朱顾峰，孙爽，等. 有氧呼吸操对老年病科患者肺功能及运动耐力水平的改善效果［J］. 中国老年学杂志，2022，42（8）：1878－1881.

［138］马琳，何瑞波. 吸气肌训练对病态肥胖患者减肥术后肺功能、呼吸肌力量及耐力的影响［J］. 中华物理医学与康复杂志，2022，44（2）：148－152.

［139］王媛，刘丹，刘培良，等. 吸气肌训练联合有氧运动对慢性CHF患者心肺功能的影响［J］. 心血管康复医学杂志，2022，31（4）：405－408.

［140］曹蔓，唐玉成，李抒，等. 高强度间歇训练对肥胖儿童身体成分、心肺适能和血液指标的影响［J］. 中国运动医学杂志，2022，41（2）：109－117.

［141］张王利，祖翰卿，王晨宇，等. 高强度间歇训练对2型糖尿病患者血糖控制及胰腺β细胞功能的影响［J］. 中华物理医学与康复杂志，2022，44（12）：1084－1089.

［142］张晓松，钟金鹏，唐贻贤，等. 高强度间歇与中强度持续有氧训练对经皮冠状动脉介入术后运动康复分层低危患者的影响［J］. 中华物理医学与康复杂志，2022，44（1）：47－51.

［143］赵若欣，鲁俊，刘欣荣，等. 凝视稳定训练对脑卒中患者平衡功能的影响［J］. 中华物理医学与康复杂志，2022，44（8）：690－694.

［144］葛乐，余秋华，郑福明，等. 腰痛对老年女性动静态平衡功能的影响［J］. 中国康复医学杂志，2022，37（6）：

760－764.

［145］游永豪，卢桂兵，邵梦霓，等. 膝骨关节炎对不同姿势站立时老年人静态平衡能力的影响［J］. 中国老年学杂志，2022，42（13）：3221－3225.

［146］袁丽，李航真，胥泽华，等. 触觉振动反馈训练对脑卒中后偏瘫患者平衡及行走功能的影响［J］. 中华物理医学与康复杂志，2022，44（10）：888－893.

［147］黄礼群，王晓红，徐丹，等. Pro-kin平衡系统对前交叉韧带重建术后患膝本体感觉和平衡功能的影响［J］. 中华物理医学与康复杂志，2022，44（8）：739－742.

［148］刘姣，孟庆华，周鲁星，等. 不稳定支撑面训练对慢性卒中患者平衡和步态的影响［J］. 医用生物力学，2022，37（6）：1145－1150.

［149］杨兵，王占峰，赵素霞，等. 纠正性运动计划对腰痛伴足过度旋前的老年人步态动力学和肌肉活动的影响［J］. 颈腰痛杂志，2022，43（6）：928－930.

［150］郑应康，王东岩，刘洋等. 功能性电刺激在脑卒中后上肢康复中的应用及研究进展［J］. 中国康复医学杂志，2022，37（8）：1121－1125.

［151］潘健，李国臣，韩超，等. 功能性电刺激和治疗性运动对慢性脊髓损伤患者躯干肌张力和动态坐姿平衡的影响［J］. 颈腰痛杂志，2022，43（6）：892－894.

［152］唐巧萍，何小辉，张娜. 经腰椎旁区的神经肌肉电刺激对痉挛型脑瘫患儿运动功能的影响［J］. 中国康复，2022，37（11）：652－655.

［153］李辉，李岩，顾旭东，等. 减重平板训练联合功能性电刺激对脑卒中后偏瘫患者下肢运动功能和步行能力的影响［J］. 中华物理医学与康复杂志，2022，44（3）：214－217.

［154］何晓阔，雷蕾，余果，等. 功能性电刺激辅助步行时脑卒中偏瘫患者的脑激活模式［J］. 中华物理医学与康复杂志，2022，44（9）：774－778.

［155］魏伟，吕连慧，王涛，等. 姿势控制联合运动训练对颞下颌关节盘不可复性前移手法复位后盘髁关系的影响［J］. 中华物理医学与康复杂志，2022，44（3）：238－242.

［156］裴倩，郭险峰，黄强. 颈部核心肌群训练治疗颈源性头痛疗效观察［J］. 康复学报，2022，32（3）：248－253.

［157］周煜达，俞红，舒馨馨，等. 神经肌肉电刺激联合同步姿势控制训练治疗功能性踝关节不稳的疗效观察［J］. 中华物理医学与康复杂志，2022，44（9）：827－830.

［158］孙杰，陈贵娟，徐涵，等. 悬吊推拿运动技术对脑卒中患者核心肌群及姿势控制能力的影响［J］. 康复学报，2022，32（5）：441－448.

［159］李泽文，张沛潇，李丽. 悬吊推拿运动对脑卒中恢复期

上肢痉挛的效果[J]. 中国康复理论与实践,2022,28
(11):1252-1258.

[160] 贾竹亭,王珊珊,窦连峰,等. 核心稳定性训练治疗膝
骨性关节炎的疗效观察[J]. 中华物理医学与康复杂
志,2022,44(4):337-339.

[161] 解焕鑫,刘晓磊,李强,等. 不稳定坐位躯干控制训练
对髌股疼痛综合征的疗效[J]. 中国康复理论与实践,
2022,28(07):770-775.

[162] 周越,刘旭,孙悦梅,等. 不同运动模式下 Flexi-bar 训
练对躯干稳定性肌肉的影响[J]. 中国康复理论与实
践,2022,28(4):384-388.

[163] 张婵娟,李悦龙,张洲,等. 运动控制训练改善慢性非
特异性腰痛的 fMRI 研究[J]. 中国康复医学杂志,
2022,37(3):303-310.

[164] 丁晓晶,王勇军,姜云虎,等. 等速肌力训练对脑卒中
偏瘫患者上肢身体成分的影响[J]. 中国康复理论与
实践,2022,28(11):1265-1269.

[165] 黄桂兰,许意,任彩丽,等. 表面肌电结合等速测试仪
评价功能性电刺激对脑卒中患者下肢痉挛及其功能
影响的临床研究[J]. 中国康复,2022,37(1):17-20.

[166] 张康,张业廷,付燕. 跑台运动对帕金森病模型小鼠不
同脑区 DAT、BDNF 和 TrkB 表达的影响[J]. 中国运
动医学杂志,2022,41(9):704-713.

[167] 梁家榕,杨焕,寸勇丹,等. 有氧跑台运动调控葡萄糖
转运蛋白 9 对高尿酸血症大鼠肾脏功能的影响[J].
康复学报,2022,32(2):149-154.

[168] 李宏玉,尹侠,王艳霞,等. 运动预处理对心肌缺血再
灌注损伤老龄大鼠心肌细胞自噬和凋亡的影响[J].
康复学报,2022,32(2):124-130.

[169] 彭志锋,马国英,杨靖辉,等. 大鼠缺血再灌注后早期
运动干预通过诱导内皮型一氧化氮合酶活化发挥神
经保护作用的机制研究[J]. 中国康复医学杂志,
2022,37(10):1301-1305.

[170] 汪杰,苏建康,张玉婷,等. 危机模拟应激跑台训练系
统影响膝关节前交叉韧带断裂重建术后患膝本体感
觉的研究[J]. 中国康复医学杂志,2022,37(4):
534-536.

[171] 杜志伟,王路,陈艳,等. 三维运动平台训练对脑卒中
偏瘫患者步行能力和日常生活活动能力的影响[J].
中华物理医学与康复杂志,2022,44(10):883-887.

[172] 张玉婷,汪杰,吕雪莹,等. 跑台扰动训练对脑卒中偏
瘫患者平衡功能及跌倒风险的影响[J]. 中国康复医
学杂志,2022,37(5):636-641.

[173] 李永荣,谢海彬,李红,等. 跑步对香烟提取物所致小
鼠肺气肿模型的影响及机制研究[J]. 康复学报,

2022,32(4):326-331.

[174] 李素芬,欧海宁,邓国政,等. 反重力跑台训练对老年
脑卒中患者平衡功能及步态的影响[J]. 中国老年学
杂志,2022,42(2):325-327.

[175] 张文慧,郭榕,李万浪,等. 作业治疗联合抗阻训练在
老年慢性阻塞性肺疾病中的效果[J]. 中国老年学杂
志,2022,42(3):578-581.

[176] 高淑芝,贾玉凤,李阳,等. 目标-活动-丰富运动疗法
对脑性瘫痪高危儿早期干预效果及家长心理健康的
影响[J]. 中国康复医学杂志,2022,37(6):784-788.

[177] 杜滨红,马丽虹,翟霞,等. 任务导向的上肢康复机器
人训练对脑卒中后上肢功能的疗效观察[J]. 中国康
复医学杂志,2022,37(11):1551-1554.

[178] 张明霞,黄婷婷,黎力生,等. 经颅磁刺激治疗联合任
务导向性训练对老年脑梗死患者肢体功能及日常生
活能力的影响[J]. 中国老年学杂志,2022,42(20):
5057-5059.

[179] 吴文华,凡伟,成艳玲,等. 重复经颅磁刺激治疗孤独
症谱系障碍患儿睡眠障碍的疗效观察[J]. 中国康复
医学杂志,2022,37(7):928-932.

[180] 杨丽丽,苏琳. 绘画疗法对乳腺癌术后化疗患者情绪
及生活质量的影响[J]. 现代临床护理,2022,21(9):
55-61.

[181] 蔡瑾,王翠玲. 绘画疗法对乳腺癌患者化疗相关性恶
心、呕吐和焦虑的影响[J]. 护理研究,2022,36(21):
3890-3896.

[182] 赵彬彬,王辉,徐春兰. 绘画疗法对突发性感音神经性
聋患者焦虑、抑郁的影响[J]. 护理研究,2022,36(4):
723-726.

[183] 廖娟,高明霞,赵晴,等. 曼陀罗彩绘疗法对体外受精-
胚胎移植患者焦虑、抑郁情绪干预效果的研究[J]. 解
放军护理杂志,2022,39(01):30-33.

[184] 崔淑仪,王俊辉,赵嘉欣,等. 基于中医五色理论的园
艺治疗对老年慢性阻塞性肺疾病患者康复效果的影
响[J]. 中国康复医学杂志,2022,37(12):1700-
1702.

[185] 张倩,郭锦丽,黄永波,等. 医疗游戏辅导对学龄期四
肢骨折患儿心理状态及疼痛的影响[J]. 护理研究,
2022,36(19):3549-3553.

[186] 余文玉,肖农,林莉,等. 沙盘游戏疗法对神经重症恢
复期患儿心理行为干预效果研究[J]. 中国康复医学
杂志,2022,37(2):235-238.

[187] 宋达,贾澄杰,张一楠,等. 音乐治疗结合常规康复改
善帕金森病患者认知功能及情绪的疗效观察[J]. 中
国康复医学杂志,2022,37(3):357-360,388.

[188] 李杨,李辉,温鑫. 音乐训练对3～6岁人工耳蜗植入儿童听觉能力康复的影响[J]. 中国听力语言康复科学杂志,2022,20(2)：143-146.

[189] 吴迪,李葆明,胡旭君. 音乐经验对噪声下言语精细结构识别的影响[J]. 听力学及言语疾病杂志,2022,30(4)：392-397.

[190] 邱纪方,邵梦鸣,钱志勇,等. 步歌在帕金森病患者康复中的应用研究[J]. 中国康复医学杂志,2022,37(1)：44-49.

[191] 陈岑,沈敏,徐佳. 艺术疗法在脑瘫康复中的应用研究进展[J]. 中华物理医学与康复杂志,2022,44(9)：856-860.

[192] 陈岑,徐纯鑫,陆洋阳,等. 芭蕾舞训练对脑性瘫痪患儿平衡及粗大运动功能的影响[J]. 中国康复医学杂志,2022,37(2)：250-253.

[193] 胡健,万昌涛,张敏燕. 普拉提训练对中青年腰肌劳损康复治疗中的运用效果[J]. 颈腰痛杂志,2022,43(4)：614-615.

[194] 迟茜茜,张悦,张小年. 模拟马术训练对脑卒中后共济失调的效果[J]. 中国康复理论与实践,2022,28(11)：1349-1354.

[195] 李呈慧,傅荣,王怡欣,等. 玩偶疗法对老年痴呆患者干预效果的系统评价[J]. 解放军护理杂志,2022,39(1)：68-72.

[196] 吴丽珍,陈运完,邢芳坛,等. 认知行为疗法在帕金森病患者脑深部电刺激术应激障碍干预中的应用[J]. 护理研究,2022,36(7)：1240-1243.

[197] 苏丽丽,方小养,林玲,等. 上肢康复机器人训练对亚急性脑卒中患者认知和上肢运动功能的效果[J]. 中国康复理论与实践,2022,28(5)：508-514.

[198] 陆艺,米国琳,王玮,等. 不同部位重复经颅磁刺激及认知行为疗法对慢性失眠患者睡眠信念、态度和认知功能改善的影响[J]. 中国老年学杂志,2022,42(23)：5717-5720.

[199] 秦灵芝,王晓娟,蒋玙姝,等. 重复经颅磁刺激对自身免疫性脑炎患者认知功能的影响[J]. 中华物理医学与康复杂志,2022,44(9)：824-826.

[200] 王晓雯,朱青青,陈艳,等. 高频重复经颅磁刺激联合嗓音训练对帕金森病患者嗓音功能的影响[J]. 康复学报,2022,32(2)：155-161.

[201] 王晓雯,黄昭鸣,钱红,等. 高频重复经颅磁刺激双侧M1区联合构音训练对帕金森患者运动不及型构音障碍的影响[J]. 实用老年医学,2022,36(5)：508-511.

[202] 郑怡,顾莹,员芳玲,等. 注意训练联合重复经颅磁刺激治疗卒中后非流畅性失语症的疗效[J]. 听力学及言语疾病杂志,2022,30(3)：304-307.

[203] 葛晓妍,李青苗. 基于游戏训练法的听障儿童韵母训练方案研究[J]. 中国听力语言康复科学杂志,2022,20(6)：471-473.

[204] 李锦卉,赵瑾珠,吴丹丹,等. 早期手势及运动对孤独症谱系障碍儿童语言沟通的影响[J]. 中国听力语言康复科学杂志,2022,20(5)：336-340.

[205] 孙琴枝,张标新,葛蕾,等. 不同助听模式下儿童言语康复效果分析[J]. 听力学及言语疾病杂志,2022,30(2)：130-135.

[206] 王晓力,吴凯宁,康晓璐,等. 自适应方向性模式助听器对听障儿童不同语境下语音识别的影响[J]. 中国听力语言康复科学杂志,2022,20(4)：285-288.

[207] 杨仕明,王倩. 人工耳蜗植入抑制耳鸣与听觉中枢神经调控[J]. 听力学及言语疾病杂志,2022,30(4)：347-349.

[208] 闫波. 听觉康复训练对语后聋人工耳蜗植入患者的干预效果[J]. 中国听力语言康复科学杂志,2022,20(4)：302-304.

[209] 鲍黄蕾,肖永涛,罗琼. 重复经颅磁刺激对耳鸣患者听觉处理功能的影响[J]. 听力学及言语疾病杂志,2022,30(1)：41-45.

[210] 孙晋,牟宏宇,沈志豪,等. 听力损失老年人佩戴助听器前后皮层听觉诱发电位与言语感知的研究[J]. 听力学及言语疾病杂志,2022,30(1)：11-16.

[211] 董文汇,王秀君. 高压氧联合鼠神经生长因子鼓室注射对老年突发性耳聋患者听力恢复及凝血功能的影响[J]. 中国老年学杂志,2022,42(19)：4712-4715.

[212] 周敏,齐美浩,姚敏,等. 人工耳蜗植入后听障儿童听觉言语及社会适应能力的提升效果[J]. 中国听力语言康复科学杂志,2022,20(4)：305-308.

[213] 何赛金. 碰撞法对听障儿童响度低下问题矫治个案研究[J]. 中国听力语言康复科学杂志,2022,20(6)：445-447.

[214] 周子濡,李琦,尚婉媛. 个性化训练对人工耳蜗植入儿童听觉言语功能的促进[J]. 中国听力语言康复科学杂志,2022,20(6)：461-464.

[215] 高照勤,韩治国,安秀蓉,等. 奥尔夫音乐干预联合绘本训练对听障儿童的影响[J]. 中国听力语言康复科学杂志,2022,20(2)：130-132.

[216] 周爱然,林海英,陶仁霞,等. 听觉脑干植入对耳蜗畸形听障儿童语言输入与提取效果的个案研究[J]. 中国听力语言康复科学杂志,2022,20(3)：219-221.

[217] 黄启军,周坤,刘振寰,等. 听觉统合训练对孤独症伴听觉注意障碍儿童的影响[J]. 康复学报,2022,32

（4）：314-319.

[218] 丁晓芳,王小凤,朱敏. 听觉口语法对听障儿童语言康复训练的效果[J]. 中国听力语言康复科学杂志,2022,20(2)：136-139.

[219] 李炬,李红涛,苑伟,等. 听力损失患者佩戴智能眼镜后的效果评价[J]. 中国听力语言康复科学杂志,2022,20(6)：430-433.

[220] 张栋,郑扬,王华栋,等. 节律性听觉刺激在不完全性脊髓损伤步态康复中的应用[J]. 颈腰痛杂志,2022,43(2)：303-304.

[221] 宋沙沙,Peterson E. 高频脊髓刺激治疗糖尿病神经病变[J]. 中国康复,2022,37(2)：79-83.

[222] 董晓阳,陈利薇,王子雯,等. 迷走神经电刺激治疗对脑外伤意识障碍大鼠前额叶皮层 NLRP3 炎症小体表达变化的影响[J]. 中国康复医学杂志,2022,37(5)：587-593.

[223] 祝海霞,杨志,薛文婧,等. 经皮迷走神经刺激治疗老年难治性高血压的临床研究[J]. 老年医学与保健,2022,28(3)：554-558.

[224] 俎垚,张阳,Najib,U. 无创迷走神经刺激治疗偏头痛[J]. 中国康复,2022,37(10)：617.

[225] 章晓峰,张大威,刘勇,等. 经皮耳迷走神经电刺激治疗脑卒中后肩手综合征的疗效观察[J]. 中华物理医学与康复杂志,2022,44(11)：1014-1017.

[226] 翁雅婧,吴毅,刘罡,等. 小脑在肌张力障碍治疗中的作用及小脑经颅磁刺激调控的应用[J]. 康复学报,2022,32(3)：279-284.

[227] 陈晓伟,程士欢,刘训灿,等. 重复经颅磁刺激治疗脑卒中后舞蹈症 1 例[J]. 中华物理医学与康复杂志,2022,44(9)：836-837.

[228] Kim YW. Effects of repetitive transcranial magnetic stimulation on cognition and neuroplasticity in subacute stroke patients[J]. 中华物理医学与康复杂志,2022,44(11)：1034.

[229] Zeng K,Darmani G,Fomenko A,et al. Induction of Human Motor Cortex Plasticity by Theta Burst Transcranial Ultrasound Stimulation[J]. Ann Neurol,2022,91(2)：238-252.

[230] 任晓兰,朱亚芹,孙艳军,等. 脑电生物反馈联合重复经颅磁刺激治疗对老年睡眠障碍患者的影响[J]. 中国老年学杂志,2022,42(13)：3231-3234.

[231] 徐金梅,张兆辉,周晓香,等. 重复经颅磁刺激联合失眠认知行为治疗对更年期女性失眠的疗效[J]. 中华行为医学与脑科学杂志,2022,31(7)：617-622.

[232] 赵凡,刘勇,陈冲,等. 间歇性 Theta 节律刺激对运动员神经肌肉激活的效果[J]. 中国运动医学杂志,2022,41(6)：442-449.

[233] 吴少璞,李学,祁亚伟,等. 重复经颅磁刺激联合动作观察疗法对脑卒中患者运动及认知功能恢复的影响[J]. 中华物理医学与康复杂志,2022,44(1)：35-39.

[234] 陈汉波,吕晓,郑文华,等. 经颅直流电刺激协同下肢康复治疗在脑卒中偏瘫下肢康复中的应用进展[J]. 康复学报,2022,32(1)：75-81.

[235] 程鸿馨,Suchting R. 直流电刺激与神经营养因子在膝骨关节炎中的作用[J]. 中国康复,2022,37(5)：283.

[236] 蒋玙姝,李玮,秦灵芝,等. 重复经颅磁刺激对缺血性脑卒中小鼠神经功能障碍及 NLRP3 表达的影响[J]. 中华物理医学与康复杂志,2022,44(7)：577-582.

[237] 柳忠,龙耀斌,梁天佳,等. 绳带疗法联合重复经颅磁刺激对脑卒中后偏瘫患者步行功能和下肢运动功能的影响[J]. 中华物理医学与康复杂志,2022,44(3)：218-220.

[238] 马禛,陈万强,张鑫,等. 重复经颅磁刺激对脑卒中患者平衡功能的影响[J]. 中华物理医学与康复杂志,2022,44(8)：703-706.

[239] 梁明,魏珍,谢荣,等. 虚拟现实训练治疗脑卒中后偏瘫患者上肢功能的弥散张量成像研究[J]. 中华物理医学与康复杂志,2022,44(2)：131-134.

[240] 王璐,钟明华,高呈飞,等. 基于双峰平衡恢复模型探究重复经颅磁刺激治疗脑卒中患者上肢运动功能障碍[J]. 中华物理医学与康复杂志,2022,44(6)：503-508.

[241] 杨玺,蔡倩,徐亮,等. 重复经颅磁刺激联合表面肌电生物反馈对脑卒中后吞咽障碍患者吞咽功能的影响[J]. 中华物理医学与康复杂志,2022,44(7)：603-606.

[242] 王双燕,殷睿安,王培,等. 重复经颅磁刺激联合运动训练对脊髓损伤大鼠运动功能及 5-HT 受体表达的影响[J]. 中华物理医学与康复杂志,2022,44(2)：103-109.

[243] 杨潇潇,杨威. 重复经颅磁刺激在不完全性脊髓损伤患者康复中的应用价值[J]. 中国脊柱脊髓杂志,2022,32(4)：362-368.

[244] 章闻捷,杨威,沈一吉,等. 高-低频交互重复经颅磁刺激对偏瘫肩痛的应用研究[J]. 中国康复医学杂志,2022,37(3)：352-356.

[245] 郑秀琴,于苏文,何益民,等. 高频重复经颅磁刺激对帕金森病患者临床症状及其细胞衰老相关因子的影响[J]. 中华物理医学与康复杂志,2022,44(5)：427-432.

[246] 朱慧,巩尊科,夏有兵. 脑卒中后中枢性面瘫评定方法研究进展[J]. 中华物理医学与康复杂志,2022,44(11):1035-1038.

[247] 孙武东,蔡倩,徐亮,等. 重复经颅磁刺激联合双侧上肢训练对脑梗死患者上肢功能恢复的影响[J]. 中国康复医学杂志,2022,37(2):218-221.

[248] 陈颖,姚春雨,李娟,等. 低频重复经颅磁刺激对学龄前孤独症谱系障碍儿童执行功能及核心症状的影响[J]. 中华物理医学与康复杂志,2022,44(6):514-518.

[249] 于璐,庄卫生,马玉娟,等. 重复经颅磁刺激治疗糖尿病性周围神经病理性疼痛的疗效观察[J]. 中华物理医学与康复杂志,2022,44(6):509-513.

[250] 陈进,陆建霞,苏敏. 高频重复经颅磁刺激对大学生网络成瘾的干预效果[J]. 中华物理医学与康复杂志,2022,44(2):153-156.

[251] 沈威,刘初容,陈小芳,等. 触发点针刺联合下肢机器人训练对脑性瘫痪患儿腘绳肌痉挛疗效的临床观察[J]. 中国康复医学杂志,2022,37(2):195-201.

[252] 娄普,李文霞,耿香菊,等. 上肢多关节机器人训练对痉挛型偏瘫脑瘫患儿上肢运动功能及日常生活活动能力的影响[J]. 中华物理医学与康复杂志,2022,44(8):712-714.

[253] 温雅婷,潘咏薇,徐云,等. 智能负重机器人在前交叉韧带重建患者康复训练中的应用[J]. 护理学杂志,2022,37(24):75-78.

[254] 蔡立柏,刘延锦,刘阳阳,等. 下肢康复机器人的应用对全膝关节置换术患者康复的影响[J]. 护理学杂志,2022,37(5):5-9.

[255] 袁博,李开南,贾子善. 不同模式平衡障碍康复机器人训练老年全髋关节置换后的效果比较[J]. 中国组织工程研究,2022,26(36):5826-5830.

[256] 杨瑞雪,王佳,李坚,等. 机器人辅助步态训练对完全性脊髓损伤患者功能状态、行走和生活质量的影响[J]. 颈腰痛杂志,2022,43(6):885-887.

[257] 付艳,阳交凤,李世其,等. 康复机器人被动训练对脑卒中患者上肢代偿运动的影响[J]. 中国康复医学杂志,2022,37(5):647-652.

[258] 张楠,韦红曼,祁奇. 穿戴式外骨骼助行器改善脑卒中患者步行能力的随机对照研究[J]. 中国康复医学杂志,2022,37(12):1611-1615,1621.

[259] 李宇淇,黄国志,路鹏程,等. 上肢康复机器人联合上肢康复训练对脑卒中恢复期偏瘫患者的影响[J]. 康复学报,2022,32(2):111-116.

[260] 王晓铃,马颖,华永萍,等. 骨盆带控制联合下肢康复

[261] 包译,朵强,张源芮,等. 下肢康复机器人对缺血性脑卒中恢复期患者步行功能的影响[J]. 中国康复医学杂志,2022,37(8):1079-1083.

[262] 施爱梅,郑琦,顾旭东,等. 骨盆辅助式康复机器人训练对急性期脑梗死患者躯干控制及步行功能的影响[J]. 中华物理医学与康复杂志,2022,44(8):695-699.

[263] 陈芳,季晶,苏彬,等. 平地行走式下肢外骨骼机器人对脑卒中患者步行功能的影响[J]. 中华物理医学与康复杂志,2022,44(6):497-502.

[264] 司马振奋,龚剑秋,吴月峰. Lokomat训练对脑卒中后下肢痉挛患者步行能力的影响[J]. 中华物理医学与康复杂志,2022,44(3):209-213.

[265] 丁文娟,梁成盼,苏敏. 下肢康复机器人对帕金森病患者平衡功能影响的研究[J]. 中国康复医学杂志,2022,37(4):494-500.

[266] 孙默一,张玉梅,范小伟,等. 虚拟现实跑台训练对缺血性卒中患者肢体运动功能的影响研究[J]. 中国卒中杂志,2022,17(2):142-148.

[267] 宋敏,关锐,黄云锋,等. 虚拟现实或等速运动训练对慢性腰痛患者疼痛、运动障碍和血清应激激素的影响[J]. 颈腰痛杂志,2022,43(5):730-733.

[268] 王冉,胡川,王欣,等. 基于虚拟现实的生物反馈联合重复经颅磁刺激对脑卒中恢复期患者吞咽障碍的影响[J]. 中华物理医学与康复杂志,2022,44(5):407-411.

[269] 臧岩,武慧群,赵永建,等. 肌内效贴配合体外冲击波治疗梨状肌综合征的临床疗效观察[J]. 中国康复,2022,37(11):670-672.

[270] 范友强,马明,孙武东,等. 不同跖趾关节角度下冲击波联合肌内效贴治疗足底筋膜炎的疗效观察[J]. 中华物理医学与康复杂志,2022,44(4):327-330.

[271] 朱琳,刘洋,刘元旻,等. 脑卒中患者常用下肢辅助设备干预下步态分析的对比研究[J]. 中国康复医学杂志,2022,37(7):901-906.

[272] 胡翠,张珊珊,成志芳. 功能贴布及抗阻力训练联合用于乳腺癌根治术后上肢淋巴水肿的价值[J]. 中华保健医学杂志,2022,24(5):415-418.

[273] 孟哲,廖志平,吴方超,等. 半掌踝足矫形器与足跟镂空踝足矫形器对脑卒中患者步态影响的比较[J]. 中华物理医学与康复杂志,2022,44(10):902-906.

[274] 苏盼盼,孟殿怀. 踝足矫形器对老年脑卒中偏瘫患者

平衡和步态的影响[J]. 实用老年医学,2022,36(8)：833－837.

[275] 高维广,刘淑惠,马玉宝,等. 软式支具对慢性踝关节不稳患者的即时疗效[J]. 中国康复理论与实践,2022,28(7)：783－788.

[276] 刘洁琼,王芝静,王路,等. 新型矫形高腰鞋在急性脑梗死偏瘫患者中的应用效果[J]. 中国老年学杂志,2022,42(10)：2339－2341.

[277] 梁雅楠,何盼奇,廖利民. 新型可穿戴式经皮胫神经刺激器抑制猫膀胱反射的刺激参数研究[J]. 中国康复理论与实践,2022,28(7)：797－802.

[278] 刘宸鋆,荣湘江,刘华,等. 膝关节护具对男性大学生慢跑状态下膝关节角度的影响[J]. 中国康复医学杂志,2021,36(9)：1158－1161.

[279] 白啸天,霍洪峰,赵虎,等. 矫形鞋垫对扁平足患者行走支撑期下肢运动功能的影响[J]. 中国运动医学杂志,2022,41(5)：361－368.

[280] 金哲,冯通,王向东,等. 不同矫形鞋垫对老年人足底的生物力学影响[J]. 医用生物力学,2022,37(5)：868－873.

[281] 王婕,倪卫东,潘静娴,等. 定制化矫形鞋垫对脑卒中偏瘫患者步态及平衡功能的影响[J]. 中华物理医学与康复杂志,2022,44(11)：999－1003.

[282] 王雷,吴磊,向峰. A型肉毒素联合 CO_2 点阵激光治疗老年增生性瘢痕的效果[J]. 中国老年学杂志,2022,42(1)：96－99.

[283] Marinaro C,Costantino C,D'Esposito O,et al. Synergic use of botulinum toxin injection and radial extracorporeal shockwave therapy in Multiple Sclerosis spasticity[J]. 中华物理医学与康复杂志,2022,44(4)：360.

[284] 黄高,徐俊,陈文革. 体外冲击波联合负载骨髓间充质干细胞的富血小板血浆移植促进骨缺损修复[J]. 中国组织工程研究,2022,26(30)：4812－4818.

[285] 庄卫生,李弯月,李天舒,等. 富血小板血浆注射联合康复训练治疗肩袖损伤的疗效观察[J]. 中华物理医学与康复杂志,2022,44(6)：530－532.

[286] 李弯月,庄卫生,尚亚茹,等. 富血小板血浆注射联合有氧运动治疗膝骨性关节炎的疗效观察[J]. 中华物理医学与康复杂志,2022,44(7)：628－630.

[287] 龚怡静,刘明月,刘斌,等. 机械振动对去卵巢后骨质疏松骨折大鼠雌激素和脑源性神经营养因子表达的影响[J]. 中华物理医学与康复杂志,2022,44(12)：1064－1068.

[288] 张赢丹,马丙祥,孔亚敏,等. 全身振动训练在儿童康复的应用[J]. 中国康复,2022,37(6)：367－370.

[289] 褚亚君,梁晋裕,赵军,等. 振动训练对绝经后肥胖妇女身体成分、心率变异性及血压的影响[J]. 中国老年学杂志,2022,42(21)：5244－5248.

[290] 李琳,邓冰莹,黄雄昂,等. 全身振动治疗对脊髓损伤恢复期患者直立耐受性的生理效应影响[J]. 中国康复医学杂志,2022,37(3)：324－330,342.

[291] 孙振双,曹留拴,邹丽丽,等. 全身振动训练对骨质疏松患者平衡功能及跌倒效能的影响[J]. 中华物理医学与康复杂志,2022,44(10)：917－919.

[292] 张海霞,褚付成,马玉宝. 全身振动训练对高龄肌少症患者下肢运动功能的影响[J]. 中华物理医学与康复杂志,2022,44(11)：1009－1013.

[293] 张莉,许瑞雪,宇辉,等. 电针刺激联合镜像治疗对脑梗死患者下肢运动、步态及生活质量的影响[J]. 心血管康复医学杂志,2022,31(5)：615－619.

[294] 曲斯伟,朱琳,钱龙,等. 镜像视觉反馈训练联合下肢康复机器人对脑卒中患者下肢运动功能的影响[J]. 中华物理医学与康复杂志,2022,44(1)：30－34.

[295] 许绕,张学娇,刘颖,等. 重复经颅磁刺激同步镜像疗法对脑卒中患者上肢功能的影响[J]. 中国康复医学杂志,2022,37(12)：1690－1692.

[296] 陶峰,王传杰,陈本梅,等. 低频重复经颅磁刺激联合镜像疗法对脑卒中偏瘫患者下肢运动功能及平衡能力的影响[J]. 中国康复医学杂志,2022,37(5)：611－615,622.

[297] 储晓新,陆飞,张娟,等. 镜像理论指导下的运动处方对断指再植松解术后手功能恢复效果的影响[J]. 中国医药导报,2022,19(20)：132－135.

[298] 何逸康,宋爱国,赖健伟,等. 基于镜像疗法的手部外骨骼机器人在脑卒中偏瘫手康复中的应用[J]. 中国康复医学杂志,2022,37(12)：1616－1621.

[299] 滕美玲,王佳悦,张英杰,等. 生理性缺血训练改善心衰大鼠心脏结构和功能的最佳干预强度及生物学标志物研究[J]. 中国康复医学杂志,2022,37(6)：728－736.

[300] 权程. 想象训练和肌电生物反馈治疗对脑卒中后吞咽障碍患者康复的影响[J]. 护理研究,2022,36(2)：333－336.

[301] 徐月花,任小萍,吴希杭,等. 运动想象联合上肢训练器对脑卒中患者上肢功能康复效果的影响[J]. 护理学报,2022,29(12)：63－66.

[302] 付晨,李薇,刘晓萱. 运动想象疗法联合视觉反馈训练在脑卒中偏瘫患者早期康复中的应用[J]. 护理研究,2022,36(1)：143－149.

[303] 王帅帅,王莹莹. 运动想象疗法联合悬吊运动训练对脊髓损伤患者下肢功能恢复的影响[J]. 中华物理医学与康复杂志,2022,44(8):719-721.

[304] 吴娱倩,张玉梅,范小伟,等. 运动想象-动觉治疗对缺血性卒中患者手功能康复效果的研究[J]. 中国卒中杂志,2022,17(12):1366-1371.

[305] 张雯雯,胡智艳,庄丽丽,等. 想象足背屈训练结合辅助站立平衡训练对老年脑梗死偏瘫的效果[J]. 中国老年学杂志,2022,42(5):1056-1058.

[306] 支俊才,张瑞洁,张建伟,等. 减重步行训练联合运动想象训练对脑卒中偏瘫患者行走功能的影响[J]. 中华物理医学与康复杂志,2022,44(12):1123-1125.

[307] 居磊磊,许光旭,孟兆祥,等. 重复经颅磁刺激诱导下运动想象疗法对脑卒中患者上肢运动功能的影响[J]. 中华物理医学与康复杂志,2022,44(7):599-603.

[308] 马江,张迪,赵田芋,等. 运动想象疗法治疗脊髓损伤的机制及应用前景[J]. 中国组织工程研究,2022,26(36):5897-5904.

[309] 岳寿伟,徐舫舟,任晓民. 脑机接口框架下的人工智能在康复医学领域中的应用[J]. 中国康复医学杂志,2022,37(11):1441-1444.

[310] 胡永林,陆安民,马颖,等. 脑机接口技术在脑卒中康复中的应用进展[J]. 中华物理医学与康复杂志,2022,44(4):365-368.

[311] 万春利,邱怀德,王雪,等. 脑机接口对脑卒中患者功能恢复影响的 meta 分析[J]. 中国康复医学杂志,2022,37(11):1535-1540,1550.

[312] 刘绍文,魏聪惠,单新颖,等. 下肢截肢患者的脑功能连接[J]. 中国康复理论与实践,2022,28(1):90-94.

[313] 付江红,陈树耿,束小康,等. 脑机接口训练对卒中后感觉障碍患者运动功能恢复的影响:1项探索性研究[J]. 中国卒中杂志,2022,17(10):1051-1057.

[314] 胡义茜,高天昊,白玉龙,等. 脑机接口联合多模态感知反馈训练对脑卒中后上肢功能恢复的探索性研究[J]. 中国康复医学杂志,2022,37(11):1457-1462.

[315] 李鑫,黎志成,梁文钊,等. 悬吊训练对慢性腰痛患者运动皮质区神经网络的影响[J]. 中国康复医学杂志,2022,37(2):183-187.

[316] 蔡秀玉,李君,王雪娇. 悬吊运动疗法联合体外冲击波对腰肌筋膜疼痛综合征康复的影响[J]. 颈腰痛杂志,2022,43(6):926-927.

[317] 陈振华,郑其开,陈水金,等. 悬吊运动疗法对慢性非特异性下腰痛患者腰部功能的影响[J]. 康复学报,2022,32(6):533-538.

[318] 周锦梅,许平,吴莹,等. 悬吊联合呼吸训练治疗产后腰背痛的疗效观察[J]. 颈腰痛杂志,2022,43(3):447-448.

[319] 阴涛,罗彬,高强,等. 悬吊运动疗法结合推拿理筋手法对神经根型颈椎病患者上肢感觉功能的影响[J]. 医用生物力学,2022,37(1):169-173.

[320] 辛蔚,赵绿玉,喻勇,等. 呼吸肌训练联合悬吊技术对老年脑卒中患者腹部肌肉张力及平衡功能的影响[J]. 中国康复医学杂志,2022,37(3):316-323.

[321] 王亚囡,刘惠林,杜雪晶,等水中平板步行训练对恢复期脑卒中偏瘫患者姿势控制及步态对称性的疗效[J]. 中国康复,2022,37(3):140-144.

[322] 王亚囡,张通,刘惠林,等. 水中平板步行训练干预脑卒中偏瘫患者临床疗效研究[J]. 康复学报,2022,32(4):299-305.

[323] 王亚囡,刘惠林,朱琳,等. 水中平板步行训练对脑卒中偏瘫患者双侧腹肌厚度及平衡功能的疗效[J]. 中国康复理论与实践,2022,28(5):524-529.

[324] 黄菲菲,王万松,董晓阳,等. 高压氧修复缺血再灌注损伤大鼠血脑屏障的自噬机制[J]. 中国康复理论与实践,2022,28(4):415-420.

[325] 佟雪,张倩茹,赵红,等. 基于 SIRT1/FoxO1 信号通路探讨高压氧对脑缺血再灌注损伤大鼠血脑屏障的影响[J]. 中华物理医学与康复杂志,2022,44(1):13-17.

[326] Steuer NB, Schlanstein PC, Hannig A, et al. Extracorporeal hyperoxygenation therapy (EHT) for carbon monoxide poisoning: in-vitro proof of principle[J]. 中华物理医学与康复杂志,2022,44(7):653.

[327] Yang CC, Chuang YF, Chen PE, et al. The occurrence of delayed neuropsychologic sequelae in acute carbon monoxide poisoning patients after treatment with hyperbaric or normobaric oxygen therapy[J]. 中华物理医学与康复杂志,2022,44(7):648.

[328] Zhang L, Sun Q, Xin Q, et al. Hyperbaric oxygen therapy mobilized circulating stem cells and improved delayed encephalopathy after acute carbon monoxide poisoning with up-regulation of brain-derived neurotrophic factor[J]. 中华物理医学与康复杂志,2022,44(6):518.

[329] Arslan A. Hyperbaric oxygen therapy in carbon monoxide poisoning in pregnancy: Maternal and fetal outcome[J]. 中华物理医学与康复杂志,2022,44(7):627.

[330] 张明明,张瑛琪,陈莹,等.亚低温联合高压氧对一氧化碳中毒迟发性脑病患者认知功能的影响[J].中国医药导报,2022,19(17):80-83.

[331] 陈郁文,蒋滢梓,刘苏,等.不同疗程高压氧治疗对重度创伤性脑损伤患者意识障碍和认知功能障碍的疗效分析[J].中国康复医学杂志,2022,37(10):1326-1331,1340.

[332] 张盼盼,赵凯,刘婷,等.高压氧联合认知训练治疗血管性认知障碍的疗效及其对血浆中 Klotho 蛋白和同型半胱氨酸的影响[J].中华物理医学与康复杂志,2022,44(6):519-523.

[333] 郭静华,王艳华,党宇生,等.重复经颅磁刺激联合高压氧治疗不完全脊髓损伤的疗效研究[J].颈腰痛杂志,2022,43(3):424-426.

[334] 韩静,肖霞,南少奎.高压氧对脊髓型颈椎病术后功能恢复的影响[J].颈腰痛杂志,2022,43(1):137-138.

[335] 石雅馨,卢世玲,王瑜,等.高压氧在不同程度肺功能异常尘肺患者中的应用研究[J].中国康复,2022,37(4):228-231.

[336] 李芸香,修海华,高巧平,等.负压封闭引流技术联合高压氧对糖尿病足患者创面组织中转化生长因子-β1 的影响[J].中华物理医学与康复杂志,2022,44(8):722-726.

[337] 张伟伟,许豪勤,张艳艳,等.精神运动康复治疗在老年轻中度阿尔茨海默病患者中的应用[J].实用老年医学,2022,36(5):495-497.

[338] 潘圆圆,吴丹丹,孙金磊,等.精神运动康复应用于学龄前注意缺陷多动障碍儿童的个案报告[J].中国康复医学杂志,2022,37(11):1561-1565.

【文　选】

一、物理治疗康复技术

1. 廖源,屈萌艰,刘静,等.超短波对大鼠急性肺损伤炎症反应及细胞间黏附分子-1表达的影响.中国老年学杂志,2022,42(15):3711-3715.

廖源等观察超短波对大鼠急性肺损伤(ALI)炎症反应及细胞间黏附分子(ICAM)-1表达的影响。将24只3月龄雄性 SD 大鼠随机分为对照组、ALI 组、超短波组,每组8只。ALI 组与超短波组大鼠通过气管内滴注脂多糖(LPS)复制急性肺损伤模型,对照组大鼠气管内滴注等量生理盐水,超短波组在大鼠滴注 LPS 即刻、4 h、8 h 给予超短波干预,每次 15 min。在气管内滴注 LPS 或生理盐水 24 h 后处死实验动物,对大鼠肺组织进行苏木素-伊红(HE)染色、肺组织损伤评分和肺组织湿/干重(W/D)比值比较;酶联免疫吸附试验(ELISA)检测血清白细胞介素(IL)-6、转化生长因子(TGF)-β水平,RT-PCR 和 Western 印迹分别检测 ICAM-1 mRNA 及蛋白表达水平。结果显示:ALI 组 W/D 比值较对照组明显升高($P<0.01$),超短波组比 ALI 组降低,但差异无统计学意义($P<0.05$)。对照组肺组织结构正常;ALI 组肺组织可见大量中性粒细胞浸润、聚集,有少量红细胞渗出,肺泡壁变厚断裂,肺泡结构破坏明显;超短波组大鼠肺泡结构相对 ALI 组完整,肺组织间中性粒细胞浸润明显减少,红细胞渗出减少。ALI 组肺组织损伤评分较对照组明显升高($P<0.01$),超短波组较 ALI 组明显减低($P<0.01$);ALI 组 IL-6 较对照组明显升高($P<0.01$),超短波组较 ALI 组明显减低($P<0.05$);ALI 组 TGF-β较对照组明显降低($P<0.01$),超短波组较 ALI 组明显升高($P<0.05$);ALI 组 ICAM-1 mRNA 表达水平较对照组明显升高($P<0.01$),超短波组较 ALI 组明显降低($P<0.01$)。结论认为,超短波可通过下调 ICAM-1 的表达,抑制急性肺损伤大鼠肺组织的炎症反应。

2. 蔡磊,方为志,黎清波,等.脉冲电磁场对大鼠椎间盘退变及 A2A 腺苷受体介导的活性氧/PI3K/Akt 信号通路的影响.中华物理医学与康复杂志,2022,44(11):966-972.

蔡磊等观察脉冲电磁场(PEMF)对椎间盘退行性病变(IDD)大鼠髓核 A2A 腺苷受体(A2AR)的调控效应,并探讨其对 A2AR 介导的活性氧(ROS)/PI3K/Akt 信号通路的影响。采用随机数字表法将50只 SD 大鼠分为对照组、椎间盘退行性病变组(简称模型组)、A2AR 激动剂 CGS-21680 治疗组(简称激动剂组)、PEMF 组和 PEMF 联合

CGS-21680治疗组（简称观察组）。除对照组外，其余各组大鼠均制成IDD动物模型。制模后激动剂组向L5-6椎间盘组织注射100μl CGS-21680，PEMF组给予PEMF干预，观察组注射CGS-21680后再给予PEMF干预，PEMF干预时间为14天。培养大鼠原代髓核细胞，将其分为对照组、IL-1β模型组（简称IL-1β组）、激动剂组、PEMF组和观察组，各组细胞干预方法同上。于制模8周后采用HE染色评估各组大鼠椎间盘组织病理形态变化，采用TUNEL染色评估髓核细胞凋亡情况，采用免疫组化/免疫荧光法测定8-OHDG表达，采用ELISA试剂盒等检测超氧化物歧化酶（SOD）、丙二醛（MDA）及ROS含量，采用Western blot技术检测A2AR、PI3K、AKT及P-AKT蛋白水平。结果显示：模型组大鼠髓核细胞明显皱缩、坏死，纤维环断裂；观察组纤维环完整，髓核结构基本趋于正常。激动剂组、PEMF组及观察组SOD水平及A2AR、PI3K、P-AKT、AKT蛋白含量均较模型组明显升高，MDA、ROS及8-OHDG表达均显著降低（$P<0.05$）；并且观察组ROS水平亦显著低于激动剂组及PEMF组（$P<0.05$），P-AKT磷酸化水平则显著高于激动剂组及PEMF组（$P<0.05$）。激动剂组、PEMF组及观察组髓核细胞SOD水平、A2AR、PI3K、P-AKT、AKT蛋白含量均显著高于IL-1β组，MDA、ROS及8-OHDG水平均明显降低（$P<0.05$）；并且观察组ROS表达亦显著低于激动剂组和PEMF组（$P<0.05$），A2AR蛋白含量及P-AKT磷酸化水平则明显高于激动剂组及PEMF组（$P<0.05$）；激动剂组、PEMF组及观察组髓核细胞Bax水平均较IL-1β组显著降低，Bcl-2表达则明显升高（$P<0.05$），并且观察组细胞凋亡率亦显著低于激动剂组和PEMF组，Bcl-2表达则显著高于激动剂组及PEMF组（$P<0.05$）。结论认为，PEMF可通过上调A2AR活性，减少ROS生成，从而发挥抗氧化应激作用；联合A2AR激动剂能进一步激活PI3K/Akt磷酸化，下调促凋亡蛋白Bax水平，上调抗凋亡蛋白Bcl-2表达，从而抑制髓核细胞凋亡，减缓IDD恶性进展。

3. 姚玉英，刘娜，郭志利，等. 微电流刺激对胫骨骨缺损家兔CGRP/PI3K/Akt通路及骨再生的影响. 中国老年学杂志，2022，42（12）：2998-3002.

姚玉英等探讨微电流刺激对胫骨骨缺损家兔降钙素基因相关肽/磷脂酰肌醇-3激酶/丝氨酸苏氨酸蛋白激酶（CGRP/PI3K/Akt）通路及骨再生的影响。将实验家兔随机分为对照组、模型组、微电流刺激组，每组10只。模型组、微电流刺激组右下肢截取胫骨中段并剔除周围骨膜，制备胫骨骨缺损模型。微电流刺激组在实验前对胫骨处电流进行检测，造模后用跟造模前正常情况下相同电流刺激，1 h/次，1次/天，并单侧固定架固定缺损部位；模型组只单侧固定架固定相同天数；对照组不做任何处理，正常饲养相同天数。实验第1、2、4、8、12周模型组、微电流刺激组行X线检查骨缺损部位情况；骨密度仪检测骨密度、骨灰度情况，电感耦合等离子体质谱法检测骨钙、磷含量；检测胫骨扭转刚度（GJ）、柔韧系数（K）情况；苏木素-伊红（HE）染色观察胫骨组织形态学情况；蛋白免疫印迹检测胫骨组织中CGRP、PI3K、磷酸化P-PI3K、Akt、P-Akt蛋白水平情况。结果显示：与模型组相比，微电流刺激组在第2、4、8、12周Lane-Sandhu X线评分显著升高（$P<0.05$）。模型组骨缺损部位骨小梁粗大，骨小梁间隙较大，仅出现部分新生骨；微电流刺激组骨小梁间隙缩小并逐渐融合形成板层骨，骨缺损区骨痂形成，出现新骨塑形状态。与对照组相比，模型组骨密度、骨钙、磷含量，胫骨缺损段GJ、K水平显著降低（$P<0.05$），CGRP、P-PI3K/PI3K、P-Akt/Akt蛋白水平显著升高（$P<0.05$）；与模型组相比，微电流刺激组骨密度、骨钙、磷含量，胫骨缺损段GJ、K水平，CGRP、P-PI3K/PI3K、P-Akt/Akt蛋白水平显著升高（$P<0.05$）。结论认为，微电流刺激可能是通过激活CGRP/

PI3K/Akt 通路实现骨再生,从而促进家兔胫骨骨缺损的愈合。

4. 高晶晶,姜斌,程鹤. 运动疗法联合神经肌肉电刺激治疗产后腹直肌分离的疗效观察. 中华物理医学与康复杂志,2022,44(6):536-539.

高晶晶等选择产后 2 个月至半年、腹直肌分离距离超过 2.5 cm 的产妇 40 例,按照随机数字表法分为试验组和对照组,各 20 例。两组均给予腹直肌神经肌肉电刺激治疗,试验组在此基础上辅以运动疗法,其中运动疗法包括传统腹部运动训练及核心稳定性训练。两组产妇每周治疗 3 次,共治疗 8 周。治疗前和治疗 8 周后(治疗后),采用超声检查法测量两组产妇的腹直肌分离距离,使用软尺测量产妇的腰围臀围并计算腰臀比,应用视觉模拟评分法(VAS)评估产妇的腰痛程度。结果显示:两组产妇腹直肌分离距离、腰臀比及 VAS 评分比较,差异无统计学意义($P > 0.05$)。与组内治疗前比较,试验组产妇腹直肌分离距离、腰臀比及 VAS 评分显著改善($P < 0.05$);与对照组治疗后比较,试验组产妇腹直肌分离距离、腰臀比及 VAS 评分改善较为优异,差异有统计学意义($P < 0.05$)。结论认为,运动疗法联合神经肌肉电刺激可促进产后腹直肌分离恢复,改善产妇腰臀比及腰痛程度。

5. 王婧蕾,陈国旗,李艳. 低频脉冲电刺激结合鼠神经生长因子治疗周围性面神经麻痹的疗效观察. 中国康复,2022,37(7):405-409.

王婧蕾等探讨低频脉冲电刺激联合注射用鼠神经生长因子肌肉注射治疗周围性面神经麻痹(PFP)的临床疗效及对患者面神经功能、红细胞免疫黏附功能、超氧化物歧化酶(SOD)的影响。选择 2020 年 5 月至 2021 年 9 月期间收治的 PFP 患者 150 例为研究对象,采用随机数字表法分为联合和对照组,各 75 例。对照组给予肌肉注射鼠神经生长因子治疗,联合组在对照组的基础上给予低频脉冲电刺激治疗,评价两组的临床疗效及对患者面神经功能、红细胞免疫功能、SOD 的影响。结果显示:疗程结束后,临床总有效率比较,联合组明显高于对照组(97.33%、77.33%,$P < 0.05$)。与治疗前比较,治疗后两组瞬目反射(BR)潜伏期、面神经复合肌肉动作电位(CMAP)波幅明显降低($P < 0.05$),面神经指数、面神经功能评分、红细胞免疫复合物花环率(RBC-ICR)及 SOD 明显升高($P < 0.05$)。治疗后两组比较,联合组 BR 潜伏期、CMAP 波幅水平低于对照组($P < 0.05$),神经指数、面神经功能评分、RBC-ICR 及 SOD 高于对照组($P < 0.05$)。结论认为,采用低频脉冲电刺激联合注射用鼠神经生长因子治疗可显著改善 PFP 患者的面神经功能、红细胞免疫黏附功能和增强机体对抗自由基损伤能力,提高 PFP 临床疗效。

6. 陈进,李加斌,顾铭星,等. 深层肌肉刺激慢性非特异性腰痛患者腰肌表面肌电变化与步态时空及动力学的参数变化. 中国组织工程研究,2022,26(18):2894-2899.

陈进等研究了深层肌肉刺激慢性非特异性腰痛患者腰肌表面肌电变化与步态时空及动力学的参数变化,探讨深层肌肉刺激疗法对慢性非特异性腰痛患者腰肌表面肌电变化、步态时空与动力学参数特征的影响。选取 2019 年 2 月至 2020 年 6 月在盐城市第一人民医院就诊的 102 例慢性非特异性腰痛患者作为研究对象,采用随机单盲对照试验设计,按随机数字表法分为两组,各 51 例。对照组予以传统腰椎节段稳定性训练,观察组在传统腰椎节段稳定性训练基础上给予深层肌肉刺激疗法。统计两组临床疗效、治疗前及治疗 1、6 个月疼痛程度、腰椎功能、腰肌表面肌电变化、步态时空与动力学参数特征、生活质量及不良反应。结果显示:观察组总有效率(96%)高于对照组(82%)($P < 0.05$)。观察组治疗 1、6 个月后目测类比评分均低于对照组($P < 0.05$),多裂肌、回旋肌前屈 60°、外展

90°、后伸45°时最大肌电值明显高于对照组（$P<0.05$），步长对称指数、足偏角对称指数、站立相对指数、初始双支撑垂直地面反作用力、单支撑相垂直地面反作用力、终末双支撑垂直地面反作用力均低于对照组（$P<0.05$），Oswestry功能障碍指数低于对照组（$P<0.05$），SF-36评分高于对照组（$P<0.05$）。观察组和对照组不良反应发生率分别为3.9%（2/51）、5.9%（3/51），差异无显著性意义（$P>0.05$）。结果表明，深层肌肉刺激疗法有助于减轻慢性非特异性腰痛患者的疼痛，恢复腰椎功能并改善步态。

7. 薛晶晶，孔慧敏，廖美新，等. 步行模式的功能性电刺激不同治疗时间对脑卒中患者下肢功能影响的随机对照研究. 康复学报，2022，32（1）：25-31.

薛晶晶等探讨基于正常行走模式的智能化、多通道步行模式功能性电刺激（FES）改善脑卒中患者下肢运动功能的疗效及其与治疗时间的相关性，为步行模式FES的临床应用提供依据。采用Minimize软件将18例脑卒中患者随机分为60 min步行模式FES组（60 min组）和30 min步行模式FES组（30 min组），每组各9例。两组的常规治疗相同，在此基础上，60 min组采用步行模式FES辅助行走30 min+卧位电刺激30 min，30 min组采用步行模式FES辅助行走30 min+卧位安慰刺激30 min。电刺激1次/天，5天/周，共15次。在治疗前、治疗7次后、治疗15次后、治疗结束1个月后分别进行改良Ashworth量表（MAS）、徒手肌力检查（MMT）、Fugl-Meyer下肢功能评定（FMA-LE）、Berg平衡评定（BBS）、10 m步行测试（10MWT）步速和改良Barthel指数（MBI）评估，以判断患者患侧下肢运动功能和日常生活活动能力的变化。结果显示：组内比较发现，与治疗前相比，两组治疗7次后、治疗15次后和随访时的MAS、MMT、FMA-LE、BBS差异均有统计学意义（$P<0.05$）；60 min组在治疗后的3次评估中MBI的变化均有统计学意义（$P<0.05$），而30 min组仅在治疗7次后和治疗15次后的MBI变化有统计学意义（$P<0.05$）；60 min组在治疗7次后和治疗15次后10 MWT步速的差异有统计学意义（$P<0.05$），而30 min组仅在治疗15次后的10 MWT步速变化有统计学意义（$P<0.05$）。组间比较发现，治疗7次后，60 min组MAS、10MWT步速改善更明显（$P<0.05$）；治疗15次后，MAS、FMA-LE、MBI组间差异均有统计学意义（$P<0.05$）。随访时，MAS、MBI组间比较差异有统计学意义（$P<0.05$）。结论认为，智能化、多通道步行模式功能性电刺激能有效改善脑卒中患者下肢运动功能、平衡、行走和日常生活活动能力；而延长治疗时间（从治疗30 min到60 min）可以达到降低肌张力、改善患侧下肢运动功能、提高步速和生活自理能力的效果，且能够延长生活自理能力的疗效持续时间。

8. 王彬，刘垚，廖烨晖，等. 聚焦式低强度脉冲超声治疗对大鼠坐骨神经损伤后神经病理性疼痛的影响. 中国康复医学杂志，2022，37（1）：14-20.

王彬等观察聚焦式低强度脉冲超声（FLIPUS）对坐骨神经损伤模型（SNI）大鼠的镇痛作用，以及对脊髓神经重塑的影响。将30只雄性SD大鼠随机分成3组，假手术组、模型组和治疗组，各10只。建立SNI神经病理性疼痛大鼠模型。治疗组大鼠造模后第3天开始脊髓腰膨大FLIPUS治疗，分别于术前、术后3、10、17、24、30天测量各组大鼠患侧后爪机械性刺激缩爪阈，采用Western Blot与免疫荧光技术检测脊髓神经突起标志物（MAP2）蛋白的表达水平。结果显示：SNI大鼠术后第3天开始患侧后爪明显下降且至少维持至术后第30天（$P<0.01$），提示出现机械痛觉过敏；FLIPUS治疗组SNI大鼠术后第10天机械性刺激缩爪阈开始升高，在术后第24和30天机械性刺激缩爪阈显著高于模型组（$P<0.01$）；SNI大鼠术后脊髓MAP2蛋白表

达显著上调（$P=0.004$），而 FLIPUS 治疗可显著降低治疗组脊髓 MAP2 蛋白的表达量（$P<0.01$）。结论认为，FLIPUS 可缓解 SNI 诱导的机械痛敏症状，其机制可能与抑制脊髓的神经重塑有关。

9. 吴爱纯,吴磊,周秀莉. 气压治疗预防血液透析时低血压的疗效观察. 中华物理医学与康复杂志,2022,44(12)：1116－1118.

吴爱纯等观察气压治疗预防维持性血液透析（MHD）患者透析时低血压（IDH）的临床疗效。采用随机数字表法将 60 例 MHD 患者分为观察组及对照组，每组 30 例。对照组患者透析时如发生低血压则给予常规干预，包括调节透析液温度、钠离子浓度、减慢血流速度、甚至停止超滤或结束透析等；观察组患者在上述干预基础上辅以双下肢气压治疗，设定压力值为 90 mmHg 且以患者感受舒适为度。于干预前、干预 12 周期间对两组患者透析中 IDH 发生率、最低收缩压、最低平均动脉压、脱水量、透析持续时间等疗效指标进行比较。结果显示：干预 12 周期间观察组透析时 IDH 发生率为 15.56％，明显低于对照组水平（$P<0.05$），单次透析持续时长为（3.81 ± 0.31）h/次、平均脱水量为（3.22 ± 0.46）kg/次、平均最低收缩压为（114.88 ± 9.17）mmHg、平均最低动脉压为（95.74 ± 7.46）mmHg，均明显超过对照组水平（$P<0.05$）。结论认为，气压治疗能有效减少 MHD 患者透析时 IDH 发生，延长单次透析时长，提升单次脱水量，从而获取更充分的血液透析效果，该疗法值得临床推广、应用。

10. 陈诺梅,陈海萍,成熟,等. 糖调节受损患者肠道菌群特征及高能量激光的干预作用探究. 中国康复,2022,37(12)：741－746.

陈诺梅等分析糖调节受损患者肠道菌群结构特征，并探讨高能量激光的干预作用。将 13 例糖调节受损患者纳入观察组，并选取 10 名健康体检者作为对照组。观察组予以 980 nm 半导体激光辐照腹部 9 个治疗位点，疗程 1 个月，提取观察组干预前后及对照组大便菌群基因组 DNA 进行高通量测序。结果显示：在门分类水平上，观察组干预后与干预前相比拟杆菌门相对丰度显著提高（$P<0.05$）；在属分类水平上，干预前观察组副杆菌属和粪杆菌属相对丰度明显低于对照组（$P<0.05$），观察组干预后与干预前相比副杆菌属显著升高（$P<0.05$），链球菌属相对丰度显著下降（$P<0.05$）；在物种多样性上，干预前观察组在多样性及均匀度上均显著小于对照组（$P<0.05$），观察组干预后与干预前相比在丰富度、多样性及均匀度上均得到显著提高（$P<0.05$）。结论认为，糖调节异常患者肠道菌群多样性下降，菌群结构存在失衡，而高能量激光干预能够在一定程度上改善菌群紊乱，提高患者肠道菌群多样性。

11. 邓紫婷,文丽,贾英. 体外冲击波对兔膝骨关节炎软骨组织中转化生长因子 β1 和白介素 1β 表达的影响. 中华物理医学与康复杂志,2022,44(1)：18－24.

邓紫婷等观察体外冲击波治疗对兔膝骨关节炎（OA）模型软骨组织中转化生长因子 β1（TGF－β1）和白介素 1β（IL－1β）的表达影响，并探讨体外冲击波治疗兔膝 OA 的机制。选取雌性新西兰兔 50 只，采用随机数字表法分别为正常对照组、模型组、冲击波 A 组（能量密度流为 0.05 mJ/mm²）、冲击波 B 组（能量密度流为 0.11 mJ/mm²）、冲击波 C 组（能量密度流为 0.22 mJ/mm²），每组 10 只。模型组和冲击波 A、B、C 组均采用 Hulth's 法建立膝 OA 动物模型。造模成功后，冲击波 A、B 和 C 组分别给予对应能量密度流的体外冲击波治疗，均每 7 天治疗 1 次，每次冲击 2 000 下，连续治疗 4 周。正常对照组和模型组均不给予体外冲击波治疗。于冲击波 A、B、C 组体外冲击波治疗 4 周后，处死 5 组新西兰兔，取兔右侧膝关节软骨组织，肉眼观察关节软骨,HE 染色后采用改良 Mankin's 评分评估软骨组织退变情况,采用免疫组化法、蛋白印迹法和实时荧光定量多聚酶链式反应分别测定兔软骨中 TGF-β1 和 IL-1β 的阳性细胞数、TGF-β1 和 IL-1β 的蛋白量以及 TGF-β1 和 IL-1β 的 mRNA 表达量。结果显示:与正常对照组比较,模型组肉眼可见关节软骨退变。模型组改良的 Mankin's 评分为(7.30±0.45)分,显著高于正常对照组的(0.34±0.06)分,且模型组 TGF-β1 和 IL-1β 的蛋白和 mRNA 的表达量较正常对照组亦明显升高,差异均有统计学意义($P<0.05$)。冲击波 A、B、C 组软骨组织的改良 Mankin's 评分均显著低于模型组,差异均有统计学意义($P<0.05$);冲击波 C 组软骨组织中的 TGF-β1 和 IL-1β 的蛋白和 mRNA 表达量明显低于模型组,差异均有统计学意义($P<0.05$)。结论认为,体外冲击波可降低兔膝 OA 软骨中 TGF-β1 和 IL-1β 的表达,且治疗效果与体外冲击波的能量密度流呈正相关,提示冲击波可能通过调节 TGF-β1 的表达来减少炎性因子 IL-1β 的表达,从而达到对 OA 的防治作用。

12. 吕欣,曹宇,周达岸. 体外冲击波通过调控 IGF-1 和 p-AKT 水平促进大鼠骨骼肌损伤的修复. 中华物理医学与康复杂志,2022,44(4):300-305.

吕欣等探讨体外冲击波通过调控胰岛素样生长因子-1(IGF-1)和磷酸化蛋白激酶 B(P-AKT)的水平促进大鼠骨骼肌钝挫伤后修复的可能作用机制。按随机数字表法将 66 只雄性成年 SD 大鼠分为正常组、模型组和治疗组,自制重物打击装置进行骨骼肌钝挫伤造模。正常组大鼠不做任何处理;模型组大鼠造模后不行体外冲击波治疗;治疗组大鼠于造模后 24 h 采用体外冲击波治疗,设定体外冲击波刺激能流密度 0.14 mJ/mm²,频率 10 Hz,冲击 500 次,间隔 4 天后再次体外冲击波治疗。分别于造模后第 1、3、5、7 天对各组大鼠腓肠肌进行取材,采用 HE 染色观察肌纤维排列情况,免疫组化及免疫印迹(western blot)检测和分析肌肉生长抑制素(Myostatin)、成肌分化抗原(MyoD)1、IGF-1、P-AKTs473 的蛋白表达情况。结果显示:① HE 染色情况,模型组较正常组肌细胞排列间隙增大,治疗组可见较多新生单核或多核肌管;相同时间点比较,治疗组骨骼肌再生修复作用均优于模型组。② 免疫组化检测,与正常组相比,模型组各时间点的 Myostatin 表达量均明显增加($P<0.05$),且治疗组较模型组的表达均有明显下降($P<0.05$),至第 7 天时治疗组与正常组的组间差异无统计学意义($P<0.05$)。③ 免疫印迹检测,模型组在第 1 天和第 3 天时的 MyoD1 表达明显高于同时间点的正常组($P<0.01$),治疗组各时间点的表达亦明显高于模型组($P<0.01$);模型组的 IGF-1 和 P-AKTs473 的表达均高于同时间点的正常组($P<0.05$),且治疗组的表达量较模型组显著增加($P<0.01$)。结论认为,体外冲击波可能通过调控 IGF-1 及 P-AKT 水平促进骨骼肌损伤的再生修复。

13. 张伟,李瑞青,谷玉静,等. 局部振动与体外冲击波治疗对脑卒中后偏瘫患者小腿三头肌痉挛和步行能力的影响. 中华物理医学与康复杂志,2022,44(4):318-323.

张伟等比较局部振动和体外冲击波治疗对脑卒中后偏瘫患者小腿三头肌痉挛和步行能力的影响。将 69 例符合纳入标准的脑卒中偏瘫患者按随机数字表法分为对照组、振动组和 ESWT 组。对照组每周一至周六进行 60 min 的常规康复治疗(主要以 Bobath 技术、运动再学习技术等为主),每次治疗时间 60 min,6 次/周,共治疗 4 周;振动组和 ESWT 组每周一、三、五按照对照组内容进行常规康复治疗,每周二、四、六在常规康复治疗 50 min 的基础上,振动组加入 10 min 局部振动治疗(每周 3

次,共治疗 4 周),ESWT 组则加入 10 min 的 ESWT(每周 3 次,共治疗 4 周)。分别于康复训练前(治疗前)和训练 4 周后(治疗后),采用综合痉挛量表(CSS)、被动关节活动范围(PROM)、踝关节跖屈角度、10 m 最大步行速度(10MWS)、步频、步幅 6 种方法对 3 组患者的肌痉挛程度和步行能力进行评定。结果显示:① 治疗后,对照组、振动组和 ESWT 组患者的 CSS 分别为(9.87±2.07)、(8.65±1.77)和(7.39±1.97)分,PROM 分别为(54.17±5.12)、(57.57±5.79)和(61.43±6.24)°,踝跖屈角度分别为(35.70±5.73)、(31.13±4.33)和(27.52±4.15)°,均明显优于组内治疗前,且差异有统计学意义($P<0.05$);对照组、振动组和 ESWT 组的 CSS、PROM、踝关节跖屈 3 个指标均逐级改善,组间差异有统计学意义($P<0.05$)。② 治疗后,对照组、振动组和 ESWT 组患者的 10MWS 分别为(22.13±6.03)、(27.22±7.70)和(29.09±7.33)m/min,步频分别为(21.65±6.68)、(26.35±7.00)和(27.74±7.01)步/min,步幅分别为(22.39±6.21)、(29.09±8.03)和(31.04±8.01)cm,均明显优于组内治疗前,且差异有统计学意义($P<0.05$);治疗后,振动组和 ESWT 组的 10MWS、步频、步幅均明显优于对照组($P<0.05$),但振动组和 ESWT 组治疗后的其他指标组间比较差异无统计学意义($P>0.05$)。结论认为,局部振动和体外冲击波治疗均可改善脑卒中后偏瘫患者小腿三头肌的痉挛和步行能力,且体外冲击波在改善痉挛方面优于局部振动,但二者在提高患者步行能力方面无明显差异。

14. 吴天宇,王祎伟,周毅,等. 持续静力性牵张状态下应用体外冲击波治疗脑卒中后小腿三头肌痉挛的疗效观察. 中华物理医学与康复杂志,2022,44(4):324-327.

吴天宇等观察持续静力性牵张(CSS)联合体外冲击波(ESWT)治疗脑卒中后小腿三头肌痉挛的疗效。选取符合标准的脑卒中小腿三头肌痉挛患者 64 例,根据患者所选治疗方法的不同,按随机数字表法随机分为常规康复组(21 例)、冲击波治疗组(21 例)、联合治疗组(22 例)。常规康复组采用常规综合康复方法,包括神经促通技术(30 min)、小腿三头肌泥蜡疗法(20 min)、下肢气压治疗(20 min)、步态训练(20 min),共治疗 90 min,1 次/天,6 天/周,连续 6 周;在常规康复组治疗的基础上,冲击波治疗组实施体外冲击波治疗,联合治疗组则在持续静力性牵张状态下行体外冲击波治疗。冲击波参数设置均为压力强度 1.4~2.5 bar(1 bar=100 kPa),频率 6~10 Hz,均以小腿三头肌肌腹纵轴中线为中心,分别从外侧、中间、内侧匀速由近端向远端移动探头,经过 3 条线依次滑动探头,分别进行 1 000 次冲击,共完成 3 000 次冲击治疗,两组治疗频率均为 2 次/周,连续 6 周,共 12 次。分别于治疗前和治疗 6 周后(治疗后),采用改良 Ashworth 量表(MAS)、Fugl-Meyer 运动功能评分(FMA)、Brunnstrom 偏瘫功能恢复阶段分级对 3 组患者的治疗效果进行评定。结果显示:治疗前,常规治疗组、冲击波治疗组、联合治疗组患者的 MAS 评分分别为(3.44±0.84)、(3.49±0.96)和(3.42±0.97)分,下肢 FMA 评分分别为(9.23±3.85)、(8.42±4.61)和(10.04±3.71)分,Brunnstrom 分级分别为(2.05±1.03)、(2.08±1.06)和(2.07±1.04)级,组间比较差异均无统计学意义($P>0.05$)。治疗后,3 组患者小腿三头肌的肌张力明显下降;常规治疗组、冲击波治疗组、联合治疗组 MAS 评分分别为(2.57±0.61)、(2.12±0.47)和(1.53±0.59)分,下肢 FMA 评分分别为(14.32±6.77)、(18.10±5.93)和(22.31±7.42)分,Brunnstrom 分级分别为(3.06±0.98)、(3.75±1.21)和(4.53±1.16)级,组内比较均较治疗前显著改善($P<0.05$);治疗后,冲击波治疗组和联合治疗组患者的 MAS、FMA 评分及 Brunnstrom 分级均优于常规治疗组($P<0.05$),且联合治疗组各项

指标的改善亦较冲击波治疗组更为明显（$P <$ 0.05）。结论认为,持续静力性牵张状态下应用体外冲击波治疗脑卒中后小腿三头肌痉挛较常规放松体位下治疗更能明显减轻患者小腿三头肌的痉挛状态,从而改善患肢运动功能。

15. 傅彩峰,高朝,张懿,等. 低能量体外冲击波联合综合消肿疗法对乳腺癌术后上肢淋巴水肿的临床疗效. 中华物理医学与康复杂志,2022,44 (12)：1119－1122.

傅彩峰等观察低能量体外冲击波（ESWT）联合综合消肿疗法对乳腺癌术后上肢淋巴水肿的临床疗效。选取乳腺癌术后淋巴水肿患者60例,采用随机数字表法分为冲击波组和对照组,各30例。对照组患者采取综合消肿疗法进行治疗（每周治疗6天,连续治疗2周）；冲击波组患者在此基础上增加低能量 ESWT 治疗（每周3次,连续治疗2周）,综合消肿治疗每周治疗6天,连续治疗2周。于治疗前和治疗2周后检测两组患者的上肢周径和上臂软组织厚度,同时采用上肢功能评定（DASH）评估两组患者的上肢功能。结果显示：治疗后,两组患者上肢肘点、肘上点、肘下点的周径与组内治疗前比较差异均有统计学意义（$P <$ 0.05）,且冲击波组治疗后肘上点、肘下点的周径显著小于对照组治疗后（$P < 0.05$）；治疗后,两组患者上肢肘点、肘上点、肘下点的周径与组内治疗前比较差异均有统计学意义（$P < 0.05$）,且冲击波组治疗后肘上点、肘下点的周径显著小于对照组治疗后（$P < 0.05$）；治疗后,冲击波组和对照组患者的 DASH 评分分别为（9.32±4.05）分和（13.47±5.96）分,与组内治疗前比较差异均有统计学意义（$P < 0.05$）,且冲击波组治疗后的 DASH 评分显著优于对照组治疗后（$P < 0.05$）。结论认为,低能量 ESWT 联合综合消肿疗法可显著减轻乳腺癌患者术后上肢淋巴水肿的程度,并改善其上肢功能。

16. 徐睿华,马艳,刘金明,等. 呼吸训练联合筋膜手法治疗慢性非特异性下背痛的疗效观察. 中华物理医学与康复杂志,2022,44(5)：418－421.

徐睿华等观察呼吸训练联合筋膜手法治疗慢性非特异性下背痛（CNLBP）的临床疗效。采用随机数字表法将 CNLBP 患者80例分为观察组和对照组,各40例。两组患者均给予常规康复治疗,观察组在此基础上增加呼吸功能训练联合筋膜手法治疗。于治疗前、治疗3周后（治疗后）和治疗3个月后（随访时）采用视觉模拟评分（VAS）、改良的日本骨科协会（JOA）腰痛评分和健康调查简表（SF-36）评估两组患者的疼痛程度、腰部功能和生活质量,并于治疗前和治疗后采用便携式肺功能仪采集两组患者的肺功能指标。结果显示：治疗后和随访时,两组患者的 VAS 评分、改良的 JOA 腰痛评分和 SF-36 评分与组内治疗前比较,差异均有统计学意义（$P < 0.05$）,且观察组治疗后和随访时的 VAS 评分、改良的 JOA 腰痛评分和 SF-36 评分均显著优于对照组同时间点（$P < 0.05$）；治疗后,观察组患者的 FVC、FEV1 和 PEF 分别为（4.21±0.49）L、（3.81±0.45）L/S 和（6.44±0.69）L/S,与组内治疗前和对照组治疗后比较差异均有统计学意义（$P < 0.05$）。结论认为,呼吸训练联合筋膜手法治疗 CNLBP,可减轻患者的疼痛程度,改善其腰部功能、肺功能和生活质量。

17. 邱范基,李金峰. 不同模式本体感觉神经肌肉促进技术干预对功能性踝关节不稳者平衡能力的影响. 中国康复医学杂志,2022,37(6)：773－778.

邱范基等探讨不同模式本体感觉神经肌肉促进技术（PNF）干预对功能性踝关节不稳患者平衡能力的影响。通过踝关节功能评价量表（AJFAT）筛选出22位功能性踝关节不稳（FAI）的男性在校大学生,随机分成试验组与对照组。分别对两组受试者进行4周站立位 PNF 干预和4周仰卧位 PNF

干预,两种体位分别采用弹力带施阻和徒手施阻。在干预前后对所有受试者的踝关节功能评价问卷评分、闭目单脚站立实验、T 型敏捷性测试(Agility T‑Test)、星状伸展平衡实验(SEBT)进行评定,并于干预结束 1 个月后对受试者进行随访。本实验结果采用意向性治疗分析和符合方案集分析。结果显示:干预前两组受试者组内健患侧间闭目单脚站立时间和 SEBT 评定结果存在显著差异($P <$ 0.05)。干预 4 周后,试验组与对照组的 AJFAT 评分和 Agility T‑Test 结果较干预前有显著提高($P < 0.05$);两组受试者患侧静态平衡能力较干预前有显著提高($P < 0.05$),试验组健侧静态平衡能力明显增强($P < 0.05$);SEBT 中两组患侧间比较,干预后前内侧的方向差异有显著性意义($P <$ 0.05)。随访结果显示,停止干预 1 个月后,两组受试者闭目单脚站立时间较干预前无明显变化($P >$ 0.05),AJFAT 评分较干预前明显提高($P < 0.05$)。结论认为,FAI 者的患侧下肢平衡能力弱于健侧;4 周常规 PNF 干预与 4 周站立位 PNF 干预对于改善 FAI 者下肢动态和静态平衡能力都有良好的作用;站立位 PNF 干预对健侧平衡能力以及患侧动态平衡能力改善的作用优于常规 PNF 干预。

18. 彭杰,郑琨,刘翔,等. 躯干模式的核心稳定训练对脑卒中患者下肢步行功能的影响. 中华物理医学与康复杂志,2022,44(10): 898‑901.

彭杰等观察本体感觉神经肌肉促进技术(PNF)躯干模式的核心稳定训练对脑卒中患者下肢步行功能的影响。纳入符合条件的脑卒中患者 60 例,按随机数字表法分为对照组和观察组,每组 30 例。对照组予常规康复训练(30 min)及常规核心稳定训练(30 min),观察组予常规康复训练(30 min)及 PNF 躯干模式的核心稳定训练(30 min)。两组每次训练时间均为 60 min,每日 1 次,每周 5 次,共治疗 4 周。分别于治疗前和治疗 4 周后,采用计时起立行走测试(TUG)、最大步行速度测定(MWST)、Tinetti 平衡与步态评估量表(POMA)对两组患者的步行及平衡功能进行评估。结果显示:治疗前,两组患者的 TUG、MWST 及 POMA‑B、POMA‑G 和 POMA 总分组间比较,差异均无统计学意义($P > 0.05$)。治疗后,对照组的 TUG(24.41±7.52)分、MWST(18.43±5.81)分,观察组 TUG(15.46±7.04)分、MWST(9.74±3.47)分,均较组内治疗前明显降低,且观察组降低程度优于对照组($P < 0.05$);治疗后,对照组患者 POMA‑B(13.94±1.57)分、POMA‑G(9.69±0.87)分、POMA 总分(23.63±2.31)分,观察组 POMA‑B(15.13±1.09)分、POMA‑G(10.75±0.78)分、POMA 总分(25.88±1.63)分,均较组内治疗前明显增高($P < 0.05$),且观察组的明显高于对照组($P < 0.05$)。结论认为,PNF 躯干模式的核心稳定训练能更有效地提高脑卒中患者起立步行的预期性姿势调节能力,促进脑卒中患者步行和平衡功能的尽早恢复。

19. 李晨,戴菊红,刘晔. 不同方式的一次性拉伸对股二头肌长头组织结构的急性影响. 中国运动医学杂志,2022,41(01): 17‑22.

李晨等探讨不同方式的一次性拉伸对股二头肌长头(BFLH)组织结构的急性影响。采集 10 名无腘绳肌损伤男青年在一次性静态拉伸前后与一次性动态拉伸前后的优势腿 BFLH 肌腹全景超声图像,计算并比较图像中 BFLH 肌腹近、中、远侧端的组织结构变化。结果显示:一次性动态拉伸使 BFLH 各局部的肌束延长($P < 0.01$)、中部与远侧端的羽状角度降低($P < 0.05$);一次性静态拉伸仅使 BFLH 近侧端肌束延长($P < 0.05$),但不改变 BFLH 的羽状角度($P > 0.05$);两种拉伸方式均不能改变 BFLH 的肌肉厚度($P > 0.05$)。在拉伸前后,BFLH 肌腹不同局部间的肌束长度($P < 0.01$)、羽状角度($P < 0.05$)与肌肉厚度($P < 0.05$)均存在差异。两种拉伸方式作用下,BFLH 肌腹不同局部间的肌束

长度变化率($P>0.05$)与羽状角度变化率($P>0.05$)均相近。结论认为,一次性动态拉伸可明显改变 BFLH 肌腹的组织结构,而一次性静态拉伸对 BFLH 肌腹组织结构的改变作用较微弱;BFLH 肌腹不同局部间存在结构差异,但两种拉伸方式作用下 BFLH 肌腹各局部的结构参数变化程度均相近。

20. 马琳,刘晓哲,王天添. 中等强度适量运动干预对自发性高血压大鼠左心室重塑的影响. 中华物理医学与康复杂志,2022,44(7): 589-594.

马琳等观察中等强度适量运动干预对自发性高血压大鼠(SHR)左心室重塑(如心肌细胞肥大、凋亡和增殖)的影响及可能机制。采用随机数字表法将 30 只 4 月龄雌性 SHR 大鼠分为安静组和运动组,每组 15 只;另选取 15 只 Wistar Kyoto 大鼠纳入对照组。运动组大鼠给予 12 周中等强度跑台运动,每天运动 60 min,每周运动 5 天,共持续干预 12 周;同期安静组及对照组大鼠则置于鼠笼内安静饲养。经 12 周干预后,采用无创血压测试仪测量各组大鼠尾动脉血压,然后处死大鼠取心脏进行形态计量学测定,分离心肌细胞,并采用 DAPI 染色法测量其长度、宽度及面积,采用 TUNEL 法检测心肌细胞凋亡情况,采用免疫荧光染色法检测心肌细胞增殖率,采用流式细胞术检测心脏祖细胞数量,采用 Western blot 法检测心肌钙调神经磷酸酶 Aβ亚基(CNAβ)和磷酸化 Akt(P-Akt)蛋白表达量。结果显示:与对照组比较,安静组大鼠心脏重量、心脏质量指数(HMI)、收缩压、舒张压、左心室壁(前壁、后壁和间隔壁)心肌厚度、心肌细胞形态参数(长度、宽度和面积)、心肌细胞凋亡率、增殖率、心脏祖细胞数量以及 CNAβ 蛋白表达量均显著增加($P<0.05$);与安静组比较,运动组大鼠心脏重量、HMI、左心室壁(前壁、后壁和间隔壁)心肌厚度、心肌细胞形态参数(长度、宽度和面积)、心肌细胞增殖率、心脏祖细胞数量以及 P-Akt 蛋白表达量均显著增加($P<0.05$),收缩压、舒张压、细胞凋亡率

以及 CNAβ 蛋白表达量则显著降低($P<0.05$)。结论认为,中等强度适量运动干预能诱导 SHR 大鼠心脏生理性肥大、减轻细胞凋亡、增加心脏祖细胞数量并促进细胞增殖,进而抑制心脏重塑。

21. 陈平,耿小飞,刘晓莉,等. 运动通过上调 mGluR2/3 表达抑制帕金森病模型大鼠纹状体中等多棘神经元异常电活动. 中国运动医学杂志,2022,41(7): 523-534.

陈平等探讨运动通过上调代谢型谷氨酸受体 2/3(m GluR2/3)表达对帕金森病(PD)模型大鼠纹状体中等多棘神经元(MSNs)异常电活动的影响。将清洁级 SD 大鼠随机分为假手术安静组(Control 组,$n=9$)和 6-羟基多巴胺(6-OHDA)造模组(6-OHDA 组,$n=40$)。6-OHDA 造模组采用神经毒素 6-OHDA 注射于大鼠右脑内侧前脑束(MFB),建立偏侧损毁 PD 模型大鼠;假手术组于相同部位给予同等剂量的生理盐水作为对照组。采用阿扑吗啡(APO)诱导旋转行为测试评价 PD 模型的可靠性。经鉴定符合 PD 模型的大鼠随机分为 6-OHDA 安静组(PD 组,$n=9$)、6-OHDA+运动组(PD+Ex 组,$n=9$)和 6-OHDA+运动+mGluR2/3 拮抗剂组(PD+Ex+APICA 组,$n=9$)。运动组于手术后 1 周开始进行跑台训练干预(11 m/min,30 min/天,5 天/周,4 周);运动+mGluR2/3 拮抗剂组每次运动前,采用微量注射泵将 mGluR2/3 拮抗剂 APICA 注射到纹状体内,注射体积为 1 μL。采用免疫组织化学染色技术检测黑质酪氨酸羟化酶(TH)免疫阳性细胞数量和纹状体 TH 免疫阳性纤维终末含量,采用免疫印迹技术检测纹状体 mGluR2/3 的表达水平,采用多通道电生理记录系统对各组大鼠清醒静止状态下纹状体神经元电活动进行记录。结果显示:APO 诱导的旋转行为测试和 TH 免疫组织化学检测结果表明,PD 大鼠模型可靠,成模率为 67.5%。免疫印迹技术检测结果显示,与 Control 组相比,PD 组纹状体

mGluR2/3 表达水平显著下调（$P<0.01$）；与 PD 组相比，PD+Ex 组纹状体 mGluR2/3 表达水平显著上调（$P<0.05$）。电生理分析结果表明，与 Control 组相比，PD、PD+Ex 和 PD+Ex+APICA 组纹状体 MSNs 平均放电频率均显著增加（$P<0.01$）；与 PD 组相比，PD+Ex 组纹状体 MSNs 平均放电频率显著降低（$P<0.05$）；与 PD+Ex 组相比，PD+Ex+APICA 组纹状体 MSNs 平均放电频率显著增加（$P<0.01$）。与 Control 组相比，PD 组纹状体神经元局部场电位（LFPs）在 β 频段（$10\sim30$ Hz）节律性振荡功率出现异常增加（$P<0.01$）；PD+Ex 组纹状体神经元 LFPs 在 β 频段（$10\sim30$ Hz）节律性振荡功率较 PD 组显著降低（$P<0.05$），PD+Ex+APICA 组纹状体神经元 LFPs 在 β 频段（$10\sim30$ Hz）节律性振荡功率较 PD+Ex 组异常增加（$P<0.01$）。与 Control 组相比，PD 组动作电位（sPike）在 β 频段（$10\sim30$ Hz）诱发的 LFP 波形平均（STWA）值显著升高（$P<0.01$）；与 PD 组相比，PD+Ex 组 STWA 值显著降低（$P<0.05$）；与 PD+Ex 组相比，PD+Ex+APICA 组 STWA 值显著升高（$P<0.01$）。结论认为，PD 模型大鼠纹状体 MSNs 兴奋性显著增加，LFP β 频段节律性振荡的功率显著增加，spike 与 LFP β 频段节律性振荡的同步化程度显著增加；运动干预可使 PD 模型大鼠纹状体 MSNs 兴奋性、LFP β 频段节律性振荡的功率以及 spike 与 LFP β 频段节律性振荡的同步化程度均显著降低；纹状体微量注射 GluR2/3 拮抗剂可使运动的积极效应消失，进一步证实 mGluR2/3 在 PD 模型大鼠纹状体 MSNs 运动依赖可塑性中发挥了重要作用，并将成为 PD 治疗药物研发的新的靶向分子。

22. 叶世贤，周保，苏冠升，等．震荡呼气正压和主动循环呼吸技术治疗慢性气道疾病腺体高分泌的效果及患者偏好研究．中国康复医学杂志，2022,37(4)：465-469,475.

叶世贤等比较震荡呼气正压（OPEP）和主动循环呼吸技术（ACBT）两种方法治疗慢性气道疾病腺体高分泌的效果及其安全性和患者偏好性。于 2021 年 11 月至 2022 年 2 月对 20 例慢性气道疾病腺体高分泌的住院患者给予连续 2 天的随机交叉 OPEP 或 ACBT 排痰作业，比较患者两种方法所排的痰量及其特征、排痰作业期间的生命体征和患者掌握两种排痰方法所需要的培训时间。结果显示：两种方法所清除的痰液及其构成成分纯痰液和痰液水成分的容积及其重量、痰液性状、黏稠度和咳嗽难度均无显著性差异（$P>0.05$）。OPEP 组和 ACBT 组在作业前、作业期间和作业后的呼吸困难分级指数（Borg 评分）分别为（2.30 ± 1.81）分、（3.43 ± 1.94）分、（1.47 ± 1.35）分和（2.08 ± 1.87）分、（2.83 ± 1.82）分、（1.43 ± 1.43）分，均有显著性差异（$P<0.05$）；OPEP 组和 ACBT 组作业前、作业期间和作业后的末梢血氧饱和度（SPO_2）、心率和呼吸频率均无显著性差异（P 均>0.05）；OPEP 组和 ACBT 组的培训时间分别为（6.63 ± 3.46）min 和（10.17 ± 3.04）min，有显著性差异（$P=0.001$）。20 例患者对 OPEP 和 ACBT 偏好分别有 13 例和 5 例，两者均接受的有 2 例，有显著性差异（$P=0.011$）。结论认为，OPEP 与 ACBT 对慢性呼吸系统疾病腺体高分泌的排痰效果和安全性相当，但 OPEP 易学易用，患者偏好度更高。

23. 左亚南，吕倩倩，许维，等．脑卒中患者自主咳嗽声学特征分析：呼吸肌训练的影响．中国康复医学杂志，2022,37(5)：623-629.

左亚南等使用咳嗽声学检测技术辅助评估呼吸肌训练前后的咳嗽动作，为卒中后咳嗽能力测评提供除咳嗽峰流速（CPF）检测以外的新思路。卒中组（20 例）进行 6 周的呼吸肌训练，对照组（25 例）不接受训练。训练前后，在端坐位下根据随机视觉指令执行 5 次自主咳嗽，同时进行声音录制和 CPF 检测。计算每次咳嗽在时域、频域、时频域和信息域的声学参数。对卒中组训练前、训练后和对照组的声学参数进行比较,并分析其与CPF之间的相关性。结果显示:训练前咳嗽音峰值幅度和总耗能显著低于对照组($P<0.05$)。CPF、峰值幅度、总耗能、声压均方根、峰值功率、峰强度最高频率和聚合熵,训练后都显著高于训练前($P<0.05$);对照组CPF分别与峰值幅度($r=0.67,P<0.01$)和总耗能($r=0.70,P<0.01$)显著正相关,卒中组训练前后CPF均与峰值幅度和总耗能无明显相关($P>0.05$)。结论认为,呼吸肌训练6周虽可提高患者肺功能和CPF,但其声学参数提示训练未能改善咳嗽模式;咳嗽声学检测可为卒中后呼吸康复提供辅助手段。

24. 徐蕊,何瑞波,汤静. 高强度吸气肌抗阻训练对支气管扩张患者运动能力及生活质量的影响. 中华物理医学与康复杂志,2022,44(1):52-56.

徐蕊等观察高强度吸气肌抗阻训练对支气管扩张患者运动能力及生活质量的影响。采用随机数字表法将60例支气管扩张患者分为观察组及对照组,每组30例。观察组采用PowerBreak型吸气肌训练器进行吸气肌抗阻训练,训练时将吸气阻力值设定为70%最大吸气压(MIP)水平,重复呼吸30次为1组,每天训练两组,每周训练3天,连续训练8周;对照组同期也进行吸气肌抗阻训练,但吸气阻力值设定为10% MIP水平,其他训练参数及疗程同观察组。于干预前、后分别对两组患者病情严重程度、肺功能、呼吸肌力量和耐力、运动能力及生活质量情况等进行评定。结果显示:与干预前比较,干预后观察组MIP(144.7 ± 15.8)cmH_2O、6 min步行测试(6MWT)距离(685.0 ± 98.3)m,均明显增加;6MWT测试时的心率(121.6 ± 6.9)次/min及主观疲劳感觉评分(11.6 ± 2.0)分,明显下降;莱斯特咳嗽问卷(生活质量问卷)中的社会维度评分(5.75 ± 1.08)分,明显升高。对照组干预后上述各项指标结果均无显著变化($P>0.05$)。结论认为,高强度吸气肌抗阻训练可显著改善支气管扩张患

者运动能力及生活质量,该疗法值得临床进一步研究、推广。

25. 裴飞,吴珊红,赵明月,等. 基于呼吸-交感神经耦联机制的呼吸训练对于脑卒中患者血压影响的研究. 中国康复医学杂志,2022,37(12):1630-1634.

裴飞等拟采用呼吸训练结合常规康复训练,观察脑卒中患者血压的变化,探索呼吸训练对于脑卒中患者血压的影响。以2021年1月至2021年12月在黑龙江中医药大学附属第二医院康复中心进行治疗的脑卒中并伴有高血压患者40例,随机分为训练组、对照组,各20例。对照组患者接受常规治疗,训练组在常规治疗基础上增加呼吸训练。训练2周后,测定血压、心率、肾素、血管紧张素Ⅱ、醛固酮水平数据。结果显示:在康复训练2周后,训练组血压、心率低于对照组($P<0.05$);肾素、血管紧张素Ⅱ、醛固酮水平数据好于对照组($P<0.05$)。结论认为,呼吸训练对脑卒中患者血压有降压的效果,其作用机制可能是通过主动呼吸调整呼吸-交感神经耦联机制中的肾素-血管紧张素-醛固酮系统,具体机制有待进一步深入探讨。

26. 苏文杰,周甜甜,连松勇,等. 体外冲击波联合肌肉能量技术对颞下颌关节紊乱疗效的临床研究. 中国康复,2022,37(10):598-602.

苏文杰等探究体外冲击波联合肌肉能量技术对颞下颌关节紊乱的临床效果。选取符合纳入标准的颞下颌关节紊乱(TMD)患者共120例,采用计算机随机分成常规治疗组、体外冲击波(ESWT)组、肌肉能量技术(MET)组和体外冲击波联合肌肉能量技术(ESWT+MET)组4组,每组30例。常规治疗和MET每天1次,每周5次,连续4周;ESWT每周1次,治疗4周。治疗前后记录患者最大张口度(MMO)、压力疼痛阈值(PPT)、疼痛情况(VAS)和下颌功能损害问卷(MFIQ)评分。结果显

示：治疗前4组患者的MMO、PPT、VAS及MFIQ评分差异无统计学意义。治疗4周后，4组患者的MMO及PPT均较治疗前明显增加（$P<0.05$），且ESWT组、MET组及ESWT+MET组高于常规组（$P<0.05$），ESWT+MET组高于ESWT组和MET组（$P<0.05$）；MET组的MMO较ESWT组增加（$P<0.05$），ESWT组的PPT较MET组增加（$P<0.05$）。4组VAS及MFIQ评分均较治疗前明显下降（$P<0.05$），ESWT组、MET组及ESWT+MET组低于常规组（$P<0.05$），ESWT+MET组低于ESWT组和MET组（$P<0.05$）；ESWT组VAS评分较MET组下降（$P<0.05$），MFIQ评分ESWT组与MET组比较差异无统计学意义。结论认为，体外冲击波和肌肉能量技术均能有效改善TMD患者的最大张口度、疼痛情况及下颌功能，但是体外冲击波和肌肉能量技术的联合效果优于单一的体外冲击波或肌肉能量技术，临床上可以考虑将二者结合用于治疗TMD。

27. 刘国纯，常青，罗梦婷，等. 不同强度运动调控AMPK-SIRT 3通路对自发性高血压大鼠血管功能的影响. 中国康复医学杂志，2022，37（8）：1030-1038.

刘国纯等研究不同强度运动对自发性高血压大鼠（SHR）主动脉血管功能的影响及其可能的机制。12只京都Wistar大鼠为安静对照组（WKY-C，$n=12$），48只SHR随机分为安静对照组（SHR-S，$n=12$）、低强度运动组（SHR-L，$n=12$）、中强度运动组（SHR-M，$n=12$）和高强度运动组（SHR-H，$n=12$）。运动组进行14周，每周5次，每次60 min的跑台运动训练。14周运动训练结束后取出胸主动脉，进行血管反应性实验检测主动脉血管功能，Western Blot检测主动脉蛋白水平表达量。结果显示：SHR-S组与WKY-C组比较血管功能受损，内皮型一氧化氮合成酶（eNOS）、磷酸化一氧化氮合成酶（P-eNOS）表达下调，血管组织

氧化应激水平升高，AMPK-SIRT 3表达下调；运动训练后，SHR-L组和SHR-M组血管功能与血管组织氧化应激水平相比较SHR-S组有明显改善（$P<0.05$）。SHR-H组与SHR-S组比较血管功能与血管组织氧化应激水平没有改善，乙酰胆碱依赖的血管舒张功能与内皮型一氧化氮合酶的功能降低。与SHR-S组比较，SHR-L组和SHR-M组AMPK-SIRT 3表达水平明显上调（$P<0.05$），而SHR-H与SHR-S组比较没有明显改变。结论认为，低、中强度运动可以有效减轻SHR的主动脉氧化应激并改善血管功能，而高强度运动不能改善SHR的血管功能，其机制可能与AMPK-SIRT 3通路有关。

28. 崔书强，刘晓莉，乔德才. 不同力竭运动对大鼠纹状体背外侧神经元电活动的影响及调节机制研究. 中国运动医学杂志，2022，41（2）：118-127.

崔书强等探讨一次和重复力竭运动对纹状体背外侧神经元电活动的影响及可能的调节机制。选择8周龄健康雄性Wistar大鼠，随机分为安静对照组（CG）、一次力竭运动组（EG）、7天重复力竭运动组（REG），每组24只，其中6只做电生理实验。采用在体多通道电生理技术记录大鼠在清醒安静状态下，一次力竭运动和7天重复力竭运动后大鼠纹状体背外侧的神经元放电活动；采用免疫荧光双染技术观察各组大鼠纹状体背外侧小青蛋白（PV）及NMDAR2B阳性神经元的表达。结果显示：与安静状态相比，一次力竭运动后大鼠纹状体背外侧中等多棘神经元（MSN）放电频率未发生显著改变（$P>0.05$），而重复力竭运动后MSN放电频率明显升高（$P<0.01$）。一次和重复力竭运动后大鼠纹状体背外侧局部场电位γ频段的功率谱密度均较安静状态有明显增加（$P<0.01$），重复力竭运动后增加更为明显，且与一次力竭运动后相比有明显差异（$P<0.05$）；一次和重复力竭运动组大鼠纹状体

背外侧 PV 阳性神经元表达较安静对照组有显著增加（$P<0.01$），NMDAR2B 在各组均有明显表达，重复力竭运动组 NMDAR2B 与 PV 阳性神经元共表达神经元个数较安静对照组明显增加（$P<0.01$）。结论认为，重复力竭运动与一次运动产生疲劳在中枢调节中有所不同。纹状体背外侧在一次力竭运动引起的疲劳中调节作用不明显，在重复力竭运动引起的疲劳中调节作用增强，NMDAR2B 参与介导了纹状体背外侧 PV 神经元对 MSN 的兴奋性调控。

29. 韩凯月，刘光亮，苏文龙，等. 智能有氧踏车训练对不同病程脑梗死患者的效果. 中国康复理论与实践，2022，28（7）：822－827.

韩凯月等探讨智能有氧踏车训练对不同病程脑梗死患者下肢运动功能、心肺功能和日常生活活动能力（ADL）的影响。选择 2019 年 11 月至 2021 年 11 月于北京博爱医院收治的脑梗死患者 138 例，分层随机分为对照组和试验组，各 69 例。所有患者均接受药物治疗和常规康复训练，试验组加智能有氧踏车训练，共 8 周。于治疗前、治疗 4 周和治疗 8 周后采用 Fugl－Meyer 评定量表下肢部分（FMA－LE）、峰值摄氧量（VO₂peak）、6 min 步行试验（6MWT）和改良 Barthel 指数（MBI）进行评价。结果显示：治疗后，两组 FMA－LE 评分、VO₂peak、6MWT、MBI 评分均显著改善（$|t|>6.763$，$P<0.001$），试验组各项成绩均优于对照组（$|t|>2.439$，$P<0.05$）。其中，病程<1 个月的患者比较，试验组 FMA－LE 评分、VO₂peak 和 6MWT 均优于对照组（$|t|>2.036$，$P<0.05$）；病程 1～3 个月患者比较，试验组 6MWT 和 MBI 评分优于对照组（$|t|>2.005$，$P<0.05$）；病程>3～6 个月患者比较，两组各项成绩均无显著性差异（$|t|<1.303$，$P>0.05$）。结论认为，智能有氧踏车训练能促进脑梗死患者下肢运动功能、心肺功能和 ADL 恢复，发病后早期干预效果最佳。

30. 胡琰茹，侯莉娟，王大磊，等. 一次力竭运动过程中大鼠丘脑腹外侧核神经元电活动及 NR2B、GABAAα－1 蛋白表达变化的研究. 中国康复医学杂志，2022，37（3）：296－302.

胡琰茹等探讨运动疲劳发生、发展过程中大鼠丘脑腹外侧核在"基底神经节－丘脑－皮层"通路的神经中继调控作用。实验选用 8 周龄雄性 Wistar 大鼠，SPF 级，采用在体局部场电位记录技术（LFPs），对一次性力竭运动过程中大鼠丘脑腹外侧核（VL）神经元电活动变化进行同步动态观察；采用免疫荧光双标技术对力竭运动前后及恢复 90 min 时刻大鼠丘脑腹外侧核的 NR2B 和 GABAAα－1 的蛋白表达水平进行检测。结果显示：在一次性力竭运动过程中大鼠丘脑腹外侧核的神经元电活动变化呈现明显的阶段性特征，自主运动期神经元电活动 α 波活动显著增高（$P<0.05$），功率谱重心频率显著升高（$P<0.05$），兴奋性升高；疲劳初期和力竭期神经元电活动 δ、θ 波活动显著增高（$P<0.05$），功率谱重心频率显著降低（$P<0.05$），兴奋性下降；与安静状态相比，大鼠丘脑腹外侧核在力竭即刻和恢复 90 min 时 GABAAα－1 受体阳性细胞数量显著增多（$P<0.05$，$P<0.01$）。结论认为，丘脑腹外侧核作为"基底神经节－丘脑－皮层"神经通路的中继核团，在力竭运动过程中神经元兴奋性发生改变，GABAAα－1 受体蛋白表达的改变是导致该核团神经元兴奋性变化的机制之一。

31. 李凤仪，张浴尘，鹿国晖，等. 有氧运动对自发性高血压大鼠心肌 MG53/NF－κB 信号通路的影响. 中国康复医学杂志，2022，37（9）：1165－1173.

李凤仪等研究有氧运动对自发性高血压大鼠心脏形态与功能的影响，并探讨 MG53/NF－κB 信号通路在有氧运动调控高血压心脏重塑中的可能作用，为高血压心脏病的防治提供实验依据。将正常血压对照大鼠（WKY）随机分为正常血压运动组

（WKY-EX）和正常血压安静组（WKYSED）；将自发性高血压大鼠（SHR）随机分为高血压运动组（SHR-EX）和高血压安静组（SHR-SED）。3月龄雄性，每组12只。经12周跑台训练（坡度0°，20 m/min，5天/周），测量尾动脉血压；Millar压力-容积系统测定心功能，WGA染色分析心肌细胞横截面积，Masson染色分析心肌胶原容积分数（CVF%）；实时荧光定量PCR测定心钠肽（ANP）、脑钠肽（BNP）、MG53和NF-κB P65 mRNA相对表达量，蛋白免疫印迹测定心肌MG53、NF-κB P65和P-NF-κB P65蛋白表达。结果显示：12周有氧运动可有效降低SHR的心率和收缩压；SHR-SED组CVF%和心肌细胞横截面积显著高于WKY-SED组（$P<0.01$），SHR-EX组CVF%显著低于SHR-SED组（$P<0.01$），心肌细胞横截面积无显著性差异（$P>0.05$）。与WKY-SED组相比，SHR-SED组射血分数（EF）、左心室内压上升最大速率（+dp/dtmax）和左心室内压下降最大速率（-dp/dtmax）绝对值均显著下降（$P<0.01$）；与SHR-SED组相比，SHR-EX组EF（$P<0.05$）、+dp/dtmax（$P<0.05$）和-dp/dtmax绝对值（$P<0.01$）均显著增高。与WKY-SED组相比，SHR-SED组心肌ANP和BNP mRNA表达量显著增加（$P<0.01$），NF-κB P65 mRNA表达量也显著增加（$P<0.05$），MG53 mRNA表达量无显著性差异（$P>0.05$）；与SHRSED组相比，SHR-EX组心肌ANP、BNP和NF-κB P65 mRNA表达量显著降低（$P<0.01$），MG53 mRNA表达量显著增加（$P<0.01$）。与WKY-SED组相比，SHR-SED组心肌MG53蛋白表达水平无显著性差异（$P>0.05$），NF-κB P65蛋白相对磷酸化水平显著升高（$P<0.01$）；与SHR-SED组相比，SHR-EX组心肌MG53蛋白表达水平显著升高（$P<0.01$），NF-κB P65蛋白相对磷酸化水平显著下降（$P<0.01$）。结论认为，有氧运动可能通过上调MG53抑制NF-κB表达，从而改善高血压心脏功能，延缓高血压性心脏病的发生发展。

32. 张浴尘，石丽君，吴迎. Ca MKⅡδ在有氧运动调控高血压心肌细胞凋亡中的作用. 中国康复医学杂志，2022，37（7）：872-8811.

张浴尘等探讨Ⅱ型钙/钙调素依赖性蛋白激酶δ亚型（Ca MKⅡδ）在有氧运动调控自发性高血压大鼠心肌细胞凋亡中的作用。选择雄性12周龄自发性高血压大鼠和Wistar-Kyoto大鼠，随机分为正常安静组（WKY-SED）、正常有氧运动组（WKY-EX）、高血压安静组（SHR-SED）、高血压有氧运动组（SHR-EX）。经12周中等强度跑台运动（坡度0°，20 m/min，60 min/天，5天/周）后，测定大鼠尾动脉血压；Millar压力-容积系统测定在体心功能，Masson染色分析心肌胶原容积分数（CVF%）；casPase 3活性检测与TUNEL染色观察心肌细胞凋亡，Western blot检测Ca MKⅡδ、ox-Ca MKⅡδ、IκBα、NF-κB P65、HSP70、Bax、Bcl-2的蛋白表达。结果显示：12周有氧运动后，SHR-EX组较SHR-SED组心率、血压显著降低（$P<0.05$），心功能左室压力最大上升速率（+dp/dtmax）、射血分数（EF）与收缩末期压力-容积关系曲线（ESPVR）斜率（Ees）显著升高（$P<0.05$），心室压力最大下降速率（-dp/dtmax）的绝对值与每搏输出量（SV）显著升高（$P<0.01$），收缩末期压力（ESP）、舒张末期压力（EDP）与有效动脉弹性（Ea）显著下降（$P<0.01$），等容舒张常数（Tau）显著降低（$P<0.05$）。Masson染色结果显示，SHR-EX组心肌组织纤维化减少，CVF%显著降低（$P<0.01$）；WKY-EX组较WKY-SED组casPase 3显著下降（$P<0.05$），SHR-EX组较SHR-SED组casPase 3显著降低（$P<0.05$），TUNEL阳性颗粒数量显著降低（$P<0.01$）；Western blot结果显示，WKY-EX组较WKY-SED组NF-κB P65与Bax的蛋白表达、Bax/Bcl-2比值显著下降（$P<0.05$），IκBα与HSP70蛋白表达显著升高

（$P<0.01$），Bcl-2蛋白表达显著上升（$P<0.05$）。SHR-EX组较SHR-SED组ox-CaMKⅡδ、NF-κB P65与Bax蛋白表达显著降低（$P<0.05$），Bax/Bcl-2比值显著降低（$P<0.01$），IκBα与Bcl-2蛋白表达显著上升（$P<0.05$），HSP70蛋白表达显著升高（$P<0.01$）。结论认为，有氧运动通过下调SHR心肌ox-CaMKⅡδ抑制心肌细胞凋亡，同时激活抗凋亡相关信号通路改善心功能，可能是运动诱导高血压心脏重塑的机制之一。

33. 李琴凤,魏钦,刘晓哲,等. 有氧运动对心肌梗死大鼠心肌能量代谢及线粒体呼吸功能的影响. 中华物理医学与康复杂志,2022,44(10)：873-877.

李琴凤等观察有氧运动对心肌梗死致慢性心力衰竭大鼠心脏能量代谢及线粒体呼吸功能的影响。采用随机数字表法将45只SD大鼠分为假手术组、心衰对照组及心衰运动组。采用冠状动脉结扎术将心衰对照组及心衰运动组大鼠制成心肌梗死模型,术后4周时心衰运动组大鼠给予为期8周的跑台有氧运动。于运动干预结束后采用超声心动图检测各组大鼠心功能,采用递增负荷跑台实验测定大鼠运动能力,采用磁共振波谱法测定大鼠心肌磷酸肌酸（PCr）及三磷腺苷（ATP）含量,采用细胞呼吸测量仪评估大鼠心肌线粒体呼吸功能。结果显示：心衰对照组PCr含量、PCr/ATP比值、线粒体呼吸链复合体Ⅰ和Ⅱ的耗氧量、左心室缩短分数（FS）、射血分数（EF）以及递增负荷实验最高跑速、力竭距离和力竭时间等均不及假手术组水平（$P<0.05$）；心衰运动组ATP含量、复合体Ⅰ耗氧量、左心室FS和EF、递增负荷实验最高跑速、力竭距离和力竭时间均显著优于心衰对照组水平（$P<0.05$），PCr/ATP比值组间差异无统计学意义（$P>0.05$）。结论认为,规律有氧运动能改善慢性心力衰竭大鼠心脏做功能力,表现为心功能及运动能力增强,其作用机制可能与上调心肌ATP水平及改

善线粒体复合体Ⅰ功能有关；另外pCr/ATP比值可能不适合作为评估运动训练对心脏有益影响的生物标志物。

34. 邓畅,陈丹凤,仇蓉蓉,等. 有氧运动训练对血管性痴呆大鼠肠道菌群结构的影响. 中国康复医学杂志,2022,37(4)：443-450.

邓畅等探讨有氧运动训练治疗对血管性痴呆大鼠肠道菌群结构的影响。选择6周龄SPF级SD雄性大鼠,使用双侧颈总动脉永久性结扎法制备血管性痴呆大鼠模型,成模后随机分为模型组（Model）、有氧运动组（Swim）,另取一组为假手术组（Sham,仅分离颈总动脉不结扎）,每组12只。造模4周后进行干预,Swim组予以每日不负重游泳训练20 min,共4周。进行Morris水迷宫检测学习记忆能力、电镜观察海马CA1区神经元超微结构、HE染色检测结肠组织病理变化、16S rDNA测序法检测肠道菌群。结果显示：与Sham组比较,干预后Model组平均逃避潜伏期明显延长（$P<0.01$）,穿越平台次数明显减少（$P<0.05$）；与Model组比较,Swim组大鼠平均逃避潜伏期明显缩短（$P<0.01$）,穿越平台次数明显增加（$P<0.05$）。主成分分析（PCA）结果显示,3组间群落的物种差异性具有显著性（$P<0.05$）,在属分类水平上,Model组较Sham组瘤胃球菌属丰度明显增加（$P<0.05$）,Swim组较Model组瘤胃球菌属丰度明显减少（$P<0.05$）,乳酸杆菌属丰度明显增加（$P<0.05$）。结论认为,有氧运动训练可调节血管性痴呆大鼠肠道菌群结构,改善其学习记忆功能。

35. 李童,方志鹏,邵玉萍,等. 有氧运动对睡眠剥夺大鼠学习记忆及海马神经元突触可塑性的效果. 中国康复理论与实践,2022,28(11)：1270-1277.

李童等探讨有氧运动对睡眠剥夺大鼠定位巡航活动和空间探索活动,海马区神经元形态,海马神经元树突棘密度、突触相关蛋白,以及海马区环

磷酸腺苷反应元件结合蛋白(CREB)/脑源性神经营养因子(BDNF)信号通路的影响。选择 SD 大鼠48 只,随机分为对照组、模型组、模型运动组和运动组,每组 12 只。模型运动组和运动组采用动物跑台进行有氧运动 4 周。运动干预结束后,模型组和模型运动组采用多平台水环境连续睡眠剥夺 72 h,Morris 水迷宫评估各组定位巡航活动和空间探索活动表现,运用 HE 染色和高尔基染色法评估神经元细胞树突棘形态及其密度,Western blotting 检测海马突触后致密蛋白 95(PSD95)、突触素(SYN)、生长相关蛋白 43(GAP43)、Rac1、BDNF、P-CREB 和 CREB 表达。结果显示:与对照组相比,模型组平台潜伏期和游泳总距离增加($P<0.05$),穿越平台次数、目标象限停留时间和距离减少($P<0.05$),海马 CA1 区神经元排列紊乱,单位长度树突棘总密度以及成熟型、不成熟型、丝状伪足型树突棘密度下降($P<0.05$),PSD95、SYN、GAP43、Rac1、BDNF、P-CREB 和 CREB 蛋白表达降低($P<0.05$);与模型组相比,模型运动组平台潜伏期和游泳总距离降低($P<0.05$),穿越平台次数、目标象限停留时间和距离增加($P<0.05$),海马 CA1 区神经元数量增加,排列整齐,单位长度树突棘总密度以及成熟型、不成熟型、丝状伪足型树突棘密度增加($P<0.05$),PSD95、SYN、GAP43、Rac1、BDNF、PCREB 和 CREB 蛋白表达增加($P<0.05$)。结论认为,有氧运动能够缓解睡眠剥夺大鼠学习记忆损伤,可能与调控海马 CREB/BDNF 信号通路,改善突触可塑性有关。

36. 房国梁,黎超洋,崔凯茵.有氧运动对 APP/PS1 小鼠脑血流量的影响及其机制.中国运动医学杂志,2022,41(11):857-8655.

房国梁等探讨有氧运动对 APP/PS1 小鼠大脑皮质和海马组织血流量的影响及其相关机制,为阐明有氧运动预防和延缓阿尔茨海默病提供理论依据。将雄性 APP/PS1 小鼠随机分为安静对照组(TCG 组,$n=10$)和运动组(T-EG 组,$n=10$);野生型 C57BL/6J 小鼠也随机分为安静对照组(W-CG 组,$n=10$)和运动组(W-EG 组,$n=10$)。T-EG 和 W-EG 组小鼠进行为期 8 周的跑台训练,在第 9 周进行 Morris 水迷宫实验,检测小鼠的认知能力,然后利用磁共振成像系统检测各组小鼠皮质区和海马区血流量;分离大脑皮质和海马组织后,通过试剂盒检测各组小鼠大脑皮质和海马组织活性氧的水平;通过 Western blot 方法检测各组小鼠大脑皮质和海马组织中内皮素 1(ET-1)、Aβ42 的水平。结果显示:Morris 水迷宫实验发现各组小鼠的潜伏期均逐日递减。与 W-CG 组相比,W-EG 组潜伏期在第 2 天开始出现减少($P<0.05$);与 W-CG 组相比,T-CG 组潜伏期在第 1 天开始出现增加($P<0.05$);与 T-CG 组相比,T-EG 组潜伏期在第 3 天开始出现减少($P<0.01$);与 W-EG 组相比,T-EG 组潜伏期在第 1 天开始出现增加($P<0.01$)。空间探索实验发现,APP/PS1 小鼠的穿越平台次数少于 C57BL/6J 小鼠($P<0.01$),但 8 周的有氧运动能够提高 APP/PS1 小鼠和 C57BL/6J 小鼠的穿越平台次数($P<0.05$)。此外,与 W-CG 组相比,T-CG 组小鼠海马组织中活性氧、ET-1 以及大脑皮质和海马组织中 Aβ42 含量均较高($P<0.001$);而经过 8 周有氧训练后,与 W-CG 组相比,W-EG 组大脑海马组织中活性氧和 ET-1 以及大脑皮质和海马组织中 Aβ42 的含量均下降($P<0.001$);与 T-CG 组相比,T-EG 组小鼠海马组织活性氧和 ET-1 以及大脑皮质和海马组织中 Aβ42 的含量也均下降($P<0.001$)。8 周的有氧运动能够降低 APP/PS1 小鼠和 C57BL/6J 小鼠大脑皮质中活性氧和 ET-1($P<0.001$),并显著提高两者大脑皮质和海马组织中血流量($P<0.001$)。结论认为,有氧运动能够降低 APP/PS1 小鼠和 C57BL/6J 小鼠大脑皮质和海马组织中 Aβ 含量和活性氧的水平,减少 ET-1 的释放,提高脑血流量和认知水平,对延缓和改善阿尔茨海默病具有积极作用。

37. 陈小明,梁冠军,李明娣,等. 有氧运动对注意缺陷多动障碍儿童核心症状和执行功能的影响. 中国康复理论与实践,2022,28(6):704-709.

陈小明等观察有氧运动对注意缺陷多动障碍(ADHD)儿童核心症状和执行功能的影响。2020年6月至2021年12月选择门诊ADHD患儿64例,随机分为对照组和观察组,各32例。对照组静坐观看动画片20 min,观察组在看动画片的同时进行骑车运动训练,共12周。训练前后采用Conners父母用症状问卷(PSQ)进行核心症状评估,采用心理学测试软件E-Prime 2.0系统进行抑制、转换、刷新功能的评估。结果显示:治疗后,观察组PSQ各因子评分均显著下降($t>4.775,P<0.001$),且明显低于对照组($t>3.184,P<0.01$);观察组抑制、转换和刷新功能的反应时和精确度均下降($t>2.259,P<0.05$),且均低于对照组($t>2.007,P<0.05$)。结论认为,有氧运动可减轻ADHD儿童注意力差和多动冲动的核心症状,提高执行功能。

38. 李梦影,李灵杰,马春伟,等. 不同低氧训练模式通过激活小鼠脂肪组织脂噬作用调节脂代谢. 中国运动医学杂志,2022,41(11):866-874.

李梦影等探讨不同低氧训练模式能否通过激活小鼠腹股沟皮下脂肪组织的脂噬作用调控脂代谢。将40只健康C57BL/6小鼠分为对照组(C组)、运动组(E组)、低氧组(H组)、低住高练组(LoHi组)、高住低练(HiLo组),共5组,每组8只。E组进行跑台运动(25 m/min,1 h/天,5天/周);H组每天8到18点在13.6%低氧浓度下进行低氧暴露;LoHi组在常氧(21%)氧浓度下生活,在13.6%低氧浓度下进行运动;HiLo组每天8点~16点在氧气浓度为13.6%的低氧帐篷下进行低氧暴露,每次低氧暴露结束后进行常氧环境下的运动;LoHi组与HiLo组的运动方案与E组一致。6周后采用Elisa法测血清三酰甘油水平,苏木精-伊红(HE)染色观察小鼠脂肪细胞,免疫荧光共定位

观察自噬关键因子的共定位情况,Western blot等方法检测微管相关蛋白1轻链3的比值(LC3Ⅱ/Ⅰ)、溶酶体相关2型蛋白(LAMP-2)、选择性自噬接头蛋白(P62)、BECN1基因编码蛋白(Beclin1)等自噬相关蛋白表达水平。结果显示:(1)与C组相比,LoHi组的体重增长显著减少($P<0.05$);与C组相比,E组、H组、LoHi组、HiLo组的小鼠血清中三酰甘油水平显著降低($P<0.01$)。HE染色观察到,与C组相比,E组、H组、LoHi组、HiLo组的脂肪细胞直径缩小,数量增多;与C组相比,E组、H组、LoHi组、HiLo组的脂肪细胞中的橙黄色斑点增多,且4组的共定位系数也显著提高($P<0.01$);此外,E组的共定位系数显著高于H组($P<0.01$),LoHi组的共定位系数也显著高于E组和H组($P<0.01$)。与C组相比,E组、H组、LoHi组、HiLo组LC3Ⅱ/Ⅰ、LAMP-2蛋白表达显著升高($P<0.01$、$P<0.05$);此外,LoHi组LC3Ⅱ/Ⅰ的比值显著大于H组($P<0.01$),LoHi组LAMP-2的蛋白表达显著高于E组($P<0.05$)。与C组相比,LoHi组、HiLo组Beclin1蛋白表达水平显著提高($P<0.01$),E组、H组、LoHi组、HiLo组4组之间Beclin1蛋白表达水平未见显著差异($P>0.05$);与C组相比,E组、LoHi组、HiLo组P62的蛋白表达显著降低($P<0.01$),同时LoHi组的P62蛋白表达显著低于H组($P<0.05$),但不同低氧训练组之间P62蛋白表达未见显著性差异($P>0.05$)。结论认为,6周低氧训练能够通过激活小鼠腹股沟皮下脂肪组织的脂噬作用促进脂质分解代谢,且低住高练和高住低练的干预效果没有明显区别。

39. 龚丽景,马芳源,杨璐瑶,等. 细胞焦亡在长期抗阻训练对增龄大鼠胫骨前肌蛋白质代谢影响中的调节作用. 中国运动医学杂志,2022,41(12):956-965.

龚丽景等探究长期抗阻训练通过调控细胞焦亡途径而影响骨骼肌蛋白质代谢的可能机制。选

择 8 月龄 SD 大鼠 30 只,随机分为 3 组,每组 10 只。基础值组(N 组),干预前取材;安静对照组(C 组),正常饮食 32 周,不运动;抗阻训练组(R 组),进行 30％负重(自身体重)、35°坡度、跑速 15 m/min 的跑台训练,每次训练 4 组×2 个循环,隔天训练 1 次,共 32 周。干预后测试大鼠体重、瘦体重、胫骨前肌(TA)湿重;HE 染色观察肌纤维形态并计算肌纤维横截面积;Western blot 测试肌肉合成相关蛋白哺乳动物雷帕霉素靶蛋白(mTOR)和真核翻译起始因子 4E 结合蛋白 1(4E-BP1),分解相关蛋白叉头状转录因子 O1(FoxO1)、肌肉环状指基因 1(MuRF1)、肌肉萎缩盒 F 基因(Atrogin1)和泛素(Ub)的表达;细胞焦亡 PCR 芯片筛选 TA 中的焦亡差异表达基因,qPCR 验证芯片结果准确性;WesternBlot 测试细胞焦亡关键蛋白核因子-κB(NF-κB)、接头蛋白凋亡相关斑点样蛋白(ASC)、消皮素 D(GSDMD)和天冬氨酸蛋白水解酶 1(CasPase1/CasP1)的表达。结果显示:C 组大鼠体重显著高于 N 组,R 组显著低于 C 组;C 组瘦体重及其百分含量显著低于 N 组,R 组显著高于 C 组($P < 0.05$)。C 组肌纤维横截面积较 N 组显著降低,R 组较 C 组显著增加($P < 0.05$)。C 组磷酸化 4E-BP1(P-4E-BP1)蛋白含量和 P-4E-BP1/4E-BP1 比值显著低于 N 组,R 组 P-4EBP1 蛋白含量显著高于 C 组($P < 0.05$);C 组 FoxO1 和 Ub 蛋白含量显著高于 N 组,R 组显著低于 C 组,C 组 PFoxO1/FoxO1 比值显著低于 N 组,R 组显著高于 C 组($P < 0.05$)。焦亡 PCR 芯片结果显示,R 组较 C 组下调的焦亡基因数目增加;对 C/N 组上调的差异基因 Asc,C/N 组上调且在 R/C 组下调的差异基因核苷酸结合寡聚化结构域样受体家族凋亡抑制蛋白 6(NaiP6)和 R/C 组下调的差异基因 CasP1 进行 qPCR 验证,与芯片结果一致。C 组 NF-κB 和 ASC 蛋白含量显著高于 N 组,R 组 CasPase1 蛋白含量显著低于 N 组($P < 0.05$)。结论认为,长期抗阻训练通过降低骨骼肌蛋白质分解而缓解增龄性肌萎缩的发展,抑制细胞焦亡可能是其机制之一。

40. 韦佳妮,赵慧函,蒋庆娟,等. 抗阻运动促进大鼠导管相关性血栓溶解再通的研究. 中国运动医学杂志,2022,41(5):375-382.

韦佳妮等探讨抗阻运动加速导管相关性血栓(CRT)溶解再通作用效果,为抗阻运动辅助治疗 CRT 提供理论依据。选择 SD 雄性大鼠 144 只,随机分为 CRT 对照组、CRT＋抗阻运动组、CRT＋血红素氧合酶-1(HO-1)激动剂钴原卟啉(COPP)组、CRT＋HO-1 抑制剂锡原卟啉(SnPP)组,每组 36 只。构建大鼠 CRT 模型,置管 10 天后进行抗阻运动、腹腔注射 COPP 及 SnPP 处理,CRT 对照组不做处理。干预后第 1、4、7、10、14、28 天每组分别取 6 只大鼠,采用 HE 染色观察血栓溶解再通过程,免疫组化 CD31 染色检测新生血管,ELISA 测定血清 HO-1、白介素(IL)-6、IL-10 含量,qPCR 检测 HO-1 mRNA 相对表达量。结果显示:与 CRT 对照组相比,CRT＋COPP 组各时间点血栓溶解率升高、CRT＋SnPP 组降低,CRT＋抗阻运动组第 28 天血栓溶解率高于 CRT 对照组,差异均有统计学意义($P < 0.05,P < 0.01$)。ELISA 结果显示,与 CRT 对照组相比,CRT＋COPP 组各时间点血清 HO-1 及 IL-10 含量上升,IL-6 含量下降,差异均有统计学意义($P < 0.05,P < 0.01$);而 CRT＋SnPP 组趋势与其相反,CRT＋抗阻运动组只在第 28 天血清 HO-1 及 IL-10 含量升高、IL-6 含量下降,差异均有统计学意义($P < 0.01$)。第 28 天,CRT＋COPP 组血清 HO-1、IL-10 及 IL-6 含量与 CRT＋抗阻运动组相比,差异无统计学意义($P > 0.05$)。qPCR 结果表明,与 CRT 对照组相比,CRT＋COPP 组各时间点 HO-1 mRNA 表达升高,CRT＋SnPP 组表达降低,差异均有统计学意义($P < 0.05,P < 0.01$);CRT＋抗阻运动组第 28 天 HO-1 mRNA 升高至与 CRT 对照组差异有统计学意义($P < 0.01$),而 CRT＋COPP 组与 CRT＋

抗阻运动组相比差异无统计学意义（$P>0.05$）。免疫组化结果显示，与 CRT 对照组比较，CRT＋COPP 组中 CD31 表达增加，CRT＋SnPP 组表达降低，差异均有统计学意义（$P<0.01$）；CRT＋抗阻运动组干预第 28 天 CD31 表达增加，与 CRT 对照组相比差异有统计学意义（$P<0.01$），而与 CRT＋COPP 组相比差异无统计学意义（$P>0.05$）。结论认为，抗阻运动 28 天可上调 HO－1 表达，发挥抗炎、促血管新生作用，加速 CRT 溶解再通。

41. 梁美富，郭文霞，赵宁宁，等. 最佳功率负荷下不同力量训练手段骨骼肌输出功率的确定及特征. 中国组织工程研究，2022，26（23）：3638－3643.

梁美富等为确定不同力量训练手段最佳功率负荷，分析不同力量训练手段最佳功率负荷输出功率特征。选择北京体育大学男性大学生运动员 27 名，进行半蹲起和卧推抛最大力量测试，利用九轴传感器测试受试者在 10％、30％、50％、70％ 和 90％ 最大力量负荷下的输出功率。结果显示：① 半蹲起的最佳功率负荷为 70％ 最大力量，其平均输出功率和最大输出功率均显著高于 10％、30％、50％ 最大力量（$P<0.01$）；半蹲起输出功率与最大速度呈高度相关（$r=0.84\sim0.87$，$P<0.01$），与平均速度和平均力呈中度相关（$r=0.50\sim0.68$，$P<0.01$），与最大力量呈低度相关（$r=0.40$，$P<0.05$）。② 卧推抛的最佳功率负荷为 70％ 最大力量，其平均输出功率显著高于 10％ 最大力量（$P<0.01$）、30％ 最大力量（$P<0.05$）和 90％ 最大力量（$P<0.01$）；卧推抛输出功率与平均速度、最大速度、最大力呈高度相关（$r=0.70\sim0.84$，$P<0.01$），与平均力和最大力量呈中度相关（$r=0.57\sim0.70$，$P<0.01$），与体质量和训练年限呈低度相关（$r=0.40\sim0.46$，$P<0.05$）。结论认为，大学生运动员半蹲起和卧推抛的最佳功率负荷均值为 70％ 最大力量，但由于个体生理学和训练学差异性，骨骼肌

精确的最佳功率负荷仍需进一步测量；提高大学生运动员骨骼肌的最大输出功率时，发展骨骼肌收缩速度优先于发展骨骼肌收缩力。

42. 牛铁明，栾迅飞，董庆泽，等. 有氧运动联合抗阻训练对腹膜透析患者运动功能及心血管事件相关因素的影响. 中华物理医学与康复杂志，2022，44（6）：540－542.

牛铁明等观察有氧运动联合抗阻训练对持续不卧床腹膜透析患者运动功能及心血管事件相关因素的影响。采用随机数字表法将 60 例腹膜透析患者分为观察组及对照组，每组 30 例。两组患者均规律进行不卧床腹膜透析治疗，观察组在此基础上辅以有氧运动及抗阻训练，每次训练 30～60 min，每周训练 3 次，共持续训练 24 周。于干预前、干预 24 周后观察两组患者静息心率、血压、血脂、心功能及机体运动功能变化。结果显示：干预后观察组静息心率（80.16±6.23）次/min、静息收缩压为（137.23±14.94）mmHg、静息舒张压为（86.06±8.29）mmHg、血脂水平均较干预前及同期对照组明显降低（$P<0.05$）；心脏射血分数（55.19±7.28）％、心脏指数（3.36±0.85）L·min^{-1}·m^{-2}、6 min 步行试验（323.53±34.08）m、1 min 坐立试验（24.18±5.67）次及握力水平（26.49±5.83）kg，均较干预前及同期对照组明显改善（$P<0.05$）。结论认为，有氧运动联合抗阻训练能提高腹膜透析患者机体运动功能，降低患者静息心率、血压及血脂水平，改善心功能，有助于患者生活质量提高。

43. 刘西花，杨玉如，李晓旭，等. 吸气肌训练联合膈肌抗阻训练对脑卒中患者运动和平衡功能的影响. 中华物理医学与康复杂志，2022，44（9）：788－791.

刘西花等观察吸气肌训练联合膈肌抗阻训练对脑卒中患者呼吸、运动和平衡功能的影响。选取

符合入选和排除标准的脑卒中患者 88 例,采用随机数字表法分为呼吸肌训练组和对照组,每组 44 例。两组患者均给予常规康复训练,呼吸训练组在此基础上增加吸气肌训练和膈肌抗阻训练,吸气肌训练和膈肌抗阻训练均每日 1 次,每周训练 5 天,连续训练 4 周。分别于治疗前和治疗 4 周后(治疗后)采用吸气肌肌力指数、Fugl - Meyer 评定量表(FMA)和 Berg 平衡量表分别评估两组患者的呼吸肌肌力、运动功能和平衡功能,并采用相关性分析探讨呼吸肌肌力、运动功能和平衡功能的相关性。结果显示:治疗后,呼吸训练组患者的吸气肌肌力指数、Fugl - Meyer 评分和 Berg 平衡评分分别为 61.80%、75.00 分和 38.00 分,均显著优于组内治疗前和对照组治疗后($P<0.05$)。SPerman 相关性分析显示,吸气肌肌力指数与 FMA 评分($r=0.649,P<0.001$),Berg 平衡评分与 FMA 评分($r=0.607,P<0.001$),吸气肌肌力指数与 Berg 平衡评分($r=0.475,P<0.005$),3 者间均呈显著相关性。结论认为,吸气肌训练联合膈肌抗阻训练可显著改善脑卒中患者的吸气肌肌力水平,同时还可促进其运动功能和平衡功能的恢复。

44. 周丽娜,王洪新,田红军,等. 耐力训练对帕金森病模型小鼠黑质神经细胞自噬和血浆外泌体分泌的影响. 中华行为医学与脑科学杂志,2022,31(4):306 - 313.

周丽娜等探讨耐力训练对帕金森病(PD)模型小鼠的保护作用以及通过 AMPK/mTOR 通路对自噬和外泌体途径的影响。选用 10 周龄雄性 C57BL/6 小鼠 32 只,随机分为安静组、运动组、PD 安静组及 PD 运动组,每组 8 只。PD 安静组和 PD 运动组小鼠给予鱼藤酮[30 mg/(kg·d)]灌胃制备 PD 小鼠模型,1 次/天,连续 56 天;安静组和运动组小鼠给予等体积 0.5%羧甲基纤维素盐溶液灌胃。灌胃结束后,运动组及 PD 运动组小鼠继续进行为期 4 周跑台耐力训练。训练结束后测定各组小鼠的行为学指标;免疫组化测定各组小鼠黑质致密部酪氨酸羟化酶(TH)含量,Western blot 测定各组血浆外泌体中 α-突触核蛋白(α - syn)和外泌体表面标记蛋白 CD9、CD63 的表达及黑质微管相关蛋白轻链 3 - Ⅱ(LC3 - Ⅱ)、α - syn、腺嘌呤核糖核苷酸依赖的蛋白激酶(AMPK)、磷酸化 AMPK(P - AMPK)、雷帕霉素的哺乳动物靶点(mTOR)、磷酸化 mTOR(P - mTOR)的表达。结果显示:① 各组小鼠在转棒仪上停留时间有显著性差异,其中 PD 安静组(110.34±8.20)s、安静组(186.20±6.83)s、PD 运动组(160.56±8.30)s,PD 安静组低于安静组($P<0.01$),而 PD 运动组高于 PD 安静组($P<0.01$)。② 各组小鼠血浆外泌体标记蛋白 CD9、CD63 的表达差异无统计学意义(P 均>0.05)。③ 各组小鼠血浆外泌体中 α - syn 的表达有显著性差异,其中 PD 安静组(180.57±8.20)、安静组(100.00±0.00)、PD 运动组(150.23±7.30),PD 安静组高于安静组($P<0.01$),而 PD 运动组低于 PD 安静组($P<0.01$)。④ 各组小鼠黑质 TH 阳性神经元数量有显著性差异,其中 PD 安静组(48.23±6.30)、安静组(100.00±0.00)、PD 运动组(68.62±8.20),PD 安静组少于安静组($P<0.01$),而 PD 运动组高于 PD 安静组($P<0.01$)。⑤ Western blot 结果显示,各组小鼠黑质 α - syn、P - mTOR、P - AMPK、LC3 - Ⅱ 的表达均有显著性差异,与安静组相比,PD 安静组黑质 α - syn 的表达增加($P<0.01$)、黑质 P - mTOR 的表达升高($P<0.01$)、P - AMPK 的表达降低($P<0.01$)、黑质 LC3 - Ⅱ 的表达降低($P<0.01$);与 PD 安静组相比,PD 运动组黑质 α - syn 的表达降低($P<0.01$)、黑质 P - mTOR 的表达降低($P<0.01$)、P - AMPK 的表达升高($P<0.01$)、黑质 LC3 - Ⅱ 的表达升高($P<0.01$)。结论认为,耐力训练通过 AMPK/mTOR 信号通路调节 PD 小鼠黑质神经细胞自噬和血浆外泌体的表达,保护小鼠中脑多巴胺能神经元,改善运动功能。

45. 张王利,祖翰卿,王晨宇,等. 高强度间歇训练对2型糖尿病患者血糖控制及胰腺β细胞功能的影响. 中华物理医学与康复杂志,2022,44(12):1084-1089.

张王利等探讨8周高强度间歇训练(HIIT)对2型糖尿病患者血糖控制及胰腺β细胞功能的影响,为优化糖尿病运动干预方案提供参考。采用随机数字表法将60例无规律运动习惯的2型糖尿病患者分为运动组及对照组,每组30例。两组患者均维持日常生活习惯不变,运动组患者同时采用功率车测功仪进行每周3次、共8周HIIT干预。于干预前、干预8周后采用2 h口服葡萄糖耐量试验(OGTT)检测患者血糖控制及胰腺β细胞功能,采用双能量X射线吸收法检测身体成分变化。结果显示:与干预前比较,干预后运动组空腹血糖(FPG)、平均血糖、糖化血红蛋白(HbA1c)、OGTT 2 h末血糖含量、血糖曲线下面积(AUC)均显著减少($P<0.05$),稳态模型胰岛素抵抗指数(HOMA-IR)明显降低($P<0.05$),稳态模型评估β细胞功能指数(HOMA-%β)及处置指数(DI)均明显升高($P<0.05$),腰围和腹部脂肪含量均显著降低($P<0.05$);对照组干预后上述各项指标参数均无显著变化($P>0.05$)。干预期间运动组有1例患者失访,其训练计划完成率为98.4%,且运动期间及运动后均无明显不良反应事件发生。结论认为,8周HIIT干预能改善2型糖尿病患者血糖控制、胰腺β细胞功能并降低腹部脂肪含量,可作为2型糖尿病患者运动康复干预的有效手段。

46. 赵若欣,鲁俊,刘欣荣,等. 凝视稳定训练对脑卒中患者平衡功能的影响. 中华物理医学与康复杂志,2022,44(8):690-694.

赵若欣等观察凝视稳定训练对脑卒中患者平衡功能的影响。将符合入选和排除标准的脑卒中患者40例按照随机数表法分为试验组和对照组,各20例。两组患者均接受常规康复训练,试验组

在此基础上增加凝视稳定训练,每日1次,每次30 min,每周训练5天,连续训练4周。于治疗前和治疗4周后(治疗后)评估两组患者的静态站立时双足压力中心(COP)压强占比和包络椭圆面积,动态下双足COP前、后偏移速度(AP-COPV)、平衡功能、动态平衡功能和特定活动中保持平衡的自信程度。结果显示:治疗后,试验组闭眼时的双足包络椭圆面积(73.21 ± 72.40)mm²、睁眼患足压强占比(60.28 ± 17.86)%、闭眼患足压强占比(55.04 ± 13.77)%、健足AP-COPV(12.03 ± 6.83)cm/s、患足AP-COPV(11.82 ± 5.46)cm/s、Berg平衡量表评分(49.95 ± 4.70)分、起立-行走测试(21.63 ± 11.14)s、特定活动平衡信心量表(68.38 ± 12.85)%,均显著优于组内治疗前和对照组治疗后,差异均有统计学意义($P<0.05$)。结论认为,凝视稳定训练不仅可以改善脑卒中患者的平衡功能、患侧支撑和重心转移能力,还可增强其平衡信心,降低跌倒风险。

47. 潘健,李国臣,韩超,等. 功能性电刺激和治疗性运动对慢性脊髓损伤患者躯干肌张力和动态坐姿平衡的影响. 颈腰痛杂志,2022,43(6):892-894.

潘健等探讨功能性电刺激(fFES)和治疗性运动(TE)对慢性脊髓损伤(SCI)患者躯干肌张力和动态坐姿平衡的影响。选择2017年1月至2019年12月就诊的慢性SCI患者作为研究对象,采用随机数字表法分为A组33例、B组31例。A组给予TE治疗,B组给予FES联合TE治疗。观察两组患者治疗前后竖脊肌(ES)和腹直肌(RA)的自然振荡频率(MOF)和稳定极限(LOS)。结果显示:A组干预后ES和RA的MOF与治疗前比较,差异均无统计学意义($P>0.05$);B组干预后ES和RA的MOF均显著高于干预前($P<0.05$),且显著高于A组($P<0.05$)。A组干预后的前屈、右屈、左屈LOS与治疗前比较,差异均无统计学意义($P>0.05$);B组干预后的前屈LOS显著高于干预前($P<0.05$),且显著高于A组($P<0.05$)。结论认

为,与单纯的 TER 治疗相比,FES 和 TE 联合治疗能进一步改善慢性 SCI 患者的肌肉张力和屈曲时的动态坐姿平衡。

48. 魏伟,吕连慧,王涛,等. 姿势控制联合运动训练对颞下颌关节盘不可复性前移手法复位后盘髁关系的影响. 中华物理医学与康复杂志,2022, 44(3):238-242.

魏伟等观察姿势控制联合运动训练对颞下颌关节盘不可复性前移手法复位后盘髁关系的影响。选取颞下颌关节盘不可复性前移手法复位成功者44 例,采用随机数字表法将患者分为对照组和治疗组,每组 22 例。两组患者均行常规运动训练,治疗组在此基础上增加姿势控制训练,康复训练每周 5 次,共 4 周。比较两组患者手法复位后即刻(训练前)和训练 4 周后(训练后)的疼痛视觉模拟评分(VAS)和最大主动张口度,并于 6 个月后复查 MRI 评估两组患者颞下颌关节的盘髁关系,观察其在位情况。结果显示:经 4 周训练后,对照组和治疗组的疼痛 VAS 评分分别为(5.27±4.75)分、(2.50±4.01)分,明显低于组内治疗前($P<0.05$),且训练后治疗组的 VAS 评分较对照组改善更为明显($P<0.05$);经 4 周训练后,对照组和治疗组的最大主动张口度分别为(38.05±3.51)mm、(41.55±4.01)mm,明显高于组内训练前($P<0.05$),且训练后治疗组的最大主动张口度较对照组改善更明显($P<0.05$)。6 个月后复查 MRI 显示,治疗组正常盘髁关系为 19 例,对照组 13 例,治疗组明显高于对照组($P<0.05$)。结论认为,与单纯运动训练相比,姿势控制训练联合运动训练能进一步改善颞下颌关节盘不可复性前移手法复位后的功能状况并维持疗效。

49. 裴倩,郭险峰,黄强. 颈部核心肌群训练治疗颈源性头痛疗效观察. 康复学报,2022,32(3):248-253.

裴倩等探讨颈部核心肌群训练治疗颈源性头痛的临床疗效。将 2016 年 1 月至 2017 年 12 月于北京积水潭医院康复科门诊就诊的 168 例颈源性头痛患者按照随机数字表法分为对照组和治疗组,每组 84 例。对照组采用休息、理疗、口服药物的常规治疗,理疗包括超短波、干扰电、激光、磁疗(各15 min/次,1 次/天),药物治疗包括非甾体类药物、盐酸乙哌立松、加巴喷丁等。治疗组在常规治疗的基础上进行颈椎前方、后方、侧方核心肌肉力量训练,每个训练方法 10 s/个,20 个/组,5 组/天,共 4 周;以后 2 组/天,共 12 个月。于治疗前和治疗后1、3、12 个月采用视觉模拟量表(VAS)、17 项汉密尔顿抑郁量表(HAMD-17)、匹兹堡睡眠质量指数(PSQI)、总体印象变化量表(PGIC)评分进行评定。结果显示:组内比较,对照组在治疗后 1 个月 VAS评分较治疗前改善($P<0.05$),余各时间点各指标未见明显变化($P<0.05$);治疗组在治疗后 1、3、12 个月的 VAS、HAMD-17、PSQI、PGIC 评分均较治疗前改善($P<0.05$)。组间比较,治疗后 1 个月,两组之间的 VAS、HAMD-17、PSQI、PGIC 评分差异均无统计学意义($P>0.05$);治疗后 3、12 个月,治疗组的 VAS、HAMD-17、PSQI、PGIC 评分均优于对照组($P<0.05$)。其中,治疗后 3 个月,治疗组VAS(2.96±1.11)分、HAMD-17(25.95±5.91)分、PSQI(4.55±0.81)分、PGIC(4.87±1.47)分,均优于对照组 VAS(5.86±1.31)分、HAMD-17(36.97±7.62)分、PSQI(6.97±1.21)分、PGIC(2.36±0.74)分,差异均有统计学意义($P<0.05$);治疗后 12 个月,治疗组 VAS(1.92±0.91)分、HAMD-17(21.94±7.52)分、PSQI(2.32±0.61)分、PGIC(5.50±1.41)分,均优于对照组 VAS(6.97±1.01)分、HAMD-17(41.38±9.02)分、PSQI(5.15±1.11)分、PGIC(2.50±0.91)分,差异均有统计学意义($P<0.05$)。结论认为,颈部核心肌群训练可改善颈源性头痛患者的疼痛、情绪和睡眠。

50. 周煜达,俞红,舒馨馨,等. 神经肌肉电刺激联合同步姿势控制训练治疗功能性踝关节不稳的疗效观察. 中华物理医学与康复杂志,2022,44(9):827‐830.

周煜达等观察神经肌肉电刺激(NMES)联合同步姿势控制训练对功能性踝关节不稳(FAI)患者踝关节肌力、平衡能力、本体感觉及关节功能的影响。采用随机数字表法将40例FAI患者分为观察组及对照组,每组20例。两组患者均给予常规康复干预(包括超声波治疗、肌力训练和本体感觉训练等),对照组在此基础上辅以姿势控制训练,观察组则辅以NMES与姿势控制训练相结合的同步治疗。两组患者均连续治疗8周。于治疗前、治疗8周后采用Biodex多关节等速测试训练系统检测两组患者踝外翻峰力矩(PT);采用Sargent垂直跳测试评估患者肌肉爆发力;采用PK254P平衡测试及训练系统评估患者静态、动态平衡能力及本体感觉;采用Cumberland踝关节不稳问卷(CAIT)评估患者踝关节功能情况。结果显示:治疗8周后观察组以60°/s踝外翻时PT值(26.46±2.53)N·m、120°/s踝外翻时PT值(19.21±1.82)N·m、Sargent垂直跳测试有效系数32.28±2.54、压力中心运动椭圆面积(468.81±43.63)mm²、总偏移指数(1.61±0.17)°、平均轨迹误差(15.46±0.38)%、CAIT评分(24.61±1.27)分,均较治疗前及对照组显著改善(P<0.05)。结论认为,NMES联合同步姿势控制训练能进一步改善FAI患者踝关节肌力、平衡能力及本体感觉,加速踝关节功能恢复,该联合疗法值得临床推广、应用。

51. 解焕鑫,刘晓磊,李强,等.不稳定坐位躯干控制训练对髌股疼痛综合征的疗效.中国康复理论与实践,2022,28(7):770‐775.

解焕鑫等探讨不稳定坐位躯干控制训练对于髌股疼痛综合征患者疼痛和下肢功能的影响。选择2019年1月至2021年12月于北京康复医院就诊的髌股疼痛综合征患者41例,随机分为对照组(20例)、试验组(21例)。两组均行常规康复治疗,试验组加不稳定坐位躯干控制训练,共4周。治疗前后采用疼痛视觉模拟量表(VAS)、膝前痛功能量表(AKPS)进行评定,采用平衡仪测量稳定指数。结果显示:治疗后,两组VAS评分、AKPS评分,以及总体、左右、前后稳定指数均较治疗前显著降低(|t|>12.089,P<0.001),且试验组显著优于对照组(|t|>5.864,P<0.001)。结论认为,不稳定坐位躯干控制训练能够改善髌股疼痛综合征患者的疼痛和膝关节的功能,提高平衡功能。

52. 周越,刘旭,孙悦梅,等. 不同运动模式下Flexi‐bar训练对躯干稳定性肌肉的影响. 中国康复理论与实践,2022,28(4):384‐388.

周越等比较不同运动模式下Flexi‐bar训练对躯干稳定性肌肉的影响。选择健康男性21例,随机顺序分别用双手握持不振荡(休息)、双手前侧振荡(前侧)、非利手前侧振荡(非利手)、利手前侧振荡(利手)、双手上侧振荡(上侧)、双手下侧振荡(下侧)、双手后侧振荡(后侧)等7种方式振荡Flexi‐bar组,在每组运动方式下,采用表面肌电图采集上斜方肌、中斜方肌、下斜方肌、背阔肌、多裂肌的肌电图信号,记录平均电压。结果显示:前侧时,多裂肌平均电压最高(F=42.362,P<0.001);上侧时,上斜方肌和下斜方肌平均电压最高(F>10.935,P<0.001);后侧时,背阔肌平均电压最高(F=35.243,P<0.001);非利手时,同侧中斜方肌平均电压最高(F=40.400,P<0.001)。结论认为,Flexi‐bar训练能有效激活躯干稳定性肌肉,针对不同肌肉采用不同的运动姿势可取得最佳效果。

53. 丁晓晶,王勇军,姜云虎,等. 等速肌力训练对脑卒中偏瘫患者上肢身体成分的影响. 中国康复理论与实践,2022,28(11):1265‐1269.

丁晓晶等研究等速肌力训练后反映脑卒中偏

瘫患者肌肉情况的身体成分变化。2021 年 1 月至 2022 年 4 月纳入南开大学附属北辰医院住院脑卒中偏瘫患者 30 例,随机分为对照组和等速组,各 15 例。对照组予常规康复训练,等速组在对照组基础上增加患侧肩、肘关节等速肌力训练,分别于训练前、训练 2 周、训练 4 周时测量瘦体质量、患侧上臂肌肉围度、患侧上肢肌肉量、浮肿指数和骨骼肌指数。结果显示:与对照组相比,等速组训练后浮肿指数均下降$(t > 2.536, P < 0.05)$;训练 4 周后,患侧上肢肌肉量增加$(t = -2.750, P = 0.010)$。结论认为,脑卒中偏瘫患者增加等速肌力训练,有利于改善患侧上肢水肿和失用性肌萎缩。

54. 张康,张业廷,付燕. 跑台运动对帕金森病模型小鼠不同脑区 DAT、BDNF 和 TrkB 表达的影响. 中国运动医学杂志,2022,41(9):704‐713.

张康等探讨跑台运动干预对帕金森病(PD)模型小鼠黑质及其投射的海马 CA1 区、海马下托神经元计数及多巴胺转运体(DAT)、脑源性神经营养因子(BDNF)和酪氨酸激酶受体 B(TrkB)表达的影响。选择 8 周龄雄性 C57BL/6 小鼠,24 只,随机分为生理盐水对照组(SC 组)、PD 模型组(PD 组)、生理盐水＋有氧运动组(SE 组)、PD＋有氧运动组(PDE 组),每组 6 只。其中,PD 和 PDE 组小鼠按照 30 mg/kg 剂量每隔 3.5 天腹腔注射 1‐甲基‐4‐苯基‐1,2,3,6‐四氢吡啶(MPTP)溶液 1 次;SC 和 SE 组注射同等剂量生理盐水,共 5 周。SE 组和 PDE 组进行 7 周跑台运动干预,运动方案为:12 m/min,60 min/天,5 天/周。干预结束后 48 h 取材并采用尼氏染色法观察黑质、海马 CA1 区和海马下托神经元计数等,采用免疫荧光技术观察 DAT、BDNF 和 TrkB 在黑质、海马 CA1 区和海马下托中的表达情况。结果显示:① 双因素方差分析表明,跑台运动和 MPTP 注射对小鼠黑质神经元计数、DAT、BDNF 和 TrkB 表达,海马 CA1 区神经元计数、DAT、TrkB 表达,以及海马下托神经元计

数、DAT、TrkB 表达,均无交互作用$(P > 0.05)$;对海马 CA1 区和海马下托 BDNF 表达具有交互作用$(P < 0.05)$。② 与 SC 组相比,PD 组小鼠黑质神经元数量显著减少;与 PD 组相比,PDE 组小鼠黑质神经元数量显著增加$(P < 0.01)$。③ 与 SC 组相比,PD 组黑质和海马下托 DAT 蛋白表达均显著降低;PDE 组比 PD 组小鼠黑质 DAT 表达显著升高$(P < 0.01)$。④ 与 PD 组相比,PDE 组小鼠黑质和海马 CA1 区 BDNF 均显著升高$(P < 0.01)$,海马下托 BDNF 和 TrkB 表达存在上升的趋势,但不显著。结论认为,跑台运动可以改善 MPTP 染毒导致的小鼠黑质海马 CA1 区和海马下托中 DAT、BDNF 和 TrkB 蛋白表达下调,提示可能是运动改善 PD 症状的原因之一。

55. 梁家榕,杨焕,寸勇丹,等. 有氧跑台运动调控葡萄糖转运蛋白 9 对高尿酸血症大鼠肾脏功能的影响. 康复学报,2022,32(2):149‐154.

梁家榕等探讨有氧跑台运动改善高尿酸血症(HUA)大鼠肾脏功能可能的作用机制。选择 SD 雄性大鼠 24 只,按照随机数字表法分为对照组、模型组和有氧跑台运动组(运动组),每组 8 只。对照组按照剂量 2 g/(kg·d)蒸馏水灌胃,模型组、运动组按剂量 2 g/(kg·d)氧嗪酸钾(OAPS)灌胃造模,均连续灌胃 10 天。从第 11 天起,对照组隔天蒸馏水灌胃,模型组隔天 OAPS 灌胃以维持高尿酸状态,剂量 2 g/(kg·d);两组均不限制饮食及饮水,自由运动,不进行其他干预,共持续 3 周。运动组灌胃同模型组,同时每天进行有氧跑台运动训练,速度 12 m/min,20 min/次,1 次/天,每周训练 6 天、休息 1 天,持续 3 周。采用苏木精‐伊红染色法(HE)对肾脏组织病理切片进行染色,显微镜(×400)下观察肾脏组织肾小管及肾小球结构变化;采用过氧化物酶法检测心尖血尿酸(UA)、肌酐(Cr)、尿素氮(BUN)等肾脏功能指标;采用 ELISA 法检测血清和肾脏组织中的白细胞介素‐1β(IL‐1β)含

量;采用 Western blot 法检测大鼠肾脏半胱氨酸天冬氨酸蛋白酶1(CasPase-1)、IL-1β、葡萄糖转运蛋白9(GLUT-9)的表达。结果显示:对照组肾脏组织未见明显病理改变,模型组肾脏组织被膜不完整,肾小球变形萎缩,肾小管排列紊乱;运动组肾脏组织炎性细胞浸润数量明显减少,肾小管结构较为完整,肾小管上皮细胞胞质空泡化等病理改变明显减轻。与对照组比较,模型组、运动组血清 UA、BUN 和 Cr 水平均明显升高($P<0.05$);与模型组比较,运动组血清 UA、BUN 和 Cr 水平均明显降低($P<0.05$)。与对照组比较,模型组、运动组大鼠血清和肾脏中 IL-1β 的表达水平均明显升高($P<0.05$);与模型组比较,运动组大鼠血清和肾脏组织中 IL-1β 均明显降低($P<0.05$)。与对照组比较,模型组、运动组肾脏组织中 CasPase-1、IL-1β 和 GLUT-9 蛋白表达均明显升高($P<0.05$);与模型组比较,运动组大鼠肾脏组织中 CasPase-1、IL-1β 和 GLUT-9 蛋白表达均明显降低($P<0.05$)。结论认为,有氧跑台运动训练可以有效降低高尿酸血症大鼠尿酸水平、炎症反应,改善肾脏功能,这可能与调控 GLUT-9 蛋白表达有关。

56. 宏玉,尹侠,王艳霞,等. 运动预处理对心肌缺血再灌注损伤老龄大鼠心肌细胞自噬和凋亡的影响. 康复学报,2022,32(2):124-130.

李宏玉等探讨运动预处理对心肌缺血再灌注损伤的老龄大鼠心肌细胞自噬蛋白及凋亡因子的影响。选择 60 只雄性 SD 老龄大鼠,采用随机数字表法分为对照组(Con 组)、缺血/再灌注组(IR 组)、运动预处理+缺血预适应组(EP+IPC 组)、运动预处理+缺血预适应+生理盐水组(EP+IPC+saline 组)、运动预处理+缺血预适应+自噬抑制剂组(EP+IPC+3-MA 组),每组 12 只。采用 Langendorff 离体灌流系统建立大鼠离体心肌缺血/再灌注模型。Con 组与 IR 组不进行特殊运动干预,EP+IPC 组、EP+IPC+saline 组与 EP+

IPC+3-MA 组接受运动预处理干预(采用电动动物实验跑台进行梯度运动训练,1 次/天,5 天/周,共训练 6 周)。此外,EP+IPC+saline 组与 EP+IPC+3-MA 组再灌注时分别给予生理盐水和 3-甲基腺嘌呤抑制剂(3-MA)。采用透射电镜观察心肌细胞自噬体,TUNEL 染色法检测心肌细胞凋亡情况,Western blot 法检测心肌缺血区 Beclin-1、LC3-Ⅱ、Bax、CasPase-9、Bcl-2、Bcl-XL 蛋白表达水平。结果显示:Con 组透射电镜观察到少量自噬溶酶体,IR 组观察到较多自噬溶酶体及自噬小泡,EP+IPC 组观察到少量自噬溶酶体,EP+IPC+saline 组观察到少量自噬小泡,EP+IPC+3-MA 组未观察到典型的自噬泡及自噬溶酶体。Con 组见极少数 TUNEL 阳性细胞;与 Con 组比较,IR 组 TUNEL 阳性细胞比值明显升高($P<0.05$);与 IR 组比较,EP+IPC、EP+IPC+saline 组 TUNEL 阳性细胞比值明显降低($P<0.05$);与 EP+IPC、EP+IPC+saline 组比较,EP+IPC+3-MA 组 TUNEL 阳性细胞比值明显升高($P<0.05$)。与 Con 组比较,IR 组 Western blot 检测 Beclin-1、LC3-Ⅱ、Bax、CasPase-9 蛋白表达均明显升高,Bcl-2、Bcl-XL 蛋白表达明显降低($P<0.05$);与 IR 组比较,EP+IPC、EP+IPC+saline 组 Beclin-1、LC3-Ⅱ、Bax、Cas-Pase-9 蛋白表达均明显降低,Bcl-2、Bcl-XL 蛋白表达均明显升高($P<0.05$);与 EP+IPC、EP+IPC+saline 组比较,EP+IPC+3-MA 组 Beclin-1、LC3-Ⅱ、Bcl-2、Bcl-XL 蛋白表达均明显降低,Bax、Cas-Pase-9 蛋白表达均明显升高($P<0.05$)。结论认为,运动预处理可诱导老龄大鼠心肌发挥保护作用,减轻心肌缺血/再灌注损伤时心肌细胞凋亡,改善心肌细胞形态结构。其机制可能与运动预处理可调节老龄大鼠心肌细胞中自噬相关蛋白 Beclin-1、LC3-Ⅱ表达,诱导自噬适度发生,促进 Bcl-2、Bcl-XL 蛋白表达,抑制 Bax、Cas-Pase-9 蛋白表达,降低心肌细胞凋亡有关。

57. 张玉婷,汪杰,吕雪莹,等. 跑台扰动训练对脑卒中偏瘫患者平衡功能及跌倒风险的影响. 中国康复医学杂志,2022,37(5):636‑641.

张玉婷等探讨跑台扰动训练对脑卒中偏瘫患者平衡功能及跌倒风险的影响。将 97 例脑卒中偏瘫伴有平衡障碍的患者随机均分为观察组和对照组,两组均进行常规 PT 训练,对照组在此基础上进行传统静动态平衡训练,观察组应用跑台扰动训练进行危机模拟步行功能训练。两组训练时间均为 20 min/天,5 天/周,共 6 周。在治疗前和治疗 6 周后分别采用 STABLE 三维平衡姿势控制训练与评估系统进行静动态平衡功能测试,应用 Tetrax 平衡仪进行跌倒风险评估。结果显示:治疗前两组受试对象各项指标无显著性差异($P>0.05$)。治疗 6 周后,对照组的睁眼站立、闭眼站立、脚前后站立、动态稳定时间明显改善($P<0.001$),单腿站立时重心摆动速度和跌倒风险评估则进步不显著($P=0.482$,$P=0.066$);治疗组的上述指标均较治疗前显著进步($P<0.001$),进步程度大于对照组,除了睁眼站立和动态稳定时间外均有显著性差异(P 均<0.05)。结论认为,跑台扰动训练可以更好地帮助脑卒中后偏瘫患者改善动态平衡功能,降低跌倒风险。

(陈依依　段周瑛)

二、作业治疗康复技术

1. 李素芬,欧海宁,邓国政,等. 反重力跑台训练对老年脑卒中患者平衡功能及步态的影响. 中国老年学杂志,2022,42(2):325‑327.

李素芬等探讨反重力跑台训练对老年脑卒中患者平衡功能及步态的影响。选择 2018 年 1 月至 2019 年 6 月在广州医科大学附属第五医院进行康复治疗的 80 例老年脑卒中患者,随机分为对照组和观察组,各 40 例。对照组接受常规的物理治疗及康复训练,观察组在对照组基础上利用反重力跑台训练系统进行康复训练,均连续训练 8 周。采用

平衡仪对两组训练前后的 Rx、Ry 及 RecArea 水平进行测量,并对两组平衡功能及步态进行评价。结果显示:观察组训练后的 Rx、Ry 及 RecArea 水平均较训练前明显降低($P<0.05$),且观察组 Ry、RecArea 水平均明显低于对照组($P<0.05$);两组训练后 Berg 平衡量表(BBS)、Lindmark 评分均较训练前明显升高($P<0.05$),且观察组 BBS、Lindmark 评分均明显高于对照组($P<0.05$);两组训练后的步长、步速及 Tinetti 步态评估均较训练前明显改善($P<0.05$),且观察组各项指标水平均明显优于对照组($P<0.05$)。结论认为,反重力跑台训练有助于老年脑卒中偏瘫患者恢复平衡功能,改善步态及下肢运动功能,对康复具有积极作用。

2. 张明霞,黄婷婷,黎力生,等. 经颅磁刺激治疗联合任务导向性训练对老年脑梗死患者肢体功能及日常生活能力的影响. 中国老年学杂志,2022,42(20):5057‑5059.

张明霞等探讨经颅磁刺激治疗联合任务导向性训练对老年脑梗死患者肢体功能及日常生活能力的改善效果。回顾性分析 40 例行任务导向性训练的老年脑梗死患者临床资料纳入对照组;收集同期收治的 40 例行任务导向性训练联合经颅磁刺激干预的老年脑梗死患者临床资料纳入观察组。查阅资料,统计并比较两组干预前、干预 1 个月时肢体运动功能、日常生活能力、平衡能力及认知功能。结果显示:干预 1 个月,两组 Fugl‑Meyer 量表(FMA)、Barthel 指数(BI)、Berg 平衡量表(BBS)评分较干预前升高,且观察组高于对照组,差异有统计学意义($P<0.05$,$P<0.001$)。干预 1 个月,对照组蒙特利尔认知功能量表(MoCA)评分较干预前差异无统计学意义($P>0.05$);观察组较干预前升高,且高于对照组,差异有统计学意义($P<0.001$)。结论认为,经颅磁刺激治疗联合任务导向性训练用于老年脑梗死患者,进一步改善其肢体运动功能、

日常生活能力,还可改善平衡能力和认知功能。

3. 宋达,贾澄杰,张一楠,等.音乐治疗结合常规康复改善帕金森病患者认知功能及情绪的疗效观察.中国康复医学杂志,2022,37(3):357-360,388.

宋达等观察音乐治疗结合常规康复对帕金森病(PD)患者认知功能及情绪的临床疗效。选择46例PD患者,随机分为观察组和对照组,各23例。对照组进行常规康复治疗,观察组在常规治疗基础上给予音乐治疗。治疗前和治疗8周后分别采用蒙特利尔认知评测量表(MoCA)评估患者的认知功能,汉密尔顿焦虑量表(HAMA)、汉密尔顿抑郁量表(HAMD)评估患者的情绪,帕金森病生活质量量表(PDQ-39)评估患者的生活质量。结果显示:两组患者治疗后MoCA总分、HAMA、HAMD以及PDQ-39总分较治疗前均有改善($P<0.05$),观察组改善程度优于对照组($P<0.05$);对照组MoCA分项中的抽象评分和PDQ-39分项中的屈辱感评分较治疗前无显著差异($P>0.05$),MoCA分项中的命名、语言及抽象评分和PDQ-39分项中的运动、社会支持、交流及身体不适评分两组间治疗后无显著性差异($P>0.05$)。结论认为,音乐治疗结合常规康复可以更好地改善PD患者的情绪和生活质量。

4. 邱纪方,邵梦鸣,钱志勇,等.步歌在帕金森病患者康复中的应用研究.中国康复医学杂志,2022,37(1):44-49.

邱纪方等探讨步歌评定与步态训练系统在帕金森病(PD)患者康复训练中的疗效。选取2017年1月1日至2018年10月1日在浙江康复医疗中心的42例PD患者,采用数字随机表法随机分为试验组、对照组,各21例。两组患者均接受神经内科常规治疗,同时进行常规康复训练(PT/OT),每人每天15 min肌力训练、15 min平衡训练、30 min步态

训练。试验组接受进行步歌步态训练,对照组仅接受视、听提示下的步态训练,每次步态训练为30 min。每周5次康复训练,共3个月。对两组患者训练前后评测统一帕金森病分级量表第三部分(UPDRS-Ⅲ)评分、起立-行走计时测试(TUGT)、步歌步行功能分级(WFRSA)。结果显示:训练前两组患者性别、年龄、HOENHN-YAHR分级、简易精神状态量表(MMSE)评分、UPDRS-Ⅲ、TUGT、WFRSA比较,差异均无显著性意义($P>0.05$),具有可比性。训练3个月后,试验组UPDRS-Ⅲ(12.81 ± 3.08)分,较对照组(16.95 ± 6.20)分明显下降($P<0.05$);试验组TUGT(7.87 ± 2.60)s,较对照组(13.48 ± 9.06)s明显下降($P<0.05$);试验组WFRSA(3.917 ± 0.57)级,较对照组(3.23 ± 0.66)级明显上升($P<0.05$)。结论认为,与传统康复训练相比较,步歌评定与步态训练系统能改善PD患者的运动与步行功能。

(陈依依　段周瑛)

三、言语语言听力治疗康复技术

1. 迟茜茜,张悦,张小年.模拟马术训练对脑卒中后共济失调的效果.中国康复理论与实践,2022,28(11):1349-1354.

迟茜茜等探索模拟马术训练对后循环卒中共济失调患者姿势控制、平衡、步行和日常生活活动能力的效果。选择2018年9月至2021年8月北京博爱医院脑卒中住院患者49例,随机分为对照组(27例)和治疗组(22例)。两组均接受常规药物治疗和康复,治疗组增加骑马机训练,共4周。治疗前后,采用神经病联合会国际合作共济失调量表(ICARS)、Fugl-Meyer评定量表平衡部分(FMA-B)、Berg平衡量表(BBS)、脑卒中患者姿势评定量表(PASS)、计时起立-行走测验(TUGT)、改良Barthel指数(MBI)进行评定。结果显示:治疗后,两组各项评分均显著改善($|t|>6.019$,$P<0.001$),治疗组BBS和PASS评分、TUGT时间优

于对照组（|t|＞2.212,P＜0.05）。结论认为,模拟马术训练可以进一步改善卒中后共济失调患者的姿势控制、平衡和步行能力。

2. 田亮,叶祥明,周亮,等. 有氧训练改善额叶损伤大鼠认知灵活性的机制研究. 中国康复医学杂志,2022,37(1)：27‑33.

田亮等探讨有氧训练改善额叶损伤大鼠认知灵活性的机制。按照随机数字表法将30只雄性SD大鼠分为假模组、有氧训练组和模型组,每组10只。使用eCCI‑6.3装置制备大鼠额叶损伤模型;假模组大鼠不接受额叶撞击,仅行开颅去骨瓣手术。有氧训练组给予每周6次,共持续9周的游泳训练。干预结束后3组大鼠均进行注意定势转移任务测试;额叶组织取材后应用TUNEL法检测神经细胞凋亡情况,应用免疫组化染色检测多巴胺受体DR1的表达,应用高效液相色谱分析法检测多巴胺含量。结果显示：有氧训练组的简单辨别(10.37±1.29)次、复杂辨别(15.11±3.55)次、逆反学习1(16.76±1.78)次、内维度转换(11.76±1.65)次、逆反学习2(12.02±0.91)次、外维度转换(10.19±2.01)次和逆反学习3(13.19±2.01)次,模型组分别为(14.20±0.98)(19.01±2.89)(21.30±1.56)(14.36±2.01)(16.58±1.12)(15.45±1.11)(18.78±3.01)次,有氧训练组成绩均显著优于模型组(P＜0.05),且持续性错误数量显著低于模型组(P＜0.05)。与模型组相比,有氧训练组额叶组织神经细胞凋亡率(11.57±2.89)％,较模型组(32.12±2.57)％明显减少(P＜0.001),有氧训练组DRD1的表达(0.29±0.03),较模型组(0.13±0.04)％明显增加(P＜0.001),有氧训练组多巴胺含量(213.77±8.27l)ng/m,较模型组(136.88±5.82)％显著增加(P＜0.001)。结论认为,有氧训练对额叶损伤大鼠的认知灵活性障碍具有改善作用,其机制与其可以减少额叶组织神经细胞凋亡、增加多巴胺含量及DRD1表达有关。

3. 陈管洁,张海林,尹丽霞,等. 透析中运动对维持性血液透析认知衰弱患者的影响. 护理学杂志,2022,37(20)：33‑37.

陈管洁等探讨透析中运动对维持性血液透析认知衰弱患者衰弱状况、认知功能和微炎症状态的影响。采用随机数字表法,将符合纳入标准的43例维持性血液透析认知衰弱患者分为干预组21例和对照组22例。对照组接受透析中常规护理,干预组在此基础上接受透析中运动干预。比较两组干预后衰弱相关指标(包括衰弱表型评分、无握力、步数)、简易精神状态检查量表评分、临床痴呆评定量表评分和C反应蛋白水平的差异。结果显示：两组各21例患者完成全程研究。干预后,干预组衰弱表型评分、临床痴呆评定量表评分和C反应蛋白水平均显著低于对照组(P均＜0.05),简易精神状态检查量表评分、握力、步速均显著高于对照组(P均＜0.05)。结论认为,透析中运动有利于改善维持性血液透析认知衰弱患者的衰弱状况,提高患者认知功能,减轻患者微炎症状态。

4. 王晓雯,朱青青,陈艳,等. 高频重复经颅磁刺激联合嗓音训练对帕金森病患者嗓音功能的影响. 康复学报,2022,32(2)：155‑161.

王晓雯等观察高频重复经颅磁刺激(rTMS)联合嗓音训练对帕金森病(PD)患者嗓音功能的影响。选择2019年10月至2021年7月在上海市第五康复医院康复医学科和老年医学科进行治疗的(P均＜0.05)嗓音障碍患者30例,按照Excel RAND函数分为对照组和观察组,每组15例。对照组接受常规的抗PD药物治疗和常规嗓音训练,包括腹式呼吸训练、呼吸与发声协调训练、呼吸支持能力训练、嗓音实时重读训练、音调训练、声带放松训练、音质训练、共鸣放松训练等,训练时间为40 min/次,1次/天,共治疗30天;观察组在对照组基础上进行高频rTMS刺激,5 Hz,刺激双侧初级运动皮质区(M1区),刺激时间为每侧10 min,

20 min/次,1 次/天,共治疗 30 天。于治疗前、治疗后、随访采用嗓音言语功能检测与矫治仪、嗓音功能检测与矫治仪进行 ICF 框架下的嗓音功能检测,主要包括最长声时(MPT)、最大数数能力(cMCA)、言语基频(F0)、基频震颤(F0t)、声带接触率(CQ)、接触率微扰(CQP)、频段能量集中率(Ec)等嗓音产生指标和基频微扰(Jitter)、幅度微扰(Shimmer)、声门噪声(NNE)、/u/的第 2 共振峰频率(F2/u/)、/i/的第 2 共振峰频率(F2/i/)等嗓音音质指标;采用嗓音障碍指数(VHI)问卷进行患者自身嗓音障碍的主观感受评估。结果显示:两组治疗前 MPT、cMCA、F0t、Ec、F0、CQ、CQP、Jitter、Shimmer、NNE、F2/i/、F2/u/、VHI 评分均无明显区别,差异均无统计学意义($P > 0.05$)。与治疗前比较,两组治疗后 MPT、cMCA、F0t、Ec、F2/i/均明显提高,F0、NNE、VHI 评分均明显降低($P < 0.05$);观察组随访 MPT、cMCA、F0t、Ec、F2/i/均明显提高,F0、NNE、VHI 评分均明显降低($P < 0.05$)。与治疗后比较,观察组随访 MPT、cMCA明显降低($P < 0.05$)。与对照组同一时间点比较,观察组治疗后、随访时 MPT、cMCA、F0t、Ec、F2/i/均明显更高,CQP、NNE、VHI 评分均明显更低,差异具有统计学意义($P < 0.05$)。结论认为,高频rTMS 联合嗓音训练能够提高 PD 患者的呼吸支持能力、呼吸与发声的协调能力、声带闭合的规律性、舌向前运动能力,减少声带震颤、声带振动时谐波能量的衰减、气息声、减轻嗓音障碍的自我主观感受,其远期疗效也较好,值得临床推广。

5. 郑怡,顾莹,员玲玲,等. 注意训练联合重复经颅磁刺激治疗卒中后非流畅性失语症的疗效. 听力学及言语疾病杂志,2022,30(3):304-307.

郑怡等观察常规言语训练基础上结合注意训练及重复经颅磁刺激(rTMS)对卒中后非流畅性失语症患者的认知、言语及日常生活能力的影响。脑卒中患者 45 例按随机数字表分为 3 组,语训+注意

训练组(A 组)、语训+rTMS 组(B 组)和语训+注意训练+rTMS 组(C 组),每组 15 例。所有患者均接受常规言语训练,A 组在此基础上增加注意训练,B 组在常规言语训练基础上对右侧大脑额下回三角区进行低频重复经颅磁刺激,C 组接受上述 3 种疗法的联合治疗。常规言语训练时间为 30 min,注意训练及 rTMS 治疗时间均为 20 min。上述 3 种治疗每天 1 次,每周 5 次,疗程 4 周。治疗前后对患者进行简易智能状态检查(MMSE)、改良 Barthel 指数量表(MBI)以及汉语失语症成套量表(ABC)评估。结果显示:治疗前 3 组间 MMSE、MBI、ABC 各项(命名、听理解、阅读、书写)评分差异均无统计学意义。治疗后 3 组各项评分均较治疗前提高($P < 0.05$),其中 C 组 MMSE、ABC 的命名及书写的评分改善程度显著优于 A 组和 B 组($P < 0.05$),C 组 ABC 的阅读得分仅优于 B 组($P < 0.05$),C 组的 MBI 和 ABC 的听理解得分与其余两组无统计学差异($P > 0.05$)。结论认为,在常规言语训练的基础上,注意训练联合 rTMS 能有效改善失语症患者的认知、命名及书写能力,且其临床疗效优于单独使用注意训练或者 rTMS 治疗。

6. 鲍黄蕾,肖永涛,罗琼. 重复经颅磁刺激对耳鸣患者听觉处理功能的影响. 听力学及言语疾病杂志,2022,30(1):41-45.

鲍黄蕾等探讨不同刺激频率的重复经颅磁刺激(rTMS)对主观性耳鸣患者听觉处理功能的影响。选择 10 例主观性耳鸣患者,随机分为低频组和高频组进行 rTMS 治疗,每组 5 例。低频组采用 1 Hz 刺激频率,高频组采用 10 Hz 刺激频率,每天 1 次,每周 5 天,连续 2 周。所有患者治疗前、治疗 5 天、10 天后均进行基本听力学评估、耳鸣评估、噪声下言语测试、噪声间隙检测、双耳数字分听测试,分析结果。结果显示:低频组 rTMS 治疗 5 天后耳鸣致残量表(THI)评分、噪声间隙检测阈值、白噪声和 Babble 声下言语识别率较治疗前显著改善,治疗

10 天后耳鸣致残量表、视觉模拟量表评分、噪声间隙检测阈值、白噪声和 Babble 声下言语识别率均较治疗前显著改善;高频组 rTMS 治疗 5 天后耳鸣致残量表评分、白噪声下言语识别率较治疗前显著改善,治疗 10 天后耳鸣致残量表评分、视觉模拟量表评分、噪声间隙检测阈值、白噪声下言语识别率均显著改善。两组间同时间点比较,仅治疗 10 天后低频组 Babble 声下言语识别率显著高于高频组。结论认为,不同刺激频率的 rTMS 治疗对主观性耳鸣患者的听觉处理功能都有一定程度的改善。

7. 董文汇,王秀君. 高压氧联合鼠神经生长因子鼓室注射对老年突发性耳聋患者听力恢复及凝血功能的影响. 中国老年学杂志,2022,42(19):4712-4715.

董文汇等探讨高压氧联合鼠神经生长因子鼓室注射对老年突发性耳聋(SSHL)患者听力恢复及凝血功能的影响。应用前瞻性随机对照研究方法选取老年 SSHL 患者 106 例,随机分为观察组、对照组,各 53 例。常规治疗基础上,对照组予以鼠神经生长因子鼓室注射,观察组予以高压氧联合鼠神经生长因子鼓室注射,均治疗 10 天。比较两组疗效、临床症状评分、平均纯音听阈、高频区听阈、低频区听阈、血液流变学指标(血浆黏度、全血黏度高切、全血黏度低切、血细胞比容)、凝血功能指标(凝血酶原时间、活化部分凝血活酶时间、纤维蛋白原)、免疫功能指标(CD8$^+$、CD4$^+$、CD4$^+$/CD8$^+$)水平。结果显示:观察组总有效率明显高于对照组($P < 0.05$)。治疗后,观察组眩晕、耳聋、耳鸣评分,平均纯音听阈、高频区听阈、低频区听阈、血浆黏度、全血黏度高切、全血黏度低切、血细胞比容,纤维蛋白原水平、CD8$^+$ 水平,均明显低于对照组(P 均$ < 0.05$);凝血酶原时间、活化部分凝血活酶时间水平,CD4$^+$、CD4$^+$/CD8$^+$ 水平明显高于对照组($P < 0.05$)。结论认为,高压氧联合鼠神经生

长因子鼓室注射首次治疗老年 SSHL 疗效确切,能明显减轻临床症状,调节听阈,改善血液流变学及凝血功能,增强免疫功能,有助于促进听力恢复。

8. 高照勤,韩治国,安秀蓉,等. 奥尔夫音乐干预联合绘本训练对听障儿童的影响. 中国听力语言康复科学杂志,2022,20(2):130-132.

高照勤等探讨奥尔夫音乐干预联合绘本阅读对听障幼儿听觉、言语能力及情绪行为的影响。选取 2019 年 11 月至 2020 年 10 月收治的听障患儿 76 例,最终纳入研究对照组 36 例与观察组 37 例。对照组给予绘本阅读干预,观察组在此基础上联合奥尔夫音乐干预。两组均干预 6 个月后评估听觉能力、语言能力、情绪行为及社会适应能力。结果显示:干预后,观察组自然环境声响、韵母、声母、声调、数字、单音节、双音节、三音节、短句等识别、选择性听取均显著优于对照组($P < 0.05$);观察组语言清晰度、理解能力、表达能力、交往能力、语法能力均显著优于对照组($P < 0.05$);观察组情绪状况、品行问题、多动/注意缺陷、同伴关系与困难总分低于对照组,亲社会行为评分高于对照组($P < 0.05$);观察组交往、作业、参加集体活动、自我管理、运动评分显著高于对照组($P < 0.05$)。结论认为,奥尔夫音乐干预可改善听障患儿的听觉言语能力,同时对改善情绪行为、社会适应力具有积极作用。

9. 李炬,李红涛,苑伟,等. 听力损失患者佩戴智能眼镜后的效果评价. 中国听力语言康复科学杂志,2022,20(6):430-433.

李炬等听力损失患者佩戴智能眼镜后借助视觉的言语识别能力评价。选择 23 名感音神经性听力损失受试者,其中男 8 名,女 15 名,年龄 26～52 岁,双侧听力损失程度对称,0.5～4.0 kHz 频率下纯音听力阈值左耳(104.4±7.26)dBHL、右耳

(106.47±6.97)dBHL。所有受试者均双耳佩戴助听设备（双耳助听器/双模式）。在安静与噪声环境下，使用汉语普通话言语测试软件（MSTMs）进行佩戴智能眼镜前后的言语识别能力测试。结果显示：佩戴智能眼镜前，安静与噪声环境下患者言语识别率分别为（32.43±36.81)％、（14.52±19.83)％；佩戴智能眼镜后，安静与噪声环境下言语识别率分别为（91.87±8.13)％、（96.48±5.20)％。佩戴智能眼镜后语句的言语识别率平均提高59％和82％。结论认为，听力损失患者佩戴智能眼镜后可有效改善言语识别能力。

（陈依依 段周瑛）

四、其他康复技术

1. 董晓阳，陈利薇，王子雯，等. 迷走神经电刺激治疗对脑外伤意识障碍大鼠前额叶皮层 NLRP3 炎症小体表达变化的影响. 中国康复医学杂志，2022,37(5)：587-593.

董晓阳等研究前额叶皮层 NLRP3 炎症小体在迷走神经电刺激（VNS）对脑外伤（TBI）意识障碍大鼠的促醒作用及相关机制。将 30 只 SD 大鼠随机分为 3 组，TBI 组、TBI＋VNS 组、TBI＋VNS＋NLRP。建立 TBI 意识障碍大鼠模型，应用 VNS 刺激 TBI 意识障碍大鼠，通过意识状态行为学量表评估意识状态水平改变情况，并用 Western-Blot、免疫组织化学技术、QPCR 技术分别检测各组大鼠前额叶皮层 NLRP3、ASC、CasPase-1、Bax、Bcl-2、IL-1β、IL-18 的表达变化。结果显示：TBI 意识障碍大鼠给予 VNS 刺激后意识状态水平得到改善，且前额叶皮层组织中 NLRP3、ASC、CasPase-1、Bax、IL-1β、IL-18 的表达明显低于 TBI 组，Bcl-2 高于 TBI 组；而给予 NLRP3 激动剂后大鼠意识状态水平下降，同时伴随前额叶皮层组织中 ASC、CasPase-1、Bax、TNF-α 的表达升高，Bcl-2 表达降低。结论认为，VNS 改善 TBI 大鼠意识水平的作用机制之一可能是通过抑制前额叶皮层 NLRP3 炎症小体的表达，最终降低神经细胞炎症反应和抗凋亡反应达到神经保护作用。

2. 祝海霞，杨志，薛文婧，等. 经皮迷走神经刺激治疗老年难治性高血压的临床研究. 老年医学与保健，2022,28(3)：554-558.

祝海霞等观察和评价外配式经皮迷走神经刺激仪联合降压药物治疗老年患者难治性高血压的临床疗效。选取 2019 年 5 月至 2020 年 8 月于复旦大学附属金山医院门诊及病房收治的 52 例老年难治性高血压患者，采用数字表法随机分为试验组和对照组，各 26 例。对照组采取药物治疗；试验组在与对照组相同药物治疗的基础上加用耳屏迷走神经刺激治疗，即于耳屏使用外配式耳迷走神经刺激仪（TENS-200A 型）治疗，每次 40 min，2 次/天，5 天/周，持续治疗 12 周。治疗结束进行随访，评估并比较两组的收缩压（SBP）、舒张压（DBP）、心率（HR）和心率变异性（HRV）；检测并比较两组血清乙酰胆碱（Ach）、去甲肾上腺素（NE）、血管紧张素Ⅱ（ANGⅡ）水平；观察并比较两组不良反应发生情况。结果显示：治疗 12 周，试验组患者的舒张压及收缩压均有显著低于对照组（P＜0.05）；试验组总有效率 92.3％，明显高于对照组的 76.9％（P＜0.05）；试验组平均心率、HRV、血清 ANGⅡ和 Ach 水平，均显著低于对照组（P 均＜0.05），试验组血清 Ach 较对照组显著升高（P＜0.05），均提示试验组患者的迷走神经活性增强，自主神经活性趋于平衡。试验组出现不良反应 1 例，两组不良反应率差异无统计学意义（P＞0.05）。结论认为，老年难治性高血压患者在服用药物基础上联合迷走刺激治疗，可辅助降低血压，有效且安全。

3. 俎垚，张阳，Najib U. 无创迷走神经刺激治疗偏头痛. 中国康复，2022,37(10)：617.

俎垚等评估了无创迷走神经刺激疗法（VNS）

预防偏头痛的有效性及安全性。这项多中心、随机、双盲、假刺激对照研究纳入了50岁以下慢性偏头痛患者，所有患者被随机分配接受真刺激（A-VNS）或假刺激（S-VNS），每天3次。主要有效性结局指标为平均每月偏头痛天数变化，次要结局指标为每月偏头痛天数降低50%及以上患者人数。结果显示：共231名患者完成了试验。从第9周到第12周，A-VNS组每月偏头痛减少3.5天，S-VNS组减少2.29天（$P=0.23$）；A-VNS和S-VNS治疗有效率分别为44.87%和26.81%（$P=0.048$）。A-VNS组报告对治疗非常或极其满意人数更多（$P=0.0006$）。结论认为，这项针对慢性偏头痛患者的随机对照试验发现，非侵入性迷走神经刺激可以减少头痛的次数和严重程度。

4. 赵凡，刘勇，陈冲，等. 间歇性 Theta 节律刺激对运动员神经肌肉激活的效果. 中国运动医学杂志，2022，41（6）：442－449.

赵凡等针对训练和比赛前运动员出现的淡漠状态，探讨间歇性 Theta 节律刺激（iTBS）对神经肌肉激活的生物学效应，为提高运动员神经肌肉兴奋性提供理论依据。选取北京市8名一线男子自由跤运动员，在其左侧初级运动皮层（M1）分别施加iTBS真刺激和伪刺激（刺激参数：丛内频率50 Hz，丛内数3，丛间频率5 Hz，丛间数10，刺激时间2 s，间隔8 s，重复次数40次，1 200个脉冲），采用交叉实验设计，比较刺激前、后的反应时、心率变异性、肌力和肌电变化。结果显示：真刺激后受试者反应时从0.171 s下降至0.163 s（$P<0.01$），反应稳定指数略有增加，反应状态有所提升；最大心率、平均心率均显著增加（$P<0.01$），心率变异性低频和高频比值显著增加（$P<0.05$），自主神经平衡性提高，交感神经活动增强。真刺激后受试者静态屈肘力量显著增加6.60%（$P<0.05$），握力增加2.61%，增加幅度均高于伪刺激；肱二头肌、桡侧腕屈肌、屈腕肌肌腱平均功率频率在真刺激后出现显著升高

（$P<0.05$），快肌纤维动员比例增大，肌纤维募集能力有所提升。结论认为，iTBS对提高中枢神经兴奋性，改善自主神经调节能力，以及增加肌纤维募集能力均有较好效果，该方法对训练或比赛前神经系统兴奋性的提高有一定促进作用。

5. 吴少璞，李学，祁亚伟，等. 重复经颅磁刺激联合动作观察疗法对脑卒中患者运动及认知功能恢复的影响. 中华物理医学与康复杂志，2022，44（1）：35－39.

吴少璞等观察事件相关电位（ERP）指导下重复经颅磁刺激（rTMS）联合动作观察疗法（AOT）对脑卒中恢复期患者认知功能及运动功能的影响。采用随机数字表法，将90例脑卒中恢复期患者分为对照组、rTMS组及观察组，每组30例。对照组给予常规康复干预（包括腰部、上肢、下肢、平衡、步行、记忆、注意力、定向力、空间知觉及执行能力训练等）；rTMS组在此基础上辅以ERP指导下rTMS治疗，每天治疗1次，每周治疗5天；观察组则给予ERP指导下rTMS及AOT治疗，AOT治疗每天2次，每周治疗5天。于治疗前、治疗4周后分别采用简易精神状态量表（MMSE）、蒙特利尔认知评估量表（MoCA）、Fugl-Meyer运动功能量表（FMA）、Berg平衡量表（BBS）及改良Barthel指数（MBI）量表评估患者认知、运动功能及日常生活活动（ADL）能力改善情况。结果显示：治疗后3组患者MMSE、MoCA、FMA、BBS及MBI评分均较治疗前明显改善（$P<0.05$）；并且rTMS组MMSE、MoCA、上肢FMA及MBI评分亦显著优于对照组水平，观察组MMSE评分（24.37 ± 1.69）分、MoCA评分（23.00 ± 1.80）分、上肢FMA评分（45.80 ± 6.76）分、下肢FMA评分（26.80 ± 3.56）分、BBS评分（36.40 ± 4.28）分及MBI评分（74.00 ± 5.13）分，均显著优于rTMS组及对照组水平（$P<0.05$）。结论认为，ERP指导下rTMS联合AOT训练能有效改善脑卒中恢复期患者认知功能、运动功能及平衡

能力,对提高患者生活质量具有重要意义。

6. 蒋玙姝,李玮,秦灵芝,等. 重复经颅磁刺激对缺血性脑卒中小鼠神经功能障碍及 NLRP3 表达的影响. 中华物理医学与康复杂志,2022,44(7):577-582.

蒋玙姝等观察重复经颅磁刺激(rTMS)对缺血性脑卒中(IS)小鼠神经功能障碍、NOD 样受体热蛋白结构域相关蛋白 3(NLRP3)及炎性因子表达的影响。采用随机数字表法将 64 只 C57BL/6J 小鼠分为正常对照组、模型组、假刺激组及观察组,每组 16 只。采用线栓法将模型组、假刺激组及观察组小鼠制成大脑中动脉闭塞(MCAO)模型。观察组小鼠于造模后 24 h 给予低频(1 Hz)rTMS 干预,每天治疗 1 次,连续治疗 7 天;假刺激组小鼠则同期给予假磁刺激干预;模型组及正常对照组小鼠均未给予特殊处理。于 rTMS 干预 7 天后分别对各组小鼠进行 Zea-Longa 评分,采用 TTC 染色法检测小鼠脑梗死面积,采用免疫荧光技术检测脑梗死灶周围区域 NLRP3 表达变化,采用 Western blot 技术检测脑组织中 NLRP3 蛋白表达水平,选用 ELISA 技术检测脑组织中 IL-1β 及 IL-18 表达情况。结果表明,与正常对照组比较,模型组及假刺激组神经功能缺损评分均显著升高($P<0.01$),脑皮质及海马区均出现大片脑梗死灶($P<0.01$),且该区域神经细胞中 NLRP3 蛋白表达明显增强($P<0.01$),IL-1β 及 IL-18 大量释放($P<0.01$);与模型组及假刺激组比较,观察组小鼠神经功能缺损评分明显降低($P<0.05$),脑皮质及海马区脑梗死灶面积明显缩小($P<0.01$),且神经细胞中 NLRP3 表达明显减弱($P<0.05$),IL-1β 及 IL-18 水平也明显降低($P<0.05$)。结论认为,低频 rTMS 干预可有效促进 IS 小鼠受损神经功能恢复,抑制神经细胞焦亡,减小脑梗死体积,其治疗机制可能与下调神经元中 NLRP3 表达、抑制 IL-1β、IL-18 等炎性因子释放有关。

7. 柳忠,龙耀斌,梁天佳,等. 绳带疗法联合重复经颅磁刺激对脑卒中后偏瘫患者步行功能和下肢运动功能的影响. 中华物理医学与康复杂志,2022,44(3):218-220.

柳忠等观察绳带疗法联合重复经颅磁刺激对脑卒中后偏瘫患者步行功能和下肢运动功能的影响。选取脑卒中后偏瘫患者 50 例,采用随机数字表法分为观察组和对照组,每组 25 例。两组患者均接受常规神经内科药物治疗和常规康复治疗,在此基础上均行 rTMS 治疗;观察组增加绳带疗法,即进行常规康复治疗中的步行训练时佩戴绳带。所有治疗方法均为每日 1 次,每周治疗 5 天,连续治疗 8 周。于治疗前和治疗 8 周后采用 10 m 步行时间测试(10MWT),6 min 步行距离测试(6MWT)、功能性步行能力分级(FAC)评估两组患者的步行功能,采用简化 Fugl-Meyer 下肢运动功能量表(FMA-LE)评估两组患者的下肢运动功能。结果显示:治疗后,两组患者的 10MWT、6MWT 和 FMA-LE 评分较组内治疗前均显著改善,差异均有统计学意义($P<0.05$),且观察组治疗后的 10MWT、6MWT 和 FMA-LE 评分分别为 (10.05 ± 1.32)s、(401.09 ± 33.68)m 和 (24.71 ± 3.93)分,均显著优于对照组治疗后,差异均有统计学意义($P<0.05$)。治疗后,两组患者的 FAC 分级与组内治疗前比较,差异均有统计学意义($P<0.05$),且观察组治疗后的 FAC 分级与对照组治疗后比较,差异亦均有统计学意义($P<0.05$)。结论认为,绳带疗法联合 rTMS 可更有效地提高脑卒中偏瘫患者步行功能。

8. 马禛,陈万强,张鑫,等. 重复经颅磁刺激对脑卒中患者平衡功能的影响. 中华物理医学与康复杂志,2022,44(8):703-706.

马禛等探讨重复经颅磁刺激(rTMS)对脑卒中患者平衡功能恢复的影响。采用随机数字表法将 238 例脑卒中患者分为 rTMS 组及对照组,每组

119 例。两组患者均给予常规药物及康复干预，rTMS 组在此基础上辅以健侧 M1 区低频（1 Hz）rTMS 治疗，对照组则辅以伪磁刺激治疗，两组患者均每周治疗 5 次，连续治疗 4 周。于治疗前、治疗后及治疗结束 6 周后随访时分别采用 Fugl-Meyer 平衡量表、Berg 平衡量表（BBS）以及改良 Barthel 指数（MBI）量表对两组患者进行疗效评定。结果显示：治疗后 rTMS 组、对照组患者 Fugl-Meyer 平衡量表评分分别为（9.76±2.10）分、（7.75±2.07）分，BBS 评分分别为（40.22±8.67）分、（29.08±9.92）分，MBI 评分分别为（72.12±8.51）分、（65.89±8.76）分，均较治疗前明显改善（$P<0.05$），并且 rTMS 组上述疗效指标结果亦显著优于对照组水平，组间差异均具有统计学意义（$P<0.05$）。结论认为，采用低频 rTMS 刺激健侧皮质 M1 区能有效改善脑卒中患者平衡功能及日常生活活动能力。

9. 梁明,魏珍,谢荣,等. 虚拟现实训练治疗脑卒中后偏瘫患者上肢功能的弥散张量成像研究. 中华物理医学与康复杂志,2022,44(2):131-134.

梁明等应用磁共振弥散张量成像（DTI）技术观察虚拟现实（VR）技术对脑卒中后偏瘫患者上肢功能的影响。选取符合入选和排除标准的脑卒中后偏瘫患者 34 例，按随机数字表法将其分为治疗组和对照组，每组各 17 例。两组患者均给予针灸、电刺激和推拿等基本康复治疗和常规作业治疗，两组患者常规作业治疗均每日 1 次，每次治疗组训练 20 min，对照组训练 40 min，连续训练 3 周；治疗组在每日 20 min 常规作业治疗的基础上增加 20 min 的 VR 上肢训练，亦每日 1 次，连续训练 3 周。于治疗前、治疗 3 周后分别采用 Fugl-Meyer 运动功能量表上肢部分（FMA-UE）和改良 Barthel 指数量表（MBI）评估两组患者的上肢运动功能和日常生活活动能力；同时进行 DTI 测定，包括双侧皮质脊髓束（CST）的各向异性分数（FA）值，计算 FA 比值

（rFA）和 FA 不对称性（FAasy），并利用 DTT 技术重建治疗组患者的双侧 CST。结果显示：治疗后，两组的 FMA-UE 评分和 MBI 评分较组内治疗前均显著提高，差异均有统计学意义（$P<0.05$），且治疗组治疗后的 FMA-UE 评分和 MBI 评分分别为（48.82±8.32）分和（79.71±8.37）分，均显著高于对照组治疗后，差异均有统计学意义（$P<0.05$）。在放射冠层面，两组患者的 FA 和 rFA 值均显著升高，FAasy 值均显著降低，组内治疗前、后差异均有统计学意义（$P<0.05$）。DTT 图显示，治疗前，脑卒中患者患侧 CST 部分或完全断裂、稀疏，较健侧明显减少，远端纤维束也变细减少；治疗后，其纤维束数量较前增加，原先断裂部位出现修复连接。结论认为，VR 技术结合常规作业治疗可显著改善脑卒中后患者偏瘫的上肢运动功能和日常生活活动能力；DTI 研究显示，VR 技术结合常规作业治疗可诱发大脑可塑性变化，促进 CST 的修复，尤其在放射冠层面。

10. 王璐,钟明华,高呈飞,等. 基于双峰平衡恢复模型探究重复经颅磁刺激治疗脑卒中患者上肢运动功能障碍. 中华物理医学与康复杂志,2022,44(6):503-508.

王璐等观察皮质脊髓束完整性对重复经颅磁刺激（rTMS）治疗脑卒中患者上肢运动障碍的影响。选取在院治疗的脑卒中恢复期伴偏侧上肢运动功能障碍患者作为研究对象，首先通过弥散张量成像技术（DTI）重建患者双侧皮质脊髓束（CST），分别选取 CST 完整性高（rFA>0.5）及 CST 完整性低（rFA≤0.5）患者各 30 例，采用随机数字表法将其进一步细分为高频组（10 例）、低频组（10 例）及对照组（10 例）。所有患者均给予传统康复干预，在此基础上高频组、低频组患者分别给予健侧 M1 区 5 Hz 或 1 Hz rTMS 治疗。于干预前、干预 3 周后分别采用 Fugl-Meyer 运动功能量表上肢部分（FMA-UE）、Wolf 运动功能量表（WMFT）及改良

Barthel 指数(MBI)对各组患者进行疗效评价。结果显示：对 CST 完整性高各亚组患者比较后发现，治疗后高频组、低频组及对照组 FMA - UE、WMFT、MBI 评分均较治疗前明显改善($P<0.05$)，并且低频组 FMA - UE、WMFT 及 MBI 评分分别为（38.10±5.71）分、（43.20±5.32）分和（78.00±11.35）分，亦显著优于高频组及对照组水平($P<0.05$)。对 CST 完整性低各亚组患者比较后发现，治疗后高频组 FMA - UE、WMFT 及 MBI 评分分别为（12.00±1.40）分、（15.10±1.99）分和（49.00±5.68）分，均优于治疗前及低频组、对照组水平($P<0.05$)。结论认为，对于 CST 完整性高的患者，低频 rTMS 刺激健侧半球 M1 区对改善脑卒中患者上肢运动功能可能更好；对于 CST 完整性低的患者，高频 rTMS 刺激健侧半球 M1 区对促进脑卒中患者上肢运动功能恢复可能更有效。

11. 杨玺，蔡倩，徐亮，等. 重复经颅磁刺激联合表面肌电生物反馈对脑卒中后吞咽障碍患者吞咽功能的影响. 中华物理医学与康复杂志，2022，44(7)：603 - 606.

杨玺等观察重复经颅磁刺激(rTMS)联合表面肌电生物反馈(sEMG - BF)治疗脑卒中后吞咽障碍的疗效。选取脑卒中后吞咽障碍患者 60 例，按随机数字表分为 sEMG - BF 组、rTMS 组和联合治疗组，每组 20 例。3 组患者均常规吞咽障碍治疗方法，sEMG - BF 组在此基础上增加 sEMG - BF 治疗，rTMS 组增加 rTMS 治疗，联合组则增加 sEMG - BF 与 rTMS 的联合治疗。rTMS 和 sEMG - BF 治疗均每天 1 次，每次 15 min，每周治疗 5 天，连续治疗 4 周。于治疗前和治疗 4 周后，对 3 组患者行吞咽造影检查(VFSS)，并采用渗透-误吸量表(PAS)、功能性经口摄食量表(FOIS)进行疗效评估。结果显示：治疗后，3 组患者的 PAS 评分和 FOIS 评分较组内治疗前均显著改善，差异均有统计学意义($P<0.05$)，且联合组治疗后的 PAS 评分和 FOIS 评分分别为（2.29±1.17）分和（4.95±1.15）分，显著优于 sEMG - BF 组和 rTMS 组治疗后($P<0.05$)。结论认为，在常规吞咽功能训练的基础上增加 rTMS 和 sEMG - BF 联合干预，可显著改善脑卒中后吞咽障碍患者的吞咽功能。

12. 王双燕，殷睿安，王培，等. 重复经颅磁刺激联合运动训练对脊髓损伤大鼠运动功能及 5 - HT 受体表达的影响. 中华物理医学与康复杂志，2022，44(2)：103 - 109.

王双燕等探讨重复经颅磁刺激(rTMS)叠加运动训练对脊髓损伤大鼠运动功能及腰髓内 5 - 羟色胺(5 - HT)、5 - 羟色胺 1A 受体(5 - HT1AR)、5 - 羟色胺 2A 受体(5 - HT2AR)表达的影响。将 50 只雌性 SD 大鼠随机分为假手术组、脊髓损伤组、运动训练组、运动后 rTMS 组和 rTMS 后运动组。采用 LISA 打击器建立 T9 不完全脊髓损伤模型；假手术组仅行椎板切除，不造成脊髓损伤。术后 1 周，运动训练组行跑台训练，运动后 rTMS 组先行跑台训练后行 rTMS 治疗，rTMS 后运动组先行 rTMS 治疗后行跑台训练。跑台训练的跑台速度自 60 rPm(3.6 m/min)开始，根据大鼠运动恢复情况 1 周内逐渐增至 100 rPm(6 m/min)，每次 15 min，每天 1 次，每周 5 天，共 8 周；rTMS 治疗刺激强度为最大输出强度的 30%，刺激频率 10 Hz，刺激 5 s，间歇 25 s，刺激 10 min，共 1 000 个脉冲，每天 1 次，每周 5 天，共 8 周。采用 BBB 评分、网格步行实验评估大鼠后肢运动功能；采用 H 反射(H max/M max 波幅比值)评估大鼠运动神经元兴奋性；采用免疫组化检测各组大鼠损伤远端腰髓内 5 - HT、5 - HT1AR 和 5 - HT 2AR 表达情况。结果显示：术后第 7、8、9 周，rTMS 后运动组 BBB 评分均显著高于脊髓损伤组($P=0.019$；$P=0.01$；$P=0.018$)；术后第 9 周，rTMS 后运动组 BBB 评分明显高于运动训练组($P=0.023$)；术后第 8、9 周，运动后 rTMS 组 BBB 评分高于脊髓损伤组（$P=0.044$，$P=$

0.018)。术后第 7 周和第 9 周,rTMS 后运动组网格步行跌落次数显著少于脊髓损伤组($P=0.034$;$P=0.01$);术后第 9 周,运动后 rTMS 组跌落次数明显少于脊髓损伤组($P=0.035$)。术后第 5 周和第 9 周,脊髓损伤组的 H max/M max 波幅比值显著高于假手术组($P=0.001$,$P=0.004$)和 rTMS 后运动组($P=0.04$,$P=0.005$);术后第 9 周,运动后 rTMS 组 H max/M max 波幅比值明显低于脊髓损伤组($P=0.025$)。免疫组化结果显示,联合治疗组 5-HT 表达明显高于脊髓损伤组($P<0.05$);联合治疗组的 5-HT1AR 表达均显著高于脊髓损伤组和运动训练组($P<0.05$)。与其他 4 组相比,脊髓损伤组的 5-HT2AR 表达显著增多($P<0.05$)。结论认为,rTMS 联合运动训练可促进不完全性脊髓损伤大鼠运动恢复,增加远端腰髓 5-HT 含量,促进 5-HT1AR 和 5-HT2AR 差异化表达。

13. 郑秀琴,于苏文,何益民,等. 高频重复经颅磁刺激对帕金森病患者临床症状及其细胞衰老相关因子的影响. 中华物理医学与康复杂志,2022,44(5):427-432.

郑秀琴等观察高频重复经颅磁刺激(rTMS)对帕金森病患者临床症状的影响,明确 rTMS 的抗细胞衰老作用,并探讨该作用与其改善帕金森病(PD)患者临床症状的关系。选择符合标准的 PD 患者 108 例,按随机数字表法分为 rTMS 组和对照组,每组 54 例。另选取在门诊体检的健康受试者 54 例作为正常组。rTMS 组和对照组患者均维持抗 PD 药物治疗,rTMS 组在此基础上增加 rTMS 治疗,rTMS 治疗每天 1 次,每周治疗 5 天,连续治疗 4 周;对照组则接受假 rTMS 治疗,正常组不做任何处理。于治疗前、治疗 4 周后和治疗结束 1 个月后分别对两组患者进行临床运动症状和非运动症状评估,运动症状评估包括统一的帕金森病评定量表(UPDRS)评分、计时运动试验和 10 m 折返运动试验,非运动症状评估包括汉密尔顿抑郁量表(HAMD)、汉密尔顿焦虑量表(HAMA)和简易精神状况量表(MMSE);于上述时间点采集两组患者和正常组的晨空腹静脉血,进行实验室检测,包括 TNF-α、IL-6、IL-1β 和基质金属蛋白酶-3(MMP-3)。结果显示:治疗 4 周后和治疗结束 1 个月后,rTMS 组患者的 UPDRS Ⅰ、UPDRS Ⅱ、UPDRS Ⅲ 评分、UPDRS 总分、计时运动试验和 10 m 折返运动试验与组内治疗前和对照组同时间点比较,差异均有统计学意义($P<0.05$)。治疗 4 周后和治疗结束 1 个月后,rTMS 组患者的 HAMA 评分、HAMD 评分、MMSE 评分、P300 潜伏期和波幅组间比较,与组内治疗前和对照组同时间点比较,差异均有统计学意义($P<0.05$)。治疗 4 周后,rTMS 组的 MMP-3 水平显著低于对照组同时间点,差异有统计学意义($P<0.05$);治疗结束 1 个月后,rTMS 组的 TNF-α、IL-6、IL-1β 和 MMP-3 水平与组内治疗前和对照组同时间点比较,差异均有统计学意义($P<0.05$)。相关性分析结果显示,TNF-α、IL-6、IL-1β、MMP-3 与 UPDRS 总分均呈正相关($r=0.620$、0.446、0.552、0.529)。结论认为,高频 rTMS 治疗可改变细胞衰老相关表型,进而对 PD 患者的运动症状和非运动症状有较好的治疗效果。

14. 陈颖,姚春雨,李娟,等. 低频重复经颅磁刺激对学龄前孤独症谱系障碍儿童执行功能及核心症状的影响. 中华物理医学与康复杂志,2022,44(6):514-518.

陈颖等观察低频重复经颅磁刺激(rTMS)对学龄前孤独症谱系障碍(ASD)儿童执行功能及核心症状的影响。采用随机数字表法将 43 例学龄前 ASD 患儿分为 rTMS 组(21 例)及对照组(22 例)。两组患儿均给予常规康复训练(包括日常项目训练及基本生活技能训练),rTMS 组在此基础上辅以 1 Hz 低频 rTMS 治疗。于干预前、干预 8 周后分别采用学龄前儿童执行功能行为量表(BRIEF-P 量表)、社会反映量表(SRS量表)、重复行为量表-修订版(RBS-R)及儿童孤独症评定量表(CARS量表)对两组患儿疗效情况进行评定。结果显示:干预8周后两组患儿BRIEF-P总分、SRS评分、RBS-R评分及CARS评分均较治疗前明显改善($P<0.05$),并且rTMS组BRIEF-P总分、SRS评分、RBS-R评分及CARS评分亦显著优于对照组水平($P<0.05$);干预后两组患儿BRIEF-P抑制因子、组织计划因子、抑制自我控制指数、元认知指数评分及rTMS组BRIEF-P情感控制因子、工作记忆因子和认知灵活性指数评分均较治疗前明显改善($P<0.05$),并且rTMS组抑制因子、情感控制因子、工作记忆因子、抑制自我调控指数、认知灵活性指数及元认知指数评分亦显著优于对照组水平($P<0.05$)。结论认为,在常规康复干预基础上辅以低频rTMS治疗可有效改善学龄前ASD儿童执行功能障碍及核心症状,对减轻ASD患儿病情程度具有重要作用。

15. 于璐,庄卫生,马玉娟,等. 重复经颅磁刺激治疗糖尿病性周围神经病理性疼痛的疗效观察. 中华物理医学与康复杂志,2022,44(6): 509-513.

于璐等观察重复经颅磁刺激(rTMS)治疗糖尿病性周围神经病理性疼痛(DPNP)的疗效。采用随机数字表法将86例2型糖尿病合并DPNP患者分为观察组及对照组,每组43例。两组患者均给予降糖、降压等常规治疗,观察组在此基础上辅以rTMS治疗,磁刺激部位选择非优势侧手对应的初级运动皮质区(M1区),磁刺激频率为10 Hz,每天治疗1次,每周治疗5天;对照组则辅以假磁刺激治疗。于治疗前、治疗4周后分别采用疼痛视觉模拟量表(VAS)、患者整体印象变化量表(PGIC)对两组患者进行疗效评定;同时于上述时间点检测两组患者正中神经、腓总神经运动传导速度(MCV)及感觉传导速度(SCV)。结果显示:治疗后观察组疼痛VAS评分(3.05 ± 0.48)分、PGIC评分(2.98 ± 0.45)分,均较治疗前及对照组明显降低($P<$

0.05),并且观察组疼痛治疗有效率(79.07%)亦显著优于对照组水平(23.26%),组间差异均具有统计学意义($P<0.05$)。治疗后观察组正中神经、腓总神经MCV分别为(47.65 ± 1.94)m/s和(46.98 ± 3.26)m/s,均较治疗前及对照组明显增快,其差异均具有统计学意义($P<0.05$)。结论认为,在常规干预基础上辅以rTMS治疗,能显著缓解DPNP患者疼痛,加速受损神经功能恢复,对改善患者病情及生活质量具有重要意义。

16. 娄普,李文霞,耿香菊,等. 上肢多关节机器人训练对痉挛型偏瘫脑瘫患儿上肢运动功能及日常生活活动能力的影响. 中华物理医学与康复杂志,2022,44(8): 712-714.

娄普等观察上肢多关节机器人训练对痉挛型偏瘫脑瘫患儿上肢运动功能及日常生活活动能力的影响。采用随机数字表法将52例痉挛型偏瘫脑瘫患儿分为观察组及对照组,每组26例。两组患儿均给予常规康复干预,包括等速肌力训练、作业治疗、蜡疗、低频脉冲电、推拿按摩等,观察组在此基础上辅以上肢多关节机器人训练,对照组则在相同时间段辅以作业治疗。于治疗前、治疗3个月后分别采用Fugl-Meyer运动功能量表上肢部分(FMA-UE)评定患儿上肢运动功能情况,采用组块测试(BBT)评定患儿手部运动功能,采用改良Barthel指数量表(MBI)评定患儿日常生活活动能力情况。结果显示:治疗前两组患儿FMA-UE、MBI评分及BBT组间差异均无统计学意义($P>0.05$),治疗后两组患儿上述指标均较治疗前明显改善($P<0.05$);并且治疗后观察组患儿FMA-UE评分为(57.32 ± 19.35)分、MBI评分为(90.98 ± 26.91)分,均明显优于同期对照组水平($P<0.05$)。结论认为,在常规康复干预基础上辅以上肢多关节机器人训练,能进一步改善痉挛型偏瘫脑瘫患儿上肢运动功能及日常生活活动能力,该联合疗法值得临床推广、应用。

17. 张楠,韦红曼,祁奇. 穿戴式外骨骼助行器改善脑卒中患者步行能力的随机对照研究. 中国康复医学杂志,2022,37(12):1611－1615,1621.

张楠等人探究穿戴式外骨骼助行器对脑卒中患者步行能力的影响。将 30 例脑卒中患者随机分为观察组和对照组,各 15 例。两组均接受临床药物治疗和常规康复训练,观察组使用 Kickstart 穿戴式外骨骼助行器进行步行训练,对照组进行常规步行训练。每组步行累计时长≥1 h/d,5 天/周,共 4 周。两组干预前后测试内容包括计时"起立-行走"测试(TUG)、10 m 步行测试(10MWT)、6 min 步行测试(6MWT)和三维步态测试。结果显示:干预前后的组内比较,观察组的 TUG、10MWT、6MWT 有极显著性差异($P<0.01$),步速、步幅和健侧步长具有显著性差异($P<0.05$),步态周期、步频和患侧步长无显著性差异($P>0.05$);对照组的 TUG、6MWT 有极显著性差异($P<0.01$),10MWT 有显著性差异($P<0.05$),步态参数指标均无显著性差异($P>0.05$)。两组干预前后差值组间比较,TUG 和 6MWT 有显著性差异($P<0.05$),而 10MWT 和所有步态参数指标无显著性差异($P>0.05$)。结论认为,4 周 Kickstart 穿戴式外骨骼助行器的步行训练对脑卒中患者的步行能力有一定的积极影响。

18. 李宇淇,黄国志,路鹏程,等. 上肢康复机器人联合上肢康复训练对脑卒中恢复期偏瘫患者的影响. 康复学报,2022,32(2):111－116.

李宇淇等观察上肢康复机器人联合上肢康复训练对脑卒中恢复期偏瘫患者上肢运动功能的影响。选择 2018 年 10 月至 2020 年 1 月在南方医科大学珠江医院治疗的脑卒中恢复期偏瘫患者 40 例,采用信封法随机分为对照组和观察组,每组 20 例。两组均给予基础药物治疗及常规康复治疗(包括良肢位摆放、关节主动和被动活动、坐位及站立平衡训练、步行功能训练、辅具使用、言语及吞咽治疗、常规物理治疗等)。对照组在常规药物和康复治疗基础上接受上肢康复训练,60 min/次,1 次/天,7 天/周,共治疗 2 周;观察组在对照组基础上接受上肢机器人训练,其中上肢康复训练 30 min/次,上肢康复机器人训练 30 min/次,1 次/天,7 天/周,共治疗 2 周。分别于治疗前后采用 Fugl－Meyer 评定量表(FMA－UL)评定上肢运动功能,包括 FMA 肩肘部评分(FMA－SE)及 FMA 腕手部评分(FMA－WH);采用 Barthel 指数(BI)评估日常生活活动能力;采用表面肌电图仪测量受试者患侧上肢肱二头肌、肱三头肌、三角肌前束和三角肌中束最大等长收缩时的均方根值(RMS)和积分肌电值(iEMG),评估上肢肌肉激活和运动募集同步化情况。结果显示:共 38 例脑卒中后偏瘫恢复期患者完成全程治疗。与治疗前比较,两组治疗后 FMA－UL 评分、FMA－SE 评分、FMA－WH 评分、BI 评分,以及肱二头肌、肱三头肌、三角肌前束和中束 RMS 值、iEMG 值均明显提高,差异具有统计学意义(P 均<0.05)。与对照组比较,观察组 FMA－UL 评分、FMA－SE 评分、BI 评分、肱三头肌 RMS 值、三角肌中束 RMS 值和 iEMG 值均明显更高,差异具有统计学意义($P<0.05$)。结论认为,上肢康复机器人训练联合上肢康复训练可改善脑卒中恢复期偏瘫患者上肢运动功能、偏瘫上肢肌肉激活和运动单位募集同步化,提高患者日常生活活动能力,值得临床推广。

19. 施爱梅,郑琦,顾旭东,等. 骨盆辅助式康复机器人训练对急性期脑梗死患者躯干控制及步行功能的影响. 中华物理医学与康复杂志,2022,44(8):695－699.

施爱梅等观察骨盆辅助式康复机器人训练对急性期脑梗死患者躯干控制及步行功能的影响。采用随机数字表法将 40 例急性期脑梗死偏瘫患者分为观察组及对照组,每组 20 例。两组患者均给予常规药物治疗及康复训练,观察组患者在此基础上给予骨盆辅助式康复机器人训练,每天训练 1

次,每周训练 5 天,连续干预 4 周。于治疗前、治疗 4 周后分别采用简式 Fugl-Meyer 运动功能量表、功能性步行分级量表(FAC)、躯干控制测试(TCT)及机器人检测系统对两组患者下肢运动功能、步行能力、躯干控制能力和骨盆运动情况进行评估。结果显示:治疗后,两组患者下肢 FMA 评分、FAC 分级、TCT 评分及骨盆运动参数均较治疗前明显改善($P<0.05$),并且观察组下肢 FMA 评分(19.35±2.54)分、FAC 分级(2.85±0.67)级、TCT 评分(74.65±7.86)分及骨盆侧向位移(10.05±1.54)cm、高度位移(14.25±1.94)cm、旋转角度(9.15±1.72)°、侧倾角度(21.35±2.18)°,均显著优于同期对照组水平,组间差异均具有统计学意义($P<0.05$)。结论认为,骨盆辅助式康复机器人训练能显著改善急性期脑梗死患者躯干控制及步行功能,且疗效明显优于常规康复训练。

20. 孙默一,张玉梅,范小伟,等. 虚拟现实跑台训练对缺血性卒中患者肢体运动功能的影响研究. 中国卒中杂志,2022,17(2):142-148.

孙默一等探讨虚拟现实跑台训练对缺血性卒中患者肢体运动功能的影响。2021 年 1 月至 6 月前瞻性连续选择符合入排标准的缺血性卒中患者,采用随机数字表法将患者随机分成试验组和对照组。对照组进行常规康复训练,试验组在常规康复训练基础上联合虚拟现实跑台训练。康复治疗前和治疗 4 周后由同一名评估者采用 NIHSS、Fugl-Meyer 运动功能评定量表(FMA)、Berg 平衡量表(BBS)、6 min 步行试验(6MWT)、功能性步态评价(FGA)、改良巴氏指数(MBI)对患者进行肢体运动功能、平衡功能、步行能力及日常生活能力的评定。结果显示:共纳入 53 例患者,其中试验组 27 例、对照组 26 例。治疗前,两组患者 NIHSS、FMA、BBS、6MWT、FGA、MBI 评分差异均无统计学意义。经过 4 周治疗,试验组、对照组患者 NIHSS 评分均较治疗前降低,FMA、BBS、6MWT、FGA、MBI 评分

均较治疗前明显提高,差异均有统计学意义($P<0.05$);干预 4 周后,试验组 FMA 评分 93.0(83.0~100.0)分、对照组 82.5(68.0~94.0)分,试验组 FGA 评分 19.0(13.0~22.0)分、对照组 14.0(8.8~17.3)分,试验组均明显高于对照组($P<0.05$),但试验组 NIHSS、BBS、6MWT、MBI 评分与对照组差异无统计学意义($P>0.05$)。结论认为,虚拟现实跑台训练可提高缺血性卒中患者运动能力、平衡功能、步行能力及日常生活活动能力。与常规康复训练相比,虚拟现实跑台在提高缺血性卒中患者运动能力和步行能力方面更有效。

21. 宋敏,关锐,黄云锋,等. 虚拟现实或等速运动训练对慢性腰痛患者疼痛、运动障碍和血清应激激素的影响. 颈腰痛杂志,2022,43(5):730-733.

宋敏等探讨虚拟现实(VRT)或等速运动训练(IKT)对慢性腰痛患者疼痛、运动障碍和血清应激激素的影响。选择 2019 年 6 月至 2020 年 12 月就诊的 93 例慢性非特异性腰痛(CNSLBP)患者为研究对象,采用随机数字表法分为 VRT 组、IKT 组和对照组,各 31 例。分别给予 VRT、IKT 和核心肌训练。观察 3 组患者干预前、干预后和随访 8 周时 VAS 评分、运动恐惧症坦帕量表(TSK-17)评分、促肾上腺皮质激素(ACTH)和皮质醇(Cor)水平。结果显示:干预后和随访 8 周时,3 组患者的 VAS 和 TSK-17 评分均较干预前显著降低($P<0.05$),且 IKT 组和 VRT 组 VAS 和 TSK-17 评分均显著低于对照组($P<0.05$),但 IKT 组和 VRT 组差异无统计学意义($P>0.05$)。干预后和随访 8 周时,3 组患者的 ACTH 和 Cor 水平均较干预前显著降低($P<0.05$),且 IKT 组和 VRT 组 ACTH 和 Cor 水平均低于对照组($P<0.05$)。随访 8 周时,VRT 组 ACTH 和 Cor 水平低于 IKT 组($P<0.05$)。结论认为,VRT 和 IKT 均是较常规核心肌训练更为有效的策略,在改善 CNSLBP 患者疼痛和运动恐惧方面均优于常规核心肌训练。

22. 王冉,胡川,王欣,等. 基于虚拟现实的生物反馈联合重复经颅磁刺激对脑卒中恢复期患者吞咽障碍的影响. 中华物理医学与康复杂志,2022,44(5): 407-411.

王冉等观察基于虚拟现实(VRT)的生物反馈疗法联合重复经颅磁刺激(rTMS)对脑卒中恢复期患者吞咽功能的影响。选取脑卒中恢复期吞咽障碍患者80例,按照随机数字表法将其分为对照组、磁刺激组、生物反馈组、联合治疗组,每组20例。每组均接受常规吞咽功能训练,磁刺激组给予患侧大脑半球rTMS,生物反馈组接受虚拟设备中的生物反馈训练,联合治疗组接受生物反馈训练和rTMS,共4周。治疗前和治疗4周后,采用功能性经口摄食量表(FOIS)和标准吞咽功能评定量表(SSA)评估患者的吞咽功能改善情况,采用视频透视吞咽检查(VFSS)对患者口腔期、咽期及误吸状况进行量化评价。结果显示:治疗后,4组患者FOIS、SSA评分及口腔期、咽期、误吸VFSS评分均较组内治疗前明显改善($P<0.05$)。进一步比较发现,联合治疗组治疗后FOIS评分为(6.10 ± 1.07)分、SSA为(21.00 ± 5.15)分、口腔期VFSS评分(2.70 ± 0.73)分、咽期VFSS评分(2.85 ± 0.49)分、误吸VFSS评分(3.55 ± 0.51)分,均优于对照组、磁刺激组和生物反馈组($P<0.05$)。结论认为,基于虚拟现实的生物反馈疗法联合rTMS能改善脑卒中恢复期患者的吞咽功能,值得临床应用。

23. 臧岩,武慧群,赵永建,等.肌内效贴配合体外冲击波治疗梨状肌综合征的临床疗效观察. 中国康复,2022,37(11): 670-672.

臧岩等观察肌内效贴配合体外冲击波对梨状肌综合征(PS)的疗效。将60例PS患者随机分成观察组和对照组,每组30例。对照组在梨状肌疼痛部位采用体外冲击波治疗;观察组在冲击波治疗的基础上配合肌内效贴治疗,采用Y型贴布进行贴扎,每次贴扎维持48 h,2次冲击波治疗之间进行2次贴扎。两组各治疗20天。分别于治疗前和每次进行冲击波治疗当天进行评定,即治疗开始的第1天进行治疗前和治疗后2次评定,之后分别于治疗开始后第5、10、15、20天,采用疼痛视觉模拟评分(VAS)评定患者的疼痛情况,改良功能障碍指数(ODI)评估患者的下肢的功能状态。结果显示:治疗后各时间点,两组患者VAS评分和ODI评分较治疗前均降低($P<0.05$),且治疗后各时间点观察组VAS评分和ODI评分均低于对照组同一时间得分($P<0.05$)。对照组VAS评分和ODI评分均随治疗时间的延长而逐步降低($P<0.05$),观察组VAS评分和ODI评分在治疗第10天以前也随治疗时间的延长而降低($P<0.05$),但治疗第15天起VAS评分和治疗第10天起ODI评分均不再随治疗时间的延长而显著降低。结论认为,肌内效贴配合体外冲击波在缓解PS的疼痛和改善下肢功能方面优于单纯冲击波治疗,起效迅速且疗程可能较短。

24. 范友强,马明,孙武东,等. 不同跖趾关节角度下冲击波联合肌内效贴治疗足底筋膜炎的疗效观察. 中华物理医学与康复杂志,2022,44(4): 327-330.

范友强等探讨不同跖趾关节角度下体外冲击波(ESWT)联合肌内效贴治疗足底筋膜炎的临床疗效。采用随机数字表法将63例足底筋膜炎患者分为对照组、治疗A组及治疗B组,每组21例。3组患者均给予肌内效贴常规干预,治疗A组、治疗B组分别于跖趾关节休息位、最大背伸位行ESWT治疗。于治疗前、治疗3周后及1个月后随访时分别采用视觉模拟评分法(VAS)、肌肉骨骼超声、星偏移平衡测试(SEBT)对3组患者疼痛程度(晨起后开始步行时)、足底筋膜厚度及平衡能力进行评价。结果显示:治疗前3组患者疼痛VAS评分、足底筋膜厚度及SEBT测试各方向结果组间差异均无统计学意义($P>0.05$)。治疗3周后及1个月后随访时,3组患者疼痛VAS评分、足底筋膜厚度及

SEBT测试各方向结果均较治疗前明显改善（$P<$0.05）；进一步比较发现，治疗A组及治疗B组上述各项指标改善幅度均显著优于对照组水平（$P<$0.05），且治疗B组除SEBT测试左侧、右侧平均距离与治疗A组差异无统计学意义（$P>0.05$）外，其他各项疗效指标均显著优于治疗A组水平（$P<$0.05）。结论认为，在肌内效贴基础上辅以ESWT治疗能更有效缓解足底筋膜炎患者疼痛，改善其平衡能力，并以跖趾关节处于最大背伸位时行ESWT治疗效果较佳。

25. 朱琳，刘洋，刘元旻，等. 脑卒中患者常用下肢辅助设备干预下步态分析的对比研究. 中国康复医学杂志，2022，37(7)：901-906.

朱琳等探究不同下肢辅助步行设备对脑卒中患者步行能力的影响。选取脑卒中后步行功能障碍患者50例，选取Gait Watch三维步态分析与评估系统在患者独立无干预步行（IW）、运动贴布辅助步行（KTW）、弹力绷带辅助步行（EBW）及踝足矫形器辅助步行（AFOW）状态下，分别进行步态分析，最终对比各组间数据差异。结果显示：在步行时空参数方面，4组间无明显差异性（$P>0.05$）。在步行周期方面，EBW相比于IW及KTW在健侧支撑相百分比减小及健侧摆动相百分比增大（$P<$0.05），AFOW相比于IW及KTW在患侧支撑相百分比减小及摆动相百分比增大；健侧支撑相百分比减小及摆动相百分比增大和双足支撑相百分比减小，相比于EBW在患侧支撑相百分比减小及摆动相百分比增大和双足支撑相百分比减小（$P<$0.05）。在步行关节角度方面，KTW相比于IW、EBW及AFOW在患侧踝关节背屈最大角度增大，相比于IW在患侧踝关节跖屈最大角度增大（$P<$0.05）；EBW相比于AFOW在患侧踝关节背屈最大角度增大，相比于IW在患侧踝关节最大背屈及跖屈角度增大（$P<0.05$）；AFOW相比于其他3组在健侧髋关节屈曲及伸展最大角度、患侧膝关节屈

曲及患侧踝关节跖屈最大角度增大，相比于IW在患侧踝关节背屈最大角度增大（$P<0.05$）。结论认为，短时间内佩戴不同下肢辅助步行设备，踝足矫形器可作为首选辅助患者完成相关训练任务，运动贴布可在患者肌张力较高时应用，弹力绷带可在治疗条件有限时辅助使用。

26. 袁丽，李航真，胥泽华，等. 触觉振动反馈训练对脑卒中后偏瘫患者平衡及行走功能的影响. 中华物理医学与康复杂志，2022，44(10)：888-893.

袁丽等观察自行研发的触觉振动反馈训练系统对脑卒中后偏瘫患者平衡与步行能力的影响。将符合入选标准的恢复期偏瘫患者50例，随机分为对照组和观察组，每组25例。两组患者均接受常规的运动训练、神经肌肉电刺激疗法、生物反馈疗法。在此基础上，观察组每天配合人体步态增加1 h的触觉振动反馈训练，每周5天；对照组每天增加自行步行训练1 h，每周5天。分别于治疗前和治疗6周后，采用Berg平衡量表（BBS）、TUG行走测试、下肢Fugl-Meyer评定量表（FMA-LE）评定下肢运动功能；使用美国产Gaitrite步态分析仪获取两组患者的步态参数，选取健侧步长、患侧单支撑相时长/健侧单支撑相时长进行统计学比较和分析。结果显示：治疗前，两组患者的健侧步长、患侧单支撑相时长/健侧单支撑相时长、BBS评分、TUG测试时长、FMA-LE评分组间差异均无统计学意义（$P>0.05$）。治疗后，两组患者的健侧步长、患侧单支撑相时长/健侧单支撑相时长、BBS评分、TUG测试时长、FMA-LE评分均较组内治疗前明显改善（$P<0.05$）。治疗后，观察组的健侧步长（60.2±8.2）cm、患侧单支撑相时长/健侧单支撑相时长（0.92±0.03）、BBS评分（42.9±5.5）分、FMA-LE评分（31.4±2.0）分，均显著优于对照组（$P<$0.05）；TUG测试时长（15.3±5.4）s，显著短于对照组（$P<0.05$）。结论认为，触觉振动反馈训练能

显著提高脑卒中后恢复期偏瘫患者的平衡与步行功能,降低跌倒风险。

27. 黄礼群,王晓红,徐丹,等. Pro-kin 平衡系统对前交叉韧带重建术后患膝本体感觉和平衡功能的影响. 中华物理医学与康复杂志,2022,44(8):739-742.

黄礼群等探讨 Pro-kin 平衡系统对前交叉韧带重建(ACLR)术后患者膝关节本体感觉、平衡功能和膝关节功能的影响。选取 60 例 ACLR 术后患者,按随机数字表法分为试验组和对照组,每组 30 例。两组患者均接受常规康复治疗,试验组在此基础上给予 Pro-kin 平衡系统进行本体感觉和平衡功能训练,每日 1 次,每次 25 min,每周训练 6 天休息 1 天,共 4 周。分别于治疗前和治疗后,采用膝关节被动成角误差、平均轨迹误差(ATE)和平均力量差评定膝关节本体感觉,睁闭眼状态下压力中心的运动长度和运动椭圆面积评估平衡功能,Lysholm 评分评定膝关节功能。结果显示:治疗后,试验组的患侧膝关节 30°、45°、60° 被动成角误差及 ATE 值、平均力量差,均显著低于对照组($P<0.05$);闭眼状态下运动长度和运动椭圆面积,均显著较对照组减小($P<0.05$)。试验组的 Lysholm 膝关节评分显著高于对照组($P<0.05$)。结论认为,Pro-kin 平衡系统本体感觉训练和平衡功能训练可以有效改善 ACLR 术后患膝本体感觉,促进患者平衡功能,改善膝关节功能。

28. 李琳,邓冰莹,黄雄昂,等. 全身振动治疗对脊髓损伤恢复期患者直立耐受性的生理效应影响. 中国康复医学杂志,2022,37(3):324-330,3422.

李琳等探讨不同频率全身振动治疗(WBV)对 T6 及以上平面 ASIA A 级和 B 级脊髓损伤(SCI)恢复期患者直立耐受性的急性生理效应。选取 21 例 T6 及以上平面 ASIA A 级和 B 级,病程在 3 个

月以上的脊髓损伤患者(A 组),并选取年龄性别与之匹配的正常受试者 20 例(B 组)。受试者被束缚于电动起立床上,分别于平卧位 3 min(T0)、床面与地面成 60° 夹角 3 min(T1)、全身振动治疗 3 min(T2)、振动停止后 3 min(T3)、床面降至水平 3 min(T4),全身振动频率分别为 0 Hz、10 Hz 和 20 Hz,并在每个时间点对患者进行无创血流动力学监测和体位性低血压症状评估量表(OHSA)评价。对上述结果进行组间及组内比较。结果显示:与 0 Hz 相比,10 Hz、20 Hz 组 T2、T3、T4 时间点的心率(HR)明显降低,体位性低血压症状评分明显下降;T2、T3 时间点平均动脉压(MAP)、心输出量指数(CI)均明显升高;T2 时间点每搏输出量指数(SVI)明显升高;20 Hz 组 T2、T3 时间点总外周阻力指数(TPRI)明显升高;差异有显著性意义($P<0.05$)。与对照组相比,0 Hz 组 T1~T0 时平均动脉压、心输出量指数、每搏输出量指数明显降低,T2~T1 时心率明显升高,平均动脉压、心输出量指数、每搏输出量指数明显降低,T4~T3 时平均动脉压、心输出量指数、每搏输出量指数、总外周阻力指数明显升高;10 Hz 组 T1~T0 时平均动脉压、心输出量指数、每搏输出量指数、总外周阻力指数明显下降,T2~T1 时心率明显降低;20 Hz 组 T1~T0 时心率明显升高,平均动脉压、心输出量指数、每搏输出量指数、总外周阻力指数明显降低,T2~T1 时心率明显下降,总外周阻力指数明显升高,差异有显著性意义。结论认为,全身振动治疗可以有效改善脊髓损伤恢复期患者体位变化的血流动力学变化和体位不耐受症状,是一种安全、有效改善脊髓损伤恢复期患者体位不耐受的物理治疗方法。

29. 张海霞,褚付成,马玉宝. 全身振动训练对高龄肌少症患者下肢运动功能的影响. 中华物理医学与康复杂志,2022,44(11):1009-1013.

张海霞等人观察侧交替全身振动训练对高龄肌少症患者下肢肌力、平衡及步行能力的影响。选

取符合标准的高龄肌少症患者 40 例,采用随机数字表法将其分为观察组及对照组,每组 20 例。两组患者均给予常规康复训练,包括平衡功能训练和下肢肌力训练;观察组患者在此基础上辅以侧交替全身振动训练,振动频率 9～14 Hz,振幅 2～3 mm,1 min/组,5 组/次,5 次/周。于训练前、训练 8 周后评估两组患者下肢肌力、6 m 步速、起立-行走计时(TUGT)、压力中心运动椭圆面积以及运动轨迹长度等指标。结果显示:经 8 周干预后观察组髂腰肌肌力较训练前显著改善($P<0.05$),其余肌群肌力、6 m 步速、TUGT 计时、运动椭圆面积以及运动轨迹长度均较训练前极显著改善($P<0.01$);对照组闭眼运动椭圆面积和睁眼运动轨迹长度均较治疗前显著改善($P<0.05$),股四头肌、胫前肌肌力、6 m 步速、TUGT 计时、睁眼时运动椭圆面积和闭眼时运动轨迹长度均较治疗前极显著改善($P<0.01$)。通过组间比较发现,干预后观察组双侧股四头肌分别为(24.35±6.20)kg、(24.38±6.12)kg,左侧腘绳肌和胫前肌肌力分别为(24.99±3.78)kg、(24.32±5.42)kg,闭眼时运动轨迹长度(655.85±94.56)mm,均极显著优于对照组水平($P<0.01$);右侧腘绳肌和胫前肌肌力分别为(25.15±5.05)kg 和(24.67±5.10)kg,6 m 步速(0.84±0.17)m/s、TUGT 计时(15.22±5.69)s,睁眼及闭眼时运动椭圆面积(456.30±94.32)mm^2 和(803.10±79.19)mm^2、睁眼时运动轨迹长度(404.70±66.18)mm,均显著优于对照组水平($P<0.05$)。结论认为,低频侧交替全身振动训练对高龄肌少症患者下肢肌力、平衡及步行功能均具有显著改善作用,可作为防治高龄肌少症患者的有效干预手段。

30. 权程. 想象训练和肌电生物反馈治疗对脑卒中后吞咽障碍患者康复的影响. 护理研究,2022,36(2):333-336.

权程探讨想象训练和肌电生物反馈治疗对脑卒中后吞咽障碍患者康复的影响。选取 2018 年 1 月至 2020 年 1 月收治的 178 例脑卒中后吞咽障碍患者作为研究对象,采用随机数字表法将其分为甲组(44 例)、乙组(44 例)、丙组(45 例)、丁组(45 例)。甲组入院后给予常规治疗,乙组在常规治疗基础上采用肌电生物反馈治疗,丙组在常规治疗基础上进行想象训练,丁组给予常规治疗＋肌电生物反馈治疗＋想象训练。比较 4 组患者干预前后吞咽功能和吞咽障碍程度、干预后临床疗效及干预期间吸入性肺炎发生率和再出血率。结果显示:丁组治疗后标准吞咽功能评估量表(SSA)评分为(21.45±2.36)分,较治疗前(39.14±5.22)分及同期甲组(26.78±3.51)分、乙组(24.92±3.69)分、丙组(24.51±3.74)分,均明显降低($P<0.05$);吞咽障碍程度评分(VFSS)总分为(8.57±0.92)分,较治疗前(2.65±0.47)分及同期甲组(6.29±0.67)分、乙组(6.68±0.85)分、丙组(6.59±0.72)分,均明显升高($P<0.05$)。治疗总有效率为 97.78％,较甲组 68.18％、乙组 79.55％、丙组 77.78％,均显著升高($P<0.05$);丁组无吸入性肺炎发生,较甲组 20.45％、乙组 15.91％、丙组 15.56％,吸入性肺炎发生率均降低($P<0.05$)。治疗期间各组脑出血病人均未发生再出血。结论认为,在常规治疗基础上,采取想象训练联合肌电生物反馈治疗对脑卒中后吞咽障碍病人进行干预,可改善病人吞咽功能,减轻病人吞咽障碍程度,提高临床治疗效果,减少吸入性肺炎的发生,且具有一定安全性。

31. 王帅帅,王莹莹. 运动想象疗法联合悬吊运动训练对脊髓损伤患者下肢功能恢复的影响. 中华物理医学与康复杂志,2022,44(8):719-721.

王帅帅等观察运动想象疗法联合悬吊运动训练对脊髓损伤(SCI)患者下肢功能恢复的影响。采用随机数字表法将 84 例不完全性 SCI 患者分为观察组及对照组,每组 42 例。两组患者均给予常规康复训练,对照组在此基础上辅以悬吊运动训练,观察组则辅以运动想象疗法及悬吊运动训练。于入选时、干预8周后,对比两组患者下肢运动功能、平衡能力、躯干控制能力及步行功能改善情况。结果显示:干预后两组患者美国脊髓损伤协会(ASIA)下肢评分、Berg平衡量表(BBS)评分、躯干控制测试量表(TCT)评分均较干预前明显改善($P<0.05$),并且观察组下肢ASIA评分(37.55 ± 5.04)分、BBS评分(42.03 ± 5.68)分及TCT评分(49.43 ± 8.10)分,亦显著优于对照组水平($P<0.05$)。干预后观察组患者Holden步行能力分级(FAC)以3~4级为主,对照组FAC分级以1~3级为主;干预后观察组FAC分级≥3级占比54.76%,著高于对照组30.95%的水平($P<0.05$)。结论认为,运动想象疗法联合悬吊运动训练能显著改善SCI患者下肢运动功能、平衡功能、躯干控制能力及步行能力,有助于提高患者生活质量。

32. 居磊磊,许光旭,孟兆祥,等. 重复经颅磁刺激诱导下运动想象疗法对脑卒中患者上肢运动功能的影响. 中华物理医学与康复杂志,2022,44(7):599-603.

居磊磊等观察重复经颅磁刺激(rTMS)诱导下运动想象疗法(MIT)对脑卒中患者上肢运动功能的影响。按照随机数字表法将90例脑卒中患者分为对照组、运动想象组、联合治疗组,每组30例。3组患者均给予常规康复,运动想象组在此基础上增加MIT治疗,联合治疗组在运动想象组基础上增加rTMS诱导(健侧皮质M1区、1 Hz)。治疗前、治疗4周后,采用上肢Fugl-Meyer评定量表(FMA)、香港版偏瘫上肢功能测试(FTHUE-HK)评估3组患者的上肢功能,记录患者的运动诱发电位(MEP)、皮质潜伏期(CL)和中枢运动传导时间(CMCT)。结果显示:治疗前,3组患者的上肢FMA评分、FTHUE-HK评分、CL、CMCT比较,差异无统计学意义($P>0.05$);与组内治疗前比

较,3组患者治疗后的上肢FMA、FTHUE-HK评分均显著改善($P<0.05$),运动想象组和联合治疗组治疗后的CL、CMCT均缩短($P<0.05$)。与对照组治疗后比较,运动想象组和联合治疗组的上述指标均较为优异($P<0.05$),联合治疗组治疗后上肢FMA(43.87 ± 8.04)分、FTHUE-HK评分(3.67 ± 1.01)分、CL(23.87 ± 2.81)ms、CMCT(10.37 ± 1.82)ms,均较运动想象组改善更明显,差异有统计学意义($P<0.05$)。结论认为,单纯MIT治疗和rTMS诱导下的MIT治疗均可改善脑卒中患者的上肢运动功能,其中以rTMS诱导下的MIT治疗效果更明显。

33. 付江红,陈树耿,束小康,等. 脑机接口训练对卒中后感觉障碍患者运动功能恢复的影响:1项探索性研究. 中国卒中杂志,2022,17(10):1051-1057.

付江红等探究脑机接口训练对存在感觉障碍的卒中患者运动功能恢复的影响。前瞻性招募同时存在上肢感觉和运动功能障碍的卒中受试者,随机分为试验组与对照组。试验组接受基于运动尝试的机器人辅助下的抓握张开脑机接口训练,对照组则进行抓握张开相关任务导向性训练。两组均每次30 min,每天1次,每周5天,共干预4周。在干预前后采用Fugl-Meyer上肢运动功能评定量表(FMA-UE)、上肢动作研究量表(ARAT)评估患者的上肢运动功能,Fugl-Meyer量表上肢感觉评分评价感觉功能;改良的Ashworth量表(MAS)评估肌张力,改良Barthel指数(MBI)评估日常生活能力。比较两组治疗后较本组治疗前上述指标的改善情况,治疗后两组上述指标的差异以及各指标干预后较干预前的进步情况(干预后分值-干预前分值)。结果显示:共纳入12例存在上肢感觉和运动功能障碍的卒中患者,试验组与对照组各6例。试验组[19.00(16.50~42.25)分 vs. 10.00(7.75~23.25)分,$P=0.028$]、对照组[13.00

(10.50～27.50)分 vs. 9.00(8.50～21.00)分,$P=$ 0.042]干预后 FMA - UE 评分均较本组干预前显著改善;此外,试验组患者干预后在 ARAT[4.00(3.50～10.50)分 vs. 2.00(1.00～14.00)分,$P=$ 0.042]、MBI 评分[75.00(58.75～87.50)分 vs. 57.50(50.00～67.50)分,$P=0.041$]方面也较本组干预前显著改善。干预后 2 组的比较显示,试验组 MBI 较对照组提高[75.00(58.75～87.50)分 vs. 45.00(45.00～55.00)分,$P=0.023$],余指标差异无统计学意义。另外,比较 2 组干预后各指标的进步情况,试验组 FMA - UE[9.50(6.75～15.25)分 vs. 4.50(3.00～8.25)分,$P=0.030$]及屈指 MAS [−0.50(−1.00～0.00)分 vs. 0.00(0.00～0.50)分,$P=0.020$]的进步较对照组明显。结论认为,对于存在感觉障碍的患者,进行脑机接口干预可促进其运动功能恢复及日常生活能力的提升。

34. 胡义茜,高天昊,白玉龙,等. 脑机接口联合多模态感知反馈训练对脑卒中后上肢功能恢复的探索性研究. 中国康复医学杂志,2022,37(11): 1457 - 1462.

胡义茜等探究基于运动想象的脑机接口技术联合多模态感知反馈训练对脑卒中后严重偏瘫患者上肢运动功能恢复的临床可行性及有效性。研究纳入在院康复脑卒中慢性期患者 12 例,在常规康复训练基础上,增加基于运动想象的脑机接口联合多模态感知反馈训练。在干预前后评估患者的上肢运动功能及日常生活活动能力,包括简化 Fugl - Meyer 量表上肢部分(FMA - UE)、腕关节主动活动度、手臂动作调查测试(ARAT)和 Barthel 指数(BI);同时测量每位患者干预前后双侧 M1 区的运动诱发电位(MEP),探讨脑机接口训练对脑重塑的影响。结果显示:所有患者均完成了治疗和评估,其中,FMA - UE 及 ARAT 评分较干预前显著改善($P<0.05$);FMA - UE 从基线的(13.50±8.20)分提高到(15.92±9.28)分,ARAT 评分从基线的(3.08±5.96)分提高到(4.75±7.52)分;所有患者在干预前均不能主动伸展腕关节,2 例受试者有小范围的主动屈腕,而在干预后,4 例患者出现了较为明显的患侧腕关节自主伸展,6 例患者出现显著的腕关节主动屈曲;所有患者的 BI 评分均未显示出显著变化。在治疗过程中未观察到不良事件。结论认为,基于运动想象的脑机接口联合多模态感知反馈训练或能有效改善脑卒中严重偏瘫患者的上肢运动功能恢复。

35. 李鑫,黎志成,梁文钊,等. 悬吊训练对慢性腰痛患者运动皮质区神经网络的影响. 中国康复医学杂志,2022,37(2): 183 - 187.

李鑫等研究悬吊训练对慢性腰痛(cLBP)患者运动皮质区神经网络的影响。招募 20 例 cLBP 患者和与之年龄等特征相匹配的 10 例健康对照者,对 cLBP 患者进行 2 周悬吊训练干预。使用经颅磁刺激技术记录干预前后 cLBP 患者和健康对照组多裂肌的运动诱发电位,经过数据处理绘制脑部地形图;干预前后对 cLBP 患者进行数字疼痛评分法(NPRS)、Oswestry 残疾指数(ODI)和平衡功能评估。结果显示:2 周悬吊训练干预后,cLBP 患者运动皮质代表区地形图与干预前比较向外侧和向前侧移动,接近健康对照组;治疗干预后 NPRS 分数和 ODI 与干预前相比均具有显著性差异($P<0.05$);平衡功能未出现显著性差异($P>0.05$)。结论认为,该研究揭示了悬吊训练可以逆转 cLBP 患者运动皮层神经网络的适应性改变。

36. 辛蔚,赵绿玉,喻勇,等. 呼吸肌训练联合悬吊技术对老年脑卒中患者腹部肌肉张力及平衡功能的影响. 中国康复医学杂志,2022,37(3): 316 - 323.

辛蔚等探讨呼吸肌训练联合悬吊技术对老年脑卒中患者腹部肌肉张力和平衡功能的治疗效果。选取符合入选条件的老年脑卒中患者 60 例,随机分为呼吸肌训练组、悬吊技术组和联合训练组,每组20例。3组患者均接受常规康复治疗,呼吸肌训练组在常规康复治疗的基础上采用呼吸肌抗阻训练,悬吊技术组在常规康复治疗的基础上采用悬吊技术,联合组在常规康复治疗的基础上配合呼吸肌训练和悬吊技术。所有患者均于治疗前和治疗4周后分别采用最大吸气压力(MIP)、最大呼气压力(MEP)、腹直肌张力和腹外斜肌张力、Berg平衡量表(BBS)以及脑卒中患者姿势评定量表(PASS)进行疗效评定。结果显示:经过4周治疗后,3组患者的MIP、MEP、腹直肌张力和腹外斜肌张力、BBS评分、PASS评分均较治疗前有明显增加($P<0.001$);组间比较,联合训练组的MIP和MEP、腹直肌张力、PASS评分、BBS评分均明显高于呼吸肌训练组和悬吊技术组($P<0.05$)。腹外斜肌张力3组间差异无显著性意义($P<0.05$)。结论认为,呼吸肌训练联合悬吊技术对老年脑卒中患者的吸气肌和呼气肌肌力、腹直肌张力、腹外斜肌张力、平衡功能、姿势控制功能改善效果显著,并且较单独使用呼吸肌训练或悬吊技术更有利于老年脑卒中患者的吸气肌和呼气肌肌力、腹直肌张力、平衡功能、姿势控制功能的恢复;临床中推荐对有平衡功能障碍的老年脑卒中患者进行联合悬吊技术的呼吸肌训练。

37. 王亚囡,刘惠林,朱琳,等.水中平板步行训练对脑卒中偏瘫患者双侧腹肌厚度及平衡功能的疗效.中国康复理论与实践,2022,28(5):524-529.

王亚囡等探讨水中平板步行训练对脑卒中偏瘫患者腹肌厚度和平衡功能的影响。选取2021年3月至10月脑卒中偏瘫患者60例,随机分为对照组、悬吊组和水中平板组,各20例。在综合康复训练基础上,对照组行平板步行训练,悬吊组行天轨悬吊步行训练,水中平板组行水中平板步行训练,共4周。治疗前后采用肌骨超声测量双侧腹外斜肌、腹内斜肌、腹横肌厚度,采用脑卒中姿势控制量表(PASS)和计时起立-行走测试(TUGT)进行疗

效评定。结果显示:治疗后,3组健侧腹外斜肌、腹内斜肌厚度,PASS评分和TUGT时间均改善($|t|>2.135,P<0.05$);水中平板组患侧腹外斜肌、腹内斜肌和腹横肌厚度显著增加($|t|>5.567,P<0.001$)。水中平板组PASS评分,TUGT时间,患侧腹外斜肌、腹内斜肌厚度均较对照组和悬吊组改善($P<0.05$)。结论认为,水中平板步行训练能有效强化患侧腹肌,从而进一步改善平衡功能。

38. 黄菲菲,王万松,董晓阳,等.高压氧修复缺血再灌注损伤大鼠血脑屏障的自噬机制.中国康复理论与实践,2022,28(4):415-420.

黄菲菲等观察高压氧舱治疗对缺血再灌注损伤大鼠脑血管内皮细胞微管相关蛋白1轻链3(LC3)和Beclin-1表达的影响,探究高压氧修复缺血再灌注损伤大鼠血脑屏障的机制。54只成年雌性SD大鼠,随机分为假手术组($n=12$)、缺血再灌注损伤模型组($n=18$)、高压氧组($n=12$)和抑制剂组($n=12$)。模型组、高压氧组和抑制剂组采用线栓法建立大鼠大脑中动脉缺血2 h再灌注损伤模型。高压氧组和抑制剂组建模后予高压氧舱治疗;抑制剂组治疗前侧脑室注射3-甲基腺嘌呤。损伤后72 h,各组进行伊文思蓝染色,观察梗死区伊文思蓝含量;模型组采用免疫荧光双标法观察LC3在$CD31^+$血管内皮细胞的表达;采用Western blotting检测各组梗死区皮质微血管段$LC3-Ⅱ$和Beclin-1的表达水平。结果显示:与假手术组相比,模型组梗死区伊文思蓝含量明显升高($P<0.01$);与模型组相比,高压氧组梗死区伊文思蓝含量明显降低($P<0.01$);与高压氧组相比,抑制剂组梗死区伊文思蓝含量增高($P<0.05$)。模型组损伤区$CD31^+$血管内皮细胞可见LC3表达;模型组梗死区微血管段Beclin-1和$LC3-Ⅱ$的表达水平均明显高于假手术组($P<0.01$);高压氧组的$LC3-Ⅱ$和Beclin-1蛋白表达水平较模型组均升高($P<0.05$);抑制剂组较高压氧组和模型组均明显下降

（$P<0.01$）。结论认为，缺血再灌注损伤大鼠损伤区的血管内皮细胞存在自噬现象，高压氧舱治疗能够上调梗死区血管内皮细胞自噬蛋白 LC3 - Ⅱ 和 Beclin - 1 的表达，从而促进血脑屏障修复。

39. 佟雪，张倩茹，赵红，等. 基于 SIRT1/FoxO1 信号通路探讨高压氧对脑缺血再灌注损伤大鼠血脑屏障的影响. 中华物理医学与康复杂志，2022,44（1）：13 - 17.

佟雪等基于沉默信息调节因子 1/叉头转录因子 O1（SIRT1/FoxO1）信号通路探讨高压氧（HBO）对脑缺血再灌注（CIR）大鼠血脑屏障（BBB）的保护作用。选取雄性 Wistar 大鼠 40 只，按照随机数字表法将其分成假手术组（Sham 组）、模型组（CIR 组）、CIR＋HBO 组、CIR＋HBO＋SIRT1 抑制剂（EX527）组，每组 10 只。采用改良线栓法建立大鼠右侧大脑中动脉栓塞模型，Sham 组大鼠不进行结扎和线栓导入。CIR＋HBO 组和 CIR＋HBO＋EX527 组予以 HBO 干预，CIR＋HBO＋EX527 组在此基础上再予以 EX527 处理；CIR＋HBO 组和 CIR＋HBO＋EX527 组于再灌注 1 小时、9 小时、21 小时、45 小时、69 小时进入 HBO 舱，期间行 HBO 治疗 5 次。在处死动物前 1 小时，经尾静脉注射 2%伊文思兰（EB），采用比色法、逆转录-聚合酶链（RT - PCR）和 Western blot 法分别检测再灌注 72 小时大鼠海马区脑组织 EB 含量，SIRT1、FoxO1、ZO - 1、Occludin、Claudin - 5 mRNA 及蛋白表达变化。结果显示：CIR 72 小时，CIR 组、CIR＋HBO 组和 CIR＋HBO＋EX527 组大鼠海马区脑组织 EB 含量均较 Sham 组明显增加（$P<0.05$），CIR＋HBO＋XE527 组大鼠海马区脑组织 EB 的含量较 CIR＋HBO 组显著增加（$P<0.05$）；CIR 72 小时，CIR 组、CIR＋HBO 组和 CIR＋HBO＋EX527 组大鼠海马区脑组织 SIRT1、FoxO1、ZO - 1、Occludin、Claudin - 5 mRNA 表达及其相应蛋白表达较 Sham 组均显著降低（$P<$

0.05），CIR＋HBO＋EX527 组大鼠海马区脑组织 SIRT1、FoxO1、ZO - 1、Occludin、Claudin - 5 mRNA 表达及其相应蛋白表达较 CIR＋HBO 组显著降低（$P<0.05$）。结论认为，HBO 可以通过 SIRT1/FoxO1 通路增加紧密连接蛋白的表达，从而在 CIR 损伤中对 BBB 起到保护作用。

40. 张明明，张瑛琪，陈莹，等. 亚低温联合高压氧对一氧化碳中毒迟发性脑病患者认知功能的影响. 中国医药导报，2022,19（17）：80 - 83.

张明明等观察亚低温联合高压氧疗法对一氧化碳中毒迟发性脑病（DEACMP）患者血清神经元特异性烯醇化酶（NSE）、S100β 及认知功能的影响。选取 2018 年 10 月至 2020 年 12 月河北医科大学第一医院急诊科收治的 DEACMP 患者 70 例，按照随机数字表法分为观察组和对照组，每组各 35 例。两组均给予营养神经、清除自由基及对症治疗等基础上，对照组给予高压氧治疗，观察组给予亚低温＋高压氧治疗。对两组进行疗效评估，观察两组治疗前后 NSE、S100β 水平、认知功能和日常生活能力的变化。结果显示：治疗 3 个月后，观察组治疗总有效率高于对照组，差异有统计学意义（$P<0.05$）。两组治疗后 NSE、S100β 低于治疗前，且观察组低于对照组，差异有统计学意义（$P<0.05$）；两组治疗后简易精神状态检查量表、日常生活能力量表评分高于治疗前，且观察组高于对照组，差异有统计学意义（$P<0.05$）。结论认为，亚低温联合高压氧治疗 DEACMP，能有效保护脑细胞损伤，提高患者认知功能及日常生活能力，改善其生活质量，促进患者的恢复，改善预后，值得临床推广应用。

41. 张盼盼，赵凯，刘婷，等. 高压氧联合认知训练治疗血管性认知障碍的疗效及其对血浆中 Klotho 蛋白和同型半胱氨酸的影响. 中华物理医学与康复杂志，2022,44（6）：519 - 523.

张盼盼等观察高压氧联合认知训练对脑卒中

后血管性认知障碍（VCI）患者的疗效，以及对VCI患者体内血浆Klotho蛋白和同型半胱氨酸（Hcy）水平的影响。采用随机数字表法将VCI患者42例分为对照组（19例）和研究组（23例），对照组患者在基础治疗的基础上增加高压氧治疗（每日1次，连续治疗4周），研究组则在基础治疗的基础上增加高压氧联合认知训练（每周治疗5天，连续治疗4周）治疗。两组患者均于治疗前和治疗4周后采用简易精神状况量表（MMSE）对两组患者的认知功能进行评估，并同时取两组患者早晨空腹静脉血液3 ml，采用酶联免疫吸附测定法（ELISA）检测其血浆Klotho蛋白和Hcy水平。结果显示：治疗后，两组患者的MMSE评分较组内治疗前均显著改善，且研究组治疗后的MMSE评分显著优于对照组治疗后，差异均有统计学意义（$P<0.05$）。治疗后，研究组的血浆Klotho蛋白和Hcy水平较组内治疗前均显著改善，且显著优于对照组治疗后，差异均有统计学意义（$P<0.05$）；而对照组患者仅治疗后的血浆Hcy水平显著优于组内治疗前（$P<0.05$）。结论认为，高压氧治疗联合认知训练可显著改善VCI患者的认知功能，起作用机制可能与其可改善血浆Klotho蛋白和Hcy水平有关。

42. 李芸香，修海华，高巧平，等. 负压封闭引流技术联合高压氧对糖尿病足患者创面组织中转化生长因子-β1的影响. 中华物理医学与康复杂志，2022，44(8)：722-726.

李芸香等观察负压封闭引流技术（VSD）联合高压氧对糖尿病足患者创面组织中转化生长因子-β1（TGF-β1）的影响，并评估其对糖尿病足溃疡的近期临床疗效。将符合入组条件的糖尿病足溃疡患者156例随机分为对照组和治疗组，各78例。两组患者入院后均进行生活指导及积极的降糖降脂治疗，并根据创面培养情况进行抗感染治疗。所有患者入院后创面尽早清创，干净后将负压封闭引流套装（美国Kineti ConcePTs公司）中的泡沫材料裁剪后

覆盖创面，用半透明膜密封，予以负压（$-75\sim-100$ mmHg）吸引，观察材料若出现持续瘪陷则视为引流有效，连续引流1周，共2个疗程。治疗组在此基础上加用高压氧治疗，方案参照Kessler等的方法：升压15 min，暴露压力为0.25 MPa，吸100%氧30 min×2次，中间间隔10 min吸舱内空气，匀速减压25 min。每日1次，共治疗2周。分别于治疗前、治疗1周及治疗2周后，观察两组患者的创面情况、血液流变学、创面肉芽组织染色及TGF-β1变化情况。结果显示：两组患者的创面面积及症状评分均较组内治疗前有明显改善（$P<0.05$），其中治疗组在治疗1周时改善最为明显，且较对照组差异有统计学意义（$P<0.05$）。两组患者的血液流变学在治疗1周时有所改善，其中治疗组改善更为明显（$P<0.05$），但在治疗2周后，两组患者均较组内治疗前无明显变化（$P>0.05$）。创面组织HE染色发现，两组患者治疗前主要以炎性细胞为主，新鲜肉芽组织、新生血管较少；治疗1周时，两组患者均可出现大量新生肉芽组织，且数量相差不大；治疗2周后，对照组仍可见较多的新生肉芽组织，但治疗组却略有减少。两组患者创面组织中的TGF-β1蛋白含量均较组内治疗前有显著升高（$P<0.05$），但在治疗2周后治疗组的TGF-β1蛋白含量却明显回落，且与对照组比较差异有统计学意义（$P<0.05$）。结论认为，糖尿病足患者持续1周的高压氧治疗可有效改善患者血液流变学，促进肉芽组织及成纤维细胞增生，提高创面组织中TGF-β1蛋白含量，但随着高压氧治疗时间的延长，这种作用逐渐减弱。

43. Zeng K, Darmani G, Fomenko A, et al. Induction of Human Motor Cortex Plasticity by Theta Burst Transcranial Ultrasound Stimulation. Ann Neurol，2022，91(2)：238-252.

Zeng K，et al. findtranscranial ultrasound stimulation（TUS）is a promising noninvasive brain stimulation technique with advantages of high spatial precision and ability to target deep brain regions. This study aimed to develop a TUS protocol to effectively induce brain plasticity in human subjects. An 80-second train of theta burst patterned TUS（tbTUS）, regularly patterned TUS（rTUS）with the same sonication duration, and sham tbTUS was delivered to the motor cortex in healthy subjects. Transcranial magnetic stimulation（TMS）was used to examine changes in corticospinal excitability, intracortical inhibition and facilitation, and the site of plasticity induction. The effects of motor cortical tbTUS on a visuomotor task and the effects of occipital cortex tbTUS on motor cortical excitability were also tested. the result is that the tbTUS produced consistent increase in corticospinal excitability for at least 30 minutes, whereas rTUS and sham tbTUS produced no significant change. tbTUS decreased short-interval intracortical inhibition and increased intracortical facilitation. The effects of TMS in different current directions suggested that the site of the plastic changes was within the motor cortex. tbTUS to the occipital cortex did not change motor cortical excitability. Motor cortical tbTUS shortened movement time in a visuomotor task. The conclusion is tbTUS is a novel and efficient paradigm to induce cortical plasticity in humans. It has the potential to be developed for neuromodulation treatment for neurological and psychiatric disorders, and to advance neuroscience research.

44. Steuer NB, Schlanstein PC, Hannig A, et al. Extracorporeal hyperoxygenation therapy（EHT）for carbon monoxide poisoning: in-vitro proof of principle. 中华物理医学与康复杂志, 2022,44(7): 653.

Steuer NB, et al. found Carbon monoxide（CO）poisoning is the leading cause of poisoning-related deaths globally. The currently available therapy options are normobaric oxygen（NBO）and hyperbaric oxygen（HBO）. While HBO lacks in efficacy, HBO is not available in all areas and countries. We present a novel method, extracorporeal hyperoxygenation therapy（EHT）, for the treatment of CO poisoning that eliminates the CO by treating blood extracorporeally at elevated oxygen partial pressure. In this study, we proof the principle of the method in vitro using procine blood: Firstly, we investigated the difference in the CO elimination of a hollow fibre membrane oxygenator and a specifically designed batch oxygenator based on the bubble oxygenator principle at elevated pressures（1, 3 bar）. Secondly, the batch oxygenator was redesigned and tested for a broader range of pressures（1, 3, 5, 7 bar）and temperatures（23, 30, 37 ℃）. So far, the shortest measured carboxyhemoglobin half-life in the blood was 21.32 min. In conclusion, EHT has the potential to provide an easily available and effective method for the treatment of CO poisoning.

（段周瑛　陈依依）

第九章　中西医结合康复

2022年度,在中西医结合康复领域共收集学术论文1 295篇,其中纳入专论403篇(占31.1%)、收入文选104篇(占8.0%)。从文献统计分析看,研究主要聚焦于脑卒中、认知功能障碍、心血管系统疾病、肺部疾病、糖尿病、情志疾病、脊柱疾病、骨与关节疾病、颅脑损伤、脊髓损伤的中西医结合康复等。

【专　论】

一、脑卒中康复

(一)中西医结合康复的基础研究

脑卒中可伴随不同程度的运动、感觉、认知、言语、心理等功能障碍,严重影响患者工作、生活质量,甚至致残。其基础研究相关文献主要集中于缺血性脑卒中,出血性脑卒中方向文献较少。在统计年份所刊发文章研究中,主要针对脑卒中的运动功能障碍进行基础研究,中医或中西医结合干预方法主要为针刺、中药、艾灸以及联合治疗方法。干预起效的相关机制包括:调节肠道微生态与血浆代谢、调节神经递质、缓解氧化应激与炎症反应、促进大脑半暗带的神经发生与髓鞘、调节大脑网络、调节神经回路、抑制神经元凋亡与自噬等。

针刺干预手段,Xian M等[1]探讨了针灸联合脑脉通中药治疗缺血性脑卒中的机制,发现针药结合治疗可调节肠道微生态和血浆代谢,改善大脑中动脉闭塞(MCAO)大鼠的运动障碍,减少梗死面积,缓解氧化应激和炎症反应。

Li SS等[2-3]研究发现,电针足三里、曲池调节BDNF/TrkB信号通路,可促进大脑中动脉闭塞/再灌注(MCAO/R)大鼠缺血半暗带的神经发生和髓鞘修复,改善MCAO/R大鼠的四肢运动功能;同时,从神经影像学发现电针足三里、曲池有效地改善了MCAO/R大鼠对侧前肢脚部的运动功能并且调节感觉运动网络、感觉间网络、默认模式网络和显著性网络,提供了电针治疗缺血性脑卒中的证据。李明哲等[4]探讨早期电针双侧曲池、足三里对MCAO大鼠的脑功能的影响,发现早期电针可建立有效的侧支循环及增强神经元活动,从而影响运动相关的脑区,具有促进运动功能康复的潜力。

Yao LL等[5]从初级感觉皮层功能(S1)-初级运动皮层(M1)回路探讨了电针促进脑卒中后功能康复的机制,发现电针百会、大椎穴减少单侧局部缺血性梗死后侧M1和S1之间的血液灌注和神经元相互作用受损的程度,对单侧局部缺血性梗死治疗康复起到了重要的作用。刘丹妮等[6-7]研究发现电针水沟、百会在抑制大脑皮质神经元凋亡、抑制海马神经元自噬方面缓解脑缺血再灌注损伤,发挥神经保护作用。Liu H等[8]发现针刺百会透曲鬓能抑制哺乳动物mTOR靶点,促进自噬并减轻出血性中风大鼠模型的神经功能障碍。而Mu JD等[9]则发现针刺通过激活缺血性中风后痉挛大鼠腰椎的KCC2介导的脊髓GABA(A),降低肌张力,缓解缺血性中风后大鼠的脊髓反射亢进和运动功能障碍;钱旭等[10]发现针刺阳陵泉及百会可减轻卒中后痉挛,可能与上调海马 Na^+/K^+-ATP酶和谷氨酸转运体的表达有关。另外,中药对脑卒中运动功能障碍也具有改善作用。Yi T等[11]发现血府逐瘀汤干预可明显缓解缺血性脑卒中大鼠神经系统评分、神经功能缺损和病理异常,增强了脑脊液的流入,保护了 Aquaporin - 4 的去极化并促进了 Aquaporin - 4 与其锚定蛋白在大脑中的共同定位。Liu X 等[12]发现芪参益气滴丸通过下调细胞间黏附分子-1(ICAM - 1)介导的神经炎症,有效地加速了中风后大鼠运动障碍和记忆丧失的恢复,而迷迭香酸是其主要活性成分之一。

此外,艾灸也可改善脑卒中运动功能障碍。闵友江等[13]发现艾灸百会、曲池、足三里可抑制脑梗死区 Nogo/神经营养素受体信号通路相关分子的表达,改善脑缺血再灌注损伤大鼠的神经功能。

(二) 中西医结合康复的临床研究

脑卒中患者的中西医结合康复临床研究主要集中于运动、平衡、认知、言语、吞咽、心理、睡眠、排尿等功能的康复。干预方法主要为针刺、中药、传统运动疗法、艾灸、推拿、耳穴以及联合治疗等。

1. 脑卒中运动功能障碍康复

脑卒中患者的运动功能、平衡功能可通过不同的干预手段改善。针刺、传统运动功法联合现代康复方法在临床上对脑卒中患者的运动功能、平衡功能均有改善作用。Zhang SH 等[14]进行了 231 例卒中后偏瘫患者的多中心随机对照临床试验,发现与简单综合疗法和传统头皮针相比,患者接受 8 周的电针联合下肢康复机器人训练后对运动功能、行走能力、下肢受累髋关节、膝关节和踝关节运动角度的改善效果更优。Zhang Y 等[15]对 160 例脑卒中患者进行前瞻性随机对照试验,发现 2 周的"六字诀功法"结合传统的康复训练明显改善了卒中患者的平衡功能,提高了静态站立和坐立时的平衡能力、横膈膜功能、最大发声时间和脑卒中患者的日常生活质量。何静等[16]进行了 62 例脑卒中患者的随机对照试验,发现患者接受 4 周的"六式太极拳"联合单纯的常规康复训练能显著提高脑卒中患者身体重心向后和向患侧方向移动的方向控制能力、患者由坐位到站立位的重心转移时间和双侧重量对称能力。黄慧等[17]在 60 例随机对照试验中发现

6 周的电针联合肌电生物反馈疗法与单纯生物反馈疗法均可有效改善脑卒中下肢痉挛患者胫前肌肌力、痉挛程度,提高步频、步速及踝关节活动度,电针联合肌电生物反馈疗法在改善步态方面优于单纯肌电生物反馈疗法。张君宇等[18]在 60 例随机对照试验中发现"通督调神"针法结合康复训练治疗缺血性脑卒中后下肢运动功能障碍疗效优于单纯康复训练,有助于恢复患者下肢功能及提高生活自理能力。

经皮穴位点磁刺激可提高手腕的力量。Wang H 等[19]在 204 例卒中后上肢运动功能障碍患者的多中心、随机、对照、单盲试验中,发现对患者的前臂进行经皮穴位电刺激不能改善上肢运动的恢复,然而在 18 周时发现对前臂进行经皮穴位电刺激治疗可改善腕力。

也有研究发现中医中药与常规康复联合促进早期亚急性的出血性脑卒中与缺血性脑卒中患者的功能恢复。例如 Tseng CY 等[20]对 255 名脑卒中住院患者进行了回顾性队列研究,发现中医中药和针灸与常规康复相结合,可明显改善脑卒中患者在早期亚急性阶段的功能恢复。

此外,传统运动功法对脑卒中患者的运动功能、平衡功能均有效果。Zhao J 等[21]进行了 160 例亚急性脑卒中患者的随机对照试验,发现坐姿太极拳对亚急性脑卒中患者具有康复作用,上肢功能、平衡控制、坐位平衡、肩部伸展、日常生活活动以及生活质量均得到明显的改善。罗雅丽等[22]进行了 133 例脑梗死患者的随机对照试验,发现 8 周的太极式运动想象疗法较有效改善患者下肢的运动、平衡功能以及异常步态,提高患者的日常生活能力。Ye M 等[23]进行了 48 例卒中后认知障碍(PSCI)患者的随机对照试验,发现为期 24 周的八段锦运动训练可以改善 PSCI 患者的肢体运动功能、平衡、肌肉力量和步态。

针刺对脑卒中患者四肢运动功能的改善具有促进作用。张建博等[24]发现同时电针拮抗肌和主

动肌与单纯电针拮抗肌均能改善中风后上肢痉挛患者的痉挛程度，但前者在恢复运动功能，提高患者日常生活活动能力的作用更具有优势。

中药方剂对改善脑卒中恢复期患者的运动功能也有积极作用。黄坚红等[25]进行多中心随机双盲对照试验方法，选择654例缺血性脑卒中发病2周～3个月瘀血阻络证患者，发现脑心清片能改善缺血性脑卒中恢复期患者的神经功能缺损症状，提高患者生活质量和生活能力，降低致残率。Hou F等[26]发现化痰通络煎剂与针灸的结合促进缺血性脑卒中后遗症患者神经功能的恢复，从而改善患者的运动能力，提高患者的日常生活能力，可以介导血管内皮生长因子信号通路和其他通路来治疗缺血性中风。

除此之外，尚有研究发现艾灸联合针刺[27]、悬吊推拿运动[28]、麦粒灸[29]、蜡泥灸[30]、小针刀[31]等方法对肢体运动和姿势控制障碍具有改善作用。

2. 脑卒中肩手综合征康复

肩手综合征（RSD）是脑卒中后常见的并发症。迄今为止，主要的中西医结合康复方法有电针、腹针、眼针以及针刺联合康复训练等康复治疗。王梅等[32]收集356例脑卒中后肩手综合征痰瘀阻络证患者进行多中心随机对照试验，发现患者接受28天眼针熥疗技术联合康复训练的疗效优于康复训练。Zhan J等[33]纳入50例脑卒中后肩手综合征患者进行随机对照试验，治疗2周后发现薄氏腹针联合康复训练在改善脑卒中后肩手综合征患者的肩痛、肿胀和日常生活活动（ADL）方面优于单纯的康复训练。He L等[34]收集60例脑卒中后肩手综合征患者进行随机对照试验，探讨虎附铜刮片的疗效。结果显示，接受2月的虎附铜刮片治疗可促进脑卒中后肩手综合征患者相关症状的恢复，减轻患手疼痛和肿胀，降低促病指标水平，促进相关功能的恢复。

陈洪琳等[35]招募了120例脑卒中后肩-手综合征（SHS）患者进行4周的随机对照试验，发现针刺联合康复治疗缺血性SHS的临床效果显著，可改善疼痛及肿胀的情况，促进提升上肢运动功能，同时还可抑制血清降钙素基因相关肽（CGRP）及P物质（SP）的释放，且治疗期间安全性较高。张敏等[36]进行了106例脑卒中后肩手综合征患者的随机对照研究，发现局部低频电刺激联合穴位电针刺激治疗对脑卒中后肩手综合征患者具有协同作用，在干预1个月后能进一步改善患者肢体运动功能和血管内皮功能，减轻肢体肿胀及疼痛程度。高森等[37]在106例脑卒中后肩手综合征患者的随机对照试验中发现相较于单纯Bobath康复训练，8周的王居易经络诊察法联合Bobath康复训练对脑卒中后肩手综合征Ⅰ期患者的疗效更具有优势，可减轻疼痛症状及关节运动功能障碍，改善生活质量。

3. 脑卒中吞咽障碍康复

金海鹏等[38]进行了120例脑卒中后咽期吞咽障碍患者的随机对照试验中，发现在超声引导下进行舌骨上肌群电针可降低Rosenbek渗透-误吸量表评分，增加舌骨、甲状软骨上移和前移距离及藤岛一郎摄食-吞咽功能等级评分，可通过增加舌骨喉复合体运动度改善脑卒中后咽期吞咽障碍患者的吞咽功能。高玲等[39]在106例脑卒中后环咽肌功能障碍患者的随机对照试验中发现耳穴磁贴联合导管球囊扩张术能降低标准吞咽功能评估量表评分和Rosenbek渗透/误吸量表评分，提高吞咽生活质量量表评分，降低疼痛视觉模拟量表评分，有效地改善了脑卒中后环咽肌功能障碍患者的吞咽功能，缓解操作过程中患者不适症状。梁雪松等[40]对64例脑卒中后吞咽障碍患者进行随机对照试验发现恢刺廉泉穴可增加舌骨运动位移、缩短咽期运送时间有关，改善脑卒中后吞咽障碍患者吞咽障碍症状。林茜等[41]在60例中风后吞咽障碍患者的随机对照试验中应用纤维喉镜吞咽功能评估针刺改善中风后吞咽障碍的效果，发现针刺可改善咽部运动功能、感觉功能及渗透-误吸情况，提高患者的吞咽功能。Qiu X等[42]在一项倾向性评分匹配的队列研究中发现在缺血性脑卒中和出血性脑卒中后患者中，无论病变部位在脑干、间脑还是多发性病变，经过针刺之后，患者卒中后吞咽障碍的风险都有所下降。Yao L 等[43]在一项观察性研究中发现针灸可以促进脑卒中后吞咽困难的恢复且长期疗效较好。

4. 脑卒中言语障碍康复

Msigwa SS 等[44]通过对 238 例的亚急性中风后失语症（PSA）回顾性分析发现，将电针结合经颅直流电刺激可使患者的自发言语和词汇检索能力得到明显改善。李昭缘等[45]进行了 56 例 PSA 患者的随机对照研究，发现"开窍解喑法"针刺联合重复经颅磁刺激可提高卒中后失语患者提高了自发言语、听理解、复述、命名等语言能力和日常生活交流能力。陈柱等[46]在 45 例脑卒中后非流利性失语患者的随机对照试验中，发现头针结合常规语言训练和治疗，辅以镜像神经元训练，可提高脑卒中后非流利性失语患者语言功能。Xu M 等[47]在 35 例的 PSA 患者中通过静态独立成分分析、广义心理生理学相互作用和动态独立成分分析对 BOLD 信号进行了分析发现电针通里及悬钟穴参与枕叶网络-语言网络、显著性网络、小脑网络、枕叶皮层、体感区和大脑边缘系统的区域/网络的结点的调节，改善语言功能。

5. 脑卒中睡眠障碍康复

Cao Y 等[48]发现对 144 例的卒中后失眠患者进行随机对照试验，针刺可减少缺血性脑卒中患者的失眠严重程度，增加睡眠时间。赵琦等[49]对 120 例伴有高血压的卒中相关睡眠障碍进行随机对照试验，发现在醒脑开窍针刺法基础上加用"调神潜阳"针刺干预可明显改善伴有高血压的卒中相关睡眠障碍患者的睡眠质量。

6. 脑卒中排尿功能障碍康复

吕倩等[50]进行了 106 例的卒中后尿潴留患者的随机对照试验中发现，在药物、导尿及膀胱功能康复训练治疗的基础上进行脐针治疗，可减少膀胱

残余尿量、导尿次数，增加自主排尿量。何权等[51]发现电刺激次髎穴联合针刺疗法在改善中风后尿失禁患者膀胱功能及生存质量方面显著。

综上可见，在基础研究方面，脑卒中功能障碍研究主要包括脑卒中运动功能障碍和认知障碍。结合现代实验技术，探讨了针刺、中药、艾灸的康复效果与作用机制。在临床研究方面，脑卒中患者的中医康复临床研究主要集中于运动、平衡、认知、言语、吞咽、心理、睡眠、排尿等功能的康复，重点关注了针刺、中药、传统功法、艾灸、推拿、耳穴以及联合治疗的临床疗效，其中联合治疗的临床研究更受到关注，康复疗效显著。除了脑卒中运动、认知、抑郁焦虑外，其他障碍依然停留在临床疗效的观察，还需探讨其疗效机制。

二、认知功能障碍康复

（一）中西医结合康复的基础研究

认知功能障碍中西医结合康复的基础研究主要集中在针对 AD 模型、糖尿病相关认知障碍、衰老模型、血管性认知障碍、术后认知功能障碍模型等的干预，干预方式主要为艾灸、电针、中药方剂/提取物等。

1. AD 认知功能障碍康复

Zhang N 等[52]通过艾灸 APP/PS1 小鼠百会穴、涌泉穴探讨了其对"星形胶质细胞-神经元"相互作用和突触可塑性的影响，发现艾灸增加了小鼠学习和记忆能力、突触结构以及星形胶质细胞和神经元之间的配体-受体对的数量。Lin B 等[53]探讨了电针改善 AD 小鼠记忆功能的作用机制，发现电针诱导了伏隔核、尾状壳核、内嗅皮层、海马体、岛叶皮层等区域的自发活动改变，并逆转突触自发释放。Li L 等[54]研究电针百会穴、神庭穴对 5×FAD 小鼠模式分离的影响，发现电针改善了小鼠的空间识别记忆和模式分离障碍，其通过减少神经元损失调节胆碱能系统并减少了 Aβ 沉积，通过激活 MS/VDB-DG 胆碱能神经回路以改善早期模式分离，

上调 M1 受体阳性细胞并促进齿状回的海马神经发生。Zhang Y 等[55]评估了徒手针灸对 APP/PS1 小鼠血脑屏障功能障碍的影响,通过徒手针刺百会穴、印堂穴及足三里穴改善了小鼠的认知功能,抑制了血清促炎因子和脂多糖的表达并调节了肠道菌群的稳态。

Wang Z 等[56]评价了山茱萸提取物角藻苷对 AD 小鼠的影响,发现腹腔注射角藻苷可改善空间记忆障碍,降低 AChE 和 BuChE 的活性,并增加海马中 ChAT 的活性来提高 ACh 水平。Meng X 等[57]评估了银合欢提取物 TASENN 对 AD 小鼠和 Aβ 损伤 PC12 细胞的影响和机制,通过 TASENN 口服治疗(每天 50 mg/kg,28 天)改善了 APP/PS1 小鼠的学习和记忆功能,改善了皮质和海马神经元的组织病理学变化,抑制了神经元凋亡,减少了大脑中 Tau 的磷酸化和神经原纤维缠结的形成以及 CaM 和 p - CaMKⅡ蛋白表达。Jiao YN 等[58]实验发现了中药开心散对 AD 小鼠的作用机制,其可上调 AKT 磷酸化,抑制 GSK3β 和 CDK5 活化,并抑制 TLR4/MyD88/NF - κB 信号通路以减弱 Tau 过度磷酸化和神经炎症。Huang Q 等[59]研究发现了 GPCRAC 提取物(由 6 种中药提取物组成)恢复了东莨菪碱诱导的认知障碍,可以改善学习和记忆能力,增加的 Ach 含量和 ChAT 活性,降低小鼠海马体 AchE 活性,提高 5 种枢纽蛋白(PPP2CA、Gsk3β、PP3CC、PRKACA 和 BCL - 2)的表达水平。Li D 等[60]探讨了生物碱(中草药石斛主要成分)的神经保护和潜在机制,发现生物碱可以保护海马神经元和工作记忆,防止脂多糖引起的神经毒性,抑制细胞膜裂解和细胞肿胀,其介导的神经保护作用还依赖于对 NLRP3 炎症小体活化的抑制作用,并体现在减少炎症因子的产生从而实现对小鼠认知功能的保护作用。Li J 等[61]的实验发现了,总柴胡皂苷(柴胡的主要生物活性成分)可以激活 Nrf1 和下调 β 分泌酶 2 的表达来改善 APP/PS1 转基因小鼠的认知功能障碍,减少 Aβ 生成和老年斑块沉积;

可以下调 NF - κB 的表达以抑制神经胶质细胞的活化并减少炎症因子的释放。Peng X 等[62]发现丹参提取物丹参酮ⅡA 改善了 APP/PS1 小鼠的行为缺陷,提高了空间学习和记忆能力,其作用可能是通过调节 PI3K/Akt/GSK - 3β 信号通路来改善认知能力下降和 Tau 病理。

2. 糖尿病所致认知功能障碍康复

Tian R 等[63]调查了黄连解毒汤对 2 型糖尿病(T2DM)大鼠认知功能的神经保护作用,实验发现其降低了逃逸潜伏期,增加了穿越平台的次数,下调了海马和脑脊液中 IL - 1β 的表达。Shi J 等[64]探讨了滋肾丸方对 T2DM 认知障碍的影响,发现滋肾丸方可以恢复小鼠的认知功能,并降低炎症因子表达,增加肠道 ZO - 1 和闭塞蛋白表达以及降低尿乳果糖与甘露醇的比值。Zhang Y 等[65]发现黄芪甲苷Ⅳ显著改善了 T2DM 小鼠的神经元损伤和认知缺陷,其与氧化应激和神经炎症的改善有关。Zhou W 等[66]指出滋补脾阴方药可动态调节大鼠乳酸杆菌、另枝菌属和粪球菌属,从而改善慢性心理压力导致的糖尿病相关认知功能障碍。

3. 衰老相关认知功能障碍康复

Hou Z 等[67]评估了电针调控兴奋性神经递质 OxA 对衰老 SAMP8 小鼠的影响,其指出 10 Hz 电针可有效缓解 SAMP8 小鼠的学习和记忆障碍并降低脑脊液 OxA 水平,可提高脑内谷氨酸的水平,减轻海马的病理损伤并增强突触传递。Zhang X 等[68]的实验发现了黄精可有效改善衰老大鼠的认知功能,提高皮层和海马体的 Nissl 水平并增加突触数量,可以逆转突触可塑性相关蛋白 95 和突触素的还原并上调 BDNF - TrkB 的表达。Zhen Z 等[69]发现滋肾丸方可以通过上调 PINK8、Parkin 和 PGC1α,同时调节线粒体自噬和线粒体生成以维持线粒体平衡,从而逆转 SAMP8 衰老小鼠线粒体缺失。Ye M 等[70]指出霍山石斛多糖对高剂量的 D-半乳糖引起的小鼠认知和记忆障碍的神经保护作用可能是其通过保护抗氧化酶 SOD,GSH - PX 和 CAT 免受过量活性氧积聚的影响。

4. 血管源性认知功能障碍康复

关莹等[71]观察了头穴艾灸联合跑台训练对血管性痴呆大鼠学习记忆能力和氧化应激损伤的影响,干预4周后发现老鼠逃避潜伏期较模型组缩短、穿越平台次数显著增多、目标象限停留时间显著延长、SOD/GSH/GSH - Px 水平增高及 MDA 水平降低。Ma C 等[72]考察了电针百会穴、神庭穴对血管性痴呆大鼠额叶皮层的影响,发现电针可减少大鼠在平台周围的活动时间和距离,增加额叶皮质中突触后密度蛋白-95 阳性细胞的数量和 miR-81 表达,降低 IL - 16 表达。丁妍怡等[73]研究了电针百会、神庭对血管性认知障碍大鼠脑区功能活动和工作记忆的影响,发现电针可降低大鼠 Y 迷宫交替率,升高 Morris 水迷宫逃避潜伏期,并引起双侧前额叶、海马、嗅觉皮质,左侧杏仁核 ReHo 升高。Dai Y 等[74]指出电针百会穴、神庭穴可以提高血管性认知障碍大鼠海马 CA3 - CA1 回路的基本突触传递效率和突触可塑性,从而改善学习和记忆能力。Bu Y 等[75]发现电针抑制了 TLR4 和 MyD88 在血管性痴呆大鼠海马体中的蛋白和 mRNA 表达,降低了血清 IL - 6 和 TNF - α 的表达,并导致海马神经元修复从而减轻认知障碍。

Peng D 等[76]研究发现藁本内酯(当归的主要活性成分)可改善了血管性痴呆大鼠的学习和记忆障碍,并与其降低神经元氧化应激损伤和同型半胱氨酸水平,降低海马体中促凋亡蛋白 Bax 和裂解半胱天冬酶 3 有关。Fang C 等[77]发现中药复方圣愈汤(2.5 g/kg,5 g/kg)改善了血管性认知障碍大鼠认知功能,改善了病理性海马 CA1 区域,增加了 Nissl 小体的数量,并降低炎症因子、NF - κB 和 p38 MAPK 表达。Wei C 等[78]指出琥珀酸乙酯提取物显著提高了血管性痴呆大鼠的学习和记忆能力,抑制了海马神经元凋亡,并且琥珀酸乙酯提取物可以抑制氧葡萄糖剥夺(OGD)诱导的细胞凋亡。Liu H

等[79]表明栀子提取物(栀子苷成分)GJ - 4 对血管性痴呆大鼠记忆障碍和神经元的保护作用可能是通过调节 M1/M2 极化来抑制小胶质细胞介导的神经炎症。

5. 脑卒中认知功能障碍康复

Fu C 等[80]探讨了地黄苷 A 对 MCAO 大鼠和 SH - SY5Y 细胞缺血后认知障碍的影响,发现腹腔注射地黄苷 A 减小了脑梗死的严重程度,提高了细胞活力和 p - PI3K、p - Akt、Nrf2、HO - 1 和 SLC7A11 的表达。Zhong X 等[81]研究发现连续3天电针刺激神庭、百会穴可减少 MCAO 模型大鼠脑梗死体积,其作用机制是通过调控松果体中的芳香胺 N-乙酰转移酶基因合成的内源性褪黑激素分泌,同时电针上调线粒体自噬相关蛋白,从而发挥神经保护作用。Su K 等[82]研究发现电针百会和神庭穴可通过调控 Pten/Akt 信号通路改善大鼠脑缺血损伤的认知功能障碍;Shi S 等[83]发现头皮电针可激活 Wnt/beta-catenin 信号通路,促进血管生成因子的表达,缓解了 MCAO/R 大鼠认知障碍和脑梗死程度。Zou J 等[84]从电针对小胶质细胞极化的作用机制发现电针水沟、承浆穴可通过调节 annexin A1 促进缺血性中风的 M2 小胶质细胞的极化,缓解 MCAO/R 大鼠的学习和记忆的缺陷;秦雪梅等[85]发现脑络欣通可改善右侧 MCAO/R 大鼠学习记忆能力,全方效果优于益气组和活血通络拆方组,其作用机制可能与促进额顶叶皮质及海马区 GluR1、CaMKⅡ蛋白表达,从而提高突触可塑性有关。

Zhang Q 等[86]探讨了电针对老年大鼠术后认知功能障碍的影响,发现电针可改善术后认知功能,降低 Ca2+、MMP、mPTP、ROS 和海马线粒体破坏,增加了神经元数量,并降低裂解半胱天冬酶-9、裂解半胱天冬酶-3 水平和 Cyt c、Bax/Bcl - 2 的比值以及神经元凋亡率。Sun L 等[87]从电针调节炎症小体的角度探讨了其改善术后认知功能障碍的作用机制,发现电针抑制了术后认知功能障碍小鼠的神经炎症,NLRP3 炎症小体和 NF-κB 的激活被电针抑制。

Wang H 等[88]探讨了细叶远志皂苷(中药多毛蕺的主要成分)对慢性约束应激所致认知障碍的缓解作用及其机制,发现细叶远志皂苷调节了海马体 IL-6、IL-10 水平,抑制了血清 Toll 样受体 4、NF-κB 介导的炎症以及促肾上腺皮质激素和皮质酮水平,上调了脑源性神经营养因子,原肌球蛋白激酶 B,糖皮质激素受体,谷氨酸受体 1 和突触相关蛋白的表达,从而改善认知功能障碍。Ren H 等[89]通过"细菌-肠道-脑轴"探索党参远志散对记忆障碍的调控机制,发现党参远志散可提高记忆障碍动物的学习记忆能力,调节 MCP-1、NF-L、NSE 和 TNF-α 表达,并降低厚壁菌/拟杆菌的相对比例。

(二) 中西医结合康复的临床研究

认知功能障碍中西医结合康复的临床研究主要集中在轻度认知障碍(MCI)与脑卒中后认知功能障碍,干预方式主要为针刺、艾灸、中草药治疗及与非药物疗法的联合干预等。

1. 轻度认知障碍康复

Zhang J 等[90]通过随机对照研究对 46 名 MCI 患者进行针刺治疗以探讨针刺 MCI 的影像学机制,其结果发现 8 周针刺干预后 MCI 患者左背侧前额叶皮层(DLPFC)的 ReHo 值增加,左侧 DLPFC 与左楔前叶之间的功能连接增加,左侧 DLPFC 与左颞下回之间的功能连接降低,且与 MoCA 得分改善有关。Xu K 等[91]采用随机对照研究对 47 名 MCI 患者进行艾灸治疗,并从大脑中心性的角度区分大脑功能改变,结果发现 30 次艾灸治疗对 MCI 患者整体认知功能的康复效果与右侧内侧额叶和中扣带回的节点度升高有关。Liu C 等[92]通过随机对照研究探讨了调神益智艾灸疗法对 MCI 患者大脑网络功能连接密度的影响,发现其可调节内侧前额叶皮层与内侧额叶异常的长距离功能连接密度,并且

与 MoCA 得分的改善呈负相关。Li F 等[93]的可行性研究通过随机对照研究设计考察了基于远程视频会议的认知增强太极拳训练干预 MCI 的可行性,结果发现在线太极拳训练干预 16 周是一种可以接受且安全的干预方式,对老年 MCI 患者的认知功能和双任务表现均具有积极的作用。

2. 脑卒中后认知功能障碍康复

袁宏伟[94]等通过随机对照研究观察了"通督醒神"法针灸联合认知训练对 84 名脑卒中后认知障碍患者认知功能的康复效果,结果发现该联合疗法和单纯认知训练均可改善卒中后认知障碍患者的认知功能、日常生活能力和生活质量,并且联合疗法对认知功能和远期生活质量的改善效果更优。Zhang SH 等[95]通过一项 660 例随机对照研究观察了交互式动态头皮针对 222 名脑卒中后认知功能障碍患者认知功能的改善作用,发现其不仅有效地改善了认知障碍,还减少抑郁、焦虑,并提高患者自我照护能力。李福海等[96]通过随机对照研究设计,以气虚痰阻型脑梗死后轻度血管性认知障碍患者 172 例为研究对象进行自拟升清益智汤治疗,其结果显示干预后 MMSE、MoCA 得分显著提高,且中药治疗的疗效优于单纯口服西药。赵鑫宇等[97]在常规西医联合醒脑开窍针法治疗的基础上对 43 名老年脑卒中后认知障碍患者增加了自拟通窍明智方治疗,28 天干预后的结果显示加入中药治疗可以增强西药联合针刺治疗对老年脑卒中后认知障碍患者整体认知功能及神经功能 NIHSS 的康复效果。Tao J 等[98]进行了 84 例的卒中后抑郁(PSD)患者的随机对照试验,给予患者 2 周共 10 次推拿,按压百会、大椎、至阳、命门及长强穴,发现推拿治疗具有安全性,可改善 PSD 患者的认知功能;且在推拿组中,海马和丘脑之间、丘脑和尾状核之间的功能连接有明显差异,可能与推拿治疗对海马体的激活和功能连接的影响密切相关。高洁等[99]进行了 66 例 PSCI 患者的随机对照观察,发现穴位按摩结合常规认知康复训练可有效改善 PSCI 患者的认

知功能,降低血清同型半胱氨酸和胱抑素 C 的水平。

3. 术后认知功能障碍康复

韦晨浦等[100]通过随机对照研究观察了电刺激"鬼穴"对行全膝关节置换术的老年患者术后认知恢复延迟的影响,其采用经皮穴位电刺激曲池、劳宫、大陵、承浆、风府、人中穴,于术前 30 min 以疏密波(2～6 Hz)、刺激强度(6～12 mA)进行刺激,发现其可降低术后 5～7 天神经认知障碍发生率并可降低血清 IL-6 因子水平。

综上可见,自 2022 年以来国内专家学者进行了数百项关于认知功能障碍中西医结合康复的动物实验和临床试验的研究。在基础研究方面,关于认知功能障碍模型的研究主要包括 AD 动物模型、糖尿病认知障碍动物模型、衰老动物模型、血管性认知障碍动物模型、脑卒中后认知障碍和术后认知障碍动物模型等。这些研究尝试使用干预手段,如艾灸、电针和中药,结合现代实验技术来探讨生理学作用机制,肯定了这些手段的认知功能康复效果,为其引入临床应用提供了理论依据。然而,目前还存在一些局限性。例如,有些学者采用电针百会、神庭穴进行血管性认知障碍动物模型的研究,但是在研究过程中分别从血液炎症因子、突触可塑性和脑功能激活等不同角度入手,探讨了电针的功能,但这些生理学因子与脑可塑性改变之间的关系仍不明确,需要进一步研究探索。在临床研究方面,主要针对轻度认知障碍和脑卒中后认知功能障碍等人群,采用针刺、艾灸、中草药及非药物疗法等干预手段,重点关注了干预手段的临床疗效及影像学作用机制。这些发现为认知功能障碍中西医结合康复的临床应用提供了理论支持,然而仍然存在一些局限性,例如有学者采用非药物疗法如针刺和艾灸进行干预,并且通过影像学探讨脑可塑性的变化;但是大量的基础实验研究已经发现血液生理学层面的变化对大脑可塑性有着影响。因此,未来的临床研究可以考虑融合多模态、多维度的生理和生化指标,为其临床应用提供更多的证据。

三、心血管系统疾病康复

(一)中西医结合康复的基础研究

心血管系统疾病基础研究主要集中在电针对高血压、心肌梗死大鼠或小鼠的干预。辛娟娟等[101]研究发现电针内关穴可缓解高血压性心功能损害,可能是通过上调心肌组织内皮型一氧化氮合酶(eNOS)蛋白表达,下调血清内皮素-1(ET-1)含量、心肌组织内皮素受体 A(ETAR)蛋白表达来介导。薛艳君等[102]基于前人研究发现,即高血压可以引发小胶质细胞和星形胶质细胞的活化,严重损伤海马神经,引起脑部微循环结构和功能严重损伤,导致认知障碍,进而探索了电针太冲穴对自发性高血压大鼠海马损伤的改善情况。结果显示电针太冲穴能通过调节自发性高血压大鼠海马中丙二醛(MDA)、超氧化物歧化酶(SOD)、谷胱甘肽过氧化物酶(GSH-Px)的表达水平,抑制氧化反应,进而减轻氧自由基对自发性高血压大鼠海马组织的损伤,揭示了电针太冲穴刺激对高血压的中枢保护作用的潜在机制。张娇娇等[103]研究显示电针双侧内关、郄门穴可以有效改善心肌梗死后小鼠心功能并提高小鼠长期生存率,其作用机制可能与上调血管生长因子(VEGF)、缺氧诱导因子(HIF-1α)表达,促进血管新生和抑制心室重构相关。

(二)中西医结合康复的临床研究

心血管系统疾病相关临床研究文献主要集中在 3 类疾病,即:高血压、心力衰竭和冠心病。康复重点在于血压的控制、心脏功能、症候评分、生活质量、体适能水平的改善等。对于高血压和心力衰竭,主要干预方法包括传统运动功法(如太极拳、八段锦)、针刺或穴位电刺激及中药复方等。对冠心病的相关干预,涵盖了心肌梗死、心绞痛、急性冠脉综合征等患者群体,实施或未实施介入治疗的均有涉及。干预方法以中药复方和中药制剂为主,如补气活血汤、养心方、补阳还五颗粒、麝香通心滴丸、丹红注射液等。

1. 高血压康复

对于高血压患者，郑婕等[104]招募了 185 例肝阳上亢型高血压患者，随机分为两组，其中观察组 92 例口服硝苯地平控释片加用通元针法、对照组 93 例口服硝苯地平控释片。研究显示通元针法对肝阳上亢型高血压具有抗高血压、改善症状评分（眩晕、头痛、面部烘热、烦躁易怒、耳鸣、失眠）及控制血脂水平的作用。周小玲等[105]随机对照研究，纳入了 150 例 1、2 级原发性高血压受试者，其中观察组 75 例使用平肝降压汤联合辰时百会透刺治疗、对照组 75 例使用平肝降压汤口服。研究显示平肝降压汤联合辰时百会透刺可调节血清 5-羟色胺（5-HT）和褪黑素（MT）水平，有效降低血压，改善血压变异性，控制晨峰血压。Lai X 等[106]开展了中药制剂（松灵血脉康胶囊）与氯沙坦对轻度原发性高血压的疗效和安全性探索的随机、多中心、双盲、非劣效性试验，该试验样本量为 628 例，其中观察组 314 例、对照组 314 例，结果显示松灵血脉康胶囊对轻度高血压患者具有良好的耐受性，降压效果不逊于氯沙坦。

2. 心力衰竭康复

对于心衰受试者，Ma C 等[107]的随机对照研究纳入了 136 例慢性心力衰竭患者，其中观察组 68 例使用八段锦联合弹力带运动加常规护理干预、对照组 68 例使用常规护理干预，研究显示在家庭环境中，有氧运动（八段锦）加上阻力训练（弹力带运动）可以提高慢性心力衰竭患者运动能力、身体功能、肌肉力量、生存质量和锻炼自我效能。王新婷等[108]随机对照研究招募了 80 例射血分数保留的心力衰竭患者，其中观察组 40 例使用太极拳加常规治疗，对照组 40 例仅用常规治疗。研究探索了太极拳对射血分数保留心力衰竭患者的康复疗效，结果显示其对心功能、中医证候评分、运动耐量和生活质量均有改善，提示对于心衰患者，太极拳是

一项值得推荐的心脏运动康复模式。贺卫等[109]随机对照研究纳入了 72 例气虚血瘀型慢性心力衰竭（心功能 II 级）患者，其中观察组 32 例采用中药内服联合针刺加西医常规治疗干预，对照组 32 例采用西医常规治疗干预，结果显示作者所在医院院内中药制剂心衰气虚 I 号方联合针刺结合西医常规治疗较单纯西医常规治疗可更好改善气虚血瘀证慢性心力衰竭（心功能 II 级）患者的心衰指标（左心室射血分数等），提高临床疗效。

3. 冠状动脉粥样硬化性心脏病康复

对于冠心病人群，Chen L 等[110]随机、双盲、安慰剂对照、多中心研究纳入了 159 例不稳定性心绞痛患者，其中观察组 79 例采用丹红注射液干预，对照组 80 例采用安慰剂干预。研究显示中药丹参提取物制剂丹红注射液虽然在 7 天干预结束时未显示出相对于安慰剂的优势，但在 28 天随访时显示出对不稳定性心绞痛的稳定性评分显著优于安慰剂，提示其可能潜在地缓解不稳定性心绞痛的临床症状，并有利于心绞痛的稳定性。Yang Y 等[111]随机对照研究招募了 60 例冠心病患者，其中观察组 30 例采用针刺加基于运动处方的运动干预，对照组 30 例仅采用基于运动处方的运动干预。结果显示针刺结合有氧运动能相较于单纯有氧运动能更好改善冠心病受试者心肺耐力，降低血脂及患者的焦虑和抑郁症状。

综上可见，心血管系统疾病的中西医结合康复本年度研究的病种主要集中在高血压、心力衰竭和冠心病（心肌梗死、心绞痛、急性冠脉综合征）；干预方法多运用针刺或穴位电刺激、传统运动功法，如太极拳、八段锦以及中药复方或中药制剂等；结局指标多关注改善心脏功能、体适能水平、生活质量及心血管疾病的并发症（如认知障碍）等。传统运动等中医特色疗法对心功能改善临床疗效显著，但运动的效果不仅取决于具体的运动处方，更与相关质量控制标准密切相关，在这方面后期研究可做更多探索，梳理传统运动在相关疾病康复中的明确方

案和质量控制标准,为心血管疾病的中西医康复提供新思路。

四、肺部疾病康复

文献关注的肺部疾病主要集中在慢阻肺、哮喘(支气管哮喘、咳嗽变异性哮喘)、肺炎等,在中医药干预方法上主要以中药干预、中药联合西药干预为主;中医药方法结合现代康复技术的文献较少,中文文献大多以临床研究为主,基础研究文献较少,而基础文献在外文中发表较多。

(一)慢性阻塞性肺疾病康复

慢性阻塞性肺疾病(COPD)是一种因气流持续受限为特征的肺部疾病,气流受限不完全可逆,并呈进行性发展,主要累及肺部,也可引起肺外器官的损害。临床上多表现为慢性咳嗽、咯痰、喘息气短、呼吸困难以及胸闷,随着时间的不断推移而使病情逐渐加重。临床上分为急性加重期和缓解期。

1. 中西医结合干预的基础研究

基础研究中干预手段以中药居多,少量文献研究了中药联合针刺或运动康复的疗效,干预手段起效的机制主要是缓解肺部炎症反应、氧化应激水平。李晓俊等[112]制备COPD痰热证急性加重-稳定期大鼠模型后,在急性加重期给予通塞颗粒联合常规西药干预8天,稳定期给予补肺益肾方联合常规西药干预14天,结果显示中西医结合治疗具有修复肺组织和肠组织的免疫屏障功能,可能与提高大鼠肺组织和肠组织的sIgA和CD3$^+$、CD4$^+$的表达水平有关。梁瀛今等[113]发现中药补肺益肾方可以降低COPD大鼠炎性因子白介素-23(IL-23)、成纤维细胞生长因子(FGF)和血管内皮生长因子(VEGF)因子表达,其机制可能与调控4EBP1有关。李建生等[114]探究补肺益肾组分方联合运动康复对慢性阻塞性肺疾病大鼠的影响,结果显示,与氨茶碱组、运动康复组、补肺益肾组分方组相比,联合干预在改善肺功能、病理损伤及调节炎症免疫方

面均起效早、持续时间长,且改善炎症优于运动康复,改善炎症免疫优于氨茶碱。刘杨等[115]观察补肺益肾组分方联合针刺干预COPD大鼠的疗效,结果显示氨茶碱组、补肺益肾组分方组、针刺组、补肺益肾组分方联合针刺组对COPD大鼠均有良好疗效,其中,组分方组和联合组起效时间早,联合组远期效应最佳,其机制主要与缓解肺部氧化应激水平有关。提示中药补肺益肾方具有改善COPD肺功能的作用,并且结合运动康复或针刺改善更有益。

陈斯宁等[116]探究利金方对COPD大鼠炎症细胞抑制作用的影响,发现利金方能够通过调控细胞免疫中上游JAK2-STAT3-RORyt信号通路,抑制炎症细胞分泌从而起到抗免疫炎症作用。张丛丛等[117]基于"肺与大肠相表里"中医药经典脏腑理论,观察补肺健脾方对COPD稳定期模型大鼠肺组织炎性因子表达水平,肺、结肠组织肺肠相关活性肽表达水平的影响,结果显示,与模型组相比,各治疗组肺肠相关活性肽表达水平均有不同程度改善,补肺健脾组疗效优于氨茶碱组和益生菌组。补肺健脾方可以减轻肺组织炎性反应,改善肺肠组织病理损伤,其机制与调节SIgA、SP和VIP的表达水平、增强局部黏膜免疫和黏膜屏障功能有关。Wang H等[118]使用网络药理学、代谢组学、蛋白质组学分析发现补肺健脾汤中茯苓酸、紫草酮、贝母素乙和黄芪甲苷分别作用于EGFR、ERK1、PAI-1和p53靶点改善COPD病情。Jiao J等[119]基于代谢组学和微生物群分析发现宣白承气汤可以逆转30种代谢产物以及65种肺部、肠道微生物水平,表明宣白承气汤可通过肺-肠同步治疗治疗肺及脏腑过热的COPD,此结果为肺部疾病或肠道疾病的治疗提供了新的策略。

2. 中西医结合干预的临床研究

在COPD急性加重期,许媚媚等[120]开展了一项纳入57例患者的RCT研究,目的是探讨早期中医肺康复训练患者生活质量的影响,中医肺康复训

练包括六字诀呼吸训练、上下肢训练、步行训练,结果显示与常规西药治疗相比,早期中医肺康复训练联合常规西药用于COPD急性加重期患者能更有效缓解呼吸困难症状,提高运动耐力以及改善生存质量,且应用时间越长,疗效越好。林晓红等[121]为了探究艾灸益肺灸灸治时长对慢性阻塞性肺疾病临床疗效,开展了一项纳入120例患者RCT研究,发现益肺灸治疗1.5 h和2 h均能减少COPD稳定期患者的感冒次数,改善患者咳嗽、胸闷等临床症状,改善生活质量;其中感冒次数、胸闷症状、CAT评分指标灸治1.5 h疗效优于灸治2 h,1.5 h患者的适宜性更好,为临床上艾灸治疗COPD提供了实验依据。Zhou Y等[122]招募了96例COPD急性加重期患者,随机分为常规西药治疗组和常规西药治疗联合清肺宣泄汤治疗组,治疗两周后发现,联合干预组患者肺功能明显提高,炎症反应减弱。

李献超等[123]研究发现肺胀清喘方联合常规西医治疗能显著减轻COPD急性加重期患者的临床症状,可有效改善其肺功能,降低患者的炎性因子和PGRN水平。凡利敏等[124]开展了一项纳入114例患者的RCT研究,发现在常规治疗(吸氧、解痉平喘、维持水电解质平衡,口服多索茶碱)基础上加用肺力咳胶囊治疗慢性阻塞性肺疾病急性加重期效果确切,可显著降低患者的中医证候积分,降低炎症反应,调控血气指标,改善肺功能,提高治疗疗效。王彬等[125]观察清金化浊方联合西医常规疗法治疗感染性COPD急性加重期痰热蕴肺证患者的疗效,清金化浊方联合西医常规疗法治疗感染性COPD急性加重期痰热蕴肺证可明显改善患者症状、痰液性状及呼吸困难严重程度,降低血常规感染指标,其抑制气道黏液高分泌机制可能为下调痰液黏蛋白5AC含量及其mRNA的表达。黄纡寰等[126]为了探讨玉屏风散联合右归丸加减对肺肾两虚型COPD缓解期患者的治疗效果,开展了一项纳入94例患者的RCT研究,发现在噻托溴铵基础上使用玉屏风散联合右归丸加减可减轻肺肾两虚型

COPD缓解期患者的气道炎症,提高其免疫力,改善其肺功能,且安全性较好。

(二)新型冠状病毒肺炎康复

新型冠状病毒肺炎(COVID-19)简称"新冠肺炎",在我国抗击新冠肺炎的过程中,中医药发挥了出色的作用。临床研究主要集中在"三方""三药"的疗效与安全性研究,此外还包括针灸、推拿、功法等传统中医方案的研究。而基础研究则着重研究药物的活性成分,阐明中医药方在参与新冠肺炎治疗的过程中的作用靶点及机制。

1. 中医干预的基础研究

Wang Y等[127]研究新冠肺炎期间有效药物宣肺败毒汤对抗超炎症反应的作用及其机制,采用脂多糖诱导一种高炎症反应的急性肺损伤模型,发现宣肺败毒汤通过下调促炎因子(如IL-6,TNF-α和IL1-β)的表达以及急性肺损伤小鼠中的巨噬细胞和中性粒细胞浸润来改善肺损伤。进一步研究发现宣肺败毒汤通过PD-1/IL17A途径调节中性粒细胞和巨噬细胞的浸润治疗LPS诱导的急性肺损伤,另外,宣肺败毒汤的一种主要化合物,甘草酸,显示出与IL17A的高结合亲和力。此外,该学者的另一项研究发现宣肺败毒汤通过抑制IL-6/STAT3信号通路防止巨噬细胞诱导的炎症和肺纤维化[128]。

新冠病毒的高炎反应容易诱发血栓事件,Wei X等[129]研究新冠用药葛根芩连片在抑制炎症诱导的血栓形成中的作用,结果发现葛根芩连片可以通过抑制HMGB1/NF-κB/NLRP3信号传导来减少炎症诱导的血栓形成,并为葛根芩连片治疗血栓炎症的多靶点、多功能机制提供了准确解释。刘方舟等[130]通过网络药理学和分子对接技术研究复方芩兰口服液治疗新冠肺炎的潜在靶点和作用机制,复方芩兰口服液可能作用于病毒感染、抑制细胞因子风暴和炎症反应相关靶点及通路,以多成分、多靶点(TP53、CCND1、JUN、EGFR、MAPK3)、多通路

（112条信号通路）发挥对COVID-19的治疗作用。

2. 中西医结合干预的临床研究

李旭成等[131]为评价宣肺败毒汤治疗重症新型冠状病毒肺炎的临床疗效和安全性，纳入在湖北省中西医结合医院和武汉市中医医院收治住院的重症（重型、危重型）新型冠状病毒肺炎患者41例，在常规治疗基础上给予宣肺败毒汤，以同期重症新型冠状病毒肺炎临床研究报告作为外部对照，与外部对照相比，常规治疗联合宣肺败毒汤治疗患者病死率、不良反应及重大事件发生率均低于同期西药及常规治疗，且治疗期间抗生素、激素、血管加压素及有创机械通气治疗的使用率更低。Xia GX等[132]为探讨中西医结合方案治疗新冠肺炎的临床疗效和安全性，招募了120例新冠肺炎患者以2：1分配至常规西药联合中药煎剂治疗组和常规西药治疗组，结果显示常规西药联合中药煎剂治疗后，实验组临床恢复时间、肺部CT影像学改善率、退热时间、咳嗽缓解时间、出院率、平均住院时间、临床治愈率、实验室检查结果正常值率优于常规西药治疗。黄宇轩等[133]探究中西医结合治疗COVID-19患者的作用及可能机制，采用网络药理学和生物信息学分析方法分析治疗新冠肺炎的常用中药和病毒相关基因，发现最常用的四种中药（黄芩、甘草、柴胡和半夏）的活性成分（黄芩苷、豆甾醇、乙状结肠素-B、莶澄茄素和曲克芦丁）与病毒有很强的结合力，为中医药治疗COVID-19的临床应用提供参考。

罗志辉等[134-135]探究"标本配穴"毫火针和撳针治疗新型冠状病毒肺炎恢复期后遗症的疗效，发现"标本配穴"毫火针和撳针均能明显减轻新型冠状病毒肺炎恢复期患者咳嗽、乏力、胸闷等后遗症状以及焦虑抑郁等精神症状，同时促进肺部病灶炎性渗出吸收，改善肺通气功能。王一战等[136]纳入35例轻型/普通型新型冠状病毒肺炎患者（脱落3例），在西医及中药治疗基础上联合针刺治疗，观察患者针刺第3、7天主要症状的缓解情况，比较不同针刺介入时间对患者住院时间的影响，发现在中药、西药治疗的基础上，联合使用针灸可以有效缓解COVID-19患者的临床症状，针灸的早期干预可以加速康复过程。

总体而言，目前药物治疗是肺部疾病的基础治疗方式，近年来由于受新冠肺炎的影响中药相关制剂的临床应用取得较大的扩展。不过从目前的研究结果来看单纯的药物治疗难以帮助患者恢复肺部功能，西药联合中药，或中西药联合肺康复的疗效更好。此外，多组学技术的应用为中药制剂的效用机理提供了更明确的依据，有利于中医药治疗肺疾病推广和临床应用。

五、糖尿病康复

（一）糖尿病前期康复

1. 中医干预的基础研究

糖尿病前期康复基础研究主要集中在半夏泻心汤[137-149]、黄精芡实汤[140]和津力达颗粒[141]对大鼠的干预，其中半夏泻心汤为治疗糖尿病常用的经典方剂，该方剂也被糖尿病前期中医药循证临床实践指南所收录。

李杰等[137]将雄性大鼠随机分为3组：正常组、模型组和实验组共17只。基于菌群α多样性和β多样性分析探讨了半夏泻心汤对3-脱氧葡萄糖醛酮（3DG）致糖尿病前期大鼠肠道菌群的影响，发现半夏泻心汤对糖尿病前期的治疗作用，可能与其对肠道菌群的调控有关。杨海梅等[138]按体质量随机分为模型组、实验组和对照组，每组10只，探讨了半夏泻心汤对3DG诱导的糖尿病前期大鼠的保护作用及机制，发现该汤剂起到的保护作用可能与其抗羰基压力与氧化压力的作用有关。顾祎雯等[139]探讨半夏泻心汤剂对3DG诱导的糖尿病前期大鼠血糖、胰岛素、胰高血糖素样肽-1（GLP-1）以及炎症因子的影响，发现半夏泻心汤剂可改善3DG所致的大鼠糖调节受损，可能与其增加GLP-1水平和降低炎症水平有关，提示GLP-1在维持广泛糖代谢稳态中，很大程度上是通过其发挥肠促胰岛素效应所实现的。蔡嘉洛等[140]基于网络药理学方法分析黄精芡实汤治疗糖尿病前期的作用机制,发现黄精芡实汤含药血清能够显著降低胰岛素抵抗模型细胞 AKT1、AGE、RAGE 蛋白表达量,以通过作用于 AKT1 靶点,阻滞 AGE-RAGE 信号通路发挥诱导胰岛素抵抗的作用。张少兰等[141]探讨津力达颗粒和阿托伐他汀对比,发现津力达颗粒可以通过减少糖尿病前期大鼠的内脏脂肪蓄积及其引起的炎症反应,改善糖尿病前期大鼠的胰岛素抵抗,为津力达颗粒在糖尿病前期的临床治疗中提供新的药理依据。

2. 中医干预的临床研究

糖尿病前期临床研究主要集中在针灸、活血降糖汤剂和传统训练(太极拳)的干预。Zeng X 等[142]将 60 例糖尿病前期患者按 1∶1 的比例随机分为针灸治疗组和对照组,探讨了在生活方式干预的基础上进行为期 3 个月的左氏针灸干预治疗糖尿病前期研究方案的可行性,以期预防糖尿病过渡到 2 型糖尿病的高风险阶段。同样,Zhang PX 等[143]探讨了 183 名受试者在生活方式干预的基础上进行为期 84 天的活血降糖汤剂干预方案设计的可行性,以期寻求一种预防糖尿病发生、发展有效的补充和替代疗法。Ma X 等[144]探究了为期 12 个月的八段锦和有氧训练与对照组对比对 98 名糖尿病高风险人群的有效性,从总体效果来看,进行八段锦和有氧运动一年的效果相似。然而,值得注意的是,在调节糖尿病前期患者的高密度脂蛋白方面,八段锦效果优于有氧运动,而在降低血红蛋白 Alc 和血压方面,有氧运动优于八段锦。因此,患者应根据自己的具体情况选择运动方式,以在疾病预防方面获得更大的益处。

(二)糖尿病发病期康复

1. 中医干预的基础研究

基础研究的干预措施主要集中在单味中药(如黄连、人参[145]、黄芪甲苷[146]);中药提取物(如花椒提取物[147]、白术提取物[148]、西洋参[149]、红参提取物[150]);中成药(浓缩丸剂[151]、胶囊[152-153]、汤剂[154-164]);中医外治的干预(电针[165-169]、耳穴[170])以及探究联合干预(如针刺联合针刺联合温肾暖脾通络法[165];汤剂联合穴位敷贴[171];联合西药探究叠加效应[146]等)。其中,电针联合壮医药线点灸对糖尿病胃轻瘫(DGP)大鼠氧化应激相关指标的影响[167-172],电针结合莫沙必利对糖尿病胃轻瘫大鼠胃动力的影响,电针足三里等穴位对 DGP 大鼠胃窦 Cajal 间质细胞自噬与凋亡的影响[174,179],均显示电针对胃肠功能障碍改善的疗效。

汤剂以白虎加人参汤的研究居多,刘旭等[159]探讨了白虎加人参汤与二甲双胍对比,探究对 2 型糖尿病(T2DM)小鼠创面感染的作用机制,发现其可能通过改善糖代谢、缓解炎症反应等来激活 Nrf2/HO-1 通路,从而发挥疗效。王芳等[160-161]发现,该汤剂还减少 T2DM 大鼠胰岛 β 细胞凋亡,增加胰重比,改善胰腺组织的病理变化,对胰岛细胞具有保护作用,这可能与调节 PI3K/AKT/FoxO1 信号通路上的相关蛋白表达有关。此外,该汤剂还可通过改善肠道菌群通透性和抑制 TLR2/NF-κB 介导的炎症反应来改善 T2DM[156]。黄雅兰等[157]还发现白虎加人参汤可以通过多成分、多靶点、多通路的作用效应治疗 T2DM,实验证实了白虎加人参汤能够下调 PI3K/AKT 通路相关蛋白表达及 mRNA 相对表达量,降低 MKR 小鼠血糖和血清炎症因子水平,为深入研究白虎加人参汤治疗 T2DM 提供了依据。

而 1 型糖尿病以探究百合乌药汤干预居多。薛丽会等[174]、高明明等[175]和李爽等[176]研究均探讨了百合乌药汤对 1 型糖尿病并发肝损伤小鼠的保护效果和机制研究,结果显示百合乌药汤通过减轻炎症、增加抗氧化能力来改善胰岛素抵抗,减轻 1 型糖尿病及其并发肝损伤。

2. 中西医结合干预的临床研究

中医临床研究的干预措施主要集中在单味中

药(如黄连、黄芪[177])、中成药(无糖颗粒剂[178-179]、汤剂[180-182]、胶囊[183])、中医外治的干预(如针刺[184-185]、耳穴[186]),同时还涉及探究中西药、中药和运动及饮食联合干预的疗效[180-181,186-188]。其中,以联合干预探究增益效果的研究居多。在联合西药方面,马倩等[182]将62例气阴两虚型T2DM分为对照组和观察组,每组31例。在以盐酸二甲双胍缓释片、阿卡波糖片联合门冬胰岛素注射液调控血糖的基础上增加当归六黄汤,可显著增加气阴两虚型T2DM的控糖的时间,改善日内、日间血糖波动水平及长期平均血糖水平。韩晓梅等[188]和赵能江等[183]分别在二甲双胍单药基础上增加中成药黄连荷叶方和杞黄降糖胶囊,证实了在控糖和改善胰岛素抵抗方面协同增益的疗效。在联合传统功操方面,廖秋萍等[186]探讨耳穴压豆联合八段锦在T2DM中的应用效果,显示良好的控糖和控脂效果。

(三) 糖尿病合并症期康复

1. 中医干预的基础研究

糖尿病合并症期主要涉及糖尿病肾病(DKD)、糖尿病心肌病、糖尿病足、糖尿病视网膜病变(DR)、糖尿病周围神经病变、糖尿病合并认知或抑郁。

在DKD的基础研究中,干预措施主要集中在单味药(黄芪[187])和中成药(浓缩丸剂[188-193]、汤剂[194-202]、颗粒剂[203-205]、胶囊[206-209]),其中,以中成药研究居多,尤其是丸剂和汤剂。丸剂主要包括七芪地黄丸[192]、六味地黄丸[190]、玉泉丸[191]、二十味沉香丸[193],涉及对DKD的保护作用的探究。汤剂中涉及对导致DKD的关键调控通路的探索与验证。赵靓等[202]探讨益肾通络方治疗DKD的活性成分、作用靶点及可能的药效作用机制,发现益肾通络方对DKD的治疗,可能通过调控AGE-RAGE、PI3K/Akt信号通路,抑制炎症反应及肾脏组织纤维化发挥治疗DKD的作用。杨秀芳等[201]探讨肾消通络方对自发性糖尿病db/db小鼠肾脏

炎性损伤及MCP-1、TNF-α水平的影响,肾消通络方能下调小鼠肾脏炎性因子MCP-1、TNF-α水平,减轻肾脏炎性损伤,可能与抑制炎症通路TLR4/NF-κB p65的信号转导有关。

糖尿病心肌病干预措施主要集中在提取物(小檗碱[210]、姜黄素[211]、决明子[212])。陈飞等[212]发现决明子提取物可减轻力竭运动引起的氧化应激和细胞凋亡,从而对心肌损伤发挥保护作用。而在糖尿病足中,主要干预措施集中在电针[213]和丹黄消炎液[214]。陈小燕等[213]观察电针"足三里"结合莫沙必利灌胃对DGP大鼠胃排空率及胃运动的影响,可改善DGP大鼠血糖及胃动力,效果优于单纯电针和莫沙必利。卢庆威等[214]则发现丹黄消炎液能够促进糖尿病性溃疡愈合过程中上皮-间质转化过程,加快愈合速度。

DR的干预措施主要集中在黄芩苷和明目颗粒[215-216]和丸剂[217]。帅天姣等[218]、邵晓丽等[219]和于乃馨等[220]分别探究了黄芩苷DR大鼠新生血管生成的影响、汉黄芩苷对视网膜微血管内皮细胞功能障碍以及黄芪甲苷治疗糖尿病视网膜病变的作用机制,均发现其对视网膜的有益影响。

糖尿病周围神经病变的干预措施主要集中在汤剂[221-222]和丸剂[223]。何斌俊等[221]发现益气化瘀方可能通过调控PI3K/AKT/mTOR信号通路,改善糖尿病溃疡大鼠周围神经病变,促进溃疡创面愈合。张栏译等[222]发现益气活血通络方可以通过调节SIRT1/PGC1α/TFAM通路增加线粒体合成,起到改善神经细胞能量代谢的作用。王长琴等[223]发现黄芪箭丸通过养血活血、理气通络等补泻兼施的方式实现了"正气存内、邪不可干"的目标,切合糖尿病周围神经病变本虚标实之病机,具有较高治疗优势,并为临床提供了有效思路。

在糖尿病合并心理疾病方面,干预措施主要集中在单味药(如西洋参[224])、汤剂[225-227]和电针[228-229]。杨蕙等[225]和孟盼等[226]分别探讨了左归降糖解郁方对糖尿病并发抑郁症大鼠前额叶皮层

IR/IRS-1信号通路和能量代谢,以及小胶质细胞活化的干预作用,发现左归降糖解郁方可通过激活糖尿病并发抑郁症大鼠前额叶皮层IR/IRS-1信号通路,促进GLUT4膜转位并加速神经元能量代谢,以及上调糖皮质激素受体,降低HAPI细胞中TLR4及Tim3的表达,从而发挥抗抑郁作用。王文慧等[228]发现电针可改善db/db小鼠认知障碍,调节体质量、血糖,改善海马组织细胞形态,其机制可能是通过调节IRE1α-JNK通路及相关蛋白来实现的。

2. 中西医结合干预的临床研究

糖尿病临床研究合并症期主要涉及DKD、糖尿病心肌病、糖尿病足、糖尿病周围神经病变、糖尿病合并认知或抑郁。

在DKD中,干预措施主要集中在中成药(浓缩丸剂[230]、汤剂[231-235]、颗粒[236-237])、电针[165,238],以及探究中西药联合的协同效应[239-242]。其中,以与西药联合观察对DKD临床疗效的居多,曾翠青等[241]和梁美珍等[239]分别探究了参芪地黄汤、芪地肾康汤联合前列地尔对DKD的影响,发现两种汤剂均可有效改善DKD患者的临床症状,改善肾功能,延缓病情进展。而艾珊珊等[236]基于“肠-肾轴”理论探讨益肾化湿颗粒的临床疗效中,发现疗效的改善还伴随着肠道菌群分布及丰度的改变,主要是副拟杆菌属、长双歧杆菌及黏膜乳杆菌等益生菌的含量升高。

在糖尿病心肌病中,干预措施主要集中在汤剂,牛明明等[243]将50例老年早期糖尿病心肌病患者随机分为对照组和观察组,以观察益气养阴活血通络方治疗老年早期糖尿病心肌病的临床疗效,发现改善了老年早期糖尿病心肌病患者左室舒张功能,调节血糖,提高机体抗氧化能力,改善了患者的临床症状,对老年糖尿病引起的心肌病变有一定防治作用。而在糖尿病足中,干预措施则主要集中在汤剂[244-245],并更注重外敷[246-247]。鲁铭等[246]观察黄连紫草湿性敷料对糖尿病足早期溃疡的炎性指标及足背动脉血流指标影响,发现该敷料在糖尿病早期溃疡中应用可加快创面愈合,减轻炎性指标,改善足背动脉血流学指数。刘政等[253]观察解毒洗药灌注联合负压封闭引流术促进糖尿病足溃疡创面愈合的效果及其对创面组织表皮生长因子、肿瘤坏死因子-α的影响。

糖尿病周围神经病变的临床干预主要集中在汤剂[248-250]。郑晓东等[248]证实了葛根芩连汤治疗120例湿热阻络型糖尿病周围神经病变患者可有效地改善患者临床症状及体征,调节血糖指标,改善肠道菌群含量。王成等[249]将75例患者分为治疗组(37例)和对照组(38例),两组患者均予以基础治疗。对照组选用循经取穴冲击波疗法,治疗组加用补阳还五汤。证实了补阳还五汤联合循经取穴冲击波可有效改善糖尿病周围神经病变患者的临床症状,增加运动和感觉神经神经的传导速度。邓莉娟等[250]发现活血通脉方渍渍能提高糖尿病周围神经病变患者的神经传导速度,改善患者的临床症状,其作用机制可能与增加脑源性神经营养因子含量,降低髓鞘碱性蛋白含量有关。

在糖尿病合并心理疾病方面,干预措施主要集中在穴位按摩[251]和中药辅助[252]。李贞贞等[251]探讨穴位按摩联合循经拍打改善T2DM合并轻度认知功能障碍(MCI)患者认知功能的效果,发现可显著改此类患者的认知功能。李全等[252]观察地黄饮子辅助治疗肾虚髓减型T2DM合并轻MCI患者的临床疗效,发现患者临床疗效显著,能在稳定血糖基础上有效改善患者的认知功能障碍,且安全性良好。

综上可见,2022年糖尿病的中西医结合康复研究分别从糖尿病前期、糖尿病发病期和合并期3个阶段产出了大量文章,干预措施主要集中在单味中药、中药提取物、中成药以及中医外治(如电针、耳穴)或联合西医药物、运动及饮食来探究治疗糖尿病的疗效,但涉及机制探究的文章较少,未来期望更深入地探究中西医康复手段以预防或延缓该类疾病的发生发展。

六、情志疾病康复

（一）情志因素所致情绪病康复

1. 中医干预的基础研究

情志因素所致情志症状或躯体症状改变的基础研究主要集中在中药提取物[253-254]、单味中药[255-256]、中成药（浓缩丸剂[257-259]、汤剂[260-268]、散剂[269-275]、颗粒剂[276-280]）、电针[281-288]的干预。中药提取物研究中，何俊慧等[253]将小鼠随机分为空白组、氟西汀组、十大功劳叶提取物组，连续灌胃给药12天，发现十大功劳叶提取物具有明显的抗抑郁作用，且能改善利血平诱导的抑郁大鼠炎症反应，其机制可能与抑制 NF-κB/NLRP3 信号通路有关。邓祥敏等[254]探讨鼠尾草酸对抑郁大鼠行为学的干预作用及对 BDNF/TrkB/CREB 信号通路的影响，发现与大鼠灌胃给予盐酸氟西汀相比，鼠尾草酸可剂量依赖性地改善大鼠抑郁样行为，其机制可能与调控 BDNF/TrkB/CREB 信号通路有关。

单味药中，余万冰等[255]和田萍等[256]分别发现生地黄具有抗焦虑作用，有效部位为生地黄多糖，其作用机制可能与升高小鼠脑组织中 γ-氨基丁酸的含量、降低谷氨酸、5-羟色胺（5-HT）的含量、抑制阴虚小鼠下丘脑-垂体-甲状腺轴亢进有关；地黄可改善大鼠抑郁样行为，可能与调控海马 5-HT 神经递质合成、转运、代谢有关。

中成药中浓缩丸剂，乌日罕等[257]将50只雄性 SD 大鼠按体质量随机分为正常组，模型组，西药组，肉蔻-5味丸高、低剂量组，每组10只，观察蒙药肉蔻-5味丸对抑郁模型大鼠海马组织 Bcl-2、Bax 蛋白表达的影响，发现该丸剂发挥抗抑郁作用机制是可能与调控抑郁模型大鼠海马组织 Bcl-2、Bax 凋亡蛋白表达水平有关。TangY 等[258]发现交泰丸可能通过抑制 NLRP3 炎症小体活化和改善炎症状态在抑郁小鼠中发挥抗抑郁作用。汤剂中，主要涉及加味温胆汤[260,262]、酸枣仁汤[261]、栀子豉汤[263,289]、桃红四物汤[264]、百合地黄汤[265]、菖郁导

痰汤[266]。陶伟伟等[263]和 Zhang Y 等[289]发现栀子豉汤对抑郁小鼠行为有改善效果，可能是通过抑制海马 NLRP3 活化，减少 IL-1β、IL-18 的释放，改善了突触损伤，增强神经可塑性，或逆转抑郁大鼠大脑中谷胱甘肽和氧化应激的不平衡，从而发挥抗抑郁作用。韩远山等[290]将 SD 大鼠随机分为空白组、模型组、文拉法辛组和复方柴金解郁片高、中、低剂量组，每组10只，复方柴金解郁片对慢性温和不可预知性应激抑郁大鼠海马神经元突触可塑性的影响，发现复方柴金解郁片可改善大鼠抑郁样行为，可能与上调海马组织 GDNF、Spinophilin 蛋白表达，调控海马神经元突触可塑性有关。余楷杰等[291]发现温阳解郁方可能通过激活 PI3K/Akt/mTOR 信号通路，降低前额皮质神经元和胶质细胞自噬水平，进而发挥抗抑郁疗效。在散剂中，以逍遥散和解郁方干预居多。单楠等[275]、胡靖文等[270]、赵安然等[271]、Zhang Y 等[272]、Zhu X 等[292]、Tang K 等[273]、Zeng J 等[274]均发现逍遥散对抑郁焦虑行为改善具有显著的疗效。颗粒剂中，马小娟等[276]温阳解郁颗粒可有效保护高浓度皮质酮造成的小鼠海马神经细胞损伤。调控 BDNF/Trkb/ERK 通路，放大 CREB 信号传导，影响 Bcl-2、BDNF 水平，可能是其保护海马神经元，发挥抗抑郁疗效的重要机制。同时，该颗粒剂可显著改善抑郁症大鼠的学习记忆功能，将60只雄性大鼠随机分为正常组、模型组、温阳解郁颗粒低、中、高剂量组和氟西汀组，发现增强了成年大鼠海马神经的增殖与分化能力，这可能是温肾助阳法抗抑郁的重要作用机制[277]。

电针干预中，王叶欣等[281]选取了大鼠腰阳关及双侧天枢、足三里、大肠俞等穴位进行针药结合干预，发现针药结合治疗能明显改善慢性不可预知温和刺激大鼠抑郁样行为，其作用机制可能与提高肠道有益菌群的种类和相对丰度，上调脑-肠轴 5-HT、5-HTP 等相关分子表达有关。金红等[282]观察"通督调脏"针法对大鼠行为学及海马组织蛋白

表达的影响,行为学结果及各结果分析表明通督调脏针法具有明显的抗抑郁作用,神经递质代谢、神经元自噬、补体激活、信号转导、细胞周期调控、线粒体代谢的异常变化可能为针刺抗抑郁的主要机制,Ddt、Snap29、C1qc、Vtn、Cpped1、Phf5a、Prpf40a、Cdk5rap3、Bbs2、Afg11、Sdf2、Specc11 等为可能的关键蛋白,为针刺治疗抑郁症提供了基础性依据。

2. 中西医结合干预的临床研究

临床研究的干预措施主要集中在中药提取物[293]和针刺[294-298]。在中药提取物中,卢仁睿等[293]通过皮质酮诱导的小鼠抑郁症模型和肾上腺嗜铬细胞瘤 PC-12 细胞损伤模型,研究怀菊花提取物的抗抑郁作用,发现怀菊花提取物可能通过调节海马组织中环磷腺苷效应元件结合蛋白通路、抑制神经细胞凋亡,从而改善抑郁。在针刺中,李保朋等[299]招募中医烦躁焦虑状态受试者 24 例,随机平均分成针刺组和对照组各 12 例观察针刺太冲穴对烦躁焦虑患者脑功能的调节,针刺太冲穴对负责情绪的脑区产生了调制效应,为针刺太冲穴治疗烦躁焦虑的脑机制研究提供了一定依据。孙继飞等[294]收集 30 例复发性抑郁症患者及 30 例健康者,观察耳甲电针[经皮耳迷走神经刺激术(taVNS)]对复发性抑郁症患者静息态 fMRI 脑功能活动的即刻调节作用,发现复发性抑郁症患者存在默认网络、视觉加工脑区及体感运动脑区脑功能异常,taVNS 对以上大部分脑区有即刻调节作用,这可能是其治疗复发性抑郁症潜在的脑网络机制。孙远征等[295]取穴百会、神庭、本神、内关、神门进行调神法针刺结合心理疗法,可缓解甲基苯丙胺戒断后焦虑患者焦虑情绪、提高生命质量、改善睡眠情况,疗效优于单纯心理疗法。同时,比较该种针刺与常规针刺治疗女性甲基苯丙胺戒断后抑郁的临床疗效,可改善甲基苯丙胺戒断后抑郁患者戒断症状、抑郁状态及睡眠质量,升高血清 5-HT 含量,疗效优于常规针刺疗法[302]。

(二) 躯体或外界因素所致情绪病康复

1. 中医干预的基础研究

躯体或外界因素导致情志疾病的发生包括糖尿病[300-304]、脑卒中[305-308]、帕金森病[309]、冠心病[310]、围绝经期综合征[311-312]、慢性疼痛[313]、乳腺癌[314]、神经退行性疾病[315]、甲状腺功能减退[316]等。

在糖尿病合并抑郁症研究中,以左归降糖解郁方被研究居多。杨蕙等观察左归降糖解郁方对糖尿病并发抑郁症大鼠前额叶皮层胰岛素信号通路相关蛋白表达及能量代谢[300],以及海马神经发生的机制[301],发现左归降糖解郁方可通过激活糖尿病并发抑郁症大鼠前额叶皮层 IR/IRS-1 信号通路,促进 GLUT4 膜转位并加速神经元能量代谢,从而发挥抗抑郁作用,并且可通过调节海马 Wnt3a/β-catenin 信号通路改善糖尿病并发抑郁症大鼠海马齿状回的神经发生过程。孟盼等[302]在模拟糖尿病并发抑郁症环境下,探究左归降糖解郁方对小胶质细胞活化的调节作用及干预机制,发现可能通过皮质酮介导的 GR/TLR4/Tim3 信号通路调节 MG 的 M1/M2 型活化。王艺霏等[303]通过耳穴刺激经迷走神经,发现糖尿病合并抑郁大鼠的抑郁状态明显改善,可能是通过上调 BDNF-TrkB 通路蛋白表达水平,降低大鼠 HbA1c,同时改善大鼠抑郁样行为。

对于卒中后抑郁的探究,孙培养等[305]运用"通督调神"针刺法来进行干预,发现可改善大鼠抑郁样行为,可能与抑制海马神经组织氧化应激,增强 CREB/BDNF/TrkB 信号通路活性有关。王豆等[306]探究醒脑解郁方对卒中后抑郁模型大鼠海马神经元形态及凋亡的影响,发现大鼠抑郁样行为的改善可能与抑制海马神经组织氧化应激,增强 CREB/BDNF/TrkB 信号通路活性有关。

张明情等[310]探究养心生脉颗粒对冠心病伴焦虑抑郁大鼠的影响,改善了大鼠的心脏功能和抑郁症状,这可能通过激活 BDNF/TrkB 信号通路发挥心脏保护作用和抗抑郁作用。赵季宇等[316]观察麦粒灸对甲状腺功能减退症伴抑郁的影响,发现麦粒灸可明显改善大鼠的甲状腺功能和抑郁状态,这可能与上调海马 MR、GR 的蛋白和 mRNA 表达,进而影响血清皮质醇和 5-HT 表达有关。Yang Y 等[317]研究逍遥散对因高脂肪饮食而引起焦虑和抑郁的小鼠的康复效果,通过调节肠道微生物群衍生的代谢物来拯救高脂肪饮食引起的焦虑和抑郁,逍遥散被认为可能是治疗肥胖相关精神障碍的潜在治疗策略。

2. 中西医结合干预的临床研究

躯体和外界因素所致情志病的临床研究干预包括针刺[318]、灸法[319-320]、中药汤剂[321]、散剂、情绪释放疗法[322]、中药胶囊[323]、传统功法[324-325]等干预手段。等干预手段。情志病的治疗原则主要在于疏肝解郁、安神通督,临床研究文献中干预重点多在调肝安神。

郑春叶等[321]将 84 例受试者随机将分为中药组、重复经颅磁刺激(rTMS)组、联合组和对照组,每组 21 例,应用疏肝解郁的柴甘解忧汤联合 rTMS 对帕金森病合并轻中度抑郁患者干预 8 周,发现患者的抑郁症状及生活质量均得到了改善。为缓解脑卒中患者的抑郁、焦虑程度,肖竹青等[323]在常规治疗与护理基础上探究培元通脑胶囊联合针刺的疗效,发现联合干预可降低缺血性脑卒中后抑郁患者外周血中 IL-1β、TNF-α、IL-6 水平,改善抑郁状态。王健等[318]选用五音调神法,针刺督脉要穴百会、印堂、神庭联合角调式五行音乐治疗,来改善缺血性脑卒中后抑郁患者的心理和睡眠,患者抑郁情绪和失眠症状都得到了明显改善。赵彬等[326]对 40 例 PSD 患者进行随机对照试验,发现头穴丛刺治疗结合康复科常规康复治疗基础与心理康复治疗改善 PSD 患者抑郁状态提高患者运动功能及日常生活功能,提高血清 BDNF、VEGF 水平。此外,中医五音疗法对缓解脑卒中患者的焦虑也有改善作用。屈月清等[327]通过 76 例急性脑梗死合并焦虑症患者的随机对照试验发现结合子午流注法的

辨证施乐可有效改善该类患者焦虑情绪及生活质量。邵俊等[319]以活血化瘀,通经络为主要康复原则,在西药盐酸帕罗西汀片治疗基础上,选用化瘀通络灸联合揿针治疗脑梗死后轻中度抑郁患者,有效改善了患者的抑郁症状,提高了其生活质量及认知功能。对于甲基苯丙胺戒断后抑郁。孙萍萍等[324]对 60 例轻度 PSD 患者进行随机对照试验,发现改良易筋经能够有效缓解卒中后抑郁患者的抑郁情绪,明显提高 β、δ、θ 波的全局效率及 α、δ、θ 波的局部效率,提高不同脑区间信息传播效率及信息整合能力,增强脑功能网络连接性。Sun P 等[325]在 60 名被诊断为早期轻度 PSD 患者中进行随机对照试验,发现易筋经可促进网络功能连接的信息传递效率及其在不同脑区的整合能力,有效缓解早期轻度 PSD 的抑郁情绪。

综合 2022 年情志疾病的中西医结合康复研究,主要从情志因素所致情绪病康复和躯体或外界因素所致情绪病康复两个因素角度出发产出了大量基础和临床文章。干预措施主要集中在中药提取物、单味中药、中成药、电针、合并西药、经颅磁刺激联合干预,并关注糖尿病、脑卒中、帕金森、疼痛、围绝经期等疾病的合并情志问题。治疗原则主要在于疏肝解郁、安神通督。但临床研究相对较少,且研究多为行为学疗效的探究,未来期望研究多借助客观手段,更深入的探究中西医康复手段对该类疾病的影响。

七、脊柱疾病康复

文献关注的脊柱疾病主要集中在强直性脊柱炎、腰椎间盘突出、颈椎病、腰痛、骨质疏松,在干预方法上主要以针灸、推拿、中药干预、中药联合西药为主。

(一)腰椎间盘突出症康复

腰椎间盘突出症作为临床常见退行性脊柱病之一,以腰痛和下肢放射痛为主要症状。临床上以

保守治疗为主,治疗方案包括西医药物、康复训练,中医药疗法(中药、针刺、艾灸、推拿)等。部分严重患者则采取手术治疗,研究显示中医药方案对于缓解术后疼痛也有一定的效果。

1. 中医干预的基础研究

Xu J 等[328]构建了腰椎间盘突出模型大鼠,并使用艾灸干预,发现可促进腰椎间盘新生血管的形成,通过 Fas/FasL 信号传导支持 NP 细胞的凋亡,调节细胞外基质酶的降解,进而加速大鼠腰椎间盘突出的吸收和运动功能的恢复。Tian Y 等[329]探讨黄芪甲苷对腰椎退行性变的保护作用,在体外模型中发现,黄芪甲苷减少了 NF-κB p65 的核易位,有效地减轻了 IL-1β 诱导的炎症、细胞凋亡和细胞外间质变性。在腰椎退行性变大鼠模型中发现黄芪甲苷可以在体内缓解腰椎退行性变。陈延武等[330]研究电针抑制腰椎间盘退变的作用及机制,发现电针可能通过诱导腰椎间盘髓核细胞内线粒体自噬,可能有效减轻椎间盘炎症反应,继而抑制腰椎间盘的退变。另外,吕智桢等[331]观察脊柱推拿对慢性下腰痛模型大鼠后肢步态参数的影响,发现与慢性下腰痛模型组相比,夹脊穴推拿治疗后大鼠站立时相持续时间、举步时相持续时间和步行持续时间下降,举步速度显著上升,表明脊柱推拿可以影响慢性下腰痛模型大鼠后肢步态参数,从而改善其运动功能。

2. 中西医结合干预的临床研究

徐露露等[332]招募了 120 例行经皮全脊柱内镜技术治疗的腰椎间盘突出症患者,随机分为对照组与观察组,研究发现早期功能锻炼配合穴位按摩有利于缓解腰椎间盘突出症术后患者疼痛,改善腰椎功能和生活质量。Zhou X 等[333]为了评估传统中式运动联合按摩与单独使用传统中式按摩对腰椎间盘突出患者疼痛、残疾、腰椎活动和步态表现的影响,开展了多中心随机临床试验,招募了 272 名腰椎间盘突出患者。并随机分为联合治疗组和对照组。联合治疗组在 6 周内接受了 18 次太极训练

(每周 3 次,每次 30 min)和常规中医推拿治疗。对照组仅给予中医推拿治疗,结果显示与单用推拿相比,太极联合推拿治疗在减轻疼痛和改善日常生活活动能力方面表现更好。赖智君等[334]开展了一项纳入 118 例患者的 RCT 研究,目的是探讨化瘀理筋针刺法对腰椎间盘突出症瘀血阻滞型治疗作用,发现在常规西医治疗的基础上联用针刺后患者 PGE2、IL-23、MMP-9、COX-2、TGF-β1 水平及 ODI 评分、VAS 评分降低更明显。此外,该学者还探究了祛湿除痹汤联合针刺治疗寒湿痹阻型腰椎间盘突出症患者疗效,发现中药针刺联合使用可减轻患者炎症反应,改善腰椎功能[335]。

推拿可用于患者腰椎间盘突出患者的治疗,且与中药、针刺或艾灸联合使用可能具有更好的疗效。徐辉等[336]为探究加味芍药甘草汤配合脊柱旋牵式推拿复位法治疗腰椎间盘突出症的效果,招募了 300 例腰椎间盘突出患者并随机分为观察组(加味芍药甘草汤联合脊柱旋牵式推拿复位)和对照组(仅使用脊柱旋牵式推拿复位),结果显示中药推拿联合治疗后腰部治疗评分、腰腿功能障碍评分、视觉疼痛模拟评分和中医证候均优于单纯使用脊柱旋牵式推拿复位。王承惠等[337]探讨针灸联合推拿治疗腰椎间盘突出症的效果,发现针灸联合推拿治疗腰椎间盘突出症能缓解患者疼痛度,改善临床症状和腰椎功能,这可能是通过降低炎症因子水平实现的。此外,罗阳骞等[338-339]探讨定点旋转复位法联合雷火灸对腰椎间盘突出患者腰椎功能的影响,结果显示定点旋转复位法和定点旋转复位法联合雷火灸治疗后患者腰骨倾斜角、腰椎前凸角度、腰椎曲度、平均椎间隙高度均显著下降,且联合治疗组降低幅度明显优于传统组。

陈祁青等[340]采用网络药理学-分子对接方法探讨黄芪桂枝五物汤治疗腰椎间盘突出症的作用机制,发现黄芪桂枝五物汤可以通过多成分-多靶点-多通路来发挥抗氧化、消炎及调节免疫反应。李维燕等[341]以 48 例腰椎间盘突出症患者为研究

对象,观察并记录恒温中药热敷治疗前及治疗2周后的视觉模拟评分,腰椎功能恢复水平,发现中药热敷治疗后患者腰腿痛减轻、腰椎功能及腰椎活动度提高,生活质量明显改善。

(二) 颈椎病康复

颈椎病为临床常见的颈部退行性病变,根据其临床表现有颈型、神经根型、脊髓型等不同分型,患者常表现为颈部疼痛、活动受限,或伴有上肢疼痛、麻木、肌力减退等症状,严重影响其日常生活,目前对其治疗包括药物、理疗、手法、手术及中医药等。中医药在治疗神经根型颈椎病(CSR)时常采用中药、针灸、手法按摩、针刀等方法,具有疗效显著、副作用小、临床实施方便、患者易于接受等优点,为目前治疗神经根型颈椎病的重要方式。

1. 中医干预的基础研究

陈斌等[342]探讨针刀治疗颈型颈椎病的可能机制,将新西兰兔随机分为空白对照组、模型组、美洛昔康组和针刀组,每组12只,采用改良长期低头位法制备颈型颈型颈椎病兔模型,干预4周后,发现与美洛昔康组相比,可视化针刀可抑制凋亡相关蛋白表达,降低髓核细胞凋亡率,从而改善颈型颈椎病兔的颈椎间盘退变。Cai HQ等[343]探讨直接艾灸对神经根型颈椎病大鼠自噬的影响,结果显示直接艾灸改善神经根型颈椎病大鼠的疼痛阈值和运动功能,促进 ActA、p - Smad2、p - Smad3、LC3Ⅱ/Ⅰ和 Atg7 在被卡压神经根脊背角中的表达。艾灸降低了 Bax mRNA 的表达并减少了凋亡神经元的数量,而注射 ActA 抑制剂 SB 后,上述蛋白质的表达受到抑制,艾灸对凋亡神经元的保护作用降低。该结果提示艾灸通过调节自噬来减少细胞凋亡和修复神经损伤,发挥镇痛作用,这一特征可能与 ActA/Smads 信号通路有关。

2. 中西医结合干预的临床研究

屠金康等[344]选取在复旦大学附属中山医院康复医学中心就诊的神经根型颈椎病患者72例,采用随机分组软件将其分为常规康复组(36例)和改良八段锦组(36例)。常规康复组接受常规康复治疗,包括红外线、牵引、深层肌肉放松刺激、改良旋转位颈椎关节松动术,治疗3次/周,连续治疗4周。改良八段锦组在常规康复组基础上再接受改良八段锦"前三式"锻炼,3次/周,连续治疗12周,发现改良八段锦"前三式"改善神经根型颈椎病患者的临床症状、焦虑程度、疼痛及生活质量的疗效确切,且省时、便捷,值得在神经根型颈椎病患者临床及家庭常规康复训练中推广运用。王鑫等[345]为观察平衡针刀联合温针灸治疗椎动脉型颈椎病的临床疗效,将90例椎动脉型颈椎病患者随机分为温针灸组(风府、风池、完骨、天柱温针灸,5次/周,连续治疗3周)、平衡针刀组(1次/周,均连续治疗3周)及联合组,每组30例,发现与单独使用平衡针刀或温针灸相比,平衡针刀联合温针灸治疗椎动脉型颈椎病,可恢复颈部力学平衡状态,并有效改善椎-基底动脉血流状况,改善眩晕症状。

(三) 其他疾病康复

脊柱相关疾病中,除了常见的颈椎病、腰椎间盘突出,还包括强直性脊柱炎、下腰痛、骨质疏松、脊椎骨折等疾病,中医药方案也被应用于这些疾病的治疗。

马尧等[346]将70例早中期强直性脊柱炎患者按1∶1随机分为观察组和对照组,观察在西药治疗基础上针刺联合督灸治疗早中期强直性脊柱炎患者的临床疗效,发现联合疗法可改善患者骶髂关节骨髓水肿,改善日常生活能力,且相对安全有效。赵利霞等[347]研究发现针刺联合中药热奄包可明显改善轻中度强直性脊柱炎患者的临床症状,这可能通过降低炎症因子 TNF - α、IL - 1β、IL - 23、TIMP - 2 水平实现的。汤忠富等[348]研究发现芪黄健脾滋肾颗粒能有效改善脾肾亏虚型强直性脊柱炎患者临床症状及体征,降低疾病活动度,提示其机制可能与下调炎症细胞因子、抑制炎症反应、调节免疫有关。

针刺也可用于腰椎疾病术后镇痛。Chao YL 等[349]回顾性研究分析了 97 名因退行性腰椎疾病而接受过同一位外科医生手术的患者的病历。根据术后镇痛方法的不同,将患者分为针刺组(32 例)、患者自控镇痛组(27 例)和口服镇痛组(38 例),结果显示针刺、口服镇痛药物以及患者自控镇痛都显示出术后疼痛的显著减轻。然而,针刺组的复发疼痛少于其他两组。此外,术后第二天的针灸感觉指数越高,术后第四天的视觉模拟评分越低。结果表明,针灸对退行性脊柱疾病单纯手术后的术后疼痛和不适有益。值得注意的是,患者的针灸感觉与疼痛视觉模拟评分的改善之间存在不成比例的相关性。Chen BA 等[350]开展了一项回顾性研究,纳入 96 例患者,其中 37 例接受针灸治疗,27 例接受自控镇痛治疗,32 例接受常规镇痛以控制疼痛,发现针灸可以作为控制退行性腰椎疾病术后疼痛的有效辅助疗法。

此外,Fu G 等[351]为比较平衡针灸联合通督整脊手法与针灸治疗急性腰椎扭伤的疗效,回顾了 71 例急性腰椎扭伤病例,根据治疗方法将患者分为单纯组(35 例,单纯针刺)和联合组(36 例,平衡针刺配合通督正极推拿)。比较两组治疗效果、疼痛程度、腰椎功能及腰椎活动度,结果显示与单用针灸相比,平衡针灸结合通督整脊手法可显著降低疼痛程度,改善腰椎活动度和腰椎功能,比单纯针灸具有更好的疗效。

目前,中医治疗脊柱疾病仍然以中药以及中药联合西药为主,中医传统功法以及现代康复疗法的联合应用较少。此外,可以在基础研究看到多组学以及网络药理学技术已经被应用来解释中药制剂的作用机制,这是十分令人欣慰的进步,临床研究中仍急需开展高质量的研究来支持中医康复方法的应用。

八、骨与关节疾病康复

常见的骨与关节疾病有膝骨关节炎(KOA)、踝关节扭伤,以及腰椎压缩性骨折、胸腰椎爆裂性骨折等。

(一) 中医干预的基础研究

针刀介入治疗是中国治疗 KOA 的一种有效方法。研究显示,针刀干预能改善 KOA 模型大鼠膝关节软骨损伤,其机制可能与降低 mTOR 的表达,上调 Atg5、Atg12、Atg4a、ULK1、Beclin - 1 的表达,从而促进 KOA 大鼠软骨细胞自噬,延缓软骨细胞的衰老退变有关[352]。进一步研究显示,针刀通过改变膝关节形态和软骨细胞排列减轻 KOA,蛋白质-蛋白质相互作用分析表明,与能量代谢和 TCA 循环相关的积累蛋白在对针刀的反应中发挥了核心作用,而参与细胞发育的积累蛋白,如 FN1、VIM、COL12A1、COL14A1、MYBPH 和 DPYSL3,可能作为 AI 应答蛋白,对 KOA 的治疗具有重要意义[353]。修忠标等[354]研究针刀对膝骨关节炎兔的软骨细胞活性凋亡和自噬的影响,结果显示,针刀的干预可以抑制细胞凋亡,提高软骨细胞的自噬水平,自噬可以在异常病理情况下对软骨细胞产生保护作用,促进软骨细胞的增殖活性从而改善软骨病理形态。刘晶等[355]提出,针刀干预可以有效改善 KOA 的股直肌病理形态和结构,促使机体产生炎症反应,从而改善病损部位的血液循环,促进组织的修复,促进骨骼肌损伤的修复与重建。宫玉榕等[356]的研究又进一步证实了针刀对 KOA 有抑制骨骼肌细胞的凋亡,促进骨骼肌病理形态和功能的恢复,从而改善 KOA 兔股直肌组织硬度,促进股直肌慢性损伤纤维化的修复。

温针灸是一种在针刺穴位的局部配以艾灸从而产生酸麻胀重,温热的效应的一种方法,可以改善局部的气血运行,抗炎,镇痛,消肿的作用。武永利等[357-358]提出温针灸不但可以通过起到“通则不痛”的功效,疏通经络和血行,还可以抑制 NLRP3 炎症小体的激活、调控 PI3K/Akt 信号通路,缓解了软骨的破坏,达到治疗膝关节炎的疗效。

中药基础研究方面,欧阳峰松等[359]探讨三棱莪术汤对 KOA 大鼠模型的影响及作用机制,结果显示,三棱莪术汤能够有效减轻膝骨关节炎大鼠软骨损伤程度,以 80 mg/kg 剂量效果最明显,其作用机制可能与降低 NLRP3/Caspase1 炎症信号通路表达,下调炎症因子 TNF-α,INF-γ,IL-17 表达有关。何俊君等[360]研究显示,阳和汤能抑制早期 KOA 模型兔关节液和滑膜组织中 TNF-α、IL-1β、环氧化酶-2、前列腺素 E2 的表达,减轻滑膜炎症,改善关节功能,从而延缓膝骨关节炎的进展。王敬博等[361]研究青梅复方对急性痛风性关节炎(AGA)大鼠的治疗作用,结果显示,青梅复方能够显著缓解 AGA 的关节肿胀及炎症浸润,其机制可能与抑制 NLRP3 信号通路有关。王兆佳等[362]研究青蒿素羟基氯喹复方预防性给药对佐剂性关节炎大鼠的保护作用,结果显示,青蒿素羟基氯喹复方预防性给药对佐剂性关节炎大鼠的关节骨质破坏具有保护作用,其作用机制可能与减轻炎症反应、减少破骨细胞增生有关。王海波等[363]观察中药汤剂痛风康复方对急性痛风性关节炎模型大鼠的抗炎消肿作用及药物短期毒副作用,结果显示,痛风康复方对急性痛风性关节炎模型大鼠患足具有明显的消肿作用,其作用机制可能为抑制中性粒细胞富集和降低血清中 IL-2、IL-1β、MCP-1、TNF-α 等炎症因子含量,且该复方在使用短期内未对主要脏器产生毒副作用。赵一颖等[364]利用超高效液相色谱-高分辨串联质谱血清代谢组学技术,探讨中药复方芍甘附子汤治疗类风湿关节炎(RA)的作用机制。结果显示,芍甘附子汤可通过多个代谢途径,从整体上改善紊乱的代谢轮廓,对 RA 具有治疗作用。

(二)中西医结合干预的临床研究

1. KOA 康复

临床上常见的 KOA 的中西医康复有太极拳、八段锦等传统运动,以及自体穴位按压和运动训练,针刀、针灸治疗以及推拿或中药联合针刺治疗等。

太极拳、八段锦等传统运动作为一种心身运动形式,已被推荐为 KOA 患者的运动处方。Song J 等[365]对 40 例老年女性 KOA 患者进行单盲、随机对照试验,研究显示每周 3 次的太极拳培训可改善老年膝骨关节炎 KOA 女性身体功能和生活质量。而专门为 KOA 患者设计的创新的太极运动处方,有助舒缓高龄患者的高龄症状及改善中老年妇女的整体健康状况,并有机会融入高龄患者的康复治疗中[366]。田野等[367]采用随机数字表法将 40 例 KOA 患者分为观察组和对照组,观察八段锦运动联合玻璃酸钠关节腔注射治疗 KOA 的疗效,结果表明,八段锦运动联合玻璃酸钠关节腔注射可协同作用于 KOA,减轻膝关节疼痛,改善膝关节功能。高超等[368]根据随机数字表法将 82 例肝肾不足、瘀血内阻型 KOA 患者分为对照组和观察组,研究穴位按摩联合八段锦锻炼在改善肝肾不足、瘀血内阻型 KOA 中的应用效果,结果显示,穴位按摩联合八段锦锻炼治疗肝肾不足、瘀血内阻型 KOA 患者的效果显著,可明显降低西安大略和麦克马斯特大学关节炎指数评分、中医症状评分、膝关节核磁共振成像评分。

自体穴位按压和运动是治疗 KOA 的潜在方法。Guo D 等[369]开展 221 例 KOA 患者自我治疗的随机对照试验。研究显示,自行锻炼和穴位按压可缓解关节炎症状(肿胀、疼痛、关节功能障碍和关节畸形),改善关节功能,支持其在骨关节炎临床治疗中的潜在应用。

针刀作为中医特色治疗,针刀刺入膝关节后通过一些刀法对粘连组织进行松解,从而改善关节活动度、疼痛等。陈帅等[370]将 70 例早中期 KOA 患者随机、双盲分为治疗组和对照组,探讨针刀松解联合关节镜治疗早中期 KOA 内侧顽固性疼痛的临床疗效,结果显示,针刀松解联合关节镜治疗早中期 KOA 内侧顽固性疼痛,疗效显著优于单纯关节镜手术治疗。韦晔等[371]采用随机数字表法将40例KOA患者分为观察组和对照组,研究显示针刀结合细银质针治疗KOA可显著改善关节肿胀疼痛,减少滑膜厚度。孙长乐等[372]将84例老年KOA患者随机分为观察组与对照组各42例,分析针刀松解结合关节腔双联注射臭氧(O_3)及医用几丁糖治疗老年性KOA的临床疗效,结果显示,针刀松解结合关节腔双联注射O_3及医用几丁糖治疗老年性KOA安全可靠,能有效缓解膝关节肿痛症状,提高患者生活质量,延缓膝关节退变发展,适用于K-L分级Ⅰ、Ⅱ、Ⅲ级经保守治疗效果不佳者。许铠瀚等[373]将88例KOA患者随机分为调和阴阳针刀组和安慰针刀组,研究显示,调和阴阳针刀可通过改变膝关节局部生物应力,进而改善患者膝关节的临床症状。薛鹏宇等[374]将180例湿热痹阻型膝骨关节炎患者按照随机数字表法将其分为针刀组、中药组及联合组,探讨针刀联合滑膜炎颗粒治疗湿热痹阻型膝骨关节炎的临床效果。结果显示,针刀联合滑膜炎颗粒治疗湿热痹阻型KOA效果显著,可明显缓解膝关节肿胀疼痛,改善膝关节功能,减轻炎症反应,降低血清IL-1β、IL-6水平,恢复日常活动功能。方丽娜等[375]将70例早中期KOA患者按随机数字表法将其分为对照组和治疗组,观察"膝六""膝七"点针刀治疗对早中期KOA的临床疗效,结果显示,运用"膝六""膝七"点针刀治疗早中期KOA效果肯定,能改善早中期KOA患者病理性疼痛,帮助恢复关节功能,提高临床疗效。

此外,王玉满等[376-377]相继采用松解针法联合推拿、针刺相对穴阳陵泉、阴陵泉联合七步推拿法治疗老年KOA,依随机数字表法对78例老年KOA患者分成松解针法联合推拿治疗观察组及七步推拿法治疗对照组,结果显示松解针法联合推拿治疗老年KOA患者的疗效确切,可有效缓解患者疼痛程度,改善其膝关节功能;再将100例老年KOA患者依据随机数字表法分为对照组与观察组,研究显示,针刺相对穴联合七步推拿法能有效

改善KOA患者膝关节活动能力及生物力学参数,从而改善关节活动度,恢复原本不平衡的力线,提升患者的治疗效果。

中药治疗方面,陈付艳等[378]选取96例KOA患者按随机数字法分为穴位针刺组和常规组,常规组给予常规西药＋补肾活血方治疗方案,穴位针刺组在常规组基础上联合穴位针刺治疗方案。探究补肾活血方联合穴位针刺治疗老年KOA的临床疗效。结果显示,补肾活血方联合穴位针刺通过调节炎性因子和骨代谢水平,改善KOA患者骨关节功能,临床疗效优于西药联合补肾活血方治疗方案。

2. 骨折康复

骨折,包括骨质疏松性压缩骨折、腰椎压缩性骨折、胸腰椎爆裂性骨折等。常见的中西医结合康复方法有中药联合电针或针刺治疗。王智博等[379]将72例胸腰椎爆裂性骨折患者随机分为观察组与对照组,研究补肾活血方联合电针用于胸腰椎爆裂性骨折经皮内固定术后的治疗效果,结果显示,补肾活血方联合电针治疗有助于调节骨转换生化指标,促进骨折愈合,促进术后康复。高山等[380]将51例骨质疏松性压缩骨折不愈合患者分为针药组(26例)和对照组(25例),探讨骨康复方结合针刺在骨质疏松性压缩骨折不愈合临床治疗中的作用,结果显示,骨康复方与针刺相结合的治疗方案应用于骨质疏松性压缩骨折不愈合经皮穿刺椎体后凸成形术后,能更好地改善患者的中医证候、缓解术后疼痛、提高术后生活质量,且能调节骨转换状态,改善骨密度。丛宝华等[381]将152例行经皮椎体成形术治疗的腰椎压缩性骨折患者随机分成联合组与复方骨肽组,观察接骨七厘片联合复方骨肽注射液促进腰椎压缩性骨折患者术后恢复的效果,结果显示,与单纯使用复方骨肽注射液相比,采用接骨七厘片联合复方骨肽注射液治疗,可提高腰椎压缩性骨折术后患者的临床疗效,并可更有效地改善机体骨代谢,减轻患者术后疼痛。黄熠等[382]将72例骨质疏松性椎体压缩性骨折患者按照随机数字表法

分为对照组与试验组,观察复方杜仲健骨颗粒和针灸联合椎体成形术治疗骨质疏松性椎体压缩性骨折的临床效果,结果显示,复方杜仲健骨颗粒和针灸联合椎体成形术治疗骨质疏松性椎体压缩性骨折的临床效果确切,可有效提高患者骨密度,减轻患者疼痛,提高日常生活能力,且安全性高。

3. 其他骨与关节疾病康复

踝关节扭伤是最常见的运动损伤之一,多数患者伴有持续性踝关节的疼痛和不稳定。朱言丽等[383]研究分析推拿手法结合康复训练在治疗陈旧性踝关节运动损伤中的临床效果,结果显示,对陈旧性踝关节运动损伤患者实施手法结合康复训练可以取得显著的治疗效果,有效提升患者的生活能力。

在劳损、暴力和关节退行性变等因素作用下引起的肩袖损伤,是临床中常见的肩关节退行性疾病之一,尤其好发于老年人,常见的中西医结合方法是中药联合针刀治疗。高传勇等[384]将120例老年肩袖损伤伴肩周炎患者分为观察组和对照组,研究正清风痛宁注射液联合针刀治疗对老年肩袖损伤合并肩周炎患者的临床疗效,结果显示,正清风痛宁注射液联合针刀治疗可有效改善老年肩袖损伤合并肩周炎患者的肩关节活动度,提高肩关节功能,同时缓解疼痛,提高临床疗效。曾晓霞等[385]将70例肩袖损伤患者随机分为对照组和试验组,观察温针灸对肩袖损伤患者的治疗效果。结果显示,温针灸联合康复训练可进一步缓解袖损伤患者肩关节疼痛,提高肩关节活动度,促进肌力恢复,改善肩关节功能。

由上可见,骨与关节疾病主要的中医康复方法包括太极拳、八段锦等传统运动、针刀、针灸、中药治疗以及上述方法联合治疗等。主要研究机制主要有抑制炎症、抑制细胞凋亡、代谢途径等,从而起到减轻疼痛、改善关节功能的作用。太极拳、八段锦等传统运动疗效显著,可广泛应用于慢性疾病康复治疗;而针灸、针刀等中医特色疗法,临床效果显

著,应加大力度开展其作用机制等基础研究。故在今后研究中应对以太极拳、八段锦为主的中医传统运动,以针灸、针刀等为主的中医特色疗法,进行全面系统的梳理和研究,系统评价其临床效果,固化其在相关疾病康复治疗中的方案与内容,为推进骨与关节疾病的中西医结合康复治疗提供思路。

九、其他疾病康复

除了以上的疾病,还有其他疾病如颅脑损伤、脊髓损伤,也应用中医的干预方法进行康复。

(一)颅脑损伤康复

1. 中医干预的基础研究

颅脑损伤基础研究主要为电针对创伤性脑损伤大鼠的干预,从AMPK、mTOR介导的自噬角度探讨其机制。杨欢等[386]研究提示电针干预对创伤性脑损伤大鼠神经功能恢复、脑组织保护及修复的作用,可能是通过调节创伤性脑损伤大鼠脑组织中p-AMPK和p-mTOR蛋白含量的表达,抑制神经细胞自噬,减轻神经元或胶质细胞的死亡而实现的。

2. 中西医结合干预的临床研究

颅脑损伤临床研究主要针对颅脑损伤后的并发症,如创伤性脑水肿、脑积水伴局部感染、认知障碍、动眼神经麻痹等。主要使用的干预方法有针刺、中药或针药合用。罗建昌等[387]在60例颅脑外伤患者中进行随机对照试验,使用眶内穴位电针刺激加常规药物治疗干预颅脑外伤后动眼神经麻痹患者,探索其对动眼神经功能的影响和临床疗效,研究发现眶内穴位电针干预可显著改善动眼神经功能评分、眼球运动功能评分及睑裂高度、瞳孔直径、对光反射评分等,提示眶内穴位电针刺激治疗可减轻颅脑损伤后动眼神经麻痹患者的眼肌运动功能障碍并改善动眼神经麻痹。An Z等[388]招募了100例重度颅脑患者进行随机对照研究显示乌司他丁联合醒脑静治疗重度颅脑损伤较单纯乌司

他丁干预能更好改善颅脑损伤程度、氧化应激水平和血清炎症因子水平。冯靖等[389]通过随机对照研究，样本量90例，其中通窍活血汤联合电针组、电针组和常规治疗对照组各30例，探索了通窍活血汤联合电针对颅脑损伤后认知障碍的疗效发现，通窍活血汤联合电针组可提升脑血管血流速度，减轻氧化应激和炎性反应，调节血清视锥蛋白样蛋白-1、神经元特异性烯醇化酶、S100B蛋白等神经递质含量进而提高患者认知功能和日常生活能力，且效果均优于电针组和常规治疗对照组。

总体而言，本年度颅脑损伤相关中医康复研究显示针刺、中药或针药合用对颅脑损伤神经功能和部分并发症有一定疗效，但相关机制尚不够明晰。此外，颅脑损伤病情复杂，还可探索联合或多任务的康复方案并检验其效果，为颅脑损伤的全面康复提供更多思路。

（二）脊髓损伤康复

1. 中医干预的基础研究

脊髓损伤（SCI）的基础研究主要包括经颅磁刺激联合运动训练、神经根磁刺激、电刺激、电针以及中药等对大鼠的干预研究。

Wei X等[390]提出了一种借助摩擦电纳米发电机（TENG）技术的电针治疗大鼠脊髓挫伤方法，即通过插入电针，将软接触悬空旋转TENG（rf-TENG）的双向连续电流施加于大鼠的两个有效穴位上，结果显示TENG驱动的电针治疗可促进2周后的步态表现以及BBB评分。此外，TENG驱动的EA治疗提高了腹角神经元的存活率，抑制了病变部位星形胶质细胞的激活，对大鼠脊髓挫伤具有明显的神经保护作用。

电针机制研究方面，结果显示，电针可下调SCI大鼠胞嘧啶单磷酸激酶2（CMPK2）的表达，抑制NLRP3炎症小体的活化，改善SCI大鼠的运动功能[391]；电针能促进神经再生和创伤后症状，miR-34a-3p/PDCD6轴可能是其治疗SCI的候选治疗

靶点[392]。电针治疗可能抑制AMPA受体GluR1亚基的表达，从而有助于预防原发性急性SCI后继发性神经损伤[393]。

中药研究方面，补阳还五汤治疗脊髓损伤主要是通过调节免疫炎症、细胞凋亡和氧化应激作用，涉及肿瘤通路、HIF-1信号通路、p53信号通路、MAPK信号通路等[394]。补肾活血汤通过改善微环境促进轴突再生促进脊髓损伤小鼠功能恢复，改善脊髓损伤的微环境，促进脊髓轴突再生和功能恢复[395]。

2. 中西医结合干预的临床研究

脊髓损伤的中医康复临床研究较少，针灸联合重复经颅磁刺激或生物反馈电刺激为主要的干预方法。

余艳梅等[396]开展重复经颅磁刺激（rTMS）联合针刺治疗SCI后神经病理性疼痛（NP）的随机对照临床研究。选择99例SCI后NP患者中，33例采用rTMS联合针刺治疗，结果显示，rTMS联合针刺有助于改善患者临床疼痛现象，且在改善患者情绪和生活质量方面疗效显著。

陈其强等[397]探讨针灸和生物反馈电刺激对104例老年脊髓损伤（SCI）患者临床疗效、膀胱及肠道功能的影响。结果显示，针灸联合常规恢复训练治疗老年脊髓损伤患者膀胱、肠道功能恢复较生物反馈电刺激疗效更佳，且患者依从性更好，更加经济。

综上，髓损伤的中医康复主要有传统针灸或电针、中药经验方以及联合磁刺激或电刺激等。不同水平SCI患者其康复目标不尽相同，治疗方法也应有所区别，亦可吸纳运动康复、社会康复等多种康复方案。

通过本专论分析可见，在2022年的中西医结合康复研究中主要探讨了针刺、中药、艾灸、穴位电刺激、传统功法、推拿等干预手段对脑卒中、认知功能障碍、心血管疾病、肺部疾病、糖尿病、情志疾病、脊柱疾病、骨与关节疾病等诸多疾病的疗效，重视

联合治疗对功能障碍的改善作用。过去一年在中医康复研究也从不同的方面探讨了不同的康复手段对脑卒中、认知功能障碍、肺部疾病的疗效机制，也期待未来更深入地探究中医康复手段对其他疾病的干预机制。此外，还需要继续推进高质量临床研究以进一步支持中医康复的应用，未来的临床研究可以考虑融合多模态、多维度的生理和生化指标，为其临床应用提供更多的证据。另外，传统功法的临床疗效也得到了重视，但运动的效果不仅取决于具体的运动处方，更与相关质量控制标准密切相关，在这方面后期研究在梳理传统运动在相关疾病康复中的明确方案和质量控制标准方面可以进一步探索。

（陶　静）

参 考 文 献

［1］Xian M，Shen L，Zhan S，et al. Integrated 16S rRNA gene sequencing and LC/MS-based metabolomics ascertained synergistic influences of the combination of acupuncture and NaoMaiTong on ischemic stroke[J]. J Ethnopharmacol，2022，293：115281.

［2］Li SS，Hua XY，Zheng MX，et al. Electroacupuncture treatment improves motor function and neurological outcomes after cerebral ischemia/reperfusion injury[J]. Neural Regen Res，2022，17(7)：1545－1555.

［3］Li SS，Xing XX，Hua XY，et al. Alteration of brain functional networks induced by electroacupuncture stimulation in rats with ischemia-reperfusion：An independent component analysis[J]. Front Neurosci，2022，16：958804.

［4］李明哲，魏雷，王鹤，等. 电针曲池、足三里穴对缺血性卒中大鼠脑功能的影响[J]. 中国康复医学杂志，2022，37(6)：721－727.

［5］Yao LL，Yuan S，Wu ZN，et al. Contralateral S1 function is involved in electroacupuncture treatment-mediated recovery after focal unilateral M1 infarction[J]. Neural Regen Res，2022，17(6)：1310－1317.

［6］刘丹妮，孙光华，周桂娟，等. 电针水沟、百会穴对脑缺血再灌注损伤大鼠大脑皮质神经元凋亡的影响[J]. 中国组织工程研究，2022，26(35)：5620－5625.

［7］刘丹妮，周君，黄夏荣，等. 电针"水沟""百会"穴对脑缺血再灌注损伤大鼠海马神经元自噬的影响[J]. 针刺研究，2022，47(6)：491－496.

［8］Liu H，Zhang B，Li XW，et al. Acupuncture inhibits mammalian target of rapamycin，promotes autophagy and attenuates neurological deficits in a rat model of hemorrhagic stroke[J]. Acupunct Med，2022，40(1)：59－67.

［9］Mu JD，Ma LX，Zhang Z，et al. Acupuncture alleviates spinal hyperreflexia and motor dysfunction in post-ischemic stroke rats with spastic hypertonia via KCC2-mediated spinal GABA(A) activation[J]. Exp Neurol，2022，354：114027.

［10］钱旭，马良宵，母杰丹，等. 基于Na^+/K^+－ATP酶-谷氨酸转运体-谷氨酸途径探讨针刺治疗卒中后痉挛的中枢机制[J]. 针刺研究，2022，47(4)：283－289，320.

［11］Yi T，Gao P，Hou M，et al. The mechanisms underlying the actions of XuefuZhuyu decoction pretreatment against neurological deficits after ischemic stroke in mice：The mediation of glymphatic function by aquaporin-4 and its anchoring proteins[J]. Front Pharmacol，2022，13：1053253.

［12］Liu X，Xiao G，Wang Y，et al. QishenYiqi Dropping Pill facilitates post-stroke recovery of motion and memory loss by modulating ICAM-1-mediated neuroinflammation[J]. Biomed Pharmacother，2022，153：113325.

［13］闵友江，洪冬英，姚海华，等. 艾灸对脑缺血再灌注损伤大鼠脑梗死区Nogo/神经营养素受体信号通路的影响[J]. 针刺研究，2022，47(5)：401－408.

［14］Zhang SH，Wang YL，Zhang CX，et al. Effects of Interactive Dynamic Scalp Acupuncture on Motor Function and Gait of Lower Limbs after Stroke：A Multicenter，Randomized，Controlled Clinical Trial[J]. Chin J Integr Med，2022，28(6)：483－491.

［15］Zhang Y，Wang C，Yang J，et al. Comparing the Effects of Short-Term Liuzijue Exercise and Core Stability Training on Balance Function in Patients Recovering From Stroke：A Pilot Randomized Controlled Trial[J]. Front Neurol，2022，13：748754.

［16］何静，汪伍，厉坤鹏，等. 六式太极拳训练对脑卒中患者姿势平衡功能的影响[J]. 中国康复医学杂志，2022，37(4)：482－487.

［17］黄慧，陈健，邱斐，等. 电针对脑卒中后下肢痉挛患者运动功能及步态的影响[J]. 中国针灸，2022，42(1)：

23 - 27.

[18] 张君宇,韩为,金子开,等. "通督调神"针法结合康复训练对缺血性脑卒中后下肢运动功能恢复的影响[J]. 康复学报,2022,32(5)：401 - 406,418.

[19] Wang H, Xiang Y, Wang C, et al. Effects of transcutaneous electrical acupoint stimulation on upper-limb impairment after stroke：A randomized, controlled, single-blind trial[J]. Clin Rehabil, 2023, 37(5)：667 - 678.

[20] Tseng CY, Hsu PS, Lee CT, et al. Acupuncture and Traditional Chinese Herbal Medicine Integrated With Conventional Rehabilitation for Post-stroke Functional Recovery：A Retrospective Cohort Study[J]. Front Neurosci, 2022, 16：851333.

[21] Zhao J, Chau JP, Chan AW, et al. Tailored Sitting Tai Chi Program for Subacute Stroke Survivors：A Randomized Controlled Trial[J]. Stroke, 2022, 53 (7)：2192 - 2203.

[22] 罗雅丽,陈劲松,陈莎莎,等. 太极式运动想象疗法对脑梗死患者的运动功能以及 fNIRS 的影响[J]. 中国康复,2022,37(5)：267 - 271.

[23] Ye M, Zheng Y, Xiong Z, et al. Baduanjin exercise ameliorates motor function in patients with post-stroke cognitive impairment：A randomized controlled trial [J]. Complement Ther Clin Pract, 2022, 46：101506.

[24] 张建博,魏瑞鹏,杨虹,等. 同时电针拮抗肌与主动肌对中风后上肢痉挛患者运动功能的影响[J]. 中国针灸,2022,42(4)：381 - 384.

[25] 黄坚红,才鼎,卞金玲,等. 脑心清片治疗缺血性脑卒中恢复期多中心随机双盲对照研究[J]. 中国中西医结合杂志,2022,42(7)：802 - 810.

[26] Hou F, Liu H, Gong Q, et al. Network pharmacology of HuatanTongluo decoction and clinical effects of its combination with acupuncture in the treatment of stroke[J]. Am J Transl Res, 2022, 14(11)：8215 - 8224.

[27] Zhao HB, Lou YB, Zhou T, et al. Moxibustion plus Acupuncture for the Treatment of Poststroke Shoulder Pain：A Randomized Controlled Pilot Study [J]. Complement Med Res, 2022, 29(5)：393 - 401.

[28] 李泽文,张沛潇,李丽. 悬吊推拿运动对脑卒中恢复期上肢痉挛的效果[J]. 中国康复理论与实践,2022,28 (11)：1252 - 1258.

[29] 牛丽,李彦杰,秦合伟,等. 麦粒灸十宣穴联合康复训练治疗中风后手指痉挛：随机对照试验[J]. 中国针灸,

2022,42(6)：613 - 617.

[30] 华晓琼,李彦杰,秦合伟,等. 蜡泥灸治疗脑卒中后肩-手综合征气虚血瘀证的临床研究[J]. 北京中医药大学学报,2022,45(7)：738 - 744.

[31] 李德华,左冠超,曾令川,等. 刃针经筋结点松解治疗脑卒中后上肢痉挛的多中心随机对照研究[J]. 中华中医药杂志,2022,37(6)：3600 - 3603.

[32] 王梅,王鹏琴,于丽华,等. 眼针煅疗技术联合康复训练治疗痰瘀阻络型中风后肩手综合征：多中心随机对照试验[J]. 中国针灸,2022,42(4)：385 - 389.

[33] Zhan J, Ai Y, Zhan L, et al. Effect of abdominal acupuncture combined with routine rehabilitation training on shoulder-hand syndrome after stroke：A randomized controlled trial[J]. Integr Med Res, 2022, 11(2)：100805.

[34] He L, Chen X, Zhang Y. Clinical Effect of Hufu Copper Scraping on Shoulder-Hand Syndrome after Stroke[J]. Emerg Med Int, 2022, 2022：9165141.

[35] 陈洪琳,关放. 针刺联合康复疗法治疗缺血性脑卒中后肩-手综合征的临床效果[J]. 中国医药导报,2022,19 (2)：126 - 129,142.

[36] 张敏,蔡西国,崔力扬. 局部低频电刺激联合穴位电针刺激治疗脑卒中后肩手综合征的疗效观察[J]. 中华物理医学与康复杂志,2022,44(11)：1017 - 1020.

[37] 高森,孟笑男,李春颖,等. 王居易经络诊察法联合 Bobath 康复训练治疗脑卒中后肩手综合征 I 期临床观察[J]. 中国针灸,2022,42(1)：28 - 32.

[38] 金海鹏,王永,叶清景,等. 超声引导下舌骨上肌群电针治疗脑卒中后咽期吞咽障碍：随机对照试验[J]. 中国针灸,2022,42(3)：251 - 256.

[39] 高玲,谢峦,李相良,等. 耳穴磁贴联合导管球囊扩张术治疗脑卒中后环咽肌功能障碍：随机对照试验[J]. 中国针灸,2022,42(10)：1083 - 1088.

[40] 梁雪松,阎路达,张瑜,等. 恢刺廉泉穴治疗脑卒中后吞咽障碍：随机对照试验[J]. 中国针灸,2022,42(7)：717 - 720.

[41] 林茜,李秀宇,陈玲莉,等. 基于纤维喉镜吞咽功能评估观察针刺对中风后吞咽障碍的影响[J]. 中国针灸,2022,42(5)：486 - 490.

[42] Qiu X, Yao XJ, Han SN, et al. Acupuncture Reduces the Risk of Dysphagia in Stroke Patients：A Propensity Score-Matched Cohort Study [J]. Front Neurosci, 2021, 15：791964.

[43] Yao L, Liang W, Du X, et al. Effect of acupuncture on long-term outcomes in patients with post-stroke

dysphagia[J]. NeuroRehabilitation, 2022, 51（3）: 433-441.

[44] Msigwa SS, Li Y, Cheng XL, et al. Combining electroacupuncture and transcranial direct current stimulation as an adjuvant therapy enhances spontaneous conversation and naming in subacute vascular aphasia: A retrospective analysis. J Integr Med, 2022, 20(3): 244-251.

[45] 李昭缘,林万隆,齐瑞. "开窍解喑"法针刺联合重复经颅磁刺激治疗卒中后失语症: 随机对照试验[J]. 中国针灸,2023,43(1): 25-28.

[46] 陈柱,夏家怡,徐倩,等. 头针联合镜像神经元训练改善脑卒中后非流利性失语症的作用[J]. 中国听力语言康复科学杂志,2022,20(3): 222-225.

[47] Xu M, Gao Y, Zhang H, et al. Modulations of static and dynamic functional connectivity among brain networks by electroacupuncture in post-stroke aphasia [J]. Front Neurol, 2022, 13: 956931.

[48] Cao Y, Yan YJ, Xu JY, et al. Acupuncture for insomnia after ischemic stroke: an assessor-participant blinded, randomized controlled trial[J]. Acupunct Med, 2022, 40(5): 443-452.

[49] 赵琦,王程婷,曹灿灿. "调神潜阳"针刺法对伴有高血压的卒中相关睡眠障碍患者血压及睡眠质量的影响[J]. 中国针灸,2022,42(2): 126-130.

[50] 吕倩,梁丰,朱根应,等. 脐针对卒中后尿潴留患者膀胱排空功能的影响[J]. 中国针灸,2022,42(12): 1345-1348.

[51] 何权,李晓慧,万裕萍. 次髎穴电刺激结合针刺疗法治疗中风后尿失禁的临床疗效观察[J]. 中国康复,2022,37(11): 673-676.

[52] Zhang N, Shen Y, Zhu W, et al. Spatial transcriptomics shows moxibustion promotes hippocampus astrocyte and neuron interaction[J]. Life Sci, 2022, 310: 121052.

[53] Lin B, Zhang L, Yin X, et al. Modulation of entorhinal cortex-hippocampus connectivity and recognition memory following electroacupuncture on 3xTg-AD model: Evidence from multimodal MRI and electrophysiological recordings[J]. Front Neurosci, 2022, 16: 968767.

[54] Li L, Li J, Dai Y, et al. Electro-Acupuncture Improve the Early Pattern Separation in Alzheimer's Disease Mice via Basal Forebrain-Hippocampus Cholinergic Neural Circuit[J]. Front Aging Neurosci, 2022,

13: 770948.

[55] Zhang Y, Ding N, Hao X, et al. Manual acupuncture benignly regulates blood-brain barrier disruption and reduces lipopolysaccharide loading and systemic inflammation, possibly by adjusting the gut microbiota [J]. Front Aging Neurosci, 2022, 14: 1018371.

[56] Wang Z, Lian W, He J, et al. Cornuside ameliorates cognitive impairments in scopolamine induced AD mice: Involvement of neurotransmitter and oxidative stress [J]. J Ethnopharmacol, 2022, 293: 115252.

[57] Meng XL, Xue JS, Su SJ, et al. Total alkaloids from the seed embryo of Nelumbo nucifera Gaertn. improve cognitive impairment in APP/PS1 mice and protect A beta-damaged PC12 cells[J]. Nutr Neurosci, 2022, 2022: 1-15. doi: 10.1080/1028415X.2022.2145426.

[58] Jiao YN, Zhang JS, Qiao WJ, et al. Kai-Xin-San Inhibits Tau Pathology and Neuronal Apoptosis in Aged SAMP8 Mice[J]. Mol Neurobiol, 2022, 59(5): 3294-3309.

[59] Huang Q, Zhang C, Qu S, et al. Chinese Herbal Extracts Exert Neuroprotective Effect in Alzheimer's Disease Mouse Through the Dopaminergic Synapse/ Apoptosis Signaling Pathway[J]. Front Pharmacol, 2022, 13: 817213.

[60] Li D, Fan H, Yang R, et al. Dendrobium Nobile Lindl. Alkaloid Suppresses NLRP3-Mediated Pyroptosis to Alleviate LPS-Induced Neurotoxicity[J]. Front Pharmacol, 2022, 13: 846541.

[61] Li J, Zou B, Cheng X, et al. Therapeutic effects of total saikosaponins from Radix bupleuri against Alzheimer's disease[J]. Front Pharmacol, 2022, 13: 940999.

[62] Peng X, Chen L, Wang Z, et al. Tanshinone IIA regulates glycogen synthase kinase-3 beta-related signaling pathway and ameliorates memory impairment in APP/PS1 transgenic mice[J]. Eur J Pharmacol, 2022, 918: 174772.

[63] Tian R, Liu X, Jing L, et al. Huang-Lian-Jie-Du decoction attenuates cognitive dysfunction of rats with type 2 diabetes by regulating autophagy and NLRP3 inflammasome activation[J]. J Ethnopharmacol, 2022, 292: 115196.

[64] Shi J, Yin Q, Zhang L, et al. Zi Shen Wan Fang Attenuates Neuroinflammation and Cognitive Function Via Remodeling the Gut Microbiota in Diabetes-Induced

Cognitive Impairment Mice［J］. Front Pharmacol, 2022, 13：898360.

［65］Zhang Y, Yuan Y, Zhang J, et al. Astragaloside IV supplementation attenuates cognitive impairment by inhibiting neuroinflammation and oxidative stress in type 2 diabetic mice［J］. Front Aging Neurosci, 2022, 14：1004557.

［66］Zhou W, Zhan L, Xu H, et al. Structural Alteration of Gut Microbiota During the Amelioration of Chronic Psychological Stress-Aggravated Diabetes-Associated Cognitive Decline by a Traditional Chinese Herbal Formula, ZiBuPiYin Recipe［J］. J Alzheimers Dis, 2022, 90(4)：1465 - 1483.

［67］Hou Z, Yang X, Li Y, et al. Electroacupuncture Enhances Neuroplasticity by Regulating the Orexin A-Mediated cAMP/PKA/CREB Signaling Pathway in Senescence-Accelerated Mouse Prone 8 (SAMP8) Mice［J］. Oxid Med Cell Longev, 2022, 2022：8694462.

［68］Zhang X, Ni L, Hu S, et al. Polygonatumsibiricum ameliorated cognitive impairment of naturally aging rats through BDNF-TrkB signaling pathway［J］. J Food Biochem, 2022, 46(12)：e14510.

［69］Yang Z, Shi X, Ren J, et al. Mitochondrial homeostasis is involved in inhibiting hippocampus neuronal apoptosis during ZSWF ameliorate the cognitive dysfunction of SAMP8 mice［J］. J Funct Foods, 2022, 91：105010.

［70］Ye M, Liu J, Deng G, et al. Protective effects of Dendrobium huoshanense polysaccharide on D-gal induced PC12 cells and aging mice, in vitro and in vivo studies［J］. J Food Biochem, 2022, 46(12)：e14496.

［71］关莹, 于国强, 唐祎周, 等. 头穴艾灸联合跑台训练对血管性痴呆大鼠学习记忆和氧化应激的效果［J］. 中国康复理论与实践, 2022, 28(8)：927 - 933.

［72］Ma C, Zhou Y, Yi W, et al. Electroacupuncture of the Baihui and Shenting acupoints for vascular dementia in rats through the miR-81/IL-16/PSD-95 pathway［J］. Ann Transl Med, 2022, 10(10)：540.

［73］丁妍怡, 张胜行, 刘雨露, 等. 电针对血管性认知障碍大鼠脑功能局部一致性的效果［J］. 中国康复理论与实践, 2022, 28(1)：55 - 61.

［74］Dai Y, Zhang Y, Yang M, et al. Electroacupuncture Increases the Hippocampal Synaptic Transmission Efficiency and Long-Term Plasticity to Improve Vascular Cognitive Impairment ［J］. Mediators

Inflamm, 2022, 2022：5985143.

［75］Bu Y, Li W S, Lin J, et al. Electroacupuncture Attenuates Immune-Inflammatory Response in Hippocampus of Rats with Vascular Dementia by Inhibiting TLR4/MyD88 Signaling Pathway［J］. Chin J Integr Med, 2022, 28(2)：153 - 161.

［76］Peng D, Qiao H, Tan H, et al. Ligustilide ameliorates cognitive impairment via AMPK/SIRT1 pathway in vascular dementia rat［J］. Metab Brain Dis, 2022, 37(5)：1401 - 1414.

［77］Fang C, Liu J, Feng M, et al. Shengyu Decoction treating vascular cognitive impairment by promoting AKT/HIF-1 alpha/VEGF related cerebrovascular generation and ameliorating MAPK/NF-Kappa B mediated neuroinflammation［J］. J Ethnopharmacol, 2022, 296：115441.

［78］Wei C, Zhu Z, Zheng J, et al. Chinese Medicine, Succinum, Ameliorates Cognitive Impairment of Carotid Artery Ligation Rats and Inhibits Apoptosis of HT22 Hippocampal Cells via Regulation of the GSK3 beta/beta-Catenin Pathway ［J］. Front Pharmacol, 2022, 13：867477.

［79］Liu H, Zang C, Shang J, et al. Gardenia josminoides J. Ellis extract GJ-4 attenuates hyperlipidemic vascular dementia in rats via regulating PPAR-gamma-mediated microglial polarization ［J］. Food Nutr Res, 2022, 66：8101.

［80］Fu C, Wu Y, Liu S, et al. Rehmannioside A improves cognitive impairment and alleviates ferroptosis via activating PI3K/AKT/Nrf2 and SLC7A11/GPX4 signaling pathway after ischemia ［J］. J Ethnopharmacol, 2022, 289：115021.

［81］Zhong X, Chen B, Li Z, et al. Electroacupuncture Ameliorates Cognitive Impairment Through the Inhibition of NLRP3 Inflammasome Activation by Regulating Melatonin-Mediated Mitophagy in Stroke Rats［J］. Neurochem Res, 2022, 47(7)：1917 - 1930.

［82］Su K, Hao W, Lv Z, et al. Electroacupuncture of Baihui and Shenting ameliorates cognitive deficits via Pten/Akt pathway in a rat cerebral ischemia injury model［J］. Front Neurol, 2022, 13：855362.

［83］Shi S, Wang M, Liu X, et al. Scalp Electroacupuncture Promotes Angiogenesis after Stroke in Rats by Activation of Wnt/beta-Catenin Signal Pathway ［J］. Evid Based Complement Alternat Med, 2022, 2022：

1649605.

[84] Zou J, Huang GF, Xia Q, et al. Electroacupuncture promotes microglial M2 polarization in ischemic stroke via annexin A1[J]. Acupunct Med, 2022, 40(3): 258-267.

[85] 秦雪梅, 李佩佩, 时潇, 等. 脑络欣通及其拆方对右侧大脑中动脉闭塞再灌注大鼠学习记忆能力及突触可塑性的影响[J]. 中医杂志, 2022, 63(12): 1163-1169.

[86] Zhang Q, Li Y, Yin C, et al. Electro-Acupuncture Pretreatment Ameliorates Anesthesia and Surgery-Induced Cognitive Dysfunction Via Inhibiting Mitochondrial Injury and nEuroapoptosis in Aged Rats[J]. Neurochem Res, 2022, 47(6): 1751-1764.

[87] Sun L, Yong Y, Wei P, et al. Electroacupuncture ameliorates postoperative cognitive dysfunction and associated neuroinflammation via NLRP3 signal inhibition in aged mice[J]. CNS Neurosci Ther, 2022, 28(3): 390-400.

[88] Wang H, Huang H, Jiang N, et al. Tenuifolin ameliorates chronic restraint stress-induced cognitive impairment in C57BL/6J mice[J]. Phytother Res, 2022, 36(3): 1402-1412.

[89] Ren H, Gao S, Wang S, et al. Effects of DangshenYuanzhi Powder on learning ability and gut microflora in rats with memory disorder[J]. J Ethnopharmacol, 2022, 296: 115410.

[90] Zhang J, Hu S, Liu Y, et al. Acupuncture Treatment Modulate Regional Homogeneity of Dorsal Lateral Prefrontal Cortex in Patients with Amnesic Mild Cognitive Impairment[J]. J Alzheimers Dis, 2022, 90(1): 173-184.

[91] Xu K, Wei Y, Liu C, et al. Effect of Moxibustion Treatment on Degree Centrality in Patients With Mild Cognitive Impairment: A Resting-State Functional Magnetic Resonance Imaging Study[J]. Front Hum Neurosci, 2022, 16: 889426.

[92] Liu C, Zhao L, Xu K, et al. Altered functional connectivity density in mild cognitive impairment with moxibustion treatment: A resting-state fMRI study[J]. Brain Res, 2022, 1775: 147732.

[93] Li F, Harmer P, Fitzgerald K, et al. A cognitively enhanced online Tai Ji Quan training intervention for community-dwelling older adults with mild cognitive impairment: A feasibility trial[J]. BMC Geriatr, 2022, 22(1): 76.

[94] 袁宏伟, 刘云霞, 张含, 等. "通督醒神"法针灸联合认知训练治疗卒中后轻度认知障碍: 随机对照试验[J]. 中国针灸, 2022, 42(8): 839-843.

[95] Zhang SH, Wang YL, Zhang CX, et al. Effect of Interactive Dynamic Scalp Acupuncture on Post-Stroke Cognitive Function, Depression, and Anxiety: A Multicenter, Randomized, Controlled Trial[J]. Chin J Integr Med, 2022, 28(2): 106-115.

[96] 李福海, 王雪红, 刘灵, 等. 自拟升清益智汤治疗气虚痰阻型脑梗死后轻度血管性认知功能损害的效果[J]. 中国医药导报, 2022, 19(33): 116-119.

[97] 赵鑫宇, 邓夏洁, 张璇. 自拟通窍明智方联合醒脑开窍针法对老年脑卒中后认知障碍患者康复的影响[J]. 中国老年学杂志, 2022, 42(20): 5078-5080.

[98] Tao J, Zhang S, Kong L, et al. Effectiveness and functional magnetic resonance imaging outcomes of Tuina therapy in patients with post-stroke depression: A randomized controlled trial[J]. Front Psychiatry, 2022, 13: 923721.

[99] 高洁, 张辉, 金蕾, 等. 穴位按摩结合常规认知康复训练对卒中后认知障碍患者认知功能、血清 Hcy 及 CysC 的影响[J]. 中华中医药杂志, 2022, 37(12): 7512-7515.

[100] 韦晨浦, 郁丽娜, 李金峰, 等. 经皮穴位电刺激"鬼穴"对老年全膝关节置换术患者术后认知恢复延迟的影响[J]. 中国老年学杂志, 2022, 42(10): 2400-2403.

[101] 辛娟娟, 高俊虹, 刘群, 等. ET-1/eNOS 参与介导电针延缓自发性高血压大鼠心功能损害的机制研究[J]. 中国针灸, 2022, 42(6): 647-653.

[102] 薛艳君, 吴娇娟, 张旭东, 等. 电针"太冲"对自发性高血压大鼠海马 MDA、SOD、GSH-Px 含量的影响[J]. 中国中医基础医学杂志, 2022, 28(9): 1439-1442.

[103] 张娇娇, 谢晨龙, 雍玥, 等. 电针对心肌梗死后小鼠长期生存率的影响及其机制研究[J]. 针刺研究, 2022, 47(3): 189-195.

[104] 郑婕, 赖新生, 李景, 等. 通元针法对肝阳上亢型原发性高血压症状评分、血脂水平的随机对照研究[J]. 时珍国医国药, 2022, 33(1): 181-187.

[105] 周小玲, 杜艳华, 陈晓辉, 等. 平肝降压汤联合辰时百会透刺治疗 1、2 级原发性高血压的临床研究[J]. 针刺研究, 2022, 47(2): 165-170.

[106] Lai X, Dong Z, Wu S, et al. Efficacy and Safety of Chinese Herbal Medicine Compared With Losartan for Mild Essential Hypertension: A Randomized, Multicenter, Double-Blind, Noninferiority Trial[J]. Circ Cardiovasc Qual Outcomes, 2022, 15(3):

e007923.

[107] Ma C, Zhou W, Jia Y, et al. Effects of home-based Baduanjin combined with elastic band Exercise in patients with chronic heart failure[J]. Eur J Cardiovasc Nurs, 2022, 21(6): 587-596.

[108] 王新婷, 贾美君, 刘永明. 太极拳对射血分数保留的心力衰竭患者临床疗效: 随机对照研究[J]. 中国中西医结合杂志, 2022, 42(8): 961-967.

[109] 贺卫, 朱慧英, 丁嘉怡, 等. 中药联合针刺治疗气虚血瘀证慢性心力衰竭(心功能分级Ⅱ级)的临床疗效[J]. 上海中医药大学学报, 2022, 36(S1): 76-79, 83.

[110] Chen L, Fu G, Hua Q, et al. Efficacy of add-on Danhong injection in patients with unstable angina pectoris: A double-blind, randomized, placebo-controlled, multicenter clinical trial[J]. J Ethnopharmacol, 2022, 284: 114794.

[111] Yang Y, Li Y, Zheng Y, et al. The Effect of Acupuncture Combined with Aerobic Exercise for Coronary Heart Disease as Cardiac Rehabilitation[J]. J Healthc Eng, 2022, 2022: 4903265.

[112] 李晓俊, 李亚, 卞晴晴, 等. 中西医结合治疗对慢性阻塞性肺疾病痰热证急性加重-稳定期大鼠免疫因子的影响研究[J]. 中国全科医学, 2022, 25(2): 197-205.

[113] 梁瀛今, 谢凯, 张康, 等. 补肺益肾方调控4EBP1减轻COPD模型大鼠及CSE干预的A549细胞炎性因子表达[J]. 时珍国医国药, 2022, 33(8): 1817-1820.

[114] 李建生, 朱丽华, 田燕歌, 等. 补肺益肾组方Ⅲ联合运动康复对慢性阻塞性肺疾病大鼠的影响[J]. 中国中西医结合杂志, 2022, 42(8): 987-995.

[115] 刘杨, 张蓝熙, 田燕歌, 等. 基于起效时间和远后效应观察补肺益肾组方联合针刺干预COPD大鼠的疗效特点[J]. 中华中医药杂志, 2022, 37(10): 5664-5670.

[116] 陈斯宁, 李瑞祥, 黎展华, 等. 利金方对慢性阻塞性肺疾病大鼠模型JAK2-STAT3-RORγt信号通路的影响[J]. 中国中西医结合杂志, 2022, 42(1): 89-95.

[117] 张丛丛, 李亚, 李素云, 等. 补肺健脾方对慢性阻塞性肺疾病模型大鼠黏膜屏障的保护作用研究[J]. 中国全科医学, 2022, 25(30): 3761-3767.

[118] Wang H, Hou Y, Ma X, et al. Multi-omics analysis reveals the mechanisms of action and therapeutic regimens of traditional Chinese medicine, BufeiJianpi granules: Implication for COPD drug discovery[J]. Phytomedicine, 2022, 98: 153963.

[119] Jiao J, Tang Q, Wang TJ, et al. The therapeutic effect of XuanbaiChengqi Decoction on chronic obstructive pulmonary disease with excessive heat in the lung and fu-organs based on gut and lung microbiota as well as metabolic profiles[J]. J Chromatogr B Analyt Technol Biomed Life Sci, 2022, 1198: 123250.

[120] 许媚媚, 林美珍, 郑静霞, 等. 早期中医肺康复训练对慢性阻塞性肺疾病急性加重期患者生存质量的影响[J]. 实用医学杂志, 2022, 38(19): 2481-2485.

[121] 林晓红, 时新萍, 王明航, 等. 益肺灸灸治时长对慢性阻塞性肺疾病临床疗效的优化研究及适宜性评价[J]. 中国全科医学, 2022, 25(33): 4145-4152.

[122] Zhou Y, Zhou Y, Yang S. Effect of qingfeixuanxie decoction on clinical symptoms, pulmonary function, and inflammatory reaction in patients with COPD in acute exacerbation[J]. Am J Transl Res, 2021, 13(8): 9104-9112.

[123] 李献超, 黄约诺, 林雪娇. 肺胀清喘方对痰热壅肺证慢性阻塞性肺疾病急性发作期肺功能及炎性因子、PGRN的改善作用[J]. 中药材, 2022(11): 2764-2767.

[124] 凡利敏, 朱鹏飞, 张意, 等. 肺力咳胶囊结合多索茶碱对慢性阻塞性肺疾病急性加重期血气指标和炎症因子的影响[J]. 中华中医药学刊, 2022, 40(4): 251-254.

[125] 王彬, 吴蔚, 高峰, 等. 清金化浊方联合西医常规疗法治疗感染性慢性阻塞性肺疾病急性加重疗效及抑制气道黏液高分泌机制研究[J]. 中国中医药信息杂志, 2022, 29(1): 124-129.

[126] 黄纤寰, 胡小花, 曾晶晶, 等. 玉屏风散联合右归丸加减对肺肾两虚型COPD缓解期患者的疗效分析[J]. 中国药房, 2022, 33(19): 2384-2387.

[127] Wang Y, Wang X, Li Y, et al. Xuanfei Baidu Decoction reduces acute lung injury by regulating infiltration of neutrophils and macrophages via PD-1/IL17A pathway[J]. Pharmacol Res, 2022, 176: 106083.

[128] Wang Y, Sang X, Shao R, et al. Xuanfei Baidu Decoction protects against macrophages induced inflammation and pulmonary fibrosis via inhibiting IL-6/STAT3 signaling pathway[J]. J Ethnopharmacol, 2022, 283: 114701.

[129] Wei X, Zhang B, Wei F, et al. Gegen Qinlian pills alleviate carrageenan-induced thrombosis in mice model by regulating the HMGB1/NF-kappaB/NLRP3

signaling[J]. Phytomedicine, 2022, 100: 154083.

[130] 刘方舟, 李萌, 李园白, 等. 基于网络药理学和分子对接技术研究复方芩兰口服液治疗新型冠状病毒肺炎 (COVID-19) 的作用机制[J]. 世界科学技术-中医药现代化, 2022, 24(3): 1006-1019.

[131] 李旭成, 张军, 夏文广, 等. 宣肺败毒汤治疗重症新型冠状病毒肺炎的临床病例观察[J]. 中国中药杂志, 2022, 47(13): 3667-3674.

[132] Wen GX, Chan JZ, Ji XZ, et al. Randomized controlled study of a diagnosis and treatment plan for moderate coronavirus disease 2019 that integrates Traditional Chinese and Western Medicine[J]. J Tradit Chin Med, 2022, 42(2): 234-241.

[133] Huang YX, Li NF, Li CY, et al. Clinical features and effectiveness of Chinese medicine in patients with COVID-19 from overseas: A retrospective study in Xiamen, China[J]. Front Public Health, 2022, 10: 1038017.

[134] 罗志辉, 王昆秀, 张艳琳, 等. "标本配穴"毫火针治疗新型冠状病毒肺炎恢复期后遗症33例疗效观察[J]. 中国针灸, 2022, 42(7): 760-764.

[135] 罗志辉, 王昆秀, 张艳琳, 等. "标本配穴"揿针治疗新型冠状病毒肺炎恢复期后遗症疗效观察[J]. 中国针灸, 2022, 42(3): 281-286.

[136] 王一战, 李彬, 王麟鹏, 等. 针刺辅助治疗32例新型冠状病毒肺炎疗效观察[J]. 中国针灸, 2022, 42(6): 634-638.

[137] 李杰, 杨海梅, 宋秀道, 等. 基于高通量测序研究半夏泻心汤对3-脱氧葡萄糖醛酮致糖尿病前期大鼠肠道菌群的影响[J]. 中国临床药理学杂志, 2022, 38(2): 132-136.

[138] 杨海梅, 李杰, 宋秀道, 等. 半夏泻心汤对3-脱氧葡萄糖醛酮致糖尿病前期大鼠保护作用研究[J]. 中国临床药理学杂志, 2022, 38(11): 1211-1214.

[139] 顾祎雯, 宋秀道, 周梁, 等. 半夏泻心汤剂对3-脱氧葡萄糖醛酮诱导的糖尿病前期大鼠的影响[J]. 中国临床药理学杂志, 2022, 38(19): 2320-2323.

[140] 蔡嘉洛, 李晓屏, 朱贻霖, 等. 基于网络药理学和分子对接技术探讨黄精芡实汤治疗糖尿病前期的作用机制[J]. 中国中药杂志, 2022, 47(4): 1039-1050.

[141] 张少兰, 侯云龙, 马坤, 等. 津力达颗粒对糖尿病前期大鼠内脏脂肪蓄积的影响[J]. 中国实验方剂学杂志, 2022, 28(8): 37-45.

[142] Zeng X, Li Y, Lu L, et al. A randomized controlled clinical study on Zuo's acupuncture treatment for prediabetes[J]. Medicine (Baltimore), 2022, 101(8): e28824.

[143] Zhang X, Zeng L, Meng L, et al. Observation on clinical effect of Huoxue-Jiangtang decoction formula granules in treating prediabetes: a randomized prospective placebo-controlled double-blind trial protocol[J]. BMC Complement Med Ther, 2022, 22(1): 274.

[144] Ma X, Li M, Liu L, et al. A randomized controlled trial of Baduanjin exercise to reduce the risk of atherosclerotic cardiovascular disease in patients with prediabetes[J]. Sci Rep, 2022, 12(1): 19338.

[145] Jiang L, Fu Q, Wang S, et al. Effect of RG (Coptis root and ginseng) formula in patients with type 2 diabetes mellitus: a study protocol for a randomized controlled and double-blinding trial[J]. Trials, 2022, 23(1): 305.

[146] 邓锦满, 胡润凯, 韩伟超, 等. 黄芪甲苷联合西格列汀对糖尿病大鼠糖脂代谢、氧化应激及 TGF-β1/PI3K/Akt 信号通路的影响[J]. 中国老年学杂志, 2022, 42(18): 4522-4526.

[147] Zhang T, Zhang Q, Zheng W, et al. Fructus Zanthoxyli extract improves glycolipid metabolism disorder of type 2 diabetes mellitus via activation of AMPK/PI3K/Akt pathway: Network pharmacology and experimental validation[J]. J Integr Med, 2022, 20(6): 543-560.

[148] 张文友, 李紫梅, 吴礼宜. 白术提取物对 db/db 小鼠降血糖作用及机制研究[J]. 中药药理与临床, 2022, 38(6): 120-125.

[149] Liu T, Wang D, Zhou X, et al. Study on the mechanism of American ginseng extract for treating type 2 diabetes mellitus based on metabolomics[J]. Front Pharmacol, 2022, 13: 960050.

[150] Yang Z, Wang D, Li Y, et al. Untargeted metabolomics analysis of the anti-diabetic effect of Red ginseng extract in Type 2 diabetes mellitus rats based on UHPLC-MS/MS[J]. Biomed Pharmacother, 2022, 146: 112495.

[151] 梁沛余, 常秀君, 马晓雨, 等. 基于网络药理学探究十八味诃子利尿丸治疗糖尿病脑病的分子机制[J]. 中成药, 2022, 44(8): 2694-2699.

[152] Wang N, An WB, Zhou N, et al. Exploring the Active Ingredients and Mechanism of Action of HuanglianHuazhuo Capsule for the Treatment of

Obese Type-2 Diabetes Mellitus Based on Using Network Pharmacology and Molecular Docking[J]. Evid Based Complement Alternat Med，2022，2022：2780647.

[153] 王攀,韩笑,任建勋,等. 双参宁心胶囊对 2 型糖尿病大鼠冠状动脉微循环的影响[J]. 中国中医药信息杂志,2022,29(6)：69-74.

[154] Dai W, Chen C, Dong G, et al. Alleviation of FufangFanshiliu decoction on type II diabetes mellitus by reducing insulin resistance：A comprehensive network prediction and experimental validation[J]. J Ethnopharmacol, 2022, 294：115338.

[155] Yang J, He Q, WAang Y, et al. Gegen Qinlian Decoction ameliorates type 2 diabetes osteoporosis via IGFBP3/MAPK/NFATc1 signaling pathway based on cytokine antibody array[J]. Phytomedicine, 2022, 94：153810.

[156] Yao B, Pan B, Tian T, et al. Baihurenshen decoction ameliorates type 2 diabetes mellitus in rats through affecting gut microbiota enhancing gut permeability and inhibiting TLR4/NF-κB-mediated inflammatory response [J]. Front Cell Infect Microbiol, 2022, 12：1051962.

[157] 黄雅兰,张艳玲,吴勇军,等. 基于网络药理学和实验验证探讨白虎加人参汤治疗 2 型糖尿病的分子机制[J]. 世界科学技术-中医药现代化,2022,24(6)：2217-2229.

[158] 姜广坤,牛雯颖,张文娟,等. 连梅汤对糖尿病模型小鼠血糖和肠道菌群的影响[J]. 世界科学技术-中医药现代化,2022,24(5)：1953-1961.

[159] 刘旭,钟国威,刘天晟,等. 白虎加人参汤对 MKR 转基因 2 型糖尿病小鼠创面感染的作用[J]. 中草药,2022,53(10)：3032-3043.

[160] 王芳,王力彬,刘清,等. 白虎加人参汤加减方对 2 型糖尿病大鼠胰岛细胞的保护作用与机制研究[J]. 中药新药与临床药理,2022,33(9)：1189-1196.

[161] 王芳,姚敏娜,张雅,等. 基于 PI3K/Akt/FoxO1 信号通路探索白虎加人参汤对 2 型糖尿病大鼠胰腺组织的保护作用[J]. 中成药,2022,44(10)：3315-3320.

[162] 杨旭,岳仁宋,王琦越. 基于"助脾散精"法探讨半夏泻心汤对 T2DM 模型大鼠脂代谢的影响[J]. 时珍国医国药,2022,33(4)：797-801.

[163] 林心君,刘佳绣,陈勇,等. 基于 GCGR/PKA 通路探讨石斛合剂抑制糖尿病大鼠糖异生的机制[J]. 时珍国医国药,2022,33(5)：1062-1065.

[164] 张愿,龙新华,李韦韦,等. 基于 UHPLC-QE-MS 非靶标代谢组学技术探讨参芪复方调控 GK 大鼠血糖波动的机制[J]. 中华中医药杂志,2022,37(10)：5891-5898.

[165] 邓永志,包扬,徐凯,等. 针刺联合温肾暖脾通络法治疗 2 型糖尿病(阳虚型)的效果[J]. 中国老年学杂志,2022,42(10)：2352-2355.

[166] 胡群祺,马益琪,费雪瑜,等. 电针与预电针对糖尿病神经痛大鼠痛觉敏化及脊髓背角 P2X7R 表达的影响[J]. 中国针灸,2022,42(2)：173-178.

[167] 麦威,范郁山,苗芙蕊. 电针联合壮医药线点灸对糖尿病胃轻瘫大鼠胃窦组织凋亡相关蛋白表达的影响[J]. 针刺研究,2022,47(9)：801-808.

[168] 张天华,赵莎彤,黎晓宇,等. 基于 PI3K/Akt/mTOR 信号通路探讨电针对糖尿病胃轻瘫大鼠胃窦部 Cajal 间质细胞自噬的影响[J]. 针刺研究,2022,47(12)：1060-1067.

[169] 庄舒婷,李瑞,宋姗姗,等. 电针对糖尿病肥胖大鼠下丘脑 SOCS3、IRS-1 蛋白表达及胰岛形态的影响[J]. 中国针灸,2022,42(9)：1024-1028.

[170] 王艺霏,李少源,王瑜,等. 耳穴刺激经迷走神经对糖尿病合并抑郁大鼠行为学与 BDNF-TrkB 通路的影响[J]. 中华中医药杂志,2022,37(5)：2639-2644.

[171] 董燕萍,李福伦,赵稼莹. 龙胆泻肝汤联合穴位敷贴治疗老年糖尿病足伴失眠的随机对照研究[J]. 老年医学与保健,2022,28(3)：616-621.

[172] 麦威,范郁山,苗芙蕊,等. 电针联合壮医药线点灸对糖尿病胃轻瘫大鼠胃窦组织氧化应激反应的影响[J]. 针刺研究,2022,47(8)：655-664.

[173] 赵莎彤,肖小娟,魏星,等. 电针"足三里"等穴对糖尿病胃轻瘫大鼠胃窦 Cajal 间质细胞自噬与凋亡的影响[J]. 中国中医基础医学杂志,2022,28(6)：892-897.

[174] 薛丽会,宋宏宇,高旗,等. 百合乌药汤对 1 型糖尿病并发肝损伤的保护作用及其机制分析[J]. 食品工业科技,2022,43(2)：376-383.

[175] 高明明,李一达,付子杰,等. 百合乌药蒲公英汤对 I 型糖尿病肝病改善和保健作用机制研究[J]. 食品安全质量检测学报,2022,13(3)：737-745.

[176] 李爽,宋宏宇,刘丹丹,等. 基于系统药理学探讨百合乌药汤对 1 型糖尿病并发肝损伤的保护作用[J]. 中药药理与临床,2022,38(5)：39-45.

[177] 虞艳玮,张芯,毛竹君. 基于网络药理学探索黄芪-黄连药对治疗 2 型糖尿病的机制[J]. 中华中医药杂志,2022,37(4)：2235-2240.

[178] Wu H, Fang X, Jin D, et al. Efficacy and mechanism

of the JiangtangTiaozhi recipe in the management of type 2 diabetes and dyslipidaemia：a clinical trial protocol[J]. Front Pharmacol, 2022, 13：827697.

[179] 孙涛,丁欢阳,郉雅珺,等. 益气养阴复脉通络颗粒治疗2型糖尿病下肢血管病变气阴两虚兼血瘀证的临床研究[J]. 时珍国医国药,2022,33(10)：2427-2430.

[180] 符绩军,刘志勇,胡敏,等. 黄连解毒汤联合低热量饮食对新诊断肥胖2型糖尿病血糖及胰岛素分泌影响的研究[J]. 中华中医药学刊,2022,40(12)：143-145.

[181] 李颖,曹文富,李金蝶. 参麦兰芩汤对2型糖尿病合并非酒精性脂肪肝肝脏脂肪含量及肝纤维化的影响[J]. 中华中医药学刊,2022,40(6)：144-148.

[182] 马倩,胡永慧,陈睿,等. 当归六黄汤对气阴两虚型2型糖尿病患者动态葡萄糖图谱影响的临床研究[J]. 时珍国医国药,2022,33(3)：631-635.

[183] 赵能江,杨叔禹,王秀阁,等. 杞黄降糖胶囊对二甲双胍控制不佳2型糖尿病疗效和安全性一项240例多中心、随机、双盲、安慰剂对照临床研究[J]. 中华中医药学刊,2022,40(11)：227-230.

[184] 刘芸,徐天成,余芝,等. 基于胰岛巨噬细胞-胰腺脂肪细胞-胰岛β细胞网络探讨针刺治疗2型糖尿病机制[J]. 中国针灸,2022,42(4)：433-436.

[185] Gao Y, Ji Y, Song Y, et al. Clinical efficacy and safety of warm acupuncture in the treatment of type 2 diabetic kidney disease：A protocol of a randomized controlled trial[J]. Medicine (Baltimore), 2022, 101(48)：e32034.

[186] 廖秋萍,陈志方,饶娟,等. 耳穴压豆联合八段锦在2型糖尿病患者中的应用效果[J]. 护理研究,2022,36(3)：525-527.

[187] Zhang J, Liu M, Hu B, et al. Exercise Combined with a Chinese Medicine Herbal Tea for Patients with Type 2 Diabetes Mellitus：A Randomized Controlled Trial[J]. J Integr Complement Med, 2022, 28(11)：878-886.

[188] 韩晓梅,王旭. 黄连荷叶方联合二甲双胍治疗肥胖型2型糖尿病湿热中阻证的临床研究[J]. 北京中医药大学学报,2022,45(11)：1182-1188.

[189] 田崇梅,傅利萍,夏道宗. 基于网络药理学和细胞生物学研究黄芪治疗糖尿病肾病的作用机制[J]. 中国药学杂志,2022,57(1)：52-61.

[190] Shu S, Zhang Y, Wang Q, et al. LiuweiDihuang Pill Attenuates Diabetic Nephropathy by Inhibiting Renal Fibrosis via TGF-β/Smad2/3 Pathway[J]. Comput Math Methods Med, 2022, 2022：5063636.

[191] 陈烨,贾崇高,唐英骞,等. 玉泉丸对糖尿病肾病大鼠GSK-3β/Nrf2通路及YKL-40表达的影响[J]. 中成药,2022,44(1)：61-66.

[192] 李雪松,贺君宇,石孟琼,等. 七芪地黄丸对链脲佐菌素诱导糖尿病肾病的保护作用研究[J]. 中国中西医结合杂志,2022,42(9)：1107-1117.

[193] 朱艺平,陈一平,赵艳英,等. 二十味沉香丸调控糖尿病肾病大鼠肠道菌群益生菌构成的机制研究[J]. 中华临床医师杂志：电子版,2022,16(6)：572-578.

[194] 陈锦英,李汶航,齐昊天,等. 基于网络药理学及分子对接探讨消渴肾安汤治疗糖尿病肾病的作用机制[J]. 中国老年学杂志,2022,42(23)：5711-5717.

[195] 郭帅,白璐,潘利敏,等. 补阳还五汤合参芪地黄汤化裁对糖尿病肾病小鼠肾小管间质纤维化的作用及机制研究[J]. 中草药,2022,53(2)：470-477.

[196] 徐晓敏,李姗姗,卢芳. 基于肾脏代谢组学探讨黄芩汤对DN模型小鼠的调节作用[J]. 时珍国医国药,2022,33(5)：1075-1080.

[197] 马赟,潘永梅,郭倩,等. 化瘀通络方对糖尿病大鼠肾组织血管内皮生长因子表达的影响[J]. 中国中西医结合杂志,2022,42(4)：464-469.

[198] 强家维,靳贺超,梁胜然,等. 益气活血通络方对糖尿病肾病大鼠肾组织RAGE/NOX4/ROS信号通路及氧化应激的影响[J]. 暨南大学学报(自然科学与医学版),2022,43(3)：244-255.

[199] 王秀阁,闫冠池,金迪,等. 基于AMPK/mTOR/ULK1通路探讨解毒通络保肾方改善糖尿病肾脏病的作用机制[J]. 北京中医药大学学报,2022,45(12)：1213-1222.

[200] 王玉洁,王健,周静威. 清热消癥方对糖尿病肾病大鼠肾损伤的保护作用研究[J]. 中国全科医学,2022,25(29)：3678-3685.

[201] 杨秀芳,白秀云,丁英钧,等. 肾消通络方对自发性糖尿病db/db小鼠肾脏炎性损伤及MCP-1、TNF-α水平的影响[J]. 中成药,2022,44(2)：602-604.

[202] 赵靓,张效威,谢治深,等. 基于网络药理学探讨益肾通络方治疗糖尿病肾脏疾病的药效作用机制及关键调控通路的验证[J]. 北京中医药大学学报,2022,45(8)：824-834.

[203] Yu B, Liu H, Gao X, et al. Effects of QidiTangshen granules and their separate prescriptions on podocytes in mice with diabetic nephropathy[J]. 中医科学杂志(英文),2022,9(1)：69-77.

[204] 刘丹宁,黄国东,杨鑫勇,等. 基于 IRS2/PI3K/FOXO4 信号通路研究复方仙草颗粒抑制糖尿病肾病足细胞上皮-间充质转化的作用机制[J]. 中草药,2022,53(21):6795-804.

[205] 王婷婷,李嘉萌,马贝贝,等. 止消温肾宁颗粒对糖尿病肾病大鼠的治疗作用及机制研究[J]. 中华中医药杂志,2022,37(4):2241-2245.

[206] Yang Y, Tan H, Zhang X, et al. The Chinese medicine FufangZhenzhuTiaozhi capsule protects against renal injury and inflammation in mice with diabetic kidney disease[J]. J Ethnopharmacol, 2022, 292: 115165.

[207] Liu Y, Ma Z, Li C, et al. Investigation on therapeutic potential and molecular mechanisms of Kunxian capsule against diabetic kidney disease via reversing the imbalance of "immune-inflammation" network[J]. Acta Pharmaceutica Sinica, 2022, 57(2): 375-384.

[208] 李紫妮,李婷婷,赵怡蕊. 探讨芪术胶囊对糖尿病肾病大鼠三羧酸循环的调控作用[J]. 中国中西医结合肾病杂志,2022,23(4):346-349.

[209] 汪四海,方朝晖,唐阿飞,等. 丹蛭降糖胶囊对糖尿病肾病大鼠肾脏 AGEs/RAGE 水平和 PERK 通路关键蛋白表达的影响[J]. 时珍国医国药,2022,33(12):2825-2828.

[210] 韩俊,彭定凤,胡勇钧,等. 黄连素调节 miRNA126 及 miRNA92a 减轻糖尿病心肌梗死大鼠心肌损伤[J]. 中国中西医结合杂志,2022,42(4):449-454.

[211] 尧青,李勇,陈晓,等. 姜黄素对糖尿病大鼠心肌自噬,凋亡及 AMPK-mTOR 信号通路的影响[J]. 中国医院药学杂志,2022,42(10):1004-1008.

[212] 陈飞,李江,张光芬,等. 决明子提取物活性物质对力竭运动大鼠心肌损伤的生物医学功能研究[J]. 分子植物育种,2022,2006:2004-2011.

[213] 陈小燕,韩旭,余芝,等. 电针结合莫沙必利对糖尿病胃轻瘫大鼠胃动力的影响[J]. 中国针灸,2022,42(3):298-302.

[214] 卢庆威,王军,卢增珍,等. 丹黄消炎液对糖尿病溃疡大鼠创面 TGF-β1、Twist1、Clusterin 表达及 EMT 过程的影[J]. 时珍国医国药,2022,33(1):55-59.

[215] 赵越,周雷,余旭,等. 芪地明目颗粒对糖尿病大鼠视网膜损伤的保护作[J]. 南京中医药大学学报,2022,38(7):584-591.

[216] 李杭珠,方华,董全胜,等. 芪明颗粒对糖尿病引起的视网膜病变的治疗作用研[J]. 中国现代应用药学,2022,39(11):1426-1437.

[217] 常迪,徐晓鹤. 基于网络药理学和分子对接研究明目地黄丸治疗糖尿病视网膜病变的分子机制[J]. 中国医科大学学报,2022,51(8):706-711.

[218] 帅天姣,王彤彤,谢伟,等. 黄芩苷调节 IL-33/ST2 信号通路对糖尿病视网膜病变大鼠视网膜新生血管生成的影响[J]. 眼科新进展,2022,42(9):685-689.

[219] 邵晓丽,余江毅,倪卫惠. 汉黄芩苷通过上调 SIRT1 表达减轻糖尿病视网膜病变引起的细胞和组织损伤[J]. 南方医科大学学报,2022,42(4):463-472.

[220] 于乃馨,李国琼,李标,等. 基于网络药理学和分子对接探讨黄芪甲苷治疗糖尿病视网膜病变的作用机制[J]. 中国实验方剂学杂志,2022,28(13):209-216.

[221] 何斌俊,邢捷,阙华发. 益气化瘀方调控 PI3K/AKT/mTOR 信号通路对糖尿病溃疡大鼠周围神经病变和创面愈合的影响[J]. 时珍国医国药,2022,33(4):808-812.

[222] 张栏译,齐月,张兰. 基于 SIRT1/PGC1α/TFAM 通路探讨益气活血通络方治疗糖尿病周围神经病变的机制[J]. 中华中医药杂志,2022,37(9):5395-5399.

[223] 王长琴,张婷婷,徐艳,等. 黄芪箭丸对糖尿病周围神经病变大鼠核转录因子-κB 及降钙素基因相关肽表达的影响及研究[J]. 中华中医药学刊,2022,40(7):247-250.

[224] 李佳男,周游,刘琳,等. 西洋参-石菖蒲对糖尿病大鼠海马线粒体形态结构及 GLUT-4 蛋白表达的影响[J]. 沈阳药科大学学报,2022,39(5):547-555.

[225] 杨惠,朱青,李薇,等. 左归降糖解郁方对糖尿病并发抑郁症大鼠前额叶皮层 IR/IRS-1 信号通路和能量代谢的影响[J]. 中国中医药信息杂志,2022,29(2):74-78.

[226] 孟盼,向韵,雷昌,等. 左归降糖解郁方对模拟糖尿病并发抑郁症环境下小胶质细胞活化的干预作用及其机制研究[J]. 中国现代应用药学,2022,39(18):2309-2315.

[227] 张健,谭丽,唐铭,等. 益智解毒汤对糖尿病认知功能障碍大鼠 NLRP3 炎症途径及细胞凋亡的影响[J]. 中华中医药杂志,2022,37(8):4423-4427.

[228] 王文慧,王洪峰. 电针通过调节海马 IRE1α-JNK 通路相关蛋白改善糖尿病模型小鼠的认知障碍[J]. 针刺研究,2022,47(12):1068-1079.

[229] 何超,袁爱红,杨骏,等. 电针通过核转录因子 κB 通路调节 β 淀粉样蛋白与 Tau 蛋白改善糖尿病认知障碍大鼠学习记忆能力[J]. 针刺研究,2022,47(6):485-490.

[230] 吴小翠,程亚伟,张永杰,等. 加味金匮肾气丸对糖尿

病肾病（脾肾阳虚型）患者 RBP4、GSK - 3β、TGF - β1、NAG 及肾功能的影响[J]. 中国老年学杂志,2022,42(7):1676 - 1680.

[231] Liu J, Gao LD, Fu B, et al. Efficacy and safety of Zicuiyin decoction on diabetic kidney disease: A multicenter, randomized controlled trial [J]. Phytomedicine, 2022, 100: 154079.

[232] 李晓玥,程军,俞仲贤,等. 荆防当归补血汤对早期糖尿病肾病临床疗效、氧化应激状态及肾功能的影响研究[J]. 中华中医药学刊,2022,40(6):200 - 204.

[233] 张烨,朱冰冰,池杨峰,等. 黄芪汤对气阴两虚型糖尿病肾病Ⅲ期患者肾功能及糖脂代谢的影响[J]. 时珍国医国药,2022,33(10):2435 - 2437.

[234] 黄佑群,王辞晓,易晓颖,等. 清热益气通络方治疗 2 型糖尿病肾病的临床观察及机制探讨[J]. 时珍国医国药,2022,33(5):1159 - 1161.

[235] 王梦迪,刘梦超,赵文景,等. 清热消癥方改善糖尿病肾脏疾病患者蛋白尿及对血清 sTNFR1、sTNFR2 的影响[J]. 中华中医药杂志,2022,37(10):6183 - 6188.

[236] 艾珊珊,崔涛,周乐,等. 基于"肠-肾轴"理论探讨益肾化湿颗粒改善糖尿病肾病的临床疗效及作用机制[J]. 南京中医药大学学报,2022,38(12):1103 - 1109.

[237] 连心逸,柳红芳,苗桂珍,等. 芪地糖肾颗粒对糖尿病肾脏疾病患者蛋白尿的治疗及其对尿裂隙素、足细胞素的作用[J]. 北京中医药大学学报,2022,45(12):1223 - 1229.

[238] 王昆秀,梁凤霞,陈松,等. "标本配穴"电针对早期糖尿病肾病患者血液流变学及内皮型一氧化氮合酶的影响[J]. 针刺研究,2022,47(1):46 - 52.

[239] 梁美珍,林捷,徐日明. 芪地肾康汤联合前列地尔在糖尿病肾病治疗中的应用及对血清 sICAM - 1、尿 CTGF 水平的影响研究[J]. 中华中医药学刊,2022,40(4):203 - 206.

[240] 许叶文,王亚娟,周国儿. 消渴益肾方联合雷公藤多苷片治疗糖尿病肾病的效果观察[J]. 中国中西医结合肾病杂志,2022,23(6):530 - 532.

[241] 曾翠青,林美幸,吴东明,等. 参芪地黄汤加减联合前列地尔治疗早期糖尿病肾病临床观察[J]. 中华中医药学刊,2022,40(2):252 - 255.

[242] 张宇,李建平,张元丽. 真武汤加减联合氯沙坦钾片治疗老年早中期糖尿病肾病临床疗效及对 TLR4/MyD88 通路的影响[J]. 中国老年学杂志,2022,42(7):1687 - 1690.

[243] 牛明明,张贺芳,唐艳阁,等. 益气养阴活血通络方治疗老年早期糖尿病心肌病的临床观察[J]. 中国老年学杂志,2022,42(6):1316 - 1318.

[244] 王广勇,马萍,王菲菲,等. 当归补血汤合二妙散对糖尿病足疼痛程度及 TNF - α、IL - 1β、COX - 2 水平的干预作用[J]. 中华中医药学刊,2022,40(8):136 - 139.

[245] 张桐毓,杨传慧,郑之陈,等. 益气活络生肌汤对气虚血瘀型糖尿病足患者的影响[J]. 中国医药导报,2022,19(28):136 - 139.

[246] 鲁铭,马湘玉,张婧,等. 黄连紫草湿性敷料对糖尿病足早期溃疡的炎性指标及足背动脉血流指标影响[J]. 时珍国医国药,2022,33(8):1931 - 1932.

[247] 刘政,刘玉莲,王博文,等. 解毒洗药灌注联合负压封闭引流术干预糖尿病足溃疡的临床效果研究[J]. 中国中西医结合外科杂志,2022,28(2):258 - 262.

[248] 郑晓东,冯燕,韩磊. 葛根芩连汤治疗湿热阻络型糖尿病周围神经病变患者的效果[J]. 中国医药导报,2022,19(12):61 - 65.

[249] 王成,陈丹,江桥,等. 补阳还五汤联合循经取穴冲击波治疗糖尿病周围神经病变的临床疗效观察[J]. 中华中医药学刊,2022,40(7):31 - 34.

[250] 邓莉娟,鞠上,杨博华,等. 活血通脉方溻渍治疗对糖尿病周围神经病变的影响[J]. 中国医药导报,2022,19(24):86 - 89.

[251] 李贞贞,徐明明,汪佳,等. 穴位按摩联合循经拍打对 2 型糖尿病合并轻度认知功能障碍病人认知功能的影响[J]. 护理研究,2022,36(15):2813 - 2816.

[252] 李全,贾斯婷,关慧波. 地黄饮子辅助治疗肾虚髓减型 2 型糖尿病合并轻度认知功能障碍的临床疗效观察[J]. 时珍国医国药,2022,33(2):410 - 412.

[253] 何俊慧,朱涪翠,李冬梅,等. 基于 NF - κB/NLRP3 通路探究十大功劳叶提取物对抑郁症大鼠炎症的影响及机制[J]. 中国实验方剂学杂志,2022,28(17):67 - 74.

[254] 邓祥敏,阮仁余,朱星宇,等. 基于 BDNF/TrkB/CREB 信号通路探讨鼠尾草酸对大鼠抑郁样行为的改善作用[J]. 中成药,2022,44(12):4009 - 4013.

[255] 余万冰,潘贝,崔璨,等. 生地黄及其多糖对焦虑小鼠的影响[J]. 中国中医基础医学杂志,2022,28(5):728 - 733.

[256] 田萍,张薇,李开言,等. 地黄对慢性不可预知温和应激模型大鼠抑郁样行为及海马单胺类神经递质的影响[J]. 中国中药杂志,2022,47(17):4691 - 4697.

[257] 乌日罕,宏梅,白龙棠,等. 肉蔻-5 味丸对抑郁大鼠行

为及海马组织 Bcl－2、Bax 凋亡蛋白表达的影响[J]. 中华中医药杂志,2022,37(3)：1321－1325.

[258] Tang Y, Wang H, Nie K, et al. Traditional herbal formula Jiao-tai-wan improves chronic restrain stress-induced depression-like behaviors in mice[J]. Biomed Pharmacother, 2022, 153：113284.

[259] 杨欣怡,戴国梁,陈闪闪,等. 交泰丸与氟西汀在 CUMS 抑郁模型大鼠体内的药动学相互作用特征研究[J]. 中国中药杂志,2022,47(18)：5079－5087.

[260] 戴建业,张齐,张曼,等. 加味温胆汤对抑郁大鼠 HMGB1/TLR4/NF－κB 通路及小胶质细胞极化的影响[J]. 中国中医基础医学杂志,2022,28(5)：28－32.

[261] 张浩,孙田昊泽,张策,等. 酸枣仁汤对抑郁模型大鼠海马 DKK－1 与 β－catenin、GSK－3β 的影响[J]. 中国中医基础医学杂志,2022,28(4)：28－33.

[262] 张齐,何晓微,戴建业,等. 抑郁、焦虑模型大鼠前额皮质神经元突触超微结构变化及加味温胆汤的情志双向调节作用分析[J/OL]. 中华中医药学刊,2022[2022－12－05]. https://kns. cnki. net/kcms2/article/abstract.

[263] 陶伟伟,白子君,岳启予,等. 栀子豉汤对慢性应激诱导的抑郁模型小鼠脑组织神经炎症和突触可塑性的影响[J]. 中医杂志,2022,63(11)：1073－1079.

[264] Zhang X, LI Z, Shen C, et al. Tao-Hong-Si-Wu decoction improves depressive symptoms in model rats via amelioration of BDNF-CREB-arginase I axis disorders[J]. Pharm Biol, 2022, 60(1)：1739－1750.

[265] Chi X, Xue X, Pan J, et al. Mechanism of lily bulb and Rehmannia decoction in the treatment of lipopolysaccharide-induced depression-like rats based on metabolomics study and network pharmacology[J]. Pharm Biol, 2022, 60(1)：1850－1864.

[266] Zhang T, Chen Q, Zhang S, et al. Exploring the Effect of changyudaotan decoction as a treatment for depression in mice based on the theory of the "Brain-Gut Axis"[J]. J Biol RegulHomeost Agents, 2022, 36(6)：2001－2012.

[267] Nguyen LT, Choi HJ, Shin HM, et al. Seungmagalgeun-Tang, a Traditional Herbal Formula, Alleviates Skin Inflammation and Depression-Like Behavior in Atopic Dermatitis Mice under Sleep Deprivation Conditions [J]. Evid-Based Compl Alt, 2022, 2022：1307173.

[268] Liang X, Mai P, Qin H, et al. Integrated 16S rRNA sequencing and metabolomics analysis to investigate the antidepressant role of Yang-Xin-Jie-Yu decoction on microbe-gut-metabolite in chronic unpredictable mild stress-induced depression rat model[J]. Front Pharmacol, 2022, 13：972351.

[269] 单楠,谭子虎,杨冰,等. 逍遥散通过 PI3K/AKT/mTOR 通路调节 mPFC－BLA 髓鞘功能改善 VaD 小鼠焦虑抑郁行为[J]. 南京中医药大学学报,2022,38(3)：212－219.

[270] 胡靖文,谢志强,方洋,等. 逍遥散乙酸乙酯部位对 LPS 致抑郁样模型小鼠影响的实验研究[J]. 中药药理与临床,2022,38(2)：37－43.

[271] 赵安然,王思琪,赵振武,等. 丹栀逍遥散对焦虑模型大鼠行为学及线粒体形态和功能的作用研究[J]. 中国中药杂志,2022,47(20)：5584－5590.

[272] Zhang Y, Luo Y, Hou X, et al. Xiaoyao powder alleviates the hippocampal neuron damage in chronic unpredictable mild stress-induced depression model rats in hippocampus via connexin 43Cx43/glucocorticoid receptor/brain-derived neurotrophic factor signaling pathway[J]. Bioengineered, 2022, 13(1)：383－394.

[273] Tang K, Mo X, Zhou X, et al. Xiaoyao San, a Chinese herbal formula, ameliorates depression-like behavior in mice through the AdipoR1/AMPK/ACC pathway in hypothalamus[J]. J Integr Med, 2022, 20(5)：442－452.

[274] Zeng J, Ji Y, Luan F, et al. Xiaoyaosan ethyl acetate fraction alleviates depression-like behaviors in CUMS mice by promoting hippocampal neurogenesis via modulating the IGF-1Rβ/PI3K/Akt signaling pathway [J]. J Ethnopharmacol, 2022, 288：115005.

[275] 卢宇佳,张珊,史伟,等. 柴胡疏肝散对抑郁模型小鼠行为及海马神经再生的影响[J]. 中华行为医学与脑科学杂志,2022,31(3)：198－204.

[276] 马小娟,孟霜,冯振宇,等. 温阳解郁颗粒调节 BDNF/TrkB/ERK 信号通路保护皮质酮诱导损伤型海马神经细胞的作用机制研究[J]. 世界科学技术-中医药现代化,2022,24(9)：3504－3515.

[277] 马小娟,孟霜,冯振宇,等. 温肾助阳法对慢性应激性抑郁症大鼠学习记忆功能及海马神经增殖分化功能的影响[J]. 时珍国医国药,2022,33(1)：87－91.

[278] Ma Q, Zhou J, Yang Z, et al. MingmuXiaoyao granules regulate the PI3K/Akt/mTOR signaling pathway to reduce anxiety and depression and reverse retinal abnormalities in rats[J]. Front Pharmacol, 2022, 13：1003614.

[279] Tian J, Qin P, Xu T, et al. Chaigui granule exerts anti-depressant effects by regulating the synthesis of Estradiol and the downstream of CYP19A1-E2-ERKs signaling pathway in CUMS-induced depressed rats [J]. Front Pharmacol, 2022, 13：1005438.

[280] 赵建军,彭晓明,李婷婷,等. 基于 TLR4/MyD88/NF-κB 信号通路探讨龙牡安神颗粒对慢性束缚应激小鼠焦虑行为的影响[J]. 中成药,2022,44(11)：3476-3482.

[281] 王叶欣,庞芳,唐成林. 针药结合对抑郁症大鼠脑-肠轴功能的影响[J]. 重庆医科大学学报,2022,47(12)：1465-1471.

[282] 金红,齐泰煜,樊帅,等. "通督调脏"针法对 CUMS 大鼠行为学及海马组织蛋白表达的影响[J]. 中国老年学杂志,2022,42(23)：5783-5789.

[283] 宋洪涛,武忠,赛音朝克图,等. 电针对慢性应激抑郁大鼠犬尿氨酸代谢途径的影响[J]. 中国现代医学杂志,2022,32(7)：37-41.

[284] 高静,赖名殷,梅氏清心,等. 电针对抑郁大鼠前额叶脑源性神经营养因子/哺乳动物雷帕霉素复合物1通路及突触可塑性的影响[J]. 针刺研究,2022,47(1)：15-20.

[285] 黄杨,程文静,李鹏,等. 针刺十三鬼穴对抑郁模型大鼠脑组织中 kir4.1 蛋白表达的影响[J]. 中华中医药杂志,2022,37(11)：6776-6780.

[286] 李翔,曾晓铃,顾政平,等. 基于代谢组学探讨电针对 WKY 抑郁大鼠的抗抑郁作用[J]. 世界科学技术：中医药现代化,2022,24(6)：2186-2194.

[287] Li J, Lu W, Li Y, et al. Electroacupuncture Attenuates Depressive Disorder and Gastrointestinal Dysfunction in Myocardial Hypertrophy via Upregulation of 5-HT on Rats[J]. AcupunctElectrother Res, 2022, 47(3)：365-376.

[288] Shao F, Du J, Wang S, et al. Electroacupuncture Alleviates Anxiety-like Behavior in Pain Aversion Rats by Attenuating the Expression of Neuropeptide Y in Anterior Cingulate Cortex[J]. 临床补充医学和药理学(英文), 2022, 2(2)：100019.

[289] Zhang Y, Fang Y, Cui L, et al. Zhi-Zi-Chi Decoction Reverses Depressive Behaviors in CUMS Rats by Reducing Oxidative Stress Injury Via Regulating GSH/GSSG Pathway[J]. Front Pharmacol, 2022, 13：887890.

[290] 韩远山,李萍,王宇红,等. 复方柴金解郁片对慢性温和不可预知性应激抑郁大鼠海马突触可塑性的影响

[J]. 中国中医药信息杂志,2022,29(9)：71-76.

[291] 佘楷杰,巩子汉,孟丹华,等. 温阳解郁方通过调控 PI3K/Akt/mTOR 信号通路对抑郁小鼠前额皮质自噬的影响[J]. 中药新药与临床药理,2022,33(11)：1478-1486.

[292] Zhu X, Ma Q, Yang F, et al. Xiaoyaosan ameliorates chronic restraint stress-induced depression-like phenotype by suppressing A2AR signaling in the rat striatum[J]. Front Pharmacol, 2022, 13：897436.

[293] 卢仁睿,张莉,徐瑞豪,等. 怀菊花提取物对皮质酮诱导的抑郁模型的保护作用及机制研究[J]. 中草药,2022,53(18)：53-57.

[294] 孙继飞,何家恺,陈丽梅,等. 耳甲电针治疗复发性抑郁症即刻脑效应的 fMRI 初步研究[J]. 中国中西医结合影像学杂志,2022,20(1)：11-15.

[295] 孙远征,丁园,于天洋,等. 调神法针刺对甲基苯丙胺戒断后焦虑情绪的影响[J]. 中国针灸,2022,42(3)：277-280,331.

[296] 孙远征,刘彦麟,赵熙彤,等. 孙氏腹针治疗甲基苯丙胺戒断后抑郁：随机对照研究[J]. 中国针灸,2022,42(1)：18-22.

[297] Amorim D, Brito I, Caseiro A, et al. Electroacupuncture and acupuncture in the treatment of anxiety — A double blinded randomized parallel clinical trial[J]. Complement Ther Clin Pract, 2022, 46：101541.

[298] Zhang Y, Liu Y, Ning B, et al. Efficacy of the integrative acupuncture and moxibustion treatment in patients with major depressive disorder：the study protocol for a multicenter, single-blinded, randomized trial in China[J]. Front Med (Lausanne), 2022, 9：761419.

[299] 李保朋,李春林,苏珊珊,等. 针刺烦躁焦虑患者太冲穴即刻脑功能变化的 fMRI 研究[J]. 中国中西医结合影像学杂志,2022,20(1)：16-20,35.

[300] 杨蕙,朱青,李薇,等. 左归降糖解郁方对糖尿病并发抑郁症大鼠前额叶皮层 IR/IRS-1 信号通路和能量代谢的影响[J]. 中国中医药信息杂志,2022,29(2)：74-78.

[301] 杨蕙,雷诗卉,李薇,等. 左归降糖解郁方调控 Wnt3a/β-catenin 信号通路改善糖尿病并发抑郁症大鼠海马神经发生的机制[J]. 中华中医药杂志,2022,37(5)：2519-2524.

[302] 孟盼,向韵,雷昌,等. 左归降糖解郁方对模拟糖尿病并发抑郁症环境下小胶质细胞活化的干预作用及其机制研究[J]. 中国现代应用药学,2022,39(18)：

2309 - 2315.

[303] 王艺霏,李少源,王瑜,等. 耳穴刺激经迷走神经对糖尿病合并抑郁大鼠行为学与 BDNF - TrkB 通路的影响[J]. 中华中医药杂志,2022,37(5): 2639 - 2644.

[304] Jia L, Jian L, Shi J, et al. Protective effects of ZuoguiJiangtangJieyu Formula on hippocampal neurons in rats of diabetes complicated with depression via the TRP/KYN metabolic pathway[J]. 数字中医药(英文), 2022, 5(2): 210 - 221.

[305] 孙培养,储浩然,李难,等."通督调神"针刺对脑卒中后抑郁大鼠海马 CREB/BDNF/TrkB 信号通路的影响[J]. 中国针灸,2022,42(8): 907 - 913.

[306] 王豆,李涛,冯亚伦,等. 醒脑解郁方对卒中后抑郁模型大鼠海马神经元形态及凋亡的影响[J]. 中国中医药信息杂志,2022,29(10): 90 - 95.

[307] 王豆,龙慧,李涛,等. 醒脑解郁胶囊对 PSD 模型大鼠海马 CaMmRNA 和 CaMKⅡ表达的影响[J]. 时珍国医国药,2022,33(1): 33 - 36.

[308] 王祥煜,周霞,刘炬,等. 地黄梓醇对中风后抑郁大鼠行为学影响及机制研究[J]. 康复学报,2022,32(1): 40 - 47.

[309] 黄忠明. 酸枣仁汤对帕金森病抑郁大鼠行为学及脑内5 - HT 表达的影响[J]. 中国老年学杂志,2022,42(12): 42 - 47.

[310] 张明倩,崔爽,梁五林,等. 养心生脉颗粒对冠心病伴焦虑抑郁大鼠的干预作用及机制研究[J]. 北京中医药大学学报,2022,45(8): 806 - 814.

[311] Li A, Ma L, Zhou G. 青蒿鳖甲汤合西北燥证经验方对阴虚内燥型围绝经期焦虑大鼠的影响[J]. 中国中医基础医学杂志,2022,28(7): 1085 - 1088.

[312] Chen Q, Li C, Tao E, et al. Exploration of a Brain-Liver-Communication-Related Mechanism Involved in the Experimental Perimenopausal Depression Rat Model using Chaihu-Shugan-San[J]. Neurochem Res, 2022, 47(5): 1354 - 1368.

[313] 许萍娥,高雪松,王安娜,等. 柴胡疏肝散精简方对慢性疼痛抑郁共病大鼠中缝核 P2X7 受体、Caspase - 1及 IL - 1β 表达的影响[J]. 中国中医药信息杂志,2022,29(7): 99 - 104.

[314] Tong Q, Liu R, Gao Y, et al. Effect of Electroacupuncture Based on ERAS for Preoperative Anxiety in Breast Cancer Surgery: A Single-Center, Randomized, Controlled Trial[J]. Clin Breast Cancer, 2022, 22(7): 724 - 736.

[315] Feng J, Liao L, Xu F, et al. Combination of Stem Cells with Chinese Herbs for Secondary Depression in Neurodegenerative Diseases Based on Traditional Chinese Medicine Theories[J]. Evid-Based Compl Alt, 2022, 2022: 6847917.

[316] 赵季宇,闫婧,王红阳,等. 麦粒灸对甲状腺功能减退症伴抑郁状态大鼠血清 5 - HT、皮质醇及海马 MR、GR 表达的影响[J]. 中国针灸,2022,42(5): 525 - 532.

[317] Yang Y, Zhong Z, Wang B, et al. Xiaoyao San ameliorates high-fat diet-induced anxiety and depression via regulating gut microbiota in mice[J]. Biomed Pharmacother, 2022, 156: 113902.

[318] 王健,刘丽,朱雯燕,等. 五音调神法对缺血性脑卒中后抑郁患者心理和睡眠的影响[J]. 护理学杂志,2022,37(6): 46 - 49.

[319] 邵俊,李博,袁爱红,等. 化瘀通络灸联合揿针治疗脑梗死后轻中度抑郁疗效观察[J]. 中国针灸,2022,42(11): 1211 - 1215.

[320] 汪雪,武平,罗云,等. 艾灸治疗类风湿关节炎及对相关负性情绪的影响[J]. 中国针灸,2022,42(11): 1221 - 1225,1232.

[321] 郑春叶,蔡巧娣,陈信捷,等. 柴甘解忧汤联合重复经颅磁刺激对帕金森病合并轻中度抑郁的随机对照研究[J]. 中国中西医结合杂志,2022,42(11): 1312 - 1317.

[322] 牛浩宇,白亚丽. 情绪释放疗法联合耳穴贴压对混合痔术后疼痛及焦虑状态的疗效观察[J]. 中国中西医结合外科杂志,2022,28(5): 674 - 678.

[323] 肖竹青,刘金林,杜宗攀,等. 培元通脑胶囊联合针刺对缺血性脑卒中后抑郁患者的临床疗效[J]. 中成药,2022,44(4): 1364 - 1366.

[324] 孙萍萍,方磊,齐瑞,等. 改良易筋经对卒中后轻度抑郁患者的临床疗效及脑网络机制研究[J]. 中国康复医学杂志,2022,37(11): 1506 - 1510.

[325] Sun P, Zhang S, Jiang L, et al. Yijinjing Qigong intervention shows strong evidence on clinical effectiveness and electroencephalography signal features for early poststroke depression: A randomized, controlled trial[J]. Front Aging Neurosci, 2022, 14: 956316.

[326] 赵彬,张金朋,李宏玉,等. 针康法对脑卒中后抑郁患者血清脑源性神经营养因子、血管内皮生长因子及抑郁状态的影响[J]. 中国康复,2022,37(12): 713 - 717.

[327] 屈月清,吴筱萍,丁砚兵. 基于子午流注辨证施乐对急

性脑梗死患者焦虑情绪及生活质量的影响[J]. 中国医药导报,2022,19(31):117-121.

[328] Xu J, Luo Q, Song J, et al. Hui Medicine Moxibustion Promotes the Absorption of Lumbar Disc Herniation and the Recovery of Motor Function in Rats through Fas/FasL Signaling Pathway [J]. Biomed Res Int, 2022，2022：9172405.

[329] Tian Y, Chu X, Huang Q, et al. Astragaloside IV attenuates IL-1β-induced intervertebral disc degeneration through inhibition of the NF-κB pathway [J]. J Orthop Surg Res, 2022，17(1)：545.

[330] 陈延武,崔锦涛,康武林,等. 电针对腰椎间盘退变大鼠模型线粒体自噬影响的研究[J]. 针灸临床杂志,2022,38(9):72-77.

[331] 吕智桢,孔令军,程艳彬,等. 基于CatWalk评价脊柱推拿干预慢性下腰痛模型大鼠步态行为[J]. 中华中医药杂志,2022,37(6):3475-3479.

[332] 徐露露,马晓娇. 早期功能锻炼配合穴位按摩在腰椎间盘突出症经皮全脊柱内镜术后的应用价值[J]. 中外医药研究,2022,1(13):75-77.

[333] Zhou X, Kong L, Ren J, et al. Effect of traditional Chinese exercise combined with massage on pain and disability in patients with lumbar disc herniation：A multi-center, randomized, controlled, assessor-blinded clinical trial[J]. Front Neurol, 2022, 13: 952346.

[334] 赖智君,刘利涛,李志敏,等. 化瘀理筋针刺法对腰椎间盘突出症瘀血阻滞型患者血清PGE2、IL-23、MMP-9及腰椎功能的影响[J]. 中华中医药杂志,2022,37(12):7540-7542.

[335] 赖智君,刘利涛,李志,等. 祛湿除痹汤联合针刺对寒湿痹阻型腰椎间盘突出症患者TGF-β1、COX-2、IL-23、NO及腰椎功能的影响[J]. 中医学报,2022,37(4):863-868.

[336] 徐辉,李众毅,李宁,等. 加味芍药甘草汤配合脊柱旋牵式推拿复位法治疗腰椎间盘突出症临床研究[J]. 实用中医药杂志,2022,38(9):1515-1517.

[337] 王承惠,庞青民,赵欲晓. 针灸联合推拿治疗腰椎间盘突出症的效果分析[J]. 中国实用医刊,2022,49(16):116-119.

[338] 罗阳骞,廖建晖. 定点旋转复位法联合雷火灸对腰椎间盘突出患者腰椎功能的影响[J]. 中医临床研究,2022,14(8):64-66.

[339] 吴苏雅. 雷火灸治疗联合穴位按摩治疗腰椎间盘突出症的临床观察[J]. 黑龙江中医药,2022,51(1):63-65.

[340] 陈祁青,马东,赵继荣,等. 基于网络药理学-分子对接探讨黄芪桂枝五物汤治疗腰椎间盘突出症的作用机制[J]. 世界科学技术-中医药现代化,2022,24(3):1184-1197.

[341] 李维燕,张丽平,董俊刚,等. 恒温中药热敷治疗腰椎间盘突出症的效果观察[J]. 护理研究,2022,36(12):2254-2256.

[342] 陈斌,刘洪,张良志,等. 可视化针刀抑制髓核细胞凋亡从而改善颈椎病兔的椎间盘退变[J]. 针刺研究,2022,47(11):1005-1011.

[343] Cai HQ, Lin XY, Chen HY, et al. Direct moxibustion exerts an analgesic effect on cervical spondylotic radiculopathy by increasing autophagy via the Act A/Smadssignaling pathway[J]. Brain Behav, 2022, 12(4)：e2545.

[344] 屠金康,李方方,付腾飞,等. 改良八段锦"前三式"对神经根型颈椎病患者的疗效探究[J]. 中国全科医学,2022,25(30):3783-3788.

[345] 王鑫,李艾琳,闫绍妹,等. 平衡针刀联合温针灸治疗椎动脉型颈椎病的疗效观察[J]. 针刺研究,2022,47(7)：625-629.

[346] 马尧,布赫,陈清威,等. 针刺联合督灸治疗早中期强直性脊柱炎及对骶髂关节骨髓水肿的影响[J]. 中国针灸,2022,42(9):971-976.

[347] 赵利霞,董良. 针刺联合中药热奄包治疗轻中度强直性脊柱炎的疗效及对BASMI、BAS-G、DKK-1的影响[J]. 中医研究,2022,35(12):22-26.

[348] 汤忠富,黄传兵,尚双双,等. 芪黄健脾滋肾颗粒治疗脾肾亏虚型强直性脊柱炎的疗效及对血清炎症因子的影响[J]. 中华中医药杂志,2022,37(12):7535-7539.

[349] Chao YL, Rau YA, Shiue HS, et al. Using a consensus acupoints regimen to explore the relationship between acupuncture sensation and lumbar spinal postoperative analgesia：A retrospective analysis of prospective clinical cooperation[J]. J Integr Med, 2022, 20(4)：329-337.

[350] Chen BA, Deng WC, Chen MY. Acupuncture for pain control after degenerative lumbar spine surgery[J]. Eur J Med Res, 2022, 27(1)：167.

[351] Fu G, Liu X, Wang W, et al. Efficacy comparison of acupuncture and balanced acupuncture combined with TongduZhengji manipulation in the treatment of acute lumbar sprain[J]. Am J Transl Res, 2022, 14(7)：

4628 - 4637.

[352] 卢曼,黄小双,孟德鸿,等.针刀对膝关节骨关节炎大鼠 mTOR/Atg/ULK1/Beclin - 1 轴及软骨细胞自噬的影响[J].中国针灸,2022,42(1):59 - 65.

[353] Liu J, Zeng W, Lin Q, et al. Proteomic Analyses Reveals the Mechanism of Acupotomy Intervention on the Treatment of Knee Osteoarthritis in Rabbits[J]. Evid Based Complement Alternat Med,2022,2022:5698387.

[354] 修忠标,刘洪,张良志,等.针刀干预对膝骨关节炎兔原代软骨细胞活性、凋亡及自噬的影响[J].中国医药导报,2022,19(18):123 - 127.

[355] 刘晶,林巧璇,卢莉铭,等.针刀干预对膝骨关节炎兔股直肌组织形态及超微结构的影响[J].中国骨伤,2022,35(3):281 - 286.

[356] 宫玉榕,林巧璇,刘晶,等.针刀对膝骨关节炎兔股直肌组织硬度和纤维化的影响[J].中国医药导报,2022,19(15):8 - 11.

[357] 武永利,刘娣,王铎,等.温针灸调控膝骨关节炎模型兔关节软骨中 PI3K/Akt 信号通路的变化[J].中国组织工程研究,2022,26(35):5596 - 5601.

[358] 武永利,李龙,刘君伟,等.温针灸抑制 NLRP3 炎症小体激活改善兔膝骨关节炎的软骨损伤[J].中国组织工程研究,2023,27(20):3202 - 3208.

[359] 欧阳峰松,向忠军,熊瑛,等.三棱莪术汤对膝骨关节炎大鼠的影响及作用机制[J].中国老年学杂志,2022,42(16):4007 - 4011.

[360] 何俊君,黄泽灵,洪振强.阳和汤对早期膝骨关节炎模型兔滑膜炎症的影响[J].中国组织工程研究,2022,26(5):694 - 699.

[361] 王敬博,仲米存,杨坤,等.基于 NLRP3 通路研究青梅复方对急性痛风性关节炎的干预作用及机制[J].中国实验方剂学杂志,2022,28(18):70 - 76.

[362] 王兆佳,郑绍琴,刘敏,等.青蒿素羟基氯喹复方对大鼠佐剂性关节炎的防治作用研究[J].中药新药与临床药理,2022,33(11):1487 - 1494.

[363] 王海波,冯心怡,罗园园,等."痛风康复方"对急性痛风性关节炎模型大鼠的治疗作用及其机制研究[J].江苏中医药,2022,54(9):70 - 74.

[364] 赵一颖,董琳琳,丰晨然,等.基于血清代谢组学的芍甘附子汤治疗类风湿关节炎作用机制研究[J].中南药学,2022,20(9):2059 - 2067.

[365] Song J, Wei L, Cheng K, et al. The Effect of Modified Tai Chi Exercises on the Physical Function and Quality of Life in Elderly Women With Knee Osteoarthritis [J]. Front Aging Neurosci, 2022, 14:860762.

[366] Kang N, Wang Y, Chen G, et al. Functional outcomes of Tai Chi exercise prescription in women with knee osteoarthritis[J]. Sports Med Health Sci, 2022, 4(4):239 - 244.

[367] 田野,王强,路怀民,等.八段锦运动联合玻璃酸钠关节腔注射治疗膝骨性关节炎的疗效观察[J].中华物理医学与康复杂志,2022,44(12):1104 - 1107.

[368] 高超,石志敏,李雪青.穴位按摩联合八段锦锻炼在肝肾不足、瘀血内阻型膝骨关节炎中的应用效果[J].中国医药导报,2022,19(7):181 - 185.

[369] Guo D, Ma S, Zhao Y, et al. Self-administered acupressure and exercise for patients with osteoarthritis: A randomized controlled trial[J]. Clin Rehabil, 2022, 36(3):350 - 358.

[370] 陈帅,严海霞,宫大伟,等.针刀松解联合关节镜治疗早中期膝骨关节炎顽固性疼痛疗效[J].中国老年学杂志,2022,42(20):4990 - 4994.

[371] 韦晔,葛恒清,李开平.针刀结合细银质针治疗膝骨关节炎的临床效果[J].中国医药导报,2022,19(27):141 - 144.

[372] 孙长乐,张荣宜.针刀松解结合关节腔双联注射O3及医用几丁糖治疗老年性膝骨关节性关节炎的临床疗效[J].中国老年学杂志,2022,42(14):3490 - 3493.

[373] 许铠瀚,林煜翔,韦佳,等.调和阴阳针刀治疗膝关节骨关节炎:随机对照试验[J].中国针灸,2022,42(12):1351 - 1356.

[374] 薛鹏宇,田雅峰,董军格,等.针刀联合滑膜炎颗粒治疗湿热痹阻型膝骨关节炎的临床效果[J].中国医药导报,2022,19(27):137 - 140,153.

[375] 方丽娜,李上封,袁红丽,等."膝六""膝七"点针刀松解对早中期膝骨关节炎的疗效研究[J].中国医药导报2022,19(18):27 - 32.

[376] 王玉满,李阳,杨志新,等.针刺"相对穴"联合七步推拿法对老年膝骨关节炎患者活动能力及生物力学参数的影响[J].中国老年学杂志,2022,42(3):622 - 625.

[377] 王玉满,李阳,张银娟,等.松解针法联合推拿治疗老年膝骨性关节炎的效果[J].中国老年学杂志,2022,42(23):5733 - 5736.

[378] 陈付艳,柯梓,朱洪航,等.补肾活血方联合穴位针刺治疗老年膝骨性关节炎疗效及对骨代谢和膝关节功能的影响[J].中国老年学杂志,2022,42(20):5036 - 5039.

[379] 王智博,张帅,岳宗进.补肾活血方联合电针治疗对胸

腰椎爆裂性骨折经皮内固定预后的影响[J]. 颈腰痛杂志,2022,43(3):443-444.

[380] 高山,周娜,李鹏,等. 骨康复方结合针刺在骨质疏松性压缩骨折不愈合治疗中的应用[J]. 中医临床研究,2022,14(31):108-112.

[381] 丛宝华,赵维彪,赵方,等. 接骨七厘片联合复方骨肽注射液促进腰椎压缩性骨折患者术后恢复的效果[J]. 广西医学 2022,44(15):1749-1752.

[382] 黄熠. 复方杜仲健骨颗粒和针灸联合椎体成形术治疗骨质疏松性椎体压缩性骨折的临床效果[J]. 临床合理用药杂志,2022,15(24):37-39,43.

[383] 朱言丽. 手法结合康复训练在陈旧性踝关节运动损伤治疗中的临床效果研究[J]. 中国实用医药,2022,17(12):161-164.

[384] 高传勇,张加永,朱丽丽. 应用正清风痛宁注射液联合针刀治疗老年肩袖损伤合并肩周炎的临床分析[J]. 老年医学与保健,2022,28(6):1369-1373,1378.

[385] 曾晓霞,林荣,杨芳洁,等. 温针灸治疗肩袖损伤的效果[J]. 中国康复理论与实践,2022,28(5):609-615.

[386] 杨欢,吴涛,王瑞辉,等. 电针干预对创伤性颅脑损伤大鼠脑组织中 p-AMPK、p-mTOR 蛋白表达的影响[J]. 时珍国医国药,2022,33(5):1248-1251.

[387] 罗建昌,方震宇,毛天明,等. 眶内穴位电针干预对颅脑外伤后动眼神经麻痹的影响[J]. 中华物理医学与康复杂志,2022,44(3):226-229.

[388] An Z, Yin Y, Zhang L, et al. Effect of Ulinastatin Combined with Xingnaojing Injection on Severe Traumatic Craniocerebral Injury and Its Influence on Oxidative Stress Response and Inflammatory Response[J]. Biomed Res Int,2022,2022:2621732.

[389] 冯靖,曹雨露,鲍彩云,等. 通窍活血汤联合电针治疗颅脑损伤合并认知障碍[J]. 长春中医药大学学报,2022,38(12):1352-1357.

[390] Wei X, Wang Y, Tan B, et al. Triboelectric nanogenerators stimulated electroacupuncture (EA) treatment for promoting the functional recovery after spinal cord injury[J]. Materials Today,2022,60:41-51.

[391] Chen Y, Wu L, Shi M, et al. Electroacupuncture Inhibits NLRP3 Activation by Regulating CMPK2 After Spinal Cord Injury[J]. Front Immunol,2022,13:788556.

[392] Ma L, Ma L, Yang Y, et al. Electroacupuncture-Regulated miR-34a-3p/PDCD6 Axis Promotes Post-Spinal Cord Injury Recovery in Both In Vitro and In Vivo Settings[J]. J Immunol Res,2022,2022:9329494.

[393] Chen W, Lin C, Wang X, et al. The mechanism of AMPA receptor subunit GluR1 in electroacupuncture treatment of acute spinal cord injury in rats[J]. Brain Res,2022,1783:147848.

[394] Wang Y, Chen H, Wang J, et al. Exploring the mechanism of BuyangHuanwu Decoction in the treatment of spinal cord injury based on network pharmacology and molecular docking[J]. Medicine (Baltimore),2022,101(40):e31023.

[395] Hou Y, Luo D, Hou Y, et al. Bu Shen Huo Xue decoction promotes functional recovery in spinal cord injury mice by improving the microenvironment to promote axonal regeneration[J]. Chin Med,2022,17(1):85.

[396] 余艳梅,刘勇,徐智韬,等. 重复经颅磁刺激联合针刺治疗脊髓损伤后神经病理性疼痛的临床研究[J]. 中国康复,2022,37(7):400-404.

[397] 陈其强,桂树虹,唐月清. 不同形式基于活动的恢复训练对脊髓损伤后膀胱及肠道功能的影响[J]. 中国老年学杂志,2022,42(4):884-886.

【文　选】

一、脑卒中康复

1. 李明哲,魏雷,王鹤,等. 电针曲池、足三里穴对缺血性卒中大鼠脑功能的影响. 中国康复医学杂志,2022,37(6):721-727.

李明哲等研究探讨电针曲池、足三里穴对缺血性卒中(MCAO)模型大鼠脑功能的影响。将 24 只 SPF 级雄性 SD 大鼠随机分为假手术组(S 组)、模型组(M 组)和电针组(EA 组),记录体质量、神经缺损评分(NDS)、脑血流及造模前(B)、造模后(1 d)、造模后(10 d)的静息态功能磁共振(rs-fMRI),对比观察电针干预对脑缺血大鼠脑功能康复的影响。结果显示:NDS 评分,M 组、EA 组 2 h、1 d、3 d、5 d、7 d 均显著高于 S 组($P<0.05$);M 组 1 d、3 d、5 d、7 d 均显著高于 EA 组($P<0.05$)。体质量,S 组、EA 组 3 d、5 d、7 d 与 B、1 d 相比显著上升($P<$

0.05)；M组7d与1d相比显著上升($P<0.05$)；M组与S组相比1d时显著下降($P<0.05$)；M组与S组、EA组相比5d、7d时均显著下降($P<0.05$)。血流量、红细胞浓度，S组、EA组2h与B相比显著下降($P<0.05$)；S组1d与2h相比显著上升($P<0.05$)；EA组3d与2h相比显著上升($P<0.05$)；M组1d、3d、5d、7d时与其S组、EA组相比均显著下降($P<0.05$)。脑成像中，10d时EA组在健侧小脑、脑干的基于体素的形态学分析显著高于S组($P<0.05$)。结论认为，电针早期干预对脑缺血大鼠的脑功能有影响，可能与建立有效的侧支循环及增强神经元活动有关，从而影响运动相关的脑区，具有促进运动功能康复的潜力。

2. 刘丹妮，孙光华，周桂娟，等. 电针水沟、百会穴对脑缺血再灌注损伤大鼠大脑皮质神经元凋亡的影响. 中国组织工程研究，2022，26(35)：5620－5625.

刘丹妮等研究电针治疗对脑缺血再灌注损伤大鼠的神经保护作用及其对大脑皮质神经元凋亡的影响。将48只雄性3月龄的SD大鼠随机分为假手术组、模型组、电针组，每组16只。模型组及电针组所有大鼠进行左侧大脑中动脉脑缺血再灌注造模，缺血2h，再灌注6h；假手术组大鼠仅暴露并游离颈动脉。然后对电针组大鼠进行"水沟"和"百会"穴的电针干预，选择疏密波，频率3Hz/15Hz，强度1mA，干预20min，1次/d，连续5天。模型制作后第5天，使用Longa神经功能评分对所有纳入实验的大鼠进行神经功能受损程度评定；TTC染色观察脑梗死体积；ELISA法检测炎症因子水平；TUNEL法检测细胞凋亡情况；荧光定量PCR及Western blot分别检测大脑皮质区半胱天冬氨酸蛋白酶3(Caspase－3)、半胱天冬氨酸蛋白酶8(Caspase－8)mRNA及蛋白的表达水平。结果显示：与假手术组相比，模型组大鼠神经功能评分明显升高($P<0.01$)；脑梗死体积明显增大($P<$

0.01)；左侧大脑皮质区TUNEL阳性细胞数量明显增多($P<0.01$)；血清炎症因子白细胞介素1β、白细胞介素18、肿瘤坏死因子α表达水平升高($P<0.05$，$P<0.01$，$P<0.01$)；大脑皮质区Caspase－3、Caspase－8mRNA及蛋白表达水平明显升高($P<0.01$，$P<0.01$)；(2)与模型组相比，电针组大鼠神经功能评分降低($P<0.05$)；脑梗死体积减小($P<0.05$)；左侧大脑皮质区TUNEL阳性细胞数量明显减少($P<0.01$)；血清炎症因子白细胞介素1β、白细胞介素18、肿瘤坏死因子α表达水平均降低($P<0.01$，$P<0.05$，$P<0.05$)；大脑皮质区Caspase－3、Caspase－8mRNA及蛋白表水平明显降低($P<0.01$，$P<0.01$)。结论认为，电针治疗可能通过抑制大鼠大脑皮质神经元凋亡，缓解脑缺血再灌注损伤，发挥神经保护作用。

3. 钱旭，马良宵，母杰丹，等. 基于 Na^+/K^+-ATP 酶-谷氨酸转运体-谷氨酸途径探讨针刺治疗卒中后痉挛的中枢机制. 针刺研究，2022，47(4)：283－289.

钱旭等研究建立缺血性卒中(MCAO)大鼠模型，观察针刺对卒中后痉挛大鼠海马区 Na^+/K^+-ATP酶、谷氨酸转运体(EAATs)和谷氨酸(Glu)的影响。将SD大鼠随机分为假手术组、模型组、阳陵泉组和阳陵泉＋百会组，每组12只。改良线栓法制作大鼠局灶性脑缺血模型。"阳陵泉"组恢刺患肢阳陵泉，阳陵泉＋百会组恢刺患肢阳陵泉再平刺百会，均留针30min，每天治疗1次，连续7天。记录各组大鼠神经功能损伤ZeaLonga评分和痉挛状态(MAS)评分，采用ELISA法检测缺血侧海马区Glu、EAAT1(GLAST)和EAAT2(GLT－1)含量，Western blot法检测缺血侧海马区 Na^+/K^+-ATP酶α1(ATP1α1)的蛋白表达，实时荧光定量PCR法检测缺血侧海马区ATP1α1 mRNA表达，免疫荧光法检测缺血侧海马区GLAST、GLT－1、ATP1α1的表达。结果显示：与假手术组比较，模型组

ZeaLonga 与 MAS 评分均升高（$P<0.01$）；与模型组比较，两针刺组 ZeaLonga 与 MAS 评分均降低（$P<0.01$），且"阳陵泉"＋"百会"组低于"阳陵泉"组（$P<0.05$）。与假手术组比较，模型组缺血侧海马区 Glu 含量升高（$P<0.01$），GLAST、GLT-1 含量及蛋白表达，ATP1α1 蛋白和 mRNA 表达均降低（$P<0.01$）；与模型组比较，两针刺组缺血侧海马区 Glu 含量降低（$P<0.05$，$P<0.01$），GLAST、GLT-1 含量及蛋白表达，ATP1α1 蛋白和 mRNA 表达均升高（$P<0.05$，$P<0.01$）；与阳陵泉组比较，阳陵泉＋百会组缺血侧海马区 Glu 含量降低（$P<0.05$），GLAST、GLT-1 含量及蛋白表达，ATP1α1 蛋白和 mRNA 表达均升高（$P<0.05$，$P<0.01$）。结论认为，针刺抗卒中后痉挛的效应可能与上调海马 Na^+/K^+-ATP 酶和 EAATs 的表达有关，恢刺阳陵泉加平刺百会的抗痉挛效应优于单纯恢刺阳陵泉穴。

4. 何静,汪伍,厉坤鹏,等.六式太极拳训练对脑卒中患者姿势平衡功能的影响.中国康复医学杂志,2022,37（4）：482-487.

何静等观察 4 周六式太极拳训练对脑卒中患者姿势平衡的影响。将 62 例脑卒中患者随机分为试验组和对照组，每组各 31 例。对照组给予综合康复训练，试验组在综合康复训练的基础上给予六式太极拳训练。治疗前和治疗 4 周后通过 Balance Manager 平衡测试系统对两组患者进行稳定极限测试、坐-站测试，通过 Berg 平衡量表（BBS）、Fugl-Meyer 下肢运动功能评价量表（FMA）和功能性步行量表（FAC）分别评估患者的平衡、下肢功能与步行能力。结果显示：经过 4 周治疗后，稳定极限测试中两组患者向后和患侧的方向控制前后差值的组间差异具有显著性意义（$P<0.05$）；两组患者坐-站测试的重心转移时间和重量对称前后差值的组间差异具有显著性意义（$P<0.05$）；两组患者的 BBS、FMA 和 FAC 量表评分均显著改善（$P<$ 0.05），两组患者的 BBS、FMA 和 FAC 量表评分前后差值的组间差异不具有显著性意义，$P>0.05$）。结论认为，4 周的六式太极拳训练联合常规康复训练较单纯的常规康复训练更能显著改善患者的部分姿势平衡能力。

5. 张君宇,韩为,金子开,等."通督调神"针法结合康复训练对缺血性脑卒中后下肢运动功能恢复的影响.康复学报,2022,32（5）：401-406,418.

张君宇等研究"通督调神"针法联合下肢康复训练与单纯康复训练治疗缺血性脑卒中后下肢运动功能障碍的疗效。将 60 例患者按照 1∶1 的比例随机分为对照组（30 例，脱落 3 例）和观察组（30 例，脱落 3 例）。对照组口服阿司匹林肠溶片 100 mg，每天 1 次；阿托伐他汀钙片 20 mg，每晚 1 次；同时配合下肢康复训练，包括肌力增强训练、关节活动度训练、减重步行训练和平衡功能训练，每次 30 min，每天 1 次，每周治疗 6 次。观察组的基础用药及下肢康复训练同对照组，予"通督调神"针法结合下肢康复训练，取百会、风府、大椎、风池（双侧）、印堂、太阳（双侧）、水沟穴，施以平补平泻法，留针 30 min，期间行针 1 次，每天治疗 1 次，每周 6 次，连续 4 周为 1 个疗程。两组均治疗 4 周。于治疗前后分别评价两组 Fugl-Meyer 运动功能评定量表（FMA）下肢部分、Berg 平衡量表（BBS）、改良 Barthel 指数量表（MBI）及 Holden 功能性步行分级量表（FAC）。结果显示：两组治疗前下肢 FMA、BBS、MBI、FAC 评分比较，差异均无统计学意义（$P>$ 0.05）。两组治疗 4 周后各项指标与治疗前比较，差异均有统计学意义（$P<0.05$）。治疗 4 周后，观察组下肢 FMA、BBS、MBI、FAC 评分分别为（24.93±5.56）（42.35±4.37）（47.21±6.47）（3.28±1.04）分，均优于对照组的（21.93±4.29）（38.77±5.63）（34.58±4.91）（2.63±1.15）分，差异均有统计学意义（$P<0.05$），说明两组治疗后下肢功能、平衡功能、日常生活活动能力、步行功能均得到改善，且观察组

的改善程度优于对照组。两组疗效比较，差异具有统计学意义（$P<0.05$）。结论认为，"通督调神"针法结合康复训练治疗缺血性脑卒中后下肢运动功能障碍疗效优于单纯康复训练，对患者下肢功能恢复及提高生活自理能力具有重要意义。

6. 黄坚红，才鼎，卞金玲，等. 脑心清片治疗缺血性脑卒中恢复期多中心随机双盲对照研究. 中国中西医结合杂志，2022，42(7)：802－810.

黄坚红等研究脑心清片治疗缺血性脑卒中恢复期的有效性及安全性。筛选了721例受试者，选择缺血性脑卒中发病2周～3个月瘀血阻络证患者654例，采用随机对照方法，使用SAS软件区组随机分为试验组、对照组和安慰剂组，各218例。在西医常规治疗基础上，分别给予脑心清片＋银杏叶片模拟剂（试验组）、脑心清片模拟剂＋银杏叶片（对照组）和脑心清片模拟剂＋银杏叶片模拟剂（安慰剂组），3组用法用量均为3片/次，3次/天，疗程12周。观察美国国立卫生研究院卒中量表NIHSS评分、卒中专门生命质量SSQOL量表评分、改良Rankin评分、日常生活能力Barthel指数、中医证候评分及不良反应发生率。结果显示：治疗6周及12周后，试验组在改善NIHSS评分、SSQOL评分、改良Rankin量表评分、Barthel指数方面与对照组疗效相当（$P>0.05$），但均优于安慰剂组（$P<0.05$）。治疗12周后试验组中医证候有效率高于对照组、安慰剂组（$P<0.05$）；在治疗6周及12周后对失眠多梦的有效率试验组高于对照组（$P<0.05$）；在治疗12周后对下肢不遂、上肢不遂、口唇紫暗的有效率试验组高于安慰剂组（$P<0.05$）。治疗12周后3组患者凝血4项（PT、APTT、TT、FIB）、血脂4项（TC、TG、LDL－C、HDL－C）、血糖及血液流变学指标疗后差值，组间差异均无统计学意义（$P>0.05$）。不良事件试验组9例（4.13%），对照组3例（1.38%），安慰剂组8例（3.67%，$P=0.202$）；不良反应安慰剂组1例，其他两组未发生不良反应。结论认为，脑心清片能改善缺血性脑卒中恢复期患者的神经功能缺损症状，提高患者生活质量和生活能力，降低致残率，改善中医证候，其疗效与银杏叶片相当，且安全性良好。

7. 牛丽，李彦杰，秦合伟，等. 麦粒灸十宣穴联合康复训练治疗中风后手指痉挛：随机对照试验. 中国针灸，2022，42(6)：613－617.

牛丽等研究麦粒灸十宣穴联合康复训练与单纯康复训练治疗中风后手指痉挛的临床疗效。将80例中风后手指痉挛患者随机分为观察组和对照组，各40例。对照组予常规康复训练，每天1次，每次30 min；观察组在对照组基础上予麦粒灸十宣穴，每穴灸8～10壮，每天1次。两组均6天为一疗程，共治疗4个疗程。比较两组患者治疗前后Fugl－Meyer运动功能评定量表（FMA）评分、改良Ashworth痉挛程度量表（MAS）分级、表面肌电图指标[腕背伸肌、腕掌屈肌均方根值（RMS）]、神经功能缺损程度评分（NDS）和改良Barthel指数（MBI）评分，并评定临床疗效。结果显示：治疗后，两组患者FMA、MBI评分均较治疗前升高（$P<0.05$），且观察组高于对照组（$P<0.05$）；两组患者放松、被动功能测试腕背伸肌、腕掌屈肌RMS值及NDS评分均较治疗前降低（$P<0.05$），且观察组低于对照组（$P<0.05$）；两组患者MAS分级均较治疗前改善（$P<0.05$），且观察组优于对照组（$P<0.05$）。观察组总有效率为92.5%（37/40），高于对照组的80.0%（32/40，$P<0.05$）。结论认为，麦粒灸十宣穴联合康复训练可提高中风后手指痉挛患者手部运动功能和日常生活能力，改善痉挛程度和腕背伸肌、腕掌屈肌功能，临床疗效优于单纯康复训练。

8. 王梅，王鹏琴，于丽华，等. 眼针熥疗技术联合康复训练治疗痰瘀阻络型中风后肩手综合征：多中心随机对照试验. 中国针灸，2022，42(4)：385－389.

王梅等研究眼针熥疗技术联合康复训练与熥

疗技术联合康复训练、单纯康复训练改善中风后肩手综合征（痰瘀阻络证）疼痛和提高肩关节活动度的疗效，将356例中风后肩手综合征（痰瘀阻络证）患者随机分为眼针＋熥疗＋康复组（122例，脱落2例）、熥疗＋康复组（120例，脱落3例）和康复组（114例，脱落1例）。康复组予基础治疗和常规康复训练；熥疗＋康复组在康复组治疗基础上予熥疗，即将20余味中药制成的药袋加热后敷于患侧，每次30 min，每周5次；眼针＋熥疗＋康复组在熥疗＋康复组治疗基础上予眼针疗法，穴取心区、肾区、上焦区和下焦区，每次30 min，每周5次，3组均治疗28天。分别于治疗前，治疗第7、14、21、28天及治疗后14天随访观察各组患者疼痛视觉模拟量表（VAS）评分、永久残损评定指南（GEPI）评分和美国国立卫生院神经功能缺损（NIHSS）评分。结果显示：3组VAS、GEPI、NIHSS评分均随治疗时间延长有所改善（$P<0.001$）；眼针＋熥疗＋康复组VAS评分在治疗第7、14、21、28天及随访均低于康复组（$P<0.05$），治疗14天后眼针＋熥疗＋康复组GEPI评分有高于、NIHSS评分有低于熥疗＋康复组的趋势。眼针＋熥疗＋康复组治疗前GEPI评分低于、NIHSS评分高于康复组（$P<0.05$），提示眼针＋熥疗＋康复组患者病情偏重。经倾向性评分匹配后，治疗第14、21、28天及随访，眼针＋熥疗＋康复组GEPI评分均高于康复组（$P<0.05$）；眼针＋熥疗＋康复组与康复组各时间点NIHSS评分比较差异均无统计学意义（$P>0.05$）。结论认为，眼针熥疗技术联合康复训练治疗中风后肩手综合征（痰瘀阻络证）疗效优于康复训练。

9. 张敏，蔡西国，崔力扬. 局部低频电刺激联合穴位电针刺激治疗脑卒中后肩手综合征的疗效观察. 中华物理医学与康复杂志，2022，44（11）：1017－1020.

张敏等研究局部低频电刺激联合穴位电针刺激治疗脑卒中后肩手综合征的疗效。采用随机数字表法将106例脑卒中后肩手综合征患者分为观察组及对照组，每组53例。两组患者均给予常规对症治疗及局部低频电刺激，观察组在此基础上辅以穴位电针治疗，两组患者均连续治疗1个月。于治疗前、治疗1个月后分别采用中医症状积分、肩手综合征量表（SHSS）、简化Fugl－Meyer运动功能量表（FMA）及肿胀评分等对两组患者进行疗效评定，同时于上述时间点检测两组患者血清降钙素基因相关肽（CGRP）、内皮素-1（ET－1）、一氧化氮（NO）、P物质（SP）及缓激肽（BK）含量。结果显示：治疗后两组患者各项中医症状积分、SHSS评分、肢体肿胀评分均明显下降（$P<0.05$），肢体FMA评分则明显升高（$P<0.05$），并且观察组上述指标改善幅度均显著优于对照组水平（$P<0.05$）；治疗后两组患者血清CGRP、NO含量均明显升高（$P<0.05$），血清ET－1、SP及BK含量均明显降低（$P<0.05$），并且观察组上述血清学指标结果均显著优于对照组水平（$P<0.05$）。结论认为，局部低频电刺激联合穴位电针刺激治疗脑卒中后肩手综合征患者具有协同作用，能进一步改善患者肢体运动功能和血管内皮功能，减轻肢体肿胀及疼痛程度。

10. 金海鹏，王永，叶清景，等. 超声引导下舌骨上肌群电针治疗脑卒中后咽期吞咽障碍：随机对照试验. 中国针灸，2022，42（3）：251－256.

金海鹏等研究超声引导下舌骨上肌群电针与常规针刺、常规舌骨上肌群电针对脑卒中后咽期吞咽障碍的影响，并探讨其生物力学机制。将120例脑卒中后咽期吞咽障碍患者随机分为观察组、对照1组和对照2组，每组40例。观察组予超声引导下舌骨上肌群电针治疗，对照1组予常规取穴（廉泉、完骨、风池等）电针治疗，对照2组根据解剖定位予舌骨上肌群电针治疗。3组均予断续波，频率5 Hz，电流强度1 mA，每次30 min，每天1次，6次为一疗程，治疗4个疗程。分别于治疗前后行视频吞咽造影检查,观察 3 组患者 Rosenbek 渗透-误吸量表(PAS)评分,舌骨、甲状软骨上移和前移距离,藤岛一郎摄食-吞咽功能等级评分,并于治疗后记录 3 组患者皮下血肿发生率。结果显示:治疗后,3 组患者 PAS 评分较治疗前降低、藤岛一郎摄食-吞咽功能等级评分较治疗前升高($P<0.05$);观察组患者 PAS 评分低于对照 1 组及对照 2 组、藤岛一郎摄食-吞咽功能等级评分高于对照 1 组及对照 2 组($P<0.05$)。治疗后,观察组及对照 2 组患者舌骨、甲状软骨上移和前移距离均较治疗前增加($P<0.05$),对照 1 组患者舌骨上移和前移距离较治疗前增加($P<0.05$);观察组患者舌骨、甲状软骨上移和前移距离大于对照 1 组及对照 2 组($P<0.05$)。观察组皮下血肿发生率为 0(0/40),低于对照 1 组的 20.0%(8/40)和对照 2 组的 47.5%(19/40,$P<0.05$)。结论认为,超声引导下舌骨上肌群电针可通过增加舌骨喉复合体运动度改善脑卒中后咽期吞咽障碍患者的吞咽功能,其效果及安全性优于常规针刺、常规舌骨上肌群电针。

11. 林茜,李秀宇,陈玲莉,等.基于纤维喉镜吞咽功能评估观察针刺对中风后吞咽障碍的影响.中国针灸,2022,42(5):486-490.

林茜等在常规治疗和吞咽功能训练基础上,观察针刺对中风后吞咽障碍患者咽部运动、感觉功能及渗透-误吸情况的影响。将 60 例中风后吞咽障碍患者随机分为观察组和对照组,每组 30 例。两组患者均给予常规治疗和吞咽功能训练,观察组在此基础上于廉泉、风府、翳风行针刺治疗。均每天 1 次,每周治疗 5 天,共治疗 4 周。于治疗前后应用纤维喉镜观察两组患者咽部运动功能、感觉功能及渗透-误吸情况,评定洼田饮水试验评分,并比较两组的临床疗效。结果显示:治疗后,两组患者咽部运动、感觉功能较治疗前提高($P<0.05$),且观察组优于对照组($P<0.05$);两组患者渗透-误吸评分、洼田饮水试验评分较治疗前降低($P<0.05$),且观察

组低于对照组($P<0.05$)。观察组总有效率为 93.3%(28/30),优于对照组的 73.3%(22/30,$P<0.05$)。结论认为,在常规治疗和吞咽功能训练基础上,针刺可改善中风后吞咽障碍患者咽部运动功能、感觉功能及渗透-误吸情况。

12. 李昭缘,林万隆,齐瑞."开窍解喑"法针刺联合重复经颅磁刺激治疗卒中后失语症:随机对照试验.中国针灸,2023,43(1):25-28.

李昭缘等研究"开窍解喑"法针刺联合重复经颅磁刺激(rTMS)对卒中后失语症(PSA)患者语言能力及日常生活交流能力的影响。将 56 例 PSA 患者随机分为观察组和对照组,各 28 例。两组均进行常规对症治疗。对照组采用言语康复训练和 rTMS 治疗;观察组在对照组的基础上采用"开窍解喑"法针刺治疗,穴取言语一区、风池、通里、廉泉、旁廉泉等,两侧旁廉泉连接电针(断续波,频率 2 Hz)。以上治疗均每天 1 次,每周连续治疗 5 天后休息 2 天,共治疗 2 周。比较两组患者治疗前后西方失语症成套测验(WAB)评分(包括:自发言语、听理解、复述、命名评分及失语指数评分)和日常生活交流能力(CAD)评分。结果显示:经治疗后,两组患者自发言语、听理解、复述、命名、失语指数评分均较治疗前升高($P<0.05$),且观察组升高幅度大于对照组($P<0.05$);两组患者 CADL 评分均较治疗前升高($P<0.05$)。结论认为,"开窍解喑"法针刺联合 rTMS 可改善 PSA 患者的语言能力和日常生活交流能力。

13. 陈柱,夏家怡,徐倩,等.头针联合镜像神经元训练改善脑卒中后非流利性失语症的作用.中国听力语言康复科学杂志,2022,20(3):222-225.

陈柱研究头针联合镜像神经元激活训练对脑卒中后非流利性失语症的临床疗效。选取了 2019 年 4 月至 2020 年 1 月上海市第二康复医院住院治疗的脑卒中后非流利性失语患者 45 例,随机分为

头针组、镜像神经元组和联合治疗组。在每天30 min的常规言语治疗基础上，分别给予头针治疗、镜像神经元系统治疗及头针结合镜像神经元的联合治疗。观察治疗前后3组的西方失语症成套测试（WAB）、命名测试、BDAE失语症严重程度（BDAE）、非语言认知评估量表（NLCA）评分变化。通过问卷调查各组疗效满意度，并进行随访评估。结果显示：治疗后3组的失语商（AQ）、操作商（PQ）、NLCA、命名得分、BDAE等级较同组治疗前明显改善（$P<0.05$）。3组间比较，联合治疗组WAB疗效、患者满意度、NLCA改善幅度均高于其他组，其BDAE改善幅度明显优于其他组（$P<0.05$）；镜像神经元治疗组命名改善最佳。结论认为，在常规语言训练和头针治疗基础上辅以镜像神经元训练，可提高脑卒中后非流利性失语患者语言、认知功能。

14. 赵琦，王程婷，曹灿灿."调神潜阳"针刺法对伴有高血压的卒中相关睡眠障碍患者血压及睡眠质量的影响. 中国针灸，2022，42(2)：126-130.

赵琦等研究观察"调神潜阳"针刺法对伴有高血压的卒中相关睡眠障碍患者清晨血压、睡眠质量以及脑卒中神经功能恢复的影响。将120例患者随机分为观察组（60例）和对照组（60例，脱落1例），两组均施以醒脑开窍针刺法（内关、水沟、三阴交、极泉、尺泽、委中），观察组加用"调神潜阳"针刺法（针刺百会、四神聪深纳久留针5小时）。每天针刺1次，每周5次，共治疗30次。检测两组患者治疗期间清晨血压；观察两组治疗前后匹兹堡睡眠质量指数（PSQI）、美国国立卫生研究院卒中量表（NIHSS）评分。结果显示：两组治疗后清晨收缩压（SBP）均较治疗前降低（$P<0.05$），观察组治疗后清晨舒张压（DBP）较治疗前降低（$P<0.05$），且观察组清晨SBP、DBP低于对照组（$P<0.05$）。观察组治疗后PQSI总分、NIHSS评分均较治疗前降低（$P<0.01$，$P<0.05$），且观察组PQSI总分、

NIHSS评分低于对照组（$P<0.01$，$P<0.05$），NIHSS减分率高于对照组（$P<0.05$）。结论认为，在醒脑开窍针刺法基础上，加用"调神潜阳"针刺法可明显改善伴有高血压的卒中相关睡眠障碍患者的清晨血压、睡眠质量，促进患者神经功能的恢复。

15. 吕倩，梁丰，朱根应，等. 脐针对卒中后尿潴留患者膀胱排空功能的影响. 中国针灸，2022，42(12)：1345-1348.

吕倩等在常规治疗基础上，研究脐针对卒中后尿潴留患者膀胱排空功能的影响。将106例卒中后尿潴留患者随机分为观察组（53例，脱落3例）和对照组（53例，脱落3例）。对照组患者予药物、导尿及膀胱功能康复训练治疗；在对照组治疗基础上，观察组行脐针治疗，每次30 min，隔天1次，共治疗4周。比较两组患者治疗前后膀胱残余尿量、自主排尿量、导尿次数，并评定临床疗效。结果显示：治疗后，两组患者膀胱残余尿量及导尿次数均较治疗前减少（$P<0.01$），自主排尿量较治疗前增加（$P<0.01$）；观察组膀胱残余尿量、导尿次数少于对照组（$P<0.05$，$P<0.01$），自主排尿量多于对照组（$P<0.01$）。观察组有效率为90.0%（45/50），高于对照组的72.0%（36/50，$P<0.05$）。结论认为，在常规治疗基础上，脐针能有效提高卒中后尿潴留患者膀胱排空功能。

16. 何权，李晓慧，万裕萍. 次髎穴电刺激结合针刺疗法治疗中风后尿失禁的临床疗效观察. 中国康复，2022，37(11)：673-676.

何权等研究次髎穴电刺激联合针刺疗法治疗中风后尿失禁的临床疗效。将80例中风后尿失禁患者随机分为治疗组与对照组，每组各40例。对照组患者在常规内科综合治疗及尿失禁基础护理外结合针刺疗法，治疗组在对照组治疗基础上加用次髎穴电刺激疗法，以上治疗均连续进行4周。分别于治疗前后进行24 h排尿频率记录、生活质量

(QOL)评分及膀胱最大容量测定。结果显示：治疗后，两组患者24 h排尿频率等级均较治疗前有明显下降（$P<0.05$），且治疗组与对照组相比下降更显著（$P<0.05$）；治疗后，两组患者生活质量评分均较治疗前降低（$P<0.05$），治疗后治疗组生活质量评分低于对照组（$P<0.05$）。两组患者治疗后的膀胱最大容量均较该组治疗前明显增加（$P<0.05$），且治疗组明显高于对照组（$P<0.05$）。结论认为，次髎穴电刺激联合针刺疗法能显著改善中风后尿失禁患者膀胱功能及生存质量，临床疗效较单纯针刺治疗更具优势。

17. Xian M, Shen L, Zhan S, et al. Integrated 16S rRNA gene sequencing and LC/MS-based metabolomics ascertained synergistic influences of the combination of acupuncture and NaoMaiTong on ischemic stroke. J Ethnopharmacol, 2022, 293: 115281.

Xian M 等研究中药脑脉通和针灸结合治疗对缺血性脑卒中的协同作用，并通过粪便微生物组和血浆代谢组学研究其潜在机制。采用 MCAO/R 大鼠模型，通过检测神经功能障碍、脑梗死面积、炎症因子 IL-6、IL-1beta、TNF-α 和氧化应激因子（SOD、MDA）以及 BDNF 的水平，评价针灸和脑脉通联合治疗中风的效果。随后，利用 16S rRNA 基因测序和基于 LC/MS 的代谢组学分析，分别探索粪便中微生态和血浆代谢谱的特点。最后，分析肠道微生态特征与血浆代谢特征之间的相关性，探讨了针灸与脑脉通联合治疗的潜在机制。结果发现：针灸-脑脉通疗法对缺血性脑卒中的疗效比单一治疗更有效，能更有效地缩小梗死面积，改善神经行为障碍，缓解氧化应激和炎症反应。此外，联合治疗不仅通过丰富物种多样性，减少致病菌（如沙氏菌）的丰度，以及增加有益菌（如杜氏菌、双歧杆菌）的丰度来调整肠道微生物群的紊乱，还通过将代谢物血浆水平逆转为正常水平来改善代谢紊乱。相

关分析的结果表明，肠道微生物群与血浆代谢情况之间存在着明显的关联，尤其是 Turicibacter 和异黄酮类植物雌激素代谢物具强关联性。结论认为，针灸和脑脉通的结合可以产生协同作用，表明针药结合可能更有利于缺血性中风的恢复，其潜在机制可能与肠道微生态和血浆代谢的调解有关。Turicibacter 和异黄酮类植物雌激素代谢物可能是针灸-脑脉通联合治疗卒中的靶点。

18. Yao LL, Yuan S, Wu ZN, et al. Contralateral S1 function is involved in electroacupuncture treatment-mediated recovery after focal unilateral M1infarction. Neural Regen Res, 2022, 17(6): 1310-1317.

Yao LL 等通过光栓诱导小鼠模型的单侧初级运动皮层（M1）局部缺血梗死。随后在百会和大椎穴进行电针治疗，用体内和体外电生理记录技术检测对侧对侧初级感觉皮层（S1）和 M1 的神经元活动和功能连接。结果显示：单侧 M1 梗死后，对侧 M1 和 S1 之间的血液灌注和神经元互动受到损害。内在的神经元兴奋性和活动也受到干扰，电针可改善干扰。此外，在病毒介导的对侧 S1 的神经元消融后，EA 治疗的效果受到抑制。因此得出结论，对侧 S1 的神经元活动对电针介导的局灶性 M1 梗死后的恢复很重要。该研究为 S1-M1 回路如何参与 EA 治疗单侧脑梗死的机制提供了启示。

19. Yi T, Gao P, Hou M, et al. The mechanisms underlying the actions of XuefuZhuyu decoction pretreatment against neurological deficits after ischemic stroke in mice: The mediation of glymphatic function by aquaporin-4 and its anchoring proteins. Front Pharmacol, 2022, 13: 1053253.

Yi T 等探究血府逐瘀汤可通过增强糖水系统的功能减轻缺血性中风后的早期神经功能障碍，对 C57BL/6 小鼠进行了临时性的大脑中动脉闭塞和

再灌注手术,然后在再灌注 24 h 后测量神经系统评分、梗死面积并进行苏木精-伊红染色来评估中风的结果。随后将荧光示踪剂注射到蓄水池中,评估示踪剂在冠状脑切片中的分布。通过免疫荧光测定 AQP4 的极化,同时测定 AQP4、α-dystroglycan、β-dystroglycan 和 agrin 的共定位。结果显示:在缺血性中风的小鼠模型中,用血府逐瘀汤可明显缓解神经系统评分、神经功能缺损和病理异常。重要的是血府逐瘀汤增强了脑脊液的流入,保护了 AQP4 的去极化,并促进了 AQP4 与其锚定蛋白在大脑中的共同定位,突出了血府逐瘀汤预处理通过脑脊液系统对缺血性中风引起的脑损伤的神经保护作用的新机制。

20. Liu X, Xiao G, Wang Y, et al. QishenYiqi Dropping Pill facilitates post-stroke recovery of motion and memory loss by modulating ICAM-1-mediated neuroinflammation. Biomed Pharmacother, 2022, 153: 113325.

Liu X 等研究芪参益气滴丸对脑卒中恢复期脑功能的影响。在大脑中动脉闭塞缺血 60 min 的 MCAO 大鼠模型中,通过神经功能缺损评分、避暗试验、步态分析、水迷宫和脑组织萎缩体积来评估芪参益气滴丸的治疗效果,然后利用蛋白质组学测序揭示了芪参益气滴丸加速 MCAO 大鼠功能恢复的内在机制,并通过免疫组化、qRT-PCR 和 ELISA 检测进行验证,接着通过分子对接阐明了芪参益气滴丸中的活性成分,并在体外进行了生物化学验证。结果显示:芪参益气滴丸治疗 28 天可明显改善 MCAO 大鼠的神经功能、步态、自发活动、空间记忆能力,并减少脑萎缩。缺血脑区的蛋白质组分析和生物信息学研究表明,芪参益气滴丸干预明显调节了中风后的神经炎症反应,其中 ICAM-1 起了主导作用。特别是,芪参益气滴丸减少了 MCAO 大鼠脑部 ICAM-1 的表达,降低了脑组织和血清中 TNF-α、IL-6 和 IL1β 的含量。在体外,

通过免疫荧光染色,发现芪参益气滴丸中的活性成分迷迭香酸明显抑制了氧糖剥夺/复氧损伤引起的 ICAM-1 的表达。结论认为,芪参益气滴丸通过下调 ICAM-1 介导的神经炎症,有效地加速了中风后大鼠运动障碍和记忆丧失的恢复,而迷迭香酸是其主要活性成分之一。

21. Zhang SH, Wang YL, Zhang CX, et al. Effects of Interactive Dynamic Scalp Acupuncture on Motor Function and Gait of Lower Limbs after Stroke: A Multicenter, Randomized, Controlled Clinical Trial. Chin J Integr Med, 2022, 28(6): 483-491.

Zhang SH 等评估交互式动态头皮针(IDSA)、简单综合疗法(SCT)和传统头皮针(TSA)对中风后偏瘫患者下肢运动功能和步态的影响。将 231 例中风后偏瘫患者随机分为 IDSA(78 例)、SCT(78 例)和 TSA(75 例)组。IDSA 组和 SCT 组都进行头皮针灸(SA)和下肢机器人训练(LLRT);TSA 组的患者接受头皮针灸,不接受 LLRT。治疗每天 1 次,每周 6 次,连续 8 周,每次治疗持续 30 min。主要结局指标包括 Fugl-Meyer 下肢评估(FMA-LE)、Berg 平衡量表(BBS)、改良巴特尔指数(MBI)和 6 min 步行测试(6MWT);次要结局指标测量包括步频(SF)、步长(SL)、步宽(SW)、患侧足角(ASFA)、患侧髋关节、膝关节和踝关节的被动活动度(PROM)。患者在治疗前、1 个月和 2 个月的治疗以及 1 个月和 2 个月的随访时分别进行评估。观察 2 个月治疗期间的不良事件。结果显示:19 名患者退出试验,其中 IDSA 组和 SCT 组各 8 人,TSA 组 6 人。与 SCT 组和 TSA 组相比,IDSA 组的 FMA-LE、BBS、6MWT 和 MBI 评分在 8 周治疗和 2 次随访后显著增加($P<0.05$ 或 $P<0.01$)。与治疗前相比,3 组的 BBS 和 MBI 评分的等级分布在 1、2 个月治疗和 2 次随访时均有明显改善($P<0.05$ 或 $P<0.01$)。IDSA 组的 SF、髋关节、膝关节

和踝关节 PROM 在治疗 8 周后与 SCT 组和 TSA 组相比明显增加（$P<0.05$ 或 $P<0.01$）。与 SCT 组相比，IDSA 组的 ASFA 在 8 周治疗后明显减少（$P<0.05$）。在第二次随访时，SF、SL、膝关节和踝关节 PROM 明显增加，而与 SCT 组相比，IDSA 组在第一次随访时 ASFA 明显减少（$P<0.05$ 或 $P<0.01$）。在 8 周的治疗后，与 TSA 组相比，SCT 组的 SF 值明显增加（$P<0.05$）。与 TSA 组相比，膝关节和踝关节 PROM 在第二次随访时明显增加（$P<0.05$）。结论认为，电针对脑卒中后下肢痉挛患者运动功能及步态的影响 SCT 与 TSA 治疗效果相当，在改善下肢运动范围方面似乎更有优势。

22. Zhang Y, Wang C, Yang J, et al. Comparing the Effects of Short-Term Liuzijue Exercise and Core Stability Training on Balance Function in Patients Recovering From Stroke：A Pilot Randomized Controlled Trial. Front Neurol, 2022, 13：748754.

Zhang Y 等观察短期"六字诀功法"运动对脑卒中恢复期患者平衡功能的临床效果。将 160 例脑卒中患者随机分为干预组和对照组，各 80 例。干预组接受常规康复训练加六字诀功法，对照组接受常规康复训练加核心稳定性训练（CST）。所有患者每天接受 1 次治疗，每周 5 次，为期 2 周。主要结局指标是 Berg 平衡量表（BBS）评估；次要结局指标是静态站立和闭目坐立平衡，Fugl-Meyer 评估（FMA），最大发音时间（MPT），修正的 Barthel 指数（MBI），以及安静呼吸（QB）和深呼吸（DB）时的膈肌厚度和活动度。结果显示：与对照组相比，干预组在 BBS（10.55 ± 3.78 vs. 9.06 ± 4.50，$P=0.039$）、MPT（5.41 ± 4.70 vs. 5.89 ± 5.24，$P=0.001$）、MBI（12.88 ± 6.45 vs. 10.00 ± 4.84，$P=0.003$），QB 期间的膈肌活动度（0.54 ± 0.73 vs. 0.33 ± 0.40，$P=0.01$）和 DB 期间的膈肌活动度（0.99 ± 1.32 vs. 0.52 ± 0.77，$P=0.003$），睁眼站立姿势下的 Cop 轨迹（-108.34 ± 108.60 vs. -89.00 ± 140.11，$P=0.034$）和睁眼站立姿势下的 Cop 面积（-143.79 ± 431.55 vs. -93.29 ± 223.15，$P=0.015$），睁眼时坐位的 Cop 轨迹（-19.95 ± 23.35 vs. -12.83 ± 26.64，$P=0.001$）和睁眼时坐位的 Cop 面积（-15.83 ± 9.61 vs. -11.29 ± 9.17，$P=0.002$）。结论认为，短期的六字诀功法结合传统的康复训练能明显改善卒中患者的平衡功能，改善静态站立和坐立时的平衡能力、横膈膜功能、最大发声时间和脑卒中患者的日常生活质量。

23. Tseng CY, Hsu PS, Lee CT, et al. Acupuncture and Traditional Chinese Herbal Medicine Integrated With Conventional Rehabilitation for Post-stroke Functional Recovery：A Retrospective Cohort Study. Front Neurosci, 2022, 16：851333.

Tseng CY 等研究针灸和中医中药与传统康复治疗结合治疗对中风后的功能恢复情况。通过回顾分析了 2019 年台北慈济医院所有纳入脑卒中中西医结合护理项目的患者的医疗记录，研究针灸和中医中药与常规康复相结合对美国国立卫生研究院中风量表（NIHSS）和 Barthel 指数（BI）得分的影响。结果显示：共检索到 255 名脑卒中住院患者，按出血性和缺血性卒中类型分别分为针灸组和针灸＋中药组。所有患者都是在中风发病后的早期亚急性阶段被招募到本项目中。在出血性和缺血性卒中受试者中，针灸组和针灸＋中医中药组的 NIHSS 和 BI 总分都有明显改善。亚组分析结果显示，在基线 BI 评分≤40 分的受试者中，针灸＋中医中药组对出血性（$P<0.05$）和缺血性（$P<0.05$）卒中受试者的 BI 总分的改善明显优于针灸组。结论认为，针灸和中医中药与常规康复相结合，可明显改善脑卒中患者在早期亚急性阶段的功能恢复。针灸＋中医中药有助于改善基线 BI 评分≤40 分的脑卒中患者的日常生活活动能力（ADL）。

24. Zhao J, Chau JP, Chan AW, et al. Tailored Sitting Tai Chi Program for Subacute Stroke Survivors: A Randomized Controlled Trial. Stroke, 2022, 53(7): 2192－2203.

Zhao J等研究量身定制的坐式太极拳项目对亚急性中风幸存者康复结果的影响。在中国进行了一项为期12周的评估员盲法随机对照试验，招募了160例亚急性中风幸存者，并将其随机分配到坐姿太极拳组或注意控制组，每组各80例。对上肢功能（Fugl－Meyer评估上肢和Wolf运动功能测试）、平衡控制（Berg平衡量表）、坐位平衡控制（躯干损伤量表）、抑郁症状（老年抑郁量表简表）、肩部活动范围、肩部疼痛（ShoulderQ）、日常生活活动（改良Barthel指数）和生活质量（中风特定生活质量量表），分别在基线、过程中、干预后立即以及干预后4周进行测量。结果显示：经过12周干预后，坐姿太极拳组（$n=69$）在主要结果中显示出显著的上肢功能改善，包括表演时间（组与时间交互作用的回归系数，B＝－21.415；95%CI －31.000～－11.831）和功能能力领域的wolf运动功能测试（$B=10.146$, 95%CI 4.886～15.406），平衡控制（$B=4.972$, 95%CI 1.356～8.588）和坐位平衡控制（$B=4.397$, 95%CI 2.699～6.096）。与对照组（$n=65$）相比，次要结果也有改善，包括抑郁症状（$B=-1.626$, 95%, CI －2.304～－0.948）、肩部伸展（$B=4.518$, 95%, CI 0.893～8.144）、日常生活活动（$B=5.510$, 95%, CI 0.450～10.569）和生活质量（$B=15.680$, 95%, CI 7.255～24.105）。结论认为，研究结果支持了量身定制的坐姿太极拳计划对改善亚急性中风幸存者的康复结果的有效性。

25. Ye M, Zheng Y, Xiong Z, et al. Baduanjin exercise ameliorates motor function in patients with post-stroke cognitive impairment: A randomized controlled trial. Complement Ther Clin Pract, 2022, 46: 101506.

Ye M等采取双臂、随机、平行对照研究八段锦改善中风后认知障碍（PSCI）患者的运动功能的康复效果。将48名PSCI患者被随机分配到对照组和干预组。对照组接受有关中风预防和康复的健康教育课程；干预组除了接受健康教育干预外，还接受八段锦训练。在24周的干预前后，两组都完成了Fugl－Meyer评估（FMA）、Berg平衡量表（BBS）、手动肌肉测试（MMT）、改良Ashworth量表（MAS）和三维步态分析（3DGA）。结果显示：在24周的干预后，两组在FMA、BBS、MMT和MAS测试结果上都有明显的改善，但八段锦组的FMA、BBS和MMT测试结果明显优于对照组（P均<0.05）。此外，八段锦运动组在空间步态参数方面有明显的改善，包括步长、行走速度和节奏，都明显优于对照组（P均<0.05）。在研究期间没有不良事件的报告。结论认为，为期24周的八段锦运动训练可以改善PSCI患者的肢体运动功能、平衡、肌肉力量和步态功能。

（郑可男）

二、认知功能障碍康复

1. 赵鑫宇,邓夏洁,张璇.自拟通窍明智方联合醒脑开窍针法对老年脑卒中后认知障碍患者康复的影响.中国老年学杂志,2022,42(20): 5078－5080.

赵鑫宇等研究了自拟通窍明智方联合醒脑开窍针法对老年脑卒中后认知障碍患者认知功能、神经功能的影响。选取86例脑卒中后认知障碍患者，采用随机数字表法分为观察组和对照组各43例。对照组行常规西医联合醒脑开窍针法治疗，观察组在对照组基础上采用自拟通窍明智方治疗，两组均治疗28天。治疗结束，比较两组临床疗效；比较两组治疗前、治疗第28天时蒙特利尔认知功能评估（MoCA）量表、美国国立卫生研究院脑卒中量表（NIHSS）及治疗期间不良反应。结果显示：观察组总有效率显著高于对照组（$P<0.05$）。治疗后，两组MoCA评分较治疗前升高，NIHSS评分较治疗前降低，且观察组MoCA评分较对照组高，NIHSS评分较对照组低，差异有统计学意义（$P<0.05$）。两组不良反应总发生率差异无

统计学意义($P>0.05$)。结论认为,自拟通窍明智方联合醒脑开窍针法治疗老年脑卒中后认知障碍患者可提升疗效,进一步减轻神经损伤程度,改善认知功能,且不会增加不良反应。

2. 袁宏伟,刘云霞,张含,等."通督醒神"法针灸联合认知训练治疗卒中后轻度认知障碍:随机对照试验. 中国针灸,2022,42(8):839-843.

袁宏伟等研究比较"通督醒神"法针灸联合认知训练和单纯认知训练治疗卒中后轻度认知障碍(PSMCI)的临床疗效。将 84 例 PSMCI 患者随机分为观察组和对照组,每组 42 例(观察组脱落 3 例,对照组脱落 2 例)。观察组予"通督醒神"法针灸联合认知训练治疗,针刺选取百会、四神聪、神庭等穴位,艾灸选取神庭、百会、神道、风府、心俞;对照组仅予认知训练治疗,均每天 1 次,每周 5 次,连续治疗 4 周。分别于治疗前后及治疗结束后 4、12 周比较两组患者蒙特利尔认知评估量表(MoCA)、简易精神状态检查量表(MMSE)、日常生活能力量表(ADL)以及脑卒中专用生活质量量表(SS-QOL)评分。结果显示:治疗后及治疗结束后 4、12 周,两组患者 MoCA、MMSE、SS-QOL 评分均较治疗前升高($P<0.05$),ADL 评分均较治疗前降低($P<0.05$);观察组治疗后及治疗结束后 4、12 周 MoCA、MMSE评分高于对照组($P<0.05$),治疗结束后 12 周 SS-QOL 评分高于对照组($P<0.05$)。结论认为,"通督醒神"法针灸联合认知训练和单纯认知训练均可改善PSMCI 患者的认知功能、日常生活能力和生活质量,且联合疗法在改善 PSMCI 患者的认知功能和远期生活质量方面优于单纯认知训练。

3. 李福海,王雪红,刘灵,等.自拟升清益智汤治疗气虚痰阻型脑梗死后轻度血管性认知功能损害的效果. 中国医药导报,2022,19(33):116-119.

李福海等研究自拟升清益智汤治疗气虚痰阻型脑梗死后轻度血管性认知功能障碍患者的临床效果。选取 2021 年 1 月至 10 月河北省易县中医院脑病科气虚痰阻型脑梗死后轻度血管性认知障碍患者 172 例为研究对象,使用随机数字表法将其分为对照组和治疗组,各 86 例。对照组给予尼麦角林、胞磷胆碱、奥拉西坦胶囊口服治疗;治疗组在对照组基础上加用自拟升清益智汤。两组总疗程均为 3 个月。比较两组治疗前后中医证候积分和认知水平变化情况。结果显示:研究中对照组脱落 5例。治疗后两组中医证候总积分均较治疗前降低,且治疗组低于对照组,差异有统计学意义($P<0.05$)。治疗后两组简明精神状态检查量表评分、蒙特利尔评分量表评分均较治疗前升高,且治疗组高于对照组,差异有统计学意义($P<0.05$)。结论认为,自拟升清益智汤联合西药治疗血管性认知功能障碍效果显著,优于单纯口服西药。

4. 关莹,于国强,唐祎周,等. 头穴艾灸联合跑台训练对血管性痴呆大鼠学习记忆和氧化应激的效果. 中国康复理论与实践,2022,28(8):927-933.

关莹等研究头穴艾灸联合跑台训练对血管性痴呆(VaD)模型大鼠学习记忆能力和氧化应激损伤的影响。选取健康雄性 SD 大鼠 40 只,随机分为假手术组、模型组、针康组和灸康组,每组 10 只。后 3组采用双侧颈动脉结扎法制备 VaD 模型大鼠。造模后 6 周采用 Morris 水迷宫测试从造模大鼠中筛选出明显认知障碍大鼠每组 8 只,假手术组随机挑选 8 只。针康组予头穴丛刺结合跑台训练,灸康组予头穴艾灸结合跑台训练,共 4 周。干预后行Morris 水迷宫测试,检测海马组织丙二醛(MDA)、超氧化物歧化酶(SOD)、谷胱甘肽(GSH)和谷胱甘肽过氧化物还原酶(GSH-Px)水平。结果显示:与假手术组相比,模型组大鼠逃避潜伏期显著延长,穿越平台次数显著减少,目标象限停留时间显著缩短($P<0.001$),SOD、GSH、GSH-Px 水平显著下降,MDA水平显著增加($P<0.001$);针康组和灸康组实验第 3天起逃避潜伏期较模型组显著缩短($P<0.001$),穿

越平台次数显著增多,目标象限停留时间显著延长($P<0.001$);SOD、GSH、GSH - Px水平显著增高,MDA水平显著下降($P<0.001$),且灸康组显著优于针康组($P<0.001$)。结论认为,与针康法相比,头穴艾灸结合跑台训练可进一步降低VaD大鼠海马组织氧化应激水平,改善学习与记忆功能。

5. 丁妍怡,张胜行,刘雨露,等. 电针对血管性认知障碍大鼠脑功能局部一致性的效果. 中国康复理论与实践,2022,28(1):55 - 61.

丁妍怡等研究电针百会、神庭对血管性认知障碍(VCI)大鼠脑区功能活动和工作记忆的影响。对18只SD大鼠,其中12只结扎双侧颈总动脉造模,假手术组6只不结扎。造模大鼠随机分为模型组和电针组,各6只。电针组电针百会和神庭,共4周。干预前后采用Y迷宫、Morris水迷宫进行评定;干预后行静息态功能磁共振成像扫描,计算局部一致性(ReHo)。结果显示:干预前,与假手术组相比,模型组和电针组Y迷宫交替率显著降低($P<0.001$),Morris水迷宫逃避潜伏期升高($P<0.05$);干预后,电针组Y迷宫交替率较模型组增高($P<0.05$),Morris水迷宫工作记忆逃避潜伏期降低($P<0.05$)。与假手术组相比,模型组双侧海马、嗅觉皮质、感觉皮质、听觉皮质、左侧纹状体ReHo降低;与模型组相比,电针组双侧前额叶、海马、嗅觉皮质、左侧杏仁核ReHo升高。结论认为,电针百会、神庭可改善VCI大鼠工作记忆,可能与调节前额叶、海马、杏仁核等脑区功能活动有关。

6. Hou Z, Yang X, Li Y, et al. Electroacupuncture Enhances Neuroplasticity by Regulating the Orexin A-Mediated cAMP/PKA/CREB Signaling Pathway in Senescence-Accelerated Mouse Prone 8(SAMP8)Mice. Oxid Med Cell Longev, 2022, 2022:8694462.

Hou Z等研究兴奋性神经递质食欲素A

(OxA)是否参与衰老加速小鼠倾向8(SAMP8)小鼠的神经可塑性和认知功能。在研究中,通过行为测试、脑脊液(CSF)微透析、免疫荧光、甲苯胺蓝染色、基因沉默、透射电镜和免疫印迹(Western blot)检测研究了OxA的作用机制。结果显示:10 Hz电针可有效缓解7月龄SAMP8小鼠的学习记忆障碍,降低脑脊液中OxA水平,提高神经递质谷氨酸水平,减轻海马组织的病理损伤,改善突触结构,增强突触传递,调节cAMP/PKA/CREB信号通路相关蛋白的表达。结论认为,电针通过调节OxA介导的cAMP/PKA/CREB信号通路,增强SAMP8小鼠的神经可塑性,从而改善认知功能。电针可能有助于预防和治疗年龄性认知障碍。

7. Sun L, Yong Y, Wei P, et al. Electroacupuncture ameliorates postoperative cognitive dysfunction and associated neuroinflammation via NLRP3 signal inhibition in aged mice. CNS Neurosci Ther, 2022, 28(3):390 - 400.

Sun L等研究电针能改善术后认知功能障碍的潜在机制。采用18月龄小鼠肝部分切除术建立POCD模型,术后给予或不给予百会穴(GV20)干预7天。Morris水迷宫检测认知功能,qPCR、ELISA、免疫组化检测促炎细胞因子IL - 1β、IL - 6及小胶质细胞活性。Western blot检测紧密连接蛋白、NLRP3炎性小体及其下游蛋白、NF - κB通路蛋白。结果显示:电针显著地保留了POCD小鼠的认知功能障碍,与神经炎症的抑制有关,这可以通过减少脑组织中的小胶质细胞激活和降低IL - 1β和IL - 6水平来证明。电针还保存了海马神经元和紧密连接蛋白ZO - 1和Claudin 5。在机制上,电针可抑制NLRP3炎症小体和NF - κB的激活,而NLRP3的激活则消除了电针对认知功能的治疗作用。结论认为,电针可减轻POCD介导的认知功能障碍,并改善神经炎症;在机制上,电针的治疗效果依赖于 NLRP3 抑制。

8. Zhang J, Hu S, Liu Y, et al. Acupuncture Treatment Modulate Regional Homogeneity of Dorsal Lateral Prefrontal Cortex in Patients with Amnesic Mild Cognitive Impairment. J Alzheimers Dis, 2022, 90(1): 173－184.

Zhang J 等研究针刺治疗失忆性轻度认知障碍(aMCI)的功能磁共振成像(fMRI)机制。采用随机、对照、单盲研究。将 46 例 aMCI 患者随机分为 verum 针组和假针组,共 24 次治疗(3 次/周,8 周)。所有 aMCI 患者在基线和治疗后进行临床评估和 fMRI 扫描。采用混合效应模型分析区域同质性(ReHo)的相互作用效应和组间效应,并采用 Pearson 相关分析探讨 verum 针灸治疗前后临床改善与神经影像学变化之间的相关性。结果显示:在 aMCI 患者中,verum 针刺后左背外侧前额叶皮层(DLPFC)的 ReHo 值增加,左 DLPFC 与左楔前叶的功能连通性增加,左 DLPFC 与左颞下回的功能连通性降低,而假针刺后则相反。在 aMCI 中,条件效应显示 verum 针刺和假针刺后右侧舌回和双侧中央后回 ReHo 增加;此外,verum 针刺组蒙特利尔认知评估评分变化与左侧 DLPFC ReHo 值变化显著相关。结论认为,研究结果进一步证实,针灸可以作为 aMCI 的一种有前途的补充治疗,通过调节左 DLPFC 功能来改善认知症状。

9. Li F, Harmer P, Fitzgerald K, et al. A cognitively enhanced online Tai Ji Quan training intervention for community-dwelling older adults with mild cognitive impairment: A feasibility trial. BMC Geriatr, 2022, 22(1): 76.

Li F 等研究新开发的认知增强太极拳训练干预的可行性、可接受性和安全性,通过远程视频会议为轻度认知障碍(MCI)的老年人提供服务。在

一项 3 组可行性试验中,社区居住的老年 MCI 患者(69 例,平均年龄 74.6 岁,57％女性)被随机分为认知增强太极拳组(23 例)、标准太极拳组(22 例)或拉伸组(24 例),并通过 Zoom 参加 60 min 的在线锻炼,每周两次,持续 16 周。参与者主要通过大规模邮寄和口口相传的方式在俄勒冈州招募。主要结果是干预的可行性(关于招募、在线干预交付、忠诚度和依从性、减员率和保留率)、可接受性和安全性。还评估了在线数据收集的可行性和测试重测的可靠性,并探讨了次要结果的初步趋势,包括全局认知功能、双任务成本和特定领域的认知功能。结果显示:该研究的平均招聘率为 55％。整体成功的在线课程实施证明了可行性,具有良好的保真度、可接受的合规性(76％)和出色的保留率(94％)。认知增强太极拳干预被证明是可接受的,而且是安全的,没有重大干预相关的中/重度事件。在第 16 周,接受认知增强太极拳训练的组在认知功能和双任务结果测量方面表现出积极趋势,而接受标准太极拳训练的组在整体和特定领域的认知测量方面表现出积极趋势。结论认为,这项试点研究的初步结果表明,通过视频会议远程向社区居住的 MCI 老年人提供量身定制的认知增强太极拳训练干预措施的可行性、可接受性和安全性。

10. Xu K, Wei Y, Liu C, et al. Effect of Moxibustion Treatment on Degree Centrality in Patients With Mild Cognitive Impairment: A Resting-State Functional Magnetic Resonance Imaging Study. Front Hum Neurosci, 2022, 16: 889426.

Xu K 等研究艾灸治疗对轻度认知障碍(MCI)患者的调节作用。方法对 47 例 MCI 患者和 30 例健康对照进行静息态功能磁共振成像(rs－fMRI)扫描。MCI 患者随机分为真性艾灸组(艾灸组,30 例)和假性艾灸组(对照组,17 例)。度中心性(DC)

方法应用于区分改变的脑功能。然后进行相关分析,以检查神经影像学表现与临床症状之间的关系。结果显示:MCI患者与健康对照相比,主要表现为左额叶中皮层(MFC)和双侧中扣带皮层(MCC)DC降低。经干预后,对照组DC无明显变化,艾灸组DC主要表现为双侧MFC、MCC的DC明显升高,左侧枕中皮层(MOC)DC明显降低。重复测量方差分析(ANOVA)显示,艾灸组和对照组MCI患者之间存在显著的交互作用。此外,简易智力状态检查量表(MMSE)评分越高,艾灸治疗后右侧MFC、左侧MCC的DC值越高。结论认为,艾灸治疗MCI的潜在价值,本研究为艾灸治疗可减缓MCI患者认知能力下降的流行观点提供了新的见解。

11. Zhang N, Shen Y, Zhu W, et al. Spatial transcriptomics shows moxibustion promotes hippocampus astrocyte and neuron interaction. Life Sci,2022,310:121052.

Zhang N等研究艾灸是否可以通过促进"星形胶质细胞-神经元"相互作用和增强突触可塑性来缓解AD的认知障碍。应用APP/PS1小鼠给予百会(GV20)和涌泉(KI1)艾灸治疗。首先用Morris水迷宫实验评价APP/PS1小鼠的行为,观察艾灸干预前后的突触结构;然后,通过空间转录组学(ST)评估转录组特征(TC)和"星形胶质细胞-神经元"相互作用。CD38及其配体Pecam1也被检测到,Pecam1是神经元和星形胶质细胞之间的能量穿梭途径之一。主要发现:结果支持艾灸增加学习和记忆能力和突触结构。ST显示艾灸组与对照组TC比较接近。艾灸增强了星形胶质细胞和神经元之间的配体-受体对的数量,互动强度得分和互动比例也有所提高;同时,星形胶质细胞和神经元的能量显著改变。此外,艾灸可显著改善CD38及其配体Pecam1的功能,此前有报道称CD38及其配体Pecam1具有将线粒体从星形胶质细胞转运到神经元,进而为神经元提供能量的功能。结论认为,本研究为艾灸增加"星形胶质细胞-神经元"相互作用从而增强APP/PS1小鼠突触可塑性提供了新的证据。

12. Shi J, Yin Q, Zhang L, et al. Zi Shen Wan Fang Attenuates Neuroinflammation and Cognitive Function Via Remodeling the Gut Microbiota in Diabetes-Induced Cognitive Impairment Mice. Front Pharmacol,2022,13:898360.

Shi J等研究从维持肠道微生物稳态的角度探讨滋肾丸方对DCI的影响,并探讨其作用机制,以期找到治疗DCI的有效方药。研究采用高脂饮食联合腹腔注射链脲佐菌素(STZ,120 mg/kg)建立糖尿病模型,连续高血糖刺激8周后采用Morris水迷宫(MWM)筛选DCI模型。将DCI小鼠随机分为模型组(DCI)、滋肾丸低剂量组(9.63 g/kg)、滋肾丸高剂量组(18.72 g/kg)、混合抗生素组(ABs)和滋肾丸联合混合抗生素组(滋肾丸方+ABs)。每天口服1次,连续8周。然后采用MWM评估认知功能,采用酶联免疫吸附试剂盒分析神经炎症和全身炎症,采用HE染色和Western blot和高效液相色谱串联质谱(UPLC-MS/MS)评估肠道屏障完整性。此外,通过16S rDNA测序监测肠道菌群的变化。结果显示:滋肾丸可以恢复DCI小鼠的认知功能,降低IL-1β、IL-6和tnf-α等促炎细胞因子的水平。此外,滋肾丸通过增加肠道ZO-1和Occludin蛋白的表达,降低尿乳果糖与甘露醇的比值来保护肠屏障的完整性;滋肾丸还通过在门和属水平上逆转多种肠道细菌的丰度变化,重塑了DCI小鼠不平衡的肠道微生物群。相比之下,用抗生素去除肠道菌群部分消除了滋肾丸改善认知功能和减轻炎症的作用,证实了肠道菌群在滋肾丸改善DCI中的重要作用。结论认为,中药滋肾丸方可通过重塑受损肠道菌群结构,逆转DCI小鼠认知功能障碍,是治疗DCI的潜在中药方剂。

13. Wei C, Zhu Z, Zheng J, et al. Chinese Medicine, Succinum, Ameliorates Cognitive Impairment of Carotid Artery Ligation Rats and Inhibits Apoptosis of HT22 Hippocampal Cells via Regulation of the GSK3 beta/beta-Catenin Pathway. Front Pharmacol, 2022, 13: 867477.

Wei C 等不同溶剂提取物琥珀对颈动脉结扎大鼠模拟血管性痴呆。结果发现，琥珀酸乙酸乙酯提取物能显著提高模型大鼠的学习记忆能力，抑制海马神经元凋亡；琥珀酸乙酸乙酯提取物对小鼠海马神经元细胞系（HT22）也有较好的抑制氧葡萄糖剥夺（OGD）诱导细胞凋亡的作用趋势。通过对 XAV-939 进行体内和体外研究，发现琥珀酸乙酸乙酯提取物可能通过调节 GSK3β/β-catenin 通路发挥这些功能。这些研究揭示了琥珀素的神经功能，解释了琥珀素的传统作用，为其临床应用提供了更现代的科学依据。

14. Zhang Y, Ding N, Hao X, et al. Manual acupuncture benignly regulates blood-brain barrier disruption and reduces lipopolysaccharide loading and systemic inflammation, possibly by adjusting the gut microbiota. Front Aging Neurosci, 2022, 14: 1018371.

Zhang Y 等研究针刺对 APP/PS1 小鼠血脑屏障功能障碍的影响，并探讨针刺对 AD 患者肠道菌群的影响机制。针刺组选择百会穴（GV20）、印堂穴（GV29）、足三里穴（ST36）；手工针灸加抗生素组小鼠接受抗生素和针灸治疗，而益生菌组小鼠接受益生菌治疗。评估各组大鼠空间学习和记忆、肠道菌群、血脑屏障紧密连接结构和通透性以及脂多糖（LPS）和炎症因子表达的改变。结果显示：与正常组比较，AD 组认知能力明显受损，肠道菌群组成明显改变，血脑屏障明显中断，血清和脑内 LPS、血清肿瘤坏死因子-α（TNF-α）、白细胞介素 1β（IL-1β）表达明显升高（$P < 0.01$）。这些变化在针刺组和益生菌组被抑制（$P < 0.01$，$P < 0.05$），抗生素逆转了针刺的良性调节作用（$P < 0.01$，$P < 0.05$）。结论认为，手针可良性调节肠道菌群和血脑屏障功能障碍，降低 LPS、TNF-α 和 IL-1β，这些效果与益生菌相当。LPS 负荷和全身炎症的降低可能在针灸调节血脑屏障功能障碍中发挥重要作用，而肠道微生物群可能是针灸良性调节血脑屏障破坏的潜在靶点。

15. Li L, Li J, Dai Y, et al. Electro-Acupuncture Improve the Early Pattern Separation in Alzheimer's Disease Mice via Basal Forebrain-Hippocampus Cholinergic Neural Circuit. Front Aging Neurosci, 2022, 13: 770948.

Li L 等研究电针治疗对 5 只家族突变（5×FAD）小鼠模式分离的影响，并探讨其神经回路机制。将 5 只家族突变小鼠电刺激百会穴（DU20）和神庭穴（DU24）各 30 min，持续 4 周。进行认知行为测试以评估针刺治疗对认知功能的影响。采用 H-1-MRS、Nissl 染色、免疫组化和免疫荧光检测胆碱能系统改变；硫黄素 S 染色和 6E10 免疫荧光检测 β 淀粉样蛋白（Aβ）。此外，hM4Di 设计者受体被设计药物（DREADDs）病毒和长期注射氯氮平 n-氧化物专门激活，用于抑制斜带和齿状回（MS/VDB-DG）的内侧间隔和垂直肢胆碱能神经回路。采用认知行为试验和免疫荧光法研究针刺治疗改善 FAD 小鼠认知能力的胆碱能神经回路机制。结果显示：电针治疗可显著改善 5×FAD 小鼠的空间识别记忆和模式分离障碍，通过减少神经元损失、上调胆碱/肌酸、胆碱乙酰转移酶、囊泡乙酰胆碱转运蛋白和下调乙酰胆碱酯酶来调节胆碱能系统。针刺处理后 β 沉积减少。随后，单突触 hM4Di DREADDs 病毒追踪和抑制策略表明，针刺治疗激活 MS/VDB-DG 胆碱能神经回路，以改善早期模式分离。此外，针刺治疗激活了这一回路，上调 M1 受体阳性细胞，促进齿状回（DG）的海马神经发生。结论认为,电针可通过激活 5 × FAD 小鼠 MS/VDB-DG 胆碱能神经回路改善早期模式分离损伤,这与电针治疗对胆碱能系统的调节和促进神经发生有关。

16. Jiao YN, Zhang JS, Qiao WJ, et al. Kai-Xin-San Inhibits Tau Pathology and Neuronal Apoptosis in Aged SAMP8 Mice. Mol Neurobiol, 2022, 59(5): 3294-3309.

Jiao YN 等研究中药复方开心散的活性成分和防治 AD 的作用机制。通过网络药理学分析预测开心散产生 168 个候选化合物,作用于 863 个潜在靶点,其中 30 个与 AD 相关。富集分析显示,开心散治疗 AD 的机制可能与抑制 Tau 蛋白过度磷酸化、炎症和细胞凋亡有关。因此,选择具有 AD 行为和病理特征的 7 月龄衰老加速小鼠倾向 8（SAMP8）小鼠作为 AD 小鼠模型。随后,将网络药理学分析预测的开心散对 AD 的潜在作用机制在 SAMP8 小鼠上进行实验验证,并给予开心散灌胃 3 个月。观察到开心散可上调 AKT 磷酸化,抑制 GSK3β 和 CDK5 激活,并抑制 TLR4/MyD88/NF-κB 信号通路,以减弱 Tau 过度磷酸化和神经炎症,从而抑制神经元凋亡,改善衰老 SAMP8 小鼠的认知障碍。综上所述,研究结果揭示了开心散在减缓 AD 进展方面的多组分和多靶点治疗机制,有助于包括开心散在内的中药现代化的未来发展和更广泛的临床应用。

17. Fang C, Liu J, Feng M, et al. Shengyu Decoction treating vascular cognitive impairment by promoting AKT/HIF-1 alpha/VEGF related cerebrovascular generation and ameliorating MAPK/NF-Kappa B mediated neuroinflammation. J Ethnopharmacol, 2022, 296(115441).

Fang C 等研究中药复方圣愈汤对 VCI 大鼠认知能力的改善作用,探讨其有效成分及机制。采用双侧颈总动脉闭塞法（BCCAO）建立 VCI 大鼠模型,采用 Morris 水迷宫法（MWM）和神经学评价圣愈汤（5 g/kg、2.5 g/kg）对 VCI 大鼠认知能力的影响;采用 HE 染色和 Nissl 染色观察海马 CA1 的病理变化;采用激光散斑对比成像仪评价圣愈汤对脑血流的影响;采用免疫荧光法（IF）检测 CD31 在大脑皮层的表达,以评价大脑微血管的数量。采用 ELISA 试剂盒检测大鼠海马组织中 IL-6、IL-1β 和 tnf-α 的水平,采用 UPLC-Q-TOF-MS/MS 分析圣愈汤给药后大鼠血浆和脑组织中的活性成分。利用 SWISS Target、GO 和 DAVID 数据库建立了复合靶通路的相互作用网络。Western blot 检测脑组织中 AKT/HIF-1α / VEGF 和 p38 MAPK 信号通路的表达。结果显示:圣愈汤（2.5 g/kg、5 g/kg）可显著改善 VCI 大鼠的 MWM 和神经系统认知能力。HE 和 Nissl 染色显示,圣愈汤明显改善了病理海马 CA1 区,增加了 Nissl 体数量。激光散斑造影仪显示圣愈汤组 VCI 大鼠皮层 CBF 明显增加;IF 结果显示圣愈汤组 CD31 表达明显增加。ELISA 结果显示,圣愈汤组 IL-6、IL-1β、TNF-α 含量明显降低。在接受圣愈汤治疗的大鼠的血浆和脑组织中共发现了 29 种化合物。网络药理学揭示了 99 个治疗 VCI 的靶点;通路富集分析表明 HIF-1 和 MAPK 信号通路可能是圣愈汤改善 VCI 的重要信号通路。WB 显示,大鼠脑组织中 AKT、HIF-1α、VEGF 表达明显升高;此外,圣愈汤组 NF-kappa B 和 p38 MAPK 显著降低。结论认为,圣愈汤可改善 VCI 大鼠的认知能力。其有效成分的作用机制是通过影响 AKT/HIF-1α / VEGF 和 p38 MAPK/NF-κB 信号通路,促进脑血管生成,改善神经炎症,从而改善认知障碍。

18. Peng X, Chen L, Wang Z, et al. Tanshinone IIA regulates glycogen synthase kinase-3 beta-related signaling pathway and ameliorates memory impairment in APP/PS1 transgenic mice. Eur J Pharmacol, 2022, 918: 174772.

Peng X 等研究丹参根和根茎中提取的天然成

分丹参酮ⅡA（TanⅡA）是否能改善 APP/PS1 小鼠的 Tau 病理及其潜在机制。在目前的研究中，5个月大的 APP/PS1 小鼠腹腔注射 TanⅡA（15 mg/kg 和 30 mg/kg）或生理盐水，每天 1 次，持续 4 周。采用开阔场地测试、新物体识别测试、y迷宫测试和 Morris 水迷宫测试对认知功能进行评估。采用 Nissl 染色、免疫组化、TUNEL 和 Western blot 检测 Tau 蛋白过度磷酸化、神经元损伤和磷脂酰肌醇 3-激酶/蛋白激酶 B（PI3K/Akt）/糖原合成酶激酶-3β（GSK-3β）信号通路。采用商业试剂盒检测血清 GSK-3β、乙酰胆碱酯酶（AChE）、胆碱乙酰转移酶（ChAT）、超氧化物歧化酶（SOD）、谷胱甘肽过氧化物酶（GSH-Px）活性及丙二醛（MDA）水平。结果显示：TanⅡA 治疗显著改善了 APP/PS1 小鼠的行为缺陷，提高了空间学习和记忆能力。TanⅡA 显著降低了 Tau 蛋白的过度磷酸化，并防止了顶叶皮层和海马区的神经元损失和凋亡；同时，TanⅡA 可逆转胆碱能功能障碍，降低氧化应激。此外，TanⅡA 激活 PI3K/Akt 信号通路，抑制 GSK-3β。因此得出结论，TanⅡA 可能通过调节 PI3K/Akt/GSK-3β 信号通路改善认知衰退和 Tau 病理。

19. Ma CM, Zhou Y, Yi W, et al. Electroacupuncture of the Baihui and Shenting acupoints for vascular dementia in rats through the miR-81/IL-16/PSD-95 pathway. Ann Transl Med, 2022, 10(10): 540.

Ma CM 等研究电刺激百会穴（gv20）和神庭穴（gv24）对 VaD 大鼠空间学习记忆能力的影响，以及微 Rna-81（miR-81）、白细胞介素-16（IL-16）和突触后密度蛋白-95（PSD-95）在额叶皮层的表达水平。将雄性 SD 大鼠随机分为假手术组、VaD 组、非针刺组和针刺组。通过永久双侧颈总动脉闭塞建立 VaD 模型。Morris 水迷宫用于评估大鼠空间学习和记忆。采用免疫化学（IHC）、定量逆转录聚合酶链反应（qRT-PCR）、Western blot 等方法检测 miR-81、IL-16、PSD-95 的表达水平；采用荧光素酶法检测 miR-81 对 PC12 细胞中 IL-16 表达的影响。结果显示：MWM 空间探索实验显示了大鼠的时间和距离，针刺组小鼠在平台周围的活动减少。与 VaD 组和非针刺组相比，针刺组额叶皮层末端脱氧核苷酸转移酶介导的 dUDP nick-end 标记（TUNEL）阳性神经元数量明显减少；针刺组额叶皮层 psd-95 阳性细胞数量及 miR-81 表达水平较其他组明显升高。在 PC12 细胞验证实验中，miR-81 Mimic 处理条件下 IL-16 表达水平降低，而 miR-81 Inhibitor 组 IL-16 表达水平升高。与有无氧葡萄糖剥夺再灌注（OGD/R）条件下的 NC-IL16 组相比，小干扰 RNA-IL16 组 PSD-95 蛋白水平上调（$P < 0.05$）。然而，这被 miR-81 mimic 取消了。结论认为，在 VaD 大鼠中，电针可能通过 miR-81/IL-16/PSD-95 通路改善空间学习和记忆。

（何友泽）

三、心血管系统疾病康复

1. 王新婷，贾美君，刘永明. 太极拳对射血分数保留的心力衰竭患者临床疗效：随机对照研究. 中国中西医结合杂志，2022，42(8)：961-967.

王新婷等探索了太极拳对射血分数保留的心力衰竭患者的康复疗效，于 2019 年 1 月至 2020 年 1 月在上海中医药大学附属曙光医院招募了射血分数保留的心力衰竭患者 80 例，随机分为观察组和对照组，各 40 例。观察组使用太极拳加常规治疗，对照组仅用常规治疗，疗程均为 12 周。结果显示：观察组 NYHA 心功能分级疗效、6 min 步行距离及中医证候疗效的总有效率均高于对照组（P 均＜0.05）。两组在安全性指标血常规、肝肾功能、肌红蛋白方面，差异无统计学意义（$P > 0.05$）。未发生再发心血管事件和运动意外。结论认为，太极拳结合常规治疗可改善射血分数保留的心力衰竭患者心功能、中医证候、运动耐量等，是一项值得推荐的心脏运动康复模式。

2. 周小玲，杜艳华，陈晓辉，等.平肝降压汤联合辰时百会透刺治疗1、2级原发性高血压的临床研究.针刺研究，2022，47（2）：165 - 170.

周小玲等研究了平肝降压汤联合辰时百会透刺治疗1、2级原发性高血压的临床疗效。于2019年1月至2020年4月在深圳市龙华区人民医院收治1、2级原发性高血压患者150例，随机分为观察组和对照组，各75例。观察组使用平肝降压汤联合辰时百会透刺治疗，对照组75例使用平肝降压汤口服。结果显示：治疗后对于头痛、眩晕、腰酸、膝软、耳鸣评分及24 h平均收缩压、24 h平均舒张压、24 h平均脉压、晨峰血压、24 h收缩和24 h舒张压变异性等指标，观察组均低于对照组（$P <$ 0.01）；观察组血清褪黑素含量高于对照组，观察组5羟色胺低于对照组（P 均$<$0.01）。结论认为，平肝降压汤联合辰时百会透刺可调节血清5 - 羟色胺和褪黑素水平，有效降低血压，改善血压变异性，控制晨峰血压。

3. Ma C, Zhou W, Jia Y, et al. Effects of home-based Baduanjin combined with elastic band exercise in patients with chronic heart failure. Eur J Cardiovasc Nurs, 2022, 21(6)：587 - 596.

Ma C等开展了前瞻性随机对照研究以探讨中国传统运动八段锦联合弹力带运动对慢性心力衰竭患者运动能力、身体功能、肌肉力量等的影响。于2018年12月至2019年10月在广州市天河区和黄埔区的两个社区中心招募了136例慢性心力衰竭患者，以1∶1比例随机分配到观察组或对照组，各68例。其中观察组使用八段锦联合弹力带运动加常规护理干预，对照组使用常规护理干预。干预24周后，测量受试者的运动能力，身体功能，上肢和下肢的肌肉力量，生活质量和运动自我效能；并采

用广义估计方程模型考察八段锦联合弹力带对结果变量的影响。结果显示：观察组在基线、干预12周和干预24周三个时间点的体能测试（PPT）（$P =$ 0.023）、30 s曲臂测试（30ACT）（$P =$0.035）、10次坐-站-坐测试（STS 10）（$P = 0.017$）、6 min步行测试（6MWT）（$P < 0.001$）、生活质量（$P < 0.001$）和运动自我效能（$P = 0.009$）方面表现出显著改善，而这些变量在对照组中没有差异；在第12周和第24周，两组之间的这些变量也存在显著差异（$P <$ 0.05）。在观察组中，有显著的组间、时间交互效应。结论认为，在家庭环境中，有氧运动（八段锦）加上阻力训练（弹力带运动）可以提高慢性心力衰竭患者运动能力、身体功能、肌肉力量、生存质量和锻炼自我效能。

4. Yang Y, Li Y, Zheng Y, et al. The Effect of Acupuncture Combined with Aerobic Exercise for Coronary Heart Disease as Cardiac Rehabilitation. J Healthc Eng, 2022, 2022：4903265.

Yang Y等研究了针刺结合有氧运动相较于单纯有氧运动对冠心病患者心肺康复的影响。于2018年2月至2020年10月在上海市浦东新区浦南医院心内科招募了60例稳定型冠心病患者，随机分为观察组和对照组，各30例。其中观察组采用针刺加基于运动处方的运动干预，对照组仅采用基于运动处方的运动干预。干预前后比较两组患者心肺运动试验、血脂、肉碱酰基转移酶（CACT）；躯体症状自评量表（SSS）、广泛性焦虑障碍-7（GAD-7）、患者健康问卷-9（PHQ-9）评估。结果显示：观察组PHQ-9评分优于对照组。两组干预后峰值摄氧量、无氧阈均升高，血脂、PHQ-9评分均降低；实验组二氧化碳代谢当量降低，CACT升高，SSS、GAD-7评分降低，差异有统计学意义（$P < 0.05$）。结论认为，针刺配合有氧运动可提高冠心病患者的心肺运动能力，增加脂肪酸氧化，降低血脂，改善焦虑

抑郁症状。

（李 霞）

四、肺部疾病

1. 许媚媚，林美珍，郑静霞，等. 早期中医肺康复训练对慢性阻塞性肺疾病急性加重期患者生存质量的影响. 实用医学杂志，2022，38(19)：2481-2485.

许媚媚等研究早期中医肺康复训练对慢性阻塞性肺疾病急性加重期（AECOPD）患者生存质量的影响。选择广州中医药大学第二附属医院 ICU 于 2019 年 4 月至 2020 年 4 月收治的 57 例 AECOPD 患者为研究对象，随机数表法分为对照组（28 例）和试验组（29 例）。对照组接受常规治疗（常规药物治疗、其他对症支持治疗及肺康复健康教育。如祛痰药物、抗感染药物、支气管扩张药物治疗、营养支持和氧疗、社会支持等治疗；患者出院时护理组长为患者制订以步行训练、呼吸训练和平衡训练为主的家庭肺康复方案，每天 1～2 次，每次 10～15 min；关注患者的病情变化，预约门诊时间，叮嘱合理用药；健康宣教，提供运动及相关饮食的指导）；试验组在对照组基础上接受早期中医肺康复训练。首先评估患者训练耐受能力后将纳入患者分为 4 类，其次确定每类患者训练量：① 四肢不能活动的清醒患者，逐步抬高床头至 65°以上，指导患者坐高后"倚壁"吸气-停（屏气）-呼气，同时行"六字诀"呼吸训练；② 能举臂的清醒患者，指导患者主动抬头，坐于床边行呼吸锻炼＋上肢锻炼，患者训练耐受后可行负重（250～500 g 水袋）训练；③ 能抬腿的清醒患者，指导患者床边站立或离床坐在椅子上，行呼吸锻炼＋上肢锻炼＋下肢锻炼，患者训练耐受后可负重（250～500 g 水袋）训练；④ 能行走的清醒患者，指导其行呼吸锻炼＋上、下肢锻炼＋行走训练，每天 1～2 次，每次 10～15 min，共治疗 12 周。比较两组干预前和干预第 1、6、12 周的呼吸困难量表评分、6 min 步行距离和生存质量评估等。结果显示：干预 12 周后试验组患者的呼吸困难改善优于对照组（$P<0.05$），干预时间越长效果越好（第 1、6、12 周的 OR 值分别为 0.721、0.434、0.102）；试验组的运动耐力增加幅度优于对照组（$F=8.658$，$P<0.05$）；试验组的生存质量提高更为明显（$F=4.209$，$P<0.05$）。结论认为，早期中医肺康复训练应用于 AECOPD 患者能缓解呼吸困难症状，提高运动耐力以及改善生存质量，且应用时间越长，疗效越好。

2. 刘方舟，李萌，李园白，等. 基于网络药理学和分子对接技术研究复方芩兰口服液治疗新型冠状病毒肺炎(COVID-19)的作用机制. 世界科学技术-中医药现代化，2022，24(3)：1006-1019.

刘方舟等基于网络药理学和分子对接技术研究复方芩兰口服液治疗新型冠状病毒肺炎（COVID-19）的作用机制。利用 TCMSP 数据库和 Swiss 数据库筛选复方芩兰口服液中活性化学成分及作用靶点；通过 GeneCards 数据库获取 COVID-19 相关靶点；成分靶点与 COVID-19 靶点映射后应用 Cytoscape 3.7.2 软件构建"中药-成分-靶点"（H-C-T）调控网络；使用 STRING 数据库构建 PPI 网络并筛选出核心靶点；采用 Omicshare 软件进行 GO 和 KEGG 分析，进一步挖掘复方芩兰口服液对 COVID-19 的多维药理作用机制；采用 SYBYL-X 2.1.1 软件将关键活性成分与治疗 COVID-19 的潜在靶点进行分子对接；最后，采用实时荧光 RT-PCR 技术检测复方芩兰口服液对肺损伤小鼠肺组织 TP53 基因表达的影响，进一步证实网络药理学分析的结果。结果显示：从复方芩兰口服液中筛选出 82 个活性成分和 309 个靶点，获取新型冠状病毒肺炎靶点 259 个，复方芩兰口服液与 COVID-19 有 20 个共表达靶点，主要核心靶点为 TP53、CCND1、JUN、EGFR、MAPK3。GO 富集分析得到 886 个生物过程（$P<0.01$，$FDR<0.01$），KEGG 分析得到 112 条信号通路（$P<0.01$，Q 值<0.01）。

分子对接表明,复方芩兰口服液中汉黄芩素为 degree 最高的活性成分与 5 个主要核心靶点均具有较强的结合能力。为了进一步证实网络药理学与分子对接分析的结果,建立了脂多糖致敏的肺损伤小鼠模型,并将小鼠分为 5 组($n=5$):① 正常小鼠(CTR 组);② LPS 致敏肺损伤小鼠模型(LPS 组);③ 复方芩兰口服液高剂量给药组(H 组);④ 复方芩兰口服液中剂量给药组(M 组);⑤ 复方芩兰口服液低剂量给药组(L 组)。复方芩兰口服液 H、M、L 剂量组分别以 $22\ ml \cdot kg^{-1} \cdot d^{-1}$、$11\ ml \cdot kg^{-1} \cdot d^{-1}$、$5.5\ ml \cdot kg^{-1} \cdot d^{-1}$ 灌胃给药,CTR 组和 LPS 组以 $20\ ml \cdot kg^{-1} \cdot d^{-1}$ 蒸馏水灌胃,每天 1 次,连续 7 天。腹腔注射 LPS $50\ mg/kg$,6 h 后麻醉小鼠,立即采集肺组织采用 Real-time RT-PCR 方法分别检测了复方芩兰口服液对肺损伤小鼠肺组织中 TP53 基因表达的影响。结果显示:RT-PCR 提示,与对照组相比,LPS 组肺损伤小鼠 TP53 的表达水平明显升高;与 LPS 组比较,高剂量复方芩兰口服液组 TP53 表达水平极显著降低($P<0.01$);中剂量复方芩兰口服液组 TP53 表达水平显著降低($P<0.05$);复方芩兰口服液低剂量组 TP53 表达水平无明显升高($P>0.05$),表明大、中剂量复方芩兰口服液可以降低 LPS 诱导的肺组织中 TP53 的表达。结论认为,复方芩兰口服液可能作用于病毒感染、抑制细胞因子风暴和炎症反应相关靶点及通路,以多成分、多靶点、多通路发挥对 COVID-19 的治疗作用。

3. 李旭成,张军,夏文广,等. 宣肺败毒汤治疗重症新型冠状病毒肺炎的临床病例观察. 中国中药杂志,2022,47(13):3667-3674.

李旭成等观察了宣肺败毒汤治疗重症新型冠状病毒肺炎的临床疗效。纳入 2020 年 2 月 1 日至 3 月 1 日在湖北省中西医结合医院和武汉市中医医院收治住院的重症(重型、危重型)新型冠状病毒肺炎患者 41 例,在常规治疗基础上给予宣肺败毒汤。观察患者临床结局、住院时间、肺部 CT 转归,比较患者入院时与治疗第 14 天实验室指标及治疗第 7、14 天中医症状体征转归。以同期重症新型冠状病毒肺炎临床研究报告作为外部对照,描述性分析宣肺败毒汤与西医及常规治疗患者临床特征及临床结局的差异。结果显示,41 例患者中,治愈出院 40 例,死亡 1 例;住院时间中位数为 22 天,肺部 CT 好转率为 87.2%(34/39)。治疗 14 天后,患者白细胞(WBC)计数、C 反应蛋白(CRP)、纤维蛋白原(FIB)、乳酸脱氢酶(LDH)水平较治疗前显著降低($P<0.05$,$P<0.01$),降钙素原(PCT)、凝血酶原时间(PT)、肌酸激酶(CK)、门冬氨酸氨基转移酶(AST)、总胆红素(TBiL)等指标有下降趋势。与入院时相比,治疗第 7、14 天患者发热、咳嗽、胸闷/气短、喘促、头身疼痛、纳呆/纳差、腻苔均有显著改善($P<0.05$,$P<0.01$),治疗第 14 天乏力有显著改善($P<0.01$)。与外部对照相比,宣肺败毒汤治疗患者病死率、不良反应及重大事件发生率均低于同期西药及常规治疗,且治疗期间抗生素、激素、血管加压素及有创机械通气治疗的使用率更低。结论认为,宣肺败毒汤治疗重症新型冠状病毒肺炎具有较好临床疗效及安全性,可改善炎症反应及临床症状,促进肺部炎症吸收,降低病死率。

4. 王一战,李彬,王麟鹏,等. 针刺辅助治疗 32 例新型冠状病毒肺炎疗效观察. 中国针灸,2022,42(6):634-638.

王一战等为探讨针刺辅助治疗新型冠状病毒肺炎的疗效,纳入 35 例轻型/普通型新型冠状病毒肺炎患者(脱落 3 例),在西医及中药治疗基础上联合针刺治疗。西医常规处理包括:卧床休息,加强支持治疗,注意水、电解质平衡,定期行实验室及影像学复查评估病情;必要时经鼻高流量氧疗,合并细菌感染者选择相应抗生素;根据需要应用抗病毒、调节免疫等治疗;冠状动脉粥样硬化性心脏病、高血压、糖尿病、高脂血症等基础疾病对症治疗。

中医方面根据需要选用蓝芩口服液、蜜炼川贝枇杷膏及中药汤剂等。针刺治疗主穴取大椎、风池、孔最、合谷等,根据辨证选取配穴及补泻手法,每天1次,每周5次。观察患者针刺第3、7天主要症状的缓解情况,于针刺前及针刺第3、7天记录患者中医药治疗新型冠状病毒肺炎疗效评价量表(疗效评价量表)积分,比较不同针刺介入时间对患者住院时间的影响,记录出院患者对针刺治疗的认识,并评定针刺治疗临床疗效及安全性。结果显示:针刺第3、7天,患者肺系相关症状及非肺系相关症状均得到有效缓解;患者疗效评价量表积分均低于针刺前($P<0.05$),且针刺第7天低于针刺第3天($P<0.05$)。痊愈出院患者中,早针刺患者平均住院时间短于晚针刺患者($P<0.05$)。针刺第7天总有效率为84.4%(27/32),高于针刺第3天的34.4%(11/32,$P<0.05$)。治疗期间患者未出现针刺不良反应,操作者未出现职业暴露;患者普遍认为针刺可帮助病情恢复,推荐接受针刺治疗。结论认为,在常规治疗基础上,针刺可有效缓解新型冠状病毒肺炎患者临床症状,早期介入针刺可加快患者康复进程,安全性好,患者依从性及认可度较高。

5. Wang H, Hou Y, Ma X, et al. Multi-omics analysis reveals the mechanisms of action and therapeutic regimens of traditional Chinese medicine, BufeiJianpi granules: Implication for COPD drug discovery. Phytomedicine, 2022, 98: 153963.

Wang H 等基于补肺健脾颗粒在 COPD 大鼠中的药效学评价和化学组分分析,进行分子网络、代谢组学、蛋白质组学和生物信息学等综合多组学分析与验证。首先,将 SD 大鼠随机分为对照组、模型组、氨茶碱组(5.4 mg/kg)和不同剂量补肺健脾颗粒干预组(1.18 g/kg、3.54 g/kg、10.62 g/kg),每组 10 只。除对照组外,通过将大鼠暴露于香烟烟雾和气管内注入脂多糖建立 COPD 组。第 10 天开

始给药,各组灌胃给药 5 周。对照组和模型组大鼠给予同体积生理盐水。45 天后取眶后血标本,进行代谢组学和细胞因子分析。然后取左肺支气管肺泡灌洗液(BALF)测定细胞因子水平。将肺组织用于同位素标记进行相对和绝对定量(iTRAQ)蛋白质组学分析和 Western blot 评估。结果显示:补肺健脾颗粒组治疗后大鼠支气管平滑肌增厚、管腔中性粒细胞浸润、肺泡纤维化、肺泡间隔严重破裂明显减轻,呼吸功能改善;进一步分子检测发现补肺健脾颗粒治疗可显著降低 IL-6、IL-8、TNF-α、PGE2、MMP-9、NO 水平。多组学分析显示,补肺健脾颗粒中茯苓酸、紫草酮、贝母素乙和黄芪甲苷分别作用于 EGFR、ERK1、PAI-1 和 p53 靶点,调节肺功能、黏液产生、肺栓塞和能量代谢,减轻 COPD 的病理过程。结论认为,补肺健脾颗粒中的一些化合物可以缓解 COPD 的病理过程,这与调节肺功能、黏液生成、肺栓塞和能量代谢有关。

6. Zhou Y, Zhou Y, Yang S. Effect of qingfeixuanxie decoction on clinical symptoms, pulmonary function, and inflammatory reaction in patients with COPD in acute exacerbation. Am J Transl Res, 2021, 13(8): 9104-9112.

Zhou Y 等将 96 例 COPD 急性加重期患者平均随机分为对照组和观察组。对照组给予传统西药(给予并维持低氧气流量吸入和 SaO_2 被监控。缓释茶碱片 0.1 g/次,2 次/天口服,必要时可增加剂量至 0.2 g/次。布地奈德 1 mg、异丙托溴铵 2 ml、0.9%氯化钠注射液 3 ml,充分混合并雾化吸入,15 min/次,3 次/天。注射用头孢哌酮和舒巴坦钠 3.0 g 加入 100 ml 生理盐水注射液中,静脉滴注,1 次/12 h)。观察组在对照组的基础上,观察组给予自备清肺宣泄汤(将药物用水煎煮并浸出两次,共收集 500 ml 的汤剂,每天两次口服),两组治疗均持续两周。治疗后第 14 天评价两组临床疗效,比较两组治疗前后临床症状评分、肺功能、血气

指标、血清炎症反应标志物水平、焦虑自评量表（SAS）、抑郁自评量表（SDS）、睡眠质量评分和生活质量评分。结果显示：观察组总有效率为67.72%，显著高于对照组的92.0%（$P<0.05$）；治疗后，两组患者在临床症状、第一秒用力呼气量（FEV1）、FEV1/用力肺活量（FVC），二氧化碳分压（$PaCO_2$）、血氧分压（PaO_2）、动脉血氧饱和度和血清白细胞介素-6（IL-6）、白细胞介素-8（IL-8）、C反应蛋白（CRP）、肿瘤坏死因子-α（TNF-α）表达水平与治疗前相比均有显著性差异（$P<0.05$），且观察组表现优于对照组（$P<0.05$）。两组患者治疗后和治疗后1个月的SAS和SDS评分均有明显下降（$P<0.01$）。观察组患者的睡眠质量评分较高，入睡时间更短，睡眠时间较长；观察组在CCQQ量表上的工作条件、生命功能和体力得分也高于对照组（$P<0.05$）。结论认为，清肺宣泄汤可提高COPD急性加重期患者的临床疗效，进一步缓解患者的临床症状和肺功能，抑制炎症反应。

7. Wang Y, Wang X, Li Y, et al. Xuanfei Baidu Decoction reduces acute lung injury by regulating infiltration of neutrophils and macrophages via PD-1/IL17A pathway. Pharmacol Res, 2022, 176：106083.

Wang Y 等利用细胞模型和脂多糖诱导的急性肺损伤（ALI）小鼠模型，应用CT、组织病理学检查、分子生物学检查等技术和方法，探讨宣肺败毒汤对ALI的药效学作用和分子机制。体外实验表明，宣肺败毒汤抑制LPS刺激的RAW6.264巨噬细胞中IL-7和TNF-α和iNOS活性的分泌。在急性肺损伤模型小鼠上证实XFBD通过下调促炎细胞因子（如IL-6，TNF-α和IL1-β）以及脂多糖诱导的急性肺损伤小鼠中巨噬细胞和中性粒细胞浸润的表达来改善肺损伤。此外，通过网络药理学合成了宣肺败毒汤中的抗急性肺损伤成分、靶点和通路，发现来自宣肺败毒汤的一种主要化合物，即甘

草酸，显示出与IL-17A的高结合亲和力。进行了以IL-17A为核心的蛋白质网络的通路富集分析。结果显示：宣肺败毒汤可能通过靶向IL-17A，调节IL-17A、IL-6和IL-8等炎症信号通路，以及与细菌和病毒感染和细胞相互作用相关的信号通路。在机制上，发现宣肺败毒汤通过PD-1/IL-17A途径治疗脂多糖诱导的急性肺损伤，该途径调节中性粒细胞和巨噬细胞的浸润。结论认为，宣肺败毒汤可以通过抑制PD-1/IL-17A信号通路来平衡免疫细胞稳态并减少超炎症反应来治疗急性肺损伤。

8. Wang YY, SangXQ, Shao R, et al., Xuanfei Baidu Decoction protects against macrophages induced inflammation and pulmonary fibrosis via inhibiting IL-6/STAT3 signaling pathway. J Ethnopharmacol, 2022, 283：114701.

Wang YY 等利用TGF-β1诱导的成纤维细胞活化模型和盐酸博莱霉素（BLM）经气管内滴注诱导肺纤维化小鼠模型，应用CT、组织病理学检查、分子生物学检查等技术和方法，探讨中药复方宣肺败毒汤对急性炎症和肺纤维化的保护作用及可能机制。将小鼠随机分为对照组、模型组、宣肺败毒汤低剂量组（XFBD-L组）和宣肺败毒汤高剂量组（XFBD-H组）。对照组假手术后胃内用清水给药；模型组在BLM气管滴注后胃内用清水给药；XFBD-L组在BLM气管滴注后胃内给予XFBD溶液（4.6 g/kg），XFBD-H组在BLM气管滴注后胃内给予XFBD溶液（9.2 g/kg）。小鼠使用的宣肺败毒汤剂量由临床剂量转换而来。模型组小鼠通过气管内滴注接受BLM（1.5 mg/kg）50 μl；对照组小鼠接受相同体积的生理盐水。结果显示：宣肺败毒汤能有效抑制成纤维细胞胶原沉积，下调α-SMA水平，抑制成纤维细胞迁移。IL-4诱导的巨噬细胞极化也受到抑制，IL6、iNOS等炎症因子的分泌下调。在体内实验中，结果证明宣肺败毒汤提

高了小鼠的体质量减轻和存活率。XFBD-H组对抑制小鼠肺中胶原蛋白沉积和α-SMA表达有显著作用。结论认为,宣肺败毒汤可以通过抑制IL-6/STAT3号通路活化和相关巨噬细胞浸润来减少BLM诱导的肺纤维化。

9. Huang YX, Li NF, Li CY, et al. Clinical features and effectiveness of Chinese medicine in patients with COVID-19 from overseas: A retrospective study in Xiamen, China. Front Public Health, 2022, 10: 1038017.

Huang YX等为了评估中西医结合治疗海外新型冠状病毒疾病的疗效,自2021年4月1日至2021年7月31日在厦门大学第一附属医院收集了178名海外新冠肺炎患者。提取并分析人口统计学数据和临床特征,采用中西医结合方式给予治疗。中西医结合组中的新冠肺炎患者接受个性化中药煎剂(400 ml,每天2次)和阿比多尔/α-干扰素固定组合(600 mg和500万U)。根据临床症状的进展和个体身体差异调整成分、兼容性和剂量。每个配方产生800 ml汤剂。此外,获得了诱导PCR阳性天数和住院天数少于中值的处方。通过网络药理学和生物信息学分析,对前4位常用中药和病毒相关基因进行了分析。根据胸部计算机断层扫描(CT)测量,在145名受试者中观察到异常肺部表现。无症状受试者的阳性PCR/住院天数中位数为7/7天,轻度受试者为14/24天,中度受试者是10/15天,重度受试者则是14/20天。最常用的中药是黄芩、甘草、柴胡和半夏。推定的活性成分为黄芩苷、豆甾醇、乙状苷-B、山苍子苷和曲克芦丁。ACE、严重急性呼吸系统综合征冠状病毒2 3CL、严重急性呼吸系统综合征病毒2刺突、严重急性呼吸道综合征冠状病毒二型ORF7a和胱天蛋白酶-6显示出与活性成分的良好结合特性。结论认为,中西医结合治疗国外新冠肺炎患者是有效的。并根据临床结果提供了来自中药的推定成分和严重急性呼吸系统综合征冠状病毒2型的潜在靶点,为中医临床应用于治疗新冠肺炎提供参考。

(丁妍怡)

五、糖尿病康复

1. 邓锦满,胡润凯,韩伟超,等. 黄芪甲苷联合西格列汀对糖尿病大鼠糖脂代谢、氧化应激及TGF-β1/PI3K/Akt信号通路的影响. 中国老年学杂志,2022,42(18): 4522-4526.

邓锦满等研究基于转化生长因子-β1(TGF)-β1/磷脂酰肌醇-3-激酶(PI3K)/蛋白激酶B(Akt)信号通路探究中药单体黄芪甲苷联合西格列汀对2型糖尿病(T2DM)大鼠糖脂代谢、氧化应激的作用机制。55只SPF级雄性健康SD大鼠被购于南方医科大学实验动物中心,随机分为正常组和造模组。造模组给予高糖高脂饲料喂养6周加腹腔注射链脲佐菌素(STZ)后复制T2DM模型。造模成功的大鼠再分为黄芪甲苷组、西格列汀组、黄芪甲苷+西格列汀组、模型组,分别灌胃给予黄芪甲苷(60 mg·kg^{-1}·d^{-1})、西格列汀(10 mg·kg^{-1}·d^{-1}),黄芪甲苷+西格列汀组(30 mg·kg^{-1}·d^{-1}+西格列汀5 mg·kg^{-1}·d^{-1})及同体积生理盐水,连续8周。测定大鼠血糖、血脂、氧化应激水平,采用PCR和Western印迹检测TGF-β1、PI3K、Akt的基因和蛋白表达。结果显示:与对照组比较,模型组体质量明显减少($P<0.05$)。与模型组比较,黄芪甲苷组、西格列汀组及黄芪甲苷+西格列汀组体质量、FINS、SOD水平显著升高,FPG、HbA1c、TC、TG、LDL-C、MDA水平显著降低($P<0.05$)。黄芪甲苷+西格列汀组的TGF-β1蛋白水平比模型组显著降低,各给药组PI3K、Akt的基因及蛋白表达水平显著增加($P<0.05$,$P<0.01$);与单独给药组相比,除上述变化外,黄芪甲苷组+西格列汀组还能升高HDL-L和GSH-Px水平,改善糖脂代谢和氧化应激,通过抑制

TGF-β1 蛋白表达,激活 PI3K/Akt 通路($P<0.05$,$P<0.01$)。结论认为,黄芪甲苷及西格列汀单独均能够改善糖尿病大鼠的糖脂代谢紊乱,降低氧化应激水平,但联合给药与单独给药相比更有效,且其中的作用机制可能跟 TGF-β1/PI3K/Akt 蛋白通路密切相关。

2. 刘旭,钟国威,刘天晟,等. 白虎加人参汤对 MKR 转基因 2 型糖尿病小鼠创面感染的作用. 中草药,2022,53(10):3032-3043.

刘旭等探讨白虎加人参汤对 2 型糖尿病(T2DM)动物模型骨骼肌特异性胰岛素样生长因子-1 受体功能缺失(MKR)小鼠创面感染的作用及机制。MKR 小鼠经链脲佐菌素(STZ)干预与创面滴加耐甲氧西林金黄色葡萄球菌(MRSA)悬液,构建 T2DM 创面感染模型。随机分为模型组、二甲双胍组(0.11 g/kg)和白虎加人参汤低、高剂量组(14 g/kg、28 g/kg);采用同龄 FVB/N 小鼠作为对照组,每组 5 只。给药 12 天,每 4 天测量各组小鼠体质量、创面大小、空腹血糖(FBG)。实验结束后,采用 ELISA 法检测小鼠血清中胰岛素、C 肽、糖化血清蛋白(GSP)、肿瘤坏死因子-α(TNF-α)、IL-6、IL-1β 水平,以及血清与胰腺中 SOD、过氧化氢酶(CAT)、谷胱甘肽过氧化物酶(GPx)活性;采用苏木素-伊红(HE)染色观察小鼠胰腺和皮肤创面形态;采用免疫组化染色观察小鼠皮肤组织核因子 E2 相关因子 2(Nrf2)抗原表达;采用 Westernblotting 法检测皮肤组织 Nrf2 和血红素氧合酶-1(HO-1)蛋白表达。结果显示:与模型组比较,白虎加人参汤高剂量组小鼠伤口显著愈合($P<0.01$);糖代谢水平显著改善($P<0.01$);血清炎性因子 TNF-α、IL-6 和 IL-1β 水平显著下降($P<0.05$,$P<0.01$);血清与胰腺中抗氧化因子 SOD、CAT 和 GPx 活性显著上升($P<0.05$,$P<0.01$);胰岛 β 细胞凋亡减少($P<0.01$);皮肤组织中 Nrf2 和 HO-1 蛋白表达水平显著升高($P<0.01$)。结论认为,白虎加人参汤可能通过改善糖代谢、缓解炎症反应、提高抗氧化能力,保护胰岛 β 细胞的数量与功能,激活 Nrf2/HO-1 通路,从而发挥治疗 T2DM 创面感染的作用。

3. 王芳,王力彬,刘清,等. 白虎加人参汤加减方对 2 型糖尿病大鼠胰岛细胞的保护作用与机制研究. 中药新药与临床药理,2022,33(9):1189-1196.

王芳等采用高脂高糖饲料联合注射链脲佐菌素(STZ)的方法制备 2 型糖尿病(T2DM)大鼠模型,以观察白虎加人参汤加减方对 T2DM 大鼠胰岛细胞的保护作用,并探讨其作用机制。将成模大鼠分为模型组、阳性药组及白虎加人参汤加减方高、低剂量组,连续给药 8 周。观察大鼠一般状态及测定体质量,分别检测生化指标糖化血红蛋白(HbAlc)、空腹血糖(FBG)、胰岛素(INS),计算胰重比;采用 HE 染色观察 T2DM 大鼠胰腺组织病理变化;采用 RT-PCR 法测定胰腺组织中含半胱氨酸的天冬氨酸蛋白水解酶 3(Caspase-3)、Bcl-2 相关 X 蛋白(BAX)、B 淋巴细胞瘤-2 基因(Bcl-2) mRNA 水平;采用 Western Blot 技术检测胰腺组织中 Cleaved caspase-3、蛋白激酶 B(AKT)、磷酸化蛋白激酶 B(p-AKT)、胰十二指肠同源盒因子-1(PDX-1)、细胞核中插头转录因子 1(n-FoxO1)、葡萄糖激酶(GCK)蛋白表达,免疫组化方法检测 n-FoxO1 蛋白表达。结果显示:与模型组相比,白虎加人参汤加减方高、低剂量组能够改善 T2DM 大鼠的多饮、多尿现象,体质量明显增加($P<0.05$);降低 T2DM 大鼠空腹血糖、糖化血红蛋白、Caspase-3 mRNA、Bax mRNA、Cleaved caspase-3 和 n-FoxO1 蛋白水平,升高 INS、Bcl-2 mRNA 水平和 p-AKT/AKT、PDX-1、GCK 蛋白水平,增加胰重比,改善胰腺组织病理损伤,差异具有统计学意义($P<0.05$)。结论认为,白虎加人参汤加减方可以减少 T2DM 大鼠胰岛 β 细胞凋亡,增加胰重比,改

善胰腺组织的病理变化,对 T2DM 大鼠胰岛细胞具有保护作用,其作用机制可能与调节 PI3K/AKT/FoxO1 信号通路上的相关蛋白表达有关。

4. 杨旭,岳仁宋,王琦越. 基于"助脾散精"法探讨半夏泻心汤对 T2DM 模型大鼠脂代谢的影响. 时珍国医国药,2022,33(4):797-801.

杨旭等基于"助脾散精"法探讨半夏泻心汤对 2 型糖尿病(T2DM)模型大鼠脂质代谢的影响,揭示 T2DM 模型大鼠脂代谢失调的部分分子机制和脾胃调控的作用靶点及半夏泻心汤对其修复作用的机制。按体质量将 80 只 SD 雄性大鼠随机分为正常组 10 只、造模组 70 只。造模成功后,选 50 只随机分为模型组、二甲双胍组(MET 组,0.16 g/kg)、半夏泻心汤剂量组(BXD 组,6.98 g/kg)。各药物组与相应药物干预,正常和模型组则分别灌服同等体积的生理盐水,连续 4 周。选取生化法检测血清 TC、TG 含量;ELISA 法检测血清中 FFA、ADPN、TNF-α 和 IL-6 含量及肝脏组织中 SOD、GSH-Px、ATP/AMP 含量。苏木素-伊红(HE)染色观察各组肝脏组织病理变化情况;油红 O 染色观察肝脏组织脂质变化情况;实时荧光定量(PCR)检测肝脏组织中 AMPKα mRNA、PGC-1α mRNA、PPARα mRNA 含量;免疫印迹法(Western blot)观察肝脏组织中 AMPK、PGC-1α、PPARα 表达情况。结果显示:与正常组相比,模型组大鼠 HOMA-β 显著降低,HOMA-IR 指数显著升高,有统计学差异($P<0.01$);血清中 TC、TG、FFA、IL-6、TNF-α 含量及脂滴比率显著升高,PGC-1α mRNA 含量及表达有升高趋势,ADPN 含量显著降低,差异均有统计学差异($P<0.01$);肝脏组织中 GSH-Px、SOD 活性有下降趋势,无统计学差异($P>0.05$);ATP、AMP/ATP、AMPKα mRNA、PPARα mRNA 含量明显降低($P<0.01$)。与模型组比较,经半夏泻心汤干预后大鼠 HOMA-β 显著升高,HOMA-IR 指数显著降低,血清中 TC、TG、FFA、IL-6、

TNF-α 含量、肝脏组织中 PGC-1α mRNA 含量及表达、脂滴比率均明显降低,ADPN、GSH-Px、SOD、ATP、AMP/ATP、AMPKα mRNA、PPARα mRNA 含量有升高趋势,具有统计学差异($P<0.01$)结论认为,半夏泻心汤能降低 T2DM 大鼠 TC、TG 的水平,减轻胰岛素抵抗;同时可以上调 T2DM 大鼠 AMP/ATP 比值,激活 AMPK/PGC-1α 系统,使 ATP 含量增加,从而促进机体脂肪酸氧化来增强抗炎、抗氧化和调节能量代谢能力。另外,半夏泻心汤可能通过激活 DM 大鼠 PGC-1α 下游分子 PPARα 抑制脂肪酸氧化,降低 FFA 含量,抑制促炎因子,降低 SOD 和 GSH 活性,达到减轻大鼠肝细胞氧化应激损伤及脂质蓄积,发挥改善 IR 作用,从而恢复脂代谢水平。

5. 张愿,龙新华,李韦韦,等. 基于 UHPLC-QE-MS 非靶标代谢组学技术探讨参芪复方调控 GK 大鼠血糖波动的机制. 中华中医药杂志,2022,37(10):5891-5898.

张愿等采用超高效液相色谱-质谱联用(UHPLC-QE-MS)非靶标代谢组学技术分析参芪复方对糖尿病 GK 大鼠肠道代谢产物及相关通路的影响,探讨参芪复方降低血糖,维持血糖稳态的作用机制。将两次随机血糖≥11.1 mmol/L 的糖尿病 GK 大鼠随机分为模型组、中药组、西药组,每组 8 只,予以高脂饲料喂养;8 只 Wistar 大鼠设为空白组,予以普通饲料喂养。随后予相应药物干预 8 周。实验结束后计算平均血糖水平(MBG)、平均血糖的标准差(SDBG)、最大血糖波动幅度(LABG);HE 染色观察胰岛病理组织、TUNEL 法检测胰岛 β 细胞凋亡情况;UHPLC-QE-MS 非靶标代谢组学技术分析大鼠粪便代谢物谱、寻找差异代谢产物及代谢通路。结果显示:与空白组比较,模型组大鼠 MBG、SDBG、LABG 血糖波动幅度更大($P<0.01$),且胰岛组织多伴炎性浸润、纤维增生甚至萎缩,胰岛 β 细胞凋亡指数显著升高($P<$

0.05)；中药组干预后 MBG、SDBG、LAGE 水平有所下降($P<0.05$)，胰岛炎症损伤有所减轻，胰岛 β 细胞凋亡指数显著降低($P<0.05$)；模型组与中药组肠道代谢产物存在明显差异，可能也是血糖调节差异的关键。与模型组比较，中药组干预后甘油磷脂、半胱氨酸水平显著降低($P<0.05$)，异亮氨酸酪氨酸、L-α-氨基-1H-吡咯-1-己酸、β-胍基丙酸、2-乙基-2-羟基丁酸、前列腺素 H2、前列腺素 E3 水平显著增加($P<0.05$，$P<0.01$)。结论认为，参芪复方可通过调节肠道代谢产物改善糖、脂肪、氨基酸代谢等生物学过程，减少胰岛损伤维持机体血糖稳态。

6. 赵能江，杨叔禹，王秀阁，等. 杞黄降糖胶囊对二甲双胍控制不佳 2 型糖尿病疗效和安全性一项 240 例多中心、随机、双盲、安慰剂对照临床研究. 中华中医药学刊，2022，40(11)：227-230.

赵能江等观察中成药杞黄降糖胶囊对二甲双胍单药控制不佳的 2 型糖尿病(T2DM)患者的临床疗效和安全性。按照随机、双盲、安慰剂对照方法，自 2019 年 5 月至 2020 年 12 月纳入全国 14 家医院 240 例二甲双胍控制不佳的 T2DM 患者，随机分别为试验组和对照组，各 120 例。在原治疗基础上分别加用杞黄降糖胶囊和模拟剂。干预 12 周后评估疗效；检测糖化血红蛋白(HbA1c)、空腹血糖(FPG)、餐后 2 h 血糖(PPG)，中医气阴两虚证候和临床症状评分，并评估安全性。入组患者在 0 周(开始)、第 2 周、第 4 周、第 8 周、第 12 周(结束)各随访 1 次。结果显示：最终共完成 205 例，其中试验组 97 例、对照组 108 例。12 周后试验组 HbA1c 降低了(0.28 ± 0.60)%，空腹血糖下降(0.14 ± 1.56)mmol/L；而对照组 HbA1c 则增高了(0.03 ± 0.62)%，空腹血糖上升(0.83 ± 1.58)mmol/L，两组有明显差别($P<0.01$)。试验组口苦咽干、手足心热等症状及气阴两虚兼热证候明显改善($P<0.05$)，未见严重不良反应。结论认为，对单纯二甲双胍疗效不佳的 T2DM 患者，加用杞黄降糖胶囊安全有效，可协同控糖，改善患者症状。

7. 邓永志，包扬，徐凯，等. 针刺联合温肾暖脾通络法治疗 2 型糖尿病(阳虚型)的效果. 中国老年学杂志，2022，42(10)：2352-2355.

邓永志等探究针刺联合温肾暖脾通络法治疗 2 型糖尿病(T2DM)的临床疗效，为中医药从阳虚角度论治 T2DM 开辟新的思路与方法。收集 2020 年 1 月至 12 月长春中医药大学附属第三临床医院门诊收治的 T2DM(阳虚型)患者共 72 例，采用简单随机法分成治疗组与对照组，各 36 例。在同步基础治疗(糖尿病教育、规范生活方式、血糖监测)的基础上，治疗组采用针刺联合金匮肾气丸合实脾散饮加减治疗。中药处方：山药 15 g，肉桂 9 g，制附子 10 g，山茱萸 15 g，干姜 10 g，当归 10 g，桂枝 10 g，陈皮 15 g，川芎 12 g，茯苓 15 g，白术 10 g，木香 10 g。上方水煎取汁 300 ml，150 ml/次，每天 2 次口服。针刺治疗治则：引气归元、温阳通络。对照组采用瑞格列奈片 1 mg，3 次/天，口服方案治疗。进行 4 周的前瞻性、单盲、平行对照临床试验研究。结果显示：治疗组显效 8 例、有效 19 例、无效 9 例，总有效率 75.00%；对照组显著 4 例、有效 14 例、无效 18 例，总有效率 50.00%，治疗组明显优于对照组($P<0.05$)。治疗后，治疗组体质量指数(BMI)、餐后 2 h 血糖(2hPBG)明显优于对照组($P<0.05$)，且实验过程中未出现不良反应。结论认为，针刺联合温肾暖脾通络法治疗 T2DM(阳虚型)有显著疗效。

8. 王艺霏，李少源，王瑜，等. 耳穴刺激经迷走神经对糖尿病合并抑郁大鼠行为学与 BDNF-TrkB 通路的影响. 中华中医药杂志，2022，37(5)：2639-2644.

王艺霏等观察 BDNF-TrkB 通路被阻断后，耳穴刺激经迷走神经(taVNS)对糖尿病合并抑郁大鼠行为学与 BDNF－TrkB 通路蛋白表达的影响,并探讨 taVNS 抗抑郁的作用机制。40 只雄性 SD 大鼠随机分为空白组、模型组、taVNS 组、taVNS＋阻断剂组,每组 10 只。高脂饲料结合链脲菌素建立糖尿病合并抑郁大鼠模型。造模成功后开始在 2% 异氟烷吸入麻醉下给予 taVNS 组、阻断剂组大鼠采用韩氏电针仪给予 taVNS 干预,阻断剂组大鼠干预前 30 min 腹腔注射阻断剂 K252a,共 21 天。观察大鼠行为学(旷场运动和强迫游泳)、ELISA 法检测糖化血红蛋白(HbA1c)以及 Westernblotting 法检测海马 BDNF 和 TrkB 蛋白表达水平。结果显示:高脂饲料结合 STZ 可诱导大鼠抑郁样行为。与模型组比较,taVNS 组大鼠血清 HbA1c 显著降低($P<0.01$),水平运动格数、垂直竖立次数显著增加($P<0.01$),强迫游泳不动时间显著缩短($P<0.01$),BDNF、TrkB 蛋白表达显著升高($P<0.01$);与 taVNS 组比较,阻断剂组大鼠血清 HbA1c 显著升高($P<0.05$);水平运动格数和垂直竖立次数显著降低($P<0.01$,$P<0.05$),强迫游泳不动时间显著增加($P<0.05$);BDNF、TrkB 蛋白表达显著降低($P<0.01$)。结论认为,taVNS 可能通过上调 BDNF－TrkB 通路蛋白表达水平,降低大鼠 HbA1c,同时改善大鼠抑郁样行为。

9. 麦威,范郁山,苗芙蕊,等. 电针联合壮医药线点灸对糖尿病胃轻瘫大鼠胃窦组织氧化应激反应的影响. 针刺研究,2022,47(8):655－664.

麦威等观察电针联合壮医药线点灸对糖尿病胃轻瘫(DGP)大鼠氧化应激相关指标的影响,探讨电针联合壮医药线点灸治疗 DGP 的机制。选择雄性 SD 大鼠 90 只,随机分为正常组、模型组、西药组、电针组、点灸组、联合组,每组 15 只。采用腹腔注射链脲佐菌素(STZ)制备 DGP 大鼠模型。西药组予 0.15 mg/ml 枸橼酸莫沙必利混悬液灌胃给药;针灸者选取大鼠中脘、内关、三阴交穴,电针组电针 20 min(10 Hz/50 Hz,2 mA),点灸组每穴点灸

3 壮,联合组为电针联合点灸治疗。均每天 1 次,连续 3 周。检测各组大鼠体质量、血糖、胃排空率、小肠推进率;采用硫代巴比妥酸法测定血清丙二醛(MDA)含量,黄嘌呤氧化酶法测定血清超氧化物歧化酶(SOD)活性,ELISA 法检测血清活性氧(ROS)活性;HE 染色观察胃窦组织的病理学改变;Westernblot、实时荧光定量 PCR 检测胃窦组织血红素氧合酶 1(HO－1)、核因子 E2 相关因子 2(Nrf2)、还原型烟酰胺腺嘌呤二核苷酸磷酸氧化酶 4(NOX4)、过氧化物酶体增殖物激活受体 γ 辅助活化因子 1α(PGC－1α)蛋白及 mRNA 表达水平。结果显示,与联合组比较,西药组、电针组、点灸组血糖升高($P<0.01$),体质量、胃排空率、小肠推进率均显著降低($P<0.01$,$P<0.05$);电针组、点灸组血清 MDA 含量及 ROS 活性升高($P<0.01$),血清 SOD 活性降低($P<0.01$),胃窦组织总 Nrf2 蛋白、PGC－1α 蛋白及 mRNA、HO－1 mRNA 表达降低($P<0.01$,$P<0.05$),NOX4 蛋白及 mRNA 表达升高($P<0.05$);点灸组胃窦组织 Nrf2 mRNA 表达降低($P<0.05$)。结论认为,电针联合壮医药线点灸能提高抗氧化酶活性,减少脂质过氧化物产生,良性调控抗氧化相关蛋白及 mRNA 的表达,这可能是其治疗 DGP 的作用机制之一。

10. 梁美珍,林捷,徐日明. 芪地肾康汤联合前列地尔在糖尿病肾病治疗中的应用及对血清 sICAM－1、尿 CTGF 水平的影响研究. 中华中医药学刊,2022,40(4):203－206.

梁美珍等评价中药复方芪地肾康汤联合前列地尔在糖尿病肾病治疗中的应用价值及对血清 sICAM－1、尿 CTGF 水平的影响。选择 2019 年 3 月至 2021 年 1 月来医院治疗的糖尿病肾病患者 258 例,随机分为观察组和对照组,各 129 例。对照组依据《中国 2 型糖尿病防治指南(2017 年版)》标准规范治疗,静脉推注前列地尔,10 μg/次,1 次/天;观察组采用芪地肾康汤联合前列地尔治疗。两

组分别治疗12周。比较两组患者治疗前后肾功能指标,包括血肌酐(SCr)、尿素氮(BUN)、尿蛋白排泄率(UAER)水平;比较两组治疗前后血清中可溶性细胞黏附分子-1(sICAM-1)及尿结缔组织生长因子(CTGF)水平;比较中医证候积分变化和治疗总有效率。结果显示:两组治疗后夜尿频多、尿浊、腰膝酸软、倦怠乏力、面浮肢肿、咽干舌燥等中医证候积分均较治疗前降低,但对照组治疗后夜尿频多、尿浊、腰膝酸软、倦怠乏力、面浮肢肿、咽干舌燥等中医证候积分高于观察组($P<0.05$);两组治疗后肾功能指标 Scr、BUN 和 UAER 较治疗前降低,观察组治疗后肾功能指标 Scr、BUN 和 UAER 低于对照组($P<0.05$);两组治疗后血清 sICAM-1及尿 CTGF 水平较治疗前降低,观察组降低幅度优于对照组($P<0.05$)。观察组治疗总有效率高于对照组($P<0.05$)。结论认为,芪地肾康汤可有效改善糖尿病肾病患者的临床症状,阻断血清 sICAM-1 与尿 CTGF 的合成与表达,改善肾功能,延缓病情进展,提高治疗疗效,值得临床进一步研究探讨。

11. 符绩军,刘志勇,胡敏,等. 黄连解毒汤联合低热量饮食对新诊断肥胖 2 型糖尿病血糖及胰岛素分泌影响的研究. 中华中医药学刊,2022,40(12):143-145.

符绩军等观察黄连解毒汤联合低热量饮食对新诊断肥胖 2 型糖尿病(T2DM)患者血糖及胰岛素分泌影响。选取医院 2021 年 1 月至 10 月新诊断肥胖 T2DM 患者 196 例为研究对象,依据随机数字表法均分为对照组和观察组,各 98 例。对照组采用利拉鲁肽皮下注射用药联合低热量饮食干预,观察组在对照组的基础上增加黄连解毒汤治疗。比较两组患者的肥胖指标,血糖水平、胰岛素分泌功能及不良反应发生情况。结果显示:治疗前两组患者的一般资料、肥胖指标、血糖水平、胰岛素分泌情况差异均无统计学意义($P>0.05$),具有临床可比性。

治疗后两组体质量、体质指数、体脂率显著下降,观察组降低更为明显,与对照组比较组间差异有统计学意义($P<0.05$)。治疗后两组患者的空腹血糖(FPG)、餐后 2 h 血糖(2hPG)、糖化血红蛋白(HbAlc)均显著降低,且观察组 FPG 及 2hPG 显著低于对照组($P<0.05$),但两组 HbAlc 水平差异无统计学意义($P>0.05$)。治疗后两组空腹胰岛素(FINS)、胰岛素抵抗指数(HOMA-IR)降低,胰岛素分泌指数(HOMA-β)升高,观察组变化更为明显,与对照组比较组间差异有统计学意义($P<0.05$)。观察组、对照组的不良反应发生率分别为 9.2%(9/98)、6.1%(6/98),组间差异无统计学意义($P>0.05$)。不良反应均较轻微,可自行缓解。结论认为,黄连解毒汤联合低热量饮食治疗新诊断肥胖 T2DM 患者具有肯定的临床效果,能够改善患者的肥胖情况、有效控制血糖水平、改善胰岛素分泌功能,可以作为安全有效的治疗方案。

12. 曾翠青,林美幸,吴东明,等. 参芪地黄汤加减联合前列地尔治疗早期糖尿病肾病临床观察. 中华中医药学刊,2022,40(2):252-255.

曾翠青等对参芪地黄汤加减联合前列地尔治疗早期糖尿病肾病(DN)的临床疗效进行观察研究。选择 2018 年 10 月至 2019 年 10 月期间收治的 120 例糖尿病肾病患者为研究对象,运用随机数字法将其分为对照组和观察组,每组 60 例。对照组接受静脉推注前列地尔治疗,观察组在此基础上添加参芪地黄汤加减治疗。对比两组患者治疗前后的空腹血糖(FPG)、餐后 2 h 血糖(2hFPG)、尿蛋白含量、肾功能指标、血液生化理化指标以及血液流变学指标的检测结果。结果显示:治疗后,观察组 FPG(7.48±1.04)mmol/L、2hFPG(10.23±1.23)mmol/L、尿蛋白含量(0.23±0.03)g/24 h、BUN(5.24±1.04)mmol/L、Scr(85.23±3.23)μmol/L、CysC(1.15±0.39)mg/L、PCT(12.12±2.33)μg/

L、hs－CRP（8.93±2.17）mg/L、ESR（18.02±4.21）mg/L、LBV（7.12±2.33）mPa・s、HBV（4.43±2.17）mPa・s、PV（1.42±0.21）mPa・s；对照组 FPG（9.34±1.02）mmol/L、2hFPG（12.46±1.12）mmol/L、尿蛋白含量（0.29±0.04）g/24h、BUN（6.32±1.02）mmol/L、Scr（104.46±4.12）μmol/L、CysC（2.36±0.44）mg/L、PCT（18.26±2.76）μg/L、hs－CRP（16.57±2.23）mg/L、ESR（32.68±4.28）mg/L、LBV（10.26±2.76）mPa・s、HBV（5.67±2.23）mPa・s、PV（1.98±0.20）mPa・s。观察组各指标均明显低于对照组，差异具有统计学意义（P＜0.05）。结论认为，参芪地黄汤加减联合前列地尔对治疗早期糖尿病肾病效果显著，可以通过减轻蛋白尿症状，改善肾功能，抑制炎性因子，改善血流流变学、红细胞流动性及微循环来缓解症状，具有较高的临床应用价值。

13. 张宇，李建平，张元丽. 真武汤加减联合氯沙坦钾片治疗老年早中期糖尿病肾病临床疗效及对 TLR4/MyD88 通路的影响. 中国老年学杂志，2022，42（7）：1687－1690.

张宇等分析真武汤加减联合氯沙坦钾片治疗老年早中期糖尿病肾病的临床疗效及对 Toll 样受体（TLR）4/MyD88 通路的影响。选择 2018 年 3 月至 2020 年 2 月三亚市中医院收治的早中期糖尿病肾病且中医辨证为阳气虚血瘀证患者 126 例，按照随机数字表法将患者随机分为观察组（65 例）与对照组（61 例）。对照组在常规治疗基础上给予氯沙坦钾片治疗（1 片/次，1 次/天），对于合并高血压患者给予降血压药物，并给予控制感染、利尿消肿等对症治疗；观察组在对照组基础上给予真武汤加减治疗。组方：西洋参 30 g，山药 20 g，炒白术 20 g，茯苓 15 g，芍药 15 g，炙附子 12 g，泽泻 10 g，红花 10 g，桃仁 10 g。此外，血瘀严重患者加用丹皮、赤芍；乏力明显患者加用党参；畏寒严重患者加用干

姜。每天 1 剂，水煎服，分早晚服用。两组均连续治疗 3 个月。比较两组临床疗效、治疗前后尿白蛋白排泄率（UAER）、24 h 尿蛋白定量（24 h－UTP）、血尿素氮（BUN）、血清肌酐（Scr）及外周血单个核细胞（PBMC）分离及 TLR4、MyD88 及核因子（NF）-κB mRNA 表达。结果显示：观察组治疗总有效率显著高于对照组（P＜0.05）。治疗后两组 UAER、24 h－UTP、BUN、SCR 水平较治疗前显著降低（P＜0.05），且观察组显著低于对照组（P＜0.05）；治疗后两组 TLR4 mRNA 较治疗前显著降低，而 MyD88 mRNA、NF－κB mRNA 显著升高（P＜0.05），且观察组 TLR4 mRNA 显著低于对照组，MyD88 mRNA、NF－κB mRNA 显著高于对照组（P＜0.05）。结论认为，真武汤加减联合氯沙坦钾片治疗老年早中期糖尿病肾病临床疗效显著，可有效降低患者尿蛋白水平而改善机体肾功能，其作用机制可能与调控 TLR4/MyD88 通路基因表达有关。

14. 韩俊，彭定凤，胡勇钧，等. 黄连素调节miRNA126 及 miRNA92a 减轻糖尿病心肌梗死大鼠心肌损伤. 中国中西医结合杂志，2022，42（4）：449－454.

韩俊等探讨黄连素对糖尿病心肌梗死大鼠心肌损伤的影响及其作用机制。选择造模成功的糖尿病大鼠 40 只，随机分为模型组及黄连素组，每组 20 只；另外选 20 只健康大鼠作为对照组。造模大鼠再通过皮下注射异丙肾上腺素建立心肌梗死模型。黄连素组从糖尿病造模成功起灌胃黄连素口服（100 mg/kg），对照组及模型组不予干预。测定血清心肌损伤标记物肌酸磷酸激酶同工酶（CPK－MB）评估心肌梗死程度，HE 染色观察心肌细胞改变；Western Blot 检测 CD31 及血管内皮生长因子（VEGF）的蛋白水平；实时定量 PCR 法检测心肌 miRNA126、miRNA92a 的表达。结果显示：第 0、35 天各组之间血清 CPK－MB 水平比较，差异无统

计学意义($P>0.05$);第 37 天,与对照组比较,模型组血清 CPK－MB 水平升高($P<0.05$),黄连素组较模型组血清 CPK－MB 水平降低($P<0.05$)。HE 染色发现,与模型组比较,黄连素组心肌细胞肥大和坏死的程度较轻,周围炎症较轻;与对照组比较,模型组 CD31、VEGF 表达增加,miRNA126、miRNA92a 水平降低($P<0.05$)。与模型组比较,黄连素组 CD31、VEGF 表达更高,miRNA126、miRNA92a 水平更低($P<0.05$)。结果显示黄连素提高了糖尿病急性心肌梗死大鼠 CD31 表达水平及 VEGF 蛋白表达,从而促进心肌梗死大鼠血管新生。结论认为,黄连素可减轻糖尿病心肌梗死大鼠的心肌损伤程度,促进损伤局部新生血管形成,其机制可能是通过下调 miRNA126 及 miRNA92a 的表达来实现的。

15. 王广勇,马萍,王菲菲,等. 当归补血汤合二妙散对糖尿病足疼痛程度及 TNF－α、IL－1β、COX－2 水平的干预作用. 中华中医药学刊,2022,40(8):136-139.

王广勇等探究当归补血汤合二妙散对糖尿病足(DFU)患者疼痛程度及肿瘤坏死因子 α(TNF－α)、白细胞介素 1β(IL－1β)、环氧化酶-2(COX－2)水平的干预作用。选取 2020 年 3 月至 2021 年 3 月医院就诊的 DFU 患者 100 例,按照随机数字表法分组,各 50 例。对照组给予西医常规治疗;观察组在对照组基础上给予当归补血汤合二妙散治疗。常规治疗包括:控制血糖、抗感染、改善微循环、营养神经等,创面清洁换药,氯化钠溶液灌洗负压治疗,合并高血压病及心脏相关疾病者给予降脂、降压、抗凝等对症治疗。中药处方:黄芪 90 g,当归 15 g,黄柏 15 g,苍术 15 g,薏苡仁 20 g,川芎 15 g,丹参 15 g,茯苓 15 g,赤芍 15 g,白术 15 g,地龙 15 g。每日 1 剂,水煎,早晚分服。两组均治疗 3 周。比较两组治疗效果,创面愈合情况,治疗前后创面局部症状积分、患足疼痛程度(VAS)评分,创面内

TNF－α、IL－1β、COX－2 水平及不良反应发生情况。结果显示:观察组总有效率高于对照组($P<0.05$);治疗 3 周后观察组创面面积小于对照组,创面愈合率高于对照组($P<0.05$);观察组治疗 3 周后创面深度、红肿范围、肉芽情况、分泌物、腐肉覆盖积分低于对照组($P<0.05$);治疗 3 周后观察组 VAS 评分低于对照组($P<0.05$);治疗 3 周后观察组创面内 TNF－α、IL－1β、COX－2 水平低于对照组($P<0.05$);两组不良反应发生率相比,差异无统计学意义($P>0.05$)。结论认为,当归补血汤合二妙散治疗 DFU 患者,可降低创面内 TNF－α、IL－1β、COX－2 水平,改善临床症状及疼痛程度,促进创面愈合,疗效显著。

16. 王成,陈丹,江桥,等. 补阳还五汤联合循经取穴冲击波治疗糖尿病周围神经病变的临床疗效观察. 中华中医药学刊,2022,40(7):31-34.

王成等探讨补阳还五汤联合循经取穴冲击波对糖尿病周围神经病变的临床疗效。纳入 2021 年 4 月至 2022 年 3 月就诊于宣城市人民医院的 75 例糖尿病周围神经病变患者。根据随机数字表法分为治疗组(37 例)和对照组(38 例),两组患者均予以基础治疗。对照组选用循经取穴冲击波疗法,频率选定为 8～15 Hz,压力范围选定为 2～4 Bar,强度以患者耐受为度,每穴冲击 300～500 次,每周 2 次。治疗组加用补阳还五汤,全方由生黄芪 120 g、当归 6 g、赤芍 5 g、川芎 3 g、红花 3 g、桃仁 3 g、地龙 3 g 组成,药物均由医院中药房统一提供,每剂标准煎煮后取汁 300 ml,早晚分服,每日 1 剂。两组患者的治疗周期均为 3 周。试验结束后,分别对比分析两组患者的 TCSS 临床评分(感觉监测、神经反射、神经症状及总评分)、正中神经、腓总神经、胫神经的运动神经传导速度和感觉神经传导速度,并比较分析两组临床疗效。结果显示:治疗后,治疗组的 TCSS 量表感觉检查评分、神经反射评分、神经症状评分、总评分均较对照组改善明显($P<0.05$);

治疗组的正中神经、腓总神经、胫神经运动神经传导速度、腓总神经和胫神经的感觉神经传导速度均较对照组明显提高（$P<0.05$）。治疗组总有效率为83.78%（31/37），对照组总有效率为63.16%（24/38），两组比较差异具有统计学意义（$P<0.05$）。结论认为，补阳还五汤联合循经取穴冲击波可有效改善糖尿病周围神经病变患者的临床症状，具有重要的临床推广价值。

（万芮含）

六、情志疾病康复

1. 乌日罕，宏梅，白龙棠，等. 肉蔻-5味丸对抑郁大鼠行为及海马组织 Bcl-2、Bax 凋亡蛋白表达的影响. 中华中医药杂志，2022，37（3）：1321-1325.

乌日罕等观察蒙药"肉蔻-5味丸"对抑郁模型大鼠海马组织 Bcl-2、Bax 蛋白表达的影响。将50只雄性 SD 大鼠鼠适应性饲养1周后按体质量随机分为正常组、模型组、西药组及肉蔻-5味丸高、低剂量组，每组10只。采用慢性轻度不可预见性应激结合孤养方法建立大鼠抑郁模型。西药组大鼠给予氟西汀 $3.6\ mg\cdot kg^{-1}\cdot d^{-1}$；肉蔻-5味丸高、低剂量组大鼠分别给予肉蔻-5味丸悬液，剂量分别为 $1.6\ g\cdot kg^{-1}\cdot d^{-1}$、$0.4\ g\cdot kg^{-1}\cdot d^{-1}$；模型组和正常组大鼠给予等量蒸馏水。干预周期均为28天。实验第0、7、14、21、28天糖水消耗实验（实验前将各组大鼠禁食禁水 12 h 后给予 250 ml 蒸馏水和 250 ml 1% 蔗糖水，1 h 后分别记录各组大鼠的蒸馏水消耗量和糖水消耗量）和旷场实验（在敞箱中央部位上方视觉安装摄像机，记录大鼠运动情况。将大鼠依次放入正中央方格，记录大鼠 3 min 内水平运动格数及垂直运动次数）观察大鼠行为学改变；利用免疫组化染色和 Western Blot 检测大鼠海马组织 CA3 区 Bcl-2、Bax 蛋白表达水平。结果显示：与正常组比较，模型组大鼠第7、14、21、28天糖水消耗率显著降低（$P<0.05$），旷场实验水平和垂直运动得分显著降低（$P<0.01$），海马组织 Bcl-2 蛋白表达及 Bcl-2/Bax 比值显著降低（$P<0.01$），Bax 蛋白表达显著升高（$P<0.05$）；与模型组比较，氟西汀组和肉蔻-5味丸高剂量组大鼠第 14、21、28 天糖水消耗率显著升高（$P<0.05$，$P<0.01$），旷场实验水平和垂直运动得分显著升高（$P<0.01$，$P<0.05$），海马组织 Bcl-2 蛋白表达及 Bcl-2/Bax 比值显著升高（$P<0.05$），Bax 蛋白表达显著降低（$P<0.05$）。结论认为，肉蔻-5味丸发挥抗抑郁作用机制是可能与调控抑郁模型大鼠海马组织 Bcl-2、Bax 凋亡蛋白表达水平有关。

2. 田萍，张薇，李开言，等. 地黄对慢性不可预知温和应激模型大鼠抑郁样行为及海马单胺类神经递质的影响. 中国中药杂志，2022，47（17）：4691-4697.

田萍等探讨中药地黄对慢性不可预知温和应激（CUMS）模型大鼠抑郁样行为和单胺类神经递质的影响。CUMS 法加孤养建立抑郁模型大鼠，糖水偏好实验、旷场实验、强迫游泳实验评价大鼠抑郁样行为；苏木精-伊红（HE）染色法观察大鼠海马 CA1、CA3 区神经元细胞的病理变化；超高效液相色谱-质谱（UPLC-MS）检测大鼠海马 5-羟色胺（5-HT）、5-羟吲哚乙酸（5-HIAA）、多巴胺（DA）、3,4-二羟基苯乙酸（DOPAC）、高香草酸（HVA）、去甲肾上腺素（NE）、3-甲氧-4-羟基苯乙二醇（MHPG）含量；Western Blot 法检测大鼠海马区色氨酸羟化酶 2（TPH2）、血清素转运体（SERT）、单胺氧化酶 A（MAO-A）蛋白表达。结果显示：与正常组比较，模型组大鼠抑郁样行为明显，海马 CA1、CA3 区神经元细胞排列疏松紊乱，海马区 5-HT、5-HIAA、5-HT/5-HIAA 水平下降（$P<0.01$），TPH2 蛋白表达降低（$P<0.01$），SERT、MAO-A 蛋白表达增加（$P<0.01$）。地黄 1.8 g/kg、7.2 g/kg 组均能改善 CUMS 大鼠的抑郁样行为及海马 CA1、CA3 区神经元细胞的病理变

化,提高海马区 TPH2 蛋白表达($P<0.05$,$P<0.01$),下调 SERT、MAO - A 蛋白表达($P<0.05$,$P<0.01$),提高海马区 5 - HT、5 - HIAA、5 - HT/5 - HIAA 的水平($P<0.05$,$P<0.01$),但是对 DA、DOPAC、HVA、DA/(DOPAC＋HVA)、NE、DHPG、NE/DHPG 水平的改变差异无统计学意义。结论认为,地黄可改善 CUMS 大鼠抑郁样行为,其作用机制可能与调控海马 5 - HT 神经递质合成、转运、代谢有关。

3. 张浩,孙田昊泽,张策,等. 酸枣仁汤对抑郁模型大鼠海马 DKK - 1 与 β - catenin、GSK - 3β 的影响. 中国中医基础医学杂志,2022,28(4)：536 - 539.

张浩等通过建立大鼠慢性不可预见性应激抑郁模型(CUMS),通过观察酸枣仁汤对抑郁模型大鼠海马组织 DKK - 1、β - catenin 与 GSK - 3β 的影响。将 48 只大鼠按随机数字表法分为空白组、模型组、氟西汀组及酸枣仁汤低、中、高剂量组,采用慢性轻度不可预见性应激制备抑郁大鼠模型。酸枣仁汤水煎剂用量根据大鼠与人的体表面积换算法得到大鼠服用中剂量为 $5\ g\cdot kg^{-1}\cdot d^{-1}$,此剂量属于临床等效剂量,故酸枣仁汤低、中、高剂量分别设为 $2.5\ g\cdot kg^{-1}\cdot d^{-1}$、$5\ g\cdot kg^{-1}\cdot d^{-1}$、$10\ g\cdot kg^{-1}\cdot d^{-1}$,分别相当于临床等效剂量的 1/2、1、2 倍。酸枣仁汤与氟西汀连续治疗 28 天后,观察各组大鼠体质量、糖水消耗、旷场实验得分,免疫组化法检测海马中 DKK - 1 蛋白表达,荧光定量 PCR 法检测海马组织中 β - catenin 及 GSK - 3β 的 mRNA 表达。结果显示：与正常组比较,模型组大鼠体质量、糖水偏爱百分比和旷场试验得分均显著降低($P<0.01$),海马区 DKK - 1 蛋白表达明显上升($P<0.01$),GSK - 3β 的 mRNA 表达明显下降($P<0.01$);与模型组比较,酸枣仁汤中、高剂量组、氟西汀组较模型组体质量、糖水偏爱百分比和旷场试验得分均明显升高($P<0.05$,$P<0.01$),酸枣仁汤低、中、高剂量组及氟西汀组大鼠海马中 DKK - 1 蛋白表达显著下降($P<0.01$),酸枣仁汤高剂量组大鼠海马中 β - catenin、GSK - 3β mRNA 表达明显上升($P<0.05$,$P<0.01$)。结论认为,酸枣仁汤能够调节抑郁模型大鼠海马组织中 DKK - 1 蛋白与 β - catenin、GSK - 3β mRNA 表达,其抗抑郁机制可能与对海马神经元的保护作用有关。

4. 赵安然,王思琪,赵振武,等. 丹栀逍遥散对焦虑模型大鼠行为学及线粒体形态和功能的作用研究. 中国中药杂志,2022,47(20)：5584 - 5590.

赵安然等探究治疗焦虑症的经典方剂-丹栀逍遥散对焦虑大鼠线粒体形态功能的变化,以探明丹栀逍遥散对焦虑动物模型的治疗效果及作用机制。采用不确定性空瓶饮水应激 21 天(刺激的给予是无规律的,维持每天 1 次或 2 次)建立焦虑动物模型。大鼠适应性饲养 1 周后随机分为对照组、模型组、地西泮组(4.5 mg/kg)及丹栀逍遥散高、中、低剂量组(14 g/kg、7 g/kg、3.5 g/kg),每组 12 只。丹栀逍遥散给药剂量根据临床等效剂量进行换算。各组大鼠分别于应激第 7、14、21 天进行十字高架实验和旷场实验,检测焦虑相关蛋白指标脑源性神经营养因子(BDNF)水平,评价动物的焦虑水平并初步分析丹栀逍遥散对焦虑模型大鼠的干预作用;在第 21 天行为学测试结束后处死动物,分离脑组织进行线粒体形态学观察,并测定线粒体功能相关指标及单磷酸腺苷依赖的蛋白激酶(AMPK)表达,说明丹栀逍遥散可能的作用机制。结果显示：丹栀逍遥散可改善动物的焦虑样行为,显著增加大鼠高架十字迷宫开臂活动比例及旷场中心区域活动时间比例,且丹栀逍遥散呈剂量依赖地提高呼吸链复合物Ⅰ、Ⅱ、Ⅲ和Ⅳ活性水平和三磷酸腺苷(ATP)含量,提高 BDNF 和磷酸化单磷酸腺苷依赖的蛋白激酶(p - AMPK)蛋白表达。电镜下见丹栀逍遥散治疗组杏仁核和内侧前额叶皮质细胞内线粒体线粒体嵴结构清晰,形态结构完整。结论认为,该研究证明丹栀逍遥散有较好的抗焦虑作用,其机制可能与 p-AMPK 保护线粒体形态结构完整,维持线粒体功能水平相关。

5. 马小娟,孟霜,冯振宇,等. 温肾助阳法对慢性应激性抑郁症大鼠学习记忆功能及海马神经增殖分化功能的影响. 时珍国医国药,2022,33(1):87-91.

马小娟等通过观察温阳解郁颗粒对慢性不可预见性温和应激(CUMS)模型大鼠学习记忆功能和海马神经增殖分化功能的影响,探究温阳助肾法治疗抑郁症的作用机制。将 60 只雄性 SD 大鼠随机分为正常组、模型组、温阳解郁颗粒低(1.89 g/kg)、中(3.78 g/kg)、高(7.56 g/kg)剂量组和氟西汀(3.33 mg/kg)组,除正常组外,其余各组构建 CUMS 大鼠模型。采用 Morris 水迷宫实验评价各组大鼠给药后的学习记忆能力,苏木精-伊红(HE)染色法观察海马 CA1 区和齿状回(DG)区神经元的形态变化,5-溴脱氧尿嘧啶核苷/神经核抗原(BrdU/NeuN)免疫荧光双重染色法检测海马神经元的增殖、分化能力。结果显示:与正常组相比,CUMS 模型组大鼠 Morris 水迷宫实验的逃避潜伏期显著延长($P<0.01$),穿越平台次数显著减少($P<0.01$),目标象限的游程占比和游泳时间占比显著降低($P<0.01$);温阳解郁颗粒各剂量组所需的逃避潜伏期与正常组无显著差异($P>0.05$);温阳解郁颗粒高剂量组穿越平台次数较模型组显著增加($P<0.05$),目标象限的游程占比和游泳时间占比较模型组显著提高($P<0.01,P<0.05$)。HE染色显示,温阳解郁颗粒可显著改善 CUMS 抑郁大鼠海马组织的病理损伤;免疫荧光显示,中剂量的温阳解郁颗粒可以增加 CUMS 抑郁大鼠新生和成熟的海马神经元数量($P<0.01$),促进受损的海马神经元再生与分化。结论认为,具备温肾助阳功效的方药可显著改善抑郁症大鼠的学习记忆功能,增强成年大鼠海马神经的增殖与分化能力,这可能是温肾助阳法抗抑郁的重要作用机制。

6. 金红,齐泰煜,樊帅,等."通督调脏"针法对 CUMS 大鼠行为学及海马组织蛋白表达的影响. 中国老年学杂志,2022,42(23):5783-5789.

金红等观察"通督调脏"针法对慢性不可预见性应激抑郁模型(CUMS)大鼠海马组织蛋白表达的影响,结合行为学分析,探讨可能的针刺抗抑郁机制。将 SD 大鼠随机分为空白组、模型组、针刺组,每组 9 只。依照 CUMS 方法建立大鼠抑郁模型,空白组、模型组不做治疗,针刺组行"通督调脏"针法,1 次/天,30 min/次,连续 21 天。记录各组行为学实验结果,第 21 天处死所有大鼠,各组选取 3 个有明显表型变化大鼠的海马组织进行 4DLablefree 定量蛋白质组学检测,鉴定和观察各组海马组织差异蛋白表达情况;运用生物信息学进行差异蛋白的功能注释和富集分析,通过平行反应监测(PRM)验证相关差异蛋白。结果显示:与空白组相比,模型组体质量、糖水消耗量显著降低($P<0.01$),强迫游泳不动时间明显增加($P<0.01$);与模型组相比,针刺组体质量、糖水消耗量均显著上升,强迫游泳不动时间显著缩短($P<0.01$),但与空白组相比仍具有极显著差异($P<0.01$)。蛋白质组学检测共鉴定出 1.5 倍阈值条件下 39 个差异蛋白,基因本论(GO)和 KEGG 通路富集分析发现其参与补体激活、调控炎症反应、体液免疫应答反应、细胞周期调控、细胞黏附调控、RNA 代谢、蛋白质活化调节和细胞形态调节等多个生物学过程。PRM 验证显示,D-多巴色素互变异构酶(Ddt)在模型组下调,而在针刺组上调;Cnrip1 蛋白在模型组上调,而在针刺组下调。结论认为,通督调脏针法具有明显的抗抑郁作用,神经递质代谢、神经元自噬、补体激活、信号转导、细胞周期调控、线粒体代谢的异常变化可能为针刺抗抑郁的主要机制,Ddt、Snap29、C1qc、Vtn、Cpped1、Phf5a、Prpf40a、Cdk5rap3、Bbs2、Afg11、Sdf2、Specc1l 等为可能的关键蛋白,为针刺治疗抑

郁症提供了基础性依据。

7. 李翔，曾晓铃，顾政平，等. 基于代谢组学探讨电针对WKY抑郁大鼠的抗抑郁作用. 世界科学技术: 中医药现代化，2022，24（6）: 2186-2194.

李翔等采用液质联用非靶向代谢组学技术探究电针抗抑郁的作用机制。将24只雄性WKY大鼠随机分为模型组、电针组、假针组，每组8只。Wistar雄性大鼠8只设为对照组。电针组于"百会""足三里"进行电针治疗，每次20 min，5次/周，连续治疗3周；假针组取穴同电针组，毫针不刺破皮肤，毫针与电针仪导线相连，但无电流通过。最后通过旷场实验、强迫游泳和新奇抑制摄食实验评价行为学改变。对照组、模型组和电针组大鼠粪便采用高效液相-色谱质谱系统分析代谢物及组成的变化，探究抑郁症核心生物标记物的代谢途径差异，以评价电针的抗抑郁作用机制。结果显示：与对照组相比，模型组在旷场试验中的直立次数减少（$P<0.001$），中央运动距离减少（$P<0.05$）；强迫游泳的不动时间延长（$P<0.001$）；新奇抑制摄食潜伏摄食时间增加（$P<0.001$）。与假针组相比，电针组在旷场试验中的直立次数增加（$P<0.001$），中央运动距离增加（$P<0.05$）；强迫游泳的不动时间减少（$P<0.001$）；新奇抑制摄食潜在摄食时间减少（$P<0.001$）。通过模式识别分析发现，WKY大鼠代谢产物发生显著差异，电针后的代谢产物也出现明显差异。对显著性差异代谢产物分析发现，甜菜苷在模型组中升高，在电针组中降低；环己基氨基磺酸酯、10-氢过氧-H4-神经前列腺素、15（S）-羟基二十碳三烯酸、地奥司明在模型组中降低，在电针组中升高。KEGG通路结果发现，显著差异代谢产物主要参与了脂质代谢、氨基酸代谢、生物素降解与代谢等代谢途径。结论认为，电针能改变抑郁大鼠的抑郁样行为，可能是通过调节脂质代谢、氨基酸代谢、生物素降解与代谢等代谢途径发挥抗抑郁的治疗作用。

8. 戴建业，张齐，张曼，等. 加味温胆汤对抑郁大鼠HMGB1/TLR4/NF-κB通路及小胶质细胞极化的影响. 中国中医基础医学杂志，2022，28（5）: 723-727.

戴建业等探讨加味温胆汤对抑郁大鼠的作用机制。将48只大鼠随机分为正常组、模型组、加味温胆汤组、氟西汀组每组各12只。除正常组外，其余各组采用孤养结合慢性不可预见性应激制备大鼠抑郁模型。加味温胆汤组、氟西汀组予相应药物干预。旷场实验、糖水消耗实验检测大鼠行为学，苏木精-伊红染色观察海马区形态，免疫荧光染色观察小胶质细胞极化情况；ELISA检测血清中肿瘤坏死因子-α（TNF-α）、干扰素-γ（IFN-γ）、IL-1β、IL-10、IL-4、IL-13水平；蛋白免疫印迹（Western Blot）检测海马区高迁移率族蛋白B1（HMGB1）、Toll样受体4（TLR4）、核因子-κB（NF-κB）水平。结果显示：与正常组比较，模型组大鼠海马区神经元排列紊乱，神经元形态异常，核深染甚至消失；加味温胆汤组和氟西汀组部分神经元排列较整齐，部分形态恢复；与正常组比较，模型组旷场实验水平穿越格数、竖立活动次数、糖水偏爱率、M2型小胶质细胞比例及血清中IL-10、IL-4、IL-13水平降低（$P<0.05$），M1型小胶质细胞比例及血清中TNF-α、IFN-γ、IL-1β水平，海马区HMGB1、TLR4、NF-κB蛋白水平升高（$P<0.05$）。加味温胆汤组上述指标均有明显改善（$P<0.05$）。结论认为，加味温胆汤可能通过抑制HMGB1/TLR4/NF-κB通路的激活和促进小胶质细胞从M1型向M2型转化，实现神经元的修复，对抑郁大鼠发挥保护作用。

9. 王艺霏，李少源，王瑜，等. 耳穴刺激经迷走神经对糖尿病合并抑郁大鼠行为学与BDNF-TrkB通路的影响. 中华中医药杂志，2022，37（5）: 2639-2644.

王艺霏等观察BDNF-TrkB通路被阻断后，耳穴刺激经迷走神经(taVNS)对糖尿病合并抑郁大鼠行为学与BDNF-TrkB通路蛋白表达的影响,并探讨taVNS抗抑郁的作用机制。40只雄性SD大鼠适应性饲养1周后,采用随机数表法随机分为空白组、模型组、taVNS组、taVNS+阻断剂组,每组10只。高脂饲料结合链脲菌素建立糖尿病合并抑郁大鼠模型。造模成功后开始在2%异氟烷吸入麻醉下给予taVNS组、阻断剂组大鼠采用韩氏电针仪给予taVNS干预(使电流能够通过组织激活迷走神经,刺激耳穴心、耳穴脾。刺激频率2/15 Hz,电流强度2 mA。每天30 min),阻断剂组大鼠干预前30 min腹腔注射阻断剂K252a,共21天。观察大鼠行为学(旷场运动和强迫游泳);ELISA法检测糖化血红蛋白(HbA1c)以及Western blot法检测海马BDNF和TrkB蛋白表达水平。结果显示:高脂饲料结合STZ可诱导大鼠抑郁样行为。与模型组比较,taVNS组大鼠血清HbA1c显著降低($P<$0.01),水平运动格数、垂直竖立次数显著增加($P<$0.01),强迫游泳不动时间显著缩短($P<0.01$),BDNF、TrkB蛋白表达显著升高($P<0.01$);与taVNS组比较,阻断剂组大鼠血清HbA1c显著升高($P<0.05$),水平运动格数和垂直竖立次数显著降低($P<0.01,P<0.05$),强迫游泳不动时间显著增加($P<0.05$),BDNF、TrkB蛋白表达显著降低($P<0.01$)。结论认为,taVNS能够显著改善高脂饲料联合STZ诱导的糖尿病大鼠抑郁症状,同时调节高血糖状态,其作用可能是通过激活BDNF-TrkB信号通路,改善海马神经可塑性而实现,这可能通过上调BDNF-TrkB通路蛋白水平,降低大鼠HbA1c,同时改善大鼠抑郁样行为。

10. 郑春叶,蔡巧娣,陈信捷,等. 柴甘解忧汤联合重复经颅磁刺激对帕金森病合并轻中度抑郁的随机对照研究. 中国中西医结合杂志,2022,42(11):1312-1317.

郑春叶等观察柴甘解忧汤联合重复经颅磁刺

激(rTMS)对帕金森病合并轻中度抑郁的临床疗效。筛选广东省中医院帕金森专科门诊2018年9月17日至2019年1月20日就诊的帕金森病伴轻中度抑郁患者135例,最终纳入84例。受试者被随机将分为中药组、rTMS组、联合组和对照组,每组21例。中药组给予柴甘解忧汤,每天1剂,早晚各1次温服;rTMS组予5 Hz高频rTMS刺激入选者左侧前额叶背外侧区,磁场强度为110%静息阈值,每序列20次脉冲,每天80个序列,序列间隔10 s,每周2次;联合组予柴甘解忧汤加rTMS刺激;对照组维持原有基础药物治疗,均治疗8周。采用汉密尔顿抑郁量表(HAMD)、贝克抑郁自评量表(BDI)评价患者抑郁情况;采用帕金森病生活质量问卷(PDQ-39)、世界运动障碍学会帕金森病综合评分量表(MDS-UPDRS)Ⅰ、Ⅱ、Ⅲ评价患者生活质量,并进行中医证候评分。结果显示:与本组治疗前比较,干预组治疗后HAMD、BDI、PDQ-39、MDS-UPDRSⅠ、Ⅱ、Ⅲ、中医证候量表评分降低($P<0.01$)。与对照组同期比较,干预组治疗后HAMD、BDI、PDQ-39、MDS-UPDRSⅠ、Ⅱ评分降低($P<0.05$),rTMS组和联合组MDS-UPDRSⅢ评分降低($P<0.05$)。与中药组比较,联合组治疗后HAMD、中医证候量表评分降低($P<$0.05);与rTMS组比较,联合组治疗后PDQ-39、MDSUPDRSⅠ、中医证候量表评分降低($P<$0.05)。结论认为,相比单纯rTMS或柴甘解忧汤治疗,柴甘解忧汤联合rTMS对帕金森病合并轻中度抑郁患者抑郁症状及生活质量均有改善作用,但其作用机制尚不明确,需进行更多实验及临床研究。

11. 宋洪涛,武忠,赛音朝克图,等. 电针对慢性应激抑郁大鼠犬尿氨酸代谢途径的影响. 中国现代医学杂志,2022,32(7):37-41.

宋洪涛等观察慢性应激抑郁模型大鼠海马区犬尿喹啉酸(KYNA)、喹啉酸(QUIN)、犬尿氨酸-3-单加氧酶(KMO)、3-羟基邻氨基苯甲酸3,4-双加氧酶(3-HAO)、犬尿氨酸转氧酶(KAT)的变化及电针的干预作用,探讨电针抗抑郁的作用机制。按照随机数字表法将24只SD大鼠分成空白组、模型组、氟西汀组、电针组,每组6只。空白组不进行任何干预,其他3组通过慢性温和不可预知性应激刺激结合孤养的方法复制慢性应激抑郁模型;采用开野试验观察大鼠的行为学变化;采用酶联免疫吸附试验(ELISA)检测各组大鼠海马区KYNA、QUIN的变化;实时荧光定量聚合酶链反应(qRT-PCR)检测各组大鼠海马区KMO mRNA、3-HAO mRNA、KAT mRNA相对表达量。结果显示:大鼠开野试验中,模型组大鼠应激前的水平运动次数、垂直运动次数与应激后比较,差异有统计学意义($P<0.05$);应激21天后模型组大鼠水平运动次数、垂直运动的次数较应激前减少,而氟西汀组和电针组可逆转此变化。模型组大鼠海马KYNA含量较空白组降低($P<0.05$),电针组大鼠海马KYNA含量较模型组升高($P<0.05$);模型组大鼠海马QUIN含量较空白组升高($P<0.05$),氟西汀组和电针组大鼠海马QUIN含量较模型组降低($P<0.05$)。模型组大鼠海马KMO mRNA、3-HAO mRNA、KAT mRNA相对表达量较空白组升高($P<0.05$),氟西汀组和电针组较模型组降低($P<0.05$)。结论认为,抑郁状态下大鼠的犬尿氨酸途径异常,进而可能导致海马神经损害,电针及氟西汀通过改善犬尿氨酸代谢异常以缓解海马区神经损害。但本次研究中未直接检测大鼠海马区神经元结构及相关指标变化,不能强有力地证明犬尿氨酸代谢异常对抑郁模型大鼠中枢神经系统损伤的影响。

12. 何俊慧,朱涪翠,李冬梅,等.基于NF-κB/NLRP3通路探究十大功劳叶提取物对抑郁症大鼠炎症的影响及机制.中国实验方剂学杂志,2022,28(17):67-74.

何俊慧等研究十大功劳叶提取物的抗抑郁作用及其潜在机制。经HPLC-MS/MS手段鉴定分离十大功劳叶提取物主要化学成分。① 通过小鼠行为绝望实验初步探究十大功劳叶提取物的潜在抗抑郁作用:将小鼠随机分为空白组、氟西汀组(10 mg/kg)、十大功劳叶提取物组(10 g/kg、2.5 g/kg),连续灌胃给药12天。于末次给药1 h后,测定小鼠游泳不动时间和悬尾不动时间。② 采用利血平(0.5 mg/kg)腹腔注射诱导大鼠抑郁模型并探究其抗抑郁作用机制:分组如下,分别设正常组、模型组、氟西汀组(1.8 mg/kg)、十大功劳叶提取物组(10 g/kg、2.5 g/kg),每天灌胃给药1次,连续10天。末次给药1 h后,做行为学检查;酶联免疫吸附测定法(ELISA)检测大鼠血清中肿瘤坏死因子-α(TNF-α)和IL-6的水平;免疫组化法测定大鼠脑组织中IL-6和IL-1β蛋白的表达水平;蛋白免疫印迹法(Western blot)检测大鼠海马组织中核转录因子-κB(NF-κB)和NOD样受体蛋白3(NLRP3)蛋白的表达。结果显示:从十大功劳叶提取物中分离鉴定得到7种化学成分,主要为生物碱。① 小鼠行为绝望实验提示,与空白组比较,十大功劳叶提取物高剂量组小鼠游泳不动时间和悬尾不动时间明显缩短($P<0.05$,$P<0.01$)。② 大鼠抑郁实验结果提示,与正常组比较,模型组中大鼠上睑下垂现象明显增加($P<0.05$),圈内保留时间显著延长($P<0.01$);大鼠血清中IL-6、TNF-α水平明显升高($P<0.05$);大鼠脑组织中IL-6、IL-1β免疫组织化学染色阳性表达率显著升高($P<0.01$);大鼠海马组织中NF-κB、NLRP3蛋白表达显著升高($P<0.01$)。与模型组比较,十大功劳叶提取物高剂量明显缩短大鼠在圈内保留时间($P<0.05$),降低大鼠血清中IL-6、TNF-α水平($P<0.05$,$P<0.01$),降低大鼠脑组织中IL-6、IL-1β免疫组织化学染色阳性表达率($P<0.01$);降低大鼠海马组织中NF-κB、NLRP3蛋白表达($P<0.05$,$P<0.01$)。结论认为,十大功劳叶提取物具有明显的抗抑郁作用,且能改善利血平诱导的抑郁大鼠炎

症反应,其机制可能与抑制 NF-κB/NLRP3 信号通路有关。

13. 卢仁睿,张莉,徐瑞豪,等. 怀菊花提取物对皮质酮诱导的抑郁模型的保护作用及机制研究. 中草药,2022,53(18):5750-5758.

卢仁睿等通过皮质酮诱导的小鼠抑郁症模型和肾上腺嗜铬细胞瘤 PC-12 细胞损伤模型,研究怀菊花提取物的抗抑郁作用。将雄性 C57BL/6 小鼠随机分为对照组、模型组、氟西汀(5 mg/kg)组和怀菊花提取物低、中、高剂量(1.67 g/kg、3.33 g/kg、6.67 g/kg)组。模型组和各给药组连续 21 天结膜下注射皮质酮(20 mg/kg),造模同时灌胃相应药物。给药结束后进行糖水偏好实验、悬尾实验和旷场实验;采用 ELISA 法检测小鼠血清中皮质酮及神经递质水平;采用 Western blot 检测海马组织中环磷腺苷效应元件结合蛋白(CREB)通路关键蛋白表达。皮质酮诱导 PC-12 细胞建立细胞损伤模型,采用流式细胞术检测怀菊花提取物对细胞凋亡及活性氧(ROS)水平的影响;采用 In-Cell Western 法检测凋亡相关蛋白及 CREB 通路关键蛋白表达。结果显示:怀菊花提取物能够显著改善小鼠的糖水偏好率($P<0.05$,$P<0.01$),增加小鼠的站立次数($P<0.05$,$P<0.01$),减少小鼠悬尾实验的不动时间($P<0.01$),显著降低血清中皮质酮水平($P<0.01$),升高血清中 5-羟色胺(5-HT)、去甲肾上腺素(NE)、多巴胺(DA)、乙酰胆碱(Ach)水平($P<0.05$,$P<0.01$),上调海马组织中 CREB、磷酸化 CREB(p-CREB)、环磷酸腺苷(cAMP)蛋白表达水平($P<0.05$,$P<0.01$)。怀菊花提取物显著抑制皮质酮诱导的 PC-12 细胞凋亡率及细胞内 ROS 水平($P<0.01$),抑制凋亡相关蛋白表达($P<0.01$),上调 CREB 通路关键蛋白表达($P<0.01$)。结论认为,怀菊花提取物可能通过调节 CREB 通路、抑制神经细胞凋亡,从而改善抑郁。

(万芮含)

七、脊柱疾病

1. 屠金康,李方方,付腾飞,等. 改良八段锦"前三式"对神经根型颈椎病患者的疗效探究. 中国全科医学,2022,25(30):3783-3788.

屠金康等观察改良八段锦"前三式"对神经根型颈椎病(CSR)患者临床症状、焦虑、疼痛及生活质量的疗效,选取 2021 年 3 至 8 月在复旦大学附属中山医院康复医学中心就诊的 CSR 患者 72 例,采用随机分组软件将其分为常规康复组和改良八段锦组,各 36 例。常规康复组接受常规康复治疗,包括红外线、牵引、深层肌肉放松刺激(DMS)、改良旋转位颈椎关节松动术,3 次/周,连续治疗 4 周;改良八段锦组在常规康复组基础上再接受改良八段锦"前三式"锻炼,3 次/周,连续治疗 12 周。于治疗前及治疗后 4、8、12 周,分别采用田中靖久颈椎病症状量表 20 分法、焦虑自评量表(SAS)、颈部疼痛视觉模拟量表(VAS)、中文版简明健康调查简表(SF-36)对患者的整体症状、焦虑程度、疼痛及生活质量进行评估。结果显示:研究过程中,常规康复组脱落 4 例,剔除异常数据 2 例;改良八段锦组脱落 3 例,剔除异常数据 3 例,最终常规康复组和改良八段锦组各纳入 30 例。治疗后 4、8、12 周,改良八段锦组田中靖久颈椎病症状量表 20 分法评分、SF-36 评分均高于常规康复组($P<0.05$);SAS 评分、颈部疼痛 VAS 评分均低于常规康复组($P<0.05$)。改良八段锦组治疗后 4 周田中靖久颈椎病症状量表 20 分法评分、SF-36 评分高于治疗前,SAS 评分、VAS 评分低于治疗前;治疗后 8 周田中靖久颈椎病症状量表 20 分法评分、SF-36 评分高于治疗前及治疗后 4 周,SAS 评分、VAS 评分低于治疗前及治疗后 4 周;治疗后 12 周田中靖久颈椎病症状量表 20 分法评分、SF-36 评分高于治疗前及治疗后 4 周、8 周,SAS 评分、VAS 评分低于治疗前及治疗后 4 周、8 周($P<0.05$)。结论认为,改良八段锦前三式可改善 CSR 患者的临床症状、焦虑程度、疼痛及生活质量的疗效确切,且省时、便捷,值得在 CSR

患者临床及家庭常规康复训练中推广运用。

2. 马尧,布赫,陈清威,等.针刺联合督灸治疗早中期强直性脊柱炎及对骶髂关节骨髓水肿的影响.中国针灸,2022,42(9):971-976.

马尧等观察在西药治疗基础上针刺联合督灸治疗早中期强直性脊柱炎患者的临床疗效及对患者骶髂关节骨髓水肿的影响。将70例早中期强直性脊柱炎患者随机分为观察组和对照组,各35例。对照组予注射用重组人Ⅱ型肿瘤坏死因子受体-抗体融合蛋白皮下注射,每次25 mg,每周一、周五各1次,连续治疗3周;观察组在对照组基础上,予针刺联合督灸治疗,于大椎、长强、秩边、百会等主穴针刺(根据患者情况针刺百会、大杼、肾俞、委中、阳陵泉、三阴交等配穴),大椎、长强施以通督热针法,并联合督脉隔姜灸(针刺各穴位得气后,将1.5~2.0 kg的生姜泥挤掉姜汁,姜泥下平铺一层桑皮纸,从大椎沿督脉铺到长强,生姜泥截面呈梯形,然后将陈年艾绒制作成边长约3 cm的正三棱柱形艾炷,置于姜泥上,多处同时点燃进行督灸。每次灸1壮,热度以局部温热且可耐受为度,自觉灼烫时,局部垫入薄纸片以减轻热度,一般施灸20 min),每天1次,7次为一疗程,治疗3个疗程。治疗前后,比较两组加拿大脊柱骨关节炎研究协会(SPARCC)评分、Bath强直性脊柱炎疾病活动指标(BASDAI)评分、Bath强直性脊柱炎功能指标(BASFI)评分、Bath强直性脊柱炎综合指数评分(BAS-G),观察两组临床疗效及不良反应。结果显示:治疗后,两组患者SPARCC、BASDAI、BASFI、BAS-G评分均较治疗前降低($P<0.05$),且观察组低于对照组($P<0.05$)。观察组总有效率为97.1%,高于对照组的82.4%($P<0.05$)。对照组出现4例胃肠道反应和1例皮疹反应;观察组3例督灸后局部皮肤发红瘙痒,未出现药物不良反应。结论认为,在西药治疗基础上,针刺联合督灸可改善早中期强直性脊柱炎患者骶髂关节骨髓水肿,控制患者疾病活

动,改善日常生活能力,且相对安全有效。

3. 赖智君,刘利涛,李志敏,等.化瘀理筋针刺法对腰椎间盘突出症瘀血阻滞型患者血清PGE2、IL-23、MMP-9及腰椎功能的影响.中华中医药杂志,2022,37(12):7540-7542.

赖智君等学者探讨化瘀理筋针刺法对腰椎间盘突出症瘀血阻滞型治疗作用。于2018年9月至2021年1月在海口市中医医院招募腰椎间盘突出症患者118例,并随机分为两组,每组59例。对照组采用西医常规治疗(包括美洛昔康片7.5 mg,1次/d),并予康复训练(腰椎牵引、直腿抬高锻炼,腰痛剧烈且疾病处于急性期时予甘露醇静滴脱水消肿)。观察组联合化瘀理筋针刺法治疗,针刺前先行理筋,揉按上述主穴,再推揉双侧竖脊肌,弹拨或推拿韧带及腰肌,治疗30 min;上述操作完毕后行针刺治疗,针刺选择L3-5夹脊穴、阳陵泉、血海、委中、足三里、大肠俞、环跳、秩边为主穴,其中夹脊穴选取双侧穴,其余穴位选择患侧,行化瘀功效。均采用直刺法,足三里、阳陵泉采用泻法,其余穴位采用平补平泻法,进针深度:臀部穴位2~3寸,腰部穴位1~2寸,下肢穴位1~1.5寸。得气后留针30 min,1次/天,周一至周五,两组均治疗4周。比较治疗前后两组血清前列腺素E2(PGE2)、白介素-23(IL-23)、基质金属蛋白酶-9(MMP-9)、环氧合酶2(COX-2)、转化生长因子-B1(TGF-B1);测量腰椎功能障碍指数(ODI)评分、疼痛视觉模拟量表(VAS)评分、腰椎功能(JOA)评分。结果显示:治疗后,两组血清PGE2、IL-23、MMP-9、COX-2、TGF-B1水平均较治疗前显著降低($P<0.01$);ODI评分、VAS评分均较治疗前显著降低($P<0.01$),JOA评分显著升高($P<0.01$),且观察组各指标改善均优于对照组($P<0.01$)。两组不良反应总发生率比较差异无统计学意义。结论认为,对于腰椎间盘突出症瘀血阻滞型患者而言联合化瘀理筋针刺法具有临床可行性。

4. Zhou X, Kong L, Ren J, et al. Effect of traditional Chinese exercise combined with massage on pain and disability in patients with lumbar disc herniation: A multi-center, randomized, controlled, assessor-blinded clinical trial. Front Neurol, 2022, 13: 952346.

Zhou X 等[6]开展了多中心、随机、对照、评估者盲法临床研究,评估传统中式运动联合中医按摩与单独使用中医按摩对腰椎间盘突出症患者疼痛、残疾、腰椎活动和步态表现的影响。在中国 4 家医院招募了 272 名腰椎间盘突出症患者。受试者被随机分配到联合治疗组或对照组。对照组只给予中医按摩治疗,并指示保持日常身体活动;联合治疗组在 6 周内接受了 18 次太极训练(4 个经典的太极动作,每周 3 次,每次 30 min)和中医按摩治疗。中医按摩治疗方法:按压、揉捏和滚动,沿着脊柱两侧膀胱经络放松竖脊肌、多裂肌、臀中肌、臀大肌、腘绳肌和腓肠肌的技术;然后用手指或肘尖按压双侧穴位以及疼痛点和痉挛肌肉;最后,沿着腰部向下肢推以放松肌肉,并进行脊柱操作以调整关节,从业者通常需要对腰椎进行旋转推力,同时沿其长度施加分心,然后拉伸下肢,3 次/周,持续 6 周。测量的结局变量包括视觉模拟量表(VAS),麦吉尔疼痛问卷简表(SF-MPQ),Oswestry 残疾指数(ODI),腰椎运动范围(ROM)和步态表现。结果显示:在 272 名随机参与者中,259 人完成了研究。TCEs 加中医组基线 VAS 评分为 51.77 mm,单纯中医组平均 VAS 评分为 50.93 mm。TC 组第 6 周 VAS 评分的降低幅度大于中医组,平均差异为 4.05(95%CI 2.15~5.95,$P<0.001$),组间差异的 ODI 评分为 3.57 分(95%CI 2.84~4.30,$P<0.001$)。在 SF-MPQ,步行速度、踏频和腰椎 ROM 中观察到类似的显著差异结果。在整个研究期间没有报告严重的不良事件。结论认为,与单用中医按摩相比,传统中式运动联合中医按摩治疗在减轻疼痛和改善残疾方面表现更好,联合疗法可以被认

为是腰椎间盘突出症患者的一种有价值的治疗选择,对中老年腰椎间盘突出症患者具有潜在的治疗效用。

5. Fu G, Liu X, Wang WS, et al. Efficacy comparison of acupuncture and balanced acupuncture combined with TongduZhengji manipulation in the treatment of acute lumbar sprain. Am J Transl Res, 2022,14(7): 4628-4637.

Fu G 等为了比较平衡针配合通督整脊手法与针刺治疗急性腰扭伤的疗效。对滨州医科大学附属医院 2020 年 1 月至 2020 年 12 月收治的 71 例急性腰扭伤患者的临床资料进行回顾性分析。根据治疗方法将患者分为单纯组(35 例)和联合组(36 例)。单纯针刺治疗组单纯针刺腰痛穴(手背),深度为 1.5 cm,持续 1~2 min;联合组采用平衡针刺腰痛穴(头部)配合通督整脊推拿治疗。比较两组治疗效果、疼痛程度、腰椎功能及腰椎活动度。结果显示:联合组治疗第 3、4、5 天后,视觉模拟量表(VAS)评分均低于单纯组($P<0.05$)。治疗第 1、2 天后,两组 VAS 评分差异无统计学意义($P>0.05$),联合组罗兰-莫里斯残疾问卷(RMDQ)评分与单纯组比较无显著性差异($P>0.05$);治疗第 3、4、5 天后,RMDQ 评分低于单纯组($P<0.05$)。治疗第 1、2、3 天,联合组日本骨科协会(JOA)评分与单纯组比较无显著性差异($P>0.05$);治疗第 4、5 天,联合组 JOA 评分明显高于单纯组($P<0.05$)。联合组治疗第 1、2 天后活动范围(ROM)评分与单纯组比较无显著性差异($P>0.05$),治疗的 3、4、5 天后活动范围(ROM)评分低于单纯组($P<0.05$)。联合组总有效率 91.67%,明显高于单纯组的 71.43%($P<0.05$)。结论认为,与单纯针刺相比,平衡针刺配合通督正极手法能明显减轻疼痛程度,改善腰椎活动度和腰椎功能,疗效优于单纯针刺。

(丁妍怡)

八、骨与关节疾病康复

1. 田野,王强,路怀民,等.八段锦运动联合玻璃酸钠关节腔注射治疗膝骨性关节炎的疗效观察.中华物理医学与康复杂志,2022,44(12):1104-1107.

田野等研究八段锦运动联合玻璃酸钠关节腔注射治疗膝骨性关节炎(KOA)患者的疗效。选取2020年8月至2022年1月在成都体育学院附属体育医院门诊治疗的单侧KOA患者40例,按照随机数字表法将其分为观察组和对照组,每组20例。两组患者均进行健康宣教,对照组在健康宣教的基础上行玻璃酸钠关节腔注射治疗,每周1次,连续治疗5周;观察组在此基础上辅以八段锦运动,每周3次,连续训练5周。治疗前、治疗后分别采用WOMAC骨关节炎指数量表、视觉模拟评分法(VAS)、表面肌电图评估两组患者的膝关节功能、疼痛程度、患侧膝股四头肌的表面肌电积分值(iEMG)。结果显示:与组内治疗前比较,两组患者治疗后VAS评分、WOMAC评分较低、患侧膝股四头肌iEMG值较高($P<0.05$);与对照组治疗后比较,观察组VAS评分、WOMAC评分较低,患侧膝股四头肌iEMG值较高,差异有统计学意义($P<0.05$)。结论认为,八段锦运动联合玻璃酸钠关节腔注射可协同作用于KOA,减轻膝关节疼痛,改善膝关节功能。

2. 曾晓霞,林荣,杨芳洁,等.温针灸治疗肩袖损伤的效果.中国康复理论与实践,2022,28(5):609-615.

曾晓霞等观察温针灸对肩袖损伤患者的治疗效果。选取2019年1月至2020年1月于福建中医药大学附属康复医院肩袖损伤患者70例,随机分为对照组和试验组,各35例。两组均接受Mulligan动态关节松动术和肩袖肌群肌肉能量技术(MET)治疗,试验组另于肩髃、巨骨、肩前、肩贞予温针灸,连续治疗2周。治疗前后采用肩关节疼痛与功能障碍指数(SPADI)、疼痛视觉模拟量表(VAS)、肩关节活动度(ROM)、肩关节等速肌力测试进行评定;随访观察并发症发生和复发情况。结果显示:对照组脱落5例,试验组脱落4例。治疗后,两组SPADI评分、VAS评分均显著降低($|t|>5.039,P<0.001$),ROM、等速肌力测试R值明显提高($|t|>2.751,P<0.01$)。试验组SPADI评分、VAS评分显著低于对照组($|t|>3.616,P<0.001$);ROM及前屈、后伸、内收、外展等速肌力测试R值均高于对照组($|t|>2.214,P<0.05$)。结论认为,温针灸联合康复训练可进一步缓解袖损伤患者肩关节疼痛,提高肩关节活动度,促进肌力恢复,改善肩关节功能。

3. 陈付艳,柯梓,朱洪航,等.补肾活血方联合穴位针刺治疗老年膝骨性关节炎疗效及对骨代谢和膝关节功能的影响.中国老年学杂志,2022,42(20):5036-5039.

陈付艳等探究补肾活血方联合穴位针刺治疗膝骨性关节炎(KOA)的临床疗效。选取2018年5月至2021年5月天津中医药大学第一附属医院收治的KOA患者96例,按照随机数字法将分为常规组和穴位针刺组,各48例。常规组给予常规西药加补肾活血方治疗方案,穴位针刺组在常规组基础上联合穴位针刺治疗方案。统计两组临床疗效、膝关节功能、中医证候积分,检测两组治疗前后血清骨钙素(BGP)、骨保护素(OPG)、Ⅰ型胶原C端肽(CTX-Ⅰ)、白细胞介素(IL)-1、肿瘤坏死因子(TNF)-α水平。结果显示:穴位针刺组临床总有效率高于常规组,差异有统计学意义($P<0.05$)。与治疗前比较,两组治疗后Lysholm功能评分、美国特种外科医院量表(HSS)评分显著升高($P<0.05$),且穴位针刺组显著高于常规组($P<0.05$);治疗后,两组中医证候积分均显著降低,且穴位针刺组显著低于常规组($P<0.05$)。与治疗前比较,治疗后两组BGP、OPG水平显著升高,CTX-Ⅰ水

平显著降低，且穴位针刺组 BGP、OPG 水平显著高于常规组，CTX-Ⅰ显著低于常规组（$P<0.05$）；治疗后两组 IL-1、TNF-α 水平显著降低，且穴位针刺组显著低于常规组（$P<0.05$）。结论认为，补肾活血方联合穴位针刺通过调节炎性因子和骨代谢水平，改善 KOA 患者骨关节功能，临床疗效优于西药联合补肾活血方治疗方案。

4. 许铠瀚，林煜翔，韦佳，等. 调和阴阳针刀治疗膝关节骨关节炎：随机对照试验. 中国针灸，2022,42(12)：1351-1356.

许铠瀚等观察调和阴阳针刀治疗膝关节骨关节炎（KOA）的临床疗效。招募 2020 年 6 月至 2021 年 6 月于广州中医药大学第一附属医院 88 例 KOA 患者，随机分为调和阴阳针刀组和安慰针刀组，每组 44 例。调和阴阳针刀组分别于膝关节阴面（鹅足、腘肌止点等 4～5 个高应力点）及阳面（髌下韧带刺激点、髌上囊等 1～2 个高应力点）予针刀治疗；安慰针刀组于相同部位予假针刀治疗，均每周 1 次，共治疗 2 周。分别于治疗前后观察两组患者西安大略和麦克马斯特大学骨关节炎指数（WOMAC）评分、视觉模拟量表（VAS）评分、膝关节内侧副韧带和外侧副韧带厚度、膝关节活动度和足底压力分布，并于治疗结束后 3 个月随访时记录调和阴阳针刀组 WOMAC 及 VAS 评分。结果显示：治疗后，两组患者 WOMAC 各分项评分（疼痛、僵硬、功能）及总分、VAS 评分均较治疗前降低（$P<0.05$），调和阴阳针刀组 WOMAC 疼痛评分、功能评分、总分及 VAS 评分低于安慰针刀组（$P<0.05$）；两组患者治疗前后内外侧副韧带厚度、膝关节活动度比较，差异均无统计学意义（$P>0.05$）。治疗后，调和阴阳针刀组足底内侧压强升高、外侧压强降低（$P<0.05$），足底力线向内侧移动；随访时，调和阴阳针刀组 WOMAC 各分项评分及总分、VAS 评分均低于治疗前与治疗后（$P<0.05$）。结论认为，调和阴阳针刀可通过改变膝关节局部生物

应力，进而改善患者膝关节的临床症状。

5. 卢曼，黄小双，孟德鸿，等. 针刀对膝关节骨关节炎大鼠 mTOR/Atg/ULK1/Beclin-1 轴及软骨细胞自噬的影响. 中国灸，2022,42(1)：59-65.

卢曼等观察针刀对膝关节骨关节炎（KOA）大鼠软骨细胞自噬及自噬相关蛋白、哺乳动物雷帕霉素靶蛋白（mTOR）表达的影响，探究针刀干预 KOA 的可能机制。将 42 只 SD 大鼠随机分为正常组、模型组和针刀组，每组 14 只。除空白组外，其余两组采用左侧后肢膝关节腔注射木瓜蛋白酶和 L-半胱氨酸混合液制备大鼠 KOA 模型。造模后，针刀组以大鼠患侧股四头肌腱和内、外侧副韧带附近的条索或结节作为进针点行针刀干预，每周 1 次，共干预 3 次（3 周）。观察各组大鼠左侧膝围变化；HE 染色法和透射电镜观察各组大鼠左侧膝关节软骨细胞及超微结构形态；实时荧光定量 PCR 和 Westernblot 法检测大鼠左侧膝关节软骨组织自噬相关基因（Atg5、Atg12、Atg4a）、Unc-51 样自噬激活激酶 1（UL-K1）、自噬基因 Beclin-1 及 mTOR 的 mRNA 和蛋白表达。结果显示：造模后，模型组、针刀组左侧膝围均较本组造模前及正常组增加（$P<0.05$）；干预后，针刀组左侧膝围小于模型组及本组造模后（$P<0.05$）。与正常组比较，模型组大鼠软骨细胞数量减少，少数细胞肿胀、细胞核皱缩、线粒体肿胀、自噬体减少；与模型组比较，针刀组大鼠软骨细胞数量增多，多数细胞结构恢复正常，自噬体增多。与正常组比较，模型组大鼠膝关节软骨组织 Atg5、Atg12、Atg4a、Beclin-1、ULK1 mRNA 和蛋白表达降低（$P<0.05$）；与模型组比较，针刀组大鼠以上指标表达升高（$P<0.05$）。与正常组比较，模型组大鼠膝关节软骨组织 mTOR mRNA 和蛋白表达升高（$P<0.05$）；与模型组比较，针刀组大鼠以上指标表达降低（$P<0.05$）。结论认为，针刀干预能改善 KOA 模型大鼠膝关节软骨损伤，其机制可能与降低 mTOR 的表达，上调 Atg5、Atg12、

Atg4a、ULK1、Beclin－1的表达,从而促进KOA大鼠软骨细胞自噬,延缓软骨细胞的衰老退变有关。

6. 刘晶,林巧璇,卢莉铭,等.针刀干预对膝骨关节炎兔股直肌组织形态及超微结构的影响.中国骨伤,2022,35(3):281-286.

刘晶等观察针刀干预对膝关节骨关节炎(KOA)兔股直肌组织形态及超微结构的影响,揭示针刀治疗KOA可能的疗效机制。选取6月龄新西兰雄性兔24只,体质量(2.0±0.5)kg,采用随机数字表法分为空白组、模型组、针刀组,每组8只。改良Videman法左后肢伸直位石膏固定制动6周复制KOA模型。针刀组采用经筋理论指导下针刀松解股四头肌经筋病灶点鹤顶次、髌外上、髌内上治疗,每周1次,共治疗4次;空白组和模型组正常饲养,不干预。治疗结束后1周,采用肌骨超声观察股直肌羽状角(PA)、肌肉厚度(MT)、横截面积(CSA)及弹性应变率比值(SR)的变化;HE染色观察股直肌组织形态、肌纤维数量及平均横截面积的变化;透射电镜观察股直肌组织肌原纤维、肌节和肌丝的超微结构变化。结果显示:模型组股直肌PA、MT和CSA均较空白组小($P<0.05$),针刀组较模型组大($P<0.05$)。模型组股直肌SR较空白组增大($P<0.05$),针刀组较模型组减小($P<0.05$)。HE染色结果显示,空白组股直肌纤维排列整齐;模型组股直肌肌束排列紊乱,少量炎细胞浸润;针刀组股直肌肌束排列趋于整齐,炎细胞减少;模型组在固定视野内肌纤维数量较空白组增加($P<0.05$),平均横截面积较空白组减小($P<0.05$);针刀组在固定视野内肌纤维数量较模型组减少($P<0.05$),平均横截面积较模型组增加($P<0.05$)。电镜结果显示,与空白组比较,模型组股直肌纤维整体排列欠规整,Z线断裂不连续;与模型组比较,针刀组股直肌纤维排列趋于整齐,Z线较整齐。结论认为,基于经筋理论针刀松解股四头肌经

筋病灶点能够有效改善KOA兔股直肌组织病理形态和结构,促进骨骼肌慢性损伤的修复和重建,这可能是针刀治疗KOA的作用机制之一。

7. 王兆佳,郑绍琴,刘敏,等.青蒿素羟基氯喹复方对大鼠佐剂性关节炎的防治作用研究.中药新药与临床药理,2022,33(11):1487-1494.

王兆佳等观察青蒿素羟基氯喹复方(AH)预防性给药对佐剂性关节炎(AA)大鼠的保护作用,探讨AH防治类风湿性关节炎的药效及机制。在大鼠右后足跖皮内注射弗氏完全佐剂复制关节炎模型。致炎前1天开始灌胃给药,连续给药至造模后30天。收集致炎前后大鼠体质量、足肿胀度、关节炎指数等数据,观察预防性给药对大鼠原发性病变和继发性病变的影响;于实验终点采用ELISA法测定大鼠外周血中肿瘤坏死因子α(TNF-α)、干扰素γ(IFN-γ)、白细胞介素1β(IL-1β)、白细胞介素4(IL-4)含量;计算胸腺、脾脏及肾上腺指数;取大鼠踝关节行HE染色,对比组间组织病理学改变。结果显示:与正常对照组比较,模型对照组大鼠原发性足肿胀度($P<0.01$)、关节炎指数($P<0.01$)、血清中TNF-α和IL-1β含量($P<0.01$)、踝关节病理形态结构评分总值($P<0.01$)均明显升高。与模型对照组比较,AH各剂量组原发性足肿胀度在致炎后6h、30h、60h、72h明显下降($P<0.05,P<0.01$),关节炎指数从第15天起明显下降($P<0.01$);AH中、高剂量组佐剂性关节炎大鼠继发性足肿胀度下降程度从第15天开始明显下降($P<0.05,P<0.01$),且从第24天起恢复至接近正常组水平($P>0.05$)。AH各剂量均可明显减少大鼠血清中TNF-α和IL-1β的含量($P<0.01$),其病理形态结构评分总值明显低于模型对照组($P<0.01$)。结论认为,青蒿素羟基氯喹复方预防性给药对佐剂性关节炎大鼠的关节骨质破坏具有保护作用,其作用机制可能与减轻炎症反应、减少破骨细胞增生有关。

8. Song J, Wei L, Cheng K, et al. The Effect of Modified Tai Chi Exercises on the Physical Function and Quality of Life in Elderly Women With Knee Osteoarthritis. Frontiers in aging neuroscience, 2022, 14: 860762.

Song J 等研究持续太极运动对老年膝关节骨关节炎（KOA）妇女身体功能和生活质量的影响。参与者通过微信公众账号推广、广告和社区慢性病管理中心的推荐在社区免费诊所招募，对 40 例老年 KOA 女性患者进行了单盲、随机对照试验（RCT）。参与者被随机分为 12 周太极组和对照组。太极拳组每周参加 3 次改良太极拳训练，对照组每周参加 1 次健康教育课程。主要观察指标为，西安大略和麦克马斯特大学（WOMAC）骨关节炎指数量表；次要观察指标为，Berg 平衡量表（BBS）、起立行走计时量表（TUG）、简明健康状况量表（SF-36）、匹兹堡睡眠质量指数量表（PSQI）、焦虑自评量表（SAS）、抑郁自评量表（SDS）。结果显示：12 周后，太极组与对照组相比，WOMAC 疼痛（平均差值为 -5.09 分，$P=0.001$）、WOMAC 僵硬度（平均差值为 -3.60 分，$P=0.002$）、WOMAC 身体功能（平均差值为 -11.21 分，$P=0.001$）均有显著改善。此外，太极拳组在 BBS（平均差值为 1.70 分，$P=0.008$）、TUG（平均差值为 -0.52 s，$P=0.001$）、SF-36PCS（平均差值为 7.60 分，$P=0.001$）、MCS（平均差值为 7.30 分，$P=0.001$）、PSQI（平均差值为 -3.71 分，$P=0.001$）、SDS（平均差值为 -5.37 分，$P=0.025$）和 SAS（平均差值为 -5.06 分，$P=0.002$）方面也有显著改善。结论认为，改良太极拳是改善老年女性 KOA 患者身体功能和生活质量的有效治疗方法。

9. Guo D, Ma S, Zhao Y, et al. Self-administered acupressure and exercise for patients with osteoarthritis: A randomized controlled trial. Clin Rehabil, 2022, 36(3): 350-358.

穴位压力是促进血液循环和肌肉活动的传统非药物干预，自体穴位按压和运动是治疗膝关节骨关节炎的潜在方法。Guo D 等设计一项膝关节骨关节炎自我治疗的随机对照试验，收集沧州医院 221 例膝关节骨关节炎（KOA）患者，随机分为 4 组：对照组（55 例）、运动组（56 例）、穴位加压组（55 例）、运动穴压组（55 例）。在前 8 周，向不同组患者提供相应的培训课程，要求患者进行 16 周的相应干预；在第 16 周对患者状况进行了评价。主要指标是在试验的第 8 周和第 16 周评估了西安大略大学和麦克马斯特大学膝关节骨关节炎患者的总体评分。结果显示：与其他干预相比，自用穴位压力和运动可显著降低膝关节骨关节炎患者第 16 周时的视觉模拟量表（3.75±1.89 vs. 2.93±1.73，$P<0.05$）、疼痛（7.6±2.8 vs. 4.8±2.7，$P<0.05$）、僵硬（3.75±1.89 vs. 2.93±1.73，$P<0.05$）。穴位加压和运动组合也改善了骨关节炎患者的活动范围（114.4±11.5 vs. 120.4±11.9，$P<0.05$）和步行速度（1.48±0.48 vs. 1.76±0.50，$P<0.05$）。结论认为，自行锻炼和穴位按压可缓解关节炎症状（肿胀、疼痛、关节功能障碍和关节畸形），改善关节功能，支持其在骨关节炎临床治疗中的潜在应用。

（李钻芳）

九、其他疾病康复

1. 罗建昌，方震宇，毛天明，等. 眶内穴位电针干预对颅脑外伤后动眼神经麻痹的影响. 中华物理医学与康复杂志，2022,44(3): 226-229.

罗建昌等研究眶内穴位电针干预对颅脑外伤后动眼神经麻痹的疗效和动眼神经功能的影响。于 2017 年 1 月至 2019 年 12 月在浙江台州市立医院招募了颅脑外伤后动眼神经麻痹患者 60 例，按照随机数字表法分为观察组和对照组，每组 30 例。患者均给予常规药物治疗。在此基础上，观察组给予眶内穴位电针刺激治疗，采用疏密波（疏波 1 Hz，密波 20 Hz），30 min/次，1 次/天，每周治疗 5 天，共 8 周；对照组给予调制中频电治疗，采用变频调制，中频载波频率 4.0 kHz,低频调制频率 0.2～150 Hz,20 min/次,1 次/天,每周治疗 5 天,共 8 周。分别于治疗前和治疗 8 周后,观察两组患者的睑裂高度、瞳孔直径、对光反射评分、眼球运动功能评分、动眼神经功能评分及其临床疗效。结果显示:治疗后观察组患者的睑裂高度(6.16±1.96) mm、瞳孔直径(4.75±1.33) mm、对光反射评分(0.53±0.68)分、眼球运动功能评分(0.83±1.05)分、动眼神经功能评分(2.99±3.45)分,各指标均明显优于对照组的(4.85±1.92) mm、(5.78±1.16) mm、(0.83±0.75)分、(1.53±1.17)分、(5.64±3.57)分,且组间差异均有统计学意义($P<0.05$)。治疗后两组患者的临床疗效比较,观察组的总有效率 90.00%,明显优于对照组的 66.67%,且组间差异有统计学意义($P<0.05$)。结论认为,眶内穴位电针刺激治疗对颅脑外伤后动眼神经麻痹有效,可减轻动眼神经麻痹后出现的眼肌运动功能障碍。

2. 杨欢,吴涛,王瑞辉,等. 电针干预对创伤性颅脑损伤大鼠脑组织中 p‑AMPK、p‑mTOR 蛋白表达的影响. 时珍国医国药,2022,33(5):1248‑1251.

杨欢等研究了电针干预对创伤性颅脑损伤(TBI)大鼠神经功能恢复、脑组织病理形态变化及损伤区域脑组织中 p‑AMPK、p‑mTOR 蛋白表达的影响,探讨电针干预对 TBI 大鼠的作用机制。选取 SD 雄性大鼠 70 只,随机选取 16 只,分为空白组、假手术组,各 8 只。剩余 54 只大鼠均采用 Fenney 打击法进行模型制备(术中死亡 6 只),将中度颅脑损伤大鼠随机分为模型组、电针组各 24 只。电针组选穴"百会""水沟"及患侧"内关""足三里",于造模后 24 h 开始进行电针干预,断续波,频率 2 Hz,15 min/次,1 次/天,干预 14 天,其余各组均不干预。结果显示:与空白组和假手术组比较,电针组与模型组评分均呈下降趋势,且电针组改良神

经功能严重程度评分(mNSS)始终低于同时期(第 3、7、14 天)模型组,差异具有统计学意义($P<0.01$)。造模后第 3 天,模型组和电针组脑组织均可见细胞排列紊乱,形态异常,但电针组镜下上述情况略优于模型组;电针组脑组织形态恢复情况优于同时期(造模后第 7、14 天)的模型组。空白组与假手术组细胞形态结构完整,电针组尼氏体数量与模型组均不同程度增多,但电针组尼氏体数量明显多于同时期(造模后第 3、7、14 天)的模型组。与空白组和假手术组比较,模型组与电针组脑组织中 p‑AMPK、p‑mTOR 蛋白表达量差异显著,具有统计学意义($P<0.05$);与模型组比较,造模后第 3、7、14 天,电针可明显下调 p‑AMPK 蛋白表达量,上调 p‑mTOR 蛋白表达量,差异具有统计学意义($P<0.05$)。结论认为,电针干预对创伤性颅脑损伤大鼠神经功能恢复、脑组织保护及修复有积极作用,可能是通过调节颅脑损伤大鼠脑组织中 p‑AMPK、p‑mTOR 蛋白含量的表达,抑制神经细胞自噬,减轻神经元或胶质细胞死亡而实现的。

3. 陈其强,桂树虹,唐月清. 不同形式基于活动的恢复训练对脊髓损伤后膀胱及肠道功能的影响. 中国老年学杂志,2022,42(4):884‑886.

陈其强等探讨针灸和生物反馈电刺激对老年脊髓损伤(SCI)患者临床疗效、膀胱及肠道功能的影响。选取 2018 年 1 月至 2020 年 1 月在海南省人民医院就诊的 104 例 SCI 患者,随机分为针灸组和反馈组,各 52 例。针灸组在常规恢复训练基础上联合针灸进行治疗;反馈组在常规恢复训练基础上联合生物反馈电刺激进行治疗。治疗 8 周后比较两组临床疗效、膀胱及肠道功能变化情况,并记录治疗期间两组不良反应情况。结果显示:治疗 8 周后,针灸组临床疗效显著高于反馈组($P<0.05$);两组残余尿量和日排尿次数均明显低于治疗前,40 cmH$_2$O 安全状态下膀胱容量明显高于治疗前,其中针灸组残余尿量显著低于反馈组,膀胱容量显

著高于反馈组($P<0.05$);两组神经源性肠道功能障碍(NBD)、Cleveland便失禁、Wexner便秘评分明显低于治疗前,其中针灸组NBD和Wexner便秘评分显著低于反馈组($P<0.05$)。治疗期间两组不良反应发生率差异无统计学意义($P>0.05$)。结论认为,针灸联合常规恢复训练治疗老年脊髓损伤患者膀胱、肠道功能恢复较生物反馈电刺激疗效更佳,且患者依从性更好,更加经济。

4. 余艳梅,刘勇,徐智韬,等.重复经颅磁刺激联合针刺治疗脊髓损伤后神经病理性疼痛的临床研究. 中国康复,2022,37(7):400-404.

余艳梅等观察重复经颅磁刺激(rTMS)联合针刺治疗脊髓损伤(SCI)后神经病理性疼痛(NP)的临床疗效。选取2018年9月至2021年12月于浙江省人民医院康复中心收治并确诊的SCI后NP患者99例为研究对象,采用随机抽签分组将受试者分为对照组、针刺组和联合组,各33例。对照组进行常规基础治疗,针刺组在对照组基础上进行针刺治疗,联合组在针刺组基础上进行rTMS治疗。分别于治疗前及治疗6周后对3组患者进行视觉模拟量表(VAS)、汉密顿抑郁量表(HAMD)、汉密顿焦虑量表(HAMA)及生活质量SF-36量表评估。结果显示:治疗6周后,3组患者VAS、HAMD和HAMA评分较治疗前均明显降低($P<0.05$),SF-36量表各项评分较治疗前均明显升高($P<0.05$);针刺组VAS、HAMD和HAMA评分较对照组均有降低($P<0.05$),SF-36量表各项评分较对照组均有升高($P<0.05$);联合组VAS、HAMD和HAMA评分较针刺组和对照组均有降低($P<0.05$),SF-36量表各项评分较针刺组和对照组均有升高($P<0.05$)。结论认为,rTMS联合针刺治疗SCI后NP患者,有助于改善患者临床疼痛现象,且在改善患者情绪和生活质量方面疗效显著。

（李　霞　李钻芳）

第十章 康复护理

2022年度,在康复护理领域共收集学术论文105篇(检索数据库:中国知网、万方、维普、PubMed以及Web of Science;期刊限定:中文核心期刊、英文为JCR分区Q2区及以上期刊;文献限定:剔除综述类),其中纳入专论65篇(占61.9%)、收入文选33篇(占31.43%)。从文献统计分析看,研究主要聚焦于功能障碍的基础护理以及前沿性的康复护理技术,如神经系统疾病康复护理、骨与关节疾病康复护理、心肺疾病康复护理、儿童疾病康复护理及其他功能障碍康复护理。另外,对康复护理模式、康复护理人才的建设与管理等也有一定的研究进展。

【专 论】

一、神经系统疾病康复护理

(一)康复护理技术现状

脑、神经康复护理研究主要集中在卒中、脑损伤和脊髓损伤患者的肢体功能、吞咽功能、自我照护能力和生存质量改善的干预。王自玲等[1]运用随机对照实验对比海马型康复体位标识枕结合24 h姿势管理护理和常规护理对老年脑卒中患者康复护理的应用效果,发现前者改善效果显著优于后者。黄露等[2]研究"护理人员-患者-照护者"协同康复训练能提高不完全性脊髓损伤患者的自我护理能力及生活质量。Yang Y等[3]研究以奥勒姆自我护理理论为基础构建的早期康复护理能有效改善创伤性脑损伤患者的运动功能和生存能力。Wong FK等[4]以家庭为基础的脑卒中幸存者过渡护理模式有效改善卒中患者的生活质量、症状、自

我效能及日常生活活动能力。Zuo L等[5]通过对康复期老年脑梗死患者进行全纳分级康复护理模式配合针刺治疗,发现全纳分层康复护理模式,结合针刺治疗可以加速老年脑梗死患者神经功能恢复,促进肢体功能的康复,显著提高患者的生活质量。

(二)康复护理技术创新

脑、神经系统疾病在其恢复期和维持期或多或少遗留各种类型的功能障碍,如肢体运动功能障碍、平衡功能障碍、吞咽功能障碍、认知功能障碍等导致患者日常生活活动能力完全或部分依赖,自理能力降低或缺失。临床研究文献主要集中在恢复期和维持期的肢体功能、吞咽功能的康复护理创新,主要有:护士为主导的康复护理、体位管理创新、创新健康教育模式与方法、丰富社区康复,同时更加关注生活质量、人文关怀与社会因素等的影响。

陈璐等[6]采用改良关注和解释疗法有效地改善脑卒中偏瘫患者的运动功能和提高认知水平。李壮苗等[7]对脑卒中偏瘫患者实施"四子散"蜡疗手三阴经筋,有效改善上肢运动功能、痉挛状态及生存质量。王晓红等[8]应用中药湿热敷技术能改善中风患者肢体痉挛和缓解疼痛。邸佳等[9]通过对脑卒中偏瘫患者运用康复护理联合血液循环驱动泵,改善了脑卒中偏瘫患者血液高凝状态,降低了下肢深静脉血栓形成(DVT)的发生率,提高了患者的生活质量。

贾露等[10]通过相关问卷了解脑卒中吞咽障碍患者习得性无助感现状得分,并通过分层回归分析得出文化程度、家庭人均、月收入、吞咽障碍程度、

自我效能感、社会支持心理一致感,为习得性无助感的主要影响因素。盘丽华等[11]对颅脑外伤术后吞咽障碍患者实施 K 点刺激联合吞咽-摄食管理,可明显改善患者的吞咽功能,缩短鼻饲管留置时间,提高疗效。李雪莲等[12]将改良醒神解语操运用在脑卒中吞咽障碍患者康复训练中有效改善脑卒中吞咽障碍患者的吞咽功能与生活质量。周雪珍等[13]通过对脑卒中后流涎患者在常规用药和康复护理上加用肌内效贴,发现明显改善患者的吞咽障碍流涎情况。王滨琳等[14]通过探讨全病程管理促进听神经瘤术后吞咽障碍患者康复的效果,发现建立全病程管理对患者的康复相较于常规护理有促进效果。

陈金花等[15]运用基于互联网的脑卒中患者康复护理模式,在患者出院后 3 个月、出院后 6 个月时的锻炼依从性、运动功能、日常生活活动能力及生活质量方面明显提升。Fang X 等[16]通过将奥马哈系统康复护理方法应用于社区内有过脑卒中和跌倒经历的患者中,发现奥马哈系统能全面评价患者的健康问题,指导护理,干预定量,评价护理干预效果。胡琴等[17]通过制订与实施家属赋能方案并联合信息化服务,提高了脑胶质瘤患者术后服药依从性与生活质量。

张钦缔等[18]所创基于实景体验的健康教育模式可以促进脑卒中患者神经功能的恢复,提高生活能力,控制负性情绪,改善健康行为,降低复发风险。李彤等[19]引导式教育对脑卒中患者进行康复护理,有效改善了患者的肢体运动功能、平衡功能、肌张力和患侧下肢关节活动度。张莹等[20]采用社区老年健康服务模式对脑卒中患者居家健康管理,4 个月后患者的日常生活活动能力、生活质量明显改善。Jin Z 等[21]通过运用系统康复护理结合微信宣教的方式,对脑动脉血栓患者进行干预,发现系统康复护理结合微信宣传教育,可以有效降低患者脑动脉血栓,降低神经功能缺损程度,改善其早期认知功能和运动功能,提高其日常生活能力和预后

生活质量。

Li M 等[22]采用文献回顾、质性研究调查、问卷调查、专题讨论和德尔福专家咨询等构建适合脑卒中患者的人性化护理实践指南,为脑卒中专业人性化护理实践的建设提供参考。

二、骨与关节疾病康复护理

(一)功能障碍基础康复护理

骨关节损伤属于常见疾病,也是临床上的重大难题已经日益成为人类残疾乃至死亡的主要原因之一。多数患者缺乏早期康复意识,没有及时进行康复训练,导致康复速度缓慢。随着医疗技术的不断发展,骨与关节康复护理领域的康复手段也多种多样。Yan W 等[23]研究互联网＋护理服务在老年人常见骨关节疾病家庭康复中的应用。研究得出通过互联网＋护理服务,对老年骨关节炎患者家庭康复进行延伸康复护理管理,是一种适合中国老年骨关节炎患者的家庭康复模式,对发展多元化医疗护理模式具有积极意义。梁婷等[24]研究互联网＋延续性康复护理对腰椎融合术后老年患者的效果,得出互联网＋延续性康复护理能促进腰椎融合术后老年患者功能恢复,缓解疼痛和情绪,提高健康自我管理能力和遵医行为,提高护理满意度。Pang Z 等[25]研究基于微信的健康宣讲,结合增强术后恢复模式对骨科患者围手术期肢体运动功能及并发症的影响,可以有效提高骨科患者的知识水平,从而提高患者的疼痛管理和自我管理能力,加速患者肢体功能的恢复,降低术后并发症的发生率。孙湘雨等[26]研究基于行为改变轮理论的膝关节置换术患者康复护理方案的构建,得出行为改变轮理论构建的膝关节置换术患者康复护理方案具有科学性和实用性,对借助移动健康技术指导膝关节置换术患者的康复护理具有指导意义。Pang Z 等[27]研究开放性下肢骨折患者康复护理干预效果观察,下肢开放患者行康复护理干预可帮助患者减少术后焦虑和压力,促进术后康复,提高生活质量。朱佩佩

等[28]研究膝关节镜术后患者实施医护康合作康复训练效果观察,得出医护康合作模式用于膝关节镜手术患者康复训练,可促进患者关节功能恢复,缓解其焦虑、抑郁情绪。

(二) 康复护理技术

Yin S 等[29]研究护士早期康复治疗对预防手指屈肌腱断裂后肌腱粘连的效果分析得出应用预见性护理,吻合后手指屈肌腱断裂,有利于预防肌腱粘连,术后能保证更好的手指屈伸水平,整体恢复效果更好。Zhou H 等[30]研究综合康复训练计划在挤压残肢损伤患者骨科护理中的作用,得出基于LRT-RM 系统的综合康复训练程序有助于挤压伤患者的康复,并可降低患者残肢损伤的发生率。刘健等[31]研究 Pilon 骨折患者术后行踝关节组合操锻炼效果观察,得出对Ⅱ型、Ⅲ型 Pilon 骨折术后患者实施踝关节组合操可有效促进踝关节功能恢复。何磊等[32]研究胸腰段椎管内肿瘤患者术后运动康复方案构建及应用,得出胸腰椎管内患者运动康复方案的应用,有利于加快神经恢复、增强活动能力、减轻疼痛、缓解负性情绪,促进患者康复。易银芝等[33]研究加速康复外科理念在先天性胫骨假关节患儿联合手术护理中的应用研究,得出先天性胫骨假关节联合手术护理中采用加速康复外科护理模式,可缩短患儿住院时间,减轻患儿疼痛,促进患儿术后康复,提高家庭满意度。温雅婷等[34]研究发现将智能负重机器人应用于前交叉韧带重建术患者康复训练,能有效改善患者膝关节功能,减轻训练疼痛,有助于提高其日常生活活动能力。

三、心肺疾病康复护理

(一) 功能障碍基础护理

曾妃等[35]研究显示:肺移植术前实施预康复有利于提高患者的运动能力和机体状态,有助于提高术后存活率;有 3 篇论著[36-38]研究急性心肌梗死患者行经皮冠状动脉介入治疗(PCI)术后康复护理

管理可提心脏康复措施落实率,有利于改善左心室射血分数,降低患者院内心血管事件发生率及衰弱程度。吴岳等[39]制订了患者危险分层评估表及心脏康复分级护理方案,实现对重症冠心病患者的危险分层,并指导护士开展心脏康复护理干预。心脏康复分级护理方案提供了重症冠心病患者心脏康复护理早期介入时机、危险分层及康复评估的方法,证实其可以提高患者早期活动水平,应用中的关键是根据患者康复评估结果动态调整康复护理内容;尹雪燕等[40]研究证明多学科协作下急诊科联合病房三阶段肺康复训练模式可有效提高患者的肺功能、运动耐力和日常生活活动能力,改善其焦虑抑郁情绪,是一种有效的临床综合干预方法。周君桂等[41]临床研究显示:对重症康复病房气管切开患者在常规人工气道康复护理措施基础上进行呼吸训练能改善促进患者肺康复,加快患者拔除气管套管、降低肺部感染发生率。张静雅等[42]探究并验证了基于互动达标理论的心脏康复训练在 PCI 术后患者中的应用效果。Yang Y 等[43]证实了基于风险评估模型的护理干预,可以提高患者术后康复患者的自我效能水平和生活质量。Wang R 等[44]调查了以康复干预为中心的定向护理模式对急性心肌梗死(AMI)患者心脏功能恢复和负面情绪的影响,结果表明其可以降低并发症的发生率,改善心理条件,并提高 AMI 患者的生活质量。

(二) 康复护理技术

从现有研究看,康复护理技术关注度较高的有呼吸训练、排痰技术、心肺运动训练、心肺重症管理、体力耐力恢复、心肺患者社区管理等。列举如下:

(1) 有效呼吸训练技术:主要有腹式呼吸、缩唇训练、缓慢呼吸法、用力呼气训练技术等。

(2) 有效排痰技术:主要有雾化吸入技术、叩击技术、震颤技术、有效咳嗽训练技术、自主循环训练技术(ACBT)、体位引流技术等。

（3）心肺运动训练技术：主要有平板运动训练技术、四肢联动训练技术、步行训练训练技术、上下楼训练训练技术、拉伸训练技术、平衡及柔韧性训练技术、呼吸肌训练技术等。

（4）心肺重症患者的管理技术：主要有体位管理技术、气道管理技术（气道廓清）、人工呼吸机监护技术、变频体外膈肌起搏器的应用、上下肢训练技术。

（5）提高体力耐力恢复技术：主要有花生球、哑铃、弹力带、握力器、呼吸操、八段锦等。

（6）心肺患者社区管理技术：主要有日常生活活动指导训练的技术、家庭氧疗的指导、戒烟限酒指导、健康教育及急救技能、社区及延伸康复护理、患者的随访管理。

四、儿童疾病康复护理

2022年，根据对条件检索文献的回顾，儿童康复护理相关研究论文仅有中文2篇、外文4篇，主要聚焦于儿童运动康复、儿童肺功能康复、儿童认知康复等。

（一）功能障碍基础康复护理

随着医疗技术的发展，儿童康复护理领域已经涉及多病种，康复方法也多种多样。Chang S 等[45]基于奥马哈系统对出院后的重症病毒性脑炎患儿的心理、生理和社会方面进行干预，并将儿童健康问题与护理计划紧密结合，结果发现，奥马哈系统护理可显著缩短患儿临床体征的恢复时间，提高运动功能评分，降低残疾率，提高生活质量和家庭满意度。Ni L 等[46]基于共享决策模型构建了日间病房儿童骨科内固定的早期康复方案，通过入院前对家长充分的健康教育，提前时间点的推进，医患之间信息共享的建立，以及在极短的住院时间里非常有效的沟通和后期反馈机制，对减少并发症及患儿肢体功能的尽快恢复大有益处。Wang D 等[47]针对颅缝早闭患儿进行了对照研究，设计了颅缝早闭

术后早期综合康复流程及相应的早期综合康复措施，减少了患儿术后肿胀的持续时间和程度，缓解了患儿的不适，减少了患儿在ICU治疗和监护的时间，住院总费用也相应减少，大大提高了患者及家属的满意度。戚少丹等[48]以儿童重症监护后综合征框架为理论基础，通过文献回顾、2轮专家咨询，构建了危重症患儿早期循序渐进运动（EPE）方案并探讨其初步应用效果，研究结果证明该方案安全、可行，且有助于延缓患儿肱二头肌萎缩。

（二）康复护理技术

科技的发展也给儿童康复带来新的视角。Zhao J 等[49]针对自闭症谱系障碍（ASD）儿童，在常规康复训练的基础上增加虚拟现实（VR）技术。根据ASD患儿的临床特点，结合图片沟通、视觉刺激、卡通动画等优点，设计虚拟场景。VR技术可以使ASD儿童有身临其境的感觉，能够接受视觉刺激，并采用多层次、多渠道的VR社交训练，进一步提高孩子的社交能力。结果表明，将VR技术与常规康复训练相结合，可促进自闭症谱系障碍儿童的认知和社会发展，达到提高康复效果的目的。VR技术为ASD患儿的持续临床康复提供了一种新的、有意义的康复方法。申营胜等[50]在传统健身功法五禽戏之"鸟戏"的基础上，结合儿童生理特点，编制了一套适用于大叶性肺炎患儿的康复呼吸操，共包括8式：立式呼吸、压胸呼吸、抬腿呼吸、抱胸呼吸、仰伸呼吸、鸟伸、鸟飞、收式。该呼吸操通过调整机体呼吸吐纳，同时配合四肢的运动，以达到调和气血、疏通经脉、调理脏腑的功效。研究发现基于五禽戏之鸟戏的康复呼吸操有助于改善大叶性肺炎患儿肺功能，缩短咳嗽消失时间、肺部啰音消失时间及住院时间，且安全性较好。

五、其他功能障碍康复护理
（一）功能障碍基础康复护理

其他功能能障碍康复相关技术研究分布在乳

腺癌术后、下肢静脉血栓形成、盆底肌训练、老年精神分裂症患者认知功能、增生性瘢痕患者、压力性尿失禁患者盆底功能的康复、声带良性病变手术患者的康复方面。甘红艳等[51]构建和实施基于时机理论的康复信念干预方案,提高下肢深静脉血栓形成行 Angiojet 吸栓术患者康复信念及运动效能。彭丽仁等[52]研究了盆底肌训练联合电刺激生物反馈用于原位新膀胱术后患者尿失禁干预。裴建琴等[53]研究了团体感觉运动训练对老年精神分裂症患者认知功能、阴性症状干预效果。卜平元等[54]研究了 3D 打印压力疗法应用于增生性瘢痕患者的康复效果。刘秦宇等[55]研究了四子散热熨对压力性尿失禁患者盆底功能康复的影响。廖敏等[56]探讨基于互联网平台康复预警模型在乳腺癌患者中的应用效果。宋鹏娟等[57]探讨回归家庭干预对乳腺癌术后患者康复效果的影响。赵春娜等[58]探讨四部矫治康复训练在声带良性病变手术患者中的应用效果。

(二)康复护理技术

甘红艳等[51]研究认为,基于时机理论的康复信念干预方案可以提高下肢深静脉血栓形成行 Angiojet 吸栓术患者康复信念及运动效能。彭丽仁等[52]发现,盆底电刺激联合生物反馈干预对原位新膀胱术后患者尿失禁、膀胱容量、尿流率、膀胱逼尿肌压力、排尿间隔时间及平均每次尿量均有显著意义。裴建琴等[53]开展了团体感觉运动训练对老年精神分裂症患者认知功能、阴性症状的干预效果研究,认为团体感觉运动训练对老年精神分裂症患者认知功能有明显改善。卜平元等[54]开展了 3D 打印压力疗法应用于增生性瘢痕患者的康复效果的评价研究,发现 3D 打印个体化压力治疗对增生性瘢痕患者的应用效果优于对照组。刘秦宇等[55]观察了四子散热熨对压力性尿失禁患者盆底功能康复的影响,结论认为四子散热熨能促进轻中度压力性尿失禁患者盆底功能康复,改善尿失禁。

廖敏等[56]探索了基于互联网平台康复预警模型在乳腺癌患者中的应用效果;宋鹏娟等[57]评价了回归家庭干预对乳腺癌术后患者康复效果的影响。赵春娜等[58]的研究表明,四部矫治康复训练在声带良性病变手术患者中,能够有效改善声带良性病变手术患者嗓音障碍主观感受和嗓音声学指标,纠正患者不良用嗓习惯和行为,促进患者康复。Liao T 等[59]研究认为,基于 mHealth 持续护理干预模型可以影响鼻咽癌出院患者的健康结果,该模型可以减少放疗和癌症疲劳的副作用,并提高生活质量。

(三)康复管理技术

石海宁等[60]以 Donabedian 的"结构-过程-结果"三维质量结构模型为理论框架,采用文献研究、半结构化访谈、德尔菲法和层次分析法,确立乳腺癌术后患者快速康复护理敏感质量指标体系及各指标权重;吴芳等[61]以国际劳工组织颁布的国际标准职业分类为基础,系统分析 RCF(康复胜任力架构)应用范围;陈媛等[62]以泰勒模式为基础,采用德尔菲专家函询法确立心脏康复护士培训体系,包括培训目标、培训内容、培训管理、考核评价 4 个部分。刘向国等[63]对北京市老年康复机构及康复医学人力资源现状调研,通过医疗康复资源普查数据研究老年康复机构及康复医学人力资源现状;郑栋莲等[64]对宁夏 10 所医院临床护士心脏康复知信行现状调查,大样本便利抽样调查临床护士心脏康复知信行现状。支梦佳等[65]借鉴美国成熟老龄化社会的发展经验,构建以康复、护理、养老照护为主的急性后期照护服务体系;向小娜等[66]探索了老龄化趋势下康养融合三级模式构建现状与发展。Zhou Y 等[67]针对我国辽宁省的老年人康复护理人员的综合素质调查研究表明,老年人康复护理人员处于中等水平,护理人员的教育水平和从事护理的经验是影响康复护理质量的重要因素。

康复护理是现代康复医学的重要环节,也是改善患者受损的机体功能,帮助患者提升生活质量、回归家庭和社会的重要助力,因此对康复护理研究现状进行系统性梳理、归纳康复护理学科的前沿性研究发现意义重大。回顾2022年度康复护理相关研究,在康复护理技术方面,在对患者功能障碍的基础护理有诸多创新发现,主要集中于以下几方面的技术创新:① 体位管理创新。如运用海马型康复体位标识枕结合24小时姿势管理护理,比常规护理对老年脑卒中患者康复护理的效果更佳。② 中医特色康复护理技术实践创新。已有研究将针刺治疗、四子散蜡疗手三阴经筋、中药湿热敷技术等应用于促进肢体运动功能的康复、盆底功能康复。③ 体力耐力恢复技术创新。如改良醒神解语操,运用在脑卒中吞咽障碍患者康复训练;改良踝关节组合操,运用在Pilon骨折术后患者可有效促进踝关节功能恢复;改良传统健身功法五禽戏应用于大叶性肺炎患儿的康复呼吸训练。④ 前沿康复护理技术应用创新。现有研究证实了血液循环驱动泵、K点刺激联合吞咽-摄食管理、肌内效贴技术、奥马哈系统康复护理方法等先进康复技术以及智能负重机器人、虚拟现实、3D打印压力疗法等医用信息技术对重建患者康复训练、改善患者功能、降低并发症等多方面的效果。

在康复护理模式方面,研究倡导应该采取多元化护理模式,提倡多参与方(护理人员、家庭、患者、社区)、多功能障碍干预、多学科以及分级护理的综合康复模式,尤其是强调对信息化平台的利用。对康复护理模式等创新研究总结如下:① 家庭及社区联动的居家康复护理模式。现有研究证实了实施家属赋能方案对提高脑胶质瘤患者术后、脑卒中、乳腺癌术后等患者康复效果的作用。② 多学科协作的康复护理模式。以护士为主导、以患者为中心的多学科协作小组模式,有助于为患者打造个性化护理方案,改善其生存质量。③ 互联网＋延续性康复护理模式。通过互联网＋护理服务对患者进行延伸康复护理管理,现有研究已经提供了基于互联网平台建立康复预警模型、借助移动健康技术指导患者康复训练、结合互联网社群对患者进行健康宣教等多种方式,并应用于脑卒中患者康复、老年骨关节炎患者、腰椎融合术后等多方实践。④ 个性化分级康复护理模式。该护理模式应用中的关键是根据患者康复评估结果动态调整康复护理内容。已有研究制订了心脏以及肺康复分级护理方案,并提供了重症冠心病患者心脏康复护理早期介入时机、危险分层及康复评估的方法,证实其可以提高患者早期活动水平,改善患者焦虑抑郁情绪。

康复护理学科的提升,离不开康复护理人才的建设与管理。在对护理人员的管理以及素质培训方面,已有研究分别从培训目标、培训内容、培训管理以及考核评价等角度明确了康复护士培训体系。并通过大样本抽样调查法,进一步梳理出护理人员的教育水平和从事护理的经验是影响康复护理质量的重要因素。

综上,康复护理相关研究,从研究主题上来看,主要关注患者的功能障碍恢复,且主要关注肢体运动功能障碍、吞咽功能障碍、认知功能障碍、心肺功能障碍、自我照护能力和生存质量改善的干预;同时,研究主要集中于脑卒中、脑损伤和脊髓损伤、精神分裂症、急性心肌梗死以及冠心病等疾病。因此,后续研究可以进一步细化功能障碍以及疾病的类型。从关注人群来看,现有研究多数从患者视角,忽视了对护理人员如职业倦怠、素质提升的进一步探讨;且研究多数聚焦于老年人的康复护理需求,对儿童、孕产妇等特殊人群关注不足。在研究方法方面,康复护理相关文献运用的研究方法较为丰富,以随机对照试验为主,同时运用了问卷调查、文献回顾、质性研究调查、层次分析法、主题讨论法和专家咨询法等多种方式。后期研究可以考虑综合使用多种研究方式,采取定量研究与定性研究相结合的方式,提升研究结论的可信度。

(李秀云)

参 考 文 献

[1] 王自玲,郭红,张丹丹,等. 海马型康复体位标识枕结合24 h姿势管理对老年脑卒中偏瘫患者康复护理的应用效果[J]. 中国老年学杂志,2022,42(20):5125-5129.

[2] 黄露,韩杉,罗丽莉,等. 协同康复训练对不完全性脊髓损伤患者自我护理能力的影响[J]. 护理学杂志,2022,37(24):78-81.

[3] Yang Y, Niu L. Effect of Early Rehabilitation Nursing on Motor Function and Living Ability of Patients with Traumatic Brain Injury Based on Orem's Self-Care Theory[J/OL]. Comput Intell Neurosci, 2022[2022-08]. https://pubmed. ncbi. nlm. nih. gov/36120688.

[4] Wong FK, Wang SL, Ng SM, et al. Effects of a transitional home-based care program for stroke survivors in Harbin, China: a randomized controlled trial[J]. Age Ageing, 2022, 51(2): afac027.

[5] Zuo L, Sun M. Effects of All-Inclusive and Hierarchical Rehabilitation Nursing Model Combined with Acupuncture on Limb Function and Quality of Life in Elderly Patients with Cerebral Infarction during Convalescence[J/OL]. J Healthc Eng, 2022[2022-04-13]. https://pubmed. ncbi. nlm. nih. gov/35463674.

[6] 陈璐,郑思琪,马晴,等. 改良关注和解释疗法对脑卒中偏瘫病人康复护理效果的影响[J]. 护理研究,2022,36(24):4388-4393.

[7] 李壮苗,张佳宇,刘芳,等. 四子散蜡疗手三阴经筋对脑卒中偏瘫患者上肢运动功能的效果研究[J]. 中华护理杂志,2022,57(19):2378-2384.

[8] 王晓红,闫蓓,樊艳美,等. 中药湿热敷技术在中风患者肢体功能康复中的应用研究现状与思考[J]. 中国护理管理,2022,22(3):343-346.

[9] 邸佳,张大维,薛欣欣. 康复护理联合血液循环驱动泵预防脑卒中偏瘫病人下肢深静脉血栓的效果观察[J]. 护理研究,2022,36(8):1496-1498.

[10] 贾露,许何春. 脑卒中吞咽障碍患者习得性无助感现状及影响因素分析[J]. 护理学杂志,2022,37(23):39-42.

[11] 盘丽华,张传东,仇洪,等. K点刺激联合吞咽-摄食管理在颅脑外伤术后吞咽障碍患者中的应用研究[J]. 解放军护理杂志,2022,39(1):34-37.

[12] 李雪莲,洪珍兰,王丽,等. 改良醒神解语操在脑卒中吞咽障碍患者康复训练中的应用[J]. 护理学杂志,2022,37(16):16-19.

[13] 周雪珍,吴文秀,林祖琛,等. 肌内效贴对脑卒中吞咽障碍患者流涎的疗效[J]. 中国康复理论与实践,2022,28(5):530-533.

[14] 王滨琳,李丽,徐德保,等. 全病程管理对听神经瘤术后吞咽障碍患者康复的影响[J]. 护理学杂志,2022,37(16):8-11.

[15] 陈金花,马雅英,吴肖飞,等. 基于互联网的脑卒中患者康复护理模式的实践[J]. 中国护理管理,2022,22(3):327-333.

[16] Fang X, Jia S, Wang Q, et al. The Application of the Omaha System in Community Rehabilitation Nursing for Patients With Stroke and Previous Falls[J/OL]. Front Neurol, 2022[2022-03-31]. https://pubmed. ncbi. nlm. nih. gov/35432178.

[17] 胡琴,黄晶晶,张晴. 家属赋能联合信息化服务在脑胶质瘤患者术后的应用[J]. 护理学杂志,2022,37(11):24-27.

[18] 张钦缔,张晓梅,吴亚男,等. 基于实景体验的健康教育模式在脑卒中病人康复护理中的应用效果[J]. 护理研究,2022,36(11):2038-2041.

[19] 李彤,张芬,张会聪,等. 引导式教育用于脑卒中患者康复训练效果观察[J]. 护理学杂志,2022,37(17):1-4,17.

[20] 张莹,王丽,刘宇,等. 社区老年健康服务模式在脑卒中患者居家健康管理中的应用[J]. 中国护理管理,2022,22(3):334-338.

[21] Jin Z, Guo F, Li Y. Effects of Systemic Rehabilitation Nursing Combined with WeChat Publicity and Education on the Early Cognitive Function and Living Quality of the Patients with Cerebral Arterial Thrombosis[J/OL]. J Healthc Eng, 2022[2022-02-24]. https://pubmed. ncbi. nlm. nih. gov/35251575.

[22] Li M, Ji YG, Yang ZQ, et al. Development of humanistic nursing practice guidelines for stroke patients[J/OL]. Front Public Health, 2022[2022-08-09]. https://www. frontiersin. org/articles/10. 3389/fpubh. 2022. 915472.

[23] Yan W, Liu L, Huang WZ, et al. Study on the application of the Internet plus nursing service in family rehabilitation of common bone and joint diseases in the elderly[J]. Eur Rev Med Pharmacol Sci, 2022, 26(18): 6444-6450.

[24] 梁婷,曹代桂,孙顺霞,等. 互联网＋延续性康复护理对腰椎融合术后老年患者的效果[J]. 中国康复理论与实践,2022,28(7):863-868.

[25] Pang Z, Hu B, Chai D, et al. Effect of WeChat-Based Health Preaching Combined with an Enhanced Recovery

after Surgery Model on Perioperative Limb Motor Function and Complications in Orthopaedic Patients[J/OL]. J Healthc Eng, 2022[2022 - 03 - 08]. https://pubmed. ncbi. nlm. nih. gov/35299684.

[26] 孙湘雨,徐园,杨旭,等. 基于行为改变轮理论的膝关节置换术患者康复护理方案的构建[J]. 中华护理杂志, 2022,57(23): 2877 - 2883.

[27] Pang Z, Shan M, Li Y, et al. The Efficacy of Rehabilitation Nursing Interventions on Patients with Open Lower Limb Fractures[J/OL]. J Healthc Eng, 2022[2022 - 04 - 16]. https://pubmed. ncbi. nlm. nih. gov/35469235.

[28] 朱佩佩,罗佩,曹玉霖,等. 膝关节镜术后患者实施医护康合作康复训练效果观察[J]. 护理学杂志,2022,37 (11): 84 - 86.

[29] Yin S, Sun X. Analysis of the Effects of Early Rehabilitation Treatment Conducted by Nurses on the Prevention of Tendon Adhesion after Finger Flexor Tendon Rupture: A Randomized Clinical Trial[J/OL]. IInt J Clin Pract, 2022[2022 - 08 - 09]. https://pubmed. ncbi. nlm. nih. gov/36043033.

[30] Zhou H, Yu T. Effect of Comprehensive Rehabilitation Training Program in Orthopedic Nursing of Patients with Residual Limb Injury Caused by Crush[J/OL]. J Healthc Eng, 2022[2022 - 01 - 25]. https://pubmed. ncbi. nlm. nih. gov/35126938.

[31] 刘健,戈恬矣,唐艳,等. Pilon 骨折患者术后行踝关节组合操锻炼效果观察[J]. 护理学杂志,2022,37(11): 78 - 80.

[32] 何磊,王芳,狄恒丹,等. 胸腰段椎管内肿瘤患者术后运动康复方案构建及应用[J]. 护理学杂志,2022,37 (24): 71 - 74.

[33] 易银芝,谢鑑辉,谢永红,等. 加速康复外科理念在先天性胫骨假关节患儿联合手术护理中的应用研究[J]. 护理研究,2022,36(4): 750 - 752.

[34] 温雅婷,潘咏薇,徐云,等. 智能负重机器人在前交叉韧带重建患者康复训练的应用[J]. 护理学杂志,2022,37 (24): 75 - 78.

[35] 曾妃,兰美娟,梁江淑渊,等. 25 例肺移植患者术前预康复的护理[J]. 中华护理杂志,2022,57(17): 2080 - 2084.

[36] 刘玉杰,姜腾飞,邢文瑜,等. ST 段抬高型心肌梗死者介入术后 I 期运动康复方案的构建与应用[J]. 护理学杂志,2022,37(5): 9 - 12.

[37] 吴克梅,万苗苗,周小敏,等. 急性心肌梗死主动脉球囊反搏治疗患者的早期心脏康复[J]. 护理学杂志,2022, 37(16): 5 - 7,11.

[38] 曹教育,孙盼盼,欧安平,等. 经皮冠状动脉介入治疗患者心脏康复的清单制管理[J]. 护理学杂志,2022,37 (2): 1 - 4.

[39] 吴岳,李庆印,赵冬云,等. 重症冠心病患者心脏康复分级护理方案的制订与应用[J]. 中华护理杂志,2022,57 (4): 395 - 400.

[40] 尹雪燕,程鹤,王岩,等. 急诊科联合病房早期肺康复程序在 AECOPD 患者中的应用[J]. 护理学杂志,2022, 37(19): 5 - 9.

[41] 周君桂,邓水娟,李苑媚,等. 重症康复病房患者气管切开状态下呼吸训练效果观察[J]. 中国康复医学杂志, 2022,37(7): 918 - 923.

[42] 张静雅,李少玲,曹丽华,等. 基于互动达标理论的心脏康复训练在冠心病介入治疗术后患者中的应用[J]. 中华护理教育,2022,19(2): 160 - 166.

[43] Yang Y, Chen P, Jiao C. Influence of Nursing Intervention Based on Risk Assessment Model on Self-Efficacy and Postoperative Rehabilitation of Surgical Patients[J/OL]. J Healthc Eng, 2022[2022 - 04 - 13]. https://www. ncbi. nlm. nih. gov/pubmed/35463686.

[44] Wang R, Duan G, Xu H, et al. Analysis on the Effect of the Rehabilitation Intervention-Centered Targeted Nursing Model on the Cardiac Function Recovery and Negative Emotions in Patients with Acute Myocardial Infarction[J/OL]. J Healthc Eng, 2022[2022 - 02 - 24]. https://www. ncbi. nlm. nih. gov/pubmed/35251558.

[45] Chang S, Qi Y, Zhou Y, et al. Analysis of Rapid Rehabilitation Effect of Children with Severe Viral Encephalitis Based on Continuous Nursing of Omaha System[J/OL]. J Healthc Eng, 2022[2022 - 04 - 21]. https://www. ncbi. nlm. nih. gov/pubmed/35494511.

[46] Ni L, Bian L, Lu R, et al. Early Rehabilitation of Orthopedic Internal Fixation Removal in Daytime Ward [J/OL]. Comput Syst Sci Eng, 2022[2022 - 02 - 22]. https://www. techscience. com/csse/v43n1/47087/html.

[47] Wang D, Bian L, Hao X, et al. Early Rehabilitation After Craniosynostosis Surgery[J/OL]. Cmc-Comput Mater Con, 2022[2022 - 02 - 22]. https://tsp. techscience. com/cmc/v72n2/47252.

[48] 戚少丹,顾莺,胡静,等. 危重症患儿早期循序渐进运动方案的构建及应用[J]. 中华护理杂志,2022,57(14): 1702 - 1708.

[49] Zhao J, Zhang X, Lu Y, et al. Virtual reality technology enhances the cognitive and social communication of

children with autism spectrum disorder[J/OL]. Front Public Health, 2022［2022 - 10 - 06］. https://www.ncbi.nlm.nih.gov/pubmed/36276341.

［50］申营胜,王妍炜,于素平,等. 基于五禽戏之鸟戏的康复呼吸操对大叶性肺炎患儿肺功能的影响[J]. 护理学杂志,2022,37(5):17 - 20.

［51］甘红艳,逯莹,杨玉金,等. Angiojet 吸栓术患者康复信念干预方案的构建与应用[J]. 护理学杂志,2022,37(19):9 - 13.

［52］彭丽仁,王惠芬,刘玥,等. 盆底肌训练联合电刺激生物反馈用于原位新膀胱术后患者尿失禁干预[J]. 护理学杂志,2022,37(19):17 - 20.

［53］裴建琴,张艳,陆江波,等. 团体感觉运动训练对老年精神分裂症患者认知功能、阴性症状的干预效果研究[J]. 军事护理,2022,39(9):13 - 16.

［54］卜平元,阳萍,李曦,等. 3D打印压力疗法应用于增生性瘢痕患者的康复效果[J]. 护理学杂志,2022,37(16):19 - 21.

［55］刘秦宇,黄惠榕,刘芳,等. 四子散热熨对压力性尿失禁患者盆底功能康复的影响[J]. 护理学杂志,2022,37(12):39 - 42,63.

［56］廖敏,李金花,陈婕君,等. 乳腺癌患者基于互联网平台康复预警模型干预的效果观察[J/OL]. 护理学报,2022［2022 - 03 - 25］. https://kns.cnki.net/kcms2/article/abstract.

［57］宋鹏娟,刘均娥,陈少华,等. 回归家庭干预对乳腺癌术后患者康复效果的影响[J]. 中华护理杂志,2022,57(2):133 - 139.

［58］赵春娜,黄永望,潘静,等. 四部矫治康复训练在声带良性病变手术患者中的应用研究[J]. 中华护理杂志,2022,57(1):10 - 16.

［59］Liao T, Qiu L, Zhu J, et al. A mHealth-based nursing model for assessing the health outcomes of the discharged patients with nasopharyngeal carcinoma: a pilot RCT[J/OL]. BMC Nurs, 2022［2022 - 08 - 01］. https://bmcnurs.biomedcentral.com/articles/10.1186/s12912-022-00993.

［60］石海宁,陈玲,周丽静,等. 乳腺癌术后患者快速康复护理敏感质量指标体系的构建[J/OL]. 护理学报,2022［2022 - 08 - 11］. https://kns.cnki.net/kcms2/article/abstract.

［61］吴芳,井淇,邱卓英,等. 基于世界卫生组织康复胜任力架构的康复人力资源管理理论与应用[J]. 中国康复理论与实践,2022,28(3):275 - 284.

［62］陈媛,侯桂华,韩琼,等. 基于泰勒模式的心脏康复护士培训体系的构建[J]. 中华护理杂志,2022,57(20):2514 - 2521.

［63］刘向国,李佳佳,武继磊,等. 北京市老年康复机构及康复医学人力资源现状研究[J]. 中国康复医学杂志,2022,37(7):937 - 940.

［64］郑栋莲,喜得鹏,米光丽,等. 宁夏 10 所医院临床护士心脏康复知信行现状调查[J]. 护理学杂志,2022,37(5):13 - 16.

［65］支梦佳,涂茜,李蓓,等. 构建我国连续性医疗及照护服务体系的探索[J]. 中国卫生经济,2022,41(3):7 - 12.

［66］向小娜,杨霖,郭华,等. 老龄化趋势下,康养融合三级模式构建现状与发展[J]. 中国康复医学杂志,2022,37(2):269 - 272.

［67］Zhou Y, Sun L, Liang Y, et al. Comprehensive quality of elderly rehabilitation nursing staff in medical and health care institutions in Liaoning Province, China: a cross-sectional study［J/OL］. BMC Geriatr, 2022［2022 - 05 - 10］. https://bmcgeriatr.biomedcentral.com/articles/10.1186.

【文 选】

一、神经系统疾病康复护理

1. 李彤,张芬,张会聪,等. 引导式教育用于脑卒中患者康复训练效果观察. 护理学杂志,2022,37(17):1 - 4,17.

李彤等探讨了引导式教育对脑卒中患者康复效果的影响。该研究将脑卒中后肢体功能障碍患者 100 例随机分为对照组和观察组,各 50 例。对照组按常规行康复训练,观察组行引导式教育的康复训练。连续干预 8 周。比较两组康复护理效果及肢体运动功能、平衡功能、肌张力和患侧下肢关节活动度。结果显示:观察组康复干预效果显著优于对照组($P<0.05$);两组干预前及干预后 4 周、8 周肢体运动功能评分、平衡功能评分、肌张力、最大髋关节屈伸角度、最大膝关节屈伸角度、最大踝关节背屈跖角度比较,干预、时间及交互效应有统计学意义(P 均<0.05)。结果表明,引导式教育用于康复训练可提高脑卒中患者下肢关节活动度,降低肌张力,促进肢体运动功能和平衡功

能恢复。

2. 李壮苗,张佳宇,刘芳,等. 四子散蜡疗手三阴经筋对脑卒中偏瘫患者上肢运动功能的效果研究. 中华护理杂志,2022,57(19):2378-2384.

李壮苗等观察四子散蜡疗手三阴经筋对脑卒中偏瘫患者上肢运动功能、痉挛状态及生存质量的影响。采用便利选取 2020 年 5 月至 2021 年 1 月入住福建省某三级甲等康复医院恢复期的脑卒中上肢偏瘫患者作为研究对象,共入选 141 例患者,随机分为四子散蜡疗组、蜡疗组、对照组,每组各 47 例。3 组均进行常规治疗、护理和康复训练;四子散蜡疗组在此基础上于手三阴经筋循行部位进行四子散蜡疗;蜡疗组在此基础上于手三阴经筋循行部位进行蜡疗。四子散蜡疗组和蜡疗组干预时间均为 1 次/天,20 min/次,5 次/周,连续干预 4 周。于干预前、干预 2 周后及干预 4 周后评估患者上肢运动功能及痉挛程度,干预前后评估患者生存质量。结果显示:共 130 例完成试验,四子散蜡疗组剔除 1 例、脱落 3 例、中止 1 例;蜡疗组剔除 1 例、脱落 2 例、中止 1 例;对照组剔除 1 例、脱落 1 例。干预 4 周后,四子散蜡疗组上肢运动功能评分、上肢痉挛改善程度高于对照组($P<0.05$);四子散蜡疗组及蜡疗组脑卒中生存质量量表评分高于对照组($P<0.05$)。广义估计方程结果显示,3 组上肢运动功能评分的时间效应与交互效应差异具有统计学意义($P<0.05$),上肢痉挛改善程度的时间效应差异具有统计学意义($P<0.05$)。结论认为,四子散蜡疗手三阴经筋可提升卒中偏瘫患者上肢运动功能,改善上肢痉挛程度及生存质量。

3. 王自玲,郭红,张丹丹,等. 海马型康复体位标识枕结合 24 h 姿势管理对老年脑卒中偏瘫患者康复护理的应用效果. 中国老年学杂志,2022,42(20):5125-5129.

王自玲等分析海马型康复体位标识枕结合 24 h 姿势管理对老年脑卒中偏瘫患者康复护理的应用效果。采取便利抽样法,选取 83 例脑卒中偏瘫患者,按照随机数字表法分为观察组(42 例)和对照组(41 例)。对照组给予常规护理干预,观察组在常规护理基础上实施海马型康复体位标识枕及 24 h 姿势管理护理,干预周期为 1 个月。比较两组护理效果、肢体运动功能、干预效果及护理满意度。结果显示:护理期间,观察组正确体位保持评分、抗痉挛体位摆放次数显著高于对照组,住院时间显著低于对照组(P 均<0.05);干预后 1 个月,两组 Fugl-Meyer 运动功能量表、功能独立性(FIM)量表、脑卒中影响量表(SIS)评分均显著升高,改良 Ashworth 量表(MAS)评分显著降低($P<0.05$),且干预后上述指标组间对比差异显著($P<0.05$);观察组肢体功能障碍改善效果显著优于对照组($P<0.05$);两组护理满意度差异显著($P<0.05$)。研究表明,海马型康复体位标识枕结合 24 h 姿势管理可有效提高脑卒中偏瘫患者的护理效果,缩短住院时间,改善患者肢体运动功能,护理满意较好。

4. 陈璐,郑思琪,马晴,等. 改良关注和解释疗法对脑卒中偏瘫病人康复护理效果的影响. 护理研究,2022,36(24):4388-4393.

陈璐等探讨改良关注和解释疗法对脑卒中偏瘫患者运动功能及认知水平的影响。选取华北理工大学附属医院康复科脑卒中偏瘫患者 120 例,采用密闭信封法分为观察组、对照组,各 60 例。对照组实施常规护理干预;观察组在常规护理基础上,接受 8 周的改良关注和解释疗法干预。分别在干预前、干预 4 周和 8 周,采用 Fugl-Meyer 运动功能评定量表(FMA)、蒙特利尔认知评估量表(MoCA)对干预效果进行测评。结果显示:两组患者 FMA 总分及各维度得分时间效应、组间效应及交互效应均有统计学意义($P<0.05$);两组患者 MoCA 总分、执行能力、命名能力、注意力、语言能力、记忆力、定向能力得分时间效应、组间效应及交

互效应均有统计学意义（$P<0.05$）。结论认为，改良关注和解释疗法能有效改善脑卒中偏瘫患者的运动功能，进而提高认知水平。

5. 盘丽华,张传东,仇洪,等. K 点刺激联合吞咽-摄食管理在颅脑外伤术后吞咽障碍患者中的应用研究. 解放军护理杂志,2022,39(1)：34-37.

盘丽华等将 K 点刺激联合吞咽-摄食管理应用于颅脑外伤术后吞咽障碍患者中,于 2019 年 7 月至 2021 年 6 月,便利抽样法选取河池市某三甲医院神经外科住院的 200 例颅脑外伤术后吞咽障碍患者为研究对象,按时间段分为对照组和观察组,各 100 例。对照组患者采用颅脑损伤吞咽障碍康复护理常规管理;观察组在对照组基础上,实施 K 点刺激联合吞咽-摄食管理。比较干预前后两组患者吞咽障碍分级评分、鼻饲管留置天数、干预后疗效。结果显示：干预后,对照组和观察组吞咽障碍分级量表评分分别为（5.74 ± 0.66）分、（7.19 ± 0.82）分,均高于干预前,且观察组评分高于对照组,两组比较差异有统计学意义（$P<0.001$）;观察组鼻饲管留置天数短于对照组,总有效率高于对照组,差异均有统计学意义（P 均 $P<0.001$）。结果表明,对颅脑外伤术后吞咽障碍患者实施 K 点刺激联合吞咽-摄食管理,可明显改善患者的吞咽功能,缩短鼻饲管留置时间,提高疗效,建议临床进一步推广使用。

6. 陈金花,马雅英,吴肖飞,等. 基于互联网的脑卒中患者康复护理模式的实践. 中国护理管理,2022,22(3)：327-333.

陈金花等开展基于互联网的脑卒中患者康复护理模式的应用研究。采用方便抽样的方法,选取 2020 年 9 月至 2021 年 4 月神经内科收治的初诊脑卒中患者作为研究对象,其中 2020 年 9 月至 12 月收治的 57 例患者为对照组,2021 年 1 月至 4 月收治的 57 例患者为实验组。对照组采取常规康复护理模式,实验组在对照组基础上采取基于互联网的康复护理模式。比较两组患者锻炼依从性、运动功能、日常生活活动能力及生活质量评分。结果显示：实验组在患者出院后 3 个月、出院后 6 个月时的锻炼依从性、运动功能、日常生活活动能力及生活质量方面评分均明显优于对照组（$P<0.05$）。结论认为,基于互联网的康复护理模式能有效提高脑卒中患者的锻炼依从性,促进运动功能的恢复,提高患者日常生活活动能力,并有效改善其生活质量。

7. 邸佳,张大维,薛欣欣. 康复护理联合血液循环驱动泵预防脑卒中偏瘫患者下肢深静脉血栓的效果观察. 护理研究,2022,36(8)：1496-1498.

邸佳等探讨康复护理联合血液循环驱动泵预防脑卒中偏瘫患者下肢深静脉血栓（DVT）的效果。选取 2018 年 6 月至 2020 年 6 月收治的 120 例脑卒中偏瘫患者作为研究对象,随机分为对照组和观察组。两组患者均给予血液循环驱动泵干预,对照组患者实施常规治疗和护理,观察组实施康复护理,两组患者均干预 1 个月。比较两组患者 DVT 的发生率、血液流变学指标及生活质量。结果显示：观察组患者 DVT 发生率低于对照组（$P<0.05$）;干预后两组患者全血高切黏度、低切黏度和血浆黏度指标均低于干预前（$P<0.05$）,且观察组全血高切黏度、低切黏度和血浆黏度指标低于对照组（$P<0.05$）;干预后两组患者生活质量评分高于干预前（$P<0.05$）,且观察组患者的生活质量评分高于对照组（$P<0.05$）。结论认为,康复护理联合血液循环驱动泵在脑卒中偏瘫患者中的应用有助于改善其血液高凝状态,降低下肢 DVT 的发生率,提高患者的生活质量。

8. Wong FK, Wang SL, Ng SM, et al. Effects of a transitional home-based care program for stroke survivors in Harbin, China：a randomized controlled trial. Age Ageing, 2022, 51(2)：afac027.

中国是世界上脑卒中负担最重的国家。过去

20年,政府一直采取措施,加强中风后的康复管理,但更多的关注和资源投入到住院康复,薄弱环节是以家庭为基础的康复。Wong FK 等为了解决服务缺口,探索了一种以家庭为基础的脑卒中幸存者过度护理模式,于 2019 年 2 月至 2020 年 5 月在哈尔滨对 116 名缺血性中风患者进行了随机对照试验研究。干预组(58 例)接受了为期 12 周的家庭护理计划,其中包括过度护理措施的组成部分和促进患者进行家庭锻炼的国家指南,持续监测和逐渐进展;对照组(58 例)接受标准治疗,包括药物治疗建议、康复训练和一个护士发起的随访电话。数据收集在基线和后 90 天(干预后)和 180 天(干预后)随访。主要结果是生活质量(QOL),使用欧洲生活质量五维五水平量表(EQ‐5D‐5L)测量。结果显示:干预组和对照组的 EQ‐5D‐5L 基线到干预后均有改善(分别为 0.66 比 0.83,$P < 0.001$)和(分别为 0.66 比 0.77,$P < 0.001$),并且患者自评总体健康状况视觉类比量表(EQ‐VAS)从基线到干预后的 90 天和 180 天的随访中均有显著的时间相互作用,干预组的改善更好。同样,在卒中影响症状量表、自我效能感和改良巴塞尔指数中也存在显著的交互作用。结论认为,家庭过度护理能有效改善患者的生活质量、症状、自我效能及日常生活活动能力。

9. Li M, Ji YG, Yang ZQ, et al. Development of humanistic nursing practice guidelines for stroke patients. Front Public Health, 2022[2022‐08‐09]. https://www.frontiersin.org/articles/10.3389/fpubh.2022.915472.

Li M 等采用多种方法,包括文献回顾、质性研究调查、问卷调查、专题讨论和德尔福专家咨询等,构建适合脑卒中患者的人性化护理实践指南。2020 年 12 月至 2021 年 2 月,对来自中国 7 个省市的 25 名专家进行了两轮访谈。第一级指标的重要性和合理性得分,而第二级指标的重要性和可行性得分使用五点李克特量表。Delphi 数据通过问卷的纸质版收集。变异系数和协调系数用来表示专家意见的分散程度。结果显示:在两轮信访中,问卷的恢复率和有效率均为 100%,两轮意见提交率分别为 84% 和 52%。此外,专家权威系数为 0.91,第一轮专家意见的协调系数为:第一级指标的重要性为 0.03,合理性为 0.07;第二级指标的重要性为 0.09,可行性为 0.11。第二轮专家意见的协调系数为:第一级指标的重要性为 0.04,合理性为 0.05;第二级指标的重要性为 0.12,可行性为 0.10。次要指标两轮比较 $P < 0.001$。最终形成的脑卒中患者人文护理实践指南包括 5 个一级指标(生理护理、安全护理、情感护理、尊严护理和康复需求)和 46 个"s"级指标。结论认为,专家建立的"中风人性化护理实践指南"采用马斯洛需求层次理论作为其结构框架,满足人们的基本需求,为脑卒中患者人性化护理的专业实习建设提供参考。"脑卒中人性化护理指南"可为脑卒中专业人性化护理实践的建设提供参考。

(朱世琼 雷 花)

二、骨与关节疾病康复护理

1. 温雅婷,潘咏薇,徐云,等. 智能负重机器人在前交叉韧带重建患者康复训练的应用. 护理学杂志,2022,37(24): 75‐78.

温雅婷等开展了将智能负重机器人应用在前交叉韧带重建术患者康复训练的研究。选取行前交叉韧带重建的 96 例患者作为研究对象,按照入院时间顺序分为对照组和干预组,各 48 例。对照组实施常规康复训练,干预组实施下肢智能负重机器人康复训练。比较两组的干预效果。结果显示:干预后,干预组膝关节活动度、膝关节功能评分显著优于对照组,疼痛评分显著低于对照组,日常生活活动能力评分显著高于对照组(P 均 < 0.05)。结论认为,智能负重机器人应用于前交叉

韧带重建术患者康复训练,能有效改善患者膝关节功能,减轻训练疼痛,有助于提高其日常生活活动能力。

2. 孙湘雨,徐园,杨旭,等. 基于行为改变轮理论的膝关节置换术患者康复护理方案的构建. 中华护理杂志,2022,57(23): 2877 - 2883.

孙湘雨等以行为改变轮理论为基础,构建了膝关节置换术(TKA)患者康复护理方案,确立了患者康复护理方案条目,以期为临床 TKA 患者康复锻炼护理提供依据。在 2022 年 3 月至 6 月通过文献回顾与头脑风暴构建康复护理方案初稿。采用德尔菲专家函询方法,对康复护理方案条目进行修改、增补或删减后再运用层次分析法确定各个条目的权重。结果显示:20 名专家参加了 2 轮德尔菲专家函询,问卷的有效回收率均为 100%。专家权威系数为 0.925,2 轮函询的肯德尔和谐系数分别为 0.445、0.362($P<0.001$),各级指标的重要性赋值均数为 4.75~5.00 分,最终形成的康复护理方案包含 3 个一级条目、7 个二级条目、26 个三级条目。结论认为,该研究基于行为改变轮理论构建的膝关节置换术患者康复护理方案具有科学性和实用性,对借助移动健康技术指导膝关节置换术患者的康复护理具有指导意义。

3. Yan W, Liu L, Huang WZ, et al. Study on the application of the Internet plus nursing service in family rehabilitation of common bone and joint diseases in the elderly. Eur Rev Med Pharmacol Sci, 2022, 26(18): 6444 - 6450.

To explore the feasibility of the Internet + nursing service mode in family rehabilitation of elderly patients with osteoarthritic diseases. Patients and Methods: The control group ($n=50$) received routine rehabilitation treatment procedures and discharge guidance. For the observation group ($n=50$), extended nursing rehabilitation service was conducted through the Internet + nursing service platform based on the routine treatment in the control group. Results: ① The compliance with follow-up of the patients in the observation group was significantly higher than that in the control group; ② The total satisfaction of patients in the observation group was significantly high-er than that in the control group; ③ The VAS (1 month: 4.36 ± 1.15 vs. $5.86\pm1.61, P<0.05$; 3 months 4.36 ± 1.15 vs. $5.86\pm1.61, P<0.05$), SAS (1 month: 37.21 ± 14.16 vs. $49.31\pm13.45, P<0.05$; 3 months 26.73 ± 8.25 vs. $40.33\pm9.50, P<0.05$), SDS (1 month: 32.36 ± 10.15 vs. $46.32\pm12.61, P<0.05$; 3 months 27.11 ± 8.08 vs. $40.62\pm11.40, P<0.05$) and PSQI (1 month: 13.64 ± 1.13 vs. $16.31\pm3.45, P<0.05$; 3 months 11.54 ± 1.87 vs. $15.74\pm1.36, P<0.05$) scores in the observational group were significantly lower than that in control group at one month and three months after discharge. The ADL (1 month: 86.86 ± 4.13 vs. $74.33\pm3.44, P<0.05$; 3 months 90.34 ± 7.87 vs. $78.52\pm6.36, P<0.05$) scores in the observational group were significantly higher than that in control group at one month and three months after discharge. Conclusions: The extended rehabilitation nursing management for family rehabilitation of elderly patients with osteoarthritic diseases through the Internet + nursing service is a family rehabilitation model suitable for elderly patients with osteoarthritic diseases in China and has positive significance in developing a diversified medical nursing model.

4. Pang Z, Hu B, Chai D, et al. Effect of WeChat-Based Health Preaching Combined with an Enhanced Recovery after Surgery Model on Perioperative Limb Motor Function and Complications in Orthopaedic Patients. J Healthc Eng, 2022[2022 - 03 - 08]. https://pubmed. ncbi. nlm. nih. gov/35299684.

To evaluate the effect of WeChat-based health preaching combined with an enhanced recovery after surgery (ERAS) model on perioperative limb motor function and complications in orthopaedic patients. Methods: By means of retrospective analysis, the medical data of 68 orthopaedic patients who received surgical treatment in our hospital (from 01, 2020 - 12, 2021) were collected, and the patients were equally divided into the study group (SG) and control group (CG) according to their admission order, with 34 cases each. From 7 d before surgery to the time of hospital discharge, WeChat-based health preaching combined with ERAS perioperative nursing was performed to patients in the SG, and routine orthopaedic perioperative nursing was performed to those in the CG. Before and after nursing, patients' Visual Analog Scale for Fatigue (VAS-F) scores, Houston Pain Outcome Instrument (HPOI) scores, and brief Fugl-Meyer (FMA) motor scores were investigated and the incidence rates of postoperative complications and nursing satisfaction of patients in the two groups were recorded. Results: After nursing, SG obtained a significantly better VAS-F score and HPOI score ($P<0.001$), significantly higher postoperative 7 d and predischarge lower limb FMA scores (20.06±2.13 vs. 18.38±2.36, 27.50±1.90 vs. 24.09±2.25, $P<0.05$), and significantly lower annual incidence rate of complications compared with

those of the CG ($P<0.05$); and the nursing satisfaction scores of the SG and CG were 9.18±0.82 points and 6.76±0.91 points, respectively, indicating significantly higher nursing satisfaction in the SG than in the CG ($P<0.001$). Conclusions: The nursing model of WeChat-based health preaching combined with ERAS can effectively improve the knowledge level of orthopaedic patients, thereby improving their abilities of pain management and self-management, accelerating the recovery of their limb function, and reducing the incidence rate of postoperative complications. The patients are more satisfied with such nursing model, indicating its better promotion value.

5. Pang Z, Shan M, Li Y, et al. The Efficacy of Rehabilitation Nursing Interventions on Patients with Open Lower Limb Fractures. J Healthc Eng, 2022[2022 - 04 - 16]. https://pubmed. ncbi. nlm. nih. gov/35469235.

The study aims to analyze the efficacy of rehabilitation nursing interventions on patients with open lower limb fractures. Methods: From June 2020, patients who received RNI (observation group) were included and compared with patients who received routine nursing interventions (control group). The efficacy of different nursing modes was compared with several indicators. Results: One hundred patients were included in this study, 50 in each group. The baseline characteristics were not significantly different between the groups. Regarding the emotional scores, the Self-Rating Anxiety Scale (SAS) score (26.98 vs. 43.47), and Distress Management Screening Measure (DMSM) score

(8. 01 vs. 12. 85) in the observation group were significantly lower than those in the control group, both $P < 0.05$. Regarding the postoperative related indexes, the postoperative pain score (10. 13 vs. 15. 53), fracture healing time (6. 32 vs. 10. 86 weeks), and postoperative complications rate (0 vs. 12%) in the observation group were all significantly lower than those in the control group, all $P < 0.05$. Regarding the quality of life scores, the WHOQOL-100 score (94. 12 vs. 83. 13) and PSQI score (6. 43 vs. 10. 36) were both significantly better in the observation group, with both $P < 0.05$. Conclusions: Patients with open lower limbs who received RNI can help patients reduce postoperative anxiety and stress, promote postoperative rehabilitation and improve their quality of life.

6. Yin S, Sun X. Analysis of the Effects of Early Rehabilitation Treatment Conducted by Nurses on the Prevention of Tendon Adhesion after Finger Flexor Tendon Rupture: A Randomized Clinical Trial. IInt J Clin Pract, 2022[2022 - 08 - 09]. https://pubmed. ncbi. nlm. nih. gov/36043033.

This study aims to analyze the application of predictive nursing in the prevention of tendon adhesion, after the anastomosis of finger flexor tendon rupture, so as to provide a basis for clinical nursing. Methods: A total of 80 patients with anastomoses of flexor tendon ruptures, investigated in our hospital from December 2017 to December 2018, were enrolled in this study. Their data formed the basis of this research. They were divided into two groups, the routine (control) group ($n = 40$) and the nursing group ($n = 40$), by the random number table method. Basic nursing methods only were used in treating the routine group, while the nursing group received basic nursing in combination with early active function exercise. The contrast indices between the two groups were recovery quality of finger flexion and extension, incidence of tendon adhesion, and nursing satisfaction rate. Results: The probability of tendon rupture and adhesion in the (predictive) nursing group was lower than that found in the control group ($P < 0.05$). The outcomes with predictive nursing were more desirable. The levels of finger flexion and extension in the nursing group were significantly better than those of the control group. Conclusions: The application of predictive nursing, after the anastomosis of finger flexor tendon rupture, is good for preventing tendon adhesion. Better levels of finger flexion and extension after the operation are guaranteed, and the overall recovery outcomes are better. The satisfaction levels of patients who received predictive nursing were also high, and this method is highly valued and promoted within clinical practice.

（谢国省 龙 晗）

三、心肺疾病康复护理

1. 曾妃,兰美娟,梁江淑渊,等. 25 例肺移植患者术前预康复的护理. 中华护理杂志, 2022, 57 (17): 2080 - 2084.

肺移植是治疗终末期肺部疾病的有效方式,但等待肺移植患者的数量远远多于供体数量。据统计,每年有 10%～13% 的患者在等待中去世。在等待肺移植期间,维持患者稳定状态、防止病情恶化对提高生存希望至关重要。为此,曾妃等总结了对 25 例肺移植患者实施术前预康复的护理经验。概括其护理要点为:组建肺移植预康复团队,实施以家庭为中心的积极心理干预,实施以目标为导向的营养管理和精准化分级运动;同时提供情境化肺康复适应性训练,包括呼吸模式、俯卧位通气和康复设备的适应性训练。在积极干预下,25例患者在等待器官过程中病情均未发生恶化,其中一部分患者机体状态获得改善,所有患者均顺利接受肺移植术。

2. 刘玉杰,姜腾飞,邢文瑜,等. ST段抬高型心肌梗死患者介入术后Ⅰ期运动康复方案的构建与应用. 护理学杂志,2022,37(5):9-12.

刘玉杰等构建了ST段抬高型心肌梗死患者介入术后Ⅰ期运动康复方案,并评价了其临床应用效果。将75例ST段抬高型心肌梗死行经皮冠状动脉介入(PCI)治疗患者按入院时间分为对照组37例,干预组38例。对照组采取常规护理,干预组在常规护理基础上构建并实施"介入术后Ⅰ期运动康复方案"。术后第1天和出院前评价患者功能独立性、焦虑抑郁及睡眠状况。结果显示:出院前干预组功能独立性、焦虑抑郁及睡眠状况评分显著优于对照组(P均<0.01)。结论认为,ST段抬高型心肌梗死患者介入术后实施Ⅰ期运动康复方案,可提高患者功能独立性,改善焦虑、抑郁情绪及睡眠质量。

3. 吴克梅,万苗苗,周小敏,等. 急性心肌梗死主动脉球囊反搏治疗患者的早期心脏康复. 护理学杂志,2022,37(16):5-7,11.

吴克梅等探讨早期心脏康复方案在经主动脉球囊反搏(IABP)辅助循环治疗急性心肌梗死患者的应用效果。选择100例经IABP辅助治疗的急性心肌梗死患者,随机分成对照组和干预组,各50例。对照组给予常规康复训练;干预组在此基础上给予早期心脏康复训练,康复训练内容包括呼吸锻炼、肺部体疗、主动和被动肌力训练,以及营养支持及心理干预等。结果显示:干预后,干预组血栓栓塞发生率以及疼痛、焦虑及抑郁程度显著低于对照

组,日常生活能力评分、左心室射血分数显著优于对照组(P均<0.05)。结论认为,早期心脏康复方案的实施可促进经IABP治疗的急性心肌梗死患者康复,减轻焦虑抑郁情绪,提高生活质量;急性心肌梗死行IABP患者实施早期心脏康复方案能达到身心共获益的良好结局。

4. 曹教育,孙盼盼,欧安平,等. 经皮冠状动脉介入治疗患者心脏康复的清单制管理. 护理学杂志,2022,37(2):1-4.

曹教育等探讨清单制管理在急性心肌梗死行经皮冠状动脉介入(PCI)治疗患者心脏康复中的应用效果。将行PCI治疗的急性心肌梗死患者572例,按照随机数字表法分为干预组(279例)及对照组(293例)。对照组采取常规管理模式,干预组应用清单制管理模式进行心脏康复护理。比较两组心脏功能改善情况、院内心血管事件发生情况及衰弱得分。结果显示:出院时干预组左心室射血分数改善情况显著优于对照组,院内心力衰竭、心律失常发生率及衰弱得分显著低于对照组(P<0.05,P<0.01)。结论认为,对急性心肌梗死行PCI治疗患者实施清单制管理模式的心脏康复,可改善患者心脏功能,降低患者院内心血管事件发生率,改善患者衰弱症状,促进患者康复。本研究将清单制管理模式应用于急性心肌梗死PCI术后患者心脏康复中,将心脏康复以书面清单的形式列出并执行,可提高心脏康复措施落实率,有利于改善左心室射血分数,降低患者院内心血管事件发生率及衰弱程度。

5. 吴岳,李庆印,赵冬云,等. 重症冠心病患者心脏康复分级护理方案的制订与应用. 中华护理杂志,2022,57(4):395-400.

吴岳等研究制订并应用重症冠心病患者心脏康复分级护理方案,评价其应用效果。通过文献回顾和临床实践分析重症冠心病患者心脏康复护理

特点及难点,成立专项管理小组,制订重症冠心病患者心脏康复分级护理方案,于 2019 年 8 月至 2021 年 1 月将该方案进行临床应用并收集相关资料。结果显示:心脏康复分级护理方案共计应用于 817 例患者,转科前进阶至下地活动的患者有 519 例(63.5%),发生不良事件 13 例(1.6%)。康复分级护理方案提供了重症冠心病患者心脏康复护理早期介入时机、危险分层及康复评估的方法,证实其可以提高患者早期活动水平。结论认为,本方案可有效对重症冠心病患者进行危险分层,指导护士开展心脏康复护理干预。在临床应用中的关键是需根据患者康复评估结果动态调整康复护理内容;主管医生、主管护师和康复护士共同参与是方案高质量实施的保障;在执行康复护理内容时准确观察和记录监测指标是重要环节。建议各级医院在应用该方案前,康复护理人员应进行严谨的培训考核,根据临床实际情况和硬软件配置,动态调整并应用该方案,重点关注科学评估和康复指导的质量控制。

6. 尹雪燕,程鹤,王岩,等. 急诊科联合病房早期肺康复程序在 AECOPD 患者中的应用. 护理学杂志,2022,37(19):5‑9.

尹雪燕等研究急诊科联合病房早期肺康复程序在慢性阻塞性肺疾病急性加重期(AECOPD)患者中的应用,以期促进 AECOPD 患者肺康复。按急诊就诊时间将 82 例 AECOPD 患者分为对照组(40 例)和观察组(42 例)。两组均予常规治疗及护理,在此基础上对照组行常规肺康复措施;观察组组建多学科肺康复团队、制订和实施为期 4 周的三阶段肺康复方案。结果显示:干预后,观察组患者的肺功能指标、动脉血氧饱和度、上下肢运动耐力评分、日常生活活动能力评分显著高于对照组,焦虑抑郁评分显著低于对照组(P 均<0.05)。结论认为,多学科协作下急诊科联合病房三阶段肺康复训练模式可有效改善 AECOPD 患者肺功能及运动耐力和日常生活活动能力,改善其焦虑抑郁情绪,

是一种有效的临床综合干预方法。

7. 周君桂,邓水娟,李苑媚,等. 重症康复病房患者气管切开状态下呼吸训练效果观察. 中国康复医学杂志,2022,37(7):918‑923.

周君桂等探讨重症康复病房患者气管切开状态进行呼吸训练的应用效果。选取在某两家医院重症康复病房住院的气管切开患者 115 例,采取抛硬币方法随机分为对照组(56 例)和干预组(59 例)。对照组采取常规气管切开康复护理措施;干预组在对照组的基础上增加呼吸训练方法,包括堵管训练、缩唇呼吸、呼吸控制、呼吸训练器训练及咳嗽训练 5 项。通过呼吸训练器记录两组患者康复训练前后的用力肺活量(FVC)及深吸气量(IC),统计两组患者成功拔管例数;观察两组患者堵管期间肺部感染发生状况。结果显示:干预组经过呼吸训练,较对照组拔管例数增加、肺部感染例数减少,干预组康复训练后 FVC 及 IC 值较对照组高,差异有显著性意义。结论认为,对重症康复病房气管切开患者在常规人工气道康复护理措施基础上进行呼吸训练能改善促进患者肺康复,加快患者拔除气管套管、降低肺部感染发生率。综上所述,重症康复病房气管切开患者呼吸训练可以增强患者肺通气、改善呼吸肌的肌力、耐力,促进痰液排出,缩短堵管时间,降低并发症的发生,对重症患者快速康复有重要意义,且呼吸训练方法简单易学,患者较容易掌握,值得推广。

8. Yang Y, Chen P, Jiao C. Influence of Nursing Intervention Based on Risk Assessment Model on Self-Efficacy and Postoperative Rehabilitation of Surgical Patients. J Healthc Eng, 2022[2022‑04‑13]. https://www.ncbi.nlm.nih.gov/pubmed/35463686.

The study aims to explore the effect of nursing intervention based on risk assessment model on self-efficacy and postoperative rehabilitation of surgical patients. The study applied a risk assessment model to the behavioral intervention of rehabilitation exercise in patients after percutaneous coronary intervention (PCI). A total of 157 patients were selected from a certain hospital, with 52 cases in the experimental group and 55 cases in the control group. A comprehensive cardiac rehabilitation intervention strategy based on TTM is given by researchers trained with professional knowledge, including dividing the stages of behavior change, developing a rehabilitation exercise plan through exercise teaching and exercise training, diet and lifestyle guidance, and urging patients to take regular medication and regular follow-up. The stage of rehabilitation movement behavior change improved. The preexperiment health status was (35.39 ± 14.31), and the overall health of the control group was (32.59 ± 15.41). Overall health status and QOL scores were relatively low in both the groups. The intervention group scored higher than the control group. After coronary stent implantation, the heart restores its original pumping function, various organs and tissues receive effective blood perfusion, and the symptoms of myocardial infarction such as profuse sweating, dizziness, fatigue, and precordial discomfort are effectively relieved. The physical discomfort can gradually improve or even recover to the functional state before the onset of the disease. Before the intervention, the self-efficacy score of the intervention group was (23.68 ± 4.49). After the intervention, the self-efficacy score of the intervention group was (26.21 ± 4.09), while the self-efficacy score of the control group before the intervention was (22.21 ± 4.1).

After the intervention, the self-efficacy score of the control group was (25.23 ± 4.41). Although the self-efficacy score of the control group was improved, the difference was small, and the intervention effect was not obvious. It indicates that risk assessment intervention can improve patients' self-efficacy level and quality of life of postoperative rehabilitation patients.

9. Wang R, Duan G, Xu H, et al. Analysis on the Effect of the Rehabilitation Intervention-Centered Targeted Nursing Model on the Cardiac Function Recovery and Negative Emotions in Patients with Acute Myocardial Infarction. J Healthc Eng, 2022〔2022 - 02 - 24〕. https://www. ncbi. nlm. nih. gov/pubmed/ 35251558.

Rehabilitation intervention which refers to the functional training by caregivers with the aid of specialized nursing techniques and the progressive promotion of patients' training initiative, with the purpose of improving mobility and quality of life, is of great significance. The purpose of the study was to investigate the effect of the rehabilitation intervention-centered targeted nursing model on the cardiac function recovery and negative emotions in patients with acute myocardial infarction (AMI). A total of 120 AMI patients admitted to our hospital between January 2019 and January 2020 were selected as the study subjects and randomly divided into group A ($n = 60$) and group B ($n = 60$), in which the group B patients received routine nursing combined with rehabilitation intervention, while based on the treatment in group B, the patients in group A underwent rehabilitation intervention-centered targeted nursing model. Then, the cardiac function indexes, negative emotion score, levels of risk factors for heart failure, complication rate (CR), and the quality of life (QOL) of the patients were compared between the two groups. The cardiac function indexes of the patients after nursing in group A were significantly better than those in group B ($P < 0.001$); the negative emotion scores of the patients after nursing in group A were significantly lower than those in group B ($P<0.001$); the levels of risk factors for heart failure of the patients after nursing in group A were significantly lower than those in group B ($P<0.001$); the CR of the patients in group A at 15 d and 30 d after admission was significantly lower than that in group B ($P<0.05$); the QOL scores of the patients after nursing in group A were significantly higher than those in group B ($P<0.001$). Rehabilitation intervention-centered targeted nursing model can optimize cardiac function, weaken the levels of risk factors for heart failure, reduce the incidence of complications, improve psychological conditions, and enhance the quality of life in AMI patients, which is worthy of application and promotion in clinical practice.

(郑彩娥 龙 晗)

四、儿童疾病康复护理

1. 申营胜,王妍炜,于素平,等. 基于五禽戏之鸟戏的康复呼吸操对大叶性肺炎患儿肺功能的影响. 护理学杂志,2022,37(5):17-20.

申营胜等探讨基于五禽戏之鸟戏的康复呼吸操对大叶性肺炎患儿肺功能的影响。将74例大叶性肺炎患儿按病区分为对照组和观察组,各37例。对照组实施常规治疗护理方案,观察组在此基础上实施基于五禽戏之鸟戏的大叶性肺炎康复呼吸操方案。结果显示:干预1周、3周观察组第1秒用

力呼气容积占用力肺活量比值(FEV1/FVC)、用力肺活量(FVC)、最高呼气流速(PEF)均显著优于对照组($P<0.05,P<0.01$);咳嗽消失时间、肺部啰音消失时间、住院时间显著短于对照组($P<0.05,P<0.01$)。结论认为,对大叶性肺炎患儿实施基于五禽戏之鸟戏的康复呼吸操有利于促进患儿肺康复。

2. 戚少丹,顾莺,胡静,等. 危重症患儿早期循序渐进运动方案的构建及应用. 中华护理杂志,2022,57(14):1702-1708.

戚少丹等构建危重症患儿早期循序渐进运动方案并探讨其初步应用效果。以儿童重症监护后综合征框架为理论基础,在文献回顾的基础上,于2021年1月至2月开展2轮专家咨询,构建危重症患儿早期循序渐进运动方案。于2021年3月在上海市某三级甲等儿童医院收治的危重症患儿中进行初步应用,试验组、对照组各5例,评价方案的安全性及干预效果。结果显示:第2轮专家咨询中,有效问卷回收率为100%,专家权威系数为0.82,各条目的重要性评分及可行性评分均>3.5分,变异系数均<0.25,肯德尔和谐系数为0.312~0.330(均$P<0.001$)。危重症患儿早期循序渐进运动方案包括3个一级条目、10个二级条目和28个三级条目。初步应用结果显示,方案实施过程中未发生不良事件,试验组干预前后肱二头肌横截面积差值小于对照组,差异具有统计学意义($P=0.047$)。结论认为,该研究构建的危重症患儿早期循序渐进运动方案具有科学性、可靠性且安全可行,但还需扩大样本量进一步验证其临床应用效果。

3. Chang S, Qi Y, Zhou Y, et al. Analysis of Rapid Rehabilitation Effect of Children with Severe Viral Encephalitis Based on Continuous Nursing of Omaha System. J Healthc Eng, 2022[2022-04-21]. https://www.ncbi.nlm.nih.gov/pubmed/35494511.

To establish the Omaha System-based

intensive care of children with viral encephalitis, compared with the conventional nursing applied in children with severe viral encephalitis for children with clinical symptoms, motor function, the incidence of complications, and the influence of quality of life, to intensive care of children with viral encephalitis way provide certain scientific basis. Methods: 62 cases of severe viral encephalitis diagnosed and treated in our hospital from X month 20XX to X month 20XX were randomly divided into 31 cases of intervention group and 31 cases of control group. The control group received routine nursing, and the intervention group added Omaha system on the basis of the control group. The recovery time of clinical symptoms and signs, FMA score, disability rate, quality of life, and satisfaction of family members were compared between the two groups. Results: The recovery time of clinical signs in the intervention group was shorter than that in the control group. Motor function was improved in both groups, but the improvement effect in intervention group was higher than that in control group. The quality of life in both groups was improved 1 - 3 months after discharge, but the improvement effect in the intervention group was higher than that in the control group. The incidence of physical dysfunction and behavioral abnormalities was low in the pregroup, and the difference between the two groups was statistically significant ($P < 0.05$), but the difference between language impairment and intellectual impairment was not statistically significant ($P > 0.05$). Conclusions: Omaha system nursing can significantly reduce the recovery time of clinical signs, improve FMA score, reduce disability rate, and improve the quality of life and family satisfaction of children with severe viral encephalitis.

4. Zhao J, Zhang X, Lu Y, et al. Virtual reality technology enhances the cognitive and social communication of children with autism spectrum disorder. Front Public Health, 2022[2022 - 10 - 06]. https://www. ncbi. nlm. nih. gov/pubmed/ 36276341.

We aimed to explore the impact of using virtual reality technology to intervene in and encourage the developmental behavior areas of cognition, imitation, and social interaction in children with autism spectrum disorder. Methods: Forty-four children with autism spectrum disorder were divided randomly into an intervention group and a control group, with each group consisting of 22 participants. Incorporating conventional rehabilitation strategies, virtual reality technology was used with the intervention group to conduct rehabilitation training in areas including cognition, imitation, and social interaction. The control group was provided conventional/routine clinical rehabilitation training. The children's cognitive development was evaluated before and 3 months after intervention. Results: After intervention, the developmental abilities of both groups of children in the areas of cognition, imitation, and social interaction were improved over their abilities measured before the intervention ($P < 0.05$). However, post-intervention score differences between the two groups demonstrated that the intervention group levels were better than the control group levels only in the areas of cognition and social interaction ($P < 0.05$). Conclusions: Combining virtual reality with conventional rehabilitation training improved the cognitive and social development of children with autism spectrum disorder and supported the goal of improving the rehabilitation effect.

（胡少华）

五、其他功能障碍康复护理

1. 刘秦宇,黄惠榕,刘芳,等. 四子散热熨对压力性尿失禁患者盆底功能康复的影响. 护理学杂志,2022,37(12):39-42,63.

刘秦宇等观察四子散热熨对压力性尿失禁患者盆底功能康复的影响。采用随机对照研究方法将女性轻中度压力性尿失禁患者随机分为对照组（39例）和观察组（38例）。对照组采用常规康复护理,观察组在对照组基础上采用四子散热熨,每次20分钟,3次/周,连续干预4周。干预前后评估患者盆底肌肉功能、盆底组织形态和尿失禁总体情况,干预1个月后随访时评估患者尿失禁总体情况和尿失禁疗效。结果显示:干预后观察组盆底表面肌电值前静息阶段、快速收缩阶段和后静息阶段康复效果和肛提肌裂孔面积显著优于对照组;干预后与随访时,观察组尿失禁总体评分显著优于对照组,干预后观察组尿失禁疗效显著优于对照组（$P<$0.05,$P<$0.01）。结论认为,四子散热熨能促进轻中度压力性尿失禁患者盆底功能康复,改善尿失禁。

2. 彭丽仁,王惠芬,刘玥,等. 盆底肌训练联合电刺激生物反馈用于原位新膀胱术后患者尿失禁干预. 护理学杂志,2022,37(19):17-20.

彭丽仁等探究盆底肌训练联合电刺激生物反馈用于原位新膀胱术后患者尿失禁的效果。将97例膀胱癌行原位新膀胱术患者按时间段分为对照组（46例）、观察组（51例）。对照组实施术后常规盆底肌训练;观察组在对照组基础上增加盆底电刺激联合生物反馈干预。干预2个疗程后评价效果。

结果显示:观察组尿失禁干预有效率、膀胱容量、尿流率、膀胱逼尿肌压力、排尿间隔时间及平均每次尿量均显著优于对照组（P均$<$0.05）。结论认为,盆底肌训练联合电刺激生物反馈可有效改善膀胱癌原位新膀胱术后患者尿失禁,提高尿控能力。

3. 石海宁,陈玲,周丽静,等. 乳腺癌术后患者快速康复护理敏感质量指标体系的构建. 护理学报,2022[2022-08-11]. https://kns.cnki.net/kcms2/article/abstract.

石海宁等构建一套乳腺癌术后患者快速康复护理敏感质量指标体系,为护理管理者及临床护理人员科学评价乳腺癌术后患者快速康复护理质量提供参考。以Donabedian的"结构-过程-结果"三维质量结构模型为理论框架,采用文献研究、半结构化访谈、德尔菲法和层次分析法,确立乳腺癌术后患者快速康复护理敏感质量指标体系及各指标权重。结果显示:共进行2轮专家函询,2轮专家函询问卷的有效回收率均为100%,专家权威系数分别为0.861、0.875,专家意见的肯德尔协调系数分别为0.402、0.410,差异有统计学意义（$P<$0.05）。最终形成包括一级指标3项、二级指标9项、三级指标13项的乳腺癌术后患者快速康复护理敏感质量指标体系。结论认为,构建的乳腺癌术后患者快速康复护理敏感质量指标体系规范、实用,符合乳腺专科特色,对提高乳腺癌术后患者快速康复护理质量安全、规范其护理质量管理、促进其护理质量持续改进具有重要指导意义。

4. Liao T, Qiu L, Zhu J, et al. A mHealth-based nursing model for assessing the health outcomes of the discharged patients with nasopharyngeal carcinoma: a pilot RCT. BMC Nurs, 2022[2022-08-01]. https://bmcnurs.biomedcentral.com/articles/10.1186/s12912-022-00993.

Nasopharyngeal carcinoma（NPC）is one of

the most common head and neck malignancies, having a high incidence in Guangxi, China. Although chemoradiotherapy offers more effective cancer treatment, it also causes a variety of acute and chronic side effects, seriously affecting the quality of life. NPC has evolved into a chronic disease with most patients opting for home-based rehabilitation. Therefore, efforts on improving the home-based extended care services to improve the quality of life of patients are booming. The Chinese government encourages the use of internet technology for expanding the prospect of nursing. This study aimed to evaluate the impact of a mHealth-based care model on the health outcomes of discharged patients with nasopharyngeal carcinoma. Methods: An experimental design was applied for this study. The study enrolled 116 discharged patients who were re-examined in the Radiotherapy Department of the First Affiliated Hospital of Guangxi Medical University from November 2019 to February 2020. These patients were randomized into control and intervention groups ($n = 58$ per group), but during the implementation of the project, there was one dropout in the control group due to the loss of follow-up, and one dropout in the intervention group due to distant metastasis. In the end, 57 patients in the control and intervention groups completed the trial. The control group was subjected to routine discharge guidance and follow-up, while the experimental group was implemented with a mobile health (mHealth)-based continuous nursing intervention model. The scores of the side effects, cancer fatigue, and quality of life were compared between the two groups of patients for 3, 6, and 12 months,

respectively after discharge from the hospital. Results: This study included 114 patients and there were no significant differences in the baseline data between the two groups. After 6 and 12 months of intervention, the severity of radiation toxicity and side effects, the scores of cancer-related fatigue, and quality of life (symptom field) of the patients in the interventional group were significantly lowered statistically compared to those in the control group. Conclusions: This study is based on the mHealth continuous nursing intervention model, which can reduce the side effects of radiotherapy and cancer fatigue, and improve the quality of life.

5. Zhou Y, Sun L, Liang Y, et al. Comprehensive quality of elderly rehabilitation nursing staff in medical and health care institutions in Liaoning Province, China: a cross-sectional study. BMC Geriatr, 2022 [2022 - 05 - 10]. https://bmcgeriatr. biomedcentral. com/articles/10. 1186.

With the global aging problem is becoming increasingly severe, the elderly care has become an important issue that needs attention. Chinese government attaches great importance to the development of medical and health care institutions, and is committed to improving the comprehensive quality of elderly rehabilitation nursing staff in medical and health care institutions. Methods: From June to September 2019, a cross-sectional study among 193 elderly rehabilitation nursing staff was conducted in Liaoning Province, China. Using a self-designed questionnaire, the comprehensive quality of elderly rehabilitation nursing staff in medical and health care institutions was investigated by face to face.

The multiple linear regression model was explored to analyze the influencing factors. Results: A total of 193 questionnaires were distributed, and 189 (97.93%) valid questionnaires were recovered. Age was from 19 to 65 years old, with an average age of (38.34±9.76) years old. Bachelor degree or above accounted for 54.00% . 57.10% have engaged in elderly rehabilitation nursing for more than one year. There were 163 nurses with qualification certificates, accounting for 86.20%. The total score of comprehensive quality was 118.52±22.90. The total Cronbach's α coefficient of the questionnaire was 0.967, and the content validity index was 0.991. Only 61 (32.30%) elderly rehabilitation nurses received professional training in elderly rehabilitation nursing. The results of multiple linear regression analysis showed that the educational level of elderly rehabilitation nursing staff ($P=0.002$) and the number of years engaged in elderly rehabilitation nursing ($P=0.005$) were the main influencing factors of comprehensive quality. Conclusions: The comprehensive quality of elderly rehabilitation nursing staff is at a medium level in Liaoning Province's medical and health care institutions. However, the professional nursing talents were very short, and the education level and years of experience in elderly care were the main influencing factors of the comprehensive quality.

（吕冬梅 龙 晗）

第十一章 康 养 结 合

2022年度,在康养结合领域共收集学术论文196篇,其中纳入专论144篇(占73.5%)、收入文选40篇(占20.4%)。从文献统计分析看,研究主要聚焦于医养康养结合模式的理论研究、康养结合实践研究、康养结合产业发展与智慧信息化康养研究方面。

【专　论】

一、康养结合理论研究

(一)社区康养理论

社区康养是未来社会老龄人主要康、养结合模式,其是康养领域的基本盘。

孙云鹏等[1]探究如何推进医养康养融合视角下的农村养老社区化发展,为农村居民养老服务提供新思路和有益借鉴。文章从医康养结合视角出发,介绍了国内外老年人长期照护制度研究综述;以天津市农村养老社区为例,剖析现有的农村医养结合支持保障力度不足、医疗服务项目单一、相关人员稀缺等问题,并就医养结合养老服务的实践困境提出对策。研究认为:应加快推进农村医康养结合模式建设、发挥政府主体作用,促进构建医养康养结合的社会服务体系;培养专业人才,完善健康养老服务教育体系和人才培养、就业政策;发展智能健康养老产业体系,推广智能化养老设施发展智慧健康养老;积极推进老年教育活动,努力提高农村老龄人口医养康养意识,加强疾病防治干预工作等发展对策。随着我国人口老龄化程度的不断提高,养老问题已经成为关系当地经济民生的重要课题,同时我国社会经济的持续发展也为医养康养融合提供了更好的条件。该研究为进一步推进医养康养融合提供了实践经验和参考意见,对于解决我国养老问题,提高老年人生活质量具有重要意义。

马欣怡等[2]主要研究了老旧社区康养空间适老化的问题以及更新模式,指出老旧社区的康养空间在基础设施方面缺乏无障碍设施设计,照明设施不足,基础设施年久失修且缺乏专门的物业机构,存在一定的安全隐患;空间结构布局方面,老旧社区内的公共空间功能单一、规模较小、环境较差等问题较突出。提出包含各年龄层的老旧社区康养空间适老化原则:以人为本原则、归属感原则、安全舒适性原则、高科技康养原则、共同参与原则。提出老旧社区康养空间适老化更新策略及康养空间适老化具体设计要点构建,包括旧物质空间更新与非物质空间更新、空间重构与场所精神构建。

陈国华[3]在社区康养服务大力发展的时代背景下,分析了社区康养福利治理的内涵,包括社区康养福利治理主体的多元化,通过多元主体的平等参与、有效沟通、相互补充、共同协作来实现老年人社区康养需求的满足与福祉的提升,以老年人满满的获得感、幸福感为最终目标。提出在社区康养服务的运转上采取社区康养福利治理,进一步厘清国家、市场、社会的边界,强化、细化、深化各服务供给主体应该承担的责任。将政府从社区康养服务的直接供给者转变成引导者,推动其由全能型政府向服务型政府转型;完善相关法律法规,发挥规划者职能;为多元社会主体参与社区康养福利治理提供支持,发挥"使能者"职能;做好兜底,承担好基础养老职能。明确社区康养服务向市场开放的具体路径,公益性社区康养服务积极引入市场机制,非公益性社区康养服务通过市场进行资源配置。发挥社会组织的自主性服务作用,挖掘社区资源,搭建互助平台,在多种类型的互助活动中满足老年人各方面的要求。以老年人社区康养服务的需求为本,以满足老年人的康养需求目标,对社区康养服务中心进行治理,进而突出社区康养服务供给主体间的合作、互动、互济与共享,更好地满足老年人的康养需求。

武玉[4]对英国、日本、美国整合照护的管理体制、监管机制、服务形式、法律制度和人才体系等方面的丰富经验进行评析,发现英国、日本、美国的医养模式大致都遵循根植社区、预防为先的行为理念,并拥有完备严谨的法律、监督及人才体系。据此提出医养康养模式构建的本土启示:建立权威常态的决策部门和自下而上的监管体系,在管理体制上整合人口、卫生、民政、人力资源和社会保障等部门的相关职责,减少不同机构间的协作成本;构建全面通用的评估标准,以被照料者为中心,对老年人实施统一且连贯的需求评估标准,采取"一揽子"服务方案,并形成自下而上的监管体系;发挥社区纽带作用,着力推动资源下沉和服务落地,重点在社区街镇打造为老服务综合体,调动周边的医疗和护理资源,探索有效的居家护理支持体系,基于人工智能与大数据系统搭建医康养信息共享平台,促进供需双方的互联互通与资源整合;将健康干预的关口前置,建立全生命周期的综合预防制度,以人民健康为中心制订可持续、可预期的医养康养发展目标,推动老年人形成健康的生活理念、行为方式,做好疾病的预防工作;凝聚多方力量,建设全民参与的健康中国,支持老年人自助、互助照护形式,促进主动健康,减轻照护负担。

陈柏霖[5]从社区健康传播在应对老龄化中的价值和发展路径两方面,探讨社区健康传播在老龄化社会背景下的发展。在应对老龄化的价值方面,社区健康传播可以提升老年人口健康素养,社区作为老年人活动的最主要场所,可以有效传播健康信息;缓解老年健康资源不平等;助力社区养老服务,实现线上线下有效连接;提供社会支持,提升老年人的社会认同感与归属感。在发展路径方面,提出充分发挥多元主体协作作用,建设有机组合、功能互补、联动协调的社区健康融合传播体系,充分发挥政府部门的主导作用,发挥社区居委会的协调力量,引入规范合理的市场机制,鼓励各类企业、社会组织发挥专业领域的优势特长,形成多元参与、整合协作的传播管理模式;建立全媒体矩阵,确定不同媒体定位,最大范围覆盖各类老年人群;通过智慧社区平台实现针对老年群体的精准传播,制订精准化信息策略提升老年人数字健康素养,优化社区健康传播效果,最终实现对老年人健康素养和健康水平的提升,有效应对老龄化社会问题。同时,社区健康传播应该充分利用社区作为老年人生活的最主要场所的地理接近性和便利性,通过社区媒体和社区公共空间进行健康传播;并且将健康信息嵌入老年群体的人际关系网络中,通过社区空间的人际交往和生活实践有效提升健康信息的扩散、接收和行动转化。

唐建等[6]在利益相关者理论分析框架之下,研究了社区"医养结合"供给主体治理失灵的内在因素。首先提出如何提高社区"医养结合"有效供给是当前学界一个重要的议题,综合目前学界主要研究:其一是关于社区"医养结合"供给主体组成因多元化而导致碎片化问题进行的探究;其二是关于医养结合管理部门未能实现有效协同而产生碎片化困境进行的剖析;其三是从管理政策碎片化角度进行的反思;其四是从供给主体运行机制碎片化方面进行的问题讨论。还剖析了目前学界对于社区"医养结合"供给主体碎片化问题的研究主要集中在供给主体碎片化治理的直观认知层面,缺少理论层面的研究。由此引入利益相关者理论,介绍了利益相关者理论的发展历史,得出了其核心内涵:将经营组织看作是由所有利益相关者之间的一系列多边契约所联结起来的系统,在组织运营过程中,单个主体独自行动已经不能实现组织的整体"帕累托效率",而多个利益相关者基于自身地位和角色,就会从自身的利益关切出发进行利益博弈。运用利益相关者理论针对当前社区"医养结合"供给主体碎片化治理失灵的现实困境给予理论诠释并进行学理分析,探讨了构建利益均衡与利益共享的制度性路径,以期实现社区"医养结合"的协同性治理。在利益相关者理论下对社区"医养结合"供给主体利益相关者划分为3个层次:第一,将子女和社区老年人划归为核心利益相关者;第二,将政府、市场或企业、医养机构、社区划归为蛰伏核心利益相关者;第三,社会组织或非营利组织划分为边缘利益相关者。3个层次的利益相关者互相博弈、利益均沾,共同助力"医养结合"供给主体协同性治理顺利完成。对社区"医养结合"供给主体碎片化问题内在机制进行了理论阐释:首先从政府层面上来看是管理部门职责不明,部门机构各自为政;其次从医养机构层面来看是资金保障机制尚未建立,质量保障体系尚不健全;再者是市场或企业层面重视经济利润,轻视社会责任;从非营利组织或社会组织层面是依附程度较强,产生志愿失灵现象;从社区"医养结合"层面上来看是供需错位,服务质量欠佳;最后是个人或家庭层面养老功能逐渐弱化,社会保障能力有限。随后提出了协同性治理是实现社区"医养结合"供给主体善治的路径走向,从政府、医养机构、市场或企业层面、非营利组织或社会组织层面、社区医养层面和个人或家庭层面这六个层面提出了具体举措。研究最终倡导社区"医养结合"供给主体善治与"多元协同——多方共赢"。

(二)康养模式理论

未来大规模老龄化康养多元化需求对康养模式理论构建提出了紧迫要求。

向小娜等[7]对比了国内外三级康养模式的构建现状与差距,并提出适合中国国情、具有中国特色的新型三级康复养老模式。三级康复养老模式指对存在功能障碍的老年人,以居家为基础、社区为依托、机构为支撑,提供临床诊断、康复评估、康复诊断、康复治疗、康复护理,着力保障老年人的康复养老服务需求,从结构与功能、活动、参与、个人以及环境不同方面满足老龄群体的康复和养老需求。提出未来中国可构建以机构康复养老为核心,多家机构进行联合,为社区卫生服务中心提供技术指导和人员培训,最终落实到居家康复养老的三级康复养老互联新模式。构建三级康复养老模式的意义在于最大化合理利用与分配康复医疗资源提供养老服务,满足不同功能状态老人的康复养老需求。完善老年人档案数据库、安全监护、平台服务等,完成区域内三级平台一体化,使老年人管理方案走在患者前;医院可进行居家康复方案设计,通过社区或居家康复养老模式得以实施,实现三级康复养老互联。

吴莹等[8]借鉴日本住房、医疗、护理、预防和生活支援"五位一体"的社区综合性医护体系的先进经验,结合我国几种康养模式各有不足的现状,对我国的养老服务体系进行了调研分析。认为养老机构缺少良好的市场环境和稳定的盈利模式,入住率不高和收费偏高是养老机构普遍存在的问题;社区养老由于缺少专业、固定的护理服务人员,难以保持持久的养老服务供给;居家养老囿于自身的困境,难以维系服务品质和专业的保健康养活动。3种养老模式各有利弊,但优势互补。提出将居家养老、社区养老、机构养老3种养老模式有效整合形成综合养老支援服务中心,使以社区为载体,引入养老机构,满足居家养老的需求,搭建综合支援服务中心,可以提高机构入住率,满足养老机构的运营需求,在实现社会化养老的同时满足自我养老的需求。综合支援服务中心则可以避免嵌入程度和具体运营的脱轨现象,使入驻社区的嵌入式养老模式更大程度发挥作用。同时提出养老服务体系的建设,必须在这3种模式产生联系,内循环顺利的前提下,扩大获取外部资源的能力,保证养老服务更高效便捷地运转,否则可能会互相干扰。此外,认为3种模式有必要结构化整合,避免资源的浪费,以社区为载体和纽带,串联养老机构和居家养老,3个子系统协调一致,避免脱节孤立现象。发挥社区综合支援中心高度灵活的优势,在子系统独立有效运行的前提下,最大限度发挥作用,完成市场结构与社会结构的嵌套。

侯汉坡等[9]抓住老年智慧康养平台的社区养老实际运行模式及内在机制这一空白研究领域,探索我国老年智慧康养平台的建设路径。以杭州市西湖区的老年智慧康养平台为案例,提出我国老年智慧康养平台的建设路径:明确目标做好信息基础建设;筑牢建设基础;调动服务资源,建设"社区嵌入型"智慧康养服务综合体;做好远程数据监测和个性化管理,强化信息支撑;开发本土化智慧康养模式,促进本土康养产业升级。

安文涵等[10]通过自设问卷,对广州市某社区500例老人进行分层抽样并对调查结果数据分析,探究了不同学历、照料方式、经济收入、健康状况下对社区嵌入式养老服务综合体中不同养老方式的选择意愿与影响因素。年龄是影响老年人生命质量的一个重要因素;同时,婚姻状况也是导致老年人社区居家养老服务需求差异的一项关键因素。研究中可见无配偶老年人的需求更高,希望对医疗水平、医疗设施、医疗价格收费、就医方便程度及其服务态度方面进行改善,以提高这部分老年人生活质量和健康指数。此外,文化程度也影响老年人对社区养老医疗服务的接受程度。本研究显示,老年人对医疗服务的需求与其收入水平呈正相关联系,这一结果的出现可能是因经济水平降低老年人在医疗服务中所能承担费用较低有关。在老年人退休之前,其从事的职业能够将其在社会上的地位、价值,以及所拥有的社会资源呈现出来,职业又是反应文化水平、经济收入的关键,而这些与其老年养老医疗服务水平有所联系。

刘倩汝等[11]分析了我国医养结合养老背景下老年康复护理模式与困境,并提出相应的发展建议,以期为医养结合养老背景下老年康复护理发展提供参考。文章分析了养结合养老背景下老年康复护理模式与困境,结合养老背景下老年康复护理模式可分为4种:连续康复护理模式、基于"互联网+"的5E康复护理模式、中医康复护理模式、多学科协作加速康复外科护理模式。提出医养结合养老背景下老年康复护理发展建议:完善康复设施,推动医养结合模式下老年康复服务标准化;将老年综合评估应用于老年康复护理;加强老年康复护理人员的专业化建设;推动信息化智能养老服务发展等。

孔舒[12]基于《中华人民共和国国民经济和社会发展第十四个五年规划和2035年远景目标纲要》中提出"构建居家社区机构相协调、医养康养相结合的养老服务体系"与"加强老年健康服务,深入推进医养康养结合"的背景,探讨了如何构建具有中国特色的医养结合模式。文章分析了构建新时代中国特色医养结合模式的发展原则:坚持党的领导;坚持人民至上,突出人民的主体地位;坚持守正创新,不仅要积极推进观念的创新,也要不断推进制度、机制和政策等各方面的创新,要坚持从我国孝文化、中医药文化中不断汲取解决问题的思路与力量;坚持动态发展,坚持医养结合服务供给与社会经济发展阶段相适应,还要坚持与老年人不断增长的医养需求紧密衔接;坚持量力而行,立足现状,科学精准施策、因地制宜发展。文章进一步分析了当前推进医养结合模式的实现路径,建立健全医养结合模式法律体系。要坚持于法有据,围绕医养结合构建一套系统完备的法律体系等。

谢微等[13]研究了我国医养结合养老模式合作机制构建及其优化路径。分析了我国医养结合养老模式的演进及合作雏形确立。我国医养结合养老模式合作机制构建的横向维度涉及政府、市场、社会、家庭等4个主体,旨在构建"各尽其能、各负其责、合作紧密、机制畅通"的总体结构。我国医养结合养老模式合作机制构建的纵向维度在于构建动力、能力、信任、激励和协调等子机制相互支撑的总体机制。针对合作机制构建现状，提出了我国医养结合养老模式合作机制的优化路径：构筑合作型生态文化，提升价值引领强度，合作型生态文化旨在为医养行为主体提供价值共识和心理认同保障，从而将共识和认同内化为自觉行动，进而为合作机制构建和运行提供共同体观念、一致性原则和互助性行动；扩大医、养主体共赢空间，确保合作机制稳定持续，提高资源调配的效率和合理性，政府应充分发挥政策保障、资金投入、福利兜底等作用；拓宽资金筹措空间和渠道，夯实合作机制基础保障，应突破养老服务项目仅依靠财政转移支付的传统模式，充分放大保险的价值和功能，尤其应完善社会保险长期照护保险制度；强化大数据和智能技术应用，促进合作机制赋能升级，应综合运用大数据和智能技术，并将其嵌入、融入和贯穿于医养结合平台构建，赋能医养合作机制平台化运行。

袁立超等[14]对康养融合背景下家庭健康生产的增能逻辑及实践路径进行了研究。从国内外学者的观点可以认识到在家庭养老方面，家庭能否发挥一定的健康生产作用，对居家养老服务质量有着关键性的影响；而康养融合政策理念的提出及实践运用，使家庭健康生产议题的重要性愈加凸显。在康养融合对家庭健康生产能力增进的需求逻辑的探究中，主要包含康养融合的意涵及要素和康养融合对家庭健康生产增能的需求逻辑。对康养融合目标下家庭健康生产增能的三重逻辑进行了分析：首先是家庭健康生产增能的目标优化逻辑即功能重建；第二重逻辑是家庭健康生产增能角色逻辑即主体塑造；最后一重逻辑是家庭健康生产增能的场景逻辑即时空建构。进而提出了康养融合下家庭健康生产增能的实践路径：① 家庭健康生产增能的观念支持，即"主体能动"；② 家庭健康生产潜能的激活运用，即"嵌入支持"；③ 家庭健康生产增能的制度保障，即"规则转变"。规则转变主要是从两

个方面转变：其一，从形式上转变，实现从离散到整合的制度保障；其二，从内容上转变，实现从缺失到弥合的制度保障，如建立家庭健康照护支持制度、建立健康饮食支持制度。

（三）人口老龄化与康养理论

人口老龄化加剧，亟须探索此过程对于养老体系带来的影响，并提出相应合理康养理论予以应对。

吴玉韶等[15]解读了推动新时代老龄工作高质量发展的纲领性文件，"十三五"时期是我国老龄事业和养老服务体系取得快速发展且成效显著的五年，主要体现在社会保障体系不断完善、养老服务体系逐渐健全、健康支持体系初步确立、老年消费市场快速发展、老年宜居环境不断改善、老年人精神文化生活愈加丰富、老年人社会参与不断扩大、老年人合法权益得到保障、老龄工作与规划实施力度日益增强等方面。在成效显著的同时应积极面对新的挑战，包括老年人对美好生活需要与老龄事业发展不平衡不充分矛盾仍然比较突出。新时代老龄工作的主要任务为健全养老服务体系，健全以居家为基础、社区为依托、机构充分发展、医养有机结合的多层次养老服务体系。重点在于如何厘清政府、家庭、市场这三大养老服务供给主体之间关系，以及如何满足失能失智老人、高龄老人、农村留守老人等群体的特殊养老服务需求这两大突出问题。

吴文武等[16]基于中国康养发展的现状和问题，提出亟须树立科学的康养理念并开展深入系统的康养理论研究，促进康养治理现代化，实现康养高质量发展。目前人们的康养需求日益增加，但康养系统研究、康养高质量发展滞后，康养有效供给不足，硬件不到位、服务不规范、政策不完善、康养人才短缺、个人康养意愿和能力不足等问题。提出应将一贯以来碎片化的研究进行系统思考，界定科学的康养理念，创新康养理念，形成具有前瞻性、战略

性、引领性的康养理念体系。构建康养研究理论框架，立足康养治理现代化角度重点研究康养治理体系和作用机制、康养政策量化研究、康养人才培养等。提出尽快明确康养的法律地位，建立普惠化、多元化以及责任明细化的康养政策法规体系；优化康养资源，完善康养体制机制，推进康养服务专业化、标准化、数字化、国际化，突出康养特色，形成丰富多彩的地方康养优势品牌以及建设康养队伍，大规模培养康养人才等一系列促进康养治理现代化、实现康养高质量发展的实施建议，为构建中国康养发展新格局，促进康养产业高质量发展指明了方向。

杜鹏等[17]探讨了中国特色积极应对人口老龄化道路的概念内涵以及走中国特色积极应对人口老龄化道路的必要性和具体方式。中国特色积极应对人口老龄化道路的内涵是在中国共产党的领导下，以人民为中心，把积极老龄观、健康老龄化理念融入经济社会发展全过程，大力弘扬中华民族孝亲敬老传统美德，依靠政府、市场、家庭、个人等多元主体责任共担，有效应对中国人口老龄化的道路。中国特色积极应对人口老龄化道路是建设中国特色社会主义现代化国家、实现伟大复兴中国梦的重要组成部分。提出中国的社会主义制度、人口国情、经济发展水平和中华优秀传统文化决定了必须走出中国特色积极应对人口老龄化道路，重点从全面落实国家战略，发挥乡村振兴等国家战略的综合作用，加强法律制度体系建设，通过试点总结经验，完善社会治理机制，建立评估监测制度，在全社会促进数据共享等方面举措着力。

陆杰华[18]探究了构建适合中国式现代化特色的养老服务质量评估体系的研究缘起、阶段性及其主要特点、新时代中国特色养老服务质量评估的内涵及其重点内容、现阶段我国养老服务评估体系建设面临的突出问题和中国式现代化特色养老服务质量评估体系的发展方向与具体路径。在研究缘起部分，以我国高质量发展的主题切入，引入党中央政策的号召，提出了我国从轻度老龄化阶段步入中度老龄化阶段的态势。分析了构建适合我国养老服务评估体系的重要意义，以及构建中国式现代化特色养老服务质量评估体系的发展方向与具体路径方面，总结了以下发展方向：一是更加注重构建多方主体参与的评估制度；二是更加注重构建养老服务质量评估的监督体系；三是更加注重构建多样性和标准化的养老服务质量评估方法；四是更加注重建设养老服务质量评估信息化平台。基于这些发展方向，指出了主要路径：第一，加强养老机构服务质量标准化、规范化建设；第二，加快居家社区养老服务评估体制建设；第三，重点建设地方性的养老服务评估中心；第四，推动地方原有规范与新的国家规范有效衔接；第五，加强评估指标体系的顶层制度设计与地方实践经验结合。

童立等[19]基于全球老龄化的时代背景研究了新时代提升老年人健康水平的理念与思路，提出了"健康老龄化"。构建健康长寿的老龄体系是新时代我国发展的大势所趋，是新时代应对人口老龄化的中国特色。对于新时代提高老年人健康水平的思路主要从提高"积极老龄观"和强化"健康老龄化"两方面去探寻。落实健康管理的理念，则要引导老年人以主动查体、治未病来应对被动看病、消极治病。医养结合，一方面要在政策引导下，公办二级及以下医疗机构要积极寻求转型增加康养人才储备和康养床位配置，以不断适应老龄化社会带来的机构养老需求的新挑战。另一方面，要鼓励二、三级医疗卫生机构充分利用自身诊治疑难危重疾病上的优势，多探索医疗和康养有机结合的路径，进一步实现医与养的无缝衔接。

胡燕利等[20]探究了华北地区老年人康养服务需求现状及影响因素，为老年人康养服务体系构建和政策制订提供参考依据。分析结果显示，患病数量、日常生活能力状况及养老方式是影响华北地区老年人康养服务需求的因素。建议完善和建立康养服务人才培养和使用制度，高等院校要考虑人口老龄化带来的人才需求变化,加大康养服务人才培养力度;改善康养服务人员的待遇,完善以技术技能价值激励为导向的薪酬分配体系,减少人才流失;探索设立康养服务人才和适宜技术的培训基地;社区卫生服务机构老年人康养服务工作的开展需以综合医疗机构的医疗和康复技术为依托,充分发挥社区医疗卫生机构的全科力量。

王佳慧等[21]探究辽宁省养老机构和医院老年科住院的老年人的康养服务现状及需求,分析康养需求影响因素,为满足辽宁省老年人康养服务需求及培养康养人才提供依据。辽宁省老年人康养需求最主要是医疗保健服务,其次是康复指导、精神文化、生活照料服务。政府应加大资金投入,尽快完善康复设施,构建完善的老年服务体系,提供"医、养、康、护"为一体的综合性服务。

于菡等[22]探究了康养时代的养老新战略。康养产业正迸发巨大发展潜力,相继出台"大健康"战略和"加快建设医养康养相结合的养老服务体系",不断完善康养产业基础建设,初步形成了京津冀、长三角、珠三角及川渝地区等四大康养辐射片区,同时围绕其康养内涵,初步将其划分为资源依托型、技术支撑型、资本进入型、服务导向型四大形态,使产业主导业态初步成型,为康养产业的进一步发展奠定了坚实基础。目前我国康养发展有待提高,融资渠道方式缺乏多元性,康养产业在城乡之间发展极度不平衡,专业人才数量长期且持续短缺。据此提出新时代发展康养产业的路径与策略:一是,加强各方合作以开拓融资新模式。我国应加大对康养产业的财政投入,发展康养产业的关键是创新体制机制,包括明确产业扶持政策以及财税、金融等方面的配套支持。二是,加快康养优势资源双向流动。加强市级医疗资源辐射作用,推动优质的养老服务资源,医疗卫生资源上下联动打造医疗养老辐射区;实现区域经济的带动作用,扩展城乡康养产业的辐射范围。三是,加强专业人才支撑体系建设。培养社会文化,弘扬孝老、尊老的文化,使

康养产业的市场需求在良好的社会文化中得到进一步激发;加强与企业的合作,实现人才资源的共享,培养康养复合型人才。

穆光宗等[23]研究了健康老龄化视域下养老体系的重构,研究在阐释健康老龄化理念对中国养老体系建设的赋能意义基础上,提出打造康养中国的新"三支柱"养老体系构想。引入健康老龄化的主要理论:疾病扩张/压缩/动态平衡假说、需求层次理论、生命历程理论,从自我养老、家庭养老、社会养老三个层面探究。提出健康老龄化须全面赋能中国养老体系,从自我、家庭、社会三方面探讨如何建构康养体系。首先以自我养老为标杆,鼓励和倡导健康老化,主要是强化健康老化的自我责任意识、塑造健康生活方式与行为习惯、增强老年健康储备与产出转换;其次是以家庭养老为基础,巩固和弘扬养老传统;最后以社会养老为保障,培育健康养老生态,打造适老化无障碍的社会环境、完善健康保障与医养护救助体系、支持和引导医护康养行业整合发展。

(四) 规范指南行业标准等康养理论

中国康复医学会康养工作委员会组织临床和康复医学专家,在国家发布的《新型冠状病毒感染诊疗方案(试行第十版)》的基础上,参考国内外最新的诊疗方案和主要指南、共识、临床数据库及临床研究成果,结合世界卫生组织(WHO)编写发布的中文版《康复指导手册:COVID-19 相关疾病的自我管理(第二版)》,以及国务院"联防联控机制综发〔2022〕117 号"印发的《新冠病毒感染者居家治疗指南》适用对象的居家康复问题,汇总相关康复领域专家临床经验,制订了"新型冠状病毒感染居家康复专家共识"[24]。共识阐述了居家康复适用对象、康复须知及自我管理实现以期为新冠病毒感染患者的居家康复提供参考,并供相关医疗保健机构参考使用。适用对象是未合并严重基础疾病的无症状感染者或轻型患者,无症状感染者指的是新冠

病毒病原学检测呈阳性，但无相关临床表现，如发热、干咳、乏力、咽痛、嗅（味）觉减退、腹泻等可自我感知或可临床识别的症状与体征，轻型患者以上呼吸道感染为主要表现，如咽干、咽痛、咳嗽、发热等，无影像学可见的特征性新冠病毒感染肺炎表现。居家康复不论是新冠病毒感染者还是同住人，都需要保持良好的个人及环境卫生，采用分餐制、均衡营养、适量运动、充足休息，避免过度疲劳，提高健康卫生素养，避免共用任何生活物品及餐具等，分开存放，分开洗涤消毒，做好防护。共识提出未合并严重基础疾病的无症状感染者、轻型病例的居家自我照护，以休息和适度活动为主要内容，但应注意避免非夜间睡眠的长时间卧床，个人应做好自我健康监测，坚持规律作息、锻炼身体、健康饮食、保持良好心态等健康生活方式。应选择合适的体位及休息方式，身体姿势的摆放并非特定处方，主要根据患者对于体位的反应及耐受情况来选择。患者需注意牵伸及及时调整姿势，避免关节长时间处于一个姿势，也可通过不同的卧姿利用重力对酸胀的肌肉适度给予加压放松。同时在休息的间歇伸懒腰，或牵拉背部髋关节肌肉，放松治疗，改善肌肉延展性。注意锻炼方案选择与强度控制，锻炼推荐多维运动方案，包括低强度有氧、柔韧、平衡和抗阻训练在内的全面的训练计划，可选择徒手，或使用弹力带、斜板、平衡软踏、台阶板等。一次活动应包括热身、柔韧性、功能性或专门性运动，以及运动后放松运动。锻炼可以连续完成，也可以每天中每次至少 10 min 活动、多次累计完成。还应进行有效咳嗽促进气道清洁，牵伸活动及平衡练习等居家康复技术。

中国康复医学会老年康复专业委员会、中国康复医学会社区工作委员会组织制订了"老年卒中疼痛全周期康复中国专家共识"[25]，指出目前关于老年卒中患者疼痛流行病学的权威调查还比较欠缺，老年人的疼痛却没有得到充分的认识、评估和治疗。共识重点针对老年卒中后疼痛常见的 5 种亚型以及老年卒中疼痛全周期康复管理，以期给予患者规范化、智能化、个体化的疼痛评估、综合康复治疗和护理措施，从而改善老年卒中患者的疼痛，提高其生活质量。老年卒中疼痛的常见亚型有卒中后中枢性疼痛、痉挛相关性疼痛、卒中后肩痛、复杂区域性疼痛综合征、卒中后头痛等。在老年人群中，伴有疼痛症状的疾病较为常见。由于正确疼痛宣教接触较少，老年人的疼痛认知有误，如认为慢性疼痛是随着年龄增长和机体功能下降的正常现象，无需医治或者由于医疗费用问题选择独自忍受疼痛，隐瞒病情。在我国老年人群中，疼痛呈现出高患病率、低就诊率、低缓解率的特点。长期疼痛会导致严重的心理和精神负担，产生焦虑、抑郁等心理障碍。由于老年人者合并疾病较多，病情复杂，治疗时需进行全面评估，以保证治疗的安全性。老年卒中疼痛全周期管理应从预防开始，日常做适当的功能锻炼，保持良好的心情对于卒中后中枢性疼痛，应采取多学科疼痛管理联合药物治疗的方式来缓解疼痛，减少药物的使用量，避免发生不良反应。重复经颅磁刺激对于缓解 CPSP 有一定效果；对于痉挛相关性疼痛，可以通过抗痉挛体位、关节活动范围训练和被动伸展、镜像疗法、手脑感知训练来治疗，对软瘫期、缺乏主动运动的患者，可使用夹板、3D 打印辅具并配合关节活动训练和被动伸展训练等痉挛治疗方法；对于卒中后肩痛，肩关节周围肌肉部位应用神经肌肉电刺激治疗。可做肩关节轻柔牵伸训练同时注意避免肩峰撞击，进行良肢位摆放、体位转换等宣教；对于复杂区域性疼痛综合征，早期进行运动想象和镜像疗法，控制水肿可采用主动的关节活动等长肌力训练等，后可进行适度负重训练。对于卒中后疼痛可用肌电生物反馈治疗以及其他一些可能有效的治疗方法如姿势训练、按摩、脊柱手法调整、冷热包敷、超声及以电刺激。

中华护理学会老年护理专业委员会、中国康复医学会心血管疾病预防与康复专业委员会组织制订了"心脏康复护理专家共识"[26]。专家分析认为，心脏康复应由心血管团队主导联合多学科开展，护士在心脏康复多学科团队中发挥重要作用。而我国目前尚无心脏康复护士资质、培训、核心能力、职责与工作内容等方面的规范。目前国内外公认的心脏康复为3～6个月内完成36次包括渐进式运动训练、生活方式指导和心理咨询的心脏康复项目。心脏康复可分为三期：Ⅰ期康复、Ⅱ期康复和Ⅲ期康复。其中，Ⅱ期康复是心脏康复的核心阶段，既是Ⅰ期康复的延续，也是Ⅲ期康复的基础。该共识论证总结了心脏康复护理的工作目标，如：心脏康复护士资质、培训、核心能力与职责，心脏康复护理的工作内容，心脏康复护理的质量管理，心脏康复患者的安全管理，为医疗机构开展心脏康复护理工作提供参考。其中心脏康复的工作内容包括接待患者、建立患者档案和档案管理、协助康复评估。康复评估分为：① Ⅰ期康复。全面评估患者病史、危险因素、心血管功能及早期运动风险等。② Ⅱ期康复。协助医生完成相关量表评估及检查，并汇总结果，以便医生进行危险分层；通过对患者整体状态、危险分层及影响治疗效果和预后等因素的综合评估，协助医生为患者制订康复策略。③ Ⅲ期康复。在随访过程中对患者进行动态评估，协同医生调整康复计划、协助执行运动处方。

王红漫[27]基于我国老龄化背景，分析了人口老龄化对于经济与社会发展的挑战，提出以健身为途径不断促进主动健康、以社区为依托不断提升服务质量、以人才为核心不断夯实服务体系、以需求为基点不断推动产业发展、以数智为手段不断创新服务模式和以贵生为导向不断提高生命价值的有针对性的对策建议。邵妍等[28]通过对眼针带针中医康复疗法的技术范围、规范性引用文件、定义和术语（眼针物理疗法、眼针作业疗法、眼针言语训练、眼针认知康复训练、眼针止痛康复技术）、操作步骤与要求（眼针针具选择、取穴原则、体位选择、环境要求和操作方法等）、主要适应证、禁忌证、注意事项等方面进行规范，制订了"中医康复技术操作规范·眼针带针康复疗法"，适用于指导各级各类医院及医疗机构的中医专业技术人员开展眼针带针康复疗法，具有较好的适用性和有效性。

中国康复医学会康养工作专家委员会为提高我国老年人肌少症临床康复的整体质量和安全性，根据目前的国际规范，并结合我国的康复临床现状，以WHO的为指导框架，编写了《中国老年人肌少症临床康复治疗指南》[29]。对于肌少症的临床诊断主要有3个要素，包括：肌肉量、肌肉力量和肌肉功能。肌少症的康复评估分为健康状况评估、身体功能与结构评定、活动和参与评定。

中国康复医学会脊柱脊髓专业委员会，中华医学会骨科学分会骨科康复学组联合全国范围内脊柱外科及康复领域专家，在充分借鉴已有指南和共识的基础上，对非特异性腰背痛的中英文文献进行系统性分析总结，共同制订了《中国非特异性腰背痛诊疗指南》[30]，对非特异性腰背痛的定义、病程分期、流行病学、自然病程、病因及发病机制详细描述，并具体介绍了诊断重点和流程。非特异性腰背痛诊断过程中应注意筛查与特异性腰背痛相关的征兆和体征，即红色警示，识别警示信号并进行相关的辅助检查，注意相关疾病的鉴别。非特异性腰背痛的病情评价应贯穿诊断、治疗与康复训练的全过程，可归类为量表类评价、诊治与康复相关评价两部分内容。其次判断预后影响因素，涉及个体因素、心理因素、社会（家庭、职业）因素等多方面。最后是非特异性腰背痛的治疗，包括运动教育、康复治疗、药物治疗、中医中药、侵入性治疗。其中康复治疗包括运动治疗、物理因子治疗、支具及足底矫形垫、认知行为疗法等。药物治疗包括非甾体类抗炎药、肌肉松弛剂、抗抑郁药、抗惊厥药、阿片类药物、外用药。

中国老年医学学会医养结合促进委员会邀请国内老年临床医学、临床药学等多学科领域专家，针对医养结合机构衰弱老年人多重用药问题反复研讨修订,撰写了"医养结合机构衰弱老年人多重用药安全管理中国专家共识(2022 版)"[31],对医养结合机构衰弱老年人多重用药导致的不良反应的早期筛查、评估、管理和个体化综合干预进行指导。首先对衰弱、多重用药与医养结合机构的定义和概念做了强调;然后归纳了医养结合机构衰弱老年人多重用药危险因素,包括病理生理因素、共病、年龄和受教育程度、日常生活能力、焦虑和抑郁、营养不良、医护人员对共病及多重用药认识不足、患者及照护者对药物的依从性、社会支持程度。

(五)旅游康养理论

旅游康养是"银发经济"的重要组成部分,探讨相关理论对于提高养老水平、发展经济意义重大。

张广海等[32]在"健康中国"战略背景下,探究康养旅游发展的政策导向,借助质性分析软件 NVivo 剖析了中国康养旅游政策演化态势和效果评估。首先,对信息资料进行系统和定量挖掘检索,其关键是对内容复杂的文本进行归纳与精炼,提取文本特征词,能够在政策分析过程中有效观测政府关注点、意识倾向和政策的执行轨迹。主要从统计分析与内容分析两个维度对政策文本展开研究认为未来政府应继续细化康养旅游政策的实施细则和量化标准。结果表明,2013—2015 年是康养旅游的初步探索阶段,这一阶段的康养旅游发展尚处于萌芽状态中,产业目标主类目的焦点包含产品、建设、经济 3 层次类目。2016—2020 年是康养旅游的逐步成长阶段,涉及"生态"一词频率较高,主要涉及生态文明建设、生态环境保护、生态文化传播、生态工程建设、生态产品供给、生态效益补偿等内容,说明政策逐渐重视绿色生态资源的开发,追求生态与产业发展的有机统一。在康养旅游发展阶段方面,初步萌发阶段的康养旅游主要表现在旅游与健康、温泉、养老、中医药、医疗等产业的融合,第二阶段开始凸显与森林康养的融合。第一阶段政策强调服务设施、服务机构、服务能力等培育,第二阶段强调

生态与产业的协同发展,两阶段均高度关注产业规范发展。在政策力度方面,2016 年力度最大,其中大部分政策规定了康养旅游的明确目标与执行措施,未来应予以更加细化的发展规划。康养旅游产业的良性运行有赖于市场供给端与需求端的双向促进,有赖于社会经济系统的制度安排,在各方力量的共同驱动下,康养旅游将会成为我国旅游经济的重要组成部分。

胡蝶[33]基于人口老龄化背景,分析了老龄旅游产业的市场优势与市场挑战。认为人口老龄化将进一步改变社会消费结构,形成潜在消费市场,并蕴藏着新的产业机会。基于老年人出游的特征和动机提出了促进老年旅游产业市场可持续发展的一系列举措:创新产品内涵,符合老年需求,针对老年人的旅游产品应符合老年人身体需要,具有满足老年人心理需求的特点,如清淡健康的饮食、清净幽雅的环境、具有文化内涵的娱乐活动;创新产品形式,增强旅游体验,增强老年旅游产品额形式创新,创造形式更为丰富、更具内涵的旅游产品,同时应注意旅游产品的开发符合老年人心理需求,如观光游、怀旧游、健康游、家庭游等,提升老年人的出游体验感;加强安全管理,注意老年人的特殊需求,旅行服务机构应为老年游客投保旅游意外险与旅行服务机构责任保险,在临行前关注了解每一位老年游客的身体状况和病史,在老年团中配备经验丰富的随团医护保健人员及各种相关的医疗器械用品以及注重旅游过程中的人文关怀;进行合理有效宣传的旅游产品宣传与政府监督。

刘紫娟等[34]针对康养旅游政策的研究空白,选取文本分析法,分析了康养旅游政策的央地互动逻辑及地方响应异质性。引入多源流理论研究中央顶层设计与地方政策执行的互动关系,包括问题流、政策流、政治流 3 条源流。数据分析发现:政策响应的广度遍及多个省市,政策发布与产业发展具有一定的协同效应,政策响应力度较大,且涉及与林业、卫生健康、中医药等产业的融合。康养旅游

政策响应过程分为顶层设计期、示范推行期和提质升级期 3 个阶段,康养旅游政策源流出现顺序为"问题源流-政治源流-政策源流-问题源流",形成循环发展并进入体系化阶段。研究发现康养旅游政策的央地互动逻辑具有"自上而下"与"自下而上"并存、从顶层设计到精细化实践的特征,并存在政策响应的在地性。提出应致力于构建康养旅游产业长效发展机制,提高央地互动的紧密性、及时性和系统性,积极构建央地政府间常态化的反馈机制、加强精细化专项政策指导并以需求为导向动态调整和优化产业政策等对策建议。

程云等[35]运用条件过程模型探究了新冠肺炎疫情是否激发了人们的康养旅游意愿。首先进行新冠疫情的事件强度分析,从事件新颖性、事件颠覆性、事件关键性三方面进行综合分析,依据刺激-机体-反应(S-O-R)模型,将新冠肺炎疫情事件强度认知、风险感知、康养旅游意愿等相关变量建立联系。研究做出了管理启示:相关企业应抓住疫情影响下康养旅游的发展契机,充分发挥康养旅游排解压力、放松身心的优势,疏解大众;康养旅游企业应加强康养旅游产品的规划与布局,针对不同细分市场布局康养旅游产品;相关康养旅游企业可以通过加强康养旅游的价值宣传,吸引更多的游客。

刘雨潇等[36]基于游客体验重要度-绩效分析(IPA)对乡村康养旅游发展路径进行了研究。对游客结构与消费行为基本特征和乡村康养游的消费需求和感知差异这两个大方向进行分析。首先是游客基本特征分析,包含目的地、客源地、游览天数、结伴方式 4 个方面。在乡村康养游的消费需求和感知差异分析中显示村落环境、乡村文化、养生产业、生态环境和特色饮食已经存在发展优势;村民体验、周边产品、景点体验和活动项目未重点开发但体验良好;拥挤感知环境、乡村外交通、乡村内交通、乡村服务设施和服务水平有待提升;住宿条件是当前最急需改善的项目。研究暴露出我国的乡村康养旅游发展存着一些急需改进的问题有:乡村康养旅游地分布不合理,供需之间的匹配度有待提升、业态内容单一,不能满足康养市场的多元化需求、旅游服务设施不完善,服务管理水平有待提高。

文平[37]基于恢复性环境视角下对乡村康养旅游发展进行了研究,回顾研究文献引出在恢复性环境中,人体能观察到的恢复过程包括:情绪的积极转变,完成定向注意任务的改善,自主唤醒水平的下降,以及其他可以观察到的行为等。大量事实证实自然的或具有自然特征的风景通常认为比城市的或者人工的风景更具有恢复性。从国内国外对于康养旅游的认识差异分析,突出了农村康养产业特点的优势和发展潜力。在乡村康养旅游的恢复性实践的研究中,主要从乡村康养景观提供恢复性实践的环境、乡村康养饮食提供恢复性实践的体验和乡村康养疗法提供恢复性实践的手段这 3 个方面入手。首先在提供环境这方面:要合理地进行功能区的划分,通过康养功能区的设计满足康养旅游者的心理需求,设计开敞式、半开敞式、私密式空间来营造康养环境及氛围。乡村康养景观的设计,更多的是要以乡村旅游地特定的场景为基础,依据环境心理学、环境行为学的原理,以乡民为本,参考该乡村旅游地的到访者的特征,对其景观进行生态学设计,将康养元素融入景观设计中。同时要注重舒适感、美感、亲切感和对乡土文化的挖掘。在乡村康养饮食提供恢复性实践的体验方面:树立游客在生产和消费中减少食品的浪费、感恩自然,形成健康的饮食文化是关键。因此,要注重引导游客爱护环境、预防健康,培养热爱大自然、感恩大自然的人文情怀,从而提高国民的健康素养。也要加强利用乡村的农产品研发乡土饮食产品,传承和弘扬传统饮食文化,通过与现代元素进行有机结合,达到发展乡土农产品、传承和弘扬乡土饮食文化生活方式,提升居民的食品安全和乡土文化保护意识。培育乡土饮食观、实现农产品的在地生产和销售有利于乡村文化振兴,最终有助于乡村振兴。

何莽等[38]基于情绪评价理论的视角对居民感知价值对康养旅游支持行为的影响进行了研究。研究基于对重庆市石柱土家族自治县 324 份有效居民样本进行的数据分析,发现:① 康养旅游地居民感知价值显著正向影响居民的支持行为,这与国内外其他学者的研究发现接近;② 积极情绪是康养旅游地居民支持行为的诱发动机,显著正向影响居民的支持行为,这与多数研究的结果一致,积极情绪完全中介居民感知价值与支持行为间的关系;③ 先前知识在康养地居民感知价值与积极情绪这一关系中起正向调节作用。实践意义在于可以为康养旅游地政府、基层组织和运营商提供如下管理启示:其一,康养地政府和项目运营商要重视居民的感知价值,并对其进行全面提升;其二,基层组织可以通过激发居民的积极情绪来强化其支持行为;其三,政府、基层组织和运营商要有效识别居民康养旅游先前知识的不同水平,在此基础上进行重点强化。

(六) 景观康养理论

景观康养是对于老年人生活环境的再改善,探讨相关理论也有助于提高养老水平、对于推动经济发展有重大意义。

骆爱玲[39]提出在城市社区建设基于园艺疗法的绿色康养花园,包括园艺庭院、康养景观、医疗辅助景观,养生景观,并针对康复对象和目标的不同分别提出园艺操作体验型康养花园和五感沉浸体验型康养花园的设计方式。园艺操作体验型康养花园可分为室内活动和室外活动两种,服务人群主要为老年人、儿童、中青年。针对老年人,以开展低强度室内园艺活动为主,每周至少开展 2 次,每次活动时间控制在 1～2 小时,活动内容为插花、压花等,活动操作简单、细致、不重复,可调动老年人参与兴趣,使他们产生成就感,同时辅助室外中等强度园艺活动,如植物栽培等。针对儿童,因儿童活泼好动,具有求知欲和依赖性强、心理发育不成熟

等特点,可在监护人的陪同下,组织儿童开展园艺疗法活动,设计开展时间短、安全性高、操作简单的园艺活动,如花叶拓印、制作书签等,提高儿童的认知能力、社交能力、合作能力等。五感沉浸体验型康养花园的设计构思社区绿色康养花园以五感体验为切入点,融入园艺疗法,不但能提升社区居住环境质量,而且能提高社区居民的幸福感和生活品质。可在绿色康养花园静心休息区域打造视觉区(满园春色)、听觉区(喷泉广场)、嗅觉区(馥郁芬芳)、味觉区(口齿留香)、触觉区(触手生情)5 个体验区,在不同功能分区选取不同树种种植,如视觉区注意植株的色彩搭配,选择种植银杏、雪松、金森女贞等树木,搭配橙色系、红色系月季和红花酢浆草。

潘萌萌[40]结合园林康养概念,分析植物在生理心理层面的康养机制,梳理植物造景的 5 五种营建模式,即森林康养模式、五感体验模式、风景美学模式、药草疗愈模式和园艺操作模式。其将园林康养理念下的植物造景营建模式分为 5 类,营建于城市景观环境中的森林康养植物造景模式,应优先选择疗养功效明显的树种,如具有萜烯类化合物的香樟、橡树等。五感体验模式依靠各类植物材料发挥其在视、听、嗅、触、味等感官上对人体的影响力。五种感官的体验不只是单方面的享受,而是需要多种感官系统相互协调。风景美学模式与森林康养模式、五感体验模式相比更着重体现植物景观的美感设计。药草疗愈模式可按照药草功效进行专类的药草专区设计,如祛风除湿药材区、活血止血药材区、清热解毒药材区、理气平肝药材区等,也可以根据植物的五行属性或按照药用植物与人体器官的对应关系进行植物分区。具体种植时注意把美学需求与植物的生态性需求结合在一起,搭建丰富多样的植物造景,还可利用药草形成中药疗养植物群落,在药草疗愈之余,教学游客药理知识、药草采摘、晾晒等操作,促进中医药文化的传播。园艺操作模式以园艺疗法为理论基础,以供人们进行园艺

操作与园艺活动的方式进行植物造景,园艺操作模式注重园艺活动的实施和应用,可以通过种植区自留地,可栽植的种植床,可操作的花坛、种植箱,可采摘的香草园、果园,植物触觉感知园等形式,实现植物景观的可参与性。

唐田田[41]将康养理念与适老化乡村景观规划相结合,分析乡村康养景观的可行性与优势。提出康养理念下适老化乡村景观规划设计策略:增添景观环境中的康养功能,功能规划上重视乡村景观空间布局的多样性与功能性,采用集中和分散相结合的方式进行空间规划,以维持原有生态景观的自然肌理,提高生态结构的稳定性,维护原有的乡村文化价值,构建高品质的乡村景观空间,设置休闲娱乐、文化活动空间,满足老年人群运动、交往交流等需求,在乡村中构建医疗、康护等服务点;融入乡土文化内涵与互动体验,探究原乡文化的变化历程,从空间、生态等不同角度考察当代乡村精神的独特内涵,进而构建以文化情感为纽带的空间共同体;增加互动体验空间,利用乡村原始场地与自然人文资源两大设计要素创建体验性空间,将自然元素与地方文化历史元素、环境行为元素相结合,使人们获得自然景观美感与精神内涵的双重体验;嵌入五感疗法,注重感官康养,通过提高老年人的空间参与度,构建内心感受与真实体验相结合的沉浸式感受空间,以现有实景资源和传统民俗型文化资源为媒介,达到全景式交互感官感受。

(七) 体育康养理论

体医融合式体育康养,对于降低养老成本、提高养老水平有重大意义。

王玉宝等[42]基于史密斯模型,研究体医融合政策执行的制约因素。体医融合作为健康中国战略的重要组成部分,体医融合的研究涉及多个学科、多个领域。史密斯模型定义政策在执行过程中主要受理想化的政策、执行主体、目标群体、政策环境4个重要因素的影响,各个要素之间相互影响与产生作用,共同构成了政策执行的整个体系政策。在史密斯模型的基础上,构建体医融合政策执行分析框架,提出了史密斯模型下提升我国体医融合政策执行力的优化路径:深化协同政策与法律法规体系,保障体医融合政策执行;厘清相关部门权责范围,推动体医融合立体协同治理,联合综合型医院、健康社区等机构提供"溯因-设方-干预治疗"的体医融合的健康服务,推进形成体医融合试点改革;转变推广健康观念,多种措施强化执行主体体医融合认同;培养体医复合型技能人才,打造特色体医课程培育考核体系,组织培养一批专业知识与实践技能兼备的体医融合复合型人才,提升体医融合推进的专业程度等。

史琳等[43]从当前全民健身公共服务供给的理论逻辑出发,在历程回顾、现实审视及问题诊断的基础上探寻我国全民健身公共服务供给困境的纾解之策,为全民健身的深度实施和健康中国的高质量建设提供借鉴和参考。面对体医融合发展困难,提出了建设体育、医养相融合的服务平台,培育具有医疗康养专业素养的社会体育指导员队伍,提高社会体育医疗服务水平,以及各级政府进行政策鼓励、资金扶持、绩效评价及行政奖励等多元手段推进体医融合工作开展等举措。

张涛等[44]对休闲体育产业和康养产业融合发展进行分析,阐述了休闲体育产业和康养产业融合发展的实施意义:休闲体育可以促进康养产业服务水平的提升,康养产业可以为休闲体育创造更大的发展空间。提出以下促进休闲体育和康养产业融合发展的实施建议:一是建立良好的政策发展体系,对法律法规体系不断地进行规范与完善,同时还要制订和落实税收、金融、就业以及人才供应等方面的建设发展策略,政府通过打造开放型产业融合平台的方式进行支持;二是完善市场化发展机制,让市场发展标准化、规模化,其目的在于可以确保养老服务以及老年人健康保健、公共体育服务等全面地覆盖,不断地完善相应的金融支持和人才培养体系,大力推进供给主体和产品的多元化,充分地发掘市场中的潜在需求;三是转变传统养老观念、发挥家庭的支持作用,转变家庭的生活观念;四是创建良好的条件环境、重视社会服务保障体系建设的持续增强,积极开展康养基地建设、休闲体育场地建设以及制订相应的政策法规;五是充分发挥社会组织的作用,社会企业以及社团组织也应该积极承担社会责任,在力所能及的情况下,为老年人建立适宜的休闲运动场地和设施,以满足广大老年人的休闲体育需求,为休闲体育产业和康养产业的融合发展提供良好的社会环境。

(八)森林康养理论

森林康养指依托森林中优质的自然生态环境、赏心悦目的自然及人工景观、新鲜健康的富氧空气、各具特色的天然保健食材和浓郁的森林生态文化,结合传统医学与现代医学手段而进行的以预防疾病、保持健康、修身养性和放松心情等有益于人类健康为目的的疗养、度假、游憩和休闲等的活动。

皮鹏程等[45]运用SWOT层次分析法(SWOT-AHP法)模型评析了湖北省恩施土家族苗族自治州森林康养旅游发展的优势(S)、劣势(W)、机遇(O)与威胁(T),分析恩施州森林康养旅游可持续发展的优势>机遇>劣势>威胁。提出应充分发挥恩施州森林康养旅游发展的自身优势、克服劣势,抓住机遇,勇敢面对挑战,因地制宜地进行森林康养旅游可持续发展规划。如:政府主导,整合资源;多方合作,扩大优势,坚持"政府引导、市场主体、社会参与、共建共享"的原则,与企业合作共建森林康养旅游产业,引入大批优质合作伙伴进行融资;完善服务体系,丰富旅游产品,加强基础设施、配套服务设施建设。

李洪[46]研究了森林康养助推乡村产业振兴的逻辑与路径。提出森林康养助推乡村产业振兴的路径启示:在乡村产业振兴中坚持城乡要素双向流动的系统思维,乡村产业振兴的顶层设计现已完成,各省关于森林康养发展的规划相继出台,在要素配置层面,今后一段时期的工作重点要从战略驱动要素流动向市场驱动转变;在经营模式方面,乡村产业振兴需坚持探索集三次产业融合、生态保护和经济功能为一体的经营模式,辅以正向激励措施;以产业发展人才需求为指引,优化人才引进机制,实现人才支撑可持续;加快推进城乡文化交流和融合,保护乡村优秀传统文化;推动乡村产业振兴与低碳发展路径相结合。在乡村产业振兴中坚持需求导向的策略思维,以国家、企业、市场、地方、农民需求为导向。顺应国家大背景,推动产业振兴理论与生产实践良性互动;重视乡村产业振兴中乡镇小微企业的作用;是加强行业间的协作,开辟与国际接轨的产销路径;推动乡村科技人才专业队伍建设,号召人才回乡创业;合理使用乡村特色文化资源禀赋。

李亚玲等[47]针对森林康养整体性综合性分析的空白,基于基础、载体、路径和目标四方面进行分析,森林康养的目标是森林康养产业,包含森林康养产品研究、森林康养旅游研究等。森林康养未来的发展可同乡村振兴结合,充分借助乡村地区的自然环境优势,响应国家"十四五"规划战略,既满足了自身发展的需要,同时也推动了乡村振兴的发展;也可同中医药相结合,尤其是少数民族的医药理念与技术,不仅可以帮助人们解决亚健康问题,还能推广民族医药;同时,森林康养还可以和养老业、旅游业紧密结合,缓解社会养老压力,带动旅游经济。具体提出以下针对性意见:一是,加强与医学的合作,继续开展更加具体的医学实证研究;二是,注重与景观设计学的合作,构建森林康养基地规划设计与评价体系;三是,深度融入地方资源,开发特色发展模式,较多发展不同类型的体现当地特色的康养模式,如森林茶园康养、热带雨林康养、森林温泉康养、民族医药康养等模式;四是,关注与旅游业的融合,重视主体意愿平衡市场供需,重视主体对象即游客选择森林康养活动的意愿,对不同森林康养产品需求的医院,深入分析影响其意愿的因素,把握森林康养的市场供需关系。

刘斌等[48]运用问卷调查法、云模型分析计算法并以老龄人口视角对当下森林康养产业的具体服务供给指标消费满意度进行评分,构建云模型满意度综合评价指标体系,借助对云模型的方法剖析。选取587份东北三省老龄人对基础设施、休闲娱乐以及医疗康养3个维度的15个具体指标从消费感知满意度以及重视度的数据作为处理对象,进行森林康养服务供给指标满意度评价云滴图绘制与综合满意度评价云模型的绘制与计算。在医疗康养服务中,研究发现该层次的云滴图均值、波动以及集中性明显整体优于其余两个服务供给维度,这表现出老龄消费者对疗养功能的高要求。老龄人口患病率高,尤其是风湿、腰椎间盘突出等需要长期疗养的慢性疾病在老龄群体中普遍存在。医疗康养服务是老龄消费者在森林康养中的核心需求。从而得出建立"康养"人才集中培训体系、根据各地特色多层次开发为产业赋能、构建区域间产业联盟、搭建一体式服务交流平台、利用现代科技手段,推进森林康养产业多元化发展等政策启示。

陈新月等[49]研究了湖北省森林康养基地空间分布与影响因素,首先对比了国内外对于森林康养的研究,发现国内侧重于森林康养基地的建设,如:森林基地的选建条件以及质量评价指标体系、森林康养基地产品的开发与分类、森林康养基地消费者行为意向研究。学界对于森林康养基地空间结构研究主要集中于:全国康养基地的空间分布研究、各区域的森林康养空间结构研究、森林康养资源的空间分布特征研究。医疗条件对于森林康养基地的分布影响体现在:基地的医疗水平,特别是专业的医疗设备以及医疗人员将会使森林康养旅游者产生足够的安全感与信赖感,是否具备完善的医疗条件是影响森林康养基地发展的重要因素之一。研究结论认为,湖北省森林康养基地总体空间分布比较分散,呈现"分散分布,中部居多"的空间分布

模式;湖北省森林康养基地在各区域的分布不均衡、均匀度较低;经济条件和人口规模对于森林康养基地的影响不大。

二、康养结合实践研究

(一)社区康养实践

唐钧[50]从对居家服务和适地安老等相关概念的分析出发,提出了构建田园民居式老年康养社区的政策创意。认为田园民居式老年康养社区可以创造出一种机构、社区与居家相结合的新型老年康养模式,为入住老人提供更全面的康养服务,且相关服务可委托有实力、有情怀的老年服务机构进行提供;并进一步指出,有适地安老需求的老年人设计的田园民居式老年康养社区,既能满足老年人居住在家里和社区里的需要,同时也有专业老年服务机构在老年人有需要时可以提供必要的服务,为城乡融合和居家社区机构相结合的养老服务新模式的探索提供了借鉴。

姚栋等[51]针对社区养老设施中康复功能用房利用低效等问题,对上海市3处典型设施的康复功能展开空间绩效调查,并从康复效果的主客观评价、康复行为的时空间特征以及康复功能的成本效益分析3个角度对康复功能的空间绩效进行评价。结果显示,3处设施中均有一定数量的老年人的健康状况得到了改善,且集体康复和器械康复对其机能恢复有着较好的效果。

考虑到信息化建设是景观设计随时代发展的必然趋势,郑瑾等[52]从介助老人的需求出发,以江苏的宜兴九如康养中心景观设计为例,对"互联网+养老结合"景观设计在养老产业中的应用情况和现状进行分析。随着时代的发展,老年人对于生活的需求不再是简单生存、生活,而是有着健康、幸福体验、尊严、与时俱进等更高层次的心理需求,因此养老问题也面临着更高的要求和更严峻的挑战。养老社区是解决养老问题的重要方式,"以人为本、与时俱进",养老社区的景观设计不仅可以提供优

美的居住环境,也可以在户外场地中最大限度地保障老年人的健康、安全和身心愉悦。而将"互联网+"的概念延续到养老社区景观设计中,必将是未来景观设计发展的趋势,是景观设计信息化建设的核心。

(二)旅游康养实践

旅游业和康养产业的融合发展为经济的快速发展注入了新的活力。亓慧等[53]对陕西省乡村康养旅游的发展现状进行分析,认为目前陕西省发展乡村康养旅游过程中具备乡村自然资源禀赋优越和中医文化底蕴丰厚等优势,为陕西省发展乡村康养旅游提供了良好的基础;同时,基于陕西省乡村康养旅游发展中存在问题的相关阐述,提出了精细划分市场,开发差异化旅游产品和路线,创新营销形式和营销手段,提升战略管理意识和加强专业复合型旅游管理人才培育和引进等一系列促进乡村康养旅游融合发展的实施建议。

邵海琴等[54]以湖南雪峰山地区为例,利用最邻近指数、核密度分析等空间分析方法和地理联系率、叠加分析、邻域分析以及缓冲区分析等方法对其康养旅游资源空间分布特征和影响因素进行剖析,从自然和人文两方面探析雪峰山地区康养旅游资源空间分布的影响因素,为湖南雪峰山地区康养旅游资源整合开发与空间结构优化配置提供了相关理论支持和决策参考,为湖南省康养旅游示范基地建设做出国土空间导向和功能指引,有益于促进康养旅游资源高效、健康、可持续发展。

罗栋等[55]对张家界国家森林公园康养旅游产品的网络评论文本内容进行分析。研究结果显示,对张家界国家森林公园整体上的旅游形象感知是森林景观类旅游地,对舒适的环境、充足的负氧离子、清新的空气、震撼的景色、便利的交通等方面感到满意;但与此同时,游客对张家界国家森林公园也有不少消极的评价,如景区康养旅游特色不明显,门票价格偏高以及标识设置不合理等问题。因

此,在对康养旅游产品进行创新过程中应坚持准确定位,把握市场需求动态,提升文化特色,开发创意新产品,健全管理体制建设。康养旅游是指通过养颜健体、营养膳食、修身养性、关爱环境等各种手段,使人在身体、心智和精神上都达到自然和谐优良状态的各种旅游活动的总和。张家界国家森林公园是我国第一个国家森林公园、国家首批5A级景区,具备发展森林康养旅游的自然资源和基础条件,其森林景观资源丰富、森林生态环境俱佳、服务基础设施齐备、旅游基础条件好等,然而,目前张家界国家森林公园主要提供以观光产品为主的旅游产品,森林康养旅游产品有待进一步开发创新和转型升级。康养旅游产品需要坚持准确定位,打造高质量康养旅游目的地;把握市场需求动态,开发特色森林康养产品;挖掘本土文化,提升地域康养文化特色;加强人才培养和制度建设,全面提高康养服务质量。

(三)景观康养实践

如何将绿色康养融入居民日常生活,营造科学健康的景观环境成为当前居民普遍处于亚健康状态等时代背景下的研究热点问题。杨芳绒等[56]以郑州市人民公园为研究对象,利用层次分析法(AHP法)构建城市公园康养景观评价模型,以期为城市公园康养景观的规划建设和改造提供理论指导。他们分别从康养景观的安全性、健康性、舒适性、便捷性、生态性、人文关怀6个方面进行综合考虑,最终确定公园康养景观的评价模型由目标层(A)、准则层(B)和方案层(C)构成。根据AHP法,得到城市公园康养景观各评价指标的权重、总权重及排序。结果显示,准则层中安全性的权重值最高,健康性相对较高,生态性和人文关怀相近,而便捷性和舒适性较低,这说明在城市公园康养景观评价的大类因素中,安全性和健康性要比便捷性和舒适性更为重要;在方案层中,位居前3位的因子分别为空间布局的安全性、疾病预防和道路交通的合

理性,这与准则层中的排序情况相符合,反映了城市公园康养景观评价权重分配的科学性。研究中选取的 AHP 法很好地实现了对城市公园的诸多康养景观要素进行分层次的分析,实现了多因子的定性定量研究,为城市公园康养景观的规划建设和改造提供了理论指导。

芳香植物广义上是用于提取香气和芳香油的栽培植物及野生植物的总称,它凭借其花色美态及独有气味,尽显自身价值,除了具有观赏特点外,还有净化空气、放松心情、保健身心等功效。李英姿等[57]采用调查和资料研究相结合的方法,对江苏省苏州市穹窿山森林公园芳香植物的种类和分布情况进行系统分析;并在前人研究成果的基础上,结合文献研究方法及相关领域专家的征询意见,最终形成以芳香性、观赏价值、康养性为准则层的基于康养功能的芳香植物资源评价的初选指标集合,共得到以下芳香类型、散香部位、丰花度、色彩美感、植株形态、观赏周期、鼻腔舒适度、提高精神活力、减少疲劳感、减少紧张感、内心感到愉悦、缓解压力12 个指标。指出在康养景观构建上应选择康养性更高、康养价值更大的芳香植物种类,如木樨和蜡梅等,要统筹好植物的种植密度,减少浓香型植物大量集中种植的现象,避免香味过于混杂导致康养效果减弱;协调好芳香植物在园林中的占比;同时还可将芳香植物与健身场所适当结合。在芳香植物的康养景观设计中,可以适当考虑将乔木类、灌木类、草本类中排名在前的芳香植物进行组团搭配种植,营造康养效果不同的芳香景观,以实现其康养效果最大化。进一步指出合理利用芳香植物资源,促进人体健康是一项长期且收益率较高的项目,只有不断改进相关芳香植物的评价体系,才能为构建康养景观奠定坚实的理论基础,为之后的康养景观设计和发展提供了借鉴。

刘秀萍等[58]以北京市西城区广阳谷城市森林公园为研究对象,对其展开康养环境监测,并对人体舒适度、PM2.5 质量浓度以及空气负离子浓度等康养环境因子进行定量评价。揭示了广阳谷森林公园康养环境的时空变化规律,为高质量建设和管理城市森林公园提供了准确科学的数据支撑。

刘欣等[59]以昆明市西山森林公园千步崖步道作为研究对象,从人体的视觉、嗅觉、听觉、味觉和触觉体验五个方面结合森林公园的地形、植物和山石特性等进行景观营造。指出基于五感体验对森林公园景观进行营造可为游客提供多角度、多感官和多层次的景观体验,满足游客对于康养服务的需求,达到缓解疲劳、放松身心的目的。

(四)康养技术实践

随着康养领域持续推进,康养技术也在不断蓬勃发展。

徐典兴等[60]针对康养行业的需求,从护理床的模块化设计和个性化定制着手,提出了护理床的模块化设计方案,并基于人机工程学原理,针对康养人群设计了一种两折抬背机构,使床板贴合人体背部曲线,提升了用户的使用体验。随着我国人口老龄化的不断加速以及经济发展水平的逐渐提高,人们对多功能、智能化康养卧具的需求日益增长。抬背作为护理床的主要功能,能防止肌肉萎缩及身体僵硬,还能降低褥疮的发病率,有助于辅助患者医疗护理以及日常生活。现有护理床能满足用户对于抬背的功能需求,但缺乏对特定用户使用体验的考虑。模块划分是产品模块化设计的基础,多功能护理床的模块划分需要考虑护理床的需求人群、机构特点和设计要求,各模块应有明显的功能独立性。他们将多功能护理床划分为基础模块、运动功能模块、扩展模块和智能模块。基础模块包括支撑模块、移动模块和防护模块;运动功能模块包括抬背功能模块、防褥疮翻身功能模块、腿部康复运动功能模块和升降功能模块;扩展模块包括人机交互模块和远程控制模块;智能模块包括生理信息监测模块和智能视频监控模块。这种模块化设计方案,排除了各模块的运动干涉问题。所设计的两折抬背机构简单可靠,符合人机工程学原理且成本低,提升了用户的使用舒适度;并利用 Matlab 对抬背机构进行了理论运动分析,同时建立了其三维模型,进一步利用 Adams 进行了仿真,与理论结果进行了对比,进而验证了机构设计的正确性;还基于仿真结果对抬背机构关键零件做了有限元分析,验证了结构的可靠性;最后制造了实物样机设计进行了验证。最终指出该护理床机构性能稳定,达到了设计要求,为后续的康复设备的开发工作奠定了基础。

赵超[61]针对老年人使用智能技术产品和服务系统中所面临的问题展开研究。与年轻人相比,老年人使用新型技术产品和界面的直观操作能力更弱、速度更慢、准确性更低,现代社会中大量基于智能技术的产品和服务对于老年人群来说存在易用性和可及性的问题。赵超指出生理衰退、直觉认知、先验知识、熟悉度以及文化语境是影响适老化技术产品设计的重要因素。进行复杂技术易用性设计的有效方法是对集成产品系统的交互性进行直觉认知研究。在现代技术类产品的使用中,直觉交互是用户将其熟悉的产品使用经验与其对新产品的功能结构化地联系起来,从而形成的认知与使用方式,且先验知识在用户快速、准确和直观的产品交互中发挥了重要的作用。此外,老年人年龄增长所导致的认知衰退也将对直觉互动的行为和效率产生一定的影响。熟悉度以知识为基础,不同的时代接触不同的互动方式,产生不同的知识,同时受到特定文化与社会因素的影响。老年人的知识与现代技术产品功能、界面操作方式和交互风格并不相关,且随着年龄的增长会影响他们对与这些产品功能的使用。面向中国老年人的特定文化和生理体验,他还认为需要从以下几个方面对适老化设计展开深入的研究:开发有助于中国老年人在特定文化语境中生存的工具、技术、服务、组织和系统;设计基于直觉认知和先验知识的适老化社会支持系统和社会互动形式;根据文化价值维度的优先次

序,确定老年人在社会中的身份和职能,并使老年人在与智能技术系统的互动中构建经验知识并体验到个体意义;借助技术产品和服务使老年人参与到文化符号和仪式的重建中,构建基于集体价值的生命意义。当前,适老化设计问题的研究主要关注在借助于人本设计理论方法解决老年人与高科技设备之间的互动问题,通过对现存的适老化设计理论方法研究进行分析,扎根于理论,对老年人的生理、认知、心理等需求进行了研究,构建了一个基于建构主义理论和人本设计理念的双螺旋结构适老化设计方法模型,以帮助跨学科设计团队将老年人需求置于设计的核心位置,在设计问题的研究和解决方案的探索之间实现不断转换。该适老化设计方法模型由设计问题研究、概念设计探讨、深入设计、细节设计四个阶段组成。该方法模型指出,设计策略应被系统地纳入特定功能需求、文化语境和社会生活视域下的适老化系统的设计、实施和应用中,面向老年人的直觉经验构建设计隐喻系统。该理论模型有助于跨学科的设计团队从宏观和微观两个维度对老年人的生理、心理、感知、认知等变量信息进行编码和分析,进而构建概念之间的有机联系,指导设计团队创造出更加人性化的老年产品和服务系统,构建设计学驱动的预防、医疗、康养、护理等相衔接的全生命周期养老智慧健康服务体系的创新发展模型。

时鸿娟等[62]基于目前中国医养康养养老服务体系所面临的诸多困境,提出依托大数据云平台构建医养康养服务体系,全面整合有限的医养康养资源,使养老服务一体化,提供线上线下多种形式的康养服务项目,满足不同层次的老年人的康养服务需求。目前国内医养康养结合养老服务的构建仍面临许多困境,如医养康养资源有限与医养康养的需求较多之间的不平衡,老年人医养康养的意愿强烈与老年人经济支付能力不足之间的不平衡,各地方各区域之间的发展不平衡等,因此仍需要相关政策的支持和完善相关管理制度体系。因此,医养康

养结合的操作化运行需要遵循因地制宜、问需于老的原则。因此为推动政策的落地实施，全方位多层次满足老年人不同程度的医养康养养老服务的需求，需要构建智慧医养康养平台。现今的医养康养体系的构建以居家医养为主体，机构医养为辅助的总体设计思路，其中机构医养康养又包括了医院和医养康养民营企业，根据不同情况可选择"大康养＋小医疗""大医疗＋小康养""医疗＋养老共建""居家养老＋医疗网络"等4种模式，推动医养康养产业深度融合发展以保障老年人的各项需求。不管是实施哪种模式的医养康养，都需要整合现今的医养康养资源，实现资源的最大利用化，因此在大数据时代，建立一个智慧医养康养平台通过信息化手段整合有限的医养康养资源，实现城市的一体化，显得尤其重要。在智慧医养康养平台建立供应资源端，联合医院、企业的信息等建立资源库。资源库包括线上资源和线下信息两大板块信息。线上资源可储备大量医养康养视频，如太极拳、广场舞等有益身体健康的视频；线下信息包括医院和企业信息、医养康养人力资源等信息。智慧医养康养平台可以整合所有现有资源，避免了政府与平台之间、平台与企业之间、医院与企业之间、老年人与医院之间碎片化重复化的无效沟通。后期可以开发信息化技术为支撑，解决技术障碍，真正实现数据的互联互通，满足老年人个性化多元化的医养康养的需求。

随着老龄化的加剧，脑梗死的发病率不断增加，且其具有高致残率和高致死率等特点。偏瘫是脑梗死后常见的一种严重后遗症，可导致患者肢体活动功能丧失或下降，进而严重影响患者的生存质量。因此，临床上建议脑梗死后的偏瘫患者在其生命体征平稳后早期接受康复训练，以改善患者的肌力、促进脑血管的再生，减轻其肢体功能障碍，降低致残率，但由于患者耐受性和治疗依从性不同，很大程度上影响最终的康复效果。中医针灸作为一种特色的治疗手法，可刺激经气运行，调节脏腑气机。秦龙江等[63]对针灸联合偏瘫肢体康复训练治疗对老年脑梗死后偏瘫患者肢体功能、神经功能和生活质量的影响展开了相应的研究。他们选取老年脑梗死后偏瘫患者，对照组采取偏瘫肢体康复训练，包括采用超声脑血管治疗仪进行脑部超声治疗，采用多功能磁刺激仪刺激肢体，促进神经功能恢复，以及敦促患者进行上下楼、肢体负重等康复训练；观察组则是在对照组的基础上应用针灸电疗仪进行治疗，包括对运动感觉区、硬瘫位置和软瘫位置相关穴位进行针刺治疗等，两组疗程均为8周。结果提示，无论是单独的偏瘫肢体康复训练治疗还是针灸联合偏瘫肢体康复训练治疗，对患者的日常生活活动能力改善和神经功能改善均有一定的治疗作用，且针灸联合偏瘫肢体康复训练的改善效果更为明显。另外，偏瘫肢体康复训练和针灸联合偏瘫肢体康复训练都对患者的上下肢运动功能、血流速度、生理功能、认知功能和社会功能等方面产生积极影响，且针灸联合偏瘫肢体康复训练的干预效果更佳。最终指出，与常规偏瘫肢体康复训练相比，针灸联合偏瘫肢体康复训练对老年脑梗死后偏瘫患者的疗效良好，可明显改善患者的肢体功能和神经功能，提高患者的生活质量，同时也为针灸应用于偏瘫患者的康复治疗计划提供了借鉴。

神经病理性疼痛严重影响患者的生活质量，对患者造成沉重的经济和心理负担，当疼痛变得持续或严重时，会影响涉及情绪唤起和认知调节相关的大脑网络，不仅会影响患者的工作和生活，还会增加其患抑郁、焦虑等情感障碍的比率。目前的研究证明物理因子疗法对于神经病理性疼痛具有良好的治疗作用，但不同的物理因子疗法镇痛的机制不同。岳寿伟等[64]基于目前神经病理性疼痛多发且为患者带来诸多不良影响的现实背景，对非侵入性脑刺激、激光疗法、超声波疗法以及电疗法等物理因子在神经病理性疼痛治疗领域的研究进展进行探讨。非侵入性脑刺激技术是一种新兴的脑部刺激手段，主要利用磁场、电流等非侵入性技术，调节大脑相关功能区的兴奋性，主要包括经颅磁刺激和经颅直流电刺激。经颅磁刺激通过调节中枢神经系统，作用于大脑皮质及皮质下邻近结构，对疼痛过程产生多方面的影响，从而发挥镇痛作用，目前认为其镇痛机制主要包括以下几个方面：调节大脑皮层的兴奋性；改变大脑局部的血流和代谢；优化神经递质水平；抑制星形胶质细胞的活性；激活疼痛回路等。经颅磁刺激的刺激部位应根据神经病理性疼痛患者的病因与临床表现进行确定，且低频（≤1 Hz）和高频（≥5 Hz）的重复经颅磁刺激对神经病理性疼痛均有一定的镇痛效果。经颅直流电刺激的直流电场使大脑皮层的轴突周围出现跨膜离子电导、膜结构变化和轴突传输等现象，调节中枢神经系统对疼痛信号的处理从而减轻疼痛，其镇痛机制主要包括激活边缘系统及其与下行抑制通路的连接、中断丘脑与躯体感觉皮层的痛觉处理、调节神经元的自发放电率、抑制神经胶质细胞活化以及调节中枢神经免疫系统等。其疗效与刺激位点、刺激强度、刺激时间等因素有关，刺激强度和持续时间的增加可以增强其功效，但超过一定范围可能会出现相反的效果。激光疗法主要包括低能量激光疗法和高能量激光疗法，低能量激光疗法又称为光生物调节疗法，主要利用低强度的光辐射作用于病灶处引起无损的生物学反应从而达到治疗效果。高能量激光疗法通过促进微循环和组织再生，可有效减轻水肿、炎症和疼痛。超声波是一种机械振动波，包括聚焦超声和非聚焦脉冲超声，临床上治疗神经病理性疼痛多采用聚焦超声，其主要通过热效应和机械效应来减轻疼痛。根据所采用电流频率的不同，电疗法通常分为直流电疗法、低频电疗法、中频电疗法和高频电疗法，临床上对于神经病理性疼痛的治疗多采用低频电疗法和高频电疗法。通过以上研究，岳寿伟等最终指出物理因子疗法对于神经病理性疼痛具有良好的治疗作用，且其副作用较小，成本较低，未来可广泛推广至临床进行应用，在减轻患者痛苦和经济压力的同时得到较好的康复疗效。

（五）康养模式实践

康养模式实践探索应对养老多元化需求，已经有了突飞猛进的发展。

王秀丽等[65]结合国家政策，紧跟"医疗、康复、养老"互相融合发展的趋势，搭建了以互联网医院为基础的服务平台，构建了"1+N+H多层联动、综合医养"的医养结合模式并运行。该模式结合实际情况，以紧密型医联体为依托，以互联网为信息传递和管理平台，细分辖区内居民对医养结合服务的需求，逐步形成了急性期医疗、康复、慢性病管理、长期照护等服务相衔接的综合医养结合方式。社区医养结合服务试点根据不同社区的特点，开展各具特色的医养结合服务，主要包括以下几种：城市新建型医养结合社区；改造型医养结合社区；"美丽乡村"医养结合；与养老机构协同合作等。经评估老年人身体状况稳定时，康复护理院会联系老年人并负责协调其转入养老机构或家庭，进行社区或居家养老。在医养结合模式构建过程中，以康复护理院为牵头单位，围绕"为广大失能、半失能人群提供更高品质、更高标准的医疗、康复和照护服务"的目标，逐步建立起内容完善、结构合理、持续改进的"医康养"服务标准体系。当前医养结合服务供给结构不合理、总量不足、质量不高等问题仍然存在，不能满足人民群众快速增长的健康养老服务需求，而基于医联体和互联网的医养结合模式的构建，能有效衔接医院、康复护理院、社区和家庭，形成完整的基于健康管理和养老个性化需求的服务链，提高了社区和居家医养结合的品质，解决了医养结合实际工作中存在的老年人医疗、康复、长期照护等各环节衔接方面的问题，为医康养结合实践提供了新的思路和模式借鉴。

老年人是脑卒中的高发人群，出院后的生活方式及照顾者将对康复效果造成一定的影响，因此，观察不同养老模式对脑卒中患者功能恢复的影响具有十分重要的价值。基于此时代背景，黄冬等[66]选取了陕西省第二人民医院治疗出院的脑卒中患者及同期在西安市医养结合试点社区非急性期脑卒中患者,分为家庭养老组、机构养老组、医养结合组。家庭养老组由家庭成员或保姆承担照护职责,协助患者提高日常生活能力;机构养老组由养老院或福利院的护理员照顾生活起居,协助完成康复训练;医养结合组由社区医院为卒中老人建立个人档案,对老人整体状况进行综合评估后详细记录。对家庭养老、机构养老以及医养护一体化社区居家养老三种模式对脑卒中恢复期患者的运动、认知功能的康复效果的影响进行比较,并于入组时及 6 个月后采用 Barthel 指数(BI)评分、Fugl-Meyer 运动功能评分(FMA)和蒙特利尔认知评估量表(MoCA)对患者的日常生活活动能力、运动功能和认知功能进行评估。结果显示:康复干预 6 个月后,3 组 BI、MoCA、FMA 评分均上升,其中医养结合组的各项评分均明显高于同期家庭养老组和机构养老组。因此认为,现阶段家庭养老和机构养老对于脑卒中恢复期患者运动和认知功能的恢复效果欠佳,而医养护一体化社区居家养老基于老年综合评估的精准干预可明显改善患者的运动和认知功能,提高其日常生活能力,但目前社区医疗机构覆盖的人群基数大,医护人员不足等问题为医养护一体化养老的精细管理带来了困难,仍存在持续完善和发展的空间。

骨科康复一体化是近年来在快速康复模式下兴起的一种工作模式,相较于其他疗法,骨科康复一体化模式可明显改善膝关节功能,缓解疼痛,提高满意度,减少住院日,降低次均费用等。基于此,李冉等[67]对骨科康复一体化模式下全膝关节置换术(TKA)患者在术后 6 个月内的疼痛、关节僵硬、关节活动度以及肌力等运动功能的康复效果进行研究,并利用膝关节评分(HSS-KS)和骨关节炎指数评分(WOMAC)对相关指标进行定量分析。研究提示,全膝关节置换术患者运动功能恢复主要在术后 3 个月内完成,并指出在骨科康复一体化模式的指导下,其运动功能可在术后早期得到迅速改善,且骨科康复一体化模式下术后 24 小时即介入的术后早期康复训练可能是提高良性预后的关键,为关节置换术后患者的运动功能恢复和干预提供了指导。

鉴于拓展重点人群健康服务新领域是"十四五"期间的主要任务之一,实施医养结合服务质量提升行动、普惠托育服务能力提升行动等就显得尤为重要。在此时代背景下,郑州大学第五附属医院探索的全链式智慧医养结合模式得到了河南省人民政府的认可[68],并拟在 500 个社区(乡镇)中进行推广应用,以期推动全省社区居家医养结合高质量发展。该模式旨在打通医康养领域内医疗全链条,由三级甲等医院牵头,共同提升医养结合的整体质量。研究者立足于十四五时期是人口老龄化发展的重要窗口期,以社区居家老年人健康现状与失能情况为基础,借鉴科技部重大课题"全链式智慧医养结合服务"经验,以需求为导向实践了"全链式"智慧医养结合模式引领下的主动健康理念并最终落实于居家长期自我照护与保健中,建立了清单式的医疗、保健和照护服务体系,提出了全社会共同参与自我能动保障是社区居家轻度失能老年人的健康行为的保障基础;且长期照护保险制度、基本公共卫生保障以及个人自助等多元结合是中度以上失能老年人主动健康长期照护需求的系统化举措,功能监测与康复产品纳入引导老年人主动健康自我健康能力提升是"有尊严的养老"的重要基础,也是主动健康长期照护模式的基本趋势;"全链式"智慧医养结合模式下强化街道社区的"枢纽"作用,进行全链联动,以社区大中心带动嵌入式养老服务小中心是主动健康理念方法落地支撑居家养老服务的重要方法,对于满足当前老年人群长期照护需要,提高老年人长期照护水平,降低长期照护成本与健康促进,推进医养结合可持续及产业化发展有积极意义。

(六) 体育康养实践

方淑玲等[69]针对老年心力衰竭伴有衰弱患者

予以八段锦进行运动康复,并以生活质量、6分钟步行试验、B型利钠肽及衰弱等4个评价指标对其干预疗效进行评定。最终指出对患者进行八段锦运动康复干预后,可使老年心力衰竭伴衰弱患者的生活质量和活动耐力得到明显改善,降低其衰弱程度,并据此指出简单、中等强度的八段锦运动对于心力衰竭患者特别是老年伴有衰弱的患者来说,是安全有效的,未来可作为老年心力衰竭伴衰弱患者心脏康复的一种运动形式进行推广。

王永琴等[70]对八段锦联合肺康复训练对稳定期慢性阻塞性肺疾病患者肺功能以及生活质量的影响进行探讨,并于干预前、干预12周后对患者的肺功能水平、运动耐力、呼吸困难指数以及生活质量等指标进行测定,以期对干预后的疗效进行评估。最终指出,八段锦联合肺康复训练能够改善慢性阻塞性肺疾病患者的肺功能,减轻其呼吸困难严重程度,提升患者运动耐力,提高其生活质量,可作为一种新的康复方式对慢性阻塞性肺疾病患者进行干预。

贾琴等[71]在大健康背景下对山西省体育产业和康养产业的融合发展现状进行分析,进而针对性地提出对策和建议。目前体育产业和康养产业进行融合发展是十分必要的,提出了完善管制政策,转变传统养老观念,建立融合产业发展模式标准,培养专业人才以及改善营商环境等一系列推动产业融合发展的实施建议。

(七)康养基地实践

郭樑等[72]结合国内外森林康养现状,并以洪雅·峨眉半山七里坪森林康养旅游度假区为例,分析森林资源存在的现状及问题,探讨森林康养产业的发展趋势。研究得出,只有更好地保护森林资源,将其与森林资源开发、地区经济发展、养生文化及人们身心健康需求协同推进,才能使森林资源在获得经济效益的同时,又能维持可持续发展,为人类带来身心的愉悦和无限的乐趣。

郭国志等[73]以湖北省太子山国有林场森林康养基地建设为例,从空间结构、功能分区等方面,进行森林康养基地的规划和设计,将康养基地划分为6大功能区,以发展区域经济和林业产业,探索森林康养产业的发展途径,为湖北省森林康养产业的全面建设与发展提供参考。研究认为,需要完善森林康养标准体系,营造规范、健康的森林康养产业发展环境;同时加强政府对森林康养产业的支持和指导,更好地推进森林康养基地及相关产业的建设;同时还指出在建设森林康养基地过程中,可将森林资源、康养资源及地理优势等转化为经济优势,依托森林植被资源和优美生态环境打造森林康养特色生态服务产品,满足消费者的康养服务需求,推动森林康养基地的建设和发展。

刘芳等[74]以云南省森林康养基地为研究对象,对云南省森林康养基地建设现状及存在的问题进行分析,进而寻求推进云南省森林康养产业高质量发展的解决方案,为提升云南省森林康养产业的发展水平提供有力借鉴。目前云南省森林康养基地建设过程中存在市场认知度低,缺乏统一政策引导,专业人才匮乏,产品质量堪忧等问题。据此提出了培养专业化人才、进行产品优化、多渠道进行宣传以及建立相关标准体系等一系列推动森林康养基地建设的实施建议。

赵瑾[75]对山西药茶产业发展状况进行分析,对药茶康养基地建设的优势进行探讨,进而分析药茶康养基地建设的主要路径:政府引导;以康养项目为基础,建立特色康养基地;深挖山西药茶资源,实现全要素整合;完善基地配套服务,延伸产业链;重视生态保护,形成良性资源开发机制。

陶斯明等[76]以河北省邢台市丰富的中医药康养核心资源为着眼点,通过构建多种路径,推进文化产业、旅游产业的深度融合与营销转向,打造新的文旅产业经济增长点。指出邢台市应以政府或行业协会为主导,合力规划和整合资源,围绕中医药文化、中草药种植和"医疗＋养生＋酒店"三大要素,打造集文化、休闲、养生于一体的康养基地,实现康养产业与文旅产业,中医药产业等的融合发展,并针对不同年龄段的目标客户的需求提出了康养文旅产业等深度融合发展的路径构想,为之后文旅康养产业的融合发展提供了借鉴。

(八) 相关疾病康养实践

目前中国多数老年痴呆患者在家中由亲友、邻居或雇佣照护人员进行长期照护,少数送往照护或医疗机构,社区尚无为老年痴呆患者提供的专业服务和设施。基于此时代背景,赵雅欣等[77]对中美老年痴呆患者养老或长期照护的研究现状进行分析,以期借鉴发达国家的经验,探求中国老年痴呆患者长期照护问题的解决方案,提高老年痴呆患者的生活质量。他们通过相关研究指出目前中国在老年痴呆患者养老或长期照护方面存在居家养老效果弱化、社区养老或长期照护处于起步阶段以及照护机构供不应求以及缺乏痴呆照护专业性等问题。此外,中国社区护理起步较晚、发展滞后,社区护理人员文化程度、专业水准普遍较低,专科护理发展缓慢,对病情较严重复杂的老年痴呆患者常束手无策。且社区中康复师、营养师等专业人才匮乏。而美国目前有以社区为基础的正式长期照护、专业机构长期照护以及居家长期照护等正式长期照护模式和非正式长期照护模式,并对老年痴呆患者及其照护者提供有一定的社会支持,发展较为完善。最后据此提出了完善社会支持体系、增设老年痴呆专业照护机构、提升照护人员专业水平以及支持和帮助老年痴呆家庭照护者等一系列改善中国老年痴呆患者养老或长期照护现状的实施建议。

吴岳等[78]制订了重症冠心病患者心脏康复的分级护理方案,并对其临床应用效果进行评价。目前关于重症冠心病的心脏康复护理领域暂未建立评估和康复护理的标准化流程,因此,吴岳等按照成立心脏康复分级护理专项管理小组,设计心脏康复分级护理患者危险分层评估表,制订心脏康复分级护理方案和培训人员应用心脏康复分级护理方案的顺序构建了心脏康复分级护理方案。根据重症冠心病患者术后临床治疗、护理和康复管理的相关要素,专项管理小组参考《冠心病患者运动治疗中国专家共识》和《急性 ST 段抬高型心肌梗死诊断和治疗指南(2019)》,设计了心脏康复分级护理患者危险分层评估表。临床医生和护士在患者纳入研究时,应用评估表对患者进行评估,记录患者危险分层,专项管理小组每日核查评估的准确程度。专项管理小组通过分析总结重症冠心病患者在监护室期间的康复需求、康复内容和康复目标等因素,确认分级护理方案的重点和难点问题。然后基于日本循环学会(JCS)指南建议,由专项管理小组讨论修订相关条目并达成共识。JCS 指南建议之外的新增条目,由专家进行论证,最终制订出心脏康复分级护理方案。他们还选取冠心病重症监护病房治疗的急性心肌梗死患者作为应用对象,根据患者危险分层开展早期活动能力康复评估,并根据早期活动能力评估结果执行心脏康复护理内容。结果显示,该方案可为重症冠心病患者心脏康复护理早期介入时机、危险分层以及康复评估提供指导,且其运用于临床后可以显著提高患者的早期活动水平,进一步指明根据患者康复评估结果动态调整康复护理内容是其临床应用的关键,以及在应用该方案前,康复护理人员应进行严谨的培训和考核,为冠心病患者的心脏康复治疗计划提供了指导。

Li H 等[79]对一例在清醒状态下接受静脉-静脉体外膜肺氧合的新冠肺炎患者进行早期物理治疗干预后的疗效进行分析和报告,指出早期物理康复干预是安全和可行的,并可引起在清醒状态下使用体外膜肺氧合患者的加速康复,为目前关于清醒状态下使用体外膜肺氧合患者的早期物理治疗康复计划提供了借鉴。Zhang T 等[80]对不同性别和疾病严重程度的患者对此前 SARS 病毒(SARS-CoV-2)感染的免疫应答差异进行探讨,结果发现新型冠状病毒肺炎(COVID-19)感染者的免疫状况在性别之间存在显著差异,且这些差异可能突出了男性的疾病易感性。并进一步指出,对于某些疾病阶段的男性和女性患者来说,增加或减少对SARS-CoV-2的免疫应答的某些治疗可能是必要的。

三、康养结合产业发展

(一)旅游康养产业

杨红等[81]以演化博弈理论为基础,通过构建旅游产业与康养产业融合发展的动态演化博弈模型,发现在不同条件下,旅游产业与康养产业融合发展博弈系统有不同的演化稳定策略,市场收益增值、技术创新增值、合作成本以及政府补贴是影响博弈系统演化的重要因素。通过演化博弈分析研究旅游产业与康养产业的发展,体现了两者融合具有客观必然性。以演化博弈理论为基础,通过构建旅游产业与康养产业融合发展的动态演化博弈模型,分析旅游产业与康养产业融合发展的演化机制和影响因素。研究表明,当外部条件有利时,旅游产业与康养产业主动选择与对方融合发展是最优均衡策略。① 提升政策支持力度,设立地区康养旅游融合发展专项资金,对金融机构向旅游、康养企业发放的贷款给予利率补贴和风险补偿。② 提高市场收益增值已开始融合发展的旅游、康养企业需努力提升康养旅游产品市场竞争力,优化消费者消费体验,推动康养旅游市场需求进一步扩大和康养旅游行业市场收益增值提升,吸引更多的旅游、康养企业加入融合发展系统中。③ 提升技术创新增值,已进行融合发展的旅游企业和康养企业应加强产品生产技术交流、合作创新,使由技术协作创新实现的收益增值更加显著,从而驱动更多的旅游、康养企业进行合作发展。④ 释放经济示范效应,加强康养旅游融合发展模范区、龙头企业建设,给予一些有实力、有潜力的龙头康养旅游企业充分的地区政策优惠和资金支持,以创新力足、责任感强、实力强劲、经验丰富、生态环保为培养目标,优先促进其快

速发展。发挥龙头企业、模范区、已进行康养旅游融合发展优秀企业的经济示范作用,提升尚在观望的中小旅游、康养企业进行合作发展的动力。

苏浩童等[82]以广东省佛山市康养旅游发展现状为例,提出应开发高参与性体验性的康养项目,将武术文化、中医药与康养结合,合理开发利用现有的自然生态资源等康养旅游产业创新发展策略。他们对佛山市的康养旅游发展进行了SWOT分析,提出了佛山市康养旅游开发策略:① 开发参与性与体验性高的康养项目,活用岭南文化和非物质文化遗产,包括狮舞、粤剧、剪纸、陶塑、龙舟说唱、木版年画等,将武术文化与康养结合,大力发展中医药康养旅游,政府部门要对目前佛山的中医药旅游资源进行整合,在全域旅游的背景下,既发展中医药旅游也带动传统中医药产业的发展;同时,也要完善相关方面的法律法规,保障行业的发展。② 加强基础设施建设,完善基础设施的建设,给旅游者更加优质的旅游体验。同时,要完善旅游交通系统,配套设施也要相应地升级。③ 加大宣传力度。完善佛山康养旅游整体的宣传策划,采用更加符合时代的宣传手段。对于康养旅游,其旅游市场范围较广,应合理运用差异化的营销策略,针对不同的人群应采用不同的营销方式。

马东跃等[83]丰富了品牌创新感知以及康养旅游方面的理论,研究品牌创新感知对游客康养旅游行为的影响,识别品牌创新感知的影响维度,以及旅游体验的影响机制,并进一步探讨游客生活压力与口碑传播强度的调节作用,以此为康养旅游产品提供实际的指导价值。研究发现品牌创新感知的三方面,即产品丰富性、从业人员知识性以及品牌形象独特性都正向影响游客的康养旅游行为。品牌创新感知对游客康养旅游行为的影响,发现品牌创新感知中的产品丰富性、从业人员知识性以及品牌形象独特性都正向影响游客的康养旅游行为,旅游体验在此过程中起到中介作用,游客生活压力和口碑传播强度则起到调节作用。提出以下指导建

议：① 增加康养旅游项目的多样性,丰富旅游品牌所提供的产品或服务的产品类别。② 加强一线人员的知识培训,特别是培养复合型的旅游企业人。③ 打造旅游品牌区别于其他品牌的特性。④ 做好顾客细分工作,考虑生活压力的作用,特别是在一二线城市压力大的群体中突出旅游产品的创新性。⑤ 重视口碑传播,利用游客的分享、转发、点赞、写旅游经验帖等口碑传播现象,注重把握这一群体对旅游品牌创新性的重视。

刘娜[84]通过分析旅游业融入"双循环"的路径,认为康养旅游市场普遍存在服务水平不高、服务内容单一、同质化等突出问题,建议有关部门应加快制订出台统一的康养旅游服务标准,保证康养旅游服务的标准化、规范化和品质化转型发展,并提出应大力发展康养旅游、提升服务质量,以促进旅游业融入"双循环"新发展格局。研究还进一步阐述了旅游业融入"双循环"新发展格局的路径：① 加快完善国内游市场,促进国内游大循环的形成。② 深度开发入境游市场,加快国际循环。中国入境旅游客源首先应放在东盟十国及日韩市场上,把握实施区域全面经济伙伴关系协定(RCEP)的时机,积极推动东盟十国和日韩两国入境旅游需求的增长。③ 加快发展"云旅游",促进线上旅游消费。引导游客进行更多的线上旅游、线上购物和线上游戏,用增加线上旅游消费弥补线下旅游的损失。④ 大力发展康养旅游,提高服务质量。发展康养旅游时,首先应针对不同群体开发针对性和差异化的康养旅游项目。

徐虹等[85]探索了旅游康养的社会福祉和"四生"和谐中的康养产业创新,认为在大健康时代背景下康养旅游的消费潜力巨大且具有明显的身心健康效应,提出康养旅游产业应在追求生活、生产、生态、生意"四生"和谐关系的基础上通过消费者需求打开思路,不断与生物制药、基因工程、大数据、神经科学、人工智能、可穿戴设备等科技前沿相结合来研发高质量康养旅游产品,并且处理好康养旅游创新下的"四大"统一关系。即：工具理性与价值理性的统一,不仅要关注疗养手段的科学与多样,更要关注全面健康目标的评价与监控;短暂体验与长期习惯的统一,不仅要关注旅游过程中的体验价值的满足与提升,更要关注长期生活态度、方式、习惯等的养成与训练;物质满足与身心疗愈的统一,不仅要关注外在物质形式的丰富与实现,更要关注内在心理认知与精神健全的契合与提升;个人健康与社会健康的统一,不仅要关注个人康养需求的最大化实现,更要关注共同富裕下社会各阶层的健康福祉的实现与共进。

于登玺[86]运用SWOT分析法,从优势、劣势、机会、威胁四个角度对大连市康养旅游发展进行深度剖析,并结合大连市当前康养旅游发展的竞争优势和外部环境压力,提出一系列发展建议。研究认为,大连康养旅游发展具有区位优势、自然环境优势、资源优势;亦具有政策支持、需求增长、思想意识的提升的发展机遇。但大连康养旅游发展具有起步较晚,基础设施不完善,区域特色不明显,缺乏合理规划,营销力度不够,市场影响力低的劣势;同时也面临着专业人才缺乏、融合不充分的发展挑战。对此提出康养旅游发展对策：① 创新康养旅游产品开发,结合康养旅游人群的消费习惯,发展以温泉、森林、滨海等元素为主的生态养生旅游,开发以滨海运动休闲为主的海上运动健康游;开发高端体检与中医药调理为主的健康保健游等康养旅游产品。② 创新康养旅游产业运营、创新产业运营模式,通过精准细分市场,锁定营销客户群体,针对大连市能够辐射范围的城市进行广告和营销宣传。③ 加强政府引导与人才培养,形成上下游产业链,遏制不良竞争,激发市场活力。

彭瑶[87]针对四川省川东北经济区多产业融合过程中存在的基础设施不完善、产业整合能力不强、人才培养体系不成熟、信息化程度不高等问题,提出了打造智能康养、凸显核心品牌、创新人才培养模式等发展对策。康养旅游作为新兴产业,发展时间较短,目前产业融合的创新点不够,所以现阶段市场上所存在的康养旅游产品普遍质量偏低,且游客满意度也较低。目前川东北经济区并没有意识到专业综合性人才的重要性,在进行建设和投资的过程中较为盲目,尽管有康养旅游项目,但是与业内其他项目的重复性较高,不具有特色性,也没有完全挖掘和发挥当地独有的旅游资源。川东北经济区对于互联网技术的应用和发展不够重视,所以该区域康养旅游产业的信息化建设较为落后,因此需要尽快落实信息化平台项目。并据此指出完善基础设施,打造智能康养旅游;加强康养旅游的多业态融合,突显核心品牌;创新人才培养模式,强化职业能力培训等一系列促进川东北经济区康养旅游产业的发展对策。

(二)中医药康养产业

练亚杰等[88]面对黑龙江省中医药大健康产业发展的历史机遇,提出一系列引育、留用中医药高素质人才与充分提高中医药文化资源利用率等发展建议。黑龙江中医药大健康产业发展包含着多方面的历史机遇,当前黑龙江省推广中医文化与健康产品力度还不够、中医康养旅游模式特色不足、缺乏足够的影响力和吸引力,导致许多旅游者对黑龙江省的中医养生旅游缺乏了解。基于此,一方面要加强对黑龙江中医药康养旅游的推广,利用广播、电视、广告牌等传统传播媒介与微信等新媒体,以优质的内容、简洁响亮的广告语、丰富的表现形式吸引消费者注意力,提高黑龙江省康养旅游知名度;另一方面开展有特色的观光活动,发挥黑龙江省天然优势,以中医药文化和健康服务为主导,以购物为辅助,融观光、体验为一体,发展多元化游乐项目,将静态观景和动态互动有机结合,使游客身体和精神得到更大享受。除此之外,还应加大对黑龙江地域民族医药和黑龙江医派文化资源的挖掘力度,探寻将中医药文化资源以多种形式融入中医药康养旅游的路径,充分利用黑龙江文化资源。

周薇薇[89]对康养旅游产业中的中医药护理进行研究,指出目前中医药护理在康养旅游产业的应用过程中,仍面临理论深度挖掘不足,模式应用同质化、人才短缺,准入门槛较低以及产业集群程度较低,行业缺乏规范等现实困境,并据此提出健全行业规范、加强产业治理、培养专业人才、进行理论创新以及实现高校、医院与行业的多维联动实施建议。研究认为,探寻中医药护理和康养旅游业的融合发展路径,以实现二者的互利共赢,首先应健全行业规范,强化产业治理。从业底线的维系,终究不能完全寄托于道德自觉和行业自律,必须有规可循、有法可依,如此才能敦促从业者心有所畏、言有所戒、行有所止。各地应加快建立健全中医药康养行业规范,促使其规范化、标准化、科学化发展。随着全民养生理念的深入民心,中医药康养旅游产业已经赢得社会高度关注。但维系产业发展不能只靠一时热度,中医药康养旅游的发展仍需不断推动产品优化和服务升级,树立中医药康养旅游融合发展的新标杆。

梁爽[90]认为在天津市康养产业的发展过程当中,亦应充分发挥中医药的独特优势,将中医药优势与康养产业紧密融合,探索全方位康养新业态,推进天津中医药与康养产业融合发展。天津是我国传统中药生产基地,拥有良好口碑的"卫药"品牌形象,在中药基础研究、药物研发、提取、制剂生产等方面具有深入的技术优势和产业基础。建议依托天津中医药大学及组分中药国家重点实验室等科研机构的研发成果,加强中医药新药的研发转化,提升中医药防治技术,加快中医药科研和创新孵化加速平台建设,服务京津冀健康产业的发展。以科学的研究方法提高中医药疗效,以创新驱动促进中药产业高质量发展,促进天津地区中医药产业转型升级,为京津冀中药产业的可持续发展提供有力支撑。

赵希勇等[91]运用 PEST、VRIO 模型剖析黑龙江省发展中医药健康旅游产业的外部环境及内部资源,结合具体实践案例分析中医药健康旅游与北药基地、生态景区、乡村社区、温泉康养、森林康养相结合的五条产业发展路径,从政府引导、金融支持、人才培养、政策法规保障、旅游新形态打造五个方面完善配套措施,以期为产业未来发展提供参考。

(三) 森林康养产业

邹再进等[92]以云南省为例,从资源、市场、基础条件以及环境 4 个方面构建森林康养产业竞争力评价指标体系,运用模糊 Borda 组合模型对 4 种单一方法的评价结果进行组合分析,发现云南省森林康养产业竞争力总体呈现“西部及南部地区较高,东部地区较弱”的空间特征。建议如下:① 各州市应注重各方面竞争力的均衡发展。森林康养产业发展壮大需要多方面因素支撑,任何一层条件的欠缺都将阻碍森林康养产业的发展进程。② 政府应加大其政策扶持力度,制订相应的帮扶措施,助力各州市的森林康养产业发展。③ 森林康养产业竞争力较强的昆明、丽江、普洱、保山、西双版纳、迪庆均为森林资源优势明显且旅游业发展态势较好的地区,说明森林康养产业发展与旅游业兴衰有着紧密的联系,应注重各区域森林康养与旅游业及相关产业的融合发展,同时周边地区的医疗、养老、娱乐等多个产业的互动共融也会与森林康养产业形成强大合力,成为一个优质产业群。

李小玉等[93]从森林康养需求出发,结合中国社会正面临的养老、医疗和精神赡养等诸多问题和挑战的时代背景,对目前中国获批的 7 批国家级森林康养基地的康养资源进行考察,发现森林资源、水景资源、气象资源、地质地貌资源、历史遗迹类资源、民族民俗类资源以及宗教文化类资源等自然资源和人文资源在森林康养顺利展开发展的过程中发挥了关键作用,并据此提出,未来中国可依托这些自然资源和人文资源的融合,开发出多种森林康养产品,进一步推动中国康养产业的发展。

李国辉等[94]指出中国森林康养产业模式目前存在政府帮扶力度不足、政策执行力尚待提高、康养专业人才欠缺、产业模式单一、缺乏创新、市场准入机制不健全,保障体系尚不完善等问题,并从政府支持、高素质人才培养、标准化和创新性品牌化建立、大数据共享 4 个方面提出了对策建议。① 政府的大力支持是发展乡村森林康养产业的根本保障,森林康养产业高度依赖政府的支持。② 培养高素质人才是发展乡村森林康养产业的必要条件。森林康养产业需要大量专业素质高、技术能力强、服务意识好的高层次人才,加大人才培养是发展森林康养产业的必要条件。③ 品牌化和创新性是发展乡村森林康养产业的主要途径。森林康养产业是一种新兴产业,品牌领军带头人对整个产业起到引领作用;在建立品牌化的过程中,应消除现有对民间企业向医疗与养老投资的相关条件,由政府牵头,通过政策支持调动民间企业向森林康养产业投入的积极性,使参与主体向多元化发展,从而建立一个品牌化的、参与主体多元的森林康养产业模式。④ 大数据共享是发展乡村森林康养产业的最新方向。医疗大数据是指与健康医疗有关的各类数据,包括临床医疗中的实验数据、药物研发数据、医院管理数据以及用户健康数据等。

曾寰洋等[95]分析了云南食用菌产业发展机遇,提出依托政策支持以及市场需求,通过食用菌康养试点基地建设、云南食用菌品牌打造与宣传、设计多样化菌类康养产品以及拓展食用菌大健康产业体系等路径,以推动云南食用菌产业高质量发展。在当前大健康产业蓬勃发展的今天,深入研究食用菌产业的发展现状、机遇以及康养赋能路径,对于提升食用菌产品品质、增加附加值以及促进食用菌产业提质升级有着较为重要的作用。借助云南得天独厚的自然优势,深挖云南食用菌产业,通过康养产业赋能云南食用菌产业,可进一步拓展云南食用菌产业的内涵与外延,在大健康时代竞争中提质升级,推动产业高质量、内涵式发展。

（四）老龄化康养产业

谈义良[96]面对养老产业服务人群数量庞大、市场空间广阔、产业链更加纵深的特点，认为应在全社会传承孝爱传统文化，推动涉老文化产业大力发展，助力"银发经济"繁荣。要在全社会传播敬老、爱老、孝老的传统美德，营造良好的文化氛围，推动涉老文化产业大力发展，满足老年人提高生活品质的需求。在快节奏的现代社会，子女的孝爱可以通过养老机构来传递，养老机构以孝爱来服务老年人，使他们在机构也能获得安全感和归属感。养老是一个有温度的行业，尤其对于失能、失智老年人而言，更需要养老护理人员的帮扶和关爱，人工智能虽然可以在一定程度上减轻人力负担，但无法完全代替。随着老年人数量不断增多，所需人力越来越多，养老行业将为新时代提供一个巨大的就业市场。从另一个角度看，健康活力老年人本身也是丰富的人力资源，促进老年人再就业培训，不仅可以满足老年人继续就业的需求，还有利于他们发挥余热，继续为社会做贡献。

王莉莉[97]总结了我国"十四五"期间老龄产业发展趋势，发现我国老龄产业具有缺乏专项规划、统一指标、尚未形成完整产业链等问题。并对针对性提出制订老龄产业中长期发展规划、建立老龄产业指标体系、持续完善老龄产业政策体系、推动老龄全产业发展、实现老龄集群化、科技化发展并不断增加老年人有效需求等对策。认为发展老龄产业是老龄社会背景下的一项战略性的系统工程、民生工程和德政工程，必须通过制订中长期发展战略规划，明确老龄产业发展目标、基本任务、发展步骤和重大举措；更重要的是，制订中长期发展规划，有利于进一步明确当前发展老龄产业的着力点。在现有行业统计指标体系的基础上，根据老龄产业的特点以及不同行业的发展现状，加大对老龄产业指标体系的研究，分行业、分阶段地出台统计指标，可对老龄健康产业、老龄服务产业、老龄制造产业等开展先行研究，建立测度标准与指标体系，在此基础上，进一步形成老龄产业的指标体系框架。同时，要着力扶持本土企业，打造民族品牌。以龙头企业所在区域为中心，辐射、延伸至其他地区，并带动、集聚相关产业共同发展。要充分利用互联网、物联网、云计算、大数据和人工智能等新技术促进老龄产业转型升级。

章杰等[98]通过分析体育产业与养老产业在渗透提升、转型升级、市场扩大、跨界经营等方面的互动机制，基于各产业发展理念与互补机制从渗透、重组、延伸等维度对接体养产业融合发展，并提出做好融合发展规划、融合运营管理、资源效能发挥等政策建议，旨在积极应对人口老龄化提出的新要求。

陈皓阳等[99]基于积极老龄化视角，利用ROCCIPI技术框架，剖析我国康养产业发展存在的问题，从健全顶层设计、完善市场机制、加强能力建设和加大宣传引导等方面提出对策建议。研究认为：① 健全顶层设计，加强统筹协调。在顶层设计上要出台与现代市场经济相符的政策体系，应在宏观层面上加以规范引导，完善管理体制、合理空间布局，充分发挥康养产业在拉动消费需求、推动经济发展、改善民众健康等方面的巨大作用。② 加强能力建设，提升服务质量。利用信息技术构建医养结合平台，建立康养产业人才培养体系，以技术创新为先导，积极发展壮大健康科技产业集群和新兴业态。③ 完善市场机制，丰富市场主体。重点扶持实力雄厚的康养企业跨部门、跨行业发展，充分发挥其主观能动性，促进康养产业完整产业链的建立。健全康养产业中小企业的发展环境，进一步扶持康养企业向专业化、精细化发展。④ 健全宣传机制，培养康养理念。要充分发挥政策引导功能，利用媒体向群众宣传康养理念。何秋洁等[100]研究了如何实现后疫情时期攀西康养产业高质量发展。在分析攀西康养产业发展现状及问题的基础上，提出完善顶层设计、准确定位方向、增强宣传教育，塑造康养文化、推进信息整合、精准市场需求、厘清原有关系,培育产业主体、打造产业标杆,推进产业融合等发展路径,助力后疫情时期攀西康养产业的高质量发展。周燕珉等[101]基于养老设施设计的实践经验和以往的调查研究,从人性化设计的角度出发,对当前设施中标识设计方面存在的问题进行分析,并根据养老设施中门厅、交通核、走廊和地下车库四个重点区域的特征,提出相应的适老化标识设计的具体建议。

中国社会科学评价研究院课题组[102]运用AMI评价模型对中国城市康养产业发展进行了评价。首先从经济学、产业分类、学术研究这些视角分别对于"康养产业"的既有概念进行了界定。综合来看现有观点认为康养产业与健康产业、养老产业和养生行业密切相关。同时指出多数研究只是将康养产业看作相关产业的简单叠加,而未深究其背后的组合逻辑;相关研究内容也多零敲碎打,缺乏对康养产业体系的系统认识。提出从市场需求特征和产业供给特征两大视角对康养产业做出进一步分类。从市场需求特征来看:依据受众群体的年龄阶段划分,康养产业主要包括妇孕婴幼康养、青少年康养、中老年康养。依据受众群体的健康状态划分,康养产业主要包括面向患病人群的医养产品、面向亚健康人群的疗养产品和面向健康人群的保养产品。其次根据需求个体组成的分类,身、心、神是需求个体的重要组成,围绕三方面需求,康养产业发展出对应的类型即养身康养(包括医疗保健、休闲养生、体育健身、健康旅游等)、养心康养(包括心理咨询、文化娱乐、休闲度假等)、养神康养(包括养身产品、文化旅游、艺术鉴赏以及禅宗修行等)。从产业供给特征视角来看:康养产业可被区分为核心产业、支撑产业和衍生产业3个层次。其次根据产业在不同的具体落地形式不同,又可大致划分为3类,即城市的专业化医疗与养老机构、城郊的康养小镇和乡村的田园综合体。三者各有所长。其中城郊的康养小镇又可细分为3类:一是自然资源型康养小镇,二是产业资源型康养小镇,三是文化资源型康养小镇。基于国内外产业评价经典理论、康养产业发展现状以及中国社会科学评价研究院深耕评价领域的丰富经验,构建起涵盖城市康养产业吸引力(A)、城市康养产业管理力(M)、城市康养产业影响力(I)三大方面若干个具体子指标的中国城市康养产业发展AMI评价指标体系。随着影响力的增大,则会反哺吸引力;吸引力越大,则会吸引到数量更多、质量更优的各类资源用于强化管理力;管理力越强,则会有助于提升影响力;3种"力"之间相互作用,共同推动当地康养产业发展。分别形成了涵盖城市声誉、自然环境、人文环境、口碑评价四大方面共计10个三级指标的城市康养产业吸引力评价指标体系;涵盖康养产业要素、需求条件、相关产业支撑、产业战略定位及特色、政府治理、潜在机会六大方面共17个三级指标的城市康养产业管理力评价指标体系;涵盖经济影响力、社会影响力、国际影响力三大方面共计9个三级指标的城市康养产业影响力评价指标体系。评价结果显示,中国城市康养产业发展水平有较大提升潜力、城市康养产业发展水平呈现东部稍强,中部和东北偏弱,西部不均衡现象、省域星级分布呈现一与五星级相对集中、二至四星级相对分散的现象,各省域内部康养产业发展水平尚有提升空间。提出提升我国城市康养产业发展水平的政策建议:第一是开放包容,优势互补,围绕区域特色打造康养产业城市群;第二是充分挖掘潜在优势,找准康养产业发展定位;第三是洞悉需求,夯实康养产业基础;第四是把握机会,实现产业迭代升级;第五是塑造有为政府,实施高效能政府治理;第六是加强生态文明建设,筑牢康养产业发展的生态基础;第七是提高政策支持力度,强化人、才、物等要素供给;第八是提高国际化水平,参与国际竞争。

(五) 康养产业融合发展

罗先菊等[103]基于农文旅康深度融合发展不充分的现状,建议从健全农文旅康融合要素保障机制、探索多业态融合发展模式、强化数字技术的应用、打造农文旅康融合新载体4个方面推动农文旅康深度融合发展，即农文旅康融合发展可从产业政策支持、资源统筹开发、数字技术赋能、市场主体培育等方面着手进行完善，以营造农文旅康融合发展的良好生态。① 强化规划引领和政策支持，健全农文旅康融合要素保障机制。② 强化农文旅康资源统筹开发利用，探索多业态融合发展模式。③ 强化数字技术的应用，赋能农文旅康融合发展。数字赋能已经成为新一轮科技革命的普遍特征。在数字经济时代，数字技术赋能农文旅康融合发展的关键环节是强化大数据、物联网、增强现实（AR）、虚拟现实（VR）及5G技术在农文旅康项目中应用场景、公共服务和管理系统的应用，打造感知体验、智慧应用、要素集聚、融合创新的农文旅康融合发展生态圈。④ 培育多元化农文旅康融合主体，打造农文旅康融合新载体。

森林康养是依托森林生态资源，开展森林游憩、度假、疗养和养老等活动。因此，森林康养与体育旅游的融合发展具有现实基础和重要意义。陈晓旭[104]对森林康养和体育旅游的融合发展进行探讨，指出目前我国的森林康养业与体育旅游的结合程度不高，二者尚未形成协同效应。一方面，森林康养与体育旅游融合发展的产业格局尚未形成。虽然一些城市的森林资源和体育旅游资源都比较丰富，但寻找二者的融合点并进行整合开发，是一项艰巨的任务。协作机制难以构建，市场化程度低以及同质化严重，是形成森林资源和体育旅游资源融合发展产业格局的阻碍；另一方面，产业发展的配套工作不完善。交通设施亟待完善，旅游路线较为单一，导致游客的旅游体验感不佳。此外，产业品牌优势不明显，宣传推广工作不到位，相关单位不擅长运用新媒体平台展开宣传，导致辐射群体有限，难以打造本地特色森林康养与体育旅游相结合的品牌。为了进一步推进森林康养和体育旅游的融合发展，提高产业经济效益，需要多方配合形成合力。其一，建立协同机制。首先，政府应依托现行政策，积极整合现有资源，推动相关产业协同发展。森林康养与体育旅游的融合发展需要联动的多元产业要素，需要打破不同部门之间的壁垒，加强协调配合。其次，政府应对森林康养业和体育旅游业开展深入、全面的行业分析，对标产业政策，引进产业资金，开展招商引资。最后，在构建森林康养与体育旅游融合发展产业格局的过程中，应以竞争力较强的领军企业为核心，打造旅游、康养、体育一体化的综合性集团，带动产业发展。其二，完善基础设施。首先，政府应主导规划科学的空间布局，在各个交通枢纽开设旅游专线，完善交通系统管理，合理规划旅游路线，为游客提供更优质的服务和多元化的选择。其次，政府要在坚持生态保护基本原则的前提下，积极开发与森林康养产业密切相关的住宿、餐饮和娱乐产业，引进一批专业的管理人才，提高运营效率，带动周边经济的发展，提升森林康养产业的经济效益。最后，政府要在旅游区域内设立医疗中心并保障医疗中心通讯的畅通，对游客的求助做到及时响应和及时救治。其三，强化营销宣传。现阶段，国民对森林康养和体育旅游的认知程度不高，对其具体内涵和功能也缺乏了解。在休闲娱乐活动丰富多元的当今社会，为进一步扩大森林康养的知名度，必须打造品牌形象和地域特色，加大宣传力度，通过多种渠道展开营销工作。可以通过短视频、社交软件等新媒体平台进行推广，也可以在电视台、广播站等传统媒体上播放视频广告，扩大受众覆盖范围；在线下，可以组织举办"森林康养月"等宣传活动或相关产品推介会，提高民众对森林康养的关注度。

中医药作为我国核心原创性文化遗产，其蕴含的"治未病"思想必将为我国康养旅游产业的发展注入新内涵、新动力。但赵恒伯等[105]从自然资源、人文资源、文化资源、产业资源及当下产业发展模式等方面进行深入剖析，认为中医药康养旅游产业发展存在着理论研究不足、产业集群程度不高以及模式同质化等问题,并建议从促进产业融合、完善产业体系、创立特色品牌和开展学术研究等角度构建符合中医药特色的康养旅游产业发展新模式。重点从以下几个方面入手,构建我国具有中医药特色的康养旅游产业发展新业态:① 推动资源集群,促进中医药康养旅游产业融合。中医药康养旅游作为"十四五"时期健康产业的发展项目,各地要根据自身资源优势,对现有的可利用的各类资源进行整合与链接,尤其是要充分利用好自身的优质资源。② 构建配套产业,完善中医药康养旅游产业体系发展中医药康养产业。不仅要充分依托现有的资源和优势,还要有完备的城市基础、公共服务、商业等设施的功能配套,为游客提升更为便捷的住宿、餐食、交通、通讯、咨询等相关服务。③ 规避商业气息,打造中医药康养旅游产业特色品牌发展中医药康养产业。要避免过度商业化、同质化,要把加强行业引导和政府监管作为重中之重,对景区进行合理测算,核定游客承载量,对景区的商业场所与自然景观量核算后进行评级,杜绝一味追求经济效益。同时,在保留原汁原味的基础上对特色旅游资源进行再提升再创造,注入新的内在活力。④ 开展学术研究,助力中医药康养旅游产业发展。跨产业领域开展学术研究是对各学科知识进行整合和概括的高级形式,随着知识及产业的快速变动,中医药康养旅游作为一种新的产业模式涉及医学、旅游学、经济学等多学科知识。这就需要中医药康养旅游主体既要"低头拉车",还要"抬头看路",充分认识到中医药康养旅游不仅是"中医药""康养"或"旅游"的简单叠加,更是涉及多学科领域的综合发力,故而可通过学术会议、参观考察、邀请相关群体(高校学者、企业家、基层工作者等)讲学与交流等形式开展学术探究,多方位、多层次、多角度进行分析研判,为中医药康养旅游可持续发展拓展思路。

王石峰等[106]基于乡村振兴国家战略背景下,从城乡交流、乡村治理、乡村生态环境、乡风文明、农民需求等多个方面探讨了体育旅游助力乡村振兴内在的逻辑理路,当为实现农村产业兴旺的有效途径、改善农村生态环境的有力推手、推动农村乡风文明的关键举措、带动乡村治理有效的重要抓手。目前体育康养旅游处于快速发展阶段,具有气候环境宜人、消费停留时间长、旅游消费高、产业关联效应大等显著优势,但与此同时,普遍存在着产业链延伸不足、基础设施欠完善、康养人才匮乏、资源整合深度不够等短板。其发展模式可以选择民俗节庆＋旅游、赛事活动＋旅游、健身休闲＋旅游、体育康养＋旅游、红色体育＋旅游。需要政府统筹,完善政策机制;优化产业布局,带动周边产业发展;建立人才培养模式以期更好地发挥体育旅游在乡村振兴中的作用。

李博等[107]首先从个人与全球层面讨论健康产业的发展现状,引入探讨的主题"中国康养产业"。通过分析认为,中国康养产业的生成路径与驱动因素主要有"供给推动""需求拉动"和"创新与需求综合作用"3种模式。居于主流的"供给推动假说"遵循熊彼特创新理论,强调技术创新在促成新兴产业成长发展中的关键性作用,并依据技术创新性质上的差异区分了两种主要的生成模式。与"供给推动假说"相对应的"需求拉动假说"则更强调市场需求对创新活动的引导和制约。认为中国康养产业的发展模式有:资源优势驱动模式、产业融合发展模式、跨区域市场融合发展模式、智慧康养发展模式和产业生态圈发展模式。康养产业发展模式的演进规律为:① 产业结构由单一走向融合;② 产业分布由分散走向聚集;③ 产业组织由单一企业向产业集群转变我国康养产业的发展正面临极佳的历史契机。认为处于三大结构性变迁交汇中的康养产业,若能同时协同有为政府和有效市场的作用,发挥中央和地方两个积极性,及时应技术变革、消费升级、市场整合等趋势和外部条件的变化,推动产业发展模式创新和升级,既可培植起一个规模达数十万亿的庞大产业,亦可有力地促进国内需求的释放、提振内需并同步减轻就业压力,其经济效应、社会效益极其巨大。就各地发展康养产业的现实条件而言,大到各省(自治区、直辖市),小到县区乃至乡镇,多具有地方特色的康养资源,部分地方已具有较好的康养产业发展基础.在此基础上,顺应产业演进趋势,强化政策设计,加快产业融合和新技术渗透,构建良好的产业发展生态,将为地方经济的发展提供新的增长点。

四、智慧信息化康养研究

(一)互联网+康养

在"互联网+"方面,关红伟等[108]通过探讨社区脑卒中患者对"互联网+"健康管理的参与意向影响因素,为实施"互联网+"健康管理提供依据。通过依托江苏省南通市第六人民医院"互联网+"慢性病健康全流程智能管理的防治一体化平台,从倾向、能力、需求、慢性病管理素养维度探讨社区脑卒中患者对"互联网+"健康管理参与意向的影响因素,实现慢性病健康管理以家庭为单位,"预防在家庭,保健在社区,治病在医院"的管理模式,通过采用随机抽样的方法,在江苏省南通市社区卫生服务中心抽取654名脑卒中患者,调查社区脑卒中患者对"互联网+"健康管理参与意向的影响因素。结果显示,文化程度越高、越了解脑卒中知识、需要脑卒中的非药物治疗、保存健康档案为社区脑卒中患者参与"互联网+"健康管理的积极影响因素。担心泄露个人信息,为社区脑卒中患者参与"互联网+"健康管理的消极影响因素。是否参加体育锻炼与是否愿意参与"互联网+"健康管理无关联。由此建议通过具有公信力的大众媒体或互联网形式向群众宣传脑卒中防治知识,提高广大群众对脑卒中相关知识的认知度及慢性病管理素养,引导其参与自身健康管理,更好地发挥"互联网+"健康管理系统的价值。

陈欣欣[109]从"需求驱动""互联网+""智慧康养"等方面进行文献综述,认为需求驱动理论相关研究可以为后续发现老年需求提供一些参考。首

先认为国内外需求驱动理论的研究包含马斯洛"需求层次理论"(生理需求、安全需求、爱和归属感、尊重)和奥尔德弗"ERG理论"(生存的需要-E、相互关系需要-R、成长发展需要-G)。接着对国内外需求驱动理论的应用、实践研究进行分析。国内关于需求理论的应用、实践有:① 消费者需求,主要涵盖养老、服装等行业;② 员工需求,采取相应管理或激励措施影响员工行为等;③ 公众需求,进而更好地为公众提供服务等;④ 选民需求,为政党竞选提供参考。针对"互联网+"的相关研究,作者总结了国家层面出台的各项政策文件推进互联网+行动的落实,诸多的政策文件充分表明"互联网+"对推动相关行业、领域发展,促进经济社会发展有着重要的意义。针对智慧康养的相关研究,作者提到诸多城市结合地区实际探索智慧康养平台构建、发展路径等。最后总结道,"互联网+"行动及智慧康养相关政策文件可以为研究需求驱动方面提供政策引导,未来可进一步结合智慧康养实践总结存在的问题,提出针对性的解决对策。

王津等[110]对互联网+背景下医养结合养老产生的问题进行了研究,并针对这些问题提出了相关的建议与对策。我国目前医养结合养老模式有:① 整合照料模式,即医疗护理与养老服务在一个机构中同时包括;② 支撑辐射模式,即社区内设有的养老中心与附近的医疗单位进行合作,为本社区内在家养老的老人们提供医疗诊治以及其他有关养老的一系列服务;③ 联合运营模式,即养老院、护理中心等机构与医院等医疗机构签订合作协议,一般是多个养老机构对接一个医院,建立双向转诊机制。就"互联网+"技术在我国养老领域运用现状看,养老机构缺少专业的护理人员、社区缺少专业的全科医生队伍、基础设施陈旧、没有完善的反馈机制、医养结合模式不成熟、养老行业投资资金无法满足需求、医养结合养老机构收费高、政府政策不完善等是医养结合养老普遍现在的问题。因此建议:医养结合养老模式应向多样化、个性化发展,

即针对老人的自身情况,选择不同的养老模式满足老年人的养老需要;要注重医养养老服务人才的培养及管理,可利用学校培养、在职进修等多种多样的方法培养高质量专业人才,改进医养结合服务人才急缺的现况;要提升医养结合服务人员薪资工资待遇,不断完善人事部门与技术职称现行政策的漏洞,创建完善的医养结合服务人员的招聘、学习培训、考评、激励等制度;政府充分发挥引导作用(如开辟多种筹资方式、引入社会力量),需完善相关政策,并健全养老服务监督体系。

陈金花等[111]为评价基于互联网的脑卒中患者康复护理模式的应用效果,采用方便抽样的方法,选取神经内科收治的初诊脑卒中患者作为研究对象,对照组采取常规康复护理模式,实验组在对照组基础上采取基于互联网的康复护理模式,比较两组患者锻炼依从性、运动功能、日常生活活动能力及生活质量评分。结果提示,基于互联网的康复护理模式能有效提高脑卒中患者的锻炼依从性,促进运动功能的恢复,提高患者日常生活活动能力,并有效改善其生活质量。同时也提示,如能有效整合互联网资源,成立专门的互联网服务团队,简化咨询操作流程,推广更多精确而专业的护理知识和技术,增加平台精准数据分析功能,以及建立合理收费机制,或许是未来"互联网+护理服务"努力的方向。

当今,脑卒中康复资源与费用是我国康复事业面临的重要问题,脑卒中患者在家中进行延续康复治疗可以减轻经济负担,但家庭康复往往存在专业度不足、康复不到位等问题。如何增强居家延续康复的可行性是亟须解决的问题。为此,韩通等[112]对互联网模式下延续家庭康复对稳定期脑卒中患者的康复疗效进行了评价。选取出院后延续家庭康复的脑卒中患者 60 例,随机分为观察组和对照组,出院时均由康复治疗师给予家庭康复训练计划,形成详细的纸质版出院指导,包括每个康复动作的训练要领、训练时长、每日训练次数,并由家属

负责协助和监督患者进行家庭康复训练。结果显示,居家康复 1 个月后,接受互联网远程指导的患者(观察组)运动功能、日常生活活动能力、平衡功能分别明显优于居家自行康复的患者(对照组)。提示互联网模式下远程康复指导可以保证患者居家康复治疗的正确性、有效性和连续性,有利于康复疗效的持续提高。在此过程中,康复治疗师还可以通过互联网与家属进行有效沟通,了解家庭康复的难点和限制点,提出有效的建议和解决方法,指导家属充分利用家庭康复的优势和生活中的康复小技巧,提高家庭康复的实用性。

杨仕可等[113]调查康复患者对康复上门服务的接受度和建议,研究构建"互联网+康复治疗"平台构建的可行性,为今后发展康复上门服务提供理论依据。分别以身体功能缺失的康复患者、康复治疗从业人员为研究对象,采用问卷调查法、访问调查法等对康复上门服务意愿和建议进行调查。有66.6%的调查对象希望开设"互联网+康复治疗"平台,并对康复上门服务持乐观态度;有 19.4%的调查对象因不了解平台的安全、收费及治疗效果等问题而持观望态度。研究表明,"互联网+康复治疗"平台构建的可行性较大,且平台的构建要尽可能多地为医患双方提供便利,从界面设计到功能使用都要关照使用人群的特点。患者在治疗前可以在平台提前预约治疗项目和治疗时间,有效避免时间冲突,也有利于治疗师提前准备好所需的设备,提高治疗效率;如果有急事不能让治疗师上门也可以在规定的时间内通过平台取消预约,如果超出时间规定取消预约,则要考虑治疗师的损失。

(二)人工智能技术

在人工智能技术方面,王汉松等[114]结合目前人工智能发展现状,通过综合分析和提炼优化,在征询临床专家、医院管理专家、人工智能技术专家、质量和标准化专家、社科人文专家、人工智能知名企业和政府相关部门的意见和建议后,对设立和建

设医疗健康人工智能基地的准入、运行、管理和评价等内容提出了整体思路,形成了《医疗健康人工智能基地建设与应用评估基本框架》,对医疗健康人工智能基地建设与应用标准体系框架进行编制,旨在进一步完善我国医疗健康人工智能领域的发展策略,推动人工智能相关产业不断发展。虽然在国家行政主管部门牵头下,人工智能相关技术标准已经开始逐步建立,但作者提出,以基地建设为抓手,建立医疗人工智能基地相关准入和评价标准,以规范研发过程和产出,仍有诸多问题需待解决。例如,他们分别就明确医疗健康人工智能基地的信息化基础要求、优化医疗健康人工智能产品成熟度分期标准和探索医疗健康人工智能基地遴选及评估具体实施标准和细则三方面,进行讨论并提出建议。最后,对如何在顶层设计的标准框架下,建立符合不同类型、不同级别、既科学合理又具操作性的建设和评价标准、实施细则等提出展望。

当今人工智能技术高速发展,脑机接口技术(BCI)也逐步发展起来,在康复医学中得到广泛应用。岳寿伟等[115]认为人工智能康复技术不仅能为患者提供客观、准确的功能评估,促进临床治疗的调整,而且还可以在康复治疗过程中从视觉、听觉和触觉等方面优化人机交互,从而最大限度地改善康复体验,提高康复诊疗效果。人工智能的应用使得基于脑电信号(EEG)的传感技术及BCI的交互控制技术对主动训练康复机器人的发展起到了很大的推动作用。基于EEG的康复机器人交互控制是通过BCI来实现的,通过采集能够表达患者运动思维的EEG,进行特征分析,基于模式分类结果实现患者运动意图的识别,再利用这些识别结果作为康复机器人的控制指令,控制机器人带动患者进行运动康复训练,促进患者的运动功能康复。EEG运动意图识别、多自由度操作、基于多模态信息的人机交互系统、感觉角度神经反馈、非结构化环境认知与导航规划在故障自诊断、自修复等关键技术领域取得突破,为智能医疗康复机器人系统人机自

然、精准交互提供共性支撑技术。目前,BCI在康复医学领域的应用虽然有些许缺陷,但仍是当今人工智能在康复医学应用领域的前沿方向。它在康复上的研究热点主要集中在对于脑卒中的康复上,尤其是脑卒中上肢及手功能的康复,下肢康复及语言、认知的研究相对较少。未来BCI的多模态联合应用方案将是研究热点。付江红等[116]探究了BCI训练对存在感觉障碍的卒中患者运动功能恢复的影响。BCI在卒中后手功能康复领域应用中,是将大脑的主动运动意图输出转化为指令,控制外部机械手等相关设备,外部设备带动患手活动的同时,产生综合感觉反馈于大脑,通过多次训练,不断强化神经反馈通路,从而促进功能的恢复。在人类大脑皮质中,感觉区同运动区有密切的纤维联系与相互作用。感觉功能对运动的计划、执行有着相辅相成的作用,存在感觉障碍常提示卒中患者的预后不佳。因此,在感觉和运动功能同时受损的卒中患者中,借助大脑皮质感觉区同运动区之间多方面、多层次的功能联系,将感觉和运动相结合的康复措施可能有助于两者功能恢复的互相促进。

陈雪等[117]分析了目前BCI主要应用方向,指出目前BCI的应用仍主要集中在医学领域,包括:通过脑机接口系统,完成对人体神经系统状态的实时监控与测量,辅助医疗;基于刺激的脑机接口技术具有神经调控的功效,可用于帕金森疾病、癫痫、轻度认知障碍、阿尔茨海默病、焦虑障碍、抑郁障碍、创伤后应激障碍和强迫症等的治疗康复;基于视觉诱发电位脑机接口,通过脑控鼠标移动、脑控键盘输入,可作为严重运动障碍患者的辅助通信和控制方法,帮助患者与外界沟通。高诺等[118]基于BCI和虚拟现实技术在康复医学中的巨大应用潜力,以及目前手部康复系统中存在的若干问题,提出一种基于BCI与虚拟现实技术的手部软康复系统。与传统康复外骨骼相比,该软康复系统适配不同脑卒中患者手部,允许手和手指在非驱动方向上运动,重量轻、便于携带、透气性强、安全性高。在

BCI 和虚拟现实环境帮助下,系统可以协助患者主动完成康复训练任务,并通过特定游戏任务,为患者提供运动感觉和本体感觉反馈,在康复过程中提高患者大脑可塑性,改善运动神经功能重塑。

张洪峰等[119]对康复辅助技术的现有成果进行了归纳总结,详细分析和讨论了将人工智能及 5G 技术引入康复辅助技术的先进性、实用性等;同时阐述了当前技术背景下康复辅助技术所存在的问题并提出可行性解决方案。康复辅助技术是指为改善功能障碍者状况而设计和利用的装置、服务、策略和训练。其中辅助装置是辅助技术在医工结合条件下设计和生产的具体产品,能够帮助残障群体改善人体功能缺失,设法弥补人体各方面功能。智慧康复产业链模式的核心是智慧康复综合服务平台,其利用大数据、人工智能、云计算、边缘计算、物联网等互联网技术,对残疾人、服务供给方以及智能设备进行有效链接以实现线上和线下整合。人工智能技术的引入,一方面能够对患者的康复姿态进行实时捕捉和进行评测,及时纠正训练不到位的动作;另一方面可有效地实现主动双向交互,对患者康复期间烦躁状态的改善和患者信心的建立有积极作用。5G 技术能够实现高效信息交互,助力智慧康复信息化建设的推进,从而提高优质康复资源利用率和康复服务整体效率,推动了远程康复行业快速健康发展。因此,5G 时代智能化康复辅助技术有着广阔的前景。

随着社会经济发展,人们越来越重视身体健康,对医疗设备的智能化、便携性、准确性要求越来越高,可穿戴生物传感器的市场需求不断提升。孙华悦等[120]介绍了近几年智能纤维和纺织品在可穿戴生物传感器中的应用,按照生命体征监测、体液分析和呼出物检测这 3 个方面,对其传感策略(如比色传感、荧光传感、压电式传感等)进行介绍;对智能纤维与纺织品在可穿戴生物传感器中的应用状况以及面临的问题进行总结,并对其在可穿戴生物传感器的未来发展进行展望。

(三) 康复机器人

在康复机器人方面,研究主要集中于上肢康复机器人的发展、康复作用和机制进展研究。袁润萍等[116-121]梳理了上肢康复机器人的进展,通过多项研究结果分析上肢康复机器人能改善卒中患者日常生活活动能力,对改善卒中患者慢性期肘关节的痉挛程度有显著疗效,可以促进本体感觉的恢复。总结到上肢康复机器人的作用机制为:① 促进神经功能重塑;② 促进半球间联系;③ 促进皮质重组和代偿。研究者认为,上肢康复机器人通过促进大脑和肌肉的重塑改善上肢功能,在改善卒中后中重度上肢功能障碍方面展现出较大的应用前景。但是目前缺乏对上肢康复机器人治疗处方的确定、不同机器人之间疗效对比以及上肢康复机器人治疗卒中的时间窗的研究。未来需要优化临床试验方法,改进机器人技术,提升机器人的临床证据等级,通过实现机器人的定量化、模型化、智能化、人性化,最终实现机器人、康复治疗师、患者多方人机共融。

李宇淇等[122]选择脑卒中恢复期偏瘫患者,通过实验得出结论:上肢康复机器人训练结合常规上肢康复训练对于脑卒中恢复期的患者在改善上肢运动功能、改善日常生活能力的疗效优于单纯常规上肢康复训练,并且可促进偏瘫上肢肌肉激活和运动单位募集同步化,可考虑作为一种辅助手段应用于脑卒中上肢功能障碍患者的临床康复训练当中。

老龄化社会将带来一系列的医疗和看护问题,给社会和国家的经济和社会保险系统造成巨大的压力。存在同样问题的还有一些由于自然灾害、工伤、交通事故等导致的伤残人员,这两类人员都需要一种帮助他们生活和出行的康养机器人。冯宇翔[123]提出了一种助老助残康养机器人,并介绍了助老助残康养机器人组成部分,分析了其工作原理。爬楼机器人是为了解决生活不便人士行动中所存在的隐患而设计的一种提高使用效果和实用性能的爬楼智能设备,其结构紧凑可靠,可帮助腿脚不便的老年人和残障人士进行上下楼;另外还可以运送额定质量的物品进行上下楼,同样安全可靠。该机器人解决的关键问题是如何保障机器人在有坡度的楼梯上随时都可以停车且能停在楼梯上。该系统的创新之处在于:① 考虑到特殊人群的特点,把安全性融入设计当中,比如加入安全带且在检测系好安全带的情况下机器人才可以进行载人行驶,在反复得不到回应后将进行报警;② 机器人在爬楼时,在没有旁人的情况下,可以停留在倾斜的楼梯上,这样设计考虑到爬楼时出现的紧急情况,因此在任何情况下,按下"停止键",机器人将缓慢减速并刹车;③ 不用进行复杂的操作,可以与机器人进行"对话";④ 加入了听歌听戏等娱乐功能,将"康养"的理念融入设计中。实践表明,该设备具有较高的安全性、智能性,能很好地帮助腿脚不便的老年人和残障人士进行上下楼。

柔性触觉传感器易于贴合皮肤等不规则表面,相比刚性传感器具有更强的信号感知能力、更高的精度和更佳的穿戴舒适性,在人机交互、医疗设备、可穿戴设备、健康监测等领域发挥着重要作用。程龙等[124]总结柔性触觉传感器在医疗康复机器人领域中的应用,主要为:机器人控制、人机交互、医疗器械和生理信息探测。目前柔性触觉传感器的主要研究难点在于高精度、高稳定性、大面积、低响应时间触觉传感的实现,然而传感器阵列的大面积和低响应时间是相互制约的,需要通过优化硬件布局和并行算法同时实现。因此要真正实现这一目标,需要整个传感系统的共同优化。基于此背景,研究者从传感器不同工作原理出发,对柔性触觉传感器进行系统的介绍和对比,从结构优化的角度分析传感器性能优化方法,整理机器人控制、人机交互、医疗器械和生理信息监测4种具体应用场景,分析不同应用场景对传感器性能的不同需求,如:机器人控制需要高精度、短响应时间,人机交互需要大面积、多模态等,并给出部分结构优化设计与应用之间的关联。随着医疗健康领域的持续进步,可穿戴

设备的出现,海量的数据覆盖了人们生活的各个方面,可以有效监测患者的健康状况。可穿戴设备是随着现代科学技术的持续进步而产生的产品,为国民健康的发展带来新的可能性。但是,可穿戴设备在开发过程中也面临着问题,受到整个技术开发状况的限制,如缺乏公众信任、价格高昂、信息不准确等。基于此,李炜喆等[125]从可穿戴设备要解决的数据采集、数据处理、数据分析等问题,分析当前可穿戴设备在医疗健康领域的应用。如在健康领域,智能可穿戴血压检测设备使用传感器测量血压压力,可以在日常生活中使用,不仅可以有效监测老年人的心率和血压,还可以预防其他类型的慢性病;在安全监测领域,可穿戴设备的监测功能,可以持续监测患者血压、血糖等生理指标,如果遇到突发疾病,在可穿戴设备上按下帮助按钮时,设备会自动发送帮助信号并发送到急救中心;在家庭康复领域,如在神经系统康复和骨科术后康复应用中,可穿戴设备主要具有行走监测、关节活动监测和关节支撑功能;在疗效评价领域中,可穿戴设备可以有效地解决这个问题,不仅可以有效地监测患者,还可以准确地收集患者在这个阶段的特定情况。因此,可穿戴设备有望改变人类的状态,成为人们普遍接受的监测方式。

李楠等[126]简述近年来面料和柔性传感技术结合在老年人健康监测可穿戴设备的应用情况。① 睡眠监测:相关研究通过多种途径改善睡眠质量,在智能服装设计中主要通过相变调温面料、安神微胶囊催眠材料,将智能监测器置于高密度海绵中,可拆卸地穿插进服装的胸下位置,实现监测人体生理信号,最终实现改善老年人睡眠质量的目的。② 血压监测:可穿戴设备的发展使无袖带血压测量技术能够进行连续、实时的血压测量,如研究人员开发了一种灵活的可穿戴电容式压力传感器,但其缺点是较低的压敏性。③ 心率监测:目前智能手环的心率监测功能主要采用光电反射和透射测量法。④ 无创血糖监测:有唾液和呼吸丙酮

葡萄糖监测、Tear-based 血糖监测、Sweat-based 血糖监测,主要是利用一些体液(如唾液、眼泪、汗液)与血糖浓度的相关性,通过测量这些体液中的葡萄糖含量间接获得血糖值。⑤ 帕金森病监测:使用一个连接在手腕上的小型加速度传感器来评估帕金森病患者的运动波动、震颤和运动障碍状态,通过算法形成帕金森运动轨迹示踪图,以便对病人进行长期监测。⑥ 步态和跌倒检测:穿戴式足底压力测试技术采用嵌入鞋(垫)内的柔性压力传感器实时进行着地方式、足跟冲击指数及足底压力检测,成为下肢康复评估与治疗的重要技术。通过分析老年人健康监测可穿戴设备发展趋势,可为老年人睡眠、血压、心率、无创血糖、帕金森病、步态及跌倒监测的可穿戴设备的系列设计方案提供参考。

在信息技术与数字技术不断发展的今天,如何使用智慧型医疗设备为老年人提供家庭式的医疗资源成为目前亟待解决的问题。根据上述社会背景,陈畏兵等[127]立足于老年人的基本医疗要求,为老年康复护理生理指标监测装置设计提供一种新的发展方向,设计了基于可穿戴的老年康复护理生理指标监测装置。该装置使用 ARMCortex - M4 处理器作为中央控制芯片,并对老年康复护理生理指标监测装置整体参数进行优化;采集用户体温数据、心率数据以及血压数据,使用聚类分析法对其展开分析;对生理指标监测信息进行汇总,使用层次分析法分析用户生理指标变化风险,及时发出警报。

解世君等[128]提出了一种微型磁流变液阻尼器的设计,旨在解决传统步态康复训练设备体积大、动力响应慢、智能可控性差的问题,促进轻量化、便携化、智能化的康复训练设备的设计。通过利用磁流变液剪切屈服强度随施加的磁场强度变化而变化的特性,运用科学计算软件,基于扩充的宾汉姆(Bingham)模型,对磁流变液阻尼器主要结构参数及其输出的作用力进行仿真优化研究,并对尺寸确定后的阻尼器进行三维建模,在此基础上根据阻尼器的设计使用要求,利用有限元分析软件对主要受力部件进行受力分析、强度校核以及拓扑优化,设计了一款适用于可穿戴康复训练系统的微型磁流变液阻尼器。

(四) 虚拟现实技术

虚拟现实(VR)是指由计算机生成的、由人工模拟的现实日常生活环境,具有沉浸性、构想性和交互性等特点。基于 VR 技术的游戏任务可以增加患者训练的乐趣,提高参与度。

邹梦瑶等[129]利用 Citespace V 知识图谱软件把握国内外 VR 技术在脑卒中的研究热点和进展,同时厘清该领域的结构模式并预测可能的发展。因为国内外不同的人文环境、生活环境和技术环境导致脑卒中患者的在数量、治疗方式、发展速度、前沿热点等方面产生不同程度的差异,同时在该技术领域没有系统论述国内外差异和把握不同前沿热点的文章,所以对比分析国内外在该技术方面的差异,对中国健康医疗的发展和恢复脑卒中患者的健康而言具有极为重要的现实意义。刘静然[130]通过从 VR 技术在康复医学中的应用、残疾人的健身现状和残疾人居家运动受限三方面,阐述 VR 技术应用于残疾人康复健身指导的研究背景,并就 VR 技术在残疾人康复健身指导的研究中取得的成果进行概述,为 VR 技术的研发及为残疾人的康复健身指导技术的进一步研究提供参考,以期该技术在残疾人康复健身指导领域中的应用获得更好的发展。

刘佳珍等[131]还研究了 VR 在多发性硬化症患者康复训练中的应用进展。VR 技术因其应用时趣味性、反馈性、刺激性均较强,为多发性硬化症患者康复训练提供了一种新途径。尤其在新型冠状病毒性肺炎疫情背景下,患者就医康复更为困难,但 VR 提供了一种可长期居家的康复方式。实践证明,VR 训练可改善多发性硬化症患者平衡、运动、认知功能,当 VR 联合常规训练时效果更佳。此外,VR 训练可提高患者锻炼积极性与依从性[35],改善患者情绪和疲劳感,提高日常生活能力。相信随着VR应用日益增加,将大大助力多发性硬化症患者康复,减轻疾病负担,提高生活质量。

王丽坤等[132]分析VR技术在卒中后认知功能障碍患者康复中的应用现状及分析其可能机制。VR通常用于卒中后记忆功能障碍的康复、记忆功能的训练,卒中后执行功能障碍的康复、卒中后注意功能障碍的康复,也被广泛用于卒中后注意力障碍的康复训练,用于卒中后总体认知功能障碍的康复。其可能机制当包括卒中后认知功能恢复主要依赖于神经可塑性,而VR提供的安全性、个性化及多感官刺激的环境可以形成有效的康复环境,从而提供神经可塑性的必要因素(及时反馈、多次重复、高强度和特定任务的训练),这些因素可以加强与加速神经可塑性。目前针对认知功能障碍的康复系统较少,因此将来需要研发更多针对卒中后认知功能障碍患者且符合我国患者特征的VR康复系统;其次,部分患者不能耐受VR训练,因此将来还需要在硬件上减少穿戴设备,软件上提高传感灵敏度和画面分辨率从而减少患者不良反应。同时也发现,目前关于用于VR进行认知功能障碍的研究存在质量参差不齐,对机制研究不足等局限性,需要更多大样本、多中心、双盲及随机对照的临床数据,提高研究结果的准确性与可信度;将来的研究不仅应关注患者的临床结果,还应进一步探究患者脑部神经细胞、神经网络的变化,还可以通过动物试验更进一步探究患者大脑病理结构的改变,从而深层次探究VR对认知功能障碍改善的机制,利于优化系统VR及提高患者康复效果。范伟超等[133]阐述VR技术对卒中后认知功能障碍康复疗效的同时,也综述了其可能的作用机制,认为VR技术对认知功能障碍患者认知康复机制主要是通过多感官刺激、反馈式游戏任务训练和运动-认知训练来改善认知功能障碍患者中枢神经系统可塑性,促进患者认知重拾和学习。① 多感官刺激对认知功能恢复的作用机制:VR技术作为认知康复治疗的新方法,通过视觉、听觉等方式对认知相关的大脑区域进行多感官刺激,可能有助于大脑网络之间的连接和功能恢复。② 反馈式游戏任务训练对认知功能恢复的作用机制:基于反馈式游戏任务训练的治疗可加强患者的自主参与意识并提高治疗效果,基于VR反复的任务训练可以影响中枢神经系统的适应性,促进脑功能重组。③ 运动-认知任务训练对认知功能恢复的作用机制:运动-认知任务训练是指VR认知康复中包含了有益于认知功能康复的运动训练。在VR环境中进行运动训练,并使用特定的运动任务(如运动模仿)可能有利于激活镜像神经元系统,从而引发复杂的运动-认知过程。作者还总结了VR技术治疗认知功能障碍的应用方法:① 单独治疗,即单纯基于VR技术进行认知康复干预的内容,主要为轻体力游戏活动,让患者在娱乐项目中接受认知康复治疗。② 联合治疗:联合治疗是指将VR技术联合其他一种或多种认知康复方法来帮助PCSI患者进行认知康复训练。③ 联合传统认知功能训练,VR技术主要与注意力(如图形识别)、记忆力(如图形记忆)和日常生活活动能力(ADL)等传统认知训练项目联合。通过分析VR技术对认知功能障碍各方面康复的效果,作者提出VR技术对认知功能障碍患者的注意力、执行功能和语言等认知领域的康复具有一定疗效,将传统认知康复方法与VR技术结合可能达到最优康复效果。

蔡婷婷等[134]通过检索相关文献,梳理注意缺陷多动障碍儿童康复中常见虚拟现实技术在辅助评估和干预训练方面的设计特点及应用情况,对注意缺陷多动障碍儿童康复中常见的虚拟现实技术及其在辅助评估和干预训练方面的应用进行综述,发现在辅助评估方面,虚拟现实技术主要与连续行为任务测试、机器学习模型相结合。在干预训练方面,虚拟现实技术主要与课堂任务、严肃游戏、运动锻炼、神经生物反馈训练相结合。VR技术的沉浸性、交互性、想象性特点有利于维持注意缺陷多动障碍儿童的动机,并显著改善其认知功能,因此被逐渐用于干预注意缺陷多动障碍儿童的不良行为。对于虚拟现实技术在注意缺陷多动障碍儿童康复中的应用方面,作者还列举并详述了辅助评估、虚拟现实技术结合连续行为任务测试、虚拟现实技术结合机器学习模型、虚拟现实技术结合课堂任务、虚拟现实技术结合严肃游戏等5中情况;最后,作者提出VR技术在注意缺陷多动障碍儿童的辅助评估和干预方面显示出了良好潜力,其与各种工具的结合使得注意缺陷多动障碍儿童的评估更加客观准确。此外,VR技术与多种注意缺陷多动障碍干预方案的结合提高了患儿的治疗依从性,增加了干预的趣味性,减少其抵触心理,有助于巩固干预结果。

丁玎等[135]探讨虚拟情景互动训练对注意障碍脑卒中患者上肢运动功能的影响。通过选取有注意障碍的脑卒中患者,随机分为对照组和观察组。对照组予常规上肢康复训练,观察组在常规康复训练的基础上,增加虚拟情景互动训练,训练4周后进行评定。结果提示,综合反应控制商及综合注意力商评分观察组均较对照组提高,表明结合虚拟情景互动训练的康复训练较常规康复训练更有助于改善有注意障碍脑卒中患者的上肢运动功能,以及促进日常生活能力的恢复,对注意功能的改善也有明显促进作用,值得临床应用。

安然[136]通过VR技术为导向进行软硬件产品产出,将自闭症谱系障碍疗法融合进产品功能模块中,使其在自闭症患儿身上发挥辅助治疗的作用。通过VR技术导向下的自闭症患儿辅助治疗产品设计研究确定产品的软硬件实现形式、交互模式,设置了合理科学的功能分区,为患儿带去全面的辅助康复训练体验。为自闭症患儿开辟辅助治疗的新路径,使自闭症患儿以一种更易获取、更高效的方式进行辅助治疗。通过对VR技术用于自闭症患儿治疗的可行性探究,认为对于自闭症儿童治疗产品的设计开发可借鉴国外模式,并在其基础上进

行功能及实现形式的优化,如使用软硬件结合的方式来进行设计产出,将VR干预融入硬件载体,软件端搭载多种自闭症谱系障碍治疗模块,使"一件产品"有"多种用途",优化用户体验、减少治疗产品的购买成本。综合各项分析结果设计出一款以VR头显、操作手柄为硬件端,以配套APP为软件端的产品来帮助患儿进行辅助康复,这可以一定程度上改善国内在自闭症患儿治疗领域的部分弊端,使自闭症患儿康复治疗的获取更为专业、便捷、高效,将虚拟现实技术用于自闭症患儿的治疗,有着可观的前景及现实意义。

胡永林等[137]探讨VR技术结合上肢康复机器人对脑卒中患者上肢功能恢复的影响,旨在为脑卒中患者的临床康复探寻更优化的治疗方案。研究选取住院治疗的脑卒中患者,随机分成VR组、机器人组和联合组。患者均接受稳定血压、营养神经等常规药物治疗和常规康复训练,VR组加用VR训练,机器人组加用上肢康复机器人训练,联合组进行VR和上肢康复机器人联合训练。结果提示,VR训练和上肢康复机器人训练均可改善脑卒中患者的上肢运动功能和日常生活活动能力,且上肢康复机器人和VR联合训练效果更佳。上肢康复机器人是融合了智能力反馈、智能评估等技术的智能化设备。该类设备可通过计算机屏幕、触觉感应系统来增加感觉输入,计算机系统向患者展示虚拟场景和导向性任务,患者通过肢体附着的机械部件进行助力、抗阻等运动训练,从而恢复其运动功能。所以,VR技术联合上肢康复机器人训练可明显改善脑卒中患者上肢运动功能和日常生活活动能力,促进其功能恢复。

远程康复是基于远程通信技术为居家脑卒中患者提供科学、规范、持续的康复服务。伍永强等[138]综述了远程康复的定义、远程康复技术发展和临床运用,总结了远程康复的优缺点,旨在为远程康复在脑卒中康复中的应用提供指导。脑卒中是一种高发病率、高致死率、高致残率的神经系统

疾病,常伴有躯体、运动、认知、言语等功能障碍。但大多数脑卒中患者在恢复过程中因家庭和社会因素很难得到持续规范的康复医疗服务,而远程康复为解决这种困境提出了新的思路。研究认为,远程康复可优化康复医疗资源配置,让脑卒中患者出院后更容易获得持续性康复。远程康复的应用包括区域三级康复网络体系的构建,目前一些机构已开始借助远程康复服务将优质的康复资源下沉,为脑卒中患者提供专业、全面、持续的康复服务。远程康复在脑卒中居家康复中的应用随着远程通信技术的发展,脑卒中远程康复相关的研究也越来越多,一些研究已证实了远程康复可明显改善脑卒中患者的运动功能、日常生活能力、认知功能。但与国外相比,国内远程康复的临床应用和研究还处于起步阶段,还需大样本、高质量的随机对照试验进一步评价基于各种通信技术的远程康复的有效性、安全性等,为远程康复的发展提供较高的循证证据。随着通信技术的发展、国家对远程康复的政策支持和患者对远程康复的认识和理解增加,远程康复将为脑卒中患者带来新的治疗前景和希望。

(五) 智慧养老

智慧养老是指利用互联网、社交网、物联网、移动计算等信息技术,围绕老人的生活起居、安全保障、医疗卫生、保健康复、娱乐休闲、学习分享等各方面支持老年人的生活服务和管理,对涉老信息自动监测、预警,甚至主动处置,实现这些技术与老年人的友好、自主式、个性化智能交互。其一方面提升了老年人的生活质量;另一方面则是利用好老年人的经验智慧,使智慧科技和智慧老人相得益彰,目的是使老年人过得更幸福,过得更有尊严,过得更有价值。

智慧养老是信息技术在养老领域的有益尝试,是智慧养老方式的新理念、新方向、新途径、新思路,为我国养老产业的发展带来了新机遇。但目前关于智慧养老的研究主要集中于智慧养老的现存

问题及未来发展策略。郑鹏远等[139]通过智慧居家养老服务终端需求调查以及以“智慧居家养老信息服务”为主题进行了文献检索研究,提炼了4个方面的智慧养老的难点堵点问题:① 智慧居家养老研究不足,养老供需研究不充分;② 居家老年人智能设备需求与使用存在矛盾;③ 医疗资源供给无法满足90%居家养老老年人需求;④ 智慧居家养老服务专业人才不能切合当下需要,导致老年人对“智慧养老”认知与使用不足。基于问题导向,郑州大学第五附属医院以社区居家养老服务实际需求为切入点,在社区卫生服务中心构建了智慧居家医养结合服务云平台,并进行研究与实践。居家智慧养老是现代科技与传统产业的创新融合,具有十分广阔的发展前景,探究居家老年人适老化的设备终端、信息区块、物联互通、大数据下的服务联动机制等智慧养老服务,不仅提升了养老服务的层次和水平,满足了老年人多元化的养老需求,还减轻了子女的赡养负担,保障了老年人居家安全,促进实现智慧化、系统化、整体化、协同化、人性化、个性化的“六化”养老目标。结合郑州大学第五附属医院的实践,郑鹏远等还提出以下对策:发挥三甲医院专业引领作用,以企业和机构为主体,社区为纽带,构建社区-居家智慧医养结合服务云平台;下沉三甲资源、整合社会照护与信息服务资源打造居家智慧便捷服务,满足老年人“十助”服务需求;通过网络服务与教育解决老年人智能设备使用困难的困扰;融合智慧服务与人文体娱乐于一体,从社区至居家延伸,全方位助力提高老年人主动性。

王菲[140]基于智慧康养理念,在以技术为主导下的老年人智慧康养解决方案中,发现了对健康老人群体缺乏关注和研究,来自社会、家庭、自我等多方面因素使得健康老人受到多方困扰。他们打破中国传统养老理念,不再局限于经济供养、生活照料、精神慰藉等养老内容,以全新的视角探讨智慧康养视阈下的“老少共融”设计案例,强调健康老人不应再被特殊对待。通过围绕健康老人在日常生

活中的多种需求,结合中国美院与松下集团合作的智慧康养创作营案例,从精神共悦、习惯延续、价值共享、健康关爱、创造乐活等五个维度,提出"老少共融"的价值主张。"老少共融"基于智慧康养理念,其核心是不再将老年人视为特殊人群,其目标是以中国式居家养老为背景,从健康老人的日常生活需求出发,通过技术结合人文理念,打破数字技术带来的关系割裂和鸿沟,实现家庭成员间的融洽沟通与交流,通过"老少共融"的新场景建构,让老人和子女间、老人和隔代人之间,建立更加和谐的生活新场景,最终为健康老人的康养生活提出新的解决方案,并从家庭层面改变传统养老方式的认知。"老少共融"为老龄化社会提出新的解决方案。首先,智慧康养的设计理念应该转换思维,不再将老年人视为特殊群体对待。其次,智慧康养基于智能技术的发展将呈现更新的内容,在充斥技术的广域社会下,无论是政府、企业、设计师都应该更加清晰地认识到技术的"双面性"。最后,"老少共融"将迈向"人机共融"。"老少共融"作为当代中国式的智慧康养设计策略,亦非一成不变。随着数字技术发展迈入元宇宙时代,智能人、数字人的陪护将成为未来更多老年人养老的选择。

互联网和计算机技术的快速发展,使得在人口老龄化的今天发展智慧康养服务成为可能。然而,养老领域的数据问题严重地制约着该领域的智慧化进程。真实数据的缺失、脏数据的干扰以及标准样本过少等问题层出不穷。张麟宇等[141]从慢病康复训练指导入手,通过长期的社区公益服务采集了某市的社区康养的标准数据。在此基础上,提出了一种基于机器学习的三阶段数据生成模型,以采集到小样本数据集为基础,实现了大批量具有区域养老人群特征的样本数据生成。最后,通过整合3个阶段的结果,完成了康复养老数据的生成工作。另外,研究还利用了模型生成的数据集,设计了基于神经网络的分类推荐模型,在将生成的数据集反馈给康复专家验证、筛选、标注之后,经过属性特征提

取,把其输入到模型当中,实现了康复训练计划推荐的任务。并通过实验表明:生成模型的第一个阶段保证了生成后的数据集和原数据集有相同的属性分布;在第二阶段,通过设计正确程度矩阵验证了基础行为能力指标的生成结果可以达到80%;生成阶段三提出的基于多元线性回归的高阶行为能力指标生成策略保证了生成数据集继承了原始数据集属性之间的相关性。此外,为验证该模型生成的数据集对下游任务的有效性,在生成数据基础上,利用神经网络设计多个康复训练计划推荐模型,实现5个多分类任务和2个多标签分类任务。通过对实验结果的分析以及专家知识的注入,验证了生成数据的真实性和有效性。

章晓懿等[142]基于上海市3个典型智慧康养应用场景,从可用性、可获得性、可负担性和质量评价4个子维度进行老年人智慧康养服务可及性困境研究,试图回答智慧康养产业既有政策支持也有大量的市场力量投入,但是老年人的获得感相对较低。换而言之,为什么老年智慧康养服务难以递送到老年人群体,为什么老年智慧康养服务可及性不尽如人意的问题。分析智慧康养服务可及性所存在的问题:一是可用性方面,二是可获得性方面,三是可负担性方面,四是服务质量评价方面。总结老年智慧康养服务可及性问题的原因:智慧康养服务的适老化不足与老年素质素养较低影响可用性、智慧康养服务平台知晓度低与社会资源未向老年人倾斜影响可获得性、老年人的购买力与消费习惯影响智慧康养服务可负担性、专业人才队伍缺失、市场公信力和规范的不足影响智慧康养服务质量。提出通过"反向设计"智慧康养服务应用场景,助力老年人跨越数字鸿沟;扩宽智慧康养服务应用场景的范围,探索一站式的整体方案;推广典型性智慧康养服务应用场景,共享数字红利;发挥老年科技工作者的优势,提升老年数字素养;探索多样化支付方式,提升智慧康养服务的接受意愿;鼓励建立老年智慧康养服务产品的技术标准;探索老年智慧康养

服务运营模式的服务标准;培育既懂智能技术又懂养老服务的复合型专业人才队伍;建立培养体系和激励制度提升人才素养等举措。

整体来看,有关老年智慧康养研究大多针对某一功能模块进行分析,而对老年智慧康养平台的社区养老实际运行模式及内在机制研究还较少。将老年智慧康养平台建设与社区居家养老模式结合起来,剖析老年智慧康养平台的实际运行模式及其成效,推动老年智慧康养精准高效发展,具有一定的理论价值和实际意义。张硕等[143]对《全球老年友好城市建设指南》(简称"《指南》")和《"健康中国2030"规划纲要》(简称"《纲要》")中的指标体系以及国内与城市健康养老评价指标体系相关的文献及资料进行分析、归纳和总结,采用"老年友好城市、健康城市、康养城市、长寿之乡、指标"等作为关键词,基于中国知网、万方数据库以及政府官网和国家卫生健康委员会网站等,搜索国内与城市健康养老评价指标相关的文献和资料,为构建一套既符合国际标准又适应中国国情的城市健康养老评价指标体系提供借鉴。在对《指南》和《纲要》中的指标体系进行比较后发现:《指南》和《纲要》中的指标均涉及健康生活、健康服务和健康环境 3 个方面;同时二者也存在一定的差异,如《指南》侧重于从微观角度评价老年人群的住、行、环境、社会参与、尊重和包容、就业、信息交流和健康服务等 8 个方面,而《纲要》则侧重于从宏观角度评价全体人群的健康水平、健康生活、健康服务与保障、健康环境和健康产业等 5 个方面。同时,通过对纳入的 21 篇文献的分析可知,我国有关老年友好城市评价指标体系构建的研究相对较少,尚未在全国范围内建立起一套系统完整的指标体系;现有的健康城市、康养城市和长寿之乡指标体系均基于我国国情构建,可以借鉴其中城市健康和养老方面的相关指标。由此认为,未来在构建城市健康养老评价指标体系时,应以《指南》和《纲要》为指导,并结合我国既有的相关指标体系,该指标体系应该是科学全面的、既与

国际接轨又符合中国国情需要的城市健康养老评价指标体系。

祁俊等[144]在梳理与剖析我国医养结合服务面临的供给瓶颈和需求困境的基础上,提出一些路径选择和对策建议,以期帮助老年人共享改革发展成果,让老年人拥有更多获得感,构建老年友好型社会,更好实施健康中国战略。当前医养结合服务模式的发展困境包括:① 体制机制不顺,管理职责权限不清;② 政策衔接脱节,医养双向融合不够;③ 专业人才匮乏,不能满足行业需求;④ 服务供需分离,资源利用效率偏低。据此提出的优化路径包括:建立协同机制,加大引导培育力度;加大扶持力度,完善医疗保险机制;转变服务模式,拓宽服务供给渠道;加强人才培养,优化医养服务团队;发挥智慧养老,延伸服务产业链条。加强顶层设计,完善法规政策,健全配套制度,加大部门协同,整合医养资源,满足老年群体日益增长的多层次、多样化康养服务任重道远。

(郑鹏远)

参 考 文 献

[1] 孙云鹏,朱雨涵. 医养康养融合视角下加速天津农村养老社区化建议研究[J]. 产业创新研究,2022,79(2):19 - 23.

[2] 马欣怡,杜守帅. 全年龄段视角下老旧社区康养空间适老化更新模式研究[J]. 设计,2022,35(9):100 - 102.

[3] 陈国华. 社区康养福利治理模式及其实现路径[J]. 商业经济,2022,553(9):20 - 23.

[4] 武玉. 医养康养模式的内涵逻辑、国际经验与本土启示[J]. 老龄科学研究,2022,10(7):68 - 78.

[5] 陈柏霖. 老龄化社会背景下社区健康传播的价值与发展路径[J]. 青年记者,2022,718(2):75 - 76.

[6] 唐健,何涛. 从"碎片化供给"到"协同性治理":利益相关者理论视角下社区"医养结合"供给主体善治的逻辑重塑[J]. 云南民族大学学报(哲学社会科学版),2022,39(5):52 - 59.

[7] 向小娜,杨霖,郭华,等. 老龄化趋势下,康养融合三级模式构建现状与发展[J]. 中国康复医学杂志,2022,37

（2）：269-272.

[8] 吴莹,张雪,瀚卿.中国城市社区居家养老综合性服务体系探索——借鉴日本社区综合性医护体系[J].东疆学刊,2022,39(1):26-34.

[9] 侯汉坡,位鹤,王颖超,等.我国老年智慧康养平台建设路径研究[J].中国工程科学,2022,24(2):170-178.

[10] 安文涵,曾凡硕,崔宝娟,等.关于山东省老年人社区养老医疗服务需求研究[J].医药卫生,2022,14(12):101-106.

[11] 刘倩汝,王梦娜,耿力.我国医养结合养老背景下老年康复护理模式研究进展[J].护理学杂志,2022,37(5):20-23.

[12] 孔舒.构建新时代中国特色医养结合模式初探[J].人民论坛,2022(8):87-89.

[13] 谢微,于跃.我国医养结合养老模式合作机制构建及其优化路径研究[J].行政论坛,2022,29(6):150-156.

[14] 袁立超,王三秀.康养融合下家庭健康生产的增能逻辑及实践路径[J].学习与实践,2022(9):99-109.

[15] 吴玉韶,赵新阳.推动新时代老龄工作高质量发展的纲领性文件——《中共中央国务院关于加强新时代老龄工作的意见》解读[J].行政管理改革,2022(4):9-14.

[16] 吴文武,张燕婷.健康中国战略视阈下的康养治理研究[J].中国行政管理,2022(2):94-99.

[17] 杜鹏.中国特色积极应对人口老龄化道路:探索与实践[J].行政管理改革 2022(3):13-18.

[18] 陆杰华.构建适合中国式现代化特色的养老服务质量评估体系探究[J].河海大学学报(哲学社会科学版),2022,24(6):3-10.

[19] 童立,邵建华.新时代提升老年人健康水平的思考[J].老年医学与保健,2022,28(5):956-958.

[20] 胡燕利,谢家兴,吴欣娟,等.华北地区老年人康养服务需求现状及影响因素分析[J].护理研究,2022,36(21):3781-3786.

[21] 王佳慧,董屿,刘琰,等.辽宁省老年人康养服务需求调查[J].中国医科大学学报,2022,51(12):1109-1115.

[22] 于菡.新时代养老新战略:康养时代[J].经济研究导刊,2022(22):55-57.

[23] 穆光宗,胡刚,林进龙.康养中国:健康老龄化视域下养老体系之重构[J].杭州师范大学学报(社会科学版),2022,44(2):64-73.

[24] 陈作兵.新型冠状病毒感染居家康复专家共识[J].健康研究,2022,42(6):612-617,621.

[25] 何洁莹,欧吉兵,贾杰.老年卒中疼痛全周期康复中国专家共识[J].中国卒中杂志,2022,17(10):1041-1050.

[26] 沈琳,孟晓萍,陈晓明,等.心脏康复护理专家共识[J].中华护理杂志,2022,57(16):1937-1941.

[27] 王红漫.中国健康老龄化发展蓝皮书——积极应对人口老龄化研究与施策(2022)[M].北京:华龄出版社,2022:435.

[28] 邵妍,崔聪,康健,等.中医康复技术操作规范·眼针带针康复疗法[J].康复学报,2022,32(6):477-481,501.

[29] 中国康复医学会康养工作专家委员会.中国老年人肌少症临床康复治疗指南[J].加速康复外科杂志,2022,5(1):1-7.

[30] 顾蕊,王岩,陈伯华.中国非特异性腰背痛临床诊疗指南[J].中国脊柱脊髓杂志,2022,32(3):258-268.

[31] 慈莉娅,杨长春,郑鹏远,等.医养结合机构衰弱老年人多重用药安全管理中国专家共识(2022版)[J].中华保健医学杂志,2022,24(5):355-362.

[32] 张广海,董跃蕾.中国康养旅游政策演化态势及效果评估[J].资源开发与市场,2022,38(12):1491-1496.

[33] 胡蝶.基于老龄化背景下的银色旅游发展前景[J].中国老年学杂志,2022,42(7):1779-1783.

[34] 刘紫娟,陈秋萍.中国康养旅游政策的央地互动逻辑及地方响应异质性[J].西南交通大学学报(社会科学版),2022,23(2):12-23.

[35] 程云,殷杰.新冠肺炎疫情是否激发了康养旅游意愿?——一个条件过程模型的检验[J].旅游学刊,2022,37(7):119-132.

[36] 刘雨潇,张建国.基于游客体验IPA分析的乡村康养旅游发展路径研究[J].西南师范大学学报(自然科学版),2022,47(3):91-99.

[37] 文平.基于恢复性环境视角的乡村康养旅游发展研究[J].农业经济,2022(5):98-100.

[38] 何莽,张紫雅,黎耀奇,等.居民感知价值对康养旅游支持行为的影响研究——基于情绪评价理论的视角[J].旅游科学,2022,36(4):18-41.

[39] 骆爱玲.基于园艺疗法的社区绿色康养花园探讨[J].现代园艺,2022,45(20):145-146,149.

[40] 潘萌萌.园林康养理念下的植物造景营建模式[J].现代园艺,2022,45(19):164-167.

[41] 唐田田.康养理念下适老化乡村景观规划设计研究[J].美与时代(城市版),2022(12):62-64.

[42] 王玉宝,吴宗辉,胡永国,等.我国体医融合政策执行的制约因素与路径选择——基于史密斯政策执行过程模型的分析[J].中国卫生事业管理,2022,39(11):801-805,828.

[43] 史琳,何强.我国全民健身公共服务供给:逻辑、困境

与纾解[J].体育文化导刊,2022(8):43-49.

[44] 张涛,魏洁.休闲体育与康养产业融合发展研究[J].当代体育科技,2022,12(17):100-102.

[45] 皮鹏程,曾敏,黄长生,等.基于SWOT-AHP模型的恩施州森林康养旅游可持续发展研究[J].华中师范大学学报(自然科学版),2022,56(1):127-139.

[46] 李洪.森林康养助推乡村产业振兴的逻辑与路径研究[J].湖北农业科学,2022,61(17):150-154.

[47] 李亚玲,罗敏,徐永艳,等.国内森林康养研究现状[J].西南林业大学学报(社会科学),2022,6(3):105-110.

[48] 刘斌,闫蝶深,浦旎,等.基于云模型的森林康养产业供需维度可视化研究——以东北三省老龄人口的调查数据为例[J].林业经济,2022,44(4):19-37.

[49] 陈新月,梁玥琳.湖北省森林康养基地空间分布与影响因素研究[J].湖北农业科学,2022,61(24):194-199,216.

[50] 唐钧.田园民居式老年康养社区:一个适地安老新方案[J].党政研究,2022(4):93-99,127.

[51] 姚栋,王瑶,赵雪.社区养老设施康复功能的空间绩效优化设计——基于对上海市3处设施的用后评估[J].建筑学报,2022(2):34-39.

[52] 郑瑾,吕延欣.基于介助老人需求的智慧养老社区景观设计研究——以宜兴九如康养中心景观设计为例[J].科技资讯,2022,20(17):94-96.

[53] 亓慧,王启万.乡村振兴视域下陕西省乡村康养旅游发展问题与对策研究[J].经济研究导刊,2022(5):83-85.

[54] 邵海琴,王兆峰.湖南雪峰山地区康养旅游资源空间分布特征及影响因素[J].湖南师范大学自然科学学报,2022,45(4):44-54.

[55] 罗栋,李兵,文诗.基于网络文本分析的张家界国家森林公园康养旅游产品创新策略探析[J].中国林业经济,2022(2):113-119.

[56] 杨芳绒,张晨曦,鲁黎明.基于AHP法的郑州城市公园康养景观评价[J].西北林学院学报,2022,37(1):247-252.

[57] 李英姿,张兴,张姗姗,等.基于AHP法的穹窿山主要芳香植物资源评价及康养景观应用[J].江苏农业科学,2022,50(8):151-157.

[58] 刘秀萍,李新宇,赵松婷,等.北京市广阳谷城市森林公园康养环境监测评价[J].北京农学院学报,2022,37(3):79-87.

[59] 刘欣,公雪君,吴荣.基于五感体验对森林公园景观营造——以昆明市西山森林公园千步崖为例[J].现代园艺,2022,45(9):150-152.

[60] 徐典兴,方辉,汪黎,等.模块化多功能护理床抬背机构设计与分析[J].机械传动,2022,46(1):73-79.

[61] 赵超.适老化设计模型的构建:技术与文化语境中的直觉认知、先验知识和熟悉度[J].装饰,2022(5):12-19.

[62] 时鸿娟,邓惠芳,张鑫鑫.依托大数据云平台构建医养康养服务体系——以旅游名城宜昌为例[J].科技风,2022(31):58-60.

[63] 秦龙江,徐乐义,王孝义.针灸联合偏瘫肢体康复训练对老年脑梗死后偏瘫患者肢体功能、神经功能和生活质量的影响[J].中国老年学杂志,2022,42(5):1071-1074.

[64] 岳寿伟,巩兰兰.神经病理性疼痛的物理因子治疗进展[J].中国康复医学杂志,2022,37(1):5-9.

[65] 王秀丽,刘敏,张勇,等.医疗联合体内综合医养模式研究与实践[J].中国初级卫生保健,2022,36(7):56-58.

[66] 黄冬,李阳,张晓梅,等.基于老年综合评估的不同养老模式对脑卒中恢复期患者运动和认知功能康复效果影响[J].中华保健医学杂志,2022,24(3):200-203.

[67] 李冉,杜巨豹,曹光磊,等.骨科康复一体化模式对全膝关节置换术患者运动功能的效果[J].中国康复理论与实践,2022,28(2):144-149.

[68] 河南省人民政府办公厅.关于加快医学科技创新全面提升卫生健康服务能力的实施意见[EB].[2022-08-24].https://www.henan.gov.cn/2022/08-24/2566839.html.

[69] 方淑玲,姚桐青,方翠霞,等.八段锦对老年心力衰竭伴衰弱患者的生活质量及运动耐量的影响[J].中国康复医学杂志,2022,37(1):108-111.

[70] 王永琴,王丽波,郑露.八段锦联合肺康复训练对稳定期COPD患者肺功能的影响[J].中国康复,2022,37(4):232-235.

[71] 贾琴,王昀博.大健康背景下山西省体育产业与康养产业融合发展对策研究[J].文体用品与科技,2022(14):50-52.

[72] 郭樑,吴杨波.森林康养产业发展浅析——以洪雅·峨眉半山七里坪森林康养旅游度假区为例[J].现代园艺,2022,45(3):73-74,62.

[73] 郭国志,袁传武,刘多,等.太子山国有林场森林康养基地建设及思考[J].湖北林业科技,2022,51(6):81-84.

[74] 刘芳,邹再进.云南省森林康养基地建设对策探究[J].林业建设,2022(1):29-32.

[75] 赵瑾.山西药茶康养基地建设路径[J].蚕桑茶叶通讯,

2022(2)：28 - 30.

[76] 陶斯明,陈振洋,李青影,等. 利用邢台中医药康养资源推动文化旅游产业深度融合路径研究[J]. 西部旅游,2022(11)：32 - 34.

[77] 赵雅欣,钟清玲,吴蓓. 中美老年痴呆患者养老或长期照护研究现状与前景分析[J]. 中国老年学杂志,2022,42(5)：1266 - 1270.

[78] 吴岳,李庆印,赵冬云,等. 重症冠心病患者心脏康复分级护理方案的制订与应用[J]. 中华护理杂志,2022,57(4)：395 - 400.

[79] Li H, Chen J, Yu Y, et al. Early physical therapy for a patient affected by coronavirus disease 2019（COVID-19）on awake veno-venous extracorporeal membrane oxygenation：a case report[J]. Ann Transl Med, 2022,10(5)：264.

[80] Zhang T, Abdelrahman Z, Liu Q, et al. Comparisons of the immunological landscape of COVID-19 patients based on sex and disease severity by multi-omics analysis[J]. Chem Biol Interact, 2022, 352：109777.

[81] 杨红,夏茂生. 基于动态演化博弈的康养旅游产业融合演化机制及路径研究[J]. 云南财经大学学报,2022,38(7)：100 - 110.

[82] 苏浩童,汪清蓉,孙丽. 佛山市康养旅游开发策略[J]. 合作经济与科技,2022(8)：48 - 50.

[83] 马东跃,马伊莎. 品牌创新感知对游客康养旅游行为的影响[J]. 商业经济研究,2022(10)：82 - 85.

[84] 刘娜. 旅游业融入"双循环"新格局的路径[J]. 社会科学家,2022(2)：29 - 36.

[85] 徐虹,于海波. 大健康时代旅游康养福祉与旅游康养产业创新[J]. 旅游学刊,2022,37(3)：10 - 12.

[86] 于登玺. 基于 SWOT 分析的沿海地区康养旅游产业发展研究——以大连市为例[J]. 黑龙江科学,2022,13(7)：26 - 27,30.

[87] 彭瑶. 乡村振兴战略背景下川东北经济区康养旅游产业发展对策研究[J]. 西部旅游,2022(8)：22 - 24.

[88] 练亚杰,傅文第,刘静,等. 关于促进黑龙江省中医药大健康产业发展的思考[J]. 中国现代中药,2022,24(12)：2309 - 2314.

[89] 周薇薇. 康养旅游产业中的中医药护理研究[J]. 中国果树,2022(11)：124.

[90] 梁爽. 推进天津中医药与康养产业融合发展的对策研究[J]. 环渤海经济瞭望,2022(1)：53 - 55.

[91] 赵希勇,黄家璇,房建磊. 黑龙江省中医药健康旅游产业发展方略研究[J]. 中国林业经济,2022(2)：22 - 25.

[92] 邹再进,刘芳. 云南省域森林康养产业竞争力组合评价模型与实证研究[J]. 生态经济,2022,38(8)：112 - 118,152.

[93] 李小玉,向丽,黄金成,等. 中国森林康养资源利用与产品开发[J]. 世界林业研究,2022,35(6)：75 - 81.

[94] 李国辉,王心. 美丽乡村建设视域下森林康养产业发展对策研究[J]. 农业经济,2022(1)：68 - 69.

[95] 曾寰洋,陈亚鞏. 大健康产业下云南食用菌产业康养赋能路径探究[J]. 热带农业科技,2022,45(1)：42 - 46.

[96] 谈义良. 重视老年人消费需求,积极培育银发经济[J]. 中国社会工作,2022(2)：22.

[97] 王莉莉. "十四五"我国老龄产业发展趋势、问题与对策建议[J]. 中国社会工作,2022(5)：28 - 30.

[98] 章杰,蔡瑞宝. 老龄化背景下体育产业与养老产业融合模式与发展路径研究[J]. 池州学院学报,2022,36(3)：102 - 105.

[99] 陈皓阳,崔正涵,陈志全,等. 积极老龄化视角下我国康养产业发展问题识别与对策研究[J]. 卫生经济研究,2022,39(9)：36 - 38,42.

[100] 何秋洁,杨翕雅,陈国庆. 后疫情时期攀西康养产业高质量发展路径研究[J]. 攀枝花学院学报,2022,39(1)：21 - 28.

[101] 周燕珉,赵子敬. 养老设施中适老化标识的设计要点[J]. 当代建筑,2022(10)：20 - 23.

[102] 中国社会科学评价研究院课题组,荆林波. 中国城市康养产业发展评价：基于 AMI 评价模型[J]. 体育科学,2022,42(11)：3 - 10.

[103] 罗先菊. 以农文旅康深度融合推动民族地区乡村振兴：作用机制与推进策略[J]. 价格理论与实践,2022(2)：188 - 191,203.

[104] 陈晓旭. 森林康养与体育旅游的融合发展——评《森林康养实务》[J]. 林业经济,2022,44(9)：103.

[105] 赵恒伯,张彪,吴海波,等. 中医药康养旅游产业发展模式与路径探析[J]. 企业经济,2022,41(9)：153 - 160.

[106] 王石峰,夏江涛. 体育旅游助力乡村振兴的逻辑理路、模式选择与推进思路[J]. 体育文化导刊,2022(11)：8 - 14.

[107] 李博,张旭辉. 中国康养产业的生成路径与发展模式[J]. 内江师范学院学报,2022,37(12)：93 - 97,105.

[108] 关红伟,洪石陈,乔彬彬,等. "互联网+"脑卒中康复效果及其影响因素研究[J]. 中国卫生信息管理杂志,2022,19(2)：228 - 232,255.

[109] 陈欣欣. 需求驱动的"互联网+"模式的智慧康养文献综述[J]. 智能建筑与智慧城市,2022(8)：35 - 37.

[110] 王津,杨超,王泽慧."互联网+"背景下医养结合养老问题研究[J].经济研究导刊,2022(2):27-29.

[111] 陈金花,马雅英,吴肖飞,等.基于互联网的脑卒中患者康复护理模式的实践[J].中国护理管理,2022,22(3):327-333.

[112] 韩通,胡川,刘宝祥,等.基于互联网模式下的脑卒中延续家庭康复疗效观察[J].中国康复,2022,37(9):546-548.

[113] 杨仕可,何慧婷,涂诗格,等.关于"互联网+康复治疗"平台构建的可行性研究[J].互联网周刊,2022(22):48-51.

[114] 王汉松,袁加俊,董斌,等.医疗健康人工智能基地建设与应用评估框架研究[J].中国卫生信息管理杂志,2022,19(3):452-457.

[115] 岳寿伟,徐舫舟,任晓民.脑机接口框架下的人工智能在康复医学领域中的应用[J].中国康复医学杂志,2022,37(11):1441-1444.

[116] 付江红,陈树耿,束小康,等.脑机接口训练对卒中后感觉障碍患者运动功能恢复的影响:1项探索性研究[J].中国卒中杂志,2022,17(10):1051-1057.

[117] 陈雪,胡沛霖,林琛尧.脑机接口技术及其在智能可穿戴设备的应用研究[J].广东科技,2022,31(1):62-65.

[118] 高诺,陈鹏程.基于脑机接口与虚拟现实技术的手部软康复系统研究[J].生物医学工程研究,2022,41(1):32-40.

[119] 张洪峰,焦永亮,李博,等.人工智能在康复辅助技术中的应用研究进展与趋势[J].科学技术与工程,2022,22(27):11751-11760.

[120] 孙华悦,向宪昕,颜廷义,等.基于智能纤维和纺织品的可穿戴生物传感器[J].化学进展,2022,34(12):2604-2618.

[121] 袁润萍,汤从智,江勇,等.上肢康复机器人促进卒中后上肢功能恢复的作用和机制研究进展[J].中国脑血管病杂志,2022,19(7):509-513.

[122] 李宇淇,黄国志,路鹏程,等.上肢康复机器人联合上肢康复训练对脑卒中恢复期偏瘫患者的影响[J].康复学报,2022,32(2):111-116.

[123] 冯宇翔.一种助老助残康养机器人的研究[J].现代工业经济和信息化,2022,12(9):25-26.

[124] 程龙,刘泽宇.柔性触觉传感技术及其在医疗康复机器人的应用[J].控制与决策,2022,37(6):1409-1432.

[125] 李炜喆,田甜.可穿戴设备在医疗健康领域的应用研究[J].石河子科技,2022(5):71-72.

[126] 李楠,徐磊,刘丽妍,等.老年人健康监测可穿戴设备的应用研究[J].针织工业,2022(6):60-63.

[127] 陈畏兵,张丽丽,林豆豆,等.基于可穿戴的老年康复护理生理指标监测装置设计[J].自动化与仪器仪表,2022(3):137-140,145.

[128] 解世君,易卫东,杨墨欣,等.一种用于可穿戴康复训练系统的微型磁流变液阻尼器的仿真与优化设计研究[J].生物医学工程学杂志,2022,39(6):1133-1139.

[129] 邹梦瑶,王俊华,秦鹏飞,等.国内外虚拟现实技术治疗脑卒中的知识图谱分析[J].中国组织工程研究,2022,26(26):4224-4233.

[130] 刘静然.虚拟现实技术应用于残疾人康复健身指导的背景研究[J].当代体育科技,2022,12(5):40-45.

[131] 刘佳珍,杨丽.虚拟现实技术在多发性硬化患者康复训练中的应用进展[J].浙江医学,2022,44(15):1674-1677,1682.

[132] 王丽坤,杨力凝,白定群.虚拟现实技术在卒中后认知功能障碍患者康复中的应用现状及可能机制[J].中国康复,2022,37(11):688-692.

[133] 范伟超,曾庆,张卓栋,等.虚拟现实技术在脑卒中后认知功能障碍康复中的研究进展[J].中国康复,2022,37(12):760-764.

[134] 蔡婷婷,周婷婷,朱瑞,等.虚拟现实技术在注意缺陷多动障碍儿童康复中的应用进展[J].护理学报,2022,29(13):35-38.

[135] 丁玎,谢瑛,刘元旻,等.虚拟情景互动训练对注意障碍脑卒中患者上肢运动功能的影响[J].中国康复,2022,37(4):204-208.

[136] 安然.虚拟现实技术导向下的自闭症患儿辅助治疗产品设计[J].艺术与设计(理论),2022,2(1):42-44.

[137] 胡永林,肖玉华,华永萍,等.虚拟现实技术联合上肢康复机器人对脑卒中患者上肢功能恢复的影响[J].浙江中西医结合杂志,2022,32(6):537-539.

[138] 伍永强,罗云,钟燕彪,等.远程康复在脑卒中患者中的应用与进展[J].赣南医学院学报,2022,42(12):1293-1298,1316.

[139] 郑鹏远,王少亭,汪桂琴,等.智慧居家养老信息平台建设与管理探析——以郑州大学第五附属医院为例[J].保健医学研究与实践,2022,19(11):173-178.

[140] 王菲.智慧康养视阈下的"老少共融"设计案例解析[J].装饰,2022(5):52-63.

[141] 张麟宇,涂志莹,杭少石,等.面向智慧康养的数据集构建方法及其应用[J].计算机科学与探索,2022,16(7):1543-1551.

[142] 章晓懿,马德秀,黄剑锋.数字化转型背景下老年智慧

康养服务可及性研究[J].今日科苑,2022(6):7-21.

[143] 张硕,侯茹男,王双双,等.对我国城市健康养老评价指标体系的分析与思考[J].卫生软科学,2022,36(1):36-40,45.

[144] 祁俊,陆军,陈红兵."健康中国"背景下医养结合服务模式的发展困境与优化路径[J].中国卫生产业,2022,19(14):249-252.

【文 选】

一、康养结合理论研究

1. 孙云鹏,朱雨涵. 医养康养融合视角下加速天津农村养老社区化建议研究. 产业创新研究,2022,79(2):19-23.

农村养老服务一直处于我国养老保障体系中的薄弱位置,如何在现有社会基础情况下找到最适合农村的养老服务模式,最大程度促进农村养老服务的发展,是现阶段最大的现实难题。为了更好地满足农村居民随社会发展而日益增加的多层次养老服务需求,孙云鹏等研究了在医康养融合视角下,如何加速天津农村养老社区化。从医养康养融合视角出发,深度剖析天津市农村养老社区化模式的发展现状,分析了突出问题和制约因素,剖析了现有的农村存在农村医养结合支持保障力度不足,落实不到位,农村医疗服务项目单一、缺乏精确度,相关人员稀缺,质量参差不齐,科技化养老设施覆盖面较小,新型医疗服务在农村接受度不高,农村老人整体健康素养水平较低等问题。针对上述情况,建议提升农村养老服务水平和质量,逐步形成多元化养老服务机制,最终实现农村老人的医养康养服务一体化。具体对策包括:① 加快推进农村医养康养结合模式建设,发挥政府主体作用;② 健全农村养老医疗服务体系,提高乡镇医疗服务质量水平;③ 完善健康养老服务教育体系和人才培养、就业政策;④ 发展智能健康养老产业体系,推广智能化养老设施;⑤ 积极推进老年教育活动,努力提高农村老龄人口医养康养意识。

2. 向小娜,杨霖,郭华,等. 老龄化趋势下,康养融合三级模式构建现状与发展. 中国康复医学杂志,2022,37(2):269-272.

三级康复养老模式指对存在功能障碍的老年人,以居家为基础、社区为依托、机构为支撑,提供临床诊断、康复评估、康复诊断、康复治疗、康复护理,着力保障老年人的康复养老服务需求,从结构与功能、活动、参与、个人以及环境不同方面满足老龄群体的康复和养老需求。向小娜等通过介绍"居家-社区-机构"三级康复养老的概念,分析与总结国内外运行现状,进一步探索适合中国国情的三级康复养老模式,旨在为更多老年人的养老康复提供建设与管理基础。研究认为,构建三级康复养老模式的意义在于最大化合理利用与分配康复医疗资源提供养老服务,满足不同功能状态老人的康复养老需求。基于我国三级康复养老模式现状,未来可构建三级康复养老网络与联动体制,即以机构康复养老为技术核心,多个机构进行联合;技术指导或支持社区卫生服务中心,各社区康复养老中心,完成治疗人员、设施等联合,落实至居家康复养老,完善老年人档案数据库、安全监护、平台服务等,完成区域内三级平台一体化,使老年人管理方案走在患者前;医院可进行居家康复方案设计,通过社区或居家康复养老模式得以实施,实现三级康复养老互联。此外,增强专业人才培养是推动基础,增强社区、机构的护理人员、治疗师的专业水平,大学增添老年康复专业课程,培养更高学历的专业人群。三级康复养老模式与建设在保险制度、人工智能、大数据、物联及互联网的支持下,将会进一步完善并普及。

3. 侯汉坡,位鹤,王颖超,等. 我国老年智慧康养平台建设路径研究. 中国工程科学,2022,24(2):170-178.

侯汉坡等对我国老年智慧康养平台建设路径进行了研究,并以杭州市西湖区老年智慧康养平台为案例,分析了建设老年智慧康养平台的背景以及相关概念与发展现状。西湖区老年智慧康养平台实现了康养服务从评估到服务计划制订、实施、结算的全过程及一体化闭环式管理,将线上和线下服务融合、家庭养老床位与智能化设备及平台融合、呼叫中心与平台融合,使得各种康养服务场景、碎片化的服务项目在平台上实现了整合。通过深入分析老年智慧康养平台的建设模型与发展面临的问题,发现我国老年智慧康养平台具有智慧平台助力线上线下融合、养老资源的有效整合、医养结合为主支持健康老龄化、满足老年人的多元化康养需求的共同特征。我国正处于老年人口数量较多、老龄化速度加快、应对人口老龄化任务繁重的阶段,利用现代化技术建立老年智慧康养平台是解决我国养老问题的有效途径。因此研究提出我国老年智慧康养平台的建设路径:应以科技手段助力实现健康中国为建设目标,以全国康养信息和数据的互联互通为建设基础,构建"社区嵌入型"智慧康养服务综合体来调动服务资源,开展远程健康数据监测和健康管理来强化信息支撑,发挥地域优势并促进本土康养产业升级。为此建议,推动康养产业及科技转化,健全老年人精神需求保障机制,完善老年人能力评估体系,构建智慧康养标准体系,协调城乡智慧康养产业发展。

4. 安文涵,曾凡硕,崔宝娟,等. 关于山东省老年人社区养老医疗服务需求研究. 医药卫生,2022(12):101 - 106.

随着人口老龄化的加深,人们对于养老服务的需求日益增加且呈现多样性,在此背景下,以社区为基础,为居住在社区内部的老年人提供多方位养老服务的社区养老模式成为一种新型的养老模式,受到人们的广泛关注。考虑到老年人社会角色变化较多,闲暇时间较多,以及基础疾病和慢性病较多等问题,如何满足老年人的养老医疗服务需求成为当下的研究热点问题之一。安文涵等

利用自制调查表对山东省8个医养结合养老服务社区的老年人各项情况进行调查,并选取一般情况、居住方式以及社区养老医疗服务需求等进行分析和讨论,进而对在社区养老医疗服务需求中产生影响的因素进行探究。结果显示:被访老年人对社区养老医疗服务的具体项目的需求比例顺序为就医方便程度(27.2%)>医疗水平(17.4%)=医疗设施(17.4%)>医疗价格收费(17.2%)>服务项目种类(13.8%)>其他需求(2.8%),且老年人对于社区养老医疗服务的需求受婚姻状况、文化程度、职业、医保类型、经济来源、月均收入、居住方式、子女数量以及子女探望频率等多种因素的影响。结论认为,在社区养老医疗服务体系的完善过程中,应强调老年人的自主参与,只有当其能够对社区养老医疗服务有充分的认知,并且能够积极主动参与其中,才能够使得更多老年人需求呈现出来,才能够促进社区养老医疗服务的完善,促进服务模式的快速推广和落实。最终指出在养老模式趋于向社区居家养老模式发展且发展迅速的背景下,对社区养老医疗服务进行提升是重要的,在此过程中,要注意对老年人的需求进行动态评估,对重点监测群体进行筛选以及对接收到的反馈进行定期汇总和分析,以便提供更精准化和全面的服务,为后续改善和优化服务模式和内容提供借鉴。

5. 吴文武,张燕婷. 健康中国战略视阈下的康养治理研究. 中国行政管理,2022(2):94 - 99.

吴文武等在健康中国战略视阈下分析了我国康养发展的现状及问题。总的来看,康养实践精彩纷呈,康养创新层出不穷,康养业态多元化。目前人们的康养需求日益增加,但存在康养系统研究与康养高质量发展滞后,康养有效供给不足,硬件不到位、服务不规范、政策不完善、康养人才短缺、个人康养意愿和能力不足等问题。主要表现在康养理论基础不扎实、康养发展理念不成熟;康养政策

碎片化,康养资源分散化,各地康养发展同质化问题严重;康养从业人员严重短缺,且专业化、职业化程度不高等方面。研究认为,康养研究亟须进行概念界定和理念理论体系构建;基于我国康养发展的现状和问题,亟须树立科学的康养理念并开展深入系统的康养理论研究,促进康养治理现代化,实现康养高质量发展。从对康养进行的定位分析看,康养是实施"健康中国"战略、建设现代化强国的内在要求;康养是积极应对人口老龄化、撬动新的经济增长点的必然选择;康养是巩固脱贫攻坚成果、实现乡村振兴的重要举措。康养主要包含养生、养病、养老等内容,康养研究需要解决养不养、养什么、怎么养等科学问题,构建中国特色康养认知体系;同时,加快推进康养立法,完善康养治理体系,提升康养专业化、标准化、数字化、产业化、国际化水平,构建我国康养发展新格局。

6. 刘倩汝,王梦娜,耿力. 我国医养结合养老背景下老年康复护理模式研究进展. 护理学杂志,2022,37(5):20-23.

刘倩汝等对医养结合养老背景下我国老年康复护理模式进行综述,分析了医养结合养老背景下老年康复护理发展困境,并提出相应对策,以期为医养结合养老背景下老年康复护理发展提供参考。研究显示,如何在医养结合养老背景下更好地推动老年康复护理发展已成为当前的焦点。常见的老年康复护理模式有:① 连续康复护理模式,指不论时间或地点如何变换,都为患者提供持续的、不间断的康复治疗与护理;② 基于"互联网＋"的5E康复护理模式,指对患者进行教育(Education)、鼓励(Encouragement)、锻炼(Exercise)、评估(Evaluation)、工作(Employment);③ 中医康复护理模式,在辨证施护理念下运用中医护理理论为老年人提供中医饮食调护、中医保健运动、中医情志护理等,有利于老年人的身体及心理康复,为我国独有的康复护理模式;④ 多学科协作加速康复外科护理模式,强调

以护士为核心,医生、麻醉师等多学科协作,同时还需患者及其主要照顾者参与。在医养结合养老背景下我国老年康复护理取得了长足的进展,但也面临设施不完善、缺乏建设标准、专业人才短缺、信息化智化程度不高的困境,为此提出政府及社会需要完善康复设施、推动医养结合模式下老年康复服务标准化、将老年综合评估应用于老年康复护理、加强老年康复护理人员的专业化建设、推动信息化智能养老服务发展等建议,以期为医养结合背景下老年康复护理能得到健康有序的发展。

7. 胡燕利,谢家兴,吴欣娟,等. 华北地区老年人康养服务需求现状及影响因素分析. 护理研究,2022,36(21):3781-3786.

胡燕利等探究了华北地区老年人康养服务需求现状及影响因素,以期为老年人康养服务体系构建和政策制订提供参考依据。采用自行设计的老年人康养服务需求调查表对华北地区的14所养老机构、7所医养结合机构/老年医院、4所社区卫生服务机构,共227名老年人进行问卷调查。该问卷共5个维度、10个条目,分别是生活照护服务需求(3个)、医疗保健服务需求(3个)、康复指导服务需求(2个)、心理/精神支持服务需求(1个)、文化娱乐服务需求(1个)。采用 Likert 5级评分法,非常不需要、不需要、一般、需要、非常需要依次赋值为1~5分,总分为10~50分,得分越高代表需求越强烈。结果显示:华北地区老年人康养服务需求得分为(35.47±6.96)分。线性回归分析结果显示,患病数量、日常生活能力状况及养老方式是影响华北地区老年人康养服务需求的因素。其中社区卫生服务机构养老的老年人康养服务需求最为迫切,其次是养老机构及医养结合机构/老年医院。结论认为,华北地区老年人对康养服务需求较高,结合华北地区实际的康养资源,积极推进医疗保健、康复指导及心理/精神支持服务是满足老年人康养服务需求的关键举措。

8. 王佳慧,董屿,刘琰,等.辽宁省老年人康养服务需求调查.中国医科大学学报,2022,51(12):1109-1115.

王佳慧等对辽宁省养老机构和医院老年科住院的老年人康养服务现状及需求进行了调查,分析康养需求影响因素,为满足老年人康养服务需求及培养康养人才提供依据。研究运用自行设计的一般资料调查表、老年人康养服务需求及现状问卷、康养人员满意度调查问卷,对辽宁省6个养老机构和2个医院老年科住院的589名老年人进行调查。结果显示:机构养老已成为本地区首选养老方式(88.96%),康养服务需求得分从高到低依次为医疗保健、康复指导、精神文化、日常照料。其中,条目"在需要时,提供志愿陪伴服务,提供环境适应、情绪疏导服务"的得分最高,"提供配备相应的康复器具"的得分次之。是否有配偶在医疗保健、生活照料需求方面,不同自理状况在医疗保健、康复指导需求、精神文化、生活照料需求方面,患不同种类慢性病在医疗保健、康复指导需求方面,差异有统计学意义(P 均<0.05)。在康养人才培养方面,建议增加对老年人的照护关怀(66.72%),提高专业人员的技术操作水平(61.29%),加强负责的工作态度(56.37%),丰富老年生活(54.67%),增加工作人员数量(42.95%)。结论认为,老年人对医疗保健需求较高,养老机构及医院老年科应重视老年人的精神文化需求,满足自理功能低下老年人康复指导的需求;加强专业人才队伍的建设,提供"医、养、康、护"为一体的综合性服务,满足老年人的多样化需求,提高老年人生活质量。

9. 穆光宗,胡刚,林进龙.康养中国:健康老龄化视域下养老体系之重构.杭州师范大学学报(社会科学版),2022,44(2):64-73.

穆光宗等探讨了健康老龄化视域下养老体系之重构。研究提出了对健康老龄化的新认识,即个体与环境结合并互动,最终在老年期能按自身意愿持续健康幸福生活的过程;同时引入健康老龄化的主要理论,即疾病扩张/压缩/动态平衡假说、需求层次理论、生命历程理论,并从自我养老、家庭养老、社会养老3个层面探究。研究认为,健康老龄化视域下全面赋能养老体系和打造养老责任共同体具有重要意义,老龄化中国应高度重视"自我康养、家庭康养和社会康养"新三支柱体系的建设,在康养体系中自我养老发挥的是主体性作用,家庭养老发挥的是基础性作用,社会养老发挥的则是支撑性作用;健康是最重要的养老资源和养老能力,如何保护与提高健康养老能力是应对人口老龄化关键中的关键、基础中的基础。当今,人口少子化和高龄化态势并存必然导致"长寿风险"的来临,从健康老龄化视角设计中国养老体系是一种超前的战略预警式顶层设计,如何保护与提高康养能力是积极应对人口老龄化的关键举措。因此,在"长寿风险"社会,根植于经济保障的传统养老体系必须从健康赋能的角度进行扩建和改造,新的健康老龄化理念强调生命历程中个体与环境的互动并重视健康功能的发挥。

10. 陈作兵.新型冠状病毒感染居家康复专家共识.健康研究,2022,42(6):612-617,621.

中国康复医学会康养工作委员会组织临床和康复医学专家,秉承循证、简洁、可操作的原则,在《新型冠状病毒感染诊疗方案(试行第十版)》的基础上,参考国内外最新的诊疗方案和主要指南、共识、临床数据库及临床研究成果,汇总适用对象的居家康复问题和相关康复领域专家临床经验,制订了《新型冠状病毒感染居家康复专家共识》,用以指导相关人群的健康恢复,并供相关医疗保健机构参考使用。本共识首先是新型冠状病毒感染居家康复适用对象,未合并严重基础疾病的无症状感染者或轻型病例可采取居家自我照护,无症状感染者指的是新冠病毒病原学检测呈阳性,但无相关临床表现,如发热、干咳、乏力、咽痛、嗅(味)觉减退、腹泻等可自我感知或可临床识别的症状与体征。出现症状加重趋势的病例及其他型病例应及时到医疗机构就诊。症状明显好转、无需进一步处理的并发症等情况的出院患者也适用本居家康复共识。需要注意的是:居家康复不论是新冠病毒感染者还是同住人,都需要保持良好的个人及环境卫生,采用分餐制,均衡营养、适量运动、充足休息,避免过度疲劳,提高健康卫生素养,避免共用任何生活物品及餐具等,分开存放、分开洗涤消毒,做好防护。未合并严重基础疾病的无症状感染者、轻型病例的居家自我照护,以休息和适度活动为主要内容,但应注意避免非夜间睡眠的长时间卧床。同时应选择合适的体位及休息方式、牵伸及及时调整姿势、锻炼方案选择与强度控制、有效咳嗽促进气道清洁、牵伸活动及平衡练习。家庭运动锻炼在专家共识内也有详细的方案。如果有异常情况应立即停止活动及时就医。

11. 何洁莹,欧吉兵,贾杰. 老年卒中疼痛全周期康复中国专家共识. 中国卒中杂志,2022,17(10):1041-1050.

疼痛是老年卒中患者常见的症状,影响患者的康复效果和生活质量。老年卒中疼痛可由多种原因引起,且老年人基础疾病复杂、并发症多、功能障碍明显、易发生不良反应等特点,增加了临床实践中疼痛诊疗的难度。基于此研究背景,何洁莹等梳理了国内外最新相关指南及循证依据,并结合我国医疗特点,提出老年卒中疼痛全周期康复概念,规范各级医疗机构及医务人员老年卒中疼痛诊治中的职责及分工。通过介绍老年卒中后疼痛常见的5种亚型即CPSP、痉挛相关性疼痛、卒中后肩痛、CRPS和卒中后头痛,指出老年卒中疼痛的发生与卒中类型、病灶部位、发病年龄、肌张力增高、肢体运动减少和感觉障碍有关。结果显示:我国老年人群中,疼痛呈现出高患病率、低就诊率、低缓解率的

特点。就老年人卒中疼痛的诊断,其根据5种亚型分条列出相应的诊断标准和要点;就老年卒中疼痛的评估,分别从疼痛、认知功能障碍及情绪和精神心理健康三方面推荐适合使用的评估量表。研究最终提出老年卒中疼痛全周期康复管理,从临床、康复、护理3个层面分别阐述,详细介绍老年卒中疼痛综合管理的注意事项和管理流程,以期给予患者规范化、智能化、个体化的疼痛评估、综合康复治疗和护理措施,从而改善老年卒中患者的疼痛。中国康复医学会老年康复专业委员会及中国康复医学会社区工作委员会为此成立专家组,经过多次论证、修改,最终形成共识,以期指导临床实践中老年卒中疼痛规范化、个体化的评估与综合康复治疗,从而改善老年卒中疼痛患者的症状,提高其生活质量。

12. 王红漫. 新时代积极解决好人口老龄化战略:现状、对策和展望. 中国健康老龄化发展蓝皮书——积极应对人口老龄化研究与施策(2022). 北京:华龄出版社,2022:23-38,435.

立足于老龄化问题已成为整个社会需要共同面对的挑战,我国将积极应对人口老龄化上升到国家战略层次,出台一系列政策文件推动养老服务体系和健康支撑体系建设,并取得了显著成效。王红漫从国家、社会、家庭三个层面的养老现状出发,分析了人口老龄化对经济与社会发展带来的挑战。研究梳理了我国积极解决好人口老龄化战略中需要解决的重点问题,并就立足老龄化社会经济稳健发展和促进社会公平的目标,从个体、家庭、社区、社会、国家等协同发力的角度提出了以健身为途径不断促进主动健康、以社区为依托不断提升服务质量、以人才为核心不断夯实服务体系、以需求为基点不断推动产业发展、以数智为手段不断创新服务模式和以贵生为导向不断提高生命价值的有针对性的对策建议。

13. 李洪. 森林康养助推乡村产业振兴的逻辑与路径研究. 湖北农业科学,2022,61(17):150－154.

李洪进行了森林康养助推乡村产业振兴的逻辑与路径研究。认为森林康养助推乡村产业振兴是乡村社会视野的产业振兴过程,森林康养与乡村产业振兴的统一性是内源驱动力,产业发展促转型与贯彻乡村产业振兴战略中政府的公共性是强大的外部驱动力。通过引入"互涵式"关系解构森林康养助推乡村产业振兴的理论逻辑,具体涵盖内容共融、作用互构、目标契合三个方面。首先,两者内容共融,主要表现为城市化带动下乡村价值再现。其中产业是乡村价值再现的基本保障,城乡融合背景下,乡村产业与城市化带动下的乡村价值再现产生正向关联,催生乡村产业新业态,从而更加有效地承接城市人群对乡村产品的需求。结果显示:森林康养着力寻找与乡村产业振兴实施的契合点,其产业组织与布局与乡村产业振兴的内容交织共融,二者发展属于"组合拳"。其次,两者作用互构,主要表现为有序利用生态资源和有效联结农户。乡村产业需要既让农户在家门口就能解决就业和创业的现实需求,又解决乡村产业振兴的参与主体问题。结论认为,森林康养顺应绿色发展的价值导向正逢其时,在保护生态的基础利用生态、文化资源优势实现农民绿色增收、生活富裕的经济目标;森林康养与乡村产业振兴间的"作用互构"体现了整合资源和实现产业促增收帕累托最优的愿景。两者目标契合,主要表现为延长产业链、提升价值链。在实践逻辑上,森林康养有效推动乡村产业振兴,乡村产业振兴为森林康养提供长效发展动力,森林康养的溢出效应助推乡村产业振兴。森林康养助推乡村产业振兴的路径启示,现实的复杂性促使人们基于政府和乡村社会二元驱动,在城乡要素双向流动、可持续发展、需求导向方面搭建路径,促进乡村产业振兴的有效实施。需要在乡村产业振兴中坚持城乡要素双向流动的系统思维,在乡村产业振兴中坚持可持续发展的战略思维,在乡村产业振兴中坚持需求导向的策略思维。

二、康养结合实践研究

1. 姚栋,王瑶,赵雪. 社区养老设施康复功能的空间绩效优化设计——基于对上海市3处设施的用后评估. 建筑学报,2022(2):34－39.

姚栋等为探索社区养老设施康复功能的空间绩效优化设计,姚栋等对上海市3处典型设施的康复功能展开空间绩效调查。通过对这3处典型社区养老设施的综合实态研究,从康复效果的主客观评价、康复行为的时空特征,以及康复功能的成本效益分析这3个角度对康复功能的空间绩效进行评估。结果发现,有效康复行为主要发生在活动大厅、康复室和走道这三类空间且活动大厅最受欢迎;大部分老年人都会积极参加康复活动,但行为受护理员组织影响呈现鲜明的时空聚集差异;康复功能的成本效益受到空间和人力成本的制约且存在优化设计的可能。针对调查结果,他们还提出以护理站为轴优化布局,活动大厅融合康复功能,因地制宜选择有效康复器械等提升康复功能房空间绩效的实施建议。社区养老设施的康复功能对社区老年人的健康促进有突出作用,而目前中国社区养老总体呈现康复需求突出,服务利用情况不佳等现状。老年人疾病恢复时间较长,特别是脑卒中、髋关节损伤等多发性疾病在治疗后仍需要进行持续的康复训练,以帮助老年人恢复肢体功能,提高其生活自理能力,进而改善其生活质量。虽然目前老年人的康复需求十分明确,但社区养老设施中康复功能用房的低效利用现象仍较为常见,因此如何通过优化设计改善社区养老设施中康复功能的空间绩效已成为有价值的研究问题。

2. 邵海琴,王兆峰. 湖南雪峰山地区康养旅游资源空间分布特征及影响因素. 湖南师范大学自然科学学报,2022,45(4):44－54.

在"健康中国2030"战略的大背景下,准确掌握区域康养旅游资源空间分布特征及其影响因素,对优化旅游资源要素空间配置,完善旅游地域空间单元治理具有重要的理论意义与实践价值。邵海琴等以湖南雪峰山地区为例,运用最邻近点指数、核密度估计等空间分析方法探究其康养旅游资源的空间分布特征,在此基础上,综合运用地理联系率、叠加分析、缓冲区分析等方法剖析其空间分布的影响因素。研究发现:① 雪峰山地区康养旅游资源空间分布不均匀,且具有明显的局部集聚特征,整体上呈"大分散、小集聚"的空间分布格局;② 雪峰山地区康养旅游资源在空间上形成了以邵阳市区为核心的核心密集区,以怀化市区、冷水江市、涟源市、益阳市区等县市为核心的次级密集区,同时在新宁县、武冈市、洞口县、绥宁县等县市的周围形成了初步的核心分布带,呈现出"一核、多点、三带"的空间分布特征;③ 雪峰山地区康养旅游资源总体呈显著的集聚分布模式,但具体到各县市来看,呈现出以均匀分布为主、集聚分布为辅的空间分布模式;④ 从自然因素层面来看,雪峰山地区康养旅游资源趋向于分布在海拔低、地形起伏度小、气候舒适、生态环境质量好的地区;⑤ 从社会经济因素层面来看,康养旅游资源空间布局与地区人口规模、医疗水平、经济发展水平及交通区位条件密切相关。

3. 李英姿,张兴,张姗姗,等. 基于 AHP 法的穹窿山主要芳香植物资源评价及康养景观应用. 江苏农业科学,2022,50(8):151‑157.

芳香植物是广义上用于提取香气和芳香油的栽培植物及野生植物的总称,它凭借其花色美态及独有气味,尽显自身价值,除了具有观赏特点外,还有净化空气、放松心情、保健身心等功效,在康养生态产品中备受青睐。李英姿等采用调查与资料研究相结合的方法,系统分析了苏州市穹窿山森林公园芳香植物的种类及分布情况。结果显示,穹窿山森林公园是典型的天然次生林,林相结构复杂,生物多样性高;公园里有种子植物 96 科 295 种,其中

芳香植物 274 种。通过查阅文献、专家问卷调查,结合德尔菲法、层次分析法确定基于康养功能的芳香植物资源评价指标及指标权重,构建评价模型,选取有代表性的 30 种芳香植物进行园林康养景观应用的综合评价,并按综合得分将芳香植物划分为 3 个等级,为未来芳香植物在不同康养景观中的构建及应用提供参考。研究提示,在康养景观构建上应选择康养性更高、康养价值更大的芳香植物种类,要统筹好植物的种植密度,协调好芳香植物在园林中的占比,将芳香植物与健身场所适当结合。

4. 刘欣,公雪君,吴荣. 基于五感体验对森林公园景观营造研究——以昆明市西山森林公园千步崖为例. 现代园艺,2022,45(9):150‑152.

伴随着快速的城市化发展进程,城市居民亚健康成为普遍状态,如何将绿色康养融入城市居民日常生活,营造科学健康的景观环境成为当下的研究热点问题。刘欣等以昆明市西山森林公园千步崖步道为研究对象,从视觉、嗅觉、听觉、味觉和触觉体验 5 个方面(即"五感体验")结合森林公园的地形、植物和山石特性进行景观营造。认为随着城镇居民对生存环境及健康的要求越来越高,康养景观必将成为景观设计研究的重点,它能在美化城市环境的同时为居民提供疗愈空间,缓解城市病带来的压力。而城市森林公园作为城市的"绿肺",能够在维护生态平衡的同时,承担起为居民提供休闲、娱乐、锻炼的功能。因此,基于五感体验对森林公园景观进行营造可为游客提供多角度、多感官和多层次的景观体验,通过植物与环境绿地对人的五感(视、听、嗅、味、触)刺激,可以激发参与者的五感系统,使参与者放松身心、缓解疲劳,从而达到疗愈目的。

5. 徐典兴,方辉,汪黎,等. 模块化多功能护理床抬背机构设计与分析. 机械传动,2022,46(1):73‑79.

针对目前护理床发展过程中存在的诸多问题,

徐典兴等进行了模块化多功能护理床抬背机构设计与分析。他们从护理床的模块化设计和个性化定制着手，根据康养行业的需求，提出了护理床的模块化设计方案，并设计了护理床的整体结构，排除了各模块的运动干涉问题。其设计的两折抬背机构简单可靠，符合人机工程学原理且成本低，提升了用户使用舒适度。并利用Matlab对抬背机构进行了理论运动分析，同时建立了其三维模型，进一步利用Adams进行了仿真，并与理论结果进行了对比，验证了机构设计的正确性。另外，基于仿真结果对抬背机构关键零件做了有限元分析，验证了结构的可靠性。最后，制造了实物样机对设计进行了验证。随着中国人口老龄化的不断加速以及经济发展水平的逐渐提高，人们对于多功能、智能化康养卧具的需求日益增长。与发达国家相比，目前中国康养卧具相关技术较为落后，存在产品功能相对简单，性能不足，智能化程度低，难以扩展，不同护理床的机械结构存在较多重复设计等问题，且缺乏对用户使用体验的考虑，难以满足人民日益提升的健康、养老需求。徐典兴等的设计赋予护理床优良的功能扩展能力，避免不同型号护理床的重复设计和功能浪费，且机构性能稳定，达到了设计要求，为后续开发工作打下基础。

6. 岳寿伟，巩兰兰. 神经病理性疼痛的物理因子治疗进展. 中国康复医学杂志，2022，37（1）：5‑9.

随着人口老龄化的发展，人们对身体健康的重视程度越来越高，作为临床治疗上的难题之一，具有高发病率和预后差等特点的神经病理性疼痛（NP）受到了人们的广泛关注，成为当下的研究热点之一。当神经病理性疼痛发生时，会严重影响患者的生活质量，对患者造成沉重的经济和心理负担，影响患者的工作和生活，还会增加其患焦虑、抑郁等情感障碍的比率。基于此时代背景，岳寿伟等对目前经颅磁刺激（TMS）和经颅直流电刺激（tDCS）

等非侵入性脑刺激、激光疗法、超声波疗法以及低频和高频电疗法等物理因子作用于神经病理性疼痛患者治疗领域的研究进展和疗效进行分析。结果显示：不同的物理因子疗法的镇痛机制不同，可能主要包括改善大脑皮层兴奋性、激活疼痛回路、抑制星形胶质细胞活性、中断丘脑与躯体感觉皮层的痛觉处理以及促进微循环和组织再生等方面进行镇痛；且镇痛效果与刺激部位、刺激频率、刺激强度、刺激时间等因素密切相关。低频（≤1 Hz）和高频（≥5 Hz）的重复经颅磁刺激、电流强度为1～2 mA的经颅直流电刺激、低能量和高能量的激光、高强度聚焦的超声以及低频和高频电疗法对于NP均有较好的治疗作用。结论认为，非侵入式脑刺激、激光疗法、超声波疗法以及电疗法等物理因子疗法可通过不同的治疗机制作用于各类NP患者中，且考虑到其治疗效果优异、副作用较小以及成本较低等特点，可广泛推广至康养治疗领域进行应用，改善患者的神经病理性疼痛，减轻患者的痛苦及经济压力，最大限度上提高患者的生活质量。

7. 王秀丽，刘敏，张勇，等. 医疗联合体内综合医养模式研究与实践. 中国初级卫生保健，2022，36（7）：56‑58.

医养结合是指通过将医疗资源和养老资源进行有机整合，为广大老年人提供健康管理、医疗、护理、康复、长期照护、临终关怀等综合性、持续性、专业化服务的养老方式。王秀丽等通过以山东省立第三医院为牵头医院组建的医疗联合体内"1＋N＋H多层联动、综合医养"医养结合模式的构建并运行，形成了涵盖医院‑康复护理院‑社区‑家庭的全流程医养服务体系，解决了医养结合实际工作中存在的老年人医疗、康复、长期照护等各环节衔接中存在的问题，为医养结合实践提供了思路。同时，经过实践，初步建成了基于医疗联合体和互联网的医养结合平台，实现了医疗、康复、慢性病管理和长期照护互相衔接，线上和线下互相融合的综合医养结合服务供给,提高了老年人的生活质量。研究表明,"1+N+H多层联动、综合医养"模式的构建在一定程度上满足了当前老年人对养老和医疗双重服务的需求,顺应了国家提出的建立"9073"养老体系的政策导向,是提高医养结合服务覆盖面和社会资源利用效率的可行方法。

8. 黄冬,李阳,张晓梅,等. 基于老年综合评估的不同养老模式对脑卒中恢复期患者运动和认知功能康复效果影响. 中华保健医学杂志,2022,24 (3):200-203.

黄冬等基于目前中国脑卒中患病人数较多且对患者的功能和生活质量影响较大的现实背景,对家庭养老、机构养老以及医养护一体化社区居家养老3种模式对脑卒中恢复期患者的运动、认知功能康复效果的影响进行比较。选取2018年1月至2021年1月于陕西省第二人民医院治疗出院的脑卒中患者及同期在医养结合试点社区非急性期脑卒中患者98例,并根据养老方式将他们分为家庭养老组(48例)、机构养老组(29例)、医养结合组(21例)。于入组时及6个月后采用Barthel指数(BI)、Fugl-Meyer运动功能评分(FMA)以及蒙特利尔认知评估量表(MoCA)对患者的日常生活活动能力、运动功能以及认知功能进行评定。结果显示:入组时,3组患者的BI评分、MoCA评分以及FMA评分差异无统计学意义($P>0.05$)。康复干预6个月后,3组上述评分均上升,家庭养老组和机构养老组BI评分、FMA评分与入组时比较差异无统计学意义($P>0.05$),医养结合组BI评分、FMA评分明显高于入组时,也高于同期家庭养老组和机构养老组,差异均有统计学意义($P<0.05$);3组的MoCA评分均高于入组时,差异均有统计学意义($P<0.05$),机构养老组MoCA评分高于家庭养老组,医养结合组MoCA评分高于同期家庭养老组和机构养老组,差异均有统计学意义($P<0.05$)。结论认为,现阶段家庭养老和机构养老对于脑卒中恢

复期患者的运动和认知功能的恢复效果欠佳,而医养护一体化社区居家养老基于老年综合评估的精准干预可明显改善患者的运动和认知功能,提高其日常生活能力,但目前社区医疗机构覆盖的人群基数大,医护人员不足等问题为医养护一体化养老的精细管理带来了困难,仍存在持续完善和发展的空间。

9. 王永琴,王丽波,郑露. 八段锦联合肺康复训练对稳定期COPD患者肺功能的影响. 中国康复,2022,37(4):232-235.

肺康复对于稳定期慢性阻塞性肺疾病(COPD)患者所产生的益处已经通过诸多研究得以证实,但目前门诊肺康复的接诊率和接受率在全世界依然很低,积极开展家庭肺康复势在必行。为探讨八段锦联合肺康复训练对稳定期COPD患者肺功能及生活质量的影响,王永琴等对八段锦联合肺康复训练应用于家庭稳定期的COPD患者的适宜性和疗效进行了评价。将80例稳定期COPD患者随机分为干预组与对照组,各40例,对照组给予常规用药指导、禁烟、家庭氧疗、营养饮食指导等,并采用缩唇-腹式呼吸肺康复训练;干预组在对照组的基础上指导进行八段锦锻炼,每天2次(早、晚各1次),每次练习2遍,持续12周。分别于干预前、干预12周后记录比较两组患者肺功能水平、呼吸困难指数评分、运动耐力及生活质量情况。结果显示:干预12周后,两组患者肺功能水平、呼吸困难指数评分、运动耐力测试及生活质量情况评分均较干预前明显改善(P均<0.05),且干预组优于对照组(P均<0.05)。结论认为,八段锦联合肺康复训练有助于改善稳定期COPD患者的肺功能,减轻其呼吸困难严重程度,提升患者运动耐力,提高其生活质量。

10. 吴岳,李庆印,赵冬云,等. 重症冠心病患者心脏康复分级护理方案的制订与应用. 中华护理杂志,2022,57(4):395-400.

尽早开展心脏康复能有效减少患者急性心肌

梗死(AMI)后心室重塑,缩短住院天数,降低 AMI 的再发生率和远期病死率。吴岳等为制订并应用重症冠心病患者心脏康复分级护理方案,评价其应用效果。通过文献回顾和临床实践分析了重症冠心病患者心脏康复护理特点及难点,成立专项管理小组,制订重症冠心病患者心脏康复分级护理方案;于 2019 年 8 月~2021 年 1 月将该方案进行临床应用并收集相关资料。文献回顾提示,国内的心脏康复护理早期干预临床研究主要集中于稳定性冠心病患者,缺乏重症冠心病患者心脏康复护理风险评估和临床决策依据,而根据重症冠心病患者风险分层制订分级早期康复方案,是该临床问题的最佳解决方案。临床观察显示,心脏康复分级护理方案共计应用于 817 例患者,转科前进阶至下地活动的患者有 519 例(63.5%),发生不良事件 13 例(1.6%),表明该方案可有效对重症冠心病患者进行危险分层,指导护士开展心脏康复护理干预。值得注意的是,目前国内外关于重症冠心病患者心脏康复护理干预时机、风险分层、护理内容和有效性的循证研究较少,本分级护理方案有一定的可行性,但各级医院在应用该方案前,康复护理人员应进行严谨的培训考核,根据临床实际情况和硬软件配置,动态调整并应用该方案,重点关注科学评估和康复指导的质量控制。

三、康养结合产业研究

1. 杨红,夏茂生. 基于动态演化博弈的康养旅游产业融合演化机制及路径研究. 云南财经大学学报,2022,38(7):100-110.

旅游产业与康养产业的融合发展,带动了康养旅游,亦受到政府和社会的高度关注。杨红等以演化博弈理论为基础,通过构建旅游产业与康养产业融合发展的动态演化博弈模型,分析旅游产业与康养产业融合发展的演化机制和影响因素。结果显示:在不同条件下,旅游产业与康养产业融合发展博弈系统有不同的演化稳定策略;旅游产业与康养产业融合发展的市场收益增值、技术创新增值、合作成本以及政府补贴是影响博弈系统演化的重要因素;当外部条件有利时,旅游产业与康养产业主动选择与对方融合发展是最优均衡策略。根据演化博弈结果,研究提出旅游产业与康养产业融合发展的实施路径,即提升政策支持力度,设立地区康养旅游融合发展专项资金,对金融机构向旅游、康养企业发放的贷款给予利率补贴和风险补偿;提高市场收益增值,提升康养旅游产品市场竞争力,优化消费者消费体验,推动康养旅游市场需求进一步扩大和康养旅游行业市场收益增值提升,吸引更多的旅游、康养企业加入融合发展系统中;提升技术创新增值,加强产品生产技术交流和合作创新;释放经济示范效应,加强康养旅游融合发展模范区、龙头企业建设,给予一些有实力、有潜力的龙头康养旅游企业充分的地区政策优惠和资金支持,以创新力足、责任感强、实力强劲、经验丰富、生态环保为培养目标,优先促进其快速发展。

2. 王莉莉.“十四五”我国老龄产业发展趋势、问题与对策建议. 中国社会工作,2022(5):28-30.

老龄产业是在老龄社会条件下,以满足人们在增龄过程中为更好地提高老年期生活质量而产生的各类产品和服务需求,而提供的各类产品和服务的相关产业组成的业态总称。其涉及的具体产业领域包括老龄金融、老龄制造、老龄健康、老龄服务、老龄宜居、老龄文化等。王莉莉通过具体分析“十四五”我国老龄产业发展的趋势,挖掘其潜在的优势和所处的机遇,找出存在的劣势和面临的挑战,并提出针对性建议。结果提示:我国老龄产业目前发展趋势主要包括以下几方面,即老年人消费需求进一步释放、市场融合不断提高、产业链条与集群加速形成、中端服务市场进一步发展、品牌化发展趋势更加明显、科技助推产业发展加速。老龄产业目前存在的问题主要是缺乏专项规划、缺乏统计指标、缺乏标准和规范、产业结构尚不健全、产业链条尚未形成、产品与服务仍显单一、金融支持体系较弱、有效需求仍然不足等。结论认为,要推进我国老龄产业的发展,需制订老龄产业中长期发展规划、建立老龄产业指标体系、持续完善老龄产业政策体系,也需要开展老龄全产业发展、实现老龄集群化、促进老龄产业科技化发展,还需不断增加老年人有效需求等对策。旨在促进老龄产业的不断繁荣,促使老龄产业内部均衡发展、整体推进。

3. 周燕珉,赵子敬. 养老设施中适老化标识的设计要点. 当代建筑,2022(10):20-23.

周燕珉等对当前养老设施中适老化标识设计方面存在的问题进行了分析。基于养老设施设计的实践经验和以往的调查研究,从人性化设计的角度出发,结合养老设施有其空间的特殊性,不同使用者(老人、护理人员、家属、参访人员等)的身心特点,兼顾养老设施中使用者的特殊需求、养老设施空间的特定影响等因素,对当前设施中标识设计方面存在的问题进行分析。结果发现,目前我国养老设施中标识设计存在的问题主要有对养老设施中老年人的身心特征认识不足、标识设计过程中各参与方缺乏沟通与反馈、缺少针对养老设施标识设计的研究及理论指导。目前我国大多数养老设施中对于适老化标识设计还缺乏普遍的认知,并未给予足够的重视;投资运营方往往将标识设计视为简单的"标牌设计"或室内设计的附属工作,较少考虑标识对养老设施中使用者的影响,以及因标识设计错误给老年人带来的不适和危险。随着我国人口老龄化进入加速期,养老设施的数量也在快速增长,伴随着目前大量新建、改建养老设施的出现,标识设计上的问题亟须被重视和改善。为此提议,作为设计者需要关爱老人和理解老人,多去养老设施调研体会,了解老人及工作人员的生活、工作场景,完成适宜的、有效的标识设计,真正为老人营造出安全、便捷、高品质的生活环境,让老人能按自己的愿望维持和延长独立生活的能力,满足其自尊、自主的精神需求。同时,研究者还根据养老设施中门厅、交通核、走廊和地下车库4个重点区域的特征,提出相应的适老化标识设计的具体建议。

4. 罗先菊. 以农文旅康深度融合推动民族地区乡村振兴:作用机制与推进策略. 价格理论与实践,2022(2):188-191,203.

罗先菊研究了以农文旅康深度融合推动民族地区乡村振兴的作用机制与推进策略,认为产业融合是现代产业发展的必然趋势,促进农文旅康融合发展能够有效带动产业振兴、文化振兴、生态振兴、人才振兴和组织振兴,最终实现民族地区乡村全面振兴。但由于思想认识与政策支持不足、优质资源整合开发能力不足、产品迭代升级不足和基础服务体系支撑不足等,影响了要素优化配置和产业交叉融合,制约了农文旅康深度融合发展;农文旅康融合发展可从产业政策支持、资源统筹开发、数字技术赋能、市场主体培育等方面着手进行完善,以营造农文旅康融合发展的良好生态。为此提出应从以下4个维度高质量推动民族地区农文旅康深度融合发展:① 强化规划引领和政策支持,健全农旅康融合要素保障机制,更新传统的经营理念,科学编制康养产业发展规划,将其纳入乡村产业融合发展框架;② 强化农文旅康资源统筹开发利用,探索多业态融合发展模式,民族地区应顺应产业融合发展和居民消费升级新趋势,推动农文旅康资源统筹开发利用和多业态的融合发展;③ 强化数字技术的应用,赋能农文旅康融合发展,数字技术赋能农文旅康融合发展的关键环节是强化大数据、物联网、AR、VR、5G技术在农文旅康项目中应用场景、公共服务和管理系统的应用,打造感知体验、智慧应用、要素集聚、融合创新的农文旅康融合发展生态圈;④ 培育多元化农文旅康融合主体,打造农文旅康融合新载体。

5. 赵恒伯,张彪,吴海波,等.中医药康养旅游产业发展模式与路径探析.企业经济,2022,41(9):153-160.

随着民众健康意识的提高,以中医药康养为主要目的的旅游新业态受到社会的广泛关注。发展中医药康养旅游产业,对发挥中医药特色和地域优势,构建基于中医药的康养旅游新业态,推动"健康养生"与"旅游"的协同式、产业化发展,为人民群众提供高质量的中医药健康服务大有裨益。赵恒伯等结合康养旅游及中医药康养旅游演变过程,从自然资源、人文资源、文化资源、产业资源及当下产业发展模式等方面进行深入剖析,认为中医药康养旅游产业发展存在着理论研究不足、产业集群程度不高以及模式同质化等问题;并从促进产业融合、完善产业体系、打造特色品牌和开展学术研究等角度提出纾困策略,以期构建符合中医药特色的康养旅游产业发展新模式。研究认为,中医药作为中国核心原创性文化遗产,其蕴含的"治未病"思想必将为中国康养旅游产业的发展注入新内涵、新动力;融合发展的中医药康养旅游符合人民群众对健康、美好生活向往的要求,有利于加快推进"健康中国"战略的实施;发展中医药康养旅游产业对践行生态文明理念,适应新时期全民健康要求,带动地区经济发展,具有重要的理论与现实意义。

四、智慧信息化康养结合研究

1. 关红伟,洪石陈,乔彬彬,等."互联网+"脑卒中康复效果及其影响因素研究.中国卫生信息管理杂志,2022,19(2):228-232,255.

基于"互联网+"实现慢性病健康全流程智能管理,是以互联网医院为基础,打通慢性病线上线下交互,结合家庭医生签约服务政策,纵向联动"医院-社区-家庭"的力量,实现慢性病健康管理以家庭为单位,"预防在家庭,保健在社区,治病在医院"的管理模式。现阶段已有学者对"互联网+"慢性病管理模式的发展现状和产业实践开展了研究,但缺乏对患者参与"互联网+"健康管理意向的影响因素的研究。基于此背景,关红伟等通过探讨社区脑卒中患者对"互联网+"健康管理的参与意向影响因素,为实施"互联网+"健康管理提供依据。通过依托江苏省南通市第六人民医院"互联网+"慢性病健康全流程智能管理的防治一体化平台,从倾向、能力、需求、慢性病管理素养维度探讨社区脑卒中患者对"互联网+"健康管理参与意向的影响因素,实现慢性病健康管理以家庭为单位,"预防在家庭,保健在社区,治病在医院"的管理模式。研究采用随机抽样的方法,在江苏省南通市社区卫生服务中心抽取654名脑卒中患者,调查社区脑卒中患者对"互联网+"健康管理参与意向的影响因素。结果显示:文化程度越高、越了解脑卒中知识、需要脑卒中的非药物治疗、保存健康档案为社区脑卒中患者参与"互联网+"健康管理的积极影响因素;担心泄露个人信息,为社区脑卒中患者参与"互联网+"健康管理的消极影响因素;是否参加体育锻炼与是否愿意参与"互联网+"健康管理无关联。为此,建议通过具有公信力的大众媒体或互联网形式向群众宣传脑卒中防治知识,提高广大群众对脑卒中相关知识的认知度及慢性病管理素养,引导其参与自身健康管理,更好地发挥"互联网+"健康管理系统的价值。

2. 岳寿伟,徐舫舟,任晓民.脑机接口框架下的人工智能在康复医学领域中的应用.中国康复医学杂志,2022,37(11):1441-1444.

人工智能是研究计算机模拟大脑某些思维过程和人的智能行为,如自主学习、逻辑推理、独立思考、统筹规划等的学科,其范畴远超计算机学科。脑机接口(BCI)是一种取大脑信号活动并将其转化输出的系统,它可替代、恢复、增强、补充或改善现有的大脑信号,修饰或改变大脑与其内部或外部环境之间的持续互动。岳寿伟等梳理不同信号源下的 BCI 架构,其中脑电图是目前应用最广泛的 BCI 信号源,基于脑电图的 BCI 架构分为脑电图采集、脑电图信号处理、应用及反馈系统 3 个方面。目前康复外骨骼机器人主要分为被动训练的外骨骼机器人和主动训练的外骨骼机器人两类要用于治疗运动障碍,尤其是脑卒中引起的偏瘫和脊髓损伤引起的截瘫其中核 BCI 在康复医学领域的应用虽然有些许缺陷,但仍是当今人工智能在康复医学应用领域的前沿方向。目前 BCI 在康复上的研究热点主要集中在对于脑卒中的康复上,尤其是脑卒中上肢及手功能的康复,下肢康复及语言、认知的研究相对较少。未来 BCI 的多模态联合应用方案的研究热点心将是信号处理,传统信号处理方法使用机器学习算法,现代信号处理方法与深度学习相结合,主要分为三大学习网络:传统生成对抗网络可以产生更加清晰、离散的输出,卷积神经网络可以减少对昂贵采集设备的依赖,循环神经网络能够学习到长期依赖关系。BCI 框架下的人工智能在康复医学领域中的应用,外骨骼机器人在主动康复机器人方面技术难度更大,人工神经网络在逐步成为高效的 EEG 信号分析方法。

3. 付江红,陈树耿,束小康,等. 脑机接口训练对卒中后感觉障碍患者运动功能恢复的影响:1 项探索性研究. 中国卒中杂志,2022,17(10):1051 - 1057.

在感觉和运动功能同时受损的卒中患者中,借助大脑皮质感觉区同运动区之间多方面、多层次的功能联系,将感觉和运动相结合的康复措施有助于两者功能恢复的互相促进,因此,脑机接口技术在卒中后手功能康复领域应用中受到高度关注。付江红等探究了脑机接口训练对存在感觉障碍的卒中患者运动功能恢复的影响。实验共纳入 12 例存在上肢感觉和运动功能障碍的卒中患者,随机分为试验组与对照组,各 6 例。试验组接受基于运动尝试的机器人辅助下的抓握张开脑机接口训练,每日

1 次,每次 30 min,每周 5 天,共 4 周;对照组则进行抓握张开相关任务导向性训练,每日 1 次,每次 30 min,每周 5 天,共 4 周。干预前后采用 Fugl - Meyer 上肢运动功能评定量表(FMA - UE)、上肢动作研究量表(ARAT)评估患者的上肢运动功能;用 Fugl - Meyer 量表上肢感觉评分评价感觉功能,改良的 Ashworth 量表(MAS)评估肌张力,改良 Barthel 指数(MBI)评估日常生活能力。比较两组治疗后较本组治疗前上述指标的改善情况,治疗后两组上述指标的差异以及各指标干预后较干预前的进步情况(干预后分值-干预前分值)。结果显示:试验组 FMA - UE 评分、ARAT 评分、MBI 评分均较干预前明显改善(P 均<0.05),而对照组仅 FMA - UE 评分有改善(P<0.05);比较两组干预后各指标进步情况,试验组 MBI 评分、FMA - UE 评分、屈指 MAS 评分均优于对照组(P 均<0.05)。结论认为,对于存在感觉障碍的患者,进行脑机接口干预可促进其运动功能恢复及日常生活能力的提升,同时试验组部分患者的感觉功能也有一定程度的恢复。但实验主要的限制因素是样本量小,感觉功能的评估项目较为简单,并且 FMA 0~2 分的评估范围难以有较大的进步空间,无法说明脑机接口干预可促进其感觉功能恢复。

4. 张洪峰,焦永亮,李博,等. 人工智能在康复辅助技术中的应用研究进展与趋势. 科学技术与工程,2022,22(27):11751 - 11760.

张洪峰等对康复辅助技术的现有成果进行了归纳总结,详细分析和讨论了将人工智能及 5G 技术引入康复辅助技术的先进性、实用性等;同时阐述了当前技术背景下康复辅助技术所存在的问题并提出可行性解决方案。研究认为,人工智能技术的引入,一方面能够对患者的康复姿态进行实时捕捉和进行评测,及时纠正训练不到位的动作;另一方面可有效地实现主动双向交互,对患者康复期间烦躁状态的改善和患者信心的建立有积极作用。

5G技术能够实现高效信息交互,助力智慧康复信息化建设的推进,从而提高优质康复资源利用率和康复服务整体效率,推动了远程康复行业快速健康发展。对于当前存在的康复器械和患者之间仅为单向交互的问题,可采用机器视觉、图像识别及体感技术,给患者安装智能摄像头,使患者以体感游戏的特殊交互方式实现角色转换,完成肢体动作的直接交互,解决患者有可能面临的训练完成度不够及训练动作不到位的问题,最终达到康复训练的目的。

5. 袁润萍,汤从智,江勇,等. 上肢康复机器人促进卒中后上肢功能恢复的作用和机制研究进展. 中国脑血管病杂志,2022,19(7):509-513.

上肢康复机器人辅助系统可提供高重复、可重现、交互式的训练形式,使患者独立于治疗师进行训练并改善自身上肢功能,同时向患者引入激励措施以及多种形式的运动感觉反馈,提高患者治疗依从性和趣味性,对改善卒中患者上肢功能具有良好应用前景。基于此背景,袁润萍等梳理了上肢康复机器人的进展,通过多项研究结果分析认为:上肢康复机器人能改善卒中患者日常生活活动能力,对改善卒中患者慢性期肘关节的痉挛程度有显著疗效;可以促进本体感觉的恢复。其作用机制可能与促进神经功能重塑、促进半球间联系、促进皮质重组和代偿、促进神经肌肉功能等有关,上肢康复机器人通过促进大脑和肌肉的重塑改善上肢功能,在改善卒中后中重度上肢功能障碍方面展现出较大的应用前景。但是目前缺乏对上肢康复机器人治疗处方的确定、不同机器人之间疗效对比以及上肢康复机器人治疗卒中的时间窗的研究。未来需要优化临床试验方法,改进机器人技术,提升机器人的临床证据等级,通过实现机器人的定量化、模型化、智能化、人性化,最终实现机器人、康复治疗师、患者多方人机共融。

6. 李宇淇,黄国志,路鹏程,等. 上肢康复机器人联合上肢康复训练对脑卒中恢复期偏瘫患者的影响. 康复学报,2022,32(2):111-116.

上肢康复机器人在脑卒中恢复期患者上肢功能康复方面的应用得到了一定范围的肯定,但相关疗效评价较少。基于此,李宇淇等探究了上肢康复机器人联合上肢康复训练对脑卒中恢复期偏瘫患者的影响。选择脑卒中恢复期偏瘫患者40例,随机分为对照组和观察组,各20例。两组均给予基础药物治疗及常规康复治疗,对照组在康复治疗基础上接受上肢康复训练(60 min/次),观察组接受上肢康复训练与上肢机器人训练(上肢康复训练30 min/次,上肢康复机器人训练30 min/次)。均1次/天,7天/周,共治疗2周。结果显示:观察组患者在改善上肢运动功能、改善日常生活能力的疗效优于对照组。结论认为,上肢康复机器人结合常规上肢康复训练疗效优于单纯行常规上肢康复训练,对脑卒中恢复期患者偏瘫主要体现在改善上肢运动功能、运动控制等方面,可促进偏瘫上肢肌肉激活和运动单位募集同步化,可考虑作为一种辅助手段应用于脑卒中上肢功能障碍患者的临床康复训练当中。

7. 程龙,刘泽宇. 柔性触觉传感技术及其在医疗康复机器人的应用. 控制与决策,2022,37(6):1409-1432.

柔性触觉传感器易于贴合皮肤等不规则表面,相比刚性传感器具有更强的信号感知能力、更高的精度和更佳的穿戴舒适性,在人机交互、医疗设备、可穿戴设备、健康监测等领域发挥着重要作用,基于此背景,程龙等研究了柔性触觉传感技术及其在医疗康复机器人的应用。研究者从传感器不同工作原理出发,对柔性触觉传感器进行系统的介绍和对比,从结构优化的角度分析传感器性能优化方法,整理具体应用场景,并分析不同应用场景对传感器性能的不同需求。结果显示:具体应用场景可归为机器人控制、人机交互、医疗器械和生理信息探测4类;不同应用场景对传感器性能的不同需求表现为机器人控制需要高精度、短响应时间,人机交互需要大面积、多模态等。研究认为,目前基于各种原理的触觉传感系统都已取得显著成果,但要实现能与人类皮肤相比的电子皮肤,还需在材料、结构等方面进行更加深入的研究;相信随着新材料、新技术的出现,柔性触觉传感在面积、精度、响应时间等方面可以取得全面进步,人类距离更加全面的人机交互、更加智能的人机协同更进一步。目前柔性触觉传感器的主要研究难点在于高精度、高稳定性、大面积、低响应时间触觉传感的实现,然而传感器阵列的大面积和低响应时间是相互制约的,需要通过优化硬件布局和并行算法同时实现,因此要真正实现这一目标,需要整个传感系统的共同优化。

8. 李楠,徐磊,刘丽妍,等. 老年人健康监测可穿戴设备的应用研究. 针织工业,2022(6): 60 - 63.

李楠等简述近年来面料和柔性传感技术结合在老年人健康监测可穿戴设备的应用情况。在睡眠监测方面,相关研究通过多种途径改善睡眠质量,在智能服装设计中主要通过相变调温面料、安神微胶囊催眠材料,将智能监测器置于高密度海绵中,可拆卸地穿插进服装的胸下位置,实现监测人体生理信号,最终实现改善老年人睡眠质量的目的。在血压监测方面,可穿戴设备的发展使无袖带血压测量技术能够进行连续、实时的血压测量,目前常用的无袖带血压技术是光电容积脉搏波信号技术,通过光电传感器采集血管吸收或反射的光量,可用于监测血氧饱和度、脉搏波形、脉搏波传导速度等,间接反映血压水平。在心率检测方面,目前智能手环的心率监测功能主要采用光电反射和透射测量法。在无创血糖监测方面,主要利用一些体液(如唾液、眼泪、汗液)与血糖浓度的相关性,通过测量这些体液中的葡萄糖含量间接获得血糖值。

在帕金森病监测方面,使用一个连接在手腕上的小型加速度传感器来评估帕金森病患者的运动波动、震颤和运动障碍状态,通过算法形成帕金森病运动轨迹示踪图,以便对病人进行长期监测。在步态和跌倒监测方面,穿戴式足底压力测试技术采用嵌入鞋(垫)内的柔性压力传感器实时进行着地方式、足跟冲击指数及足底压力检测,成为下肢康复评估与治疗的重要技术。纵观现实,未来老年人健康监测可穿戴设备的发展趋势应在更低的价格、更安全的操作、更时尚的外观方面予以改进。

9. 范伟超,曾庆,张卓栋,等. 虚拟现实技术在脑卒中后认知功能障碍康复中的研究进展. 中国康复,2022,37(12): 760 - 764.

基于卒中后认知功能障碍(PSCI)的高发生率和严重危害,范伟超等综述了虚拟现实(VR)技术在脑卒中后PSCI康复中的研究进展,并探讨了康复疗效及其可能的作用机制。研究表明,VR技术对PCSI患者的注意力、执行功能和语言等认知领域的康复具有一定疗效;VR技术对PCSI患者认知康复机制主要是通过多感官刺激、反馈式游戏任务训练和运动-认知训练来改善PCSI患者中枢神经系统可塑性,促进患者认知重拾和学习。① 多感官刺激对认知功能恢复的作用机制:VR技术作为认知康复治疗的新方法,通过视觉、听觉等方式对认知相关的大脑区域进行多感官刺激,可能有助于大脑网络之间的连接和功能恢复。② 反馈式游戏任务训练对认知功能恢复的作用机制:基于反馈式游戏任务训练的治疗可加强患者的自主参与意识并提高治疗效果,VR认知康复游戏的趣味性和即时反馈可以增强患者康复的动力,参与度及积极性的提高可以激活大脑神经递质通路来触发思维过程,有助于改善神经可塑性。③ 运动-认知任务训练对认知功能恢复的作用机制:运动-认知任务训练是指VR认知康复中包含了有益于认知功能康复的运动训练。在VR环境中进行运动训练,并使用特定的运动任务,可能有利于激活镜像神经元系统,从而引发复杂的运动-认知过程。因此,将传统认知康复方法与VR技术结合可能达到最优康复效果。

10. 郑鹏远,王少亭,汪桂琴,等. 智慧居家养老信息平台建设与管理探析——以郑州大学第五附属医院为例. 保健医学研究与实践,2022,19(11):173‐178.

中国拥有全世界最庞大的老年人群体。随着信息技术的普及推广和5G时代的到来,养老模式迎来了新的机遇,智慧养老将成为我国未来养老的主流。郑鹏远等通过研究提炼4个方面的智慧养老的难点堵点问题。首先,从2015—2020年发表的文献量看,智慧居家养老信息服务主题的文献数量与其他养老领域发表的文献数量相比,存在数量不足,智慧居家养老专项研究欠缺的问题;第二,居家老年人人家中网络覆盖不足一半,61.68%的居家老年人不使用智能手机,老年人智能手机使用不足、家庭网络覆盖不足、支付方式较为传统等诸多因素制约着老年人居家智能设备的供给需求,同时也制约着智慧居家养老信息保健医学研究与实践平台的建设与管理;第三,医疗资源供给无法满足90%居家养老老年人需求;第四,现阶段我国对于智慧化居家养老服务模式的探索仍旧处在萌芽期,服务水平较低。老年人对"智慧养老"认知与使用不足,智慧居家养老服务专业人才不能切合当下需要。基于问题导向,郑州大学第五附属医院以社区居家养老服务实际需求为切入点,在福华街社区卫生服务中心构建了智慧居家医养结合服务云平台,进行研究与实践,并结合实践提出以下对策:构建三甲医院专业引领、以企业和机构为主体、社区为纽带的社区-居家智慧医养结合服务云平台;下沉三甲资源、整合社会照护与信息服务资源打造居家智慧便捷服务,满足老年人"十助"服务需求;通过网络服务与教育解决老年人智能设备使用困难的困扰;智慧服务与人文体娱乐于一体,从社区延伸至居家,全方位助力提高老年人主动性。

11. 王菲. 智慧康养视阈下的"老少共融"设计案例解析. 装饰,2022(5):52‐63.

王菲等提出打破中国传统养老理念,不再局限于经济供养、生活照料、精神慰藉等养老内容,以全新的视角探讨中国健康老人的康养问题,强调健康老人不应再被特殊对待。他们围绕健康老人在日常生活中的多种需求,结合中国美院与松下集团合作的智慧康养创作营案例进行分析,从精神共悦、习惯延续、价值共享、健康关爱、创造乐活等5个维度,提出"老少共融"的价值主张,并建议多维度综合构建"老少共融"的生活场景,为老龄化社会提出新的解决方案。首先,智慧康养的设计理念应该转换思维,不再将老年人视为特殊群体对待;其次,智慧康养基于智能技术的发展将呈现更新的内容,在充斥技术的广域社会下,无论是政府、企业、设计师都应该更加清晰地认识到技术的"双面性";最后,"老少共融"可作为智慧康养设计策略,但亦非一成不变。随着数字技术发展迈入元宇宙时代,智能人、数字人的陪护将成为未来更多老年人养老的选择。

12. 张麟宇,涂志莹,杭少石,等. 面向智慧康养的数据集构建方法及其应用. 计算机科学与探索,2022,16(7):1543‐1551.

张麟宇等为研究面向智慧康养的数据集构建方法及其应用,从慢病康复训练指导入手,通过长期的社区公益服务采集了某市的社区康养的标准数据。在此基础上,提出了一种基于机器学习的三阶段数据生成模型。第一阶段,使用基于树形结构的生成策略,按照原始数据的分布生成了数据集的基础属性;第二阶段,使用朴素贝叶斯算法生成样本的基础行为能力评估指标;第三阶段,在前两个阶段的基础上采用多元线性回归的方法生成高阶行为能力指标以及评估阶段。为验证该模型生成的数据集对下游任务的有效性,在生成数据基础上利用神经网络设计多个康复训练计划推荐模型,实现 5 个多分类任务和 2 个多标签分类任务;通过对实验结果的分析以及专家知识的注入,验证了生成数据的真实性和有效性。研究认为,以采集到小样本数据集为基础,可实现大批量

具有区域养老人群特征的样本数据生成;通过整合 3 个阶段的结果,可完成康复养老数据的生成工作。但目前对生成数据集的利用有限,有待深入研究。

（董献文　汪桂琴　张　军　李海军　周章盈
曾凡硕　徐红艳　刘左右　崔鑫鑫　高　荣）

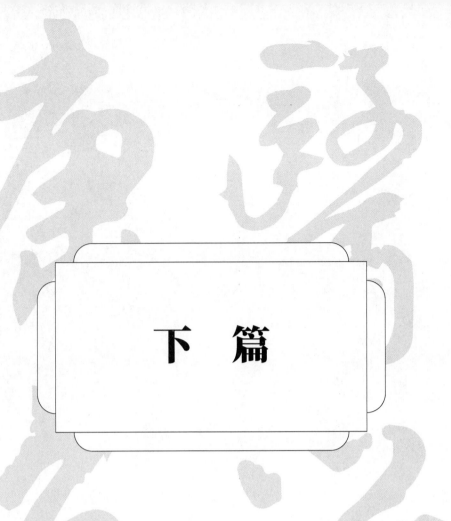

下 篇

ZHONG GUO
KANG FU YI XUE
NIAN JIAN

20
23

第十二章　康　复　教　育

2022 年度,康复教育领域共收集论文 150 篇,其中收录入文选 91 篇(占 60.6%)。内容主要聚焦在我国(包括香港、澳门)各层次学历教育办学情况、毕业后教育情况、专业学科排名、教育改革的重点工作及相关学术论文。2022 年是本年鉴的首鉴,为此特对 2022 年以前的办学情况进行了回索并列表呈现,力求全面展现我国康复医学教育的发展与现状。因时间仓促及收集渠道的受限,难免会有部分疏漏,编者团队将在来年年鉴的编撰中逐步补充完善。

【概　述】

一、康复相关专业职业教育办学与教育改革

(一)职业教育办学情况

我国高职高专办学中与康复相关的专业有 8 个(表 12-1),合计办学专业 707 个。若每个专业平均招生 50 人,预计每年将有 35 350 个专科康复相关专业学生毕业,这里还未包括康复相关专业 3 所高职本科及 44 所中等职业教育的毕业生,所以康复相关专业职业教育的规模庞大。2013 年以来,我国职业院校积极申办中外合作办学项目,仅 2022 年就增加了 4 项,目前办学总数达 11 项,办学规模预计达 1 300 人/年(表 12-2)。办学多为康复治疗技术专业,只颁发中方文凭,仅 1 所学校的体育保健与康复专业同时颁发外方文凭[1]。目前高等级的教育学校还没有国际认证及国际认可的专业排名。总体来看,高职院校康复相关专业办学专业多,办学体量大,有中国特色,中外合作办学的意愿强烈,但办学的国际接轨程度及办学质量亟待提高,办学规模应适当控制。

表 12-1　普通高等学校高等职业教育康复相关专业专科目录

序号	专业名称	专业代码	学科门类/专业大类	专业类别	办学院校数量
1	康复治疗技术	520601	医药卫生大类	康复治疗类	386
2	康复辅助器具技术	520602	医药卫生大类	康复治疗类	7
3	言语听觉康复技术	520603	医药卫生大类	康复治疗类	14
4	康复工程技术	490215	食品药品与粮食大类	药品与医疗器械类	12
5	社区康复	590303	公共管理与服务大类	公共服务类	74
6	体育保健与康复	570306	教育与体育大类	体育类	76
7	视觉训练与康复	520903	医药卫生大类	眼视光类	13
8	中医康复技术	520416	医药卫生大类	中医药类	125

表 12 - 2　职业教育中外合作办学情况

年份	合 作 院 校	专业类别	招生年限、人数、批号	专业代码	颁发证书
2013	盐城卫生职业技术学院与加拿大圣劳伦斯应用文理和技术学院合作举办康复治疗技术专科项目	康复治疗技术	2013—2017 年,50 人;项目批准书编号:PDE32CA3A20130718N	620501H	中方:普通高等教育专科毕业证书
2015	曲靖医学高等专科学校与加拿大罗耶斯特文理学院合作举办康复治疗技术专业高等专科学历教育项目	康复治疗技术	2015—2022 年,50 人;项目批准书编号:PDE53CA3A20150724N	630405H	中方:高等专科学历毕业证书
2016	苏州百年职业学院与加拿大百年应用文理与技术学院	体育保健与康复	2016—2043 年,每年期,每期3 500 人(包括 26 个专业);项目批准书编号:GOV32CAA03IFR20160920N	570306H	中方:普通高等教育专科毕业证书 外方:健身与健康促进(Fitness and Health Promotion)
2020	长沙民政职业技术学院与马来西亚英迪国际大学合作举办康复治疗技术专业专科教育项目	康复治疗技术	2020—2024 年,50 人;项目批准书编号:PDE43MY3A20191113N	620501H	中方:普通高等专科学校毕业证书
2020	菏泽医学专科学校与德国格拉健康应用技术大学合作举办康复治疗技术专业专科教育项目	康复治疗技术	2020—2022 年,每年 1 期,每期 100 人;项目批准书编号:PDE37DE3A20201109N	620501H	中方:普通高等教育专科毕业证书 外方:无
2020	重庆三峡医药高等专科学校与加拿大罗耶斯特文理学院合作举办康复治疗技术专业专科学历教育项目	康复治疗技术	2020—2027 年,每年 1 期,每期 100 人;项目批准书编号:PDE50UK3A20201112N	520601H	中方:高等专科学历毕业证书
2021	滨州职业学院与德国格拉健康应用技术大学合作举办康复治疗技术专业专科教育项目	康复治疗技术	2021—2023 年,每年 1 期,每期 100 人;项目批准书编号 PDE37DE3A20211164N	620501H	中方:普通高等教育专科毕业证书 外方:课程结业证
2022	沧州医学高等专科学校与德国格拉健康应用技术大学合作举办康复治疗技术专业高等专科教育项目	康复治疗技术	2022—2023 年(每年 1 期),每期 60 人;批准书编号:PDE13DE3A20211186N	620501H	中方:普通高等教育专科毕业证书
2022	石家庄医学高等专科学校与德国德累斯顿国际大学合作举办康复治疗技术专业高等专科教育项目	康复治疗技术	2022—2024 年(每年 1 期)每期 100 人;批准书编号:PDE13DE3A20211187N	520601H	中方:普通高等教育专科毕业证书
2022	白城医学高等专科学校与韩国松源大学合作举办康复治疗技术专业高等专科教育项目	康复治疗技术	2022—2024 年,(每年 1 期),每期 120 人,(在白城医学高等专科学校年度招生规模内统筹安排);批准书编号:PDE22KR3A20221250N	620501H	中方:普通高等教育专科毕业证书
2022	江苏医药职业学院与马来西亚英迪国际大学合作举办康复治疗技术专业高等专科教育项目	康复治疗技术	2022—2025 年(每年 1 期)每期 100 人;批准书编号:PDE32MY3A20221270N	520601H	中方:普通高等教育专科毕业证书

（二）职业教育改革的重点

2022 年是职业教育提质培优、攻坚克难的关键年。教育部职业教育与成人教育司在 2022 年职业教育重点工作中强调：聚焦"提高质量""提升形象"这两大任务，落实好"三个文件"，突破"五大重点"[2]。围绕提高质量、提升形象两大任务，教育部将着力推动《国家职业教育改革实施方案》《职业教育提质培优行动计划（2020—2023 年）》《关于推动现代职业教育高质量发展的意见》等 3 份文件的落地生根，并实现"五大突破"。第一项突破就是推动职业本科教育稳中有进；第二项突破是推进中等职业教育多样化发展；第三项突破是使"职教高考"成为高职招生主渠道；第四项突破是推动职业教育数字化升级；第五项突破是打造职业教育内涵建设工作闭环。

"双高计划"[3]是教育部在职业教育领域的一次重要制度设计，面向独立设置的专科高职学校，坚持质量为先、改革导向、扶优扶强，项目遴选不分所有制性质、地域和规模大小，重点支持就业率高、毕业生水平高、社会支持度高，且校企结合好、实训开展好、"三教"质量好的学校。"双高计划"勾勒了总体目标，到 2022 年，列入计划的高职学校和专业群办学水平、服务能力、国际影响显著提升，为职业教育改革发展和培养千万计的高素质技术技能人才发挥示范引领作用，使职业教育成为支撑国家战略和地方经济社会发展的重要力量，形成一批有效支撑职业教育高质量发展的政策、制度、标准。到 2035 年，一批高职学校和专业群达到国际先进水平，引领职业教育实现现代化，为促进经济社会发展和提高国家竞争力提供优质人才资源支撑。目前还没有康复相关专业群进入双高计划。

二、康复相关专业本科教育办学与教育改革

（一）普通高等学校康复相关专业本科办学情况

1. 康复治疗学

2000 年南京医科大学首家获批设置康复治疗学。专业门类：医学技术；专业代码：101005；修业年限 4 年；学位授予：理学。截至 2022 年，全国共有 198 所院校经教育部备案或批准设置，可以看到 2012 年以后办学热情持续高涨，2022 年新增 11 所办学院校。详见表 12 - 3。

表 12 - 3 2000—2022 年经教育部备案或批准设置康复治疗学本科专业的高等学校名单

年份	校 院 名 称	数量
2000	南京医科大学（康复医学专业，2001 年调整）	1
2001	首都医科大学、安徽中医学院（五年）、福建医科大学（五年）、成都中医药大学（医学五年，2011 年调整为理学 4 年）、南京医科大学（由原康复医学专业调整）	4
2002	南通医学院、温州医学院、浙江中医学院、安徽医科大学、中山大学	5
2003	华北煤炭医学院、承德医学院、佳木斯大学、海南医学院	4
2004	华北煤炭医学院冀唐学院、哈尔滨医科大学、上海中医药大学、山东中医药大学、济宁医学院、广州医学院、广州中医药大学、昆明医学院、陕西中医学院	9
2005	长治医学院、牡丹江医学院、武汉工业学院、湖北民族学院	4
2006	四川大学	1
2007	南京中医药大学、温州医学院仁济学院、湘南学院	3

续 表

年份	校 院 名 称	数量
2008	沈阳医学院、南方医科大学、新疆医科大学	3
2009	齐齐哈尔医学院、郧阳医学院	2
2010	天津中医药大学、福建中医药大学、滨州医学院、广西中医药大学、重庆医科大学、成都医学院、泸州医学院、昆明医学院海源学院	8
2011	潍坊医学院、泰山医学院、河南中医学院、广东药学院、桂林医学院、成都中医药大学(理学4年,由医学五年调整,原专业2001年批准备案)、大理学院、云南中医学院、甘肃中医学院	8
2012	山西中医学院、中国医科大学、辽宁医学院、辽宁中医药大学、辽宁医学院医疗学院、大连医科大学中山学院、长春大学、东北师范大学人文学院、上海杉达学院、上海师范大学天华学院、南京体育学院、南京医科大学康达学院、皖南医学院、新余学院、新乡医学院、郑州华信学院、新乡医学院三全学院、武汉体育学院、湖北医药学院药护学院、湖南中医药大学湘杏学院、右江民族医学院、广西中医药大学赛恩斯新医药学院、成都体育学院	23
2013	同济大学、天津体育学院、河北医科大学、河北中医学院、山西医科大学、内蒙古医科大学、长春中医药大学、井冈山大学、江西中医学院科技学院、山东万杰医学院、山东英才学院、佛山科学技术学院、中山大学新华学院、贵阳中医学院	14
2014	北京城市学院、天津医科大学、河北工程大学、河套学院、吉林医药学院、南京中医药大学翰林学院、南昌大学、湖北中医药大学、荆楚理工学院、长沙医学院、广东医学院、广州体育学院、广西医科大学、宁夏医科大学	14
2015	吉林大学、天津天狮学院、河北北方学院、河北外国语学院、山西医科大学晋祠学院、辽宁中医药大学杏林学院、北华大学、长春科技学院、上海体育学院、绍兴文理学院、台州学院、丽水学院、蚌埠医学院、江西中医药大学、山东协和学院、郑州大学、湖南医药学院、贵州医科大学、遵义医学院、贵州医科大学神奇民族医药学院、青海大学	21
2016	北京中医药大学、天津医科大学临床医学院、张家口学院、杭州医学院、武夷学院、青岛滨海学院、烟台南山学院、山东现代学院、齐鲁理工学院、吉首大学、云南经济管理学院、西安体育学院、西安医学院、延安大学西安创新学院、河西学院	15
2017	沈阳药科大学、长春建筑学院、厦门医学院、武汉学院、湖南交通工程学院、安康学院、西安翻译学院、西安交通大学城市学院、甘肃医学院	9
2018	安徽医科大学临床医学院、厦门华厦学院、南昌理工学院、青岛恒星科技学院、湖北民族学院科技学院、西藏民族大学、商洛学院、西安外事学院	8
2019	河北科技学院、三亚学院、北京科技大学天津学院、内蒙古民族大学、福州理工学院、邵阳学院、中山大学南方学院、广西科技大学、宜宾学院、贵州中医药大学时珍学院、昆明学院、西安思源学院、陕西国际商贸学院	13
2020	右江民族医学院(第二学历制)、西南医科大学(第二学历制)、邯郸学院、无锡太湖学院、青岛黄海学院、郑州西亚斯学院、武汉生物工程学院、四川文理学院、遵义医科大学医学与科技学院	9
2021	北京中医药大学东方学院、南通理工学院、潍坊科技学院、新乡学院、武昌理工学院、西南财经大学天府学院、新疆科技学院、石河子大学、佛山科学技术学院	9
2022	衡水学院、保定理工学院、安徽三联学院、九江学院、山东体育学院、平顶山学院、荆州学院、湖南师范大学、攀枝花学院、西安培华学院、沈阳药科大学	11

2. 听力与言语康复学

2002年浙江中医药大学首家获批设置听力学。

初期在教育类目下,2012年以后转入医学技术类,专业名称改为听力与言语康复学;专业代码:

101008T;修业年限 4 年;学位授予门类:理学。截至 2022 年,有 17 所院校经教育部备案或批准设置,滨州医学院于 2020 年开设第二学历。2022 年仅有 1 所学校申请获批设置。详见表 12－4。

表 12－4　2012—2022 年经教育部备案或批准设置听力与言语康复学本科专业的高等学校名单

年份	校院名称	数量
2002	浙江中医药大学	1
2012	滨州医学院	1
2013	中山大学新华学院、昆明医科大学	2
2014	上海中医药大学	1
2015		0
2016	首都医科大学、辽宁何氏医学院、山东中医药大学	3
2017	福建中医药大学	1
2018	徐州医科大学、重庆医科大学	2
2019	华东师范大学	1
2020	滨州医学院(第二学历)	1
2021	上海交通大学、川北医学院、南京特殊教育师范学院、遵义医科大学	4
2022	温州医科大学	1

3. 康复物理治疗

2016 年上海中医药大学首家获批康复物理治疗专业设置。专业门类:医学技术;专业代码:101009T;修业年限 4 年;学位授予:理学。截至 2022 年,有 20 所院校经教育部备案或批准设置。2022 年有 4 所院校申请获批设置。详见表 12－5。

表 12－5　2016—2022 年经教育部备案或批准设置康复物理治疗本科专业的高等学校名单

年份	校院名称	数量
2016	上海中医药大学	1
2017	上海健康医学院、福建中医药大学、南方医科大学、昆明医科大学	4

年份	校院名称	数量
2018	滨州医学院	1
2019	东南大学成贤学院、赣南医学院、广州医科大学、右江民族医学院、川北医学院	5
2020	同济大学、北京体育大学、山东中医药大学	3
2021	大连医科大学中山学院、潍坊医学院	2
2022	首都医科大学、沈阳医学院、河南中医药大学、广东医科大学	4

4. 康复作业治疗

2016 年上海中医药大学首家获批康复作业治疗专业设置。专业门类:医学技术;专业代码:101010T;修业年限 4 年;学位授予:理学。截至 2022 年,有 9 所院校经教育部备案或批准设置。2022 年仅有 1 所院校新增设置。详见表 12－6。

表 12－6　2016—2022 年经教育部备案或批准设置康复作业治疗本科专业的高等学校名单

年份	校院名称	数量
2016	上海中医药大学	1
2017	福建中医药大学、南方医科大学、昆明医科大学	3
2018		0
2019	广东医科大学	1
2020	潍坊医学院、滨州医学院	2
2021	山东中医药大学	1
2022	首都医科大学	1

5. 假肢矫形工程

2012 年上海理工大学首家获批假肢矫形工程专业设置。专业门类:生物医学工程;专业代码:082602T;修业年限 4 年;学位授予:工学。截至 2022 年,有 9 所院校经教育部备案或批准设置,2019 年以后无新增设置。详见表 12－7。

表 12-7　2012—2022 年经教育部备案或批准设置假肢矫形工程本科专业的高等学校名单

年份	校 院 名 称	数量
2012	上海理工大学	1
2013		0
2014	徐州医学院	1
2015	滨州医学院	1
2016	新乡医学院三全学院	1
2017	济宁医学院、南方医科大学、昆明医科大学	3
2018	广州中医药大学、赣南医学院	2
2019		0
2020		0
2021		0
2022		0

6. 康复工程

2012 年上海理工大学首家获批康复工程专业设置。专业门类：生物医学工程；专业代码：082604；修业年限 4 年；学位授予门类：理学。截至 2021 年，有 4 所院校经教育部备案或批准设置；2022 年，无新增设置。详见表 12-8。

表 12-8　2000—2022 年经教育部备案或批准设置康复工程本科专业的高等学校名单

年份	校 院 名 称	数量
2019	上海理工大学	1
2020	新乡学院、新乡医学院三全学院	2
2021	济宁医学院	1
2022		0

7. 运动康复

2012 年以前专业名称为"运动康复与健康"，北京体育大学、天津医科大学、武汉体育学院成为首批招收运动康复专业本科生的高校；2012 年以后专业更名为"运动康复"。专业门类：体育学；专业代码：040206；修业年限 4 年；学位授予：理学或教育学。截至 2022 年，有 110 所院校经教育部备案或批准设置。2012 年以后增长趋势明显，2022 年有 8 所学校新增设置。详见表 12-9。

表 12-9　2004—2022 年经教育部备案或批准设置运动康复本科专业的高等学校名单

年份	校 院 名 称	数量
2004	北京体育大学、武汉体育学院、天津医科大学	3
2005	玉林师范学院	1
2006	天津体育学院、上海体育学院、广州体育学院、西安体育学院、内蒙古科技大学包头医学院	5
2007	沈阳体育学院、山东体育学院、成都体育学院	3
2008	南京体育学院	1
2009	潍坊医学院	1
2010		0
2011	河北师范大学、辽宁医学院、赣南医学院、昆明医学院海源学院	4
2012	大连理工大学、首都体育学院、河北科技师范学院、吉林体育学院、齐齐哈尔大学、泰山医学院、武汉体育学院体育科技学院、成都中医药大学	8
2013	河北体育学院、鞍山师范学院、哈尔滨体育学院、绍兴文理学院、湖北中医药大学、遵义医学院、遵义医学院医学与科技学院	7
2014	山西医科大学、大连医科大学中山学院、哈尔滨师范大学、苏州大学、济宁学院、湖南中医药大学、韩山师范学院、重庆文理学院、贵阳中医学院	9
2015	山西大同大学、大连大学、黑龙江中医药大学、温州医科大学、合肥师范学院、长沙医学院、岭南师范学院、广西医科大学、四川医科大学、楚雄师范学院、甘肃中医药大学、山西医科大学	12
2016	上海体育学院、安庆师范大学、亳州学院、郑州工商学院、广州中医药大学、广西中医药大学、贺州学院、陕西学前师范学院	8

续　表

年份	校 院 名 称	数量
2017	山西中医药大学、龙岩学院、聊城大学、黄河科技学院、郑州成功财经学院、武汉商学院、广州大学松田学院、兴义民族师范学院、贵阳中医学院时珍学院、昆明医科大学、云南师范大学商学院	11
2018	河南中医药大学、武汉生物工程学院、广西科技大学、广西师范大学漓江学院、川北医学院、玉溪师范学院、云南中医学院	6
2019	安徽中医药大学、楚雄师范学院、北京吉利学院、江西中医药大学、山东中医药大学、湖南医药学院、成都文理学院	7
2020	长治医学院、山西工商学院、蚌埠医学院、福建医科大学、昆明理工大学、延安大学	6
2021	北京体育大学（第二学士学位）、辽宁中医药大学、南京传媒学院、重庆城市科技学院、重庆对外经贸学院、西昌学院、贵州医科大学、滇西应用技术大学、黄河科技学院、天津医科大学	10
2022	河北传媒学院、张家口学院、哈尔滨医科大学、安徽医科大学、桂林信息科技学院、重庆第二师范学院、西南科技大学、重庆城市科技学院	8

8. 教育康复学

2012 年华东师范大学首家获批教育康复学专业设置。专业门类：教育学；专业代码：040110TK；修业年限 4 年；学位授予：教育学。截至 2022 年,有 11 所院校经教育部备案或批准设置。2020 年及 2022 年无新增设置,2022 年仅 1 所院校新增设置。详见表 12 - 10。

表 12 - 10　2012—2022 年经教育部备案或批准设置教育康复学本科专业的高等学校名单

年份	校 院 名 称	数量
2012	华东师范大学	1
2013		0
2014	北京联合大学、邯郸学院、乐山师范学院	3
2015	安顺学院	1
2016	南京特殊教育师范学院	1

续　表

年份	校 院 名 称	数量
2017	重庆师范大学	1
2018	河北师范大学汇华学院、绥化学院	2
2019	豫章师范学院	1
2020		0
2021		0
2022	湖北科技学院	1

9. 中医康复学

2012 年黑龙江中医药大学首家获批中医康复学专业设置。专业门类：教育学；专业代码：100510TK；修业年限 5 年；学位授予：医学。截至 2022 年,有 23 所院校经教育部备案或批准设置,除 3 所西医院校外,大部分为中医药院校设置,2022 年仅 1 所院校新增设置。详见表 12 - 11。

表 12 - 11　2012—2022 年经教育部备案或批准设置中医康复学本科专业的高等学校名单

年份	校 院 名 称	数量
2016	黑龙江中医药大学	1
2017	南京中医药大学、河南中医药大学、云南中医学院、陕西中医药大学	4
2018	长春中医药大学、浙江中医药大学、山东中医药大学、成都中医药大学	4
2019	湖南中医药大学、广西中医药大学、贵州中医药大学、辽宁中医药大学	4
2020	天津中医药大学、滨州医学院、新疆医科大学	3
2021	承德医学院、河北中医学院、山西中医药大学、内蒙古医科大学、安徽中医药大学、甘肃中医药大学	6
2022	江西中医药大学	1

10. 中外合作本科办学项目

2017 年上海师范大学天华学院和美国威斯康星协和大学首家获批中外合作的康复治疗学专业

本科教育项目。专业门类别：康复治疗学专业本科教育项目；专业代码：101005H；修业年限5年；学位授予：理学双学士学位。截至2022年，有3所院校经教育部备案或批准设置。年招生量可达280人，3所学校毕业生均可获得双方相关专业学士文凭。详见表12-12。

表12-12　历年经教育部备案或批准设置康复相关专业中外合作本科办学项目的高等学校

年份	合作院校	专业类别	招生年限、人数、批号	专业代码	颁发证书
2017	上海师范大学天华学院和美国威斯康星协和大学	康复治疗学专业本科教育项目	2017—2026年　每年1期，100人 项目批准书编号：MOE31US2A20161774N	101005H	中方：普通高等教育本科毕业证书、学士学位证书 外方：Bachelor of Science 理科学士（赴国外学习1年者） （可赴美国威斯康星协和大学学习1年，达到相关要求者可获得上海师范大学天华学院和美国威斯康星协和大学的双学士学位，毕业后可申请攻读1.5年制健康科学硕士研究生）
2021	南京中医药大学与德国德累斯顿国际大学	康复治疗学专业本科教育项目	2021—2025年　每年1期，100人 项目批准书编号：MOE32DEA02DNR20202088N	101005H	中方：普通高等教育本科毕业证书、学士学位证书 外方：脊骨神经医学理学学士学位证书（赴境外学习一年者）
2022	滨州医学院与德国柏林健康与运动学院	康复治疗学专业本科教育项目	2022—2025年　每年1期，80人 项目批准书编号：MOE37DE2A20222252N	101005H	中方：普通高等教育本科毕业证书、学士学位证书 外方：物理治疗学专业理学学士学位证书

综上所述，截至2022年，我国（不包括香港澳门在内）康复相关专业本科办学院校已达377所，包括9个招生专业，如按每个专业每年平均招生50人估算，预计每年康复相关专业本科毕业生将达到18 850人，其中规模最大，增长势头最好的是康复治疗学专业有198所办学院校，其次是运动康复专业110所办学院校，2个专业占所有办学专业的82%。假肢矫形工程及康复工程是国家康复辅具事业发展的重要人才储备，但发展缓慢，前者2019年以来无新申办专业，后者共2家，2022年无新申办专业。教育康复多为师范类院校申办，2020年及2022年无新增设置，2022年仅1所院校新增设置。中医康复是我国在本科院校培养康复医生的专业，截至2022年有23所院校经教育部备案或批准设置，除3所西医院校外，大部分为中医药院校设置，2022年仅1所院校新增设置，增长平平。值得一提的是2016年以来本科教育国际接轨趋势日臻进步，

部分院校申请获批开办康复物理治疗（20所）和康复作业治疗专业（9所），虽与听力与言语康复学专业一样均为特设专业，但推动了我国康复治疗师的培养与国际接轨。2017年上海师范大学天华学院和美国威斯康星协和大学首家获批设置中外合作康复治疗学专业本科教育项目，截至2022年有3所院校经教育部备案或批准设置。年招生量可达280人，3所学校毕业生均可获得双方认可的相关专业学士文凭[1]。

（二）普通高等学校康复相关专业本科教学改革标志性成就

1. 一流本科专业建设"双万计划"

2019年教育部启动实施一流本科专业建设"双万计划"[4]，计划在2019—2021年，建设10 000个左右国家级一流本科专业点和10 000个左右省级一流本科专业点。康复相关专业积极申报，截至2022年已有34个康复相关专业入选国家一流专业

建设点,其中康复治疗 20 个、康复物理治疗 3 个、康复作业治疗 4 个、听力与言语康复 1 个、运动康复 8 个。获得 2 个国家一流专业建设点的学校有昆明医科大学(康复物理治疗、康复作业治疗)、上海中医药大学(康复治疗、康复作业治疗)、广州医科大学(康复治疗、康复作业治疗),福建中医药大学获得了 3 个国家一流专业建设点(康复治疗、康复物理治疗、康复作业治疗)。详见表 12 - 13。

表 12 - 13　2019—2021 年普通高等教育
本科国家一流专业建设点

设置年份	专　业	学　　校
2019 (11 个)	康复物理治疗	
	康复作业治疗	昆明医科大学
	康复治疗学	四川大学、福建中医药大学、上海中医药大学、黑龙江中医药大学、南方医科大学、河南中医药大学
	听力与言语康复学	浙江中医药大学
	运动康复	北京体育大学、成都体育学院、上海体育学院
2020 (12 个)	康复物理治疗	昆明医科大学、福建中医药大学
	康复作业治疗	
	听力与言语康复学	
	康复治疗学	南京医科大学、南京中医药大学、广州医科大学、福建医科大学、天津医科大学、广州中医药大学、成都中医药大学
	运动康复	武汉体育学院、苏州大学体育学院、天津体育学院

续　表

设置年份	专　业	学　　校
2021 (13 家)	康复物理治疗	同济大学
	康复作业治疗	上海中医药大学、福建中医药大学、广州医科大学
	听力与言语康复学	
	康复治疗学	南昌大学、吉林大学、首都医科大学、中国医科大学、温州医科大学、天津中医药大学、河北医科大学
	运动康复	河北师范大学、大连理工大学

2. 一流课程建设情况

2019 年教育部发布《教育部关于一流本科课程建设的实施意见》(教高〔2019〕8 号)[5],计划从 2019 年至 2021 年,认定 1 万门左右国家级一流本科课程。康复相关专业建设高校积极申报,截至 2022 年 4 月 17 日,已完成首批和第二批国家级一流本科课程认定工作,合计共 51 门入选(表 12 - 14)。16 所高校的 19 门康复相关专业课程入选首批国家级一流本科课程,其中国家级线上一流课程(国家精品在线开放课程)2 门、国家级线下一流课程 5 门、国家级线上线下混合式一流课程 3 门、国家虚拟仿真实验教学一流课程 7 门、国家级社会实践一流课程 2 门。27 所高校的 32 门课程入选第二批国家级一流本科课程,其中国家级线上一流课程(国家精品在线开放课程)8 门、国家级线下一流课程 8 门、国家级线上线下混合式一流课程 8 门、国家虚拟仿真实验教学一流课程 6 门、国家级社会实践一流课程 2 门。

表 12 - 14　首批与第二批国家级一流本科课程名单

批次	序号	课　程　名　称	课程负责人	课程团队其他主要成员	主要建设单位
线上一流课程(10 门)					
首批	267	运动疗法	王雪强	陈佩杰、王琳、韩甲、朱东	上海体育学院
	533	运动生理学	汤长发	刘霞、郑澜、陈嘉勤、刘铭	湖南师范大学

批次	序号	课　程　名　称	课程负责人	课程团队其他主要成员	主要建设单位
第二批	182	运动生物力学	李翰君	周兴龙、邓辰	北京体育大学
	183	运动员机能评定与训练监控	于　亮	周越、赵杰修、李俊平、张禹	北京体育大学
	272	工程力学	李英梅	李东、张英杰、王延庆、赵天宇	东北大学
	297	绿色康复	刘忠良	张海娜、郭丽新、曲福玲、康治臣	吉林大学
	575	运动生物力学	顾耀东	李建设、孙冬、张妍、于佳彬	宁波大学
	816	细说《肌力评定》	张　泓	艾坤、易细芹、祁芳、邓石峰	湖南中医药大学
	836	运动损伤预防与康复	王于领	梁崎、邬培慧、林阳阳、方健辉	中山大学
	845	实用针灸学——经络养生与康复	张毅敏	朱明敏、马庆字、赵仓焕、卿鹏	暨南大学

虚拟仿真实验教学一流课程（13门）

批次	序号	课　程　名　称	课程负责人	课程团队其他主要成员	主要建设单位
首批	92	纯音测听虚拟仿真实验	刘巧云	赵航、卢海丹、杨三华、张畅芯	华东师范大学
	93	青少年运动机能评定虚拟仿真实验	季　浏	陈彩珍、李康、刘微娜、卢健	华东师范大学
	140	运动改善情绪及其脑可塑性变化虚拟仿真实验	陈爱国	王碧野、郭玮、陈祥和、许克云	扬州大学
	181	足运动康复工程虚拟仿真实验项目	范毅方	方千华、许文鑫、陈海春、韩淑艳	福建师范大学
	159	常见颈肩腰腿痛的针刀治疗仿真训练	傅珍春	尤培建、马晓蕾、顾晓民、夏卫东	杭州师范大学
	272	颈椎病针灸治疗虚拟仿真教学实验	黄　泳	杨路、曲姗姗、张继苹、钟正	南方医科大学
	318	下肢肌力量训练设计与运动生物学监控虚拟仿真实验教学项目	田振军	张婧、孙宇亮、蔡梦昕、樊岫珊	陕西师范大学
第二批	92	外骨骼上肢康复机器人控制虚拟仿真实验	李鸿儒	王彦婷、张羽、贾明兴、刘佳良	东北大学
	259	女性盆底功能障碍中医康复护理虚拟仿真实验	葛　莉	黄锦华、王雅立、黄惠榕、郭兴来	福建中医药大学
	305	脑卒中病人平衡功能评定及训练虚拟仿真实验	李瑞玲	赵慧杰、杨长永、陶志敏、靳艳	河南大学
	348	老年人跌倒的评估和应急处理虚拟仿真实验	曾　慧	陈嘉、孙嫚艺、王瑶、刘静	中南大学
	360	偏瘫患者三维步态数据采集与分析虚拟仿真实验	罗　洁	宋嵘、张先熠、毛玉珞、刘杰	中山大学
	366	颈椎病患者康复护理虚拟仿真实验	杨巧红	豆春霞、查丁胜、陈燕雅、沈龙彬	暨南大学

续　表

批次	序号	课 程 名 称	课程负责人	课程团队其他主要成员	主要建设单位
		线下一流课程(13门)			
首批	174	运动解剖学	刘　晔	罗冬梅、徐刚、李俊平、赵星	北京体育大学
	852	骨科疾病物理治疗	江　征	陈倩倩、苟艳芸	福建中医药大学
	853	康复护理学	陈锦绣	刘芳、陈焰南、王雅立、林茜	福建中医药大学
	979	语音与发声应用	冯媛媛	路庆平、宋璞、谷小龙、孙玉婷	河南大学
	1329	运动解剖学	袁琼嘉	李雪、王璐、李梦、金毓	成都体育学院
第二批	740	运动生理学	刘微娜		华东师范大学
	1130	传统康复方法学	王艿斌	陈少清、何坚、李翔、吴劲松	福建中医药大学
	1258	运动生物力学	隋　波	董贵俊、李爱云、李珊珊、陈岩	山东体育学院
	1541	运动生理学	段　锐	王松涛、郝选明、朱玲、李焕春	华南师范大学
	1801	康复护理学	石国凤	张献文、王天兰、徐欢、温丹果	贵州中医药大学
	1846	人体运动学	敖丽娟	王文丽、孟繁媛、徐璇	昆明医科大学
	1855	运动生理学	宋淑华	王斌、王晓琴、何勇	云南师范大学
	1953	运动解剖学	田振军	蔡梦昕、席悦、王友军	陕西师范大学
		线上线下混合式一流课程(11门)			
首批	607	运动解剖学	陶　缨	洪长清、陶江、石金毅、李娜	湖北大学
	654	康复评定学	张　泓	易细芹、邓石峰、周予婧、秦爽	湖南中医药大学
	662	运动解剖学	杨赳赳	肖俊、邹秋英、张劲松、宋卫红	湖南人文科技学院
第二批	146	神经康复学	马素慧	李丹、齐丽娜、许丽雅、窦娜华	华北理工大学
	311	运动解剖学	张海平	程志清、魏国、陈新、赵平	沈阳体育学院
	410	康复护理学	林　萍	孔祥颖、陈雨、王金凤、许洪伟	佳木斯大学
	775	康复功能评定学	徐琳峰	陶英霞、赵鑫蕾、姚波、李硕	杭州医学院
	860	运动生物力学	范毅方		福建师范大学
	925	运动生理学	曾志刚	刘绍生、朱洪竹、丁孝民、王卉	井冈山大学
	1411	运动生理学	朱　琳	于洋、黄治官、郭艳艳、刘晓光	广州体育学院
	1440	康复医学	黄国志	赵一瑾、郑彭、吴文、谢秋幼	南方医科大学

批次	序号	课 程 名 称	课程负责人	课程团队其他主要成员	主要建设单位
		社会实践一流课程（4门）			
首批	97	社区康复学	潘燕霞	林诚、裴骏、林建平、陈秀云	福建医科大学
	114	言语治疗	李海英	朱潇、张文峰、卢红云、李岩	鲁东大学
第二批	176	音乐治疗实践	王海华	牟艳丽、潘佩佩、蔡勇刚、吕清林	聊城大学
	298	老年护理与实践	李　萍	姬春、倪志宏、王毯、王美艳	石河子大学

3. 康复相关专业国际认证及排名情况

2010年以来康复治疗师教育的国际化加速，康复治疗分流为物理治疗、作业治疗及假肢矫形工程的学校开始与国际组织联系并申请国际认证。截至2022年，获得国际认证的康复相关专业有17家，其中物理治疗6家[6]、作业治疗7家[7]、假肢矫形工程4家[8]。昆明医科大学获得了全部3个专业的认证，四川大学及昆明医科大学完成了物理治疗及作业治疗复认证，首都医科大学完成了作业治疗复认证。详见表12-15。

表12-15　截至2022年康复相关专业国际认证名单

专　业	办学层次	认证机构	学　　校	初次认证	复认证
物理治疗（6家）	本科	WPT	昆明医科大学	2011	2017—2024
	本科	WPT	四川大学	2011	2017—2024
	本科	WPT	上海中医药大学	2016—2023	
	本科	WPT	福建中医药大学	2017—2023	
	本科	WPT	首都医科大学	2017—2024	
	本科	WPT	同济大学	2021—2024	
作业治疗（7家）	本科	WFOT	昆明医科大学	2010—2017	2017—2024
	本科	WPOT	四川大学医学院及武侯校区	2014	2020—2027
	本科	WFOT	上海中医药大学	2016—2023	
	本科	WFOT	福建中医药大学	2016—2024	
	本科	WFOT	首都医科大学	2006	2017—2024
	本科	WFOT	南京医科大学	2020—2027	
	本科	WFOT	广州医科大学第五医院及番禺校区	2020—2027	
假肢矫形工程（4家）	本科	ISPO	首都医科大学	2012—2027	
	专科	ISPO	北京社会管理学院	2017—2022	
	本科	ISPO	昆明医科大学	2022—2024	
	本科	ISPO	滨州医学院	2022—2025	

软科世界大学学术排名（ARWU）是全球领先的高等教育评价机构,中国大学专业排名于 2021 年首次发布,排名覆盖 92 个专业类的 500 多个本科专业,发布近 3 万个专业点,是迄今为止规模最大的中国大学本科专业排名[9]。排名采用独具特色的学校-学科-专业三层次专业竞争力评价框架,设置学校条件、学科支撑、专业生源、专业就业、专业条件 5 个指标类别和 19 项指标,对 1 200 多所高校的 6 万个本科专业点进行动态监测式评价。"软科中国大学专业排名"旨在为学生和家长选择本科专业提供客观参考,也为高校的本科专业建设与分析提供事实依据。2022 年康复相关专业排名前 10 的学校,详见表 12 - 16。

表 12 - 16　2022 年软科中国大学康复相关专业排名前 10 的学校

专　业	学　　校
康复治疗学	四川大学、首都医科大学、广州医科大学、南京医科大学、天津医科大学、中山大学、吉林大学、南方医科大学、上海中医药大学、同济大学
听力与言语康复学	上海交通大学、首都医科大学、重庆医科大学、浙江中医药大学、华东师范大学、徐州医科大学、昆明医科大学、上海中医药大学
康复物理治疗	同济大学、昆明医科大学、广州医科大学、南方医科大学、上海中医药大学、北京体育大学、福建中医药大学、潍坊医学院
康复作业治疗	昆明医科大学、广州医科大学、南方医科大学、上海中医药大学
运动康复	上海体育学院、北京体育大学、成都体育学院、武汉体育学院、首都体育学院、天津体育学院、南京体育学院、苏州大学、吉林体育学院、上东体育学院
假肢矫形工程	首都医科大学、南方医科大学、上海理工大学、徐州医科大学、广州中医药大学
康复工程	上海理工大学、济宁医学院
中医康复学	南京中医药大学、天津中医药大学、成都中医药大学、浙江中医药大学、山东中医药大学、湖南中医药大学、黑龙江中医药大学、长春中医药大学、河南中医药大学、广西中医药大学

4. 课程思政指南编写情况

教育部等十部门关于印发《全面推进"大思政课"建设的工作方案》的通知,"教社科〔2022〕3 号"发布[10]。教育部高等教育司委托医学技术类教学指导委员会编写各专业课程思政指南,康复相关专业在昆明医科大学敖丽娟教授牵头,拟定了康复相关专业课程思政教学指南编写提纲并制订了工作方案。在四川大学何成奇教授、河南中医药大学冯晓东教授、黑龙江中医药大学唐强教授、上海中医药大学单春雷教授、昆明医科大学敖丽娟教授、福建中医药大学陶静教授、同济大学靳令经教授及同事们的共同努力下,最终,涵盖康复治疗学、听力与言语康复学、康复物理治疗、康复作业治疗 4 个专业的 9 门专业基础核心课、20 门专业核心课、3 门专业拓展课的《康复相关专业课程思政教学指南》提交教育部。

三、香港及澳门康复相关专业办学情况

截至 2022 年,香港有 8 所院校、澳门有 1 所院校开办康复治疗相关专业,有的学校仅设本科专业,有的学校仅设硕士及博士专业,香港理工大学是办学最早、专业最齐全,本、硕、博办学层次最完整,办学规模最大的学校。详见表 12 - 17。

表 12-17 香港及澳门康复相关专业办学情况

办学院校	办学专业	办学层次	学位授予
香港理工大学	物理治疗学	本科	理学学士
			（荣誉）理学学士
	职业治疗学	本科	理学学士
			（荣誉）理学学士
	生物医学工程	本科	（荣誉）理学学士
	语言与言语科学	本科	语言与言语科学文学学士（荣誉）
	物理治疗学	硕士	硕士
	职业治疗学	硕士	硕士
	发展障碍人士复康	硕士	理学硕士
	手法物理治疗	硕士	理学硕士
	康复科学理学	硕士	理学硕士
	运动物理治疗	硕士	理学硕士
	职业治疗学	硕士	理学硕士
	生物医学工程（康复工程）	硕士	理学硕士
	言语治疗	硕士	硕士
	物理治疗	博士	博士
	职业治疗	博士	博士
	言语治疗	博士	博士
	生物医学工程（康复工程）	博士	博士
香港中文大学	肌肉骨骼医学、康复和老年骨科	硕士	理学硕士
	运动医学与健康科学	硕士	理学硕士
	语言学	硕士	硕士
	骨科和创伤	博士	博士
	语言学	博士	博士
香港大学	言语语言病理学	本科	理学学士
香港教育大学	教育言语语言病理学和学习障碍	硕士	理学硕士

办学院校	办 学 专 业	办学层次	学 位 授 予
香港浸会大学	运动、体育及健康学	硕士	硕士
	运动、体育及健康学	博士	博士
香港都会大学	物理治疗学	本科	(荣誉)理学学士
香港东华学院	职业治疗学	本科	(荣誉)理学学士
	物理治疗学	本科	(荣誉)理学学士
香港明爱专上学院	物理治疗学	本科	(荣誉)理学学士
澳门理工大学	言语语言治疗	本科	理学学士

四、康复相关专业毕业后教育情况

(一)研究生教育招生情况

2022年与康复相关的研究生教育项目主要在临床医学、医学技术、体育学等3个一级学科展开。临床医学下的二级学科为康复医学与理疗学,科学学位学科代码100215、专业学位学科代码1051。2022年全国有49所院校招生,约一半的院校同时招收硕博士。招生人数最多的是北京体育大学,高达60人。医学技术教育部未明确二级学科名称设置,均为各校自设,多数学校仅选择康复治疗学,3所学校分设康复治疗学、听力与言语康复学,专业代码101000。2022年招收康复相关专业的学校约13所,招生人数最多的是上海体育学院高达48人,仅有少量的学校招收博士。2022年9月新的《研究生教育学科专业目录》公布,医学技术仅设专业学位,学科代码为1058,意味着国家将强调应用型高层次人才的培养。另一个与康复相关的研究生招生专业是体育学一级学科类目下的运动康复二级学科,2022年有54所学校招生,有接近一半的院校硕博士兼招,招生报名人数最多的是武汉体育学院。

(二)住院医师规范化培训情况

截至2022年,全国共有857家西医类国家级住院医生规范化培训基地,2021年中国医师协会《关于公示2021年度住院医师规范化培训重点专业基地(西医)候选名单的函》(医协函〔2021〕432号)。康复医学科名单详见表12-18。各省市(自治区)开展康复医师住院医师规范化培训基地评审、考核及基地规范化师资队伍培训课程,探索标准化病人在住院医师考核中的应用,研究PBL+TEAM教学模式在规培中的应用。在专科培训中,探索心脏康复、儿童康复专科培训制度,将中医与康复结合,进一步完善中医康复专科培训制度。

表 12-18 各省市(自治区)康复科规范化培训重点专业基地

省 份	序号	专 业 基 地	设置年份
北京	1	首都医科大学宣武医院康复医学科	2021
	2	北京大学第三医院康复医学科	2021
	3	中日友好医院康复医学科	2021

续 表

省 份	序号	专 业 基 地	设置年份
河北	1	河北医科大学第二医院康复医学科	2021
四川	1	四川大学华西医院康复医学科	2021
	2	西南医科大学附属医院康复医学科	2021
	3	四川省人民医院康复医学科	2021
上海	1	上海市第一人民医院康复医学科	2021
重庆	1	重庆医科大学附属第一医院康复医学科	2021
	2	重庆医科大学附属第二医院康复医学科	2021
贵州	1	贵州医科大学附属医院康复医学科	2021
江苏	1	江苏省人民医院康复医学科	2021
安徽	1	安徽医科大学第一附属医院康复医学科	2021
辽宁	1	中国医科大学附属盛京医院康复医学科	2021
	2	中国医科大学附属第一医院康复医学科	2021
黑龙江	1	哈尔滨医科大学附属第一医院康复医学科	2021
云南	1	昆明医科大学第二附属医院康复医学科	2021
陕西	1	空军军医大学第一附属医院康复医学科	2021
河南	1	河南省人民医院康复医学科	2021
	2	郑州大学第一附属医院康复医学科	2021
福建	1	福建医科大学附属第一医院康复医学科	2021
	2	福建医科大学附属协和医院康复医学科	2021
广东	1	中山大学附属第一医院康复医学科	2021
	2	中山大学附属第三医院康复医学科	2021
广西壮族自治区	1	广西医科大学附属第一医院康复医学科	2021
江西	1	南昌大学第一附属医院康复医学科	2021
浙江	1	浙江大学医学院附属第一医院康复医学科	2021
	2	浙江大学医学院附属第二医院康复医学科	2021
	3	浙江大学医学院附属邵逸夫医院康复医学科	2021
新疆维吾尔自治区	1	新疆维吾尔自治区人民医院康复医学科	2021
	2	新疆医科大学第一附属医院康复医学科	2021

（三）康复治疗师规范化培训

截至 2022 年，我国还未从政府层面建立康复治疗师毕业后规培制度。2006 年四川大学华西医院首先开展 2 年制康复治疗师毕业后规范化培训。2009 年，昆明医科大学第二附属医院借鉴四川大学华西医院的经验招收过 2 届 2 年制物理治疗及作业治疗规培生。2010 年中国科学技术大学附属第一医院（安徽省立医院）开始了康复治疗师毕业后（就业前）为期 1 年的规范化培训工作。2016 年北京市卫生计生委发布《关于加强康复治疗师培养和管理工作的通知》（京卫老年妇幼〔2016〕14 号）[11]中明确要求："2016 年及以后拟在本市医疗机构从事康复治疗师工作的毕业生，应到认定的规范化培训基地接受康复治疗师规范化培训，取得《康复治疗师规范化培训合格证书》后，可在医疗机构独立从事康复医疗服务工作。"2017 年 10 月，受中国康复医学会委托，康复治疗专业委员会曾组织专家开展了这方面探索，形成了《中国康复治疗师规范化培训专家共识》[12]。2018 年南昌大学第一附属医院及郑州大学第五附属医院等一些医疗机构也面向社会招收 1 年及 2 年制的康复治疗师规范化培训。2020—2022 年，顾连医疗与昆明医科大学签订连续三年的战略合作协议，对顾连医疗旗下所有康复治疗师进行毕业后岗位胜任能力培训[13]。2022 年，在凌峰教授的倡导下，中国康复医学会与中残联残疾人康复协会共同成立了康复治疗师认证中联会，向卫健委递交了《康复治疗师培训基地认定标准》及《康复治疗师规范化培训细则》。

（四）继续医学教育培训

2022 年，全国各地批准及备案的国家级继续医学教育项目共 580 项。有康复医学专项技术及新进展培训班，也有综合学术年会及国际学术研讨会，内容围绕卒中康复、脊髓损伤康复、骨科康复、心肺康复、重症康复、疼痛康复、肿瘤康复、儿童康复、女性康复、社区康复、中医康复、认知障碍康复、言语语言障碍、肌骨超声应用、神经电生理技术、神经调控技术等领域，加上各省市级的继续医学教育项目，参训人数之多，内容之广泛，充分说明了在康复医学蓬勃发展的今天，专业人员对新知识、新技术、新方法发展的渴望和积极性。

五、2022 年康复医学教育相关学术论文综述

（一）职业教育

1. 专业与课程体系构建

基于岗位标准及岗位胜任力的康复治疗技术专业课程体系构建与胜任力模型构建，尤其值得一提的是江苏联合职业技术学院廪迅等[14]经调研康复治疗技术专业毕业生的就业岗位及职业发展，并分析其工作内容的基础上修订了针对性的人才培养目标和应对岗位能力的课程，构建出康复治疗技术专业课程体系岗位胜任力冰山模型的五层级（知识与技能、价值观与态度、自我形象、个性与品质、内驱力与社会动机），形成了 3 阶段 4 模块 5 能力的课程体系。张清涛等[15]针对康复治疗技术专业的"3+2"专本贯通分段培养模式暴露的问题，提出了构建基于"3+2"专本贯通培养条件下高职院校办本科教育人才培养新模式，该模式包括确定"以学生为本位、一体化实施培养"的理念；建立"两导向、两兼顾"康复治疗技术专业贯通培养课程体系；创新适应"康复工匠"个性化培养的教学模式；构建"校-系-专业"三层管理和评价机制。廪迅等[16]也提出了随着社会现代化和人口老龄化的发展与变革，职业教育院校康复治疗技术专业在设置康复治疗专业的人才培养实践中要落实从"以治病为中心"向"以健康为中心"的转变，构建"防-治-养"一体化人才培养模式。

2. 师资培养、课程与教材建设、教学方法改革

师资培养方面，张迪等[17]探讨了南阳医学高等专科学校康复治疗技术专业与南阳南石医院联合

开展现代学徒制人才培养的经验,探讨院校与企业专兼职教师教学团队建设的模式及教师企业实践流动站的管理机制和运行程序,并提出了流动工作站存在的问题及今后的工作中的改进建议。四川卫生康复职业学院康复系李俊龙等[18]探讨了基于医教协同的高职"双师"育人模式,分析了基于医教协同的高职"双师"教师队伍与运行机制构建,论述了基于医教协同的高职"双师"育人模式建立及实践效果。

在课程建设方面:刘启等[19]进行了由导言(Bridge-in)、目标(Objective)、前测(Pre-assessment)、参与式学习(Participatory Learning)、后测(Post-assessment)和总结(Summary)6部分组成的BOPPPS教学模式及其该模式在合肥职业技术学院2020级康复治疗技术专业4个行政班级共140名学生的应用研究,结果混合教学组的同学普遍认可BOPPPS模式的混合式教学。混合教学组理论考试测评成绩及技能考试测评成绩高于传统教学组,自主学习及学习策略能力优于传统教学组($P<0.05$),为该课程及其相关课程教学改革提供了参考和借鉴。张迎春等[20]从教学模式、教学内容、考核方式3个方面论述了高职"物理因子治疗技术"课程教学改革的思路。朱昭锦[21]以常州卫生职业技术学院2017级康复治疗技术专业两个班共90位学生为研究对象,探讨了"学习共同体"的教学模式可以提升康复治疗技术专业学生《临床康复治疗学》课程综合成绩及综合素质,但课程实施同时也对教师提出了更高的要求。左贾逸以江苏教育系统重点打造的精品在线课程"康复评定技术"建设项目移植入新疆伊犁职业教育的援疆实践为例,探讨如何通过精品在线课程的创建促进偏远地区职业教育的均衡发展。曾德昕等[22]长沙卫生职业学院康复治疗技术专业教学团队通过康复医学在线开放课程的开发建设和教学实践,分析了课程实施和学生学习情况,表明在线开放课程能够突破传统课堂教学时间、空间限制,实现远程教学。其次

在线课程满足了学生个性化学习需求,能够满足大批量、多层次学员职业培训需要。另外在线开放课程资源可以根据需要及时调整以及可以持续为学生提供学习辅导。自"课程思政"的概念提出以来,"立德树人"便已经成为检测高校育人成效的重要指标。课程思政是在课堂思政教育主渠道的基础上,在"立德树人"的理念下,将"教书"与"育人"充分融合,是"三全育人"的一项重要举措。康复专业作为具有人文性质的学科,更应与思政课同向同行,关注学生综合素质的培养。耿姣姣等[23]尝试在新冠肺炎疫情期间,在慕课中融入思政元素,引导学生养成良好的职业素养、规范的操作技能,提升健康素养水平。郑松等[24]从课程思政融入"康复医学概论"课程的必要性、"康复医学概论"课程思政教学与对应知识点设计、课程思政教学实施过程以及课程思政教学评价等反面论述了课程思政的教学设计与实施。

在教学资源建设方面:苏英等[25]通过对"互联网+"背景下的康复医学教育进行研究分析,提出如何提升师资正确运用"互联网+"背景下的各种现代教学手段,教师可以在实践性比较高的课程中,引入虚拟与现实技术,提高授课效率。还可以考虑充分运用现代技术手段,宣传普及康复医学知识,如创建康复数据库、搭建康复转诊和远程康复等平台,将"互联网+"背景下的康复医学教育走进社区,走进乡村,与传统技术紧密结合,让越来越多的人受益,形成中国特色的康复医学。耿姣姣等[26]针对康复专业"康复评定技术"现阶段教材的不足之处,基于互联网技术支持,团队在慕课平台的基础上,建设完成了由纸质主教材、实训指导、配套电子教材等组成的立体化教材,有力支撑了本课程的教学,同时为课程的建设和改革开辟了新的路径。张维杰等[27]提出了一些康复治疗技术专业教学资源库建设的推进策略:如将互联网技术应用在资源库建设过程中、探索职业推广发挥建设效益等。

3. 实践教育及就业

职业核心素养是参与社会分工所必需的核心素养，是高职院校设定人才培养目标和实施教学的前提。为了提升高职生的职业核心素养，崔杨等[28]研究分析了"实训＋专业社团"模式的构成要素，如言语听觉康复技术技能实训和"爱撒无声"言语康复协会，阐述了涵盖了课内实训、课外实训和校外实训"实训＋专业社团"模式的实施方法，构建了"1234"高职生职业核心素养培育体系。以社会主义核心价值观为指导，以实训和学生专业社团为培育平台，以最终目标、因材施教、科学教育质量观为原则，以四种素养为培养目标，为创新高职院校人才培养模式提供参考。宁波卫生职业技术学院沈晓丽等[29]为解决实训教学资源不足、师资队伍实践教学经验匮乏、校外实训开展难度大等现实问题，联合相关企业院校构建了 CLP 实训模式，实现了在线课堂、虚拟实训室、智慧实践基地三位一体，取得了一定成效，为高职院校实训体系智慧化提供了新思路。福建生物工程职业技术学院罗文娟等[30]调查康复治疗技术专业毕业生就业情况及对人才培养的意见建议。结果 3 届毕业生就业率 93.02％，专业对口率 83.75％，毕业生就业单位中民营机构占比 63.12％，学生就业满意度 90.12％，家长对学生就业满意度 91.86％，94.17％的毕业生认为在校期间能够掌握基本知识和技能，57.56％的学生认为学校应加强教学设施与教材改进，54.65％的毕业生认为学校需加强专业课程内容与安排建设。高职康复治疗技术专业虽然就业前景好，但就业压力在日趋增加，高职院校应加强以技能为中心的教学改革，可进行分方向培养，以适应康复市场亚专科发展趋势。

（二）本科教育

1. 教育国际化与课程体系构建

为加强康复治疗相关专业教育的国际化进程，积极学习和借鉴国境外康复相关专业学历教育的先进经验，国内多所高校在办学之初进行专业与课程设置。多所高校认识到了本科教育国际化的重要性，结合自身发展特色制订了教育国际化改革发展路径，也有越来越多的高校参与和准备参与国际课程标准的认证。2022 年共 5 篇文献提到国际化康复专业人才培养改革，包括康复教育国际化的意义、实现路径、成效与反思。探索了结合《普通高等学校本科专业类教学质量国家标准》与国际教育标准探索改革路径，参与国际教育标准认证，修订专业设置、优化人才培养目标、改革课程设置与实施、积极探索国际化联合培养模式是教育国际化实现的有效路径。其中 3 篇文献是由滨州医科大学、广州医科大学、昆明医科大学发表，分别论述了在参与国际认证的背景下，康复物理治疗、康复作业治疗和假肢矫形工程教育国际化的建设经验和成果[31-33]。中山大学附属第三医院高惠刚等[34]和首都医科大学马玉宝等[35]分别分析和比较了美国、日本与我国康复本科专业人才培养模式的现状与差异。康复教育国际化是目前规范我国康复治疗学历学位教育、提高人才培养质量和中国康复医学国际化发展趋势的必经之路，也是中国教育走向国际化发展的时代产物，是建设世界一流专业、一流学科的核心驱动力。

康复胜任力架构（RCF）是世界卫生组织基于全民健康覆盖的全球胜任力架构，有关健康与康复工作者胜任力的战略方法，根据康复科学与康复服务的情景要求所建立的适用于康复情景的特定胜任力架构[36]。在 2022 年，共有 5 篇文献论述了康复胜任力构架及其在康复人才培养体系构建中的应用。邱卓英等的两篇文献，阐述了 RCF 作为理论框架和标准化工具，可用于开发国内康复相关专业的课程认证指标体系、高等院校设置康复专业人才培养方案和课程体系[36-37]。另 3 篇文献讨论了 RCF 在康复治疗学专业[38]、康复物理治疗[39]和特殊教育专业[40]本科教育中人才培养目标、课程体系内容设置、教学评价、人员认证等方面的实践应用。

2020年国务院办公厅发布了《关于加快医学教育创新发展的指导意见》，提到以新医科统领医学教育创新的基本原则：优化学科专业结构，体现"大健康"理念和新科技革命内涵，对现有专业建设提出理念内容、方法技术、标准评价的新要求，建设一批新的医学相关专业，强力推进医科与多学科深度交叉融合。2022年，共有4篇文献论述了医科与多学科深度交叉融合、高水平的医学人才培养体系建立的理论与实践，涉及康复物理治疗[41]、听力与言语康复学[42]、假肢矫形工程[43]3个专业的创新人才培养模式探索以及康复医学产教融合创新创业教育的探索[44]。

2. 课程建设与教学方法改革

2022年共有11篇文献涉及康复相关专业本科教育课程教学改革的实践与研究。其中1篇文献讨论了翻转课堂物理治疗教学中的应用与评价[45]；1篇文献围绕"器官系统教学"理念，分享了心肺系统疾病物理治疗模块化课程改革的实践与成效[46]；其余9篇文献[47-55]围绕康复相关专业的一门课程展开教学法的改革实践与讨论，其中涉及专业有康复治疗学、听力与言语康复学、临床医学，涉及课程有《康复评定学》《康复医学概论》《传统康复学》《诊断听力学》《听力康复》《语言学概论》《康复医学》，涉及的教学法有模拟情境教学法、标准化病人结合CBL、PBL/CBL双轨教学、基于团队式学习（TBL）的激越四段式教学法、基于OBE理念的理论实践一体化教学、基于"多维评价"的教学质量反馈、基于共情能力培养与以人为本的教学实施。总体上围绕更好地实现"知识、技能和情感"目标展开教学法改革，不仅以提高学生的专业知识和实践技能水平为目的，更多的教学法改革研究开始关注学生的学习自我效能、团队协作能力、组织领导能力、沟通能力、表达能力、思辨能力和共情能力的培养。

在习近平总书记"推动构建人类命运共同体"的时代号召下，面对"互联网＋"与后疫情时代的机遇和挑战，"互联网＋教育"的线上线下同步的融合式或混合式教育模式的改革与探索，无论是从国家战略还是教育公平和质量的提升来看，都将成为高等教育的必然趋势和教育改革的重要方向。2022年共有7篇文献以"互联网＋教育"为主题进行康复本科教育的研究。线上线下结合的混合式教学模式的实践研究，反映了在打造金课、淘汰水课，创新人才培养模式，培养卓越的康复临床复合型人才方面取得了一定成效[56-62]。其中周钰珉等[56]基于康复医学与理疗学的教学为背景，提出了线上＋线下同步进行的融合式教学（Online merge offline, OMO）模式，以提升教学效果和体验为核心，深度融合线上与线下的学习场景，从而实现标准化流程和个性化的服务。这种模式的最大特点就是强交互、重体验，也一直是康复医学教育的重要特征。在传统康复医学的线下教学中加入线上新媒体手段，探索新的教学方式，让学生有更多的思考与交流空间，把学习知识的过程放在家中，把知识深化的过程放在教室，以便能够得到更好的效果。

为深入贯彻落实习近平总书记关于教育的重要论述和全国教育大会精神，贯彻落实中共中央办公厅、国务院办公厅《关于深化新时代学校思想政治理论课改革创新的若干意见》，把思想政治教育贯穿人才培养体系，全面推进高校课程思政建设，发挥好每门课程的育人作用，提高高校人才培养质量，2020年教育部制订了《高等学校课程思政建设指导纲要》，明确了课程思政建设在提升教学质量和培养高素质人才中的重要意义和建设任务。2022年共有7篇文献讨论了在康复教育中的课程思政建设思路与实践。其中2篇从整体上分析了康复教育体系在实施课程思政中面临的痛点与问题[63]，提出了解决的思路包括课程思政在康复人才培养方案中的融入路径[63]、课程群"思政元素"的提炼等[64]；其余5篇以一门课程为例，包括《运动疗法学》[65]《听力与言语康复学导论》[66]《神经康复学》[67]《康复医学概论》[68-69]，探讨了课程思政教学方法的改革与实施。通过这些改革创新，为落实立德树人根本任务,培养德才兼备的康复医学人才提供了理论和实践依据。

3. 实践教学

2021 年国家卫生健康委等八部委联合制订的《关于加快推进康复医疗工作发展的意见》中重点指出在加强康复医疗人才教育培养中需注重提升临床实践能力的培养。2022 年,共 16 篇文献针对康复教育的实践教学改革进行了研究与探索。其中 4 篇文献针对实践教学体系的构建中存在问题进行了分析[70],并分享了基于"一流本科专业"的运动康复专业实验室的建设路径[71]和基于就业导向[72]以及胜任力和创新力为导向[73]的康复治疗学专业实践教学体系的建设思路;其余 12 篇围绕康复治疗本科实践教学的各个环节,包括实验课教学[74-76]、课程见习[77-79]、实习带教[80-84]、社会实践一流课程建设[85]进行了深入的研究,为探讨康复相关专业实践教学的系统化和标准化理论框架,以学生为中心,优化实践教学课程体系,改革实践教学方法,培养高水平的康复医师、治疗师和护师,提供了新思路、新方法。唐欣等[77]在康复治疗学(物理治疗方向)专业的核心课之一《儿童物理治疗》课程中设计了基于三级康复服务理念的临床见习模式并予以实施,在提高学生操作考试总成绩、操作技能、案例汇报、沟通和专业行为方面效果显著。韩亮等[78]通过带康复治疗学学生在 ICU 进行床旁重症心肺系统疾病康复见习教学,以床旁实际患者为案例开展讨论,以掌握 CRP 的课程模块改革为例开展小组理论与实践加讨论教学,提高了学生的物理治疗实践能力,培养了学生的临床思维及推理能力。床旁康复实践教学,完善了学生对 ICU 心肺疾患的康复适应证与禁忌证、康复评估、康复治疗、注意事项及二级预防康复知识体系,使学生成为动手操作能力强的应用型人才。

4. 就业现状与对策分析

"十四五"时期,高校毕业生就业规模持续增加,新的就业方式大量涌现,"互联网＋就业"模式广泛应用,市场化社会化就业工作体制机制待健全,全国的高校毕业生就业工作均面临着机遇和挑战。近两年受新冠肺炎疫情等多重因素影响,就业形势复杂严峻。2022 年针对康复治疗学专业本科毕业生就业形式和对策的调查研究有 5 篇。其中 2 篇从全国范围内收集毕业生就业数据进行分析,如上海交通大学的乐生龙等[86]调查了 22 所高校 2018 届的康复治疗学专业毕业生就业数据,河北医科大学的张莉等[87]对内地对 WFOT 认证的 7 所院校康复治疗学(作业治疗方向)毕业生就业情况进行调查和分析。王凯莉等[88]分析了河南省和牛育鸿等[89]分析了陕西省的康复类专业本科生就业情况。王伟铭等[90]通过对我国物理治疗师从业人员现状调查分析后得出:物理治疗师在我国分布广泛,但地域差别明显;从业人员整体学历层次偏低,高层次人才数量有限;现有的继续教育培训体系不够完善,不能满足从业人员外出进修学习的需求;尽管被调查者的职业认同感偏高,然而薪酬待遇水平较低,对职业现状满意度不足。总体上看康复专业毕业生就业质量高,毕业生的工作与专业相关度和就业现状满意度较高,远超所有本科专业平均水平;大型公立医院康复医学科是毕业生主要就业意向单位,但工作薪酬与所有本科专业平均水平仍有一定差距。存在的问题:康复专业学生对就业机构和薪资期望值过高,职业规划不清晰,考研是大势所趋。高校需尽早对本科生开展职业规划教育、加强胜任力导向的实践能力培养(包括科研、相关临床医学、医患沟通等课程)、拓宽实践接触面,认清就业形式,引导和鼓励毕业生从事基层康复。康复机构要改善康复治疗师执业环境,为其提供利于专业发展的优惠政策。

综上所述,本科康复相关专业教育国际化办学及课程改革的趋势凸显。未来应进一步推动发展康复治疗教育的亚专业分化和研究生教育,构建岗位胜任力为导向的培养目标和模式,重视康复相关专业课程思政元素的挖掘及学生综合素质培养(包括对疾病的综合诊断和评估、循证能力、综合分析能力以及科研能力的发展）；重视现代教学手段与工具的应用；提高专业课程和实践教学占比；增加跨专业、多学科教学的比例；推动院校教育与毕业后康复治疗师执业资格认证考试体系的对接。

（三）康复相关专业毕业后教育情况

1. 专业与人才培养

在毕业后研究生教育领域，潍坊医学院林星茹等[91]、北京体育大学中国残疾人体育研究中心黄恺等[92]、中山大学附属第三医院高惠刚等[93]、中山大学附属第三医院张璇等[94]通过比较中国与日本、韩国、美国、英国的物理治疗师等专业的毕业后继续教育发展现况，认为我国物理治疗治疗师、特殊体育教育及相关康复治疗亚专业人才配置水平有待提升，教育培养机制有待完善，职业准入体系有待优化，要基于世界卫生组织《康复胜任力架构》和《国际功能、残疾和健康分类》等标准要求构建，职业准入和认证体系要基于世界卫生组织《康复胜任力架构》和国家职业准入制度要求构建。

在研究生亚专业建设方面，解放军总医院马晶等[95-96]、首都医科大学宣武医院叶琳琳等[97]、湖南中医药大学针灸推拿学院彭亮等[98]探讨了在心脏康复、神经康复、康复推拿学领域亚专业研究生培养策略及课程设置，探讨康复研究生新型亚专科及培养专科医生人才队伍的迫切性，继续加强在神经重症、心血管康复及现代康复医学与中医传统推拿疗法的结合应用，为推动康复医学纵深发展起到了关键作用。

2. 课程改革与教学法

在毕业后继续教育领域，昆明医科大学的付雨桐等[99]、佳木斯大学康复医学院郭岚敏等[100]开展探索以循证实践为特色的研究生科研能力培养模式，开展病例分析PBL教学法、情景教学法、任务驱动教学等教学方法，提高了学生的主动学习能力和解疑能力，提升其岗位胜任能力、临床思维能力和

临床实践能力，强化科研专项培训、临床科研能力培养，为国家培养满足医疗发展需求的高层次人才打下基础。在课程思政改革中，长春中医药大学张红石等[101]以康复护理新进展为课程特色，立足学科特色，深挖专业思政元素，从课程思政建设特点、建设途径、建设意义、未来展望四个方面，阐述研究生课程建设的经验，提高研究生思想道德及行业职业素养。

3. 规范化培训及实践教学

在住院医师规范化培训及毕业后实践教学领域，上海交通大学医学院附属新华医院杨晓颜等[102]、广州中医药大学凌珊珊等[103]、苏州大学附属第一医院李广斌等[104]、空军军医大学第一附属医院郑朝等[105]分别探讨了康复技术在儿童康复、中医康复、胸外科康复、烧伤外科康复领域规范化培训中的应用，分析了康复医学规培教育与各专科住院医师规范化培训的结合，提出应重视康复课程小讲座学习，着重讲授康复评定及康复治疗原则，以及典型病例治疗原则，将医疗查房与教学查房相结合，切身体会及感受手术治疗与非手术治疗及围手术期康复适应证，提高住院医师规范化培训的带教质量，让学生将康复理念切实融合在各相关临床专科工作中。此外，复旦大学附属华山医院康复医学科姜从玉等[106]，将标准化病人应用于康复医学科住院医师规范化培训中，发现标准化病人参与住院医师的月度考核、年度考核明显提升住培训质量，连续10年康复医学科住院医师结业考核合格率100%，标准化病人在住培教学中的应用价值高，可以提升康复医学科住培教学质量。浙江省人民医院的邵洲力等[107]应用教育环境评估量表(DREEM)评价本院康复医学科基于翻转课堂的住院医师规范化培训临床教学改革的效果，结果发现翻转课堂可显著提升住培学员在学术方面的自我认知，科室及教师的投入可提高学员对学习和教师的认知；DREEM量表能够有效反映改革中的教育环境，值得进一步开展相关研究。徐州医科大学附

属徐州康复医院周敬杰等[108]探讨了康复治疗师毕业后专科化继续教育的必要性,分享了将临床知识与康复技术的紧密结合,实施康复治疗师专科化培养,确定培养方案,培养骨科康复和神经康复等专科康复治疗师的经验。

在毕业后继续实践教育中,重庆市人民医院康复医学科邹小淑等[109],研究了循证护理结合案例教学法(CTM)在康复医学科护理带教中的应用,此教学方案能够显著提升康复医学护理带教的质量,有利于康复护理教学工作的展开,为进一步提升康复护理教学的效果。北京大学第三医院黄红拾等[110]、湖南医药学院朱东等[111]分析了基于病例分析为基础的运动康复技术应用于运动康复继续教育中,也将运动康复技术应用于乡村医生继续教育培训中,随着"健康中国 2030"战略的推动,全民健身运动广泛开展,要将运动康复理念融合在基层医务人员继续教育培训中,加强科普宣传,预防各类运动相关损伤,有效提高基层医生社区医疗服务能力,健全基层单位继续教育培训体系。

4. 研究生招生与就业

康复专业人才培养现状山东中医药大学韩凯月等[112]从国家学科调整、卫生事业发展、康复体系细化、硕士招生变化 4 个方面进行研究分析,通过文献检索、网站搜索、问卷调查、电话访问的方式调查研究国内高校康复相关专业硕士的招生培养现状,截至 2020 年,统计了全国 149 所院校硕士的招生情况,初步分析了我国康复相关专业硕士的招生现状。目前,开设康复医学与理疗学专业[10021(五)105114]硕士点的院校数量和招收人数最多为55 所(学术学位)及 65 所(专业学位),医学技术(康复治疗方向,101005)次之为 16 所,而开设运动康复类专业[10021(六)10511(五)040302]的国内院校仅有 12 所。

(四) 香港特区康复教育

Chien CW 等[113]为方便学生学习作业治疗理论,开发了一个在线数据库,为评估该资料库对学生使用体验的影响,采用混合方法,包括调查和焦点小组,对在一所大学学习过作业治疗理论的一年级和三年级学生进行了研究。结果显示,共 120 名学生完成问卷调查,11 名学生参与焦点小组。在这个学期之后,学生们在他们命名的理论数量和他们对理论的感知理解上都有了显著的增长。他们对数据库的内容、效用和对促进他们理解学习理论的满意度的评价都是中等、好的。从定性数据来看,该数据库提供了作业治疗理论的具体信息,促进了学生对这些理论的学习和提高了学习兴趣的程度。但是,访问数据库的一年级学生对学习理论的兴趣明显下降,三年级学生没有出现这种下降。得出结论:使用在线资料库可提高学生在教育环境中对作业治疗理论的学习。另两项来自香港理工大学的研究分别讨论了不同背景的学生(香港特区与美国)[114]和跨专业团队学生(护理和物理治疗)[115]在社区实践和理论学习中的效果,均得到了积极的效果。Hassan Beygi B 等[114]的结果表明:由香港特区 3 所和美国两所大学合作在中国大陆开展的社区脑瘫儿童矫形服务项目,可以积极改变学生的跨文化交际能力和与不同文化的人一起工作的兴趣,该教学法将全球视角和维度融入学习和教学过程,以培养学生的跨文化能力。Ho JM 等[115]的研究将护理和物理治疗本科专业的学生组成学习团队进行多学科学习活动。结果发现:以团队为基础的多学科学习活动,透过与其他医学专业学生的互动学习,提升学生的学习体验;相互信任和互补的关系使学生在知识转移、专业间合作以及提供以病人为中心的整体护理方面建立信心。这些发现证明了多学科团队学习在医学相关专业教育中的重要性及价值。

2022 年,是我国康复医学教育随着学科的蓬勃发展而发展的最好时期,各层次学历教育的数量和质量均达到了前所未有的高度,大量毕业生极大地补充了我国康复医学事业发展的人才缺口,但与发达国家及我国香港地区相比我国康复治疗师的人才培养层次偏低,使得毕业生在就业市场的竞争力不足,硕博士治疗师的培养需要加强。康复医学住院医生规范化培养的数量和质量更是严重不足,康复医生的转岗培训及双注册制度需要探索及推动,康复医学教育的国际化进程也处于较初期的阶段。国家级一流专业、一流课程的数量还远远落后于其他专业,需要各办学高校及基地继续努力改善办学质量,为我国蓬勃发展的康复医学事业输送合格的高质量人才。康复医学教育相较其他领域无论是论文发表的数量还是论文发表的质量明显不足,节选102篇中文文献,仅有16篇发表于北大核心杂志(占比15.7%)。除香港地区以外,未查到在国际期刊发表的教育科学研究的论文。因此,我们必须清楚地认识到,实现与国际康复医学教育的同频共振我们还有很长的路要走,康复医学教育工作者应关注国际康复医学教育的前沿,加强教育科学研究及国际合作与交流。

(教丽娟)

参 考 文 献

[1] 中华人民共和国教育部. 中外合作办学监管工作信息平台[EB/OL]. https://www.crs.jsj.edu.cn/index/sort/1008,2023 - 05 - 31.

[2] 教育部职业教育与成人教育司. 关于2022年职业教育重点工作介绍[EB/OL]. http://www.moe.gov.cn/fbh/live/2022/53982/sfcl/202202/t20220223_601491.html,2022 - 02 - 23.

[3] 中华人民共和国教育部. 职业教育"双高计划"建设名单公布[EB/OL]. http://www.moe.gov.cn/jyb_xwfb/s5147/201912/t20191219_412650.html,2019 - 12 - 19.

[4] 教育部办公厅. 教育部办公厅关于实施一流本科专业建设"双万计划"的通知[EB/OL]. http://www.moe.gov.cn/srcsite/A08/s7056/201904/t20190409_377216.html,2019 - 04 - 02.

[5] 中华人民共和国教育部. 教育部关于一流本科课程建设的实施意见[EB/OL]. http://www.moe.gov.cn/srcsite/A08/s7056/201910/t20191031_406269.html, 2019 - 10 - 30.

[6] World Physiotherapy. Accredited programmes[EB/OL]. https://world.physio/what-we-do/education/accreditation/programmes,2023 - 02 - 16.

[7] World Federation of Occupational Therapists. WFOT Approved Education Programmes[EB/OL]. https://www.wfot.org/programmes/education/wfot-approved-education-programmes,2023 - 06 - 06.

[8] INTERNATIONAL SOCIETY FOR PROSTHETICS AND ORTHOTICS (ISPO). ISPO Accredited Training Programmes[EB/OL]. https://www.ispoint.org/training-programme/,2023 - 06 - 06.

[9] 软科. 2022软科中国大学专业排名[EB/OL]. https://www.shanghairanking.cn/rankings/bcmr/2022,2022 - 06 - 15.

[10] 教育部等十部门. 教育部等十部门关于印发《全面推进"大思政课"建设的工作方案》的通知[EB/OL]. http://www.moe.gov.cn/srcsite/A13/moe_772/202208/t20220818_653672.html,2022 - 8 - 10.

[11] 北京市卫生计生委. 关于加强康复治疗师培养和管理工作的通知[EB/OL]. http://www.bjkfyxh.com/index/article/detail/id/127.html,2016 - 05 - 04.

[12] 吴鸣,刘沙鑫,燕铁斌,等. 中国康复治疗师毕业后规范化培训专家共识[J]. 中国康复医学杂志,2021,36(11):1347 - 1350.

[13] 顾连医疗. 顾连、昆医大联办全国首个校企"康复治疗师规范化培训项目"正式启动[EB/OL]. https://mp.weixin.qq.com/s/9h90zWETjJpJZfpfuZiBFA,2020 - 05 - 18.

[14] 廉迅,谭燕泉,于海奇,等. 以健康为中心的康复治疗技术专业岗位胜任力冰山模型构建研究[J]. 现代职业教育,2022(27):89 - 91.

[15] 张清涛,常莉,田险峰. 基于"3+2"专本贯通培养条件下高职院校办本科教育模式研究[J]. 文教资料,2022(10):188 - 191.

[16] 廉迅,谭燕泉,张宁新,等. 职业教育康复治疗技术专业"防-治-养"一体化人才培养模式的创新实践[J]. 中国多媒体与网络教学学报(中旬刊),2022(3):181 - 184.

[17] 张迪. 现代学徒制人才培养模式下教师企业实践流动站的研究与实践——以康复治疗技术专业为例[J]. 现代职业教育,2022(42):113 - 115.

[18] 李俊龙,孙天聪,黄康. 基于医教协同的高职"双师"育人模式探索——以四川卫生康复职业学院康复系为例[J]. 西部素质教育,2022,8(4):172 - 175.

[19] 刘启,李卫民,张四春. 基于 BOPPPS 模式的中国传统康复技术课程混合式教学改革与实践[J]. 齐齐哈尔医学院学报,2022,43(16):1579-1584.

[20] 张迎春,肖建英. 高职"物理因子治疗技术"课程教学改革初探[J]. 西部素质教育,2022,8(5):180-182.

[21] 朱昭锦. "学习共同体"在高职课程教学应用中的初步研究[J]. 现代商贸业,2022,43(5):172-174.

[22] 曾德昕,王三会,卢春兰,等. 高职院校精品在线开放课程康复医学的建设与实践探析[J]. 卫生职业教育,2022,40(6):36-38.

[23] 耿姣姣,江钟立,李乐,等. 高职康复专业核心课程康复评定技术融入思政元素的慕课设计[J]. 卫生职业教育,2022,40(18):94-96.

[24] 郑松. "康复医学概论"课程思政课堂教学设计与实施[J]. 现代职业教育,2022(40):93-96.

[25] 苏英,刘凌,王锋,等. "互联网+"背景下康复医学教育的现状与思考[J]. 现代职业教育,2022(30):16-18.

[26] 耿姣姣,陆建霞,唐蓉. 基于慕课平台的高职康复专业《康复评定技术》立体化教材的建设研究[J]. 科教导刊,2022(14):95-97,110.

[27] 张维杰,袁晓媛. 康复教学资源库建设逻辑起点、路径及策略[J]. 知识文库,2022(6):94-96.

[28] 崔杨,周静,沈晓丽. "实训+专业社团"模式在高职生职业核心素养培育中的应用[J]. 教育教学论坛,2022(35):181-184.

[29] 沈晓丽,周静,黄昭鸣,等. 基于 CLP 的高职院校实训体系智慧化路径研究——以儿童言语治疗人才培养为例[J]. 教育观察,2022,11(24):120-123.

[30] 罗文娟,潘泳鸿,苏雁,等. 高职康复治疗技术专业毕业生就业质量的调查分析研究——以福建生物工程职业技术学院为例[J]. 反射疗法与康复医学,2022,3(8):172-175.

[31] 朱嘉卉,王德强. 滨州医学院康复专业国际认证下课程国际化建设的探索与实施[J]. 中国继续医学教育,2022,14(23):131-136.

[32] 张燕妮,邱雅贤,林强,等. 广州医科大学康复作业治疗课程国际认证流程与经验分享[J]. 广州医科大学学报,2022,50(1):84-88.

[33] 昆明医科大学康复学院. 昆明医科大学假肢矫形工程专业通过国际教育标准认证[J]. 昆明医科大学学报,2022,43(9):171.

[34] 高惠刚,张潇雅,黄丽,等. 美国高校物理治疗教育项目分析[J]. 中国康复理论与实践,2022,28(4):484-489.

[35] 马玉宝,郭倾城,张丽华,等. 首都医科大学附属北京康复医院肌骨康复中心-肌骨疼痛康复科,中日两国康复治疗学专业本科培养模式对比研究[J]. 中华医学教育杂志,2022,42(10):951-955.

[36] 邱卓英,郭键勋,孙宏伟,等. 康复胜任力架构[J]. 中国康复理论与实践,2022,28(3):249-264.

[37] 邱卓英,郭键勋,孙宏伟,等. 世界卫生组织康复胜任力架构及其在康复领域的系统应用:理论架构、方法和应用领域[J]. 中国康复理论与实践,2022,28(3):265-274.

[38] 王静,王小飞. RCF 视域下康复治疗学专业本科人才培养的思考[J]. 锦州医科大学学报(社会科学版),2022,20(6):46-49.

[39] 肖晓飞,邱卓英,孙宏伟,等. 基于 ICF 和康复胜任力架构建设物理治疗本科教育[J]. 中国康复理论与实践,2022,28(3):295-305.

[40] 郝传萍,邱卓英,李安巧,等. 基于康复胜任力架构的本科层次特殊教育专业设置研究[J]. 中国康复理论与实践,2022,28(3):306-317.

[41] 邹积华,黄国志,曾庆,等. 康复物理治疗学专业课程体系建设的实践与思考[J]. 教育教学论坛,2022(17):125-128.

[42] 李志敏,肖永涛,张雪菲. 新医科背景下听力与言语康复学人才人工智能素养提升路径的探索[J]. 中国高等医学教育,2022(6):12-13.

[43] 徐航,吴长宇,吴仁愿,等. 假肢矫形工程专业人才培养模式的探索[J]. 中国继续医学教育,2022,14(19):177-180.

[44] 吴劲松,南睿铭,邓海茵,等. 基于产-创-教融合的康复医学综合人才培养模式[J]. 创新创业理论研究与实践,2022,5(21):123-125.

[45] 邹文晨,何宇,韩小钗,等. 物理治疗翻转课堂教学应用效果的系统综述[J]. 中国康复理论与实践,2022,28(4):490-496.

[46] 韩亮,陈颖,乔娜,等. 心肺系统疾病物理治疗模块化课程改革的探讨[J]. 中国继续医学教育,2022,14(18):1-6.

[47] 于敏,孙年怡,夏子琦,等. 传统康复医学教学改革的探索[J]. 中国中医药现代远程教育,2022,20(22):183-185.

[48] 周萍萍,邓爽,祝亚平. 基于 VARK 模式的 PBL+CBL 双轨教学——以"康复医学概论"为例[J]. 大学,2022(8):95-98.

[49] 李庆兵. 四川大学康复治疗专业传统康复医学教学的体会[J]. 中国中医药现代远程教育,2022,20(6):3-5.

[50] 刘建菊,冯定香. 以人为本听力康复课程在听力学本科教育中的应用[J]. 中国听力语言康复科学杂志,2022,20(6):424-426.

[51] 苏俊. 基于OBE教育理念的"诊断听力学"课程理实一体化教学改革与实践[J]. 中国医学教育技术,2022,36(6):639-644.

[52] 郑秋晨. "激越四段式"教学法在专业理论课中的应用——以听力与言语康复专业"语言学概论"课程为例[J]. 高校医学教学研究(电子版),2022,12(3):28-33.

[53] 杨馨,杨慎峭,陈西希,等. 基于"多维评价"的医学院校临床类专业《康复医学》课程教学质量探究[J]. 中药与临床,2022,13(2):89-91.

[54] 刘杰. 模拟教学法在康复医学课程教学中的应用[J]. 中文科技期刊数据库(引文版)医药卫生,2022(7):0293-0296.

[55] 王春成. 浅谈模拟教学法在康复医学教学中的应用[J]. 哈尔滨职业技术学院学报,2022,161(1):18-20.

[56] 周钰珉. "OMO"教学模式在康复医学教学中的应用研究[J]. 中国科技经济新闻数据库教育,2022(10):0153-0156.

[57] 许萍,王欢,郭琪. 基于OBE理念的线上线下混合教学模式研究——以"心肺物理治疗"课程为例[J]. 教育教学论坛,2022(18):153-156.

[58] 黄浏姣,廖静. "金课"背景下《康复医学》线上线下混合教学模式新探索[J]. 时珍国医国药,2022,33(7):1743-1744.

[59] 王树东,马铁明,董宝强,等. 基于混合式金课的物理治疗学教学研究[J]. 中国中医药现代远程教育,2022,20(4):31-33.

[60] 孙瑞雪,郭岚敏,陈雨,等. 现代信息技术在康复治疗学专业课程中的应用及对胜任能力的影响[J]. 中国科技期刊数据库医药,2022(3):0140-0142.

[61] 张淑慧,刘玉丽,林星星,等. 线上教学在康复治疗专业本科生作业治疗学教学中的应用[J]. 中国中医药现代远程教育,2022,20(5):16-18.

[62] 余芳菲,余瑾,谢芹,等. 作业治疗学在线开放课程的建设与应用实践[J]. 高教学刊,2022,8(14):106-109.

[63] 郑彭,樊涛,赵一瑾. 课程思政融入康复医学育人方案的初探[J]. 中国继续医学教育,2022,14(17):5-10.

[64] 梁康,梁冬艳,曾超,等. 高等院校康复医学课程中"德育元素"的挖掘与应用[J]. 现代医药卫生,2022,38(16):2865-2867.

[65] 夏青,张健,郭永明. 高等中医药院校运动疗法学课程思政教学的探索与实践[J]. 中医教育,2022,41(5):77-80.

[66] 黄佳. 课程思政有效实施路径探索——以"听力与言语康复学导论"课程为例[J]. 教育教学论坛,2022(50):157-160.

[67] 殷樱,冯雅丽,谭波涛,等. 课程思政与专业教学的融合与探索——以神经康复学为例[J]. 医学教育管理,2022,8(3):286-290.

[68] 卫哲,孙爽. 浅谈康复医学概论课程思政的实施[J]. 卫生职业教育,2022,40(15):30-32.

[69] 朱梅芳,曾婕,史舒曼. 高校"康复医学概论"课程思政教学探究[J]. 成才之路,2022(25):37-40.

[70] 戴远虹,梁姗姗,黄潇潇,等. 康复治疗学专业临床带教问题讨论与分析[J]. 中文科技期刊数据库(全文版)医药卫生,2022(9):0147-0150.

[71] 陆倩鹏,梁康帅,邓坤坤. "一流本科专业"建设背景下安徽省高校运动康复专业实验室建设及优化路径探究[J]. 武术研究,2022,7(11):146-148.

[72] 丁雅昕,李翠查,黄艳,等. 基于就业导向的康复治疗学专业实践教学思路探索[J]. 黑龙江科学,2022,13(7):128-129.

[73] 林诚,潘燕霞,陈秀云,等. 以胜任力和创新力为导向的康复治疗学专业多元化实训教学体系的构建及实践[J]. 中国康复医学杂志,2022,37(6):813-815.

[74] 杨华,赵志鹏,毛利军,等. 操作技能直接观察评估在康复物理治疗学实践教学中的应用与评价[J]. 中国康复,2022,37(8):509-512.

[75] 吴宝平,宋红芳,王辉,等. 假肢矫形工程专业运动生物力学实验课改革探索[J]. 医学教育管理,2022,8(6):652-656.

[76] 许丽雅,齐丽娜,李丹,等. 作业治疗实践理论框架下"一体三层"教学模式的设计与构建——以《作业治疗学》为例[J]. 中国康复医学杂志,2022,37(4):528-531.

[77] 唐欣,姬卫华,孟繁媛,等. 基于三级康复服务体系的见习模式在儿童物理治疗课程中的应用研究[J]. 中国康复医学杂志,2022,37(12):1677-1680.

[78] 韩亮,陈颖,乔娜,等. 基于重症心肺疾病康复床旁见习的物理治疗学课程改革与教学实践[J]. 中国高等医学教育,2022(2):146-147.

[79] 柴德君,胡斌,庞志娟,等. 康复医学科见习带教中应用SP结合TBL实训模式的研究与实践[J]. 中文科技期刊数据库(全文版)医药卫生,2022(1):0082-0085.

[80] 柴德君,胡斌,李征,等. TBL结合SP在康复医学科实习带教中的应用体会[J]. 中国卫生产业,2022,19(12):179-182.

[81] 王寿强,李敏,袁秀,等. Workshop结合CBL教学法在

康复医学科重复经颅磁刺激教学实践中的应用[J]. 中文科技期刊数据库(全文版)医药卫生,2022(1): 0145 - 0147.

[82] 邓春燕. 关于康复医学工作小组模式结合传统实习带教法在康复临床教学中的应用[J]. 中文科技期刊数据库(全文版)医药卫生,2022(6): 0122 - 0124.

[83] 杨锦华. 康复治疗实习生实施问题导向教学法应用研究[J]. 中国卫生产业,2022,19(7): 182 - 185.

[84] 马秋平,任静,董静. 以问题为导向的翻转课堂在康复医学科带教中的应用观察[J]. 中外女性健康研究,2022(1): 188 - 189.

[85] 冯雅丽,周谊,殷樱,等. 创新五步教学法建设作业治疗学社会实践一流课程的探索[J]. 中国中医药现代远程教育,2022,20(3): 163 - 165.

[86] 乐生龙,瞿强,段周瑛,等. 本科康复治疗学专业就业质量分析——基于22所高校2018届毕业生的就业数据[J]. 中国康复医学杂志,2022,37(3): 381 - 384.

[87] 张莉,孙增鑫,闫彦宁,等. 我国内地世界作业治疗师联盟认证作业治疗教育项目本科毕业生就业情况调查与分析[J]. 中国康复医学杂志,2022,37(11): 1529 - 1534.

[88] 王凯莉,符加荣,韩雯,等. 河南省康复类专业本科生就业现状调查分析[J]. 中国中医药现代远程教育,2022,20(23): 181 - 183.

[89] 牛育鸿,冯彩丽,冯昊. 陕西省康复治疗专业学生专业观和就业情况调查分析[J]. 中华医学教育杂志,2022,42(6): 485 - 489.

[90] 王伟铭,王亚飞,林武剑,等. 物理治疗从业人员现状调查分析[J]. 中国康复医学杂志,2022,37(3): 361 - 365.

[91] 林星茹,赵盈喆,刘亚,等. 东亚地区物理治疗师配置、教育培训与职业准入体系的比较研究[J]. 中国康复理论与实践,2022,28(11): 1334 - 1341.

[92] 黄恺,卢雁,邱卓英,等. 基于世界卫生组织康复胜任力架构构建硕士研究生层次特殊体育教育专业研究[J]. 中国康复理论与实践,2022,28(3): 318 - 326.

[93] 高惠刚,张潇雅,黄丽,等. 美国高校物理治疗教育项目分析[J]. 中国康复理论与实践,2022,28(4): 484 - 489.

[94] 张璇,梁森,刘贵容,等. 英国物理治疗硕士研究生培养模式及其启示[J]. 中华医学教育杂志,2022,42(1): 89 - 93.

[95] 马晶,高洁,孙志军,等. 心脏康复专科医师培训体系的建立及实践[J]. 医学理论与实践,2022,35(19): 3408 - 3410.

[96] 曹磊,解焕鑫,叶琳琳,等. 浅析神经康复方向研究生的培养[J]. 中国继续医学教育,2022,14(15): 181 - 185.

[97] 叶琳琳,解焕鑫,曹磊,等. 神经重症康复方向研究生的培养探讨[J]. 中国继续医学教育,2022,14(6): 180 - 183.

[98] 彭亮,李江山,薛慧天,等. 研究生选修课程"康复推拿学"教学设计探索[J]. 教育教学论坛,康复治疗师专科化培养方案经验分享2022(6): 113 - 116.

[99] 付雨桐,樊红,王文丽,等. 康复治疗学硕士研究生科研能力培养模式初探[J]. 中国卫生产业,2022,19(21): 47 - 51.

[100] 郭岚敏,姜志梅,孙瑞雪,等. 信息技术教育在康复治疗专业人才培养中的应用研究[J]. 中国继续医学教育,2023,15(1): 110 - 114.

[101] 张红石,施聪聪,孙舒,等. 以康复护理新进展为例浅析研究生课程思政建设[J]. 新教育时代电子杂志(教师版),2022(34): 60 - 62.

[102] 杨晓颜,周璇,杜青. 康复医学科住院医师在儿童康复亚专科培训中的实践[J]. 中国毕业后医学教育,2022,6(06): 575 - 578+583.

[103] 凌珊珊,潘锐焕,陈红霞. 基于住院医师规培的中医康复专硕研究生培养方法探讨[J]. 光明中医,2022,37(20): 3797 - 3800.

[104] 李广斌,冯宇,马海涛. 加速康复外科在胸外科住院医师规范化培训中的应用[J]. 中国病案,2022,23(1): 82 - 84.

[105] 郑朝,张婷. 康复治疗培训在烧伤外科住院医师规范化培训课程中的应用[J]. 医学教育研究与实践,2022,30(3): 422 - 426.

[106] 姜从玉,蔡伟强,周憬元,等. 标准化病人在康复医学科住院医师规范化培训中的探索和应用[J]. 中国毕业后医学教育,2022,6(2): 175 - 180.

[107] 邵洲力,房珊,程瑞动,等. DREEM量表在康复医学科翻转课堂教学评价中的应用[J]. 中国高等医学教育,2022(7): 47 - 49.

[108] 周敬杰,张秀芳,张玉明,等. 康复治疗师专科化培养方案经验分享[J]. 卫生职业教育,2022,40(20): 150 - 153.

[109] 邹小淑,黎晓红. 循证护理结合案例教学法(CTM)在康复医学科临床护理带教中的效果分析[J]. 中文科技期刊数据库(全文版)医药卫生,2022(11): 0137 - 0140.

[110] 黄红拾,王懿,张思,等. 基于病例分析以问题为基础的学习法在运动康复继续教育中的应用[J]. 中国康复医学杂志,2022,37(8): 1098 - 1101.

[111] 朱东,周鑫,彭瑾,等. 运动康复技术在乡村医生继续教育培训中的应用与对策研究[J]. 体育风尚,2022(14):137-139.

[112] 韩凯月,董戉,马丽虹. 国内康复相关专业硕士招生培养现状调查[J]. 中国中医药现代远程教育,2022,20(22):169-171.

[113] Chien CW, Mo C, Lin CY, et al. Evaluation of the Effect of Using Online Database to Enhance Students' Learning of Occupational Therapy Theories in Occupational Therapy Education[J]. Hong Kong J Occup Ther, 2022, 35(1): 96-104.

[114] Hassan Beygi B, Wang KT, Chan HL, et al. Fostering Integration Among Students with Different Backgrounds Using An Orthotic Community Service Program[J/OL]. Prosthet Orthot Int, 2022[2022-12-02]. https://doi.org/10.1097/PXR.000000000000185.

[115] Ho JM, Wong AY, Schoeb V, et al. Interprofessional Team-Based Learning: A Qualitative Study on the Experiences of Nursing and Physiotherapy Students[J/OL]. Front Public Health, 2022, 2022-01-31. https://doi.org/10.3389/fpubh.2021.706346.

【文 选】

一、职业教育

1. 李睿明,段凯旋,崔丹丹,等. 基于岗位标准的康复治疗技术专业课程体系构建. 医学研究与教育,2022,39(4):73-80.

李睿明等提出,随着人类疾病谱改变、人口老龄化,大健康理念与战略的提出、普及,康复在医疗卫生保健事业中的作用愈加突出和重要,康复医学步入发展快车道,大健康行业催生、分化出众多康复及康复相关岗位,康复治疗专业人才的需求随之增加。中国康复医学教育起步较晚,人才培养规模、规格与社会需求间尚存在差距,人岗匹配、保障人才培养质量是消弭供需差距的基本策略。目前我国康复治疗技术专业课程体系存在着课程类别、课程设置、教学时数差异较大,教学内容与人才岗位需要脱节,适用性教材缺乏等问题,基于岗位标准的康复治疗技术专业课程体系构建,是保障人才质量的基本前提,是教育教学改革与建设的基础。课程体系是人才培养质量的基本保障,岗位标准有着检验人才培养质量与人才就业筛选的双重功效。目前中国康复治疗技术专业课程体系一致性不够,制约着人才培养目标与规格的实现,影响着健康中国战略的高效实施。比照康复治疗岗位标准,重构康复治疗技术专业课程体系,重组教学内容,编写整合性教材,是保障人才培养质量的基本前提。

2. 糜迅,谭燕泉,于海奇,等. 以健康为中心的康复治疗技术专业岗位胜任力冰山模型构建研究. 现代职业教育,2022(27):89-91.

以岗位胜任力为目的,糜迅等经调研康复治疗技术专业毕业时的就业岗位,熟悉其职业发展,分析其工作内容,修订了针对性的人才培养目标和应对岗位能力的课程,构建出岗位胜任力冰山模型的康复治疗技术专业课程体系即据冰山模型5层级(知识与技能、价值观与态度、自我形象、个性与品质、内驱力与社会动机)构建出3阶段4模块5能力的课程体系,运用以健康为中心的防治养教学理念实施人才培养,充分利用和开发课程标准与教学资源,建立教学资源库并推广,进行混合式教学,建立混合式教学团队及一体化康复治疗技术实训中心,拓展校外教学基地,以提升学生的岗位能力。近些年,通过构建以健康为中心的康复治疗技术专业3阶段4模块5能力的课程体系,学生的岗位胜任力得到很大提升,培养高质量的能胜任职业岗位的康复治疗师,让学生在未来的职业岗位中能够保持可持续发展的动力和创新能力。

3. 张清涛,常莉,田险峰. 基于"3+2"专本贯通培养条件下高职院校办本科教育模式研究. 文教资料,2022(10):188-191.

张清涛等认为,建设不同层次纵向贯通的现代职业教育体系,是国家和社会发展的需求,也是职业教育自身提升的内在要求。现阶段,康复治疗技术专业的"3+2"专本贯通分段培养模式暴露了很多的问题,如培养目标不清晰,培养理念不统一;人才培养实施不贯通;专本双方互动不积极;专本双方优势不聚焦。张清涛等针对目前康复治疗技术专业"3+2"专本贯通分段培养衔接人才培养课程体系一体化存在的设计不够、两阶段培育"两张皮"现象提出对策与建议,构建基于"3+2"专本贯通培养条件下高职院校办本科教育人才培养模式,该模式包括确定"以学生为本位、一体化实施培养"的理念;建立"两导向、两兼顾"康复治疗技术专业贯通培养课程体系;创新适应"康复工匠"个性化培养的教学模式;构建"校-系-专业"三层管理和评价机制。

4. 糜迅,谭燕泉,张宁新,等. 职业教育康复治疗技术专业"防-治-养"一体化人才培养模式的创新实践. 中国多媒体与网络教学学报(中旬刊),2022(3):181-184.

糜迅等认为,随着社会现代化和人口老龄化的发展与变革,职业教育院校逐步重视康复治疗技术专业,在设置康复治疗专业的人才培养实践中,以就业为职业教育导向,结合职业院校专业人才培养的课程体系和岗位能力要求,落实从"以治病为中心"向"以健康为中心"的转变,构建"防-治-养"一体化人才培养模式的探索与实践,将传统单一的"疾病救治"模式逐步向"预防-治疗-康养"一体化服务模式转变,进而培养出预防、治疗、康复与健康促进四位一体融合发展的高素质复合型技术技能人才。职业教育康复治疗技术业的人才培养具有必要性,并且围绕中国健康产业和慢性疾病治疗的多元化需求,在严峻趋势中实现"防-治-养"一体化,进而发挥出服务、管理等板块的重要作用,加快普及健康医疗生活。"防-治-养"一体化的人才培养模式也会涉及健康管理、健康保健、养老预防等,大数据技术在生命周期健康管理监测中的运用,为

养老和防治医疗工作带来便捷性。"疾病的关键在于预防,而预防的关键就在于自我保健"。

5. 张迪. 现代学徒制人才培养模式下教师企业实践流动站的研究与实践——以康复治疗技术专业为例. 现代职业教育,2022(42):113-115.

为贯彻党的十八届三中全会和全国职业教育工作会议精神,深化产教融合、校企合作,进一步完善校企合作育人机制,创新技术技能人才培养模式,2014年,教育部印发《关于开展现代学徒制试点工作的意见》(教职成〔2014〕9号),对以职业院校为主导开展的学徒制进行安排。2015年8月,教育部印发《关于公布第一批现代学徒制试点单位的通知》。但随着现代学徒制项目的开展,在教学过程中专兼职教师的教学团队建设问题也逐渐暴露出来。张迪与南阳医学高等专科学校康复治疗技术专业与南阳南石医院联合开展现代学徒制人才培养方案为例,探讨院校与企业专兼职教师教学团队建设的新模式,即"教师企业实践流动站的管理机制和运行程序"。研究发现,流动工作站存在以下一些问题,如专兼职教师在企业流动工作站该如何开展协同工作,其各自优势该如何体现;专任教师在工作站中的积极性怎样确保等。研究指出,在今后的工作中教师需从提升学生专业能力、提高实践教学效果、满足用人单位需求的角度出发,加强相关团队建设,为提高高职院校的教学质量进一步探索新的模式和方法。

6. 李俊龙,孙天聪,黄康. 基于医教协同的高职"双师"育人模式探索——以四川卫生康复职业学院康复系为例. 西部素质教育,2022,8(04):172-175.

《关于深化职业教育教学改革全面提高人才培养质量的若干意见》强调,职业教育要坚持工学结合、知行合一,注重教育与生产劳动、社会实践相结合,强化教育教学实践性和职业性,促进学以致用、

用以促学、学用相长。《国家职业教育改革实施方案》进一步明确了,职业教育需坚持知行合一、工学结合,推动校企全面加强深度合作,促进产教融合校企"双元"育人。这标志着职业教育理念发生了重大变革,改变了以教室或课堂为中心的传统"灌输式"人才培养模式,即要加强校企协同,强化教学过程的实践性、开放性和职业性,以提高职业教育人才培养的质量。同时,国家出台了一系列政策促进医教协同教学模式的发展。《关于医教协同深化临床医学人才培养改革的意见》指出,医教协同是培养临床医护人才的有效途径,相关部门要加大改革创新力度,构建中国特色的医学人才培养体系。《关于深化医教协同进一步推进医学教育改革与发展的意见》要求进一步深化高校医学教育改革,明确附属医院临床教学主体职能,同时高校要把附属医院教学建设纳入学校发展整体规划,加强医教协同管理。李俊龙等以四川卫生康复职业学院康复系为例,先说明了相关理论基础,然后分析了基于医教协同的高职"双师"教师队伍与运行机制构建,接着论述了基于医教协同的高职"双师"育人模式建立,最后阐述了基于医教协同的高职"双师"育人模式实践效果。

7. 刘启,李卫民,张四春.基于 BOPPPS 模式的中国传统康复技术课程混合式教学改革与实践.齐齐哈尔医学院学报,2022,43(16):1579-1584.

BOPPPS 教学模式〔即由导言(Bridge-in)、目标(Objective)、前测(Pre-assessment)、参与式学习(Participatory Learning)、后测(Post-assessment)和总结(Summary)6 部分组成〕诞生于北美,已被国际上多所大学和机构所采用。刘启等进行了 BOPPPS 教学模式在《中国传统康复技术》教学中的应用研究。选择合肥职业技术学院 2020 级康复治疗技术专业 4 个行政班级共 140 名学生,随机分为传统教学组和混合教学组两组,每组各 70 名。混合教学组予 BOPPPS 模式混合式教学。学期结束,通过问卷调查掌握混合教学组对该教学模式认可程度;通过测试和问卷调查,比较分析两组学习成绩、自主学习能力和学习策略差异。结果显示:混合教学组同学普遍认可 BOPPPS 模式的混合式教学。混合教学组理论考试测评成绩、技能考试测评成绩、综合评价成绩,均高于传统教学组($P<0.05$);混合教学组自主学习能力、学习策略均优于传统教学组($P<0.05$)。结论认为,基于 BOPPPS 模式的混合式教学可提升《中国传统康复技术》课程教学质量,可为该课程及其相关课程教学改革提供参考和借鉴。

8. 朱昭锦."学习共同体"在高职课程教学应用中的初步研究.现代商贸业,2022,43(5):172-174.

学习共同体教学模式是以建构主义教学观为基础的教学模式,它与传统教学班和教学组织相比,学习共同体更强调学习者与助学者的人际沟通与心理相容,共同体成员之间互相影响,在学习过程中发挥群体动力作用。朱昭锦探讨了学习共同体教学模式在高职《临床康复治疗学》课程教学中的效果。选取常州卫生职业技术学院 2017 级康复治疗技术专业两个班共 90 名学为研究的对象,2017 级 1 班学生为对照组,2017 级 2 班学生为试验组。试验组采用学习共同体的模式进行教学,对照组采用传统的教学方法。结果显示:学习共同体教学模式可以提升康复治疗技术专业学生临床康复治疗学课程综合成绩及综合素质,同时也对教师提出了更高的要求。在实践过程中,也有一些问题尚待解决,例如教师如何技巧性地指导共同体学习以及如何把握好班级学习共同体的自主学习与授课教师指导之间的度及联系;其次,有的案例比较复杂,需要耗费较多的时间和精力来完成,而课堂的时间是规定的,可能存在学习时长不够的问题;再者,班级人数较多限制了老师精细化的指导,教室和康复实训室的空间有限,在容纳班级学生时存在拥簇的情况,导致操作练习时无法保证每个小组都顺利完成全部操作要点,小组之间也会互相干扰。结论认为,在康复治疗技术专业《临床康复治疗学》中应用学习共同体模式,对提高学生理论知识水平、实践操作能力及综合素质方面具有积极作用,值得进一步研究,为培养专业基础扎实、专业技术熟练、职业道德优良、善于沟通合作的康复治疗师提供借鉴。

9. 左贾逸. 以精品在线课程创建促进中职学校教育均衡发展的实践探究. 新课程研究,2022(11):33‑35.

早在 2002 年 7 月,江苏省教育厅就制订了《关于进一步加强高等学校课程改革与建设的若干意见》,从这一年起,在全国率先启动了精品课程建设,并且以精品课程建设为标杆,着力打造优质课程资源和体系,推动师资队伍建设。截至 2019 年,江苏省精品课程总量有 6 万多门,并先后评选出 4 批累计 1 010 门省精品课程(含优秀课程群);申报获选国家精品课程 219 门,位居全国前列。另外,江苏省教育厅还在省内搭建了课程共享服务平台,目的是确保精品课程资源得到最大程度的开放共享。新疆维吾尔自治区教育厅于 2003 年启动精品课程建设,并于 2008 年、2009 年开展自治区精品专业和精品课程评选工程。左贾逸以江苏教育系统重点打造的精品在线课程"康复评定技术"建设项目移植入新疆伊犁职业教育的援疆实践为例,探讨如何通过精品在线课程的创建促进偏远地区职业教育的均衡发展。首先概述江苏、伊犁两地职业教育精品课程建设情况,然后从共建专业团队、促进课程嫁接、在线课程互融三方面对课程实践创新进行阐述,最后提出展望,希望能以共建精品在线课程的方式,将先进的教育理念、教学方法带到偏远地区,为其康复评定技术专业教育事业添砖加瓦,培养出适合本地的动手能力强、专业技术精、岗位适应能力好的高素质治疗师。

10. 曾德昕,王三会,卢春兰,等. 高职院校精品在线开放课程康复医学的建设与实践探析. 卫生职业教育,2022,40(6):36‑38.

教育部在 2012 年颁布的《教育信息化十年发展规划(2011—2020 年)》中提出推动信息技术与教育的双向深度融合,加快职业教育信息化建设,支撑高素质技能型人才培养。曾德昕等根据长沙卫生职业学院康复治疗技术专业教学团队通过康复医学在线开放课程的开发建设和教学实践,分析课程实施和学生学习情况,发现在线开放课程能够突破传统课堂教学时间、空间限制,实现远程教学。其次在线课程满足了学生个性化学习需求,能够满足大批量、多层次学员职业培训需要。另外,在线开放课程资源并非完全恒定,可以根据需要及时调整以及可以持续为学生提供学习辅导。2021 年国家卫健委等八部委联合发布《关于印发〈加快推进康复医疗工作发展意见〉的通知》中明确要求"加强康复医疗人才教育培养,强化康复医疗专业人员岗位培训"。这就要求高职院校相关专业课程必须能够满足规模数量巨大、教育背景不同、学习习惯迥异的学员的学习需求,在线开放课程灵活的学习形式便能很好地满足这一需求,其与虚拟仿真实训平台结合能够解决单纯线上课程无法满足实践教学需要的不足。因此,康复医学在线开放课程有大力推广的必要。

11. 耿姣姣,江钟立,李乐,等. 高职康复专业核心课程康复评定技术融入思政元素的慕课设计. 卫生职业教育,2022,40(18):94‑96.

自"课程思政"的概念提出以来,"立德树人"便已经成为检测高校育人成效的重要指标。课程思政是在课堂思政教育主渠道的基础上,在"立德树人"的理念下,将"教书"与"育人"充分融合,是"三全育人"的一项重要举措。康复专业作为具有人文性质的学科,更应与思政课同向同行,关注学生综合素质的培养。尤其新冠肺炎疫情期间,慕课成为延续教学的一种重要方式,也实现了资源的共享。为尝试在慕课中融入思政元素,引导学生养成良好的职业素养、规范的操作技能,提升健康素养水平。耿姣姣等基于康复专业的人才培养方案,研究如何将思政元素融入专业课程的慕课设计,重视学生的素质培养,引导学生养成良好的职业素养、规范的操作技能,提升健康素养水平。在调研的基础上充分了解康复专业职业岗位特点及学情,深挖课程中的思政元素,并以微课、课件、教学案例等为载体进行教学,有效促进了学生知识的积累、技能的提升,以及综合素质的养成。同时,借助慕课平台,生生、师生之间的互动更加频繁和有效。但目前,康复专业教师课程思政水平和信息化素养参差不齐,有待进一步提高。如何将思政教育融入课堂教学、教学研讨、实训实习、作业测验等更多环节,并以慕课为载体开展教学以及慕课资源的更新、质量的提升等,将是未来很长一段时间内课程组教师需要探讨的重点。

12. 郑松."康复医学概论"课程思政课堂教学设计与实施. 现代职业教育,2022(40):93-96.

"康复医学概论"是高职康复治疗技术专业的必修课程之一,是学生入学后接触到的第一门与专业密切相关的基础课程,目的是让学生对康复医学有全面、概括性的了解。教育部于2020年5月28日印发的《高等学校课程思政建设指导纲要》中指出:培养什么人、怎样培养人、为谁培养人是教育的根本问题,这一问题直接影响了接班人、国家的长治久安、民族的复兴和国家的崛起。因此,要紧紧抓住教师队伍"主力军"、课程建设"主战场"、课堂教学"主渠道",使各类课程与思政课程同向同行,全面推进课程思政的建设,构建全员全程全方位育人大格局。郑松开展"康复医学概论"课程思政课堂教学设计与实施,强调了课程思政融入"康复医学概论"课程的必要性,设计了"康复医学概论"课程思政教学与对应知识点;在课程思政教学实施过程中,以"残疾学"为例进行了课程思政教学及评价。目前,"康复医学概论"课程获批本校课程思政建设项目,已完成思政案例库建设以及部分微课拍摄,未来将继续完善并利用课程资源探讨线上线下相结合,甚至翻转课堂的形式,针对学生价值观的塑造、职业素养的培养以及课程反馈、思政量化评价体系进行更加深入的研究。

13. 苏英,刘凌,王锋,苏东升."互联网+"背景下康复医学教育的现状与思考. 现代职业教育,2022(30):16-18.

近年来,"互联网+教育"的出现,打破了传统的教育模式,在医学教育发挥着重要作用。苏英等通过对"互联网+"背景下的康复医学教育进行研究分析,以期为康复医学教育的进一步发展做出探讨。研究提出以下几点建议:首先是提升师资力量,各大院校应积极鼓励康复医学专业教师提升改革创新的能力和意识,正确运用"互联网+"背景下的各种现代教学手段,培养并促使学生熟练掌握康复医学的技术和方法。其次是合理应用"互联网+",教师应合理运用现代化手段进行授课,帮助学生理解并掌握康复技术的手段和应用。与此同时,教师可以在实践性比较高的课程中,引入虚拟与现实技术,提高授课效率。另外,还可以考虑充分运用现代技术手段,宣传普及康复医学知识,通过走访或者是网络自媒体宣传,让康复医学知识融入社会的更多角落,如创建康复数据库、搭建康复转诊和远程康复等平台,将"互联网+"背景下的康复医学教育走进社区,走进乡村,让越来越多的人受益。最后是关于"互联网+"与传统技术的紧密结合,传统中医博大精深,在康复领域有着独具特色的治疗方法,如针灸、推拿在康复医学领域举足轻重,传统中医将成为康复医学的主要力量。基于此,应充分学习并运用"互联网+"与传统技术,使二者兼并包容,形成中国特色的康复医学。

14. 张迎春, 肖建英. 高职"物理因子治疗技术"课程教学改革初探. 西部素质教育, 2022, 8 (5): 180 - 182.

"物理因子治疗技术"课程是高职康复技术治疗专业人才培养计划内康复治疗师必须掌握的核心技术课程。该课程的理论知识较为难懂,实践操作性强,学生学习起来较为困难。为实现理论与实践相结合,同时解决学生较难理解理论知识点、知识点易相近混淆等"物理因子治疗技术"课程教学中普遍存在的问题。为了提升高职康复治疗人才培养质量,培养出满足社会需要的高技能复合型人才,张迎春等从教学模式、教学内容、考核方式3个方面论述了高职"物理因子治疗技术"课程教学改革。教学模式改革方面,提出了 PBL 教学模式、职业情景模拟教学模式以及其他教学模式;教学内容改革方面,指出首先以职业工作流程为基础,加强实践操作,其次是理实一体,强化基础技能操作;考核方式方面,改革包括全过程性考核和当堂课程"复盘"考核。通过教学实践发现,"物理因子治疗技术"课程的基础理论相对较难,而运用问题引导、分组讨论、情景模拟,以及其他一些教学模式尝试改革,可以促使学生积极、主动学习,从而收到较好的教学效果。今后,在新课改和素质教育理念下,教师还需进一步对"物理因子治疗技术"课程教学改革进行探索,以提高教学质量。

15. 耿姣姣, 陆建霞, 唐蓉. 基于慕课平台的高职康复专业《康复评定技术》立体化教材的建设研究. 科教导刊, 2022 (14): 95 - 97, 110.

国务院于 2019 年印发的《国家职业教育改革实施方案》在教材改革方面对教材的形式和教材内容提出了具体建议,提倡使用新型教材,同时应配套信息化教学资源,教材的更新修订不超过 3 年,与时俱进,及时更新。立体化教材基于较成熟的传统纸质教材,并辅以信息化环境和资源,教学内容多样并能迅速更新;同时,多元的教学资源、立体的展现形式使得立体化教材成为当前教材改革的发展趋势和研究方向,迎合了职业教育改革的要求。"三教"改革已成为提升高职人才培养质量的关键因素。立体化教材以其灵活、多样的展现方式,可满足教师教学与学生学习的多元、实用性以及趣味性需求。针对康复专业"康复评定技术"现阶段教材的不足之处,基于互联网技术支持,耿姣姣等在慕课平台的基础上,建设完成了由纸质主教材、实训指导、配套电子教材等组成的立体化教材,有力支撑了本课程的教学,同时为课程的建设和改革开辟了新的路径。

16. 张维杰, 袁晓媛. 康复教学资源库建设逻辑起点、路径及策略. 知识文库, 2022 (6): 94 - 96.

专业教学资源库建设项目的落实是国家推进职业教育改革、提高人才培养质量的关键措施。我国的康复治疗技术起步较晚,目前我国的教育工作正处于起步阶段,虽然各个院校在进行教学过程中已经积累了一定的教育资源,但是这些教育资源如果不能进行整合,依旧无法发挥真正的价值,很难满足当前社会中大部分院校的专业教育工作。随着信息技术的发展,如果各类教育资源能够通过网络技术进行整合,建立专业教学资源库,就可以实现教育资料的互补,让各个地区的专业课程教学素材更加丰富,让优质的教学资源实现共享,提高教育资源的利用率。张维杰等对康复教学资源库建设逻辑起点、路径及策略进行了探讨,指出康复治疗技术专业教学资源库建设的逻辑起点包括当前我国康复医疗事业人才需求巨大、现有的康复医疗教育资源无法满足多元教育需求以及康复治疗人才培养方式落后;提出了一些康复治疗技术专业教学资源库建设的推进策略,如将互联网技术应用在资源库建设过程中、探索职业特色,提升资源库建设质量、优化运行平台,满足更多用户需求以及加强应用推广,发挥建设效益。我国的康复治疗技术专业教学资源库建设是我国各个院校专业课程改革的重点工作,只有提升康复治疗技术专业教学资源库建设的质量,才能真正提升康复治疗技术专业的教学水平,让更多优质的教育资源实现共享,真正发挥教学资源库的功能,培养出更多具有专业能力的人才。

17. 崔杨,周静,沈晓丽."实训＋专业社团"模式在高职生职业核心素养培育中的应用. 教育教学论坛,2022(35):181-184.

职业核心素养是参与社会分工所必需的核心素养,是高职院校设定人才培养目标和实施教学的前提。它指向工作者或学生为进入工作岗位,胜任岗位工作、适应社会发展需要和个人全面发展所必备的一系列知识、技能及态度的集合。职业核心素养具有个体发展与社会发展双重取向。为了提升高职生的职业核心素养,崔杨等研究分析了"实训＋专业社团"模式的构成要素,包括言语听觉康复技术技能实训和"爱撒无声"言语康复协会,阐述了"实训＋专业社团"模式的实施方法,涵盖了课内实训、课外实训和校外实训;并构建了"1234"高职生职业核心素养培育体系。体系以社会主义核心价值观为指导,以实训和学生专业社团为培育平台,以最终目标、因材施教、科学教育质量观为原则,以四种素养为培养目标,为创新高职院校人才培养模式提供参考。

18. 沈晓丽,周静,黄昭鸣,等.基于 CLP 的高职院校实训体系智慧化路径研究——以儿童言语治疗人才培养为例. 教育观察,2022,11(24):120-123.

2012 年,《教育信息化十年发展规划(2011—2020 年)》明确提出:教育信息化是我国教育事业发展的战略选择;高等职业教育信息化规划要以"加快职业教育信息化建设,支撑高素质技能型人才培养"为重点。高等职业教育肩负着为社会培养高素质技能型人才的重要使命,实训教学作为培养学生动手能力和创新精神的重要手段,在高等职业教育中起着至关重要的作用。因此,伴随"互联网＋职业教育"时代的到来,高职院校实训体系智慧化改革进入新征程。为解决实训教学资源不足、师资队伍实践教学经验匮乏、校外实训开展难度大等现实问题,沈晓丽等联合相关企业院校构建了跨界学习(CLP)实训模式,实现了在线课堂、虚拟实训室、智慧实践基地三位一体,取得了一定成效,为高职院校实训体系智慧化提供了新思路。

19. 罗文娟,潘泳鸿,苏雁,等.高职康复治疗技术专业毕业生就业质量的调查分析研究——以福建生物工程职业技术学院为例. 反射疗法与康复医学,2022,3(8):172-175.

罗文娟等调查福建生物工程职业技术学院康复治疗技术专业毕业生就业情况及对人才培养的意见建议,为调整人才培养方案和专业建设提供证据。采用问卷星电子问卷调查法,对 2017—2019 届康复治疗技术专业毕业生现状进行调查分析,包括基本情况、就业情况、就业薪资和满意度、毕业生对在校期间教学效果评价、对学校人才培养的意见和建议。结果显示:共发出问卷 180 份,回收 172 份,有效问卷为 172 份。3 届毕业生就业率 93.02%,专业对口率 83.75%,毕业生就业单位中民营机构占比 63.12%;学生就业满意度 90.12%,家长对学生就业满意度 91.86%;94.17% 的毕业生认为在校期间能够掌握基本知识和技能,57.56% 的学生认为学校应加强教学设施与教材改进,54.65% 的毕业生认为学校需加强专业课程内容与安排建设。结论认为,高职康复治疗技术专业就业前景好,但就业压力日趋增加,高职院校应加强以技能为中心的教学改革,可进行分方向培养,以适应康复市场亚专科发展趋势。

(张丽莎)

二、本科教育

1. 肖晓飞,邱卓英,孙宏伟,等. 基于 ICF 和康复胜任力架构建设物理治疗本科教育. 中国康复理论与实践,2022,28(3):295-305.

肖晓飞等探讨构建基于胜任力的康复物理治疗本科专业教育,培养合格物理治疗师。基于《国际功能、残疾与健康分类》(ICF)和《康复胜任力架构》(RCF),分析物理治疗师胜任力、康复物理治疗专业学科体系,构建康复物理治疗专业本科教育。结果显示:物理治疗师胜任力包括康复和残疾与物理治疗,法律、法规、道德和伦理,以及残疾与健康相关的物理治疗3个方面;基于RCF可分析物理治疗师的胜任内容、核心价值观和信念;采用结果导向策略,应用 RCF 建设基于胜任力的康复物理治疗本科专业。结论认为,ICF 理论和 RCF 理论及方法对建设胜任力的康复物理治疗专业教育有重要意义。基于 RCF 构建物理治疗胜任力领域,康复物理治疗专业本科教育原则、策略和教育架构,有助于建立基于胜任力的康复物理治疗本科教育标准和物理治疗师职业能力标准。

2. 邱卓英,郭键勋,孙宏伟,等. 康复胜任力架构. 中国康复理论与实践,2022,28(3):249-264.

《康复胜任力架构》是世界卫生组织(WHO)基于全民健康覆盖的全球胜任力架构有关健康与康复工作者胜任力的战略方法,根据康复科学与康复服务的情景要求所建立的适用于康复情景的特定胜任力架构。WHO 制订的胜任力架构文件可以用于指导健康和康复部门制订康复人力资源规划,指导康复教育机构设立不同的康复教育项目与开发康复教育课程,指导康复监管部门建立康复工作者的职业标准和职业认证与鉴定,指导康复服务机构建立评价康复工作者绩效的方法和工具。《康复胜任力架构》中文版是 WHO《康复胜任力架构》及其配套指南翻译项目成果。参与 WHO《康复胜任力架构》翻译与标准化的主要机构包括中国康复研究中心、中国康复科学所、WHO 国际分类家族中国合作中心、香港复康会、WHO 复康协作中心、中国 ICF 研究院、潍坊医学院、康复大学、复旦大学、北京体育大学中国残疾人体育运动研究中心、苏州大学运动康复研究中心、华东师范大学等。邱卓英等对康复胜任力架构进行了概述,并对康复胜任力架构的概念、开发过程、开发意义、组成部分级关键特征等进行了阐述。研究具有一定的参考学习价值,并被转载于世界卫生组织网站 https://apps.who.int/iris/handle/10665/338782。

3. 高惠刚,张潇雅,黄丽,等. 美国高校物理治疗教育项目分析. 中国康复理论与实践,2022,28(4):484-489.

高惠刚等分析了美国高校物理治疗专业的教育特点,为我国康复治疗教育的国际化发展提供借鉴。从中国知网、万方、PubMed 数据库以及美国 3 所具一定代表性高校的官方网站收集相关文献及资料,结合研究者自身的学习经历,对美国高校物理治疗教育的若干特点进行详细分析总结。结果显示:美国物理治疗教育具有严格的认证体系、以执业胜任力为导向的课程目标、全面的课程计划、以学生为中心的教育理念、较高的信息化程度、多元化的教学评价等特点,符合 WHO 对康复胜任力的目标。结论认为,美国物理治疗教育特色显著,教育体系较为完善,对我国具一定参考价值。

4. 邱卓英,郭键勋,孙宏伟,等. 世界卫生组织康复胜任力架构及其在康复领域的系统应用:理论架构、方法和应用领域. 中国康复理论与实践,2022,28(3):265-274.

邱卓英等为分析 WHO 康复胜任力架构(RCF)的理论架构、方法及其在康复领域的应用。运用RCF 的理论与方法,分析康复胜任力的领域和关键特征,及其在康复人力资源规划、职业能力评价和教育项目和课程开发中的应用。结果显示：RCF 包含实践、专业精神、学习与发展、管理与领导力、研究 5 个领域。康复工作者的工作表现是他们的核心价值观和信念、胜任力、活动、知识和技能交互作用的结果；RCF 可以规划康复人力资源，建立基于胜任力的康复教育项目和课程体系，开发康复职业能力认证标准和执业资格鉴定标准。结论认为，研究分析 RCF 产生的影响、核心内容与应用架构，对系统地探讨运用 RCF 构建国家康复人力资源发展规划、建立基于 RCF 的康复教育项目和课程体系、建立康复人力资源的认证和评估标准等具有重要的重点作用。

5. 郝传萍,邱卓英,李安巧,等. 基于康复胜任力架构的本科层次特殊教育专业设置研究. 中国康复理论与实践,2022,28(3)：306‑317.

为基于 WHO 康复胜任力架构（RCF），构建以胜任力为本位并且满足残疾学生教育康复需求特点的本科层次特殊教育专业，提升特殊教育专业建设的水平，适应基于胜任力教育发展的要求。郝传萍等运用 RCF 的理论与方法，参照《特殊教育教师专业标准（试行）》《特殊教育专业认证标准》和《特殊教育专业师范生教师职业能力标准》，分析学校教育情境中特殊教育教师的胜任力要求。研究构建了基于 RCF 的特殊教育教师胜任力架构，提出了基于 RCF 的特殊教育专业设置原则和基于 RCF 的特殊教育专业建设的原则；根据学校教育环境的特点，建立了适用于本科层次特殊教育专业的胜任力模式。认为 RCF 作为一个服务全民健康的全球康复胜任力架构，其理论与方法对于构建特殊教育专业基于胜任力的教育体系具有重要的意义。基于 RCF 构建了本科层次特殊教育专业的原则、方法、教育目标以及方法体系，有益于促进实施国家《特殊教育教师专业标准（试行）》《特殊教育专业认证标准》和《特殊教育专业师范生教师职业能力标准》。

6. 邹积华,黄国志,曾庆,等. 康复物理治疗学专业课程体系建设的实践与思考. 教育教学论坛,2022(17)：125‑128.

社会对康复治疗专业技术人才及分类康复专业人才的需求不断提升。目前国内绝大部分院校仍采用粗放型康复治疗人才培养模式，因此不断推动康复专业教育改革，实施康复专业分类培养，成为康复专业教育面临的任务。基于国内康复专业发展需求及国际专业认证课程体系，邹积华等结合南方医科大学于 2009 年开设的 4 年制康复治疗学本科专业以及 2018 年新增的康复物理治疗、康复作业治疗、假肢矫形工程 3 个独立专业的实际情况，围绕建设康复物理治疗专业课程体系面临的主要问题、康复物理治疗专业核心课程体系的目标、康复物理治疗学专业课程体系的分类与设置三个方面问题进行分析研讨，通过分享康复物理治疗专业课程体系建设及课程改革的经验与体会，对如何达成培养卓越康复人才的目标进行了探索，为其他院校实施康复专业分类培养、开展康复物理治疗专业核心课程建设、提升专业化教育质量、促进康复专业教育国际化提供借鉴。

7. 朱嘉卉,王德强. 滨州医学院康复专业国际认证下课程国际化建设的探索与实施. 中国继续医学教育,2022,14(23)：131‑136.

朱嘉卉等的文章详细介绍了世界物理治疗国际专业认证背景下，滨州医学院康复医学院康复物理治疗专业教育国际认证的必要性，研究分析中国康复相关专业高等教育的现状和问题，并提出向世界物理治疗组织申请认证并针对性地就培养方案、培养目标、课程体系等进行修订。为进一步达到世界物理治疗的课程要求，学院立足专业国际认证指南要求，探索性地实施课程国际化，通过调研国内外医学院校、开设康复专业外语课程和外聘国际知名专家授课等途径，着重对课程体系进行完善，打造国际化课程，以期达到世界物理治疗教育的认证标准,为其他院校课程国际化建设提供参考。

8. 张燕妮,邱雅贤,林强,等. 广州医科大学康复作业治疗课程国际认证流程与经验分享. 广州医科大学学报,2022,50(1):84-88.

高校康复作业治疗课程或教育项目取得世界作业治疗师联盟(WFOT)最低教育标准认证对于提高我国作业治疗教育水平,规范作业治疗人才培养和促进作业治疗专业建设起到了引领作用。截至 2021 年 1 月,中国内地先后有 7 所高校的本科康复作业治疗教育项目获得了 WFOT 最低教育标准认证。2018 年 5 月,中国康复医学会作业治疗专业委员会代表中国加入 WFOT,并获得授权组织中国 WFOT 最低教育标准认证工作。2021 年广州医科大学就是第一批在此背景下通过认证的高校之一。张燕妮等以广州医科大学为例详细介绍中国本土化 WFOT 认证流程和该校"遵循国际标准,秉承中国特色"的专业建设历程,为今后申报院校提供借鉴与参考,以期促进我国康复作业治疗专业发展及建设。

9. 吴劲松,南睿铭,邓海茵,等. 基于产-创-教融合的康复医学综合人才培养模式. 创新创业理论研究与实践,2022,5(21):123-125.

在康复产业现代化的时代背景下,新时代康复型人才不仅需要有扎实的专业知识及技能,同时也需要具有创新和创业精神。近年来"产-创-教"融合的教育模式,促进了产业需求和实践、专业教育与创新创业教育的有机融合,使学生的培养更贴合社会实际需求。吴劲松等围绕产-创-教融合下的康复医学创新创业教学所面临的问题和解决方案进行探讨,分析存在的问题并提出对应的解决方案,总结初步的探索实践经验。研究认为,基于产-创-教融合的康复医学创新创业教学模式是一种颇具特色的人才培养模式。倡导推行产-创-教融合、创新创业教育,只有多措并举,做好新型教学模式的建设,打造精品课程,提升学生创新创业的积极性,培养产-创-教融合型教师,建立完善校企间的合作机制,才能更好地促进新时代康复医学人才培养的发展,为康复医学现代化发展提供源源不断的动力,为培养符合新时代需求的康复医学人才提供借鉴。

10. 邹文晨,何宇,韩小钗,等. 物理治疗翻转课堂教学应用效果的系统综述. 中国康复理论与实践,2022,28(4):490-496.

邹文晨等系统评价翻转课堂教学模式在物理治疗学教学中的应用效果。通过计算机检索 Central、Medline、Embase、Cinahl Plus、Academic Search Premier、Teacher Reference Center、ERIC 以及 Education Research,纳入翻转课堂教学模式应用于物理治疗学教学的原始研究。检索时限为建库至 2021 年 6 月。由 2 名研究人员独立完成文献筛选、数据提取、质量评价,对翻转课堂教学模式对比传统教学模式在物理治疗学教学中的效果进行评述。结果显示:共检索文献 1307 篇,最终纳入 7 篇,包括至少 770 名学生。发表时间集中在 2013 年至 2019 年,研究对象为物理治疗学专业学生,主要结局指标为考试成绩。纳入文献质量评价,MERSQI 得分范围为 7～13.5 分,平均 11.71 分。7 项研究均从课程或单元考试的角度对翻转课堂的有效性进行定量或定性评估;4 项研究采用历史队列控制设计将翻转课堂与传统教学作对比。结果表明,翻转课堂教学法对学生的学习成绩和高阶思维能力有积极影响,这与以往该教学模式相关原始研究和系统综述一致;4 项研究在课后调查中评估了学生对翻转课堂的看法,回复率 56%～100%;Likert 和开放式问题是调查中使用最多的工具。结论认为,翻转课堂教学模式总体说来可提高学生的笔试成绩,增强高阶思维能力,得到了学生和教师的积极评价。

11. 韩亮,陈颖,乔娜,等.心肺系统疾病物理治疗模块化课程改革的探讨.中国继续医学教育, 2022,14(18):1-6.

韩亮等以心肺系统疾病的物理治疗模块化课程改革为切入点,探索物理治疗学课程教学新模式。对海南医学院 2020 届康复治疗学毕业班学生进行"物理治疗开展模块化教学改革问卷调查",发现目前心肺系统疾病物理治疗课程存在脱节现象,寻求运用 7 个模块化教学新模式完善心肺系统疾病物理治疗课程体系,解决脱节现象。明确世界物理治疗联盟指南最低教育标准和临床实践准入标准,构建专业化的心肺系统疾病教材、制订相应教学评估方案,进行顺应职业化发展需要的课程改革探索。研究为下一步分开化教学师资的培养及经验的积累、与国际化教学接轨打下基础。

12. 刘建菊,冯定香.以人为本听力康复课程在听力学本科教育中的应用.中国听力语言康复科学杂志,2022,20(6):424-426.

刘建菊等探讨人为本的康复服务(PCC)在听力学领域的应用。在《康复听力学》课程中融入以人为本的康复服务内容,采用 Ida 研究所提供的教学资料和视频,带领本科三年级听力学专业学生学习 PCC 在临床接诊中的应用,采用调查问卷的方式对本次教学内容进行效果评价。结果显示:学生能理解 PCC 的核心要素并认可其在听力康复服务中的临床应用价值和意义,认为 PCC 教育对中国康复听力学的发展有很大帮助。结论认为,在中国的听力学教育加入 PCC 教育是可行的、急需的。

13. 苏俊.基于 OBE 教育理念的"诊断听力学"课程理实一体化教学改革与实践.中国医学教育技术,2022,36(6):639-644.

苏俊等针对实际教学过程中出现的理论课和实验课各自为政、教学内容脱节、教学衔接不对等问题,根据成果导向教育(OBE)理念,创新理实一体化教育理念的内涵,设计了基于 OBE 理念的理实一体化教学改革,并以浙江中医药大学听力与言语康复学专业的专业的专业基础课"诊断听力学"课程为例,从教学目标、教学内容的设计与实施、教学内容的考核、教学评价与反馈 4 个方面进行阐述,认为"诊断听力学"课程在进行了基于 OBE 教育理念的理实一体化教学改革实践后:① 课程的教育理念具有统一性、先进性、精准性和易操作性;② 理论课与实验课的教学目标紧扣专业培养目标与内外需求,呈现着与时俱进的显著特征;③ 理论课和实验课教学内容的设计与实施既兼顾了课程整体上的一体化,又体现了教学模块上的精雕细琢,无论在教学内容的设计与安排、教学课时的统筹与衔接,还是在教学方法的恰当选择与灵活运用方面,均考虑到了学生的学情与学习特点,真正意义上实现了"反向设计""理论与实践融为一体""一切以学生为中心"的教育理念;④ 课程教学内容的考核、教学评价与反馈具有多维度、多样化特点,为课程改革的持续改进提供了持续的动力和优化的方向。

14. 杨馨,杨慎峭,陈西希,等.基于"多维评价"的医学院校临床类专业《康复医学》课程教学质量探究.中药与临床,2022,13(2):89-91.

杨馨等通过采用"多维评价"方式,对医学院校临床类专业《康复医学》课程教学质量评估进行了探索。研究以多维评价作为《康复医学》教学质量评价的主要方法,为临床类专业《康复医学》教学提供更优质的评价体系。结果显示:在该课程中通过多维评价开展《康复医学》教学质量评估发现,多维评价能够从多方面为临床类专业《康复医学》教师提供反馈、意见和建议,有益于提高教学质量。结论认为,开展多维评价对临床类专业学生尽可能多的掌握与之专业相关的康复医学知识,树立康复意识大有裨益,为临床类专业学生更好的服务临床提供新的理念、新的思路,使教学对学生将来的临床工作起到促进作用。

15. 王春成. 浅谈模拟教学法在康复医学教学中的应用. 哈尔滨职业技术学院学报, 2022（1）：18-20.

康复医学作为医疗卫生事业的一个新学科, 能够对身体存在缺陷的人们各方面的功能进行更好的提升以及改善, 相比于以往传统的医学科目, 不仅能帮助患者在身体上得到康复, 更能够帮助其建设健康的精神世界, 从而帮助患者获得良好的生活状态。目前我国大多数的高校都已经设置了相关专业, 以保障我国康复医学事业的健康蓬勃发展。模拟教学法不同于以往的讲述式教学方法, 是由教师进行指导, 将实际的情景微缩至模拟课堂中, 由学生对情境中的角色进行扮演, 应用专业知识以及专业道具进行实际模拟的一种新形式的教学方法。王春成等通过对当前康复医学教学方式与模拟教学法在康复医学中的应用进行分析阐述, 研究认为: 在康复医学的教学过程中, 使用模拟教学方式能够对学生的整体能力进行更全面的培养, 为我国的康复医疗事业输送顶端人才, 使其能够成为行业的领军人物; 在模拟教学方式时对教师也有着更为严苛的要求, 要求教师要根据其行业的发展趋势, 对专业知识的讲授要紧跟学术潮流, 更为重视对专业人才的培养。希望我国的康复医疗行业能够快速发展, 造福国民, 早日比肩国际康复医疗行业, 在国际竞争中能够脱颖而出。

16. 刘杰. 模拟教学法在康复医学课程教学中的应用. 中文科技期刊数据库（引文版）医药卫生, 2022（7）：0293-0296.

刘杰探讨模拟教学法在康复医学课程教学中的应用效果。研究对象是新疆医科大学 2019 级临床医学专业大二医学生 120 名, 以电脑随机法分为 A、B 两班的, 各 60 名。均进行《康复医学》课程授课, 2021 年 9 月至 12 月期间以传统教学法教学予 A 班教学, 以模拟教学法教学予 B 班教学, 并就课程教学成效展开对比分析。结果显示: 医学生理论

及操作阶段考核成绩 B 班均明显高于 A 班 ($t17.527$、24.211, P 均 <0.05); 临床思维判断能力及学习兴趣评分 B 班均高于 A 班 ($t18.437$、6.841, P 均 <0.05); 医学生对教学模式满意度 B 班优于 A 班 ($x23.927$, $P<0.05$); 医学生自学、表达、协作、归纳、操作、综合等专科能力评分 B 班均优于 A 班 ($P<0.05$)。结论认为, 模拟教学法有助于提升康复医学课程教学质量, 并助医学生增加学习兴趣, 促进专科能力及临床思维判断能力的良好养成及提升, 值得被进一步推广应用。

17. 周钰珉. "OMO" 教学模式在康复医学教学中的应用研究. 中国科技经济新闻数据库教育, 2022（10）：0153-0156.

2022 年应对疫情时期的 "停课不停学", 将线上教育推到了一个新的高度, 目前线上＋线下融合 (OMO) 的教育模式变成了一种常态。在传统康复医学的线下教学中加入线上新媒体手段, 探索新的教学方式, 让学生有更多的思考与交流空间, 把学习知识的过程放在家中, 把知识深化的过程放在教室。周钰珉基于康复医学与理疗学的教学为背景, 就 OMO 教学模式在康复医学教学中的应用进行了分析和探讨。实际表明, OMO 教学模式以提升教学效果和体验为核心, 可深度融合线上与线下的学习场景, 从而实现标准化流程和个性化的服务; OMO 教学模式强交互、重体验, 这两大特点是康复医学教学所需要的。所以在传统康复医学的线下教学中加入线上新媒体手段, 探索新的教学方式, 可以让学生有更多的思考与交流空间, 把学习知识的过程放在家中, 把知识深化的过程放在教室, 能够得到更好的效果。

18. 许萍, 王欢, 郭琪. 基于 OBE 理念的线上线下混合教学模式研究——以 "心肺物理治疗" 课程为例. 教育教学论坛, 2022（18）：153-156.

在 "互联网＋" 教育深度融合的背景下, 线上线

下混合式教学既可以充分发挥线上教学与线下教学各自的优势,还可以相互支持,实现高效融合,已成为教学改革的重要方向。强调以成果为导向、以学生为中心和持续改进的成果导向教育(OBE)教学模式,将学习目标聚焦在学习成果上,组织和安排教学活动,改革考核评价方式,推动教育质量持续提升。许萍等以心肺物理治疗课程为例,从课程资源建设、教学组织实施及教学评价几个方面展开,阐述 OBE 理念下混合式教学改革的经验与得失,为国内同类课程教学改革提供借鉴和参考。

19. 王树东,马铁明,董宝强,等. 基于混合式金课的物理治疗学教学研究. 中国中医药现代远程教育,2022,20(4):31－33.

"金课"这一概念是我国时任教育部部长陈宝生在 2018 年提出的,目的是切实提高我国高校本科教育的教学质量。金课共分为 5 大类:线上金课、线下金课、混合式金课、社会实践金课和虚拟仿真金课。根据"打造金课,淘汰水课"和创新人才培养模式的指导要求,王树东等开展了基于混合式金课的物理治疗学教学研究。从三方面:① 打造物理治疗学线上线下混合式金课的教学思路和设计;② 物理治疗学线上线下混合式金课的教学实施;③ 物理治疗学线上线下混合式金课的混教学评价。探讨了如何打造物理治疗学线上线下混合式金课、精心培养卓越的康复临床复合型人才。结论认为,在现代教育改革背景下体验互动式教学模式可有效改变目前"填鸭式"教育模式效率低下的问题,通过合理改进施行中所存在问题,可以达到教师轻松教、学生高效学的目的,对推动目前教育改革具有重要意义。

20. 孙瑞雪,郭岚敏,陈雨,等. 现代信息技术在康复治疗学专业课程中的应用及对胜任能力的影响. 中国科技期刊数据库医药,2022(3):0140－0142.

为探讨现代信息技术在康复治疗学专业课程中的应用及对胜任能力的影响。孙瑞雪等选择 2018 年 6 月至 2020 年 6 月佳木斯大学康复治疗专业培养人才 82 名作为对象,根据时间点分为对照组(38 人,2018 年 6 月至 2019 年 6 月末)和观察组(44 人,2019 年 7 月至 2020 年 6 月末)。对照组采用常规方法培养,观察组联合现代信息技术培养。3 个月后评估培养结果,比较两组《临床作业治疗学》《临床运动治疗学》三大模块、临床技能理论、操作成绩、胜任能力及教学满意度。结果显示:观察组康复治疗专业人才培养 3 个月后儿童康复、骨科康复、神经康复、技能理论与技能操作评分高于对照组($P<0.05$);观察组培养 3 个月后自主学习、综合素质、解决问题能力、与患者沟通能力、疾病信息采集、临床实践能力、团队合作精神、逻辑归纳能力及临床适应能力评分高于对照组($P<0.05$);观察组培养 3 个月后教学方法、教学效果、考核内容、考核形式及教学内容满意度高于对照组($P<0.05$)。结论认为,现代信息技术用于康复治疗专业人才培养中,有助于提高学生综合技能、实践操作技能,促进学生把握医疗规范,提升胜任能力,可获得较高的教学满意度,值得推广应用。

21. 张淑慧,刘玉丽,林星星,等. 线上教学在康复治疗专业本科生作业治疗学教学中的应用. 中国中医药现代远程教育,2022,20(5):16－18.

为探讨线上教学在康复本科生作业治疗学教学中的应用效果,张淑慧等以辽宁中医药大学 2016 级康复治疗学专业 38 名本科生为对照组,采用传统线下课堂教学;以 2017 级康复治疗学专业 24 名本科生为实验组,采用超星学习通线上教学。比较两组的理论和实践考试成绩。结果显示:实验组理论考核成绩明显高于对照组,差异有统计学意义($P<0.05$)。结论认为,在作业治疗学的理论教学中,线上教学效果明显优于传统课堂教学效果,线上教学实践教学效果不及传统课堂教学效果。

22. 朱梅芳,曾婕,史舒曼.高校"康复医学概论"课程思政教学探究.成才之路,2022(25):37-40.

课程思政建设是高校落实立德树人根本任务的重要抓手,也是使学生形成正确的"三观"、良好的人文精神风貌与高尚的职业道德育人目标的重要基础。朱梅芳等通过对高校"康复医学概论"课程思政教学的主要任务、高校课程思政教学的实施策略进行分析讨论,并以"康复医学概论"中的"残疾学"一章为例,探讨如何设计课程思政教学方案,得出结论:"康复医学概论"是康复治疗学的启蒙课程,在"康复医学概论"教学中开展课程思政建设,是培养优秀康复人才的重要渠道。高校应组建教学团队,提升教学团队思想政治素养;凝练课程思政教学目标,修订教学大纲;深入挖掘课程思政元素,巧妙融入课程教学;完善课程思政评价标准,改善教学效果。

23. 郑彭,樊涛,赵一瑾.课程思政融入康复医学育人方案的初探.中国继续医学教育,2022,14(17):5-10.

在当今思政教育方针指引下,加强思想政治教育已成为高等院校提升教学质量和培养高素质人才的重要方式。然而当下康复医学在实施思政教育的过程中面临着诸多痛难点问题,包括专业学习与社会实践的脱节、考评机制的单一及教学模式的孤立等。郑彭等主要探讨契合康复医学专业特色的课程思政实施方案,涵盖思政教学领域的延展与思政教学方法的创新。以建立课堂教学、情景模拟、校园文化、社会实践为一体的教育模式,以融入价值信仰、职业精神、文化传承、智慧医疗为中心的教学理念,让学生专业课程学习更具深度,思政教学理念更有广度。通过课程思政,不仅要将专业技术传授于学生,更需要培育出具有社会责任感、法治理念和人文精神的康复医生。研究对"课程思政"融入康复医学初步的探索,为完善并制订出适合我国高校康复医学教育的新体系提供了借鉴。

24. 黄佳.课程思政有效实施路径探索——以"听力与言语康复学导论"课程为例.教育教学论坛,2022(50):157-160.

推进高校课程思政建设是落实立德树人根本任务的战略举措,"听力与言语康复学导论"作为听力与言语康复学专业的第一门核心课程,对于提高学生的专业认知、职业素养和创新能力有直接的影响。黄佳等在福建省线下一流本科课程和福建中医药大学校级课程思政团队的支持下,采用"四位一体"的课程思政教学设计,以家国情怀、职业素养、科学思维、团队协作等思政元素作为切入点,对"听力与言语康复学导论"课程思政有效实施路径进行了一系列有益的探索与实践。通过以"听力与言语康复学导论"为例分析课程思政教学设计和课程评价与改革成效,分享了福建中医药大学课程思政改革的经验:首先,在今后持续的教育教学改革中,应进一步加强教师课程思政教学能力培训。依托福建中医药大学康复医学院与马克思主义学院的课程思政合作共建项目,开展教师课程思政建设专题培训活动。通过工作坊、沙龙等形式,开展典型经验交流,提升教师课程思政教学能力。其次,在教学过程中应注重多做教学反思,尤其是思政元素的植入是否恰当,案例是否合适,占用时间是否合理,学生反馈如何,是否能够达到既定的教学目标,需要不断进行尝试与反思。此外,需进一步改革课程考核方式。针对课程思政育人目标,深化学业评价改革,合理设计考核题目,强化职业素养、社会责任的考核,也是确保实施路径完整落地的重要保障。为听力与言语康复学专业方向课程思政改革提供了借鉴。

25. 殷樱,冯雅丽,谭波涛,等.课程思政与专业教学的融合与探索——以神经康复学为例.医学教育管理,2022,8(3):286-290.

殷樱等以重庆医科大学医学技术(康复治疗学

方向)专业的神经康复学课程建设为例,阐释了新时代医学技术教育课程思政与专业课程的融合实践。围绕引导学生主动学习的学习金字塔理论,遵循医学教育规律和康复治疗学人才培养目标,结合多种课堂形式,提出思想政治教育的阶梯目标,创新性构建课程思政金字塔模型,探索"一中心、双激励、三结合、四融入"的课程思政教学模式,取得了一定的成果。为不断加强一流专业、一流课程建设,培养出兼具预防、治疗、康养的全周期新医科"五术"康复治疗学人才,以及康复治疗学专业课程思政改革提供了借鉴。

26. 卫哲,孙爽.浅谈康复医学概论课程思政的实施.卫生职业教育,2022,40(15):30－32.

近年来,全国各大医学院校实施和建立了康复治疗师本科培养计划及相应的学位。康复医学概论作为康复治疗学专业的专业核心课程,是每一位康复治疗专业学生的必修课。卫哲等结合自身教学工作,根据康复医学概论课程特点,将思政内容融入康复医学概论课程,提升康复医学专业学生的职业道德水平和文化素养。通过调整课程教学大纲,结合课程内容,将思政元素融入章节内容,实现思政与课程内容的有机结合,讨论了9个具体的课程教学设计。研究认为,课程思政在教学中发挥着至关重要的作用,通过康复医学概论课程思政的初步实践,落实立德树人根本任务,更好地发挥医学对人类健康的促进作用。

27. 戴远虹,梁姗姗,黄潇潇,等.康复治疗学专业临床带教问题讨论与分析.中文科技期刊数据库(全文版)医药卫生,2022(9):0147－0150.

康复治疗是康复医学的主要治疗手段,其运用了物理治疗、作业治疗和语言治疗等方法对病、伤、残者已丧失的功能尽快、最大限度地恢复和重建,从而使患者重新走向生活、走向工作、走向社会。康复治疗不仅需要牢固的专业知识,它还涉及许多临床学科相关的知识,操作实践性强,对临床分析能力与应变能力有很高的要求。党的十八大以来,习近平新时代中国特色社会主义思想强调了"人的全面发展",高校教育以培养高素质人才为目标,对康复治疗学专业而言,需要全方位培养学生的医德作风、价值观念、实践与创新能力等以适应社会的发展与职业需求。同时,结合新时代的科技发展与信息化,给康复治疗学专业的临床带教要求带来了新的挑战与机遇。戴远虹等对目前康复治疗学专业临床带教中发现的问题,在管理模式、学生学习态度、教学方式等方面进行讨论。研究认为,康复治疗学专业的临床带教工作任重而道远,其带教应结合学科自身的专业性、实践性强的特点;在教学过程中注重教学质量,不断提高带教教师的专业教学过程中注重教学质量,不断提高带教教师的专业素养;充分利用各种资源,运用新颖的教学方式,勇于尝试,总结培养符合高校高素质人才的康复治疗专业毕业生。

28. 陆倩鹏,梁康帅,邓坤坤."一流本科专业"建设背景下安徽省高校运动康复专业实验室建设及优化路径探究.武术研究,2022,7(11):146－148.

在"一流本科专业"建设的背景下,一流的实验室建设是发展运动康复专业不可或缺的元素。为更好地促进安徽省高校运动康复专业的蓬勃发展,陆倩鹏等运用文献资料法、实地考察法、逻辑分析法,参考运动康复实验课程的教学经验,对照教育部对运动康复专业实验课程的培养要求,跟踪与分析运动康复专业实验课程的教学过程。结果提示:实验室管理体制不够健全,实验室管理人员数量不够,实验室器材设施建设不足,实验室管理人员待遇不高。为此,提出应健全实验室管理体制,加强实验室管理队伍建设,完善实验室器材设施建设,提高实验室管理人员待遇。

29. 林诚,潘燕霞,陈秀云,等.以胜任力和创新力为导向的康复治疗学专业多元化实训教学体系的构建及实践.中国康复医学杂志,2022,37(6):813‐815.

我国自20世纪80年代初引进康复医学以来,康复医学发展迅速,康复人才的社会需求迅速增加。林诚等团队曾于2012年对福建省130所二三级综合医院康复医学科发展状况进行调查与分析,发现康复治疗师配备达标的医院只有1所,缺乏康复专业技术人才是许多康复医学科的迫切呼声,改变这种状况的当务之急是有计划地加大康复治疗专业人才的培养。近年,该教学团队依托大健康理念,以康复治疗学专业岗位胜任力和创新力为导向,融合实训教学中心、教学医院和社会实践基地的资源,构建了高效运行多元化实训教学体系,以福建医科大学为例,围绕康复治疗学专业实训教学体系的指导思想、架构和内容、建设举措和建设成效4个方面进行分析总结。结果显示:该培养体系使人才培养更好地适应健康中国时代的康复专业领域的人才需求,2020年获得了中国康复医学会教学成果二等奖。结论认为,随着康复学科的快速发展,康复治疗师岗位不仅对康复人才的专业能力,更是对其创新能力和岗位胜任力提出了更高要求。

30. 杨华,赵志鹏,毛利军,等.操作技能直接观察评估在康复物理治疗学实践教学中的应用与评价.中国康复,2022,37(8):509‐512.

杨华等探讨了操作技能直接观察评估(DOPS)在物理治疗学实践教学中的应用效果,以发现有效的教学过程和评价方式,提高教学质量。通过选取台州学院2019级康复治疗学专业学生57名纳入观察组,2018级康复治疗学专业学生56名纳入对照组。观察组在物理治疗学实践课程中引入DOPS,对照组采用传统教学模式授课。2组在期末均进行一次DOPS考核,比较2组期末DOPS成绩及对DOPS评估结果的满意度;对DOPS项目11(整体表现)得分与总平均分行相关性分析;对观察组学生行问卷调查,评价对DOPS考核方案的认同度。结果显示:观察组期末DOPS考核总平均分显著高于对照组($P<0.01$);项目1~6项目10~12得分,观察组均高于对照组($P<0.05$),观察组教师及学生满意度均高于对照组($P<0.05$);DOPS项目11得分与总平均分之间存在高强度的正相关关系($r=0.851$,$P<0.01$)。问卷调查显示,观察组80.0%以上的学生对DOPS可"提高学生的康复技能""应继续实施DOPS"等4个项目表示非常同意。结论认为,DOPS教学及评价方式可有效地促进学生康复技能的提高,值得在康复物理治疗学教学中进行推广。

31. 吴宝平,宋红芳,王辉,等.假肢矫形工程专业运动生物力学实验课改革探索.医学教育管理,2022,8(6):652‐656.

吴宝平等为了提高实验教学效果,针对首都医科大学假肢矫形工程专业运动生物力学的实验教学进行分析总结,发现实验教学中存在的3个问题包括:学生基础知识储备不足,教学目标及内容简单、模式单一,缺乏应用性指导及创新性培养,实验数据缺乏对比分析。通过对运动生物力学中"力平台及其应用"实验课多方面的优化改进,每一位学生都是受试者,将步态特征数据和体质健康测量相结合,分析体质状况和步态特征的相关性,在学生掌握步态实验方法的同时,融入自己的体质数据,提升学生的参与度和兴趣度;同时增加课外拓展和开放实验平台,让学生在学有余力或者兴趣驱使下有更多的视野拓展,充分展示自己的实践能力。改革后的实验教学更符合国际假肢矫形器协会对假肢矫形工程专业运动生物力学课程的要求,符合学校为我国培养假肢矫形工程专业紧缺高级人才的终极目标,也能为学生将来从事相关科学研究和临床实践服务打下坚实的基础。研究认为,结合假肢矫形工程专业特点,优化改进实验内容和实验模式,将步态分析实验数据和学生体质健康测试相结合,提高实验教学的质量和学生的创新实践能力。

32. 许丽雅,齐丽娜,李丹,等.作业治疗实践理论框架下"一体三层"教学模式的设计与构建——以《作业治疗学》为例.中国康复医学杂志,2022,37(4):528‐531.

为激发学生的学习积极性,培养以"作业治疗"模式的临床思维,提高学习的有效性,增强实践与创新能力,许丽雅等课题组进行了基于作业治疗实践框架(OTPF)的理论指导下的"一体三层"作业治疗教学模式设计与构建。通过选取 2016 级学生及 2017 级学生进行《作业治疗学》成绩对比,其中 2017 级学生在教学进度不变的情况下实施了创新的教学模式。两个年级均采用相同标准的考核模式,考核内容共包括基础理论考试和临床实操考核,共 100 分。结果显示:基础理论成绩 2017 级学生的知识部分成绩较 2016 级学生高,且差异具有显著性意义($P<0.05$);实践能力成绩 2017 级学生目标制订、操作能力与总分均比 2016 级学生稍高,且差异具有显著性意义($P<0.05$)。结论认为,在作业治疗学人才培养中,学生不仅要熟练掌握基础理论知识,拥有熟练的操作技巧,而且要具备作业治疗师的"以患者为中心"的康复人文理念,进而更好地为患者提供专业化及个性化的服务,通过本研究的论述、模式构建、设计以及初步成效,可以看到基于 OTPF 理论的"一体三层"教学模式,能够在学校课堂上开展实施,这为今后的作业治疗学科的授课模式探索提供了多样化选择,最终提高学生整体的学习效果。下一步计划将继续完善此教学模式的实施,并鼓励大学生积极参与创新项目如"医工融合""互联网+大学生创新创业大赛",以多样化形式展现学生的创新成果。

33. 唐欣,姬卫华,孟繁媛,等.基于三级康复服务体系的见习模式在儿童物理治疗课程中的应用研究.中国康复医学杂志,2022,37(12):1677‐1680.

源于国家关于三级康复医疗服务体系建设的要求和市场康复机构的需求,唐欣等积极改革昆明医科大学康复治疗学(物理治疗方向)专业人才培养方案及教学教育方法,在康复治疗学(物理治疗方向)专业的核心课之一——《儿童物理治疗》课程中设计了基于三级康复服务理念的临床见习模式并予以实施。以 2015 级康复治疗学(物理治疗方向)在读的 45 名本科生为研究对象。按照随机数字表法,将被试随机分为试验组(22 名)和对照组(23 名)。比较传统见习带教和三级康复服务的见习实践方法的教学效果。结果显示:试验组操作考试总成绩优于对照组学生,差异具有显著性意义($P<0.05$);操作技能项目差异显著($P<0.001$)。试验组学生的案例汇报总成绩优于对照组学生,差异具有显著性意义($P<0.05$);汇报内容完整性和准确性与临床思维两个维度差异显著($P<0.001$)。两组学生在掌握专业知识和操作技能的维度得分无明显差异($P>0.05$),但试验组学生在沟通和专业行为方面的得分要显著优于对照组。结论认为,基于三级康复服务的见习模式在儿童物理治疗课程中取得了一定的效果。临床见习是培养康复人才的必经环节,进一步研究需要考虑在教育的全过程中融入三级康复服务的理念,并在课程讲授、实验操作和临床见习各个环节设计相应的教学方法和内容。还可继续跟进学生毕业后就业单位性质、职业表现及用人单位的反馈等,以探索该见习模式在教育、就业和职业发展中发挥的积极作用。

34. 韩亮,陈颖,乔娜,等.基于重症心肺疾病康复床旁见习的物理治疗学课程改革与教学实践.中国高等医学教育,2022(2):146‐147.

韩亮等探讨重症心肺系统疾病患者 ICU 床旁康复见习提高康复治疗学专业学生的物理治疗实践能力。将 2016 级康复治疗学学生分为 ICU 床旁见习组(实验组)和物理治疗室见习组(对照组)。采用案例分析试题进行考核。结果显示:实验组学生的成绩优于对照组。经过见习教学后,通过案例分析题的 4 部分成绩对学生的实践能力进行评价。其中禁忌证与适应证、物理治疗方法比较,差异无统计学意义($P>0.05$);康复功能障碍评定、注意事项比较,差异有统计学意义($P<0.05$)。结论认为,重症心肺系统疾病康复床旁见习教学提高了学生的物理治疗实践能力;以床旁实际患者为案例开展讨论,有利于培养学生的临床思维及推理能力;床旁康复实践教学,可完善学生对 ICU 心肺疾患的康复适应证与禁忌证、康复评估、康复治疗、注意事项及二级预防康复知识体系。以掌握 CRP 的课程模块改革为例开展小组理论与实践加讨论教学,使学生成为动手操作能力强的应用型人才。

35. 柴德君,胡斌,庞志娟,等. 康复医学科见习带教中应用 SP 结合 TBL 实训模式的研究与实践. 中文科技期刊数据库(全文版)医药卫生,2022(1):0082-0085.

柴德君等探讨康复医学科见习带教中应用标准化病人(SP)结合以团队为基础教学(TBL)实训模式的价值。通过选取齐齐哈尔医学院 2018 级康复医学本科班 61 名见习生为对照组研究对象,并将该医学院 65 名 2019 级康复医学本科班见习生纳入研究组。均选择《物理治疗学》课程中第三章到第五章见习内容予以实训教学,对照组以传统模式教学,研究组则采用 SP 结合 TBL 实训模式教学。观察比较两组教学效果、学生学习效果以及学生技能提升方面的差异。结果显示:研究组带教老师教学态度评分为(27.62 ± 1.47)分,对学生有启发评分为(35.85 ± 1.94)分,案例分析专业性评分为(37.46 ± 0.93)分,均显著高于对照组($P<0.05$);研究组教学提升学习兴趣评分为(26.19 ± 1.42)分、促进临床思维形成评分为(37.45 ± 0.85)分,提高主动学习积极性评分为(38.74 ± 0.46)分,均显著高于对照组($P<0.05$);研究组学生沟通能力评分为(27.97 ± 0.83)分、团队合作意识评分为(34.15 ± 2.86)分、实践操作能力评分为($36.65\pm$

1.98)分,均显著高于对照组($P<0.05$)。结论认为,SP 结合 TBL 实训模式教学提高了教学效果及学生学习效果,学生的沟通能力、实践操作能力也得以明显提升。

36. 柴德君,胡斌,李征,等. TBL 结合 SP 在康复医学科实习带教中的应用体会. 中国卫生产业,2022,19(12):179-182.

柴德君等探究了小组合作学习(TBL)结合标准化病人(SP)在康复医学科见习带教中的效果。选择齐齐哈尔医学院 2020 年 9 月至 2021 年 12 月 2018 级康复医学科见习学生 61 名和 2019 级康复医学科见习学生 65 名作为研究对象,按班级分为对照班(传统教学法)和实验班(TBL 结合 SP 教学法),选取《物理治疗学》课程中第三章到第五章见习内容进行研究。比较两组见习成绩、满意度。结果显示:实验班见习成绩、满意度对照班,差异有统计学意义($P<0.05$)。结论认为,在康复医学科见习带教中应用 TBL+SP 法可提升学生成绩、满意度。

37. 王寿强,李敏,袁秀,等. Workshop 结合 CBL 教学法在康复医学科重复经颅磁刺激教学实践中的应用. 中文科技期刊数据库(全文版)医药卫生,2022(1):0145-0147.

王寿强等讨论分析了康复医学科重复经颅磁刺激(rTMS)教学实践中采用 Workshop(工作坊)结合以案例为基础(CBL)教学法的效果。于 2019 年 1 月至 2021 年 6 月,抽选康复医学科接受培训或实习治疗师 60 名,采用随机数字表分组法划分为研究组、对照组,各 30 名。对照组采取传统教学模式,研究组采用 Workshop 结合 CBL 教学法,对比两组各项指标。结果显示,对比两组理论知识掌握评分、实际操作评分,研究组均显著高于对照组($P<0.05$);对比两组教学满意度,研究组提高学习兴趣、建立临床思维、提高分析表达能力、提高理论与实践能力各占比均明显高于对照组,两组数据对

比差异明显（$P<0.05$），数据对比有统计学意义。结论认为,康复医学科重复经颅磁刺激教学实践中采用 Workshop 结合 CBL 教学法可提高治疗师理论知识掌握评分、实际操作评分,改善教学满意度,值得全面推广应用。

38. 邓春燕. 关于康复医学工作小组模式结合传统实习带教法在康复临床教学中的应用. 中文科技期刊数据库(全文版)医药卫生,2022(6)：0122 - 0124.

邓春燕探索研究分析于康复临床教学中联合运用传统实习带教法与康复医学工作小组模式的意义和效果。对 2019 年 12 月 3 日至 2021 年 12 月 2 日期间在重庆市人民医院康复科参与康复临床教学的 52 名实习学生施行研究观察,对择选实习生开展数字排号并遵循单双数准则行分组及区别教学干预。单数号码者归属于对照组,对择选者运用传统实习带教法;双数号码者则可归类为观察组,对其运用传统实习带教法与康复医学工作小组模式。每组各 26 名。对择选单数及双数号码实习生学习情况、考核结果与认同性进行剖断并展开比照。结果显示：传统带教或传统带教与小组模式联合运用下,观察组学习情况评估数据（88.30 ± 3.12）分与对照组组员相应数值（78.85 ± 5.20）分相比,提示前者分值较高,数字组间对比提示统计学意义存在（$P<0.05$）。不同教学方案采取后,对照组组员理论考核结果合计（99.85 ± 3.10）分及技巧考核结果合计（96.15 ± 3.82）分和观察组实习生对应分值（106.35 ± 3.42）分、（104.83 ± 3.91）分展开比照,表明差异具有显著性（$P<0.05$）。区别教学模式施行下,对照组组员与观察组组别对象认同性数据分别在 76.92%、96.15%,数值比照提示后者有明确提升,证实具有统计学意义（$P<0.05$）。结论认为,将传统实习带教法与康复医学工作小组模式联合应用在康复临床教学中对实习生学习情况存在较为积极的影响,利于其理论考核与技巧考核结果提升,

应用价值较高且得到广泛关注及认同。

39. 杨锦华. 康复治疗实习生实施问题导向教学法应用研究. 中国卫生产业,2022,19(7)：182 - 185.

杨锦华探究了康复治疗实习生实施问题导向教学法的可行性。选取 2020 年 9 月至 2021 年 3 月该院康复科 32 名实习生作为研究对象,根据时间先后计为对照组（2020 年 9 至 12 月）和观察组（2021 年 1 至 3 月）,各 16 名。对照组实习生实施常规教学模式,观察组实习生实施问题导向教学模式。对比两个时间段实习生理论考核成绩、操作技能成绩、教学满意度。结果显示：观察组实习生功能评估、康复目标制订、康复技术制订、康复功能诊断、运动疗法要点等理论考核成绩评分显著高于对照组,差异有统计学意义（$P<0.05$）;观察组实习生运动疗法、物理疗法、作业疗法、言语疗法等操作技能成绩评分显著高于对照组,差异有统计学意义（$P<0.05$）;观察组实习生在认可教学方法、理解学习内容、提高学习兴趣、提高自学能力、提高解决问题能力等带教满意程度显著高于对照组,差异有统计学意义（$P<0.05$）。结论认为,就康复科实习生实施问题导向教学模式可显著提高实习生理论考核成绩、操作技能成绩,强化教学满意度,具备在康复医学教育中进一步探索与完善的价值。

40. 马秋平,任静,董静. 以问题为导向的翻转课堂在康复医学科带教中的应用观察. 中外女性健康研究,2022(1)：188 - 189.

马秋平等探讨康复医学科带教中应用以问题为导向的翻转课堂教学模式的效果。采用吉林医药学院附属医院 2017 年 6 月至 2019 年 12 月接收的康复医学科实习生共计 60 名进行研究,按照入院实习的先后顺序将实习生划分成对照组和研究组,各 30 名。对照组实习生进行常规教学,研究组使用以问题为导向的翻转课堂教学模式,归纳总结两组教学满意度与教学效果。结果显示：培训效果

评价研究组优于对照组,考核成绩研究组高于对照组,教学满意度调查研究组高于对照组,两组差异具有统计学意义(P 均<0.05)。结论认为,康复医学科应用以问题为导向的翻转课堂教学模式,可以提高实习生教学满意度,强化实习生理论知识与实践技能的掌握程度,值得应用。

41. 冯雅丽,周谊,殷樱,等.创新五步教学法建设作业治疗学社会实践一流课程的探索.中国中医药现代远程教育,2022,20(3):163-165.

作业治疗学是康复治疗学本科专业核心课程,但在传统教学中未涉及社会实践的教学内容,与学科发展现状和课程目标有一定差距,导致学生普遍反映理论深奥、临床无从下手,失去了学习兴趣。冯雅丽等在重庆医科大学康复治疗学专业作业治疗学课程改革和建设中,创新设置"课堂教学-实操演练-社会实践-创新反思-回馈社会"五步教学模式,在作业治疗学课程改革中实现了课程建设初期以"会学-夯实技能为主",逐渐引导学生"会问-实践反思",到今天以学生"会做-回馈社会"为核心价值的递进发展历程,将专业教育与课程思政、创新创业教育、社会服务有机串联融合。依托前期创新课堂教学改革实践基础,打造有磁力的创新课堂,以一流的实训平台、稳定的实践基地,学生通过"学-练-践-思-馈"五步学习法,不断夯实理论知识,在实践中提升康复技能、开拓创新意识,取得了很好的教学效果。

42. 乐生龙,瞿强,段周瑛,等.本科康复治疗学专业就业质量分析——基于 22 所高校 2018 届毕业生的就业数据.中国康复医学杂志,2022,37(3):381-384.

随着生活水平提高,我国人民的健康观念及康复意识不断改变和增强,加上国家政策的大力扶持,康复医学事业得到飞速发展;同时,康复医学高等教育也快速发展。乐生龙等基于 22 所高校毕业生就业质量报告的相关数据,从工作与专业相关度、工作薪酬、就业现状满意度等 3 个方面,对 2018 届康复治疗学毕业生的就业质量进行分析。结果显示:22 所高校 2018 届康复治疗学专业毕业生人数最少为 27 人,最多为 143 人;就业率平均值为 95.45%,高于全国 2018 届本科毕业生的就业率(91.0%),其中最高 100%,最低 84.72%,有 6 所高校实现了全部就业;21 所高校康复治疗学专业毕业生工作与专业的相关度最高为 100%,最低为 87.1%,平均 96.69%,远高于全国 2018 届本科毕业生平均水平(71%);14 所高校康复治疗学专业毕业生的薪酬最高为 6 137 元/月,最低为 2 625 元/月,平均为 4 251 元/月,低于全国 2018 届本科毕业生的月收入(5 135 元)。8 所高校的康复治疗学专业毕业生就业现状满意度最高为 96.55%,最低为 64%,平均为 82.97%,与全国本科 2018 届毕业生的平均水平(68%)相比具有明显优势。结论认为,康复治疗学专业毕业生的工作与专业相关度和就业现状满意度较高,远超所有本科专业平均水平,但工作薪酬与所有本科专业平均水平仍有一定差距,有进一步提升空间,总体来说康复治疗学本科专业就业质量良好。本研究较全面地反映了本科康复治疗学专业整体就业状况,为高校康复治疗学专业设置和建设及就业指导提供科学依据和参考借鉴。

43. 张莉,孙增鑫,闫彦宁,等.我国内地世界作业治疗师联盟认证作业治疗教育项目本科毕业生就业情况调查与分析.中国康复医学杂志,2022,37(11):1529-1534.

张莉等为了了解并分析世界作业治疗师联盟认证项目康复治疗学(作业治疗方向)毕业生就业情况和课程反馈。向 2022 年 2 月底前已通过认证的 7 所院校康复治疗学(作业治疗方向)1 032 名本科毕业生发放微信问卷,项目组进行回收整理分析。结果显示:共收回 984 份有效问卷,其中就业 789 名(80.18%),读研 106 名(10.77%),留学 68 名

（6.91%）。在511名专职从事作业治疗的毕业生中，464名（90.80%）在医疗机构工作；硕、博学历65名（12.72%），中、高级职称153名（29.94%）；服务领域以神经系统（72.16%）、运动系统疾病（50.76%）为主，其次为老年疾病（41.48%）；服务内容以治疗性作业训练（91.29%）、手功能训练（84.85%）及ADL（84.28%）为主；毕业生对于基础课程、专业课程、临床实践的"满意"度分别为78.08%、88.06%、91.19%。得出结论：我国具有作业治疗教育背景的人才队伍不断壮大，形成了"高""中""低"职称结合的多层次人才梯队，特别是高学历，高职称人才不断增多，但其对口就业方面仍需相关政策支持；大型公立医院康复医学科是毕业生主要就业单位；专职从事职业治疗（OT）的毕业生临床服务领域、服务内容均得到不同程度的拓宽；认证课程反馈良好，希望增加科研、相关临床医学、医患沟通等课程。为作业治疗相关本科教学培养方案的完善及学科建设提供参考。

44. 王伟铭，王亚飞，林武剑，等. 物理治疗从业人员现状调查分析. 中国康复医学杂志，2022，37（3）：361‑365.

为研究我国物理治疗从业人员的实际情况，王伟铭等通过2017年5月在我国大陆范围内通过网络形式发放就业现状调查问卷，对物理治疗从业人员群体进行横断面的随机抽样调查。调查内容包括个人基本信息、专业基本信息和专业期望及认同感。具体调查条目涵盖地区分布情况、工作单位性质、教育背景、职称和工作年限、工作服务范畴、收入水平、继续教育需求和工作满意度等。结果显示：经过筛查，回收有效问卷5630份，被调查者分布在除西藏自治区以外所有的省/直辖市/自治区（未含港澳台地区），物理治疗从业人员的男女比例较均衡。物理治疗师队伍偏年轻，其中68.0%的从业人员年龄段在21～30岁；本科学历占68.3%，初级或以下职称占比高达76.5%，高级职称的治疗师仅有4.4%；85.3%的治疗师就职于公立医院，日常工作范畴涵盖神经、骨科、儿童和心肺等疾患；25.1%的治疗师有承担教学任务，11.5%的治疗师有从事科研工作。57.7%的治疗师平均每年进修学习次数在1次或以下。薪酬方面，72.3%的治疗师月收入在6000元以下，仅有25.9%对薪酬待遇感到满意。另外，治疗师对于工作独立和自主性的满意度为61.6%，对于单位提供继续深造、学习机会的满意度只有33.9%。结论认为，物理治疗师在我国分布广泛，但地域差别明显；从业人员整体学历层次偏低，高层次人才数量有限；现有的继续教育培训体系不够完善，不能满足从业人员外出进修学习的需求；尽管被调查者的职业认同感偏高，然而薪酬待遇水平较低，对职业现状满意度不足。针对以上的调查结果，建议完善物理治疗师的规范化培训和继续教育体系，提高整个队伍的综合能力水平，通过培养师资队伍、规划职业目标、提高薪酬待遇等方式增加从业人员的满意度。对物理治疗从业人员提出了合理化建议，为推动我国物理治疗学科建设和行业发展提供了参考意见。

45. 王凯莉，符加荣，韩雯，等. 河南省康复类专业本科生就业现状调查分析. 中国中医药现代远程教育，2022，20（23）：181‑183.

在实施"健康中国"战略和健康产业高速发展的局势下，医学院校不断扩招，医学毕业生数量逐渐增加，就业形势十分严峻，尤其是康复类专业的学生，就业竞争更加激烈。王凯莉等以河南省康复类专业本科医学生作为调查对象，分析康复类专业学生的就业现状和问题，提出大多数学生就业倾向于大中城市，薪资期待值过高，考研深造已为大势，就业思维僵化及专业能力略显不足等问题。针对这些问题，学生自身要理性认识就业形势，正确看待考研深造，合理规划职业生涯，拓展就业途径视野及提高自身专业素养；学校部门应加强考研培训，引导学生正确看待当前考研形势及自身需求等。

46. 牛育鸿,冯彩丽,冯昊.陕西省康复治疗专业学生专业观和就业情况调查分析.中华医学教育杂志,2022,42(6):485-489.

牛育鸿等为了解陕西省康复治疗专业学生专业观,为学生职业生涯规划和就业提供指导依据,在2020年12月至2021年1月,对陕西省320名康复治疗专业实习生进行问卷调查,分析其专业认知态度、就业意向和职业规划。采用描述性统计和 χ^2 检验方法对数据进行分析。结果显示:在专业认知态度方面,82.4%(257/312)的学生选择本专业的主要因素是个人兴趣、家长意见和方便就业;96.2%(300/312)的学生对本专业表示很喜欢、较喜欢或一般。在就业意向方面,73.4%(229/312)的学生认为就业形势严峻,90.1%(281/312)的学生有明确的就业方向。在职业规划方面,60.3%(188/312)的学生选择从事临床康复工作。男生选择较难和很难就业的比例低于女生[64.5%(80/124)比79.3%(149/188)],选择较易就业的比例高于女生[29.8%(37/124)比18.6%(35/188)],其差异具有统计学意义($P=0.012$)。结论认为,影响学生专业观的内在优势因素是学生自身的实践技能强、热爱专业;劣势因素是就业期望过高,职业规划不清晰。外在机会因素是健康中国建设和社会发展的需要;威胁因素是人才需求层次提高,就业性别因素差异等。学校应当重视学生的专业认知和专业思想教育,引导和鼓励毕业生从事基层康复工作。康复机构要改善康复治疗师执业环境,为其提供利于专业发展的优惠政策。

(刘　垚)

三、毕业后教育

1. 林星茹,赵盈喆,刘亚,等.东亚地区物理治疗师配置、教育培训与职业准入体系的比较研究.中国康复理论与实践,2022,28(11):1334-1341.

人口老龄化趋势、慢性疾患增多以及残疾人口基数大等背景下,全球约有24亿人的康复需求未被满足,且呈快速增长趋势,康复作为维护人群全生命周期健康的重要手段,已被诸多国家、地区及组织纳入政策支持范围。世界卫生组织(WHO)《康复"2030"行动计划》提议采取持续推进康复人才队伍建设等一系列措施,"扩大康复规模,以满足日益增长的卫生服务需求"。我国"十四五"残疾人康复服务实施方案中同样提到要"加强康复人才教育培养"。林星茹等人通过查阅官方网站和现有资料,比较中国、日本、韩国物理治疗师发展现况,分析中、日、韩3国物理治疗师在配置、教育和执业方面的差异。研究认为,物理治疗师的配置要基于康复服务情景和服务需求,物理治疗师的教育培训要基于WHO《康复胜任力架构》和《国际功能、残疾和健康分类》等标准要求构建,物理治疗师的职业准入和认证体系要基于WHO《康复胜任力架构》和国家职业准入制度要求构建。

2. 马晶,高洁,孙志军,等.心脏康复专科医师培训体系的建立及实践.医学理论与实践,2022,35(19):3408-3410.

随着中国社会人口老龄化进程加速及心血管疾病防控形势日益严峻,国内医疗机构及心血管疾病人群对心脏康复的需求明显升高。心脏康复中心在2015年前仅有不足十家医院开展,中国康复学会的调查数据显示2016年已有数百家医院开展了心脏康复服务。在心脏康复中心建设过程中,心脏康复专科人才尤其是专科医师的人才短缺问题日益突显,成为心脏康复亚专科发展的最大的桎梏。我国医学教育体系中没有心脏康复专科医师的培训体系,目前从业人员多为心内科医师、康复科医师或全科医师自学。心脏康复专业人才的培养正处于实践与发展的初步阶段,完善并加快心脏康复专科医师的培养体系建设以满足康复需求显得尤为重要。马晶等通过总结解放军总医院心脏康复专科医师长期和短期培训的体系建设过程中的经验和实践、分析心脏康复专科培训学员构成及特点、完善心脏康复专科培训内容及流程,为心脏康复专科医师培养模式提供参考。研究认为,专科医师培训是心脏康复医师教育的重要组成部分,是培养高素质专科人员的必经途径,完善心脏康复专科培训制度及体系对提升整体心脏康复临床医疗水平和质量具有重大意义。我国心脏康复专培工作正处于起步阶段,培训体系尚不完善,应遵循循证医学教育和人才成长规律,同时可借鉴国外先进经验,积极探索,在医教协同、培训政策、基地管理、考核体系、师资管理等方面勇于创新开展。

3. 凌珊珊,潘锐焕,陈红霞.基于住院医师规培的中医康复专硕研究生培养方法探讨.光明中医,2022,37(20):3797-3800.

现阶段,中国医学类专业学位硕士研究生采用专业型硕士研究生与住院医师规范化培训"双轨合一"的培养方式,以期为社会培养临床水平高、科研能力强的综合型医疗人才。基于此,凌珊珊等以中医内科学康复方向专业学位硕士研究生的培养为例,结合自身教学经验、中医内科学康复方向专硕研究生的学习要求、科研能力的培养、人文素养的培养方案,总结出中医内科学康复方向专硕研究生"双轨合一"培养方法。认为康复方向专硕研究生的培养,需要学校合理设置课程,规培单位安排临床轮训,导师正确引导、教育和支持,以及研究生勤勉自学;培训理论知识、临床技能、科研能力等是重点,同时不能忽视人文素养的培养。

4. 高惠刚,张潇雅,黄丽,等.美国高校物理治疗教育项目分析.中国康复理论与实践,2022,28(4):484-489.

随着我国康复医学的快速发展和进步,康复治疗专业教育已滞后于康复行业发展,亟须借鉴康复医学发展较成熟的国家或地区的教育经验。美国物理治疗教育发展至今70余年,历经"业余培训-本科-硕士-博士"的发展阶段,教学层次及教育水平不断提高。自1993年至2014年,全美的物理治疗办学层次陆续从物理治疗硕士(MPT)提升至物理治疗博士(DPT)。高惠刚等人结合自身的学习经历并从3所美国DPT专业名列前茅的大学(匹兹堡大学、圣路易斯华盛顿大学、南卡罗来纳州医科大学)的官方网站,以及中国知网、万方、PubMed数据库收集相关文献及资料来分析美国高校物理治疗专业的教育特点,发现美国物理治疗教育具有严格的认证体系、以执业胜任力为导向的课程目标、全面的课程计划、以学生为中心的教育理念、较高的信息化程度、多元化的教学评价等特点,符合世界卫生组织对康复胜任力的目标。研究认为,美国物理治疗教育特色显著,教育体系较为完善,对我国具一定参考价值。

5. 彭亮,李江山,薛慧天,等.研究生选修课程"康复推拿学"教学设计探索.教育教学论坛,2022(6):113-116.

"康复推拿学"为一门新兴的交叉学科,是现代康复医学与中医传统推拿疗法的结合应用。为推动"康复推拿学"纵深发展,在研究生课程体系中开设了"康复推拿学"选修课。该课程近年来取得了不少进展,但也存在不少问题,需要不断推行融合。彭亮等组成的教学团队开展了研究生"康复推拿学"选修课程教学研究,基于研究生教育教学具有的探索性、创新性培育理念,建立康复与推拿交叉学科教学方案,应用于中医类针灸推拿学为主,以及康复类相关专业研究生教学。拟在推拿与康复跨学科交叉融合过程中,把握中医传统推拿精髓和现代康复理念,在治疗理念理论、技术方法、诊疗思路等方面广泛探讨,并将跨越推拿和康复领域的研究生自学、创新、实践、临床思维能力等为中心环节,应用于研究生参与学科交叉研讨,制订出"康复推拿学"交叉学科课程教学方案,逐步进行教学设计和评价,付诸教学实践,最终建立具有创新性、探索性的研究生学科交叉课程"康复推拿学"教学改革方案。研究认为,"康复推拿学"课程既有利于拓展研究生学习内容和思路，又利于培养研究生创新思维，是深化发展"康复推拿学"至关重要的环节；采用开放式、研讨式教学模式，探索设计研究生选修课"康复推拿学"的课程教学，有益于推动"康复推拿学"课程迭代发展。

6. 张璇,梁森,刘贵容,等. 英国物理治疗硕士研究生培养模式及其启示. 中华医学教育杂志, 2022,42(1)：89‑93.

随着社会的发展和人口老龄化的加剧、亚健康人群的增加，社会对康复治疗的需求进一步增大，而高质量的康复服务势必需要高学历专业人才的支撑。张璇等对英国物理治疗硕士研究生培养模式做了研究，并对国内现状做了分析。康复医学中两类重要的专业人才在英国分别被称为医师和治疗师，相当于我国的康复医师和康复技师。康复技师需经过康复治疗学专业教育方可开展康复服务。据统计，2017年我国有141所院校开展了康复治疗学专业教育；同时，教育部审核通过5所高校新增医学技术博士学位授权点和23所高校新增医学技术硕士学位授权点，将原归属于康复医学与理疗学一级学科的康复治疗学硕士（物理治疗方向）划分到医学技术一级学科大类下。我国的康复治疗学硕士包括物理治疗、作业治疗、言语治疗3个方向，目前国内的康复治疗学硕士（物理治疗方向）研究生教育尚处于探索之中，存在各院校培养类型单一、课程体系不成熟、考核形式单一等不足等短板；而英国物理治疗硕士研究生培养体系完善、课程设置合理，其物理治疗硕士研究生的培养目标、培养过程、课程设置、教学内容和教学方法以及学生评价等都值得借鉴。研究提出：结合自身的实际情况，我国康复治疗学硕士（物理治疗方向）研究生培养需要在建立专门的培养康复治疗人才的学院、加强教师队伍建设、丰富培养类型、提高入学考试的专业性、优化课程设置、改进教学方式和考核方式等方面进行探索和改进。

7. 叶琳琳,解焕鑫,曹磊,等. 神经重症康复方向研究生的培养探讨. 中国继续医学教育,2022,14 (6)：180‑183.

伴随着综合国力的提高，我国目前的临床医疗水平和应对突发公共卫生事件的能力不断提升，患者的死亡率明显降低，生存率显著提高。伴随出现的问题是重症监护室（ICU）患者在抢救生命之后普遍存在各种功能障碍。人们的健康意识不断增强，人对康复的需求日益增加，但康复医学人才相对短缺，尤其是神经康复重症方向的人才尤为短缺。随着科技的进步，面对新的契机和时代的需求，对医学工作的要求也在不断增加，培养出符合时代要求的医学生，是我们迫切需要的。现今，患者对于疾病后的生活质量提出了更高的要求，尤其是神经重症患者愈后常常伴有多种功能障碍，严重影响患者的生活质量。为了使患者能够在以后更好地回归社会和家庭，神经康复医学在不断前进，对于神经重症康复方向研究生的培养也提出了更高的要求。叶琳琳等从临床专业技术能力的培养、独立思考与临床思维能力培养、临床科研能力培养、医患沟通能力培养四个方面进行探讨，结合自身的教学经验，提出了一些建议和改进的方向，为培养符合新时代需要的高质量康复医学人才提供新的培养思路。研究认为，神经重症康复的研究生培养是一个繁杂的过程，需要医学教师在此过程中付出更多的辛劳，不断总结和探索；需要学生的刻苦学习；在探索的过程中，需要不断地加强学科建设，优化教学结构，深化教学理念；与时俱进，结合现代化教学手段，不断丰富教学内容，提升教学质量，培养符合新时代特点的研究生，为健康中国不断奋斗。

8. 曹磊,解焕鑫,叶琳琳,等. 浅析神经康复方向研究生的培养. 中国继续医学教育,2022,14 (15)：181‑185.

康复医学在20世纪末引入我国，与临床医学相比较，其起步晚，发展相对落后，但近年来由于科技和经济的不断发展,人们的康复意识不断提升,对生活质量的要求逐渐增加,因此康复治疗受到人们的广泛青睐。在国家的大力扶持下,康复医学取得了长足的发展。康复医学旨在最大限度加速人体的恢复进程,减少功能障碍,减少后遗症,帮助患者重返家庭,参与社会活动。其中神经康复占有重要比例。脑卒中和脑外伤的患者痊愈后常常伴随不同程度的肢体功能残缺,康复的作用及效果十分显著,并且患者的康复意愿十分迫切,但目前患者的康复需求得不到有效的满足,康复市场的人才缺口较大,康复意识相对薄弱,临床重视不足。在"健康中国"规划纲要的指导下,国家以人民健康为中心,实施健康中国行动,提高全民健康水平,大力推进康复事业发展,康复领域以此为契机蓬勃发展,深入推进康复教育改革,为健康中国行动培养优秀康复领域人才。临床带教老师面临的主要问题是如何提高康复意识,提高神经康复方向研究生的培养质量,培养出符合新时代要求的高级康复人才。曹磊等从医学人文素质的培养、医学临床能力的培养和科研能力的培养3个方面进行阐述,并结合实际临床教学情况,从培养方式和培养方法方面进行探讨,为神经康复方向的研究生培养工作提供一些新的思路及想法。研究提出,在新时代的机遇下蓬勃发展,推动全民健身,大力发展人民健康事业,以人民健康为出发点,实施健康行动,进一步推动康复医学技术发展;作为康复专业的医疗工作者,我们要与时俱进,抓住康复事业发展的大好机遇,结合时代的特点,创新教育模型和培养方法,创新培养体系,培养康复人才,为健康中国添砖加瓦。

9. 朱明,张琳琳,陈莉,等."医工结合型"康复工程专业人才创新能力培养探索与实践. 医学教育管理,2022,8(2):133-138.

随着社会经济的发展以及老龄化程度的不断加深,人们对于健康服务的需求日益提升。然而中国康复产业却仍存有不足:民众康复意识薄弱、中国康复医院不足、中国康复床位不足、开展项目不足、人才供给不足、康复器具需要升级、支付/保险有待加强与完善,其中人才供给不足是一个比较突出的问题。时至今日,中国康复产业一直没能迎来快速增长,与人才的供给有很大的关系。据中国卫生人才网显示,中国未来的各类康复专业技术人才规模在100万人左右,目前总数在50万人左右,其中,康复工程专业人才更是罕缺。朱明等从工程专业人才培养理念,"医工结合型"创新人才培养方案,创新创业教育平台搭建,创新教育教学方法的改革,多领域、全方位合作教学,师资队伍建设等6个方面对"新工科"康复工程专业人才的培养进行研究,并提出:全面提升学生的创新实践能力,医工结合、创新能力的培养将是康复工程人才紧扣时代发展需求,特色性人才培养的关键一步。

10. 黄恺,卢雁,邱卓英,等. 基于世界卫生组织康复胜任力架构构建硕士研究生层次特殊体育教育专业研究. 中国康复理论与实践,2022,28(3):318-326.

随着社会发展,人们对康复手段和方法的认知呈现出多样化趋势。为满足健康服务行业发展,提供优质的健康服务,单一知识体系下的康复人才已经无法满足需求,多学科背景交叉的康复人才成为健康人力资源中不可或缺的一部分。特殊体育教师作为健康人力资源中的重要构成部分,在学校环境中通过体育活动指导特殊需求人群进行运动康复,发挥着重要作用。黄恺等人基于WHO康复胜任力架构以及以《国际功能、残疾和健康分类》为基础的康复学科体系,探索其在特殊体育教育领域中基于RCF的特殊体育教师胜任力架构和剖析硕士研究生层次的特殊体育教育专业设置要点,通过探讨硕士研究生层次特殊体育教育专业教育体系、专业建设理论架构与方法体系,形成特殊体育教育专业胜任力,并应用于特殊体育教育专业建设。结果显示:基于RCF,构建了特殊体育教育教师的胜任力架构,涉及特殊体育教师的实践、专业精神、学习与发展、管理与领导力和研究 5 个领域,胜任力和活动的熟练程度须达到相应水平。特殊体育教育专业建设应在培养目标、教学方式、专业课程设置和教学评估 4 个方面突出 RCF 特色和围绕胜任力的培养进行建设。结论认为,运用 RCF 构建了基于胜任力的特殊体育教育硕士研究生层次的专业教育方案,该方案使用 RCF 说明特殊教师职业能力标准,并可以将此转化为基于胜任力的硕士研究生层次特殊体育教育专业建设的内容;运用 RCF 构建基于胜任力的特殊体育教育体系,该体系可以用于确定硕士研究生层次的特殊体育教育专业建设中的培养目标、教学形式、专业核心课程和教学评估内容与方法。

11. 付雨桐,樊红,王文丽,等. 康复治疗学硕士研究生科研能力培养模式初探. 中国卫生产业,2022,19(21): 47 - 51.

康复产业从一个边缘学科进入到国家大力支持的重要领域。康复医学得到迅速发展并逐渐为社会所重视,如何提高康复从业人员的培养质量,也是康复教育着重考虑的问题。有效的康复治疗措施离不开高质量的科研实验,而大部分院校对于康复治疗学硕士的教育处于起步阶段,培养方式仍处于探索阶段。付雨桐等从康复治疗学硕士的科研思维培养、硕士研究生科研选题、硕士阶段课程设置、硕士阶段科研专项培训、临床科研能力培养、科研论文撰写、硕士研究生毕业科研要求等多个方面来探讨康复治疗学硕士研究生科研能力培养模式,并针对目前康复治疗学硕士培养提出相关建议。研究指出,借鉴加拿大等康复治疗学专业发展较好的国家的培养模式,同时突出我国教育的特点,应该突出其培养目标和培养重点,最终能培养出适合我国国情和医疗体制发展的高学历康复治疗学人才。另外,鼓励康复治疗师研究生教育,提升其学历水平和科研创新能力,以满足不同层次教学和医疗需求。

12. 邹小淑,黎晓红. 循证护理结合案例教学法(CTM)在康复医学科临床护理带教中的效果分析. 中文科技期刊数据库(全文版)医药卫生,2022 (11): 0137 - 0140.

护理教学是培养护理人才的关键阶段,其教学质量高低直接关系到护生的学习成果,并且与护生今后的业务能力、岗位服务水平等也密切相关。传统护理教学多以教师为中心,较为注重理论知识讲解与操作示范,而忽略了护生的个体差异性,教学效果往往不够理想。循证护理是基于循证医学(EBM)理念提出,秉承"以人为本"服务理念的一种护理策略;而案例教学法(CTM)是一种围绕案例展开的带教模式。二者配合实施,能够借助经典案例做到针对性教学,同时强调护生在课堂上的主体地位,充分调动护生的积极性与学习兴趣。邹小淑等人选取 2020 年 3 月至 2021 年 3 月在康复医学科实习的 34 名护生作为对照组,给予传统带教模式教学;同时选取 2021 年 3 月至 2022 年 3 月接受循证护理结合 CTM 模式教学的 25 名护生作为观察组。比较两组护生的带教成绩、教学评价以及评判性思维。结果显示:观察组护生理论、实操考核成绩及总成绩均高于对照组,加利福尼亚评判性思维倾向问卷(CCTDI)评分亦优于对照组。结论认为,在康复医学科护理教学中开展循证护理与 CTM 结合的带教模式,能够更好地提升护生成绩,培养其评判性思维,获得护生对教学工作更高的评价。

13. 郑彭,樊涛,赵一瑾. 课程思政融入康复医学育人方案的初探. 中国继续医学教育,2022,14 (17): 5 - 10.

在当今思政教育方针指引下,加强思想政治教育已成为高等院校提升教学质量和培养高素质人才的重要方式。然而当下康复医学在实施思政教育的过程中面临着诸多痛难点问题,包括专业学习与社会实践的脱节、考评机制的单一及教学模式的孤立等。郑彭等主要探讨契合康复医学专业特色的课程思政实施方案,涵盖思政教学领域的延展与思政教学方法的创新。以建立课堂教学、情景模拟、校园文化、社会实践为一体的教育模式,以融入价值信仰、职业精神、文化传承、智慧医疗为中心的教学理念,让学生专业课程学习更具深度,思政教学理念更有广度。通过课程思政,不仅要将专业技术传授于学生,更需要培育出具有社会责任感、法治理念和人文精神的康复医生。该研究对"课程思政"融入康复医学初步的探索,为完善并制订出适合我国高校康复医学教育的新体系提供了借鉴。

14. 张红石,施聪聪,孙舒,等.以康复护理新进展为例浅析研究生课程思政建设.新教育时代电子杂志(教师版),2022(34):60-62.

　　研究生教育是高等教育的重要组成部分,其注重培养研究生的"科学家精神"和"家国情怀"。2016年,全国高校思想政治工作会议指出:"各门课都要守好一段渠、种好责任田,使各类课程与思想政治理论课同向同行,形成协同效应。"2017年教育部发布《高校思想政治工作质量提升工程实施纲要》,促进了高等教育课程思政教学全覆盖康复护理新进展是本科教学中中医康复护理学的高阶延续课。通过康复护理前沿知识讲授,培养护理专业硕士研究生的"专研、创新、慎独"的学习能力。张红石等以康复护理新进展课程及护理专业研究生课程思政建设为例,立足学科特色,深挖专业思政元素,从康复护理新进展课程思政建设特点、建设途径、建设意义、未来展望4个方面,阐述康复护理新进展研究生课程建设的经验;对研究生"课程思政"建设及改革进行分析与探索,为社会主义制度下的高层次康复护理人才的培养提供参考。

15. 朱东,周鑫,彭瑾,等.运动康复技术在乡村医生继续教育培训中的应用与对策研究.体育风尚,2022(14):137-139.

　　运动康复技术属于乡村医生继续教育培训中临床技能实践应用培训内容之一,运动康复技术是物理治疗的核心技术,主要包括对关节、肌力、神经、心肺耐力、核心稳定性、平衡协调等方面的功能促进。朱东等通过查阅文献发现,目前运动康复技术并未普及应用于乡村医生的继续教育培训,但乡村医生运动康复技术应用能力的培养,符合国家乡村医疗政策,技术实用有效,经济成本低,能够满足广大乡村居民的需求,适宜在乡村卫生院(室)开展临床应用。通过对运动康复技术的概念界定,指出运动康复技术在乡村医生继续教育培训中存在问题,包括运动康复技术在乡村医生继续教育培训中存在针对性不强,普及性不高,培训内容和标准未统一,培训效果评价体系未完善等,并提出规范化和标准化的运动康复技术需整合师资,精化操作技术,明确培训目标,规范考核过程和评价体系,丰富培训方式多样性等,才能有效提高乡村医生掌握运动康复技术在基层医疗康复治疗服务中的胜任力,健全乡村医生运动康复技术继续教育培训体系。

16. 李广斌,冯宇,马海涛.加速康复外科在胸外科住院医师规范化培训中的应用.中国病案,2022,23(1):82-84.

　　住院医师规范培训是医学生毕业后教育的重要组成部分,通过培训除了对各科室常见疾病有基本的了解,更重要的是培养其将所学理论知识运用到临床实践中,提高逻辑思维与独立思考的能力,使得学员从医学生过渡成长为临床高层次医师,提高医疗质量。胸外科规培基地的受训时间较短,如何在有限的时间内让学员更好地掌握胸外科常见疾病的诊断和治疗方法、熟悉诊疗流程、培养临床逻辑思维和处理问题的能力是带教老师需要深入探索的课题。加速康复外科(ERAS)最早是由丹麦学者Kehlet提出,是指在围手术期运用一系列优化措施,减少手术患者的生理及心理应激,降低并发症和病死率,缩短住院时间,加快患者的康复速度。李广斌等通过探讨加速康复外科规范在胸外科住院医师规范化培训中的作用和效果,其教学满意度问卷调查结果显示实验组学员对教学方式的满意程度优于对照组,因此认为,ERAS理念运用于教学适用于胸外科住院医师规范化培训中,具有良好的实用性和教学应用意义。

17. 黄红拾,王懿,张思,任爽,等.基于病例分析以问题为基础的学习法在运动康复继续教育中的应用.中国康复医学杂志,2022,37(8):1098-1101.

在我国,康复是一个新兴专业,对于康复治疗师的需求巨大。康复治疗师作为临床康复的主要实施者,其岗位能力是决定康复质量的关键因素。近年来,临床康复转向"精准康复"发展,但国内物理治疗师岗位胜任力框架和体系尚未成熟。大部分康复治疗师是经过"大康复"治疗的专业模式培养,难以满足专科化、精细化的需求。运动医学主张"微创"与"最大功能保留",强调"恢复和发展"人体对外界环境的适应能力。运动创伤病情多样,更需要注重患者的伤情和相应的功能个性化,基于病例分析的教学模式更适用于运动康复人才的培养。目前大多数医院和院校对于如何培养运动康复人才仍处于探索阶段。黄红拾等人以2017年北京大学运动医学论坛为背景,创新教学模式,探究基于病例分析的PBL教学法应用于运动康复继续教育的教学效果,通过改善目前康复治疗专业"不精不专"的教育模式,构建适应精准康复理念的人才培养模式,培养运动医学领域精专的高水平康复治疗师。研究认为,在运动康复继续教育培训中,以"授课教师为主导,学员为主体"的授课模式进行基于病例分析的PBL教学法更易被学员认可,可进一步为更多的康复从业人员传播新的知识和能量,推动运动医学康复更快更好发展。

18. 郑朝,张婷.康复治疗培训在烧伤外科住院医师规范化培训课程中的应用.医学教育研究与实践,2022,30(3):422-426.

烧伤是临床最为常见、后果最为严重、影响最

为深远的外伤之一,其所带来的诸如创面治疗期间的疼痛、治疗后期外观及容貌改变、愈合后瘢痕增生以及晚期瘢痕挛缩所导致的活动功能障碍等一系列问题,都严重影响烧伤患者的身心健康和后期生活质量,甚至影响患者生活自理能力,给患者及家人造成巨大的心理和生活负担。近年来,随着我国烧伤救治水平的不断提高,严重烧伤者的救治成功率随之提高,越来越多的患者得到最大程度的创面修复治疗,而对烧伤康复治疗的重视程度还远不能达到患者后期康复的需求。郑朝等通过探讨康复治疗培训课程在烧伤外科住院医师规范化培训临床教学中的应用效果,其结果表明:在烧伤外科住院医师规范化培训过程中增加康复治疗培训课程,可明显提高住院医师对于烧烫伤治疗理论知识的掌握和临床实践能力,培养年轻医师烧伤治疗与康复治疗一体化、同步化临床诊疗思维形成;同时显著改善住院医师学习效果,增强带教教师对于临床教学的积极性。增加康复治疗培训课程亦可显著提高所接诊患者对临床治疗的依从性和诊疗满意程度,以达到更好的烧伤治疗和康复治疗效果。因此认为,康复治疗培训可作为烧伤科住院医师规范化培训课程中新的尝试。

19. 姜从玉,蔡伟强,周憬元,等.标准化病人在康复医学科住院医师规范化培训中的探索和应用.中国毕业后医学教育,2022,6(2):175-180.

姜从玉等构建和探索标准化病人(SP)在复旦大学附属华山医院康复医学科住院医师规范化培训(简称"住培")基地教学考核评价中应用。在康复医学科专业基地引进标准化病人技术,通过强化SP师资培训和制度建设,构建系统的SP培训素材,完善相关住培教学质量评价体系和管理制度。3次招录和培训组建住培SP团队,并将SP应用于康复医学科住院医师临床技能考核,推动住院医师核心能力为导向的形成性评价构建。目前,康复医学科专业基地拥有培训合格SP30位,SP培训师资38位;近10年专业

基地招收 102 位康复医学科住院医师,有 15 位通过 SP 参与的减免技能考核,获得减免轮训 1 年资格,SP 参与了 113 位住院医师的结业考核,未出现教学事故。SP 参与住院医师的月度考核、年度考核明显提升住培培训质量,连续 10 年康复医学科住院医师结业考核合格率 100%,顺利结业 64 位。因此认为,SP 在康复医学科住培教学中的应用价值高,可以提升康复医学科住培教学质量;SP 方案设计,可为实现提高康复医学科住培质量提供借鉴和参考。

20. 杨晓颜,周璇,杜青. 康复医学科住院医师在儿童康复亚专科培训中的实践. 中国毕业后医学教育,2022,6(6):575‐578,583.

我国儿童康复医学专业人才匮乏,通过康复医学科住院医师规范化培训(简称住培)中儿童康复亚专业轮转培训,使康复医学科住院医师掌握儿童康复的理论知识、临床技能,具备独立开展儿童康复临床工作的能力,同时有良好的职业道德素养及科研能力,满足儿童康复专业人才需求。目前各康复医学科专业基地儿童康复基础不同,培养方式、探索成熟度不同,使得康复医学科住院医师的儿童康复诊疗能力参差不齐。杨晓颜等结合西方成熟儿童康复培训模式,以及上海交通大学医学院附属新华医院长期的实践与探索,从培养目标、培养模式与方法、过程管理、培训方法、考核评价、人文素养等,探索符合实际、以全面提升核心胜任力为导向的儿童康复医学专业人才培训模式,从而提升康复住院医师的儿童康复能力,为康复医学科住培中儿童康复培训工作提供借鉴。

21. 周敬杰,张秀芳,张玉明等. 康复治疗师专科化培养方案经验分享. 卫生职业教育,2022,40(20):150‐153.

康复治疗师本科教育在中国已经经历了近 20 年的发展,但现今的教育仍采用全科式的培养模式,存在康复治疗师亚专业分化不清晰,康复治疗

师执业过于粗化,不利于临床与康复的紧密结合。国内康复治疗教育体系中,临床疾病康复的理论与实践操作是脱节的。在医院的临床工作中,与临床科室的对接需要相对应科室的专科知识和操作规范,掌握专科知识和操作规范的专科康复治疗师的需求和大学对康复治疗师的培养之间就存在一定程度的不连续性,需要年轻治疗师进入医院工作以后再进行教育和培养,才能成为优秀的专科康复治疗师。周敬杰等在培养年轻的康复治疗师的过程中,发现专科康复的亚专业分化难度大,专科康复治疗师的培养流程较为混乱。从 2008 年开始实施康复治疗师专科化培养,确定培养方案,培养出一批骨科康复和神经康复等专科康复治疗师。实践提示,专科康复治疗师培养的探索和方案的制订均有别于目前卫生系统内的职称考核和聘任的内容,专科康复治疗师更注重实践操作能力和解决实际问题能力的培养是以具体疾病为指导方向的培养方式,具体的更完善的培养方案还需要进一步在工作中不断探索和研究。

22. 邵洲力,房珊,程瑞动等. DREEM 量表在康复医学科翻转课堂教学评价中的应用. 中国高等医学教育,2022(7):47‐49.

邵洲力等应用教育环境评估量表(DREEM)评价本院康复医学科基于翻转课堂的住院医师规范化培训临床教学改革的效果。自 2016 级至 2019 级共纳入 46 名康复医学专业住院医师规范化培训学员。测量学员在第一教学季(4 个月)后对于实验组(教学改革季,2016 级与 2018 级,每 3 次传统授课后有 1 次翻转课堂)及对照组(传统教学季,2017 级与 2019 级,每组 4 次课程均为传统授课)临床教育环境的认知。结果显示:量表总平均分(150.6±21.8)分,实验组学术分量表得分显著优于对照组。对照组中的 2019 级量表总分、学习分量表和教师分量表得分显著优于 2017 级。结论认为,翻转课堂可显著提升住培学员在学术方面的自我认知,科

室及教师的投入可提高学员对学习和教师的认知。DREEM 量表能够有效反映改革中的教育环境,值得进一步开展相关研究。

23. 韩凯月,董戎,马丽虹.国内康复相关专业硕士招生培养现状调查.中国中医药现代远程教育,2022,20(22):169-171.

为建设"康复中国",响应国家"十三五"卫生与健康科技创新专项规划中重点发展教育和就业辅助的号召,韩凯月等就康复专业人才培养现状从国家学科调整、卫生事业发展、康复体系细化、硕士招生变化 4 个方面进行研究分析。通过文献检索、网站搜索、问卷调查、电话访问的方式调查研究国内高校康复相关专业硕士的招生培养现状。截至 2020 年,此次调查统计了全国 149 所院校硕士的招生情况,初步分析了我国康复相关专业硕士的招生现状。目前开设康复医学与理疗学专业(100215、105114)硕士点的院校数量和招收人数最多,医学技术(康复治疗方向,101005)次之,而开设运动康复类专业(100216、105115、040302)的国内院校仅有 12 所。研究提示,我国开设康复硕士点的院校数量呈上升趋势,各院校的研究方向逐年细化,部分院校的拟招人数逐年增多。近年来已有高校开设的康复医学与理疗学硕士点不再招收康复治疗学理学学位的本科生,这表明康复专业的招生工作正在逐年规范。

(邹积华)

四、港澳地区康复教育研究

1. Chien CW, Mo C, Lin CY, et al. Evaluation of the effect of using online database to enhance students' learning of occupational therapy theories in occupational therapy education. Hong Kong J Occup Ther, 2022, 35(1): 96-104.

Learning about occupational therapy theories is crucial to occupational therapy education, and an online database is developed to facilitate students' learning of occupational therapy theories in this study. Aim: This study was conducted to evaluate the effect of this database on users' experiences. Methods: A mixed-method approach, including surveys and focus groups, was used. First- and third-year students who had studied occupational therapy theory at a university participated in this study. Results: One-hundred-and-twenty students completed the surveys, and 11 students participated in the focus groups. The students demonstrated a significant increase in the number of theories they named and their perceived understanding of theories after the semester. They rated the content, utility and satisfaction with the database in facilitating their understanding/learning of theories as moderate-good. Based on qualitative data, it appeared that the database provided specific information about occupational therapy theories and facilitated students' learning and level of interest in learning about them. However, the first-year students who accessed the database showed a significantly decreased level of interest in learning about theories, but such the decrease was not found in the third-year students. Conclusion: The study findings suggest that the use of an online database may enhance students' learning about occupational therapy theories in educational settings.

2. Hassan Beygi B, Wang KT, Chan HL, et al. Fostering integration among students with different backgrounds using an orthotic community service program. Prosthet Orthot Int, 2022 [2022-12-02]. https://pubmed.ncbi.nlm.nih.gov/36480293.

In this globalization era, institutions are

developing strategies including international service-learning pedagogies to integrate global perspectives and dimensions into the learning and teaching processes to develop students' capacity in intercultural competence. This study aimed to assess the students' intercultural learning outcome through provision of orthotic community service to the less-privileged children. Methods: A Hong Kong-based university collaborated with 2 American universities to conduct an orthotic community service program for the children with cerebral palsy in mainland China. In the process of service delivery, the students with different backgrounds worked closely and students' professional knowledge, intercultural understanding, and communication skills were evaluated. A mixed-method approach was adopted to investigate on how this international program could facilitate meaningful interactions in clinical practices. Preprogram and postprogram surveys and focus group interviews were conducted. Statistical analyses were performed on the quantitative data, while interview data were analyzed thematically. Results: A comparison of preprogram and postprogram surveys showed that the students perceived this community service program important for enhancement of their capabilities to communicate with people from other cultures (n= 39, $P < 0.05$). It also showed an increase in local students' willingness to work with people from other cultures. Some themes related to intercultural competences were identified from the interview: "intercultural awareness, understanding, and communication" as well as openness to work/socialize with people from other cultures. Conclusions: This study demonstrated that an international community service program could initiate positive changes in students'intercultural communication capability and interest to work with culturally different people.

3. Ho JM, Wong AY, Schoeb V, et al. Interprofessional Team-Based Learning: A Qualitative Study on the Experiences of Nursing and Physiotherapy Students. Front Public Health, 2022, 9: 706346.

Traditional discipline-specific training has limitations in facilitating inter-professional communication and collaboration. To address this issue, two local universities in Hong Kong launched an interprofessional team-based learning program to allow the undergraduate healthcare students to formteams and experience collaborative problemsolving. This study aimed to evaluate the experiences of nursing and physiotherapy undergraduates following interprofessional learning activities. Twenty-seven 3rd-year nursing and physiotherapy undergraduates were recruited through purposive sampling. Semi-structured interviews were conducted, and written feedback was solicited until data saturation was achieved. An inductive thematic analysis was used for the data, and each theme was mutually exclusive. The findings revealed the positive experiences of the students with this interprofessional learning activity. Three main themes emerged: ① the process of interprofessional learning; ② profession-related outcomes of interprofessional learning; and ③ patient-related outcomes of interprofessional learning. The study indicated that interprofessional team-based learning activities enhanced learning experiences of the students through interactive learning with other healthcare students. Experiences of relationships that are trustful and complementary allow students to develop confidence in knowledge transfer and in interprofessional collaboration，as well as in providing a holistic patient-centered care. These findings substantiate the importance and value of interprofessional learning in healthcare education.

（张丽莎）

第十三章 科 技 成 果

【概 述】

2022年度,全国广大康复医学科技工作者认真贯彻创新发展理念,努力提高科技创新能力,积极投身科技创新实践,产出了一大批优秀科技成果。就康复医学科技成果获奖情况方面,检索到国家级奖项有中国人民解放军总医院卫勤部颁发的"军事科学技术进步奖"一等奖1项;有全国性社团组织中国康复医学会和中华医学会、中国科技产业促进会等颁发的科学技术奖、科技产业化一等奖、二等奖近29项。另外,检索到2022年度由省(市)人民政府、科委、卫健委、教委、中医药管理局、医学会、康复医学会、残疾人康复协会等颁发的科技进步奖、科学技术奖、新技术奖、优秀教学成果奖等各类省市级一、二等奖12项。

2022年是本年鉴的首鉴,为此特对2022年以前(2017—2021年)中国康复医学会历年科学技术奖进行了统计,并列表呈现,力求全面展现中国康复医学科技成果的发展与现状。因时间仓促及收集渠道的受限,如有重要成果介绍疏漏,我们将在来年的年鉴的编撰中补充说明。

(王于领)

【科技成果获奖项目汇总】

一、国家级科学技术奖

中国人民解放军总医院卫勤部军事科学技术进步奖,一等奖

● 2022年10月,《基于细胞重编程的战创伤汗腺再生修复创新理论与关键技术研究》(主要完成人:付小兵;张翠萍;李海红;程飚;孙晓艳;杨思明;马奎;赵洪良;许永安;李美蓉;黄沙;盛志勇),解放军总医院、南部战区总医院、十堰市太和医院、北京市密云区医院、浙江大学医学院附属第二医院

汗腺作为皮肤的重要附属器,在物质代谢、体温调节以及维持机体内环境稳态等方面发挥重要作用。但大面积烧、创伤后汗腺的来源及再生潜能非常有限,且在机能和数量上不足以启动创伤修复的级联反应,恢复损伤汗腺的组织结构和生理功能。针对这一问题,研究团队利用汗腺谱系决定因子和优化的重编程培养基,直接重编程人表皮角质细胞为汗腺细胞。这些重编程而来的汗腺细胞在表型、转录组学及功能表征等方面与在体汗腺相类似,解决了困扰汗腺再生基础与临床应用的瓶颈问题,同时也为制备临床级汗腺工程化种子细胞提供了创新性的理论指引。

二、全国性社团组织科学技术奖

(一)中国康复医学会科学技术奖

中国康复医学会《关于表彰2022年度中国康复医学会科学技术奖获奖项目的通报》公布了2022年度科学技术奖评审结果,共评出一等奖12项、二等奖15项。

1. 科学技术奖,一等奖

● 2022年10月,《周围神经损伤的"神经元-环路-网络"动态中枢重塑机制及中西医康复脑调控的基础研究与应用》(主要完成人:徐建光;郭帅;单春雷;周俊明;刘含秋;华续赟;郑谋雄;吴佳佳;马洁;邢相欣;严计庚),上海中医药大学

865

目前临床上单纯"外科显微修复＋康复"治疗模式的疗效进入瓶颈期,研发全新治疗策略是取得临床创新技术突破的关键。团队通过10余年的研究,首创"中枢调控-外周重建并重"的中西医康复综合治疗理论-实践体系,改变了既往以"重建神经连续性"为主的外科治疗理念,并取得了一系列突出成果。

研究首次明确不同类型周围神经损伤(臂丛神经损伤、面神经损伤、坐骨神经损伤等)后大脑"神经元-环路-网络"多层面动态重塑机制,提出促进良性模式脑重塑、逆转不良脑重塑趋势的创新治疗策略,突破了既往多从周围层面进行治疗的理念局限性。首次采用中医传统非药物疗法(针刺、推拿),及首次应用现代康复的智能运动辅助虚拟现实训练策略,在周围神经损伤不同恢复阶段从大脑"神经元-环路-网络"多个层面双相调控"感觉运动环路"的功能重塑(逆转不良重塑、促进良性重塑),显著促进感觉运动功能康复、缓解不良症状、改善最终临床预后。

● 2022年10月,《颈椎人工间盘的非融合理念及其快速康复体系的关键技术创新与推广应用》(主要完成人:徐林;刘伟强;俞兴;穆晓红;廖振华;李晋玉;王逢贤;毕连涌;陈江;赵毅;赵赫),北京中医药大学东直门医院

项目组经过近20年积累,原创性提出了一些颈椎病外科治疗与康复的新理念、新技术。① 建立多节段颈椎外科治疗策略及关键技术优化,面对多节段颈椎病手术选择,建立Hybrid术式;② 提出脊柱"非融合理念",制订颈椎人工间盘置换的手术适应证,系统评估多种颈椎人工间盘的安全性和有效性;③ 创建颈椎病快速康复的新方法及全程管理模式,首次提出颈椎手术"预康复"理念;④优化手术流程,简易手术工具,提倡采用医护麻康复一体化的多学科协作诊疗模式;⑤ 构建首例人工颈椎间盘山羊模型,自主研发符合国人生理解剖的人工椎间盘;⑥ 在国内率先开展颈椎人工椎间盘置换手术,应用脊柱"非融合"理念和快速康复全程管理体系治疗颈椎病约2万例。

● 2022年10月,《组织移植中供区保护的关键技术创新》(主要完成人:章一新;周广东;方硕;冯少清;张铮;艾松涛;李丹;许恒;闵沛如;喜雯婧;李科),上海交通大学医学院附属第九人民医院、海军军医大学第一附属医院

项目组依托国家重点学科,紧紧围绕体表组织、器官缺损时如何解决修复所需的组织供区"稀缺"和供区损伤问题,提出"经济型组织移植"理念,从修复理念、修复技术到替代修复材料等方面进行研究,取得了重要成果并进行临床推广应用。① 开发新的减少供区损伤的穿支皮瓣供区,解决临床修复的疑难问题,同时改良与创新皮瓣移植的临床设计方法,原创KISS皮瓣、接力皮瓣、预扩张穿支皮瓣等移植技术,在供、受区两端实现功能和外形的最佳修复效果;② 国际上率先在皮瓣外科中引入数字化导航技术并应用于临床,建立穿支血管筛选标准,实现皮瓣外科的精准化设计、自由化切取;③ 开发新的组织移植替代材料。解决组织器官重建过程中缺乏理想硬组织修复材料这一国际公认难题,并探索临床可行的复合组织再生模式。

● 2022年10月,《靶向调控免疫功能脑损伤康复策略与关键技术创新研究》(主要完成人:席家宁;刘宗建;王国华;毛蕾蕾;张海岳;冉媛媛;刘爱贤;方伯言;刘铁军;郗淑燕;丁子桐),首都医科大学附属北京康复医院、南通大学、山东第一医科大学第二附属医院、首都医科大学宣武医院

脑损伤通常由脑卒中、脑外伤及神经系统感染等导致,临床尚缺乏有效的康复治疗手段。项目组历经10余年研究,取得以下创新成果:① 建立靶向调控免疫功能促进脑损伤康复新理论。国际上首次系统描绘小胶质细胞表型随脑损伤进展的时空变化图谱,揭示调控小胶质细胞抗炎性极化可产

生"促进突触可塑性、诱导神经再生、调节轴突髓鞘再生、引发血管生成"的多效作用。② 发现免疫功能调控的关键机制和作用靶点。小胶质细胞内的机制：证实干预 GSK3β 乙酰化修饰、STAT1 和 STAT3 磷酸化修饰及 NLRP3 活化，调节小胶质细胞极化为抗炎型。寻找外周免疫干预靶点：发现调节外周免疫细胞的脑浸润，改善神经功能。③ 研发靶向调控免疫功能脑损伤康复新手段。首次报道远隔缺血适应通过改变外周免疫细胞在脑内浸润促进卒中康复；采用 Treg 免疫治疗显著改善脑缺血小鼠神经功能；发现小胶质细胞源性的神经营养物质的神经修复作用，研发产品，获 CFDA 生产许可，转化应用于临床，在全国 10 家医疗机构推广应用。

● 2022 年 10 月，《儿童特应性皮炎皮肤屏障研究及临床转化应用》(主要完成人：马琳；申春平；孟宏；梁源；王丹勤；刘盈；田晶；王珊；徐子刚；徐哲；邢嬛)，首都医科大学附属北京儿童医院

特应性皮炎(AD)是最常见的慢性、复发性、炎症性、瘙痒性皮肤病，与遗传过敏素质有关，常伴发食物过敏、哮喘、过敏性鼻炎等过敏性共病，以及心血管代谢性及精神障碍性疾病。AD 是这一系列慢性系统性疾病的"窗口"，也是预防、治疗和康复的关键环节。在面临 AD 病因不清、发病机制不明、精准治疗方案不足、中国儿童皮肤屏障参数缺乏及规范化诊疗平台未建立等难点下，首都医科大学附属北京儿童医院皮肤科在 2000 年开始对儿童 AD 进行了系统深入的研究。该团队研究发现，皮肤屏障异常是 AD 发病的关键致病因素，胎脂是天然生物保护膜，对新生儿皮肤具有保护作用，以此为突破点，研发了国内首款仿生胎脂类儿童皮肤屏障修复剂，并在全国范围内推广应用，为规范管理 AD、降低其发病率、改善患儿和家庭生活质量及节省社会经济及卫生资源提供了有效预防和康复措施。

● 2022 年 10 月，《Wnt 受体 LRP5/6 在疾病发生与康复中的创新机制系列研究》(主要完成人：任丹妮；朱伟东；WO DA；陈进晓；马恩；陈立典；彭军；闫宏伟；邹云增；柳维林)，福建中医药大学、同济大学附属东方医院

该项目系统地阐明了 Wnt 受体 LRP5/6 在肿瘤、心脑血管疾病中的调控机制及在疾病康复诊疗中的应用，取得了一系列创新性成果：① 阐明了 LRP5/6 起始 Wnt/β-catenin 信号的传导机制；② 揭示了 Wnt 受体 LRP5/6 是乳腺癌和肝癌的诊断和康复的新靶标；③ 阐明了 LRP5/6 及 Wnt 通路是心肌缺血损伤早期康复的新靶标；④ 阐明了靶向 Wnt 通路是脑血管疾病康复的科学基础。本项目在包括 Nature Communications，Circulation，Clinical Cancer Research 等高影响力杂志发表多篇 SCI 论文，获得发明专利 1 项，为肿瘤、缺血性心脏病及脑血管疾病的康复治疗提供新靶标及策略。

● 2022 年 10 月，《意识障碍的神经机制及诊疗康复技术研究》(主要完成人：宋为群；吴东宇；张晔；张艳明；李小俚；黄朝阳；郭向阳；张鸣沙；张旭；杨晓龙；万小萍)，首都医科大学宣武医院

意识障碍的神经机制及其诊疗康复技术研究是神经科学领域的热点问题。针对意识障碍患者临床诊疗需求，项目组联合北京师范大学、中国中医科学院望京医院、北京大学第三医院等在认知神经科学、睡眠、麻醉和意识障碍临床领域卓有建树的科研和应用单位，在国家自然科学基金、北京市自然科学基金等多项国家级和省部级课题支持下，从理论到实践，开展了系列基础与临床研究，取得如下创新成果：① 构建基于大脑电活动的意识水平度量方法，推动意识研究从"定性描述"到"定量测定"演进；② 以意识缺失状态为研究对象，获取人类、非人灵长类试验数据，构建意识水平度量理论与方法；③ 围绕临床诊疗需求，建立慢性意识障碍患者临床诊疗康复新策略。

● 2022 年 10 月，《脉冲电磁场治疗膝骨关节

炎关键技术与模式的应用》(主要完成人：何成奇；朱思忆；杨霖；郭华；张黎明；谢薇；何红晨；谢苏杭；梁邱；陈斌)，四川大学华西医院、四川尚健创唯医疗设备有限责任公司

膝骨关节炎是高致残疾病，我国膝骨关节炎患病率达18%，受影响人群高达2.52亿，西南地区发病率为全国首位，已成为重大公共卫生问题。64%的患者选择非手术治疗，主要为药物与物理治疗，其中药物使用受心血管及胃肠道等共患病或不良反应事件限制。物理治疗临床疗效好、不良反应及应用受限条件少，众多权威指南均指出物理治疗是膝骨关节炎核心干预方法。项目组在首选六种物理因子治疗中，发现脉冲电磁场是治疗膝骨关节炎的最优效物理治疗技术，但其最佳治疗参数组合、作用与机制不明，专用国产设备、指南及应用模式仍处于空白。为此，项目组历经11年完成了脉冲电磁场治疗膝骨关节炎的最优效技术与模式的应用研究：① 破局传统观点，证明了治疗膝骨关节炎的关键技术是脉冲电磁场；② 突破技术瓶颈，发现了关键技术脉冲电磁场的关键参数值、关键作用及其机制；③ 基于最佳参数值组合、通过转化研究，自主研发了全球第一台治疗膝骨关节炎的关键设备-膝关节磁疗仪及其物联系统，并完成了关键设备膝关节磁疗仪的临床研究与产业化生产；④ 基于膝骨关节炎患者 K-L 分级与功能障碍程度，创建了医院、社区与居家康复三级应用模式与临床方案，开发了全球第一个膝骨关节炎人工智能管理系统。

● 2022年10月，《神经调控技术治疗慢性意识障碍关键技术创新与推广应用》(主要完成人：冯珍；董晓阳；王珺；汤运梁；杜青；钟颖君；王亮；帅浪；孙伟铭；方龙君；刘玲玲)，南昌大学第一附属医院

脑损伤后意识障碍是康复医学研究领域中的重点和难点。我国至少有30万～50万的慢性意识障碍患者，且每年新增超过10万，年累计医疗

开支达300亿～500亿元，给家庭和社会带来了沉重的精神压力和经济负担。本项目历经多年，重点围绕周围-中枢神经调控技术昏迷促醒诊疗技术进行了系统性研究，取得了如下创新性成果：① 创新性提出迷走神经电刺激(VNS)具有促醒作用，弥补了周围神经调控技术种类的单一性，拓宽了神经调控技术治疗慢性意识障碍应用种类；② 首次优化了正中神经电刺激(MNS)昏迷促醒的治疗参数，与传统 MNS 参数治疗比较，临床促醒率提高了 8.2%～10.9%；③ 率先发现了意识障碍干预新靶点-外侧下丘脑，为中枢神经调控技术治疗意识障碍的靶点干预提供了新的思路；④ 揭示了 Orexin-A 调节兴奋性/抑制性神经递质表达在神经调控技术促进觉醒中的关键作用机制，为神经调控技术精准干预慢性意识障碍的临床应用奠定理论依据。

● 2022年10月，《肢体移植后创面愈合及功能重建的分子通路研究和相关康复技术的应用》(主要完成人：张超；王陶黎；靳令经；王丹；林古法；昝涛；王蒙；李磊；俞沁圆；胡国炀；夏伟力)，上海市养志康复医院(上海市阳光康复中心)

肢体离断手术移植后患者的康复存在第一阶段创面易感染，组织再生缓慢以及第二阶段功能重建过程中神经疼痛、肌肉骨骼运动能力受限等问题。临床上亟须明确肢体移植创面愈合的分子机制，寻求促进愈合的新方法，发现全新药物靶点，通过制订高循证等级的康复方案来确保移植肢体的创面愈合及功能恢复。

团队创建了两栖类截肢后完全再生的动物模型，首次发现神经内分泌信号通路参与机体损伤再生的生理机制。发现全新辅助蛋白以及若干 G 蛋白偶联受体分子伴侣，揭示下游关键信号通路并参与了药物研发及临床验证。① 通过踝关节外侧神经损伤康复的近红外成像的影像学研究，首次建立神经中枢及周边肢体运动组织的生理功能链接和不同康复模式对肢体功能的生物力学评估体系，为

优化肢体移植患者肌肉功能重建的运动康复方案提供了必要的实用经验；② 建立了可量化肌肉组织张力与新陈代谢状态的多维度评定方法，开发了血流限制训练技术用于肢体移植术后的个性化康复方案，整理了高循证等级的康复管理方案，设计了针对组织愈合各个阶段并发症的风险评估、预防措施和康复治疗的不同层次的构架，在临床应用中取得了良好的治疗效果。

● 2022 年 10 月，《运动伤病康复诊疗关键设备的理论及技术创新》（主要完成人：常祺；何永正；曹莹瑜；魏秋华；薛龙；李志强；唐亮；黄昌林；张杰；王伟；李俊堂），中国人民解放军联勤保障部队第989 医院

项目组提出了运动伤病康复诊疗创新性理论，有效解决了诊疗设备中疾病关联处方、针对性功能设定及制造环节体系化等共性关键技术问题。提出了融合国内外运动医学最新发展理念的运动伤病康复诊疗创新性理论，制订了关键设备功能设计的一体化策略，实现了运动伤病康复诊疗由单一化技术设备到全面立体解决方案的跨域式发展。主要创新：① 提出了融合国内外运动医学最新发展理念的"损伤炎症控制、平衡本体重建、运动能力提升"一体化运动伤病康复诊疗理论；② 攻克了运动伤病康复关于损伤炎症控制、平衡本体重建、运动能力提升等关键设备制造的技术难题；③ 创建了基于全体系设备的康复医联网和康复医联体，完善运动伤病全面解决方案。

● 2022 年 10 月，《食管上括约肌肉毒毒素精准化注射技术研究与应用》（主要完成人：岳寿伟；怀娟；关家文；曲玉娟；石润琇），山东大学齐鲁医院

延髓性麻痹所致顽固性吞咽障碍的治疗是困扰康复界的重要难题之一，常发生于脑干病损之后，主要表现为环咽肌失弛缓。对于常规康复训练及球囊扩张术治疗无效的环咽肌失弛缓，临床一直无特效治疗方法。因环咽肌肌肉体积较小，且颈部结构复杂，精准定位极其困难，肉毒毒素注射技术一直以来未得到广泛应用及推广。本项目首次提出采用食管球囊造影辅助定位，联合 CT 引导，进行 A 型肉毒毒素注射，实现了精准定位。项目还首次发现，环咽肌作为食管上括约肌的重要组成部分，其失弛缓所导致的肌张力增高带不仅限于环咽肌本身，因此肉毒毒素注射范围应包括张力增高的一段食管上括约肌。

2. 科学技术奖，二等奖

● 2022 年 10 月，《有氧运动改善阿尔茨海默病和轻度认知障碍脑功能的基础与临床研究》（主要完成人：王彤；朱奕；肖明；吴婷；祁鸣；曹敏；陈亚丽；张玲；吴含），南京医科大学第一附属医院（江苏省人民医院）、南京医科大学、南京医科大学附属逸夫医院、南京大学医学院附属鼓楼医院、南京中医药大学

为贯彻落实"健康中国 2030"实施方案，实现健康老龄化目标，本项目紧扣老龄化社会阿尔茨海默病（AD）早期防治的热点问题，旨在延缓认知症患病增速，减轻家庭和社会的沉重负担。本项目从基础和临床研究证实了有氧运动（AE）等非药物干预对 AD 和轻度认知障碍（MCI）认知和脑功能的干预作用，探索运动、运动为主的丰富环境和高胆固醇饮食对 AD 相关认知障碍的影响机制。项目开展10 年，先后获得 3 项国家自然科学基金和 2 项江苏省科技厅社会发展项目资助，总经费资助 521 万元，发表论文 40 篇，其中 SCI 共 18 篇。项目内容推广应用至全国 21 家三甲综合医院和社区服务中心，为广大认知障碍人群提供了行之有效的干预策略，为目前 AD 和 MCI 药物治疗困境中开辟了一条新的途径和视野。

● 2022 年 10 月，《开放手术内镜化理念下微创内镜治疗脊柱退行性疾病的研究与推广》（主要完成人：孙凤龙；祝斌；习文博；游勤光；闫明；李星晨；席家宁；郗淑燕；尧然），首都医科大学附属北京康复医院、首都医科大学附属北京友谊医院、

周口骨科医院、上海懋煜医疗器械有限公司、长春中医药大学附属第三临床医院、郑州大学第一附属医院

脊柱传统开放手术减压范围大，然而存在创伤大、并发症较多、恢复时间长及加速相邻节段退变等缺点。内镜技术创伤小，出血少，并可减少感染，既能达到开放手术的效果又同时具备微创优势。但存在手术器械及入路方式不能满足临床需要等问题。本项目综合临床经验，围绕脊柱内镜适应证、关键技术、手术入路、器械创新研发以及应用推广等关键问题，对现有脊柱内镜系统器械及应用理念进行一系列创新性研究，提出了"开放手术内镜化"理念，即：在脊柱内镜场景下，复制一台单纯开放减压手术，设计了新型镜下手术器械并获得专利，开展了全脊柱内镜下治疗特殊复杂类型脊柱疾病，保证了技术的安全性、有效性、可复制性。客观上满足了病人的治疗需求，降低国家医保负担，产生了良好的社会效益。

● 2022年10月，《精神分裂症社区康复关键技术的研究及应用》（主要完成人：蔡军），上海市精神卫生中心

精神分裂症是一种严重的精神疾病，复发率高，社会危害大，疾病负担重。目前精神分裂症社区康复面临致残核心症状康复难、社区康复技术缺乏等困境，上海市精神卫生中心蔡军主任团队通过"机制-方法-技术-模式"，建立了精神分裂症社区康复关键技术。研究成果揭示并验证了 w-3 改善认知损害的作用机制，创新了 rTMS 刺激改善阴性症状的技术方法，在国内率先整合药物管理训练、症状管理训练、重返社区训练和家庭管理训练，并创建了精神分裂症疾病管理"4T"干预技术，构建了精神分裂症"MDT＋"社区康复模式。该研究成果在国内得到了广泛应用，不仅提升了我国严重精神障碍社区康复服务内涵，促进了社区康复技术进步，还推动了精神障碍人士回归和融入社会。

● 2022年10月，《精准智能调控在失智失能人群的康复关键技术研究及应用》（主要完成人：王景信；张宇杰；郑重；李怡岚；刘珏；陶立元；李腾；张艳阳；徐欣），郑州大学附属郑州中心医院（郑州市中心医院）、南方医科大学、四川大学华西临床医学院（四川大学华西医院）、中国人民解放军总医院、湖南华医电磁医学研究院有限公司、创世纪智能机器人（河南）有限公司、机械工业第六设计研究院有限公司

随着神经调控技术发展，采用电、磁刺激等手段调控神经环路功能，进而改善患者的症状，但综合应用于失智失能患者中以往较少涉及。"脑深部电刺激"可精确定位，而"经颅磁刺激""智能下肢康复机器人"通过特定条件，智能定位、设定数据，形成"智能化、精准化、个体化"治疗方案，以改善失能失智患者认知、言语、吞咽、运动、感觉等功能。在我国人口老龄化的背景下，上述技术不仅可以缓解康复治疗师的工作，还可在治疗过程被实时监控和记录，通过分析数据而不断改进方案。电磁刺激、下肢机器人可以显著提高患者依从性，进而改善神经功能受损症状，提高日常生活能力。

● 2022年10月，《卒中后失语和认知障碍脑机制以及综合康复的研究和应用》（主要完成人：张玉梅；宋鲁平；胡瑞萍；李思奇；黄小静；姚婧璠；刘琪；苑梓楠；王丽），首都医科大学附属北京天坛医院、深圳大学总医院、复旦大学附属华山医院

卒中后失语及认知障碍是由脑血管病引起的功能障碍，严重威胁患者日常生活能力。语言是认知功能的重要组成成分，卒中后失语患者往往合并认知障碍。目前诊疗手段缺乏理论指导，损伤及恢复机制不明确，导致康复效果不理想。本项目利用跨学科优势，围绕卒中后失语及认知障碍患者的功能损伤特点，探讨了语言及认知功能损伤及恢复的脑网络机制，同时也关注了失语患者的非语言认知功能损伤情况。本项目主要研究成果如下：

卒中后失语症和认知障碍认知心理学及脑机制研究。① 失语患者左上、下纵束前后部都有助于正字法加工,且能预测语音编码障碍严重程度,揭示了部分语言信息加工过程的神经基础。患者全脑语言网络的功能连通性与连接比以及关键语言区之间的功能连接模式存在异常是引起卒中后语言功能减弱的原因。② 失语患者存在广泛认知损害,其静息态脑网络成分包括左侧额下回岛盖部及左侧海马变化与非语言认知障碍严重程度相关。针对失语患者的抑郁状态,项目组对 10 条目医院版脑卒中失语抑郁量表进行了汉化,克服了患者由于不能配合常用抑郁量表检查的缺陷,能精准识别失语合并抑郁患者。③ 在认知障碍的生物学及脑机制研究方面,发现血清谷氨酰转肽酶及尿酸水平对认知障碍具有预测作用。患者的静息态神经网络激活强度随认知障碍加重而不断降低。小脑梗死患者存在认知功能偏侧化,与交叉性小脑失联络相关。上述研究成果能够为患者康复策略的制订提供理论依据。

失语和认知障碍综合康复方法研究。目前针对卒中后失语和认知障碍的治疗方法较多,但存在疗程长、显效慢、针对性不强、诊疗技术不规范等现状。为解决以上现实问题,项目组进一步开展了针对失语和认知障碍的康复治疗疗效研究。项目组率先根据 PASS 理论模型自主研发计算机辅助康复评估与训练系统对患者进行认知干预,发现疗效肯定。在经颅直流电刺激技术方面发现阳极刺激左额下回对失语患者视觉和听觉通道的命名能力有改善作用。在经颅磁刺激技术方面发现经持续性 theta 爆发脉冲刺激治疗后,患者失语商和功能独立性均较治疗前有提高。上述康复疗效研究为制订针对性康复策略、提高临床疗效具有重要实践意义。上述研究成果对推动针对卒中后失语及认知障碍的康复诊疗技术的进步具有重要战略意义。

- 2022 年 10 月,《慢性疼痛针刺康复的临床与基础研究》(主要完成人:王志福;王彦青;俞向梅;毛应启梁;贾小飞;龚德贵;张文兵;张玲;刘燕平),福建中医药大学附属康复医院、复旦大学、福建中医药大学、福建中医药大学附属人民医院

慢性疼痛包括癌性疼痛、神经痛、炎性痛等,其中枢机制仍比较复杂,针刺对慢性疼痛康复具有一定的特色与优势。本项目通过临床与基础研究,取得了一系列研究成果:① 建立针刺(腕踝针、电针、温针)结合现代康复治疗慢性疼痛系列方案,研发了慢性疼痛的中医康复管理系统,提高了康复效果;② 从调控神经元功能和物质代谢异常等"中枢敏化",系统阐明针刺改善慢性神经痛的康复作用机制,并首次发现疼痛矩阵脑区 TMEM126、Cox 氧化磷酸化蛋白为针刺镇痛的康复新靶点;③ 揭示了慢性疼痛针刺康复的脂氧素"刹车"新机制,确定了中枢神经炎症调控在针刺镇痛中的核心作用,首次发现炎脊髓脂氧素及其受体在慢性疼痛针刺康复过程中扮演关键角色。

- 2022 年 10 月,《基于 fNIRS 的脑功能所致功能障碍康复方法的优化与应用》(主要完成人:王永慧;孙维震;荆静;卜令国;霍聪聪;岳寿伟;李增勇;李学勇),山东大学齐鲁医院

该项目基于 fNIRS 对脑功能的量化评估,提出了认知功能轻度受损的脑网络指标;首次将外周神经调控方法——正中神经电刺激与 fNIRS 相结合进行研究,为外周神经电刺激可以调控脑网络提供了客观证据,正中神经电刺激可增强损伤同侧前额叶在整个脑功能网络中的作用;发现了不同康复训练组合模式,临床疗效不同,以此调整训练模式等。该项目针对目前致残率最高的疾病之一——脑卒中,巧妙地将 fNIRS 和康复训练相结合,评估患者功能障碍恢复与脑网络恢复规律,客观反映脑功能网络和功能恢复情况的实时改变,从而动态调整和优化康复治疗方案,提高康复效率,实现脑卒中康复治疗的个体化、规范化、精准化。研究成果对脑卒中规范化康复诊疗具有重要的指导意义。

● 2022年10月,《光动力疗法在疾病康复中的创新性应用》(主要完成人:白定群;李开庭;林海丹;陈青;田思;孔渝菡;朱莹;王大武),重庆医科大学附属第一医院

光疗是现代康复重要的手段之一。光动力疗法(PDT)是光疗的一种,它主要是通过光、光敏剂和分子氧之间的相互作用以产生活性氧来达到治疗疾病的目的,具有靶向性好、可重复性高、长期复发率低等一系列优势,已被广泛用于各种肿瘤/非肿瘤疾病治疗中,但当前它在临床的应用中还存在许多限制。为了达到更好的治疗效果,团队十余年来集中在PDT领域进行了相关研究,并取得了一系列的开创性研究成果。首先,团队创新性的制备中药光敏剂纳米微泡,使其具有更高效的光敏作用。同时,以纳米微泡作为转染载体,利用光化学转染技术将携有目标基因的质粒带入肿瘤细胞内,提高转染效率的同时,为PDT肿瘤治疗提供了新思路。其次,团队拓展了PDT运用场景:除了抗肿瘤效应外,团队探索了PDT在动脉粥样硬化领域中的作用。结果表明PDT具有治疗和预防动脉粥样硬化的作用,以上研究成果丰富了PDT应用场景。另外,团队将瑰宝中药光敏剂与材料科学相结合,优化光敏剂理化性质的同时,着重挖掘了中药光敏剂的效应及机制,取得了一系列的具有原创性的科研成果,并为其临床应用提供广阔而巨大的前景。

● 2022年10月,《分区椎板切除治疗胸椎黄韧带骨化症》(主要完成人:梅伟;王庆德;张振辉;邵哲;刘佩霖;姜文涛;苏锴;康永生),郑州人民医院、郑州市骨科医院

胸椎黄韧带骨化是引起胸椎管狭窄最常见原因之一,约占其发病人群的61%,导致相应椎管狭窄、脊髓压迫,进而出现一系列神经系统症状甚至截瘫。胸椎黄韧带骨化呈通常进展性、保守治疗无效,手术干预是唯一有效的治疗手段。项目组根据胸椎黄韧带解剖特征及骨化病理过程我提出"分

区"的概念,将每一减压节段自定义划分为"安全区""过渡区"及"危险区",依据不同区域黄韧带骨化程度及脑脊液填充多少的不同,强调由"安全区"至"危险区"逐区探查并切除减压,同时能够直视骨化黄韧带与椎管内结构的位置关系,准确指导手术减压范围,大为降低了术中脊髓损伤的风险。分区椎板切除治疗胸椎黄韧带骨化症具有操作安全、减压彻底等优点,为胸椎黄韧带骨化症的手术治疗提供一个有效技术。

● 2022年10月,《CT定位内窥镜个性化入路治疗腰椎间盘突出症》(主要完成人:关家文;孙海涛;张洪涛;韩大鹏;刘维财;马宗雷;魏帅帅;周大鹏;卢昕),中国人民武装警察部队山东省总队医院

腰椎间盘突出症是严重影响人民健康的常见多发病。该项目借助CT清晰辨别各种组织的优势,与可视的内窥镜强强联合,创新出了一种精准、安全的微创手术模式:原创的手术方法;开展了多项相关的影像解剖研究;根据影像差异个性化设计手术入路;针对不同类型腰椎间盘突出症的特点做过系统的总结、研究,提出了"分类施治"的治疗原则。先后帮助过省内外100余家医院开展了该项技术,其中多家医院建立了CT定位手术室,总应用例数达6 000余例,取得了显著的社会和经济效益。

3. 科学技术奖(教学类),二等奖

● 2022年10月,《康复职业教育产教融合-行业教育协同创新体系建设及其实践》(主要完成人:陈健尔;王左生;张绍岚;胡忠亚;梁康;周菊芝;章荣;李渤),浙江中医药大学、江苏医药职业学院

① 率先创建了全国性教育协同体系与机制。在全国首次创建了康复医学行业组织与教育部专业教学指导委员会的全国性教育协同创新体系与机制,举办了6次全国康复职业教育学术大会、举办多次康复专业师资培训班,促进了院校康复职业教育教学改革。② 首次顶层设计了全国技能大赛

方案。在全国首次设计并在实践中完善了康复治疗技术专业学生技能大赛的竞赛方案、评分标准等竞赛规范和技术文件。成功举办了4次全国性康复治疗技术专业学生技能大赛,涵盖300多所(次)院校、1 000多名学生。大赛的技术规范为全国高校所引用和借鉴,促进了全国各省和高校学生技能竞赛的开展。③ 统筹全国各院校资源编写了系列规划教材。设计并组织编写了十二五、十三五国家卫健委康复职业教育系列规划教材(人民卫生出版社)。该套教材已成为全国康复治疗技术专业的主流教材,使用率达到50%以上。④ 多渠道参与国家教育标准和专业目录的论证修订。共同参与由教育部卫生职业教育指导委员会牵头的第一部康复治疗技术专业的国家教育标准(含配套标准)和新一轮康复职业教育专业教学标准的论证制订工作。共同参与了新一轮康复治疗类职业教育专业目录的论证修订工作,搭建了中职-高职专科-高职本科一体化相衔接的康复治疗职业教育体系。帮助建设了一批国家级省级的重点专业和特色学科群、示范实训基地、优质课程、优秀教材等,推动了全国高等职业院校专业建设和康复人才培养的质量水平的不断提高。⑤ 首次创建了全国性线上康复教学资源库。专委会指导康复医学教育专委会会员单位宁波卫生职业技术学院牵头的第一个国家《康复治疗技术专业教学资源库》的论证和建设。资源库建设以来,截至2021年6月,有191所相关专业院校利用资源库开设课程累计达1 794门,辐射2 350所院校,学习用户超过22万。

● 2022年10月,《“全过程、全情境、全人化”康复医师培训体系的构建与实践》(主要完成人:陈文华;段周瑛;缪芸;余波;刘杰;董雄伟;范颂杰;孙然;袁海新),上海市第一人民医院、上海市第五康复医院、上海览海康复医院

随着“新医科”建设进程的逐渐加深、加快,毕业后康复医学教育已由制度建设迈向质量内涵建设的新阶段。项目组基于多年探索,在围绕毕业后康复医学教育工作开展系列实践,取得了一系列创新性成果:① 顶层统筹优化设计康复医学住院医师/专科医师规范化培训培贯通 & 进阶体系,实现“全过程”人才培养。基于实际调研,建立健全培训结构优化机制,紧密对接行业需求研制“通-专”结合个性化培养方案,构建了“宽口径出入、着重核心区”的康复医师培养模式,从而实现了从住培到专培的有序衔接与差异化、进阶化培养。② 因地制宜开展整合式教学,构建“全情境”培训范式。基于“情境学习”建设培训课程与案例资源库,同时依托“临床-康复一体化”模式全面培养专科康复技能,利用丰富的培训教学资源实现了学员的多元化赋能。③ 以多维评价为导向激发“自我建设”,回归“全人化”育人宗旨。围绕康复医师岗位胜任力模型,建立形成性评价与终结性评价相结合的教学评价系统,构建了360度素质评价体系,为学员面向有道德、有知识、有能力、和谐发展的“全人”的养成轨迹提供了导向依据。

● 2022年10月,《新医科背景下康复物理治疗专业应用创新型人才培养实践》(主要完成人:王红;杜青;王丽岩;蔡明;金凤;郭琪;顾江涛;沈祥开;毕霞),上海健康医学院、上海交通大学医学院附属新华医院、上海市虹口区江湾医院、上海赫尔森康复医院、上海健康医学院附属周浦医院

主要是针对目前国内康复物理治疗专业教育存在的诸多困惑,笔者经过近十年的教育改革并不断与国内、外物理治疗专家进行交流探索,以及团队成员近五年的教学实践经验总结。首先,进行多维度的市场调研,包括综合医院、康复专科医院、社区卫生服务中心、妇幼保健院、特殊学校、私人康复治疗诊所、运动队的队医等。然后,借鉴世界物理治疗联盟(WCPT)的课程准入标准,构建康复物理治疗专业理论框架,通过岗位胜任力图谱完善课程内涵,制订新的人才培养方案。利用本科班导师制进行本土化的改革实践研究。旨在提高国内物理治疗专业教学水平,使专业教育同质化。

● 2022年10月,《"守中精西,中西并举"康复治疗学人才培养模式改革与实践》(主要完成人:王磊;曹震宇;吴云川;卞尧尧;王尊;王建珠;涂玥;钱佳佳;庄艺),南京中医药大学养生康复学院

该项目针对中医药院校康复高等教育的发展需求,以立德树人为根本任务,以"夯实西医基础,突出中医特色,强化实践能力,具备国际视野"为专业人才培养理念,坚持"以学生为中心"和"临床能力培养为导向",对高等中医药院校康复治疗学专业人才培养模式不断探索,创建"忠中精西,中西并举"为纲领的中医特色、国际合作和老年康复三位一体,优势互补的康复治疗学专业人才培养体系。在师资队伍建设、教学模式改革、课程体系建设、课程资源建设、评价方式改革和学科专业拓展等方面不断研究完善。经过近十年的发展,人才培养体系不断优化完善,教学改革成效显著。培养出大量德才兼备,满足区域经济社会发展需求,具有扎实的现代康复基础理论和临床技能,掌握中医传统康复理论和临床技术,兼具国际视野的优秀康复治疗师。

● 2022年10月,《基于OBE理念的运动康复专业人才培养模式的创新与实践》(主要完成人:保文莉;相福通;吴向农;毛健宇;邱良武;孟繁媛;邢崇慧;庞俊娣;李豪杰),昆明医科大学

该成果是根据国家大健康战略及市场需求,确定专业培养目标,突出运动康复专业特色,强化理论知识与多元化实践技能及岗位胜任力的培养,建立了以市场需求和岗位胜任力为导向的与国际接轨的体医融合的运动康复专业理论与实践并重的课程体系。通过单科突进、线上精品课程结合线下实操、PBL结合翻转课堂、3+X多元化实践技能等新型教学模式及三阶段综合考核+OSCE标准化病人临床技能考核等教学效果和质量的毕业评价机制,全面创新运动康复专业人才培养模式,打造了理论知识适用、临床技能过硬、具有较强岗位胜任力、融知识、能力与素质为一体的全方位的创新应用复合型人才培养模式。成果的形成具有较高的理论与实践价值,创新了运动康复专业课程体系和教育理论,为全国运动康复专业提供了人才培养模式及学科教育体系建设与实践的理论依据;丰富了运动康复专业临床技能及岗位胜任力培养的相关理论体系;有效增强了大学生自主学习意识、创新意识及社会适应能力,形成了更符合岗位客观实际需求的运动康复专业人才培养及学科建设所需的各项指标体系和内容,有效提高了运动康复专业人才培养的质量,是我国运动康复学科建设中培养"医体"结合双技能人才模式的新途径和新方法,实用性及可操作性较强。

(二)其他全国性社团科学技术奖

1. 中华医学会科学技术奖,一等奖

● 2022年1月,《皮肤创面愈合新机制及转化医学研究》(主要完成人:罗高兴;吴军;程飚;史春梦;贺伟峰;夏和生;邓君;李海胜;徐瑞;钱卫;谭江琳;詹日兴;周俊峰;邢孟秋;潘银根),中国人民解放军陆军军医大学

该项目揭示了P311、一氧化氮(NO)、T淋巴细胞等多种内源性分子与细胞调控皮肤创面修复的新机制,在此基础上成功进行了转化研究。阐明了新分子P311、神经-内分泌因子(SN)、NO等内源性分子调控皮肤创面修复细胞的新机理;率先发现了皮肤T淋巴细胞、共刺激分子细胞毒性T淋巴细胞相关蛋白4(CTLA4)等通过调控创面局部微环境促进皮肤创面修复的新机理,提出了诱导创面局部免疫耐受等新策略;成功研制并转化上市了"CTLA4 Ig-重组腺病毒载体转染猪皮""脱细胞真皮基质微粒""水凝胶止痒敷料""硅胶创面贴膜"等四种应用于创面修复治疗的新产品。总体技术水平和技术经济指标达到国内同领域内领先水平,相关产品和治疗技术在15家国内知名医疗及科研机构推广应用,取得较好的社会与经济效益。

2. 中国科技产业化促进会科技产业化奖,一等奖

● 2022 年 7 月,《平衡功能评估及训练关键技术研究及产业化应用》(主要完成人:郑鹏远;何永正;米阳;王文彪;李哲;马登伟;李恩耀;李立国;王正辉;郭学军;张海娜;李辉;王光旭;李治锋;张杰),河南翔宇医疗设备股份有限公司、郑州大学第五附属医院、新乡医学院第一附属医院

平衡功能障碍是老年人跌倒的首位危险因素,是脑卒中、帕金森等重大疾病伴随的常见功能障碍。目前平衡康复设备依赖进口价格昂贵,限制了应用。该项目围绕平衡功能评估与训练关键技术研发及其相关设备的研制,取得了系列原创性成果:① 创建了具有完整自主知识产权的"人体平衡功能评估与训练的关键技术与应用体系";② 自主研制了动静态一体式平衡功能评估、悬吊式减重平衡评估与训练设备等新型平衡评估与训练设备;③ 该项目发明了身体重心微移测量技术、多模态身体姿势感知反馈技术、恒稳减重智能偏移辅助训练技术,自适应力补偿控制技术等关键技术;④ 发明了自适应力补偿控制技术,实现平衡训练过程的自适应调节。达到了国内领先水平,打破了欧美技术的长期垄断,使我国平衡功能评估与训练设备步入世界前列。

三、省市级各类奖项

检索到 2022 年度与康复医学有关的省市级各类奖项 12 项,涉及科技进步奖、科学技术奖、新技术奖、优秀教学成果奖等类别,分别由省(市)人民政府、科委、卫健委、教委、中医药管理局、医学会、康复医学会、残疾人康复协会等颁发(按颁发单位行政区域划分排列如下)。

1. 河北省人民政府科学进步奖,一等奖

● 2022 年 12 月,《血管性认知障碍神经影像学和分子生物学标记物及其早期防治研究》(主要完成人:佩源;王贺波;董艳红;李俐涛;许静;尹昱;牛小莉;李美锡;滕振杰;蒋欣吕),河北省人民医院

揭示了脑铁代谢、多模态神经影像技术在该病影像学标记物与临床特点之间的关系;探索 VCI 早期预警的影像学标记物;强调疾病发展全流程诊疗理念;从血液代谢、蛋白组学及基因角度寻找具有风险预测价值的分子生物学标记物;为 VCI 早期防控提供新思路,为脑卒中患者急性期及康复期治疗策略提出了新的观点,研究成果达到了国际先进水平。

2. 河北省中医药管理局科技进步奖,一等奖

● 2022 年 1 月,《音乐针刺同步法联合康复训练治疗脑卒中共济失调》(主要完成人:王飞;张丽娟;王建华;史艳;郑丽娅),邢台市人民医院

该研究采用序贯治疗的方式将音乐针刺同步法与康复训练相结合,对中风病共济失调进行治疗。音乐疗法是运用音乐特有的生理、心理效应,使患者经历音乐体验,达到消除心理障碍,恢复或增进心身健康的目的。针刺疗法采用基于 Bobath 运动关键点理论将针刺疗法细化为梅花针扣刺关键点与传统体针穴位直刺相结合的方法。Frenkel 训练法利用障碍部位残存的感觉系统,加强感觉系统的反馈调节,逐步形成新的运动环路,恢复运动功能。该研究将音乐针刺同步法与序贯应用,治疗中风病共济失调,观察其疗效并探讨机理。该研究将被动音乐疗法与主动音乐疗法相结合,与针刺同步进行;该研究将毫针直刺手足三阳经位于 Bobath 运动关键点的腧穴与梅花针叩刺夹脊穴相结合;采用先进行 Frenkel 训练法为主康复训练,后进行音乐针刺同步法,序贯治疗脑卒中共济失调。该研究制订音乐针刺同步法、Frenkel 训练法有机结合的序贯疗法具有科学性、有效性、可行性,可在各医院推广该方案,具有良好的推广应用。

3. 河北省康复医学会科学技术奖,二等奖

● 2022 年 6 月,《特定穴配伍药物冲击松解术治疗椎动脉型颈椎病的临床研究》(主要完成人:赵

亚男;刘浩伟),秦皇岛军工医院

通过对符合临床研究条件的椎动脉型颈椎病病例随机分组,分别应用特定配伍药物冲击松解术治疗与口服或静脉药物、按摩、针刺理疗及牵引治疗,对比观察疗效。进一步证明特定配伍药物冲击松解术治疗是一种行之有效、宜于推广的新技术,是践行科学发展观一次很好的医学领域实践,能取得良好的经济效益及社会效益,能在社会主义建设中起到重要作用。

● 2022年4月,《麦肯基疗法联合刺络拔罐治疗下背痛的临床疗效观察》(主要完成人:陈静霞;安月),秦皇岛军工医院

探究麦肯基疗法联合刺络拔罐治疗下背痛的临床疗效。研究内容:手机我院就诊的下背痛患者,随即分为治疗组及对照组,其中对照组采用麦肯基疗法,治疗组采用麦肯基疗法＋刺络拔罐联合治疗,观察记录两组患者治疗后JOA评分及改善指数变化,探讨此方法能否提高下背痛患者的临床疗效。

4. 黑龙江省卫生健康委员会医疗卫生新技术奖,一等奖

● 2022年12月,《儿童姿势控制七巧板组合垫在脑瘫康复护理中的应用研究》(主要完成人:王金凤;潘玮;李鑫;周启慧;印白余),佳木斯大学附属第三医院

该研究采用的"改良儿童姿势控制七巧板组合垫"为佳木斯大学附属第三医院自行研发,该组合垫是一款可通过不同的组合方式来发挥不同训练作用的垫类辅助器具,该组合垫主要优点为造价低廉、携带方便、操作简易,七个基础板块,包括一个大楔形垫、两个小楔形垫、两个井形垫和两个梯形垫。目前已经开发出13种组合方式,可辅助脑瘫儿童完成翻身、卧位、高坐位、低坐位、跪立位、四点支撑位、俯卧位的训练,且在脑瘫儿童康复治疗中的运动疗法(PT)、作业疗法(OT)中已经得到应用。该组合垫体现了环境因素在脑瘫儿童家庭延伸护理中的重要作用,对脑瘫儿童的姿势改善和提高核心肌群肌力、生活自理能力的疗效均有重要意义。

● 2022年12月,《辅助器具自制技术在脑瘫儿童康复护理中的应用研究》(主要完成人:孔祥颖),佳木斯大学附属第三医院

脑瘫是儿童神经系统疾病,运动功能障碍是其主要问题,使脑瘫儿童的日常生活和社会参与在很大程度上受到影响。目前,国内外针对脑瘫儿童辅助器具自制技术康复护理研究极少。本项目的实施可以填补此方面的研究空白。在ICF理念指导下,通过自制辅助器具并在康复护理中应用,辅以个案化、程序化的康复护理措施,改善脑瘫儿童的功能状态,提高生活自理能力。建立应用辅助器具的新型康复护理模式,更好地为脑瘫儿童提供优质康复护理服务,以指导脑瘫儿童临床康复护理,促使其早日回归家庭和社会。

5. 上海市教委上海市优秀教学成果奖,一等奖

● 2022年10月,《"交叉与融合"的中西医结合康复治疗人才培养模式探索》(主要完成人:单春雷;徐建光;刘晓丹;吴绪波;万萍;方磊;褚春晓;毕亚男;向延卫;严隽陶),上海中医药大学康复医学院

针对康复人才传承创新教育遇到的瓶颈,该校整合了中西医康复及相关学科,借力教育部中医智能康复工程研究中心、上海市现代康复产业学院等协同育人平台资源,把现代康复、中医药、脑科学、智能工程等相关学科知识和技术相融合,探索了"交叉与融合"的中西医结合人才培养模式,形成以贯通中西医康复理论与技术为目标,打造中西医结合康复治疗人才的教育理念;搭建了符合"中国特色"多学科交叉的中西医结合康复治疗人才培养平台;实现了多学科交叉的中西医结合康复治疗专业知识体系及人才培养方案的优化。教学成果在国内多家院校分享。

6. 淮海科学技术奖委员会科学技术奖,一等奖

● 2022年9月,《rTMS在脑卒中后认知障碍

各认知域康复中的临床应用》（主要完成人：巩尊科；王世雁；陈伟；马喆喆；王蜜；周婷；王聪；温炜婷），徐州市中心医院

重复经颅磁刺激技术在脑卒中后认知障碍各认知域康复中的临床应用，该项目研究重复经颅磁刺激（rTMS）改善卒中后认知障碍的各认知域如执行功能障碍、工作记忆障碍、注意障碍及通过MRS，P300评估探讨rTMS促进认知功能恢复的脑代谢机制及神经电生理机制。该方法可以改善脑卒中后各认知域功能障碍，提高患者总体认知水平及日常生活活动能力，并进行了推广应用，对脑卒中的认知障碍的康复治疗具有较好的临床价值。

7. 江西省人民政府科学技术奖，二等奖

● 2022 年 6 月，《周围神经电刺激昏迷促醒关键技术建立与应用》（主要完成人：冯珍；董晓阳；王琚；汤运梁；杜青；钟颖君；王亮；帅浪；孙伟铭；方龙君；刘玲玲），南昌大学附属第一医院

脑损伤后昏迷促醒是康复医学研究领域中的重点和难点。据报道，我国至少有 30 万～50 万的意识障碍患者，且每年新增超过 10 万，年累计医疗开支达 300 亿～500 亿元，给家庭和社会带来了沉重的精神压力和经济负担。该项目历经 16 年，在多个课题支持下，重点围绕周围神经电刺激昏迷促醒诊疗技术进行了系统性研究，取得了如下创新性成果：① 创新性提出迷走神经电刺（VNS）具有促醒作用，拓宽了周围神经电刺激神经调控治疗方法，弥补了周围神经电刺激技术单一性的不足；② 首次优化了正中神经电刺（MNS）昏迷促醒的治疗参数，与传统 MNS 参数治疗比较，临床促醒率提高 8.2%～10.9%；③ 揭示了兴奋性和抑制性神经递质在周围神经电刺激昏迷促醒中的重要作用，为周围神经电刺激昏迷促醒的临床应用奠定理论依据；④ 发现了外侧下丘脑觉醒肽 Orexin-A 在周围神经电刺激促醒中的关键作用，为意识障碍的精准靶点治疗提供依据。

8. 湖南省残疾人康复协会科学技术奖，一等奖

● 2023 年 1 月，《儿童脑病早期康复研究转化》（主要完成人：胡继红），湖南省儿童医院康复中心

本项目主要围绕儿童神经疾病早期康复相关的临床研究、基础理论研究、新技术开发及应用、辅助器具研发、专业技术技能培训及人才培养等方向进行一系列联合攻关、学术交流、人才培养及技术推广应用。本项目兼顾临床研究与基础研究，以临床研究为主，基础研究为辅；西医、中医两驾马车并行，既探索创新了西医领域诊疗技术，又传承发展了中医领域治疗；同时临床、科研及技术培训同步并重。通过本项目推广儿童神经康复诊治技能及新技术，建立健全专业技术人员培训体系，构建起全省儿童康复领域技术推广网络，从而引领并带动全省儿童神经康复临床研究及诊疗技术的发展。

9. 海南省医学会科学技术奖，二等奖

● 2022 年 12 月，《海南省儿童孤独症谱系障碍流行病学、基础与临床及应用研究》（主要完成人：李玲；肖乐；陈立；姚大纯；李廷玉；李小玲；王敏；曾刚），海南省妇女儿童医学中心、海南医学院、重庆医科大学附属儿童医院

通过一系列基础和临床研究交互印证，确定妊娠期维生素 A 缺乏、高孕激素和高血糖都为 ASD 患病的重要危险因素，视黄酸受体和雌激素受体信号通路参与介导了相关的神经元细胞损伤，而氧化应激关键酶 SOD2 作为预测 ASD 的生物标志物有潜在的巨大价值，为 ASD 诊治的"关口前移"打下重要的科学基础。研究开展对海南省儿童 ASD 流行病学调查，首次确定海南省 0～6 岁儿童 ASD 的患病率和康复现况并推动政府对 ASD 儿童康复工作的大量投入。参与制订《孤独症谱系障碍儿童早期识别筛查和早期干预专家共识》，深化由沈晓明教授提出的"医教结合"理念，组建多学科团队创新性地对 ASD 儿童进行"医教结合"综合干预训练，

全面提升海南省 ASD 儿童康复治疗水平,并将该模式推广到省内外,获得良好的社会效益。

10. 陕西省康复医学会科普奖,二等奖

● 2022 年 9 月,《爱你在心口难开,原来是颞颌关节搞得怪!》(主要完成人:杨静;马奔;苑媛媛;黎耀峰;万凯;张司铎;鲁雷;胡冰涛),西安交通大学第二附属医院

以西安古文物兵马俑为原型制作卡通人物形象,结合地方特色美食,以轻松幽默的对话方式向人们展示颞颌关节炎发病机制及其治疗方式。颞颌关节炎是颌面部常见疾病,发病症状主要为局部疼痛、关节弹响、张口困难等,在常规药物治疗的情况下,辅助物理因子治疗及手法治疗能极大缩短病程,减轻患者不适感。物理因子治疗是通过声、光、电、磁、冷、热等因素作用于局部起到消炎镇痛的作用,配合手法治疗以放松紧张肌肉及强化关节稳定性。作品通过漫画形式向大众进行科普不仅通俗易懂,也能使更多人了解康复科的治疗法宝,及时寻求帮助,促使康复理念的落实及康复治疗的普及。

附:中国康复医学会历年科学技术奖

中国康复医学会科学技术奖设立于 2017 年,每年组织评奖一次,奖励范围覆盖康复医学基础、临床、管理、科普及康复医学工程等领域。自奖项设立以来,中国康复医学会科学技术奖充分调动了广大康复医学科技工作者的积极性和创造性,在推动康复医学科技进步和产学研融合转化、服务创新驱动发展、促进康复医学人才培养等方面发挥了积极作用。以下就 2017—2021 年度所有获奖项目及 2022 年度"三等奖"获奖项目名称、项目单位及主要完成人等汇总如下(表 13 - 1～表 13 - 6)。

表 13 - 1　2017 年度科学技术奖获奖项目汇总

序号	获奖项目名称	项目单位	主要完成人	奖励等级	颁奖时间
1	脑卒中规范化康复流程和适宜技术的推广应用	/	张通、彭英、刘鸣、谢荣、陈卓铭、倪朝民、李雪萍、许光旭、范建中、肖卫民、赵军	一等奖	2017 年 11 月
2	面向康复机构的残疾人康复产品研发及应用示范	/	李建军、杨明亮、吴卫红、廖利民、郑碎武、徐云、明东、季林红、杜良杰、于艳等、高峰	一等奖	2017 年 11 月
3	促进脑损伤后神经功能重塑的康复治疗新技术研发及推广应用	/	吴毅、贾杰、李放、朱玉连、吴军发、孙莉敏、刘罡、白玉龙、陆蓉蓉、余克威、田闪	一等奖	2017 年 11 月
4	脑高级功能障碍的机制及康复研究	/	宋为群、张艳明、曹磊、李冉、张晔、汪洁、杜巨豹、霍速、胡洁、王茂斌、付伟	一等奖	2017 年 11 月
5	脊髓损伤康复及并发症防治的系列研究	/	林浩东、侯春林、范肇鹏、解海霞、尹刚、陈汇浩、顾春红、张晓萍、郑宪友、王剑火	一等奖	2017 年 11 月
6	帕金森病功能障碍的发生机制、评定及治疗研究	/	张巧俊、刘健、王勇、吴仲恒、乔鸿飞、王涛、乔晋、李文娟、席悦、惠艳娉、李立博	一等奖	2017 年 11 月

序号	获奖项目名称	项目单位	主要完成人	奖励等级	颁奖时间
7	基于人体行走模式的功能性电刺激助行仪的研发及临床应用	/	燕铁斌、金冬梅、庄志强、谭志梅、游国清、徐本磊、陈丹凤、吴伟、刘慧华、郑修元、陈月桂	一等奖	2017年11月
8	脑卒中针康治疗策略与关键技术研究	/	唐强、朱路文、王艳、邢艳丽、张立、刘波、李季、关莹、赵彬、陈慧杰	一等奖	2017年11月
9	策略性靶向康复训练技术预防跌倒的实践推广	/	郑洁皎、俞卓伟、汪昕、陈世益、白跃宏、沈利岩、徐国会、华英汇、段林茹、陈秀恩、刘邦忠	一等奖	2017年11月
10	综合干预技术在脑卒中功能障碍全面康复中的应用与研究	/	王彤、吴婷、朱奕、张丽霞、王盛、沈滢、侯红、邵伟波、王翔、王红星、周莉	一等奖	2017年11月
11	神经性吞咽障碍评估与治疗创新性技术的应用与研究	/	窦祖林、兰月、卫小梅、万桂芳、谢纯青、林拓、李乐朋、戴萌	一等奖	2017年11月
12	脑缺血运动训练及干细胞移植治疗系列研究	/	刘楠、张逸仙、陈荣华、杜厚伟、肖迎春、江信宏、林小惠、陈鸿宾、林菲菲	二等奖	2017年11月
13	耳鸣康复精准化诊治规范的推广应用	/	周慧芳、张静、张耕、许佚、王铭歆、苏娟、谢艳、郝文伟、杨东	二等奖	2017年11月
14	康复训练对脑损伤大鼠大脑可塑性的影响和机制的研究	/	李玲、袁华、江山、潘惠娟、李娅娜、李薇、徐莉	二等奖	2017年11月
15	中国家庭心脏康复标准化模式和质量控制体系的建立	/	丁荣晶、胡大一、陈红、唐芹、夏昆、王小荣、李贵华、王国栋、宋炜	二等奖	2017年11月
16	ICF-CY构架下脑瘫儿童作业评估的临床应用研究	/	姜志梅、庞伟、宋福祥、徐磊、孙瑞雪、杜月秋、张朋、邱霞、刘鹏	二等奖	2017年11月
17	核心稳定训练治疗腰痛的临床应用与机制研究	/	王雪强、张志杰、朱毅、郑依莉、陈炳霖、刘静、胡浩宇、张娟、陈昌成	二等奖	2017年11月
18	软组织贴扎技术在康复临床中的应用与推广	/	陈文华、余波、缪芸、阚世锋、何霏、纪任欣、张雯、祁奇、段周瑛	二等奖	2017年11月
19	双腔气囊食管间歇性置管技术在吞咽障碍患者中应用	/	庞灵、宗敏茹、吕忠文、郑兰娥	二等奖	2017年11月
20	"疏通矫正"手法治疗小儿痉挛型脑瘫的临床研究	/	马丙祥、琚玮、张建奎、张炜、郑宏、李华伟、徐淑玲、张涛	二等奖	2017年11月
21	栝楼桂枝汤改善脑卒中后肢体痉挛的系列研究	/	黄佳、胡海霞、李煌、张玉琴、陈立典、陶静、徐伟、褚克丹、许文	二等奖	2017年11月
22	糖尿病周围神经病变主要导致足病的全程康复护理技术研究与应用	/	白姣姣、孙皎、王峥、沈晔、卢湘、徐禹静、纪丽	三等奖	2017年11月

序号	获奖项目名称	项目单位	主要完成人	奖励等级	颁奖时间
23	低温脑保护机制的基础研究	/	徐蔚、高永军、江基尧、赵宁辉、曹霞、蒲军、袁勇	三等奖	2017 年 11 月
24	定量负荷运动检测在心脑血管相关性疾病临床应用的系列研究	/	潘化平、冯慧、陈攻、王磊、马婷婷、开绍江、朱丽	三等奖	2017 年 11 月
25	艾灸配合间歇导尿法治疗神经源行膀胱功能障碍的临床研究	/	刘承梅、冯晓东、任亚锋、郭健、秦元梅、白艳杰、王磊	三等奖	2017 年 11 月
26	有氧运动对代谢综合征及其组分的干预系列研究	/	沈振海、陆昀、江钟立、李凤、李红卫、沈史伟、徐勤	三等奖	2017 年 11 月
27	心肌梗死前后联合运动对大鼠心梗后左室重构及心功能的影响	/	洪华山、唐湘宇、林晓红、陈良龙、林军华、林璋	三等奖	2017 年 11 月
28	带状疱疹相关神经痛的康复策略	/	许纲、唐维桢、徐刚、吕中伟、许洁、程超、周朝生	三等奖	2017 年 11 月
29	呼吸康复诊疗技术系列研究与产品开发	/	郑则广、陈萍、刘妮、胡杰英、侯鹏、钟丽红、李狄非	三等奖	2017 年 11 月
30	持续靶强度有氧运动对脑卒中合并冠心病患者有氧代谢能力的影响	/	杨坚、李擎、周明成、范利、荣积峰、袁文超、曹伟峰	三等奖	2017 年 11 月
31	心脏性猝死脑干预研究	/	张润峰、沈松林、汪辉、王继生、黄国平、黄昶荃、黄敏虎	三等奖	2017 年 11 月
32	综合康复疗法治疗慢性腰痛的临床研究	/	陈静、朱世婷、雷南伟、张然、宋文博、郭琦、安媛媛	三等奖	2017 年 11 月
33	头电针锥体交叉区治疗偏头痛的临床研究	/	肖蕾、赵建国、高昂、乔剑、崔祺、张晨、姚路红	三等奖	2017 年 11 月
34	运动训练促进脑卒中后神经功能恢复的临床与应用基础研究	/	胡昔权、温红梅、郑海清、张丽颖、罗婧、郑雅丹、李莉莉、李奎、李超	二等奖（缓评）	2017 年 11 月

表 13 - 2 2018 年度科学技术奖获奖项目汇总

序号	获奖项目名称	项目单位	主要完成人	奖励等级	颁奖时间
1	脑卒中后认知障碍康复评价及关键技术研究	福建中医药大学、香港理工大学、香港大学、福建中医药大学附属康复医院	陈立典、陈智轩、陶静、李湄珍、柳维林、黄佳、吴劲松、林如辉、林丹红、刘娇、林志诚	一等奖	2018 年 11 月
2	基于神经环路机制与神经调控的脑功能障碍康复技术研究与应用	上海中医药大学、南京医科大学第一附属医院	单春雷、沈滢、张思聪、吴婷、周秋敏、陈文莉	一等奖	2018 年 11 月

序号	获奖项目名称	项目单位	主要完成人	奖励等级	颁奖时间
3	一体化听觉识别编码技术与智能听觉康复平台的研制与推广	佛山市第一人民医院、天津医科大学总医院暨南大学医学院附属珠海医院、佛山博智医疗科技有限公司	赵远新、张耕、赵非、王跃建、梁勇、虞幼军、刘振、熊彬彬、蓝军、谭业农、陈俊明	一等奖	2018年11月
4	中国脑性瘫痪康复指南（2015）	中国康复医学会儿童康复专业委员会、中国残疾人康复协会小儿脑瘫康复专业委员会	李晓捷、唐久来、马丙祥、庞伟、黄真、陈秀洁、王雪峰	一等奖	2018年11月
5	基于汉语加工机制的语言障碍精准评测及康复	暨南大学、华南师范大学、华南理工大学常州市钱塽康复股份有限公司、广州市三好计算机科技有限公司北京师范大学	陈卓铭、莫雷、王穗苹、贺前华、王瑞明、樊金成、凌卫新、黄伟新、李艳雄、胡思源、金花	一等奖	2018年11月
6	基于神经可塑性机制的运动训练促进脑卒中后神经功能恢复的基础研究与临床应用	中山大学附属第三医院	胡昔权、温红梅、郑海清、张丽颖、罗婧郑雅丹、李莉莉、李奎、李超	一等奖	2018年11月
7	尿失禁康复护理技术的发展与推广	南方医科大学深圳医院、南方医科大学南方医院、伊利沙伯医院、南京医科大学第一附属医院、吉林大学中日联谊医院、赣南医学院第一附属医院	蔡文智、方荷英、周君桂、王娟、蔡舒、杜海柱、丁慧、庞灵、王来福、潘火英	一等奖	2018年11月
8	脊柱脊髓损伤治疗、康复与修复的系列研究	中国康复研究中心、中国人民解放军陆军总医院	洪毅、孙天胜、白金柱、张军卫、李放、李想、王方永、张志成、姜树东	二等奖	2018年11月
9	脑卒中康复护理系列研究	海军军医大学	周兰姝、王莹、孟宪梅、李玉霞、陈雪梅、朱晓萍、刘智慧、周璇、李娟	二等奖	2018年11月
10	小儿痉挛型脑瘫中西医结合康复方案优化及应用研究	辽宁中医药大学附属医院	王雪峰、李晓捷、庞伟、胡晓丽、姜志梅刘先字、张秀英、崔振泽、梁兵	二等奖	2018年11月
11	巨刺法改善脑卒中后肢体运动功能障碍的系列研究	福建中医药大学附属康复医院、福建中医药大学	杨珊莉、江一静、黄赛娥、高燕玲、王林林	二等奖	2018年11月
12	颈椎病中医康复基础与临床研究	上海中医药大学附属龙华医院	胡志俊、唐占英、陈洋、刘丹、林婕、袁薇娜、陈苹华、肖静、李唯薇	二等奖	2018年11月
13	中西医结合食管癌加速康复外科治疗及基础研究	西安交通大学第一附属医院	张广健、付军科、张明鑫、张勇、吴文婧、高蕊、李硕、贺海奇、冯锦腾	二等奖	2018年11月
14	综合医院向康复医院转型的路径和执行	首都医科大学附属北京康复医院	席家宁、焦杨、刘铁军	二等奖	2018年11月
15	8—16月龄正常及脑瘫婴幼儿膝爬运动肩关节运动轨迹及表面肌电图对比研究	重庆医科大学附属儿童医院	肖农	二等奖	2018年11月
16	青少年特发性脊柱侧凸康复诊疗方案的研究	上海交通大学医学院附属新华医院、上海交通大学医学院附属新华医院崇明分院	杜青、周璇、陈楠、陈笋、杨晓颜、李欣、梁菊萍、于虹、宋琐萍	二等奖	2018年11月

序号	获奖项目名称	项目单位	主要完成人	奖励等级	颁奖时间
17	脊髓损伤肠道及膀胱功能障碍的中医康复基础研究	南京中医药大学	程洁、朱毅、郭佳宝、杨雨洁、张文毅、朱昭锦、陈灵君	三等奖	2018 年 11 月
18	脑卒中后肩痛的影像学观察及肉毒毒素注射治疗的临床与基础研究	青岛大学附属医院	李铁山、初晓、王琳、沈娜娜、刘志华	三等奖	2018 年 11 月
19	人体平衡评定及训练系统	河南优德医疗设备股份有限公司	陈立春	三等奖	2018 年 11 月
20	小儿脑瘫手术的围麻醉期管理与康复	四川省八一康复中心（四川省康复医院）	赵泽宇、何霞、张倩、邵明、黄建盛、张蓉、常有军	三等奖	2018 年 11 月
21	电针刺激头部运动区调控 PI3K/AKT 信号通路促进脑瘫神经行为康复的机制研究	淮安市妇幼保健院、南昌大学第四附属医院	高晶、于雪峰、王丽娜、何璐娜、赵斌、孙梅玲、吴云岚	三等奖	2018 年 11 月
22	A 型肉毒素毒素基础与临床应用研究	昆明医科大学康复学院	敖丽娟、刘连、陈茉弦、王文丽、李咏梅、郑琳、李脉	三等奖	2018 年 11 月
23	经颅磁刺激联合司来吉兰治疗帕金森综合征运动功能效果评价	青海省人民医院	张俊霞、金俏、刘国勇、胡全忠、侯倩、王玲、任敞晶	三等奖	2018 年 11 月
24	脑卒中和鼻咽癌放疗后吞咽障碍的康复评估和康复治疗系列研究	佛山市第一人民医院	周惠嫦、张盘德、刁伟霖、林楚克、梁鹏、陈丽珊、刘景辉	三等奖	2018 年 11 月
25	全身运动质量评估在早产儿神经发育后遗症早期诊治中的应用研究	昆明市儿童医院	刘芸、黄高贵、张雁、唐学兵、程昱、崔继华、黄浩宇	三等奖	2018 年 11 月
26	脑源性心脏自主神经功能紊乱的发病机制及其康复研究	贵州医科大学附属医院	刘兴德、王艺明、周海燕、张蓓、李伟、黄妮雯、沈正	三等奖	2018 年 11 月
27	颈髓损伤患者的呼吸道护理研究与应用	陆军军医大学第二附属医院（陆军军医大学新桥医院）	罗春梅、穆智平、张玉梅、陈邦菊、王苹、林玲、张正丰	三等奖	2018 年 11 月
28	A 型肉毒毒素治疗脊髓损伤后神经源性逼尿肌过度活动	广东省工伤康复医院	陈晖、杨幸华、黄马平、黄天海、李青青、刘秋玲、杨晓毅	三等奖	2018 年 11 月
29	压力性损伤现患率调查、危险因素分析与预防措施的研究	中山大学附属第三医院	胡爱玲、黄蕾、邓小红、余婷、周青、吴珍	三等奖	2018 年 11 月
30	针灸结合运动想象在脑卒中偏瘫患者康复护理中的应用效果观察	浙江大学医学院附属儿童医院、浙江工业大学、浙江省疾病防治控制中心	李海峰、吴涛、邹艳、王江平、王慧、余永林、夏哲智	三等奖	2018 年 11 月
31	工作能力评估及训练系统	广东省工伤康复医院	卢讯文、徐艳文	三等奖	2018 年 11 月
32	鹿茸多肽经由 SDF1/CXCR4 通路诱导间充干细胞定向募集治疗脑性瘫痪的临床前研究	浙江大学医学院附属儿童医院、浙江工业大学、浙江省疾病防治控制中心	李海峰、吴涛、邹艳、王江平、王慧、余永林、夏哲智	三等奖	2018 年 11 月

表 13-3 2019 年度科学技术奖获奖项目汇总

序号	获奖项目名称	项 目 单 位	主 要 完 成 人	奖励等级	颁奖时间
1	儿童先天性心脏病介入治疗与康复诊疗体系建设创新与推广应用	上海交通大学医学院附属新华医院	孙锟、杜青、陈笋、周璇、陈楠、王鉴、杨玲、梁菊萍、杨晓颜、于虹、赵冰	一等奖	2019 年 11 月
2	脑卒中社区康复适宜技术方案的创建及应用	福建中医药大学、西藏元新康养养老服务有限责任公司、五岳尚水(北京)科技有限公司	柳维林、吴劲松、刘志臻、梁胜祥、王志福、黄佳、刘娇、张丹丹、陈立典、洪雨铁、张剑涛	一等奖	2019 年 11 月
3	穿戴式手功能康复系统关键技术及应用	上海理工大学、丹阳假肢厂有限公司	喻洪流、何荣荣、张志敏、石萍、孟巧玲、王多琳、林起彪、傅丹琦	一等奖	2019 年 11 月
4	创面康复的关键技术研究	中山大学附属第一医院	朱家源、唐冰、胡志成、王鹏、陈东、张剑、石芬、曹小玲、黄韶斌、李舒婷、陈楚芬	一等奖	2019 年 11 月
5	吞咽障碍康复诊疗关键技术的创新及推广应用	南昌大学第一附属医院	冯珍、邵秀芹、刘玲玲、杨初燕、帅浪、王珺、全莉娟、尹秀玲、郑茶凤、徐华平、刘军仕	一等奖	2019 年 11 月
6	基于白质重塑机制的康复训练促进脑卒中后神经功能恢复的系列研究	中山大学附属第三医院	温红梅、窦祖林、李超、张婵娟、孙巨、曾妍、李鑫、郑雅丹、苏柳洁	一等奖	2019 年 11 月
7	慢性稳定性心力衰竭以无氧阈为强度的运动康复研究与推广	上海市同济医院	沈玉芹、王乐民、李广鹤、倪奕、宋浩明、周琳、马文林、严文文、张启萍	一等奖	2019 年 11 月
8	运动想象及康复训练促进脑卒中恢复的功能磁共振脑网络连接机制	复旦大学附属华山医院、华东师范大学	孙莉敏、范明霞、王鹤玮、邹勇、孙长慧、李琳、吴毅、白玉龙	二等奖	2019 年 11 月
9	多模态磁共振在神经康复评估中的应用研究	清华大学、北京清华长庚医院	窦维蓓、潘钰、吴琼、葛云祥、徐泉	二等奖	2019 年 11 月
10	"曾氏口腔营养管"治疗帕金森病所致吞咽障碍的临床观察研究	郑州大学第一附属医院	曾西、李和平、王留根、赵幸娜、许予明、宋波、方慧、李一、陈亚男	二等奖	2019 年 11 月
11	低强度脉冲超声促进骨关节炎软骨修复的基础研究和临床应用	南京市第一医院(南京医科大学附属南京医院)	李雪萍、夏鹏、林强、陈安亮、程凯、马明、李莉、刘元标、高明霞	二等奖	2019 年 11 月
12	中医康复干预卒中后痉挛的中枢机制及临床诊疗规范研究	成都中医药大学、河南中医药大学第一附属医院、四川省八一康复中心	金荣疆、冯晓东、何霞、武平、李涓、陈西希、钟冬灵、李雨谿、石丽红	二等奖	2019 年 11 月
13	脑卒中中医康复护理关键技术的建立与推广应用	福建中医药大学、福建中医药大学附属康复医院	陈锦秀、李壮苗、杨柳、葛莉、郑丽维、庞书勤、陈焰南、陈谷兰、林茜	二等奖	2019 年 11 月
14	慢性疼痛中医康复治疗技术的研究与推广	福建中医药大学、福建中医药大学附属康复医院	何坚、王芗斌、陈少清、侯美金、陈水金、李翔、江征、陈剑、陈进城	二等奖	2019 年 11 月
15	"逆针灸"防治中风病的基础与临床研究	黑龙江中医药大学附属第二医院	朱路文、唐强、陈秋欣、王艳、王琳晶、李宏玉、阮野、李保龙	二等奖	2019 年 11 月

序号	获奖项目名称	项目单位	主要完成人	奖励等级	颁奖时间
16	脊髓损伤者"希望之家"全面康复模式的构建与推广	上海市养志康复医院(上海市阳光康复中心)、上海市残疾人康复事业发展研究中心	解海霞、齐燕、翟华、王惠芳、苌凤水、王艳波、吴爱荣、吕军、牛文鑫	二等奖	2019年11月
17	基于蛋白质组学和基因组学的有氧运动分子机制及临床应用研究	天津医科大学、天津市天津医院、天津大学	傅力、褚晓蕾、李奇、牛燕媚、王巍、明东	三等奖	2019年11月
18	A型肉毒毒素与酒精局部注射治疗脑卒中后下肢肌痉挛的研究	青岛大学附属医院、青岛市黄岛区中医医院	李江、李成君、李如一、高思山、张永祥、柏广涛、王强	三等奖	2019年11月
19	广东省乡村脑卒中患者活动、社会参与及其环境影响因素的横断面研究	中山大学孙逸仙纪念医院	张莉芳、燕铁斌、尤黎明、李琨、高焱	三等奖	2019年11月
20	新型磁疗设备关键技术研究及产业化	河南翔宇医疗设备股份有限公司	吴坤坤、刘向阳、王光旭、王艳娟、朱小伟	三等奖	2019年11月
21	经颅磁刺激与近红外技术结合在中枢神经系统损伤康复中的应用	苏州大学附属第一医院、苏州大学	苏敏、李春光、蔡秀英、孔岩、黄亚波、刘建刚、邹俊	三等奖	2019年11月
22	表面肌电及等速技术在脊髓损伤患者康复训练中的应用	贵州医科大学附属医院	吴霜、陈彦、王志涛、张谦、黄璞	三等奖	2019年11月
23	运动干预的线粒体动态相关脑卒中神经保护机制研究	复旦大学附属华山医院	张力、何志杰、贾杰、王念宏、刘强、田婧、余克威	三等奖	2019年11月
24	膀胱三角区A型肉毒毒素注射在神经源性膀胱中的应用	广东省工伤康复医院	陈晖、杨幸华、黄马平、黄天海、李青青、刘秋玲、杨晓毅	三等奖	2019年11月
25	脑外伤急性期认知障碍评估工具比较及特点分析	常州市第一人民医院	张一、张瑜、姚秋近、王涯、吴野环、谢凡、陈程	三等奖	2019年11月
26	正常老年人关节活动范围的研究	河北省人民医院	赵振彪、康宇华、尹昱、李聪元、孙增鑫、黄明威	三等奖	2019年11月
27	良肢位摆放结合中药熏敷降低脑卒中患者肌张力的疗效观察	广西柳州市人民医院	梁毅、邹玲、蔡木辉、卢壮华、韦懿、肖岩	三等奖	2019年11月
28	贴扎技术治疗膝骨性关节炎的临床应用、改良及推广	上海市第一人民医院、上海杉达学院、上海市第五康复医院	余波、陈文华、何霏、段周瑛、纪任欣、阚世锋、瞿强	三等奖	2019年11月
29	脑卒中后肩手综合征的软组织贴扎技术标准化临床应用研究	广西壮族自治区江滨医院	雷迈、陈秀琼、吴旻、林卫、谭威、蒙英英、罗仲尔	三等奖	2019年11月
30	轮椅扶手辅助器防治脑卒中后肩痛的研究	广东省中医院	陈红霞、潘锐焕、詹乐昌、朱乐英、郭友华、杨志敬、李梅	三等奖	2019年11月
31	健脾益肾通督醒脑针灸推拿法治疗脑瘫儿童的临床与实验研究	广州中医药大学附属南海妇产儿童医院(佛山市南海区妇幼保健院)	刘振寰、赵勇、钱旭光、金炳旭、李诺、符文杰、张勇	三等奖	2019年11月

序号	获奖项目名称	项目单位	主要完成人	奖励等级	颁奖时间
32	基于"中枢干预"探索脑卒中后手功能康复的分子机制和创新性治疗策略	西南医科大学附属医院	胥方元、彭娟、谢羽婕、张驰、黄炜、黄娟、陈波	三等奖	2019年11月
33	基于镜像神经元理论的康复技术在脑损伤患者中的应用	江苏省苏北人民医院	孟兆祥、金星、陈波、王鑫、尹正录、张敏杰、尹刚刚	三等奖	2019年11月
34	基于发育理论的针刺康复早期治疗坐位障碍脑瘫儿的RCT研究	绵阳市第三人民医院、四川省绵阳四零四医院、绵阳市中医院	张洪、邓鸿、艾双春	三等奖	2019年11月

表 13-4　2020 年度科学技术奖获奖项目汇总

序号	获奖项目名称	项目单位	主要完成人	奖励等级	颁奖时间
1	神经疾病相关运动控制障碍的康复技术研究及应用	上海市同济医院、复旦大学附属华山医院、上海市养志康复医院(上海市阳光康复中心)	靳令经、李放、牛文鑫、刘务朝、秦文婷、聂志余、陈婵、潘丽珍、陈玉辉、朱俞岚、陈晓宇	一等奖	2020年11月
2	运动干预促进心血管健康的研究与应用	上海大学、北京大学人民医院	肖俊杰、丁荣晶、贝毅桦、李进	一等奖	2020年11月
3	皮肤恶性肿瘤5-氨基酮戊酸光动力诊疗与康复体系的创建与应用	上海市皮肤病医院、中国医学科学院皮肤病医院、温州医科大学附属第一医院、复旦大学附属华东医院、深圳大学	王秀丽、方方、李智铭、张国龙、王宏伟、黄鹏、石磊、张玲琳、周忠霞、王佩茹、张海艳	一等奖	2020年11月
4	脑瘫外科治疗与康复一体化模式的应用和推广	北京中医药大学东直门医院	徐林、穆晓红、俞兴、焦勇、孙旗、杨济洲、王逢贤、曹旭、赵毅、任敬佩、胡传宇	一等奖	2020年11月
5	膝骨关节炎中医康复关键技术的研究与推广	福建中医药大学、福建中医药大学附属康复医院、河南省洛阳正骨医院(河南省骨科医院)、广州医科大学附属第五医院、五岳尚水(北京)科技有限公司、西藏元新康养养老服务有限责任公司	苏友新、李楠、杨洸、罗庆禄、王晓玲、刘娇、仲卫红、洪振强、洪昆达、王凯、周梦林	一等奖	2020年11月
6	一种用于体外受精-胚胎移植的生殖康复新技术-高孕激素下超促排卵	上海交通大学医学院附属第九人民医院、中国人民解放军总医院第六医学中心	匡延平、陈秋菊、商微、吕祁峰、芦雪峰、于莎、王丽、龙慧、蔡任飞、张韶珍、舒明明	一等奖	2020年11月
7	脑卒中康复创新理论下的新技术研发及推广应用	复旦大学附属华山医院、上海交通大学、上海市静安区中心医院、上海大学、上海诺诚电气股份有限公司、上海迈动医疗器械股份有限公司、上海司羿智能科技有限公司、上海朗信医学科技有限公司	贾杰、童善保、陆小锋、何志杰、丁力、李琴英、杨青、茆顺明、李鹏、尹刚刚、刘同有	一等奖	2020年11月

序号	获奖项目名称	项 目 单 位	主 要 完 成 人	奖励等级	颁奖时间
8	脑卒中神经修复机制与社区康复方案策略研究	四川省医学科学院、四川省人民医院、西南医科大学附属医院、成都顾连锦宸康复医院、四川赫尔森康复医院有限公司、遂宁市中心医院	余茜、李亚梅、李晓红、黄林、王静、段小东、胡可慧、田洋、崔微、张舟、黄云峰	一等奖	2020年11月
9	社区肺康复的临床实践与推广	上海市第一人民医院、上海杉达学院、上海市松江区中心医院	陈文华、余波、何霏、缪芸、段周瑛、周瑞娟、李剑华、葛政卿、金先桥、张见平、纪任欣	一等奖	2020年11月
10	体外冲击波关键技术研究及产业化	河南翔宇医疗设备股份有限公司、郑州大学、郑州大学第五附属医院	郑鹏远、何永正、李立国、张杰、徐昆仑、马登伟、李恩耀、付红光、赵永红、原丹、李志强	一等奖	2020年11月
11	国际功能、残疾和健康分类康复组合（ICF-RS）量化标准的研发与应用	中山大学附属第三医院	姜丽、陈曦、窦祖林、温红梅、卫小梅、王巧缘、贺涓涓、戴萌、解东风	一等奖	2020年11月
12	运动康复在心血管疾病中的临床应用及其机制	南京医科大学第一附属医院（江苏省人民医院）	陆晓、励建安、林松、郑瑜、林爱翠、沈梅、高晶、赵彦	二等奖	2021年11月
13	功能性低频电刺激改善脑缺血大鼠运动及记忆功能的脑重塑机制研究	中山大学孙逸仙纪念医院	燕铁斌、金冬梅、庄志强、刘慧华、何晓阔、向云、吕晓、林阳阳、董军涛	二等奖	2020年11月
14	儿童脑瘫吞咽和运动障碍的评估与康复体系的建立	郑州大学第三附属医院	王军、朱登纳、张勇、袁俊英、熊华春、董燕、牛国辉、李巧秀、常艳玲	二等奖	2020年11月
15	中国工伤康复标准体系的研究	广东省工伤康复医院	欧阳亚涛、陈叙、唐丹、刘四文、罗筱媛、卢讯文、冼庆林、王俊、邓小倩	二等奖	2020年11月
16	健身气功养肺方在慢性阻塞性肺疾病康复中的研究与应用	上海中医药大学、上海体育学院、上海中医药大学附属岳阳中西医结合医院	刘晓丹、吴卫兵、王振伟、单春雷、严隽陶、冯玲、李培君、李健、段宏霞	二等奖	2020年11月
17	"康复是一缕阳光"脑卒中康复指导进社区	复旦大学附属华山医院	朱玉连、吴毅、陈萍、白玉龙、姜从玉、胡瑞萍、田闪、沈莉、朱俞岚	二等奖	2020年11月
18	脑卒中合并冠心病运动康复治疗的研究及应用	上海市徐汇区中心医院、上海市第一康复医院、上海市同济医院、复旦大学附属中山医院、上海市徐汇区枫林街道社区卫生服务中心	杨坚、李擎、周明成、沈玉芹、刘邦忠、洪怡、丁珊珊、顾文钦、周媚媚	二等奖	2020年11月
19	脑卒中功能障碍康复新方案与康复理论基础新认识	福建中医药大学附属康复医院、福建中医药大学、福建省立医院	薛偕华、陈捷、林志诚、江一静、林茜、邵斌、徐颖、詹增土	二等奖	2020年11月
20	冠心病康复的基础研究	四川大学华西医院	魏全、付琛颖、何成奇、彭丽虹、张庆	二等奖	2020年11月
21	膝骨关节炎全程快速康复体系的构建与研究	西南医科大学附属医院	张驰、谢羽婕、王剑雄、胥方元、李忠、徐丽丽、汪丽、刘俊才、郭声敏	二等奖	2020年11月

序号	获奖项目名称	项目单位	主要完成人	奖励等级	颁奖时间
22	低氧在心脏康复中的作用与机理	天津医科大学总医院、天津市海河医院	万春晓、黄传、姜俐洋、武蕊	二等奖	2020 年11 月
23	神经损伤后康复的再生机制	滨州医学院	黄飞、徐林、张璐萍、周帅、冯国营、张玉强、张春雷、于振海、张乃丽	二等奖	2020 年11 月
24	miRNAs 通过自噬调控运动性心肌肥大的分子机制研究	上海师范大学	张钧、齐洁、何进胜、张波、蒋丽、张瑶、吴晓燕	二等奖	2020 年11 月
25	巨大/破裂型腰椎间盘突出症中医内治康复技术促进重吸收的研究	苏州市中医医院	姜宏、俞鹏飞、马奇翰、刘锦涛、王志强、马智佳、沈学强	三等奖	2020 年11 月
26	强化训练对脑卒中后神经功能恢复的基础与临床研究	青岛大学附属医院、青岛大学神经再生与康复研究所	王强、王玉阳、孟萍萍、万芪、罗路、李丛琴、徐翔宇	三等奖	2020 年11 月
27	重症患者早期预防性康复核心技术的研发与应用	湖南省人民医院(湖南师范大学附属第一医院)、湖南医药学院	石泽亚、邓景贵、谌绍林、甘晓庆、蒋玉兰、吴娟、徐芙蓉	三等奖	2020 年11 月
28	综合医院住院患者吞咽障碍早期筛查及分级干预的系列研究	中山大学附属第三医院	安德连、李慧娟、陈妙霞、黄师菊、方蘅英、温红梅、窦祖林	三等奖	2020 年11 月
29	脉冲电磁场治疗骨关节炎的作用机制研究	南华大学附属第一医院	周君、廖瑛、钟培瑞、孙光华、伍琦、周桂娟、刘静	三等奖	2020 年11 月
30	中风恢复期患者自我疾病管理策略的构建与应用	福建中医药大学附属第二人民医院	关风光、王玫、江月卿、钟雯、庄灼梅、吴小芬、何丹丹	三等奖	2020 年11 月
31	电针刺激头部运动区调控神经细胞自噬与凋亡促进脑瘫神经功能康复的机制研究	江苏省淮安市妇幼保健院、南昌大学第四附属医院	高晶、于雪峰、何璐娜、王莉娜、王丽娜、张红敏、谷昱奇	三等奖	2020 年11 月
32	基于生物力学实时反馈的个性化足踝矫形器的设计与关键技术推广	上海市养志康复医院(上海市阳光康复中心)、上海交通大学医学院附属第九人民医院、深圳创感科技有限公司	俞沁圆、王斌、戴心怡、李志男、王陶黎、仲荣洲、陆佳妮	三等奖	2020 年11 月
33	下肢步行机器人对 C - D 级脊髓损伤患者步行、步态的影响研究	广东省工伤康复医院	石芝喜、刘明检、黄凯荣	三等奖	2020 年11 月
34	脑卒中后突触可塑性及认知功能障碍血清标志物研究	福建中医药大学附属康复医院、福建中医药大学、厦门市第五医院、泉州医学高等专科学校	黄赛娥、赵嘉培、江征、黄丹霞、白亮、王振杰、郑美	三等奖	2020 年11 月
35	早期综合康复治疗对烧伤儿童的功能恢复和家庭负担影响的临床研究	成都市第二人民医院	罗伦、李攀、王孝云、张燕、李曾慧平、张玉婷、吴清华	三等奖	2020 年11 月
36	高血压自我康复护理的研究与应用	福建中医药大学、福建中医药大学附属人民医院	郑丽维、葛莉、庞书勤、邓丽金、陈谷兰、陈丰	三等奖	2020 年11 月

序号	获奖项目名称	项目单位	主要完成人	奖励等级	颁奖时间
37	脑卒中肢体主动运动康复器具研发及推广应用	柳州市中医医院(广西中医药大学第三附属医院)	王金宇、吴玉芬、刘国成、卢昌均、韦冰心、杨柳江、曾鉴源	三等奖	2020年11月
38	基于体成分分析的老年慢性病康复人群研究	郑州大学附属郑州中心医院、中国人民解放军总医院、南方医科大学、新郑市公立人民医院、中国人民解放军海南医院	王景信、张宇杰、李怡岚、付士辉、高月明、王维民、韩通	三等奖	2020年11月
39	经皮电刺激及生物反馈技术在卒中后便秘中的应用研究	南通大学附属医院、南通市康复医院(南通市第二人民医院)	陈伟观、刘肇修、马宇敏、周小云、花敏慧、宋新建、蒋楠楠	三等奖	2020年11月

表13-5　2021年度科学技术奖获奖项目汇总

序号	获奖项目名称	项目单位	主要完成人	奖励等级	颁奖时间
1	代谢性疾病运动康复关键技术与推广应用	上海体育学院、上海巅峰健康科技股份有限公司、尚体健康科技(上海)股份有限公司	王茹、刘铁民、肖俊杰、刘向云、吴卫兵、陈文鹤、陆大江、王人卫、娄淑杰、王晓慧、余安奇	一等奖	2021年11月
2	综合征性脊柱侧凸系统研究及诊疗策略的建立及应用	中国医学科学院北京协和医院	沈建雄、邱贵兴、仇建国、黄宇光、李书纲、谭海宁、李政、梁锦前、陈峰、李星野、余可谊	一等奖	2021年11月
3	难治性皮肤疾病的5-氨基酮戊酸光动力诊疗与康复体系的创建与应用	上海市皮肤病医院、复旦大学附属华东医院	王秀丽、王宏伟、石磊、张玲琳、周忠霞、张海艳、张云凤、张国龙、王佩茹、柳小婧、曹智	一等奖	2021年11月
4	平衡功能评估与训练关键技术研究及产业化	河南翔宇医疗设备股份有限公司、福建中医药大学	陶静、吴劲松、何永正、刘娇、刘志臻、马登伟、王艺斌、吴铁成、徐颖、王光旭、马龙祥	一等奖	2021年11月
5	创面诊断新技术的研究与应用	深圳市第二人民医院、重庆大学、中国工程物理研究院流体物理研究所、浙江德普斯医疗科技股份有限公司、中山大学附属第一医院	吴军、李勇明、黄立贤、尹美芳、沈志学、王品、曹宁翔、骆永全、郭瀛军、朱家源	一等奖	2021年11月
6	脊柱疼痛康复诊疗精准化技术的研究与应用	中山大学附属第一医院	王楚怀、张珊珊、李鑫、余秋华、林科宇、葛乐、张桂芳、韩秀兰、林珊珊、张蝉娟	一等奖	2021年11月
7	骨质疏松症发病机制研究及其所致脊柱伤病微创技术的建立及应用	郑州大学第一附属医院	刘宏建、陈松峰、寇红伟、王永魁、包德明、尚国伟、姬彦辉、王义生、程田、冷子宽、皮国富	一等奖	2021年11月
8	脊柱脊髓损伤早期控制与全程康复关键技术的建立及应用	上海市同济医院、空军军医大学第一附属医院、北京朝阳医院、锦州医科大学、同济大学附属养志康复医院、上海长征医院	程黎明、李思光、罗卓荆、海涌、王哲、梅晰凡、曾至立、朱融融、于研、靳令经、贾连顺	一等奖	2021年11月

续　表

序号	获奖项目名称	项目单位	主要完成人	奖励等级	颁奖时间
9	康复科普创作传播体系建设与推广应用	上海交通大学医学院附属新华医院、上海交通大学医学院附属新华医院崇明分院	杜青、周璇、陈楠、梁菊萍、杨晓颜、李欣、于虹、赵国云、李川、贾静、郭海滨	一等奖	2021年11月
10	骨质疏松脉冲振动物理治疗的创新机制研究及应用	苏州大学附属第一医院	罗宗平、邹俊、杨惠林、施勤、朱雪松、何帆、耿德春、陶云霞、张文、王是昊、钮俊杰	一等奖	2021年11月
11	卵巢功能减退康复策略研究	中国人民解放军总医院第六医学中心、上海交通大学医学院附属第九人民医院、首都医科大学附属北京妇产医院	商微、吕祁峰、马延敏、王瑶、舒明明、贾维、汪云、揣云海、间铮、宋春兰、李斌	一等奖	2021年11月
12	国际功能、残疾和健康分类康复组合（ICF-RS）量化标准的研发与应用	中山大学孙逸仙纪念医院深圳市第二人民医院、厦门市第五医院、广东三九脑科医院、华中科技大学协和深圳医院、广东祈福医院	燕铁斌、章马兰、于佳妮、高焱、何晓阔、王颖敏、张芸、沈威、睢明红、张中平、张欣婷	一等奖	2021年11月
13	丰富环境康复干预促进脑缺血损伤后运动和认知功能改善的机制研究	复旦大学附属华山医院	吴毅、谢鸿宇、余克威、张群、刘罡、沈雪彦、吴发发、姜从玉、胡瑞萍、田闪、王馨	一等奖	2021年11月
14	下肢本体感觉测量技术与靶向干预系统在老年运动机能康复中的应用	上海体育学院	韩甲、GordonWaddington、蔡斌	二等奖	2021年11月
15	综合性医院康复信息化体系建设实践	上海市第六人民医院、上海诺诚电气股份有限公司	马燕红、徐义明、于壮云、江澜、杨坚、黄莉华、胡世红、朱捷	二等奖	2021年11月
16	髋周肌群训练治疗膝骨关节炎的相关研究	复旦大学附属华东医院、上海交通大学医学院附属第九人民医院	安丙辰、郑洁皎、严孟宁、潘毓健、陈一、王燎、谢凯	二等奖	2021年11月
17	耳廓畸形与缺损的外耳再造及听力康复研究	中国人民武装警察部队山东省总队医院	苏法仁、薄琳、刘新刚、刘玉红	二等奖	2021年11月
18	中国传统运动疗法促进肌骨疾病康复的研究与应用	上海中医药大学康复医学院、上海上体伤骨科医院、上海中医药大学附属岳阳中西医结合医院、首都医科大学附属北京中医医院、浙江中医药大学附属嘉兴中医院、湖北省黄石市中医医院	方磊、王雪强、朱清广、严隽陶、刘玉超、孔令军、朱高峰、占超、郭超阳	二等奖	2021年11月
19	健身功法在脑卒中康复的应用	上海市徐汇区中心医院、上海体育学院、上海中医药大学附属龙华医院、上海市徐汇区大华医院、上海市徐汇区枫林街道社区卫生服务中心	张颖、乔蕾、王震、丁珊珊、羊健中、胡志俊、余亦文、顾文钦、俞龙	二等奖	2021年11月
20	基于综合评估的老年糖尿病足病系列康复护理技术应用研究	复旦大学附属华东医院、中南大学湘雅医院	白姣姣、周秋红、王峥、潘毓健、戴薇薇、秦雯、王俊思、臧娴、李欣仪	二等奖	2021年11月

序号	获奖项目名称	项目单位	主要完成人	奖励等级	颁奖时间
21	植物化合物在慢性肝损伤中的保护机制及康复新策略研究	郑州大学第五附属医院	汤有才、徐霞、魏博、殷雪翠	二等奖	2021年11月
22	胃肠道肿瘤功能障碍中医康复护理应用与推广	福建中医药大学、福建中医药大学附属人民医院、福建中医药大学附属第三人民医院	杨柳、陈锦秀、吴异兰、徐丽萍、危粱罡、邱莉、蓝月英	三等奖	2021年11月
23	基于移动App的脊髓损伤患者远程延续护理模式的构建与实证研究	中山大学、广东省工伤康复中心、四川省八一康复中心中山大学孙逸仙纪念医院、湖北省一堰市太和医院	李琨、谢粟梅、唐洁、王颖敏、何晓阔、万成扬、燕铁斌、刘婷	三等奖	2021年11月
24	悬吊推拿运动技术对颈肩腰腿痛的干预机制研究	山东中医药大学第二附属医院	李丽、孙敬龙、冯梓芸、王芹、于少泓、许强强马兆水、崔征	三等奖	2021年11月
25	吞咽障碍患者康复护理模式构建及其在专科互联体中的应用	中山大学附属第三医院	李慧娟、安德连、陈妙霞、樊萍、阮恒芳、万桂芳、温红梅、黄师菊、窦祖林	三等奖	2021年11月
26	基于健康管理的运动干预模块开发与商业模式研究康复干预的构建和应用	河北师范大学	赵斌、焦伟伟、胡精超、王箭、马国义、贾为宗张静、王莉	三等奖	2021年11月
27	中医康复防治高血压的机制研究	成都中医药大学、天津中医药大学第一附属医院、成都市第二人民医院	李洎、金荣疆、夏丽娜、张丽丽、陈骥、冯跃、钟冬灵、李雨豁、郑雅	三等奖	2021年11月
28	严重手部创伤多维度康复干预的构建和应用	无锡市第九人民医院	王骏、范永春、吴晓亚、刘振峰、周园、俞君、莫兰	三等奖	2021年11月
29	运动障碍患儿功能评估及运动康复技术规范研究	河南省儿童医院	尚清、马彩云、吕楠、万凯、史明慧、娄普	三等奖	2021年11月
30	无创通气技术联合呼吸训练器在慢阻肺气体陷闭肺康复中的创新及推广应用	河南省人民医院	赵丽敏、席芳、吕永刚、朱敏、刘红梅、刘豹、况红艳、孙贝贝	三等奖	2021年11月
31	运动康复在多囊卵巢综合征中的临床应用及其机制	江苏省人民医院	江钟立、吴雏燕、林枫、贺丹军、孟殿怀、张勤王萍、李红卫、吴亚文	三等奖	2021年11月
32	基于fMRI的非综合征性唇腰裂患者语言相关脑区功能特征的研究	首都医科大学附属北京口腔医院、首都医科大学生物医学工程学院	陈仁吉、张文婧、张旭、李春林	三等奖	2021年11月
33	我国成人慢性肾脏病患者运动康复技术的研发及应用	中国康复研究中心、北京大学人民医院	马迎春、戴珊珊、张莉、赵新菊、王颖、徐明成、康志敏	三等奖	2021年11月
34	中医康复治疗在脑卒中后肢体痉挛的应用及其机制研究	河南中医药大学第一附属医院	李瑞青、冯晓东、刘承梅、任彬彬、冯红霞、吴明莉、鲍颂扬	三等奖	2021年11月
35	骨科康复与临床融合理念下保膝手术治疗膝骨关节病的研究与推广	首都医科大学附属北京康复医院、山东中医药大学附属医院	孙凤龙、席家宁、刘铁军、公维军、都淑燕、马玉宝、杨久山	三等奖	2021年11月

续　表

序号	获奖项目名称	项 目 单 位	主 要 完 成 人	奖励等级	颁奖时间
36	步态训练与评估系统的研发与产业化	常州市钱璟康复股份有限公司、常州市第一人民医院	樊天润、张一、唐哄、严程、毕洪杰、刘一、奚晗	三等奖	2021年11月
37	基于中西医协同的慢性肾脏病康复治疗技术的研究和推广	上海中医药大学附属曙光医院、中国人民解放军海军军医大学第一附属医院	陈冬平、叶朝阳、杨雪军、邵命海、邹赟、朱超、姚东升	三等奖	2021年11月
38	中西医结合多学科肿瘤康复模式的建立与推广	中国中医科学院西苑医院	杨宇飞、贾小强、许云、杨怀中、孙凌云、庄威、赵宁	三等奖	2021年11月
39	规范化心脏康复中心建设认证的理论与实践	绍兴市人民医院	郭航远、池菊芳、林辉、何益平、龚剑秋、朱美丽、张杰	三等奖	2021年11月
40	吞咽障碍康复护理关键技术的创新与推广应用	南昌大学第一附属医院	邵秀芹、郑茶凤、鄙茵、李晓悦、邹田子、熊佳丽、杨初燕	三等奖	2021年11月
41	基于右侧题上回后部刺激部位的重复性经颅磁刺激在脑卒中失语症康复的应用	无锡市同仁康复医院	任彩丽、陈萍、李昭辉、郑凯、徐新蕾、季芸芸、房辉	三等奖	2021年11月
42	高血压前期有氧运动激活内源性保护机制预防高血压及心脏靶器官损害	福建医科大学	潘燕霞、王诗忠、林诚、党娜、洪玲、彭雯雯、李明余	三等奖	2021年11月
43	中枢整合治疗技术及其24小时康复管理体系在脑卒中患者康复中的应用与研究	江苏省省级机关医院	张丽霞、张虞、庄鑫、徐花、郑娟、过菁、许晓冬	三等奖	2021年11月
44	老年认知障碍机制与康复治疗技术的研究及应用	西南医科大学附属医院、四川省人民医院	段小东、危薇、刘曦、郭声敏、陈奕杰、胥方元、陈波	三等奖	2021年11月
45	脊髓损伤康复护理关键技术的研究与应用	上海市养志康复医院(上海市阳光康复中心)、中国人民解放军海军军医大学第一附属医院	吴爱荣、施娟、翟华、徐洪莲、王惠芳、解海霞、沈峰	三等奖	2021年11月
46	冠心病心功能Ⅰ-Ⅰ级患者有氧运动与miRNA-20a基因表达关系研究	郑州大学附属郑州中心医院	王东伟、李杨、马娟、侯亚敏、张友峰、郑腾飞、顾迎春	三等奖	2021年11月
47	新型认知评估量表在脑损伤患者中的应用研究	常州市第一人民医院	张一、吴野环、袁晓芳、张霜、程云、张瑜	三等奖	2021年11月
48	全息刮痧在脑卒中后并发症的应用	中国中医科学院望京医院	侯俊、朱世琼、滕立英、张旭、刘素珀、梁晓萌、傅君兰	三等奖	2021年11月
49	重症-亚重症-康复一体化管理模式在慢性肺呼吸衰竭中的应用	河南省人民医院	程剑剑、忽新刚、王海播、王学林、张静、贾建超、马利军	三等奖	2021年11月
50	园艺疗法在康复医学中的创新实践及应用研究	佛山市第五人民医院	黄文柱、严文、王志军	三等奖	2021年11月

序号	获奖项目名称	项 目 单 位	主 要 完 成 人	奖励等级	颁奖时间
51	运动控制和稳定性训练在肩关节功能障碍康复中的临床应用	徐州市康复医院	张明、周敬杰、陈伟、张秀芳、张玉明、陈杰、朱伟伟	三等奖	2021年11月
52	针刺轻度认知障碍患者太溪穴的脑网络研究	深圳市宝安区人民医院	陈尚杰、王单、夏锐、万义文、石娇、袁旭、谢红亮	三等奖	2021年11月
53	头针疗法治疗孤独症谱系障碍的临床研究	广州中医药大学附属南海妇产儿童医院、佛山市南海区妇幼保健院	刘振寰、赵勇、金炳旭、李诺、钱旭光、赵伊黎	三等奖	2021年11月
54	超声弹性成像定量评价体系构建及在痉挛偏瘫康复早期预测中的应用	台州恩泽医疗中心（集团）	樊留博、刘宝华、韩文胜、张露丁、罗咪咪、金欢欢、唐艳	三等奖	2021年11月
55	脑功能成像技术及肉毒毒素在痉挛型脑性瘫痪中的应用	安徽省儿童医院	童光磊、李红、周陶成、李司南、鲍劲松、蔡云飞、易昕	三等奖	2021年11月
56	交叉电项针对脑出血重症气管切开插管康复的研究	黑龙江中医药大学附属院哈南分院	蔡国锋、庄哲、刘凯、贾坤平、孙宏、王秀珍、裴思颖	三等奖	2021年11月
57	脑产中后认知障碍的康复评定与治疗方案	徐州市中心医院	巩尊科、王世雁、陈伟、王蜜、陈姣姣、王旭霞、周婷	三等奖	2021年11月

表 13‑6　2022 年度科学技术奖三等奖获奖项目汇总

序号	获奖项目名称	项 目 单 位	主 要 完 成 人	奖励等级	颁奖时间
1	神经损伤后炎症反应的机制和康复应用研究	南通市第一人民医院	卢红建、张冬梅、张毅、朱向阳、周三连、黄志东、朱冬燕	三等奖	2022年10月
2	Stroop范式和躯干控制双任务训练提高老年卒中后平衡功能的研究与应用	复旦大学附属华东医院、上海市第四康复医院	陈秀恩、郑洁皎、仇丽雯、徐国会、段林茹、张晨晨、江紫辉	三等奖	2022年10月
3	减重与代谢紊乱康复新技术及疗效评估新模式	上海市第六人民医院	张颋、狄建忠、于浩泳、张弘玮、韩晓东、刘伟杰、韩峻峰	三等奖	2022年10月
4	中西医结合心肺康复治疗技术标准研制及推广应用研究	山东中医药大学附属医院	刘西花、毕鸿雁、李晓旭、郝世杰、徐朦婷、杨玉如	三等奖	2022年10月
5	早期肺康复改善脊髓损伤后呼吸功能障碍技术的推广和应用	贵州医科大学附属医院	吴霜、陈彦、王先斌、王志涛、张谦、陈源、邓罗义	三等奖	2022年10月
6	中文版神经肌肉病的运动功能评估量表的多中心标准化研究及推广	深圳市儿童医院、北京大学第一医院、复旦大学附属儿科医院、深圳长和大蕴儿童康复门诊部、深圳市残疾人综合服务中心	曹建国、黄美欢、李文竹、李惠、秦伦、黄卫平、张奎彪	三等奖	2022年10月

续　表

序号	获奖项目名称	项目单位	主要完成人	奖励等级	颁奖时间
7	生物标志物应用于冠心病运动康复评估的系列研究	上海市徐汇区中心医院、上海市第一康复医院	曹阳、洪怡、郑宏超、周明成、杨坚、李擎、张颖	三等奖	2022年10月
8	缺血性心脑血管疾病的脑干预研究	绵阳市第三人民医院	张润峰、黄艳君、毛艺励、雷新、刘小菊、李文松、余江	三等奖	2022年10月
9	基于BCM理论构建针刺调控脑可塑性的模型及应用研究	厦门市第五医院	何晓阔、陈善佳、孙倩倩、余果、雷蕾、林馨	三等奖	2022年10月
10	IGF-1调控STAT3参与OSAS大鼠认知功能障碍的机制研究	遵义医科大学、成都市金牛区人民医院	徐平、朱先坤、薛志远、岳宇娇	三等奖	2022年10月
11	脑卒中康复系统脑机接口的研究与应用	中国康复研究中心、北京工业大学、南京繁星生物科技有限公司	黄富表、王卓峥、贾克斌、段立娟、李佳明、刘帷、刘静娅	三等奖	2022年10月
12	神经突触NRXN-NLGN-SHANK通路基因多态性与儿童孤独症发生的机制研究	深圳市罗湖区妇幼保健院	龚建华、李丽、候芳、陈艳琳、陈冬梅、杨芳、杨俊杰	三等奖	2022年10月
13	整合疗法在青少年特发性脊柱侧凸患者中的临床研究及应用推广	天津市天津医院、四川省八一康复中心（四川省康复医院）、太原市第七人民医院、胜利油田中心医院	王连成、何跃、黄博、牛余贵、李奇	三等奖	2022年10月
14	高精度直流电刺激调控楔前叶促进意识恢复机制的研究与应用	郑州大学第五附属医院、郑州大学电气与信息工程学院、杭州师范大学基础医学院	郭永坤、王新军、单峤、胡玉霞、张锐、白洋、赵德枭	三等奖	2022年10月
15	基于康复医学领域探讨马黛茶治疗痰瘀体质的疗效及其分子机制研究	山东中医药大学第二附属医院、山东大学医学融合与实践中心、山东省千佛山医院	于少泓、付辉、张钟文、杨梦琦、韩靓、王贺、赵任杰	三等奖	2022年10月
16	工伤患者职业康复模式的建立与应用推广	上海市养志康复医院（上海市阳光康复中心）	陆佳妮、白钟飞、祁奇、夏伟力、金敏霞、冯烨	三等奖	2022年10月
17	工伤康复管理及服务模式创新与实践研究	佛山市第五人民医院、东莞市桥头医院、东莞市虎门医院	黄文柱、严文、宋汝华、朱菊清、张光正、王志军、梁旺颜	三等奖	2022年10月
18	艾灸治疗女性压力性尿失禁适宜技术研究与推广应用	西安市中医医院、陕西省中医医院、西安中医脑病医院有限公司	安军明、苏同生、宋虎杰、杨晓波、张鼎、董联合、杨鹏程	三等奖	2022年10月

（王于领　胡文婕　余思颖　黄梦翠）

第十四章 康 复 设 备

现代康复设备是康复工程的产品,在康复医疗体系中发挥着越来越重要的作用。2022 年度,共收集到康复设备方面的有关文章 141 篇,纳入文选 17 篇(占 12.1%);收集到年度创新康复设备 167 件,综合排名前 100 名的产品纳入年鉴;检索年度发明专利 423 件,具有代表性发明专利 127 项纳入年鉴。

【概 述】

人口老龄化是人类社会发展的客观趋势,而我国老年人口规模大、老龄化速度快,老年人需求结构正在从生存型向发展型转变,康复服务的巨大需求日益凸显。康复工程为康复服务提供技术和工程方法。在实际临床过程中,落实"医工合作"的理念是康复工程技术取得康复疗效的关键之一。康复工程既是康复治疗的重要支撑,同时对于很多永久性功能障碍者,康复工程甚至是帮助其康复的唯一手段,因此康复工程在康复中具有不可替代的重要作用。

作为康复工程的产品的现代康复设备是人类康复医学事业发展的整体趋势,也是现代科学技术进步的必然产物。加快推进康复设备技术创新,促进康复事业高质量发展,以人民健康为中心,以社会需求为导向,健全完善康复医疗服务体系,提高康复医疗服务能力,积极探索符合中国国情的老龄化科技应对方案,应对人口老龄化的国家战略是科研工作者不可推卸的历史使命。我们深刻认识到康复设备发展在应对国内康复需求与康复供给矛盾中的重要意义,也深知高校和企业在康复设备技术创新及市场开拓方面承担着重要角色。随着科

技的不断推进和创新的不断涌现,现代化康复设备已经在疾病预防、康复治疗、生活辅助等方面发挥着越来越重要的作用。为此,我们回顾了过去一年国内康复设备发展,主要从康复理疗设备、康复训练设备、功能辅助设备、假肢与矫形器、作业治疗及言语认知治疗这 6 个方面进行论述。

一、康复理疗设备

物理因子治疗设备是指利用电、光、声、磁、蜡、冷、热、力、水等各种人工物理因子治疗疾病的设备的统称,主要包括常规物理因子治疗设备、定向能量治疗设备及康复类设备。常规物理因子治疗设备主要有电疗、磁疗、光疗、温热疗、力疗、压力疗法、超声理疗设备等。应用物理因子治疗设备治疗疾病具有经济、安全、可靠、简单,疗效确切,长期使用无明显的毒副作用等特点,在软组织损伤的临床治疗中被广泛应用,对临床各科的许多疾病都具有不同程度的治疗作用或起到辅助的治疗作用。从数据库检索数据来看,2022 年累计发表康复理疗设备研究有超过一半是关于中医理疗设备的相关基础研究和临床应用。从研究内容来看,中医传统治疗方法结合现代康复理疗技术越来越成为本领域的研究趋势,便携、穿戴式智能理疗设备对提升老人/独居老人身体机能,延长独立生活时间,解决现阶段老人照护资源短缺问题具有重要意义。从研究机构分布来看,中医药大学是康复理疗研究的主力军,由此也能看出国内科研院所对康复理疗设备的研究多集中在中医领域,并积极探索符合国人传统思想的特色中医康复理疗设备。

北京中医药大学沈琳博等[1]结合数据挖掘技

术分析了针灸治疗阻塞性睡眠呼吸暂停低通气综合征的选穴规律，为促进针灸组方标准化、系统化，并在临床治疗方面提供新思路。此外，刘永阔、王一凡等[2-3]结合中医临床艾灸疗法"三因制宜"思想与疗法创新的需求，提出一种模块化具有自动控温功能的智能艾灸盒设计方案，为促进中医诊疗设备智能化发展提供了新的方法。上海中医药大学郭潇聪、陈唯依、陆颖等[4-6]采用数据挖掘结合传统针灸/艾灸治疗方法探索了循环缺血性眩晕、慢性疲劳综合征等的临床应用规律。上海理工大学王晴晴、戴玥、汪志航等[7-9]在智能穿戴式牵引设备方面进行了大量研究，其中，基于并联机构的可穿戴式颈、腰椎动力外骨骼是根据人体生物力学特性进行设计，这对推动牵引设备智能化、便携化方向发展奠定基础。此外，Shi P 等[10]基于中医腕踝针理论结合经皮神经电刺激技术研究了固定穴位电刺激对疼痛治疗方面的智能腕踝针及应用，并从大脑皮层血流动力学的角度评价基于腕踝针的经皮神经电刺激治疗肌筋膜疼痛综合征患者疼痛的可行性和有效性，为疼痛患者的治疗提供一种穿戴式解决方案。韩国宁[11]通过 Meta 分析验证针刺治疗下肢肌肉萎缩的有效性，研制便携可穿戴式经皮穴位电刺激装置，探索对健康人小腿肌群肌力储备的影响，为便携可穿戴式经皮穴位电刺激装置应用于运动员下肢肌力提升、航天员失重性肌萎缩和肌萎缩患者提供科学依据。

康复理疗设备生产企业及新产品研发方面，2022 年约有 153 家企业从事康复理疗设备的经营，有近 80% 的企业仅实现了一款产品的注册，仅3.27% 的企业完成 5 款及以上的产品注册。其中河南翔宇医疗设备有限公司最多，完成 8 项产品注册；长沙龙之杰科技有限公司紧随其后，完成 7 项。这表明国内康复理疗设备市场巨大，百余企业入局展开激烈角逐，行业龙头企业逐渐显现。从产品竞争力的角度来看，艾灸和牵引类产品备受企业青睐，有近 40 家企业在 2022 年注册了此类产品。由

此也能看出，基于中医理论的康复理疗设备快速兴起，这可能得益于国人特别是老年人对中医的信任及传统治疗方法融入新科技后康复效果的提升。

二、康复训练设备

康复训练设备对以脑卒中为首引起的肢体功能障碍的康复十分重要，其研究、转化、生产及应用也较为广泛。根据数据库的检索数据来看，运动康复机器人仍然是当前科研院所的研究热点，智能评估、人机交互、结构设计以及控制技术是目前康复机器人领域研究的重点，通过提升技术水平，为患者提供更好的康复服务和训练方案。虚拟游戏和智能评估技术近期在康复训练中巨大的潜力逐渐显现，虚拟游戏可以为患者提供更加多样化的康复环境，增强患者的康复积极性，并可以通过相关的数据分析和监控辅助康复医师制订更为精准的康复方案。智能评估技术可以通过对患者的姿态、动作等信息进行详细分析，帮助医护人员更好地了解患者的病情，制订出更加针对性的康复训练方案。从研究机构分布来看，高校仍然是康复训练设备技术研究的主要力量，近一半的研究是关于临床实验或应用，研发类研究占比不高，这也提示我国高校应适当转变科研模式，加大与企业合作力度，推动康复训练设备技术更好地服务于患者，实现技术成果的落地和转化。

张鹏程等[12-14]提出一种坐卧式下肢康复机器人，可以实现患者下肢在矢状面和冠状面内的空间运动，通过设计比例微分交叉耦合控制器以提高轨迹跟随的准确性。李双等[15]设计了一种并联下肢康复机构，具有三平移的运动自由度，站姿下通过动平台带动踝关节的运动完成人体下肢康复训练。李勇等[16]提出了一种新型下肢康复机器人，结合临床步态分析（CGA）和人体下肢步态分析（RLA），进行下肢康复机器人的运动轨迹规划，并采用比例积分微分控制（PID 控制）方法对运动轨迹进行跟踪控制。焦宗琪等[17-18]根据主动和被动训练中上肢运

动的特点,提出了一种新型的七自由度欠驱动外骨骼机构,以改善被动和主动康复训练下上肢运动中的人机交互。申慧敏等[19]提出一种结构紧凑的顺应性肩关节自对准机构,实现了独立的锁骨和肩胛骨协同驱动锻炼,满足了肢体功能障碍患者的康复训练需要。Hu B等[20]设计了一种用于上肢康复训练的变刚度关节,采用基于变刚度原理的特殊曲面和具有自锁功能的变刚度模块中的梯形丝杠,实现了无需电机持续输出扭矩也能保持刚度,以提高康复过程的安全性和舒适性。李素姣等[21]为克服传统量表方法评估脑卒中患者功能短板,系统阐述了传感器和机器学习等算法在上肢功能智能评估系统中的重要性。Wu J等[22]提出一种六自由度下肢康复机器人,采用并联结构设计,提高了康复机器人承载能力,并能实现高速、高加速度和长距离的运动。丛明等[23]针对现阶段软体机器人与人手贴合较差、自由度不够、驱动力小等问题,设计了一种带有双向弯曲模块和伸长模块、可实现多个自由度独立或耦合运动的手功能康复训练软体机器人。

从生产企业的情况来看,国内54家企业从事康复训练设备的经营,其中河南翔宇、南京伟思医疗、广州龙之杰、上海卓道医疗等12家企业获得2项及以上产品注册证。从中可以看出,从事康复训练设备的企业尽管不多,但竞争非常激烈,龙头企业尚未出现,标杆商业盈利模式仍在探索过程。从产品的经营范围来看,主要覆盖了肢体康复训练以及智能康复评估,其中以上下肢康复训练设备最为广泛,这说明国内肢体康复训练的需求仍在上升,高效、智能肢体康复训练设备研制仍然是康复领域的重中之重。随着技术的革新,数字治疗、大数据、虚拟现实、脑机接口、人工智能(AI)等技术已成为推动康复医疗设备发展的强力驱动因素,远程控制、智能训练处方、虚拟环境下的交互系统等将为康复训练设备的市场由医院转向家庭化趋势赋能。未来康复训练设备的发展还需要企业通过多边合作搭建康复生态和技术平台,联合康复领域

顶尖专家深度研发,有望逐步实现可持续康复生态体系。

三、功能辅助设备

老龄化问题正在促使人们以新的可持续方式支持老年人,个性化和智能功能辅助设备对提高老龄化人群的生活质量具有重要意义。技术革新推动了个性化康复护理设备的快速发展,通过监控、护理以及信息反馈等方式改善老年人的健康问题。从数据库检索数据来看,助老、养老设备逐渐向小型化智能化方向发展,外骨骼、助行器和护理床相关技术更是目前研究的热点。国内科研院所采用人工智能技术融合最新的康复护理理念,研制出更加科学化、智能化的功能辅助设备,以解决失能、半失能老人的空间转移及生活护理等常见问题。然而,临床实验类占据了功能辅助设备研究的大部分内容,应用类研究相对较少,这也表明大多数设备仍处于临床试用阶段尚未得到实质性产品转化。

张燕等[24]针对下肢外骨骼运动中的人机共融问题,提出了由导纳控制外环和位置控制内环组成的双环控制策略,通过优化人机交互设计,以实现更好的助行效果。曹益等[25-27]针对变速步态下柔性外骨骼难以实时预测下一步态助力周期参数的问题,提出了一种基于支持向量机(SVM)步态分类的外骨骼助力周期参数预测方法。此外,他们使用数值方法模拟和研究护理床安全气囊的充气高度行为,并构建了数值模拟模型,说明在各种外部载荷下,护理床安全气囊的内部压力与充气高度之间的关系,为气囊护理床的差异化、智能化控制提供了重要依据。吴亦言等[28]针对老年人足上抬高度低、步态拖沓等特征,设计了一款无动力下肢外骨骼装置,通过弹力带储存髋关节伸展时人体重心降低的能量,并采用离合器系统帮助外骨骼更好地符合步态特征,以实现物理自动化为老年人提供行走过程中的助力。Yang J等[29]在外骨骼研制方面具

有突破性进展,其采用了独特的关节耦合机构,减少了动力外骨骼驱动关节的数量和控制复杂性。Hu B等[30]并研制压电悬臂发电机阵列的能量收集结构用于关节运动能量,进一步提升穿戴外骨骼系统续航能力。Li Z等[31-32]提出了一种适用于辅助外骨骼的可重构恒力机构,采用铰链杠杆式自可变刚度设计,并允许调整配置参数,扩大了负载变化时保持平衡状态的能力。此外,其提出的适用于穿戴外骨骼可变刚度新型绳驱对抗关节,通过串联弹性驱动和新型可变刚度机构,以实现同时独立地控制关节位置和刚度,从而提高系统对应用变化的适应性。林衍照等[33]针对老人出行困难及安全性问题,提出一款智能助行器,设计了基于自适应滑模阻抗控制的新型防跌倒柔顺控制策略,以实现助行器柔顺控制、上坡助力、下坡控速以及主动安全防护等功能。

功能辅助设备是国产康复设备中发展最快的类型之一,在老龄化趋势加剧的大背景下,辅助类设备有望成为老年人或肢体运动障碍患者回归正常生活的主要手段。2022年国内从事功能辅助类产品经营的企业有38家,累计批准产品注册证41项,经营产品种类共计10类,这表明功能辅助类企业独角兽尚未出现,龙头企业商业盈利模式尚在探索中。经营范围覆盖电动轮椅和电动护理床的企业数量超过功能辅助类企业总数的80%,这也说明随着我国老龄化程度的加剧,失能、半失能老人的空间转移及护理需求巨大。提高移位及护理设备的研发投入,加快其小型化、智能化转型,开拓家庭化养老市场将成为下一个企业竞争赛道。从事外骨骼经营的企业占比约为14%,预示着国内外骨骼市场正在被逐渐打开,外骨骼辅助行走帮助肢体运动障碍人群恢复正常生活是目前最为理想的技术手段。未来国产功能辅助设备的发展方向应朝向多元化集成化的方向发展,在解决医护资源不足的基础上为患者提供个性化服务。

四、假肢与矫形器

假肢是利用工程技术手段和方法,为弥补截肢者或肢体不全者缺损的肢体而专门设计制造和安装的人工假体,用于代替整体或部分缺失或缺陷的体外使用装置,使他们恢复或重建一定的生活自理、工作和社交能力。从数据库检索数据来看,假肢相关研究主要集中在技术领域,且高等学校仍然是主要的研究机构。目前,智能假肢技术已经在仿生关节、人体运动意图感知以及假肢与人体之间的人机交互技术方面取得了颇为显著的进展,但与生物关节相比,智能假肢在外形、自由度、人机接口等方面还要有更加苛刻的要求。为此,必须深度解码人体运动神经信息,探索如何控制较少主动自由度再现生物关节灵巧运动的特性是智能假肢需要解决的关键问题之一。随着智能假肢技术的不断发展,未来将会有更多的研究关注于探索如何增强人机交互和智能控制等方面,以提高智能假肢的实用性和适应性,从而更好地满足截肢者的需求。

上海交通大学Yang X等[34-37]在智能假手领域的研究较多,他们通过新型激励提取方法、多输出高斯过程模型和多任务深度学算法,以同时预测经桡骨截肢者的手腕旋转和手指手势。此外,假肢触觉也是研究的重要方向之一,通过电触觉刺激将传感肌电手的握力传递给用户以改善肌电手的感觉运动控制并实现物体刚度识别。翟建华等[38]设计了一种能实现内收外展功能的假肢手指,利用腱传动原理和连杆机构分别实现了手指的屈曲伸展运动和四指的内收外展运动,以还原人手真实的运动范围。上海理工大学赵敬等[39-42]在假肢方面的研究集中在智能假肢髋关节和膝关节。在结构上,根据人体膝关节的结构特点,设计了分体式膝关节阻尼控制模块,提升了膝关节摆角控制精度;在算法上,提出了一种仿生步态模式生成架构,为双边协调问题提供了可能的解决方案;在控制上,提出一种微粒群优化的BP神经网络PD控制算法,改善了截肢者异常步态。北京大学LYU Y等[43]在假肢方面的研究主要集中在下肢假肢,他们通过实验数据挖掘的方法探索了下肢髋膝关节间的协调性映射关系,并通过健康肢体的髋关节运动来生成假肢膝关节运动轨迹。Wang X 等[44]提出了一种新型多中心混合膝关节假体,通过伺服控制的伸缩滑轨耦合结构,使多杆连杆能够在主动模式下进行高扭矩活动,在被动模式下进行低扭矩活动。Xiu H 等[45]介绍了一种能够在运动过程中进行 2 自由度旋转的顺应性被动踝足假肢,包含一个柔顺的组件来促进和产生扭矩以适应不平坦的地形。Chen C 等[46]提出了一种无监督模拟真实环境的自适应方法,可以准确分类 5 种常见地形(水平地面、上楼梯、下楼梯、上坡和下坡)并协助截肢者的地形自适应运动。

矫形器是用于改变神经肌肉和骨骼系统的机能特性或结构的体外装置。目前,矫形器在保证康复治疗效果的基础上,正逐步向轻量化、智能化发展,以满足患者康复治疗及功能活动需要。个性化矫形器定制是当前研究热点,新型复合材料搭配增材制造技术为其奠定了基础,智能化辅具适配系统也将解决国内康复人才短缺及区域性分配不均的问题。从市场来看,国内约 12 家企业从事矫形器经营,在过去一年注册矫形器产品总量为 20 项,与2021 年相比产品注册数量新增 7 项。这表明,企业在矫形器产品创新力度上投入巨大,改良传统矫形器或研制新型智能矫形器以更好地促进功能恢复。从产品注册类型看,脊柱矫形器的注册量最大,约占总注册量 35%,其次是上肢矫形器和下肢矫形器,分别占比 20%。尽管从事矫形器产品经营的企业数量不多,但所经营产品类型相互交叉,企业间竞争十分激烈。需要说明的是外骨骼机器人实际上是一种动力型矫形器,因此先进矫形器产品主要是向外骨骼机器人方向发展。为此,加快推进校企融合以提高科研成果产品转化质量,才能在国内矫形器行业新一轮的市场发展中立于不败之地。

五、作业治疗设备

作业治疗(OT)是康复医学的重要组成部分,其宗旨是协助身心障碍者选择、参与、应用有目的性和有意义的活动,以预防、恢复或减少与生活有关的功能障碍,引导其达到个体最佳的生存状态,使之可以参与并贡献社会。常见的作业治疗设备包含日常生活活动训练用器具、日常生活自助器具、上肢活动训练器具、职业技能训练器具、工艺治疗用器具等。随着康复技术的发展,作业治疗设备逐渐朝向智能化方向发展,从 2022 年发表有关作业治疗的研究来看,传统作业疗法结合现代化智能技术是研究的主流趋势。传统作业疗法结合超声波、电刺激、虚拟现实以及数字化现代技术手段的治疗方法被广泛采用[47-50],这有利于改善患者生活质量和肢体功能,减轻疼痛感,提高临床疗效。此外,中医治疗方法结合作业疗法[51-54]在运动损伤的康复和治疗中具有不可替代的作用,可以有效地改善和治疗运动损伤,从而提高患者的生活质量。如韦佳伶等[55]面向单侧上肢功能受损而出现习得性废用症状的偏瘫儿童,结合临床作业疗法理论,以音乐游戏和榫卯拼接玩具为载体,通过参数化建模优化辅具设计,设计了一种适用于偏瘫儿童的上肢康复辅具臂。

2022 年国内从事作业治疗类产品经营且批准产品注册证的企业仅 33 家,经营产品类型多集中在肢体关节训练器。这表明作业治疗类产品创新力度较小,也可能是现代化作业治疗设备的高昂价格和技术门槛限制了作业治疗设备发展。许多小型作业治疗机构无法承担高昂的设备成本,这些机构常常被迫使用传统低成本设备,治疗效果难以达到最优。加强作业治疗设备研发和技术革新,降低设备价格和技术门槛,加快推进设备的普及性和可持续性,对提高我国作业治疗行业的服务质量和水平具有重要意义。

六、言语治疗设备

言语治疗设备是通过计算机信息技术为功能

障碍人群提供康复信息，其包含声音、文字、图像、演示、模拟仿真等多种形式。当前国内外言语治疗设备包括针对儿童、成人及成人儿童的综合康复设备，设备类型包含筛查、康复训练以及康复评估训练一体化设备。根据文献检索情况，国人于2022年发表关于言语治疗类设备研发方面的论文极少，医院是参与相关研究的主要机构，研究内容多涉及使用现代数字技术在治疗言语功能丧失方面的临床效果。综合运用远程感知、控制以及信息处理等技术有利于推动跨地区康复治疗方法的发展，实现个性化、家庭化治疗失语症理念[56-58]。中国听力语言康复研究中心张芳、郑惠萍等[59-60]系统解读了言语障碍儿童康复服务规范团体标准的主要内容，并提出了基于数字化手段的康复教学模式，以减轻康复教师的教学压力，并为言语障碍儿童提供一种家庭康复新模式。曾迎春等[61]基于虚拟现实技术设计了一款言语康复训练系统，为存在肿瘤相关性失语风险的患者提供一种沉浸式言语康复训练方案。

从产业发展的角度来看，2022年国内获批言语治疗类产品注册证的企业仅有4家，经营产品种类均为语言障碍康复评估与训练。这表明言语治疗类产品创新力度较小，也可能是言语治疗方法并未得到广泛的普及，人们对言语障碍患者治疗的重视程度较低限制了现代化言语治疗设备发展。但是，随着人们对生活质量不断提高的追求，智能化言语治疗设备的发展是必然趋势。未来，随着数字化技术的发展使得言语治疗设备得以实现更多的功能和特点。例如，采用深度学习算法和人工智能技术的言语康复训练设备可以根据患者的个性化需求进行调整和优化。同时采用自然语言处理技术来帮助患者提高对语言的理解和表达能力，为患者创造更加真实和自然的语言环境。另外，言语治疗设备结合虚拟现实和增强现实技术，可以为患者创建出更加丰富和逼真的语言训练场景。

（喻洪流　何永正）

参 考 文 献

[1] 沈琳博,冯硕,曾慧,等. 基于数据挖掘技术探讨针灸治疗阻塞性睡眠呼吸暂停低通气综合征的选穴规律[J]. 中医药导报,2022,28(11):153-158.

[2] 刘永阔,秦丽娜. 艾灸联合补肝益肾汤对老年肝肾亏虚型膝骨关节炎的临床观察[J]. 老年医学与保健,2022,28(6):1359-1363,1368.

[3] 王一凡,韩夏,韦坤妮,等. 基于模块化设计的自动控温艾灸盒[J]. 实用临床医药杂志,2022,26(24):7-12.

[4] 郭潇聪,杨延婷,董小庆,等. 基于数据挖掘技术探讨针灸治疗干眼临床应用规律[J]. 中国中医药信息杂志,2022,29(1):26-32.

[5] 陈唯依,肖鑫冉,王丽莉,等. 基于数据挖掘的慢性疲劳综合征艾灸疗法临床应用规律探析[J]. 针灸临床杂志,2022,38(4):41-47.

[6] 陆颖,王长德,许慧,等. 基于数据挖掘的针灸治疗后循环缺血性眩晕的取穴规律研究[J]. 中国民间疗法,2022,30(19):87-90.

[7] 王晴晴,杨建涛,贺晨,等. 生物融合式腰椎牵引外骨骼机构的设计与仿真[J]. 生物医学工程研究,2022,41(2):158-165.

[8] 戴玥,石萍,郑宏宇,等. 基于人体生物力学的颈椎动力外骨骼的设计与运动学分析[J]. 上海理工大学学报,2022,44(1):18-26.

[9] 汪志航,喻洪流,石萍. 智能腰椎外骨骼的设计与探究[J]. 生物医学工程与临床,2022,26(3):259-264.

[10] Shi P, Liu J, Du J, et al. Pain modulation induced by electronic wrist-ankle acupuncture：A functional near-infrared spectroscopy study[J]. Pain Practice, 2022, 22(2):182-190.

[11] 韩国宁. 经皮穴位电刺激装置研制及对健康人小腿前后肌群肌力储备的影响[D]. 天津：天津中医药大学,2022.

[12] 张鹏程,牛建业,刘承磊,等. 牵引式下肢康复机器人机构参数优化及轨迹规划[J]. 工程设计学报,2022,29(6):695-704.

[13] 黎颢宇,冯永飞,刘国伟,等. 坐卧式下肢康复机器人的机构设计与仿真[J]. 机械制造,2022,60(7):35-40.

[14] Ning Y, Wang H, Tian J, et al. An eight-degree-of-freedom upper extremity exoskeleton rehabilitation robot：design, optimization, and validation[J]. J Mech Sci Technol, 2022, 36(11):5721-5733.

[15] 李双,李艳文,赵美欣,等. 一种并联下肢康复机构的综合与分析[J]. 机械工程学报,2022,58(3):55-64.

[16] 李勇,冀涛,尚会超,等. 下肢康复训练机器人的控制系统设计[J]. 机械设计与制造,2022(7):250-255.

[17] 焦宗琪,孟巧玲,邵海存,等. 上肢康复训练与生活辅助机器人的设计与研究[J]. 中国康复医学杂志,2022,37(9):1219-1222.

[18] Meng Q, Fei C, Jiao Z, et al. Design and kinematical performance analysis of the 7 – DOF upper-limb exoskeleton toward improving human-robot interface in active and passive movement training[J]. Technol Health Care, 2022, 30(5):1167-1182.

[19] 申慧敏,葛瑞康,葛迪,等. 基于肩部协同运动特征的康复外骨骼设计与人机相容性分析[J]. 机械工程学报,2022,58(19):34-44.

[20] Hu B, Mao B, Lu S, et al. Design and torque control base on neural network PID of a variable stiffness joint for rehabilitation robot[J]. Front Neurorobot, 2022, 16:1007324.

[21] 李素姣,吴坤,孟巧玲,等. 脑卒中患者上肢功能智能评估系统研究进展[J]. 生物医学工程学杂志,2022,39(3):620-626,632.

[22] Wu J, Liu Y, Zhao J, et al. Research on Theory and a Performance Analysis of an Innovative Rehabilitation Robot[J]. Sensors(Basel), 2022, 22(10):3929.

[23] 丛明,毕聪,王明昊,等. 面向手功能康复训练的软体机器人设计[J]. 中国机械工程,2022,33(8):883-889.

[24] 张燕,卢宁. 面向人机交互的下肢外骨骼导纳控制策略[J]. 控制工程,2022,29(12):2309-2315.

[25] 曹益,张建军,阎强,等. 无动力下肢负重外骨骼人机动力学及其储能元件刚度优化[J]. 振动工程学报,2022,35(1):168-177.

[26] 赵朝勇,郭士杰,丁常松,等. 基于SVM步态分类的柔性外骨骼助力周期预测[J]. 制造业自动化,2022,44(11):141-146.

[27] Xiao Y, Liu T, Zhang Z, et al. Numerical simulation-based loaded inflation height modeling of nursing bed airbag[J]. Med Biol Eng Comput, 2022, 60(11):3231-3242.

[28] 吴亦言,吴允瀚,李梓榕,等. 面向老年群体的无动力下肢外骨骼设计及分析[J]. 人工智能,2022(3):55-64.

[29] Yang J, He Y, Shi P, et al. A review on human intent understanding and compliance control strategies for lower limb exoskeletons[J]. P I Mech Eng I-J Sys, 2022, 236(6):1067-1086.

[30] Hu B, Xue J, Jiang D, et al. Wearable Exoskeleton System for Energy Harvesting and Angle Sensing Based on a Piezoelectric Cantilever Generator Array[J]. ACS Appl Mater Interfaces, 2022, 14(32):36622-36632.

[31] Li Z, Liu Y, Chen C, et al. Modeling and design of a reconfigurable novel constant-force mechanism for assistive exoskeletons[J]. P I Mech Eng C-J Mec, 2022, 236(18):9941-9950.

[32] Li Z, Chen W, Zhang J, et al. A novel cable-driven antagonistic joint designed with variable stiffness mechanisms[J]. Mech Mach Theo, 2022, 171:104716.

[33] 林衍照,王亚刚,丁大民. 基于FreeRTOS的智能助行器设计[J]. 单片机与嵌入式系统应用,2022,22(9):54-57,62.

[34] Yang X, Liu Y, Yin Z, et al. Simultaneous Prediction of Wrist and Hand Motions via Wearable Ultrasound Sensing for Natural Control of Hand Prostheses[J]. IEEE Trans Neural Syst Rehabil Eng, 2022, 30:2517-2527.

[35] Zhao J, Yu Y, Wang X, et al. A musculoskeletal model driven by muscle synergy-derived excitations for hand and wrist movements[J]. J Neural Eng, 2022, 19(1):016027.

[36] Chai G, Wang H, Li G, et al. Electrotactile Feedback Improves Grip Force Control and Enables Object Stiffness Recognition While Using a Myoelectric Hand[J]. IEEE Trans Neural Syst Rehabil Eng, 2022, 30:1310-1320.

[37] Zhang J, Chou C, Wu X, et al. Non-Invasive Stable Sensory Feedback for Closed-Loop Control of Hand Prosthesis [A]. 2022 44th Annual International Conference of the IEEE Engineering in Medicine & Biology Society (EMBC)[C]. 2022:2344-2347.

[38] 翟建华,徐启明,汪逸超. 一种具有内收外展功能的假肢手指结构设计与分析[J]. 机械设计与研究,2022,38(6):53-56,62.

[39] 赵敬,李新伟,何秉泽,等. 基于运动学参数和足底压力测量的髋离断截肢者步态分析[J]. 医用生物力学,2022,37(1):79-84.

[40] 张意彬,吕杰,喻洪流. 一种智能膝关节假肢及其控制算法研究[J]. 现代仪器与医疗,2022,28(6):19-27.

[41] 陈长龙,汪晓铭,张哲文,等. 一种结合健侧小腿步态信息的膝关节假肢控制方法[J]. 生物医学工程学进展,2022,43(2):72-75.

[42] Chen Y, Li X, Su H, et al. Design of a Bio-Inspired Gait Phase Decoder Based on Temporal Convolution Network Architecture With Contralateral Surface

Electromyography Toward Hip Prosthesis Control[J].
Front Neurorobot，2022，16：791169.

[43] Lv Y，Xu J，Fang H，et al. Data-Mined Continuous Hip-Knee Coordination Mapping With Motion Lag for Lower-Limb Prosthesis Control[J]．IEEE Trans Neural Syst Rehabil Eng，2022，30：1557－1566.

[44] Wang X，Xiu H，Zhang Y，et al. Design and Validation of a Polycentric Hybrid Knee Prosthesis With Electromagnet-Controlled Mode Transition[J]．IEEE Robot Autom Let，2022，7(4)：10502－10509.

[45] Xiu H，Han Y，Wang X，et al. Design, development, and clinical validation of a two degrees of freedom compliant ankle-foot prosthesis based on a 4－4r parallel mechanism [J]．Mech Mach Theo，2022，172：104818.

[46] Chen C，Zhang K，Leng Y，et al. Unsupervised Sim-to-Real Adaptation for Environmental Recognition in Assistive Walking[J]．IEEE T Neur Sys Reh，2022，30：1350－1360.

[47] 童心，卢燕，张永卿，等. 悬吊下数字作业疗法系统训练对脑卒中偏瘫患者上肢运动功能的效果[J]. 中国康复理论与实践，2022，28(11)：1259－1264.

[48] 沈杰，陈燕，齐旭萍. 想象训练联合作业疗法对中风偏瘫患者躯体功能及生活质量的影响[J]. 保健医学研究与实践，2022，19(7)：70－73,97.

[49] 肖丽，薛婷，彭园园. 神经肌肉电刺激联合作业疗法在小儿臂丛神经损伤康复治疗中的应用[J]. 中国医学创新，2022，19(26)：171－175.

[50] 晏小艳，虞雪琴，袁明华，等. 作业疗法联合超声波治疗肩手综合征的疗效观察[J]. 实用中西医结合临床，2022，22(11)：109－112.

[51] 曲彦平. 针灸结合作业疗法治疗肩手综合征临床研究[J]. 河南中医，2022，42(6)：952－956.

[52] Liao Y. Analysis of Rehabilitation Occupational Therapy Techniques Based on Instrumental Music Chinese Tonal Language Spectrogram Analysis[J]．Occup Ther Int，2022，2022：e1064441.

[53] Lei T，Huang Y，Zhou Z. Occupational Therapy and Prevention of Common Sports Injuries for Special Physical Training[J]．Occup Ther Int，2022，2022：e6227377.

[54] 陈雄杰，来明，宋学鹏，等. 头穴丛刺长留针结合作业疗法辅治帕金森病对上肢功能的影响[J]. 实用中医药杂志，2022，38(10)：1738－1739.

[55] 韦佳伶，欧静. 偏瘫儿童上肢康复辅具臂设计[J]. 设计，2022，35(14)：85.

[56] 孙沛，何小俊，李薇薇. 基于模板的脚本训练对脑卒中后非流畅性失语病人语言功能的影响[J]. 护理研究，2022，36(24)：4469－4473.

[57] 孙沛，何小俊，李薇薇. 公式化语言在脑卒中后失语症康复中的应用[J]. 中国康复，2022，37(6)：376－380.

[58] 胡含波，何小俊，李薇薇，等. 远程康复在脑卒中后失语症病人言语康复中的应用进展[J]. 护理研究，2022，36(18)：3291－3294.

[59] 张芳，梁巍，曲春燕.《言语语言障碍儿童康复服务规范》团体标准解读[J]. 中国听力语言康复科学杂志，2022，20(4)：309－310.

[60] 郑惠萍，戈庆维，李彦璇，等. 基于数字化手段的康复教学模式探索[J]. 中国听力语言康复科学杂志，2022，20(2)：140－142.

[61] 曾迎春，曾玲晖，张国龙，等. 基于沉浸式虚拟现实的肿瘤相关性失语症康复训练系统的设计与可行性研究[J]. 中国护理管理，2022，22(8)：1242－1246.

【文　选】

一、康复理疗设备

1. 王一凡，韩夏，韦坤妮，等. 基于模块化设计的自动控温艾灸盒. 实用临床医药杂志，2022，26(24)：7－12.

王一凡等针对中医临床艾灸疗法"三因制宜"思想与疗法创新的需求，探索了一种模块化艾灸盒的设计方案，研发具有功能切换和个性化定制的模块，使用传统艾条并能自动控温的模块化艾灸盒。采用模块化设计思维并结合微纳温度传感器与脉冲带宽调制芯片实现传统艾条的自动控温功能。实现了单穴位灸和多穴位灸2种治疗模块和切换施灸部位以及个性化调整的功能。温度测试结果显示，在点燃艾条的情况下，单穴位灸与多穴位灸在设置45℃条件下测试的平稳期平均温度分别为45.68℃和45.12℃。这表明该艾灸盒能够保留传统艾条施灸功能，实现智能控制温度的效果，基于模块化方法可适应多种使用场景，具有较高的性价比和较大的应用潜力，为艾灸盒甚至中医诊疗设备的设计提供了新的方法及思路。

2. 王晴晴,杨建涛,贺晨,等. 生物融合式腰椎牵引外骨骼机构的设计与仿真. 生物医学工程研究,2022,41(2):158-165.

王晴晴等设计了一种用于治疗脊柱退行性疾病的生物融合式腰椎牵引外骨骼。基于对腰椎尺寸以及运动范围的确定,应用生物融合式机构设计理念得到人机闭环机构。通过设计一种机逆人正的运动学数学模型,获得在人体腰部运动安全范围内的腰椎牵引外骨骼的驱动器长度和姿态工作空间,以验证设计的合理性,确保穿戴的安全性。最后,通过角度传感器采集受试者在穿戴外骨骼不牵引(WN-T)和穿戴且牵引(WT)两种情况下的前屈后伸和左右侧屈的运动角度。结果显示:生物融合式腰椎牵引外骨骼在WT情况下前屈、后伸和侧屈的最大角度分别为47.6°、11.2°和25.7°。结论认为,该设计牵引角度满足设定的安全范围,生物融合式腰椎牵引外骨骼具有良好的牵引效果。

3. Shi P, Liu J, Du J, et al. Pain modulation induced by electronic wrist-ankle acupuncture: A functional near-infrared spectroscopy study. Pain Practice, 2022, 22(2): 182-190.

Shi P等结合腕踝针和经皮神经电刺激的优点,从神经生理学的角度评估前额叶皮层(PFC)的反应,确定电子腕踝针(E-WAA)的疼痛调节效应。通过将25名患有斜方肌筋膜疼痛综合征的男性志愿者,随机分为干预组(E-WAA治疗)或假对照组。采用结局评价系统诱导剑穴位压痛并记录疼痛值,并使用多通道功能近红外光谱仪检测处理前后压痛过程中PFC的激活情况,以验证其神经调控机理。一般线性模型和 t 检验($P<0.05$)用于分析氧合血红蛋白(HbO)浓度和疼痛值的差异。结果显示:干预组E-WAA治疗后志愿者疼痛值显著下降($P=0.017$),假手术组差异无统计学意义($P=0.082$)。治疗前,额极(FP)和背外侧前额叶皮层(DLPFC)是PFC的激活区。然后E-WAA

处理抑制了两个区域的激活。FP和DLPFC的HbO浓度由压痛时的急剧上升变为无压痛刺激。结论认为,E-WAA具有较好的镇痛作用,以及FP和DLPFC与E-WAA诱导的镇痛神经调控有关。

二、康复训练设备

1. 焦宗琪,孟巧玲,邵海存,等. 上肢康复训练与生活辅助机器人的设计与研究. 中国康复医学杂志,2022,37(9):1219-1222.

焦宗琪等结合康复训练与生活辅助机械臂设计需求与特征,为提高机械臂工作空间及其运动性能,提出一种9-DOF上肢康复训练与生活辅助机器人。该设备由7-DOF工作臂和2-DOF悬臂组成,并分别构建了机械臂的运动学模型和机械臂在康复模式和生活辅助模式下的工作空间,通过在Adams中对机械臂的康复训练模式以及生活辅助模式的运动进行仿真试验,验证机械臂关节的工作性能。结果显示:该机械臂在康复模式下工作空间与人体上肢运动空间相重合,符合康复训练需求。此外,在生活辅助模式下,2-DOF悬臂可扩大工作臂的活动范围并且实现工作臂的左右手互换。结论认为,该上肢康复机器人能够分别满足康复训练生活辅助模式下的工作空间需求,具有良好的运动稳定性,可用于上肢功能障碍患者的康复训练和日常生活辅助。

2. 李双,李艳文,赵美欣,等. 一种并联下肢康复机构的综合与分析. 机械工程学报,2022,58(3):55-64.

李双等针对具有下肢运动障碍的偏瘫及脑卒中患者,提出一类基于并联机构的下肢康复机构,此类机构具有3平移的运动自由度,其结构关于单一平面对称。康复训练机构基于站姿康复,通过动平台带动踝关节的运动完成人体下肢康复训练,使康复训练形式多样化,康复过程中患者能够获得一定的适应性以及舒适性。基于螺旋理论型综合方法给出 4 种分支自由度为 4 的基础构型,择优选取了一种分支结构为 PRPR 的并联机构作为康复执行机构;对该机构进行了运动学分析,求取了机构的工作空间;基于不同的康复形式进行了轨迹规划;通过冠状面和矢状面的角度实验验证了机构具有运动不受平面限制的性能。

3. 申慧敏,葛瑞康,葛迪,等. 基于肩部协同运动特征的康复外骨骼设计与人机相容性分析. 机械工程学报,2022,58(19):34-44.

申慧敏等针对盂肱关节浮动转动中心的生理运动学属性影响,在基于外骨骼的肩部康复中,人体与外骨骼的兼容性将直接影响康复的效果甚至危及患者的安全。通过分析肩部协同运动特征,提出一种结构紧凑的顺应性肩关节自对准机构,并能够实现独立的锁骨和肩胛骨协同驱动锻炼。基于建立的人机闭链系统,提出 4 种完整的外骨骼构型,以肩部外骨骼运动空间灵巧性为评价标准,确定了最佳构型,设计并开发肩部外骨骼原型样机。穿戴性能测试试验结果表明,前伸和外摆时人机耦合界面相互作用力从 20 N 和 35 N 降低至 1 N 以下,人体自主外展轨迹和外骨骼穿戴对应点外展轨迹具有良好的吻合性,所提出的顺应性肩部康复外骨骼具有良好的人机相容性。

4. Jiang J, Guo S, Zhang L, et al. Motor Ability Evaluation of the Upper Extremity with Point-To-Point Training Movement Based on End-Effector Robot-Assisted Training System. J Healthc Eng, 2022, 2022:e1939844.

Jiang 等提出了一种由康复机器人和动作捕捉(MoCAP)系统组成的新型评估系统。建立了由肩胛带、肩关节、肘关节和腕关节组成的 9 自由度(DOF)运动学模型。该评估系统选取了运动范围(ROM)、肩胛带补偿(SGC)、躯干补偿(TC)、瞄准角(AA)、运动误差(ME)、运动长度比(MLR)和有

效力(UF)等评估指标。对于 AA,ME 和 MLR,都描述了上肢的运动能力,并提出了一个线性模型将这三个指标映射到一个指数中,称为运动控制能力(MCA)。然后,该系统可以从关节空间运动学、笛卡尔空间运动学和动力学定量评估人体上肢运动功能。邀请了三名健康参与者来验证该系统的有效性。初步结果表明,所有参与者的偏手性表现都比非惯用手性好一点。并且参与者的表现和所有上肢关节的变化可以从手和关节角度曲线的轨迹直接观看。该评估系统可以很好地评估人体上肢运动功能。

三、功能辅助设备

1. 胡冬,刘作军,陈玲玲,等. 基于支持向量机-隐马尔科夫模型的外骨骼穿戴者步速意图识别. 生物医学工程学杂志,2022,39(1):84-91.

胡冬等为提高下肢外骨骼机器人及其穿戴者行走的流畅性和人机相互协调性,提出了一种基于惯性传感器信号的下肢外骨骼穿戴者行走步速识别方法。选取大腿处和小腿处的三轴加速度和三轴角速度信号,并根据时间窗口提取当前时刻前 0.5 秒的信号,以频域信号中的傅里叶变换系数为特征值。将支持向量机(SVM)与隐马尔科夫模型(HMM)结合作为分类模型,对该模型进行训练和步速识别。最后结合步速变化规律与人机约束力,预测当前时刻步速大小。试验结果表明,研究提出的方法能够有效识别下肢外骨骼穿戴者的步速意图,7 种步速模式识别率可达到 92.14%。该方法为实现外骨骼与穿戴者之间的人机协调控制提供了新思路和新途径。

2. Cao W, Ma Y, Chen C, et al. Hardware Circuits Design and Performance Evaluation of a Soft Lower Limb Exoskeleton. IEEE Trans Biomed Circuits Syst, 2022, 16(3):384-394.

Cao W 等提出一种用于提高行走效率的新型柔软下肢外骨骼(LLE),并介绍其硬件电路设计。提出了一种用于髋关节屈曲辅助的软 LLE 和一种具有可

扩展性的硬件电路系统。为了评估软 LLE 的功效,进行了评估传感器数据采集,力跟踪性能,下肢肌肉活动和代谢成本的实验测试。峰值援助部队的时间误差仅为 1%。股直肌归一化均方根肌电图减少 7.1%。与没有外骨骼的行走相比,外骨骼的净代谢成本降低了 7.8%。结果表明,所设计的硬件电路可以应用于软 LLE,并且软 LLE 能够提高佩戴者的行走效率。

3. Yang X, Liu Y, Yin Z, et al. Simultaneous Prediction of Wrist and Hand Motions via Wearable Ultrasound Sensing for Natural Control of Hand Prostheses. IEEE Trans Neural Syst Rehabil Eng, 2022, 30: 2517‐2527.

Yang X 等提出了一种新的多出高斯过程(MOGP)模型和多任务深度学习(MTDL)算法,通过可穿戴超声阵列实现跨径向截肢者手腕旋转(旋前/旋后)和手指手势的同时预测并在四个经桡骨截肢者中实现同时旋转六个手指手势。此外,与 MOGP 和特定分类的深度学习相比,MTDL 有可能提高手指手势预测的准确性,尽管代价是降低了手腕旋转预测的准确性,但超声的表现优于表面肌电图。该研究探索了可穿戴超声在同时预测经桡骨截肢者手腕和手部运动方面的性能,展示了超声在未来假肢控制中的潜力。

4. Xiao Y, Liu T, Zhang Z, et al. Numerical simulation-based loaded inflation height modeling of nursing bed airbag. Med Biol Eng Comput, 2022, 60(11): 3231‐3242.

Xiao Y 等采用数值方法模拟和研究护理床安全气囊的充气高度行为,并针对这一问题,构建了数值模拟模型,说明在各种外部载荷下,护理床安全气囊的内部压力与充气高度之间的关系。首先,以平均压力为前提,采用控制容积法(气囊内的空气遵循泊松定律的气体状态方程)建立气囊动力学模型;此外,气囊薄膜材料的弹性力学行为是根据准静态单轴拉伸试验建立的材料本构模型确定的。获得的数据作为边界条件,用于护理床安全气囊的数值动力学建模。通过实验验证了该数值建模对于描述安全气囊充气行为是准确的,可以有效地应用于护理床安全气囊的设计和优化。气囊内压控制气囊充气高度的数学方程为气囊护理床的差异化、智能化控制提供了重要依据。

四、假肢与矫形器

1. 赵敬,李新伟,何秉泽,等. 基于运动学参数和足底压力测量的髋离断截肢者步态分析. 医用生物力学,2022,37(1): 79‐84.

赵敬等针对髋离断截肢患者的异常步态,探讨了其穿戴假肢的步态特征并分析其与正常步态产生差异的原因,以辅助临床的诊断评估。通过便携式人体运动捕捉设备和足底压力分析系统,采集 5 名髋离断截肢者运动学和足底压力信息,并与对照组 15 例健康志愿者比较,对比截肢者与正常人以及截肢者患侧与健侧之间的步态差异。结果显示:截肢者双支撑期占比高于正常步态,截肢者患侧和健侧步长、步长时间、加载响应期、支撑中期、预摆期、摆动期占比与对照组相比有显著性差异。截肢者步态时相对称性指数为 0.60 ± 0.05,与患侧相比,健侧支撑期延长,步长缩短,地面反作用力大于患侧,压力中心轨迹向患侧偏移。结论认为,髋离断截肢者与正常人的步态具有明显差异,其步行能力弱,步态对称性差,身体重心缺乏连贯性。这一研究结果为新型髋假肢的机械结构和控制系统设计提供实验依据与理论基础。

2. Chai G, Wang H, Li G, et al. Electrotactile Feedback Improves Grip Force Control and Enables Object Stiffness Recognition While Using a Myoelectric Hand. IEEE Trans Neural Syst Rehabil Eng, 2022, 30: 1310‐1320.

Chai G 等针对肌电假手向用户提供有效感官

反馈的能力有限问题,提出一种电触觉反馈的物体刚度识别系统,以实现握力的电触觉反馈改善肌电假手的感觉运动控制和物体刚度识别。基于分级(G)、线性幅度(LA)、线性频率(LF)和仿生(B)调制86种典型编码策略,通过电触刺激将感应肌电手的握力传递给用户;当假肢抓住物体时,物体刚度是通过最终握力触发的触觉变化来编码的。招募10名身体健全的受试者和2名经桡骨截肢者参加双任务虚拟卵子测试(VET)和物体硬度判别测试(OSDT),以分别量化假肢使用者处理易碎物体和识别物体刚度的能力。量化结果表明:在启用电触觉反馈的情况下,4种编码策略使受试者能够更好地处理具有相似性能的易碎物体,并且受试者能够以良好的精度(>86%)和高手动效率区分4个级别的物体刚度。策略LA表现出最佳的刚度判别性能,而策略B能够减少判别时间,但判别精度不优于其他3种策略。电触觉反馈还增强了假肢的实施方式,提高用户对假肢控制的信心。

3. Xiu H, Han Y, Wang X, et al. Design, development, and clinical validation of a two degrees of freedom compliant ankle-foot prosthesis based on a 4 – 4r parallel mechanism. Mech Mach Theo, 2022, 172: 104818.

Xiu H等针对传统被动顺应性踝关节假体设计并未提供足够的运动自由度(DOF),提出了一种能够在运动过程中进行2自由度旋转的顺应性被动踝足假肢(CPAF)。CPAF使用2-DOF平行机构来支撑体重并在运动过程中提供有限的旋转,并且它包含一个柔顺的组件来促进和产生扭矩以适应不平坦的地形。样机性能评估表明,在适当的脚踝运动范围内可以产生足够的扭矩。因此,CPAF在平地行走过程中提供了良好的步态运动并产生了足够的踝关节扭矩,且代谢测试表明,顺应组件的配置4可以在行走过程中达到最佳效率。

4. Chen C, Zhang K, Leng Y, et al. Unsupervised Sim-to-Real Adaptation for Environmental Recognition in Assistive Walking. IEEE T Neur Sys Reh, 2022, 30: 1350 – 1360.

Chen C等为缓解模拟数据无法满足监督学习要求的这一差距,提出了一种无监督的模拟到真实适应方法,以准确分类5种常见的现实世界(水平地面、楼梯上升、楼梯下降、坡道上升和坡道下降),并协助截肢者的地形自适应运动。从虚拟摄像机的角度生成增强的模拟环境,以更好地模拟现实世界。然后,结合无监督域自适应来训练由特征提取器组成的拟议适应网络,并在模拟数据和未标记的真实世界数据上训练两个分类器,以最小化源域(模拟)和目标域(真实世界)之间的域偏移。为了直观地解释分类机制,将网络提取的不同地形的基本特征可视化。步行实验的分类结果表明:98个受试者的平均准确率达到$(98.06\pm0.71)\%$和$(95.91\pm1.09)\%$,这接近使用两种类型标记数据的监督学习的结果(98.37%和97.05%)。结论认为,所提方法有望实现准确的真实环境分类和成功的模拟到真实的转移。

5. Liang S, Zhang Y, Diao Y, et al. The reliability and validity of gait analysis system using 3D markerless pose estimation algorithms. Front Bioeng Biotechnol, 2022, 10: 857975.

Liang S开发了一种使用OpenPose和3DPoseNet算法的3D无标记姿态估计系统。30名参与者执行了步行任务,并采用样本熵研究步态参数的动态信号不规则程度。采用配对样本t检验和类内相关系数评估有效性和可靠性。此外,通过Bland-Altman分析评估了通过无标记和基于标记的测量获得的数据之间的一致性。ICC(C,1)表示系统内的测试-重新测试可靠性几乎完全一致。结果显示:通过比较不同系统提取的关节角度,膝关节角样本熵与矢状面关节角差异无统计学意义($P>0.05$)。ICC(A,1)表示其有效性很大。这得到了最大屈曲时关节角度的布兰德-奥特曼图的支持。同时收集光学运动捕捉和单摄像头传感器,使得捕捉步幅变化成为可能。此外,角度的样本熵接近矢状面的基准真值,表明视频分析可以作为步态的定量评估,使户外应用成为可能。

6. Wang T, Zhao Y, Wang Q. Hand Gesture Recognition With Flexible Capacitive Wristband Using Triplet Network in Inter-Day Applications. IEEE Trans Neural Syst Rehabil Eng, 2022, 30: 2876-2885.

Wang T 等使用集成高灵敏度电容式压力传感阵列的柔性腕带进行日间手势识别。通过利用三重网络进行深度特征嵌入,进一步提高了整个系统的性能。手势集中包括 7 个手势,并进行了连续 5 天、每天 3 个会话的日间实验。5 名健康受试者参加了实验。在每次会话之间,腕带被脱下,并在下一次会话之前重新戴上。三重网络在所有受试者的所有会话中实现了 91.98% 的平均识别准确率,并且比使用 Softmax 交叉熵损失训练的卷积神经网络产生了更高的分类结果($P<0.05$)(平均准确率为 84.65%)。此外,研究还发现电容阵列尺寸对日间分类结果有明显影响。具有全尺寸(32 通道)的阵列在所有下采样阵列上实现了更高的平均识别精度。这项工作证明了通过制造可穿戴、灵活的多通道电容腕带和实施三重网络来提高手势识别性能的可行性。

(罗胜利 孟 欣)

【代表性康复设备介绍】

一、康复理疗设备

1. 经颅磁刺激器(图 14-1)

生产厂家:河南翔宇医疗设备股份有限公司

注册证号:豫械注准 20202091626

价格区间:69 万～90 万

设备简介:

基于电磁感应的原理,由高压储能电容充电,在极短的时间内向刺激头放电,强大的电流在线圈周围产生瞬间变化的磁场,诱发人体外周神经感应电场和电流,实现无痛、无损、无侵害的感应式刺激。

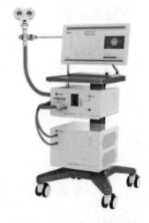

图 14-1 经颅磁刺激器

设备创新:

率先使用 PFC＋LLC 整合技术为技术核心的升压电源,PFC 提高功率因数,降低冲击电流,LLC 的 MOS 以 ZVS 形式软开关,开关损耗小,功率密度大,且通过调节 PFC 的输出电压来弥补 LLC 的电压调整率低的缺陷,通过两种电路的完美配合,实现了用单相供电达到强磁产品更高频率、更高强度的输出,同时更高功率密度、更低发热也使设备能做的更小,效率更高。

2. 低频交变磁疗机

(图 14-2)

生产厂家:河南翔宇医疗设备股份有限公司

注册证号:豫械注准 20182090505

价格区间:60 万

设备简介:

最大磁感应强度 3.6 T,输出频率 1～30 Hz,为低

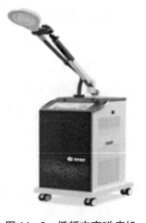

图 14-2 低频交变磁疗机

频交变磁场。磁场的镇痛作用与以下方面有关:降低致痛物质的水平,使其达不到引起疼痛的阈值;增加胆碱酶、组织胺酶、激肽酶的活性,水解致痛物质;改善血液循环,加速血液流动,促进致痛物质从局部移开,从而降低局部致痛物质的水平。另外还可以促进体内吗啡样内分泌素的分泌,从而发挥止痛作用。

设备创新:

优化了线圈形状及元器件参数,使磁刺激器更佳聚焦,性能提升,磁场强度最大可达 3.6 T,增加多点磁场聚焦,增加磁刺激深度和刺激角度;采用先进的半导体制冷技术,改善和提高了产品稳定性。

3. 压电式冲击波治疗仪(图 14-3)

生产厂家:河南翔宇医疗设备股份有限公司

注册证号:豫械注准 20222090360

价格区间:118 万

设备简介:

根据压电效应原理,当压电晶体阵元同时受

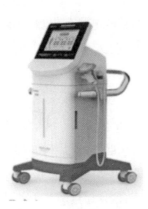

图 14-3　压电式冲击波治疗仪

到电脉冲激励时,压电晶体在电场的作用下自身会膨胀,节律性的电场作用使压电晶体不断膨胀和缩小,通过水介质辐射,在焦点处形成强大的冲击波。

设备创新:

攻克了上升时间和脉宽微秒级高电压脉冲式开关技术,实现了高电压激发压电陶瓷片产生大声压冲击波,声压可达 60 MPa;国内首创压电陶瓷换能器的焊接和封装工艺,攻克了矩阵式压电陶瓷换能器技术,实现了冲击波精准聚焦。

4. 体外冲击波治疗仪(图 14-4)

生产厂家:河南翔宇医疗设备股份有限公司

注册证号:豫械注准 20192090808

价格区间:109 万

设备简介:

根据压缩机产生的气

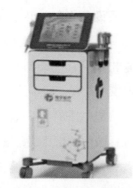

图 14-4　体外冲击波治疗仪

动脉冲声波转化成精准的弹道式冲击波,通过物理学介质传导(如空气、液体等)作用于人体,产生生物学效应,是能量的突然释放而产生的高能量压力波,具有压力瞬间增高和高速传导的特性。通过治疗探头的定位和移动,可以对疼痛发生较为广泛的人体组织产生松解粘连、疏通组织的作用。

设备创新:

提出了超声检测和冲击波治疗的融合处理方法,自主研发肌骨超声、脉冲按摩、冲击波集成技术;开发出国内首台 3 枪协同工作的肌骨超声冲击波治疗仪,实现了超声影像引导下的冲击波精准治疗。

5. 立体动态干扰电治疗仪(图 14-5)

生产厂家:河南翔宇医疗设备股份有限公司

注册证号:豫械注准 20202091611

价格区间:20 万

设备简介:

通过电流强度不断发生节律性动态变化,从多个角度、方向对机体进行刺激,并使深部组织获得更加

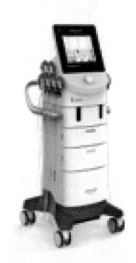

图 14-5　立体动态干扰电治疗仪

均匀的作用强度,产生具有镇痛、改善局部血液循环、引起肌肉神经兴奋、调节内脏器官功能、调节自主神经功能的作用。

设备创新:

采用自主开发的基于 FPGA＋DSP 软核＋MCU 的软硬件设计方案,拥有强大的运算能力,实现了复杂信号处理。高速 A/D 和 D/A 转换技术,高效率的数字功放,高度的集成化技术。

6. 下肢功能性电刺激系统(图 14-6)

生产厂家:常州思雅医疗器械有限公司

注册证号:苏械注准 20192090223

价格区间：10 万～25 万

设备简介：

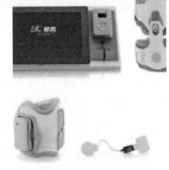

图 14-6 下肢功能性电刺激系统

使用触摸平板连接无线控制器输入相应控制程序，可选择治疗模式、坐站模式、步行模式。可对早期患者进行下肢肌肉运动，预防深静脉血栓。可应用于坐站训练，完成膝关节伸直，步行训练中，矫正足内翻，足下垂，完成廓清，辅助膝关节支撑。大小腿快速电极采用可湿水导体，无需定位，快速安装，可重复使用。步态检测传感器自动识别步行时相，按需电刺激。

设备创新：

三防平板触屏操作，无线信号传输，治疗不受体位，空间限制；大小腿可联动亦可单独使用；足底触发器自动检测步态，电刺激无极调节，自动跟随步行。

7. 生物刺激反馈仪(S480)(图 14-7)

生产厂家：南京伟思医疗科技股份有限公司

注册证号：苏械注准 20172092324

价格区间：25 万～30 万

设备简介：

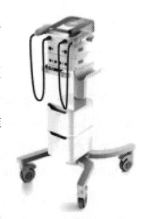

图 14-7 生物刺激反馈仪(S480)

可以兴奋盆底神经肌肉，促进盆底肌与骶神经联系，抑制逼尿肌非随意收缩，协调逼尿肌与尿道括约肌，改善盆底神经肌肉功能。

设备创新：

盆底肌评估；多种生物反馈模式；两大刺激模式；独立四通道设计。

8. 盆底肌训练仪(图 14-8)

生产厂家：河南翔宇医疗设备股份有限公司

注册证号：豫械注准 20212190125

价格区间：5 万～8 万

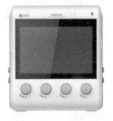

图 14-8 盆底肌训练仪

设备简介：

核心竞争力 10.1 寸大屏、智能腰背疼痛评估、人性化交互界面、可移植嵌入式软件。

设备创新：

本产品为生物反馈、低频电类设备，可适用于产后康复恢复、女性压力性尿失禁和急迫性尿失禁的评估、训练、修复及治疗。监测患者微弱的主动肌电信号，根据肌力强度可进行神经功能电刺激、触发电刺激，从而刺激患者肌肉收缩功能，以达到患者肌肉自主收缩运动，训练及修复患者肌肉运动功能。

9. 低频电磁脉冲治疗仪(图 14-9)

生产厂家：河南翔宇医疗设备股份有限公司

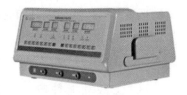

图 14-9 低频电磁脉冲治疗仪

注册证号：豫械注准 20212090123

价格区间：6 万

设备简介：

采用特定的磁耦合器，自由伸缩的治疗盘设计，符合临床实际操作需求，具备多种参数调节，搭配调制电刺激功能，实现了完整的电磁刺激治疗骨伤的方案。

设备创新：

组合应用交变磁场、低频电疗两种方式作用于骨折部位的皮下组织和骨骼，分别产生磁场生物效应和动态生物电场，从而刺激骨细胞的趋化和增殖、促进骨痂形成、加快胶原合成和钙盐沉积、稀释炎症介质；达到消炎、消肿、镇痛、促进骨折愈合的效果。

10. 艾灸仪（图14-10）

生产厂家：苏州好博医疗器械股份有限公司

注册证号：苏械注准20212201785

价格区间：5万～15万

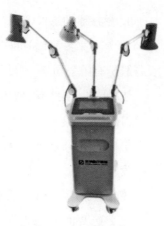

图14-10 艾灸仪

设备简介：

采用明火艾灸技术对身体进行治疗，它通过放热和释放药物，能够刺激身体内部的穴位，让身体内部得到舒缓，缓解疼痛。该设备具有艾烟消除功能，可以有效消除艾柱燃烧产生的烟雾。此设备还具有计时、定时和时间提醒功能，让用户更方便地掌控治疗时间。

设备创新：

具有艾烟消除功能，可以有效消除艾柱燃烧产生的烟雾；具有计时、定时和时间提醒功能，让用户更方便地掌控治疗时间。

11. 上肢功能性电刺激系统（图14-11）

生产厂家：常州思雅医疗器械有限公司

注册证号：苏械注准20192090222

价格区间：15万～30万

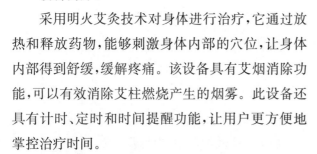

图14-11 上肢功能性电刺激系统

设备简介：

上使用触摸平板连接无线控制器输入相应控制程序，可选择治疗模式和实用模式，无线刺激器可完成腕屈伸、抓握、伸指、侧捏等多种运动方式，及握杯、捏钥匙、拾物等多种实用功能。可用于医疗机构床旁康复，增加早期主动运动，预防肩手综合征，用于作业治疗室，降低手的肌张力，或者居家实用操作。设备电极片采用湿水电极，无需定位，快速安装，可重复使用。

设备创新：

三防平板触屏操作，无线信号传输，治疗不受体位，空间限制；无线刺激器采用神经假体，保持手腕功能位，独特大鱼际设计，刺激大拇指肌群，内置多块快速拆卸电极片，可完成多通道功能性电刺激。

12. 膝关节磁疗仪（图14-12）

生产厂家：成都华唯科技股份有限公司

注册证号：川械注准：20162090198

价格区间：10万～15万

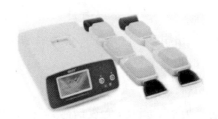

图14-12 膝关节磁疗仪

设备简介：

运用了前沿的信息化、物联网技术，与多家高校、科研院所和医疗机构强强合作研发的创新型康复设备，该设备于2016年成功注册上市，获得了专利证书、软件著作权证书。

设备创新：

发现了脉冲电磁场的最佳参数组合：频率75 Hz、强度1.6 mT、时间1 h的参数组合效果最好，设备可以设置该参数组合；低频脉冲磁场强度、磁场频率，振动，温热几个物理因子独立可调满足不同人的个性化治疗需求，磁场强度调节精度达到步进1 Mt，磁场频率调节精度达到步进1 Hz；可实现与设备与手机康复软件的互联互通，组建康复物联网，完整记录患者康复数据，使用手机便可下达云端的医生处方到设备上，医生也能随时掌握患者的康复治疗情况。

13. 超声波治疗仪（图14-13）

生产厂家：苏州好博医疗器械股份有限公司

注册证号：苏械注准 20222091660

价格区间：4.2万～8.3万

设备简介：

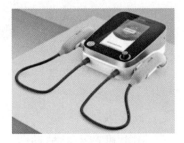

图 14-13　超声波治疗仪

通过产生特定功率的超声波作用于人体组织，产生机械作用、热作用和空化作用，加速人体局部组织血液流动，改善血液循环，促进新陈代谢，加强组织再生修复能力，缓解疼痛。可用于治疗肌腱炎、肱骨外上髁炎等导致的软组织损伤、颈椎病、肩周炎、强直性脊柱炎等导致的骨关节病、脑卒中等神经系统损伤导致的疼痛，术后瘢痕增生及伤口愈合迟缓等症状。主要应用科室：康复科、烧伤科、皮肤科、神经科、骨科等。

设备创新：

本产品运用了我司开发的独立数字合成频率发生器，其具备不受环境温度影响的特点，可产生稳定可调节的驱动频率，以保证超声输出参数的准确性；通过将驱动频率调整至谐振频率，提高设备的电声转换效率，较于传统方式大幅减少超声的能量损耗，避免关键元器件升温过高问题，使输出更稳定。

14. 生物反馈助力电刺激仪

（图 14-14）

生产厂家：河南翔宇医疗设备股份有限公司

注册证号：豫械注准 20212090097

价格区间：13 万

设备简介：

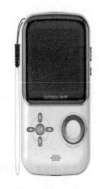

图 14-14　生物反馈助力电刺激仪

实时监测瘫痪患者残存的微弱主动肌电信号强度，根据肌电信号代表的肌力强度触发同步电刺激，从而刺激患者肌肉收缩功能，以达到瘫痪患者肢体自主支配的伸缩运动，训练及修复患者肢体运动功能，防止患者肌肉萎缩。

设备创新：

肌电测量功能，帮助医生制订科学有效的康复训练及治疗方案。

15. 间歇充气加压防治系统（图 14-15）

生产厂家：河南翔宇医疗设备股份有限公司

注册证号：豫械注准 20222091580

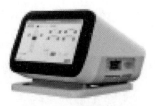

图 14-15　间歇充气加压防治系统

价格区间：暂无

设备简介：

主要通过气囊反复充放气，形成了对肢体的压力，从肢体远端向近端进行挤压，从而促进血液和淋巴液的流动，有效预防血栓的形成，改善微循环，随着血液循环的加速。可以加速血液中代谢的废弃物、炎症因子、致痛因子的吸收；具备静脉血栓栓塞症预防、足底静脉回流、循环压力治疗、微循环障碍治疗、淋巴水肿消肿治疗 5 大功能模块。

设备创新：

人机智能互动操作，智能识别护套类型，单腔压强可调，具备血液回盈侦测功能，充气速度可调，具备单腔关闭功能，具备超压、过压、欠压提示功能；设备可挂床头进行操作，显示屏界面可根据放置方向自动旋屏，设备具备治疗记录查询功能。

16. 低温冲击镇痛仪（CO_2）

（图 14-16）

生产厂家：河南翔宇医疗设备股份有限公司

注册证号：豫械注准 20222091559

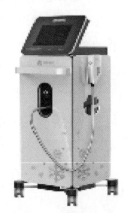

图 14-16　低温冲击镇痛仪（CO_2）

价格区间：16 万

设备简介：

低温冲击镇痛技术是一种创新、速效、安全的神经性低温刺激技术,通过－78℃的超低温刺激,触发人体交感和副交感神经系统自发的神经反射,产生系统性的血管舒缩,加快局部血液循环和淋巴循环、加速免疫反应发生,达到快速镇痛、消炎、消肿、缓解痉挛的作用。主要用于急慢性软组织损伤性疾病、围手术期肿胀疼痛以及局部水肿血肿等症状,快速解决肌肉、肌腱、韧带、关节等出现的急慢性疼痛、水肿、痉挛等问题。

设备创新:

在双电源供电模式下采用神经性低温刺激技术,－78℃的超低温二氧化碳技术,触发人体交感和副交感神经系统自发的神经反射,达到镇痛、消炎的效果。

17. 低温冲击镇痛仪 (压缩机)(图 14－17)

生产厂家:河南翔宇医疗设备股份有限公司

注册证号:豫械注准 20222090087

价格区间:17 万

设备简介:

采用压缩机制冷原理,节能环保;具有红外温度传

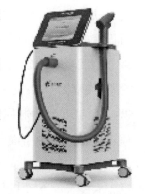

图 14－17 低温冲击镇痛仪(压缩机)

感器,治疗过程中实时检测皮肤温度,根据皮肤表面温度和设定温度自动调节出风量;自动定时除霜,冷凝水超限提示功能,4 种自定义模式和 1 种普通模式,时间和设定温度可调;12 寸液晶触摸屏,操作简单,使用方便。

设备创新:

采用压缩机制冷原理,使其制冷后的冷空气经风机吹出冷藏室到达皮肤表面;在红外负反馈控制系统的左右下实时调节出风量,作用于皮肤表面,达到治疗效果。

18. 深层肌肉刺激仪(图 14－18)

生产厂家:河南翔宇医疗设备股份有限公司

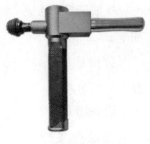

注册证号:豫械注准 20222090146

价格区间:5 万～7 万

设备简介:

由电机产生机械动力,通过偏心轮传动,带

图 14－18 深层肌肉刺激仪

动连杆往复运动,连杆带动按摩头产生振动和击打,利用人体对机械力的传导,作用于人体深层肌肉组织,刺激本体感觉功能。

设备创新:

可通过更换按摩头种类,模拟传统按摩手法:禅推、雀啄、掌摩、齿梳、指揉、指压、指按、拳振、揉捏、推、垂、击、拍、打、叩等。以单片机为核心控制器件,通过控制电机转速,调节按摩头振动频率。

19. 肌电生物反馈训练系统(图 14－19)

生产厂家:河南翔宇医疗设备股份有限公司

注册证号:豫械注准 20222090155

价格区间:25 万～28 万

设备简介:

生物反馈、低频电类设备。可监测患者微弱的主动肌电信号,根据肌力强度可进

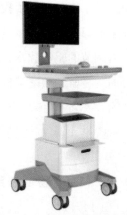

图 14－19 肌电生物反馈训练系统

行神经功能电刺激、触发电刺激,从而刺激患者肌肉收缩功能,以达到患者肌肉自主收缩运动,训练及修复患者肌肉运动功能。适用于产后康复恢复、女性压力性尿失禁和急迫性尿失禁的评估、训练、修复及治疗。

设备创新:

监测患者微弱的主动肌电信号,根据肌力强度可进行神经功能电刺激、触发电刺激,以达到患者肌肉自主收缩运动、训练及修复患者肌肉运动功能。

20. 低频交变磁场治疗机（图 14 - 20）

生产厂家：河南翔宇医疗设备股份有限公司

注册证号：豫械注准 20192090824

价格区间：6 万～14 万

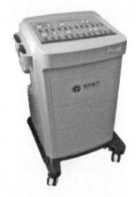

图 14 - 20　低频交变磁场治疗机

设备简介：

融合了低频电刺激生物学效应、调制中频电刺激和磁场生物学作用。低频电流刺激引起组织兴奋反应，刺激细胞膜，改变细胞膜的离子通透性，使膜内外极性改变，由极化变成去极化，形成动作电位发生兴奋，引起肌肉收缩反应；治疗帽带在头部，形成磁场，同时作用于间脑、额部和枕部，可引起脑电波发生抑制性变化，对中枢神经有镇静作用。低频调制波或干扰波能改变细胞膜的离子通透性，导致细胞膜内外极性的改变，使膜电位去极化，形成动作电位，因此兴奋神经肌肉，产生肌肉收缩。

设备创新：

通过交变电磁场治疗帽、仿生电刺激小脑顶核和调制中频电刺激 3 种治疗方式的优化组合，可搭配多种治疗方案，是一款多功能理疗的综合治疗仪。

21. 低频脉冲磁场治疗机（图 14 - 21）

生产厂家：河南翔宇医疗设备股份有限公司

注册证号：豫械注准 20192090826

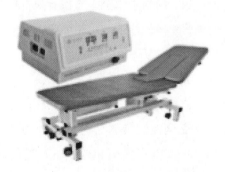

图 14 - 21　低频脉冲磁场治疗机

价格区间：15 万

设备简介：

采用特定低频脉冲电磁场，作用于人体脊柱、股骨等骨骼表面，使其在脉冲电流的作用下，通过电磁生物效应，激活骨细胞活性，干预骨代谢，提高骨密度，缓解骨质疏松症引起疼痛。

设备创新：

采用特定治疗器，具备磁疗和温热功能，搭配治疗床使用时，患者在舒适环境下同步实现脊椎和颈椎的同步治疗。

22. 电动牵引床（图 14 - 22）

生产厂家：山东泽普医疗科技有限公司

注册证号：鲁械注准 20192090048

价格区间：30 万～45 万

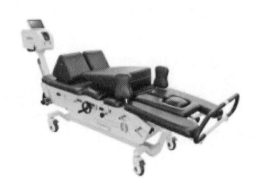

图 14 - 22　电动牵引床

设备简介：

基于运用作用力与反作用力的力学原理，通过手法、器械或电动装置产生的外力，作用于人体脊柱或四肢关节，使关节面发生一定的分离、关节周围软组织得到适当的牵伸原理，可分别供颈、腰椎适应证的牵引治疗。可用于对患者进行颈椎和腰椎进行牵引治疗，适用于颈、腰椎间盘突出症，神经根型颈椎病，不合并神经损伤的单纯胸、腰椎压缩骨折，适合牵引的脊柱疾病。

设备创新：

集成微电脑控制技术；牵引反馈补偿技术；双线独立操控技术。

23. 脉冲磁治疗仪（图14－23）

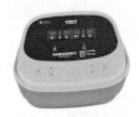

图14－23　脉冲磁治疗仪

生产厂家：河南翔宇医疗设备股份有限公司

注册证号：豫械注准20212090055

价格区间：4万

设备简介：

利用单项脉冲三角波产生冲击磁场，作用于人体脊柱、股骨等骨骼表面，通过电磁生物效应，激活骨细胞活性，干预骨代谢，提高骨密度，改善骨质量。

设备创新：

搭配方形和圆形两种治疗垫；且方形治疗垫具有震动功能，方形治疗垫将磁疗和振动相结合作用于治疗部位，两种不同治疗垫从而对应不同部位或不同病症的治疗有多重搭配选择。

24. 红外热辐射治疗仪（图14－24）

生产厂家：苏州好博医疗器械股份有限公司

注册证号：苏械注准20212091583

价格区间：10万～19万

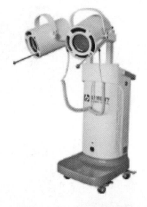

图14－24　红外热辐射治疗仪

设备简介：

是一种利用光学系统滤除无效和有害的光波，输出高能量密度的红外光的治疗设备。利用红外光穿透性强的特性，可以在照射部位产生温热效应，具有镇痛，促进毛细血管扩张，改善局部血液循环，促进组织修复再生、消除肿胀、加速创面愈合的作用。主要应用于各种亚急性和慢性损伤、炎症的治疗。主要应用科室：疼痛科、皮肤科、康复科、妇产科等。

设备创新：

通过公司自研的液滤光学系统保留了400～1400 nm最有效的治疗光谱带，将高热能光波段截留，仅输出人体可接受的温和光能，避免了皮肤灼伤的风险。液滤光学系统透过率高达95%以上；内置的液滤系统通过特殊的散热设计，使治疗头运行时温度一直低于40℃。应用该技术的产品输出的光密度大于235 mW，同时有效治疗穿透深度超15 cm，远高于常规的光谱照射治疗。

25. 肌电图分析治疗系统（图14－25）

生产厂家：湖南方越医疗科技有限公司（德长医疗全资子公司）

注册证号：湘械注准20212090364

价格区间：20万～40万

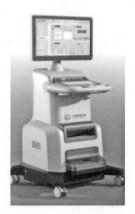

图14－25　肌电图分析治疗系统

设备简介：

通过体表电极将采集到的受试者肌电信号放大，滤波并进行数字化处理，分析其幅度和频率等指标，从而评估肌肉的肌力和疲劳度，为临床、教学、科研提供指导。

设备创新：

集成式的肌电评估和生物反馈治疗，可对全身肌肉进行专业的表面肌电采集分析，内置了70多种肌电测评方案，多科室适用。

26. 多功能牵引床（图14－26）

生产厂家：河南瑞禾医疗器械有限责任公司

注册证号：豫械注准20192090791

价格区间：19万～21万

设备简介：

以数字化微电脑控制架构及可调速马达结合多重感测及安全控制装置所设计制造的牵引治疗系统，有3种牵引模式可供选择，具有最高拉力889 N/222 N之切换开关，以保护治疗时之操作安

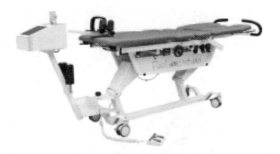

图 14-26 多功能牵引床

全;有自动拉力补偿,提供比一般牵引机准确而有效的疗程。

设备创新:

装置所设计制造的牵引系统可依患者治疗所需搭配进行颈椎或腰部牵引治疗,并有连续(静态)牵引、间歇(动态)牵引和循环牵引 3 种牵引模式。自动拉力补偿:在治疗过程中因患者动作造成拉力减小,设备会自动补偿至原设定拉力,提供比一般牵引机更加精准有效的牵引治疗。

27. 空气波压力治疗仪(图 14-27)

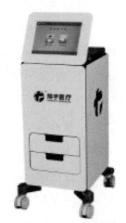

生产厂家:河南翔宇医疗设备股份有限公司

注册证号:豫械注准 20192090807

价格区间:17 万

设备简介:

主要通过气囊反复充放气,形成了对肢体的压力,从肢体远端向近端进行挤压,从

图 14-27 空气波压力治疗仪

而促进血液和淋巴液的流动,有效预防血栓的形成,改善微循环,随着血液循环的加速,可以加速血液中代谢的废弃物、炎症因子、致痛因子的吸收,在临床上被广泛运用。

设备创新:

人机智能互动操作,具备血液回盈侦测功能;单腔压力可调,具备单腔关闭功能,具备过压保护功能。

28. 磁刺激仪(MagNeuro R470)(图 14-28)

生产厂家:南京伟思医疗科技股份有限公司

注册证号:苏械注准 20222091956

价格区间:70 万～80 万

设备简介:

TMS 是一种无创的神经调控技术。它利用脉冲磁场

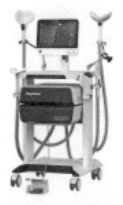

图 14-28 磁刺激仪
(MagNeuro R470)

作用于大脑,在刺激部位的大脑皮层产生感应电流,引起神经细胞的去极化并激活大脑皮层的神经网络,影响脑内代谢和神经电活动,从而引起一系列生理生化反应,达到评估及治疗的作用。

设备创新:

单机 4 通道;专病专用线圈;磁力线控制技术;变频混冷技术。

二、康复训练设备

(一)上肢康复训练类

1. 手功能康复训练与评估系统(图 14-29)

生产厂家:上海司羿智能科技有限公司

注册证号:湘械注准 20212191718

价格区间:19.8 万

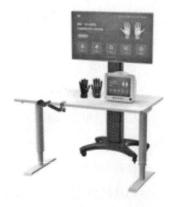

图 14-29 手功能康复训练与评估系统

设备简介:

基于软体机器人和神经科学理论,以柔性气动仿生肌肉作为动力源,为手功能障碍用户提供专业有效的手功能训练。模拟生活日常抓握强化协调能力,通过"中枢-外周-中枢"闭环干预模式,促进脑功能重塑和神经再支配,提高日常生活活动能力。

设备创新：

① 8大训练模式，国内首款满足全周期康复的软体手功能康复机器人；② 仿生结构设计，四指活动范围高达 0°～270°，大拇指活动范围高达 0°～180°；③ 结合高精度弯曲传感器与空间姿态传感器，不受空间、角度、方向、环境等限制；④ 便携设计，主机仅 4.5 kg，支持从康复大厅到床边、科室间的移动康复；⑤ 8种虚拟互动情景，沉浸式视听触觉反馈。

2. ArmGuider® 上肢康复训练系统（图14-30）

生产厂家：上海卓道医疗科技有限公司

注册证号：沪械注准 20182190338

价格区间：35万～40万

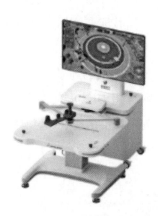

图 14-30　ArmGuider® 上肢康复训练系统

设备简介：

该系统是专为上肢功能障碍人群设计的智能康复训练系统，提供被动、助力、主动和抗阻训练，增强患者本体感觉，促进脑功能重塑和神经系统网络重建，将运动训练和丰富的游戏场景相结合，在改善上肢的控制能力、协调性、力量、关节活动度等运动功能的同时，实现记忆力、理解力、空间结构想象力的训练。

设备创新：

创新的应用了反向驱动的 5 连杆并联机械臂结构，使其在二维平面内能实现任意轨迹训练；全面力学交互与智能控制算法相结合，提供多种训练模式，覆盖全周期患者；特有助力和抗阻训练对患者进行有针对性的运动强化训练。

3. 上肢康复训练系统（图14-31）

生产厂家：上海电气智能康复医疗科技有限公司

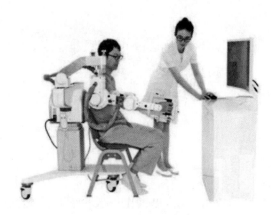

图 14-31　上肢康复训练系统

注册证号：沪械注准 20212190194

价格区间：120万～160万

设备简介：

根据中枢神经重塑理论，应用科学的康复策略，通过主动、被动、助力、示教等训练模式，结合虚拟现实，提高患者训练的趣味性和积极性，最终使上肢功能障碍患者上肢运动功能部分或完全康复。该项目的主要技术特点是一体化主被动训练，安全周期康复治疗；基于患者不同阶段功能情况，选择不同的康复训练模式；患者可进行三维空间、5个自由度的上肢关节活动；实时多模态的运动反馈输入（视听本体），重建运动传导通路，增强患者训练的独立性和训练效果；实时记录患者的训练情况及测试情况，跟踪患者的治疗情况。

设备创新：

防夹手机械设计、运动意图控制、主被动混合控制和无拆卸的快速左右手互换；相较同类产品，本产品在结构上实现了运动部件全封闭，无夹手安全风险，同时基于上肢外骨骼机械结构结合多向电机驱动，可提供上肢三维立体主被动康复训练；其矢状面双电机可实现肩关节中立位，满足从早期-中期-后期的全周期的上肢功能恢复的需求。

4. Dynaxis® 上肢综合康复训练系统（图14-32）

生产厂家：上海卓道医疗科技有限公司

注册证号：沪械注准 20212190561

价格区间：35 万～45 万

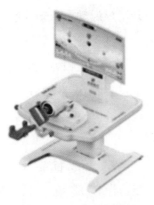

图 14－32　Dynaxis® 上肢综合康复训练系统

设备简介：

该系统适用于上肢功能障碍人群的康复训练，包括前臂、腕关节及手的精细动作和肩、肘的粗大动作的测定与训练。结合丰富的专业训练配件、领先的全面力学交互系统和多感觉实时反馈系统，获得多维度、多关节的机器人辅助治疗体验，逐步恢复上肢的控制能力、协调性、力量、关节活动度等运动功能，提升患者的日常生活活动能力。

设备创新：

通过 16 个专业配件组合，配合多体位动力头，支持在水平面、冠状面、矢状面上进行前臂旋前旋后，腕关节掌屈背伸、尺偏桡偏，手指屈曲、抓握、侧捏，肩肘关节屈伸、外展内收等数十种训练动作。含有丰富的训练模式。

5. 手功能康复训练仪（图 14－33）

生产厂家：上海司羿智能科技有限公司

注册证号：湘械注准 20222190974

价格区间：1.5 万

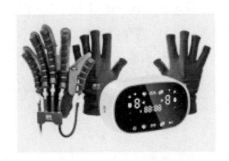

图 14－33　手功能康复训练仪

设备简介：

基于国际领先的手功能康复理论体系"中枢-外周-中枢"闭环模式理论研发，能够实现多模态循环刺激干预患者的中枢和外周神经，帮助患者提升康复效率。

设备创新：

拥有 4 种训练模式，可满足康复全周期需求，促进脑功能与手功能重塑。患者训练数据可同步小程序，轻松制订康复计划；创新主动训练模式，让患者通过小游戏参与训练，缓解训练枯燥问题。

6. 上肢反馈训练与评估系统（图 14－34）

生产厂家：山东泽普医疗科技有限公司

注册证号：鲁械注准 20212191006

价格区间：32 万～50 万

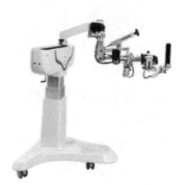

图 14－34　上肢反馈训练与评估系统

设备简介：

是一款运用计算机技术实时模拟人体上肢运动规律，拥有一个可调节的上臂支持系统，全新的智能反馈和三维运动空间，可使功能训练在一个虚拟的环境中进行。

产品可使上肢在减重的状态下进行训练，并提供高质量的反馈信息，跟踪患者训练后的康复程度可以进行单关节训练或多关节训练，从而达到上肢肢体全覆盖的康复治疗的目的。

设备创新：

左右臂切换智能更换技术；Brunnstrom 功能等级评定量表；信息集采反馈技术；低频电磁传输技术。

7. 上肢医用康复训练仪（图 14－35）

生产厂家：上海傅利叶智能科技有限公司

注册证号：湘械注准 20222190903

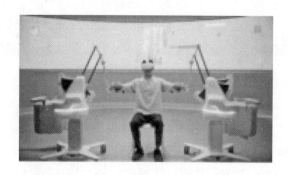

图14－35　上肢医用康复训练仪

价格区间：25万～40万

设备简介：

采用创新的线驱传动方式搭配轻量化的碳纤维材料，减小机器人自身运动中的摩擦力，满足更轻更柔顺的全新康复评估及训练体验。基于傅利叶智能自主研发的力反馈技术，模拟治疗师的手法提供辅助和引导，实现三维空间内的上肢运动控制及日常生活活动等能力训练。

设备创新：

采用线驱动方式结合柔顺力控技术、重力补偿技术等，拓展了上肢康复训练的空间需求，为患者提供镜像训练、日常生活活动能力训练等多种训练模式，满足早期至中后期康复训练需求。

8. 上肢关节训练系统（图14－36）

生产厂家：上海傅利叶智能科技有限公司

注册证号：湘械准注20212190856

价格区间：15万～25万

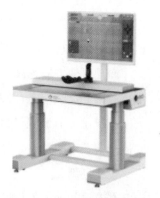

图14－36　上肢关节训练系统

设备简介：

采用创新一体化设计，通过全球领先的力反馈算法和高性能电机，为用户带来卓越的力学环境体验。同时通过难度渐进的目标导向性训练和精确客观的评估数据分析，将沉浸式交互游戏融入训练之中，有效地促进用户运动再学习的过程，迅速提升用户运动及认知功能。

设备创新：

采用柔顺力反馈、智能控制及虚拟现实交互技术，模拟出丰富的力学环境，结合多种训练场景，实现患者全周期的康复需求。

9. 上肢智能反馈训练系统（图14－37）

生产厂家：广州一康医疗设备实业有限公司

注册证号：粤械注准20172191092

价格区间：53.8万～59.8万

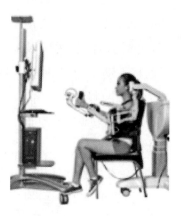

图14－37　上肢智能反馈训练系统

设备简介：

采用计算机虚拟技术，结合康复医学理论，实时模拟人体上肢运动规律，患者可以在计算机虚拟环境中完成单关节或多关节康复训练。外骨骼机械臂仿照人体解剖结构设计，能够智能识别左/右手。还具有减负重调节功能，可进行负重或减重训练；三种不同维度的训练加入视、听觉的智能化反馈刺激，激发患者训练的积极性，缩短患者康复的进程，重建上肢的运动功能。

设备创新：

具有多种评估方式智能呈现分析，支持多次评估对比分析，支持信息和报表打印；提供29个不重复游戏，单、多关节训练；具有激光对准功能，握力振动反馈，座椅绑带设计，保障训练的安全性；开放物联端口对接。

10. 手功能康复训练与评估系统（图14－38）

生产厂家：法罗适（上海）医疗技术有限公司

注册证号：皖械注准20212190374

价格区间：8万～20万

设备简介:

具有领先的主从式康复技术,并与虚拟现实结合,增加康复的趣味性。手功能康复训练与评估系统主要有4种功能:随动

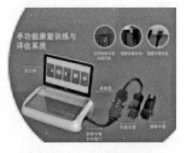

图14-38 手功能康复训练与评估系统

康复训练、被动康复训练、游戏康复训练、康复评估功能。随动康复训练针对偏瘫患者,利用健侧手控制患侧手,独立完成康复运动;手功能康复训练与评估系统还可提供中患者通过完成游戏,得到手功能的训练;手功能康复训练与评估系统拥有评估功能,通过评估手套检测数据,量化评估康复效果。

设备创新:

运用线驱动的方式,采用主被动控制混合康复训练算法,根据患者肌力输出状态,自动进行主动训练、被动训练或主动与被动的交叉训练。适用于康复肌力很弱的早期患者、一定肌力的中期患者和肌力较大的后期患者,提高康复效率。通过虚拟现实技术,根据脑机接口识别手的运动意图,提供手指精确的实时柔顺控制。避免急性期康复时关节脱位,以及痉挛状态下拉伤的风险,确保患者安全康复。

11. 手指关节持续被动活动仪(图14-39)

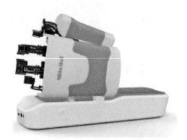

图14-39 手指关节持续被动活动仪

生产厂家:迈步机器人科技(长沙)有限公司

注册证号:湘械注准20222192121

价格区间:50万

设备简介:

迈步机器人团队自主研发的手部康复外骨骼机器人,主要应用于手部功能受损的康复训练当中。机器人可以带动手指完成两种康复运动——双向弯曲运动和内收外展运动。手部康复外骨骼机器人能实时反馈手指关节的角度、力信息,使得创伤手指恢复运动更加安全有效,有效解决手部训练高强度、规律性的难题,提高康复训练效率。

设备创新:

手部康复外骨骼机器人采用柔性驱动器作为动力输出,能够实现主/被动式康复训练;实时反馈手指关节的角度、力信息,使得创伤手指恢复运动更加安全有效,有效解决手部训练高强度、规律性的难题。

12. 脑机接口康复训练与评估系统(图14-40)

生产厂家:上海司羿智能科技有限公司

注册证号:湘械注准20232190234

价格区间:49.8万

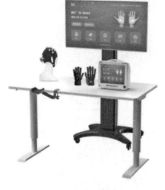

图14-40 脑机接口康复训练与评估系统

设备简介:

9大训练模式,全球"首款"脑机接口软体手功能康复机器人;用户系统管理、多种临床评估量表、训练数据等可视化数据报告;无线脑电穿戴,脑电采集率500次/秒,丢包率<5%。

设备创新:

于运动想象原理,通过脑机接口识别并解读患者的脑电信号,控制软体手功能康复机器人辅助患者进行运动,可激发患者主动运动意识,实现"感知-控制"双向闭环神经刺激,重塑患者的神经通路,显著提升康复疗效。

13. 多关节全方位上肢智能运动康复机(图14-41)

生产厂家:山东泽普医疗科技有限公司

注册证号：鲁械注准
20192190121

价格区间：7万~15万

设备简介：

智能康复运动控制算法；引导力补偿技术；自适应控制算法；主被动切换技术；痉挛检测和缓解技术。

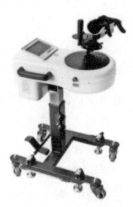

图 14-41　多关节全方位上肢智能运动康复机

设备创新：

多关节全方位上肢智能运动康复机是运用物理治疗的原理，以运动这一物理因子对患者或老人进行治疗及身体恢复训练，从而改善其运动功能障碍。其目的是改善关节活动度，增强肌力、耐力，改善平衡协调功能，提高整体运动功能。

14. 上肢运动康复训练系统（图 14-42）

生产厂家：南京伟思医疗科技股份有限公司

注册证号：苏械注准 20232190106

价格区间：25万~35万

设备简介：

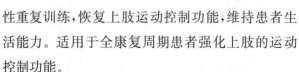

图 14-42　上肢运动康复训练系统

基于运动再学习原理，通过大量任务导向性重复训练，恢复上肢运动控制功能，维持患者生活能力。适用于全康复周期患者强化上肢的运动控制功能。

设备创新：

AI天眼识别；全方位功能评估；全周期执行器；处方式游戏。

15. 三维上肢主被动训练与评估系统（图 14-43）

生产厂家：山东泽普医疗科技有限公司

注册证号：鲁械注准 20232190274

价格区间：55万~70万

设备简介：

实时模拟人体上肢运动规律，能够在多个维度实现上肢的

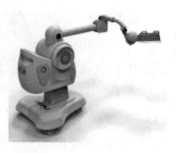

图 14-43　三维上肢主被动训练与评估系统

被动运动与主被动运动，而且结合情景互动、训练反馈信息和强大的评估系统后，患者可以在完全零肌力下进行康复训练，提早了患者康复训练的进程。正常的生理上肢反复训练能使人建立新的正确的运动记忆模式，重新掌握正确的上肢运动技能。

设备创新：

三自由度康复臂力补偿技术；三自由度康复臂正逆运动解算技术。

16. 腕关节康复训练系统（图 14-44）

生产厂家：上海傅利叶智能科技有限公司

注册证号：湘械准注 20212191169

价格区间：10万~20万

设备简介：

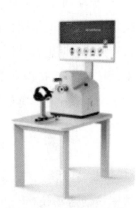

图 14-44　腕关节康复训练系统

通过前臂的旋前旋后、腕关节屈伸、腕关节尺桡偏等运动控制训练，来提高吃饭、拧毛巾、倒水等日常生活动作能力，与ArmMotus™ M2上肢粗大运动训练形成互补。

设备创新：

系统攻克多维力传感设备和位置传感设备，同时汇聚多种功能训练模式及沉浸式虚拟现实交互场景，实现了将运动控制训练和认知训练相结合，肌力训练和ADL训练相结合的革命性治疗。

（二）下肢康复训练类

1. 减重步态训练系统（图 14-45）

生产厂家：上海电气智能康复医疗科技有限公司

注册证号：沪械注准 20212190113

价格区间：260 万～280 万

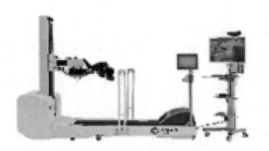

图 14-45　减重步态训练系统

设备简介：

主要技术特点是骨盆减重，安全可试错环境、多模态训练以及辅助多元化训练。产品的平行四边形骨盆支撑机构能够很好地模拟人体骨盆运动，通过骨盆支撑机构来固定患者，防止跌倒；同时力传感器获取患者运动过程中髋部两侧受力情况，立柱控制器根据竖直方向力的变化情况，运用相应的控制算法，使骨盆支撑机构可以根据不同的目标减重量，动态调节骨盆机构的运动速度来实现对患者的跟随运动，从而实现预定的目标减重量。

设备创新：

产品根据实际运动特点设计出多自由度减重机构，在训练过程中通过机电伺服系统模拟施加顺应运动、加速运动、反射运动、侧倾运动等扰动，并进行仿生运动系统的建模和系统辨识，通过驱动力、支持力与扩大化的反馈，分析训练过程中的步态偏差情况。此外产品应用错误学习理论，进行了机构的创新，新型机构能实现患者自由地体验步态错误并进行运载学习。

2. AnkPower™ 踝关节康复训练系统（图 14-46）

生产厂家：上海卓道医疗科技有限公司

注册证号：沪械注准 20222190127

价格区间：30 万～45 万

设备简介：

产品集成了高性能机器人关节、高精度力矩与位置传感器、全面防护柔性配件，结合自主研发的自适应运动控制算法和智能软件系统，为患者提供覆盖踝关节康复全过程的专业测定与训练方案，能够有效地改善患者关节活动度、肌力、肌耐力和运动控制能力。适用于踝关节功能障碍人群的康复测定与训练。

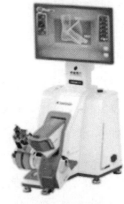

图 14-46　AnkPower™ 踝关节康复训练系统

设备创新：

提供 0～90°膝位下的踝关节训练功能，满足患者对不同训练强度的需求；支持下肢姿态渐进式调整，自适应匹配训练范围。单侧独立训练，左右快速切换；双侧同步训练，健侧带动患侧。提供专业测定与训练方案，覆盖全周期患者。

3. SmartSling® 下肢康复训练系统（图 14-47）

生产厂家：上海卓道医疗科技有限公司

注册证号：沪械注准 20202190607

价格区间：40 万

设备简介：

以柔性绳索配合高性能电机动力模块作为主要动力牵引源的新型机器人动力系统，为下肢功能障碍患者提供不同体位的髋、膝关节活动训练，改善关节活动度、防止肌肉萎缩、预防关节挛缩、缓解肌张力异常状态，并有助于加强患者正确的运动模式。

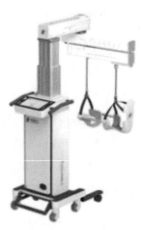

图 14-47　SmartSling® 下肢康复训练系统

设备创新：

由高性能动力模组和柔性动力悬吊组成的主牵引源,实现极佳的人机力学交互体验;结合悬吊减重功能,使患者体验更加安全、舒适的交互过程;可复现人体下肢真实步行运动,实现髋膝关节屈伸训练、髋关节的外展内收训练。

4. 儿童下肢步态训练设备(图 14-48)

生产厂家:重庆市英诺威医疗科技有限公司

注册证号:渝械注准 20222190171

价格区间:188 万

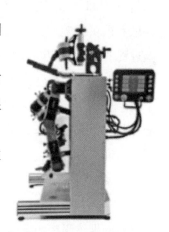

图 14-48　儿童下肢步态训练设备

设备简介:

该设备基于康复医学理论,通过对患者下肢的反复运动训练,一方面增强患肢本体感觉,增强肢体反射,促发主动运动,防止肌肉萎缩,提高患肢关节活动度;另一方面对神经系统的重组和代偿有极大的促进作用,辅助步态功能逐渐恢复。

设备创新:

产品集成了下肢精准康复训练的 5 大模式:步行模式、摆动模式、下蹲模式、自行车模式、楼梯模式;各类调节装置可提供各关节足够的调节范围以适应步态人体;设备配备的辅助座位系统,使患者上下更加安全可靠。

5. 床边外骨骼机器人(图 14-49)

生产厂家:杭州程天科技发展有限公司

注册证号:浙械注准 20222191006

价格区间:60 万～120 万

设备简介:

专为坐卧位康复训练设计,完美适配早期康复,减少并发症可能的同时,可改善关节的恢复。

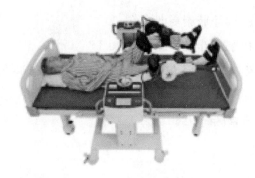

图 14-49　床边外骨骼机器人

本产品适用于下肢关节置换术后康复和下肢运动功能障碍坐位、卧位康复,通过反复、高效的下肢关节活动训练,解决关节僵硬、粘连等问题,促进血液、淋巴循环和身体组织修复。能够模拟康复手法示教,将主动、被动、抗阻和步态等多种模式融入训练,更好地促进康复效果。

设备创新:

具备智能模拟手法训练模式和实时信息反馈技术。可根据患者肌力大小变化自动调节阻抗,预防痉挛发生;通过记录训练动作,精准复现康复训练手法;并且训练数据全记录,为用户、医生等提供专业、直观的量化评估,有助于跟踪观察康复效果。

6. 步态训练与评估系统(图 14-50)

生产厂家:广州一康医疗设备实业有限公司

注册证号:粤械注准 20172191695

价格区间:268 万

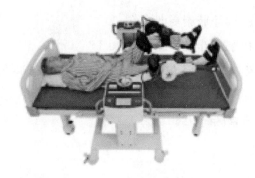

图 14-50　步态训练与评估系统

设备简介:

是一款针对步行功能障碍进行康复训练的设备。通过计算机控制、减重模式、步态矫正装置驱动,使患者在直立体位下通过不断重复且轨迹固定的步态训练,强化正常步态记忆,从而在大脑重新建立行走功能区域,建立正确的行走模式并有效的锻炼相关肌肉及关节,刺激其功能的恢复。

设备创新：

7个高性能电机；配有镜像功能；配有8通道FES电刺激治疗，6款以上游戏；独立手持无线遥控开关和脉氧心率监测，进一步保障训练的安全性，支持互联网开放与对接；活动度评估功能，实时观察髋膝关节活动度。

7. 下肢外骨骼康复训练机器人（图14-51）

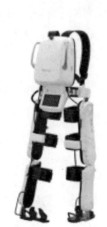

图14-51　下肢外骨骼康复训练机器人

生产厂家：深圳市迈步机器人科技有限公司

注册证号：湘械注准20212190586

价格区间：120万～150万

设备简介：

此机器人首创采用柔性驱动器作为动力输出，力控更精准。拥有主/被动式训练模式，穿戴舒适，康复效果更佳。能够有效降低治疗师工作强度，提高康复训练效率，促进用户神经回路的重建，使用户早日回归正常生活。适用于脑卒中等导致下肢运动功能障碍者进行康复训练。

设备创新：

机器人首创采用柔性驱动器作为动力输出，力控更精准；拥有主/被动式训练模式，穿戴舒适，康复效果更佳；能够有效降低治疗师工作强度，提高康复训练效率，促进用户神经回路的重建，使用户早日回归正常生活。

8. 佩戴式足下垂康复仪（图14-52）

生产厂家：江苏德长医疗科技有限公司

注册证号：苏械注准20172191434

价格区间：0.8万～39万

设备简介：

一种智能化可穿戴功能性电刺激设备。一个或多个智能助行仪佩戴在患者身上，在步行模式下，其内置运动传感器检测患者步态，微电脑根据步态情况控制电刺激的输出，模拟中枢神经系统控制目标神经和肌肉，辅助患者完成屈膝、提足、抬手迈步、落地的步行动作。多个刺激器结合使用，还能健侧带动患侧，实现上、下肢镜像康复训练，更好地帮助偏瘫患者康复。

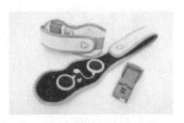

图14-52　佩戴式足下垂康复仪

设备创新：

佩戴式足下垂康复仪可进行主被动刺激；无线触发实现健侧带动患侧的镜像训练。可搭配远程功能，与移动互联的结合，实现医、患网状互联。编程工作站实现了时序编程，提升产品使用的方便性和灵活性，引领多种临床需求。

9. 下肢步行外骨骼辅助训练装置（图14-53）

生产厂家：南京伟思医疗科技股份有限公司

注册证号：苏械注准20212190189

价格区间：120万～150万

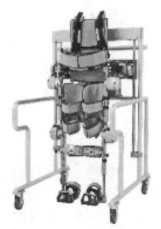

图14-53　下肢步行外骨骼辅助训练装置

设备简介：

为让患者尽早开始站立，可提供持续性运动步态刺激，强化运动感觉输入，提高训练效果，把握黄金康复期，充分挖掘患者康复潜力。适用于下肢运动功能障碍患者的步行康复训练。

设备创新：

镜像训练；双减重模式；双训练模式；真实落地。

10. 下肢步行机器辅助训练装置

（图14-54）

生产厂家：北京大艾机器人科技有限公司

注册证号：京械注准20182190230

价格区间：100万~200万

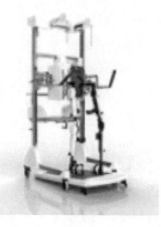

图14-54 下肢步行机器辅助训练装置

设备简介：

拥有安全平衡移动支撑架，训练安全性高，特别适用于早期康复，也使康复介入时间更早（可用于ICU），可实现康复初期的原地半支撑减重训练、心肺功能训练、髋膝关节活动能力训练、实地步行移动训练，广泛应用于四肢瘫、截瘫（含高肌张力）、偏瘫、脑瘫、运动损伤、关节炎、老年人、肌无力、帕金森病等下肢功能障碍患者。

设备创新：

拥有安全平衡移动支撑架，训练安全性高；康复介入时间提前更利于恢复；适用范围广，可用于四肢瘫、截瘫（含高肌张力）、偏瘫、脑瘫、运动损伤、关节炎、老年人、肌无力、帕金森等下肢功能障碍患者。

11. 站立架（图14-55）

生产厂家：安徽爱博智能科技有限公司

注册证号：皖合械备20210176号

价格区间：4.5万

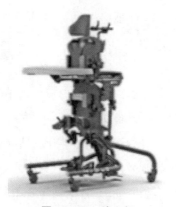

图14-55 站立架

设备简介：

主要由支撑平台、手柄、手柄杆和手轮调节、轮子、高度调节、制动装置和折叠机构、座椅组成，是一款专为行动障碍患者提供站立康复训练的康复

辅助器具。常使用站立架进行站立训练，可以提高儿童下肢肌肉力量和肢关节活动度，改善呼吸和消化功能。

设备创新：

坐-站躺3种姿势自由切换，满足不同应用需求；多部位可调，提供全方位支撑（头部、胸背部、髋部、膝部及足底）；多功能小桌板支持多方位调节，有助于学习、阅读及饮食；靠垫采用柔性、透气材料，贴合人体曲线，舒适度更高。

12. 下肢反馈训练与评估系统（图14-56）

生产厂家：山东泽普医疗科技有限公司

注册证号：鲁械注准20202191331

价格区间：38万~60万

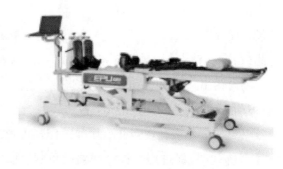

图14-56 下肢反馈训练与评估系统

设备简介：

通过伺服电机带动腿部运动，模拟正常踏步状态的下肢训练器。设备床体由电动推杆控制，可以在一定范围内自由升降、起落和后仰，在悬吊带的辅助下帮助使用者变换体位，为下肢提供生物载荷，伺服电机带动腿部进行步态训练，可实现双腿训练、单腿训练、被动训练和主被动训练功能，步态训练的步频和步幅均可以调节。

设备创新：

智能运动控制技术实现仿真模拟踏步训练；智能探测痉挛；实现训练准确评估。

13. 下肢肌力训练与评估系统（图14-57）

生产厂家：山东泽普医疗科技有限公司

注册证号：鲁械注准 20232190273

价格区间：30 万～60 万

设备简介：

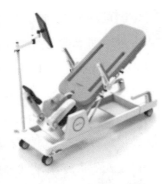

图 14-57　下肢肌力训练与评估系统

以神经可塑性原理为理论基础，实现仰卧至 60°站立之间任意角度的腿部训练，在不同角度体位下，实现高强度、有针对性和重复性的训练要求，内置传感器实时反馈训练数据，量化患者微小进步，鼓励患者训练，从而提高肌肉耐力，增强关节稳定性。帮助因脑卒中、脑外伤、脊髓损伤等导致下肢功能障碍的患者重新学习已失去的下肢功能，极大地提高了康复临床治疗效果和效率。

设备创新：

负重调节技术；多角度悬停技术。

14. 踝关节康复训练系统（图 14-58）

生产厂家：力迈德医疗（广州）有限公司

注册证号：粤械注准 20192190988

价格区间：35 万～58 万

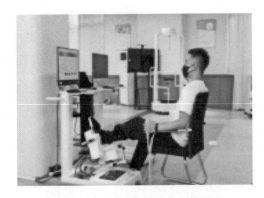

图 14-58　踝关节康复训练系统

设备简介：

由主机、控制部分、关节固定部分和电刺激附件（BOOM W200 I、BOOM W200-III 适用）组成。

设备创新：

① 多维活动方向，支持踝关节三维度 6 方向的训练和评估方向；② 功能性电刺激，FES 同步运动训练；便捷式设计，平台与训练器子母式设计，便于设备移动；③ 多体为训练，支持坐位和卧位训练体位；④ 4 末端保持（牵伸），支持自定义角度、时间设定的关节末端牵伸；智能互联，支持多设备或数据中心的智能互联，通过数据互联实现多设备的群组训练、远程操控、训练数据分析、用户信息管理的功能。

15. 平衡训练与评估系统（图 14-59）

生产厂家：湖南瑞哈博医疗科技有限公司

注册证号：湘械注准 20212191325

价格区间：114 万～138 万

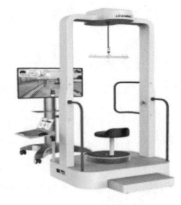

图 14-59　平衡训练与评估系统

设备简介：

由训练主机（包括悬吊机构、主体架机构、转盘运动机构、急停开关）、PC 电脑、控制软件和电刺激附件（E360-III 适用）组成，其中电刺激附件包括电极输出线和电极片。

设备创新：

训练模式为：负重练习/重心转移训练/姿势稳定训练/极限稳定训练/随意运动训练、情景互动训练。具有站姿/坐姿两种训练姿势（配备一体式的坐姿椅）且设备配有减重支撑绑带；具有 8 路电刺激功能，可以随时对肌肉进行刺激，电刺激强度（0～60 级可调）。

16. 动态平衡评估与训练系统（图 14-60）

生产厂家：力迈德医疗（广州）有限公司

注册证号：湘械注准 20212192311

价格区间：187 万～229 万

设备简介：

由训练主机（包括悬吊组件、主体架机构、支撑台机构、急停开关、操作平台）、PC电脑、控制软件和电刺激附件（E500-II适用）组成，其中电刺激附件包括电极输出线和电极片（外购有证）。

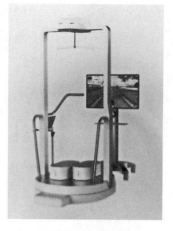

图14-60　动态平衡评估与训练系统

设备创新：

① 训练模式：训练平台通过双踏板式的设计，使得设备不仅支持站立的平衡功能训练，还支持步行功能的训练，让患者可通过设备进行站立到步行的一体化训练。② 多样训练动作：在动态稳定和随意运动训练中，患者可根据实际情况选择不同的训练动作，例如水平同向往返、水平异向往返、水平左右倾斜等12种训练动作，训练平台会根据选择的训练动作来进行活动。③ 平衡能力分析：通过分析人体平衡能力的各指标（如重心轨迹、晃动、极限角度等）来判断患者在不同角度的站位姿势稳定度和极限稳定度，并形成评估报告。④ 数据可视化：相较于传统，设备通过训练剂量数字化、重心位置和轨迹的实时记录显示等设定，使得训练的剂量、参数和患者重心变化都可以通过图表或数据来表现出来。⑤ 具有8路电刺激功能，可以随时对肌肉进行刺激，电刺激强度（0~60级可调）。

17. REX-L（图14-61）

生产厂家：美安雷克斯机器人有限公司

注册证号：湘械注准20222192028

价格区间：暂无

设备简介：

全球首创的自平衡外骨骼康复机器人，无需悬吊、框架、拐杖等辅助装置，提供多自由度、多模式、

可定制的康复治疗方案，帮助患者尽早进行康复治疗，促进自我功能恢复。REX 雷克斯自平衡下肢外骨骼机器人与海内外高校开展多项合作研究，实现了高位截瘫的患者在脑机接口模式下进行康复训练和脑控行走，并且积累了大量脊髓损伤、脑卒中、颅脑损伤、多发性硬化症患者临床研究数据。

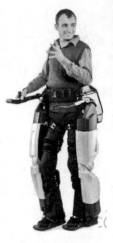

图14-61　REX-L

设备创新：

① 平衡稳定性好，无需拐杖支撑；② 可以按照治疗师的设计和指令提供多种运动模式；③ 可以参与患者康复的全过程，从坐到站，蹲起，单侧负重到恢复步行的大部分过程都能参与，具有更多的使用机会；④ 唯一具备髋关节内收外展，踝关节内翻外翻的外骨骼，对抗瘫痪患者固有的下肢痉挛模式。

18. 减重步行训练台（图14-62）

生产厂家：常州市钱璟康复股份有限公司

注册证号：苏械注准20182261065

价格区间：10.7万

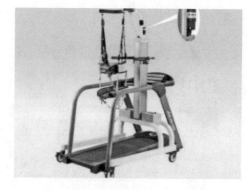

图14-62　减重步行训练台

设备简介：

其工作原理是利用减重吊架减少下肢的负重，并结合电动跑台强制带动患者重复产生有节律的步行，使患者可以早期进行步行训练。减重步态训练系统实现了下肢功能的重复训练，为颅脑损伤早

期行走功能康复提供了有利条件,在动态的情况下诱发参与平衡功能、迈步功能的肌肉力量增加。电动跑台还可以进行速度、坡度调节,改善肌张力,增强协调性,有效防止痉挛,是一种安全、有效的训练方法。

设备创新:

减重步行训练台是电动升降型器械。通过控制悬挂支架的升降,使训练者在悬吊带的帮助下,局部或全部减轻下肢的承重,使训练者能安全地站立、行走及步行训练。通过训练逐步增强使用者下肢在支持自身体重下的步行能力,最终恢复行走功能;减重吊架配有减重显示和电量显示装置。

19. Remo(图 14-63)

生产厂家:上海西贝寰球健康科技有限公司

注册证号:苏械注准 20172191060

价格区间:128 万

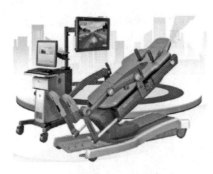

图 14-63 Remo

设备简介:

下肢评估训练康复系统(型号:Remo)由上海理工大学于 2007 年开始研发,总共历时 1 年,研发完成后与复旦大学附属华山医院合作开展相关科研工作,并于 2013 年由上海西贝寰球健康科技有限公司投入市场,其最初的产品定位为康复高端设备,目标使用场地为康复科,使用人群为中枢神经系统损伤患者。

设备创新:

Remo 是一款适用于 0～3 级肌力的评估和训练的全程康复下肢功能机器人,属于固定式步态康复机器人的范畴,设计的目的是为了让康复工作者能够从康复治疗性和功能性的观点让患者获得一个最佳的康复治疗效果。

20. 步态评估与训练系统(图 14-64)

生产厂家:力迈德医疗(广州)有限公司

注册证号:湘械注准 20212191496

价格区间:271 万～344 万

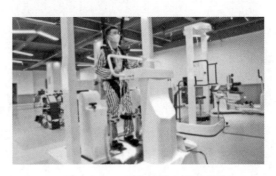

图 14-64 步态评估与训练系统

设备简介:

由训练主机(包括悬吊组件、髋关节支撑组件、腿部驱动组件、急停开关、操作平台)、PC 电脑、控制软件(名称:步态评估与训练系统操作界面;型号:S600;版本:V1)和电刺激附件(S600-Ⅱ)组成,其中电刺激附件包括电极输出线和电极片(外购有证)。

设备创新:

可实现被动训练,并提供 3 种步态模式:平地场景、上楼场景、下楼场景;电刺激与步态训练相结合,可改善患者步行平衡功能,强化了康复训练效果,缩短了康复治疗时间,促进患者步态功能的恢复。

21. 下肢康复训练器(图 14-65)

生产厂家:力迈德医疗(广州)有限公司

注册证号:粤械注准 20212190341

价格区间:23 万～34 万

设备简介:

由扶手、阻力机构、左右摆臂机构、前支座机

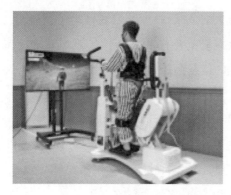

图 14-65　下肢康复训练器

构、护胸机构、靠背机构、座椅机构、座椅摆升机构、底座部分组成。

设备创新:

① 具有12级可调阻尼器调节训练;② 座椅电动升降功能:电动控制座椅靠背翻转调节范围在0°～85°范围内可调;③ 可实现的训练模式:坐站训练、座位-站位转化训练、下肢肌力训练,上下肢协调训练;④ 结合情景互动场景来开展训练。

22. 下肢床旁训练系统（图 14-66）

生产厂家:力迈德医疗(广州)有限公司

注册证号:湘械注准 20212191338

价格区间:58 万～68 万

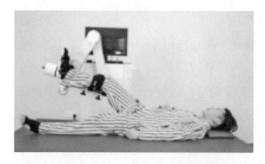

图 14-66　下肢床旁训练系统

设备简介:

由训练主机、主机操作控制台、键盘、鼠标、控制软件(发布版本:V1)和电刺激附件(L260-Ⅱ)组成。

设备创新:

① 具有电刺激功能,强度、频率、刺激时间、通

断比均可调节,与运动训练相结合,能强化训练效果;② 混合模式:4 选 2 组合训练;③ 4 种预设模式,用于快捷训练;④ 智能互联:支持多设备或数据中心的智能互联,通过数据互联实现多设备的群组训练、远程操控、训练数据分析、用户信息管理的功能。

23. 下肢智能反馈训练系统（图 14-67）

生产厂家:力迈德医疗(广州)有限公司

注册证号:粤械注准 20172260474

价格区间:43 万～65 万

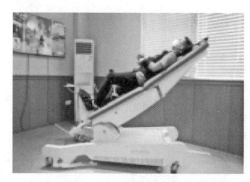

图 14-67　下肢智能反馈训练系统

设备简介:

主要由训练主机、主机操作控制台和控制软件组成。

设备创新:

① 具痉挛保护功能:能够智能探测痉挛并自动缓解痉挛,痉挛灵敏度 500～1 500 单位可调;② 具有负倾角的设计,使得床体呈现头低脚高姿势,便于排痰;③ 电刺激:8 独立通路功能性电刺激与运动训练相结合,强化训练效果;④ 运动参数:步频 1～90 步/分可调,屈伸运动范围 10°～55°可调;⑤ 运动模式:双下肢踏步训练,具有主被动、被动两种训练模式。

24. 减重步行训练跟随系统（图 14-68）

生产厂家:南京伟思医疗科技股份有限公司

注册证号:苏械注准 20212191130

价格区间：65 万～80 万

设备简介：

减重步行训练跟随系统适用于康复中、后期的患者,通过双向跟随机制,可辅助患者行走及进行更丰富的互动训练,强化步态运动控制能力,解放治疗师人力。

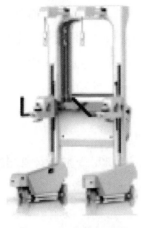

图 14-68 减重步行训练跟随系统

设备创新：

智能跟随;自适应减重;"845"课程;全方位保护。

25. 踝关节康复训练系统(图 14-69)

生产厂家：上海傅利叶智能科技有限公司

注册证号：湘械准注 20212191319

价格区间：10 万～20 万

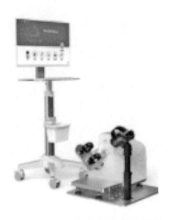

图 14-69 踝关节康复训练系统

设备简介：

根据仿生学原理,遵从正常人体换关节运动规律,结合人体工因学设计,研发了针对性康复训练动作,锻炼下肢肌肉,恢复神经系统对行走功能的控制能力,达到恢复走路机能的目的。

设备创新：

踝关节康复训练系统通过仿生学设计,汇聚多种功能训练模式,通过视、听、触等多感官交互反馈,提升康复训练的效率和质量。

26. 平衡功能训练及评估系统(图 14-70)

生产厂家：河南翔宇医疗设备股份有限公司

注册证号：豫械注准 20192190649

价格区间：24 万

设备简介：

系统以恢复或改善身体平衡能力为目的的康复性训练。基于人机力学原理,患者站/坐在平衡板上,通过高精度传感器反馈数据让患者在不同姿势下控制其重心的前后左右多方向转

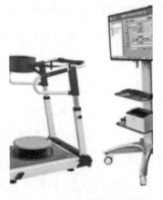

图 14-70 平衡功能训练及评估系统

移来完成不同的训练项目,有效增强训练趣味性的同时也训练了患者平衡控制以及随意转移能力;通过对人体姿态变化过程中重心变化进行实时检测、显示和分析,帮助医生对人体平衡功能异常进行诊断、帮助患者进行矫正与训练,并帮助医生及时再评估和调整训练方案。

设备创新：

设备集评估和训练为一体,高精传感器实时检测人体重心姿态变化;结合多种分类交互式游戏,患者可针对性训练,训练过程轻松有趣。

27. 步态训练与评估系统(图 14-71)

生产厂家：力迈德医疗(广州)有限公司

注册证号：湘械注准 20212191880

价格区间：114 万～126 万

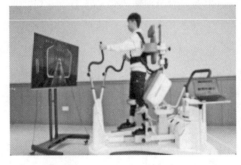

图 14-71 步态训练与评估系统

设备简介：

产品由训练主机(包括头枕、靠背、护胸支撑、手扶机构、座椅调节插销、脚踏护膝机构、座椅升降

机构、座椅翻转机构、主机传动机构、电气控制系统、操作台）、主机操作控制台、控制软件（名称：步态训练与评估系统操作界面，发布版本：V1）组成。

设备创新：

① 情景互动训练：多款游戏场景可供选择，强化训练的趣味性，提高患者参与训练的积极性；② 训练模式：提供主被、被动、主被动三种训练模式，适合各肌力等级的患者；③ 电刺激功能：刺激强度、频率、通断比、刺激时长可调，与运动训练相结合，强化训练效果。

28. 下肢外骨骼机器人训练设备（图 14-72）

生产厂家：杭州程天科技发展有限公司

注册证号：浙械注准 20212190103

价格区间：80 万～160 万

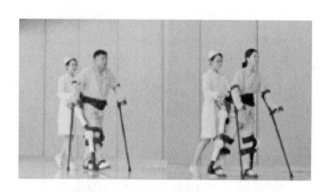

图 14-72　下肢外骨骼机器人训练设备

设备简介：

本产品适用于脊髓损伤、脑卒中、下肢肌无力或其他神经系统疾病导致下肢运动功能障碍患者。能够提供重复、高频、准确的步行训练，纠正异常步态，建立正常步态，提升患者的综合运动水平。除被动训练外，还提供主动和主被动相结合的多种训练模式，配合线上智能评估系统，可根据不同康复阶段为用户定制科学的训练方案。产品获得包括德国 IF、红点、DIA、金点等多项国际殊荣，获评行业创新医疗器械和生产许可批准。

设备创新：

本产品为首家获批用于中枢神经病变的下肢

外骨骼创新医疗器械；具备领先行业技术"代差"，包括："全网化"完成康复数字化进程；"全维度"实现人机交互，保护用户隐私且定制化康复服务；"全场景"的动步态技术，实现多步态，多模式，多场景使用方式。

29. 下肢步行机器辅助训练装置（图 14-73）

生产厂家：北京大艾机器人科技有限公司

注册证号：京械注准 20182190229

价格区间：100 万～200 万

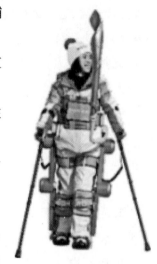

图 14-73　下肢步行机器辅助训练装置

设备简介：

适用于患者康复中期、后期的训练，主要应用于截瘫、脑瘫以及脊髓损伤患者的康复训练，可实现脊柱平衡能力训练、运动协调性训练、步态姿势训练等，并在行走全程，为失去身体支撑能力的脊髓损伤患者提供支撑力。

设备创新：

① 构建基于新型生物力学仿人相容的外骨骼新机构；② 建立基于多模态传感与人机智能融合的外骨骼控制新方法；③ 提出基于仿生柔顺控制理论的仿人康复行走步态规划策略；④ 建立基于患者不同病症的康复控制策略。

30. 下肢外骨骼康复机器人（图 14-74）

生产厂家：深圳市迈步机器人科技有限公司

注册证号：湘械注准 20222192120

价格区间：120 万～150 万

设备简介：

通过对用户髋、膝关节提供助力完成康复训练，改善用户身体机能，防止压疮、改善心肺功能、防止肌肉萎缩。下肢外骨骼康复机器人的使用可以有效提高用户生活质量，最大限度实现人生价值。

设备创新：

机器人可辅助用户实现站立，具有单步行走、连续行走两种模式，适应不同病种的康复训练；尺寸可调范围大，卡位精准，调节简易方便，有效稳定骨盆，适用于不同身高的用户，实现精准适配。

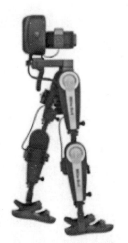

图 14-74 下肢外骨骼康复机器人

31. 下肢运动康复训练设备（图 14-75）

生产厂家：深圳市迈步机器人科技有限公司

注册证号：湘械注准 20222192119

价格区间：10 万～15 万

设备简介：

适用于脑卒中用户进行日常康复训练，可有效改善患侧步态、提升康复训练效果；适用于可以独自站立并想增强步行能力、提高行走速度的人群，在日常生活场景下出行使用；用于辅助髋关节力量不足的人群行走，改善健康状况、提高生活质量。

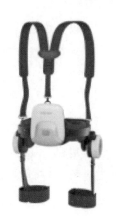

图 14-75 下肢运动康复训练设备

设备创新：

内置多种传感器系统，智能跟随人体步行速度和幅度，自动调节助力频率，学习并适应人体的步行节奏，具有更舒适的穿戴体验。

32. 多体位康复训练床（图 14-76）

生产厂家：常州市钱璟康复股份有限公司

注册证号：苏械注准 20192190364

价格区间：21 万～54 万

设备简介：

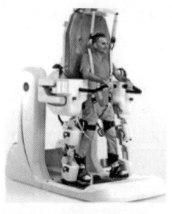

图 14-76 多体位康复训练床

主要由床架、机械支撑部件、电动控制装置、脚轮组成。有两块以上床板，通过电动控制装置可以独立调节各床面的高度和角度，通过机械支撑系统支撑理疗床自身以及床上患者的升降，促使床体高度及床面各段位不同角度的调节得到简化。理疗位置能得到充分的调整，辅助使用者进行多种姿势训练。

设备创新：

本产品通过机械支撑系统和电动控制装置来进行升降调节、角度调节，从而辅助患者进行康复训练；控制器具有控制床板升降的功能；床板的上下升降速度应控制在 10～30 mm/s；调节床板各部位至最大可调角度时的运行时间应小于 30 秒；床架配有升降式脚轮，升降控制应操作方便。

（三）上下肢康复训练类

1. Dynaxis® 上肢综合康复训练系统（图 14-77）

生产厂家：上海卓道医疗科技有限公司

注册证号：沪械注准 20212190561

价格区间：9.8 万～12.8 万

图 14-77 Dynaxis® 上肢综合康复训练系统

设备简介：

通过电机带动患者或患者主动训练使肢体末端沿定轴作圆周运动，从而对上肢和/或下肢的整个肢体（包括肩、肘、腕、指、髋、膝、踝关节和相关肌群)进行综合运动训练。

设备创新：

多种训练模式可供选择(主动训练模式、被动训练模式、助力模式、等速训练模式、协同训练);训练结束可自动保存患者的所有训练记录并生成训练报告;具有痉挛保护、过速保护、手动急停、限速保护、安全密码、转速过快默认提示等6重安全保护功能;具有双侧肢体的对称性检测功能,训练时在界面上实时显示对称性变化,同时对称性检测结果可体现在每次的训练报告上,便于数据的对比及信息的追溯;多次训练报告一键对比分析;定制个性化训练方案。

2. 上下肢主被动运动康复机(图 14-78)

生产厂家：山东泽普医疗科技有限公司

注册证号：鲁械注准 20212150952

价格区间：150 万～198 万

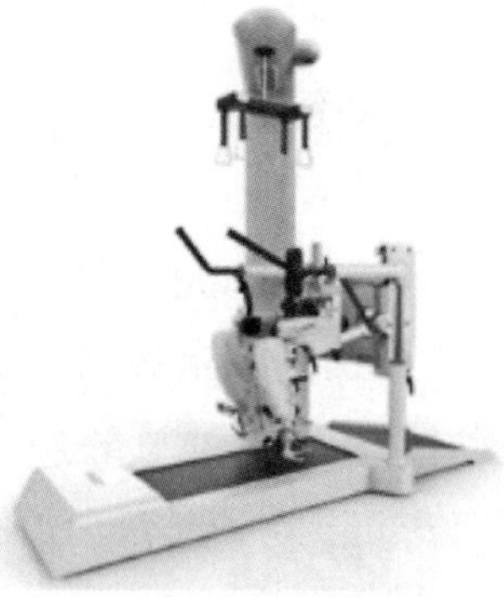

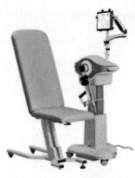

图 14-78　上下肢主被动运动康复机

设备简介：

由伺服马达驱动的全自动机器人步态训练与评估系统,在计算机的控制下提供辅助力带动患者腿部运动,在跑台上精确地模拟最真实的步行动作,帮助患者在跑台上进行自动化的运动康复训练与步态重建,协助脑瘫、脑外伤及其他有运动功能障碍的神经科患者在跑台上进行功能性步态训练。

设备创新：

力触觉反馈技术;步态训练与评估技术;镜像步态技术;动静态减重系统设计;防痉挛技术;左右腿引导力调节技术;运动捕捉技术。

3. 多关节等速训练与评估系统(图 14-79)

生产厂家：山东泽普医疗科技有限公司

注册证号：鲁械注准 20232190272

价格区间：50 万～80 万

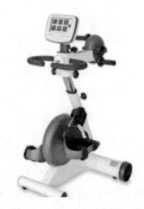

图 14-79　多关节等速训练与评估系统

设备简介：

是一款多关节等速训练与评估康复机器人,它突破传统定义、小巧便携的新概念等速,能够贯穿整个康复周期,囊括神经康复和运动康复两大类别,可对肩、肘、腕、髋、膝等大关节进行训练,具有多体位、多方式、多速度的工作模式,进行主动、被动、主被动的训练。

设备创新：

动态阻抗自动控制技术;智能磁吸式扩展器及23种体位训练模式。

4. 上下肢主被动运动康复机(图 14-80)

生产厂家：山东泽普医疗科技有限公司

注册证号：鲁械注准 20192190121

价格区间：7 万～15 万

图 14-80　上下肢主被动运动康复机

设备简介：

运用物理治疗的原理,以运动这一物理因子对患者或老人进行治疗及身体恢复训练,从而改善其运动功能障碍。其目的是改善关节活动度,增强肌力、耐力,改善平衡协调功能,提高整体运动功能。产品针对创伤性脑损伤、脑卒中、脑瘫、脊髓损伤、帕金森病、多发性硬化、痉挛、肌肉萎缩、骨质疏松、心血管疾病等疾病造成的肢体障碍的康复。

设备创新：

智能康复运动控制算法;引导力补偿技术;自

适应控制算法；主被动切换技术；痉挛检测和缓解技术。

5. 四肢联动康复训练仪（图 14-81）

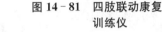

生产厂家：山东泽普医疗科技有限公司

注册证号：鲁械注准 20212190955

价格区间：17.3 万

设备简介：

图 14-81　四肢联动康复训练仪

由主机头、手柄、液晶触摸屏、脚踏、护腿装置、座椅、底座组成。可完成上下肢的同时运动，可以相互借力或施加阻力，可以锻炼上下肢的协调性运动，以及左右身体的上下肢协调性运动；模拟步态，同时进行上下肢的力量性训练；在规定训练强度下，可以避免上下肢的疲劳，可解决偏瘫或截瘫患者零肌力的早期主动康复训练，帮助患者做早期正确模式的功能性的主动运动训练，是让上下肢一起联动的协调性的运动设备。

设备创新：

先进的人体工程学设计，提高训练效果；平稳的踏步模式和加长的踏步距离、可调的手柄长度，为使用者提供更加安全舒适的训练环境；15 个难度等级，让训练师可以根据使用者的实际情况安排个性化的训练；手部、腿部、脚部安全绑带能够有效避免膝过伸或髋外旋的髋膝腿部支撑杆，可以让下肢肌肉力量需要加强的使用者实现早期膝关节零度伸直位的训练；扶手长度、方向均可调节，训练师可以根据使用者上肢不同关节活动范围训练，调节屈伸训练范围；360°旋转座椅，方便训练师协助使用者上下训练器，减少训练师的工作量；5 种训练模式，模拟现实生活中存在的常见情景，让使用者感受真实状态下的受力感觉，对肢体做贴近现实情景下的训练；带有卡路里、运动时间、运动速度等数值显示，为使用者提供了早期的有氧训练，提高心肺功能，锻炼全身肌肉，提高肌力以及肌张力，控制体重，增强体质。

6. 上下肢主被动训练系统（图 14-82）

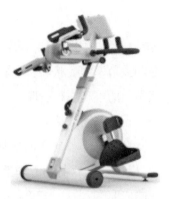

生产厂家：上海傅利叶智能科技有限公司

注册证号：粤械注准 20202192070

价格区间：15 万～20 万

图 14-82　上下肢主被动训练系统

设备简介：

系统满足了全场景全周期多年龄段的训练需求。通过高清触屏，控制动力驱动系统，可实现从早期床边完全被动训练，到中期地面的主被动训练，后期的主动抗阻训练，形成一个完整的全场景训练周期。手臂/上身训练可增强手臂、上身和肩膀肌肉，并增强呼吸肌；下肢训练可增强大腿、小腿肌肉，改善平衡能力。

设备创新：

上下肢主被动训练系统采用智能控制技术，通过上下肢协调运动相结合的模式，满足患者上下肢训练需求。

7. 上下肢主被动康复训练系统（图 14-83）

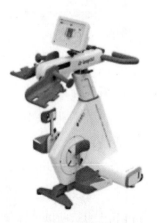

生产厂家：上海卓道医疗科技有限公司

注册证号：沪械注准 20222190033

价格区间：10 万～20 万

设备简介：

LoopGO™ 系列产

图 14-83　上下肢主被动康复训练系统

品,适用于上下肢运动功能障碍和协调功能障碍患者的康复,能够帮助患者完成模拟骑行动作的周期性多关节复合运动。系统采用高性能自适应控制算法,能够灵敏、准确感知患者的微弱运动意图,确保任何肌力水平的患者均能完成流畅且完整的训练动作,有助于预防或减轻肌肉痉挛,缓解肌肉萎缩和关节挛缩症状,改善关节活动度及神经系统病症引起的不良临床表现。

设备创新:

自适应主被动智能切换可以灵敏感知患者运动,提供最适宜的动力辅助和模式匹配;具有独立智能双驱"四肢联动"系统,训练部位灵活选择,助力四肢运动能力协调发展;提供 10 个预设专业治疗方案,可轻松设定。

8. 上下肢主被动训练系统(图 14-84)

生产厂家:力迈德医疗(广州)有限公司

注册证号:粤械注准 20212191793

价格区间:17 万~37 万

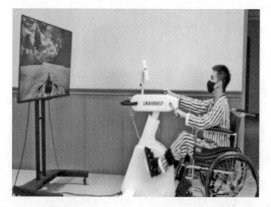

图 14-84 上下肢主被动训练系统

设备简介:

由训练主机、触摸显示屏、控制软件组成。

设备创新:

① 痉挛控制功能:灵敏度 1~3 级可调。② 训练分析:训练期间和训练结束后,都会分别显示上肢和下肢的运动里程、训练时间、消耗能量、最快速度、最慢速度、最大阻力、最小阻力、痉挛次数,对称

性。医生可以通过这些数据了解患者的状况,并调整训练方案。③ 智能互联:支持多设备或数据中心的智能互联,通过数据互联实现多设备的群组训练、远程操控、训练数据分析、用户信息管理的功能。④ 电刺激:8 独立通路功能性电刺激与运动训练相结合,强化训练效果。

9. 四肢联动康复训练仪(图 14-85)

生产厂家:山东泽普医疗科技有限公司

注册证号:鲁械注准 20212190955

价格区间:暂无

设备简介:

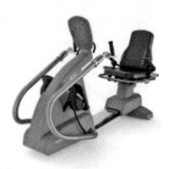

图 14-85 四肢联动康复训练仪

采用先进的人体工程学设计,由机身、四肢连杆装置、可伸缩臂杆、脚踏板、座椅、座椅调节滑道、把手、控制台、电机、自发电磁阻器等部件组成。产品通过四肢连杆装置实现上下肢左右交替运动,上肢带动下肢,健侧带动患侧,一肢带动三肢、上肢伸够、下肢蹬踏的四肢联动训练方式,满足患者全身功能性、协调性的运动训练需求。

设备创新:

情景互动技术;轴联动同步技术;数据实时反馈技术。

10. 上下肢主被动康复训练系统(图 14-86)

生产厂家:南京伟思医疗科技股份有限公司

注册证号:苏械注准 20222191087

价格区间:15 万~20 万

设备简介:

适用于全康复周期患

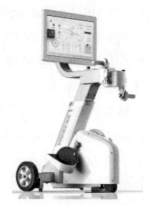

图 14-86 上下肢主被动康复训练系统

者,是唯一加装高精度传感器的主被动,实时检测健患侧肌力,唯一能做到限制健侧强化患侧训练的主被动。

设备创新:

强制性运动疗法;沉浸式 3D 游戏;AI 天眼识别。

11.　床边主被动康复训练系统(图 14-87)

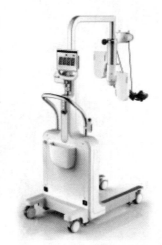

图 14-87　床边主被动康复训练系统

生产厂家:南京伟思医疗科技股份有限公司

注册证号:苏械注准 20222191987

价格区间:15 万~20 万

设备简介:

床边主被动适用于长期卧床引起的上下肢运动功能障碍患者,早期运动感觉输入,维持关节活动度,增加肌肉力量,把握黄金康复期。预防并发症,降低药品比例,加快周转率。

设备创新:

一机两用,上下肢训练合二为一;多场景应用,床侧床尾均可使用。

12.　四肢联动康复器(图 14-88)

生产厂家:苏州好博医疗器械股份有限公司

注册证号:苏械注准 20192191355

价格区间:13.2 万~28 万

设备简介:

通过患者主动施力或电机驱动带动患者四肢同时进行椭圆运动训练,具备健侧带动患侧,一肢带动三肢的功能,从而对上肢及下肢的整个肢体进行综合运动训练;同时配合功能性电刺激,实时刺激相应的肌肉。主要用于治疗脑卒中、脊髓损伤、脑瘫引起的肌力异常、关节活动障碍、协调功能障碍等肢体运动功能障碍。主要应用科室有康复科、神经外科、神经内科、儿科等。

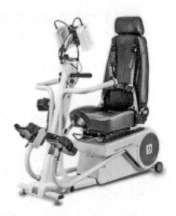

图 14-88　四肢联动康复器

设备创新:

基于上下肢协同训练,利用健康肢体带动患病肢体进行主被动训练的设备。这种减轻患肢负荷的方式不仅可以缓解患者的疼痛和疲劳感,还可以有效提升康复效果。

13.　上下肢主被动训练系统(图 14-89)

生产厂家:力迈德医疗(广州)有限公司

注册证号:粤械注准 20212191793

价格区间:29 万~52 万

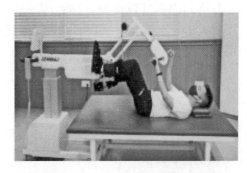

图 14-89　上下肢主被动训练系统

设备简介:

由训练主机、触摸显示屏、控制软件组成。

设备创新:

① 可实现单上肢、单下肢或四肢联动训练。② 电刺激:8 独立通路功能性电刺激与运动训练相结合,强化训练效果。③ 痉挛控制功能:灵敏度 1~3 级可调,设备可智能识别痉挛,一旦识别到痉挛,设备会自动改变运动方向,可以有效地避免二次受伤,设备所有操作都在触摸屏上完成,系统还提供按键式急停开关、简单方便、安全性好。

14. 多关节主被动训练仪（图14-90）

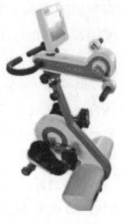

图14-90 多关节主被动训练仪

生产厂家：河南翔宇医疗设备股份有限公司

注册证号：豫械注准20192190650

价格区间：12万～14万

设备简介：

借鉴国外同类产品的先进技术，在产品的机械结构设计和原材料使用上，尤其是电子电路和软件程序上做了较大的改进，进一步地提高了产品结构的合理性、使用的方便性和产品质量的可靠性。

设备创新：

微电机驱动，机械结构设计、选材合理，精度高，运行平稳，噪声低，寿命长；微电脑数码控制设计，内设大容量进口CPU中央处理器，智能化软件编程，并具有超力矩过载保护等功能；大屏幕液晶背光显示，所有参数一览无遗，方便了医疗临床研究；大范围关节活动度，活动范围适应性增大，充分考虑了医疗治疗需要；采用合理结构设计，关节角度速度变化分布合理。

三、功能辅助设备

1. Keeogo（图14-91）

生产厂家：重庆纬创医疗科技有限公司

注册证号：渝械注准20232190055

价格区间：200万

设备简介：

通过增加生物力学能量和支撑关节来减少身体结构的肌肉骨骼压力。从而达到恢复、维持和增强生物力学

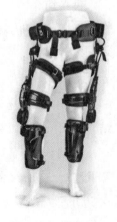

图14-91 Keeogo

功能的目的。

设备创新：

轻薄贴身穿戴式的应用，重量仅有6.8kg（含电池）；机随人动，人机结合，帮助患者实现各种行动；主动运动，智能及时提供患者不足的部分力量。

2. Relink-ANK（图14-92）

生产厂家：远也科技（苏州）有限公司

注册证号：苏械注准20222190362

价格区间：暂无

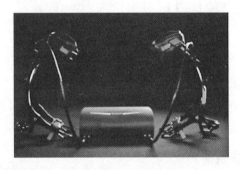

图14-92 Relink-ANK

设备简介：

Relink-ANK肌肉外甲的重量仅约3kg，电池续航可确保用户连续5小时训练，并配备了高性能中央处理器、分布式处理器、惯量传感器和力传感器。

设备创新：

Relink-ANK肌肉外甲穿戴和使用极为简单，释放康复师资源，康复师将能够同时服务多个患者；在穿戴方面，患者可独立在一分钟之内轻松穿上设备，并在10秒内脱掉设备；在使用方面，患者无需额外的学习即可开展康复训练，并在康复训练时也无需专人陪护。

3. 电动护理床（图14-93）

生产厂家：康辉医疗科技（苏州）有限公司

注册证号：苏械注准20202151229

价格区间：40万～42万

设备简介：

该床的设计符合人体工程学，操作界面集中于护

栏两侧,功能标识明显,操作简单,更有一键式操作,方便快速到达医用位置,更将嵌操作系统植入整床系统中,各个传感器分布在各个执行机构中,保证功能更加强大,操作更加简便的同时,提高安全性。

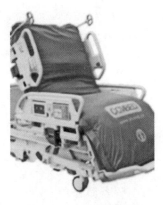

图 14-93　电动护理床

设备创新:

① 控制系统:实现对床体各种动作的精确定位及控制;② 操作界面:实现报警、称重、历史等信息的可视化显示;③ 气垫控制系统:充放气以及波浪式运动等基础功能以及侧翻、敲击等可插拔功能模块。

4. 电动移位机(图 14-94)

生产厂家:康辉医疗科技(苏州)有限公司

注册证号:苏苏械备 20200310 号

价格区间:暂无

设备简介:

该产品适用于老

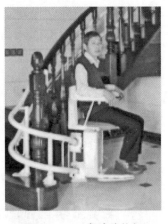

图 14-94　电动移位机

年人或行动不便者独自上下楼梯,很好地解决了其上下楼不便的问题。依靠安装于楼梯左侧面或右侧面的轨道运行,不破坏家庭的任何设施,尤其适合已经装修好的家庭。可根据用户需求,安装到各类既有多层无电梯住宅楼的任意楼层,外表美观雅致,具有快速展开与收折功能,停用时楼梯升降椅自动在终端充电,不影响楼梯通道的正常使用。

设备创新:

集成了 PIC 单片机技术、专用永磁直流电机、自动变速技术,实现了智能化控制,并通过自主研发的导轨自平衡浮动机构、超速即停装置、座椅自动平衡、空间曲线轨道实现了产品高强度、高可靠性的运行。

5. 呼吸训练器(图 14-95)

生产厂家:河南翔宇医疗设备股份有限公司

注册证号:豫安械备 20220002 号

价格区间:暂无

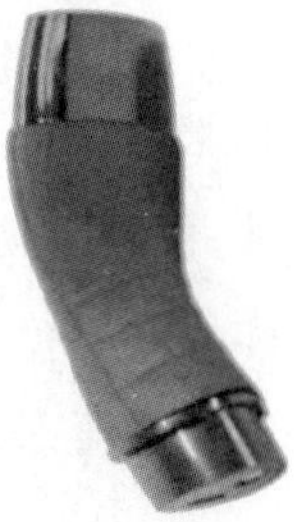

设备简介:

本产品是一种结合使用的数字医疗保健产品,通过智能设备和独

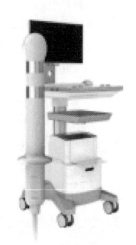

图 14-95　呼吸训练器

家应用程序来帮助解决健康的呼吸训练(锻炼)和加强呼吸肌肉来帮助呼吸保健。

设备创新:

本产品设计轻便,可随身携带,使用户训练不再售场地限制,通过手机应用中趣味游戏相结合的方式,提高用户主动训练意愿,提升训练效果。

6. 叩击及气振排痰一体机(图 14-96)

生产厂家:常州思雅医疗器械有限公司

注册证号:苏械注准 20192090429

价格区间:10 万~15 万

设备简介:

拥有压缩式雾化、叩击式排痰、气振式排痰 3 种功能,方便"雾化-排痰"的连续

图 14-96　叩击及气振排痰一体机

不间断治疗,简化操作。叩击式排痰根据临床胸部物理治疗原理(定向体位引流),在人体表面产生特定方向的治疗力,可穿透皮层、肌肉、组织和体验,在明确痰液淤积的前提下可做到精确定向排痰;气振式排痰通过高频全胸振荡技术模拟咳嗽引起的

胸壁振荡动作,使呼吸道黏膜表面黏液和代谢物松弛和液化,并且在肺腔内部产生定向冲刷气流,协助清除气道痰液。

设备创新:

叩击、气振、雾化,三功合一,满足差异化需求;真彩医用级触摸屏,配以多种操作模式,使用更便捷;两种传动形式及11种治疗头,全方位满足所有体位的排痰引流要求;人体工学背心及胸带,穿脱舒适方便;落地柜机推车式,整体移动,方便灵活。

7. 全胸振荡排痰机(图14-97)

生产厂家:苏州好博医疗器械股份有限公司

注册证号:苏械注准20192090015

价格区间:4.5万～7.5万

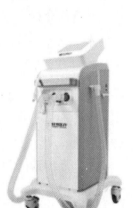

图14-97 全胸振荡排痰机

设备简介:

专门为病患提供胸部抖动以促进痰液排出的全胸式背心装置,且有多种不同型号的。与传统的手动排痰相比,这种设备无需人工操作,而且具有灵活可调的震荡频率,适用于不同的患者,提高了治疗效率。此外,全胸震荡排痰机还具有雾化排痰功能。通过雾化剂将药物制成雾状,传输到肺部,提高药效的同时也可稀释痰液,可对支气管炎、哮喘等呼吸系统疾病进行辅助治疗。

设备创新:

采用了自主研发的高频震荡自适应控制技术,结合专用于产生高频振荡气流的隔膜泵及符合各类人群的高频振荡自适应控制算法;能够根据不同人群(如成人、儿童)匹配相适应的振动频率和压力大小,并通过实时气压检测确保排痰背心紧贴人体,做到对不同患者施以不同频率和压力的高频震荡气流。

四、其他

1. 华唯康复行(图14-98)

生产厂家:成都华唯科技股份有限公司

注册证号:登记号2022SR1616588

价格区间:0

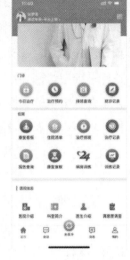

图14-98 华唯康复行

设备简介:

"康复行"是一个互联网云平台,专注于为康复医疗领域提供各种基于互联网的服务,主要应用场景是面向C端,居家康复应用。患者、医生、治疗师等个人用户通过注册进入平台,医疗机构或商业机构通过入驻进入平台,通过平台提供的各种功能和服务实现为患者提供便捷可及且有效的康复医疗服务的目的。

设备创新:

康复行APP运用自主研发的IM通讯平台,让医生、治疗师、护士、患者随时保持无间隙的沟通,及时跟踪治疗情况、康复进程,实时解决患者疑问。

2. 康复数字化管理系统(RMIS) V7.0(图14-99)

生产厂家:成都华唯科技股份有限公司

注册证号:登记号2019SR1418317

价格区间:50万～150万

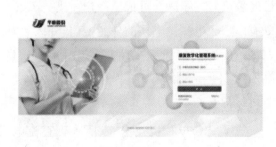

图14-99 康复数字化管理系统(RMIS) V7.0

设备简介：

融合大数据处理、计算机应用、软件工程等技术，围绕康复业务需求研发的集康复评估管理、康复治疗管理、康复治疗排班、康复治疗状态监控、康复患者档案、康复教育、康复数据统计分析等为一体的立体式管理系统。营造了"软件＋服务＋硬件"于一体的康复医疗综合服务模式，可广泛应用于各级医院康复医学科、康复专科医院、康复中心及老年服务等机构，助推康复行业快速发展。

设备创新：

适用于康复设备的指令传输方法及应用，解决了不同医院在用户界面，信息录入接口方面的差异需求，提升了各系统间信息交互时接口匹配灵活性。一键智能排班系统，实现了医治护一体化管理，提升了人员效率和设备利用率。

3. 全身三维步态与运动分析系统（图 14 - 100）

生产厂家：江苏德长医疗科技有限公司

注 册 证 号：登 记 号 2016SR235790

价格区间：暂无

设备简介：

通过可穿戴运动传感器捕捉人体在步行过程中各个关节点的运动轨迹，通过模型分析的方式进行三维重建，从而获得人体步行时

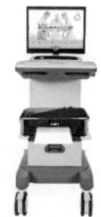

图 14 - 100　全身三维步态与运动分析系统

的各种运动学参数，实现对步态的定量分析和评价。

设备创新：

一个结合计算机技术和最新的 MEMS 传感器技术，对人体生物力学信息进行感知、传递、融合、分析处理、数据库存储、计算机图形显示的综合性高科技全身三维步态与运动分析系统。

【主要授权发明专利】

一、授权发明专利概况分析

2022 年国内高校累计授权 250 项康复设备相关发明专利，其中功能辅助类设备最多，占发布总数的 43％，其次是康复训练设备，占比约为 40％。高校专利授权情况统计见图 14 - 101。由此可见，随着中国步入老龄化趋势的加剧，功能辅助类设备的需求量急速上升，大部分研究人员/机构的重心开始倾向于助老设备的研发。移位、护理是功能辅助类设备中重要的发展方向，其相关发明专利占功能辅助类专利总量的 90％以上。这也表明移位和护理是解决失能、半失能老人出行及日常生活的关键，加紧研制智能、轻巧、多功能以及多场景适应能力强的移位和护理设备，是应对当前高老龄化趋势下医护资源短缺的有效手段。康复训练设备同样是解决老人功能障碍的主要手段，随着强人工智能时代的到来，智能康复训练设备的发展将迎来新发展浪潮，传统的康复训练设备也将逐步完成由"训练助手"到"智能医生"角色的蜕变。矫形器和康复理疗设备的发明专利相对较少，可能与设备的技术成熟度有关，相关研究人员/机构很难有创新型技术突破。

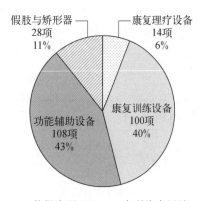

数据来源于 Duyan 专利检索网站，https://www.uyanip.com

图 14 - 101　2022 年国内高校专利授权情况统计

2022 年国内相关企业累计授权康复设备相关发明专利 173 项，其中功能辅助类设备最多，接近

总发布数量的一半,其次是康复训练设备,占比约为32%。企业专利授权情况统计见图14-102。企业研发的重心位置更好地反映了市场需求,功能辅助类产品占据康复设备市场的半壁江山,智慧养老、科学助老或将成为应对老龄化趋势加剧的有效手段。结合康复设备产品经营的企业调查数据来看,从事功能辅助和康复训练产品经营的企业占比不足1/3,但却产出了行业内约75%的发明专利,这也说明企业在产品的创新力度上投入巨大。护理床、助行设备是目前企业关注的重点,致力于解决失能、半失能老人的照护和出行问题,提升老年群体独立生活能力减轻子女压力。国产康复训练设备逐渐构建起技术壁垒,传统的大型康复训练设备逐渐向轻便、灵活、功能性强的小型化发展,结合远程控制、人工智能等先进技术加快了康复训练设备家庭化的发展趋势,这对解决医护资源短缺,加快实现"24小时私人医生"愿景奠定基础。此外,百余企业激烈角逐的康复理疗设备似乎面临创新瓶颈,不足15%的发明专利占比,一方面预示着相关企业追逐眼前利益忽略了技术研发,另一方面也可能是

理疗设备技术相对成熟,研发正面临瓶颈。理疗设备作为帮助患者恢复健康的重要手段之一,无论是高校还是企业都必须潜心研究、深耕技术创新,为全面科学应对老龄化趋势贡献力量。

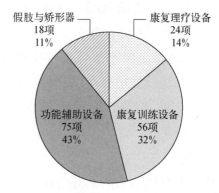

数据来源于 Duyan 专利检索网站,
https://www.uyanip.com

图14-102　2022年国内企业专利授权情况统计

二、代表性授权发明专利统计

共检索到2022年度康复设备相关发明专利423件,遴选具有代表性的康复理疗设备、康复训练设备、功能辅助设备、假肢与矫形器4类共127项,列表如下(表14-1~14-4)。

(一)康复理疗设备

表14-1　2022年国内康复理疗设备代表性授权发明专利统计

序号	代表性授权发明专利	专　利　号	发　明　人	单　位	授权日期
1	一种颈椎病康复治疗用牵引装置	ZL201910306750	徐广辉、禹宝庆、敖荣广	复旦大学	2022/10/11
2	一种阻断牵引束带	ZL201711012628	黄广建、胡承恩、杜培准	复旦大学	2022/07/08
3	一种正中神经电刺激下基于皮层脑电的脑功能定位方法	ZL201910892463	陈亮、吴泽翰、谢涛、朱向阳、盛鑫军、毛颖	复旦大学	2022/04/01
4	基于多信号的闭环深部脑刺激方法、装置、系统及设备	ZL202111030407	刘伟、王守岩、李岩	复旦大学	2022/07/26
5	一种针对手腕的康复理疗装置	ZL202110091957	马克宁、李贺、赵海军	吉林大学	2022/10/25
6	一种医用颈椎牵引器	ZL202210047214.9	顾锐、尹飞	吉林大学	2022/11/22
7	一种用于颈椎卧式牵引装置	ZL202011534819.8	马克宁、张春国、吕丽杰	吉林大学	2022/06/24

续 表

序号	代表性授权发明专利	专 利 号	发 明 人	单 位	授权日期
8	一种艾灸治疗仪	ZL202011481733.3	陈毅、胡庆茂、徐锦萍、汪震、于海波、崔晗	中国科学院深圳先进技术研究院	2022/10/28
9	经颅刺激方法和装置	ZL201810872879.7	黄艳、盛银河、胡月妍、赵文贵、唐红思、胡立平、李蕾、王立平	中国科学院深圳先进技术研究院	2022/08/19
10	一种用于牵引床的腰部推拿装置	ZL202010830143.0	喻洪流、严泽宇、戴玥、朱玉迪、孟巧玲	上海理工大学	2022/10/11
11	一种功能性电刺激装置和系统	ZL201811312820.9	张虹淼、丁世来、李娟、李伟达、孙立宁	苏州大学	2022/12/23
12	一种磁疗按摩椅	ZL202010529649.8	方彦雯、方志财	和也健康科技有限公司	2022/02/25
13	一种磁疗按摩垫	ZL201811156516.X	潘丹、方彦雯、胡立江	和也健康科技有限公司	2022/03/04
14	一种理疗水床垫	ZL202010116387.2	方志财、方彦雯	和也健康科技有限公司	2022/03/01
15	一种冲击波物理治疗头自动更换系统及冲击波物理治疗仪	ZL201910023394.5	何永正、李华玉、张杰、朱小伟	河南翔宇医疗设备股份有限公司	2022/07/05
16	体外冲击波的输出控制方法、装置、设备及存储介质	ZL201910023394.5	何永正、李华玉、张杰、朱小伟	河南翔宇医疗设备股份有限公司	2022/01/28
17	一种电刺激保护装置	ZL202010122614.2	李飞、谢春虎	深圳讯丰通医疗股份有限公司	2022/03/01
18	一种基于肢体形态的一体化可变形电极	ZL201911285970.X	谢春虎、朱胜清	深圳讯丰通医疗股份有限公司	2022/08/23
19	带指示的超声理疗装置	ZL202110238593.5	韦雨春	南京华伟医疗设备有限公司	2022/08/05
20	一种连接器和刺激系统	ZL202210752480.1	闫昊	苏州景昱医疗器械有限公司	2022/09/30

（二）康复训练设备

表 14-2　2022 年国内康复训练设备代表性授权发明专利统计

序号	代表性授权发明专利	专 利 号	发 明 人	单 位	授权日期
1	一种主被动结合式下肢康复训练装置	ZL202010903710.0	史小华、刘瑞发、孙杰智、姚吉路、庞英杰、丰尚宇、张朝辉	燕山大学	2022/02/22
2	一种多模式肢体康复训练装置	ZL202110647641.6	王洪波、杨丛亮、陈鹏、杜家正、王立鹏、冯永飞、石立宏、魏健	燕山大学	2022/10/25

序号	代表性授权发明专利	专 利 号	发 明 人	单 位	授权日期
3	一种柔性外骨骼式上肢康复训练器	ZL202110002596.9	王洪波、严浩、闫勇敢、李双双、陈鹏、宁圆盛、杨丛亮、魏健	燕山大学	2022/04/01
4	多体位开放式下肢康复机器人	ZL202210185648.5	边辉、兰尧尧、孙朝亮、郝居正、张玉坤、翟飞阳	燕山大学	2022/11/22
5	基于运动想象-脑机接口和虚拟现实的康复训练系统及方法	ZL202110814382.1	谢平、王子豪、蔚建、王颖、侯培国、宋子健、张艺滢、陈晓玲	燕山大学	2022/08/19
6	一种外骨骼手指康复机器人	ZL202011577632.6	王洪波、田宇、刘国伟、张永顺、牛建业、田俊杰、杜家正、刘师赫、张学泽	复旦大学	2022/02/18
7	一种可远端驱动的柔性四指康复机器人	ZL202110625495.7	王洪波、杜家正、田俊杰、田宇、牛建业、张学泽、张永顺、罗静静	复旦大学	2022/10/25
8	一种针对脊柱退行性疾病的人工智能康复评估与训练系统	ZL202110988589.0	张文强、刘威辰、李紫延、张安达、王建峰、李伟、路红	复旦大学	2022/11/15
9	一种上肢康复机器人的可调框架	ZL202111454622.8	王洪波、陈鹏、杨丛亮、杜家正、魏健、陈力、潘琪琪、唐修宏	复旦大学	2022/12/02
10	一种外骨骼食指功能康复机器人	ZL202011578170.X	王洪波、田宇、张永顺、牛建业、杜家正、田俊杰、宁圆盛、张学泽、刘国伟	复旦大学	2022/04/01
11	基于力反馈技术的上肢主被动康复训练机器人系统	ZL201910969686.8	宋爱国、莫依婷、秦欢欢、李会军、徐宝国	东南大学	2022/04/12
12	一种用于肘部运动功能康复的软体可穿戴机器人	ZL202110906095.3	徐宝国、王嘉津、王欣、汪逸飞、宋爱国	东南大学	2022/04/29
13	一种绳索驱动三自由度的训练机器人	ZL201910669502.6	宋爱国、石珂	东南大学	2022/03/08
14	一种基于贝叶斯优化的按需辅助康复机器人训练方法	ZL202110119541.6	曾洪、张建喜、李潇、宋爱国、杨晨华、陈晴晴	东南大学	2022/09/30
15	一种欠驱动式肩关节康复训练装置	ZL202110976845.4	袁建军、郑志东、马书根、鲍晟、贾文川、杜亮	上海大学	2022/05/13
16	一种平面二维上肢康复训练机器人及训练方法	ZL202210148456.7	宋韬、颜哲	上海大学	2022/09/02
17	一种欠驱三自由度踝关节康复装置	ZL202110975365.6	马书根、刘玉坤、袁建军、鲍晟、贾文川、杜亮	上海大学	2022/07/15
18	一种上肢外骨骼机器人左右手互换装置	ZL201811360412.0	喻洪流、余灵、王露露、王峰、余杰、邓露露	上海理工大学	2022/06/21

序号	代表性授权发明专利	专　利　号	发　明　人	单　位	授权日期
19	Wire-driven wrist three-degree-freedom training mechanism for rehabilitation of upper limbs	US16968141	Yu Hongliu, Luo Shengli, Ma Suowen, Zhang Weisheng, Meng Qiaoling, Shi Wentao, Hu Bingshan, Li Sujiao, Wang Duojin	上海理工大学	2022/07/12
20	基于虚拟现实的上肢康复训练设备	ZL201711328714.5	沈丽云、严佳玲	上海电气集团股份有限公司	2022/06/14
21	一种上肢康复机器人控制方法及装置	ZL202010890864.0	夏林清、李福生、范渊杰	上海电气集团股份有限公司	2022/08/02
22	下肢康复设备及基于其的评估装置、方法	ZL201910251858.8	王永波、邓杨、夏源	上海电气集团股份有限公司	2022/08/09
23	下肢康复机器人的控制系统	ZL201910847808.6	徐颖俊、邓杨、郭凤仙、范渊杰、禹华军	上海电气集团股份有限公司	2022/06/07
24	一种用于康复机器人的安全绳卷绕装置	ZL202010177690.3	严隽藩、王永波	上海电气集团股份有限公司	2022/08/19
25	一种康复运动设备和绳传动装置	ZL202111054392.6	肖丹萍、杨志豪、孙嘉俊、张科	上海傅利叶智能科技有限公司	2022/09/30
26	用于补偿机械臂的特定作用力的方法、装置和康复机器人	ZL202010999999.0	陈鑫、朱志军、鞠超、王晗、姚远、顾捷	上海傅利叶智能科技有限公司	2022/04/29
27	用于机器人变阻尼柔顺控制的方法、装置和康复机器人	ZL202111091265.3	陈鑫、王晗、顾捷、陆晓	上海傅利叶智能科技有限公司	2022/10/21
28	用于机器人低刚度运动控制的方法、装置和康复机器人	ZL202011231007.6	陈鑫、朱志军、王晗、姚远、李芃、顾捷	上海傅利叶智能科技有限公司	2022/07/01
29	用于补偿摩擦力或摩擦力矩的方法、装置和康复机器人	ZL202011092800.2	陈鑫、朱志军、鞠超、王晗、姚远、顾捷	上海傅利叶智能科技有限公司	2022/10/28
30	一种双轨道循迹的康复减重步行训练车及循迹方法	ZL202010617596.5	冯雷、陈赞	南京伟思医疗科技股份有限公司	2022/10/25
31	一种上下肢主被动康复游戏化训练的方法	ZL202111540553.2	宋廷宇、黄河	南京伟思医疗科技股份有限公司	2022/12/27
32	一种桌面上平面上肢康复机器人的主动模式控制系统	ZL202110394453.7	盛一宣、孙维超、徐昊、王文斌	南京伟思医疗科技股份有限公司	2022/03/18
33	一种外骨骼机器人主动训练用步态协调助力控制系统	ZL202011518034.1	何锋、黄河、程爱平、陈赞、邢启鹏、蒋旭钢	南京伟思医疗科技股份有限公司	2022/12/27
34	肢体康复系统	ZL201910915945.9	谭高辉、马舜、蔡雪凤	深圳市丞辉威世智能科技有限公司	2022/05/27
35	肢体康复外骨骼	ZL201910915772.0	谭高辉、马舜、朱俊杰	深圳市丞辉威世智能科技有限公司	2022/03/4

序号	代表性授权发明专利	专利号	发明人	单位	授权日期
36	动力关节及动力外骨骼康复机器人	ZL202010070593.4	谭高辉、陈海平、韩小刚、姜德卉、杨静静	深圳市丞辉威世智能科技有限公司	2022/07/15
37	上肢康复训练设备	ZL202111652123.X	熊杰、李小平、李继才、简卓、王道雨	上海卓道医疗科技有限公司	2022/11/11
38	踝关节康复训练设备	ZL202111172227.0	余灵、李继才、胡杰、豆勇森、易金花、简卓、王道雨	上海卓道医疗科技有限公司	2022/07/19
39	康复训练设备及其工作方法	ZL202111104486.X	陈伟、简卓、易金花、李继才、王道雨	上海卓道医疗科技有限公司	2022/09/27

（三）功能辅助设备

表14-3　2022年国内功能辅助设备代表性授权发明专利统计

序号	代表性授权发明专利	专利号	发明人	单位	授权日期
1	一种基于压力分布检测的阵列式防褥疮护理床	ZL202110266064.6	胡冰山、周洲、王译萱、喻洪流、孟巧玲、李素姣、张陈俊、孟奥	上海理工大学	2022/06/14
2	一种拆装式微型助行器及其使用方法	ZL202110664223.8	喻洪流、喻雪琴、梁香飞、陈奕希、孟巧玲	上海理工大学	2022/12/27
3	一种用于轮椅的仿生坐-躺转换运动机构装置	ZL202011560115.8	孟巧玲、姜明鹏、费翠芝、焦宗琪、胡冰山、沈志家、孔博磊、喻洪流、刘晓瑾、曾庆鑫	上海理工大学	2022/10/14
4	Semi-active Rigid-flexible Coupling Exoskeleton Based on Single-loop Bidirectional Damping Regulator	US17278359	Yu Hongliu, Wang Xiaoming, Zhang Zhewen, Meng Qiaoling	上海理工大学	2022/07/19
5	一种喂食机器人	ZL202010642517.6	石萍、方开心、喻洪流、许朋、李继才、简卓、王道雨、卢美铭	上海理工大学	2022/08/26
6	一种移乘搬运护理机器人	ZL201710340526.8	陈贵亮、刘玉鑫、郭士杰、李双双、邰宝明	河北工业大学	2022/03/22
7	一种自动翻身气囊护理床垫	ZL201710168209.2	刘今越、李路、刘子欣、郭士杰、王宁、顾立振、路浩、刘秀丽、王旭之	河北工业大学	2022/03/08
8	一种护理机器人用升降座椅机构	ZL201710339533.6	陈贵亮、刘玉鑫、郭士杰、李双双、邰宝明	河北工业大学	2022/03/15
9	一种护理用老年人辅助搬运车	ZL201710381801.0	刘今越、赵睿、郭士杰、门彤、任东城、肖杰、刘浩	河北工业大学	2022/07/22

序号	代表性授权发明专利	专　利　号	发　明　人	单　位	授权日期
10	一种考虑个体差异的柔性传动助行康复外骨骼系统	ZL202110381957.5	韩旭、刘启明、姜天涯、齐昱钊、郭士杰、王亚鹏	河北工业大学	2022/05/17
11	助力外骨骼	ZL202010977066.1	王永奉、赵国如、郑凯	中国科学院深圳先进技术研究院	2022/02/22
12	腰部助力外骨骼	ZL202010643354.3	吴新宇、王大帅、孙健铨、曹武警、傅睿卿、李鹏飞、何勇、季心宇	中国科学院深圳先进技术研究院	2022/04/19
13	一种多关节刚柔结合助力下肢外骨骼	ZL202010549936.5	吴新宇、曹武警、陈春杰、朱路、王大帅、何勇、马跃	中国科学院深圳先进技术研究院	2022/08/09
14	基于横向行走的下肢外骨骼	ZL202110322082.1	吴新宇、曹武警、陈春杰、张哲文、王大帅、方涛、陈灵星、刘静帅、何勇、李金科	中国科学院深圳先进技术研究院	2022/03/25
15	外骨骼机器人	ZL201811647849.2	陈春杰、吴新宇、彭安思、王灿	中国科学院深圳先进技术研究院	2022/03/25
16	一种可分离式多功能康复机器人	ZL201911116155.0	赵萍、张昊、何宇航、邵华晨	合肥工业大学	2022/07/15
17	欠驱动液压单腿助力外骨骼的自适应鲁棒控制方法及装置	ZL202110017441.2	陈珊、韩腾辉、鹿牧野、封谟伟、偶世龙、冯佳劲、董方方	合肥工业大学	2022/04/29
18	欠驱动支撑腿助力外骨骼的自适应鲁棒力控制方法及装置	ZL202011363672.0	陈珊、韩腾辉、鹿牧野、王子辛、董方方、韩江、夏链	合肥工业大学	2022/02/22
19	基于半直驱驱动器的下肢康复机器人及其控制方法	ZL202010729392.0	周斌、高俊、訾斌、王道明、钱森、陈兵、钱钧、孙智、李元	合肥工业大学	2022/07/12
20	一种主被动结合的上肢助力机器人	ZL202110630341.7	袁小庆、张家坤、方甫君、王文东、陈浩盛、赵艺林	西北工业大学	2022/07/1
21	一种上肢助力外骨骼机器人的运动状态识别方法	ZL202110700292.X	袁小庆、方甫君、张家坤、王文东、赵艺林	西北工业大学	2022/07/29
22	基于柔性传动机构的主被动结合六自由度上肢助力外骨骼	ZL202011019145.8	袁小庆、许雅晴、粟惠民、陈浩盛、王文东、赵艺林	西北工业大学	2022/06/14
23	一种棘轮式髋关节助行器	ZL201811578188.2	曲道奎、邹风山、李刚、徐方、何元一、李学威	沈阳新松机器人自动化股份有限公司	2022/06/14
24	一种可分离多用途下肢外骨骼机器人	ZL201911373725.4	邹风山、刘世昌、李刚、于涛、何元一、李加平	沈阳新松机器人自动化股份有限公司	2022/12/06
25	一种用于外骨骼腿部调节的机构	ZL202110868984.5	李刚、花鹏、包仁人、王禹、纪虹名	沈阳新松机器人自动化股份有限公司	2022/08/30

序号	代表性授权发明专利	专利号	发明人	单位	授权日期
26	基于关节应力的下肢外骨骼人机交互运动控制的方法	ZL201811599344.3	王晓峰、曲道奎、邸需、李刚、宋吉来、刘世昌	沈阳新松机器人自动化股份有限公司	2022/02/11
27	一种具有侧翻功能的护理床	ZL202110657990.6	王世正	宁波欣雷医疗设备有限公司	2022/08/26
28	一种护理床的抬腿机构	ZL202110658028.4	王世正	宁波欣雷医疗设备有限公司	2022/08/26
29	一种护理床的起背机构	ZL202110658011.9	王世正	宁波欣雷医疗设备有限公司	2022/09/13
30	一种护理床的马桶联动机构	ZL202110657132.1	王世正	宁波欣雷医疗设备有限公司	2022/09/06
31	绳驱外骨骼设备	ZL202011228050.7	郭登极、叶晶、陈功、刘俊、但果、张希、王玉龙、龙建军	深圳市迈步机器人科技有限公司	2022/03/25
32	一种下肢外骨骼助力系统	ZL202111518665.8	叶晶、陈功	深圳市迈步机器人科技有限公司	2022/03/11
33	一种脚踝助力外骨骼及其控制方法	ZL202110514529.5	叶晶、陈功	深圳市迈步机器人科技有限公司	2022/03/29
34	一种基于柔性凸轮机构的外骨骼膝关节驱动结构	ZL202011486082.7	魏巍、林西川、张海峰	迈宝智能科技（苏州）有限公司	2022/02/22
35	一种用于可穿戴外骨骼关节处的角度检测导电滑环	ZL202011514568.7	魏巍、林西川、刘晶晶	迈宝智能科技（苏州）有限公司	2022/05/03
36	一种主动式腰部助力外骨骼	ZL202011514554.5	魏巍、林西川、刘晶晶	迈宝智能科技（苏州）有限公司	2022/02/22
37	适用于护理床的马桶以及多功能智能护理床	ZL202010363967.1	汲江	上海佳径智能科技有限公司	2022/05/20
38	多功能智能护理床及其安装方法	ZL202010365415.4	汲江	上海佳径智能科技有限公司	2022/05/20

（四）假肢与矫形器

表14-4　2022年国内假肢与矫形器代表性授权发明专利统计

序号	代表性授权发明专利	专利号	发明人	单位	授权日期
1	一种主被动混合驱动智能假肢膝关节结构	ZL202010045730.9	郑宏宇、汪晓铭、喻洪流、孟巧玲、张哲文、孙金悦、杨洁、李科静、蓝贺	上海理工大学	2022/03/25
2	一种用于智能膝关节假肢的针阀型双油路耦合调节阻尼缸	ZL202110676974.1	喻洪流、张哲文、孟巧玲、曹武警、汪晓铭、孙金悦、洪迎盈	上海理工大学	2022/07/26

序号	代表性授权发明专利	专 利 号	发 明 人	单 位	授权日期
3	一种用于下肢假肢的可控半开放式恒力接受腔	ZL202010042044.6	王明辉、钱玉、张豪俊、喻洪流	上海理工大学	2022/04/12
4	一种调节式肩背部矫形支撑装置	ZL202110300848.6	喻洪流、唐心意、李慧、马锁文	上海理工大学	2022/11/29
5	一种躯干支持的助行下肢动力矫形器	ZL202110591092.5	喻洪流、唐心意、李慧、马锁文、郭进	上海理工大学	2022/11/29
6	一种多轴踝关节假肢	ZL202110503565.1	王坤阳、曾懿、任雷、钱志辉、卢雪薇、梁威、修豪华、任露泉	吉林大学	2022/05/20
7	一种分离式横弓假肢脚板	ZL202110667789.6	王坤阳、薛益峰、任雷、钱志辉、卢雪薇、梁威、修豪华、任露泉	吉林大学	2022/03/29
8	一种三功能轴可调的膝关节假肢	ZL202110417310.3	任雷、梁威、曹宇、钱志辉、王坤阳、修豪华、陈魏、宋厚楠、任露泉	吉林大学	2022/03/25
9	一种基于电机驱动的仿生膝关节	ZL202110736422.5	任雷、陈魏、梁威、曹宇、钱志辉、王坤阳、修豪华	吉林大学	2022/09/23
10	一种气液混合型被动机械关节用阻尼缸	ZL202110459141.X	任雷、梁威、宋厚楠、钱志辉、王坤阳、修豪华、陈魏、曹宇、任露泉	吉林大学	2022/06/14
11	一种具有腕部翻转自由度的假肢手支架及其应用	ZL202111214913.X	孟建军、艾吉昆、尹宗天	上海交通大学	2022/11/25
12	一种刚柔耦合的多自由度类人灵巧手	ZL202011310048.4	谷国迎、杨后乐、张宁斌、朱向阳	上海交通大学	2022/03/01
13	基于健侧腿多源信息的下肢假肢分层控制系统及方法	ZL202111129256.9	张定国、王彦淞	上海交通大学	2022/07/26
14	一种用于脊柱侧弯的矫形器及其制造方法	ZL202010844628.5	李宏伟、李涤尘、杨张凯、黄桂林、李智凯	西安交通大学	2022/02/18
15	一种脊柱侧凸矫形器及其制造方法	ZL202110713679.9	李宏伟、贾越、路子晗、王雨微	西安交通大学	2022/08/16
16	一种多自由度肌电假手控制系统及其使用方法	ZL202010139635.5	宋爱国、胡旭晖、卫智恺、李会军、徐宝国、曾洪	东南大学	2022/10/14
17	一种肌电假肢手腕	ZL202010151297.7	郭伟超、李钦	苏州通和景润康复科技有限公司	2022/07/29
18	一种五自由度智能假肢手	ZL202010305531.7	郭伟超、李钦	苏州通和景润康复科技有限公司	2022/02/22
19	一种单自由度假肢手腕	ZL202010457452.8	郭伟超、华磊、李钦	苏州通和景润康复科技有限公司	2022/11/11

序号	代表性授权发明专利	专 利 号	发 明 人	单 位	授权日期
20	一种肌电信号控制的单自由度假肢快旋式手腕	ZL202010456222.X	郭伟超、刘依琳、崔念祖	苏州通和景润康复科技有限公司	2022/11/11
21	一种多关节上肢肌电假肢控制装置	ZL202010135424.4	郭伟超、冯亚岗、李钦	苏州通和景润康复科技有限公司	2022/07/08
22	一种伸屈膝助力的膝关节矫形器	ZL202010580905.6	王启宁、曾一民、张光帅	北京工道风行智能技术有限公司	2022/02/25
23	被动式液压仿生踝关节	ZL201811241324.9	王卫刚、朱金营、王启宁、屠晓光、马耀军、王琛涛	北京工道风行智能技术有限公司	2022/05/10
24	可调跟仿生脚	ZL201811241342.7	王卫刚、朱金营、王启宁、屠晓光、马耀军、王琛涛	北京工道风行智能技术有限公司	2022/04/05
25	手矫形器以及用于适配手矫形器的方法	ZL201880075363.8	F.弗洛德、G.卡尔迈尔、J.比亚洛翁斯、A.哈尔特、K.利多尔特	奥托博克欧洲股份两合公司	2022/11/11
26	用于将假肢筒固定在假体膝关节上的固定装置和假体膝关节	ZL201980063522.7	P.绍尔	奥托博克欧洲股份两合公司	2022/07/26
27	具有脚件、小腿件和大腿件的矫形技术装置	ZL201980047179.7	M.贝尔曼、H.博伊特、P.韦伯	奥托博克欧洲股份两合公司	2022/04/26
28	一种智能假肢的肌电匹配阈值的动态调节方法	ZL202211038156.X	韩璧丞	深圳市心流科技有限公司	2022/11/11
29	一种智能假肢的肌电采样频率调节方法	ZL202211115244.5	韩璧丞	深圳市心流科技有限公司	2022/12/9
30	仿生踝关节假肢	ZL202010733635.8	孙小军、胡兰	深圳市健行仿生科技有限公司	2022/10/18

（罗胜利 孟 欣）

第十五章　康　复　机　构

康复医疗机构是康复医疗体系的重要组成部分。近年来，随着健康中国战略的实施及一系列国家政策的扶持，康复医院建设与发展逐渐进入快速发展轨道，形成了涵盖三级医疗体系且以二级康复医院为主、公立民营相结合的康复医院服务网络。然而我国目前康复医院总体数量仍不足，与经济发展和民众对健康的需求相比，还显得有些滞后，仍存在短板及区域不均衡性，无论是机构数量还是床位数量仍不能满足庞大的社会康复需求。

【概　述】

党的十八大以来，以习近平同志为核心的党中央把人民健康作为全面建成小康社会的重要内涵，从维护全民健康和实现国家长远发展的角度出发，将"健康中国"上升为国家战略，强调维护全生命周期健康，对健康中国行动提出了具体明确、可操作的实施手段和考核方案。在健康中国的大背景下，党和政府高度重视康复医学发展，在政策及公共卫生资源规划中不断强调，大力推进。早在2013年，国务院印发了《关于促进健康服务业发展的若干意见》(国发[2013]40号)文件提出，到2020年，基本建立覆盖全生命周期、内涵丰富、结构合理的健康服务业体系，并强调积极发展康复医院，提高康复护理服务水平，完善康复医疗服务措施，建立完善的康复医疗体系。其后，一系列国家政策的出台是推动康复医学快速有序发展、拓宽康复领域服务范畴的有效助推因素。

我国康复医疗机构建设与发展的开端始自20世纪80年代初现代康复医学理念的引入[1]，如运动创伤和骨关节疾病康复、心脑血管病早期康复训练、糖尿病的有氧训练等。1982年卫生部选择若干医疗机构试办康复中心，1983年批准成立了中国康复医学研究会(今中国康复医学会)，标志着我国康复医疗事业拉开帷幕；1988年中国康复研究中心(北京博爱医院)正式落成，标志着国家层面康复医疗机构建设的开始。在国家一系列政策、法规的推动下，经过30年的探索和实践，康复医疗机构得到全面发展。

推动康复医疗机构的建设与发展，不仅是满足人民群众日益增长的康复医疗服务需求的具体体现，也是国家深化医药卫生体制改革的重要内容。进入21世纪以来，在"大健康、大康复"理念的指引下，我国康复医疗机构得到国家重视，发展迅猛。据国家卫生健康委员会统计[2]，2020年中国康复医院数量为729家，同比2019年增长4.7%，其中公立康复医院数量为156家(比2019年增加5家)，非公立康复医院数量为573家(比2019年增加28家)。同时，康复医疗机构建设与管理也开始进入良性发展轨道，在服务对象、服务范围、服务手段等方面较前也有了极大延伸与拓展，为康复服务体系建设提供了有益借鉴。一批率先在国内转型的医疗机构也为康复医院建设和管理积累了宝贵的一手资料和实践经验。

由于起步较晚，我国现有公立康复医疗机构大多由综合性医疗机构发展而来，很多硬件设施受到限制，与发达国家相比仍存在一定差距。我国现有康复医疗机构按举办主体分类[3]，主要分布在卫生系统、残联系统、人力资源和社会保障系统、民政系统、教育系统及社会民办康复机构。从机构设置来说，主要分为综合性康复医院、专科性康复医院、大型综合医院的康复科（院中院或者下设的康复医院）、康复中心、社区康复服务机构、康复门诊等。康复医疗机构与一般医疗机构情况不同，体现在康复医疗组织形式、人员配备、器械设施等方面有较大差异。综合性康复医疗机构比较有代表性的如中国康复研究中心、首都医科大学附属北京康复医院、同济大学附属养志康复医院（上海市阳光康复中心）、四川省八一康复中心、广东工伤康复医院等，这些机构目前已成为我国规模较大的集医疗、教学、科研、工程和信息于一体的现代化综合性康复机构。专科性康复医院多以疾病分类命名，在某一领域独具特长，此类康复机构在全国各地设置较多。大型综合医院下设的康复科/康复医院因为有综合医院的医学背景，临床路径比较成熟，在临床各科互相配合下，既可以充分发挥院内人才和设备的作用，有利于早期施行康复医疗，又可提高疗效预防继发性残疾的发生，也是一种常见的组织形式。

根据国家卫生健康委员会（原卫生部）《康复医院基本标准（2012年版）》，我国现有康复医疗机构分为三级康复医院和二级康复医院，目前我国未设一级康复医疗机构，其相关职能由社区医疗机构承担。在不同级别机构定位上：三级康复医疗机构一般是指在康复医疗服务体系建设方面符合相应区域行政规划、具有较高专业技术水平、区域指导和引领作用的康复医疗机构；二级康复医疗机构一般是在康复医疗服务体系建设方面符合相应区域行政规划、具有一定专业技术水平和区域指导作用的康复医疗机构。

尽管我国康复医疗机构总体呈现快速发展态势，然而与经济发展和患者需求相比，还显得有些滞后，无论是机构数量还是床位数量仍不能满足庞大的社会康复需求，而且存在如下问题：

（1）康复医疗机构形式混杂，管理不统一。现有康复医疗机构归属不一，各种形式的康复医疗机构混存，各级康复医疗机构的功能和定位不清晰；

康复医疗机构的管理和运行缺乏统一的标准、规范及管理制度。

（2）康复医疗服务资源分布不均。我国康复医疗资源总量不足，分布不均，优质资源主要集中在中东部发达地区，西北、西南等欠发达地区相对缺乏。

（3）康复医疗机构层级分布网络不健全。目前，综合和专科的康复医疗机构在我国省、市、县三级服务网络的建设情况并不乐观，有个别省（自治区）尚无省级康复机构；省级康复医疗机构的建设仍不规范，市、县级康复医疗机构的建设还未全面开展，设置严重缺位。

（4）缺少全国康复医疗机构建设发展的整体规划。康复医疗机构是一个城市公共服务的基本设施之一，可是我国还没有制订康复医疗机构建设发展的整体规划。现在，一些地方的康复医疗机构建设之所以推进难度大、建设成本高，其中最重要的原因就是在部分城市的总体发展布局中存在康复医疗卫生功能缺失或滞后的问题。

（席家宁　靳令经）

参 考 文 献

［1］姚志贤，纳新. 康复医疗机构建设与发展研究［J］. 中国康复，2013，28（4）：308-310.

［2］王葆华，密忠祥，程军，等. 我国康复医疗机构服务体系建设研究［J］. 中国医院，2012，16（6）：9-10.

［3］国家卫生健康委员会. 2020年中国康复医院数量、经营情况及康复人次分析［A］. 2021中国卫生健康统计年鉴［M］. 北京：中国协和医科大学出版社，2021.

【特色康复医疗机构】

1. 中国康复研究中心（北京博爱医院）

中国康复研究中心（北京博爱医院）成立于1988年10月，是直属于中国残联的全民所有制事业单位，为我国一家以康复为特色的三级甲等综合公立医院，是集康复医疗、教育、科研、工程、信息、社会服务于一体的大型现代化综合性康复机构。医院目前开放床位 1 100 张,卫生专技人员近 1 700 余人,具有规模大、康复手段齐全、康复流程完善、康复模式先进、康复专家众多、康复技术创新能力突出等优势,形成了覆盖残疾预防、急性期救治、早期干预、中后期康复、职业康复和社区家庭康复等内容的中国特色全面康复服务模式。拥有神经康复、脊髓损伤康复、儿童康复、骨与骨关节康复、神经泌尿康复、心肺康复和传统医学康复等多个优势专业学科。该中心以现代康复医学为主导,针对脑卒中、脑外伤、脊髓损伤、截肢、骨关节伤病、小儿脑瘫等病症引起的功能障碍以及慢性疾病,采用综合康复治疗手段和康复治疗小组工作模式开展系统康复,形成了以功能评估-康复治疗-效果评价为基础的康复流程,探索出一套急性期救治与恢复期康复相结合、中西医结合、医工结合的康复模式。多年来,中国康复研究中心全体医务人员秉承"患者至上,求实进取,全面康复,奉献社会"的工作理念,收治的患者来自全国各地和 20 多个国家和地区,康复效果得到国内外专家和患者的一致好评。

2. 首都医科大学附属北京康复医院

首都医科大学附属北京康复医院是一所以康复医学为特色的公立三级康复医院,其前身为北京工人疗养院。自 2013 年转型康复医院以来,医院遵循"大康复、强综合"的学科发展模式,致力于建设首都龙头、国内领先、国际有影响力的,集康复医疗、康复教育培训、康复科学研究和康复医学工程于一体的现代化学院型三级康复医院。医院现编制床位 960 张,专业技术人员近 1 300 人,配备世界领先的康复设备,设置了康复临床医学部、康复门诊医学部、康复医技功能部和康复医学院。遵照"组织系统为基础,器官功能为核心"的学科架构原则,积极探索临床医疗与康复治疗相互融合的康复医疗模式,为每一位患者配备了由临床医师、康复医师、心理医师、康复治疗师和康复护士共同组成

的综合性康复医疗团队。经过多年探索,医院已经在神经康复、骨科康复、儿童康复、心肺康复、肾病康复、胃肠康复、老年康复、传统中医康复和康复治疗等方面形成了较为突出的学科优势。经过近几年的快速建设发展,医院成为北京市首家三级康复医院,先后成为国家级工伤康复示范平台、国家级康复专科护士临床培训基地、北京市首批老年友善医院、北京市康复质控中心副主任委员单位,并荣获"首都文明单位""全国十佳最美工人疗休养院"等荣誉称号。

3. 同济大学附属养志康复医院

同济大学附属养志康复医院是上海市卫生和计划生育委员会审批成立的一家康复医院,即上海市养志康复医院(上海市阳光康复中心),成立于 2007 年,为公立三级康复医院。医院占地面积 396 亩,一期总建筑面积近 5 万平方米,目前核定床位 360 张。医院现有职工 752 名,拥有"长江学者"、全国"杰青"、全国"优青"等高水平人才。医院建立了以康复医学科为主体,由内、外、妇、儿等共同支撑的康复服务和临床保障体系;秉承现代康复与传统康复相结合的全面康复理念,形成了以神经康复、骨与关节康复、心肺康复为重点,以儿童康复、肿瘤康复、妇女健康康复、视听觉康复为特色的"七大康复中心"学科建设规划;围绕"以患者为中心"的服务宗旨,医院采用联合学科团队服务模式,开展了物理治疗、作业治疗、言语治疗、心理治疗、康复工程等完善的康复治疗项目,在康复早期介入、改善身心功能障碍、重建生活技能和社会适应能力等领域具有雄厚实力。医院建有康复医学基础研究中心、智能康复临床研究中心、转化研究中心等科研平台,首批获得 GCP 国家医疗器械临床实验机构备案单位,重点开展干细胞与再生医学、神经调控与脑功能康复、生物力学与康复工程相关研究。依托同济大学建设一流的康复医学基础研究平台,设立一流的大型仪器设备共享研究平台,一流的生物

信息学研究平台以及先进的分子生物学研究平台，配备有完善的 SPF 级动物实验中心以及显微手术室。医院致力于培养卓越康复人才，2013年与同济大学医学院合作，建设康复治疗学系，创建"2＋2"（大学2年、医院2年）培养模式，实行小班化精品教学。2019年，医院牵头建设的康复治疗专业通过了世界物理治疗联盟（WCPT）教育机构最高等级（五年）的认证。同时，医院与30余所境内外高校建立了临床教学合作关系，承担学生的临床教学任务。

4. 四川省八一康复中心（四川省康复医院）

四川省八一康复中心（四川省康复医院）是由中央军委决策、原中国人民解放军四总部援建的一所现代化三级公立康复医院，为成都中医药大学附属康复医院和康复临床医学院。医院占地面积185亩，目前核定床位700张。医院现有职工800余名。医院坚持"康复为主，医康结合"的发展思路，走临床、康复一体化模式，以"国内一流、国际知名"为目标，以"三瘫一截"为重点。开设内科、外科、妇科、儿科、骨科、眼科、耳鼻喉科、脊柱康复科、脑瘫外科、神经康复科、脊髓损伤康复科等临床康复科室35个。开展特色业务包括 FSPR 手术、DBS 手术、人工耳蜗植入术、脑瘫综合康复、婴幼儿高压氧、水疗、辅具适配、卡伦运动康复等，技术水平均处业领先地位，能够为各类患者提供急诊急救、临床诊治、手术治疗、康复训练、家庭无障碍改造、健康体检（残疾人驾驶员体检定点单位）、伤残鉴定等"一站式"的健康服务。设有全国首个数字化康复医院指挥中心，并正在牵头打造覆盖四川省全省的残疾人三级康复网络。牵头组建了四川省康复医院社区康复医疗联盟，有凉山州第二医院等170余家成员单位。

5. 广东省工伤康复医院

广东省工伤康复医院前身为2001年由广州市劳动和社会保障局成立的"广州社会劳动康复中心"；2003年更名为"广州工伤康复中心"，并挂牌"广州工伤康复医院"；2005年由广东省劳动和社会保障厅正式接管，更名为"广东省工伤康复医院"。该院是全国首家集临床、康复、教学、科研、预防为一体的康复机构，为部省共建的"全国工伤康复综合基地"、首批区域性工伤康复示范平台、华南地区首家三级康复医院。医院服务立足广州，辐射全国，是大型示范性康复医院。一期工程总建筑面积5.8万平方米，开放床位600余张（含院本部和从化院区），是全国康复治疗类别最齐全、康复训练场地面积最大、康复人才最集中的康复机构之一。二期工程项目已于2021年经广东省发展和改革委员会批复同意，建成后拟新增编制床位590张。医院拥有一支在全国康复医疗界知名的专家团队，在国内首创"以医疗康复为基础、职业康复为核心，实现医院-企业-社区（家庭）全方位无缝链接"的新型工伤康复服务模式。在国内率先深入落实 ICF 核心内涵组成由康复医师、康复治疗师、康复护士、社工等专业人员构成的康复团队，对每个患者分别进行初、中、末期康复评定。根据患者结构与功能、活动与参与情况，综合考虑个人因素及环境因素对健康状况的影响，确定康复目标，制订康复计划。通过医疗康复、职业康复和社会康复等全方位、系统化的康复服务手段，推动伤残患者重返工作岗位，重新回归家庭和社会。医院形成了具有低成本、易实践、成效显著的"现场互动与持续改善式工伤预防培训"模式。近5年，为广东、湖南、江苏等20多个省市5 000多家企业、50多万职工提供了工伤预防宣传和培训服务，使职工工伤预知识、信念、行为得分提高20%以上，企业工作环境改善完成率达80%以上，所服务企业工伤事故发生率下降显著；为30万参保职工提供专业的职业健康体检，做到工伤风险、职业危害早发现、早诊断、早治疗，取得良好社会效益。

6. 鞍山汤岗子康复医院

鞍山汤岗子康复医院坐落在中国钢都鞍山，是一所治疗多种慢性病的三级公立康复医院，全国健康管理示范基地、辽宁省康复中心所在地,是融康复、疗养、旅游、度假于一体的著名康养胜地,国家AAAA级旅游景区。前身为鞍山市汤岗子医院(鞍山市汤岗子温泉疗养院),建于1950年,是由当时的东北人民政府卫生部健康委员会疗养院、东北工人疗养院、中国煤矿工人疗养院三家合并而成。目前,医院占地面积47万平方米,开放床位1 800张,职工近千人。因有优质的温泉水和亚洲著名的天然热矿泥而驰名中外,又因其具有独特的治疗方法和显著的疗效而闻名遐迩。医院康复设备齐全,技术力量雄厚,专科特色突出。设有水、泥、声、光、蜡、电、磁等100余种物理疗法和传统的按摩、针灸等中医疗法,拥有康复、骨伤、风湿、老年病、软伤、糖尿病、皮肤病7大临床科系和物理医学、运动医学、针灸、按摩、盆底康复5大治疗科室及影像、检验等7个医技科室,拥有先进设备的现代化体检中心。收治三瘫一截、风湿、类风湿、腰椎间盘突出、颈肩病、糖尿病、皮肤病等70多种慢性病,供医疗所用的各型物理治疗仪器和康复设备千余台。医院每年接待各种慢性病患者住院治疗达15 000余人次,康复疗养及旅游观光的客人达40万人次。

7. 广西壮族自治区江滨医院

广西壮族自治区江滨医院暨广西壮族自治区第三人民医院,成立至今已有70余年历史,目前全院占地面积165亩,开放床位1 326张,职工1 500余人。医院现为集医疗、康复、科研、教学于一体的国家三级甲等医院。医院康复医学部创建于2003年,由康复特色门诊、康复病区、康复治疗区组成,现有康复技术人员354人,其中高级职称42人。全院康复治疗病区面积6 000余平方米;设有康复床位350张,年收治康复住院患者5 000多人次。建立了脊髓损伤康复、神经康复、老年康复、骨与关节康复、儿童康复、呼吸康复、疼痛康复、心脏康复8个亚专科;拥有物理治疗科(含肌骨康复中心)、作业治疗科、心肺康复治疗中心、认知康复中心、儿童

康复治疗中心、言语治疗、吞咽障碍治疗、中国传统治疗及全国最大的高压氧科9个治疗区。医院还配有上下肢智能康复机器人、等速肌力评估与训练系统、平衡测试仪、步态分析仪、水疗等一大批先进康复设备,建成了广西唯一的康复医学实验室。医院不断加强规范化、标准化的康复亚专科建设,不断加深学科内涵,引进吸收国内外先进的康复治疗技术和手段并加以创新,在解决复杂疑难重症和严重功能障碍方面具有明显的特色和优势。康复服务范围辐射至东盟国家、周边省份及港澳台等地区。

8. 湘雅博爱康复医院

湘雅博爱康复医院是湖南省卫健委批准的湖南首家三级甲等康复医院。医院集康复、医疗、教学、科研于一体,目前拥有国家临床重点专科、省级临床重点专科项目各1个,获得CARF国际认证,是湖南医药学院附属康复医院,是全省各级基本医疗保险与异地医保报销定点医疗机构。医院由湘龙院区与福源院区"一院两区"体系组成,占地面积6.4万平方米,编制床位856张,交通便利,环境优美。医院坚持"大专科、小综合、高水平、有特色"业务定位,秉承"一切以病人为中心"的服务宗旨,重点打造神经、骨科、儿童康复、肿瘤、慢病、重症等基于临床康复一体化的特色专科医疗,并开设体检中心、糖尿病逆转、盆底功能康复、睡眠康复、精神心理等特色健康促进服务项目。医院先后获批中国康复医学会重症康复专科培训基地、省级"老年友善医疗机构"、湖南省脑血管疾病康复临床医疗技术示范基地。

9. 陕西省康复医院

陕西省康复医院,亦称陕西省残疾人康复中心。始建于1968年,前身为陕西电子医院;1995年随"三线"单位调整由商洛搬迁至西安;2001年划归陕西省残疾人联合会主管。为陕西省首家三级甲等康复医院。是国家卫生部授予的"爱婴医院",是

国家原卫生部、人社部和中国残联授予的全国5家省级三级残疾人康复中心之一,是国家卫生部授予的"爱婴医院"。医院是各级政府实施民生工程康复项目定点康复机构,是中国康复医学会常务理事单位、循证康复医学工作委员会主委单位、标准委员会副主委单位,中国康复医学会继续教育基地、手功能康复专科培训基地,是国家区域康复研究中心中部中心,也是西安交通大学的康复人才培养临床实习基地,延安大学、西安医学院等多家院校的临床教学医院。医院以脑损伤康复、儿童康复、脊髓损伤康复、精神心理康复、肿瘤康复、听力康复、视力康复、骨与关节康复、心肺康复、老年康复、中医康复、疼痛康复、康复评定、康复护理为优势,以早期康复、重症康复、工伤康复、职业康复、临床康复一体有机结合为特色,以内、外、妇、儿、门诊、急诊等临床医疗为支撑,融医疗、康复、教学、科研、康复人才培训为一体,已发展成为西北地区规模较大、设备先进、技术实力雄厚的康复医学中心。医院现拥有业务用房56 000平方米、编制床位560张,开放床位11 00张,在职专业技术人员873人,建制科室64个,开设业务科室36个。医院确立了"大康复,强综合"的发展定位,重视患者及残疾人的康复需要,着力推进"临床康复一体化"创新模式的研究,创新性提出了临床康复一体化的"三个途径",即康复团队交班,康复团队会议、康复团队查房。通过"三个途径"工作的开展,康复治疗在临床医疗中有效地前移、康复与医疗紧密结合,促使康复目标、康复方案、康复治疗训练手段更具科学性和针对性,使医生、治疗师、康复护士、患者本人及家属得到了充分的交流和互动,实现了医疗和康复的"无缝链接",体现了"以病人为中心,以病人的功能为核心"的全面康复服务理念。

10. 上海市第一康复医院

上海市第一康复医院成立于2000年5月,前身为1923年由社会实业家创建的圣心医院,是全国卫生系统首家由二级综合性公立医院整体转型、达到三级标准的康复医院;2017年正式挂牌"同济大学附属康复医院(筹)"。医院现有床位近500张,职工460人。医院以常见病、多发病在急性期后和/或手术后需住院康复的患者为主要服务人群,提供各类专科疾病及亚健康人群的临床康复诊疗和持续性的康复服务管理;设有10余个康复亚专科,以慢病康复、术后康复为重点发展方向,重点聚焦神经康复、骨关节康复、心肺康复、疼痛康复和康复治疗等"五个中心"建设;打造以专科医师、康复医师、康复治疗师、护理师、心理治疗师和康复工程师等结合的核心康复团队,培育专科特色优势;开展康复评定、物理治疗(PT)、作业治疗(OT)、言语治疗(ST)、传统中医康复治疗、机器人辅助治疗和高压氧治疗等项目;拥有磁共振成像(MRI)、全身CT、DR、大型超声等基本医疗设备。医院坚持"至尊至爱至诚至精"医院精神,坚持"以病人为中心",以专业的技术、温馨的服务,赢得了良好声誉,连续5届被评为"上海市文明单位",连续7届被评为"上海市卫生系统文明单位",连续9届被评为"杨浦区文明单位"。

11. 山东省康复研究中心(山东省康复医院、山东省残疾人辅助器具中心)

山东省康复研究中心是山东省首家省级公立三级康复医院,面向社会提供医疗、康复、预防、保健、辅助器具适配、康复人才培养、康复研究与咨询等服务,是全国康复研究基地北方中心、"山康医联体"主席单位、中国康复医联体和山东省立医院集团成员单位。医院分为综合康复区、儿童康复区、住院、门急诊四大功能区,设有35个业务科室,配备全身核磁共振成像系统、CT、DR、数字胃肠机、彩色超声多普勒成像仪、磁控巡航胶囊内镜系统、生物反馈诊疗系统、自动生化分析仪、模拟仿真测试评价系统、多关节等速力量测试及训练系统、三维步态运动解析系统、步态训练与评估系统 A3 - M

(康复机器人)等高端医疗设备。医院坚持走"大康复、特综合"医康融合的发展道路，积极打造"残疾预防、特色医疗、综合康复、健康管理"四大业务主线，形成"医学康复、工程康复、教育康复、社会康复、职业康复、心理康复"六大康复为一体的多学科综合康复品牌。开设 PT、OT、ST、物理因子、中医康复、水疗中心、悬吊中心等特色康复科室，形成心肺康复、神经康复、骨与关节康复、重症康复、孤独症康复、盆底康复等专病专治服务模式。

12. 湖北省直属机关医院/湖北省康复医院

湖北省直属机关医院原名湖北省人民政府卫生所，成立于 1949 年。为公立三甲康复医院，隶属于湖北省卫生健康委，是一所集医疗、教学、科研、预防、康复于一体的现代化三级康复医院。省委保健委首批认定的省保健基地医院，被授予"湖北省老年友善医院""湖北省医疗机构群众满意的窗口单位"等荣誉称号。栉风沐雨砥砺行，七十余载谱华章。医院以康复医学、健康管理、老年病及肛肠外科等重点专科为特色；拥有飞利浦 128 层 CT、高端 MRI、DR、先进实验室、高端彩色多普勒成像仪、奥林巴斯镜下治疗系统、全自动生化分析仪、移动 C 型臂 X 光机、模拟仿真测试评价系统等先进医疗设备。医院设有消化内科、心血管内科、神经内科、外科、肛肠科等 30 余个临床医技科室，开展了疼痛介入、显微外科等特色业务。开设康复亚专业十余个，如神经康复、疼痛康复、儿童康复等；开展了物理治疗、作业治疗、言语治疗等完善的康复治疗项目，在康复早期介入，改善患者身心功能障碍，重建生活技能和社会适应能力等领域具有较强实力。医院搭建以体检、保健、慢病管理和治未病为主体的健康管理中心，提供"预防-诊疗-康复-健康管理"医疗服务模式。医院先后与各大医院开展特色专科合作，建立紧密型专科联盟，共享优质医疗资源。医院是湖北中医药大学教学医院，与省内数家高校建立了临床、教学、科研合作。医院举办并参与国

家级继续教育项目，已连续主办多届湖北省康复医学高峰论坛，成立基层康复专科联盟，促进基层医疗单位与国内外康复医学协同发展，培养大批康复医学专业人才。同时，医院积极发展推进科研工作，主持多项省部级科研课题项目及湖北省揭榜制科技计划项目，实现科教研全面融合高质量发展。医院有一批高级职称医师分别担任中华医学会、省、市医学会的学术职务，康复专业在省内外享有较高的知名度。

13. 厦门弘爱康复医院

厦门弘爱康复医院系厦门建发集团全资子公司建发医疗投资兴办的三级专科康复医院。现为厦门市医保定点机构、福建省全国医保联网定点机构、工伤康复协议医疗机构、残疾儿童康复协议服务机构。医院涵盖神经康复、肌肉骨骼康复、儿童康复、孕产康复、重症与心肺康复、脊髓损伤康复等专科。配备虚拟现实步态训练系统、上下肢机器人、经颅磁刺激、离心训练系统、肌骨超声、高压氧、心肺运动测试系统等高精尖康复设备。综合应用物理治疗、作业治疗、言语吞咽治疗、认知治疗、矫形器制作、中医传统康复等手段，提供科学、精准、全面的现代化康复医疗服务。医院联合国内著名的医学院校、医学专家，与国际一流大学医学中心、医疗机构的优势学科及著名专家建立合作关系，积极打造多学科合作诊疗平台。高效专业的康复医师、康复治疗师、康复护理团队践行"以患者为中心，让更多人过上更有品质的生活"的服务理念。

14. 甘肃省康复中心医院

甘肃省康复中心医院始建于 1991 年，是全省唯一一家集康复、医疗、科研、教学、预防为一体的多功能、综合性公立康复医疗服务机构，为全国首家省级三级甲等康复专科医院、省级三级残疾人康复中心、全国百姓放心百佳示范医院、全国康复人才培训基地，承担着全省 187 万残疾人和普通患者

的康复医疗服务。医院总建筑面积10.6万平方米，设有床位1170余张。其中，医院本部业务用房2.73万平方米，开放床位570张；省康复中心新区新院建筑面积7.8万平方米，开放床位600张。医院设有特色康复科室和临床医技科室32个，拥有专业康复治疗服务团队千余人，高级专业技术人员近百人，省厅级学科带头人3人，全省名中医2人；设有视力、肢体矫形、神经、老年病、听力、脊髓损伤、儿童康复、传统康复、康复治疗及骨关节、烧伤、工伤、盆底康复、疼痛、心理、职业病、康复工程等特色康复科室；设有门急诊、内、外、妇、儿、中医、口腔、眼、耳鼻喉、麻醉手术、体检等临床医技科室。医院眼科为全国康复重点学科、全省医疗卫生重点学科，神经康复专业和儿童康复专业为全省医疗卫生重点专业，传统康复科为全省重点中医药建设单位。省残疾人康复学会秘书处，省低视力视光中心和省流动眼科医院均设在医院。作为省内规模最大、模式先进、功能完善的能对患者进行全面康复的技术资源中心，多年来，已为近百万人次患者提供了不同层次的康复医疗服务，实施各类手术20余万例。医院先后被国务院残工委、省政府残工委授予"残疾人之家"，被誉为"全国最好的省级康复中心"。

15. 青海省康复医院

青海省康复医院是青海省总工会下属的省级公立二级康复医院，原为青海省工人疗养院，成立于1986年。是省、市职工医保、新农合医保和居民医保定点医院，职业健康筛查定点医院，全省工伤康复定点医院，以服务社会，服务职工为宗旨，强化综合医疗基础，突出康复医学特色，是我省唯一的以康复为发展特色的专科医院。医院新建康复大楼建筑面积20 000平方米，康复训练场地5 000多平方米，现有职工213多人，专业技术人员140人，中高级职称人员40多人，拥有一支政治素质高、业务能力强的专业技术队伍。拥有现代化康复大楼，门诊楼、氧疗楼，中心供氧站等业务用房，购置了一

批国内外最先进的康复训练设备，设立病床350张，开放床位302张。有单人间、双人间、三人间和特需病房，满足病人的不同需求。拥有国内外先进的医疗设备，设有神经康复科、骨关节康复科、疼痛康复科、老年康复科、心肺康复科、胃肠康复科、儿童康复科、职业康复科、普外科、泌尿科等临床康复科室，建有运动（神经骨骼肌肉）训练大厅、工作和生活能力训练大厅、物理因子（声、光、电、磁）治疗大厅、儿童康复训练大厅、言语吞咽训练室、认知功能训练室、水疗室、针灸治疗室、蜡疗室、熏蒸室等康复治疗科室。拥有原装进口康复机器人、多关节等速肌力测定训练系统、运动心肺功能测定训练系统、智能化上下肢训练仪、智能化作业能力训练仪、平衡功能测定训练系统、言语认知训练系统、水疗设备等一系列国内外最先进、省内唯一的康复训练设备。建有700平方米氧疗楼，一层配18人高压氧舱，二层有吸氧单人间和多人间，满足不同人群高压氧治疗和临时吸氧需求。

16. 黑龙江中医药大学附属第四医院（黑龙江省康复医院）

黑龙江中医药大学附属第四医院是在黑龙江省干部疗养所基础上发展而来的。2019年从黑龙江省残联隶属单位中剥离，划转为黑龙江中医药大学，更名为黑龙江中医药大学附属第四医院、黑龙江省康复医院。该院为公立三级医院，是全国最早开展康复医疗的机构之一，编制床位960张，康复医疗技术处于国内一流水平，在全国康复医疗界享有广泛声誉，引领带动东北地区康复医疗事业发展。康复医疗底蕴深厚，在神经康复、骨伤康复、儿童康复方面技术精湛、特色突出。其中，重症颅脑损伤康复中心"植物人"促醒技术全国闻名，促醒率达38%，与发达国家持平，目前已促醒"植物人"700多例。脑病科（原神经康复科）在全省率先推广"肉毒素阻滞技术治疗卒中后痉挛"，相关研究获得"国家自然资金项目"支持。心内科开展的"硬膜外交

感神经阻滞术"治疗扩张型心肌病技术国内领先。医院中西医结合实力雄厚、技术能力强、科系全。中医药诊疗服务特色突出,在中医药治疗呼吸系统、消化系统、内分泌系统、风湿心脏病、皮肤、耳鼻喉、骨伤疾病等方面经验丰富。中医治未病中心专家强、设备全、技术精、服务优。

17. 国家康复辅具研究中心附属康复医院

国家康复辅具研究中心附属康复医院是一所以"大专科、强综合"三级康复医院为建设目标的公立医院,隶属于中华人民共和国民政部国家康复辅具研究中心。现有高级职称、博士研究生导师、硕士研究生导师等以上人才近100人,拥有秦泗河、吕泽平、曾现伟等多位国际国内知名专家。医院设置业务科室45个,其中包含三大临床医学中心,分别为骨科中心、康复中心、脑科中心。二期工程启用后,开放病床约700张。医院近年承担了近10项国家重点研发计划项目(课题),依托中心的运动生物力学实验室、智能控制与康复技术重点实验室、神经功能信息与康复工程重点实验室、人机工程实验室等部级重点实验室,以及老年功能障碍康复辅助技术北京市重点实验室,北京市国际科技合作基地和博士后科研工作站等科研平台,在重要基础理论、关键技术创新及康复辅具的功能需求、产品设计、临床验证、理论创新中发挥越来越重要的作用。

18. 北京和睦家康复医院

北京和睦家康复医院隶属于和睦家医疗,是一家通过国际JCI认证的康复专科医院。医院遵循美国医院的管理模式,秉承国际化康复治疗理念,提供多学科团队协作式康复医疗服务。温馨的环境、先进的医疗设备、高水平的康复医生团队、国际化的康复治疗师团队,以及经验丰富的专业康复护士团队,加上中医师、心理医生、临床药师、文娱治疗师、临床营养师以及服务顾问等专业人士的共同协作,为每一位入住和睦家康复医院的患者提供温暖、专业、个性化的医疗服务。资深康复医疗团队全面覆盖产后康复、神经康复、骨科及运动康复、肿瘤康复、缓和医疗等。

19. 九如城(宜兴)康复医院

九如城(宜兴)康复医院是一家经卫生行政部门批准的集医、康、养、教、研、产于一体的二级康复医院,为江苏省人民医院宜兴九如城康复分院和宜兴市人民医院医疗联合体成员单位。医院总建筑面积4.7万平方米,其中康复治疗场地面积6 000余平方米,健康管理中心面积8 000平方米,可开放床位800张。九如城康复医院坚持"大专科、小综合"的发展道路,以老年康复为主体,医疗康复、工伤康复为两翼,神经康复、骨科康复、运动损伤康复、疼痛康复、烧伤康复等为特色,全面满足不同类型患者的诊疗与康复需求。医院紧随国际健康趋势,建立全方位健康管理系统,通过健康信息采集、检测、评估、个性化管理、健康干预等手段,持续改善患者健康状况。作为九如城医康养相融合服务模式的重要组成部分,九如城康复医院为集团旗下各养老机构和社区、居家养老服务提供强有力的医疗支撑,将老年生活照料和康复治疗、健康管理相结合,实现养老服务和医疗护理的统一。在"中国老年康复领航者"的发展规划指引下,九如城康复医院立足本地、辐射全省、走向全国、面向国际,倾情营造快乐就医、快乐康复的怡悦氛围,立志打造成"托付生命、不辱使命、百姓赞誉、社会认同"的国际一流、国内领先的康复特色专科医院。

20. 宁夏康复医院

宁夏康复医院隶属于宁夏回族自治区残联管理的一类公益性事业单位,同时为宁夏残疾人康复中心、宁夏残疾人辅助器具中心。该院为公立二级机构,现开放床位数260张。医院秉承"精业、精术、精诚、厚爱、厚善、厚德"的职业操守,践行"全人康复""全生命周期康复"理念,年承担各类残疾儿童康复训练近 700 人、职业康复近 2 000 人；门诊咨询服务 2.5 万人次，康复治疗 3 万人次；适配、借用、维修各类辅助器具 4 000 件次；同时，实施重塑未来、精准康复、基本康复项目服务 2 万人次，探索出以儿童全面康复为基础，成人康复为支撑，视觉、听觉、工程康复为亮点，职业康复、社会康复为突破，传统治疗与现代康复技术相结合的发展道路。作为全区康复人才培养基地，发挥省级康复技术资源中心优势，采取"集中培训、入机构指导、互联网＋"等方式，开展线上课堂、康复课堂进机构、专业骨干送教上门等活动，"零距离"对全区 38 家基层康复机构进行规范化建设指导，年培训康复技术骨干 5 000 余人次。康复大业，科技为先。医院累计主持完成国家级、省部级课题研究 14 项，在省部级以上期刊发表论文 86 篇，多次在国际、国内会议上经验交流。同时，联合爱佑和康儿童慈善基金会创办宁夏爱佑和康儿童康复中心，与自治区眼科医院合作成立宁夏视觉康复中心，与亚太水疗康复研究中心合作建成宁夏分中心，与中国盲文出版社和中国盲文图书馆合作建成宁夏视障文化服务中心，形成了以科研促业务、以合作促发展的良好局面。

21. 日照市康复医院

日照市康复医院前身为五莲县康复医院，于 2018 年设置成立，是全省首家公立二级综合性康复医院，集康复医疗、医养结合、公共卫生服务于一体。2022 年 10 月，加挂日照市康复医院牌子。医院位于风景秀美的五莲县境内，占地面积 103 亩，现有职工 500 余人，实际开放床位 337 张。医院参照首都医科大学附属北京康复医院的学科架构体系进行设置，遵循"大康复、强综合"的办院理念及"康复立院、无痛强院、微创兴院"的学科发展模式，用打造"高精特及百年老店"的标准来规划，设有神经康复科、老年康复科、康复诊疗中心、中医康复中心、心脏康复科、肌骨康复科等 30 余个临床及医技

科室。医院拥有一流的康复诊疗中心，面积 2 000 平方米，配有外骨骼机器人、三维步态系统、运动心肺系统、情景模拟系统、多点多轴悬吊训练系统、智能情景互动康复训练系统等 300 多台件国内外先进的康复设备。中心包含运动疗法、作业疗法、物理因子治疗、传统中医康复、言语康复、儿童康复和心理康复等亚学科。

22. 新疆克拉玛依市第二人民医院（康复医院）

新疆克拉玛依市第二人民医院是一所融医疗、急救、康复、预防、保健、科研、教学、实习于一体的综合性国家二级甲等医院和二级康复医院，医院总建筑面积 4.2 万平方米，是克拉玛依市白碱滩区片区区域医疗中心，是克拉玛依市唯一一家公立性康复医院，是石河子大学、新疆医科大学厚博学院的教学医院，是中意阿基米德悬吊临床康复培训基地、脊骨神经医学临床康复研究及培训基地、脊柱康复技术培训基地、中国中医药研究促进会针刀医学临床教学基地。2017 年 9 月克拉玛依市康复医院挂牌成立以来，开设神经康复科、心肺康复科、骨与关节康复科、儿童康复科、疼痛康复科、中医康复科、听视力康复科、女性盆底康复科、心理康复科等 9 个康复科室；设置有运动平衡评定室、认知功能评定室、言语吞咽功能评定室、作业-日常活动功能评定室、心理评定室、心肺功能评定室、听力视力评定室等 7 个评定室；设置有物理治疗室、作业治疗室、言语吞咽治疗室、传统康复治疗室、心理评定康复治疗室、水疗室、康复功能治疗室等 6 个治疗室，开展各类康复项目 40 余项。

（席家宁　郗淑燕）

【康复医疗机构名录】

近年来，在政府主导、政策引导下，通过新建、优化现有资源，并鼓励、支持社会资本进入康复医疗服务领域，康复医疗机构建设得到快速发展。从

目前发展情况看,三级康复医院大多由公立综合性医疗机构发展而来,个别为政府新筹建的康复医院;二级康复医院主要是综合性或专科性康复医院,且民营医院占有较大的份额。迄今,未认定一级康复医院,其相关职能基本由社区医疗机构承担,因此部分小型民营康复医院未能定级。本卷对截至 2022 年底现有二级及以上康复医疗机构做了初步统计,因时间仓促、收集渠道不畅,部分省市的信息可能不全或存在缺失现象,在未来的编撰中将对新机构、新进展予以重点跟踪、呈现。各省市(自治区)二级以上康复医疗机构名录(部分)见表15-1,供参阅。

表 15-1　各省市(自治区)二级以上康复机构名录(部分)

地区	省 份	序号	机 构 名 称	所在地	性质	等级
华北区	北京市	1	中国康复研究中心	北京市	公立医院	三级
		2	首都医科大学附属北京康复医院	北京市	公立医院	三级
		3	北京裕和中西医结合康复医院	北京市	民营医院	三级
		4	北京华生康复医院	北京市	民营医院	三级
		5	北京北大医疗康复医院	北京市	民营医院	三级
		6	北京泰康燕园康复医院	北京市	民营医院	二级
		7	北京中康时代康复医院	北京市	民营医院	二级
		8	国家康复辅具研究中心附属康复医院	北京市	公立医院	二级
		9	北京市丰台康复医院	北京市	公立医院	二级
		10	北京市丰台区老年人协会莲花池康复医院	北京市	民营医院	二级
		11	北京光熙康复医院	北京市	民营医院	二级
		12	北京添福家中医康复医院	北京市	民营医院	二级
		13	北京新华卓越康复医院	北京市	民营医院	二级
		14	北京瑞安康复医院	北京市	民营医院	二级
		15	北京和睦家康复医院	北京市	民营医院	二级
	天津市	16	天津市河西区康复医院	天津市	公立医院	二级
	河北省	17	保定市医健康复医院	保定市	民营医院	二级
		18	河北省康复医院	秦皇岛市	公立医院	二级
		19	承德康复医院	承德市	民营医院	二级
		20	承德市康养医院	承德市	公立医院	二级
	山西省	21	太原和平医院	太原市	民营医院	三级
		22	长治云峰医院	长治市	民营医院	二级
		23	太原同善康复医院	太原市	民营医院	二级

地区	省　份	序号	机　构　名　称	所在地	性质	等级
华北区	内蒙古	24	内蒙古民族大学附属医院康复保健医院	通辽市	公立医院	三级
		25	呼伦贝尔仁爱康复医院	呼伦贝尔市	公立医院	二级
		26	内蒙古体育医院	呼和浩特市	公立医院	二级
		27	锡林郭勒职业学院附属康复医院	锡林浩特市	公立医院	二级
		28	海拉尔长征康复医院	呼伦贝尔市	民营医院	二级
		29	包钢阳光康复医院	包头市	公立医院	二级
		30	内蒙古康复医院	呼和浩特市	公立医院	二级
		31	通辽蒙御堂康复医疗中心	通辽市	民营医院	二级
		32	阿尔山海神康复医院	阿尔山市	民营医院	二级
		33	兴安盟残疾人联合会康复医院	乌兰浩特市	公立医院	二级
东北区	黑龙江省	34	黑龙江中医药大学附属第四医院	哈尔滨市	公立医院	三级
	吉林省	35	辽源康复医院	辽源市	民营医院	二级
		36	榆树温太医中医康复医院	长春市	民营医院	二级
		37	长春博远康复医院	长春市	民营医院	二级
		38	长岭博爱康复医院	松原市	民营医院	二级
		39	长春颐乐康复医院	长春市	民营医院	二级
		40	松原宁江北方康复医院	松原市	民营医院	二级
		41	长春普济康复医院	长春市	民营医院	二级
		42	湾沟林区康复医院	白山市	公立医院	二级
		43	吉林省残联康复医院	长春市	公立医院	二级
		44	长春经开民健康复医院	长春市	民营医院	二级
	辽宁省	45	大连船舶康复医院	大连市	公立医院	二级
		46	大连立光康复医院	大连市	民营医院	二级
		47	鞍山汤岗子康复医院	鞍山市	公立医院	三级
华东区	上海市	48	同济大学附属养志康复医院	上海市	公立医院	三级
		49	上海市第一康复医院	上海市	公立医院	二级
		50	上海市第二康复医院	上海市	公立医院	二级
		51	上海市第三康复医院	上海市	公立医院	二级
		52	上海市第四康复医院	上海市	公立医院	二级
		53	上海市第五康复医院	上海市	公立医院	二级

地区	省　份	序号	机　构　名　称	所在地	性质	等级
华东区	上海市	54	上海市瑞金康复医院	上海市	公立医院	二级
		55	上海中冶医院	上海市	公立医院	二级
		56	上海职工康复医院	上海市	公立医院	二级
		57	上海永慈康复医院	上海市	民营医院	二级
		58	上海新起点康复医院	上海市	民营医院	二级
		59	上海赫尔森康复医院	上海市	民营医院	二级
		60	上海祥瑞康复医院	上海市	民营医院	二级
	江苏省	61	南京紫金医院	南京市	民营医院	三级
		62	扬州市康复医院	扬州市	公立医院	三级
		63	南通市康复医院	南通市	公立医院	三级
		64	昆山市康复医院	苏州市	公立医院	三级
		65	无锡市中心康复医院	无锡市	公立医院	三级
		66	九如城（宜兴）康复医院	无锡市	公立医院	二级
		67	扬州市颐和康复医院	扬州市	公立医院	二级
		68	扬州辅仁康复医院	扬州市	民营医院	二级
		69	扬州明州康复医院	扬州市	民营医院	二级
		70	盐城中健康复医院	盐城市	民营医院	二级
		71	盐城德赛堡康复医院	盐城市	民办医院	二级
		72	如皋博爱康复医院	南通市	民营医院	二级
		73	沭阳铭和康复医院	宿迁市	民非企业	二级
		74	宿迁普济康复医院	宿迁市	民营医院	二级
		75	宿迁市瑞年康复医院	宿迁市	民营医院	二级
		76	江苏福恬康复医院	溧阳市	民营医院	二级
		77	常州阳光康复医院	常州市	民营医院	二级
		78	溧阳京华康复医院	常州市	民营医院	二级
		79	苏州同德康复医院	苏州市	民营医院	二级
		80	苏州倍磅康复医院	苏州市	民营医院	二级
		81	苏州瑞盛康复医院	苏州市	民营医院	二级
		82	常熟明州康复医院	常熟市	民营医院	二级
		83	张家港港城康复医院	苏州市	民营医院	二级

地区	省 份	序号	机 构 名 称	所在地	性质	等级
华东区	江苏省	84	太仓新安康复医院	苏州市	民营医院	二级
		85	江阴博医家康复医院	无锡市	民营医院	二级
		86	无锡市惠山区康复医院	无锡市	公立医院	二级
		87	无锡国济康复医院	无锡市	民营医院	二级
		88	江苏省荣军医院	无锡市	公立医院	二级
		89	南通市北康复医院	南通市	民营医院	二级
		90	南通大学附属医院医联体和佳康复医院	南通市	民营医院	二级
		91	海安紫石康复医院	海安市	民营医院	二级
		92	宿迁市康复医院	宿迁市	民营医院	二级
	浙江省	93	衢州达康康复医院	衢州市	民营医院	二级
		94	浙江大学康复医院	杭州市	民营医院	三级
		95	杭州绿康医院	杭州市	民营医院	二级
		96	金华众康康复医院	金华市	民营医院	二级
		97	缙云县惠民康复医院	丽水市	民营医院	二级
		98	宁波市康复医院	宁波市	民营医院	三级
		99	杭州滨江绿康康复医院	杭州市	民营医院	二级
		100	浙江康复医疗中心	杭州市	公立医院	二级
		101	宁波海曙顾连康复医院	宁波市	民营医院	二级
		102	宁波兴合脑康复医院	宁波市	民营医院	二级
		103	宁波老年康复医院	宁波市	民营医院	二级
		104	宁波瑞合康复医院	宁波市	民营医院	二级
		105	宁波鄞州绿康博美康复医院	宁波市	民营医院	二级
		106	宁波宁慈康复医院	宁波市	民营医院	二级
		107	嘉兴爱心康复医院	嘉兴市	民营医院	二级
		108	金华康复医院	金华市	民营医院	二级
		109	金华顾连金帆康复医院	金华市	民营医院	二级
		110	义乌市博雅康复医院	义乌市	民营医院	二级
		111	永康绿康康复医院	金华市	民营医院	二级
	安徽省	112	安徽省皖南康复医院(芜湖市第五人民医院)	芜湖市	公立医院	三级
		113	安徽皖北康复医院	淮北市	公立医院	三级

地区	省 份	序号	机 构 名 称	所在地	性质	等级
华东区	安徽省	114	合肥金谷康复医院	合肥市	民营医院	二级
		115	安庆秉风康复医院	安庆市	民营医院	二级
		116	安庆博爱医院	安庆市	民营医院	二级
		117	合肥产投励源康复医疗中心	合肥市	民营医院	/
	福建省	118	厦门弘爱康复医院	厦门市	民营医院	三级
	江西省	119	景德镇珠山仁德康复医院	景德镇市	民营医院	二级
		120	彭泽永泽康复医院	九江市	民营医院	二级
		121	新余福海精一康复医院	新余市	民营医院	二级
		122	抚州九如城康复医院	抚州市	民营医院	二级
		123	宜春同济明月山温泉康复医院	宜春市	民营医院	二级
		124	南昌仁心康复医院	南昌市	民营医院	二级
		125	南昌瑞康康复医院	南昌市	民营医院	二级
		126	南昌明州赣北康复医院	南昌市	民营医院	二级
		127	南昌天同康复医院	南昌市	民营医院	二级
		128	南昌明州康复医院	南昌市	民营医院	二级
		129	南昌泰康之家赣园康复医院	南昌市	民营医院	二级
		130	南昌健源康复医院	南昌市	民营医院	二级
		131	上饶东信康复医院	抚州市	民营医院	二级
	山东省	132	山东省第一康复医院	临沂市	公立医院	三级
		133	山东省第二康复医院	泰安市	公立医院	三级
		134	山东省康复研究中心(山东省康复医院、山东省辅助器具中心)	济南市	公立医院	三级
		135	潍坊市康复医院	潍坊市	公立医院	三级
		136	济南医院(济南市康复医院)	济南市	公立医院	二级
		137	临沂市康复医院	临沂市	公立医院	二级
		138	五莲县康复医院(日照市康复医院)	日照市	公立医院	二级
中南区	河南省	139	汝州市金庚康复医院	汝州市	公立医院	二级
		140	郑州市康复医院	郑州市	公立医院	二级
		141	新乡祥和康复医院	新乡市	民营医院	二级
		142	焦作龙佰康复医院	焦作市	民营医院	二级

地区	省份	序号	机 构 名 称	所在地	性质	等级
中南区	河南省	143	汝州康宁康复医院	汝州市	民营医院	二级
		144	郑州金庚中医康复医院	郑州市	民营医院	二级
		145	南阳市康复医院	南阳市	公立医院	二级
		146	永城中医康复医院	永城市	民营医院	二级
		147	郑州澍青医专康复医院	郑州市	公立医院	三级
		148	郑州卷烟厂康复医院	郑州市	公立医院	二级
		149	郑州明州康复医院	郑州市	民营医院	二级
		150	河南建筑医院	郑州市	公立医院	二级
		151	河南省老干部康复医院(河南省老年医院、河南省老干部疗养院)	郑州市	公立医院	二级
		152	郑州知了康复医院	郑州市	民营医院	二级
		153	开封康复医院	开封市	公立医院	二级
		154	尉氏福利康复医院	开封市	公立医院	二级
		155	安阳晨星康复医院	安阳市	民营医院	二级
		156	安阳中州康复医院	安阳市	公立医院	二级
		157	新乡隆祥康复医院	新乡市	公立医院	二级
		158	新乡金秋康复医院	新乡市	公立医院	二级
		159	辉县幸福美佳康复医院	新乡市	民营医院	二级
		160	焦作益禾康复医院	焦作市	民营医院	二级
		161	许昌市中心医院康复医院	许昌市	公立医院	二级
		162	漯河康复医院	漯河市	公立医院	二级
		163	南阳官庄工区南石康复医院	南阳市	公立医院	二级
		164	信阳圣德康复医院	信阳市	民营医院	二级
		165	扶沟康复医院	周口市	公立医院	二级
		166	沈丘平安康复医院	周口市	公立医院	二级
		167	周口惠济康复医院	周口市	公立医院	二级
		168	驻马店同馨康复医院	驻马店市	民营医院	二级
		169	济源东湖康复医院	济源市	民营医院	二级

地区	省　份	序号	机　构　名　称	所在地	性质	等级
中南区	湖北省	170	湖北省直属机关医院（湖北省康复医院）	武汉市	公立医院	三级
		171	黄石市中医医院（黄石市康复医院）	黄石市	公立医院	三级
		172	十堰市太和医院（康复院区）	十堰市	公立医院	三级
		173	荆门市康复医院	荆门市	公立医院	二级
	湖南省	174	湘雅博爱康复医院	长沙市	公立医院	三级
		175	长沙梅溪湖三真康复医院	长沙市	公立医院	三级
		176	湖南省康复医院	长沙市	公立医院	三级
		177	湘潭市第六人民医院	湘潭市	公立医院	三级
		178	长沙三真康复医院	长沙市	公立医院	三级
		179	长沙老年康复医院	长沙市	公立医院	二级
		180	湘阴县康复医院	岳阳市	公立医院	二级
		181	长沙修达康复医院	长沙市	民营医院	二级
		182	长沙三益康复医院	长沙市	民营医院	二级
		183	新化阳光中医康复医院	新化县	民营医院	二级
		184	株洲神农中医康复医院	株洲市	民营医院	二级
		185	长沙湘城康复医院	长沙市	公立医院	二级
		186	岳阳市康复医院	岳阳市	公立医院	二级
		187	株洲佳满康复医院	株洲市	民营医院	二级
		188	长沙明州康复医院	长沙市	民营医院	二级
		189	长沙中西医结合康复医院	长沙市	民营医院	二级
		190	长沙红枫康复医院	长沙市	民营医院	二级
		191	长沙协盛康复医院	长沙市	民营医院	二级
		192	长沙湘衡康复医院	长沙市	民营医院	二级
		193	长沙泰康之家湘园康复医院	长沙市	民营医院	二级
		194	长沙市第二社会福利院康宁医院	长沙市	公立医院	二级
		195	长沙安华康复医院	长沙市	民营医院	二级
		196	长沙江氏康复医院	浏阳市	公立医院	二级
		197	浏阳星怡康康复医院	浏阳市	民营医院	二级
		198	长沙中核康复医院	长沙市	民营医院	二级

地区	省　份	序号	机　构　名　称	所在地	性质	等级
中南区	湖南省	199	株洲市康复医院	株洲市	公立医院	二级
		200	株洲佳满康复医院	株洲市	民营医院	二级
		201	醴陵康复医院	醴陵市	民营医院	二级
		202	湘潭福星仁科康复医院	湘潭市	公立医院	二级
		203	衡阳新安康复医院	衡阳市	民营医院	二级
		204	衡阳顾连儿童康复医院	衡阳市	公立医院	二级
		205	衡南恒泰康康复医院有限公司	衡阳市	民营医院	二级
		206	常宁达康康复医院	衡阳市	民营医院	二级
		207	临湘弘德康复医院	临湘市	民营医院	二级
		208	张家界盛雅康复医院	张家界市	民营医院	二级
		209	永州常青树秒正康复医院	永州市	民营医院	二级
		210	永州市同康康复医院	永州市	民营医院	二级
		211	新田仁瑞疼痛专科医院(普通合伙)	永州市	民营医院	二级
		212	新化阳光中医康复医院	娄底市	民营医院	二级
		213	涟源正弘康复医院	涟源市	公立医院	二级
	广东省	214	广东省工伤康复医院	广州市	公立医院	三级
		215	深圳龙城医院	深圳市	公立医院	三级
		216	肇庆正大国健康复医院	肇庆市	民营医院	三级
		217	五华残疾人康复医院(七都院区)	梅州市	民营医院	二级
		218	广州华兴康复医院	广州市	公立医院	二级
		219	梅州华南康复医院(江北院区)	梅州市	民营医院	二级
		220	湛江南粤康复医院	湛江市	公立医院	二级
		221	南海桃苑康复医院	佛山市	公立医院	二级
		222	阳江繁星康复医院	阳江市	民营医院	二级
		223	广东崇爱康复医院	广州市	公立医院	二级
		224	潮州北斗肿瘤康复医院	潮州市	民营医院	二级
		225	雷州顺民康复医院	雷州市	民营医院	二级
		226	广州为民康复医院	广州市	民营医院	二级
		227	广东江南医院	广州市	公立医院	二级

地区	省　份	序号	机　构　名　称	所在地	性质	等级
中南区	广东省	228	广州市社会福利院康复医院	广州市	公立医院	二级
		229	广州市残疾人康复中心（广州博爱医院）	广州市	公立医院	二级
		230	广州维民康复医院	广州市	民营医院	二级
		231	广州市东升医院（广州市老年病康复医院）	广州市	公立医院	二级
		232	广州市番禺区健康管理中心（广州市番禺区康复医院）	广州市	公立医院	二级
		233	深圳深业康复医院	深圳市	民营医院	二级
		234	深圳市大鹏新区南澳人民医院	深圳市	公立医院	二级
		235	珠海瑞桦心理康复医院	珠海市	民营医院	二级
		236	长平康复医院	汕头市	民营医院	二级
		237	广东省第二荣军医院	佛山市	公立医院	二级
		238	佛山三水增康颈腰椎医院	佛山市	民营医院	二级
		239	江门市康复医院	江门市	公立医院	二级
		240	江门新会康怡康复医院	江门市	民营医院	二级
		241	湛江崇爱康复医院	湛江市	公立医院	二级
		242	肇庆民生康复医院	肇庆市	民营医院	二级
		243	肇庆泓强康复医院	广东省	公立医院	二级
		244	河源三针康复医院	河源市	民营医院	二级
		245	东莞市康复医院	东莞市	公立医院	二级
		246	东莞同泰德康复医院	东莞市	民营医院	二级
		247	中山同方康复医院	中山市	民营医院	二级
		248	中山广弘康复医院有限公司	中山市	民营医院	二级
	广西壮族自治区	249	广西壮族自治区江滨医院	南宁市	公立医院	三级
		250	广西壮族自治区残疾人康复研究中心	南宁市	公立医院	/
		251	南宁儿童康复中心	南宁市	公立医院	/
		252	广西壮族自治区假肢康复中心（广西壮族自治区康复辅具中心）	南宁市	公立医院	/
		253	广西壮族自治区总工会南宁工人疗养院（南宁职工康复医院）	南宁市	公立医院	/
		254	南宁悦年华康复医院	南宁市	民营医院	二级
		255	南宁泰康之家桂园康复医院	南宁市	民营医院	二级

地区	省 份	序号	机 构 名 称	所在地	性质	等级
中南区	广西壮族自治区	256	南宁春暖康复医院	南宁市	民营医院	二级
		257	广西壮族自治区荣誉军人康复医院	柳州市	公立医院	二级
		258	柳州市康复医院	柳州市	公立医院	二级
		259	象州爱心康复医院	来宾市	民营医院	二级
		260	北海宏科康复医院	北海市	民营医院	二级
		261	贺州广济康复医院	贺州市	民营医院	二级
		262	北海北医康复医院	北海市	民营医院	二级
		263	宜州怀国康复医院	河池市	民营医院	二级
	海南省	264	三亚国寿嘉园康复医院	三亚市	民营医院	二级
		265	海南地质医院	海口市	公立医院	二级
西南区	重庆市	266	重庆医科大学附属康复医院	重庆市	公立医院	三甲
		267	重庆市总工会康复医院	重庆市	公立医院	二级
		268	重庆广达康复医院	重庆市	民营医院	二级
		269	重庆国恒康复医院	重庆市	民营医院	/
		270	重庆市革命伤残军人康复医院	重庆市	公立医院	二级
	四川省	271	四川八一康复医院	成都市	公立医院	三级
		272	四川赫尔森康复医院	成都市	民营医院	三级
		273	营山祥润康复医院	南充市	民营医院	二级
		274	安岳县康复医院	资阳市	公立医院	二级
		275	成都顾连锦宸康复医院	成都市	民营医院	二级
		276	成都市都江堰杰琳康复医院	成都市	民营医院	二级
		277	成都嘉事康复医院	成都市	民营医院	二级
		278	四川省民政康复医院	成都市	公立医院	二级
		279	成都九如城康复医院	成都市	民营医院	二级
		280	成都本草堂康复医院	成都市	民营医院	二级
		281	成都天府新区顾连禾泰康复医院	成都市	民营医院	三级
		282	崇州人工智能康复医院	崇州市	民营医院	二级
		283	四川省南充卫生学校附属医院	南充市	民营医院	二级
		284	达州宏泽康复医院	达州市	民营医院	二级
		285	眉山市残疾人康复中心(眉山市康复医院)	眉山市	公立医院	二级

地区	省　份	序号	机　构　名　称	所在地	性质	等级
西南区	贵州省	286	贵州省康复医院	贵阳市	公立医院	三级
		287	铜仁康复医院	铜仁市	民营医院	二级
		288	六盘水安心康复医院	六盘水市	民营医院	二级
		289	遵义医投康复医院	遵义市	民营医院	二级
		290	贵州福万康康复医院	贵阳市	民营医院	二级
		291	贵州省工伤职业康复医院	贵阳市	公立医院	二级
		292	毕节杏康康复医院	毕节市	民营医院	二级
		293	贵州省遵义荣誉军人康复医院	遵义市	公立医院	二级
	云南省	294	昆明长和天城康复医院	昆明市	民营医院	二级
	西藏	295	西藏自治区第二人民医院	西藏拉萨市	公立医院	三级
西北区	陕西省	296	陕西省康复医院	西安市	公立医院	三级
		297	西安先华康复医院	西安市	民营医院	二级
		298	汉中市康复医院	汉中市	公立医院	二级
		299	汉中脑安康复医院	汉中市	公立医院	二级
	甘肃省	300	甘肃省康复中心医院	兰州市	公立医院	三级
		301	酒泉民健康复医院	酒泉市	民营医院	二级
		302	金昌市康复中心医院（八冶医养院）	金昌市	企业	三级
		303	平凉市康复中心医院	平凉市	公立医院	二级
	青海省	304	青海省康复医院	西宁市	公立医院	二级
	宁夏回族自治区	305	宁夏康复医院（宁夏回族自治区残疾人康复中心）	银川市	公立医院	二级
		306	宁夏回族自治区工人疗养院	银川市	公立医院	二级
	新疆维吾尔自治区	307	新疆克拉玛依市第二人民医院（康复医院）	克拉玛依市	公立医院	二级

（郗淑燕　王璐怡　赵忠志）

第十六章 年 度 人 物

【概　述】

近年来，广大康复医学科技工作者踔厉奋发、笃行不怠，顽强拼搏、不懈奋斗，为我国康复医学事业的繁荣与发展做出了重要贡献，同时也涌现出许多可歌可泣的感人事迹。2020 年至 2022 年度，康复医学领域共有 7 人次获得全国优秀共产党员、全国先进工作者、全国五一劳动奖章、全国三八红旗手、全国敬老爱老助老模范人物、全国残疾人工作先进个人等国家级荣誉称号，分别受到中共中央、中共中央国务院、中华全国总工会、中华全国妇女联合会、国家卫生健康委及全国老龄办、国务院残疾人工作委员会等颁发的嘉奖！

中国康复医学会是党和政府联系康复医学科技工作者的桥梁和纽带，是国家发展康复医学事业和康复医学科学技术的重要社会力量。学会为树立行业楷模，于 2007 年即设立了"终身成就奖"，至 2021 年共有 63 位老专家获此殊荣。2022 年，是全党全国各族人民迈上全面建设社会主义现代化国家新征程、向第二个百年奋斗目标进军的重要一年，为弘扬榜样精神，强化责任担当，激发广大康复医学科技工作者爱岗敬业、矢志康复的强烈使命和革命情怀，经各单位推荐，学会研究决定，授予王子才等 16 位老专家中国康复医学会"终身成就奖"。

另外，为充分发挥典型示范激励作用，进一步营造尊重知识、尊重人才、尊重劳动氛围，根据中共中央宣传部、中国科协等部门有关要求，中国康复医学会开展了"最美康复科技工作者"评选活动。2021 年，曾授予马迎春等 20 人"最美康复科技工作者"称号。2022 年，经分支机构党支部推荐，中国康复医学会党委研究，决定对万春晓等 20 人授予"最美康复科技工作者"称号，并予以通报表彰，希望能引导和激励广大康复科技工作者学习最美、争当最美，能涌现出更多政治素质强、业务技能精、热心公益、乐于奉献的康复科技工作者。

(叶祥明)

【荣誉称号及各类嘉奖获得者】

一、国家级荣誉称号获得者

杨华清，男，教授、主任医师，首都医科大学附属北京康复医院骨科中心主任

获"2020 年全国先进工作者"荣誉称号(中共中央国务院　颁发)

杨华清教授是首都医科大学附属北京康复医院大骨科学科带头人、全国马蹄内翻足专业带头人，任中国肢体残疾专业委员会常务委员、全国马蹄内翻足组委会主任委员、中国脊髓损伤专业委员会常委、《中国矫形外科杂志》常务编委。擅长微创骨外固定技术，专攻方向主要是下肢畸形矫形，以骨延长骨再生与马蹄畸形足的矫形治疗为重点，尤其在骨外固定骨延长和疑难骨不连骨缺损的骨再生及重度马蹄内翻足与腿骨复合畸形的矫形手术治疗上有独到的造诣，是国内完成上述手术最多的医生之一，主编参编专著 5 部，获国家专利 30 余项。

顾旭东，男，教授、主任医师，浙江省嘉兴市第二医院康复医学中心主任

获"2020年全国先进工作者"荣誉称号（中共中央国务院 颁发）

顾旭东教授是浙江省首位海外留学回国的康复医学专家，为国际物理医学与康复学会会员（ISPRM）、中国辅助具协会康复器械委员会副主委、中国康复医学会运动疗法专业委员会副主委、浙江省医师协会康复医师分会副会长、浙江省残疾人康复协会肢体康复委员会副主委，浙江省医学重点扶持学科（康复医学）学科带头人。擅长于神经肌肉骨骼系统的康复评定与治疗，所开展的肌电假肢及 Argo 矫形器的安装与训练处于全国先进水平；参与国内首台下肢康复机器人的研发，并获专利。主编《关节功能的康复流程》等专著2部，参编《实用康复医学》《康复护理》等教材3部。曾获全国"五一劳动奖章"、浙江省高层次海外留学回国人才、浙江省优秀职工、浙江省卫生厅"大医精诚"十佳医生等荣誉称号。

丁芳，女，宁夏残疾人康复中心党支部书记、主任

获"2020年全国三八红旗手"荣誉称号（中华全国妇女联合会 颁发）

丁芳自参加工作以来，一直在宁夏回族自治区残联机关工作，经历多个岗位锻炼，工作责任心强，成绩突出。担任中心主任后，她带领宁夏残疾人康复中心200多名员工队伍砥砺前行，推动宁夏残疾人康复工作提速发展，率先在全国开设7～14岁残疾儿童康复教育业务，率先在全国探索践行"全人康复"和"全生命周期康复"理念；中心康复人才队伍日益壮大，门诊咨询服务量成倍增长。先后被中国残疾人康复研究中心确定为"全国康复机构示范基地"，荣获"全国工人先锋号""全国三八红旗集体""全国残疾人康复工作先进集体""自治区五一劳动奖状""自治区最佳志愿服务组织"等荣誉；中

心党支部被自治区区直机关工委评为五星级党支部，列为首批党建工作示范名录。

王红，女，副主任医师，北京市隆福医院康复医学科主任

获"2020年全国敬老爱老助老模范人物"荣誉称号（国家卫生健康委、全国老龄办 颁发）

王红医师毕业于首都医科大学临床医学专业，后取得神经病学硕士学位，先后曾在北京市红十字会999急诊抢救中心和道培医院工作；2012年作为北京市第七批援疆干部，在新疆和田墨玉县开展为期一年的医疗支援工作，获得和田卫生系统援疆干部先进个人等荣誉称号。目前主要负责北京市隆福医院北苑院区的医养结合、老年康复和安宁缓和医疗工作，为北京医师协会老年医学专科医师分会委员，中国老年医学学会舒缓医学分会委员、医养结合促进委员会委员。擅长脑血管疾病、神经康复、老年"多病共存"的诊治。在她的带领下，科室从无到有、从小到大，各项工作稳步推进，屡创佳绩，已形成一套成熟的家庭式医养结合模式，为高龄老年人提供集医疗、康复、护理、心理疏导、生活照护和临终关怀为一体的全生命周期服务，创新型医养结合模式和安宁疗护工作得到了行业的认可和百姓信赖，多次获得各级"优秀共产党员""共产党员先锋岗"荣誉。

张洛梅，女，郑州康园听力言语康复中心主任

获"2021年全国残疾人工作先进个人"荣誉称号（国务院残疾人工作委员会 颁发）

张洛梅是郑州康园听力言语康复中心创始人。投身儿童康复事业20余载，始终秉持科学创新精神，所带领的团队曾多次被评为国家、省、市助残先进集体，个人获得"全国巾帼建功标兵""河南省三八红旗手""河南省儿童工作先进个人""河南省残疾人康复工作先进个人""河南省扶残助残先进个人"等荣誉。现为郑州市女企业家协会理事，河南

省康复医学会出生缺陷防控及康复分会常委,河南省残疾人康复协会听力语言康复专业委员会副主任委员,北京市康复辅助器具协会听力言语康复专业委员会常务委员,中国残疾人康复协会语言障碍康复专业委员会常委。

宋兆普,男,副主任医师,河南省汝州市金庚康复医院院长

获"2021年全国优秀共产党员"荣誉称号(中共中央　颁发)

宋兆普出身中医世家,是国家级非物质文化遗产"宋氏中医外科"传承人,擅长中医治疗各类骨科疾病。长期以来,一直实施造福脑瘫弃婴的爱心救治工程,帮助数千名脑瘫患儿得到康复治疗,近千例趋于正常化,所主持工作的医院被河南省残联确定的"河南省脑瘫儿童康复中心",曾被授予"河南省中医药杰出贡献奖",并获"河南省劳动模范""全国基层优秀名中医""全国助残先进个人""全国民族团结进步模范个人""中华慈善奖慈善楷模"等荣誉称号。

张永爱,女,教授,西安医学院护理与康复学院院长

获"2022年全国五一劳动奖章"荣誉(中华全国总工会　颁发)

张永爱主要从事妇女保健与护理管理学研究,为护理学省级重点学科带头人、护理学国家级"一流本科专业"建设点负责人,教育部高等学校教学指导委员会委员(护理类专业)、全国高等学校护理学类教材指导委员会委员、陕西省教指委医学类专业副主任委员、陕西省护理学会副理事长。多次荣获教育部优秀课件奖、陕西省普通高等学校教学成果奖,荣获教学质量评估优秀奖、职业道德先进个人等荣誉,荣获"三秦学者"、陕西省教学名师。2022年3月,被陕西省妇联授予"陕西省三八红旗手"称号。

二、中国康复医学会"终身成就奖"获得者
(一)2022年"终身成就奖"获得者

王子才,男,教授、主任医师,上海交通大学附属第六人民医院原儿科主任

王子才从事儿内科临床40余年,历任上海市儿童医院康复中心医学顾问、上海市医学会儿科分会小儿神经学组副组长、上海市卫生局智力测验领导小组成员、中国残疾人康复协会小儿脑瘫康复专业委员会副理事长、中国康复医学会儿童医学康复委员会副主任委员。曾获中国残疾人康复协会、中国康复医学会"特殊贡献奖"(2016年),上海市医学会"康复引路人"奖(2018年)。

邓景贵,男,教授、主任医师,湖南省脑血管病康复治疗中心主任

邓景贵是国家一级主任医师,医学领军人才,湖南康复医疗协作联盟执行主席。率先在省内开展脑血管病的"抢救-治疗-康复一体化"的医疗模式,是湖南省脑血管病康复的创始人和奠基人。担任中国康复医学会常务理事、中国康复医学会脑血管病专业委员会候任主任委员、中国卫生信息与健康医疗大数据学会康复专业委员会副主任委员、国家卫生计生委能力建设和继续教育康复医学专家委员会成员、湖南省康复医学会常务副会长兼秘书长、湖南省康复医学医疗质量控制中心主任等学术职务。

刘小芳,女,主任护师,广东省工伤康复医院原护理部主任

刘小芳从事康复护理并任护理部主任23年,带领护理团队通过不断实践,率先创建了病区、社区康复护理延伸服务模式,曾获中国康复医学会"康复护理终身贡献奖"、全国首届"十佳康复护士"奖、广东省康复医学会"突出贡献奖"等奖项。历任中国残疾人康复协会康复护理专业委员会副主任委员、中国康复医学会康复护理专业委员会常务委

员、广东省康复医学会常务理事、广东省康复医学会康复护理专业委员会主任委员、香港职业健康护士会顾问。

任永平，男，教授、主任医师，重庆医科大学附属儿童医院

任永平从事小儿内科工作50余年，小儿神经内科40余年，小儿脑瘫康复工作30余年。长期致力于儿童粗大运动评估88项量表的革新，于1994年即率先在我国推出了《婴幼儿脑瘫运动功能评价》量表及1996年发表《小儿脑瘫独立步行功能获得的早期预测》，这些成果对于康复评估的发展具有积极的推动作用。他带领团队推动重庆儿童康复构架建设和基层儿童康复工作普及，指导和支持重庆儿童康复后备人才的培养，为重庆儿童康复事业的发展献出了毕生的精力。

庄炳瑾，女，浙江省卫生厅原副厅长

庄炳瑾在浙江省卫生厅副厅长任期，积极组织筹建中国康复医学研究会浙江分会（浙江省康复医学会前身），为国内最早建立的省级康复学会之一，并担任第一届、第二届理事会会长。浙江康复事业在庄炳瑾会长的带领下，各地市建立社区康复试点，在多家综合医院开展现代康复治疗，打开了康复医学在浙江省发展的新局面。

李晓捷，女，教授、主任医师，佳木斯大学康复医学院名誉院长、小儿神经疾病研究所所长

李晓捷从事儿童康复工作40余年，在国内率先创建儿童康复机构，参与筹建康复学院，牵头组建中国康复医学会儿童康复专委会，主持发布儿童康复临床循证实践指南《中国脑性瘫痪康复指南》。担任国际残疾儿童学术联盟（IAACD）执委会委员、中国康复医学会顾问委员会委员、中国残疾人康复协会副理事长、世界中医药联合会小儿脑瘫专业委员会名誉会长等职，曾获全国卫生系统先进工作

者、全国优秀科技工作者等多项荣誉。

励建安，男，教授、主任医师，江苏钟山老年康复医院院长、江苏省康复医院院长

励建安是中国康复医学领域的领头人和推动者，主要从事心血管疾病的运动与康复治疗、运动控制障碍的基础与临床研究、神经阻滞和脊髓损伤的康复治疗研究。曾任江苏省人民医院康复医学中心主任，南京医科大学康复学院院长。2014年当选美国医学科学院国际院士。历任国际物理医学与康复医学学会主席、中华医学会物理医学与康复学学会主委、中国康复医学会副会长，中国医师协会康复医师分会会长，全国科协第八届委员。曾荣获中国科协科技先进工作者、中国医师奖、国家优秀教师及国家卫健委脑卒中筛查与防治工程委员会"突出贡献奖"等荣誉。

张晓玉，男，教授，国家康复辅具研究中心原总工程师

张晓玉是新乡医学院三全学院康复医学院特聘教授，康复工程专业学科带头人、全国残疾人康复与专用设备标准化技术委员会顾问；历任中国假肢学校副校长、国家康复辅具研究中心总工程师、中国康复器具协会常务副会长，中国康复医学会常务理事。在康复工程领域工作50余年，创办了中国第一所假肢学校和假肢矫形器专业学科，率先提出"智能辅具"的概念。先后出版了《人体生物力学与矫形器设计原理》和《智能辅具及其应用》等代表性专著。

张琳瑛，女，主任医师，天津市环湖医院康复医学科主任

张琳瑛从事中医及康复医疗40余年，曾任中华医学会物理医学与康复学分会常务委员、中国康复医学会理事会常务理事、中国康复医学会脑血管病专业委员会常务委员、天津市康复医学会副会

长。长期以来,不断推动天津康复事业发展,被天津卫健委授予特殊贡献专家表彰;先后参加编写专业著作 18 部,完成科研课题 10 项,其中《亚低温治疗急性重型颅脑损伤临床及实验研究》获国家科学技术进步二等奖。

胡大一,男,教授、主任医师,北京大学人民医院原心内科主任、心血管研究所所长

胡大一主要从事心内科、心电生理、起搏器植入、临床药理等研究,开展的射频消融根治快速心律失常技术在国内外得到广泛推广;倡导以预防为主,构建心血管疾病的防线,并提出急诊绿色通道概念。历任中华医学会心血管病分会主任委员,中华医学会北京心血管病分会主任委员,中国医师协会循证医学专业委员会主任委员,中国生物医学工程学会心脏起搏与电生理分会主任委员及国内外重要学术团体委员;2005 年当选为国际欧亚科学院院士。截至 2022 年,主编、主译医学著作 60 余部,主持完成心血管医学指南 20 余项。

钟震宇,男,教授、主任医师,哈尔滨医科大学附属第一医院神经外科主任

钟震宇长期从事神经外科的临床工作,专长于神经外科各种常见病及疑难疾病的治疗,特别是在脑血管疾病及脊髓脊柱疾病治疗方面具有很高的造诣。曾任哈尔滨医科大学附属第一医院神经外科研究所副所长、神经外科显微实验室主任,黑龙江省康复医学会副会长,为黑龙江省脊髓脊柱治疗学组创始人之一。

徐林,男,教授、主任医师,北京中医药大学东直门医院骨科中心主任

徐林主要从事骨科与显微外科,是我国脊柱非融合的引领者,率先提出脊柱非融合理念及 hybrid 术式、开展人工颈椎间盘置换术、hybrid 手术及国产化人工颈椎间盘研发,完成首例颈段 SPR 手术并

在国内推广。曾任全国脑瘫医学联盟主席,中国康复医学会骨与关节及风湿病专业委员会主任委员,中国医师协会骨科培训委员会主任委员,中国残疾人康复协会脊髓损伤专业委员会副主任委员,中国肢体伤残康复专业委员会副主任委员,中国小儿脑瘫康复专业委员会名誉主任委员等职。2022 年当选俄罗斯工程院外籍院士。

聂萍萍,女,副主任医师,南昌大学第一附属医院康复医学科副主任

聂萍萍为江西医学院第一附属医院理疗科创建人,南昌大学第一附属医院康复医学科创建人之一。曾任中华物理医学与康复学会委员,江西省物理医学与康复学会副主委。擅长应用电疗、光疗、超声、温热、激光等技术治疗内外、妇儿、五官、皮肤等急慢性疾病;对骨关节疾病及肌肉韧带损伤的功能康复有专长。首创 PUVA 疗法治疗神经性皮炎、皮肤肿瘤等;开展液氮冷冻治疗相关研究,并取得优异成绩。

梅元武,男,教授、主任医师,华中科技大学同济医学院附属协和医院神经内科主任

梅元武主要从事脑血管疾病的诊治和康复研究,擅长老年性痴呆、血管性痴呆以及神经系统罕见病的诊疗。历任中华医学会神经康复学组副组长,湖北省康复医学会常务理事、神经康复专委会主任委员,湖北省病理生理学会神经专业委员会副主任委员,湖北省康复学会副会长。主持数十项科研课题,曾获湖北省教育研究成果二等奖 1 项、湖北省科技进步二等奖 3 项、国家科技进步二等奖 1 项。

黄德清,男,教授、主任医师,福建医科大学附属第一医院康复医院原康复科主任、副院长

黄德清长期深耕临床一线,曾福建医科大学附属第一医院康复科主任,带领学科发展至省级综合

医院规模最大和设备最齐全的重点专科;创建福建医科大康复治疗学系,并系副主任;积极积极参与康复社团建设,推动学术活动,致力于提升康复人员技能,并帮扶多地基层医院的康复事业发展。历任中国康复医学会理事、康复治疗专业委员会常务委员,中国康复医学会老年康复专业委员会常务委员,福建省物理医学与康复学会副主任委员。

戴红,女,教授、主任医师,首都医科大学附属北京朝阳医院肿瘤内科主任

戴红从事康复医学专业30余年,擅长肿瘤化疗、靶向治疗及免疫治疗。早期参与北京康复医学会组建工作,并任首届副会长兼秘书长;筹建首都医科大学康复医学教研室并任职主任,开设康复医学选修课以及本科生"康复医学概论"必修课。曾任北京抗癌协会中西医结合专业委员会委员,北京中西医结合学会肿瘤专业委员会委员,北京康复医学会教育专委会主任委员,中国抗癌协会临床肿瘤学协作委员会(CSCO)会员,国际物理医学与康复医学学会会员等。

(二) 往年"终身成就奖"获得者

2015年至2021年,中国康复医学会先后授予63位老专家"终身成就奖"(表16-1)。

表16-1　2015—2021年中国康复医学会"终身成就奖"表彰名单

序号	年份	姓名	工 作 单 位	职务/职称
1	2007	陈仲武	中国康复医学研究会、卫生部医政局	原理事长、原局长
2	2007	顾英奇	卫生部	原副部长
3	2007	耿德章	卫生部医政司	原副司长
4	2007	傅大为	河北省卫生厅	原厅长
5	2007	卓大宏	中山医科大学	党委副书记
6	2007	周士枋	南京医科大学一附院	教授
7	2015	邓开叔	中日友好医院	原副院长
8	2015	王茂斌	北京宣武医院康复医学科	原主任、教授
9	2015	侯树勋	全军骨科研究所、解放军304医院骨科	所长、主任、教授
10	2018	刘昆	辽宁省鞍山市汤岗子理疗医院	原副院长
11	2018	南登崑	华中科技大学同济医学院附属同济医院康复医学科	原主任
12	2018	范振华	复旦大学附属华山医院运动医学与康复医学科	原主任
13	2018	吴宗耀	陆军军医大学第一附属医院康复科	原主任
14	2018	谭维溢	首都医科大学附属北京友谊医院康复医学科	原主任
15	2018	娄思权	北京大学第三医院	教授、主任医师
16	2018	华桂茹	北京协和医院物理医学康复学	教授
17	2018	纪树荣	北京博爱医院	教授、主任医师
18	2018	孙启良	中日友好医院康复医学科	教授、主任医师

序号	年份	姓　名	工　作　单　位	职务/职称
19	2018	于长隆	原北京大学第三医院	教授、主任医师
20	2019	粟秀初	空军军医大学西京医院神经科	原主任
21	2019	张济川	清华大学精密仪器系康复工程研究中心	原主任
22	2019	黄永禧	北京大学第一医院康复医学科	原副主任
23	2019	刘江生	福建省老年医院	原院长
24	2019	潘之清	威海疗养院	原副院长
25	2019	陈文彬	重庆市总工会康复医院康复科	原主任
26	2019	张宝慧	北京大学第三医院康复医学科	原主任
27	2019	王　炜	上海交通大学医学院附属第九人民医院整形外科	教授
28	2019	杨志明	四川大学华西医院骨科	原主任
29	2019	王德生	哈尔滨医科大学附属第一医院神经病学教研室	原主任
30	2019	姚鸿恩	首都体育学院运动人体科学系	原主任
31	2019	俞卓伟	复旦大学附属华东医院	原院长
32	2019	侯春林	海军军医大学附属长征医院骨科	主任医师
33	2020	戴尅戎	上海交通大学医学院附属第九人民医院	中国工程院院士、原院长、教授
34	2020	林淑琼	上海市第一人民医院	原院长、主任医师
35	2020	杨伯品	南昌大学第一附属医院	教授、主任医师
36	2020	吴毅文	安徽医科大学第一附属医院康复医学科	主任医师
37	2020	林　庆	北京大学第一医院	教授、主任医师
38	2020	黄叔怀	扬州大学体育系	原主任、教授
39	2020	黄如训	中山大学附属第一医院	教授、主任医师
40	2020	赖在文	中山大学附属第一医院	康复医学科原主任
41	2020	陶天遵	哈尔滨医科大学附属第二医院	教授、主任医师
42	2020	郭学鹏	新乡医学院第二附属医院	原院长、教授、主任医师
43	2020	严隽陶	上海中医药大学附属岳阳中西医结合医院	教授、主任医师
44	2020	刘长荣	哈尔滨医科大学附属第一医院	教授、主任医师
45	2020	刘尚礼	中山大学孙逸仙纪念医院	教授、主任医师
46	2020	陈秀洁	黑龙江省小儿脑性瘫痪防治疗育中心	教授、主任医师
47	2020	刘世文	白求恩医科大学第一附属医院	教授、主任医师
48	2020	王恩海	黑龙江省卫生应急指挥中心	原主任、主任医师

序号	年份	姓名	工作单位	职务/职称
49	2020	聂采现	四川省人民医院	主任医师
50	2021	王崇一	黑龙江省康复医学会	原会长、主任医师
51	2021	史永明	山东大学齐鲁医院	教授、主任医师
52	2021	刘道矩	天津市职业病防治院（工人医院）	主任医师
53	2021	杜宝琮	中国医科大学附属一院	教授、主任医师
54	2021	杨达宽	昆明医科大学第二附属医院	教授
55	2021	周天健	中国康复研究中心	教授
56	2021	赵玉金	黑龙江省康复医院	主任医师
57	2021	赵正全	华中科技大学同济医学院附属同济医院	副主任治疗师
58	2021	袁家齐	苏州大学附属第一医院	主任医师
59	2021	顾玉东	复旦大学附属华山医院	教授、中国工程院院士
60	2021	高楚荣	山东大学齐鲁医院	主任医师
61	2021	唐天驷	苏州大学附属第一医院	教授、主任医师
62	2021	梁兵	苏州工业园区博爱学校	主任医师、校长
63	2021	屠丹云	复旦大学附属华山医院	教授

三、中国康复医学会"最美康复科技工作者"获得者

（一）2022年"最美康复科技工作者"获得者

万春晓，女，教授、主任医师，天津医科大学康复医学系副主任、总医院康复医学科主任

万春晓为天津医科大学康复医学系康复治疗学学科带头人，国家"双一流"大学基础平台建设及应用平台建设负责人，天津市康复住院医师规范化培训主任基地主任；担任中国康复医学会重症康复专科培训基地负责人，天津市疑难复杂重症康复指导和培训基地负责人，天津医师协会康复医师分会副会长。多次获得省部级新技术引进奖，曾获天津医科大学"十佳科主任""优秀党员"，天津市科学技术协会先进工作者荣誉；获中国康复医学会科技成果奖二等奖、教育成果三等奖各1项，被评为中国康复医学会优秀党员、优秀康复医师。

王彤，女，教授、主任医师，江苏省人民医院康复医学中心副主任

王彤为江苏省"333"工程中青年科技领军人才，江苏省有突出贡献中青年专家，江苏省重点学科带头人；任中国康复医学会常务理事、创伤康复专业委员会名誉主任委员、康复功能评定专业委员会副主任委员，中国女医师协会康复分会副主任委员，江苏省卒中康复专业委员会主任委员，《中国伤残医学杂志》副主编。曾获江苏省科技进步二等奖和中国康复医学会科技进步一等奖等，获南京医科大学优秀研究生导师。

王玉龙，男，教授、主任医师，深圳市第二人民医院康复医学科主任

王玉龙为中国康复医学会常务理事、老年康复专业委员会主任委员，中国医师协会老年康复专业委员

会主任委员,中国非公立医疗机构协会康复医学专业委员会副主任委员,大湾区康复医学会会长,广东省医学会物理医学与康复学分会副主任委员,广东省康复医学会副会长,深圳市康复医学会会长,国家卫健委康复医学专家委员会委员,教育部行业教育教学指导委员会委员。主编高等学校康复治疗专业《康复功能评定学》教材,参与多部临床疾病专家共识的制订工作,是国家标准"功能障碍者生活自理能力评定方法"(GB/T37103-2018)编制的首席专家。

公维军,男,教授、主任医师,首都医科大学附属北京康复医院副院长

公维军为北京市景贤领军人才;任中国康复医学会副秘书长兼科技管理与评估委员会主任委员,中华医学会物理医学与康复学分会常委兼康复评定学组组长,中国抗衰老促进会常务理事兼康复分会会长,北京康复医学会副会长兼中西医结合康复专委会主任委员,北京神经科学学会神经康复专委会主任委员。主编"十四五"本科生规范化教材《康复医学》《临床康复医学》;曾获省部级教学成果一等奖、华夏医学科技奖。

石秀娥,女,教授、主任医师,陕西省康复医院院长

石秀娥为陕西省残疾人康复中心主任,中国康复医学会常务理事、循证康复医学专业委员会主任委员、标准委员会副主任委员、康复治疗专业委员会常务委员、康复机构管理专业委员会常务委员,中国卫生质量管理杂志社理事,陕西省康复医学会副会长。主编指南3部,编制标准1部,获科研奖励12项;曾获"最美三秦医务工作者""陕西省三八红旗手""全国优秀康复医师"等荣誉称号。

肖农,男,教授、主任医师,重庆医科大学附属儿童医院康复科主任

肖农为中国康复学会常务理事、康复评定专业

委员会副主任委员、儿童康复专业委员会副主任委员,中华医学会儿科分会康复医学组组长,重庆市康复医学会会长,重庆市康复医学会儿童康复专委会主任委员,重庆市医学会物理医学与康复学会副主任委员。主编出版《儿童重症康复学》专著,讨论并提出《中国神经重症儿童的亚重症康复管理专家共识(2021)》,执笔编写专家共识和行业指南10余篇;曾获中国康复医学会科学技术奖二等奖、重庆市科技进步奖二等奖、重庆市卫健委科技成果二等奖。

吴毅,男,教授、主任医师,复旦大学附属华山医院康复医学科主任

吴毅为复旦大学附属华山医院康复医学科学科带头人,中国康复医学会常务理事、脑功能检测与调控康复专委会主任委员,中国医师协会康复医师分会常委,上海市医学会物理医学与康复学分会主任委员,上海市医师协会康复医师分会荣誉会长,上海市康复医学工程研究会副理事长;担任《中华物理医学与康复杂志》副总编辑,《中国康复医学杂志》副主编,《康复学报》副主编。获中国康复医学会科技进步奖一等奖、中华医学科技奖二等奖、教育部科技奖二等奖、上海市科技进步奖二等奖和国家科技进步二等奖等20余项,多次获上海市医学会优秀主任委员、"引领专科康复-优秀学科带头人"、上海市职工职业道德建设"先进个人"、上海市五一劳动奖章、上海医务工匠等荣誉。

张通,男,教授、主任医师,中国康复研究中心神经康复中心主任

张通为中国康复医学会脑血管病专业委员会名誉主任委员、老年康复专业委员会副主任委员,中国卒中学会康复分会主任委员,中国医师协会神经病学分会常委、神经康复学组组长,中国老年保健医学研究会老年脑血管病分会副主任委员,中华

医学会神经病学分会常委及神经康复学组组长,中国残疾人康复协会常委,中国老年保健协会脑保健专业学术委员会常委;*International Journal of Neurorehabilitation* 主编,《中国康复理论与实践》副主编,《中国康复杂志》副主编。主持撰写《中国脑血管病康复指南》,以第一完成人获得中国康复医学会科学技术奖一等奖1项,北京市科技进步二、三等奖各1项。

张巧俊,女,教授、主任医师,西安交通大学第二附属医院康复医学科主任

张巧俊为中国康复医学会常务理事、吞咽障碍专业委员会候任主任委员、标准委员会常委、质量控制工作委员会委员,中华医学会物理医学与康复学分会委员、神经康复学组副组长,中国医师协会康复医师分会常务委员,国家卫健委能力建设和继续教育康复医学专家委员会委员,中国抗衰老促进会康复分会副会长,陕西省康复医学会会长,医学会物理医学与康复医学分会主任委员。主编《脑卒中康复临床实践》、副主编《吞咽障碍康复指南》等5部专著;获中国康复医学会科学技术奖一等奖、陕西省科技进步奖二等奖各1项,获中国康复医学会首批优秀康复医师、陕西省科协优秀学会工作者等荣誉称号。

张建中,男,教授、主任医师,北京大学人民医院皮肤科主任

张建中为中国康复医学会常务理事、皮肤病康复专业委员会主任委员。开发银屑病外用药"本维莫德",并且在国内上市;首次发现和报告了"特应性皮炎样移植物抗宿主病""妊娠股臀红斑",以及先天性稀发症的致病基因RPL21,提出了特应性皮炎诊断的"中国标准"。曾获国家科技进步奖二等奖、国际皮肤科联盟杰出贡献奖等奖多项,获"国之名医"等多项荣誉称号。

陈文华,女,教授、主任医师,上海交通大学附属第一人民医院康复医学科主任

陈文华为康复医学与理疗学教研室主任、学科带头人,上海市专科医师规范化培训康复专家组组长;任中国康复医学会常务理事、康复治疗专业委员会主任委员、康复教育专业委员会副主任委员、标准委员会副主任委员,中国非公立医疗机构协会康复分会副主任委员,上海市体育科学学会运动康复专委会主任委员。主持《康复治疗师岗位能力标准》《康复治疗学专业实习教学质量标准》两项团体标准起草工作,执笔发表相关专家共识2篇;曾获上海市医学会优秀主任委员等荣誉。

陈作兵,男,教授、主任医师,浙江大学附属第一医院副院长

陈作兵为浙江省卫生高层次领军人才,浙江大学医学院康复医学研究中心主任,浙江省康复规培质控中心主任;任中国康复医学会理事、康养工作委员会首届主任委员,浙江省残联副理事长,浙江省医学会医养结合分会主任委员,浙江省医学会物理医学与康复分会副主任委员,浙江省康复医学会副会长。以主编或参编《康复医学》《作业治疗技术》和《肌肉骨骼超声检查病理学精要》等多部教材和书籍。

周慧芳,女,教授、主任医师,天津医科大学总医院耳鼻咽喉科主任

周慧芳为中国康复医学会常务理事、听力康复专业委员会名誉主委,天津市康复医学会副会长,天津市医学会耳鼻咽喉头颈外科分会主任委员。曾获中国康复医学会科学技术奖一、二等奖,天津市科技进步二、三等奖等奖项;作为专家组制订全国眩晕诊治流程,中耳炎诊治指南,耳鸣专家共识,梅尼埃病和BPPV诊治指南,被中国康复医学会评为"康复服务行先进个人""科普工作先进个人"。

郑彩娥，女，副主任护师，浙江省人民医院望江山院区护理部副主任

郑彩娥为中国康复医学会康复护理专业委员会专家组组长，中国康复医学会心肺康复护理专业委员会副主任委员、心胸外科快康专业组组长，中国心肺康复护理联盟专业委员会副主任委员。主编《实用康复医学健康教育》《实用康复护理学》《康复护理操作技术规程》《心肺康复护理操作技术规程》《实用康复健康教育》等10余部学术专著；曾获中国康复医学会首届全国十佳康复护士、优秀科普工作者、康复护理专业委员会学会优秀工作者、康复护理终身贡献奖。

贾杰，女，教授、主任医师，复旦大学附属华山医院康复医学科副主任

贾杰为长三角康复发展领军人物、上海市临床康复优秀学科带头人；任中国康复医学会常务理事、手功能康复专业委员会主任委员、社区康复工作委员会候任主任委员、循证康复医学工作委员会副主任委员、老年康复专业委员会常务委员。主编《手功能康复概论》《手功能康复理论与实践》《脑卒中诊治与康复新进展新理论》等16部专著；曾获国家卫生健康委脑卒中防治工程委员会"突出贡献专家奖"、复旦大学巾帼创新奖等多项荣誉称号。

贾勤，女，教授、主任护师，浙江省人民医院护理部大科护士长

贾勤为中国康复医学会理事、外科快速康复专业委员会副主任委员、康复护理专业委员会专家学组副组长，中国康复医学会康复护理专科护士资质认证管委会委员、康复专科护士理论与操作培训教师，中国老年学和老年医学学会骨质疏松护理专业委员会副主任委员，中华护理学会护理教育专业委员会专家库成员，浙江省基层卫生协会常务理事、浙江省护理学会教育专业委员会副主任委员。主编或副主编《康复护理技能实训》《实用康复健康教育》等专著10余部，撰写骨科康复护理指南3篇；曾获中国康复医学会"康复护理杰出管理工作者""康复护理优秀学会工作者""康复服务行先进个人"等荣誉称号。

唐强，男，教授、主任医师，黑龙江中医药大学附属第二医院党委书记

唐强为新世纪百千万人才工程国家级人选，国家中医重点专科"康复科专科"带头人，国家中医药管理局重点学科"中医康复学学科"带头人，黑龙江省领军人才梯队中医康复学学科带头人，黑龙江省重点学科、康复医学与理疗学学科带头人；任中国康复医学会副会长、中西医结合康复专业委员会候任主任委员，中华中医药学会养生康复分会副主任委员。曾荣获国家科技进步二等奖，黑龙江省科学技术一、二等奖，中国康复医学会科学技术奖一、二等奖项，获中国医师奖、全国优秀医院院长和黑龙江省名中医、省劳动模范等荣誉。

唐久来，男，教授、主任医师，安徽医科大学儿科学系主任

唐久来为安徽省跨世纪人才学术带头人，安徽省小儿脑瘫康复中心主任；任中国康复医学会儿童康复专业委员会主任委员，中国医师协会康复医师分会儿童康复专业委员会主任委员，中国残疾人康复协会小儿脑瘫康复专业委员会副主任委员，国际残疾儿童学术联盟（IAACD）提名委员会委员和IAACD理事，中国优生优育协会常务理事、中华医学会儿科学分会神经学组指导委员、安徽省优生优育学会会长、安徽省康复医学会副会长。主编或副主编规划教材、指南和专著10余部；获省部级科学技术一、二、三等奖多项，注册国家级发明专利1项，获安徽省首届江淮名医、安徽省教学名师。

喻洪流，男，教授，上海理工大学智能康复工程研究院院长、康复工程与技术研究所所长

喻洪流为上海康复器械工程技术研究中心主任，国家重点研发计划项目首席科学家、"主动健康与老龄化科技应对"专项专家组成员；任中国康复医学会常务理事、康复工程与产业促进专业委员会主任委员，中国康复辅助器具协会康复器械专委会主任委员，上海市生物医学工程学会康复工程专委会主任委员。主编康复工程相关著作 9 部；获中国康复医学会科学技术奖一等奖、教育部技术发明二等奖、上海市科技进步二等奖各 1 项，获中国产学研合作创新奖、上海市育才奖、全国宝钢优秀教师奖、上海市劳模（先进工作者）等荣誉。

穆晓红，女，教授、主任医师，北京中医药大学东直门医院骨四科主任

穆晓红为北京中医药大学东直门医院学科带头人，北京中医药大学骨伤临床学系副主任；任中国康复医学会理事、骨与关节康复专业委员会党支部书记，中国中西医结合学会康复专业委员会副主任委员，世界中医药联合会骨伤专业委员会常委，国际脊髓学会中国分会委员，全国脑瘫医学联盟副主席。主编国家规划教材《中西医结合骨伤科学》和《实验骨伤科学》2 部；获中国康复医学会科学技术奖一等奖 2 项、北京市科技进步二等奖 1 项，获教育部"新世纪"优秀人才和北京中医药大学"教学名师"等荣誉。

（二）2021 年"最美康复科技工作者"获得者

马迎春，女，教授、主任医师，中国康复研究中心北京博爱医院肾内科主任

马迎春为中国康复医学会肾脏病康复专业委员会候任主任委员、党支部书记，中国医师协会康复医师分会肾康复专业委员会主任委员、中关村血液净化创新技术联盟肾康复专业委员会主任委员、中国研究型医院学会血液净化专业委员会常务委员。主编《慢性肾脏病患者的功能障碍与康复策略》专著，作为责任作者发布了《我国成人慢性肾脏病患者运动康复的专家共识》《慢性肾脏病患者功能障碍评估及康复服务规范》《血液透析患者康复治疗的专家共识》《血液透析中心康复体系建设的专家共识》等。

王于领，男，教授、主任物理治疗师，中山大学附属第六医院康复医疗中心主任

王于领主要从事慢性疼痛的脑网络机制与神经调控，人工智能与人群流行病学大数据，体力活动与慢病管理等研究；任中国康复医学会副秘书长、常务理事、物理治疗专业委员会主任委员、康复医学教育专业委员会副主任委员，中国生物材料学会康复器械与生物材料分会主任委员，中华医学会物理医学与康复学分会康复治疗学组副组长，中国医药教育协会肩肘关节康复分会副主任委员，广东省医学会社区康复学分会副主任委员，广东省康复医学会副秘书长、物理治疗师分会会长等学术职务。主编、主译统编教材与专著 21 部，以第一完成人获中国康复医学会教学成果奖一等奖，并先后被评为"中国康复医学会优秀康复治疗师""岭南名医"等称号。

冯珍，女，教授、主任医师，南昌大学附属康复医院执行院长、第四附属医院副院长、第一附属医院康复医学科主任

冯珍为光大江西康复医学科技的"带头人"，江西省康复质量控制中心主任；任中国康复医学会副会长、康复治疗专业委员会候任主任委员、吞咽障碍康复专业委员会副主任委员，中国医师协会康复医师分会常委，江西省康复医学会副会长兼秘书长，江西省医学会物理医学与康复学分会主任委员，江西省医师协会康复医师分会主任委员，江西省医院协会医疗康复机构管理专业委员会主任委员。主编或参编康复医学专著 7 部；曾获江西省科

技进步奖二、三等奖及江西省高校科技成果奖、中国康复医学会科技进步奖一等奖等奖项,注册发明专利及新型实用专利 8 项;获中国白求恩式好医生、江西省五四青年奖章、江西省最美医生、江西省百千万人才、江西省突出贡献中青年专家等荣誉。

冯晓东,男,教授、主任医师,河南中医药大学康复医学院院长、第一附属医院康复中心主任

冯晓东为国家区域中医康复诊疗中心主任,国家中医药管理局重点学科、重点专科学科带头人,国家中医药管理局中医康复服务能力规范化建设基地负责人,河南省康复器械工程研究中心主任,河南省中医康复培训基地负责人,河南省中医康复质控中心主任,河南省康复器械工程研究中心主任,河南省中医康复中医药重点实验室主任;任中国康复医学会副秘书长、中西医结合专业委员会候任主任委员、脑血管病专业委员会副主任委员,教育部医学技术高等学校教学指导委员会委员,中华中医药学会养生康复专业委员会副主任委员,中国针灸学会针灸康复学专业委员会副主任委员,河南省康复医学会会长,河南省医师协会康复医师分会副会长。主编《中医康复学》《中国传统康复技能》《临床康复学》等国家规划教材,作为主要参加人获河南省科技进步二等奖 2 项。

许光旭,男,教授、主任医师,南京医科大学康复医学院院长、第一附属医院老年康复医学科主任

许光旭为国家卫生健康委康复医学质控专家委员会副主任,江苏省康复医学质控中心主任;任中国康复医学会副会长、运动疗法专业委员会主任委员,中国医师协会康复医师分会副会长,中国医疗保健国际交流促进会康复分会副主任委员,江苏省康复医学会会长。主编专著 3 部,注册国家实用新型专利 1 项、软件著作权 1 项;曾获江苏省科技进步二等奖、江苏省新技术引进奖、中华医学会科技进步三等奖等奖项。

闫彦宁,女,教授、主任技师,河北省人民医院康复医学科副主任

闫彦宁为中国康复医学会常务理事、作业治疗专业委员会主任委员,中国卫生信息与健康医疗大数据学会康复产业工作委员会副主任委员,国家卫生健康委能力建设和继续教育康复医学专家委员会委员,河北省康复医学会秘书长。总主编《作业治疗丛书》,主编《作业治疗》《脑卒中康复》《半身不遂康复图册》,副主编《康复评定学》《作业治疗学》等教材;注册实用新型专利 3 项,曾获河北省医学科技奖一、二等奖等奖项。

杜青,女,教授、主任医师,上海交通大学医学院康复医学系副主任、附属新华医院康复医学科主任

杜青为中国康复医学会副会长、科普工作委员会主任委员,中华医学会儿科学分会康复学组副组长、物理医学与康复学分会疗养康复学组副组长,中国医师协会康复医师分会儿童康复专业委员会副主委,中国残疾人康复协会小儿脑瘫康复委员会副主委,上海市康复医学会儿童康复专业委员会主委。领衔开展儿童、成人多系统疾病康复诊疗与科研,主编或副主编专著 8 部,参编、参译教材和专著 12 部,注册专利 6 项;获中国康复医学会优秀医师奖、残疾预防康复科学技术二等奖、上海康复医学科技二等奖、上海康复教育成果奖、上海市残疾人康复服务成果一等奖等。

李秀云,女,教授、主任护师,华中科技大学同济医学院附属同济医院原护理部主任

李秀云为湖北省护理质量控制中心主任,湖北省临床护理培训中心主任;任中国康复医学会常务理事、心肺康复护理专业委员会主任委员、康复护理专业委员会名誉主任委员,中国心肺康复护理联盟委员会主任委员,《护理学杂志》编辑部主任。主持的科研课题和护理重点专科课题十余项获学术

奖,曾荣获全国十大杰出护理工作者、湖北省先进工作者等荣誉。

李晓捷,女,教授、主任医师,佳木斯大学康复医学院名誉院长、小儿神经疾病研究所所长

李晓捷为中国康复医学会顾问委员会委员,中国残疾人康复协会副理事长,世界中医药联合会小儿脑瘫专业委员会名誉会长,国际残疾儿童学术联盟(IAACD)执委会委员。曾牵头组建中国康复医学会儿童康复专委会,主持发布儿童康复临床循证实践指南《中国脑性瘫痪康复指南》,主编《中国脑性瘫痪康复指南2015、2022》《儿童常见疾病康复指南》等;荣获全国卫生系统先进工作者、全国优秀科技工作者等多项荣誉。

陈立典,男,教授、主任医师,福建中医药大学党委书记

陈立典为百千万人才工程国家级人选、国家中医药传承与创新"百千万"人才(岐黄学者),国际欧亚科学院院士;任中国康复医学会第七届理事会会长,国际物理与康复医学会(ISPRM)执行委员,福建省科协副主席。长期致力于中西医结合康复基础和临床研究,承担国际合作专项、国家科技支撑计划项目、国家自然科学基金等课题,获国家科技进步二等奖1项、国家级教学成果二等奖1项、省部级科学技术一等奖3项,并获全国优秀科技工作者奖。

何成奇,男,教授、主任医师,四川大学华西医院康复医学中心主任

何成奇为四川省学术技术带头人,康复医学四川省重点实验室主任,四川大学-香港理工大学灾后重建与管理学院副院长;任中国康复医学会副会长,四川省康复医学会副会长,《中华物理医学与康复杂志》副总编。主编康复治疗学全国统编教材《内外科疾病康复学》,主编出版专著16部,注册专利12项;先后获得华夏医学科技一等奖、教育部科

技进步二等奖、中国康复医学会科技一等奖等奖项,并获中国医师奖、中国优秀科技工作者荣誉。

单春雷,男,教授、主任医师,上海中医药大学康复医学院院长、康复医学研究所所长

单春雷为上海市优秀学术带头人,中医智能康复教育部工程研究中心执行主任,上海中医药大学附属岳阳中西医结合医院康复中心主任,国家卫生健康委脑卒中康复治疗技术培训全国负责人,中国脑卒中康复技术培训四大基地总协调人;任中国康复医学会副会长,脑功能检测与调控康复专委会主任委员,亚洲大洋洲神经康复学会传统补充整合康复专委会主席,国际英文期刊 *Brain Network and Modulation* 主编。主持科技部重点研发计划项目及国家自然科学基金面上项目课题4项、省局级课题10余项;获中华医学科技奖三等奖、上海医学科技奖一等奖等奖项,并获中国康复医学会科普工作"先进个人"、国家脑卒中防治工程"优秀中青年专家奖"、国家脑卒中新技术推广培训项目优秀专家等荣誉。

宋为群,女,教授、主任医师,首都医科大学康复医学系副主任、宣武医院康复医学科主任

宋为群为国家住院医师培训重点专业基地负责人,国家临床重点专科基地负责人;任中国康复医学会重症康复专业委员会主任委员,北京康复医学会副会长,北京医师协会康复医学专科医师分会会长,中国医师协会康复医师分会副会长。获北京市科学技术奖三等奖2项、华夏医学科学技术奖二等奖1项、中国康复医学会科学技术奖一等奖1项,并获北京市百名优秀青年医师、北京市新世纪百千万人才工程等荣誉。

郑洁皎,女,教授、主任医师,复旦大学附属华东医院康复医学科主任

郑洁皎为上海市康复治疗质控中心主任;任中

国康复医学会老年康复专委会主任委员、重症康复专委会副主任委员,中国卫生信息与健康医疗大数据学会康复专业委员会副主任委员,上海市康复医学会常务副会长兼秘书长。先后负责和参与省部级以上课题 30 余项,主持国际循证医学项目 4 项,世界卫生组织临床试验 3 项;主编《康复医学》《重症康复指南》等统编教材及专著 17 部,发布国家标准及团体标准 7 项,注册专利 13 项。多次荣获上海康复医学科技进步一等奖,并获得康复科技奖、个人奖及团体奖等 30 余项荣誉,其中《康复医学(第 4 版)》获首届全国优秀教材一等奖。

郑鹏远,男,教授、主任医师,郑州大学康复医学院院长、第五附属医院院长

郑鹏远为郑州大学 Marshall 医学研究中心执行主任,河南省主动健康和老龄化科技应对研究中心主任,国家人事部百千万人才工程国家级人选、国家科技部医养结合首席专家;任中国康复医学会消化病康复专业委员会主任委员、医养结合专业委员会副主任委员。参与《全国第四次幽门螺杆菌感染管理专家共识》制订,《医学微生态学》(第 1 版及第 2 版)、"康复医学指南"系列丛书《常见消化系统疾病康复指南》的编写工作;曾获中国康复医学会科学技术一等奖、教育部科学技术进步二等奖、河南省医学科技进步一等奖等。

徐林,男,教授、主任医师,北京中医药大学东直门医院骨科中心主任

徐林为北京中医药大学东直门医院骨科首席专家,全国脊柱三合联盟主席,全国脑瘫医学联盟主席,国际脊髓学会中国分会副会长,美国科学进步学会国际会员,国家民政部扶助孤残儿童——"明天计划"和"儿童希望基金"的专家顾问。曾获教育部科技进步奖一等奖、中国康复医学会科技进步一等奖、北京市科技进步三等奖、全军科技进步奖等奖项;获"中国好医生",中国康复医学会康复

服务行活动先进个人等荣誉。

席家宁,男,教授、主任医师,首都医科大学附属北京康复医院院长

席家宁为中国康复医学会常务理事、副秘书长,中国康复医学会康复机构管理专业委员会主任委员,中国卫生信息与健康医疗大数据学会康复产业工作委员会主任委员,北京医院协会康复机构专业委员会主任委员。曾获北京市总工会院长特别奖,北京市"优秀医院管理科研成果""优秀医院管理干部"奖,"首都劳动奖章"、华夏医学科技奖-卫生管理奖。

谢荣,女,副教授、主任医师,新疆维吾尔自治区人民医院康复医学科主任

谢荣为康复医学教研室主任,新疆维吾尔自治区康复医学质量控制中心主任,自治区康复医学专业临床重点专科项目负责人;任中国康复医学会理事、颅脑创伤康复专业委员会副主任委员、康复治疗专业委员会常务委员,中国医师协会康复医师分会常务委员,新疆康复医学会常务副会长兼秘书长。先后荣获中国康复医学会"优秀康复医师"、中国医师协会"中国最美女医师"荣誉称号,多次被评为院"先进教学个人"、自治区科协"百会万人下基层"系列科技活动服务先进个人、自治区科协"优秀学会干部"。

窦祖林,男,教授、主任医师,中山大学附属第三医院康复医学科主任

窦祖林为中山大学附属第三医院康复医学科学科带头人;任中国康复医学会副会长,广东省康复医学会会长、吞咽障碍康复专业委员会主任委员、科技管理与评估委员会副主任委员。主持国家自然科学基金、国家重点研发项目等各类各级科研课题 60 余项,获发明及实用新型专利 15 项;主编专著、教材与指南 14 部。获广东省科技进步奖二等奖、三等奖各 1 项,中国康复医学会科技进步奖一

等奖1项,并获中国康复医学会科普工作"先进个人"等荣誉。

燕铁斌,男,教授、主任医师,中山大学康复治疗学系副主任

燕铁斌为广东省康复与养老工程技术研究中心主任;任中国康复医学会副会长、标准委员会主任委员,国家卫生健康委能力建设和继续教育康复医学专家委员会副主委,广东省康复医学会名誉会长,中华医学会物理医学与康复分会副主任委员,《中华物理医学与康复杂志》副主编。先后获得中国康复医学会科技进步一、二、三等奖和教学一等奖各1项,省市科技进步奖三等奖3项、广东省康复医学会科技进步奖一、二等奖各1项,获卢森堡知识产权局颁发的国际发明专利授权1项;并获得"国家卫计委脑卒中防治工程委员会突出专家贡献奖""全国优秀科技工作者"等荣誉。

（周　亮　诸逸芳）

第十七章　社会团体组织

康复医学作为我国医疗卫生健康工作的重要组成部分,在卫生健康事业取得格局性变化、历史性进步的快速发展中不断得到重视、加强,取得了由空白到起步,由零散到整体提升的显著成效。中国康复医学会的建立对我国康复医学这一新学科的兴起,起到了极大的推动作用,同时带动了学术交流活动的大量展开。继中国康复医学会建立之后,全国综合性的、专委会的、地方的康复医学社会团体(以下简称"社团")组织有如雨后春笋,纷纷涌现,促进了我国康复医学学科的普及、提高和成长。

【概　述】

在国家卫生部的关怀和支持下,1983 年 4 月,"中国康复医学研究会"在石家庄成立。1984 年 12 月在石家庄举行了全国第一次康复医学学术会议,带动了学术交流活动的开展。1988 年 9 月,经国家科委批准,学会正式改名为"中国康复医学会"。

其后,全国各省级康复医学会陆续成立。1986 年黑龙江省康复医学会、辽宁省康复医学会成立,1987 年山东省康复医学会成立,1988 年江苏省康复医学会、湖南省康复医学会成立,1989 年湖北省康复医学会成立……2018 年 8 月 18 日西藏康复医学会成立大会在拉萨召开,标志着全国 34 个省级行政区全部成立省级康复医学会。

一个新学科的建设,有赖于成立该专科的学会开展专科学术活动。康复医学会的建立对我国康复医学这个新学科的发展,起到了极大的推动作用。各省康复医学会成立后,致力于推动康复事业的发展并围绕这个目标做了大量的工作,积极成立专科分会,推动地市成立地市康复医学会,打造康复医学学术品牌,发挥高端学术会议的引领辐射作用,促进我国康复医学学术繁荣、人才成长和科技创新,推动康复医学事业蓬勃发展。

学会是党和政府联系广大康复科技工作者的桥梁和纽带,是推进健康中国建设和康复医学事业发展的重要社会力量,要围绕学会的职责任务开展工作,加强建设;充分发挥党支部战斗堡垒和政治引领作用,为学会发展保驾护航,把握正确的方向;大力开展学术研究和学术交流;积极组织学术活动,大力开展学术研究和技术帮扶、科学普及,发挥技术辐射作用,努力提升康复医学会的影响力,提高学会认可度。

康复医学会要注重人才培养。人才资源是第一资源,康复人才决定康复未来,要结合康复医学专业特点,加强培养复合型人才,打造一批优秀的康复人才队伍。

不断加强学会自身建设和管理,不断优化人才结构并做大做强。学会的内涵建设是一种基本的、常态性的建设,包括学会下属各专业委员会的建设,推动康复医疗机构规范性建设,推动和指导学术交流的开展及水平的提高。《健康中国 2030 规划纲要》提出全方位全周期的为人民健康服务,在这个精神的引领下,我国的康复医学正沿着全科康复的方向快速发展,心脏康复、呼吸康复、骨科康复、产后康复、肿瘤康复等专业应运而生,并快速发展起来。学会的各专科分会也在这些专业的基础上,不断完善;同时,也积极推动地市级康复医学会和县级康复医学会的成立和完善,建立省、市、县一体的康复医学社会团体体系。

虽然康复医学社团组织得到了长足的发展,但要不忘办会初心,牢记学会使命,大力弘扬学会的社会公益性,积极开展健康公益活动,做健康中国的推动者。

最后,我们衷心祝愿各级康复医学会及其他康复学社团组织,继往开来,与时俱进,努力推进康复医学事业发展,为实现全民健康的伟大目标而发挥更大的作用!

(冯晓东)

【康复医学社团组织介绍】

一、全国性康复医学社团

1. 中国康复医学会

中国康复医学会于 1983 年 4 月经卫生部批准成立,受中国科协领导,住所设在北京。是由全国康复医学科技工作者自愿结成,并在民政部依法登记注册的全国性、学术性、非营利性社会团体。学会第一、二届理事长/会长顾英奇,第三、四届会长耿德章,第五任会长马晓伟,第六任会长方国恩,现任会长陈立典。中国康复医学会是党和政府联系康复医学科技工作者的桥梁和纽带,是国家发展康复医学事业和康复医学科学技术的重要社会力量,担负着促进康复医学事业的发展和繁荣,促进康复医学科学技术的普及和推广,促进康复医学科技人才的成长和提高等重要使命任务。

中国康复医学会坚定不移走中国特色群团发展道路,坚持党建强会、学术立会、开放兴会、依章治会。连续 6 年被评为"全国学会科普工作优秀单位",2020 年被中宣部、科技部、中国科协评为"全国科普工作先进集体",2021 年被中国科协评为"特色创新学会",并获得"中国科协党建工作先进学会""全国学会十佳党组织""中国科协优秀抗疫学会"等众多荣誉。

中国康复医学会不断深化治理改革,健全完善党委政治把关、理事会决策、监事会监督、办事机构

执行、分支机构协同的治理体系和运行机制。第七届理事(常务理事)会、监事会、学会领导班子和党委班子产生于 2022 年 4 月。学会办事机构设有 10 个业务部门。现有分支机构 89 个,其中工作委员会 15 个、专业委员会 74 个。学会建有 40 余件规定组成的内控制度体系。

中国康复医学会积极搭建高水平学术交流平台,每年组织百余场学术会议,其中"一带一路"系列康复高峰论坛等 10 余个会议被中国科协列为"重要学术会议";每年一次的综合学术年会暨国际康复设备博览会现场参会人数过万、线上参会人数逾 10 万。学会主办期刊 10 种,其中中国科技核心期刊 6 种。

中国康复医学会不断迈开对外合作交流步伐,1987 年加入国际康复医学会,2001 年加入国际物理医学与康复医学学会(ISPRM)。学会作业治疗专业委员会于 2018 年加入世界作业治疗师联盟(WFOT),儿童康复专业委员会于 2021 年加入国际残疾儿童学会联盟(IAACD)。

2. 中国残疾人康复协会

中国残疾人康复协会成立于 1986 年,属国家一级协(学)会,在民政部注册,主管单位为中国残疾人联合会,业务指导部门为中国残疾人联合会康复部。

协会是由与残疾人康复有关的专业人员组成的学术性、公益性、非营利性法人社团,是发展残疾人康复事业的重要力量。协会现有 27 个专业委员会,名下有 3 种国家级康复期刊,协会设有团体标准工作委员会、专家委员会等机构,业务涵盖残疾人康复各领域,具有团体标准发布资质。

3. 中国康复辅助器具协会

中国康复辅助器具协会(原为中国假肢矫形器协会)成立于 1986 年 11 月,是在民政部登记管理下,由康复辅助器具行业的有关企、事业单位和社

会团体以及从事和热心于康复辅助器具事业的工作者、医务人员、专家、学者等自愿组成的全国性、行业性、非营利性社会组织；具有独立法人资格的5A级社会团体，是国际假肢矫形器协会（ISPO）的会员。

中国康复辅助器具协会坚持"为会员服务、为残障人服务、为行业发展服务"的宗旨，发挥协会的桥梁和纽带作用，加强我国政府同国际国内同行业机构及本会服务对象的横向联系，团结和依靠国内外社会力量，开展技术交流与合作，维护国内市场秩序，促进公平竞争，提高行业整体效益，依法维护广大残障人和消费者的权益，推动我国康复辅助器具事业的快速发展。

4. 中国康复技术转化及发展促进会

中国康复技术转化及发展促进会是经由中华人民共和国国务院特批，在国家民政部直接登记注册的国家一级协会，是全国性法人社会团体。促进会力求为行业各界提供有价值的服务，目前已成立精准医学与肿瘤康复专业委员会、言语听力康复专业委员会以及智能康复技术专业委员会，并在积极筹备成立其他专业委员会，旨在通过成立专业委员会，广泛覆盖全产业细分领域，形成全方位布局的产业集群，提供专业性更强、更具针对性的服务。

促进会的宗旨是协助国家相关部委制订并执行关于健康卫生、康复医疗等领域的工作方针和政策，发挥行业指导、自律、协调、监督等作用。

5. 中华医学会物理医学与康复学分会

中华医学会是全国医学科学技术工作者自愿组成的依法登记成立的学术性、公益性、非营利性法人社团，接受业务主管单位中国科学技术协会、社团登记管理机关民政部的业务指导和监督管理；学会机关挂靠在国家卫健委，是党和政府联系医学科学技术工作者的桥梁和纽带，是中国科学技术协会的组成部分，是发展我国医学科学技术事业的重

要社会力量。学会坚持贯彻执行国家科学技术工作和卫生工作的方针政策，围绕国家各个时期的科学技术研究重点和卫生工作有关任务开展工作。发扬"尊重知识，尊重人才"的风尚，倡导"献身、创新、求实、协作"的科学精神；实行普及与提高相结合，医学基础理论与医疗预防实践相结合；开展继续医学教育，加强中西医团结合作；发扬救死扶伤，全心全意为人民健康服务的优良传统。

中华医学会物理医学与康复学分会的前身是理疗学分会。1995年6月中华医学会常务理事会批准专科分会更名为"中华医学会物理医学与康复学分会"，目前设有康复治疗、康复评定、康复教育、神经康复、骨科康复、心肺康复、疗养康复、言语语言康复等学组。

6. 中国医师协会康复医师分会

中国医师协会于2002年1月成立，是具有独立法人资格的国家一级社会团体，是由执业医师、执业助理医师自愿组成的全国性、行业性、非营利性组织。它标志着中国医师队伍管理，由单一的卫生行政管理模式，向卫生行政管理和行业自律协同管理模式转变的里程碑。协会的宗旨是：服务、协调、自律、维权、监督、管理。主要任务是促进职业发展，加强行业管理，团结组织广大医师，贯彻执行《中华人民共和国执业医师法》，弘扬以德为本，救死扶伤人道主义的职业精神，开展对医师的毕业后医学教育、继续医学教育和定期考核，提高医师队伍建设水平，维护医师合法权益，为我国人民的健康服务。

协会下设11个职能部门、8个工作委员会，建立了若干个专科医师分会/专业委员会，"中国医师协会康复医师分会"便是其中之一。

7. 中国非公立医疗机构协会康复医学专业委员会

中国非公立医疗机构协会成立于2014年8月，

是由依法获得医疗机构执业许可的非公立医疗机构、相关企事业单位和社会团体等有关组织和个人自愿结成的全国性、行业性、非营利性社会组织。经国家民政部登记注册,是国家一级协会,独立法人社团。主要职能和任务是宣传国家法律法规,贯彻国家卫生计生工作方针政策,促进非公立医疗机构的改革、发展与建设;依法维护非公立医疗机构及其医务人员的合法权益,努力营造非公立医疗机构和谐的服务秩序,针对发展中存在的突出问题开展调查研究,反映非公立医疗机构的发展状况、主要困难和诉求,为国家制订相关法律法规、政策以及政府宏观决策提供科学、客观依据;组织社会力量和专家学者为非公立医疗机构提供各种服务,包括业务培训、管理咨询、临床技术推广、学科建设、医学继续教育和人才培养等。

"中国非公立医疗机构协会康复医学专业委员会"即是中国非公立医疗机构协会下属分支机构,旨在促进我国非公立康复医疗机构的建设标准、诊疗规范、学科建设、医学继续教育和管理、医技人才培养,是康复医学领域引领指导社会办医和投融资的行业平台。

二、各地方康复医学社团

(一)河北省康复医学社团

1. 河北省康复医学会

河北省康复医学会成立于1986年9月,是经河北省民政厅批准,业务主管部门为河北省卫生健康委员会的社会团体,也是中国康复医学会会员单位。主要业务范围为康复医学以及相关领域的研究、交流、普及、培训,下设心血管病专业委员会、康复治疗专业委员会、康复护理专业委员会、创伤康复专业委员会、儿童发育与康复专业委员会、精神卫生专业委员会、听力康复专业委员会、脊柱脊髓损伤专业委员会、康复营养专业委员会、骨与关节康复专业委员会、心身康复专业委员会、康复心理专业委员会12个分支机构。学会办事机构设在河北省人民医院,目前共有理事193人。

2. 各地市康复医学会

河北省康复医学会是全国最早成立的省级一级康复医学会,因此各地市二级学会发展也起步较早,先后成立了沧州市、邢台市、张家口市、保定市、邯郸市、唐山市、衡水市康复医学会。

沧州市康复医学会　成立于1999年12月,经沧州市民政局、沧州市卫生健康委员会、沧州市科学技术协会批准,为沧州市医疗卫生社团组织。学会以推广康复技术,康复教育及业务培训,开展学术交流为主旨,不定期举办康复医学新进展、新理念、新技术、新知识学术交流会议。会员覆盖沧州市各县公、私立医院、乡卫生院。2022年5月17日圆满完成立第六届理事会的换届选举工作,推选新任理事长贾汝福同志。

邢台市康复医学会　成立于2001年9月,是由邢台市康复医学工作者自愿组成并依法登记的公益性、学术性群众团体。学会的宗旨是:遵守宪法、法律、法规和国家有关政策,贯彻国家卫生工作基本方针,弘扬"尊重知识、尊重人才"的社会风尚,倡导"献身、创新、求实、协作"的科学精神,坚持独立自主、民主办会和"百花齐放,百家争鸣"的方针;团结和动员邢台康复医学工作者以经济建设为中心,实施科教兴国和可持续发展战略,促进康复医学事业的发展和繁荣,促进康复医疗技术的普及和推广,促进专业人员的成长和提高,为卫生工作的改革与发展服务,为社会主义物质文明和精神文明建设服务。

张家口市康复医学会　成立于2010年1月,是由张家口市从事康复医学事业的各专科医务人员及相关专业人员发起,自愿结成的非营利性的社会组织。编辑医学刊物,咨询服务及技术交流,普及康复医学知识,是发展张家口市康复医学事业的重要社会力量。

保定市康复医学会　成立于2011年1月,是由河北大学附属医院康复医学科及保定市从事康复医学事业的各专科医务人员及相关专业人员发起,自愿结成的非营利性的社会组织。具有学术性、联合性、权威性、专业性的特点,是发展保定市康复医学事业的重要社会力量。

邯郸市康复医学会　成立于2014年7月,由邯郸市中心医院牵头发起,组织邯郸市从事康复医学事业的各单位医务人员及相关专业人员参加自愿结成的非营利性的社会组织。是党和政府联系广大科技工作者的桥梁与纽带,是发展邯郸市康复医学事业的重要社会力量。

唐山市康复医学会　成立于2018年7月,由唐山市第二医院发起,唐山市民政局注册,业务主管单位为唐山市科学技术协会。学会成立以来,多次邀请国内外专家来唐进行学术交流和指导工作,定期到基层医疗机构进行学术讲座、开展继续教育活动,把先进的康复技术和理念带给基层康复工作者,每年开展康复科普宣讲和义诊20余次,受益群众近万人。2022年,唐山市康复医学会被评为"全国科普日"活动优秀组织单位,罗开民会长荣获唐山市"最美科技工作者"称号,戚天臣秘书长荣获"唐山市最佳志愿者"称号。

衡水市康复医学会　成立于2018年12月,经过衡水市民政局、卫生局、科学技术协会批准,为衡水市医疗卫生社团组织。民主选举产生衡水市康复医学会理事会、常务理事会以及学会领导机构,审议通过《衡水市康复医学会章程》、学会宗旨。会员覆盖市各县公、私立医院、乡卫生院,定期举办康复医学新进展、新理念、新技术、新知识学术交流会。

(二)山西省康复医学社团

1. 山西省康复医学会

山西省康复医学会成立于2017年3月,学会办事机构设在山西省荣军医院。学会以团结组织广大康复工作者,遵守国家宪法、法律、法规和国家政策,遵守社会道德风尚,贯彻国家科技和卫生工作方针为宗旨。崇尚医学道德,弘扬社会正气。坚持民主办会原则,充分发扬学术民主,提高康复工作者专业技术水平,促进康复技术的发展,促进康复医学技术的普及与推广,促进康复技术队伍的成长,促进康复技术与经济建设相结合,为全省人民的健康服务。团体依法维护康复工作者的合法权益,为会员和康复工作者服务。

2. 各地市康复医学会

长治市康复医学会　成立于2007年11月,主要以开展康复知识普及、信息交流、协调和咨询工作,现驻会单位为长治云峰医院,上级主管单位为长治市卫生健康委员会。现有单位会员55家,个人会员180人,理事22人。

(三)吉林省康复医学社团

1. 吉林省康复医学会

吉林省康复医学会成立于1993年9月,注册单位为吉林大学中日联谊医院,第一届理事会共有理事95人。学会于2014年7月进行重启,是省级一级社会团体。学会现有16个专业委员会,2个分支机构。紧密围绕"求实创新、协作进取"主题,团结和依靠广大会员奋发进取,开拓创新。本着宣传、普及康复医学知识,推广先进技术,开展学术交流、活跃学术思想,提出学科发展的建议,促进康复医学的专业研究与应用水平的提高为己任。积极开展国际科技交流与合作,发展与国外康复医学团体和康复医学工作者的友好往来;促进康复医学事业的发展和繁荣,促进康复医疗技术的普及和推广,促进专业人才的成长和提高,为卫生工作的改革与发展服务。

2. 各地市康复医学会

随着二级学会的发展,吉林省先后成立了吉林市、辽源市康复医学会。

吉林市康复医学会 成立于2018年5月,注册单位为北华大学附属医院。业务宗旨为遵守宪法、法律、法规和国家有关政策,遵守社会道德风尚。促进康复技术的普及和推广,促进专业人员的成长和提高,为卫生工作的改革与发展服务,为社会主义物质文明和精神文明建设服务。业务范围为普及康复知识、培训康复技能,规范康复行为,提高二级以上医院各专科康复诊疗水平。下属吉林市康复医学会脊柱脊髓专业委员会,成立于2018年7月21日。

辽源市康复医学会 成立于2021年5月,注册单位为辽源康复医院。学会坚持实事求是的科学态度,本着友好合作、平等互利的原则,团结广大从事康复医学科学研究的工作者、爱好者、支持者和相关管理工作者及康复科技人员、康复医学工作者、康复知识传道者和康复相关的企事业单位,积极促进我市康复机构与各地区康复行业间的交流与合作。学会贯彻"百家争鸣、百花齐放"的方针,积极开展学术活动;为文化与康复医学研究事业的交流推广做贡献。

(四)辽宁省康复医学社团

辽宁省康复医学会 成立于1986年11月,是经辽宁省民政厅民间组织管理局批准依法登记成立,由省内从事康复医疗、科研、教学或其他相关单位或学科工作者自愿结成,非营利性学术性法人社会团体,是推动辽宁省康复医学发展的重要力量。

(五)黑龙江省康复医学社团

黑龙江省康复医学会 成立于1992年11月,学会经黑龙江省卫生厅批准,由黑龙江省社会管理局负责审核、监督,黑龙江省科学技术协会负责指导,黑龙江中医药大学附属第四医院为法人单位的社会团体。现隶属于黑龙江省卫生和健康委员会,学会下设51个专业委员会,10个常务理事单位,6个理事单位,会员人数达4000余人。

(六)陕西省康复医学社团

陕西省康复医学会 暨中国康复医学会陕西分会,成立于1991年10月,学会属于省一级学会,是我国成立最早的省级康复医学会之一,目前挂靠单位为西安交通大学第二附属医院。

学会努力贯彻国家卫生工作基本方针,弘扬"尊重知识、尊重人才"的社会风尚,倡导"献身、创新、求实、协作"的科学精神;坚持独立自主、民主办会和"百花齐放,百家争鸣"的方针;团结和动员全省医务工作者,促进康复医学事业的发展和繁荣,促进康复技术的普及和推广,促进专业人员的成长和提高,让广大人民群众享有公平可及、系统连续的预防、治疗、康复、健康促进等健康服务;重视重点人群健康,努力实现残疾人人人享有康复服务的目标,为医疗卫生工作的改革与发展服务,为全面提升人民群众健康水平服务。

(七)甘肃省康复医学社团

甘肃省康复医学会 成立于2012年11月,是西北地区成立较早的省级4A级康复医学会之一,现已成立儿童康复、神经康复专业委员会等43个专委会。学会始终以习近平新时代中国特色社会主义思想为指导,坚持党的基本理论和方针,团结和动员全省康复医学工作者,促进康复医学事业的发展和繁荣,促进康复技术的普及和推广,促进专业人才的成长和提高。业务范围包括:接受政府相关部门委托,举办科技展览,协助上级主管部门举办康复医学领域相关业务培训,承担科技评估和科技咨询,推荐国家科技奖励项目,制订行业发展规划;开展学术交流和科普宣传,推广先进的康复技术和方法,审批许可编辑出版康复医学专业书刊及相关音像制品;协助政府主管部门引导和规范康复医疗机构的运行和发展;协助甘肃省康复医学质量控制中心和甘肃省康复医联体开展相关工作。学会办事机构设在甘肃省中医院。

（八）青海省康复医学社团

青海省康复医学会 成立于2014年8月，是青海省民政厅正式批准注册成立，挂靠青海大学附属医院。共有会员603人，均来自全省从事康复医疗、科研、教学或其他相关学科及热心于康复医学学科建设和事业发展并具有相关专业知识的管理工作者，积极支持本会工作的社会知名人士。

（九）山东省康复医学社团

1. 山东省康复医学会

山东省康复医学会成立于1992年6月，是在山东省民政厅依法登记注册，山东省科学技术协会主管的学术性、非营利性社会团体，是山东省卫生领域的一级学会，是党和政府联系广大康复医学工作者的桥梁和纽带，是发展康复医学事业的重要社会力量。学会现有脑血管病康复、疗养康复、骨科康复、呼吸康复、康复治疗、康复护理、中西医结合康复、康复心理、烧创伤治疗与康复、老年康复、听力及语言康复、视力康复等60余个专科分会，会员8000余人。

2. 各地市康复医学会

山东省康复医学事业发展起步较早，先后成立了枣庄市、菏泽市、济宁市、德州市、淄博市、临沂市康复医学会。

枣庄市康复医学会 成立于2007年3月，在枣庄市民政局依法审批登记，学会是以枣庄市科协为业务主管单位，由康复医学工作者为主而组织的学术性、非营利性社会团体，是党和政府联系康复医学科技工作者的桥梁和纽带。学会成立以来，完成了3届理事会的选举工作，目前发展会员到313人，并成立了影像康复专业委员会、高压氧康复专业委员会、儿童康复专业委员会和康复治疗4个专业委员会，重症康复专业委员会等3个专委会正在积极筹备中。学会发挥学术交流主渠道作用，积极开展形式多样学术活动，积极开展各种康复继续医学教育，做好在职人员岗位培训工作；同时担当社会责任，积极参与回报社会性活动，是发展枣庄市康复事业的重要力量！

菏泽市康复医学会 成立于2011年5月，业务主管单位为菏泽市科协，注册机关为菏泽市民政局，挂靠单位为菏泽市第三人民医院。是由全市康复科技工作者和管理者组成的社会团体组织，定期召开学术年会。目前为第二届理事会。

济宁市康复医学会 成立于2013年3月，是经济宁市民政局依法登记的地方性学术组织，经过济宁市民政局、卫生局、科学技术协会批准，现业务主管单位为济宁市卫生健康委。学会宗旨：遵守中华人民共和国宪法、法律、法规和国家政策，遵守社会道德风尚，全心全意为会员及企业服务，密切社团、企业与政府间的关系，维护会员及企业的合法权益，加强行业自律，推进我市康复行业的健康发展，为推动我市康复医学发展奠定了坚实的基础。

德州市康复医学会 始建于2014年8月，是由山东大学齐鲁医院德州医院（德州市人民医院）牵头发起、经市卫生健康委、市民政局批准设立的，由全市相关医疗卫生机构及部分乡镇卫生院、社区卫生服务中心等基层医疗卫生机构自愿组成、并依法登记的全市性、行业性、非营利性社会团体。学会自成立以来，在上级部门的正确领导下，在省康复医学会的支持帮助下，坚持立足"大健康、大康复、大视野、大格局"的新定位，秉承以人民健康为中心、以社会需求为导向的服务宗旨，不断开拓思路，活跃学术氛围，加强学术交流，积极推进我市康复医学多元化发展。先后成立了神经康复、骨科、儿科、心肺康复、康复护理、耳鼻喉康复、医学影像与康复、神经外科康复等20个专业较为完善的组织体系。

淄博市康复医学会 成立于2015年4月，挂靠单位为淄博市中心医院，主管单位为淄博市卫生健康委员会。主要职能：举办康复医学继续教育和相关业务培训，开展学术交流，普及康复医学知识，推广先进康复技术和方法；举荐、表彰和奖励优秀康复专业人才及成果。2021年完成第二届理事会换届，目前成立18个专业委员会，单位会员46个，个人会员728人。

临沂市康复医学会 成立于2017年5月，挂靠于临沂市残疾人康复中心，是经临沂市科学技术协会批准成立、在市民政局依法登记的地方性学术组织，具有独立法人资质。学会的宗旨是团结和动员全市康复医学工作者，促进康复医学事业的繁荣和发展，促进康复技术的普及和推广，促进专业人员的成长和提高；落实科学发展观，为建设创新型国家、构建社会主义和谐社会和实现中华民族的伟大复兴而努力奋斗。

（十）福建省康复医学社团

1. 福建省康复医学会

福建省康复医学会成立于1990年3月，挂靠单位为福建医科大学附属协和医院，刘江生教授为学会创始人。主要业务范围为开展学术交流，对康复医疗技术进行培训推广、咨询服务、科技论证、成果鉴定等，促进福建省康复医学的发展，为人民健康事业服务。2016年11月完成第六届理事会换届，现有理事150名。设有心血管病康复、老年病康复、矿泉疗养、护理康复、中西医结合、精神病康复、神经康复、修复与重建、运动疗法、重症康复、儿童康复、呼吸康复、整形与美容、康复评定、高压氧、盆底康复、肿瘤康复等17个专业委员会。

2. 各地市康复医学会

在福建省康复医学会的带领下，开展康复医疗的医院由个别医院发展到现在大部分二级以上医院，先后成立了泉州市、三明市、龙岩市、福州市、宁德市、漳州市、南平市、厦门市康复医学会。

泉州市康复医学会 成立于1994年7月，是由泉州市康复医学工作者自愿组成并依法登记成立的学术性群众团体，是党和政府联系广大康复医学工作者的纽带和发展我市康复医学事业的助手。登记管理机关为泉州市民政局，业务主管单位为泉州市科学技术协会。业务范围主要是开展康复医学学术交流，活跃学术思想，促进科学发展，提高学术水平。泉州市康复医学会现有理事55名、常务理事16名，监事5名，会员524名。

三明市康复医学会 成立于1995年3月，是由三明市民政局注册登记。主要举办医学学术交流活动，开展医学继续教育；开发和推广康复医学科学技术发展成果，提供技术咨询服务；承办行政主管部门委托的各项任务。

龙岩市康复医学会 成立于1999年8月，是由全市康复医学工作者自愿结成，依法登记成立的具有非营利性、学术性的社会团体，其服务宗旨是团结广大康复医学工作者，发扬学术民主，开展学术交流，是为促进康复医学的发展，创建具有中国特色的康复医学事业而努力的社会组织。学会现有2个专委会，分别是龙岩市康复医学会盆底康复专业委员会和龙岩市康复医学会骨与关节康复专业委员会。

福州市康复医学会 成立于2001年3月，是全市康复医学工作者和医疗、科研单位自愿结成的学术性、非营利性社会组织，挂靠单位为福州市第一医院。学会团结和动员康复医学工作者以经济建设为中心，坚持科学技术是第一生产力的思想，实施科教兴国和可持续发展战略，促进康复医学的普及、发展和繁荣，促进康复医学专业人员的成长和提高，为卫生事业的改革与发展服务，为社会主义物质文明和精神文明建设服务。

宁德市康复医学会 成立于2002年3月，是学术性、非营利性社会团体。主要宗旨是团结和动员康复医学工作者以经济建设为中心，坚持科学技术是第一生产力的思想，实施科教兴国和可持续发展战略，促进康复医学的普及、发展和繁荣，促进康复医学专业人员的成长和提高，为卫生事业的改革与发展服务，为社会主义物质文明和精神文明建设服务。学会的主要业务范围为促进学术交流,活跃学术思想,促进发展;普及康复医学知识,传播科学思想和方法,推广先进技术;开展康复医学继续教育和培训工作,提高康复医学专业队伍素质。

漳州市康复医学会　成立于 2002 年 4 月,是学术性、非营利性社会团体,联系康复医学科技工作者的桥梁和纽带。学会担负着促进漳州市康复医学事业的发展和繁荣,促进康复医学科学技术的普及和推广,促进康复医学科技人才的成长和提高等重要力量和使命,是发展漳州地区康复医学事业和康复医学科学技术的重要社会力量。

南平市康复医学会　成立于 2003 年 12 月,业务主管单位为南平市卫生健康委员会,挂靠单位为南平市第一医院,并接受南平市科协的业务指导。成立以来,每年召开 1～3 次学术会议,现有单位会员 18 个,个人会员 180 人,理事 54 名。

厦门市康复医学会　成立于 2017 年 7 月,会员主要由康复医学领域的专业人士组成,包括医生、护士、物理治疗师、职业治疗师、言语治疗师、康复工程师等。学会积极促进国内外康复医学领域的学术交流与合作,与其他学术机构、专业学会以及国际组织建立联系与合作关系,共同开展研究项目、举办国际会议和培训活动,加强康复医学的国际合作与交流;同时学会致力于提供持续的职业培训和教育机会,通过举办专题讲座、研讨会、工作坊等活动,提高会员的专业知识和技能水平。此外,学会还与相关教育机构合作,开展学术课程和培训项目,培养新一代康复医学专业人才。

(十一) 浙江省康复医学社团

1. 浙江省康复医学会

浙江省康复医学会成立于 1986 年 11 月,挂靠单位为浙江人民医院康复科。学会宗旨:遵守宪法、法律和国家有关政策,贯彻国家卫生工作基本方针,弘扬"尊重知识、尊重人才"的社会风尚,倡导"献身、创新、求实、协作"的科学精神,坚持独立自主、民主办会和"百花齐放,百家争鸣"的方针;团结和动员全国康复医学工作者以经济建设为中心,实施科教兴国和可持续发展战略,促进康复医学事业的发展和繁荣,促进康复医疗技术的普及和推广,促进专业人才的成长和提高,为卫生工作的改革与发展服务,为社会主义物质文明和精神文明建设服务。

2. 各地市康复医学会

随着浙江省康复事业发展,先后成立了金华市、丽水市、衢州市、湖州市、宁波市、温州市、绍兴市、台州市、杭州市康复医学会。

金华市康复医学会　成立于 1990 年 4 月,受金华市卫健局管理,挂靠金华市中医医院。

丽水市康复医学会　成立于 2009 年 12 月,受丽水市卫健委管理,挂靠丽水市中心医院。主要经营范围为宣传、普及康复医学知识和健康教育;开展康复医学继续教育、培训,学术、技术交流和咨询服务活动。

衢州市康复医学会　成立于 2010 年 9 月,受衢州市卫健委管理,挂靠衢州市第三医院。主要经营范围为宣传、普及康复医学知识和健康教育;开展康复医学继续教育、培训,学术、技术交流和咨询服务活动。

湖州市康复医学会　成立于 2010 年 12 月,受湖州市卫健委管理,挂靠单位湖州市第一人民医院。主要经营范围为宣传、普及康复医学知识和健康教育;开展康复医学继续教育、培训,学术、技术交流和咨询服务活动。

宁波市康复医学会　成立于 2013 年 4 月,受宁波市卫健委管理,挂靠宁波市第二医院。主要经营范围为宣传、普及康复医学知识和健康教育;开展康复医学继续教育、培训,学术、技术交流和咨询服务活动。

温州市康复医学会　成立于 2013 年 4 月,受温州市卫健委管理,挂靠温州市中医院。主要经营范围为学术交流、信息咨询、业务培训、协调服务。

绍兴市康复医学会　成立于 2014 年 10 月,受绍兴市卫健局管理,挂靠绍兴市人民医院。主要经营范围为普及宣传康复医学知识、开展继续教育、学术交流、提供康复咨询服务。

台州市康复医学会　成立于 2019 年 5 月,学会受台州市卫健委管理,挂靠台州恩泽医疗中心。

杭州市康复医学会　成立于 2020 年 4 月,受杭州市卫健委管理,挂靠杭州市中医院。主要经营范围为开展与康复医学相关的学术研究、技术交流、培训、医学知识宣传、咨询的活动。

(十二) 河南省康复医学社团

1. 河南省康复医学会

河南省康复医学会成立于 2004 年 4 月,是由全省康复医学科技工作者自愿结成,并在河南省民政厅依法登记注册,河南省科学技术协会主管的学术性、非营利性社会团体,是党和政府联系康复医学科技工作者的桥梁和纽带,是国家发展康复医学事业和康复医学科学技术的重要社会力量,担负着促进康复医学事业的发展和繁荣、促进康复医学科学技术的普及和推广、促进康复医学科技人才的成长和提高等重要使命任务。学会目前已批准成立 67 个专科分会,推动成立 15 个地市康复医学会。

2. 各地市康复医学会

河南省康复医学会是国家发展康复医学事业和康复医学科学技术的重要社会力量,随着不断发展,先后成立了郑州市、平顶山市、新乡市、周口市、南阳市、鹤壁市、开封市、商丘市、许昌市、濮阳市、济源市、洛阳市、漯河市、焦作市、安阳市康复医学会。

郑州市康复医学会　成立于 2011 年 12 月,是由郑州市从事康复医学事业的各专科医务人员及相关专业人员发起,自愿结成的非营利性社会组织。业务主管单位为郑州市科学技术协会,登记机关为郑州市民政局。学会内设机构包括:秘书处、党支部、财务部、法务部;下辖分支机构包括:物理治疗、儿童康复、呼吸康复、运动康复等专业委员会,并积极举办大型学术交流会,推进康复医学学科建设,发展郑州市康复医学事业。

平顶山市康复医学会　成立于 2015 年 5 月,是由全市主要医疗机构的康复学科带头人发起成立的首个河南省地市级康复学术组织,挂靠单位为平煤神马集团总医院康复医院,注册单位为平顶山市民政局,下设机构有秘书处、财务处。学会在市科技社团党委下单独建有党支部,积极发挥政治思想引导、组织协调、服务指导作用,积极团结动员广大康复医学工作者为创建具有中国特色的康复医学事业不断地努力和贡献。

新乡市康复医学会　成立于 2015 年 6 月,注册单位为新乡市民政局。学会至今已先后成立疼痛康复分会、脑血管病分会、创面修复分会、帕金森病与运动障碍分会、康复护理分会、康复治疗分会、心血管疾病分会。各分会定期召开学术年会,为会员搭建知识交流平台,促进康复技术的提升,同时积极科技帮扶和开展科普活动,团结带领全市康复医疗卫生工作者为新乡市康复医学事业发展作出积极贡献。

周口市康复医学会　成立于 2015 年 12 月,经周口市民政局、卫生局及科学技术协会批准。民主选举产生学会理事会、常务理事会以及学会领导机构,审议通过学会章程、宗旨及会徽,以"同向同行、同心同梦"为主旨,积极推进科普宣传和下乡义诊,重点帮扶基层康复医疗机构 12 家,并定期指导;培训基层卫生人员学习中医特色疗法 16 余场,人数超过 12 000 人次。

南阳市康复医学会　成立于 2016 年 10 月,挂靠单位为南阳医学高等专科学校第一附属医院。学会遵守国家法律、法规和政策,遵守社会道德风尚,全心全意为会员及企业服务,密切社团、企业与政府间的关系,维护会员及企业的合法权益,推进康复行业的健康发展。在河南省康复医学会和南阳市科协技术协会的领导以及南阳市民间事务管理局大力支持下,顺利举办各种交流活动,为本地区康复医学发展奠定了坚实的基础。

鹤壁市康复医学会　成立于2017年5月,挂靠单位为鹤壁市人民医院。业务范围包括开展康复学术交流活动、康复科普宣传工作、康复适宜技术的规范和推广。学会现下设儿童康复、康复护理、针灸技术与康复3个专委会分会,并在河南省康复医学会指导下,不断增设新的分支机构,完善学会架构;积极举办学术交流会、康复科普宣传、送医下乡义诊、帮扶基层中医馆建设和参与抗击疫情、洪水救援等社会活动,受到市卫健委及各医疗单位的表彰奖励。

开封市康复医学会　成立于2017年9月,经营范围:团结开封市康复医学人才,组织重点课题探讨,发展学术联系,促进行业竞争力。

商丘市康复医学会　成立于2018年11月,经由商丘市民政局注册登记。目前为止学会有理事75人,会员302余人;商丘市主要市级医院、市区级医院、县级医院及大部分乡级医院康复科人员为学会的理事或会员单位,并已成立儿童康复分会。

许昌市康复医学会　成立于2019年3月,挂靠单位为许昌市人民医院,是经许昌市民政局依法登记的地方性学术组织。学会宗旨:遵守宪法、法律、法规和国家有关政策,贯彻国家卫生工作基本方针,弘扬"尊重知识、尊重人才"的社会风尚,倡导"献身、创新、求实、协作"的科学精神,坚持独立自主、民主办会和"百花齐放,百家争鸣"的方针;促进康复医学事业的繁荣和发展,促进康复技术的普及和推广,促进康复医学专业人员的成长和提高。

濮阳市康复医学会　成立于2019年8月,挂靠单位为濮阳市中医院。学会自成立以来,不断营造良好的学术交流环境,努力促进本市康复事业的发展。目前为止,学会有常务理事11人,会员299人以及神经康复、儿童康复、康复教育、疼痛康复、脑

心同治5个分会。自2022年10月1日起,学会与濮阳市残联共同启动了针对截瘫患者的"免费推拿技术培训"和"技术助残"活动,帮助更多残疾人平等参与社会生活。

济源市康复医学会　成立于2019年3月,挂靠单位为济源职业技术学院,注册单位为济源市民政局。学会成立以来,加强自身建设和服务功能,积极为学术交流搭建平台,有效促进学科发展和繁荣,极大丰富康复医学专业及专业分会的发展空间,密集学术交流的频次,提高学会地方服务能力,促进本市康复医学事业的发展。现已成立妇产康复专业委员会、疼痛康复专业委员会、健康养老康复专业委员会、心理康复专业委员会、治未病专业委员会。

洛阳市康复医学会　成立于2022年2月,挂靠单位为河南科技大学第三附属医院(洛阳市东方人民医院),是由全市各大三级医院康复科负责人共同发起并依法登记的地方性学术组织。主管单位为洛阳市科协,注册单位为洛阳市民政局。现已成立老年康复分会、康复医学教育分会、言语治疗分会等6家分会。学会关心康复医学工作者成长,关注社会卫生健康事业平稳有序发展。认真贯彻国家精神,通过多种渠道为广大康复医务工作者搭建发展平台和提供技术帮助。

漯河市康复医学会　成立于2020年9月,挂靠单位为漯河市中心医院,是由漯河市康复医学工作者自愿组成并依法登记成立的公益性、学术性社会团体,是党和政府联系康复医学工作者的桥梁和纽带,是发展康复医学事业的社会力量。学会成立以来每年多次举办国家级、省市级学术会,邀请国内外专家来漯河授课,提高漯河康复事业发展,组织科普比赛,提高当地技术水平,组织专家进行下基层帮扶基层康复发展。

焦作市康复医学会　成立于2022年7月,挂靠单位为焦作人民医院,是由全市从事康复医疗、科研、教学和其他相关单位或学科的专业人员自愿形成的学术性、地方性社会组织。目前拥有焦作市中

医院、焦作市妇幼保健院、焦作市第五人民医院等50家会员单位。学会紧密联系群众,传播康复知识,提供康复医疗服务,促进焦作市康复医学学科体系建设和医学治疗技术水平的发展,为建设健康中国,健康焦作做出应有贡献。

安阳市康复医学会 成立于2022年7月,挂靠单位为安阳地区医院,是经安阳市民政局依法登记的地方性学术组织。学会团结全市康复医学工作者,积极宣传和开展康复工作,促进本市康复事业的发展及康复专业人员技能的提高,并积极组织各康复医疗单位相互学习最新康复医学技术,对出院患者进行康复医学科普、居家康复指导等,极大提高了本地区康复技术水平。学会定期组织相关专业专家到基层医院进行指导,规范其评定和治疗。

(十三) 湖北省康复医学社团

1. 湖北省康复医学会

湖北省康复医学会成立于1989年4月,注册单位为湖北省民政厅,是由湖北省内从事康复医学研究的专家学者和实际工作者自愿组成的全省性、学术性、非营利性的社会团体。学会集中全省最优秀的康复医学专家,具有人才荟萃、创造力盛、凝聚力强等优势和特点,是湖北省知名度高、权威性大的医学科技学术性团体之一,是发展省康复医学科学技术、卫生健康事业、医养健康产业的重要社会力量,为提高人民的健康水平服务。

2. 各地市康复医学会

继湖北省康复医学会成立之后,先后成立了黄石市、十堰市、黄冈市康复医学会。

黄石市康复医学会 成立于1992年10月,注册单位为黄石市民政局。学会团结全市康复医学工作者,积极开展学术活动,加快推进"康复"转型改革,努力促进黄石区域康复医学水平的提高。因势利导,充分发挥学术团体对外交流的优势,努力为广大医务工作者学习深造创造条件和机会。每

年在各级医疗机构开展国家级、省级、市级继教活动10余次;积极开展送康复服务下基层活动;积极撰写论文,每年在《中国康复》等统计源期刊上发表专业学术论文。

十堰市康复医学会 成立于2007年,注册单位为十堰市民政局。学会积极弘扬科学精神,坚持独立自主,民主办会和"百花齐放、百家争鸣"的方针;团结和动员全市康复医学工作者以经济建设为中心,实施科教兴国和可持续发展战略,促进康复医学事业的发展和繁荣,促进康复医疗技术的普及和推广,促进专业人员的成长和提高,为全市卫生事业发展服务,为增进人民群众健康、推动全市经济发展与社会进步、全面建设小康社会服务。

黄冈市康复医学会 成立于2012年7月,最初是在原黄冈市针灸骨伤康复专业委员会的基础上分离出来的市二级学会;2017年10月,成功申办成为黄冈市内一级学会。业务主管部门为黄冈市卫健委,并在黄冈市民政局登记注册的合法机构。同时学会接受市卫健委的委托,承担了黄冈市康复医疗质量控制中心工作,目前学会挂靠黄冈职业技术学院,办公地点设在黄冈职业技术学院附属医院内。

(十四) 湖南省康复医学社团

1. 湖南省康复医学会

湖南省康复医学会成立于1988年10月,是湖南省康复医学和相关学科工作者自愿组成并依法登记成立的学术性、公益性、非营利性法人社团,是党和政府联系康复医学科技工作者的桥梁和纽带,是发展湖南省康复医学科学事业的重要社会力量。现有7 000余名注册会员,分设54个专业委员会。学会团结、组织广大康复医学科技工作者,认真贯彻国家科学技术工作和医疗卫生工作方针,提高康复医学科技工作者专业技术水平,促进康复医学的普及与推广,促进康复医学技术队伍的成长,促进康复医学科技与我省经济建设相结合,为会员和康复医学科技工作者服务,为人民健康服务,为社会

主义现代化建设服务，为健康中国做贡献！

2. 各地市康复医学会

随着湖南省康复医学事业的发展，先后又建立了郴州市、怀化市、株洲市、湘潭市、邵阳市康复医学会。

郴州市康复医学会　成立于 2011 年 11 月，是由郴州市康复医学科技工作者自愿结成，并在郴州市行政事务审批局依法登记注册的学术性、非营利性社会团体。业务范围涵盖经验交流、专业培训、学术研讨、咨询服务，是党和政府联系康复医学科技工作者的桥梁和纽带，是国家发展康复医学事业和康复医学科学技术的重要社会力量，担负着促进康复医学事业的发展和繁荣，促进康复医学科学技术的普及和推广，促进康复医学科技人才的成长和提高等重要使命任务。学会坚定不移走中国特色群团发展道路，坚持党建强会、学术立会、开放兴会、依章治会，2021 年、2022 年连续 2 年被郴州市科学技术协会评为"优秀学会"。

怀化市康复医学会　成立于 2013 年 3 月，挂靠单位为湖南医药学院总医院（原怀化市第一人民医院），是由怀化市康复医学工作者和相关专业医务人员自愿组成的地方性、学术性的社会团体，接受怀化市科协的业务指导和怀化市民政局的监督管理。学会贯彻"百花齐放，百家争鸣"方针，开展学术交流，为推动我市康复事业的发展，普及康复医学知识，促进康复医学专业人才的培训和提高，创建具有中国特色的康复医学专业作出努力和贡献。按照学会章程，每年召开康复医学会年会，积极开展技术推广活动及质量控制会议，提升怀化地区康复业务能力。

株洲市康复医学会　成立于 2016 年 5 月。虽然成立时间短，但在株洲市民政局、市科协的领导和支持下，在各位同仁的共同努力下，学会得到了长足的发展，现有会员 300 百余名，并成立了传统康复、物理治疗、社区康复、儿童康复、产后康复等专业

委员会。每年举办 2～3 场省级、国家级继续教育班及学术会议，受到各地前来参会学员的一致好评。

湘潭市康复医学会　成立于 2017 年 1 月，在湘潭市科协技术协会、民政局、卫建委支持下成立。挂靠单位为湘潭市中心医院。学会先后成立了康复评定、康复治疗、骨科康复、足踝外科康复、中医康复、呼吸康复等专业委员会；举办了丰富多彩的学术年会及助残、义诊、科普、培训等党建活动，为湘潭市康复医学事业做出了贡献。

邵阳市康复医学会　成立于 2022 年 8 月，在湖南省康复医学会、邵阳市科学技术协会、邵阳市民政局领导的关心和指导下顺利成立。现有会员 176 人，理事 39 人，目前挂靠单位为邵阳学院附属第一医院。

（十五）江西省康复医学社团

江西省康复医学会　成立于 2010 年 10 月，是由江西省康复医学工作者自愿组成并依法登记成立的公益性、学术性群众团体，是江西省党和政府联系康复医学工作者的桥梁和纽带，是江西省发展康复医学事业的社会力量，是中国康复医学会下属的省级一级学会，接受中国康复医学会和省学会办的领导，接受业务主管部门江西省卫健委的业务指导，接受江西省民政厅的监督管理。挂靠单位为南昌大学第一附属医院，经营范围包括学术研究、技术交流、人员培训、咨询服务。

（十六）江苏省康复医学社团

1. 江苏省康复医学会

江苏省康复医学会其前身为中国康复医学会江苏分会，成立于 1988 年 8 月。1991 年 6 月正式更名为江苏省康复医学会。学会长期致力于江苏乃至全国康复方向、临床领域交叉融合的专业组织体系，致力于成为江苏省内具有广泛学术影响和康复医学事业改革发展凝聚力的省级学医学事业的发展，注重内涵建设，参与制订卫生事业发展规划；制订康复技术规范和标准；积极推进康复医疗质控

工作;参与突发公共事件的救援;致力社会科普宣传;始终把国际学术交流与合作、区域康复人才培养、社会服务以及政府职能对接等作为学会工作的重要内容。学会自2002年以来先后成立康复护理、康复治疗、修复重建康复等31个专业委员会,比较全面地涵盖了现阶段康复医疗工作范围,为江苏省康复医学事业健康发展注入了更多新活力。

2. 各地市康复医学会

随着康复医学事业的不断发展,江苏省先后成立了徐州市、南通市、南京市、无锡市、扬州市、淮安市、苏州市、连云港市康复医学会。

徐州市康复医学会 成立于1999年12月,挂靠单位为徐州市中心医院。目前拥有会员400余人。成立以来,在徐州市科协和徐州市民政局社团办的正确领导和指导下,在挂靠单位的大力支持下,学会以发展徐州市康复医学事业为宗旨,紧紧围绕中心任务勤奋工作,积极探索学会工作的新思路、新方法,在学会管理、学术交流、人才培训、科普宣传等各个方面均做了大量的工作,取得了一定的成效,充分发挥了学会组织为广大科技工作者施展才华提供舞台和环境的重要作用,连续数年被市科协评为先进学会。

南通市康复医学会 成立于2010年12月,挂靠单位为南通大学附属南通康复医院,为独立法人资格的社会团体。学会的建设旨在推动康复医学及相关专业的学科交流与合作,推进南通市康复医学事业发展,为全市及周边地区创伤残疾康复人群提供更专业、更全面的康复服务。工作范围:业务培训,促进学科发展;接受委托并承担与康复相关的科技项目评估、科技成范畴包括普及康复医学知识,推广先进的康复技术和方法,开展国内外学术交流果鉴定、康复器械标准及产品质量认证、康复医学专业技术职称考核及资格评审;协助政府主管部门制订行业的工作标准和行业标准,引导和规范康复医疗机构的运行和发展,为政府卫生主管部门

政策决策提出专业意见;维护康复医学工作者的合法权益等。

南京市康复医学会 成立于2013年1月,业务主管单位为南京市科学技术协会,登记管理机关为南京市民政局,挂靠单位为南京市第一医院。学会主要工作包括:组织和团结广大康复医学工作者,积极宣传和开展康复医学工作,发扬学术民主,开展学术交流和康复医学人才培训,促进南京地区康复工作的发展、普及、推广和繁荣,为党和政府制订康复医学工作的方针、政策提供依据,为创建具有中国特色的康复医学事业而努力奋斗。2021年在南京市民政局组织南京市社会组织等级评估中获评2A级社会团体。

无锡市康复医学会 成立于2013年8月,是以康复医学研究和交流为目的的群众性学术团体,业务主管单位为无锡市科学技术协会。学会旨在充分发挥专家荟萃、智力密集、联系广泛的学会优势,促进康复技术的普及和推广,力争让更多的伤、病、残人士都享有康复的权利。学会认真贯彻执行新医改方针,以"防、治、康三结合"原则为指导,以满足人民群众日益增长的康复医疗服务需求为目标,定期举办学术交流、专家讲座,培养无锡康复医学优秀人才,全面加强康复医学能力建设,协助政府相关部门制订和完善无锡康复医学事业发展的政策、措施和相关标准。

扬州市康复医学会 成立于2015年3月,挂靠单位为苏北人民医院,现发展学会会员300余人。学会自成立以来以党建工作为引领,不断加强自身建设,加强学会管理水平。严格依法依规办会,学术交流活动蓬勃开展,营造良好学术交流环境。同时立足社会责任,积极科技帮扶和开展科普活动。目前学会成立有康复治疗专业委员会分会,专业分会的成立更能促进扬州地区康复事业的发展。

淮安市康复医学会 成立于2016年9月,在淮安市科协的领导下,联合淮安市康复医学从业人员开展科普宣教、义诊、举办学术会议、奖项评选、承

接并积极完成上级交代的任务,联动普及、宣传康复理念。目前有会员近 400 名,成立了康复治疗、康复护理、重症康复、儿童康复等多个专科分会。学会以推动康复医学的发展为己任,是一支充满朝气生机勃勃的地方学会。

苏州市康复医学会 成立于 2018 年 9 月,是经苏州市科学技术协会批准,在苏州市民政局依法登记的社会团体法人组织。学会第一届理事会共有 50 家理事单位、71 名理事成员,理事单位的成员 700 多位,184 名专家骨干,擅长神经康复、中医康复、骨科运动康复、心肺康复、儿童康复、护理管理、精神康复、心脏康复、老年康复、高压氧康复,覆盖苏州、昆山、常熟、太仓、张家港等康复医疗及教育机构。学会成立是苏州市康复医学发展的里程碑,体现了苏州市政府、科协、卫健委、民政局,对康复医学的重视。苏州市康复医学会有利于整合全市康复资源,推动苏州康复事业的建设和人才培养,促进苏州康复医学事业的蓬勃发展,满足苏州市民对康复医学日益增长的需求。

连云港市康复医学会 成立于 2019 年 4 月,挂靠单位为连云港市第一人民医院。主要任务是依托连一医优质资源,通过培训、竞技、巡诊、联合、质控等模式,引领全市康复学科快速发展,为"健康中国"连云港篇章增光添彩;要充分发挥行业管理作用,搭建行业交流提升平台;参与深化医改工作,努力构建"预防-治疗-康复-长期护理"服务链,创新康复医疗服务供给模式。现有常务理事 21 人,均由市(县、区)主要医疗机构的康复学科带头人组成;发展学会会员 400 余人。

(十七) 安徽省康复医学社团

1. 安徽省康复医学会

安徽省康复医学会成立于 1996 年 7 月,是由全省康复医学工作者自愿组成并依法登记成立的全省性、学术性群众团体、非营利性社会组织,是党和政府联系康复医学工作者的桥梁和纽带,是安徽省发

展康复医学事业的重要社会力量。学会接受业务主管单位安徽省科学技术协会、省卫健委、社团登记管理机关、安徽省民政厅的业务指导和监督管理。

2. 各地市康复医学会

安徽省地市级学会有蚌埠市、安庆市康复医学会。

蚌埠市康复医学会 成立于 2015 年 2 月,是由蚌埠市康复医学工作者自愿组成并依法登记成立的学术性群众团体、非营利性社会组织,是党和政府联系康复医学工作者的桥梁和纽带。现已成立疼痛康复等专业委员会。

安庆市康复医学会 成立于 2022 年 1 月,由安庆市康复医学医、技、护工作者和相关单位自愿组成的学术性、地方性的非营利性社会组织,挂靠单位为安庆第一人民医院。学会将致力于为康复事业发展服务,为提高安庆地区康复从业者素质服务,为广大会员和康复从业者服务,加强自身建设,发挥好学会作为党和政府联系广大康复工作者的桥梁、纽带作用,促进康复事业的繁荣、发展,促进人才成长,为安庆市广大身心残障人群做出贡献;定期下乡开展义诊科普活动,举办大型学术交流活动,邀请国内知名康复专家坐诊、授课、查房,为团结安庆康复工作者,提高安庆康复水平、促进安庆康复事业发展做出巨大贡献。目前学会吸纳会员 200 余名。

(十八) 广东省康复医学社团

1. 广东省康复医学会

广东省康复医学会成立于 2009 年 3 月,是目前国内康复领域规模最大的省一级学会。截至 2022 年底,广东省康复医学会共发展个人会员 3 937 人,团体会员 223 个,专业分会 42 个,工作委员会 1 个。其中专业分会涉及康复各专业、临床各专科,覆盖全生命周期,融合大健康产业。学会紧跟"健康中国 2030"战略步伐,开启"大健康 大康复"的发展道路。2017—2022 年,广东省康复医学会平均每年举办 166 场学术交流活动,其中包括学术年会、论

坛、专项技术培训班、学习班、学术沙龙、研讨会、技术带教下基层活动、名医义诊、公益讲座等。

2. 各地市康复医学会

在广东省康复医学会的带领下,先后成立了肇庆市、深圳市、珠海市、广州市、中山市、惠州市、清远市、韶关市、东莞市康复医学会。

肇庆市康复医学会 成立于 1991 年 12 月,学会的经营范围为:理论研讨、学术交流、业务培训、业务咨询、康复评估、康复医疗。

深圳市康复医学会 成立于 2006 年 8 月,是由深圳市第二人民院牵头发起,经深圳市卫健委同意并经深圳市民政局批准成立的地市级一级学会,具有独立的法人资质。主要任务:传播科学精神和科学思想,普及康复医学知识,举办科技展览,推广先进康复技术和方法;开展国内外学术交流,活跃学术思想,促进学科发展。举办康复医学继续教育和专业培训;编辑出版康复医学书刊及相关音像制品;接受政府职能委托,开展决策咨询,提出政策建议;组织和承担科技项目评估,科技成果鉴定,康复设备标准及产品质量认证,康复医学专业人员的职称考核和资格认定;开展民间国际科技交流与合作,发展与国际学术组织和专业人士的友好往来;表彰,奖励优秀科技人才和科研成果;兴办符合学会宗旨的社会公益事业;反映康复医学工作者的意见和要求,维护科技工作者的合法权益等。

珠海市康复医学会 成立于 2014 年 1 月,学会的主要经营范围为:建立康复医学服务平台,组织开展康复医学相关的活动;促进康复医学的发展;承担相关部门委托的工作;承接政府购买的服务项目。

广州市康复医学会 成立于 2014 年 6 月,学会的主要业务:普及康复技术,开展医学继续教育;提供专业咨询与指导;协助承办康复人员、设备、科技项目的相关认证。

中山市康复医学会 成立于 2015 年 2 月,由中山市中医院牵头成立。经营范围为:开展康复医学学术交流;普及康复医学知识;总结和推广科研成果、先进技术;组织继续教育;为康复医学的政策提供咨询;编辑出版专业资料杂志;承担科技成果鉴定、科技开发和技术服务;开展国际交流合作。

惠州市康复医学会 成立于 2015 年 12 月,在广东省康复医学会、惠州市民政局和卫健委等部门领导关心下,由惠州市第一人民医院牵头组建。业务范围:普及康复医学知识,推广先进的康复技术和方法;开展学术交流与合作,业务培训与咨询,科技项目开发与技术服务等活动;承办有关委托事项。

清远市康复医学会 成立于 2015 年 11 月,首届会长单位为清远市人民医院康复医学中心。经营范围:开展学术和技术交流;普及康复医学知识和宣传健康教育活动;协调市际、省际、全国和国际的学术交流;康复防治研究工作;继续医学教育,办好《清远康复医学通讯》。

韶关市康复医学会 成立于 2017 年 5 月,由韶关市第一人民医院牵头组建。经营范围:康复医学领域的交流与合作,最新康复医学技术的应用和推广。学会以"立足患者,服务临床"为宗旨,以韶关地区为主要活动地区,不断加强与省内乃至国内同行的联系,搭建学术交流平台,推广应用先进的康复技术和理念,促进韶关康复医学全面发展,逐步实现韶关康复医学水平的整体提升

东莞市康复医学会 成立于 2019 年 7 月,由全国首家最大规模的民营三甲医院——东莞康华医院作为发起单位、首届会长单位。学会主要任务:加强东莞康复医学事业的发展,团结康复医学精英,开展科技学术交流;进一步提高业务水平,引进和推广新技术,更好地为东莞市民提供康复宣传与治疗,促进康复专业更加完善规范发展。

(十九)海南省康复医学社团

海南省康复医学会 成立于 1998 年 6 月。经营范围:开展康复医学学术交流,普及康复医学知识,开展培训教育协助有关部门做好管理工作。

(二十) 四川省康复医学社团

四川省康复医学会 成立于 1987 年 5 月,是在中国康复医学会、四川省科学技术协会指导下,由四川省卫健委主管、四川省民政厅注册登记的省一级社会团体法人单位。由全省 21 市州、近 1 000 家部省市级医院、医学院校、基层组织构医院以及部分社区医疗机构康复医学工作者自愿组成。2019 年成立第五届理事会,其中理事 148 名,来自 21 市州 129 个单位,高级职称者 138 人,集专家教授、医院管理者为一体的专家型管理型学会。

(二十一) 贵州省康复医学社团

贵州省康复医学会 成立于 2003 年 5 月,是由贵州省康复医学科学技术工作者组成的学术性群众团体,是依法成立的社团法人,注册单位为贵州省民政厅。贵州省康复医学会是党和政府联系康复医学科学技术者的纽带和发展康复医学科学技术事业的助手。业务范围:学术交流与协作,专业刊物出版,医学继续教育,医学知识普及,提供决策建议。

(二十二) 云南省康复医学社团

云南省康复医学会 成立于 1991 年 7 月,牵头单位昆明医科大学第二附属医院(前身昆明市工人医院)。经营范围:学术交流,培训服务。

(二十三) 北京市康复医学社团

北京康复医学会 成立于 1996 年 7 月,是经北京市卫生局同意、北京市社会团体管理办公室批准,北京康复医学会是具有独立法人资格的省市一级社会团体。学主要工作范围:开展康复医学理论研究、学术交流、专业培训、科普宣传、咨询服务、专家会诊、编辑专业刊物等。现有骨关节病、成人脑康复、儿童脑瘫、心肺康复、脊柱脊髓损伤、康复医学教育、康复治疗、康复工程、康复护理、中西医结合康复、康复机构管理等专业委员会,并设青年工作委员会及肾病、神经病学、言语听力、骨科、脊椎

学、疼痛等分会。

(二十四) 上海市康复医学社团

上海市康复医学会 成立于 1988 年 8 月,是由上海市社会团体管理局予批准登记的法人社会团体,业务主管单位为上海市科学技术协会。业务范围:学术研究交流、成果转化推广、教育培训、专业咨询、技术指导、科技评价和奖励、康复团体标准制订、接受政府委托项目等。2010 年获得上海市科委批准和国家科技部备案的"上海康复医学科技奖励"已成功举办了 13 届;2013 年获得上海第三方康复科技评价机构资格,每年成功开展各类康复科技评价 20 余项;2018 年获全国团体标准管理平台注册,至今发布标准 27 项,成功推广,并获得地方政府部门的优秀标准案例表彰等。学会组建"长三角康复一体化"建设高质量发展康复联盟,积极开展标准引领、医康融合、康复创新发展。组建二级机构专科专病康复专业委员会 40 余个:康复管理、康复教育、康复工程、康复治疗、康复护理、物理治疗、语言治疗、作业治疗、社区康复、体育保健、中西医结合康复等,以及神经康复、骨科康复、心脏康复、呼吸康复、老年康复、儿童康复、重症康复、疼痛康复、精神康复、肿瘤康复、听力康复、皮肤康复、营养康复、糖尿病康复、修复与重建、脊柱脊髓损伤、骨质疏松康复、肌肉骨骼康复、心身医学康复、手功能康复、中医骨伤康复、肾脏康复、泌尿盆底康复等,积极开展学术交流。

(二十五) 天津市康复医学社团

天津市康复医学会 成立于 1987 年 3 月,是由天津市康复医学工作者自愿结成的学术性、非营利性社会组织。学会的业务范围:传播科学精神和思想,普及康复医学知识,举办科技展览,推广先进的康复技术和方法;开展国内外学术交流,活跃学术思想,促进学科发展;举办康复医学继续教育和相关业务培训;编辑出版康复医学专业书刊及相关音

像制品;开展科学论证和科技咨询,提出政策建议;承接政府委托职能及承办委托任务;开展民间国际科技交流与合作,发展同国外康复医学团体和专业人员的友好往来;认定个人及团体会员资格,举办为会员服务的事业和活动;举荐、表彰和奖励优秀科技人才及成果;反映康复医学工作者的意见和要求,维护康复医学工作者的合法权益;兴办符合本会宗旨的社会公益事业。

(二十六) 重庆市康复医学社团

重庆市康复医学会 成立于2006年11月,是重庆市范围内从事康复医疗、科研、生产、教学等部门的康复医学科学工作者自愿组成的地方性非营利性组织。业务主管单位为重庆市卫生健康委员会。业务范围为:开展学术交流、科技咨询、业务培训、编辑资料等活动。学会自成立以来,始终坚持办会宗旨,遵守法律、法规和国家相关政策,全面贯彻落实中央重大战略决策部署,充分发扬学术民主,团结全市康复医学工作者,积极开展学术活动、适应技术推广及专科人才培养,聚焦打造康复驱动的全民大健康战略目标,加快推进"康复"转型改革,对标先进、创建一流,努力促进重庆区域康复医学水平的提高。2020年正式成为中国康复医学会单位会员。

(二十七) 内蒙古自治区康复医学社团

内蒙古自治区康复医学会 成立于2004年7月,业务主管单位为内蒙古自治区科协,挂靠单位为内蒙古自治区人民医院。学会主要开展康复医学理论研究、学术交流与技术培训,每年举办敕勒川学术论坛,邀请国内行业同仁交流学术成果。学会包括老年康复、卒中康复、呼吸康复、骨科康复等专业专家成员,于2021年设立康复护理专业委员会和呼吸康复专业委员会。

(二十八) 新疆维吾尔自治区康复医学社团

新疆维吾尔自治区康复医学会 成立于1989年11月,挂靠单位为新疆维吾尔自治区人民医院。学会接受其业务主管单位新疆维吾尔自治区卫健委和新疆科学技术协会,社团登记管理机关自治区民政厅的业务指导和监督管理。在自治区卫健委、自治区科协和自治区民政厅的领导下,积极发挥着党和政府联系康复医学科技工作者的纽带和桥梁作用,是新疆康复医学科技工作者之家,是发展康复医学事业的重要社会力量。经营范围包括宣传普及康复医学知识,学术交流、咨询服务、人才培训、出版刊物。

(二十九) 宁夏回族自治区康复医学社团

1. 宁夏康复医学会

成立于2016年8月,是由宁夏回族自治区康复医学工作者自愿组成并依法登记的公益性、学术性社会团体,具有独立法人资质,挂靠单位为宁夏回族自治区人民医院。学会以"遵守宪法、法律、法规和国家有关政策,贯彻国家卫生工作基本方针,弘扬'尊重知识、尊重人才'的社会风尚,倡导'献身、创新、求实、协作'的科学精神,坚持独立自主、民主办会和'百花齐放,百家争鸣'的方针;团结和动员全区康复医学工作者,促进康复医学事业的发展和繁荣,促进康复技术的普及和推广,促进专业人员的成长和提高,为卫生工作的改革与发展服务"为宗旨积极开展相关工作。现有团体会员单位29家,个人会员1 100余人。本着搭建平台、整合资源、逐步规范、深化服务的原则,积极组织成立专业委员会。在各团体会员单位大力支持下,共成立专业委员会11个。

2. 各地市康复医学会

银川市康复医学会 成立于2018年11月,是经银川市科协审批、依法登记的社会团体。主要提供普及康复医学知识,推广先进的康复技术和方法;开展区内外学术交流;开展科学论证和科技咨询,提出政策建议;承接并协助办理政府相关部门委托的工作。

(三十) 广西壮族自治区康复医学社团

1. 广西康复医学会

广西康复医学会成立于 2005 年 1 月,是由广西壮族自治区康复医学工作者自愿组成并依法登记成立的公益性、学术性群众性的团体,是广西发展康复医学事业的社会力量。宗旨:遵守宪法、法律、法规和国家有关政策,贯彻国家卫生工作基本方针,遵守社会道德风尚,弘扬"尊重知识、尊重人才"的社会风尚,倡导"献身、创新、求实、协作"的科学精神,坚持独立、自主民主办会和"百花齐放,百家争鸣"的方针;团结和动员全自治区康复医学工作者以经济建设为中心,实施科教兴桂和可持续发展战略,促进康复医学事业的发展与繁荣,促进康复医疗技术的普及和推广,促进专业人员的成长和提高,为卫生工作改革与发展服务,为社会主义物质文明和精神文明建设服务。

2. 各地市康复医学会

目前,广西壮族自治区各地市设立康复医学会的有柳州市、桂林市、梧州市。

柳州市康复医学会　挂靠柳州市医学会。

桂林市康复医学会　挂靠桂林市医学会。

梧州市康复医学会　挂靠梧州市医学会。

(三十一) 西藏自治区康复医学社团

西藏康复医学会　2018 年 8 月,西藏康复医学会成立大会暨 2018 中国康复医学会远程康复专业委员会学术年会在拉萨举行。康复医学为保障各族人民群众的健康发挥了作用,西藏康复医学会的成立,必将辐射带动提高全区康复医学发展水平,为全自治区康复医学工作者提供研讨交流、沟通合作、学习培训、共同进步的平台,促进康复医学知识普及教育,促进西藏康复医学繁荣与发展,为各族人民健康服务。

三、中国康复医学会各分支机构

(一) 工作委员会

中国康复医学会现设有 15 个工作委员会,涉及科学普及、社区康复、康养、多学科康复、工伤康复、科技管理与评估、医康融合、健康伦理等各个方面(表 17 - 1)。

表 17 - 1　中国康复医学会工作委员会简介

名　称	成立时间(年)	挂靠单位	简　介
社区康复工作委员会	2017	复旦大学附属华山医院	社区康复工作委员会以党建引领,积极开展社区康复建设、培训、科研、义诊和帮扶等相关工作。完成了社区康复资源调查、社区康复质控标准制订、三级康复医疗网络建设推广、社区义诊与帮扶、社区康复技术继续教育与培训推广等工作。
康养工作委员会	2018	郑州大学第五附属医院	康养工作委员会创建以来,积极响应总会号召,围绕康养有关国家政策、社会需求、前沿理论、先进实践,深入研究探讨中国康养新模式、新方法和新路径,致力于推动我国康养事业和产业健康有序发展。在搭建学术交流平台方面,连续成功举办四届医养结合高峰论坛,同时评选了"中国康复医学会医养结合示范基地"。
多学科康复诊疗工作委员会	2022	中国康复研究中心神经康复中心	多学科康复诊疗工作委员会在总会领导的正确指导和委员的支持下致力于多学科诊疗康复工作高质量规范化发展,制订多学科诊疗康复工作模式、流程及团队建设方案,推动多学科诊疗康复在全国的推广,成立省市区域级多学科诊疗康复团队示范医院,利用国家和各省市的远程医疗平台,提高基层医院的多学科诊疗康复的应用能力,为各地患者提供高水平的优质可及的康复医疗服务。

名　称	成立时间 （年）	挂　靠　单　位	简　　介
工伤康复工作委员会	2022	南京市第一医院	作为新成立的分支机构，工伤康复委员会将首先完善工作制度，充分发挥委员会作用；利用专家资源优势，梳理现有工伤康复诊疗项目及服务项目，补充与完善工伤康复新技术项目；开展标准建设，制订与实施工伤康复质控检查标准和检查制度，完善与推动各省、自治区、直辖市工伤康复协议机构准入制度，协助国家工伤管理部门做好工伤康复协议机构定期考核及质量管理，进一步规范工伤康复服务流程。
运动系统疾病康复互联网工作委员会	2022	华中科技大学附属同济医院	运动系统疾病康复互联网工作委员会将在中国康复医学会的领导下，从行业自律管理、行业发展、专业人才培养的角度出发，积极协助学会建立康复治疗师的教育、培训、认证体系；指导建立和完善互联网康复平台；开展相关学术交流，组织重点学术课题探讨及科学考察等活动；开展继续医学教育，不断更新科学技术知识，提高业务水平，促进运动系统疾病康复的学术交流与合作；积极开展国际交流，发展同国外相关学术团体的联系与合作等。
社会康复工作委员会	2022	中国康复研究中心	社会康复着重解决服务对象在康复医疗阶段所面临的一系列社会问题，以及日后其回归家庭、回归社会所遭遇的问题和困境；发挥的是服务对象回归社会的桥梁和纽带的作用，最终目的是促进服务对象社会功能的恢复和发展。社会康复工作委员会将在"大健康、大康复"理念的引领下持续推动社会康复事业在全国的推广、普及和专业化发展。
医康融合工作委员会	2021	上海市第七人民医院	医康融合工作委员会是为了实现临床科室与康复的深度结合，引领医康融合工作规范有序发展，在中国康复医学会的指导下，探索符合当下中国医疗环境、满足人民群众日益增长的康复需求、具有中国特色的康复管理模式和康复临床工作模式，提高康复医疗服务能力，拓展康复服务范围，逐步提升康复医疗服务水平。
科技管理与评估工作委员会	2020	首都医科大学附属北京康复医院	科技管理与评估委员会旨在中国康复医学会的带领下，一方面加强全国康复从业者之间，以及康复学科与其他相关学科之间的科技合作与交流，开展相关基本理论、基本知识、基本技能培训，提高康复从业人员的科研素养和科研能力，打破单位界限，打破学科界限，加强多学科融合与协作，合作共赢，推动学科发展，启动中国康复医学会科研项目立项、申报、管理及成果奖项评审，为康复人才成长创造条件等。
康复大数据工作委员会	2020	北京大学公共卫生学院	"健康中国2030规划"中明确提出了"建设健康信息化服务体系、推进健康医疗大数据应用"的战略部署。康复大数据是医疗大数据中的重要资源之一。在全面建成小康社会的关键时期，为了顺应国家"健康中国2030"建设规划，康复大数据工作委员会在中国康复医学会支持下，旨在加强康复信息化服务体系建设、搭建康复大数据多学科合作平台、促进康复大数据事业融合发展。
青年工作委员会	2019	天津医科大学总医院	中国康复医学会青年工作委员在总会的领导下，将积极发挥承上启下作用，继承优良传统和富有成效的临床知识和技能，灵活应用于临床并充分发挥其效用；加强青年康复人才培养，开展国际国内学术交流，促进康复医学与广大相关学科交融，提高康复人才素质和技能等。
健康伦理工作委员会	2020	山东大学齐鲁医学院	健康伦理工作委员会的成立是在"健康中国"国家战略稳步实施、康复医学事业日益发展的背景下成立的，旨在推动广大医务工作者人文医学素质的提高，致力于健康中国和创新型国家建设，促进康复医学和健康伦理事业繁荣发展。将开展人性化的康复医疗活动和健康伦理体系建设、健康伦理培训教育、学术交流等一系列工作。

名 称	成立时间 (年)	挂 靠 单 位	简 介
标准工作委员会	2019	中山大学康复治疗学系	标准委员会成立于 2019 年 11 月,现任主任委员为中山大学孙逸仙纪念医院康复医学科燕铁斌教授,标准委员会现有副主任委员 9 名,常务委员 31 名,委员 92 名,涵盖全国除香港台湾西藏以外的所有地区。标准委员会主要工作方向为促进康复医学领域规范化、标准化建设工作。
科学普及工作委员会	2007	上海交通大学医学院附属新华医院	科学普及工作委员会是学会进行各项科普活动的主体工作站,弘扬科学精神,展现科学价值,全方位推动康复医学科学普及工作,创作通俗易懂、科学的康复科普作品,培养优秀科普人才,建立科普专家库,激发康复医务工作者参与科普创作、推广活动的积极性、主动性和社会责任感,推动健康促进以康复形式在全国康复医疗机构开展。
康复质量控制工作委员会	2019	北京大学第三医院	康复质控工作委员会以推动新时期国家康复医学质量控制战略为目标,以全面、系统、平衡地推进康复医学质量控制为任务,以打基础、建机制、促提升为基本工作思路。工作委员会旨在通过质控的专业手段,对康复医学医疗服务全过程实施动态控制与管理,通过规划和建设国家、省级、地市质控组织架构,形成近、中、远期建设规划并推动规划的落实等一系列工作最终实现康复医学医疗质量的持续改进。
循证康复医学工作委员会	2019	陕西省康复医院	循证康复医学工作委员会成立于 2019 年 11 月,现任主任委员为陕西省康复医院院长石秀娥教授,委员会涵盖全国各地区从事临床、科研、教学等领域康复医学工作者。委员会主要工作方向为促进循证医学在康复医学领域的应用,强化循证康复医学知识、方法和理念的科普及广泛应用。

(二) 专业委员会

中国康复医学会现设有 74 个专业委员会,涉及体育保健、运动康复、疗养康复、精神卫生康复、神经康复、外科快速康复、创伤康复、骨与关节康复、肌骨康复、手功能康复、重症康复、慢病康复、肿瘤康复、疼痛康复、中西医结合、智能康复、康复护理、康复教育、康复评定、康复心理学等各个方面(表 17-2)。

表 17-2 中国康复医学会专业委员会简介

名 称	成立时间 (年)	挂 靠 单 位	简 介
体育保健康复专业委员会	2012	北京体育学院	体育保健康复专业委员会重在弘扬体育精神,研究运动人体特点,展现科学运动价值,全方位推动体育保健康复工作,创建科学健身、预防疾病、运动康复、重建功能的全民主动健康新模式,建立体育保健康复专家库,培养具备实用运动康复技能的康复治疗人才、具备运动人体科学理论与技能的运动健康管理人才,创编体育保健康复科普读物,促进全民以药物治病为中心向以体育运动健康为中心思想转变,为提高全民健康水平做工作。
帕金森病与运动障碍康复专业委员会	2017	中山大学附属第八医院	帕金森与运动障碍康复专委会组织委员积极参与学会活动及党建工作,如承办年会分论坛、每年组织全国学术年会、"4·11"国际帕金森病日活动、康复服务行、全国科技工作者日活动、康复科普活动、主题教育活动等。举办了国际、国内学术会议,聚集国内外帕金森病与运动障碍康复领域知名专家学者共同探讨和拓展帕金森病与运动障碍康复理念。

续　表

名　称	成立时间(年)	挂靠单位	简　介
中西医结合专业委员会	1985	成都中医药大学养生康复学院	中西医结合专委会在创建以来,积极响应总会号召,在搭建学术交流平台方面,专委会连续成功举办四届海峡产业高峰论坛暨"一带一路"东部康复医学论坛,并多次组织丰富多样的学术交流活动。此外,专委会牵头编制《新型冠状病毒肺炎恢复期中西医结合康复指南》,并制作了大量康复保健的科普视频。中西医结合专业委员会将继续发展中西医结合康复事业,与全体委员勠力同心,推动中西医康复走向世界。
肛肠疾病康复专业委员会	2022	中日友好医院	肛肠疾病康复专业委员会利用中西医结合多学科人才专家优势,制订适合国情的肛肠疾病康复共识、指南和规范;通过继续教育和技术帮扶,提高基层医院的肛肠疾病诊疗水平;组织基础和临床研究,促进我国肛肠疾病相关领域的创新;定期召开学术会议,培训专业技术人才等一系列工作。
肌骨康复专业委员会	2022	首都医科大学附属北京朝阳医院	在中国康复医学会的领导下,肌骨康复专业委员会将凝聚和带领全体委员共同努力,加强和完善肌骨康复体系建设,推动肌骨康复的推广和普及,促进肌骨康复跨区域、多学科的交流合作。积极发展会员和专科会员,不断壮大队伍,提高自身的知名度和影响力,打造具有中国康复医学会特点的肌骨专业委员会。
慢病康复专业委员会	2022	同济大学附属东方医院	慢性病(慢病)是严重威胁我国居民健康的一大类疾病,只有将慢病整体预防、治疗、综合康复以及全程管理相结合,才能构建一个完整的慢病防控服务链。慢病康复专业委员会将通过和相关学科紧密协作,建立符合中国慢病特色的科普教育、学科创新融合和以整体医学为基础的一体化慢病康复体系。
医学检验与康复专业委员会	2022	上海中医药大学附属岳阳中西医结合医院	检验医学与康复专委会的成立,将承载着科普、推广最新检验医学先进理论和技术在康复医学中的应用和融合,为科学精准康复提供重要支撑,使康复人群获益,使有限的康复资源发挥最大作用。近年来我国康复医学的迅猛发展,对康复评定提出了更高要求,检验康复评定标准化以及新型康复评定相关标志物有待进一步科学探索和转化落地应用。
足踝康复专业委员会	2022	北京大学第三医院	足踝康复专业委员会将积极推动国内足踝损伤和疾病治疗与康复事业的发展,协助并指导国内足踝损伤和疾病的治疗或康复中心的建立;规范足踝康复治疗,为足踝康复治疗制订适合国情的可操作性强的规范与指南;协助学会推进足踝损伤和疾病的预防和康复学科或足踝康复中心建立的标准;就行业内共同关心和急需的理论和技术举行专项的足踝损伤和疾病的治疗与康复培训,成为培养专业人才的基地等系列工作。
中药学与康复专业委员会	2022	浙江中医药大学药学院	中药学与康复专业委员会力促中药应用在康复治疗中规范化、系统化、专业化;组建中药学与康复团队,协助并指导国内以中药为特色的康复中心的建立;建立中药康复治疗与训练的标准化操作流程;制订适合中国国情的中药康复指南;定期召开学术讨论会、沙龙,开展康复与中药知识的推广和普及,相关康复技能与中药应用的培训等系列工作。
意识障碍康复专业委员会	2022	首都医科大学宣武医院	意识障碍康复专委会为全国从事该领域学术研究及诊疗康复的专家、学者和同仁们搭建非常好的平台,可以共同探讨、分享临床和科研方面的经验及心得体会,共同进步与提高。专委会将在总会的领导下,积极完成总会布置的各项工作任务,从专委会的学科方向和专业特点出发,力促意识障碍康复治疗专业化、规范化、系统化。将探讨适合我国国情的康复治疗技术,根据各单位实际情况组建意识障碍康复团队。

名　称	成立时间（年）	挂靠单位	简　介
睡眠障碍康复专业委员会	2022	华中科技大学同济医学院附属协和医院	睡眠障碍专业委员会将着力行业标准的研发工作,建立具有中国特色的睡眠障碍康复体系。以提高人民健康水平为核心,促进医疗健康事业的不断进步,普及睡眠健康知识、预防睡眠障碍疾病和促进睡眠障碍疾病的治疗与康复,最大程度利用睡眠障碍学科和康复医学科为主体的医疗资源,建设以睡眠障碍疾病康复为核心的健康保障体系,推动相关学科的发展,切实推进睡眠障碍疾病预治与康复。睡眠障碍＋康复,高效聚集资源,助力康复发展。加强和完善睡眠障碍康复体系建设,推动睡眠障碍康复的推广和普及,促进睡眠障碍康复跨区域、多学科的交流合作。
糖尿病预防和康复专业委员会	2022	中日友好医院	糖尿病预防和康复专委会将积极开展和普及糖尿病的预防和康复理念,提高专科医生对糖尿病预防和康复的认识,开展糖尿病预防和康复研究,提高医护人员糖尿病预防和康复的技能,推动多学科协同发展,加强对民众糖尿病预防与康复理念的宣传,整合国内糖尿病康复及糖尿病预防领域相关多学科专家及团队优势资源,积极推动以下重要领域康复工作跨越式发展,造福广大患者,为预防和延缓糖尿病及并发症的发生,提高居民生活质量,延长居民自然寿命,发挥应有的作用,使国内糖尿病预防与康复事业处于国际先进水平。
骨伤康复专业委员会	2022	解放军总医院第六医学中心中医医学部	骨伤康复专委会将弘扬总会办会宗旨,遵守宪法、法律、法规和国家有关政策,贯彻国家卫生工作的基本方针,弘扬"尊重知识、尊重人才"的社会风尚,倡导"献身、创新、求实、协作"的科学精神,坚持"大康复、大融合、大健康"理念,促进骨伤康复医学事业的发展和繁荣,为骨伤康复专业人员提供学习交流及各类技术研究合作的平台,加强骨伤康复医疗技术的普及和推广、提高全民对骨伤康复的认知,助力民众建立健康的生活方式,为"健康中国2030"贡献力量为尽快形成中国康复医学会骨伤康复专业委员会品牌特色而不懈努力!
心肺康复护理专业委员会	2021	华中科技大学同济医学院附属同济医院	心肺康复护理专业委员会在中国康复医学会的领导下,以服务人民健康为目标,以党的建设为引领,执行《中国康复医学会事业发展"十四五"规划》的精神,加强专委会的组织建设,遵守宪法、法律、法规和国家政策,团结广大心肺康复护理工作者,努力提高专委会的组织凝聚力、学术引领力,为促进我国心肺康复护理学的繁荣和发展,促进心肺康复护理学的普及和推广,起着桥梁和纽带作用。
口腔疾病预防与康复专业委员会	2021	上海交通大学医学院附属新华医院	口腔疾病预防与康复专委会是由中国康复医学会指导下成立的首个与口腔疾病康复相关的专委会,汇集了国内口腔各专业的口腔预防与康复专家,共同为我国口腔卫生与健康事业发展出谋划策,研究制订国内医疗行业规范和行业技术标准,多渠道提高民众口腔疾病预防知识与康复理念,规范和提高口腔预防与健康水平,促进口腔预防与康复事业的建设与发展,为满足人民群众多层次医疗服务、满足人民群众健康需求发挥应有的作用。
器官移植康复专业委员会	2021	上海复旦大学附属华山医院	器官移植康复委员会是由中国康复医学会领导的委员会分支机构,是适应我国器官移植事业发展的迫切需求的一项交叉学科领域的学术组织。近年来我国在实体器官移植领域取得了举世瞩目的成就,成为世界第二移植大国。
医学影像与康复专业委员会	2021	首都医科大学附属北京友谊医院	医学影像与康复专业委员会旨在搭建以康复为核心的多学科合作发展平台,普及康复领域医学影像基础知识,推动康复医学、影像医学与临床专科的交叉融合,开展多中心临床基础研究,制订康复领域影像技术应用标准,促进康复影像学术交流及专业技术人才培养,推动康复医学与影像医学融合发展。

名　称	成立时间（年）	挂靠单位	简　　介
康复辅具应用专业委员会	2021	陆军军医大学西南医院	康复辅具应用专业委员会汇集了临床医学、康复医学和康复辅具等专业的人才，通过医工融合，形成了由多个学科交叉融合的专业平台，有利于了复合型专业人才的培养，有利于康复辅具的临床发展和应用。康复辅具应用专业委员会秉承大健康，大康复，创新发展的理念，整合资源，推动康复辅具多学科交叉融合，做好学科建设，人才培养，构建产、学、研、配、用一体的康复辅具应用体系，促进康复辅具创新发展和临床规范化应用。
智能康复专业委员会	2020	电子科技大学	智能康复专业委员会是中国康复医学会成立的第一个定位于人工智能与康复医学多学科交叉的学术组织。作为全国智能康复重要的学术交流平台，组织全国高校、科研机构和康复医院在智能康复专业和学科建设、智能康复人才培养、智能康复建设指南、智能康复产业规划等方面开展学术研讨与学术交流。积极与国际相关学术组织进行交流和合作，推动中国智能康复人才培养的标准化、规范化建设和国际化进展，旨在实现人工智能与康复医学场景的结合，发展数字、互联、可视、智能的创新康复理念。
骨质疏松预防与康复专业委员会	2020	苏州大学附属第一医院	骨质疏松预防与康复专委会的成立旨在整合多学科专业队伍、推进骨质疏松及康复人才队伍建设、引领骨质疏松领域学科发展、提高全民骨质疏松症的认知、建立健康的生活方式、提升骨质疏松症诊疗技术发展、探索有效防控策略、优化治疗及康复措施，实现全民强健骨骼、远离骨折，为"健康中国2030"贡献一份力量。
神经康复专业委员会	1990	湖南省人民医院	多年来，神经康复专委会致力于提高我国脑血管病康复领域临床科研水平、康复从业人员诊疗水平及我国在国际科研领域的影响力。据不完全统计，近年来专委会共承担国家级科研项目20余项，省部级课题90余项，出版专业书籍13部，获得发明及软件著作权5项。2018年制订发表了《中国脑血管病早期康复指南》，在总会的领导下完成了《中国脑血管病康复指南》的撰写工作，极大地推动了我国脑血管病康复的规范化的进程。
心血管疾病预防与康复专业委员会	1991	暂无	心血管疾病预防与康复专业委员会（心血管病专业委员会）致力于将推广中国心脏康复与预防工作的发展作为学会主要工作目标。为了规范我国心脏康复，学会于2012年开始进行中国康复医学会心脏康复培训基地评估，目前全国有20家心脏康复中心为心脏康复培训基地，培育有示范作用和培训能力的13家"种子基地"，2017年开始进行心脏康复中心认证，今年开始与中华医学会心血管病分会心脏康复学组共同认证，目前全国有80余家心脏康复中心符合条件完成认证，促进了中国心脏康复的科学有序规范发展。
骨与关节康复专业委员会	2019	北京中医药大学东直门医院	骨与关节康复专业委员会前身为中国康复医学会风湿病专业委员会，专委会于1987年在辽宁鞍山成立，是中国康复医学会旗下较早成立的分支机构之一。2007年，为了响应世界卫生组织"骨与关节十年"的康复目标，为及时补充和扩大专业委员会中的新生力量，特别是增加骨与关节领域内临床康复专家的参与，在中国康复医学会总会支持下，于2007年6月在北京进行换届并更名为中国康复医学会骨与关节及风湿病专业委员会。经过10余年发展，学会影响力逐渐扩大，根据中国康复医学会的决议，为了更好地进行学术交流，促进学科发展，原骨与关节及风湿病专业委员会分成两个专业委员会，骨与关节康复专业委员会于2019年7月正式成立。

续　表

名　称	成立时间（年）	挂靠单位	简　介
修复重建外科专业委员会	1990	河北医科大学第三医院	1987年2月，由张涤生、高学书、杨志明、高景恒、王望生、陈杭等发出创意书创办《修复重建外科杂志》，成立修复重建外科研究会，并于1988年5月在四川峨眉县召开第一届全国修复重建外科学术交流会。1990年经中国康复医学会批准，将修复重建外科研究会更名为中国康复医学会修复重建外科专业委员会。30年来，专委会在老一辈医学专家带领下，在中青年医学专家的积极参与下取得了迅猛发展，不仅其理念被广大医务工作者接受，而且在再植再造、组织修复、功能重建等方面创新性手术不断涌现，极大地推动了骨科、整形外科、手外科、创伤外科、颌面外科等学科的发展。
颈椎病专业委员会	1987	北京大学医学部	在中国康复医学会的领导下，颈椎病专委会汇聚人才、精准专业发展、培养后备人才，先后成立了西医学组、中医学组、康复学组、眩晕学组、少儿脊柱问题学组及青年委员会，学组间相互交流，共同促进颈椎康复事业发展，为国家培养大批诊治颈椎疾患专业人才。2012年举办"国人颈椎病共识发布20周年纪念活动及研讨会"，当年制订共识的老专家全数出席，再次见证了颈椎病在中国的发展历史，活动影响深远。
疗养康复专业委员会	1987	暂无	疗养康复专业委员会是中国康复医学会最早成立的学会之一，目前已经具有30多年的发展历史。中国康复医学会疗养康复专业委员会立志于疗养和康复领域的研究和技术创新，积极围绕疗养康复机构功能的作用发挥，促进疗养医学与临床医学、预防医学和康复医学等相结合，研究领域涉及疗养因子、中西医结合技术对各种疾病的早期康复和恢复期康复，健康教育与健康促进、健康管理等。
康复医学教育专业委员会	1985	浙江中医药大学	康复医学教育专业委员会是中国康复医学会成立最早规模最大的二级学术组织之一，康复医学教育专业委员会作为全国康复医学教育主要的学术交流平台，组织全国高校和专业教师在康复医学专业和学科建设、康复医学人才培养、师资队伍建设、专业教学改革、全国康复专业规划教材建设与编写、康复医学继续教育、创新创业教育等方面开展学术研讨与学术交流，与教育部教指委合作指导和参与国家专业教育标准、课程标准、实训基地标准制订、国家专业教学资源库建设等国家教育项目。
阿尔茨海默病与认知障碍康复专业委员会	2018	中国康复研究中心北京博爱医院	阿尔茨海默病与认知障碍康复专委会在创建以来，积极响应总会号召，连续3年在中国康复医学会综合学术年会期间举办"阿尔茨海默病与认知障碍康复分论坛"，连续开展8次康复服务行活动，并成功举办国康认知跌倒高峰论坛、智能康复与非侵入性脑调控天坛高峰论坛等学术会议、和国家级继续教育项目"认知-老化-吞咽障碍相关联的诊疗进展"学习班。编写完成《基于人机交互的阿尔茨海默病早期识别、干预及大数据为基础的病因学验证》收入中国科协《2019重大科学问题和工程技术难题》。上述各项工作全面推动了阿尔茨海默病与认知障碍康复的规范化发展。
高压氧康复专业委员会	2018	中国人民解放军总医院第六医学中心	高压氧康复专业涉及临床医学、高气压医学、临床医学、康复医学、护理医学、高气压舱安全管理与运行、质控等多个学科。在中国康复医学会的带领和支持下，高压氧康复专业委员会致力于搭建一个开放、进取、平等的学术交流平台，深入探讨高压氧康复相关专业，促进高压氧康复医学的全面融合发展。建立高压氧康复医学人才继续教育体系，扎实推进高层次、高素质高压氧康复医学人才发展。

名　称	成立时间（年）	挂靠单位	简　介
皮肤病康复专业委员会	2018	上海市皮肤病医院	皮肤病康复专业委员会按照总会指示和要求，目前已成立青委工作委员。结合"大康复"内涵，制订专委会宗旨：聚焦皮肤病患者皮肤结构、功能及心理康复，不断增强皮肤病整体管理和全程康复理念，延缓疾病发展、减少疾病复发和最大程度促进患者康复，旨在推动我国皮肤病康复新技术、新装备、新产品的开发与应用，制订、规范和推广皮肤病康复方案，着力提升我国皮肤病康复能力。
手功能康复专业委员会	2017	复旦大学附属华山医院	手功能康复越来越受业内重视，手功能康复团队的工作也愈来愈受认可与支持，以"产、学、研、医"合作研究模式为特色的手功能康复已成为一种潮流。在这样的大背景下，目前正是进一步推进手功能全面康复的新理念、新技术的时刻，让更多的临床医生、患者认识到手功能康复的新理念，让更多的康复从业人员掌握手功能康复新技术与适宜技术，让更多的社会资源投入到手功能障碍的康复——这一与患者病损后生存质量息息相关的事业。
作业治疗专业委员会	2017	南京医科大学康复医学院	作业治疗专委会创建以来，在首届主委闫彦宁教授的带领下，积极响应总会号召，在普及作业治疗理念、推动作业治疗发展上做了大量卓有成效的工作。坚持正确的发展方向，引领专业委员会健康发展。后续将继续加强专委会自身建设，丰富和完善专家队伍，扩大专委会的影响力；加强作业治疗专业人才的培养：加强作业治疗教育项目国际认证工作；探索高职院校作业治疗专业的分化和培养；推进作业治疗专科培训基地和教育培训基地建设工作；加强作业治疗教材、专著的编写；加强作业治疗相关培训工作；协助临床培训基地、高校进行人才培养工作等一系列工作。
物理治疗专业委员会	2017	中山大学附属第六医院	物理治疗作为康复医学重要分支，在现代医学工作模式中，物理治疗师可帮助处于不同生命阶段的人们提高、维持和重建最佳的运动水平及功能活动能力。物理治疗专委会是隶属于中国康复医学会的唯一代表物理治疗专业的全国性二级学会，致力于通过推动中国物理治疗专业化进程，利用专业化教育提升我国物理治疗从业者的水平，从而为我国民众提供高质量的物理治疗服务，同时打造一支专业过硬、业务精干的物理治疗师队伍。
再生医学与康复专业委员会	2017	中国人民解放军南部战区总医院	再生医学与康复专委会的宗旨是推进再生医学在康复医学方面的基础研究和临床转化与应用，建立康复过程中再生医学应用所应遵从的行业规范，探索并推广新的再生医学治疗技术和方法（包括干细胞、组织工程材料、基因治疗等），促进创伤修复治疗中的综合诊治水平，实现精准诊断及治疗。我专委会将将秉承中国康复医学会的宗旨，为我国从事组织修复与再生的医务及科研工作者搭建学术交流的平台，加强国际交流与合作，吸收国外经验，推进我国组织修复与再生学科的长足发展。
远程康复专业委员会	2020	中日友好医院	远程康复专业委员会旨在利用国家和各省市的远程医疗平台，提高各基层医院的康复学科实用新技术的应用能力，为各地患者提供优质可及的康复医疗服务。通过搭建康复医学合作交流平台，同时构建康复医学大数据平台和国家级数据库，努力实现康复医学临床应用技术资源共享，推动康复领域的智慧医疗发展。
肿瘤康复专业委员会	2017	中国中医科学院	肿瘤康复专业委员会积极开展肿瘤康复学科的临床与基础研究，通过举办学术会议，推广肿瘤康复理念，提供肿瘤康复学术交流平台。同时吸纳了不少来自不同学科优秀的专家学者，专委会的实力得到了进一步的提升。我们将肿瘤康复医学与中国的国情相结合，在现代康复治疗技术与传统中医药疗法相结合的基础上，意在探索总结出一系列适合中国国情的特色肿瘤康复方法。

名　称	成立时间（年）	挂靠单位	简　介
吞咽障碍康复专业委员会	2017	西安交通大学第二附属医院	吞咽障碍康复专业委员会成立 5 年来在窦祖林教授的带领下，积极推动吞咽障碍康复专业在全国不断发展壮大。5 年来专委会共完成 3 次大型全国年会、5 次全国吞咽专科治疗师专科培训班、4 次全国吞咽专科护士培训班，组织编写 3 部吞咽障碍康复专家共识和指南，为全国培养了大量的吞咽障碍康复专业人才。专委会成立后与美国、日本及欧洲相关学会取得了良好的互动，为我国吞咽障碍康复科技工作者走向国际舞台提供了平台和桥梁。
疼痛康复专业委员会	2017	国家康复辅具研究中心附属康复医院	疼痛康复专委会在毕胜主委的带领下积极推肌骨超声、C 型臂等精准医疗手段，各地开展学习班的形式，使之当之无愧地成为康复医生的新武器。国内康复医学领域肌骨超声应用无论在广度或深度上，与国际上仍有很大差距，需要同仁们虚心学习，积累经验，打好肌骨超声的诊断治疗基础，因为正常超声的影像就是解剖的重现，异常超声的影像就是病理的重现。同时也要重视临床基本功训练，包括疾病的检查、诊断、康复等，在有扎实的临床基本功条件下，如果再加上肌骨超声这个新武器，将会有助于康复临床诊断和治疗水平更上一层楼。
重症康复专业委员会	2017	解放军南部战区总医院	重症康复专委会的成立标志着重症康复进入的一个新的阶段，为提高重症患者的生存质量、提高我国整体重症康复康复水平、减少医疗负担起到积极的推动作用。第一届主任委员宋为群教授带领专委会组织编写《重症康复医学指南》、组织评审成立重症康复专科培训基地，在此基础上，组织重症康复专家在全国各地开展重症康复学术讲座和康复服务行工作，积极推动了重症康复的发展。
康复评定专业委员会	2017	中山大学附属第三医院	康复评定专业委员会自创建以来，积极响应总会号召，连续 4 年在中国康复医学会综合学术年会期间举办"康复评定分论坛"，连续开展 12 次康复服务行活动，并成功举办 13 次地区学术会议，3 项国家级继续教育项目，5 项专项科普活动。除此之外，组织完成了《康复医学指南》分册之《康复评定指南》的编撰工作，全面推动了康复评定的规范化发展。
康复评定专业委员会	2017	中日友好医院	呼吸康复委员会业务旨在促进呼吸疾病康复体系建设；提高呼吸疾病康复的知晓率；加强呼吸疾病康复人才培育；促进呼吸疾病康复的规范化治疗和综合管理；研发呼吸疾病康复适宜器械、设备、方法；推动呼吸疾病康复适宜技术的推广；促进呼吸康复的国际合作与交流；促进呼吸康复协会与其他相关专业组织的交流与合作。
烧伤治疗与康复专业委员会	2014	中山大学附属第一医院	烧伤治疗与康复专业委员会旨在组织烧伤与康复界专家学者参与国际烧伤康复会议，以开阔国内烧伤康复领域专家眼界、增进国内外学术交流，搭建国际学术交流平台。每两年主办一次烧伤康复与创面修复国际学术研讨会及配合总会在各类国际及国家级会议中承办烧伤康复分论坛。举办国家级和省级继续教育项目，培训烧伤康复技术专业人员。有计划地派遣专家赴烧伤康复开展困难的地区和单位进行指导，协助委员单位开展烧伤康复治疗的组织与实施，参与委员单位烧伤康复相关培训班的开展，在国内推广烧伤康复治疗理念与技术，培养烧伤康复治疗人才。
听力康复专业委员会	2006	郑州大学第一医院	听力康复专委会将促进听力康复服务规范和技术能力提升作为学会重要职责之一，坚持走临床、科研、科普"一体两翼"的发展道路，在创造核心技术、康复人才培养、科学知识普及等方面，不断提升工作的整体实效，促进健康中国事业的全面发展。在总会的推动下全国各省市也相继成立康复医学会听力康复专委会。发展中国康复医学会会员。听力康复专委会的专家积极参与国家计划和技术规范制订，组织学术交流、举办继续教育学习班、培训专业队伍。

名　称	成立时间（年）	挂　靠　单　位	简　　介
儿童康复专业委员会	2004	安徽医科大学	儿童康复专业委员会现有康复治疗学组、孤独症谱系障碍学组、引导式教育和高危儿干预学组、医教结合学组、中西医结合学组、辅具学组、评估学组、外科学组、护理学组、社区社会康复和科普学组、精神运动康复学组11个学组。各学组间相互交流与合作，共同促进中国儿童康复事业发展，为推动儿童事业发展，规范和提高我国儿童康复水平而努力。
康复治疗专业委员会	1997	上海交通大学附属第一人民医院	康复治疗专业委员会是中国康复医学会旗下较早成立的分支机构之一。本专委会紧密围绕总会的发展规划，以鼓励学术交流和促进学科建设为重任，以宣传推广现代康复理念与技术、传承融合传统医学文化与方法为宗旨。专委会每年举办全国性学术交流会议及国家级继续教育项目，培训康复治疗技术专业人员，有计划地派遣专家帮助和指导各地举办各类培训班，结合总会党委精神积极开展康复服务行活动，大力推动康复治疗师岗位能力考核与培训工作，并与世界各国相应的学术团体和康复机构建立长期稳定的友好合作关系。
康复护理专业委员会	1997	四川省人民医院	康复护理专业委员会是中国康复医学会旗下较早成立的分支机构之一。20余年来，中国康复护理事业得到了长足发展和进步，又迎来了康复护理事业高质量发展的关键时机。本专委会紧紧围绕总会的发展规划，遵守法律法规和国家政策，团结广大康复护理工作者，以促进我国康复护理学的繁荣和发展为重任，以普及和推广康复护理理念和技术为宗旨，发挥桥梁和纽带作用，推进中国康复护理事业的高质量发展，为"健康中国"建设贡献康复护理力量。
精神卫生康复专业委员会	2019	广东省精神卫生中心	随着精神障碍的疾病负担日益加重，精神障碍患者对于精神康复的需求也逐年增加。精神康复的低投入、高收益的服务可以使有限的医疗卫生资源服务于更多患者，在帮助患者回归社会的过程中更有利于减轻社会负担，维护社会稳定。精神卫生康复专业委员会在中国康复医学会的大力支持下重组成立。主要活动为促进精神卫生康复医学科技人才的成长和提高，促进精神卫生康复医学服务能力的提升和技术创新，促进精神卫生康复医学事业的发展和繁荣，致力于健康中国和创新型国家建设，为构建社会主义和谐社会和实现中华民族的伟大复兴而努力奋斗。
创伤康复专业委员会	1995	北大荒集团总医院	创伤康复专业委员会在创建以来，积极响应总会号召，每年都举办全国创伤康复论坛，第六届专委会在中国康复医学会综合学术年会期间举办"创伤康复分论坛"或独立举办全国创伤康复论坛，包括常州论坛、厦门论坛及兰州论坛。连续开展20余次康复服务行活动和国家级继续教育项目学习班。编写完成《创伤康复指南》。积极推荐优秀康复人才及优秀科研项目。上述各项工作全面推动了创伤康复的规范化发展。
康复心理学专业委员会	1994	中南大学湘雅二医院	康复心理学专业委员会主要开展的活动包括普及康复心理学知识，推广国内外康复心理领域的先进技术，每年开展一次康复心理学学术交流，促进本专业研究的应用水平不断提高，积极开展国际交流，邀请国际康复心理学专家开展讲座及论坛，组织专业委员会委员于2014年翻译出版了美国《康复心理学手册》，培训康复心理学专业人员，为临床实践、康复咨询、教学研究、公共管理及政策规划提供技术支持，特别关注人们的健康幸福、社会适应及自我完善，将最前沿的知识及技能服务于社会，促进康复心理学事业不断繁荣与发展。

名　称	成立时间（年）	挂靠单位	简　介
电诊断专业委员会	1993	武汉市同济医科大学	电诊断专业委员会致力于康复医学领域中肌电图与临床神经生理学理论与技术的研究、应用与创新，推动电诊断学在康复医学科的临床与科研中的广泛应用，引领电诊断学事业走向更高水平。涉及脑卒中、脑外伤、脊髓损伤、颈腰椎病、神经丛及周围神经病损、神经肌肉接头疾病及肌病等的电生理学评估、诊断及相关的功能评估及预后预测等。
脊柱脊髓专业委员会	1991	南京大学医学院附属鼓楼医院	脊柱脊髓专委会中，"严谨"是学会一切工作的核心，"求实"是医生和科学工作者行为的基本准则，"传承"是我们学会的特色，"创新"是我们学会发展的动力。长期以来，脊柱脊髓专业委员会的学术活动以其学术水平高、交流形式多样，在业内具有良好口碑。我们不仅继承了老一辈专家开阔的思维、严谨的治学态度和丰富的临床经验，我们更视老专家们的高尚人品和对年轻学者的无私扶持。我们鼓励委员们不断创新，同时在会议和杂志上为新理论、新技术搭建展示平台，促进了我国在该领域的快速发展。可以说一个学会汇聚了一个时代的脊柱外科精英！
运动康复专业委员会	1992	浙江大学医学院附属邵逸夫医院	运动疗法委员会是中国康复医学会成立最早、规模最大的二级分支机构之一。专委会成立以来，共举办了19次全国运动疗法大会，极大地促进了我国运动疗法在运动创伤康复、骨科康复及疾病康复中的发展与运动促进疾病康复方面的应用。后续本专委会将会在总会领导下，坚持党建引领强化自身建设，以运动功能康复及运动促进康复为主线、体医融合体卫融合为基础，学术推广与交流、科学普及和人才培养等方面能力均显著提升的二级分支机构。
老年康复专业委员会	1987	深圳市第二人民医院	老年康复专委会积极响应国家关于加强标准化建设的文件精神，以标准引领老年康复科技创新发展，积极开展老年康复标准化建设，并取得了丰硕的成果；推进老年康复亚专科建设，组建了老年全周期康复学组、老年神经康复学组、老年骨科康复学组、老年康复养护融合学组、青年工作者委员会等亚专科学组；团结广大老年康复工作者，积极开展学术交流、人才培养和康复科普等活动，为中国老年康复事业发展带来辉煌的局面。
言语康复专业委员会	2020	首都医科大学附属北京口腔医院	言语康复工作委员会旨在聚集多学科专家助力"言语康复"新业态的形成，探讨言语康复中的评估、方法、安全、标准、模式、自我及辅助训练、线上及线下的指导原则与方法，促进有效落地，实现对可康复人群更广泛、更全程的康复服务覆盖。
脑功能检测与调控康复专业委员会	2018	上海中医药大学康复医学院	脑功能检测与调控康复专委会秉持"认识脑、调控脑、康复脑"的宗旨，着力于搭建以康复医学领域人才为主，兼顾神经病学、神经影像学、脑科学、精神心理学等相关领域人才的学科交叉平台，促进全国康复同道了解并掌握一流的脑功能检测和神经调控技术，并转化到脑与神经康复的临床和科研中去，提升脑与神经康复的临床及科研水平并反哺教学，促进人才培养和国际交流。
消化病康复专业委员会	2018	北京协和医院	消化病康复专委会组织委员积极参与学会党建工作，如康复服务行、主题教育活动等。举办多场国际、国内交流学术会议，聚集国内外消化康复领域知名专家学者共同拓展消化病康复理念。消化病康复专业委员会以老年医学与老年人最常见的消化病为切入点，致力于老龄健康与消化病的研究和老年医学人群中常见疾病、虚弱状态改善的转化应用，有效探索开展形式多样的学术活动，为促进学会的健康发展与学术繁荣做出贡献。

名 称	成立时间（年）	挂 靠 单 位	简 介
康复机构管理专业委员会	2018	首都医科大学附属北京康复医院	康复机构管理专委会旨在在中国康复医学会的带领下，团结一切可以团结的力量，不断推动康复医疗机构的规范化运营发展、推动专业人员培养、康复医疗技术的创新、整合与推广以及康复医疗服务体系的建立和完善，不断缩短与发达国家、地区之间的差距，更新康复理念、规范康复技术，优化康复流程，建立科学的康复医院评价体系和康复技术质量控制体系，提高康复机构和学科建设管理水平，推动康复学科科学规范管理进程，为满足人民群众多层次医疗服务和健康需求发挥应有的作用，为建设大健康中国做出应有的贡献。
风湿免疫康复专业委员会	2020	北京协和医院	风湿免疫康复专业委员会前身为中国康复医学会风湿病专业委员会。新成立的风湿免疫康复专业委员会将在总会的领导下，通过专业委员会专家们的积极努力，积极推动风湿免疫康复领域在学术融通交流、专科人员培训、健康科普宣教、社会公益服务等方面的进步。风湿免疫康复专业委员会将致力于搭建MDT的多学科融通合作平台，坚持吸纳先进的风湿免疫康复理念和技术，促进国内外学术交流，推动风湿病的药物治疗、康复及心理治疗及患者随访管理的全方位、多层次干预策略，履行社会职责。
营养与康复专业委员会	2020	上海交通大学医学院	作为一个新成立的分支机构，营养与康复专业委员会致力于创建一个高水平高质量的学术交流环境。未来，专委会将继续通过学术论坛、会议、科普示范基地建立、书籍和论文发表，课题研究等形式为全体委员提供专业平台。邀请国内外知名专家分享营养与康复的新理念、技术和经验，与广大临床康复医护人员共同进步，为构建"健康中国2030"献出一份力。
眩晕康复专业委员会	2018	北京市耳鼻咽喉科研究所	眩晕康复专业委员会作为国内最多学科参与的学会，齐心协力，集思广益，博采众长，以学术为引领，发挥大数据优势，将眩晕工作做好、做精，为攻克眩晕疾病这一"症候疾病群"贡献力量。专委会为多学科合作搭建起沟通的桥梁，将有力地推动眩晕综合诊疗。眩晕疾病机制复杂，但我们坚信，在中国康复医学会的指导下，在眩晕康复专委会的引领下，我国眩晕疾病的联合诊治与康复工作必将蓬勃发展，昂首迈向新的征途。
针灸技术与康复专业委员会	2020	河南中医药大学	针灸技术是具有我们国家原创特点的一种中医治疗方法，在临床中应用十分广泛。在康复医学领域，属于传统康复治疗技术，是重要的康复治疗方法之一。针灸技术与康复专业委员会旨在汇聚一批针灸康复的优秀人才，共同促进针灸康复学科发展。
颅脑创伤康复专业委员会	2020	中国康复研究中心北京博爱医院	颅脑创伤康复专业委员会的成立旨在促进多学科合作、搭建平等、开放的学术交流平台，培育专科培训基地、规范康复医疗、推广和普及专业知识和技术。颅脑创伤康复专业委员会的成立标志着中国颅脑创伤康复进入了一个崭新的阶段，将为提高颅脑创伤患者的生存质量、提高我国整体颅脑创伤康复水平、减少医疗负担起到积极的推动作用。
健康管理专业委员会	2018	上海交通大学医学院附属新华医院	健康管理专业委员会汇集全国在本专业领域享有较高学术地位、具备组织领导能力和服务意识的学术带头人，以及业内具有一定影响力的优秀专业人才。本专委会宗旨是以疾病与健康管理为核心，创新医疗健康服务模式，完善医疗服务体系，从以"治疗"为中心转变为以"人民健康"为中心，实现全人群、全生命周期、全流程的健康路径管理，最大程度减少人群患病，为百姓构建全生命周期的健康呵护体系。健康管理专业委员会的成立，是全方位践行"健康中国"战略的重要举措。

名 称	成立时间 (年)	挂靠单位	简 介
外科快速康复专业委员会	2020	河南省人民医院	外科快速康复专委会本着团结和组织我国广大快速康复外科专业以及相关专业医护人员,在开展外科快速理念和科普宣传,坚持走临床、科研、科普的发展道路,创造核心技术、康复人才培养、科学知识普及等方面,不断提升工作的整体实效,积极稳妥地推进我国外科快速康复的发展,加强我国外科快速康复的总体疗效和康复水平,促进健康中国事业的全面发展。
产后康复专业委员会	2018	国家卫健委科研所	产后康复专委会由热心于产后康复事业的个人和团体组成,设有盆底康复、护理、营养、中医、运动等学组。本专委会以"促进学科建设,提升学术地位,规范行业发展"为宗旨,为专家、学者、医疗机构和行业单位提供科研、教育培训、学术交流、智库服务、成果转化等全方位的支持。2019年,中国康复医学会受国家卫生健康委医政医管局委托,开展《康复医学指南》丛书的编撰工作,其中《产后康复指南》的编撰工作由产后康复专业委员会负责。
居家康复专业委员会	2020	中山大学附属第七医院	随着我国老龄化程度不断加剧,为居家养老的老年人提供便捷的医疗服务亟待解决。居家康复专委会围绕居家康复有关国家政策、社会需求、前沿理论、先进实践,深入研究探讨中国居家康复新模式、新方法和新路径,致力于推动我国居家康复事业和产业健康有序发展。
减重与代谢康复专业委员会	2019	上海交通大学附属第六人民医院	减重与代谢康复专业委员会旨在促进多学科共同参与不断完善和提高术后的早期快速康复、心理康复、物理康复、运动康复以及饮食指导、药物干预等方面。同时搭建以康复医学领域人才兼顾减重代谢等相关领域人才的学科交叉平台,促进全国康复同道了解减重代谢手术技术,并转化到减重代谢术后康复的临床和科研中去,提升相关临床科研水平反哺教学,促进人才培养和国际交流。引领国内减重代谢康复学科发展,促进发展和繁荣。
肾脏病康复专业委员会	2019	北京大学人民医院	肾脏病康复专业委员会全体委员将严格服从学会领导安排,依托学会平台,开展肾脏病康复医学理论研究、学术交流、专业培训、科普宣传、继续教育、咨询服务、专家会诊、编辑专业刊物等,更好地为慢性肾脏病合并功能残疾的患者提供康复治疗服务。通过开展肾脏病康复的多中心研究、定期学术交流、肾脏病康复实践公益行等活动,让更多医护人员掌握肾脏病康复的实施策略,通过康复治疗,达到最大程度的临床获益,积极推动我国肾脏病康复医学事业的健康发展。
康复工程与产业促进专业委员会	2017	上海理工大学康复工程与技术研究所	康复工程与产业促进专业委员会由国家著名康复工程专家喻洪流教授担任主任委员。该分会旨在把行业内康复器械企业、康复工程研究机构以及康复医学的高层管理者与专家学者联系起来,强化产学研医协作,推动康复工程技术成果的临床转化与产业化,并为康复器械行业发展为政府提供咨询决策,从而推动我国康复辅助器具产业与康复医学事业的发展。
血液病康复专业委员会	2019	海军军医大学第一附属医院	血液病康复专业委员会旨在团结和组织我国广大血液病专业医护人员以及相关专业的从业人员,结合血液病诊断、治疗、康复新知识、新技术的最新进展,积极稳妥地推进我国血液病规范化诊疗和康复医学的融合和健康发展,科学甄别、认证和准入适用于血液病诊治不同阶段的康复新理念、技术和设备,客观、公正的评议血液病诊治和康复的复合人才和成果,不断提升我国血液系统疾病的总体疗效和血液病患者的康复水平。

名　称	成立时间（年）	挂靠单位	简　　介
生殖健康专业委员会	2018	上海交通大学医学院附属第九人民医院	生殖健康专委会委员涵盖了全国23个省,4个直辖市,3个自治区。共101名委员,由上海交通大学医学院附属第九人民医院的匡延平教授担任主委,副主委4名,在本领域均有卓越建树,并对生殖领域的创新、前沿、精准的相关问题有热切的期盼。本专委会同时还成立了党支部,在党支部书记商微主任的带领下开展了一系列的党建活动,将我们的生殖健康咨询和关爱带到了祖国的边疆、海岛官兵、革命老区。
心脏介入治疗与康复专业委员会	2018	中日友好医院	心脏介入治疗与康复专委会的成立是心脏病介入治疗发展与康复医学发展有机结合的必然要求,顺应了时代的发展趋势,更顺应了广大人民群众的健康服务需求。专委会在主任委员李宪伦教授的带领下,借助学会的平台优势,推广心脏介入诊疗技术,促进心脏介入医师认识、理解并参与心脏康复。团结组织全国广大心脏介入医师和康复工作者,广泛而深入地开展科研、教育、交流等学术活动,提高相关人员专业技术水平、促进心脏介入与康复的繁荣与发展。
视觉康复专业委员会	2018	复旦大学附属眼耳鼻喉科医院	视觉康复专委会旨在通过集结全国眼科力量,开展和实施国家的眼健康政策、计划和项目,明确患者视觉功能损害的特征,在视力损伤阶段即给予恰当干预处理,更好地发挥患者的剩余视功能的作用、改善患者的生活质量,给予足够的力量去关注中、重度视觉损伤者的视觉康复,最终减少作为全球公共卫生问题可避免的视力损伤,推进视觉康复医学体系的完善。
推拿技术与康复专业委员会	2018	湖北省中医药研究院、湖北中医药大学附属医院	推拿技术与康复专委会旨在积极搭建学术交流、教育培训平台,创建优良的交流学习环境;开展不同形式的人才培训工作,大力推进本专业人才成长;大力培养科普专家队伍、专兼职人员队伍和志愿者队伍;开展健康教育、普及科学知识、打造普惠、创新的科普品牌;总会"康复服务行"活动,积极组织公益性社会服务,有计划地派遣专家开展义诊、免费培训、技术帮扶等工作;主办全国性推拿康复学术交流研讨会并配合总会在各类国际及国家级会议中举办推拿康复分论坛;提高学会活动综合效益,打造学术活动精品工程,提升国际影响力。

（冯红霞　胡义茜）

第十八章　政　策　法　规

【概　述】

近十年来,我国在康复医疗政策方面的支持力度不断加大,相关政策法规逐步完善。特别是"十四五"以来,国家积极推进康复医疗发展工作,加快了我国康复医疗体系建设进程。2022年,是国家卫生健康委建立康复医疗体系的第一年,也是我国加快推进康复医疗工作的关键一年。国家卫生健康委员会发布了一系列关于加强康复医疗服务体系建设的政策,部分省市(自治区)也积极出台了地方层面的政策文件。为此,本卷对国家和地方层面出台的与康复相关的政策进行梳理,对相关政策文件进行汇总并总结。

首先,国家出台了一系列有关康复行业的政策和文件。这些政策主要围绕着加强康复服务五大功能区建设等方面进行了规定和指导。如:2022年初,国家残联发布了《关于全面加强残疾人康复服务工作的意见》,该意见主要从加强组织领导、建设康复机构、推进技术创新、加强人才培养、提高服务质量等方面提出政策要求。其中,重点强调了建设高效的康复服务机构,推动康复服务的标准化、信息化和智能化建设,健全康复人才培养体系,加强康复医学专业建设,促进残疾人融入社会等。其次,中共中央国务院出台了《关于深化医患关系改革的若干意见》,明确提出通过加强康复医疗机构的规范化建设和管理,提高康复医疗服务的质量和水平。国家卫生健康委员会印发了关于《国家康复辅助器具服务管理办法》的通知,主要针对康复辅助器具服务,对其管理制度进行了规范和补充,其中包括:规范康复辅助器具的购买、使用、维护和检验等工作,明确服务机构的职责和权利,促进康复辅助器具服务的健康发展和提高服务质量。总体而言,2022年国家有关康复的政策主要围绕着加强政策保障、提高康复服务质量等方面展开。这些政策为康复事业的发展提供了良好的政策保障和指导,为康复行业的发展创造了良好的发展环境和条件。

同时,各个省份都出台了有关康复相关的政策和举措,来自29个省份、直辖市、自治区出台了约119条与康复相关的政策和举措,涵盖了康复服务的基本原则、服务对象、服务内容、服务方式、服务质量、康复机构的设置和管理、康复人员的培训和管理、康复设备和辅助器具的供应和管理等方面的内容,旨在促进康复事业的发展、提高康复服务的质量和水平。各地政府在制订康复相关的政策和举措时,充分考虑了当地康复事业的实际情况和发展需求,注重推动康复服务的社区化、个性化、全面化,让群众能够接受到更加贴近生活、全面、优质的康复服务。

以北京市、上海市、广东省为例。2022年8月,北京市卫生健康委员会、北京市民政局、北京市残疾人联合会联合印发了《北京市加快推进康复医疗工作实施方案的通知》,旨在加快推进北京市康复医疗事业的发展,提高康复服务的质量和水平,促进残疾人的康复和社会融合。该方案从加强领导、完善机制、优化资源、提高能力、创新服务等5个方面提出了具体的工作目标、任务、措施。该方案的实施将进一步推动北京市康复医疗事业的发展,提供更加全面、优质的康复医疗服务,促进全面发展和社会融合。2022年6月1日,上海市《社区康复服务规划》正式实施。该规划旨在加强社区康复服务的建设,提高服务质量和覆盖面,明确了社区康复服务的目标、任务、实施方式等方面的内容,并提出了具体的实施措施。2022年3月1日,广东省《康复服务条例》正式实施。该条例旨在促进康复事业的发展,提高康复服务的质量和效果,规定了康复服务的组织形式、服务内容、服务对象等方面的内容,并明确了服务机构的责任和义务。这些政策法规的出台,不仅有利于推动康复事业的发展,有效地引导和规范康复医疗服务的发展,也有助于提高康复服务的质量和水平。

相信在全社会的共同努力下,我国康复事业发展将得到更加重视和支持,政策制度、科技创新、服务质量等各方面都会得到进一步改善和提升,构建起全面服务、普及化、标准化的康复医疗服务体系,康复事业必将在更宽广的领域茁壮成长。

(王杰宁)

【重要政策、法规文件摘要】

一、国家康复医疗政策、法规文件摘要

1.《关于加快推进康复医疗工作发展的意见》

2021年6月8日,国家卫生健康委为贯彻落实党的十九届五中全会精神和实施健康中国、积极应对人口老龄化的国家战略,进一步加强康复医疗服务体系建设,加快推动康复医疗服务高质量发展,逐步满足群众多样化、差异化的康复医疗服务需求,制订了《关于加快推进康复医疗工作发展的意见》。① 主要目标。力争到2022年,逐步建立一支数量合理、素质优良的康复医疗专业队伍,每10万人口康复医师达到6人、康复治疗师达到10人。到2025年,每10万人口康复医师达到8人、康复治疗师达到12人。康复医疗服务能力稳步提升,服务方式更加多元化,康复医疗服务领域不断拓展,人民群众享有全方位全周期的康复医疗服务。② 健全完善康复医疗服务体系。增加提供康复医疗服

务的医疗机构和床位数量。加强康复医院和综合医院康复医学科建设。加强县级医院和基层医疗机构康复医疗能力建设。完善康复医疗服务网络。③ 加强康复医疗人才培养和队伍建设。加强康复医疗人才教育培养。强化康复医疗专业人员岗位培训。加强突发应急状态下康复医疗队伍储备。④ 提高康复医疗服务能力。完善康复医疗工作制度、服务指南和技术规范。加强康复医疗能力建设。提高基层康复医疗能力。提升中医康复服务能力。⑤ 创新康复医疗服务模式。逐步推进康复与临床多学科合作模式。积极发展社区和居家康复医疗。推动康复医疗与康复辅助器具配置服务衔接融合。⑥ 加大支持保障力度。统筹完善康复医疗服务价格和医保支付管理。调动康复医疗专业人员积极性。加强康复医疗信息化建设。推动康复医疗相关产业发展。

来源:https://www.gov.cn/zhengce/zhengceku/2021-06/17/content_5618767.htm

2. 中国老龄工作委员会发布关于印发贯彻落实《中共中央国务院关于加强新时代老龄工作的意见》任务分工方案的通知

2022年2月3日,中国老龄工作委员会就《中共中央国务院关于加强新时代老龄工作的意见》发布了任务方案。《通知》强调深入推进医养结合。卫生健康部门与民政部门要建立医养结合工作沟通协调机制;鼓励医疗卫生机构与养老机构开展协议合作,进一步整合优化基层医疗卫生和养老资源,提供医疗救治、康复护理、生活照料等服务;支持医疗资源丰富地区的二级及以下医疗机构转型,开展康复、护理以及医养结合服务;鼓励基层积极探索相关机构养老床位和医疗床位按需规范转换机制;根据服务老年人的特点,合理核定养老机构举办的医疗机构医保限额。2025年底前,每个县(市、区、旗)有1所以上具有医养结合功能的县级特困人员供养服务机构;符合条件的失能老年人家庭成

员参加照护知识等相关职业技能培训的,按规定给予职业培训补贴;创建一批医养结合示范项目。

来源:http://www.nhc.gov.cn/lljks/tggg/202202/ac784bab5b5c49d0957990d8051aa040.shtml.

3. 国务院办公厅发布关于印发《"十四五"中医药发展规划》的通知

2022年3月3日,为贯彻落实党中央、国务院关于中医药工作的决策部署,明确"十四五"时期中医药发展目标任务和重点措施,依据《中华人民共和国国民经济和社会发展第十四个五年规划和2035年远景目标纲要》,国务院办公厅发布了关于印发《"十四五"中医药发展规划》的通知。文件强调,以习近平新时代中国特色社会主义思想为指导,深入贯彻党的十九大和十九届历次全会精神,统筹推进"五位一体"总体布局,协调推进"四个全面"战略布局,认真落实党中央、国务院决策部署,坚持稳中求进工作总基调,立足新发展阶段,完整、准确、全面贯彻新发展理念,构建新发展格局,坚持中西医并重,传承精华、守正创新,实施中医药振兴发展重大工程,补短板、强弱项、扬优势、激活力,推进中医药和现代科学相结合,推动中医药和西医药相互补充、协调发展,推进中医药现代化、产业化,推动中医药高质量发展和走向世界,为全面推进健康中国建设、更好保障人民健康提供有力支撑。

强化特色康复能力。实施中医药康复服务能力提升工程,依托现有资源布局一批中医康复中心,二级以上中医医院加强康复(医学)科建设,康复医院全部设置传统康复治疗室,其他提供康复服务的医疗机构普遍能够提供中医药服务。探索有利于发挥中医药优势的康复服务模式。促进中医药、中华传统体育与现代康复技术融合,发展中国特色康复医学,针对心脑血管病、糖尿病、尘肺病等慢性病和伤残等,制订推广中医康复方案,推动研发中医康复器具。大力开展培训推动中医康复技术进社区、进家庭、进机构。通知提到,到2025年,

中医药健康服务能力明显增强,中医药高质量发展政策和体系进一步完善,中医药振兴发展取得积极成效,在健康中国建设中的独特优势得到充分发挥。优化中医医疗服务模式。完善以病人为中心的服务功能,优化服务流程和方式,总结推广中医综合诊疗模式、多专业一体化诊疗模式和集预防、治疗、康复于一体的全链条服务模式。

来源:https://www.gov.cn/zhengce/content/2022-03/29/content_5682255.htm.

4.《关于开展社区医养结合能力提升行动的通知》

2022年3月23日,国家卫生健康委发布了《关于开展社区医养结合能力提升行动的通知》。强调依托符合条件的医疗卫生、养老等乡镇社区服务机构,有效利用现有资源,提升居家社区医养结合服务能力,推动基层医疗卫生和养老服务有机衔接,切实满足辖区内老年人健康和养老服务需求。提升医疗和养老服务能力。发挥中医药作用。发展中医药康复服务,推广适用于基层、社区的小型化、专业化的中医康复设备和康复适宜技术。加强队伍建设。提高信息化水平。改善设施条件。有条件的社区卫生服务机构、乡镇卫生院或社区养老机构、特困人员供养服务设施(敬老院)等可利用现有资源,内部改扩建社区(乡镇)医养结合服务设施,重点为失能、慢性病、高龄、残疾等老年人提供健康教育、预防保健、疾病诊治、康复护理、安宁疗护为主,兼顾日常生活照料的医养结合服务。

来源:https://www.gov.cn/zhengce/zhengceku/2022-04/06/content_5683688.htm.

5.《关于印发健康中国行动2022年工作要点的通知》

2022年3月23日,健康中国行动推进委员会办公室发布《关于印发健康中国行动2022年工作要点的通知》。通知要求:扎实推进重点工作。创

建1 000个全国示范性老年友好型社区,实施老年健康素养促进项目,开展老年失能预防干预、老年心理关爱、老年口腔健康、老年营养改善行动,开展医养结合示范创建活动。开展全国婴幼儿照护服务示范城市创建活动,命名首批示范城市。全面实施残疾儿童康复救助制度,为符合条件的儿童提供手术、辅助器具适配、康复训练等服务。以高血压、糖尿病等慢病为抓手,指导各地提升基层慢病医防融合服务能力,总结制订糖尿病等中医特色康复方案等。

组织开展特色活动。组织开展"中医药文化传播我们在行动"系列活动,举办群众性中医药文化活动,建设中医药健康文化知识角。组织开展"好家风健康行"主题推进活动,倡导文明健康绿色环保生活方式,推动健康成为新时代的家风。在全国举办健康中国行动知识大赛,向全民普及健康知识,推行健康生活方式。组织开展"健康中国医者先行"活动,广泛动员医疗机构和医务人员,带头践行健康中国行动等。

来源:http://www.nhc.gov.cn/guihuaxxs/s7788/202204/67cb879e0afd44ba916912367de56170.shtml

6.《关于印发医养结合示范项目工作方案的通知》

2022年4月18日,国家卫生健康委发布了《关于印发医养结合示范项目工作方案的通知》。通知提到,通过创建全国医养结合示范省(区、市)、示范县(市、区)和示范机构,总结推广好的经验和做法,发挥辐射带动作用,引导鼓励各地深入推进医养结合工作,建立完善医养结合政策体系,吸引更多社会力量积极参与医养结合,不断提高医养结合服务能力和水平,更好满足老年人健康养老服务需求。

对全国医养结合示范机构做以下要求:运营满5年及以上,近2年入住率达到实际运营床位的60%及以上,能为入住老年人提供适宜的预防期保健、患病期治疗、康复期护理、稳定期生活照料以及

临终期安宁疗护一体化的医养结合服务,入住失能、失智老年人占比超过50%。在满足以上条件的基础上,优先推荐以下机构:注重发挥中医药特色和优势,为老年人提供中医体质辨识、养生保健等健康养老服务。利用信息化手段提升医养结合服务质量和效率。

来源:http://www.nhc.gov.cn/lljks/pqt/202204/04c43b7fc3924626ac2aedce0895c21f.shtml

7. 国家卫生健康委关于印发《全国护理事业发展规划(2021—2025年)》的通知

2022年4月29日,国家卫生健康委在关于印发《全国护理事业发展规划(2021—2025年)》的通知中提到要完善护理服务体系:① 优化护理资源布局。护理院、护理中心、康复医疗中心、安宁疗护中心、基层医疗机构等主要提供老年护理、康复护理、长期照护、安宁疗护等服务。② 增加护理服务供给。增加基层医疗机构提供护理、安宁疗护等服务的床位数量,鼓励有条件的医疗机构结合实际开展家庭病床、居家护理服务,有效扩大老年护理、康复护理、居家护理等服务供给。③ 提升基层护理服务能力。采取"请进来、送出去"等方式加大基层护士培训力度,切实提高其常见病、多发病护理,老年护理、康复护理等专业服务能力。另外,强调要推动中医护理发展,发挥中医护理在疾病预防、治疗、康复等方面的重要作用,促进中医护理进一步向基层和家庭拓展,向老年护理、慢病护理领域延伸。

来源:http://www.nhc.gov.cn/yzygj/s7653pd/202205/441f75ad347b4ed68a7d2f2972f78e67.shtml

8.《关于印发超声诊断等5个专业医疗质量控制指标(2022年版)的通知》

2022年5月11日,国家卫生健康委办公厅发布了《关于印发超声诊断等5个专业医疗质量控制指标(2022年版)的通知》,文件指出:为进一步加强医疗质量管理,规范临床诊疗行为,促进医疗服

务的标准化、同质化,我委组织制订了超声诊断、康复医学、临床营养、麻醉及消化内镜诊疗技术 5 个专业医疗质量控制指标。各级各类医疗机构要充分利用相关医疗质量控制指标开展质量管理工作,不断提升医疗质量管理的科学化和精细化水平。各省级卫生健康行政部门和相关专业质控中心要加强对辖区内医疗机构的培训和指导,采用信息化手段加强指标信息收集、分析和反馈,指导医疗机构持续改进医疗质量。

来源:https://www.gov.cn/zhengce/zhengceku/2022-05/09/content_5689354.htm

9.《关于进一步推进医养结合发展的指导意见》

2022 年 7 月 18 日,国家卫生健康委发布了《关于进一步推进医养结合发展的指导意见》。明确指出:① 支持医疗卫生机构开展医养结合服务。各地要优化医疗资源布局,通过新建、改扩建、转型发展等方式,加强康复医院、护理院(中心、站)和安宁疗护机构建设,支持老年医学科和安宁疗护科发展,支持医疗资源丰富地区的二级及以下医疗卫生机构转型,开展康复、护理以及医养结合服务。② 加强医疗养老资源共享。将养老机构内设的医疗卫生机构纳入医疗联合体管理,与医疗联合体内的牵头医院、康复医院、护理院(中心、站)等建立双向转诊机制,提供一体化、连续性服务,实现医疗、康复、护理、养老服务资源的高效协同。③ 积极发挥信息化作用。实施智慧健康养老产业发展行动,发展健康管理类、养老监护类、康复辅助器具类、中医数字化智能产品及家庭服务机器人等产品,满足老年人健康和养老需求。④ 加大保险支持。根据医养结合特点,合理确定养老机构内设医疗卫生机构医保总额控制指标,探索对安宁疗护、医疗康复等需要长期住院治疗且日均费用较稳定的疾病实行按床日付费,鼓励有条件的地方向提供医养结合服务的定点医疗卫生机构预付部分医保资金。鼓励商业保险将

老年人预防保健、健康管理、康复、护理等纳入保障范围。⑤ 加强人才培养培训。加快推进医疗卫生与养老服务紧缺人才培养,将老年医学、护理、康复、全科等医学人才,养老护理员、养老院院长、老年社会工作者等养老服务与管理人才纳入相关培养项目。

来源:http://www.nhc.gov.cn/lljks/zcwj2/202207/f085f7815de241b48cfda0af7d49fae5.shtml

10.《关于开展健康中国行动中医药健康促进专项活动的通知》

2022 年 9 月 8 日,健康中国行动推进办发布了《关于开展健康中国行动中医药健康促进专项活动的通知》。要求:开展妇幼中医药健康促进活动,发挥中医药在优生优育、妇幼保健和儿童生长发育等方面的重要作用;开展老年人中医药健康促进活动,发挥中医药在老年人健康维护、疾病预防和治疗康复中的重要作用;开展慢病中医药防治活动,开展中医治未病干预方案推广活动;开展"中医进家庭"活动,开展青少年近视、肥胖、脊柱侧弯中医药干预活动;开展医体融合强健行动。

来源:http://www.nhc.gov.cn/guihuaxxs/s7788/202209/4da23a81906b4a0fa343dcc701c3c694.shtml

11.《关于印发新冠病毒感染者居家治疗指南的通知》

2022 年 12 月 7 日,国务院应对新型冠状病毒肺炎疫情联防联控机制综合组发布了《关于印发新冠病毒感染者居家治疗指南的通知》。组织医疗机构,通过远程指导、互联网医疗等线上＋线下相结合的方式,为居家人员提供康复指导支持和心理支持;基层医疗卫生机构通过互联网等多种方式加强对辖区居家康复人员的巡查指导和健康监测,二、三级医院要通过远程医疗的方式为基层医疗机构提供会诊指导。

来源:http://www.nhc.gov.cn/ylyjs/pqt/202212/2b6c16cc176b4806b399ea5588353b3c.shtml

二、各省市（自治区）相关康复医疗政策、法规文件摘要

（一）河北省相关文件摘要

1. 河北省委省政府印发《关于加强新时代老龄工作的若干措施》

2022年2月15日，河北省委省政府印发《关于加强新时代老龄工作的若干措施》。为深入贯彻落实党中央、国务院印发的《关于加强新时代老龄工作的意见》，确保积极应对人口老龄化国家战略在河北落地落实，结合实际制订如下措施：① 加强老年人康复服务体系建设，推广康复辅助器具应用，提高老年人的康复服务水平，安排专项资金支持老年人康复服务建设，加强老年人康复机构建设和改造，提高康复设施和设备的配置水平。② 推广社区康复服务，建立社区康复服务机构和团队，向老年人提供康复护理、康复咨询、康复运动等服务。③ 加强康复人才培养和队伍建设，鼓励医疗机构、教育机构、科研机构等加强康复人才培养和交流，提高康复人才的素质和能力。④ 加强康复服务宣传和推广，通过多种渠道和形式宣传康复知识，提高老年人康复服务的认知度和参与度。⑤ 推进信息化建设，建立老年人康复服务信息化平台，提高康复服务数据管理和分析的能力，提高康复服务的效果和效率。⑥ 通过以上措施，河北省将进一步加强老年人康复服务的建设和发展，提高老年人的健康水平和生活质量，为实现全面建设社会主义现代化强省做出积极贡献。

来源：http://www.hebei.gov.cn/hebei/14462058/14471802/14471750/15320738/index.html

2.《关于印发民生工程大走访活动实施方案的通知》

2022年6月13日，河北省卫生健康委办公室发布了《关于印发民生工程大走访活动实施方案的通知》。为进一步了解群众意愿、倾听群众呼声、把握群众诉求、提升群众满意度，确保卫生健康领域民生工程取得实效，按照省委、省政府关于开展"三统筹三扩大四创建"活动总体部署，并结合省"双创双服"办具体要求，特制订如下有关实施方案：① 关注和支持康复服务的发展。通知强调，要加强对康复服务的投入力度，提高康复服务的质量和水平；各级卫生健康部门和相关机构要积极推进康复服务的发展，完善康复服务网络，为广大患者提供更加全面、优质的康复服务。② 深入了解康复服务的需求和意见。民生工程大走访活动将深入了解和掌握广大群众对卫生健康服务的需求和意见，其中包括康复服务的需求和意见；通过对卫生健康服务机构和服务人员进行走访、调研和问卷调查，了解康复服务的质量、安全、便捷和满意度等方面的情况，及时发现和解决存在的问题并记录反馈，从而更好地满足患者的康复需求。③ 改进和提高康复服务。民生工程大走访活动将记录并反馈康复服务中存在的问题，卫生健康部门和相关机构应当加强对康复服务的综合管理和监管，及时解决和改进康复服务中存在的问题，推动康复服务的持续改进和提高。

通过以上措施，将促进康复服务的发展和提高，为广大患者提供更加优质的康复服务，提高人民群众的获得感、幸福感和安全感。

来源：http://wsjkw.hebei.gov.cn/html/tzgg/20220613/389086.html

3.《关于创建全国医养结合示范项目的通知》

2022年6月22日，河北省卫生健康委发布了《关于创建全国医养结合示范项目的通知》。为充分发挥示范带动作用，推进医养结合工作创新发展，根据《国家卫生健康委关于印发医养结合示范项目工作方案的通知》（国卫老龄发〔2022〕14号）和《国家卫生健康委办公厅关于开展第一批全国医养结合示范县（市、区）和示范机构创建工作的通知》（国卫办老龄函〔2022〕128号），现就本省创建全国医养结合示范项目有关事项通知如下：深入实施积

极应对人口老龄化国家战略,通过创建全国医养结合示范县(市、区)和示范机构,总结推广好的经验和做法,发挥辐射带动作用,引导鼓励各地深入推进医养结合工作,建立完善医养结合政策体系,吸引更多社会力量参与医养结合,不断提高医养结合服务能力和水平,更好满足老年人健康养老服务需求。

来源:http://wsjkw.hebei.gov.cn/tzgg/389282.jhtml

4.《关于发布新冠病毒感染者和密接人员居家中医药干预指引的通知》

2022年12月13日,河北省中医药管理局发布了《关于发布新冠病毒感染者和密接人员居家中医药干预指引的通知》。为应对新冠疫情新形势,进一步发挥中医药在预防和治疗新冠病毒感染中的作用,有效指导广大群众规范应用中医药技术方法预防和治疗新冠病毒感染,根据奥密克戎毒株流行特征、临床表现、河北气候特点等,参照国家中医药管理局发布的《新冠病毒感染者居家中医药干预指引》,并结合本省中医药抗疫工作经验,我们组织专家制订了《新冠病毒感染者和密接人员居家中医药干预指引》。有关康复的内容如下:① 中医药干预的重要性。通知指出,中医药作为中国传统医学的瑰宝,具有独特的优势和疗效,对于新冠病毒感染者和密接人员的康复具有重要作用。中医药干预可以帮助患者改善症状、加速康复、提高免疫力和调节情绪等作用。② 中医药干预的具体措施。通知列举了多种中医药干预措施,包括针灸、推拿、艾灸、中药汤剂、饮食调理等。这些措施可以根据患者不同的症状和体质进行个性化调整,达到最佳的疗效。③ 康复过程中的注意事项。通知、提醒患者在康复过程中需注意身体休息、保持良好的心态和饮食习惯。同时,患者也应按照医生的建议进行适当的运动和锻炼,促进康复。

通过以上措施,中医药干预可以帮助新冠病毒感染者和密接人员加速康复,缓解症状,对于疫情

防控和患者康复具有重要意义。

来源:http://wsjkw.hebei.gov.cn/zcfg2/392569.jhtml

(二)山西省相关文件摘要

1.《关于做好老年医疗护理服务试点工作的通知》

2022年2月9日,山西省卫生健康委办公室发布了《关于做好老年医疗护理服务试点工作的通知》。文件指出,为贯彻落实党中央、国务院关于全面推进健康中国建设和实施积极应对人口老龄化国家战略的重大决策部署,根据《国家卫生健康委办公厅关于开展老年医疗护理服务试点工作的通知》(国卫办医函〔2021〕560号)要求,现就做好本省老年医疗护理服务试点工作通知如下,通过试点工作,探索形成可复制可推广的老年医疗护理服务的地方经验和典型做法。① 到2023年,试点经验向全省推广,发展老年医疗护理服务的机制体制不断完善,多元化老年医疗护理服务模式日益成熟,差异性和多层次的老年医疗护理服务供给显著增加,有利于发展老年医疗护理服务的政策措施逐步健全;② 加大对老年人康复服务的投入,提高康复服务能力和水平,支持建设老年康复机构和康复医疗机构提供老年人康复服务;③ 鼓励开展老年人健康教育和康复指导,提高老年人自我管理和自我护理能力,加强对老年人康复服务人员的培训和管理,提高服务质量和水平。

来源:http://wjw.shanxi.gov.cn/tzgg/gsgg/202203/t20220311_5331686.shtml

2.《山西省推动公立医院高质量发展实施方案》

2022年3月29日,山西省人民政府办公厅发布了《山西省推动公立医院高质量发展实施方案》。为加快推动本省公立医院高质量发展,更好满足人民日益增长的医疗服务需求,根据《国务院办公厅关于推动公立医院高质量发展的意见》(国办发

〔2021〕18号），结合本省实际，制订本实施方案。其中有关康复内容如下：① 推动公立医院建立完善的康复医疗服务体系，包括开展康复医疗诊疗、康复评估、康复治疗、康复辅助器具配备等工作。② 深化康复医疗服务与社会福利、教育、就业等部门的联动合作，提高康复服务的覆盖面和质量。创新康复医疗服务模式，推广康复医疗新技术、新产品和新模式，提高康复医疗服务的水平和效果。加强人才培养，建立健全康复医疗人才培训机制和考核评价机制，提升康复医疗服务人员的专业素养和服务能力。总之，山西省公立医院要加强康复医疗服务的建设，提高康复医疗服务的水平和质量，以满足人民群众对高质量医疗服务的需求。

来源：http://www.sxzhongyang.gov.cn/ssyw/wj_29958/202209/t20220920_1694312.shtml

3.《山西省"十四五"残疾人保障和发展规划》

2022年3月29日，山西省人民政府发布了《山西省"十四五"残疾人保障和发展规划》，明确指出康复服务是残疾人保障和发展的核心内容之一，并提出了以下关于康复服务的目标和任务。

目标：到2025年，全省残疾人康复服务与需求基本相适应，服务质量大幅提升，覆盖面、便利度、满意度明显提高。任务：① 完善残疾人康复服务体系，推广康复医学技术和康复辅具，提高残疾人康复水平；② 加强残疾人康复服务机构建设，健全康复服务团队，提高康复服务能力和水平；③ 推动残疾人康复服务与社会福利、教育、就业等领域的联动合作，扩大康复服务覆盖面；④ 鼓励和支持社会力量参与残疾人康复服务，推广康复服务新模式、新技术、新产品等；⑤ 加强残疾人康复服务人才队伍建设，制订相关培训和考核评价制度，提高康复服务人员的素质和能力。通过实施以上任务，山西省将进一步提高残疾人康复服务水平，促进残疾人全面参与社会生活和经济建设，从而推动全省残疾人保障和发展工作的全面发展。

来源：https://www.shanxi.gov.cn/zfxxgk/zfxxgkzl/fdzdgknr/lzyj/szfwj/202207/t20220711_6670696.shtml

4.《关于支持康养产业发展的意见》

2022年6月2日，山西省人民政府办公厅发布了《关于支持康养产业发展的意见》。为全方位推动山西省康养产业高质量发展，打造全国重要康养目的地、京津冀养生养老"后花园"和周边省市异地养生避暑聚集地，满足人民群众多样化、多层次、高品质的健康生活需求；同时在产业供地、财政奖补、金融信贷、税费优惠等方面给予政策扶持。这份文件提出了一系列的政策措施来支持康养产业的发展，包括：① 提升康养产业服务水平。加强康养服务体系建设，增设康养设施，并进行科技创新，提升服务质量和效率。② 加强康养产业人才队伍建设。对专业人才进行培训和引进，打造高素质的康养服务人才队伍。③ 建立康养产业的资金支持体系。扩大投资渠道，引导和鼓励社会资本投入康养产业。④ 优化康养产业环境。深化行业改革，方便企业和个人参与康养产业，打造良好的市场环境。⑤ 打造康养产业品牌。建立健康旅游、养老服务等检验体系，提升山西康养产业的品牌影响力。

山西省政府表示，将通过这些措施，加快康养产业发展，提升人民生活质量，助力山西省经济社会的持续发展。

来源：https://www.shanxi.gov.cn/zfxxgk/zfxxgkzl/fdzdgknr/lzyj/szfbgtwj/202205/t20220513_5978766.shtml

5.《山西省"十四五"城乡社区服务体系建设规划》

2022年7月6日，山西省人民政府办公厅发布了《山西省"十四五"城乡社区服务体系建设规划》，文件中有关康复的内容主要包括两个方面：① 强化社区康复服务体系建设。规划提出，要在城乡社区卫生服务中心、社区卫生服务站等基层医疗机构,建立适宜的康复服务队伍,提供以居家为基础的社区康复服务。同时,加大对社区康复服务管理和组织的支持力度,促进社区康复服务与其他社会福利机构的互动和协作,提高社区康复服务质量和效益。② 推进康复服务设施的建设。规划提出,要增加康复服务设施的数量和质量,完善市、县、乡级康复医院和康复中心的布局,强化康复专科医疗机构的基础设施建设和医疗技术支持,提高康复医疗机构的诊疗水平和服务能力。同时,推广康复辅具和康复技术,完善康复辅具服务网络,提高残疾人的生活质量和社会融入能力。

总体来说,旨在进一步完善康复服务体系,提高康复服务质量和覆盖面,促进残疾人的康复和社会融入,加强城乡社区服务体系建设。

来源：https://www.shanxi.gov.cn/zfxxgk/zfxxgkzl/fdzdgknr/lzyj/szfbgtwj/202208/t20220816_6949611.shtml

6.《关于贯彻落实计量发展规划(2021—2035年)的实施意见》

2022年8月29日,山西省人民政府发布了《关于贯彻落实计量发展规划(2021—2035年)的实施意见》,明确了加强康复计量工作的重要性,提出了一系列措施,旨在加强康复计量管理,提高康复医疗机构的计量水平,推进康复机构的计量技术服务网络建设,为推进康复事业的发展提供有力的支撑。具体实施意见如：① 加强康复辅助器具计量管理。规划提出,要积极开展康复辅助器具计量技术研究和标准制订工作,推进康复辅助器具计量认证和检测技术、方法的优化和升级。加强康复辅助器具计量监管,针对不合格产品进行整改和处罚,并加强对计量技术服务机构的评价和监管,为康复辅助器具的质量和安全提供有力支撑。② 提高康复医疗机构的计量水平。规划提出,要加强对康复医疗机构计量技术和管理的指导和培训,提高康复

医疗机构计量水平;同时,规划还强调要加强计量技术在康复治疗中的应用研究,推广和应用计量技术在康复治疗中的科学性和有效性。③ 推进康复机构计量技术服务网络建设。规划提出,要加强对康复机构计量技术服务网络的建设和管理,推进计量技术服务机构的规范化建设,提高计量服务的质量和效率;同时,规划还要加强康复机构计量技术信息化建设,建立康复机构计量技术数据平台,为康复机构的技术创新和管理提供科学依据。

来源：https://www.shanxi.gov.cn/zfxxgk/zfxxgkzl/fdzdgknr/lzyj/szfwj/202209/t20220907_7077642.shtml

7.《山西省残疾预防行动计划(2022—2025年)》

2022年9月9日,山西省人民政府办公厅发布了《山西省残疾预防行动计划(2022—2025年)》,旨在进一步加强残疾预防工作,有效减少和控制残疾的发生、发展,助推健康山西建设。文件中有关康复的主要内容包括以下几个方面：① 建设多层次的康复服务体系。计划提出要加强残疾人康复服务机构的建设,包括康复医院、康复中心、康复工作站等,同时加强基层康复工作队伍的建设,提高残疾人的康复服务水平。② 推行康复辅助器具制度改革。计划提出要完善康复辅助器具配套政策,推进康复辅助器具的质量监管和标准化管理,提高康复辅助器具的适用性和可靠性,满足残疾人的康复需求。③ 加强康复技术研究和创新。计划提出要加强康复技术研究和创新,推进康复技术的应用和推广,提高康复技术的效果和质量,为残疾人的康复提供科技支撑。④ 加强康复服务的监督和评估。计划提出要加强康复服务的监督和评估,建立健全的康复服务质量评估体系,推进康复服务的标准化和规范化,提高康复服务的质量和水平。⑤ 加强康复服务的宣传和推广。计划提出要加强康复服务的宣传和推广,提高残疾人和社会公众对康复服务的认识和理解,促进社会各界关注残疾人康复事

业,为残疾人的康复事业营造良好的社会氛围。

这些措施的实施将有助于促进残疾人康复事业的发展,提高残疾人的生活质量和社会参与度。

来源:https://www.shanxi.gov.cn/zfxxgk/zfxxgkzl/fdzdgknr/lzyj/szfbgtwj/202209/t20220920_7135122.shtml

8.《山西省深化医药卫生体制改革2022年重点工作任务》

2022年9月30日,山西省人民政府办公厅发布了《山西省深化医药卫生体制改革2022年重点工作任务》,文件中有关康复的主要内容包括以下几个方面:① 支持建设多层次的康复服务体系。计划提出要加强康复医院、康复中心、康复工作站等机构的建设,提高康复服务的覆盖面和质量,满足残疾人康复需求。② 推动康复辅助器具制度改革。计划提出要完善康复辅助器具的配套政策,加强康复辅助器具的质量监管和标准化管理,提高康复辅助器具的适用性和可靠性,满足残疾人的康复需求。③ 加强康复技术创新和应用。计划提出要加强康复技术的研究和创新,推动康复技术的应用和推广,提高康复技术的效果和质量,促进残疾人的康复和社会融合。④ 完善康复服务的管理和监督制度。计划提出要完善康复服务的管理和监督制度,建立健全的康复服务质量评估体系,规范康复服务的开展和管理,提高康复服务的质量和水平。⑤ 加强康复服务的宣传和推广。计划提出要加强康复服务的宣传和推广,提高公众对康复服务的认识和理解,促进社会各界关注残疾人康复事业,为残疾人的康复事业营造良好的社会氛围。

来源:https://www.shanxi.gov.cn/zfxxgk/zfxxgkzl/fdzdgknr/lzyj/szfbgtwj/202210/t20221019_7281769.shtml

9.《山西省妇女发展"十四五"规划》

2022年11月7日,山西省人民政府发布了《山西省妇女发展"十四五"规划》,其中有关康复的内容主要包括以下几个方面:① 推动残疾妇女康复服务的发展。计划提出要加强残疾妇女康复服务的建设,完善残疾妇女康复辅助器具的供应和管理,提高残疾妇女的康复水平和生活质量。② 加强孕产妇康复服务的开展。计划提出要加强孕产妇康复服务的宣传和推广,推广孕产妇康复知识,提高孕产妇的康复意识和能力,促进孕产妇康复事业的发展。③ 强化妇女亚健康和慢性病的管理和服务。计划提出要制订妇女亚健康和慢性病防治的指导方针,加强妇女亚健康和慢性病的诊治和康复服务,提高妇女的健康水平和生活质量。④ 推动妇女残疾预防和康复工作。计划提出要加强妇女残疾预防和康复工作,推广妇女残疾预防知识,开展妇女残疾康复服务,提高妇女残疾预防和康复水平。⑤ 提高妇女健康素养和健康教育水平。计划提出要加强妇女健康教育和健康素养的培养,加强妇女健康知识和技能的宣传和普及,提高妇女的健康素质和健康水平。

这些措施的实施将有助于提高妇女的健康水平和生活质量,促进妇女事业的发展。

来源:https://www.shanxi.gov.cn/zfxxgk/zfxxgkzl/fdzdgknr/lzyj/szfwj/202211/t20221115_7431515.shtml

10.《山西省儿童发展"十四五"规划》

2022年11月7日,山西省人民政府发布了《山西省儿童发展"十四五"规划》,其中有关康复的内容主要包括以下几个方面:① 加强出生缺陷儿童康复服务的建设。计划提出要加强出生缺陷儿童康复服务的建设和管理,提高出生缺陷儿童的康复水平和生活质量。② 推进早期干预和康复服务的开展。计划提出要加强儿童早期干预和康复服务的开展,加强早期干预机构的建设,提高早期干预和康复服务的水平和质量。③ 加强残疾儿童的康复服务。计划提出要加强残疾儿童的康复服务,提高残疾儿童康复辅助器具的供应和管理,推广残疾儿童康复知识,提高残疾儿童的康复水平和生活质量。④ 推动学龄前儿童康复服务的发展。计划提出要加强学龄前儿童康复服务的建设和管理,推广学龄前儿童康复知识,提高学龄前儿童的康复水平和生活质量。⑤ 加强儿童健康教育和健康促进工作。计划提出要加强儿童健康教育和健康促进工作,加强儿童健康知识和技能的宣传和普及,提高儿童的健康素质和健康水平。

这些措施的实施将有助于提高儿童的健康水平和生活质量,促进儿童事业的发展。

来源:https://www.shanxi.gov.cn/zfxxgk/zfxxgkzl/fdzdgknr/lzyj/szfwj/202211/t20221115_7431515.shtml

11.《山西省促进残疾人就业三年行动方案(2022—2024 年)》

2022 年 11 月 21 日,山西省人民政府办公厅发布了《山西省促进残疾人就业三年行动方案(2022—2024 年)》,文件中有关康复的内容主要包括以下几个方面:① 加强残疾人康复服务设施建设。计划提出要加强残疾人康复服务设施建设,建立完善的残疾人康复服务网络,提高残疾人的康复水平和生活质量。② 推广康复辅助器具服务。计划提出要加强残疾人康复辅助器具服务,推广和普及各类适用的康复辅助器具,提高残疾人的康复疗效和生活质量。③ 加强康复人才培养。计划提出要加强康复人才培养,建立健全的康复人才培养体系,培养更多的康复专业人才,提高康复服务的专业化水平。④ 推行康复医疗联合诊疗。计划提出要推行康复医疗联合诊疗,加强康复医疗和常规医疗的协作、共享和衔接,提高残疾人的康复效果和生活质量。⑤ 加强康复知识的宣传和普及。计划提出要加强康复知识的宣传和普及,提高残疾人和公众的康复意识和康复知识水平,促进社会对残疾人的关心和支持。

文件旨在提高残疾人的康复水平和生活质量,促进残疾人就业和创业,推动残疾人事业的发展。

来源:https://www.shanxi.gov.cn/zfxxgk/zfxxgkzl/fdzdgknr/lzyj/szfbgtwj/202212/t20221201_7534413.shtml

12.《山西省构建更高水平的全民健身公共服务体系行动方案》

2022 年 12 月 12 日,山西省人民政府办公厅发布了《山西省构建更高水平的全民健身公共服务体系行动方案》,其中有关康复的内容主要包括以下几个方面:① 推进康复运动的开展。计划提出要推进康复运动的开展,鼓励并支持残疾人、慢性病患者等人群参与康复运动,提高他们的身体健康水平。② 加强康复设施建设。计划提出要加强康复设施建设,建设更多、更好的康复设施,提高康复服务能力和水平。③ 建立康复专业人才队伍。计划提出要建立康复专业人才队伍,加强康复人才培养和队伍建设,提高康复服务的专业化水平。④ 推进康复医疗和体育健身的融合。计划提出要推进康复医疗和体育健身的融合,加强康复医疗与康复运动、康复体育的衔接和协同,提高康复效果和运动健康水平。⑤ 加强康复知识的宣传和普及。计划提出要加强康复知识的宣传和普及,提高公众对康复知识的认识和了解,促进健康生活方式的养成和健康教育的普及。

该文件旨在促进全民健康水平的提升,推动全民健身事业的发展。

来源:https://www.shanxi.gov.cn/zfxxgk/zfxxgkzl/fdzdgknr/lzyj/szfbgtwj/202212/t20221216_7620540.shtml

(三)吉林省相关文件摘要

1.《关于印发〈2022 年吉林省中医药工作要点〉》

2022 年 5 月 9 日,吉林省中医药管理局发布了

《关于印发〈2022年吉林省中医药工作要点〉》的通知,提到需提升中医医疗机构康复服务能力和水平。实施中医药康复服务能力提升工程,加强中医医院康复科建设,完善基础设施设备;推广应用中医康复方案和技术,提升中医药康复服务能力和水平。积极谋划本省中医药"五大中心"建设,在全省各级各类医疗机构中开展中医治未病中心、中医康复中心、中医药特色老年健康中心、中医经典传承中心(国医堂)、中西医结合中心创建工作。发挥中医药在康复、治未病等疾病防治中的特色优势,加强中医药在老年人服务中的重要作用,坚持中医药传承创新,强化中西医协同发展,不断提升全省中医药服务质量水平。

　　该通知为中医药康复的推广和发展提供了指导和支持,这对于推动康复医疗的提升,提高患者的康复效果和生活质量具有积极影响;同时,也展示了吉林省对中医药康复的重视程度,为康复领域的创新和发展提供了机遇。

　　来源:http://xxgk.jl.gov.cn/gljg/jgsw_98167/xxgkmlqy/202205/t20220509_8445169.htm

2.《吉林省养老机构管理办法》

　　2022年6月30日,吉林省民政厅发布了《吉林省养老机构管理办法》。文件要求:养老机构按照服务协议为老年人提供生活照料、康复护理、精神慰藉、文化娱乐等服务;养老机构不具备相应的治疗、隔离和康复条件的,不得接收传染病病人或者精神障碍患者;养老机构入住老年人一旦患有传染病或者精神障碍的,养老机构应当及时向附近的疾病预防控制机构或者医疗卫生机构报告,配合做好卫生处理、隔离和康复护理等预防控制工作。

　　来源:http://xxgk.jl.gov.cn/zcbm/fgw_97981/xxgkmlqy/202206/t20220630_8495268.html

3.《吉林省中医药"五大中心"创建实施方案》

　　2022年7月1日,吉林省中医药管理局发布了

《吉林省中医药"五大中心"创建实施方案》。计划到2025年底,在全省各级各类医疗机构中创建一批中医特色突出、基础设施完备、设备技术配套、人才梯队合理、传承创新有力、服务优质精细的中医药"五大中心",即:中医治未病诊疗中心、中西医结合诊疗中心、中医康复诊疗中心、中医老年病诊疗中心、中医传统诊疗中心。

　　来源:http://xxgk.jl.gov.cn/gljg/jgsw_98167/xxgkmlqy/202207/t20220701_8496880.html

4.《关于印发〈吉林省基层中医药服务能力提升工程"十四五"行动计划〉的通知》

　　2022年10月17日,吉林省中医药管理局发布了《关于印发〈吉林省基层中医药服务能力提升工程"十四五"行动计划〉的通知》,要求"十四五"期间,在全省公立中医医疗机构开展中医"治未病"服务能力提升工作,未设置中医"治未病"科的中医医院要"应建尽建",已设置的要"提质达标"。持续实施吉林省中医药康复服务能力提升工程(2021—2025年),依托现有资源建设1个省级中医康复中心、2个市(州)级中医康复中心、10个县级示范中医康复(医学)科、20个标准化传统康复治疗室、100个标准化中医康复治疗室。全省二级以上中医医院设置康复(医学)科的比例达到100%,康复医院全部设置传统康复治疗室,其他提供康复服务的医疗机构普遍能够提供中医药康复服务。鼓励在社区卫生服务中心和乡镇卫生院设置中医康复诊室和康复治疗区。

　　来源:http://jltcm.jl.gov.cn/zwgk/gkwj/202210/t20221027_2226122.html

(四)辽宁省相关文件摘要

1.《辽宁省"十四五"残疾人保障和发展规划》

　　2022年1月1日,辽宁省人民政府办公厅发布了《辽宁省"十四五"残疾人保障和发展规划》,其中康复是该规划的重点之一,旨在提升残疾人的康复

服务水平和能力,确保残疾人享有平等、优质、便捷、全面的康复服务。具体如下:① 建立完善的康复服务网络。加强康复服务机构建设和设施改造,提高康复服务水平和能力;同时,加大对社区康复服务的投入,提高社区康复服务水平和能力。② 加强康复人才培养。鼓励和支持医学院校、康复专业院校、技工学校和其他教育培训机构开展残疾人康复相关专业的教育和培训,培养更多的康复人才。③ 推广康复辅助器具。加大康复辅助器具的研发和生产力度,推广使用符合国际标准的辅助器具,确保残疾人得到适当的康复辅助器具支持。④ 开展康复技术研究和推广。加强康复技术研究,推广应用新技术、新方法,提高残疾人康复治疗效果。⑤ 加强康复服务管理。完善康复服务机构管理制度,建立健全康复服务质量评估和监督机制,确保康复服务质量和安全。

该规划着力于提高残疾人康复服务质量和水平,为残疾人的康复和发展提供全方位的支持和保障。

来源:https://www.ln.gov.cn/web/zwgkx/zfwj/szfbgtwj/2022n/A86E9D9E832D4DE3936439B1945BEC23/index.shtml

2.《辽宁省"十四五"公共服务规划》

2022年1月1日,辽宁省人民政府办公厅发布了《辽宁省"十四五"公共服务规划》,该规划中有关康复的内容主要集中在健康服务领域。具体内容如下:① 加强残疾人康复服务。推进康复服务网络建设,完善康复服务机构设置,提高服务质量和水平,确保残疾人康复服务全覆盖。② 推进老年人健康服务。加强社区老年健康管理服务,提供老年人康复服务和心理疏导服务,推广老年人日间照料和长期照护服务,建立老年人健康档案和健康管理信息系统。③ 推进儿童康复服务。加强儿童康复服务机构建设,提供儿童康复服务和健康检查服务,加强早期干预和康复治疗,保障儿童身心健康

发展。④ 推进精神卫生服务。加强精神卫生机构建设,提供精神卫生服务和心理健康教育服务,开展心理疏导和心理治疗,推广精神卫生社区服务,做好重点人群的心理干预工作。

来源:https://www.ln.gov.cn/web/zwgkx/zfwj/szfbgtwj/2022n/A86E9D9E832D4DE3936439B1945BEC23/index.shtml

3.《辽宁省"十四五"服务业发展规划》

2022年1月6日,辽宁省人民政府办公厅发布了《辽宁省"十四五"服务业发展规划》,其中也有涉及康复的相关内容。具体如下:① 推进医疗服务和康复服务深度融合。鼓励医疗机构与康复机构合作,打造康复医疗联合体,优化康复服务模式,提高康复服务质量和水平。② 加强社区康复服务体系建设。完善社区康复服务设施和服务能力,推广康复社区服务模式,提高社区康复服务覆盖率,做好老年人康复和残疾人康复服务。③ 推进康复辅助器具服务。促进康复辅助器具产业发展,扶持康复辅助器具生产、销售和服务企业,提高康复辅助器具的质量和适用性,为残疾人和需要康复的人群提供更好的服务。

总体来说,康复服务作为服务业的一个重要领域,将得到进一步关注和支持,为康复服务的发展提供了有力的支持。

来源:https://www.ln.gov.cn/web/zwgkx/zfwj/szfbgtwj/2022n/1CF120B9505E4136AECABC774ACA300C/index.shtml

4.《辽宁省健康儿童行动提升计划实施方案(2022—2025年)》

2022年1月10日,辽宁省卫生健康委办公室发布了《辽宁省健康儿童行动提升计划实施方案(2022—2025年)》,其中对于康复服务得到了充分的重视。主要内容如下:① 加强出生缺陷干预和康复服务。针对出生缺陷的高发情况,加大出生缺

陷的筛查和治疗力度,提高康复服务的质量和水平,确保出生缺陷患儿得到及时有效的康复。② 完善儿童康复服务网络。建立完善的儿童康复服务网络,包括儿童康复医院、康复机构和康复科室等,加强康复技术的培训和推广,提高康复服务的可及性和效果。③ 加强特殊儿童康复服务。加强对特殊儿童的康复服务,包括智力障碍、听力障碍、视力障碍等儿童,建立特殊儿童康复服务机构和团队,提高特殊儿童康复服务水平。④ 推进康复辅助器具服务。支持康复辅助器具的生产、销售和服务企业,提高康复辅助器具的质量和适用性,增加康复辅助器具的种类和数量,为儿童康复提供更好的服务。

来源:https://wsjk.ln.gov.cn/wsjk/zfxxgk/fdzdgknr/zdmsxx/zcjc/20230118155344445944/index.shtml

5.《辽宁省医保支付方式改革三年(2022—2024年)行动计划》

2022年1月11日,辽宁省医疗保障局发布了《辽宁省医保支付方式改革三年(2022—2024年)行动计划》。该文件充分响应《中共中央国务院关于深化医疗保障制度改革的意见》(中发〔2020〕5号)和《国家医疗保障局关于印发DRG/DIP支付方式改革三年行动计划的通知》(医保发〔2021〕48号)精神,并提出了推进康复服务"先诊疗后付费"改革、推动康复服务标准化建设、加强康复服务质量管理、推进康复医疗联合体建设等具体措施。具体如下:① 通过改革康复服务的支付方式,从"先付费后诊疗"变为"先诊疗后付费",鼓励康复机构提高康复服务的质量和效果;② 制订和完善康复服务规范和标准,建立和完善康复服务评估和监管机制,提高康复服务的规范化和专业化水平;③ 建立和完善康复服务质量监测和评估机制,加强对康复服务提供者的监管和评估,确保康复服务的质量和效果;④ 鼓励医疗机构与康复机构联合开展康复服务,推进康复医疗联合体建设,提高康复服务的综合效益和协同作用。

总体来说,康复服务作为医疗服务的重要组成部分,得到了充分的重视。

来源:https://www.ln.gov.cn/web/zwgkx/zfwj/bmwj/slshcbj/1420BEC8A52A45CD9AA724A5D6E30CD9/index.shtml

6.《辽宁省全民健身实施计划(2021—2025年)》

2022年1月16日,辽宁省人民政府发布了《辽宁省全民健身实施计划(2021—2025年)》。文件指出,全民健身是提高人民健康水平的重要途径,是满足人民群众对美好生活向往、促进人全面发展的重要手段。"十三五"时期,辽宁省全民健身公共服务体系不断完善,城乡居民健身意识进一步增强,经常参加体育锻炼的人数比例达到46.49%。为进一步推动全民健身事业发展,助力健康中国和体育强国建设,根据国务院《全民健身条例》《全民健身计划(2021—2025年)》,结合辽宁实际,制订本实施计划。其中有关康复内容如下:① 开展康复体育服务。通过开展康复体育服务,为残疾人、老年人、慢性病患者等特殊人群提供专业的康复体育服务,促进身心康复和社会融合。② 推广康复体育场馆建设。加强和完善康复体育场馆建设,推进社区康复体育设施建设,为广大群众提供便捷的康复体育场地和设施。③ 拓展康复体育项目。扩大康复体育项目的覆盖面,推广康复性游泳、康复性跑步、康复性瑜伽等康复体育项目,为广大人民群众提供多样化的康复体育选择。④ 加强康复体育人才培养。加强康复体育人才培养,提高康复体育教练员和康复治疗师的专业水平,为康复体育服务的提供者和接受者提供更好的支持和服务。

总体来说,康复体育作为全民健身的重要组成部分,得到了充分的关注,为康复体育的推广和发展提供了有力的支持;同时,通过康复体育的实施,也有助于促进残疾人、老年人、慢性病患者等特殊人群的身心康复和社会融合,提高全民健身的普及和水平。

来源：https://www.ln.gov.cn/web/zwgkx/zfxxgk1/zc/xzgfxwj/szf/szfwj/2023021911363822974/index.shtml

7.《关于做好 2022 年医养结合机构服务质量提升行动的通知》

2022 年 5 月 9 日，辽宁省卫生健康委办公室发布了《关于做好 2022 年医养结合机构服务质量提升行动的通知》，旨在深入贯彻落实《中共中央国务院关于加强新时代老龄工作的意见》和全国老龄工作会议精神，持续提升医养结合服务质量，更好满足老年人健康养老服务需求。通知中有关康复的内容为：① 加强康复设施建设。要求医养结合机构配备必要的康复设施和器材，如康复训练器材、理疗设备、中医康复设备等，为老年人提供全面的康复服务。② 推广康复技术和方法。要求医养结合机构培养和引进专业的康复人才，推广先进的康复技术和方法，如运动康复、中医康复、瑜伽康复等，提高老年人的身体素质和生活质量。③ 健全康复服务体系。要求医养结合机构建立完善的康复服务体系，包括康复评估、个性化康复方案制订、康复训练、康复效果评估等环节，为老年人提供全方位的康复服务。④ 加强康复服务监督和评估。要求医养结合机构加强康复服务的监督和评估，对康复服务的质量和效果进行定期评估和反馈，及时调整和改进康复服务的内容和方式，提高老年人的康复效果和满意度。

总体来说，康复作为医养结合机构服务的重要组成部分，得到了充分的关注和支持，为医养结合机构的康复服务提供了有力的支持；同时，通过提升康复服务质量，也有助于提高老年人的身体素质和生活质量，促进老年人的健康和幸福。

来源：https://wsjk.ln.gov.cn/wsjk/index/syxwxx/zwgk/4CB1868B16E547AB9FF7E993FAC7D04F/index.shtml

8.《辽宁省"十四五"促进养老托育服务健康发展实施方案》

2022 年 6 月 13 日，辽宁省人民政府办公厅发布了《辽宁省"十四五"促进养老托育服务健康发展实施方案》，旨在深入贯彻落实《国务院办公厅关于促进养老托育服务健康发展的意见》。有关康复内容如下：① 推进社区康复服务体系建设，加强社区康复机构建设和康复人才培养，提高社区康复服务能力和水平。② 加强养老机构康复服务能力建设，提高康复人员素质，完善康复设施和设备，提高康复服务质量。③ 推动医养结合，加强医疗康复服务与养老服务的衔接，提高康复服务的效果和效率。④ 加强康复服务的信息化建设，推广康复服务互联网平台和移动应用，方便老年人和家属获取康复服务信息和预约康复服务。⑤ 鼓励社会力量参与康复服务，加强政府与社会组织、志愿者、企业等各方合作，共同推进康复服务的发展。

表明辽宁省在未来 5 年将加大对康复服务的投入和支持，着力提高康复服务的水平和质量，为老年人提供更好的康复服务。

来源：https://www.ln.gov.cn/web/zwgkx/zfwj/szfbgtwj/2022n/55B6CE4127584765B9B1D83BDE139CD2/index.shtml

9.《辽宁省"十四五"特殊教育发展提升行动计划实施方案》

2022 年 7 月 6 日，辽宁省人民政府办公厅发布了《辽宁省"十四五"特殊教育发展提升行动计划实施方案》，旨在深入贯彻《国务院办公厅关于转发教育部等部门"十四五"特殊教育发展提升行动计划的通知》（国办发〔2021〕60 号）精神，全面落实《辽宁省"十四五"教育发展规划》要求，巩固两期特殊教育提升计划成果，推动全省特殊教育高质量发展。有关康复的内容主要包括以下几个方面：① 加强康复服务体系建设，完善康复人才培养和队伍建设。通过加强康复医疗机构和康复服务机构建设，提高康复医疗和康复服务的能力和水平,满足不同残疾人群体的康复需求。② 优化康复服务模式,提升康复服务水平。通过推广现代康复技术和方法,提高康复服务质量和效果,实现残疾人康复的全过程管理和服务。③ 加强康复设施建设,提升康复服务能力。通过增加康复服务设施和资源,提高康复服务的覆盖面和质量,满足残疾人群体的康复需求。④ 加强康复服务标准化管理,提高服务质量。通过制订和实施相关的康复服务标准,规范康复服务流程和质量要求,保障残疾人群体的康复权益。⑤ 推广康复辅助器具,提高康复效果。通过推广康复辅助器具的使用,提高康复效果,减轻残疾人群体的生活负担,提高他们的生活质量。⑥ 加强康复知识普及,提高社会关注度。通过开展康复知识宣传和普及活动,提高社会各界对残疾人康复的关注和理解,扩大社会支持力度,促进残疾人康复事业的发展。

来源: https://www.ln.gov.cn/web/zwgkx/zfwj/lzb/C7141EC6A15145708135F159CB9D0988/index.shtml

10.《辽宁省加快推进康复医疗工作发展实施方案》

2022年7月8日,辽宁省卫生健康委发布了《辽宁省加快推进康复医疗工作发展实施方案》,该方案是由省卫生健康委会同省发展改革委、省教育厅、省民政厅、省财政厅、省医疗保障局、省残疾人联合会共同制订,旨在进一步加强康复医疗服务体系建设,加快推动康复医疗服务高质量发展,逐步满足群众多样化、差异化的康复医疗服务需求。其主要内容包括:① 健全完善康复医疗服务体系。增加康复医疗资源供给,加强康复医学科建设,完善康复医疗服务网络。② 加强康复医疗人才培养和队伍建设。加强康复医疗人才教育培养,强化康复医疗专业人员岗位培训,加强突发应急状态下康复医疗队伍储备。③ 提高康复医疗服务能力。加

强康复医疗能力建设,提高基层康复医疗能力,提升中医康复服务能力。④ 加强康复医疗质量管理。完善康复医疗专业质量管理与控制体系,规范临床诊疗行为。⑤ 创新康复医疗服务模式。逐步推进康复与临床多学科合作模式,积极发展社区和居家康复医疗,推动康复医疗与康复辅助器具配置服务衔接融合。⑥ 加大支持保障力度。统筹完善康复医疗服务价格和医保支付管理,调动康复医疗专业人员积极性,加强康复医疗信息化建设,推动康复医疗相关产业发展。

来源: https://wsjk.ln.gov.cn/wsjk/index/syxwxx/zwgk/998F854A5E52412597AABF213C4F0FD9/index.shtml

(五)黑龙江省相关文件摘要

1.《黑龙江省"十四五"残疾人保障和发展规划》

2022年2月1日,黑龙江省残疾人联合会发布了《黑龙江省"十四五"残疾人保障和发展规划》,提出到2025年,有需求的持证残疾人和残疾儿童接受基本康复服务的比例达85%以上,残疾人普遍享有安全、有效的基本康复服务;全面实施残疾儿童康复救助制度,完善本省残疾儿童康复救助制度配套措施,做好儿童残疾筛查、诊断、康复救助衔接,根据社会经济发展状况,适时提高残疾儿童康复救助标准、扩大救助年龄范围,增加康复服务供给,采取多种形式开展残疾儿童康复服务,并逐步提高服务质量;对异地接受康复训练的残疾儿童家庭给予生活补贴。

推动出台残疾人基本辅助器具适配补贴政策,鼓励有条件的市(地)、县(市、区)先行先试;贯彻落实《关于加快推进康复医疗工作发展的意见》,加强康复医院、康复医疗中心和综合医院康复医学科建设,增加康复医疗资源供给。推动医疗资源丰富地区的部分一级、二级医院转型为康复医院,鼓励并支持有条件的医疗机构与残疾人专业康复机构建

立紧密的合作关系,对其进行技术指导与帮扶,提升其康复服务能力;充分发挥中医药在康复中的独特优势,为有康复需求的人群提供优质中医康复服务。

文件还提到,到2025年,力争建成3个省级中医康复中心,建立3个省级中医康复技术推广基地;加强县级医院和基层医疗机构康复医疗能力建设,支持有条件的基层医疗机构开设康复医疗门诊,为残疾人提供便捷、专业的康复医疗服务。加强儿童福利、精神卫生福利和工伤康复机构建设,增强面向残疾孤儿、残疾事实无人抚养儿童、精神残疾人、工伤致残人员的康复服务能力;支持儿童福利机构增加和完善康复功能,配备相应的康复设备和专业技术人员;支持特殊教育学校和普通学校资源教室配备满足残疾学生需求的教育教学和康复训练等仪器设备,优先为残疾学生提供康复辅助器具适配及服务。积极探索推进残疾人康复工作与工伤康复工作的协作机制;鼓励、支持社会力量兴办康复医疗、康复辅助器具适配等服务机构,增加残疾人康复服务供给。

加强残疾人专业康复机构建设,推行残疾人康复服务五级平台体系建设。一是建立以省残疾人服务中心为龙头、以省级康复服务机构为引领、以机构评估和服务指导两个专家库为支撑的省级康复服务平台,开展人才培养、业务指导、课题研究;二是推进市(地)残疾人康复中心全面开展残疾人康复、听力语言康复、残疾人辅助器具评估与适配等相应业务,建立具有示范基地和综合指导中心功能的市级残疾人康复、辅具服务平台;三是依托县(市、区)所在地卫生医疗机构,建立本地区残疾人康复服务中心,发挥技术输出、业务指导和骨干实训的功能,推动和指导本地区残疾人精准康复服务深入开展,开展残疾儿童康复训练以及康复咨询宣教等服务;四是依托社区卫生服务中心、乡(镇)卫生院、定点康复服务机构、建立区域性残疾人康复服务站,开展康复服务工作;五是鼓励有条件的村

(社区)利用现有康复站或助残服务站,在医疗卫生机构等专业康复组织的指导下为残疾人提供就近就便的康复服务。

同时,要深化残疾人社区康复。要求贯彻落实《残疾人社区康复工作标准》《精神障碍社区康复服务工作规范》,立足社区资源、条件,完善康复设施、队伍,开展日间照料、工疗、娱疗等适宜康复服务,推动有条件的地区建立"残疾人康复之家";推广开展残疾人自助、互助康复项目,引导残疾人主动康复;广泛开展精神障碍社区康复,培育一批社区精神障碍康复标杆机构,发挥示范引领作用;深化残疾人家庭医生签约服务,残疾人家庭医生签约基本达到应签尽签、愿签尽签,依托家庭医生签约服务团队为残疾人就近就便提供康复医疗、训练、护理、指导等服务。

来源：https://www.hljcl.org.cn/WJFG/6756.jhtml

2.《黑龙江省中医药康复服务能力提升工程实施方案(2021—2025年)》

2022年5月24日,黑龙江省中医药管理局发布了《黑龙江省中医药康复服务能力提升工程实施方案(2021—2025年)》,要求充分发挥中医药在疾病康复中的重要作用,促进中医药、中华传统体育与现代康复技术融合发展,发展中国特色康复医学,让广大人民群众享有公平可及、系统连续的康复服务,减轻家庭和社会疾病负担。

实施方案提出:到2025年,依托现有资源布局建设一批中医康复中心,三级中医医院和二级中医医院设置康复(医学)科的比例达到90%,康复医院全部设置传统康复治疗室,鼓励其他提供康复服务的医疗机构普遍能够提供中医药康复服务;中医药康复服务条件显著改善,服务能力明显提升,服务范围得到拓展,中医药康复人才队伍建设得到加强,康复服务相关从业人员数量明显增长,中医药康复科研创新能力进一步提升,产出并转化一批科

研成果,基本满足城乡居民日益增长的中医药康复服务需求;布局建设中医康复中心和中医特色的康复医院,到2025年力争建设1个国家级中医康复中心、3个省级中医康复中心,作为中医药康复医疗中心、人才培养中心、技术推广中心、科学研究中心,发挥示范引领作用;针对康复服务重点人群,开展中医康复临床服务技术和方法研究,加强中医康复服务流程优化和质量管理,大力推进中医康复医疗服务信息化及规范化建设,形成有利于中医药传承、知识和技术创新的中医康复创新体系,可以提供高水平中医康复服务,开展高水平中医康复人才培养和临床科研;每年遴选一定数量的中医医院康复科和中医特色突出的康复医院中医科、综合医院康复科,开展中医康复服务能力建设,完善基础设施设备,推广应用中医康复方案和技术,提升中医药康复服务能力和水平;依托中医和康复基础良好、技术力量雄厚的医院,建成1所达到三级水平的中医类别康复医院。

另外,对综合医院康复医学科传统康复治疗室、中医类别执业医师、传统康复治疗设备等应达到《综合医院康复医学科建设与管理指南》《综合医院康复医学科基本标准(试行)》要求;康复医院应按照《康复医院基本标准(2012年版)》要求全部设置传统康复治疗室,提供中医药服务,有条件的康复医院应设置中医科;康复医疗中心应按照《康复医疗中心基本标准(试行)》要求提供中医康复治疗服务;其他提供康复服务的医疗机构普遍能够提供中医药服务。

需加强基层医疗卫生机构康复服务供给。建立3个省级中医康复技术推广基地,每个基地每年培训100名康复技术师资,在基层医疗卫生机构推广中医康复适宜技术;发展适用于基层、社区的小型化、专业化的中医康复设备,推动中医康复器具研发;鼓励社区卫生服务中心和乡镇卫生院在中医综合服务区(中医馆)提供中医药康复服务;扩大康复教育、辅具指导、居家康复训练指导

的覆盖面;中医特色康复医院提供全面、专业化的康复服务,发挥中医康复特色优势,开展亚专科细化的康复教育、康复评定、康复治疗、康复随访等服务。

对于中医医院康复科应注重继承发扬中医康复技术,并与现代康复医学相结合,具备常见疾病的康复诊疗能力。三级中医医院康复科重点开展中医药特色突出、临床疗效确切的疑难病症的康复诊疗工作,积极探索康复特色诊疗新技术;综合医院康复科、康复医院以及康复医疗中心应积极运用中医药技术和方法开展康复服务,加强中医科、传统康复治疗室与其他科室的协作;以县级医院为中心向基层医疗机构推广应用中医药康复技术方法,推动中医康复进社区、进农村、进家庭;在养老、护理机构中提供中医药特色康复服务。

来源:https://www.hlj.gov.cn/hlj/c111009/202112/c00_30640988.shtml

3.《黑龙江省残疾儿童康复救助定点服务机构协议管理实施细则(试行)》

2022年5月23日,黑龙江省卫生健康委员会发布了《黑龙江省残疾儿童康复救助定点服务机构协议管理实施细则(试行)》。文件指出:坚持公益属性,鼓励各类康复机构公平参与竞争,促进康复服务资源优化配置;合理布局,方便残疾儿童就近接受服务并便于管理;保障康复服务质量,确保残疾儿童安全及康复服务效果;定点服务机构必须严格执行残疾儿童康复救助制度相关管理规定,组织开展残疾儿童康复救助相关政策、业务培训,设专人负责残疾儿童康复救助事项并建立相关工作制度。并提出要按服务规范、档案管理等相关要求对受助残疾儿童进行康复评估,制订个别化康复训练计划,建立康复服务档案等,实施系统的康复服务。

来源:https://www.hljcl.org.cn/KF/6914.jhtml

（六）陕西省相关文件摘要

《关于印发陕西省加快发展康复医疗服务实施方案》

2022年5月20日，陕西省卫生健康委员会发布了《关于印发陕西省加快发展康复医疗服务实施方案》，文件指出：康复医疗工作是卫生健康事业的重要组成部分，加快推进康复医疗服务发展，对全面推进健康陕西建设、积极应对人口老龄化国家战略的实施，保障和改善民生具有重要意义。为贯彻落实国家卫生健康委等8部委《关于印发加快推进康复医疗工作发展意见的通知》（国卫医发〔2021〕19号）精神，结合陕西实际，特制订本实施方案。

总体要求：坚持以习近平新时代中国特色社会主义思想为指导，全面贯彻落实党的十九届五中、六中全会精神和实施健康中国、积极应对人口老龄化国家战略，实施《陕西省"十四五"卫生健康事业发展规划》，以人民健康为中心，以社会需求为导向，健全康复医疗服务体系，加强康复医疗专业队伍建设，提高康复医疗服务水平，完善康复医疗政策保障，推进康复医疗改革创新，推动康复医疗服务高质量发展。

主要目标：① 建立一支数量合理、素质优良的康复医疗专业队伍。康复医疗服务能力稳步提升，服务模式更加多元化，康复医疗服务领域不断拓展，人民群众享有全方位全周期的康复医疗服务。② 增加康复医疗资源供给，健全康复医疗服务体系，推进康复医疗人才队伍建设。加强康复医疗人才教育培养，强化康复医疗专业人员岗位培训，加强突发应急状态下康复医疗队伍储备；推进康复医疗行业标准化建设，加强康复医疗服务能力建，提高基层康复医疗服务能力，提升中医康复服务能力。③ 创新康复医疗服务模式。逐步推进康复与临床多学科合作模式（MDT），积极发展社区和居家康复医疗，推动康复医疗与康复辅助器具配置服务衔接融合。④ 加大支持保障力度。统筹完善康复医疗服务价格和医保支付管理，调动康复医疗专业人员积极性，加强康复医疗信息化建设，推动康复医疗相关产业发展。

来源：http://sxwjw.shaanxi.gov.cn/zfxxgk/zcjd/202106/t20210618_2179787.html

（七）甘肃省相关文件摘要

1.《甘肃省中医药康复服务能力提升工程实施方案（2021—2025年）》

2021年7月2日，甘肃省卫生健康委员会发布了《甘肃省中医药康复服务能力提升工程实施方案（2021—2025年）》。启动实施中医药康复服务能力提升工程，通过加强中医药康复基础设施建设、中医药康复专业人才培养和推进中医药康复科研创新等重点内容，充分发挥中医药在疾病康复中的重要作用，促进中医药、中华传统体育与现代康复技术融合，发展中国特色康复医学，让广大人民群众享有公平可及、系统连续的康复服务，减轻家庭和社会疾病负担。

来源：http://wsjk.gansu.gov.cn/wsjk/c113837/202106/f9937bc659a6415fb547233273d15a15.shtml

2.《2022年甘肃省中医药工作要点》

2022年2月18日，甘肃省卫生健康委员会发布了《2022年甘肃省中医药工作要点》，文件要求聚焦中医药服务能力提升，构建优质高效中医药服务体系，优化中医药特色人才队伍，加快中医药传承创新发展，统筹推进中医药事业、产业和中医药文化建设，努力推动中医药高质量发展，在2家中医医院建设中医康复中心，提升中医药特色康复服务能力和水平。

来源：http://wsjk.gansu.gov.cn/wsjk/c113837/202202/1974051.shtml

3.《加强新时代老龄工作的实施意见》

2022年12月31日，甘肃省卫生健康委员会发布了《加强新时代老龄工作的实施意见》，其中提出建立完善居家社区养老服务网络。充分发挥社区党组织作用,探索"社区＋物业＋养老服务"模式,增加居家社区养老服务有效供给。到2025年,每个县(市、区)至少建有一所特困供养机构,科学合理设置跨乡镇的中心敬老院。到2025年,全省各类养老机构的护理型床位占比不低于55%,根据入住老年人不同能力状况配备养老机构护理人员,按照全自理人员不低于1∶10、部分失能人员不低于1∶6、全失能人员不低于1∶3的比例,配备养老机构护理人员,方便失能老年人照护。到2025年,新建城区、新建居住区实现养老服务设施全覆盖,老城区和已建成居住区补建一批养老服务设施,"一刻钟"居家养老服务圈逐步完善。探索老年人服务设施与儿童服务设施集中布局、共建共享。

来源：http://wsjk.gansu.gov.cn/wsjk/c112714/202301/32867684.shtml

(八) 青海省相关文件摘要

《关于进一步做好青海省残疾儿童异地康复救助经办服务的通知》

2022年1月13日,青海省残疾人康复工作办公室发布了《关于进一步做好青海省残疾儿童异地康复救助经办服务》(青残康办字〔2022〕2号)。提出：① 以保障残疾儿童基本康复服务需求为重点,扩大康复服务供给,提高康复服务质量,畅通残疾儿童异地康复救助服务渠道,为残疾儿童接受康复救助服务提供便利,确保有康复需求且符合条件的残疾儿童得到康复救助,实现"应救尽救"。② 持续做好残疾儿童康复救助政策宣传。常态做好残疾儿童康复救助政策宣传、残疾儿童信息定期报送和拉网式筛查工作,重点对外出求医、异地康复的残疾儿童监护人进行一对一政策宣传解读,帮助残疾儿童监护人准确掌握政策、及时享受政策实惠。③ 全面做好残疾儿童异地康复救助工作,切实做好残疾儿童康复救助资料管理。异地康复救助实施后,残疾儿童户籍所在地县级残联应积极与定点康复机构联系沟通,及时将全省统一的康复服务协议、康复档案文本发送至定点康复机构,并按照本省资金结算规定收集康复资料、做好经费结算和建档工作。

来源：http://www.qhcl.org.cn/html/137/50311.html

(九) 山东省相关文件摘要

1.《山东省临床专科能力攀登计划(2022—2025年)》

2022年1月4日,山东省卫生健康委员会发布了《山东省临床专科能力攀登计划(2022—2025年)》,提出持续加强省级临床重点专科建设,重点提升恶性肿瘤、心脑血管疾病、呼吸系统疾病、代谢性疾病、儿科(新生儿)、麻醉、精神疾病等人民群众就医需求较大的核心专科能力和老年医学科、急诊、康复等区域内薄弱专科能力;研究推广MDT、快速康复、中西医结合等新诊疗模式,结合智慧医院建设,加强人工智能、传感技术在医疗行业的探索实践;以严重危害群众健康的重大疾病为主线,以提高服务能力为重点,从专科规模、医疗技术、诊疗模式、管理方法等不同角度,持续加强省级临床重点专科建设,重点提升恶性肿瘤、心脑血管疾病、呼吸系统疾病、代谢性疾病、儿科(新生儿)、麻醉、精神疾病等人民群众就医需求较大的核心专科能力和老年医学科、急诊、康复等区域内薄弱专科能力,促进临床专科能力提升、临床技术创新性研究和成果转化。

来源：http://wsjkw.shandong.gov.cn/zwgk/zcwj_x/wfqt/202201/t20220107_3832541.html

2.《山东省康复医疗服务试点工作方案》

2022年1月26日,山东省卫生健康委员会发布了《山东省康复医疗服务试点工作方案》,就康复方面文件要求：完善康复医疗服务体系;增加提供康复医疗服务的医疗机构和床位数;加强康复医疗学科能力建设;加强康复医疗专业人员队伍建设;创新开展康复医疗多学科诊疗模式;加快推动居家康复医疗服务发展;推动康复医疗与其他服务融合发展;探索完善康复医疗服务价格和支付机制。

来源:http://wsjkw.shandong.gov.cn/zwgk/zcwj_x/wfqt/202203/t20220302_4206547.html

3.《山东省康复医师转岗培训工作方案(2022—2025年)》

2022年1月18日,山东省卫生健康委员会发布了《山东省康复医师转岗培训工作方案(2022—2025年)》,旨在指导全省更好落实各项重点任务,切实推动康复医疗专业队伍建设,增加康复医师从业人员数量,更好地满足人民群众康复医疗服务需求。各市具体组织实施转岗培训工作,包括制订本地康复医师转岗培训实施方案,确定辖区内担任康复医师转岗培训工作任务的医疗机构等;省卫生健康委统筹组织全省康复医师转岗培训工作,包括成立康复医师转岗培训专家委员会,制订《山东省康复医学科医师转岗培训大纲(参照执行)》《山东省康复医师转岗培训医院标准》等;省康复医师转岗培训专家委员会建立理论考核题库,组织开展培训定点医院核定以及培训考核评估等工作,根据需求统筹协调专家开展师资培训,对各定点培训医院实施情况进行督导检查和技术支持,并进行工作总结和经验交流,确保培训质量和效果;同时规定学员取得转岗培训合格证书后,在医师定期考核的年度考核周期内,业务水平测试可视为合格,仅考核工作成绩和职业道德;从事康复医师工作的,可继续聘任其原有卫生专业技术职称,在申报晋升高级卫生专业技术职称时,可直接申报康复医学专业,任职年限按聘任及考核实际情况计算;要求各市各单位要积极宣传解读康复医师培养培训工作的重大意义和政策措施,广泛宣传康复医师成长成才典型事例和在医疗卫生服务中发挥的重要作用,增进医学生、医务人员、医学教育工作者和社会公众对康

复医师的了解,为加快培养大批合格的康复医师营造良好的舆论氛围和社会环境。

来源:http://wsjkw.shandong.gov.cn/zwgk/zcwj_x/wfqt/202201/t20220118_4206548.html

4.《山东省进一步推进老年医疗护理服务试点工作实施方案》

2022年3月9日,山东省卫生健康委员会发布了《山东省进一步推进老年医疗护理服务试点工作实施方案》。① 到2022年底,二级及以上综合性医院设立老年医学科(老年病专业)的比例不低于80%,二级及以上政府办中医医院实现康复科和治未病科全覆盖,全省80%以上的综合性医院、康复医院、护理院、基层医疗卫生机构建成老年友善医疗机构。② 鼓励医疗资源丰富地区将部分一级、二级医院转型为护理院、康复医院,支持转型机构的人才培养、设备设施采购和房屋维修改造,增设提供老年医疗护理服务的床位;支持山东省第一康复医院和山东省第二康复医院加快转型,不断提升康复服务能力。③ 在每个市至少设置1所二级及以上康复医院基础上,青岛市、东营市、烟台市、潍坊市、日照市、滨州市、菏泽市7个市每市至少新设置1~2家护理院或康复医院,或推动1~2家一级或二级医院转型为护理院或康复医院;基层医疗卫生机构、护理院、康复医院、护理中心、康复医疗中心等主要为诊断明确、病情稳定、有需求的老年患者提供相应的治疗、护理和康复等服务。④ 可结合自身能力,通过签约服务等方式为老年患者提供疾病预防、医疗护理、慢性病管理、康复护理、安宁疗护等一体化服务;探索为慢性病老年患者开具出院医嘱和康复指导建议,包含其出院后常用的居家医疗护理服务项目和频次等,方便居家老年患者合理选择预约护理服务;依托医疗、康复、养老等中医药专家团队,加大中医药养生保健知识宣传,提升老年人中医药健康素养。

来源:http://wsjkw.shandong.gov.cn/zwgk/

fdzdgknr/tzwj/202206/t20220629_3981999.html

5.《关于加强新时代山东老龄工作的实施方案》

2022年5月27日，山东省老龄工作委员会发布了《关于加强新时代山东老龄工作的实施方案》，明确要加强老年医院、康复医院、护理院建设。2025年底前，二级及以上公立综合性医院、中医类医院设立老年医学科（老年病专业）的比例达到80%；鼓励基层医疗卫生机构通过上门巡诊、家庭医生签约等方式，为确有需要的老年患者提供医疗护理、康复治疗、中医服务等上门服务；鼓励支持本科高校、职业院校积极开设养老、护理、康复等老龄化相关专业，逐步扩大人才培养规模；支持涉老领域生物医药和高端医疗器械科技创新，鼓励省内优势企业、高校院所申报相关领域国家和省各类重点研发计划，加强健康促进、康复护理等关键技术和产品攻关，促进养老服务与科技新产品、新方法、新模式有机融合。

来源：http://wsjkw.shandong.gov.cn/zwgk/fdzdgknr/tzwj/202206/t20220629_3982053.html

6.《山东省国家中医药综合改革示范区建设基层中医药服务能力提升专项行动方案》

2022年6月30日，山东省卫生健康委员会等发布了《山东省国家中医药综合改革示范区建设基层中医药服务能力提升专项行动方案》，提出到2025年，以县级中医医院（含中医、中西医结合医院，下同）为龙头，以基层医疗卫生机构为主体，县级综合医院、专科医院、妇幼保健机构中医药科室为骨干，中医门诊部、诊所等社会办医疗机构为补充，结合物联网、大数据、人工智能等技术，建成布局合理、分工明确、功能互补，融预防保健、疾病治疗和康复于一体的基层中医药服务体系，提供覆盖全民和全生命周期的中医药服务；县级中医医院"五个全科化"实现全覆盖，100%县级中医医院全

面实施中医经典、中医治未病、中医外治、中医康复、中医护理"五个全科化"创新服务模式。

鼓励社会力量在基层举办妇科、儿科、骨伤、肛肠等中医医疗机构，发展具有中医特色的康复医院、护理院（站）、健康小屋等；实施中医药康复服务能力提升工程，全面提升基层医疗卫生机构中医馆（国医堂）的中医药康复服务能力，提升基层医疗卫生人员中医药康复训练、康复健康教育和咨询、中医保健等能力。推广适合于基层的小型化、专业化的中医药康复设备，扩大康复教育、辅具和居家康复训练指导的覆盖面。探索建立居家患者、线上和线下服务三位一体的慢病康复诊疗平台。

医保部门要完善医疗服务价格动态调整机制。到2025年，二级以上县级中医医院全部设置康复科，鼓励在社区卫生服务中心和乡镇卫生院设置中医康复诊室和康复治疗区；鼓励基层医疗卫生机构与养老服务机构开展多种形式的合作，开展融合中医特色健康管理的老年人养生保健、医疗、康复、护理服务；鼓励医养结合机构、老年医院、护理院等开展中医药康复理疗项目；建立融筛查、诊断、预防、治疗、康复于一体的"儿童两病"省市县综合防控模式和服务网络；加强家庭医生（团队）中医药服务力量，中医类别全科医生或临床医师加入签约团队为居民提供中西医融合服务，中医医师也可以个人为签约主体提供专病中医药特色诊疗、康复、综合调理、治未病服务。

来源：http://wsjkw.shandong.gov.cn/zwgk/zcwj_x/qtwj/202207/t20220701_3985829.html.

7.《关于印发〈山东省推进家庭医生签约服务高质量发展实施方案〉的通知》

2022年10月8日，山东省卫生健康委员会等发布了《关于印发〈山东省推进家庭医生签约服务高质量发展实施方案〉的通知》，要求各地要持续加大公费医学生、全科医生培养力度，大力推进"县聘乡用、乡聘村用"，强化防、治、管、护、康复合型能力

和跨行业健康政策培训,按照《山东省家庭医生签约服务工作指南(试行)》(以下简称《指南》)要求,规范制度建设和管理,确保签约服务制度村(居)全覆盖;对行动不便、失能失智的老年人、残疾人等确有需求的人群,结合实际提供上门治疗、随访管理、康复、护理等服务,加强医疗质量监管,确保医疗安全;做好慢性病患者医防融合签约服务。

各地要按照"三高共管六病同防"医防融合管理要求,做好高血压、糖尿病、高血脂等"三高"患者签约服务,推进共病共管,为慢性病患者提供预防、健康教育、临床诊疗、长期处方、靶器官损害筛查、综合评估、随访康复、生活方式指导、运动处方等一体服务,并逐步将该模式扩展到脑卒中、冠心病、慢阻肺、肿瘤等其他慢性病患者和高危人群;各地要以医共体建设、"优质服务基层行"活动和社区医院建设为抓手,加强中医药、口腔、康复、老年病、心理卫生等特色科室建设,增加医养结合服务供给,持续提高综合服务能力;残联组织要加强残疾人签约服务经费保障和残疾人康复中心建设,为家庭医生签约服务提供技术和接续服务的支持。

来源:http://wsjkw.shandong.gov.cn/zwgk/zcwj_x/wfqt/202210/t20221010_4206543.html

(十)福建省相关文件摘要

1.《关于印发福建省贯彻国家残疾预防行动计划(2021—2025年)实施方案》

2022年6月27日,福建省人民政府办公厅发布了《关于印发福建省贯彻国家残疾预防行动计划(2021—2025年)实施方案》的通知,文件要求:① 落实政府基本公共服务责任,开展残疾人基本需求与服务状况调查,为残疾人提供基本康复服务。② 总结本省残疾人家庭医生签约重点联系点工作经验,发挥典型示范带动作用,逐步提升残疾人家庭医生签约率,为签约对象提供康复服务。鼓励有条件的医疗卫生机构为符合收治要求的残疾人提供家庭病床服务,提供上门康复等服务。③ 推进基

本康复服务、康复辅助器具适配服务标准规范化建设,持续提升残疾康复加强残疾人康复服务供给,着力推进精神障碍、智力残疾等社区康复服务。推广"全面康复"的理念,试点并推行残疾儿童康复评价治疗一体化服务模式,规范综合运用各种治疗手段、开展多学科协作的康复诊疗行为,持续改进残疾儿童康复服务质量,建立残疾儿童康复服务质量评价体系。落实《福建省残疾儿童康复救助办法》,不断完善残疾儿童康复救助制度,确保残疾儿童得到及时有效的康复服务。完善本省残疾人基本型辅助器具适配补助政策,推动残疾人基本型辅助器具适配技术规范建设。

来源:http://www.fj.gov.cn/zwgk/zxwj/szfbgtwj/202207/t20220704_5943868.htm

2.《福建省贯彻〈中共中央、国务院关于加强新时代老龄工作的意见〉实施方案》

2022年8月7日,福建省委、省政府印发《福建省贯彻〈中共中央、国务院关于加强新时代老龄工作的意见〉实施方案》,明确要求加强老年医院、康复医院、护理院(中心、站)以及优抚医院建设,畅通医疗、康复、护理双向转诊渠道;开展老年友善医疗机构建设,到2025年,85%以上的综合性医院、康复医院、护理院和基层医疗卫生机构成为老年友善医疗机构。

来源:http://www.fujian.gov.cn/zwgk/ztzl/gjcjgxgg/zc/202208/t20220807_5969643.htm

(十一)浙江省相关文件摘要

1.《政府工作报告重点工作责任分解》

2022年1月24日,浙江省人民政府办公厅发布了《政府工作报告重点工作责任分解》,具体涉及康复的内容包括:① 完善养老和康复服务体系,推进养老和康复服务一体化发展;② 推进医养结合,加强医疗康复、养老康复、社区康复的协同发展;③ 推进残疾人康复服务,提高残疾人康复服务水

平,加强残疾人康复设施和辅助器具的供应;④ 加强精神康复服务,提高精神康复医疗机构的数量和质量,加强社区精神康复服务;⑤ 加强康复人才队伍建设,提高康复专业人员的数量和质量,加强康复师资培训;⑥ 提升建设规范化儿童康复机构 50家,提升建设规范化残疾人之家 200 家,完成重要公共服务场所无障碍改造 1 000 个等。

以上内容表明,浙江省将加大对康复服务的投入和力度,旨在全面提高康复服务的质量和水平,为广大人民群众的健康服务提供更加全面、优质、高效的医疗保障。

来源:https://www.zj.gov.cn/art/2022/1/27/art_1229019365_2391737.html

2.《浙江省残疾儿童康复服务制度工作细则(修订版)》

2022 年 3 月 1 日,浙江省残疾人联合会发布了《浙江省残疾儿童康复服务制度工作细则(修订版)》,对原工作细则重点对提升残疾儿童康复服务制度、实现残疾儿童"人人享有康复服务"等进行了修订完善,并经省政府同意。关于康复方面主要有两点:① 扩大残疾儿童康复服务制度覆盖范围。在按规定做好未满 7 周岁残疾儿童基本公共服务全覆盖的基础上,将有康复指征和康复意愿的 7~18 周岁低保低边家庭残疾儿童纳入康复服务补贴范围,康复服务补贴标准每人每月最高 2 400 元、每年最高 2.4 万元,原则上不超过 3 个康复周期;确有必要的重度残疾儿童,可适当延长;同一康复周期内,已纳入 7~18 周岁困难家庭重病和残疾儿童集中养育康复项目(添翼计划)的残疾儿童,不重复享受该项康复服务补贴。② 提升残疾儿童康复服务保障水平。将未满 7 周岁孤独症儿童康复服务补贴标准提高到每人每月最高 3 000 元、每年最高 3万元;将未满 7 周岁低保低边家庭残疾儿童康复生活补贴由每人每月 600 元、每年最高 6 000 元,提高到每人每月 800 元、每年最高 8 000 元。

来源:http://www.nanhu.gov.cn/art/2022/4/11/art_1229299315_2400562.html

3.《浙江省贯彻〈国家残疾预防行动计划(2021—2025 年)〉实施方案》

2022 年 5 月 6 日,浙江省人民政府办公厅发布了《浙江省贯彻〈国家残疾预防行动计划(2021—2025 年)〉实施方案》,旨在深入实施健康浙江行动,进一步加强残疾预防,康复是其中的重要内容。具体涉及康复的内容包括:① 加强残疾人康复服务和辅助器具供应,建立健全残疾人康复服务网络,推广适宜的康复辅助器具和技术;② 推进残疾人社会融合发展,加强残疾人就业创业服务,加强残疾人教育、文化、体育、旅游等领域的无障碍服务;③ 加强残疾儿童康复服务,推广早期干预和综合康复,提高残疾儿童康复服务覆盖率和质量;④ 加强精神残疾预防和康复服务,加强社区精神康复服务,提高精神残疾康复治疗水平和效果;⑤ 加强残疾人权益保障,推进残疾人社会保障制度和服务体系建设,加强残疾人法律援助工作。

来源:https://www.zj.gov.cn/art/2022/5/16/art_1229019365_2403919.html

4.《浙江省老年健康服务专项行动实施方案(2022—2025 年)》

2022 年 5 月 10 日,浙江省卫生健康委发布了《浙江省老年健康服务专项行动实施方案(2022—2025 年)》,旨在为贯彻落实党中央、国务院加强新时代老龄工作的决策部署,协同推进积极应对人口老龄化国家战略和高质量发展建设共同富裕示范区,着力打造"浙里健康""浙里康养"金名片,完善老年健康支撑体系,统筹推进老年健康促进行动,切实提高老年人健康水平,助力 2025 年基本建成健康浙江。文件明确,坚持"以健康为中心",推进老年疾病预防关口前移,制订实施针对老年人视力功能、口腔健康、营养状况、认知功能、心理健康等早期筛查干预措施,建立老年人健康评估与功能维护机制,开发应用数字健康服务技术,提升老年人健康管理水平,促进健康老龄化。自2022年起,逐步在全省开展老年人"光明""口福""营养改善""失智老人关爱"和健康服务"智慧助老"5大行动;至2025年,全省完成老年糖尿病患者眼底筛查20万人以上,为200万以上的老年人建立口腔档案和营养监测档案,开展老年痴呆预防干预和心理关爱10万人以上,开发老年数字健康服务重大应用5项以上,老年人电子健康档案开放率达80%以上。

来源:https://wsjkw.zj.gov.cn/art/2022/5/16/art_1229560650_2404039.html

5.《关于深化长期护理保险制度试点的指导意见》

2022年6月2日,浙江省医疗保障局发布了《关于深化长期护理保险制度试点的指导意见》。文件中提到康复的相关内容有:① 加强康复服务和辅助器具供应。长期护理保险参保人员可以享受康复服务和辅助器具供应的保障,包括康复训练、康复评估、康复器械、康复用品等;同时,加强康复机构的建设和管理,提高康复服务的质量和效果。② 推进护理服务和康复服务融合。长期护理保险制度和康复服务体系之间应该实现有机衔接,推动护理服务和康复服务融合发展;建立长期护理保险制度和康复服务机构的联动机制,开展康复服务和护理服务的协同评估、协同治疗和协同管理,为参保人员提供更加全面和专业的服务。③ 加强康复人才队伍建设。加强康复服务人才的培养和引进,提高康复服务队伍的专业化水平和服务质量;同时,推进康复服务机构的规范化建设,加强康复服务机构的设施和设备建设,提高康复服务机构的服务能力和服务质量。

以上表明,浙江省将加强长期护理保险制度和康复服务体系之间的衔接,提高康复服务机构的服务能力和服务质量,促进长期护理保险制度和康复服务的全面协同发展。

来源:http://ybj.zj.gov.cn/art/2022/6/28/art_1229113757_2409463.html

6.《促进生物医药产业高质量发展行动方案(2022—2024年)》

2022年6月16日,浙江省人民政府办公厅发布了《促进生物医药产业高质量发展行动方案(2022—2024年)》,旨在为顺应全球生命健康科技和产业发展趋势,以数字化改革为引领,推进生物医药全产业链布局,加快建设生命健康科创高地,为忠实践行"八八战略"、奋力打造"重要窗口",高质量发展建设共同富裕示范区提供重要支撑。文件中有关康复的内容如下:① 推动康复产业与生物医药产业深度融合。将康复产业与生物医药产业深度融合,促进医疗康复与健康管理的有机结合,打造以康复为核心的全生命周期健康服务模式;鼓励生物医药企业开展康复相关产品的研发和生产,建立健全康复产业链条,提高康复产品的质量和效果。② 加强康复技术创新与应用。加强康复技术创新和应用,推动生物医药企业在康复领域注重康复技术的研发和应用,提高康复技术的水平和效果,加强康复技术的标准化和规范化,推动康复技术的产业化进程。③ 促进康复服务多元化发展。推动康复服务多元化发展,加强康复机构的建设和管理,提高康复服务的质量和效果,加强康复服务人才的培养和引进,推动康复服务的专业化和标准化,为参保人员提供更加全面和专业的服务。

来源:https://www.zj.gov.cn/art/2022/6/24/art_1229017139_2409229.html

7.《关于修改"浙江省实施〈中华人民共和国残疾人保障法〉办法"的决定》

2022年6月28日,浙江省第九届人民代表大会常务委员会发布了《关于修改"浙江省实施〈中华人民共和国残疾人保障法〉办法"的决定》，涉及康复作如下修改：① 加强残疾人康复服务体系建设。完善残疾人康复服务体系，建立健全康复机构和康复人员的管理制度。推广康复辅助器具的使用，提高残疾人康复服务的质量和效果，促进残疾人的康复和社会融合。② 扩大康复服务的覆盖范围。加大康复服务的投入力度，扩大康复服务的覆盖范围，推动康复服务向基层延伸，保障残疾人享有平等的康复服务权利。加强康复服务与社会保障、就业等方面的衔接，为残疾人提供全方位的康复服务保障。③ 推动康复技术创新与应用。加强康复技术的研发和应用，推动康复技术的创新和发展，提高康复技术的水平和效果。鼓励企业和机构开展康复技术的研发和应用，推广康复技术的标准化和规范化，提高康复产品的质量和效果。④ 加强康复服务人才培养和管理。加强康复服务人才的培养和管理，推动康复服务的专业化和标准化。鼓励高校开设康复专业，加强康复人员的培训和考核，提高康复人员的专业技能水平。加强康复机构的管理和监督，保障康复服务的质量和安全。

来源：https://www.zj.gov.cn/art/2022/10/13/art_1229610718_2436663.html

8.《浙江省"十四五"特殊教育发展提升行动计划》

2022年8月28日，浙江省人民政府办公厅发布了《浙江省"十四五"特殊教育发展提升行动计划》，涉及康复的内容如下：① 建立健全特殊教育康复服务体系。加强特殊教育康复服务体系建设，建立健全康复机构和康复人员的管理制度；推广康复辅助器具的使用，提高特殊教育康复服务的质量和效果，促进特殊教育学生的康复和社会融合。② 优化特殊教育康复服务模式。加强特殊教育康复服务模式的优化和创新，推动康复服务向基层延伸，保障特殊教育学生享有平等的康复服务权利；

鼓励开展康复技术的研发和应用，推广康复技术的标准化和规范化，提高康复产品的质量和效果。③ 提高特殊教育康复服务的质量和效果。加强特殊教育康复服务人员的培训和考核，推动康复服务的专业化和标准化；加强康复机构的管理和监督，保障特殊教育康复服务的质量和安全；加强康复服务与教育、就业等方面的衔接，为特殊教育学生提供全方位的康复服务保障。

来源：https://www.zj.gov.cn/art/2022/9/5/art_1229697772_2440304.html

9.《关于深入推进服务型制造促进制造业高质量发展的实施意见》

2022年10月31日，浙江省经济和信息化厅发布了《关于深入推进服务型制造促进制造业高质量发展的实施意见》，强调服务型制造是制造与服务融合发展的新型制造模式和产业形态，是制造业转型升级的重要方向。涉及康复服务与康复产业的内容有：① 加强医疗器械和健康服务业发展。推动医疗器械产业高质量发展，重点发展康复器械和智能医疗设备等高端产品，提高产品质量和技术水平，满足人民群众对健康的需求。加强健康服务业发展，推广康复服务，提高服务质量和效率，促进健康产业快速发展。② 推动智能制造与康复服务深度融合。发挥智能制造在康复服务中的作用，推动智能化康复器械、智能化康复服务模式的研发和应用，提高康复服务的质量和效率；建立智能化康复服务体系，实现康复服务的个性化、差异化和精准化，为残疾人和老年人等特殊人群提供更好的康复服务保障。③ 促进康复产业发展。加大对康复产业的支持力度，鼓励企业加强技术创新和产品研发，推动康复产业向高端化、专业化、智能化方向发展；推广康复服务的应用和普及，提高康复服务的质量和效率，促进康复产业快速发展。

来源：https://jxt.zj.gov.cn/art/2022/12/6/

art_1229123405_2450302. html

10.《关于完善居家医疗服务价格和医保支付政策》

2022年12月6日,浙江省医疗保障局发布了《关于完善居家医疗服务价格和医保支付政策》,有关康复内容总结如下:① 调整居家医疗服务价格。针对居家医疗服务中的康复治疗和康复护理,在市场调研和政策评估的基础上,适时调整其服务价格;要确保价格适中,既能够满足服务提供者的合理收益,又能够为服务接受者提供经济负担得起的服务费用。② 完善康复治疗和康复护理保障。将康复治疗和康复护理纳入医保支付范围,为居家患者提供更加便捷和经济的康复服务;此外,要加强对康复机构和服务提供者的监管,确保服务质量和安全。③ 加强专业技术培训和质量管理。加强对康复治疗和康复护理服务提供者的专业技术培训和质量管理,提高服务质量和效率;同时,鼓励各级医疗机构和专业康复机构开展合作,共同推进康复服务水平的提升。

来源:http://ybj. zj. gov. cn/art/2022/12/12/art_1229113757_2450914. html

(十二)河南省相关文件摘要

1.《河南省二级中医康复医院基本标准(试行)》

2022年5月13日,河南省卫生健康委员会发布了《河南省二级中医康复医院基本标准(试行)》,文件要求:住院床位总数100张以上,其中康复专业占床位75%以上;至少设置脑病康复科、骨伤康复科、老年康复科、疼痛康复科、儿童康复科、肿瘤康复科中的3个科室以及内科、外科、重症监护室;至少设置医疗质量管理部门、护理部、医院感染管理科、信息科、器械科、病案(统计)室、社区康复服务科室(部门)。每床至少配备1.2名卫生专业技术人员,其中医师0.15名/床,康复治疗师0.3名/床,护士0.3名/床。康复治疗区总面积不少于800平方米。需具备运动功能评定、肌力和关节活动评定、平衡功能评定、认知言语评定、作业评定等康复评定设备。

来源:https://wsjkw. henan. gov. cn/2022/05-13/2621851. html

2.《关于印发河南省残疾预防行动计划(2022—2025年)的通知》

2022年7月6日,河南省人民政府办公厅发布了《关于印发河南省残疾预防行动计划(2022—2025年)的通知》。文件明确提出要加强康复医疗服务。① 贯彻实施河南省加快推进康复医疗工作发展方案,提高康复医疗服务能力,落实康复医疗服务指南和技术规范,积极发展中医特色康复服务,提升中医药康复能力和比重,鼓励有条件的院校设置康复治疗、康复工程等相关学科和专业。② 统筹区域内公立医疗机构和社会办医资源,科学确定康复医院数量,积极发展社区和居家康复医疗,鼓励有条件的医疗机构将机构内康复医疗服务延伸至社区和家庭。③ 广泛开展精神障碍社区康复服务,建设社区康复服务示范点,发展政府购买精神障碍社区康复服务,完善精神障碍社区康复服务体系。④ 加强残疾人基本康复服务,落实政府基本公共服务责任,开展残疾人基本需求与服务状况调查,持续组织实施残疾人精准康复服务行动,为残疾人提供康复医疗、康复训练、康复辅助器具配置等基本康复服务。⑤ 加强残疾人康复机构规范化建设,着力推进精神障碍、智力残疾等社区康复服务。⑥ 健全基本康复服务、康复辅助器具适配服务标准规范,持续提升残疾康复服务质量。⑦ 落实残疾儿童康复救助制度,鼓励有条件的地方提高救助标准、扩大救助范围,增加康复服务供给,确保残疾儿童得到及时有效的康复服务。⑧ 建立残疾人基本辅助器具适配补贴制度。

来源:https://www. henan. gov. cn/2022/07-06/2482002. html

3.《关于印发河南省"十四五"中医药发展规划的通知》

2022年9月14日,河南省人民政府办公厅发布了《关于印发河南省"十四五"中医药发展规划的通知》,文件强调要强化中医药特色康复能力,实施中医药康复服务能力提升工程;依托现有资源布局一批中医康复中心,推广中医康复方案,研发康复器材;三级中医医院全部设置康复科,70%以上的二级中医医院设置康复科,培养500名中医康复医师;建设一批示范中医康复科,促进中医药、传统体育与现代康复技术融合;针对心脑血管病、糖尿病等慢性病患者,制订推广一批中医康复方案;探索有利于发挥中医药优势的康复服务模式,加强中医康复服务管理。

来源:https://www.henan.gov.cn/2022/09-14/2606206.html

(十三)湖北省相关文件摘要

《关于印发〈湖北省加快推进康复医疗工作发展实施方案〉的通知》

2022年5月9日,湖北省卫生健康委等发布了《关于印发〈湖北省加快推进康复医疗工作发展实施方案〉的通知》,旨在贯彻落实国家卫生健康委等8部委《关于印发加快推进康复医疗工作发展意见的通知》(国卫医发〔2021〕19号)文件要求,进一步加强本省康复医疗服务体系建设,加快推动康复医疗服务高质量发展。提出力争到2022年底,逐步建立一支数量合理、素质优良的康复医疗专业队伍,每10万人口康复医师达到6人、康复治疗师达到10人;到2025年,每10万人口康复医师达到8人、康复治疗师达到12人。全省康复医疗服务能力稳步提升,服务体系初步完善,服务方式更加多元化,康复医疗服务领域不断拓展,人民群众享有全方位全周期的康复医疗服务;合理增加康复医疗服务供给,健全完善康复医疗服务体系,大力加强康复医疗人才队伍建设,全面提升康复医疗服务能力,积极创新康复医疗服务模式,加大支持康复医疗保障力度。

来源:https://wjw.hubei.gov.cn/zfxxgk/zc/gkwj/ywh/202210/t20221024_4363287.shtml

(十四)湖南省相关文件摘要

《康复救助托起残疾儿童美好未来》

2022年1月15日,湖南省人民政府发布了《康复救助托起残疾儿童美好未来》,针对实施多年的残疾儿童康复救助制度、经费落实政策和具体运作情况,省政府持续将康复救助残疾儿童纳入重点民生实事项目,提高了救助标准、扩大了救助范围,力争"应救尽救",确保有康复需求的儿童、青少年都能获得康复救助。鼓励开展大走访、大宣传活动,让残疾儿童康复救助政策家喻户晓,全面精准掌握残疾儿童信息,确保残疾儿童到定点康复机构获得针对性的康复训练。

来源:http://www.hunan.gov.cn/hnyw/zwdt/202201/t20220115_22462781.html

(十五)江西省相关文件摘要

1.《关于印发江西省促进残疾人就业三年行动实施方案(2022—2024年)的通知》

2022年9月7日,江西省人民政府办公厅发布了《关于印发江西省促进残疾人就业三年行动实施方案(2022—2024年)的通知》,文件号召要充分发挥街道、社区、残疾人亲友组织、慈善组织、爱心企业等各方作用,推动"阳光家园"、"残疾人之家"、残疾人托养机构、残疾人职业康复机构等普遍开展辅助性就业,组织智力、精神和重度肢体残疾人等就业困难残疾人就近就便从事生产劳动、进行职业康复;督促用人单位依法为就业残疾人缴纳社会保险,保障就业残疾人享受各项社会保险待遇,加强工伤预防和工伤职工康复工作;吸引社会力量参与残疾人教育、康复、辅具适配、无障碍环境改造、社区就业支持性服务等领域。

来源：http://www.jiangxi.gov.cn/art/2022/9/16/art_4975_4142618.html

2.《关于加快完善覆盖全民的多层次社会保障体系的意见》

2022 年 8 月 30 日，江西省人民政府发布了《关于加快完善覆盖全民的多层次社会保障体系的意见》，文件提出要实施工伤预防五年行动计划，适时开展职业康复工作试点，建设 20 家省级工伤预防警示教育基地和 20 家省级工伤康复示范机构。

来源：http://www.jiangxi.gov.cn/art/2022/9/13/art_4975_4137795.html

（十六）江苏省相关文件摘要

1.《关于推动生活性服务业补短板上水平提高人民生活品质行动方案（2022—2025 年）》

2022 年 5 月 9 日，江苏省人民政府办公厅发布了《关于推动生活性服务业补短板上水平提高人民生活品质行动方案（2022—2025 年）》，在该行动方案中，康复服务是生活性服务业的重要组成部分之一，旨在提高人民健康水平和生活品质。具体内容包括：① 加强康复设施建设。推动建设更多的康复设施，完善现有康复机构的配套设施和服务设施，增加康复机构的床位数，提高康复服务的覆盖率和可及性。② 提高康复服务质量。加强康复服务队伍建设，提高康复人员素质和专业技能，推广先进的康复技术和方法，提高康复服务的科学性和有效性。③ 拓展康复服务范围。加大对各类康复需求人群的服务力度，包括残疾人、康复期疾病患者、老年人、体育健身人群等，提高服务的覆盖面和深度。④ 推动康复服务创新。鼓励康复机构创新服务模式，探索数字化、智能化、远程化等新型康复服务模式，提高康复服务的效率和便捷性，满足不同群体的康复需求。

总之，江苏省在未来的 4 年里将致力于加强康

复服务的建设和创新，提高康复服务的质量和效益，为广大群众提供更加优质、便捷、多样化的康复服务。

来源：http://www.jiangsu.gov.cn/art/2022/5/24/art_46144_10459087.html

2.《江苏省残疾预防行动计划（2021—2025 年）》

2022 年 5 月 10 日，江苏省人民政府办公厅发布了《江苏省残疾预防行动计划（2021—2025 年）》其中康复是该计划的重要内容之一，涉及以下几个方面：① 推广康复服务。通过加强宣传推广、提供优质服务、建设更多康复设施等方式，推广康复服务，提高人民的康复意识和康复水平。② 加强康复人才培养。通过推动高校和职业学校开设康复专业课程、加强康复人员培训等方式，培养更多专业的康复人才，提高康复服务队伍素质。③ 提高康复技术水平。加强康复技术创新，推广先进的康复技术和方法，提高康复服务的科学性、有效性和便捷性。④ 完善康复设施建设。加大对各类残疾人康复设施的建设和改造力度，提高设施的质量和水平，满足残疾人康复需求。⑤ 推进残疾人康复辅助器具服务。加强残疾人康复辅助器具服务，提高服务质量和供应能力，为残疾人提供更加便捷和优质的康复服务。

来源：http://www.jiangsu.gov.cn/art/2022/5/24/art_46144_10459108.html

3.《江苏省"十四五"特殊教育发展提升行动计划》

2022 年 7 月 13 日，江苏省人民政府办公厅发布了《江苏省"十四五"特殊教育发展提升行动计划》，主要是面向视力、听力、言语、肢体、智力、精神、多重残疾以及神经发育障碍（含注意缺陷多动障碍、特定学习障碍等）、情绪行为障碍等有特殊需要的儿童青少年提供教育保障、提升服务能力。行动计划涉及康复相关内容的有：① 加大康复服务

设施的建设力度,完善特殊教育学校的康复设施和康复服务团队,提高康复服务的供给能力和水平;② 推进康复服务创新发展,加强康复技术和方法的研发和推广,提高康复服务的科学性和有效性;③ 提高康复服务的质量和效益,推进康复服务机构的专业化、规范化和标准化发展,提高康复服务的管理水平和服务质量;④ 加强康复服务的人才队伍建设,培养和引进优秀的康复人才,提高康复服务团队的专业素质和服务能力;⑤ 推广康复辅助器具的应用,完善特殊教育学校的康复辅助器具供应机制,保障特殊学生的康复和教育需求。

来源：http://www.jiangsu.gov.cn/art/2022/7/22/art_46144_10549915.html

4.《江苏省"十四五"城乡社区服务体系建设规划》

2022年7月23日,江苏省人民政府办公厅发布了《江苏省"十四五"城乡社区服务体系建设规划》,旨在进一步完善全省城乡社区服务体系,提升城乡社区服务能力,充分发挥城乡社区在基层社会治理和公共服务中的基础作用,不断增强人民群众的获得感、幸福感和安全感。其中,鼓励设立集医疗、康复、护理、生活照护等服务于一体的医养结合机构,推进社区嵌入式医养结合服务发展,重点为老年人、残疾人、精神障碍患者等提供集中或居家服务;推进城乡社区搭建心理服务平台,引入心理咨询师、社会工作者等专业力量提供心理科普、心理疏导、心理援助、矛盾调解、危机干预协助、邻里家庭关系调适、社区心理文化活动等综合社会心理服务,营造自尊自信、理性平和、积极向上的社会心态。

来源：http://www.jiangsu.gov.cn/art/2022/7/28/art_46144_10555839.html

5.《关于深入推进家庭医生签约服务高质量发展的实施意见》

2022年9月1日,江苏省卫生健康委员会发布了《关于深入推进家庭医生签约服务高质量发展的实施意见》,旨在加快推进家庭医生签约服务,促进分级诊疗制度建设,推进开展契约式、全方位、综合连续的卫生健康服务,引导建立基层首诊、双向转诊、急慢分治、上下联动的分级诊疗新秩序,构建居民健康有人管、家庭医生管全面的服务新格局,不断提升人民群众全生命周期健康服务水平。特别提出应强化家庭医生签约服务中的康复功能,将康复服务纳入家庭医生签约服务的内容之一,让居民能够享受到更加全面、专业的康复服务;要加强家庭医生签约服务与康复服务的衔接,建立家庭医生签约服务与康复服务的协同机制,实现家庭医生与康复医生之间的沟通与合作,提升康复服务的效果;推进家庭医生签约服务的信息化建设,建立康复服务信息化平台,加强康复服务的数据管理和分析,提高康复服务的科学性和有效性;加强家庭医生签约服务的人才队伍建设,培养和引进优秀的康复人才,提高康复服务团队的专业素质和服务能力;增强家庭医生签约服务的宣传力度,提高居民对家庭医生签约服务和康复服务的认知度和参与度,促进康复服务的普及和发展。

来源：http://wjw.jiangsu.gov.cn/art/2022/9/6/art_7320_10598524.html

（十七）安徽省相关文件摘要

1.《关于促进中医药传承创新发展具体举措》

2022年2月24日,安徽省中医药管理局发布了《关于促进中医药传承创新发展具体举措》,支持社会力量举办中医康复、医养结合、老年护理和特需医疗服务等中医机构;鼓励医疗资源丰富地区将设置重复、功能单一的公立医院改建为中西医结合医院或中医特色康复医院,加强针灸、推拿、骨伤、肛肠提升中医药特色康复和治未病服务能力;实施中医药康复服务能力提升工程,组建1所省级中西医结合康复医院,支持市级中医医院建设省级区域中医康复中心,健全省市县三级中医康复服务网络,提升社区中医康复服务能力;发挥本省生态资源和要素成本优势,加强传统医学康复技术的挖掘应用,打造长三角地区中医药特色康复品牌;实施中医治未病健康工程升级版,组建省治未病健康管理平台,规范设立治未病服务项目,到2022年底力争所有家庭医生签约服务团队均能提供治未病服务。

来源:https://wjw.ah.gov.cn/ztzl/zyygljzt/zyyztsy/zcfg/56135781.html

2.《关于印发安徽省"十四五"残疾人保障和发展规划的通知》

2022年1月25日,发布了安徽省人民政府办公厅发布了《关于印发安徽省"十四五"残疾人保障和发展规划的通知》,其中明确提出:①提升残疾人康复服务质量。完善残疾人基本康复服务目录,继续实施残疾人精准康复服务行动,推进困难残疾人康复民生工程,提升康复服务质量,满足残疾人基本康复服务需求;落实残疾儿童康复救助制度,合理确定康复救助标准,增加康复服务供给,确保残疾儿童得到及时有效的康复服务。②加强精神卫生综合管理服务,开展精神障碍社区康复。健全综合医院康复医学科、康复医院(康复医疗中心)、基层医疗卫生机构三级康复医疗服务体系;加强残疾人康复机构建设,完善全面康复业务布局,充实职业康复、社会康复、心理康复等服务功能;加强社区康复,开展残疾人自助、互助康复,促进康复服务市场化发展。③加快发展康复辅助器具服务。推广安全适用的基本型康复辅助器具,增强优质康复辅助器具供给能力,推动康复辅助器具服务提质升级。鼓励实施公益性康复辅助器具适配项目;推广社区康复辅助器具租赁、回收、维修等服务;完善康复辅助器具适配服务网络,加强各级康复辅助器具适配服务机构建设,支持社会力量及医疗、康复、养老机构和残疾人教育、就业、托养机构开展康复辅助器具适配服务;支持康复辅具产业园建设,坚持

"政策引导、培育市场、发展产业"原则,发挥长三角区域一体化优势,整合相关资源,优化提升园区功能,加快培育市场主体,增强协同创新能力,持续改善市场环境,促进产业由点向面发展,推动产业高质量发展;完善有关扶持和管理政策,推广康复辅具社区租赁服务。

来源:https://wjw.ah.gov.cn/public/7001/56104471.html

3.《〈安徽省残疾预防行动计划(2022—2025年)〉政策解读》

2022年5月17日,安徽省残疾人联合会发布了《〈安徽省残疾预防行动计划(2022—2025年)〉政策解读》,主要任务是深化康复医疗服务,加强残疾人基本康复服务,完善长期照护服务和提升无障碍设施建设水平等;深入开展残疾人精准康复服务行动,将残疾人康复服务率和辅具适配率均提高至90%,高于国家85%的目标,进一步扩大残疾人基本康复服务覆盖面;深入开展残疾人精准康复服务行动,将残疾人康复服务率和辅具适配率均提高至90%,高于国家85%的目标;进一步扩大残疾人基本康复服务覆盖面,提高残疾儿童康复救助服务数量,推深做实残疾儿童康复救助制度,提升残疾儿童康复救助服务实效。

来源:https://wjw.ah.gov.cn/public/7001/56253801.html

4.《安徽省促进残疾人就业三年行动实施方案(2022—2024年)》

2022年9月23日,安徽省人民政府办公厅发布了《安徽省促进残疾人就业三年行动实施方案(2022—2024年)》,倡导各地建立的"阳光家园"、"残疾人之家"、残疾人托养机构、残疾人职业康复机构等普遍开展残疾人辅助性就业;加快建成安徽省盲人按摩(康复)医院,支持盲人医疗按摩人员开办医疗按摩所;发挥各级盲人保健按摩实训基地作

用,规范开展盲人保健按摩培训和继续教育;多渠道开发盲人就业新形态。

来源:https://wjw.ah.gov.cn/public/7001/56205701.html

(十八) 广东省相关文件摘要

《关于印发〈广东省加快发展康复医疗服务工作的实施方案〉的通知》

2022年1月10日,广东省卫生健康委等8部门发布了《关于印发〈广东省加快发展康复医疗服务工作的实施方案〉的通知》,主要是根据国家卫生健康委、国家发展改革委、教育部、民政部、财政部、国家医保局、国家中医药管理局、中国残疾人联合会《关于印发加快推进康复医疗工作发展意见的通知》(国卫医发〔2021〕19号)及国家卫生健康委办公厅《关于开展康复医疗服务试点工作的通知》(国卫办医函〔2021〕536号)要求,结合本省实际,贯彻落实党中央、国务院重要决策部署,增加康复医疗服务供给,提升康复医疗服务能力,提高应对重大突发公共卫生事件的康复医疗救治保障水平。

总体要求:全面贯彻落实党的十九届五中、六中全会精神和实施健康中国、积极应对人口老龄化的国家战略,以人民健康为中心,以社会需求为导向,保障和改善民生,健全完善康复医疗服务体系,推广康复医疗科普宣教,加强康复医疗专业队伍建设,提高康复医疗服务能力,推进康复医疗领域改革创新,推动康复医疗服务高质量发展。

主要目标:力争到2022年,逐步建立一支数量合理、素质优良的康复医疗专业队伍,每10万人口康复医师达到6人、康复治疗师达到10人。到2025年,每10万人口康复医师达到8人、康复治疗师达到12人;有条件的基层医疗机构开设康复门诊,社区医院设立康复医学科。康复医疗服务体系逐步完善,服务能力稳步提升,服务方式更加多元化,康复医疗服务领域不断拓展,人民群众享有全方位全周期的康复医疗服务。

来源:http://wsjkw.gd.gov.cn/zwgk_zwwgk/content/post_3756470.html

(十九) 海南省相关文件摘要

《海南省实施〈残疾预防和残疾人康复条例〉办法》

2022年1月20日,海南省人民政府发布了《海南省实施〈残疾预防和残疾人康复条例〉办法》,旨在加强残疾预防工作和残疾人康复服务,促进残疾人的全面发展和融入社会。涉及康复的内容主要包括以下几个方面:① 康复评估。对残疾人进行身体、智力、精神、语言及社会适应能力等方面的评估,确定康复方案和康复项目。② 康复治疗。包括物理治疗、职业治疗、语言治疗、心理治疗等多种治疗方式,帮助残疾人恢复或增强其身体、智力、精神、语言及社会适应能力。③ 康复辅助器具。为残疾人提供适宜的辅助器具,如轮椅、助听器、假肢等,增强其生活自理能力和社会参与能力。④ 社会康复。为残疾人提供职业培训、就业安置、社会适应训练等服务,帮助其融入社会。

来源:https://www.hainan.gov.cn/hainan/szfwj/202201/3c767bc34e214e2f932c46e19a080305.shtml

(二十) 四川省相关文件摘要

《关于印发〈四川省残疾预防和残疾人康复条例实施办法〉的通知》

2022年11月7日,四川省人民政府发布了《关于印发〈四川省残疾预防和残疾人康复条例实施办法〉的通知》。《四川省〈残疾预防和残疾人康复条例〉实施办法》包括5章37条,其中关于康复的内容主要包括以下几个方面:① 康复评估。对残疾人进行身体、智力、精神、语言及社会适应能力等方面的评估,确定康复方案和康复项目。② 康复治疗。包括物理治疗、职业治疗、语言治疗、心理治疗等多种治疗方式,帮助残疾人恢复或增强其身体、智力、精神、语言及社会适应能力。③ 康复辅助器具。为残疾人提供适宜的辅助器具,如轮椅、助听器、假肢等,增强其生活自理能力和社会参与能力。④ 康复机构。建立残疾人康复机构或残疾人康复科室,提供专业的康复服务。⑤ 社会康复。为残疾人提供职业培训、就业安置、社会适应训练等服务,帮助其融入社会。

来源:https://www.cngy.gov.cn/gongkai/show/20221202163918-28440-00-000.html

(二十一)贵州省相关文件摘要

《关于印发〈贵州省加快推进康复医疗工作实施方案〉的通知》

2022 年 5 月 10 日,贵州省卫生健康委等 8 部门发布了《关于印发〈贵州省加快推进康复医疗工作实施方案〉的通知》。以人民健康为中心,以社会需求为导向,旨在健全完善康复医疗服务体系,加强康复医疗专业队伍建设,提高康复医疗服务能力,推进康复医疗领域改革创新,推动本省康复医疗服务高质量发展。结合本省实际情况,提出:① 要增加提供康复医疗服务的医疗机构和床位数量。加强康复医院和康复医学科建设,加强县级医院和基层医疗机构康复医疗能力建设;完善康复医疗服务网络,做好残疾人康复医疗服务工作。② 加强康复医疗人才培养和队伍建设。加强康复医疗人才教育培养,加强康复辅助器具专业人才培养;强化康复医疗专业人员岗位培训,加强突发应急状态下康复医疗队伍储备。③ 提高康复医疗服务能力。完善康复医疗工作制度、服务指南和技术规范;提升残疾人康复救助能力,提升残疾儿童康复专业水平,加强康复医疗能力建设,提高基层康复医疗能力,提升中医康复服务能力。④ 创新康复医疗服务模式。逐步推进康复与临床多学科合作模式,积极发展社区和居家康复医疗;推动康复医疗与康复辅助器具配置服务衔接融合,加强康复辅助器具在养老服务中的应用。⑤ 加大支持保障力度。统筹完善康复医疗服务价格和医保支付管理,做好

残疾儿童康复服务保障工作;调动康复医疗专业人员积极性,加强康复医疗信息化建设,推动康复医疗相关产业发展。

力争到 2022 年,逐步建立一支数量合理、素质优良的康复医疗专业队伍,每 10 万人口康复医师达到 6 人,康复医师数量增加至 2 300 人;每 10 万人口康复治疗师达到 10 人,康复治疗师数量增加至 3 800 人。力争到 2025 年,每 10 万人口康复医师达到 8 人,康复医师数量增加至 3 000 人;每 10 万人口康复治疗师达到 12 人,康复治疗师数量增加至 4 600 人。康复医疗服务能力稳步提升,服务方式更加多元化,康复医疗服务领域不断拓展,人民群众享有全方位全周期的康复医疗服务。

来源:https://wjw.guizhou.gov.cn/xwzx/tzgg/202205/t20220510_78914959.html

(二十二)云南省相关文件摘要

1.《健康云南行动推进委员会办公室关于印发健康云南行动 2022 年工作要点》

2022 年 7 月 14 日,云南省卫生健康委发布了《健康云南行动推进委员会办公室关于印发健康云南行动 2022 年工作要点》,其中特别提到要实施残疾儿童康复救助制度,为符合条件的儿童提供手术、辅助器具适配、康复训练等服务,并由省残联牵头,省教育厅、省民政厅、省卫生健康委配合。

来源:http://ynswsjkw.yn.gov.cn/html/2022/gongshigonggao_0714/13889.html

2.《关于全面推进紧密型县域医共体建设的实施意见》

2022 年 8 月 15 日,云南省卫生健康委发布了《关于全面推进紧密型县域医共体建设的实施意见》,着力强调要优化基层机构医疗服务能力。医共体要结合县域实际,统筹优化调整成员单位功能布局,推行差异化功能定位和分类管理,积极开展与功能定位和服务能力相匹配的医疗卫生服务,重

点推进儿科、口腔科、康复科和眼科（眼保健）等薄弱科室建设，到2025年，全省基层医疗卫生机构中，儿科、口腔科、康复科和眼科设置比例明显提高。

来源：http://ynswsjkw.yn.gov.cn/html/2022/zhengcejiedu_0815/14421.html

（二十三）北京市相关文件摘要

《关于印发北京市加快推进康复医疗工作实施方案》

2022年8月10日，北京市卫生健康委员会发布了《关于印发北京市加快推进康复医疗工作实施方案》，文件提出：① 要健全完善康复医疗服务体系。要增加提供康复医疗服务的医疗机构和床位数量，加强康复医院和综合医院康复医学科建设；加强基层医疗机构康复医疗服务能力建设，完善康复医疗服务网络。② 加强康复医疗人才培养和队伍建设。主要从加强康复医疗人才教育培养，强化康复医疗专业人员岗位培训，加强突发应急状态下康复医疗队伍储备；着手提高康复医疗服务能力，完善康复医疗工作制度、服务指南和技术规范；加强康复医疗能力建设，提高基层康复医疗能力，提升中医康复服务能力。③ 创新康复医疗服务模式。逐步推进康复与临床多学科合作模式，积极发展社区和居家康复医疗；推动康复医疗与康复辅具配置服务衔接融合，加大支持保障力度，统筹完善康复医疗服务价格和医保支付管理；调动康复医疗专业人员积极性，加强康复医疗信息化建设，推动康复医疗相关产业发展加大宣传力度。

要求各区有关部门要重视和加强康复医疗服务工作的宣传，加大医疗机构医务人员的康复医疗相关政策和业务培训，提升服务能力；要广泛宣传康复理念、康复知识和康复技术等，普及和提高群众对康复的认知和重视，营造推进康复医疗发展的良好氛围。力争到2025年，逐步建立一支数量合理、素质优良的康复医疗专业队伍，每10万常住人口康复医师数达到8人、康复治疗师数达到12人，每千常住人口康复医疗服务床位数达到0.5张；持续完善北京市康复医疗服务体系，开展多元化服务方式，推动康复医疗服务能力稳步提升，康复医疗服务领域不断拓展，让人民群众享有全方位、全周期、更便捷的康复医疗服务。

来源：http://wjw.beijing.cn/zwgk_20040/ylws/202208/t20220811_2791111.html

（二十四）上海市相关文件摘要

1.《上海市数字经济发展"十四五"规划》

2022年6月12日，上海市人民政府办公厅发布了《上海市数字经济发展"十四五"规划》，其中特别提到研发智能医疗设备和新型护理装备、康复装备。要巩固提升高端影像设备国内领先地位，重点布局以人工智能技术为核心，覆盖诊断、治疗、康复等关键环节的高端智能医疗设备；支持高端医学诊断设备研制应用，大力开发免疫诊断、分子诊断、流式细胞检测等中高端智能体外诊断设备，发展基于大数据的新型成像技术及辅助诊断算法技术的医学影像设备；推动康复护理终端创新，发展基于智能视觉与语音交互、脑-机接口、人-机-电融合与智能控制技术的新型护理装备和康复装备，培育基于脑科学的智能假肢、神经障碍治疗、残疾患者康复训练等产品。

来源：https://www.shanghai.gov.cn/hfbf2022/20220712/d3f5206dec5f4010a6065b4aa2c1ccce.html

2.《上海市培育"元宇宙"新赛道行动方案(2022—2025年)》

2022年6月24日，上海市人民政府办公厅发布了《上海市培育"元宇宙"新赛道行动方案(2022—2025年)》，旨在强化新赛道布局，培育壮大发展新动能，更好助力上海国际数字之都建设。其中特别提到：① 虚实融合医疗健康。鼓励元诊疗，建设医疗三维辅助诊疗平台,优化术前规划与术中导航等解决方案;推广基于扩展现实的心理疾病"数字疗法"和沉浸式远程康复应用。② 赋能医学研究。支持运用增强现实、虚拟现实等技术在视觉诊疗、近视防治等领域开展临床研究;鼓励结合微观三维成像、分子模拟等技术,在新药研制、病理研究等领域实现突破。

来源:https://www.shanghai.gov.cn/nw12344/20220708/ab632a9b29b04ed2adce2dbcb789412c.html

3.《关于印发上海市加快发展康复医疗服务实施方案》

2022 年 7 月 4 日,上海市卫生健康委员会发布了《关于印发上海市加快发展康复医疗服务实施方案》。本方案是根据《关于加快推进康复医疗工作发展的意见》(国卫医发〔2021〕19 号)精神,结合本市实际而制订的。强调要加快推进康复医疗工作发展对全面推进健康中国、健康上海建设,实施积极应对人口老龄化国家战略,保障和改善民生具有重要意义;为适应本市经济社会发展需要,满足人民群众日益增长的高质量康复医疗服务需求,优化全市康复医疗资源配置水平,提高康复医疗资源利用效率,改善康复医疗服务综合能力。

来源:https://wsjkw.sh.gov.cn/yzgl3/20220704/0a7b69bad92843d7bedfb4fa0d29b990.html

4.《关于加快本市康复辅助器具产业发展的实施意见》

2022 年 8 月 27 日,上海市人民政府发布了《关于加快本市康复辅助器具产业发展的实施意见》,提出:本市康复辅助器具产业立足新发展阶段,充分发挥产业集聚优势,在"十四五"期间实现创新产品加速转化,产业结构优化升级,支付体系初步建立,产品供给不断丰富,发挥康复辅助器具产业在保民生、稳就业、促改革、扩内需、增消费等方面的

重要作用,为服务构建新发展格局贡献力量;全力推动康复辅助器具产业提质增效,更好满足本市老年人、残疾人、伤病人多层次、多样化的需求。

来源:https://www.shanghai.gov.cn/nw12344/20220908/0e97e245bc6d4792aba22f22fb388656.html

5.《关于印发上海市康复医疗服务试点工作方案》

2022 年 8 月 10 日,上海市卫生健康委员会发布了《关于印发上海市康复医疗服务试点工作方案》。根据《国家卫生健康委办公厅关于开展康复医疗服务试点工作的通知》要求,为加快发展本市康复医疗服务,切实增加康复医疗服务供给,满足群众多样化康复医疗服务需求,特制订了一系列工作方案。拟通过试点,探索形成较完善的康复医疗服务体系、多元化康复医疗服务模式、有利于康复医疗服务发展的政策措施等有益做法和典型经验,加快推动上海市康复医疗服务发展取得实效;增加提供康复医疗服务的医疗机构和床位数量,加强康复医疗学科能力建设,加强康复医疗专业人员培养培训;创新开展康复医疗多学科合作模式,加快推动社区和居家康复医疗服务发展,加强中医康复人才培养和康复服务能力;积极推动康复医疗与其他服务的融合发展,探索完善康复医疗服务价格和支付机制;加强组织领导,支持先行先试,及时总结评估。

来源:https://wsjkw.sh.gov.cn/yzgl3/20220812/65555885c8454a25b5a6656cb4547e2b.html

6.《上海市特殊教育三年行动计划(2022—2024 年)》

2022 年 9 月 1 日,上海市教育委员会发布了《上海市特殊教育三年行动计划(2022—2024 年)》,文件涉及康复的内容如下:① 加强康复服务能力建设,提高康复服务质量和水平,建立完善的康复

机构和康复服务网络;② 开展多种形式的康复服务,包括康复评估、康复训练、康复指导、康复咨询等,满足特殊教育学生的康复需求;③ 提升康复人员的专业素养和技能水平,加强康复团队建设,培养更多的康复专业人才;④ 建立健全康复信息管理系统,提高康复服务的科学化、规范化和信息化水平,为康复服务提供更加精准、个性化的支持;⑤ 开展康复技术研究和创新,积极探索使用新技术、新方法进行康复治疗,提高康复效果和效率。

来源:https://www.shanghai.gov.cn/nw12344/20220930/d0b2ace3b72a4410a99f37531a4ed4fc.html

7.《上海市儿童友好城市建设实施方案》

2022年9月2日,上海市人民政府办公厅发布了《上海市儿童友好城市建设实施方案》,旨在贯彻党中央、国务院关于优化生育政策,促进人口长期均衡发展的决定。有关康复的内容如下:① 建立健全儿童康复服务体系,提高康复服务能力和水平;② 加强康复机构建设,建立多层次、多类型的康复机构,满足不同类型不同程度的儿童康复需求;③ 推广康复技术和方法,提高康复效果和效率,加强康复人员的专业培训和素质提升;④ 加强康复服务与教育、医疗、社会福利等方面的协作,建立康复服务联动机制,实现综合服务;⑤ 加强康复服务的信息化建设,建立康复服务信息平台,实现康复服务信息共享和管理;⑥ 加强康复服务的宣传和推广,提高儿童康复服务的社会认知度和影响力,推动社会对康复服务的关注和支持。

来源:https://www.shanghai.gov.cn/nw12344/20220919/0960b45ad7d84bbe965fb6a45d36c022.html

8.《关于印发上海市健康老龄化行动方案(2022—2025年)》

2022年9月22日,上海市卫生健康委员会发布了《关于印发上海市健康老龄化行动方案(2022—2025年)》。本方案由上海市卫生健康委员会、上海市民政局、上海市残疾人联合会、上海市老年人协会等多个部门共同制订,并经市政府的审核和批准。方案明确提出加强老年人康复服务的具体措施和目标:针对老年人康复服务的需求,提倡推进康复医学的普及和发展,进一步完善康复设施和医疗机构,拓宽康复服务的领域;同时,提出加强康复人员培训,提升康复医疗服务的质量和效果,促进老年人身体和功能的恢复和提升;此外,还将开展老年人康复服务需求调查,以更好地满足老年人个性化和多样化的康复需求,充分利用社会资源,打造多元化、全方位的康复服务体系。

在未来的4年中,上海市将加大力度推进老年人康复服务,提高服务质量和水平,为老年人的健康老龄化提供更加全面、科学、专业、便捷的服务。

来源:https://wsjkw.sh.gov.cn/gjhztgahz/20220930/68c6fc87be30409993b5311e93408254.html

9.《关于推进上海市公立医院高质量发展的实施方案》

2022年10月7日,上海市深化医改领导小组办公室发布了《关于推进上海市公立医院高质量发展的实施方案》,文件中强调康复领域是上海市公立医院高质量发展的重要组成部分,需要加强康复医学的应用和推广,提升康复医疗服务的质量和水平。具体来说明确提出了以下几点措施:① 加强康复医学的应用。推广康复医学在临床实践中的应用,提高医护人员的康复医学知识和技能水平,为病人提供更加全面、科学、专业的康复治疗服务。② 拓宽康复服务领域。加强对多种康复服务方式的推广和实践,包括物理治疗、语言治疗、职业治疗等;同时,要积极探索康复医学在慢性病管理、老年人医疗保健等领域的应用。③ 加强康复人员的培训和管理。提高康复人员的专业素养和工作能力,完善康复人员管理机制,建立专业化、有序的康复人员队伍。④ 充分利用社会资源。鼓励公立医院和社会康复机构合作,利用社会资源开展多元化、全方位的康复服务,提高康复服务的质量和水平。⑤ 推进康复医学科技创新。加强康复医学科技研究,发展先进的康复医疗设备和技术,推动康复医学科技创新。

通过上述措施的实施,将进一步促进上海市公立医院康复领域的发展,提高康复医疗服务的质量和水平,为患者的康复和健康提供更加全面、科学、专业的支持。

来源:https://www.shanghai.gov.cn/nw12344/20221010/6560d08894304210bed02ffaf835568b.html

10.《罪犯心理矫治工作规定》

2022 年 11 月 1 日,上海市监狱管理局发布了《罪犯心理矫治工作规定》,明确指出罪犯心理矫治工作的目标之一是促进罪犯的康复和重返社会。因此,康复在罪犯心理矫治工作中具有重要的地位。《规定》中关于康复的内容主要包括以下几个方面:① 制订康复方案。罪犯在入狱后,应当制订个性化的康复方案,明确康复目标、康复措施和康复时间等,以促进其身心健康的恢复和社会适应能力的提高。② 开展康复活动。监狱应当根据罪犯的康复需求和特点,开展适当的康复活动,包括心理疏导、职业技能培训、文化教育等,以提高罪犯的自我认知、自我控制和社会适应能力。③ 建立康复机制。监狱应当建立完善的康复机制,包括康复评估、康复方案制订、康复措施实施和康复效果评估等,确保康复工作的系统性和科学性。④ 加强康复人员培训。监狱应当加强康复人员的专业培训和素质提升,提高其康复服务水平和工作能力,为罪犯的康复提供专业的支持和帮助。⑤ 落实康复保障措施。监狱应当落实康复保障措施,包括提供必要的康复设施和器材、配备专业的康复人员、建立

康复档案等,确保康复工作的顺利开展和效果的实现。

来源:http://service.shanghai.gov.cn/XingZhengWenDangKuJyh/XZGFDetails.aspx?docid

11.《关于印发〈上海护理事业发展"十四五"规划〉的通知》

2022 年 11 月 27 日,上海市卫生健康委员会发布了《关于印发〈上海护理事业发展"十四五"规划〉的通知》。该规划提出康复是护理事业的重要组成部分之一,要加强康复护理人才培养和队伍建设,推动康复护理服务转型升级,提升康复护理服务质量和水平。具体措施包括:① 加强康复护理人才培养,提高康复护理服务专业化水平;② 推动康复护理服务转型升级,通过科技手段提升康复护理服务效率和质量;③ 加强与社区卫生服务中心、康复机构等相关部门的协作,协同推进康复护理服务;④ 加强康复护理服务的管理和监督,规范康复护理服务行为,提高服务质量和安全水平。

护理工作是卫生健康事业的重要组成部分,对全面推进健康上海建设、积极应对人口老龄化具有重要意义。希望通过这些措施,加强康复护理服务的建设和发展,提高服务质量和水平,为广大患者提供更加优质的护理服务和康复治疗。

来源:https://wsjkw.sh.gov.cn/yzgl3/20221129/d7e4be465a6f45d3afd837e2871f5cbc.html

(二十五) 天津市相关文件摘要

1.《关于做好天津市 2022 年基本公共卫生服务项目工作的通知》

2022 年 12 月 6 日,天津市卫生健康委员会发布《关于做好天津市 2022 年基本公共卫生服务项目工作的通知》。该文件中有关康复的内容主要包括以下几点:① 加强康复服务能力建设。推动康复医疗机构和专业人才建设,提高康复设施和服务水平;加大对康复专业技术人才的培训和引进力

度,提高康复服务能力。② 扩大康复服务对象范围。推动康复服务向慢性病、老年人、残疾人等群体延伸,实现全民覆盖;加大对孕产妇、新生儿、儿童等重点人群的复服务力度,提高康复服务效果。③ 推广康复技术和服务模式。推广康复技术和服务模式的创新,加强服务质量管理,提高康复治疗的效果和质量;加强康复医疗机构与社区卫生服务中心、养老机构等其他服务机构的联动,实现资源共享,提高服务效益。④ 建立健全康复服务信息管理系统。建立康复服务信息管理系统,实现康复服务的全程信息化管理;推广"互联网＋康复",打造康复服务新模式,提高服务效率和便捷性。⑤ 加强监督管理,提高服务质量。建立康复服务质量监督管理体系,推动康复服务机构规范化、标准化建设,落实康复服务质量评估和监测,加强对康复服务行业的监督管理,提高服务质量;同时,完善康复服务费用管理机制,实现康复服务的可持续发展。

来源: https://wsjk. tj. gov. cn/ZWGK3158/ZCFG6243_1/wjwwj/202212/t20221206_6051348. html

2.《天津市"十四五"残疾人康复服务实施方案》

2022 年 2 月 1 日,天津市残联、市教委、市民政局、市人社局、市卫生健康委、市医保局联合发布了《天津市"十四五"残疾人康复服务实施方案》。该服务方案着力构建与经济社会发展相协调、与残疾人康复需求相适应的残疾人康复保障制度和服务体系;着力增强专业化康复服务能力,提升残疾人康复服务质量,进一步满足城乡残疾人基本康复服务需求。到 2025 年,有需求的持证残疾人和残疾儿童接受基本康复服务的比例达到 85％以上,残疾人普遍享有安全、有效的基本康复服务。

来源: https://www. tj. gov. cn/zwgk/szfwj/tjsrmzf/202111/t20211129_5736378. html

(二十六) 重庆市相关文件摘要

《重庆市医疗保障"十四五"规划(2021—2025 年)》

2022 年 1 月 6 日,重庆市人民政府办公厅发布了《重庆市医疗保障"十四五"规划(2021—2025 年)》及政策解读。关于康复内容有如下解读:① 加强康复服务设施建设,提高康复服务水平。在城市和乡村建设一批康复医疗机构,配备先进的医疗设备和专业技术人才,提高康复服务水平,满足不同患者的康复需求。② 推广康复技术和服务模式。重点推广运动疗法、功能训练、作业疗法、心理治疗等先进康复技术和服务模式,提高康复治疗的效果和质量。③ 拓展康复服务对象范围,实现全民覆盖。将康复服务范围拓展到各个年龄段,特别是老年人、残疾人、患有各种慢性病的人群,实现全民覆盖,提高康复服务的普及度和效果。④ 建立健全康复服务质量评价机制。完善康复服务质量评价体系,引导医疗机构提高康复服务质量,规范康复服务行为,促进康复服务的可持续发展。⑤ 推动医养结合,提高康复服务的整合度和服务效益。通过医养结合,将康复服务与养老服务等其他服务相结合,提高服务效益和整合度,为不同需求的患者提供更加全面、专业、便捷的康复服务。

来源: https://www. cq. gov. cn/zwgk/zfxxgkml/zcjd_120614/bmjd/202201/t20220118_10309611. html

(二十七) 内蒙古自治区相关文件摘要

《关于印发内蒙古自治区加快推进康复医疗工作发展实施方案》

2022 年 1 月 20 日,内蒙古自治区卫生健康委员会等发布了《关于印发内蒙古自治区加快推进康复医疗工作发展实施方案》。文件提到,力争到 2022 年,逐步建立一支数量合理、素质优良的康复医疗专业队伍,每 10 万人口康复医师提升至 6 人,康复治疗师提升至 10 人;到 2025 年,每 10 万人口康复医师提升至 8 人,康复治疗师提升至 12 人。康复医疗服务能力稳步提升,服务方式更加多元化,康复医疗服务领域不断拓展,人民群众享有全方位全周期的康复医疗服务。同时提出要:① 健全完善康复医疗服务体系。要增加提供康复医疗服务的医疗机构和床位数量,加强康复医院和综合医院康复医学科建设,加强旗县级医院和基层医疗机构康复医疗能力建设,完善康复医疗服务网络。② 加强康复医疗人才培养和队伍建设。要加强康复医疗人才教育培养,强化康复医疗专业人员岗位培训,加强突发应急状态下康复医疗队伍储备。③ 提高康复医疗服务能力。要加强康复医疗能力建设,提高基层康复医疗能力,提升中医(蒙医)康复服务能力。④ 加强康复医疗质量管理。要完善康复医疗专业质量管理与控制体系,规范临床诊疗行为。⑤ 创新康复医疗服务模式。逐步推进康复与临床多学科合作模式,积极发展社区和居家康复医疗,推动康复医疗与康复辅助器具配置服务衔接融合。⑥ 加大支持保障力度。统筹完善康复医疗服务价格和医保支付管理,调动康复医疗专业人员积极性,加强康复医疗信息化建设,推动康复医疗相关产业发展。

来源:http://www.huhhot.gov.cn/ztzl/yhyshj/hpxzczl/hq/202201/t20220120_1169769.html

(二十八)广西壮族自治区相关文件摘要

1.《关于加强基层医疗卫生人才队伍建设的实施意见》

2022 年 1 月 30 日,广西壮族自治区人民政府办公厅发布了《关于加强基层医疗卫生人才队伍建设的实施意见》,提出要加大紧缺医疗卫生人才培养力度。医学院校要结合实际,积极构建与基层医疗卫生工作相适应的课程计划和教学体系,增设儿科学、公共卫生与预防医学、口腔医学、康复医学、精神卫生等基层紧缺专业,扩招相应专业医学生,分层次培育和引导医学毕业生到基层服务;持续实施农村订单定向医学本科、专科(高职)医学生免费

培养计划,加强农村订单定向医学生就业履约管理,对政治素质好、工作表现优、业务能力强的定向医学生,要及时提拔和重用,对违约人员要加强失信联合惩戒,引导和鼓励履约服务期满后的定向医学生继续留在基层医疗卫生机构服务。

来源:http://www.gxzf.gov.cn/zfwj/zzqrmzfbgtwj_34828/2022ngzbwj/t11239534.shtml

2.《广西医疗机构设置"十四五"规划》

2022 年 12 月 26 日,广西壮族自治区卫生健康委员会发布了《广西医疗机构设置"十四五"规划》。在规划中针对康复医疗机构设置提出:常住人口超过 300 万的设区市设置 1 所二级及以上康复医院,常住人口 30 万以上(含 30 万)的县至少 1 所县级公立医院设置康复医学科,常住人口 30 万以下的县至少 1 所县级公立医院设置康复医学门诊;以设区市为单位,支持医疗资源富集地区的部分一级、二级医院转型为康复医院;支持尘肺病患者达 100 人以上的乡镇、社区依托乡镇卫生院、社区卫生服务中心建设尘肺病康复站。针对康复医疗功能定位指出:三级综合医院康复医学科和三级康复医院重点为急危重症和疑难复杂疾病患者提供康复医疗服务,承担辖区内康复医疗学科建设、人才培训、技术支持、研究成果推广等任务;二级综合医院康复医学科、二级康复医院、康复医疗中心、基层医疗卫生机构等接受综合医院转诊的病情相对稳定的患者,重点为诊断明确、病情稳定或需要长期康复的患者提供康复医疗服务;妇幼保健机构、儿童医院等应具备为妇女儿童提供康复服务的能力。

来源:http://wsjkw.gxzf.gov.cn/xxgk_49493/fdzdgk/fzgh/zzqghjh/t14961489.shtml

(二十九)宁夏回族自治区相关文件摘要

1.《关于加强养老服务综合监管的实施意见》

2022 年 2 月 8 日,宁夏回族自治区人民政府办公厅发布了《关于加强养老服务综合监管的实施意

见》，其中涉及康复服务的内容有：① 强化养老机构康复服务管理。养老机构应当配备专业的康复人员和设施设备，制订康复服务计划，提供康复服务，并定期开展康复评估和跟踪服务，确保康复服务质量。② 加强老年人康复服务能力建设。要加大对康复机构、康复人员的培训力度，提高康复服务水平，推广和应用康复辅助器具，提高老年人生活质量。③ 建立老年人康复服务信息平台。建立老年人康复服务信息平台，实现老年人康复信息共享，提供老年人康复服务查询，加强对老年人康复服务的监管和管理。④ 加强老年人康复服务宣传。加强对老年人康复服务的宣传，提高老年人对康复服务的认知度，增强老年人自我保健和康复意识，推动老年人康复服务工作的开展。以上内容表明，加强老年人康复服务是加强养老服务综合监管的重要举措之一，可以从多个方面提高老年人的生活质量和自我保健能力，促进老年人的健康和福祉。

来源：https://www.nx.gov.cn/zwgk/qzfwj/202202/t20220208_3316751.html

2.《关于印发〈2022 年基层医疗卫生机构医养结合服务能力提升示范项目实施方案〉的通知》

2022 年 6 月 28 日，宁夏回族自治区卫生健康委办公室发布了《关于印发〈2022 年基层医疗卫生机构医养结合服务能力提升示范项目实施方案〉的通知》，该文件中有关康复的内容主要包括以下几点：① 提升基层医疗卫生机构康复服务能力。加强康复师资培训和技术支持，提高基层医疗卫生机构康复设备的技术水平和服务能力，为患者提供更加全面、专业、便捷的康复服务。② 推广医养结合服务模式。建立"医养结合＋康复"的服务模式，将医疗机构和养老机构进行有机结合，提供全方位的康复服务，提高康复服务的质量和效果。③ 引导和支持基层医疗卫生机构开展康复科普宣传和教育。加强对康复知识的宣传和普及，提高公众对康复服务的认知度和接受度，为广大患者提供更好的康复服务。④ 建立健全康复服务质量评估机制。加强康复服务质量的监督和管理，建立科学的康复服务质量评估机制，规范康复服务的过程和结果。

上述措施，对促进基层医疗卫生机构的医养结合服务能力的提升提供有力的支撑！

来源：http://wsjkw.nx.gov.cn/zfxxgk_279/fdzdgknr/zdgkwj/202208/t20220804_3658883.html

（刘甜甜 程长峰 宋振旺 丁余武 徐雪平 王 川 张丽英）

第十九章　大　事　记

【概　述】

康复医学是"预防、临床治疗、康复"三位一体的重要组成部分。在国家政策引导下,康复医学得到全面发展,康复医疗的新模式、新技术层出不穷,康复医疗产业的市场空间也在不断增长,康复服务已渗透到医疗、养老、照护等领域。纵观 2022 年,《政府工作报告》《"十四五"国民健康规划》《国家"十四五"老龄事业发展和养老服务体系规划》《"十四五"残疾人保障和发展规划》等,均强调了发展康复医学及康复服务的重要性。尽管备受疫情困扰,中国康复医学会、中国残疾人康复协会等,以及各省市(自治区)社团组织在线上线下开展了规范化培训、学术研讨、新技术推广、高峰论坛、设备博览、义诊、健康宣教及组织换届等活动。值得关注的是,康复医学中外合作与交流在本年度也非常活跃,"广州国际康复论坛""深圳国际康复论坛""亚太国际康复论坛会""中德神经康复论坛""上海国际老年康复论坛"及"北欧医疗科技交流会""国际作业治疗研讨会"等均以康复医学为主旨,或重点聚焦康复技术与康复服务。本卷《年鉴》收录 2022 年度部分与康复工作有关的大事记,以"国家康复工作事记""全国性社团事记""地方事记""中外交流事记"分列于后,供同仁参阅。

(公维军)

【康复工作大事记】

一、国家康复工作大事记

1. 国家卫生健康委办公厅关于开展康复医疗

服务试点工作的通知

2021 年 10 月 21 日,国家卫生健康委办公厅发布《关于开展康复医疗服务试点工作的通知》,确定北京市、天津市、河北省、上海市、江苏省、浙江省、江西省、山东省、河南省、湖南省、广东省、海南省、重庆市、四川省、宁夏回族自治区 15 个省份作为康复医疗服务试点地区,试点时间为 2022 年 1 月至12 月。试点任务包括增加提供康复医疗服务的医疗机构和床位数量、加强康复医疗学科能力建设、加强康复医疗专业人员培养培训、创新开展康复医疗多学科合作模式、加快推动居家康复医疗服务发展、积极推动康复医疗与其他服务的融合发展以及探索完善康复医疗服务价格和支付机制。试点目标为探索形成较完善的康复医疗服务体系、多元化康复医疗服务模式和有利于康复医疗服务发展的政策措施等有益做法和典型经验,充分发挥试点地区的带动示范作用,以点带面,加快推动全国康复医疗服务发展取得实效。

来源：http://www.nhc.gov.cn/yzygj/s7653pd/202110/9af02fe668e74aa3a0271e425ef0ea58.shtml

2. 国家卫生健康委联合国家发展改革委、民政部等部门深入推进医养结合,优化老年健康服务,提高健康老龄化水平

2022 年 2 月 25 日,国家发展改革委等 4 部门有关负责同志就《"十四五"国家老龄事业发展和养老服务体系规划》记者答问中提出：老年健康服务是老年人关注度最高的服务之一。近年来,国家卫生健康委联合国家发展改革委、民政部等部门深入推进医养结合,优化老年健康服务,提高健康老龄

化水平。此次《规划》中设立"完善老年健康支撑体系"专章,并提出加强老年健康教育和预防保健、发展老年医疗、康复护理和安宁疗护服务、深入推进医养结合、强化老年人疫情防控等方面任务,重点是增强医疗卫生机构为老服务能力。加强综合性医院老年医学科建设。支持医疗资源丰富的地区将部分公立医疗机构转型为护理院、康复医院。加快建设老年友善医疗机构,方便老年人看病就医。推动医疗服务向居家社区延伸。鼓励社会力量开办社区护理站。积极开展社区和居家中医药健康服务。稳步扩大安宁疗护试点,支持社区和居家安宁疗护服务发展。加强对社会公众的生命教育。在深入推进医养结合方面,重点是鼓励大型或主要接收失能老年人的养老机构内部设置医疗卫生机构,将养老机构内设医疗卫生机构纳入医联体管理,到2025年,养老机构普遍具备医养结合能力。实施社区医养结合能力提升行动。

来源:https://www.ndrc.gov.cn/fggz/fgzy/shgqhy/202202/t20220225_1317104_ext.html

3.《政府工作报告》

2022年3月5日,国务院李克强总理在第十三届全国人民代表大会第五次会议政府工作报告中提出,优化城乡养老服务供给,支持社会力量提供日间照料、助餐助洁、康复护理等服务,稳步推进长期护理保险制度试点;鼓励发展农村互助式养老服务,创新发展老年教育,推动老龄事业和产业高质量发展;强化未成年人保护和心理健康教育;提升残疾预防和康复服务水平;加强民生兜底保障和遇困群众救助,努力做到应保尽保、应助尽助。

来源:https://www.gov.cn/gongbao/content/2022/content_5679681.htm

4.《关于构建更高水平的全民健身公共服务体系的意见》

2022年3月,中共中央办公厅、国务院办公厅

印发了《关于构建更高水平的全民健身公共服务体系的意见》,并发出通知,要求各地区各部门结合实际认真贯彻落实。主要内容包括总体要求、完善支持社会力量发展全民健身的体制机制、推动全民健身公共服务城乡区域均衡发展、打造绿色便捷的全民健身新载体、构建多层次多样化的赛事活动体系、夯实广泛参与全民健身运动的群众基础、提高全民健身标准化科学化水平、营造人人参与体育锻炼的社会氛围、保障措施等。构建更高水平的全民健身公共服务体系,是加快体育强国建设的重要基石,是顺应人民对高品质生活期待的内在要求,是推动全体人民共同富裕取得更为明显的实质性进展的重要内容。

来源:https://www.gov.cn/zhengce/2022-03/23/content_5680908.htm

5.《"十四五"国民健康规划》

2022年4月27日,国务院办公厅印发《"十四五"国民健康规划》(以下简称《规划》)。《规划》指出,"十四五"时期卫生健康工作坚持以习近平新时代中国特色社会主义思想为指导,把人民群众生命安全和身体健康放在第一位,全面推进健康中国建设,加快实施健康中国行动,深化医药卫生体制改革,持续推动发展方式从以治病为中心转变为以人民健康为中心,为群众提供全方位全周期健康服务。《规划》确定了七项工作任务:一是织牢公共卫生防护网;二是全方位干预健康问题和影响因素;三是全周期保障人群健康;四是提高医疗卫生服务质量;五是促进中医药传承创新发展;六是做优做强健康产业;七是强化国民健康支撑与保障。《规划》提出发展目标,到2025年,公共卫生服务能力显著增强,一批重大疾病危害得到控制和消除,医疗卫生服务质量持续改善,医疗卫生相关支撑能力和健康产业发展水平不断提升,国民健康政策体系进一步健全,人均预期寿命在2020年基础上继续提高1岁左右。

来源：https://www.gov.cn/xinwen/2022-05/20/content_5691494.htm；

6. 中国残联会同教育部与山东省、青岛市有关方面召开康复大学建设协商会议

2022年5月20日，中国残联会同教育部与山东省、青岛市有关方面召开康复大学建设协商会议，贯彻落实习近平总书记重要批示和中央领导批示要求，沟通交流康复大学筹建工作进展，协商研究下一步重点工作。中国残联主席张海迪、教育部副部长孙尧出席会议并讲话，中国残联党组书记、理事长周长奎主持会议。中国残联副主席程凯、张卫星、黄悦勤和青岛市人大常委会党组书记、主任王鲁明出席会议。会议听取了康复大学筹建情况汇报，筹建工作取得积极进展。"建成康复大学"已纳入国家"十四五"规划纲要；康复大学临时党委、管理团队已经组建，学校内设机构及各项规章制度基本建立；校园建设主体建筑基本完工；学科设置、师资队伍建设、研究生培养、科研平台搭建等工作正在加快推进。中国残联相关部室、康复大学筹建办及相关直属单位，教育部相关司局负责同志参加会议，山东省教育厅、康复大学（筹）临时党委、领导小组，青岛市政府、康复大学青岛建设专班等负责同志以视频形式参会。

来源：https://www.cdpf.org.cn/xwzx/clyw2/0a4ba89702754b9aa88a5d064bf141c7_mobile.htm

7.《国务院关于加强和推进老龄工作进展情况的报告》

2022年8月30日，国家卫生健康委员会马晓伟主任在第十三届全国人民代表大会常务委员会第三十六次会议指出，持续推进残疾人精准康复服务行动，2021年共为378.3万残疾老年人提供基本康复服务。推动医疗资源丰富地区的部分一级、二级医院转型为护理院、康复医院。支持社会力量为老年人提供日间照料、助餐助洁、康复护理等服务。

通过改（扩）建、转型发展，加强康复医院、护理院建设。支持医疗资源丰富地区的二级及以下医疗机构转型，开展康复、护理以及医养结合服务。

来源：https://hbsjzxh.hebtu.edu.cn/a/2022/09/04/93397CA4A33F4A6B945D5A63F14997EC.html.

二、全国性社团康复工作大事记

1. ICF－RS临床实践指南中国专家共识会

2022年3月26日，国际功能、残疾与健康分类康复组合版（ICF rehabilitation set，ICF－RS）临床实践指南中国专家共识会在厦门采用线上线下结合的形式举办。本次共识会由中国康复医学会主办，厦门市第五医院、中山大学孙逸仙医院承办，厦门市康复医学会、海峡两岸暨港澳ICF应用与研究联盟、广东省康复与养老工程技术研究中心协办。中国康复医学会燕铁斌副会长代表项目组介绍了此次ICF－RS共识会的背景，华东师范大学黄昭鸣教授、南京医科大学励建安院士分别致辞，来自全国各地从事ICF及ICF－RS临床应用的参会专家进行了线上与线下互动讨论，燕铁斌副会长进行了会议总结。此次共识会的召开，有助于突破ICF临床难以操作、不容易推广的瓶颈，有利于后期ICF大数据库的建立，进而实现各医疗机构之间分享患者的功能分类结局，对提升医疗质量具有一定的意义。

来源：https://www.carm.org.cn/art/2022/3/30/art_6704_328947.html

2. 中华医学会物理医学与康复学分会发布《物理医学与康复学进展》2022"云版"

2022年4月12日，中华医学会《物理医学与康复学进展》2022"云版"发布，网络上掀起了康复进展学习高潮，3天阅读量超过1.6万。中华医学会第22次全国物理医学与康复学年会因疫情原因多次延期。为了既抓疫情防控又抓学术交流，让全国康复医学同道及时、全面地了解康复医学进展，分

会的全体委员基于个人的研究方向,结合前沿研究热点,参考国内外学者发表的相关研究文献,辛勤耕耘、群贤聚智,在主任委员何成奇教授的组织下完成了《物理医学与康复学进展》2022"云版"。该"云版"31万余字,汇编了59篇文章,内容涵盖了神经康复、肌骨康复、心肺康复、重症康复、内科康复、儿科康复、盆底康复及康复技术等领域,旨在让康复同仁把握进展、对标前沿,进一步完善、优化各自的研究方向与内容,为中国康复跟跑、并跑、领跑国际康复提供学术支撑。

来源:https://www.cma.org.cn/art/2022/4/12/art_15_44456.html

3. 中国康复医学会第七次全国会员代表大会

2022年4月16日,中国康复医学会第七届全国会员代表大会在北京召开,315名全国会员代表参加会议。中国科协专职副主席、书记处书记孟庆海出席会议并讲话,科学技术创新部部长刘兴平出席会议,学会第六届理事会会长方国恩作了工作报告,党委书记牛恩喜主持会议。大会选举产生了学会第七届理事会、常务理事会、监事会和学会领导班子、党委班子,成立了新一届专家委员会。陈立典被选为会长,彭明强、冯珍、许光旭、何成奇、杜青、岳寿伟、单春雷、席家宁、唐强、黄晓琳、窦祖林、燕铁斌被选为副会长,方国恩担任专家委员会主任,李云波被聘任为秘书长,牛恩喜被选为监事会监事长,戴爱国、贺西京被选为副监事长,常务理事60人,理事186人。大会审议通过了有关重要事项。详见中国康复医学会官网介绍。

来源:https://www.bjhonko.com/news/news/566

4. 康复治疗师规范化培训工作研讨会

2022年4月27日,康复治疗师规范化培训工作研讨会采取线上和线下方式同步进行,由中国康复医学会和中国残疾人康复协会组织召开,专题研讨康复治疗师规范化培训工作。中国残疾人康复协会理事长凌锋、中国康复医学会副会长燕铁斌、培训部主任刘玉、培训认证联合委员会全体专家及特邀专家参加了研讨会。会上,凌锋理事长首先对康复治疗师规范化培训认证工作的历史背景、发展现状及此项工作的重要性做了重要论述;张皓教授介绍了"康复治疗师规范化培训细则"和"康复治疗师培训基地认证标准"两个讨论文件的基本情况,以及北京市先行先试经验;与会专家围绕两个讨论文件,就康复治疗师规范化培训的课程设置、教学方式、考核方法、基地遴选标准等内容进行了广泛深入的研讨,初步形成了康复治疗师规范化培训工作的主要框架及基本内容。凌锋理事长在总结讲话中强调,建设康复治疗师规范化培训认证体系,加强培训全过程科学管理,是提升康复治疗师专业技术水平、推动我国康复医疗服务高质量发展的必然要求。

来源:https://www.cncard.org.cn/News/Details?id=637&page=News-association

5. 2022年中国康复医学会全国科技工作者日康复科普活动

2022年5月23日至6月15日,2022年中国康复医学会全国科技工作者日康复科普活动以线上线下结合的形式举办。本次活动由中国康复医学会主办、科学普及工作委员会承办。活动以"创新争先康复同行,科技惠民康复助力"为主题,主要内容包括康复科普主题日活动、线上科普云讲堂、对话康复—专家网上面对面谈康复,以及全国各地的线下科普志愿服务等。在当日举行的康复主委科普论坛上,共计30多位全国知名医学专家,围绕神经、运动、重症疾病、疼痛、慢病、儿童康复、疫情健康管理等专题,进行康复科普讲座,累计组织60场不同主题的科普云讲堂,来自全国27个省区市、150余家医疗机构和高等院校、383名专家,围绕全方位、全生命周期健康,疾病预防与康复等内容进行康复科普知识宣讲。"对话康复"线上直播访谈活动,连线 30 余位康复医学专家,分享各类康复医学技术、应用及发展,将前沿的健康理念、实用的康复技能传播给康复医学专业人员与广大群众。同期,56 场线下科普志愿服务在福建、江苏、浙江、贵州、云南、青海、湖北、江西、陕西等 21 个省(区市)有序开展,多支康复科普志愿服务团队深入基层和社区,通过线下义诊、健康宣教等途径,普及健康管理和康复知识。

来源：https://mi. mbd. baidu. com/r/12JbQ kIFgSQ?f=cp&u=be65ca8eca7c6315

6. 第四届"一带一路"西部康复医学高峰论坛暨宁夏康复医学会第五届康复医学年会

2022 年 7 月 15 日至 17 日,第四届"一带一路"西部康复医学高峰论坛暨宁夏康复医学会第五届康复医学年会在宁夏银川采用线下为主、线上为辅的形式举办,线下会场设在宁夏回族自治区人民医院国际会议中心,线上对大会开幕式、大会主旨演讲、综合康复分论坛、儿童及神经康复分论坛以及神经肌骨康复分论坛等进行直播。本次大会由中国康复医学会主办,宁夏康复医学会、宁夏回族自治区人民医院承办,陕西省康复医学会、甘肃省康复医学会、青海省康复医学会、新疆康复医学会协办。会议以"多学科融合,全病程管理,共筑康复未来"为主题,共设主旨报告 1 场、分论坛 3 个,分论坛专题学术报告 46 个,43 名讲者参与授课,33 名专家参与主持。其中,中国康复医学会会长、福建中医药大学党委书记陈立典教授围绕"中西集合康复的创新与发展"主题进行交流,为与会学员分享了一场精彩的学术报告。线下参会人员达 500 人次、线上参会达 8 000 余人次。本次会议主题明确、内容丰富、重点突出,对提升康复专业技术人员服务能力起着积极作用。

来源：https://www. carm. org. cn/art/2022/ 6/28/art_6705_333242. html

7. 中华医学会二十二次全国物理医学与康复学学术会议年会

2022 年 8 月 17 日至 20 日,中华医学会第二十二次全国物理医学与康复学学术会议在湖南长沙召开。会议由中华医学会、中华医学会物理医学与康复学分会主办,湖南省医学会承办。会议以"规范创新、科技康复"为主题,邀请 200 余名国内知名专家做大会报告、分论坛专题报告、培训班、病例讨论点评及青年英文演讲等,内容既包括康复专业的基础理论、基本知识和基本技术,又涵盖本学科的发展前沿。会议期间同时举办康复仪器设备展览和新技术研讨会,介绍最新康复设备。本次会议是我国一次高规格、高质量的物理医学与康复学学术大会,为"健康中国"奉献康复力量。

来源：https://cspmr. cma. org. cn/cn/news. asp?id=827. html

8. 中国康复医学会粤港澳大湾区康复医学论坛暨 2022 年广东省康复医学会学术年会

2022 年 8 月 19 日至 21 日,中国康复医学会粤港澳大湾区康复论坛暨 2022 年广东省康复医学会学术年会在广东广州举办。本次论坛由中国康复医学会主办,广东省康复医学会承办,澳门物理治疗师工会、香港职业治疗学院、湖南省康复医学会、广西壮族自治区康复医学会、海南省康复医学会、云南省康复医学会协办。论坛以"高端引领　开创探索　融合发展"为主旨,充分发挥粤港澳高端引领的作用,邀请国内相关领域的院士及知名专家围绕康复医疗创新技术应用、智能化系统赋能康复医疗等主题开展学术交流与研讨。论坛设置了疼痛康复、呼吸康复、物理治疗等 21 个分论坛,涉及临床康复、康复亚专业、康复服务等领域。会议同时有八十余家企业展出高智能、高科技、高品质的康复辅助器具产品、康复治疗设备、康复临床用药等,是一次全国大康复医企融合实力的检阅。

来源：https://m.thepaper.cn/baijiahao_195
47135

9. 全国残疾预防工作推进会

2022年8月23日，全国残疾预防工作推进会在北京召开，会议由国务院残疾人工作委员会主办。会议由国务院残工委秘书长、中国残联副主席张卫星主持。国务院残工委副主任周长奎、国家卫生健康委副主任李斌、公安部副部长刘钊、应急管理部副部长徐加爱出席会议并讲话。国务院残工委副主任、中国残联主席张海迪对做好残疾预防工作提出要求，强调要坚持人民至上、生命至上，下大力气做好残疾预防工作，努力减少残疾的发生，减轻残疾带来的痛苦，帮助残疾人和家庭解决困难。会议强调，要准确把握新时期残疾预防工作的方向和要求，要强化政府责任、加大保障力度、加强指导督促、加强宣传引导，确保《国家残疾预防行动计划（2021—2025年）》顺利实施。浙江、青海省残工委负责同志作交流发言。国务院残工委成员单位和残疾预防工作相关部门代表、国家残疾预防专家咨询委员会专家代表、中国残联有关部门和单位负责同志在主会场参加会议，各省（区、市）和新疆生产建设兵团残工委成员单位、全国残疾预防重点联系地区代表在分会场参加会议。

来源：https://www.cncard.org.cn/News/
Details?id=711&page=News-association

10. 中国康复医学会全国科普日联合行动暨康复科普年会与科技创新高峰论坛

2022年9月16日，中国康复医学会全国科普日联合行动暨康复科普年会与科技创新高峰论坛在广西南宁采取线上线下相结合方式召开。本次大会由中国康复医学会主办，广西壮族自治区江滨医院承办。会议以"喜迎二十大，康复科普向未来"为主题。主会场举行的康复科技创新大咖论坛精彩纷呈，美国医学科学院国际院士励建安、中华医学会物理医学与康复学分会主任委员何成奇、中国康复医学会副会长燕铁斌、冯珍、中国康复医学会儿童康复专业委员会名誉主任委员李晓捷、主任委员唐久来、中国科学院自动化研究所侯增广、广西壮族自治区江滨医院院长胡才友、科学普及工作委员会副主任委员许建文等20余位知名专家围绕主动健康、儿童康复、科技创新、老年康复等多个主题进行学术交流，倡导健康生活方式，让大众感受前沿的康复科技成果。本次大会设立南宁主会场与41个线上云科普大讲堂，在中国科协科普中国等多家平台同步直播，在线观看人数达300万人次，充分展示了我国康复科普的优秀成果。

来源：https://www.carm.org.cn/art/2022/
9/16/art_6716_336127.html

11. 中华中医药学会第三届慢病管理学术年会

2022年11月5日，中华中医药学会第三届慢病管理学术年会线上召开。会议由中华中医药学会主办，中华中医药学会慢病管理分会、开封市中医院、杏园教育平台等单位承办。大会设置主论坛及慢病管理标准化分论坛、青年论坛。中国工程院院士王琦，国医大师孙光荣、丁樱、林天东，全国名中医郑玉玲，中华中医药学会副秘书长陈俊峰、慢病管理分会主任委员庞国明等领导和专家在线出席开幕式。陈俊峰在开幕式中致辞。王琦作了题为"慢病管理工作范围和管理目标"的主旨报告。孙光荣、丁樱、林天东、郑玉玲、庞国明分别以"中和求衡是中医慢病管理策略之源""儿童慢性肾疾病管理策略""探寻中西医结合模式下慢性阻塞性肺疾病管理体系""基于慢性病管理的肿瘤中医防治策略""纯中医缓解/逆转2型糖尿病方略构建与应用初探"为题作专题报告。学术年会期间，慢病管理分会召开了党的工作小组会议，传达学习了党的二十大精神，还召开了慢病管理分会常务委员会议，对下一步的工作进行了部署。慢病管理分会委员和相关从业人员近5 000人参加，河南健康网同步转播,网络热度超过 1 000 万。

来源：http://www.cast.org.cn/xw/qgxh/ZHXX/art/2022/art_c883745b5294403a846adf2c0d586c04.html

12. 第五届"一带一路"中部康复高峰论坛暨第七届国际康复设备博览会

2022 年 12 月 30 日至 2023 年 1 月 1 日,第五届"一带一路"中部康复高峰论坛暨第七届国际康复设备博览会在河南安阳举办。本届论坛由中国康复医学会、安阳市人民政府共同主办,河南省康复医学会、安阳市康复医学会、内黄县人民政府、祥和康复技术研究院承办,山西省康复医学会、安徽省康复医学会、湖北省康复医学会、江西省康复医学会、湖南省康复医学会、安阳市残疾人联合会、翔宇医疗协办。大会设立基层院长论坛、院长论坛、重症康复分论坛、疼痛康复分论坛、神经康复分论坛、中医康复分论坛、VTE& 加速康复外科分论坛、智能康复技术转化与临床应用论坛、康复产业发展及设备营销总裁高峰论坛、产后康复论坛、残疾人康复产业发展暨辅具推广应用研讨会及第七届国际康复设备博览会等多个分论坛,邀请知名专家及全国著名三甲综合医院、康复相关科研院所领导,就医疗机构建设发展、康复科室管理、康复人才培养、康复治疗技术、前沿康复及品牌战略等议题作主题演讲,开展深层次交流。第七届国际康复设备博览会是康复医疗器械展览会中规模大、影响广、品牌强的盛会,为医疗行业"政、产、学、研、用"各方打造了一个多元融合、多级共享的全产业链交流合作平台。

来源：https://hk.aconf.cn/conf_188333.html

13. 2022 中国康复医学会综合学术年会暨国际康复医疗产业博览会

2023 年 1 月 6 日,2022 中国康复医学会综合学术年会暨国际康复医疗产业博览会在福州数字中

国会展中心隆重开幕。本次大会由中国康复医学会主办,中国医师协会、中国研究型医院学会、中国卫生信息与健康医疗大数据学会、中国妇幼保健协会、中国老年学和老年医学学会、中国残疾人康复协会、中国医学装备协会、中国康复辅助器具协会、中国康复技术转化及发展促进会协办,得到了国际物理与康复医学学会、福建中医药大学等相关机构的积极支持。会议以"传承创新,砥砺奋进,开启康复新征程"为主题,聚焦新时代康复医学科技发展前沿,发挥高端学术会议引领辐射作用,采取线上线下相结合的方式举行,设立综合国际康复主论坛和 40 个平行分论坛,现场参会代表近 3 000 人,线上参会代表逾万人。康复医疗、康复护理、康复工程、康养结合等相关领域国内外知名专家学者共享高端康复学术盛宴。科创中国、科技工作者之家、康复医学网、康复社等网络媒体对本次大会全程直播,总观看量达 350 万;新华社、中新社、福建电视台、《福建日报》《福建卫生报》等多家媒体进行宣传报道。会议的成功举办促进了多领域、多学科的交流融合,进一步推动了我国康复医学的发展。

来源：https://xcb.fjtcm.edu.cn/2023/0517/c117a64665/page.htm

三、地方康复工作大事记

1. 首届太阳岛中医药青年学者论坛

2022 年 2 月 19 日,首届太阳岛中医药青年学者论坛在黑龙江采取线上线下相结合的方式举办。论坛由黑龙江中医药大学附属第四医院主办,黑龙江省康复医学会承办。会议邀请来自全省各地的 16 位中医药青年学者分别围绕中医药康复、消化、皮肤、妇产、骨伤、肛肠、药剂等领域的学术前沿问题作学术报告,展开充分交流,论坛分为 4 个组别同步举行。有近 300 名专家学者参会。此次论坛为大家带来了一场学术盛宴,进一步浓厚了学术氛围,加强了交流合作,为黑龙江省中医药青年学者的学术交流提供了一个崭新的平台,收获了与会学

者正面的反馈和极大的好评。

来源：https://mp.weixin.qq.com/s?__biz=
MzAwODQ3ODU4Ng==&mid=2649127749&idx

2. 2022年广东智慧康复论坛暨广东省康复医学会创新成果展示大赛筹备启动会

2022年3月10日至11日，2022年广东智慧康复论坛暨广东省康复医学会创新成果展示大赛筹备启动会在广州举办。论坛由广东省康复医学会、工业和信息化部电子第五研究所、中国（广州）国际家用医疗康复护理及福祉辅具博览会联合主办。本届论坛以"万物互联　智创未来"为主题，汇聚众多物联网、云计算、大数据、人工智能等科技领域的专家学者，与康复医学专业跨界融合，共同探索从万物互联到万物智联时代，各种新兴智能技术将如何为康复医学赋能，驱动康复产业技术与商业模式创新，以满足我国庞大的康复医疗行业需求。全场近百人列席参加，近400人通过在线直播平台同步参与论坛。广东省康复医学会创新成果展示大赛也在本届论坛上进行了启动仪式，该大赛旨在充分发挥广东在全国康复医疗及科技创新的领先地位作用，通过征集康复相关应用场景的智慧医疗科技成果，结合广东省康复医疗发展特色，以创新成果展示大赛的形式，充分挖掘高智能、高科技、高品质的康复创新产品，推动科技创新、产业转型和成果转化，达到加速创新项目落地广东、助推康复医疗中小微企业提质增效、逐步满足人民群众健康需求的目的。

来源：https://new.qq.com/rain/a/20220311
A055D900?no-redirect=1

3. 第12届中国（广州）国际家用医疗康复护理及福祉辅具展览会

2022年3月10日至11日，第12届中国（广州）国际家用医疗康复护理及福祉辅具展览会在广州琶洲中国进出口商品交易会展馆隆重举行。本

次展览由广东省残疾人辅助器具资源中心主办，广州佳美金晔展览有限公司协办。展览会以"无边界康复，重构大健康"为主题，聚焦日常"生活康复"，展出包括适她部分、慢病管理、中医养生、运动养生、适老部分和服务机构等6大类产品，总计过千种康复产品。来自全国各地共计102家康复企业参展，展出面积达15 000平方米，吸引了全国十多个省市、地区残联单位报名参会。尽管因突发疫情原因，展期由原来的3天缩短为2天，但仍然吸引了国内及境外超过1.2万名观众参观展会。

来源：https://mp.weixin.qq.com/s/QVS6a
XdtyrCNxMGmn-0TfQ

4. 2022年天津市医学会物理医学与康复学学术年会

2022年8月20日至21日，2022年天津市医学会物理医学与康复学学术年会通过网络视频会议形式进行。年会由天津市医学会、天津市康复医学会共同主办，天津市医学会物理医学与康复学分会承办，天津市医师协会康复医师分会协办。会议以传播物理医学与康复学专业常见病、多发病及疑难病症的防治新技术规范与新进展为宗旨，邀请中华医学会物理医学与康复学分会主委何成奇教授、副主委郭铁成教授、常委王楚怀教授等知名专家做精彩演讲，同时邀请了天津市诸多物理医学与康复领域和相关专业的知名专家教授，围绕学科前沿、质量控制、临床疑难、实战基础，以专题讲座、病例分享、专家点评等多种形式开展沟通交流。此次会议为物理医学与康复学相关专业学者的学术交流与合作搭建了一个多彩纷呈的学术交流平台。

来源：https://tjyxh.cn/?jinqihuiyi/1552.html

5. 第12届上海康复医学科技奖励大会暨标准引领康复医学高质量发展学术论坛

2022年8月27日，第12届上海康复医学科技奖励大会暨标准引领康复医学高质量发展学术论

坛在上海云端隆重召开。奖项覆盖上海各级医疗机构和各个医学院校,表彰和奖励在落实科普推动创新驱动发展国家战略,积极响应康复团体标准化建设,推进康复人才专科能力培养,加快康复医疗服务体系建设以及疫情防控等方面作出突出贡献的学者和团队组织。本次学术论坛基于《国际功能、残疾和健康分类》(ICF)的学科内涵,围绕康复标准化体系建设,以"标准引领康复医学高质量发展"为主题展开。中国工程院院士顾玉东、中国工程院院士戴尅戎、上海市人大教育科学文化卫生委员会主任委员徐建光等领导莅临云端开幕式并为大会致辞,上海市康复医学会会长高文致辞并宣读奖励决定和名单,来自上海市康复医学会30多个亚专科专委会、获奖人、获奖单位以及上海各医院从事康复工作者参会。线上线下与会共万余人次。

来源:https://mp.weixin.qq.com/s?__biz=MzIyOTY1ODk3Nw==&mid=2247485466&idx

6. 第三届"苏豫有约"康复论坛

2022年9月17日,第三届"苏豫有约"康复论坛在江苏连云港召开。本次论坛由河南省康复医学会、江苏省康复医学会共同主办,连云港市第一人民医院承办,江苏苏云集团协办。国家卫健委康复医学质控中心主任周谋望、江苏省康复医学会会长许光旭、河南省康复医学会会长冯晓东出席会议并讲话。许光旭、李彦杰、王蓓蓓、范存林、祁玉军5位教授分别就管理艺术、学科建设与发展等进行专题报告,随后,大家围绕"学科建设"主题展开热烈的讨论。来自河南省康复医学会代表团与江苏省康复医学会代表团共计34人参加了第三届"苏豫有约"康复论坛。本次论坛的召开,促进了苏豫两省康复事业的发展,为两省康复领域的交流与合作向纵深发展搭建桥梁,更好地为人民健康保驾护航,真正实现全民健康。

来源:https://mp.weixin.qq.com/s?__biz=MjM5NzgyMTExOQ==&mid=2650505592&idx

7. 北京康复医学会第九次学术交流大会

2022年9月18日,北京康复医学会第九次学术交流大会在北京以线下线上结合的形式举行。本次大会由北京康复医学会主办,北京华生康复医院承办。大会以"协同发展,共创未来"为主题,共包含1个主论坛和11个分论坛,北京市卫生健康委员会医政医管处副处长张斌、北京市丰台区卫生健康委员会医院管理中心主任李志新、北京康复医学会名誉会长王茂斌等40余人参加主论坛线下会议,其中8位专家分享了团体标准、卫生技术评估、重症脑卒中、中西医结合呼吸康复、心脏运动康复、康复评定精准化、康复医师的临床思维、学术型医师的培养等学科热点和前沿问题。分论坛上,北京康复医学会各个分支机构的专家就各自领域的最新研究成果和动态展开热烈讨论,内容涵盖言语听力康复、肾脏病康复、儿童康复、脊柱脊髓损伤康复、骨科康复、心脏康复、运动康复、呼吸康复等领域。此次大会主会场注册观看人数980人,各分会场注册观看人数3 324人,总累计观看次数达26 653人次,推动了北京地区康复医学事业的发展,促进了北京康复医学界的学术交流。

来源:http://bjkfyxh.com/index/article/detail/id/215.html

8. 第四届中原物理医学发展论坛暨骨科康复学术交流会议

2022年9月24日,第四届中原物理医学发展论坛暨骨科康复学术交流会议在河南郑州召开。会议由河南省科学技术协会主办,河南省物理医学学会、河南省直第三人民医院承办。河南省科学技术协会党组成员王继芬、河南省民政厅二级巡视员张正德、河南省残疾人联合会原巡视员董予德、河南省直第三人民医院院长曹晓强、业务院长袁启东、河南省物理医学学会会长刘强出席开幕式并致辞。学术交流环节,河南省人民医院刘珂主任医师、河南省直第三人民医院李雪飞主治医师、河南省人民医院蔡西国主任医师、河南省直第三人民医院姚浩然主管治疗师、河南省直第三人民医院张娟娟主管治疗师、河南省中医药大学第三附属院刘明主任医师等6位专家学者聚焦骨科康复相关问题进行学术授课。来自全省物理医学领域的临床医护、治疗师及科研、教学工作者等近50人现场参加会议，会议直播间观看人次达9万人次。

来源：http://www.cast.org.cn/xw/dfkx/HN1753/art/2022/art_f3eb2702ff9741bcb24814dc3ce28451.html

9. 京台青年科学家论坛系列活动-康复技术创新方法研讨会

2022年9月30日，第十九届京台青年科学家论坛系列活动-康复技术创新方法研讨会举办。活动由清华工研院全球健康产业创新中心主办，北京市科协科技交流中心支持。会上，北京清华工业开发研究院副院长付小龙致辞，清华工研院全球健康产业创新中心执行主任王竟菁、中国康复辅助器具协会秘书长毛勇、清华大学智能生物机械研究室主任季林红、北京大学第三医院心内科主任医师徐顺霖、北京清华长庚医院康复医学科主任潘钰、滨州医学院康复工程研究院院长李古强、中国康复研究中心神经康复科主任医师杜晓霞、台湾大学电子研究所博士黄建嘉、台湾林口长庚医院复健部主任教授医师裴育晟、台湾医学设计学会理事长曾俊儒、纬创医学科技股份有限公司产品主任张欣如等京台两地青年科学家分享康复领域成果报告。京台高校科研机构、临床医院专家学者50余人参会。本次研讨会交流京台两地康复领域技术成果，推动康复医学前沿理念及临床实践不断转化前行，共同推动京台两地康复医学事业发展。

来源：http://www.cast.org.cn/xw/dfkx/BJ/art/2022/art_460462dfc61c42aeb8d44b267ddc8b44.html

10. 2022浙江省康复医学会综合学术年会暨浙江省康复医疗产业博览会

2022年11月18日至20日，2022浙江省康复医学会综合学术年会暨浙江省康复医疗产业博览会在浙江杭州举办。会议由浙江省康复医学会主办。大会以"发展创新，数智引领"为主题，设立主会场1个、分会场35个，邀请到潘云鹤院士、李校堃院士、谭蔚泓院士、郑树森院士、戴尅戎院士、黄荷凤院士、励建安院士、陈立典院士及300余名国内知名专家进行精彩纷呈、形式多样的学术讲座。来自全省各地逾1 400名注册会员参会，总参会人数超2 400名。康复产业博览会共有58家厂商参展，展示面积超400平方米。会议期间，数智化康复装备浙江省工程研究中心正式启动，举办了2022年浙江省康复治疗职业技能竞赛团体赛总决赛，2022年浙江省大学生康复技能竞赛，学会下属19个专业委员会和青年理事会完成换届，新成立10个专业委员会。2022年浙江省康复医学会综合学术年会的成功举办，是浙江省康复医学界的一场学术交流的盛宴，对浙江康复医学临床、科研、教学、产业等发展都将起到极大的推动作用。

来源：https://zhihuikangyang.com/article/12281.html

11. 广西医学会物理医学与康复学2022年学术年会暨康复新技术学习班

2022年12月2日至4日，广西医学会物理医学与康复学2022年学术年会暨康复新技术学习班在广西南宁采用线上线下结合的形式举办。会议由广西医学会主办，广西医学会物理医学与康复学分会、广西江滨医院（自治区第三人民医院）承办。大会邀请30余位国内知名康复治疗领域专家，进行专题讲座及病例分享。康复新技术培训班内容涵盖神经康复、肌骨康复、心肺康复、重症康复、儿科康复等康复技术领域，包含典型病例分享、康复管理等相关内容。培训班系统展示了国内外先进的康复医学最新研究和理念成果,授课内容具有前沿性、新颖性、实用性、针对性,进一步提升了全区的康复服务能力。广西医学会物理医学与康复学分会委员,以及区内外 500 余名专家学者参加了会议。

来源:https://www.med66.com/jixuyixuejiaoyuwang/jixuyixuejiaoyuxueshuhuiyi/wa2211164514.shtml

12. 青海省康复医学会 2022 年年会

2022 年 12 月 10 日,青海省康复医学会 2022 年年会,青海省康复医学会脊柱脊髓、神经重症康复、肌骨康复专业委员会成立大会暨第一届青海省脊柱脊髓学术大会在青海西宁采用线上形式举办。年会由青海省康复医学会主办,青海大学附属医院承办。青海大学附属医院院长樊海宁、青海省康复医学会会长李文方、首都医科大学骨外科学系主任、附属朝阳医院骨科主任海涌教授、青海省康复医学会何晓宏常务副会长等出席开幕式并致辞。会议邀请多位国内脊柱脊髓领域享有盛誉的专家教授,以及省内知名专家参会,共话脊柱脊髓前沿技术和热点问题;组织专题讲座和学术交流,对加强康复及骨科医疗人才培养、促进脊柱脊髓康复医疗理念创新、提高青海省康复医疗服务水平具有重要意义。参会约 1 200 人次。

来源:https://mp.weixin.qq.com/s?__biz=MzI1MDE4NjI2Ng==&mid=2651300497&idx

13. 广西医师协会康复医师分会 2022 年学术年会暨换届选举大会及第五届广西康复专科医师培训班和第四届广西康复病历书写大赛

2022 年 12 月 16 日至 18 日,广西医师协会康复医师分会 2022 年学术年会暨第五届广西康复专科医师培训班、第四届广西康复病历书写大赛、首届广西住院医师规范化培训康复医学科专业病历书写大赛在广西以线上线下相结合的形式召开。

会议由广西医师协会主办,广西医师协会康复医师分会、广西医科大学第一附属医院承办。大会以"规范·循证·融合·发展"为主题,邀请国内知名专家开展学术讲座,同期召开广西医师协会康复医师分会换届选举大会。

来源:http://www.gxmda.cn/Htmls/news/202211/2728.html

14. 四川省医学会第二十次物理医学与康复学学术会议暨 2022 年成都康复医学会综合学术年会

2022 年 12 月 16—18 日,四川省医学会第二十次物理医学与康复学学术会议暨 2022 年成都康复医学会综合学术年会在四川成都采用线上线下结合的方式举办。会议由四川省医学会主办,四川省医学会物理医学与康复学转业委员会及成都市第二人民医院联合承办。大会以"新时代　新机遇　推动康复医学高质量发展"为主题,邀请了国内外 40 余位专家进行专题报告,30 余位专家学者进行学术发言。此外,大会设有冲击波、心肺及重症康复、言语吞咽、康复教育、胃肠盆底、肌骨康复、神经康复、青年委员会等 8 个分会场,以及经颅磁刺激技术临床应用工作坊及肌肉骨骼超声工作坊,内容精彩纷呈,让参会者受益匪浅。专委会常委、青委、各单位代表等 50 人出席线下会议,近千余人线上参会。通过本次大会,进一步体现了四川省医学会物理医学与康复学专委会的专业学术水平与行业影响力,为我国康复事业高质量发展贡献了智慧和力量。

来源:https://mp.weixin.qq.com/s?__biz=MzI4NjYxODA4NQ==&mid=2247487190&idx

四、中外交流大事记

1. 王梅梅会见德国奥托博克健康集团中国公司总经理黄清波

2022 年 2 月 23 日,中国残联副理事长王梅梅在北京会见德国奥托博克健康集团中国公司新任总经理黄清波一行。康复部、体育部、国际部相关同志参加会见。王梅梅表示,中国政府高度重视残疾人事业发展。康复是生命的重建,辅助器具发挥了重要作用。《"十四五"残疾人保障和发展规划》提出加快发展康复辅助器具服务,鼓励实施公益性康复辅助器具适配项目。希望包括奥托博克在内的辅具企业立足中国市场,创新研发更多质优价廉的辅具产品,更好满足广大残疾人需要。黄清波表示,奥托博克高度重视与中国残联的合作关系,希望进一步发展双方在促进残疾人康复、就业、体育等方面的合作。

来源:https://www.cdpf.org.cn//xwzx/clyw2/81ef2dc4673c4fb3831e60f66350a0d4.htm

2. 第九届广州国际康复论坛

2022年3月10日至3月12日,第九届广州国际康复论坛在广州琶洲广交会展馆隆重举行。本论坛由世界卫生组织康复合作中心(CHN-50)、中山大学广东省康复医学与临床转化工程技术研究中心、广东省康复医学会、中国(广州)国际家用医疗康复护理及福祉辅具展览会组委会联合主办,广州市金晔展览有限公司承办。本届论坛以"无疆界康复的创新发展"为主题,在秉承历届"跨学科、跨领域、跨国界、跨职业群体"交流合作,举办各康复专科分论坛的基础上,更进一步探索"创新科技,赋能康复"的新时代康复医学发展趋势,同期举办2022年广东智慧康复论坛、广东省康复医学会创新成果展示大赛启动会等多项活动,围绕临床康复、居家康复、无障碍出行和特殊教育等应用场景,通过成果展示等多种形式充分挖掘高智能、高科技和高品质的康复辅助器具产品和康复治疗设备等,推动科技创新、产业转型和成果转化。论坛期间,举办了2022第二届中国医疗器械产业创新发展高峰论坛、中澳医护康复论坛、科技合作赋能未来、智能康复与非侵入性脑调控论坛等多场平行会议,内容涵盖康复医疗机构运营管理、国际康复技术新进展、健康管理等多维度内容,丰富了康复服务的内容,拓宽了商业模式边界。论坛以线上线下结合的方式召开,共有一百多位国内外著名的康复医学及跨学科专家发表了精彩的学术演讲,累计举办了10场学术分论坛、3场平行会议、2个竞赛项目以及机构探访等相关主题活动,受到了广泛关注与好评。

来源:https://baijiahao.baidu.com/s?id=17269029580878215628&wfr=spider&for=pc

3. 2022中国(北京)北欧医疗科技交流会

2022年4月12日,中国(北京)北欧医疗科技交流会在服贸会数字平台举办。活动由北京市国际服务贸易事务中心联合挪威创新署、北欧创新署举办。挪威驻华大使馆公使衔参赞汤柯纳出席会议,北京市疾病预防控制中心、北京市经济技术开发区、中国康复研究中心、京东健康等8家中方机构和企业,15家北欧企业派代表参会。汤柯纳参赞在致辞中表示,近年来,挪威与中国国家卫生健康委员会、各省区市、行业组织等顺利开展医疗科技领域合作。在未来,希望与各方继续加深友谊,利用可持续发展方法和技术,造福各国人民健康。会议期间,北京市疾病预防控制中心、北京市国际服务贸易事务中心等8家中方机构相继进行主题发言。15家北欧医疗机构分别围绕各自医疗、科技服务展开研讨。本次线上会议对于扩大各个机构的国际影响力,加强中国与北欧各国在康复领域的合作与交流具有重要意义。

来源:https://www.cdpf.org.cn/xwzx/ywdt1/051fe0b50f76413bb2129868f88a8c35.htm

4. 第六届国际作业治疗研讨会

2022年4月15—17日,第六届国际作业治疗研讨会线上会议隆重举行。会议由香港职业治疗学院、成都市第二人民医院、成都康复医学会、四川省康复治疗师协会作业治疗师分会共同主办,成都市第二人民医院全面承办。会议以"创新、融合、智慧、生活"为主题,邀请美国、挪威、日本、加拿大、英国等国际专家及大陆、香港、台湾等多地作业治疗专家，从神经康复、老年及养老康复、社区康复、急性期康复、创伤康复、脊髓损伤康复、OT 创新、OT 质控、OT 文化及价值观、儿童康复、OT 教育、职业康复等多个领域展开专题演讲。会议由 Dr. Hanne Tuntland、闫彦宁教授、Dr. Kit Sinclair、Dr. Charles Christiansen、梁国辉教授、杨永红教授等 63 位专家及资深作业治疗师进行专题演讲。会议累计点击量达 4.86 万人次，各会场各会场平均在线观看人数为 200 余人，同时在线人数最高 400 余人，累计报名人数 3 500 人。

来源：https://mp. weixin. qq. com/s?__biz=MzI4NjYxODA4NQ==&mid=2247486806&idx

5. 2022 亚太国际康复论坛会

2022 年 5 月 26 日，2022 亚太国际康复论坛在深圳光明天安云谷国际会议中心举行。论坛由中山大学附属第七医院康复学科申报并负责举办，以"康复多学科合作与科技转化"为主题，邀请中国、意大利、泰国、美国、建加拿大、韩国、比利时、德国等国家和地区的相关研究人员参与此次会议。大会名誉主席、中山大学附属第七医院院长何裕隆教授致欢迎辞，大会主席、汕头大学校长郝志峰教授致辞，论坛主席、世界卫生组织康复合作中心主任、中山七院康复医学科学科带头人黄东锋教授主持开幕式。论坛设有睡眠康复、自闭症康复、疼痛康复、社区康复医疗能力建设发展、人工智能赋能肢体康复、生殖及性功能障碍康复、智能康复与非侵入性脑调控高峰论坛，同时增设低温矫形器案例分析实操技术培训。论坛通过国内外跨学科、跨领域、跨国界、跨职业的广泛交流与合作，促进中外康复医学相互融合，进一步推动康复医学领域诊疗水平的可持续发展。

来源：https://mp. weixin. qq. com/s/mKgPQ0Ebsxuf3152wo-GLA

6. 中丹辅助器具政策与实践线上交流研讨会

2022 年 6 月 20 日，中丹辅助器具政策与实践线上交流研讨会成功举办。会议由丹麦王国驻华大使馆、中国残疾人辅助器具中心联合举办。丹麦王国驻华大使 Thomas Østrup Møller、卫生商务参赞 Niklas Feilberg 和中国残疾人辅助器具中心主任孔德明、副主任董理权出席会议并讲话。丹麦王国驻华大使 Thomas Østrup Møller、孔德明主任分别发言，表示愿深化双方合作，助推两国辅助器具事业的发展。董理权副主任详细介绍了中国辅助器具事业的发展历程、保障体系建设及为保障残疾人辅助器具获取所开展的系列实践，丹麦残疾人组织副主席 Sif Holst 分享了丹麦的辅助器具政策、服务机构及服务模式等相关情况，来自北京、深圳和泰安残联的代表分享了本地辅助器具保障政策及工作实践，中丹双方十余名专家围绕"辅助器具行业的发展方向与挑战""追求高质创新，以人为本""提高辅助器具可及性"3 个议题进行了热烈探讨，从辅助器具研发、创新、质量、服务、国际合作等多个角度为深化中丹辅助器具领域交流合作、挖掘合作潜力和提高辅助器具需求者福祉建言献策。

来源：https://www. cncard. org. cn/News/Details?id=674&page=News-association

7. 第十九届深圳国际康复论坛

2022 年 8 月 5 日至 7 日，第十九届深圳国际康复论坛在深圳香格里拉大酒店（罗湖）举办。论坛由深圳市康复医学会等单位主办，以"开新局、谋新篇、创新绩——大医改下的康复新思路"为主题。论坛提供了 4 个会前临床工作坊专场，1 个主会场主旨报告，29 个学术专场。会议邀请了中国康复医学会会长陈立典教授、深圳大学第一附属医院院长聂国辉教授、深圳市康复医学会会长王玉龙教授、南京医科大学第一附属医院康复医学中心主任励建安教授、中国康复医学会副会长燕铁斌教授和四川大学华西医院康复医学中心/康复医学系主任何成奇教授等,来自中国、美国、日本等国内外康复医疗领域的 300 余名顶级专家。围绕老年康复、骨科康复、肿瘤康复、心肺康复、盆底康复、中医康复、神经康复、儿童康复、皮肤康复、康复护理、康复治疗、康复病案分享、智能康复机器人、康复医疗器械制造产业等方向进行学术报告,聚焦康复领域的研究探索与实践创新,分享国际康复的新知识和临床实践的新成果,交流和探讨现代康复领域发展方面的新理念、新做法和新进展,促进康复人才培养质量,推动中国康复医学与国际接轨。现场注册参会人数达 3 438 人,互联网注册收看直播达 53 629 人次。

来源:http://www.szkfyx.cn/h-nd-53.html

8. 第五届中德神经康复论坛

2022 年 8 月 20 日,第五届中德神经康复论坛在上海、北京、成都三地联动召开。论坛由上海市康复医学会与勃林格殷格翰旗下霁达康复、德国 Dr. Becker klinikgruppe 康复医学中心共同举办,以"合衷共霁,达创新生"为主题。来自中德两国的神经内科、神经康复领域的权威专家、知名学者纷纷出席。王拥军、董强、单春雷、何成奇、张通、郑洁皎、谢青、何俐、李刚、赵性泉、公维军、余能伟、金荣疆和宋海庆等知名专家、教授,就"卒中全病程解决方案""神经康复前沿技术和远程数字康复""中德康复理念探讨"和"言语语言治疗"等主题进行分享,并就康复治疗的防治现状,最前沿的康复技术、发展理念和康复成果与同行展开深入讨论。勃林格殷格翰健康创新事业部舒乐博教授、德国 Dr. Becker klinikgruppe 康复医学中心 Theresa Trips - Hasebrink 医生、德国 Dr. Becker klinikgruppe 康复医学中心 Marc Arleth 和 Sophie Möller 治疗师分享了德国康复医疗模式。论坛在中德神经康复领域搭起一座学术的桥梁,持续促进两国学者的交流与合作,共同推动中国卒中防治的发展。论坛气氛热烈、氛围浓厚,受到与会人员的广泛好评。

来源:https://rmh.pdnews.cn/Pc/ArtInfoApi/article?id=30773742

9. 康复国际执行委员会视频会议

2022 年 8 月 31 日,康复国际执行委员会视频会议线上召开。中国残联主席、康复国际主席张海迪任主持人,中国残联副主席黄悦勤、中国残联副理事长赵素京和国际部相关负责同志参会,来自亚洲、欧洲、北美洲、南美洲和非洲的康复国际执委参会。会上,张海迪向全体执委介绍了我国残疾人事业最新发展成果;并指出要用好康复国际全球残疾人事务发展基金和非洲基金,加强与联合国系统以及专门机构开展合作,支持埃塞俄比亚阿尔法聋校等残疾人机构建设,采取切实措施使更多残疾人受益;她强调,要继续筹备好康复国际百年庆典,回顾康复国际百年历程,总结发展经验,表彰为残疾人事务作出贡献的人士,以推动康复国际在新的征程中为更多残疾人谋福祉,为国际残疾人事务贡献力量。执委们充分肯定康复国际开拓创新、务实合作,高度赞赏中国残疾人事业取得的成就。

来源:https://www.cdpf.org.cn//xwzx/clyw2/4fb8f500158d49e6968e2786e4afed7b.htm

10. IGF2022 第三届上海国际老年康复论坛

2022 年 9 月 14 日至 18 日,第三届上海国际老年康复论坛(IGF2022)在福建福州采用线上线下相结合的形式举办。论坛由中国康复医学会、国家老年疾病临床医学研究中心(华山)主办。本届论坛以"与世界话老年"为主题,围绕老年全周期康复,邀请国内外众多康复医学、老年医学、重症医学等领域的专家学者,以及来自全国各地、各级、各类医院的康复工作者,就如何推进老年康复事业的全面发展,加快老年康复标准的制订进行了深入探讨,让与会者收获满满。论坛设立 1 个主论坛、3 个国际专场、11 个分论坛,开设 7 个工作坊;举办"99 温度——老年康复科普微视频大赛""纸上论老年——优秀论文征集活动""老年康复大家说——说说照护者"手功能康复创新大赛4项活动。

来源：https://www.163.com/dy/article/HHGPSE6P0534AAR4.html

11. 中国科协"衰老"国际青年科学家沙龙

2022年11月4日至5日,中国科协"衰老"国际青年科学家沙龙以线上线下相结合的方式举办。本次沙龙由中国科协主办,中国科学院遗传与发育生物学研究所承办,崖州湾种子实验室和英国阿伯丁大学协办,以"聚焦科技前沿,促进学科交叉"为主题。中国科学院院士李家洋、中国科学院院士杨维才分别致开幕辞。美国霍华德休斯医学研究所研究组长王萌和中科院动物所刘光慧研究员分别作主题报告。美国巴克衰老研究所周传恺副教授、北京生命科学研究所苏俊研究员、美国斯坦福大学博士后赵小艾等来自多个国家的25位青年科学家围绕衰老调控机制、衰老与疾病、交叉科学和科研伦理等议题作了精彩报告和交流讨论。近300名"衰老"领域的科研人员和学生线上听取了报告。本次沙龙报告涵盖的领域跨度大,为促进衰老领域科技对外合作搭建了交流平台,助力国内青年科学家深化与国际同行的交流与合作。

来源：https://www.cast.org.cn/xs/XSDT/art/2022/art_2e801f18592c48c48ed83240e6da7ec4.html

12. 2022中日科学家高层对话

2022年11月9日至10日,2022中日科学家高层对话在江苏无锡举行。本次对话由中国科协与日本科学技术振兴机构联合主办,中国国际科技交流中心、中国老科学技术工作者协会、江苏省科学技术协会、无锡市委人才办承办。对话以"智能科技应对老龄化"为主题。中国老科学技术工作者协会常务副会长齐让、中国科协国际合作部一级巡视员王庆林、中国科协国际交流中心主任苏小军、江苏省科协党组书记孙春雷、无锡市委常委柏长岭、日本科学技术振兴机构理事森本茂雄出席活动并致辞。复旦大学老龄研究院副院长吴玉韶教授、早稻田大学电子化政府与自治体研究所岩崎尚子教授围绕"中国智慧养老的实践与思考""建设'不让任何一人掉队的老龄社会'所需的数据应用理想模式"做主旨报告。中国人民大学信息学院副院长左美云、一般社团法人信息通信网络产业协会国际部部长折尾贵洋、中国科学院计算技术研究所所务委员陈益强、日本会津大学副校长赵强福、江苏享盛科技有限公司董事曹辉、Triple W Japan Inc. 董事长中西敦士等中日双方专家学者围绕智慧助老及老年看护、信息通信技术赋能积极老龄化、智能助老设备等方面开展专题交流讨论。本次对话线上直播点击收看量超过10万人次。

来源：http://www.cast.org.cn/xw/dfkx/JS/art/2022/art_5c5d34611b2f4cba959a94e873822af7.html

13. 康复国际执委会及年度会员会议

2022年12月2日,康复国际执委会及年度会员视频会议线上召开。中国残联主席、康复国际主席张海迪任主持人。中国残联副主席黄悦勤、中国残联副理事长赵素京出席会议。来自亚洲、欧洲、北美洲、南美洲和非洲的康复国际会员代表参加会议。会上,张海迪介绍过去一年中国残疾人事业取得的新发展和康复国际克服疫情影响,与联合国机构、国际组织及科研院校广泛开展合作的显著成果;并指出,过去一百年,康复国际超越国家、种族、意识形态,为人类健康、为残疾人的权利奔走呼吁。明年,将在京举办百年庆典,回顾百年发展历程、总结经验,并向来自不同国家和地区的100位个人或组织颁发杰出贡献奖;制订面向下一个百年的发展战略,为推动国际残疾人事务发展做出更大贡献。会员们高度赞赏康复国际近年来取得的新成就,感谢中国政府和中国残联的大力支持,表示将携手并肩,共同促进康复国际发展。

来源:https://www.cdpf.org.cn//hdjl/stzx/1548a3f731b7424495c2fbba761ddbb4.htm

14. 第五届国际言语语言病理学高峰论坛

2022年12月10日,第五届国际言语语言病理学高峰论坛以线上视频形式举办。论坛由湖南省康复医学会主办,湖南省康复医学会言语治疗专业委员会和中南大学湘雅二医院康复医学科承办,在助言语言病理学学院协办。美国言语语言与听力学会主席 Judy Rich、加拿大言语语言与听力学会主席 Loredana Cuglietta、加拿大言语语言与听力学会主席 Loredana Cugietta、美国密歇根州立大学交流科学与障碍教授 J. Scott Yaruss、LSVT Global 联合创始人 Cynthia Marie Fox、中南大学湘雅二医院

康复医学科神经康复专科副主任王如蜜等72位来自国内外的专家学者出席会议。近2 000位国内言语治疗师参与此次论坛。论坛分为11个专题论坛,包括言语语言病理学发展分论坛、儿童语言障碍分论坛、孤独症与社交沟通障碍分论坛、听力障碍分论坛、吞咽障碍分论坛、IDDSI 分论坛、嗓音障碍分论坛、口吃分论坛、运动性言语障碍分论坛、失语症分论坛、认知障碍分论坛,旨在加强言语语言病理学经验交流,增进互动合作,汇聚共识,深入开展高水平的学术交流,扩大言语语言病理学在社会上的积极影响力。本次会议聚焦言语语言病理学领域的现状与发展、临床经验、前沿科技成果、相关学术问题等,为国内外言语治疗师提供了一次高层次、高质量的学术交流机会。

来源:https://www.carm.org.cn/art/2022/12/10/art_6704_339596.html

附　　录

杂志引用名录

[中文杂志引用名录]

中国康复医学杂志

中华物理医学与康复杂志

中国康复理论与实践

中国老年学杂志

护理学杂志

中国康复

中国针灸

中国医药导报

中国组织工程研究

颈腰痛杂志

中华中医药杂志

针刺研究

护理研究

时珍国医国药

中华中医药学刊

中华护理杂志

康复学报

中国运动医学杂志

中国全科医学

中华保健医学杂志

肿瘤代谢与营养电子杂志

中国听力语言康复科学杂志

老年医学与保健

心血管康复医学杂志

中国中医骨伤科杂志

医用生物力学

按摩与康复医学

实用老年医学

听力学及言语疾病杂志

中国疼痛医学杂志

中医正骨

实用中医药杂志

中国中医药现代远程教育

中国肿瘤临床与康复

中外医学研究

护理学报

齐鲁护理杂志

世界科学技术-中医药现代化

现代中西医结合杂志

医学理论与实践

中国护理管理

中国实用医药

中国现代药物应用

中国中西医结合杂志

中国中医基础医学杂志

中国中医药信息杂志

中华现代护理杂志

中医临床研究

北京中医药大学学报

中成药

中国当代医药

中国脊柱脊髓杂志

中国继续医学教育

中国老年保健医学

中国现代医生

反射疗法与康复医学	磁共振成像
国际护理学杂志	光明中医
全科护理	广西医学
实用医学杂志	河北医药
医疗装备	黑龙江医学
医药卫生	护士进修杂志
针灸临床杂志	军事护理
中国疗养医学	临床合理用药杂志
中国实验方剂学杂志	慢性病学杂志
中国中药杂志	南京中医药大学学报
中国中医急症	陕西中医
中国卒中杂志	现代园艺
中华肺部疾病杂志（电子版）	现代职业教育
中华全科医学	浙江医学
中医药管理杂志	智慧健康
中医杂志	中草药
重庆医学	中国当代儿科杂志
广州中医药大学学报	中国民间疗法
河南医学研究	中国卫生标准管理
基层医学论坛	中国卫生产业
教育教学论坛	中国现代应用药学
解放军护理杂志	中国医刊
空军军医大学学报	中国医学创新
临床医学研究与实践	中医外治杂志
临床与病理杂志	当代护士（上旬刊）
生物医学工程学杂志	当代体育科技
卫生职业教育	甘肃医药
影像科学与光化学	国际呼吸杂志
中国儿童保健杂志	国际精神病学杂志
中国骨伤	黑龙江医药科学
中国临床药理学杂志	华西医学
中国现代神经疾病杂志	机械工程学报
中华行为医学与脑科学杂志	教育生物学杂志
中药药理与临床	经济研究导刊
癌症进展	临床肺科杂志
川北医学院学报	临床研究

南方医科大学学报	蚌埠医学院学报
山东医药	保健医学研究与实践
山西医药杂志	北京大学学报（医学版）
实用医院临床杂志	北京舞蹈学院学报
数理医药学杂志	肠外与肠内营养
四川医学	大医生
四川中医	当代护士（下旬刊）
体育科学	当代护士（中旬刊）
西部医学	广东医科大学学报
现代临床护理	广东医学
现代医学与健康研究电子杂志	国际检验医学杂志
现代医药卫生	河北中医
现代仪器与医疗	黑龙江科学
现代诊断与治疗	湖北农业科学
心肺血管病杂志	湖南中医药大学学报
心理月刊	护理与康复
新疆中医药	华夏医学
新中医	华中科技大学学报（医学版）
中国标准化	机械传动
中国高等医学教育	机械科学与技术
中国骨与关节损伤杂志	机械设计
中国健康心理学杂志	机械设计与研究
中国临床医生杂志	吉林医学
中国脑血管病杂志	吉林中医药
中国实用护理杂志	江苏医药
中国现代医学杂志	江西医药
中国医药科学	介入放射学杂志
中国医药指南	控制与决策
中国中医药科技	林业经济
中华高血压杂志	临床和实验医学杂志
中华航海医学与高气压医学杂志	临床神经外科杂志
中华实用儿科临床杂志	旅游学刊
中华医学教育杂志	内蒙古中医药
中外医疗	农业经济
中西医结合心脑血管病杂志	上海医药
中药新药与临床药理	上海中医药大学学报

深圳中西医结合杂志	中国医科大学学报
生理学报	中国医学工程
实用临床医学	中国医学影像技术
实用临床医药杂志	中国医学装备
世界睡眠医学杂志	中国中西医结合急救杂志
世界中西医结合杂志	中国中西医结合肾病杂志
四川大学学报(医学版)	中国中西医结合外科杂志
四川精神卫生	中国中西医结合影像学杂志
体育文化导刊	中华肺部疾病杂志·电子版
天津医科大学学报	中华护理教育
天津中医药	中华老年心脑血管病杂志
同济大学学报(医学版)	中华神经医学杂志
西部旅游	中华实验外科杂志
西部素质教育	中华养生保健
现代生物医学进展	中华医学杂志
现代医学与健康研究	中华肿瘤防治杂志
现代肿瘤医学	中南大学学报(医学版)
心脑血管病防治	中南药学
医学教育管理	中医研究
医学食疗与健康	中医药信息
医学信息	中医药学报
医学影像学杂志	中医肿瘤学杂志
浙江大学学报(工学版)	肿瘤代谢及营养电子杂志
中国毕业后医学教育	装饰
中国肺癌杂志	足踝外科电子杂志
中国妇幼保健	癌症
中国骨质疏松杂志	安徽医学
中国呼吸与危重监护杂志	安徽医专学报
中国矫形外科杂志	安徽中医药大学学报
中国林业经济	包装工程
中国临床解剖学杂志	北京农学院学报
中国社会工作	北京中医药
中国社区医师	蚕桑茶叶通讯
中国卫生工程学	产业创新研究
中国卫生信息管理杂志	成才之路
中国药房	池州学院学报

传感技术学报

创伤与急危重病医学

创新创业理论研究与实践

大学

当代建筑

当代临床医刊

当代医学

党政研究

东疆学刊

东南国防医药

分子植物育种

福建医药杂志

福建中医药

腹腔镜外科杂志

赣南医学院学报

高教学刊

高校医学教学研究(电子版)

给水排水

工程设计学报

工业卫生与职业病

广东科技

广州医科大学学报

贵州医药

国际护理科学(英文)

国际老年医学杂志

国际神经病学神经外科学杂志

国际援助

哈尔滨职业技术学院学报

海军军医大学学报

海军医学杂志

海南医学院学报

罕少疾病杂志

杭州师范大学学报(社会科学版)

合作经济与科技

河北医科大学学报

河北医学

河海大学学报(哲学社会科学版)

河南省人民政府公报

河南外科学杂志

黑龙江中医药

湖北林业科技

湖北中医药大学学报

湖北中医杂志

湖南师范大学自然科学学报

湖南中医杂志

互联网周刊

护理管理杂志

护理实践与研究

华南预防医学

华中师范大学学报(自然科学版)

化学进展

环渤海经济瞭望

机床与液压

机电工程

机器人

机械设计与制造

基层中医药

计算机科学与探索

暨南大学学报(自然科学与医学版)

加速康复外科杂志

价格理论与实践

检验医学与临床

建筑学报

健康必读

健康管理

健康研究

健康之家

江苏农业科学

江苏中医药

江西中医药

江西中医药大学学报

教育观察

解放军医学院学报	内江师范学院学报
解放军医药杂志	内科
解剖学杂志	宁夏医科大学学报
今日科苑	攀枝花学院学报
锦州医科大学学报（社会科学版）	齐齐哈尔医学院学报
精神医学杂志	企业经济
科技导报	黔南民族医专学报
科技风	青岛医药卫生
科技资讯	青年记者
科教导刊	青少年体育
科学技术与工程	热带农业科技
空军航空医学	人民论坛
昆明医科大学学报	商业经济
兰州大学学报（医学版）	商业经济研究
老龄科学研究	上海交通大学学报（医学版）
辽宁中医药大学学报	设计
林业建设	社会科学家
临床补充医学和药理学（英文）	社区医学杂志
临床超声医学杂志	神经疾病与精神卫生
临床放射学杂志	神经损伤与功能重建
临床护理杂志	沈阳药科大学学报
临床军医杂志	沈阳医学院学报
临床内科杂志	生命科学仪器
临床普外科电子杂志	生态经济
临床神经病学杂志	生物医学工程研究
临床心电学杂志	石河子科技
临床心身疾病杂志	实验室研究与探索
临床医学工程	实用癌症杂志
临床医药实践	实用放射学杂志
岭南心血管病杂志	实用骨科杂志
陆军军医大学学报	实用口腔医学杂志
旅游科学	实用手外科杂志
美与时代（城市版）	实用现代医学
美中国际创伤杂志	实用心脑肺血管病杂志
南京医科大学学报（自然科学版）	实用预防医学
脑与神经疾病杂志	实用中西医结合临床

实用中医内科杂志

实用肿瘤学杂志

实用肿瘤杂志

食品安全质量检测学报

食品工业科技

世界林业研究

世界临床药物

世界最新医学信息文摘

数字中医药（英文）

四川大学学报（医学版）

四川生理科学杂志

体育风尚

天津体育学院学报

天津医药

外科研究与新技术

皖南医学院学报

微创医学

卫生经济研究

卫生软科学

卫生研究

文教资料

文体用品与科技

武术研究

西安交通大学学报（医学版）

西北林学院学报

西部中医药

西藏医药

西南交通大学学报（社会科学版）

西南林业大学学报（社会科学版）

西南师范大学学报（自然科学版）

系统医学

现代工业经济和信息化

现代临床医学

现代商贸业

现代消化及介入诊疗

现代中药研究与实践

协和医学杂志

心血管病防治知识

心血管病学进展

新疆医科大学学报

新疆医学

新教育时代电子杂志（教师版）

行政管理改革

行政论坛

学习与实践

循证护理

亚太传统医药

眼科新进展

药品评价

液压与气动

医学教育研究与实践

医学临床研究

医学研究生学报

医学与社会

医学与哲学

医药

医药论坛杂志

医药卫生杂志

遗传

艺术与设计（理论）

云南财经大学学报

云南民族大学学报（哲学社会科学版）

云南中医学院学报

载人航天

长春中医药大学学报

浙江临床医学

浙江预防医学

浙江中西医结合杂志

针灸推拿医学（英文版）

针织工业

振动测试与诊断

郑州大学学报（医学版）

政管理改革

知识文库

制造业自动化

智能建筑与智慧城市

中国比较医学杂志

中国病案

中国超声医学杂志

中国初级卫生保健

中国处方药

中国多媒体与网络教学学报（中旬刊）

中国工程科学

中国果树

中国机械工程

中国急救复苏与灾害医学杂志

中国介入影像与治疗学

中国科技经济新闻数据库教育

中国科学：技术科学

中国临床保健杂志

中国临床新医学

中国临床医学

中国民康医学

中国民族民间医药

中国伤残医学

中国实用神经疾病杂志

中国实用乡村医生杂志

中国实用医刊

中国食品工业

中国微生态学杂志

中国卫生经济

中国卫生事业管理

中国现代中药

中国乡村医药

中国心血管病研究

中国心血管杂志

中国行政管理

中国胸心血管外科临床杂志

中国修复重建外科杂志

中国学校卫生

中国循环杂志

中国药学杂志

中国医学教育技术

中国医学伦理学

中国医学影像学杂志

中国医院药学杂志

中国应用生理学杂志

中国优生与遗传杂志

中国中西医结合消化杂志

中国肿瘤临床

中国组织化学与细胞化学杂志

中华创伤杂志

中华儿科杂志

中华骨质疏松和骨矿盐疾病杂志

中华急诊医学杂志

中华肩肘外科电子杂志

中华临床医师杂志：电子版

中华麻醉学杂志

中华神经科杂志

中华神经外科杂志

中华生殖与避孕杂志

中华灾害救援医学

中华肿瘤杂志

中南大学学报（医学版）

中外女性健康研究

中外医药研究

中西医结合护理（中英文）

中西医结合研究

中药材

中药与临床

中医教育

中医科学杂志（英文）

中医学报

中医药临床杂志

中医药通报

肿瘤现代医学

肿瘤药学

肿瘤预防与治疗

肿瘤综合治疗电子杂志

重庆医科大学学报

资源开发与市场

自动化与仪器仪表

卒中与神经疾病

[英文杂志引用名录]

ACS Chemical Neuroscience

ACS Nano

Acta Biochimica et Biophysica Sinica (Shanghai)

Acta Cardiologica Sinica

Acta Pharmaceutica Sinica

Acta Pharmacologica Sinica

Acupuncture and Electro-Therapeutics Research

Acupuncture in Medicine

Advanced Materials (Deerfield Beach, Fla.)

Age and Ageing

Aging (Albany NY)

Aging and Disease

Aging Cell

Alternative Therapies in Health and Medicine

Alzheimers Research & Therapy

American Journal of Chinese Medicine

American Journal of Clinical Oncology-Cancer Clinical Trials

American Journal of Physical Medicine & Rehabilitation

American Journal of Translational Research

Analytical Chemistry

Anatolian Journal of Cardiology

Annals of Medicine

Annals of Neurology

Annals of Palliative Medicine

Annals of Surgical Oncology

Annals of Translational Medicine

Archives of Physical Medicine and Rehabilitation

Asia-Pacific Journal of Oncology Nursing

Bioengineered

Bioengineering-Basel

Biological Research for Nursing

Biomedicine & Pharmacotherapy

Biomed Research International

BMC Cardiovascular Disorders

BMC Complementary Medicine and Therapies

BMC Geriatrics

BMC Geriatrics

BMC Medical Genomics

BMC Medical Genomics

BMC Musculoskeletal Disorders

BMC Neurology

BMC Nursing

BMC Pediatrics

BMC Pulmonary Medicine

BMJ Open

Brain

Brain and Behavior

Brain Research

Brain Sciences

Brain Sciences

Brain Stimulation

Brazilian Journal of Medical and Biological Research

Cancer Biology & Therapy

Cancer Biotherapy and Radiopharmaceuticals

Cancer Nursing

Cancers

Cell and Bioscience

Cells

Cellular and Molecular Biology

Cellular Reprogramming

Cerebral Cortex

Chemico-Biological Interactions

Chinese Journal of Integrative Medicine

Chinese Medical Journal (English)

Chinese Medicine

Chinese Medicine

Chronic Respiratory Disease

Circulation-Cardiovascular Quality and Outcomes

Circulation-Heart Failure

Clinica Chimica Acta

Clinical Breast Cancer

Clinical Nursing Research

Clinical Rehabilitation

Cmc-Computers Materials & Continua

CNS Neuroscience & Therapeutics

Cognitive Function

Complementary Medicine Research

Complementary Therapies in Clinical Practice

Complementary Therapies in Medicine

Computational and Mathematical Methods in Medicine

Computational and Structural Biotechnology Journal

Computational Intelligence and Neuroscience

Computers in Biology and Medicine

Computer Systems Science and Engineering

Connective Tissue Research

Contrast Media & Molecular Imaging

Current Oncology

Diagnostics (Basel)

Disability and Rehabilitation

Disease Markers

EBioMedicine

Eclinicalmedicine

Emergency Medicine International

ESC Heart Failure

European Journal of Cardiovascular Nursing

European Journal of Medical Research

European Journal of Oncology Nursing

European Journal of Pharmacology

European Journal of Physical and Rehabilitation Medicine

European Journal of Preventive Cardiology

European Review for Medical and Pharmacological Sciences

European Urology Open Science

Evidence-Based Complementary and Alternative Medicine

Experimental and Therapeutic Medicine

Experimental Brain Research

Experimental Gerontology

Experimental Neurology

Expert Systems With Applications

Food & Nutrition Research

Frontiers in Aging Neuroscience

Frontiers in Cardiovascular Medicine

Frontiers in Cellular and Infection Microbiology

Frontiers in Cellular and Infection Microbiology

Frontiers in Cellular Neuroscience

Frontiers in Human Neuroscience

Frontiers in Human Neuroscience

Frontiers in Immunology

Frontiers in Immunology

Frontiers in Medicine

Frontiers in Medicine

Frontiers in Molecular Neuroscience

Frontiers in Molecular Neuroscience

Frontiers in Neurology

Frontiers in Neurology

Frontiers in Neurology

Frontiers in Neuroscience

Frontiers in Nutrition

Frontiers in Pain Research (Lausanne, Switzerland)

Frontiers in Pediatrics

Frontiers in Pediatrics

Frontiers in Pharmacology

Frontiers in Pharmacology

Frontiers in Psychiatry

Frontiers in Psychiatry

Frontiers in Public Health

Frontiers in Public Health

Frontiers of Medicine

Future Oncology

Gene

Genes

Glia

Gut

Heart Lung and Circulation

Heliyon

Hong Kong Journal of Occupational Therapy

Human Mutation

IEEE Journal of Biomedical and Health Informatics

IEEE Transactions on Multimedia

IEEE Transactions on Neural Systems and Rehabilitation Engineering

IEEE Transactions on Neural Systems and Rehabilitation Engineering

Integrative Cancer Therapies

Integrative Medicine Research

International Immunopharmacology

InternationalJournal of Clinical Practice

International Journal of Clinical Practice

International Journal of COPD

International Journal of Environmental Research

and Public Health

International Journal of Infectious Diseases

International Journal of Molecular Sciences

International Journal of Neuroscience

International Journal of Nursing Practice

International Journal of Nursing Studies

JAMA Network Open

JAMA Network Open

Journal of Affective Disorders

Journal of Affective Disorders

Journal of Alzheimers Disease

Journal of Back and Musculoskeletal Rehabilitation

Journal of Biological Regulators and Homeostatic Agents

Journal of Bone and Joint Surgery-American Volume

Journal of Cancer Survivorship

Journal of Cardiopulmonary Rehabilitation and Prevention

Journal of Cardiovascular Development and Disease

Journal of Cellular and Molecular Medicine

Journal of Chromatography B-Analytical Technologies in the Biomedical and Life Sciences

Journal of Clinical Hypertension (Greenwich)

Journal of Clinical Laboratory Analysis

Journal of Clinical Medicine

Journal of Clinical Neuroscience

Journal of Ethnopharmacology

Journal of Ethnopharmacology

Journal of Food Biochemistry

Journal of Functional Foods

Journal of Hand Therapy

Journal of Healthcare Engineering

Journal of Immunology Research

Journal of Immunotherapy

Journal of Integrative and Complementary

Medicine

Journal of Integrative Medicine

Journal of International Medical Research

Journal of Investigative Medicine

Journal of Materials Chemistry B

Journal of Nanobiotechnology

Journal of Neurochemistry

Journal of Neuroinflammation

Journal of Neurology

Journal of Neurology Neurosurgery and Psychiatry

Journal of Neurotrauma

Journal of Nursing

Journal of Orthopaedic Surgery and Research

Journal of Pain and Symptom Management

Journal of Pain Research

Journal of Psychiatric Research

Journal of the Formosan Medical Association

Journal of the National Comprehensive Cancer Network

Journal of Thoracic Disease

Journal of Traditional Chinese Medical Sciences

Journal of Traditional Chinese Medicine

Life-Basel

Life Sciences

Materials Today

Mediators of Inflammation

Medicine (Baltimore)

Medicine & Science in Sports & Exercise

Metabolic Brain Disease

Microbiology Spectrum

Molecular Autism

Molecular Genetics & Genomic Medicine

Molecular Neurobiology

Molecular Pain

Molecular Psychiatry

Multiple Sclerosis and Related Disorders

Musculoskeletal Science and Practice

Nature Genetics

Neural Plasticity

Neural Regeneration Research

Neurochemical Research

Neurology and Therapy

Neuromodulation

Neuropharmacology

Neurophotonics

Neuropsychological Rehabilitation

Neurorehabilitation

Neurorehabilitation and Neural Repair

Neuroreport

Neuroscience Letters

Npj Parkinsons Disease

Nursing Science

Nutrients

Nutritional Neuroscience

Orthopaedic Journal of Sports Medicine

Osteoporosis International

Oxidative Medicine and Cellular Longevity

Pain and Therapy

Pain Physician

Pain Practice

Pain Research & Management

Pakistan Journal of Medical Sciences

Pediatric Pulmonology

Pharmaceutical Biology

Pharmacological Research

Physiology & Behavior

Physiotherapy Theory and Practice

Phytomedicine

Phytother Res

Plants (Basel)

PLoS One

Prosthetics and Orthotics International

Psychiatry Research

Psychology Health & Medicine

Psycho-oncology

Psychotherapy and Psychosomatics

Redox Biology

Rivista Di Psichiatria

Scanning

Science Advances

Science of the Total Environment

Scientific Reports

Signal Transduction and Targeted Therapy

Sleep Medicine

Soft Robotics

Spinal Cord

Spine Journal

Sports Medicine and Health Science

Stem Cell Reports

Stroke

Supportive Care in Cancer

Techniques in Coloproctology

Theranostics

Therapeutic Advances in Respiratory Disease

Thorax

Translational Neurodegeneration

Translational Pediatrics

Trials

World Journal of Clinical Cases

World Journal of Gastroenterology

World Journal of Surgical Oncology

World Neurosurgery

Zhongguo Zhen Jiu